August Hirsch

Jahresbericht über die Leistungen und Fortschritte in der gesammten Medizin

Jahrgang 1866-1916

August Hirsch

Jahresbericht über die Leistungen und Fortschritte in der gesammten Medizin
Jahrgang 1866-1916

ISBN/EAN: 9783741158636

Hergestellt in Europa, USA, Kanada, Australien, Japan

Cover: Foto ©Lupo / pixelio.de

Manufactured and distributed by brebook publishing software
(www.brebook.com)

August Hirsch

Jahresbericht über die Leistungen und Fortschritte in der gesammten Medizin

JAHRESBERICHT

ÜBER DIE

LEISTUNGEN UND FORTSCHRITTE

IN DER

GESAMMTEN MEDICIN.

UNTER MITWIRKUNG ZAHLREICHER GELEHRTEN

HERAUSGEGEBEN

VON

RUD. VIRCHOW UND AUG. HIRSCH.

UNTER SPECIAL-REDACTION

VON

AUG. HIRSCH.

XV. JAHRGANG.

BERICHT FÜR DAS JAHR 1880.

ZWEITER BAND.

BERLIN, 1881.

VERLAG VON AUGUST HIRSCHWALD.

NW. UNTER DEN LINDEN No. 68.

Inhalt des zweiten Bandes.

Seite

Aeussere Medicin.

Gynäcologie und Pädiatrik.

ERSTE ABTHEILUNG.

Innere Medicin.

Hand- und Lehrbücher. Wörterbücher.

1) Ziemssen, Specielle Pathologie und Therapie. Bd. VIII. 1. Hälfte enthält: Leber und Galle von Ponfick, Thierfelder, Schüppel, Leichtenstern und Heller. (2. Auflage.) XV. Bd. (2. Auflage.) Intoxicationen von R. Böhm, Naunyn und v. Boeck. XVI. Bd. (2. Auflage.) Handbuch der Geisteskrankheiten von Schüle. — 2) Cantani, A., Specielle Pathologie und Therapie der Stoffwechselkrankheiten. Aus d. Ital. von S. Hahn. 2. Bd. Oxalurie, Gicht und Steinkrankheiten. gr. 8. Berlin. — 3) Dujardin-Beaumetz, Leçons de clinique thérapeutique. 2. éd. Av. fig. et 1 pl. gr. 8. Paris. — 4) Dieulafoy, G., Manuel de pathologie interne. Tome I. 18. Paris. — 5) Laveran, A. et J. Teissier, Nouveaux éléments de pathologie et de clinique médicales. T. 2. part. 2. Av. fig. 8. Paris. — 6) Gubler, A., Cours de thérapeutique. gr. 8. Paris. — 7) Cambouлives, M., Manuel pratique de thérapeutique. gr. 18. Paris. — 8) Demange, Mélanges de clinique médicale et d'anatomie pathol. 8. Paris. — 9) Roberts, F. T., A Handbook of the Theory and Practice of Medicine. 4th ed. 2 vols. 8. London. — 10) Ringer, S., Handbook of Therapeutics. 8th ed. 8. London. — 11) Fothergill, J. M., The Practitioner's Hand-Book of Treatment on the Principles of Therapeutics. 2. ed. 8. London. — 12) Real-Encyclopädie der gesammten Heilkunde. Herausgegeben von Alb. Eulenburg. Mit zahlreichen Illustr. und Holzschnitten. 2. bis 32. Heft. Lex.-8. Wien. — 13) Garnier, P., Dictionnaire annuel des progrès des sciences et institutions médicales. 15e année. 1879. 12. Paris. — 14) Dictionnaire, Nouveau, de médecine et de chirurgie pratiques. Directeur de la publication: le Dr. Jaccoud. Tome XXVIII. gr. 8. Paris.

Hospital- und clinische Berichte.

15) Jahresbericht über die Verwaltung des Medicinalwesens, die Krankenanstalten und die öffentlichen Gesundheitsverhältnisse der Stadt Frankfurt a. M. 23. Jahrg. 1879. gr. 8. Frankfurt a. M. — 16) Bericht, Aerztlicher, des k. k. allgemeinen Krankenhauses zu Wien vom Jahre 1878. Mit 1 Tabelle. gr. 8. — 17) Bericht der k. k. Krankenanstalt Rudolph-Stiftung in Wien vom Jahre 1878. Mit 1 Tabelle und 5 Taf. gr. 8. Ebend. — 18) Holst, Redogörelse för sjukvården å Allmänna sjukhusets medicinska afdelning under år 1877. Finska läkaresällskapets handl. B. 21. p. 131. — 19) Brünniche, Fra Kommunehospitalets 2. Afdeling. Hospitalstidende 2 R. VII. B. p. 421. 441. — 20) Lehmann, J., Beretning fra den medikopneumatiske Anstalt 1879—1880. Ibid. 2 R. VII. B. p. 361.

Acute Infectionskrankheiten

bearbeitet von

Prof. Dr. A. HIRSCH in Berlin.

I. Allgemeines.

1) Nymann, Joh. v., Gesammelte Notizen über das epidemische Auftreten, den Character und Verlauf der acuten Ausschläge, des Keuchhustens, der Parotitis, Rose, Scharlach. Arch. für Heilkde. Heft 2. (Schluss.) (Keuchhusten- und Parotitiserkrankungen, die in epidemischem Vorkommen auf der Alexander- und Nicolaiabtheilung in Smolna beobachtet wurden. Eines Auszuges nicht fähig.) — 2) Kerr, N., Enteric fever, diarrhoea, diphtheria and scarlatina, originating from drinking water. Brit. med. journ. Jan. 17. (Vier Erfahrungen im Sinne der Ueberschrift.)

II. Infection durch Thiergifte.

1) Viaud-Grand-Marais, A., L'envenimation ophidienne étudiée dans les différents groupes de serpents. Gaz. des hôp. 113—119. — 2) Couty et de Lacerda, Sur la difficulté d'absorption et les effets locaux du venin du Bothrops jararaca. Compt. rend. Vol. XCI. No. 13. — 3) Experiments of Snake-bite. The Lancet. Octob. 30. (Ein Marinearzt, Dr. Stradling, glaubt sich im Besitz einer prophylactischen Präparation gegen Schlangenbiss. Ihn selbst schützte dieselbe gegen die Folgen des Bisses einer 8 Fuss langen Klapperschlange, die Monate lang ihr Gift aufgespeichert hatte; es traten nur örtliche Symptome auf. Das — nicht mitgetheilte — Verfahren ist noch zu umständlich, um practischen Nutzen beanspruchen zu können. Verf. zweifelt nicht an der Möglichkeit einer Vereinfachung und ist mit der Arbeit daran beschäftigt.) — 4) Urimm, Zwei Fälle von Schlangenbiss. Petersburger med. Wochenschr. 31. (Es handelte sich um Bisse durch Vipera berus, deren einer ein Bauernweib am rechten Fussknöchel, der andere ein 6jähr. Mädchen am Dorsum der rechten Hand traf. Beide genasen unter der Anwendung von Excitantien, Moschus resp. Cognac und örtlicher Eisapplication.) — 5) Sutherland, G. S., Two fatal cases, believed to have resulted from snake-bite at mount Abu, Rajputana, India. The Lancet. July 24. (Zwei Mädchen von 10 und 7 Jahren, im Schlafe von einem „39 Zoll" langen Bungarus caeruleus gebissen; Tod beider innerhalb einer Stunde. Ort des Bisses war an der älteren der rechte Zeigefinger, an der jüngeren der Sternalansatz des linken Schlüsselbeins.) — 6) Hoffiler, V., Fall von Schlangenbiss. St. Petersb. med. Wochenschrift No. 33. (6jähr. Kind, tödtlich von einem schwangeren Weibchen von Vipera berus gebissen. Ausgang innerhalb 30 Stunden. Versäumniss primärer Maassregeln, keine Ammoniakinjection.) — 7) Canoville, Des lésions produites par la piqûre ou puce pénétrante. Thèse. Paris. — 8) Murray, Ch. F., Poisonous sting; inflammation of lymphatics; bicarbonate of soda. The Lancet. Jan. 3. (Ein junger Fischer an der Küste von Donegal wurde von einem „Stang" — ähnlich dem Hering — in den Daumenballen gestochen. Schmerzen, Schwellung, Kopfschmerz, lymphangitische Erscheinungen und das Auftreten rother Flecke, sowie eine enorme Anschwellung der Lymphdrüsen in der Achsel mit Fieber über 40° folgten. Eine Incision des Bubo und das Aufstreuen von trockenem Natron bicarbonicum auf die Hauptstellen der Entzündung hatten günstigen Erfolg.)

Der Eintheilung von Duméril und Bibron folgend, studirt Viaud-Grand-Marais (1) die Schlangenvergiftungen durch Opisthoglyphen, Proteroglyphen und Solenoglyphen. Die erstere Gruppe bleibt deshalb unschädlich für den Menschen, weil die Stellung ihrer Giftzähne — tief im Schlunde — eine Einwirkung beim blossen Beissen nicht gestattet; die Proteroglyphen, zu denen die giftigen Meeresschlangen gehören (Hydrophiden, Pelamiden etc.), sind ganz besonders wegen der Heftigkeit ihres Giftes gefürchtet an der Küste von Bengalen; an anderen, z. B. den japanischen Küsten, gelten ihre Bisse für relativ wenig gefährlich. Dieser ersten Abtheilung der Proteroglyphen, den Platycerken, stellt sich als ebenbürtig die zweite, der Conocerken, zur Seite, zu welcher die Cobras (Naga tripudians) Indiens, Chinas und Cochinchinas gehören. Als auf diese das Gouvernement in Pondicherry 1844 eine Prämie setzte, wurden in einigen Tagen 3834 Stück getödtet; sie sind es auch, denen eine Statistik von Fayrer 20,000 Todesfälle pro Jahr in Hindostan zuschreibt. In Pondicherry beläuft sich die Zahl der jährlich noch polizeilich ermittelten Todesfälle durch die Cobra auf 13. Sämmtliche Nebenarten und Unterabtheilungen — die „Haja der Cleopatra" in Aegypten, der Sepedon Haemachates in Südafrica, der Hamadryas in Birma, der Hoplocephalus etc. — sind durch die Schwere ihrer Bisse berüchtigt. Auch Bungarus caeruleus und Elaps corallinus gehören zu dieser Gruppe. — Unter den Solenoglyphen ragen die Bothropsarten (Martinique und St. Lucia), die Crotalen und die Jararacaschlangen der neuen Welt besonders hervor. Als weniger gefährlich werden der Trimesurus gramineus (in Bengalen) und der Lachesis mutus (Brasilien) betrachtet, obgleich der letztere wiederum wegen seiner Grösse gefürchtet ist. Für noch giftiger aber als die Klapperschlangenvarietäten gilt in Florida und Guyana der Trigonocephalus piscivorus (Wassermocassinschlange), welcher mit äusserster Wuth alles angreift, was er in

Sicht bekommt. — Auch die Bisse der nicht giftigen grösseren Schlangen, besonders der Aglyphodonten (Coronella, Tropidonotus, Zamenis, Lycodon) bringen bisartige und schwerheilende Wunden hervor.

Die von Couty und de Lacerda (2) neuerdings mitgetheilten Versuche mit dem Jararacussagift bilden die Ergänzung zu den vorjährigen Experimenten derselben Autoren (s. Jahresber. 1879, II, 2). Während dort die eclatanten Wirkungen directer Injectionen in das Blut geschildert wurden (Veneneinspritzung), versuchten die Verff. nun sonstigen Absorptionswegen nachzuspüren, indem sie das Unterhautzellgewebe, die Muskeln, das Gehirn, das Herz, die Luft- und Verdauungswege zu Injectionsgebieten wählten. Aber nirgend, wo nicht eine Eröffnung des Blutkreislaufes durch kleine, zufällige Verwundungen, Gefässzerreissung etc. erfolgt war, gelang es, einen allgemeinen Effect mit den oft nicht unbedeutenden Giftquantitäten zu erzielen. Locale Reactionen — in Gestalt von Phlegmonen, Myositiden, Meningo-encephalitiden, Pleuresien und einer Art von Entzündung des Lungengewebes traten in der Regel ein, blieben indess auch dann localisirt, wenn secundäre Blutaustretungen im Bereich der Entzündungsgebiete auftraten. Die letzteren zeigten auch häufig umfangreiche Eiterungen, die jedoch verhältnissmässig schnell zu einem günstigen Abschluss (Bildung von Neomembranen) führten. Auf ihre Ausdehnung schien die Quantität des Giftes einen Einfluss zu haben. Am empfindlichsten schien bezüglich dieser localen Reaction noch die Lunge zu sein, demnächst das Unterhautbindegewebe und die Muskeln. Am trägsten erschien die Reaction des Magens und der Därme. Ueber die Eigenthümlichkeiten der Reaction von Seiten des Gehirns und des Herzmuskels soll später berichtet werden.

In seiner Dissertation giebt Canoville (7) eine ausführliche Untersuchung der durch den Biss des Pulex penetrans Linné (Ordn. Dipteren) hervorgerufenen Erscheinungen. Sein Vorkommen ist bis jetzt constatirt für die Antillen, Mexico, Guyana, Brasilien und auch für sonstige americanische, reichlich sandige Ufergegenden. Zuweilen wird er in grösserer Anzahl von Schiffen mitgenommen und weit verschleppt. Nur das trächtige Weibchen ist es, welches den Namen „penetrans" verdient und darauf angewiesen scheint, die menschlichen Gewebe zum Unterbringen der Eier aufzusuchen; das andere Geschlecht und das nicht trächtige Weibchen unterscheiden sich in ihrer Stellung zum Menschen durch nichts von anderen Flöhen; Weisse und Farbige werden gleich gern, Kinder mit Vorliebe attaquirt. Der sich dem Auge bei der Untersuchung des Thieres innerhalb der Gewebe darbietende „Sac de la chique" ist das ausgedehnte Abdomen, welches in einer weisslichen Flüssigkeit etwa 20 Eier enthält. — Nach dem Eindringen des Thieres bleiben die Erscheinungen fast regelmässig bis auf ein leises Jucken 2—5 Tage latent; dann geht dies unbestimmte Gefühl in das eines durch Nadelstiche verursachten Schmerzes über, der mit Intervallen immer lästiger wird; endlich wird der Schmerz so lebhaft, dass jede Bewegung der betroffenen Theile unmöglich wird. Jetzt erscheint ein Eiterpunkt und die Elimination beginnt. Untersucht man die Bissstelle genauer, so bietet sie in der ersten Periode nur eine mässige, circumscripte Röthung, in der zweiten ein schwarzes Centrum, eine gelbliche Zone (den Bauchsack), eine graue, seröse Flüssigkeit enthaltende zweite, eine entzündliche dritte Zone dar; das Ganze bis zu 5 Mm. Durchmesser. Mit Beginn der dritten Periode färbt sich jene zweite Zone gelb. Als Complicationen sind Geschwüre am häufigsten; ausgebreitete Gangrän, Lymphdrüsenentzündungen, Erysipel seltener. — Die Negerinnen haben eine gewisse Geschicklichkeit darin, den Floh in der ersten Periode zu entfernen. Während der zweiten kann man durch einen Cirkelschnitt der Ausstossung vorarbeiten, die sich aber auch ohne diesen in der Eiterungsperiode spontan vollzieht.

III. Influenza.

1) Henderson, Fr., On influenza: its symptoms varieties and causes, founded on six years experience of the disease. Glasgow med. Journ. May, June, Aug., Octob. — 2) Guitéras, J. and White, J. W., A contribution to the history of influenza — a study of a series of cases. Phil. med. times. April 10. (Innerhalb einer americanischen Familie, welche nach Europa gereist war, breitete sich, in London beginnend, die Rückreise überdauernd und in America noch eine Reihe Verwandter betheiligend, die Influenza auf im Ganzen 19 Personen aus. Der Uebergang von dem einen Patienten auf den nächsten war fast in allen Fällen positiv nachzuweisen und ausnahmslos durch längeres Beisammensein bedingt. In zwei Fällen waren Dämpfungsphänomene über den Lungen evident.) — 3) Vovard, De la grippe; sa pathogénie. Réponse au professeur Angler de la faculté de Lille. Journ. de méd. de Bordeaux. No. 21—22. (Erklärt sich gegen die Kälteentstehung der Grippe und gegen die Betheiligung der Schleimhäute (Catarrh) als Hauptsache; nimmt vielmehr eine Beeinflussung der Nerven, besonders des Vagus, als wichtigste Veränderung an.) — 4) Doussain, Ch. M., Contribution à l'étude des formes cliniques et du diagnostic de la grippe. Thèse. Paris. (Sucht die Stellung der Influenza zur einfachen Bronchitis zu präcisiren und betont besonders die fleissige Handhabung des Thermometers.) — 5) Potain, La grippe; quelques exemples de forme abdominale. Gaz. des hôpit. No. 34. (Stellt nach Exemplification auf 3 Fälle eine nur langsam zur Genesung kommende „Grippe de forme abdominale ou cholériforme" auf.) — 6) Chatelier, Fr. P. M. D., De la pleurésie dans la grippe. Thèse. Paris. (Die Grippe ist eine Allgemeinkrankheit; die mit ihr auftretenden Brustfellentzündungen sind nicht einfach accidentell, sondern drücken eine „Localisation des Krankheitsprincips" aus; sie zeigen sehr unbestimmte, wenig fixirte Symptome, hinterlassen sehr selten stärkere Alterationen der Pleura und nehmen im Allgemeinen einen günstigen Ausgang. 6 eigene und fremde Beobachtungen.)

Bereits im Jahre 1877 hatte Henderson (1) umfangreichere Mittheilungen über die Influenza-Epidemien in Glasgow während der Jahre 1874 bis 1876 gegeben (s. Jahresber. 1877, II, S. 4), auf die er in der vorliegenden Arbeit Bezug nimmt. Er giebt in einem ersten Abschnitt zahlreiche Beispiele für folgende Phasen der Influenza: Acute Fälle ohne Complicationen; — Fälle, welche sich im ganzen Tractus der Respirationsschleimhaut, einschliesslich der Mund- und Pharynxschleimhaut localisiren; — Fälle, in denen die Schleimhaut des Verdauungstractus stark afficirt ist; — Subacute oder mehr chronische Fälle, in welchen die catarrhalischen Symptome mehr oder weniger in den Hintergrund treten; — endlich Influenzafälle mit Betheiligung innerer Organe. Bei diesen letzteren handelt es sich meistens um hohes und andauerndes Fieber, verursacht durch ausgedehnte Betheiligungen der Lungen und Pleuren. — Ein zweiter Abschnitt erläutert die Charactere der einzelnen Epidemien und geht auf die Natur des Krankheitsgiftes ein. Hierbei nimmt Verf. auch Gelegenheit, die eigenthümlichen und bei manchen Epidemien besonders gehäuft auftretenden Betheiligungen des Nervensystems und des Herzens näher zu besprechen, wobei er gegen die vielfach behauptete rein anämische Natur der physicalisch wahrnehmbaren Herzgeräusche Protest eingelegt. Nervöse Störungen treten in Gestalt von Hyper- und Anästhesien, auch von Neuralgien, seltener von Krämpfen auf. Die Natur des Krankheitsgiftes wird besonders an solchen Fällen offenbar, die einen geradezu septicämischen Verlauf nehmen, wie H. einige kennt und mittheilt. Doch kommen diese Steigerungen zu besonderer Bösartigkeit verhältnissmässig selten vor. — Die Ursachen theilt er in die „excitirenden" (als welche man nur einen organisirten Ansteckungsstoff ansprechen kann), — in die prädisponirenden, unter denen Erschöpfungszustände einen hohen Rang einnehmen, — die begünstigenden epidemischen, unter denen die meteorologischen Unregelmässigkeiten unter allen Umständen Berücksichtigung verdienen, — und die begünstigenden endemischen Ursachen, die besonders für die Conservation der präsumirten Keime in Anschlag kommen. — Für Glasgow sind die letzteren, nach Verf.'s Meinung, in der Verunreinigung des Clydeflusses zu suchen, dessen Reinigung und Assanirung er somit auch als das Hauptmittel zur Beendigung der dortigen Epidemien empfiehlt.

IV. Hayfever, Heufieber. Sommercatarrh.

[Lindseth, Tilfölde af Höfeber. Norsk Magazin for Lägevid. R. 3. B. 10. pag. 464. (Zwei Fälle von Heufieber bei einem 14jähr. Burschen und einem 40jähr. Manne; die Symptome waren in beiden Fällen eine Bronchitis sicca mit Husten und heftiger Dyspnoë; nach einigen Tagen Expectoration von zähem Schleim und Genesung. Therapie unwirksam.)]

V. Dengue.

1) La fièvre Dengue. Gaz. méd. d'Orient. No. 6. — 2) Rabitsch, J., Ueber das epidemische Fieber in Cairo im Sommer 1880. Wien. med. Woch. No. 51. (Verf., der erst nachher sich über „Dengue" orientirt hat, berichtet in ganz naiver Weise über 65 Fälle, die vom 15. September bis 30. October sich in Cairo unter seine Behandlung begaben. Die darunter vorkommenden vier Todesfälle stehen mit der Krankheit in kaum noch mittelbarer Beziehung. Exantheme, die ihm als Erythema fugax, Eczema caloricum, Urticaria, Erythema tart. etc. imponirten, will er nur in 19 Fällen beobachtet haben; die Gelenkerscheinungen beschreibt er wenig anschaulich; es kam ihm zu Ohren, dass von den in Cairo anwesenden Europäern mindestens 90 pCt. von der Krankheit ergriffen gewesen seien.)

Aus dem amtlichen Berichte des in Alexandrien stationirten ärztlichen Delegirten der Pforte, Dr. Bimsenstein, liegt uns ein Auszug über die im Herbste des Berichtsjahres zu grosser Ausdehnung entwickelte jüngste Dengue-Epidemie in Aegypten vor (1). Gegen Ende August brach die Krankheit in den Städten Cairo und Damanhur aus und erreichte mit Ende September Alexandrien, um bis zum Ende des Jahres (und darüber hinaus! Ref.) in ausserordentlicher Verbreitung zu herrschen. Alle Geschlechter und Lebensalter schienen gleichmässig ergriffen, die Symptome zeigten durchgehends eine fast absolute Uebereinstimmung. Initialem Müdigkeitsgefühl und grosser Hinfälligkeit folgten unregelmässige Fröste, Stirnkopfschmerzen, sehr lebhafte Schmerzen in den grossen und kleinen Gelenken, heftige Kreuzschmerzen und Reissen längs der Wirbelsäule. Gleichzeitig sank bei stark belegter Zunge der Appetit gänzlich, und es trat galliges Erbrechen auf. Temp. 38—41°, Puls 90—120. Endlich brach — meistens bei Beginn des 3. Krankheitstages — unter Zunahme der Conjunctivalinjection und Gesichtsröthung an verschiedenen Körperpartien ein scharlach- oder masern-, zuweilen auch urticariaartiges Exanthem aus, in nicht wenigen Fällen so flüchtig, dass es der Beobachtung leicht hätte entgehen können. Rückfälle waren die Regel. Die Mortalität war Null, die Behandlung rein symptomatisch. — Es ist fraglich, ob die Epidemie als directe Fortsetzung der von Ismailia 1877 gemeldeten, oder als durch Pilger eingeschleppt gelten soll.

VI. Meningitis cerebro-spinalis (epidemica).

1) Delafield, Fr., Epidemic cerebro-spinal meningitis. The Phil. med. and surg. Rep. Decbr. 18. (Allgemeine Bemerkungen.) — 2) Caonicser, K., Das Agens bei epidemischer Cerebrospinalmeningitis. Wien. med. Pr. No. 25. (Soll Malaria sein; Beweise fehlen.) — 3) Truckenbrod, C., Beiträge zur Meningitis cerebro-spinalis epidemica. Inaug.-Dissert. Würzburg. (Es handelt sich um 6 in den Jahren 1879—80 im Julius-Spital auf Gerhardt's Abtheilung zur Behandlung gekommene Fälle. Das jüngste Individuum war 5, das älteste 22 J. alt. Ein 11jähr. Mädchen starb und zeigte eine massige Eiterablagerung am vorderen Theil der Gehirnbasis.) — 4) Kader, Meningitis cerebro-spinalis epidemica? Wien. med. Blätter. No. 16. 17. (Fünf im Februar und März in Wien beobachtete, theilweise zur Section gelangte Fälle.) — 5) Clark, F. C., Notes on four cases of cerebro-spinal meningitis. Bost. med. and surg. Journ. Jan. 8. (Zwei tödtliche Fälle mit Fieber, Bewusstlosigkeit, Krämpfen und Opisthotonus — ohne Section; zwei ähnliche, in welchen unter Jodkalibehandlung mit Excitantien und guter Ernährung Genesung eintrat. Die Diagnose der Fälle erschien dadurch gesicherter, dass gleichzeitig — 1873 — 30 Todesfälle unter entsprechenden Erscheinungen in Boston und nicht weniger als 62 in dem benachbarten Rhode-Island erfolgten; die Fälle betrafen sämmtlich Individuen unter 15 Jahren.) — 6) Jones Handfield, C., Case of cerebro-spinal meningitis with autopsy. Med. times and gaz. June 19. (Gewöhn-

licher sporadischer Fall einer neunzehnjährigen Frau.) — 7) Stewart, Case of cerebro-spinal meningitis. Edinb. med. Journ. August. (Sehr protrahirter Fall eines unter meningitischen Erscheinungen im Januar erkrankten und erst Mitte Mai zur Genesung gelangten Mannes; trotz der Ausführlichkeit der Krankengeschichte etwas unklar.) — 7a) Jaksch, Rud., Zwei Fälle von Meningitis cerebro-spinalis. Prager med. Wochenschr. No. 30—31. (Zwei clinisch genügend characterisirte Fälle, die, zur Section gekommen, zwar einen im Allgemeinen entsprechenden Befund ergaben, aber beide nicht zur histologischen Untersuchung gelangt sind. Die Verbreitung von Eiter war besonders auf den Spinalmeningen eine sehr umfangreiche. Ueber Fehlen oder gleichzeitiges Auftreten noch anderer Fälle wird nicht berichtet.) — 7b) Robinson, T., Case of cerebro-spinal meningitis; death and autopsy. The Lancet. Octbr. 16. (Plötzliche Erkrankung eines 8jähr. gesunden Knaben, unter meningitischen Symptomen und Betheiligung des rechten Bulbus in vier Wochen zum Tode führend.) — 8) Coletti, F., Tifo cerebro-spinale. Lo Sperimentale. Giugno. (Lange protrahirter Fall einer 38jähr. Magd, besonders characterisirt durch Delirien, Hyperästhesien, Erbrechen und Lähmungserscheinungen an den Augenmuskeln; Tod nach 18 Tagen; an der Schädelbasis ein nicht sehr massiges, gelbliches, fibrinös-purulentes Exsudat. — Anhalts, ein Trauma anzunehmen, fehlten.) — 9) Müller (Waldheim), Ein Fall von cerebrospinaler Meningitis. Berl. klin. Wochenschr. No. 19. (20jähr. Wanderbursche; bei rauhem Schneegestöber im Freien plötzlich unter Schüttelfrost erkrankt; Kopfschmerz, Opisthotonus, Empfindlichkeit der Wirbelsäule, Delirien. Am 4. Tage der Erkrankung reichliche Herpeseruption. Schon von diesem Tage ab Besserung mit allmähliger Linderung des Kopf-, Nacken- und Rückenschmerzes. Langsame Genesung. Verf. spricht sich für die Huguenin'sche „einfache basale Meningitis ohne Tuberkel" aus.) — 10) Aufrecht, Zwei Fälle von Meningitis cerebro-spinalis. Deutsche med. Woch. No. 4. (Sporadische Fälle eines 34jähr. und eines 22jähr. Mannes mit durch die Sectionen nachgewiesenem Eiterbefund an der Basis. Die Symptome während des Lebens hatten nichts für die Meningitis cerebro-spinalis Characteristisches.) — [11) Maresz, Meningitis cerebro-spinalis epidemica in Szydłowice und der Umgegend (im Königreich Polen). Gaz. lekars. Bd. XXIX. No. 1., 2. poln. — 12) Savicki, Eduard (Lemberg). Meningitis cerebro-spinalis epidemica in Lemberg im J. 1879 und 1880, beobachtet im allgemeinen Krankenhause. Przegl. lek. No. 43., 44. u. 46. poln. — 13) Jędrzejewicz, Meningitis cerebro-spinalis epidemica in Plonsk (Königr. Polen. Medycyna. Bd. VIII. No. 25. polnisch). — 14) Medin, O., Meningitis cerebro-spinalis epidemica infantum. Ett bidrag till kännedom om spädomarna bland de späda barnen på Allm. barnhuset i Stockholm under åren 1842—76. Nord. med. arkiv. Bd. XII. No. 9. u. 16.

Maresz (11) berichtet über 28 von ihm selbst im Jahre 1879/80 beobachtete und über 4 von Dr. Paszek ihm mitgetheilte Fälle von Meningitis cerebrospin. epid. In keinem derselben konnte die Mittheilung per contagium constatirt werden, der Verf. glaubt daher, einen miasmatischen Ursprung der Verbreitung annehmen zu müssen. Die meisten Fälle kamen im Herbst und Winter zum Ausbruche. Im Frühlinge und Sommer ereigneten sich nur je 3 Fälle, und zwar mit sehr gelindem Verlaufe. Sämmtlich gehörten sie der armen, die einfachsten Gesundheitsregeln vernachlässigenden Bevölkerung an. Mit Ausnahme eines einzigen überschritten die Kranken nicht das 30. Lebensjahr. Die Mortalität betrug 22 pCt. Von Nachkrankheiten wird allgemeine Geistesschwäche mit Verlust des Gehöres und der Sprache bei einem Knaben erwähnt und völlige Taubheit bei 2 Mädchen. Morphium mit Chinin verschafften immer Linderung. Antiphlogistische Behandlung (Calomel, Blutegel) blieben ohne sichtbaren Erfolg. Brom- und Jodkali beförderten die Genesung und wurden durch Bäder kräftig unterstützt.

Im Zeitraume vom 27. December 1879 bis Ende Juli 1880 gelangten nach Sawicki (12) 10 Fälle von Meningitis cerebro-spinalis epid. zur Aufnahme; davon starben 6, genasen 3 und 1 verblieb noch in Behandlung. Die Mortalität betrug demnach 66,6 pCt. Der älteste Kranke war 63 Jahre alt, der jüngste 14 Jahre. Die meisten von ihnen, und sämmtlich gehörten sie zur Classe der Tagelöhner, wurden in den Wintermonaten vom Uebel befallen. Der Verf. beschreibt speciell alle 10 Fälle, welche sich aber durch nichts Besonderes auszeichneten. Von Complicationen wurden erwähnt: Polyarthritis 1 mal, Endocarditis 2 mal, Otitis interna 1 mal, Erysipelas faciei 1 mal, Pneumonia crouposa 2 mal. — In frischen Fällen reichte der Verf. salicylsaures Natron 12,00 Grm. täglich, in späteren Stadien Brom und Jodkali.

Während seiner 18jähr. Praxis in der Ortschaft hatte Jędrzejewicz (13) im Jahre 1880 das erste Mal Gelegenheit, die Meningitis cerebro-spinalis epidemica, und zwar schon im Januar zu beobachten. Von 28 Fällen gehörten 19 dem Kindesalter an, darunter ein Säugling von 4 Monaten; 10 starben; von den am Leben gebliebenen trugen 5 chronische Gesundheitsstörungen davon und nur 9 Fälle genasen vollständig. Am häufigsten wurde die arme Bewohnerclasse heimgesucht. Die Erkrankungen waren im Allgemeinen sehr zerstreut mit Ausnahme zweier Familien, in welchen je 2 und 3 Personen ergriffen waren. Die Krankheit trat ohne Vorboten mit einem heftigen Frostanfalle auf; dann folgte Erbrechen und die sonst bekannten Erscheinungen. Partielle clonische Krämpfe waren häufiger als allgemeine Convulsionen. In der Mehrzahl der Fälle erfolgte in den ersten Tagen ein Nachlass. Die Temperatur überschritt nur selten 38,5° C. Bei längerer Dauer erschienen Gruppen von Eczemeruptionen an verschiedenen Körpertheilen. Die häufigste Nachkrankheit war Taubheit; zweimal trat Chorioiditis auf.

Oettinger (Krakau).

Medin (14) hat in dieser Abhandlung die Resultate seiner Untersuchungen über die epidemische Meningitis gesammelt, wie sie in den Jahren 1842—76 im Stockholmer Findelhause („Stora Barnhuset") vorgekommen ist. Zweimal sind grössere Epidemien vorgekommen; die erste in den Jahren 1848—51 hatte 156 Kinder befallen, von denen 134 gestorben sind; die zweite im Jahre 1858 hatte 32 Kinder ergriffen, von denen 24 gestorben sind. Ausserdem sind mehrmals im Verlaufe einzelner Jahre mehrere Fälle gehäuft vorgekommen.

Bezüglich der allgemeinen epidemischen Constitution zur Zeit, wo die Meningitis herrschte, waren besonders capillare Bronchitis und Bronchopneumonie häufig, und namentlich eine mehr leucosartige Form derselben, verbunden mit Splenitis und Splenoperitonitis. Die Tuberculose ist zwar mitunter epidemisch aufgetreten, sonderbarer Weise aber nie zu derselben Zeit wie die Meningitis.

Die Mehrzahl der Fälle ist jedesmal im Winter und Frühjahr aufgetreten, was Verf. durch die Ueberfüllung der Räume und daher rührende schlechte Luft erklärt. Von 255 gestorbenen waren 149 Knaben, 106 Mädchen; die überwiegende Zahl war im ersten Trimester des Lebens. Verf. betrachtet die Krankmalt als von infectiös-miasmatischer Natur und glaubt, dass der Krankheitsstoff sich durch die Lymphräume der Nasenschleimhaut introducirt, welche nach den Untersuchungen von Key und Retzius einerseits direct mit der äusseren Luft communicirt, andererseits durch die Lymphgefässe mit den subarachnoidalen Lymphräumen an der Basis des Gehirns in Verbindung stehen.

Die mehr abortiven Fälle und die, welche mit Genesung endeten, haben nur einige Tage gedauert, und haben meistens einen sehr leichten Verlauf gehabt. Die tödlich endenden Fälle beschreibt Verf. folgendermaassen: häufig geht Husten voraus; meistens erkrankt das Kind in der Nacht mit Unruhe, Fieber und Hitze des Kopfes, Erbrechen, Schlafsucht und Zusammenfahren im Schlafe. Nach 1—2 Tagen stärkeres Fieber, Aufschreien, Krämpfe, unregelmässige Respiration von Seufzen unterbrochen. Manchmal treten Intermissionen auf. Die Dauer der Krankheit war höchst verschieden, von 12 Stunden bis zu 4 Wochen. In einigen Fällen eine kurze Incubationsperiode. Verf. durchgeht dann in grösseren Details die einzelnen Symptome, die Hyperästhesie, die verschiedenen Krämpfe, das Fieber u. s. w.

Die wichtigsten pathologischen Veränderungen sind folgende: Die Knochen des Cranium sind stark blutgefüllt, ebenso die Dura mater, in einem Falle mit einem Thrombus im sinus transversus. Der Hauptsitz der Veränderungen war zwischen Arachnoidea und Pia mater. Die subarachnoidalen Gefässe waren hyperämisch, und es fand sich dort ein Exsudat, entweder mehr dünnflüssig, serös, oder purulent, oft mit festen Ablagerungen. Die Hirnventrikel enthielten ein reichliches Exsudat, meistens serös, selten purulent, in einzelnen Fällen blutig gefärbt. Die Hirnsubstanz waren anämisch, manchmal der Sitz einer mehr weniger verbreiteten Emollition. Die Exsudation zeigte häufig eine ganz besondere Spannung der Häute des Rückenmarks, vorn nur in der Lendenregion, rückwärts aber besonders ausgesprochen in der unteren Halsregion, am Rücken und in der Lendenregion. In einigen Fällen wurde eine Pericarditis gefunden. Das Blut oft sehr dunkel. In den Lungen oft Bronchitis capill., Bronchopneumonie und Pleuritis. Milz sehr oft Sitz einer parenchymatösen Entzündung. Die Leber ist in den Berichten selten erwähnt. Die Nabelgefässe waren selten erkrankt. Manchmal parenchymatöse Nephritis. In 4 Fällen suppurative Arthroitis.

Bezüglich der näheren Classificirung der Krankheit und der Diagnosis bemerkt Verf.: Die Meningitis cerebro spinalis epidem. bei Kindern ist eine infectiöse Krankheit, die der epidemischen Meningitis cerebrospinalis der Erwachsenen vollkommen ähnlich ist. Systematisch und pathologisch-anatomisch ist sie characterisirt durch eine Entzündung mit purulenter Exsudation in den perinervösen Lymphräumen, sowie durch Veränderungen in mehreren anderen Organen, welche die constitutionelle Natur der Krankheit zeigen. Unter Umständen, die der Entwicklung der Krankheit günstig sind, wie gewisse Jahreszeiten, Ueberfüllung der Räumlichkeiten, wird sie epidemisch. Sie muss den infectiös-miasmatischen Krankheiten mit Localisation in einem bestimmten Systeme des Bindegewebes angereiht werden, bisweilen zeigt sie sich als miasmatisch-contagiös. Die Epidemien von Meningitis waren häufig gefolgt von Fällen von acuten Lungenaffectionen, die wahrscheinlich in engem ursächlichem Zusammenhang mit der Meningitis stehen.

Die Krankheiten, mit welchen die Meningitis verwechselt werden kann, sind: Meningitis tuberculosa, Thrombose der Hirnsinus, Motilitätsneurose, Intermittens und Cholera infant. Die Prognose ist schlecht. In einem Falle hat man nach drei Jahren Taubstummheit mit partiellen Paralysen constatirt.

Die Behandlung hat nur prophylactisches Interesse.

G. G. Stage (Kopenhagen).]

VII. Gelbfieber.

1) Seiels, P., Études pour servir à l'histoire de la fièvre jaune ou vomito dans l'île de Cuba. 8. Paris. — 2) Burot, De la fièvre dite bilieuse inflammatoire à la Guyane. Application des découvertes de M. Pasteur à la pathologie des pays chauds. Bull. de l'Acad. de méd. No. 24. — 3) Laboulbène, La fièvre jaune. Gaz. des hôp. No. 64. (Clinischer Vortrag.) — 4) Beutner, M. und Monteiro, J., Das gelbe Fieber. Ein Beitrag zu dessen Pathologie und Therapie. Berl. Klin. Woch. No. 28. — 5) Bérenger-Férand, M., La fièvre jaune à la Martinique. Gaz. hebd. de méd. et de chir. No. 2. — 6) Report on yellow fever in U. S. Steamer Plymouth. Extracted from the report of the Surgeon-General of the navy 1880. Phil. med. and surg. Rep. No. 20. — 7) White, J. Wallis, Salicylic acid in yellow fever. Glasgow med. Journ. May. (Verf. rieth einem nach Rio gehenden Capitän die Salicylsäure als Prophylacticum gegen Gelbfieber an. Während im Hafen fast kein Schiff ohne Erkrankungen und Todesfälle blieb, gelang es auf dem betreffenden Schiff, auch bei Leuten, welche schon die Prodrome der Krankheit fühlten, durch reichlichen Verbrauch von 5 Grm.-Salicyldosen jeden Ausbruch derselben zu verhindern.) — 8) Dupont, Histoire médicale des épidémies de fièvre jaune pendant le dixneuvième siècle. Avec une carte de la distribution géographie de la fièvre jaune. Arch. de méd. nav. Septbr. Octbr. — 9) Nauck, G., Ueber Gelbfieber. Inaug.-Dissert. Berlin. (Bespricht hauptsächlich die über Quarantaine von anderen Autoren geäusserten Ansichten.) — 10) Danguillecourt, Fr. G., De la fièvre jaune. Thèse, Paris. (Bekanntes über die Symptomatologie und den Leichenbefund.)

„Als „ferment amaril" (Erreger der zur Typhusgruppe — einschliesslich des Gelbfiebers — gehörigen Krankheiten) stellt Burot (2) eine Potenz auf, welche sich dem Sumpfeinfluss (Erreger der intermittirenden Fieber) in der Fieberätiologie der heissen Länder gleichwerthig an die Seite stellen soll und als „Microbe" im Sinne Pasteur's in den Blutkreislauf gelangen und durch seine Erzeugnisse alle Organe alteriren soll. (Rochard als Referent weist genügend präcise darauf hin, wie gross der Abstand zwischen einer solchen Annahme und ihrem Nachweise ist.)

Beutner und Monteiro (4) (Schiffsärzte) beschreiben ein primäres Stadium des Gelbfiebers: heftiger Fieberanfall, intensiver Kopfschmerz, Cardialgie, Brechneigung und wirklichem Erbrechen bei bestehender Verstopfung; dieser fieberhafte Zustand gehe entweder in Genesung oder in das zweite Stadium über, dessen Entwicklung durch Pulsverlangsamung, Verfall der Gesichtszüge, Gelbfärbung der Haut, erneutes Erbrechen blutiger und kaffeesatzähnlicher Massen, Aufhören der Harnsecretion, Sopor und Delirien characterisirt ist und mit dem Tode endigt. Für die Entwicklung dieses gefährlichen Stadiums kommt nach der Anschauung der Verff. die Obstruction am meisten in Betracht, „durch welche der Darmtractus in einen locus minoris resistentiae umgeschaffen wird." Das Entstehen der Obstruction denken sie sich an eine initiale Invasion des Cerebrospinalsystems gebunden; ist aber einmal die Verstopfung ausgebildet, so trägt sie zur Aufhebung der Peristaltik, also zur vollständigen Darmatonie und zur „Verjauchung der Fäcalmassen" bei. Mit dieser aber erst beginne die Gefahr, dass das 2. Stadium eintrete, in welchem die Resorption der Fäcaljauche stattfinden soll und die Erscheinungen der dadurch bedingten Septicämie sich ausbilden. — Die Verff. stützen diese Deduction auf therapeutische Erfahrungen, da ihnen zu Sectionen keine Gelegenheit geboten wurde; es folgt aus der Anschauung, dass das erste Stadium des Gelbfiebers eine relativ günstige Prognose gebe, und dass es mit Abführmitteln zu behandeln sei. Calomel und Jalappe wurden angewandt, gleichzeitig Eis auf den Kopf zur Bekämpfung der Cerebralsymptome; später Chinin und Acid. carbol. innerlich.

Die auf Martinique beobachteten Gelbfieberepidemien und zwar sowohl die der Jahre 1636 bis 1814 als die neueren von 1814—1876 hat Bérenger-Féraud (5) einer historischen Analyse unterworfen. Hinsichtlich der unbedingten Einschleppung von aussen kommt er zu keinem sicheren Schluss. Wie in Mexico seien verschiedenen Epidemien, für die eine Importation nicht ermittelt werden konnte, gesteigerte Ausbrüche der entzündlich biliösen Fieber vorausgegangen. Sehr ausführlich sind die Temperaturverhältnisse behandelt; das Scrotalerythema wird als sehr wichtig und geradezu pathognomonisch angesehen. Der Belag am Zahnfleisch wird, wenn er massiger auftritt, als Zeichen schlechter Prognose aufgefasst. Unter den Formen wird auch eine abortive beschrieben und mit der „typhisation à petite dose" parallelisirt. Nach seiner Analyse der Symptome und pathologischen Befunde gelangt B.-F. dann dahin, das Entzündungsfieber der Antillen und das Gelbfieber nur als zwei verschiedenartige Manifestationen derselben miasmatischen Intoxication aufzufassen. Die therapeutischen und prophylactischen Vorschläge erheben sich nicht über das Niveau des Hin- und Hertastens und des Probirens. Doch stellt Verf. für Martinique eine gewisse Wirksamkeit der sanitären Maassregeln als zweifellos hin.

Der Bericht über den Gelbfieberausbruch auf dem Dampfschiff „Plymouth" (6) im Frühling 1879 stellt sich zur Aufgabe nachzuweisen, wie das Schiff nicht auf dem Wege einer frischen Einschleppung, sondern durch besonders ungesunde Verhältnisse an Bord zu der Endemie gelangt sei. Es hatte 1869 Gelbfieberkranke geführt, war an einzelnen Stellen überladen mit Pilzen, hatte leicht zersetzliche und theilweise in putriden Zustand übergegangene Stoffe an Bord (a quantity of unrecognizable decomposing organic matter). Ueberall herrschte ein fötider Gestank, und machten sich Zeichen von Zersetzungen geltend. Gerade in dem Theil, wo die verdächtigen Materien gehäuft gefunden wurden, zeigten sich die ersten drei Fälle von Gelbfieber.

Eine ziemlich vollständige Analyse der Gelbfieberepidemien unseres Jahrhunderts giebt Dupont (8) an der Hand einer Uebersichtskarte, um speciell die Aufmerksamkeit auf die möglichen Folgen der Durchstechung der Panama-Landenge zu lenken. Ihm ist es unzweifelhaft, dass das anfänglich so ausserordentlich beschränkte Gelbfieber sich durch den maritimen Verkehr von Station zu Station verbreitet habe; Die Geschichte jeder Epidemie beweise diese Art der Verbreitung („de proche en proche"). Bei vollständiger Uebereinstimmung der meteorologischen, hydrotellurischen und socialen Bedingungen scheine eine erste gelungene Einschleppung über das künftige Schicksal gegenüber späteren Gelbfiebereinschleppungen für die in Frage kommenden Plätze entscheidend; während bei solchen gefährlichen Gelegenheiten ganz nahe benachbarte Gegenden unbehelligt bleiben, nehmen jene einmal betroffenen, als wenn sich in ihnen eine Endemicität allmälig entwickelt habe, den neu eingetragenen Infectionsstoff höchst prompt wieder auf. Dabei sei natürlich nicht ausgeschlossen, dass die Epidemien verschiedene Verläufe haben, je nach dem Vorhandensein oder dem Mangel ansteckungsfähigen Menschenmaterials, wobei D. das Factum des Nichtacclimatements vollgiltig anerkennt. — Für das Einschleppen des Infectionsstoffes seien die maritimen Wege die ausschliesslichen gewesen und auch für America bis jetzt geblieben. An die europäischen Einschleppungen habe sich aber doch eine entschiedene Weiterverbreitung zu Lande angeschlossen und deshalb müsse weniger an eine specifische maritime Constitution der Küstenplätze als an den Feuchtigkeitsgehalt der Luft im Allgemeinen als begünstigendes Moment gedacht werden; ein solcher könne sich in Gegenden, wo abundante jahreszeitliche Regen eintreten, auch fern von der Küste bilden. Demnach sei bei Eröffnung neuer Seewege gewiss den Gelbfieber verschleppenden Effecten ein neues und erhöhtes Interesse zuzuwenden. Die Angaben über das Verhältniss des Gelbfiebers zur Elevation hält M. für sehr revisionsbedürftig.

[Perez, V., Sistema de aclimatacion previa para evitar la fiebre amarilla ó disminuir su intensidad. Boletin de Medicina naval. Julio. Cadiz.

Von den Canarischen Inseln, wo der Verfasser wohnt, gehen viele Auswanderer nach Westindien, namentlich nach Cuba; an diesen erprobte Verfasser sein System. Er geht von dem Satze aus: „Durch gewisse Mittel und ohne Gefahr kann man Leute, die auswandern wollen, in einen solchen Zustand versetzen, dass dieselben im tropischen America anlangen mit einer künstlichen Anämie, welche gleichartig ist derjenigen, die durch das tropische Clima hervorgebracht wird bei den weissen Bewohnern höherer Breiten, und die man eben unter dem Namen Acclimatisirung begreift." — Ferner: „Eine Sättigung des Organismus mit fäulnisswidrigen Stoffen trägt mit bei zur Vorbeugung."

Die Mittel sind: Arsenik, Caffe, Carbolpräparate innerlich, und äusserlich als Dämpfe: Steinkohlenöl, Benzin und Carbolsäure. Arsen. Natron in sehr kleinen Gaben 0,05—0,10 auf 250,00 Wasser, theelöffelweise, ein- oder mehreremal täglich, je nach der Zeit die bis zur Ankunft in America verstreichen soll und noch ein paar Monate nach der Ankunft; Caffe in grösserer Menge, mehrmals täglich. Die künstliche Anämie tritt schneller und deutlicher ein, wenn die Leute auch Carbolpräparate einathmen.

Verf. verfügt über 30 Beobachtungen, 15 davon blieben frei, 15 wurden vom gelben Fieber befallen, aber in sehr leichtem Grade, keiner starb. Folgt eine Liste der Sterblichkeit am gelben Fieber in den Militärspitälern von Cuba, wo es sich also auch um Kranke handelte, die kürzlich von Europa angekommen waren.

	Krank.	Gestorben.
1871	3449	1472
1872	3201	2402
1873	4993	1040
1874	1038	424
1875	2017	911
	14688	6249 oder 42 pCt.

Semeleder (Mexico).]

VIII. Cholera.

1) Laboulbène, Le choléra. Gaz. des hôp. No. 52, 53, 54. (Bekanntes.) — 2) Deutschbein, Die Choleraepidemien im Schweinitzer Kreise während der Jahre 1850 und 1866, nebst Bemerkungen über das Wesen und die Verbreitungsweise der Infectionskrankheiten überhaupt und der Cholera insbesondere. Vierteljahrsschr. f. ger. Med. und öff. San.-Wesen. 1879. S. 69—87. 1880. S. 146—168, 340—343. — 3) Renzy, A. C. C. de, Cholera in India. The Lancet. Nvbr. 6. (Bringt Bryden's Berichten gegenüber die schon bei früheren Gelegenheiten von ihm gesammelten Beweise für den Einfluss der Wasserversorgung auf Choleraausbrüche in Erinnerung.) — 4) Murray, On removal in Cholera. Brit. med. Journ. June 12 und Med. times and gaz. June 12. (M. theilt die sehr günstigen Erfahrungen mit, welche er in verschiedenen Choleraepidemien der 60ger Jahre mit Segregationen der noch gesunden Garnisontruppen indischer Plätze machte, wenn er sie für die Dauer der Epidemien in Zeltlagern unterbrachte. Auch wenn man Anticontagionist sei, müsse man die segensreiche Wirkung dieser Maassregel anerkennen, deren Schwierigkeiten durch die günstigen Resultate weit aufgewogen werden.) — 5) Mailhet, E., Choléra et emploi du cuivre. Gaz. des hôpitaux. No. 11. (In den japanischen Kupferminen angestellt beobachtete M. 1877 ein relatives Freibleiben der hier beschäftigten Arbeiter und ein Nachlassen der Cholerakrämpfe nach Berührung mit Kupferplatten. Er schlägt als Choleraprophylacticum einen Gürtel mit Kupferplatten vor.)

Zwei kleine Choleraepidemien der Jahre 1850 und 1866 im Schweinitzer Kreise (Osten des Reg.-Bezirks Merseburg) sind es, welche Deutschbein (2) zum Ausgangspunkt ausführlicher Untersuchungen über die Entstehung und Verbreitung der Infectionskrankheiten, speciell der Cholera, dienen. Von den 18 Erkrankungsfällen (14 †) der ersten Epidemie fielen 8 auf den August 1850, 10 auf den December desselben und den Januar des folgenden Jahres. Die Gesammtepidemie des Jahres 1866 umfasste unter den 41,006 Bewohnern des Kreises 120 Krankheits- und 66 Todesfälle. In den 4 befallenen Städten — Herzberg, Schweinitz, Jessen, Seyda — mit zusammen 9624 Bewohnern betrug der Procentsatz der Erkrankten 1,24 pCt. Bemerkenswerth war, dass auf dem platten Lande kein einziger Fall von Cholera vorkam, und dass der Schweinitzer Kreis unter allen 17 Kreisen des Reg.-Bez. Merseburg allein befallen wurde. Verf. konnte alle Anfänge und Uebertragungen bis in die Details verfolgen, so dass er mit Sicherheit ausspricht: Die ersten Cholerafälle wurden aus inficirten Orten in die befallenen Städte eingeschleppt und wurden dann die Veranlassung zur Weiterverbreitung. Nicht in allen Fällen jedoch waren die einschleppenden Personen selbst krank; einige waren wohl oder hatten nur kurz vor der Ankunft an Diarrhoe gelitten. Die Weiterverbreitung erfolgte nur in seltenen Fällen durch Effecten oder durch die Leichen, viel häufiger dagegen infolge der Krankenpflege. Nur in fünf Fällen ereignete es sich, dass statt der successiven Weiterübertragung mehrere Familienmitglieder (zweimal je 4, einmal 3, zweimal je 2) gleichzeitig und sofort erkrankten. Wäscherinnen und Dienstmädchen waren die Opfer der Ansteckung durch Effecten; Todtengräber, Sargbesorger die der Leichenübertragung. — Verf. sieht sich durch diese Erfahrungen genöthigt, der Pettenkofer'schen localistischen Choleratheorie gegenüber zu treten und ein Bekenntniss über die Verbreitungsweisen der verschiedenen Infectionskrankheiten — speciell der Blattern, des Flecktyphus, der Masern, des Scharlachfiebers, des Gelbfiebers, der Pest, der Ruhr, des Typhoids — aufzustellen und zu vertheidigen. Er stellt 11 Hauptpunkte über die Entstehung und Fortpflanzung der Infectionsgifte auf, die manches Richtige enthalten, auf deren Wiedergabe und Critik hier jedoch unmöglich eingegangen werden kann. — Hinsichtlich der Cholera nimmt er die Behauptung der Contagionisten im strengsten Sinne wieder auf, „dass die Cholera ausserhalb ihres endemischen Gebietes eine durch specifisches Contagium hervorgerufene contagiöse Krankheit ist". Er untersucht nun die zur „Erzeugung der individuellen Disposition erforderlichen Hilfsursachen, und zwar das Wasser und die Luft speciell, und bekämpft von den Hauptsätzen Pettenkofer's besonders die Abhängigkeit der Cholera von Jahreszeit und Localität, die Gefahrlosigkeit der Krankenpflege, die quantitative Verschleppungstheorie und alle Folgerungen, welche Pettenkofer aus den Choleravorgängen auf Schiffen für seine Hypothese abgeleitet hat. Den Satz, „dass die Epidemien in einer Stadt stets in den tiefer und feuchter gelegenen Theilen ihren Höhepunkt früher erreichen, als in den höher und trockener gelegenen" — giebt er zu, hält es aber für ganz unzulässig, denselben, statt durch die in den ungesunderen Wohnungen liegende erhöhte Disposition, durch eine „schnellere und intensivere Entwickelung des Choleramiasmas" zu begründen. — Als Anhang figurirt eine Besprechung der „Berichte der Choleracommission des deutschen Reiches", deren einzelne Abtheilungen, wie Verf. darlegt, vielfach zu unter sich widersprechenden und mit der localistischen Theorie absolut unvereinbaren Ergebnissen geführt haben.

IX. Malariakrankheiten.

Kelsch, A., Contribution à l'histoire des maladies palustres. De la mélanémie. Arch. gén. de méd. Octbr. — 2) Derselbe, Des variations de l'hémoglobine dans l'anémie paludéenne. Mém de méd. mil. No. 2. — 3) Sorel, De l'intoxication tellurique considérée au point de vue des formes morbides en général, et de ses rapports avec les autres maladies. Gaz. hebd. de méd. et de chir. No. 28. 29. — 4) Tommasi-Crudeli, C., Der Bacillus malariae im Erdboden von Selinunto und Campobello. Mitgetheilt an die Accademia delle Lincei. Arch. f. exp. Path. XII, 2—3. — 5) Dochmann, A., Zur Lehre von der Febris intermittens. St. Petersb. med. Zeitschr. No. 20. — 6) Grant, H. H., Continued malarial fever. The Phil. med. and surg. rep. March 20. (Theilt eine Beobachtung der den Aerzten in der Union vollständig geläufigen Krankheitsvarianten mit, um die Berechtigung der „Typhomalariafieber" wahrscheinlich zu machen. Die geringe Einwirkung des Chinin lässt den Antheil einer Malariaintoxication etwas zweifelhaft erscheinen.) — 7) Babenhofer, A., Ueber sporadisches Vorkommen schwerer Malariaerkrankungen. D. med. Woch. No. 40. 41. — 8) Russel, R. G., Malaria, its Cause and Effects: Malaria and the Spleen. 8. — 9) Calmette, E., Des néphrites intermittentes. Rec. de mém. de méd. mil. No. 1. — 10) Mourson, J., Etude clinique sur l'asphyxie locale des extrémités et sur quelques autres troubles vasomoteurs dans leur rapport avec la fièvre intermittente. Arch. de méd. nav. Mai—Juli. — 11) Burdel, De la perniciosité ou ancrosthénie tellurique. Bull. de l'acad. de méd. No. 14. — 12) Landrieux, M., De la coxalgie d'origine paludéenne. Journ. de thérap. No. 15. — 13) Sorel, S. F., Observations de troubles nerveux insolites liés à la fièvre tellurique. Gaz. de méd. et de chir. 21. Mai. (Malariafälle mit „nervösem Husten", vasomotorischen und Krampferscheinungen.) — 14) Dumeige, H., De la congestion pulmonaire d'origine paludéenne. Thèse. Paris. (Verf. schliesst aus 4 eigenen Beobachtungen der Lungenerscheinungen, wie sie als larvirte Intermittenten in Fiebergegenden zuweilen beobachtet werden, dass dieselben ihrem Character nach zwischen „Pneumonie" und „Congestion pulmonaire idiopathique" gestellt werden müssen. Die von ihm angenommene malarielle Grundursache hält er für festgestellt durch die prompten Wirkungen des Chinins.) — 15) Dujardin-Beaumetz, A. M., Quelques cas de fièvres graves ou larvées. Bull. gén. de thérap. 15. Août. (Theils Fälle in höherem Alter mit apoplectiformen und syncopalen Erscheinungen, theils Complication mit heftigem Nasenbluten und „Angine herpétique".) — 16) Ulmer, Zur Casuistik der Wechselfieber. Wien. med. Wochenschr. No. 52. (Demonstrirt durch zwei gutgewählte Fälle den leichten Verlauf der Wechselfieber mancher Gegenden, in denen Intensität und Verbreitung der Malaria in keinem Verhältniss zu stehen scheinen, hier speciell für seine Garnison Cattaro.) — 17) Honck, G., Ein Fall von perniciöser Intermittens mit Melanämie. Berl. klin. Woch. No. 13. — 18) Hardy, M., Accidents palustres; tuberculose pulmonaire. Gaz. des hôp. No. 111. (Aus Algier zurückgekehrter Soldat, der später, als Müller arbeitend, einen Bronchialcatarrh acquirirt hatte: Chinin beseitigte die dreitägigen Intermittensanfälle, aber nicht die durch die gleichzeitige Tuberculose bedingten Fiebersteigerungen.) — 19) Köster, K., Intermittens nach Masern und Nierenblutung nach Intermittens. Berl. klin. Wochenschrift No. 26. (Nach ca. 11 tägigem, regelmässigem Verlauf der Masern 4 Tage lang hohe Abendtemperaturen; Chiningebrauch; Schwankungen des Fiebers 10 Tage lang; dann Auftreten röthlichen, ins Olivengrüne schillernden Urins mit Blutkörperchen und Fibrincylindern. Reconvalescenz vom 36. Krankheitstage ab.) — 20) Alföldi, L., Zur Casuistik der Malaria-Infection. Wien. medicin. Presse No. 36. (Fall eines über 20jährigen Bauern, der im zweiten Anfalle eines Wechselfiebers eine furchtbare Blutung aus dem After bekam, für die A. bei Ausschluss aller anderen Momente, die Quelle zwar nicht in der Ruptur der ausserordentlich vergrösserten Milz, wohl aber in einer Zerreissung von Darmvenen des Pfortadergebiets suchen zu sollen glaubte. Die Blutung sistirte unter einem zweckmässigen Regime, und die durch eine grosse Dosis Chinin sehr schnell erreichte Heilung schien die Diagnose zu bestätigen.) — 21) Goldmann, A., Intermittens quartana in Begleitung von Mania potatorum. Wien. med. Wochenschr. No. 32. (30jähr. Potator strenuus, der Alcohol gegen eine angebliche Malaria anzuwenden die Gewohnheit hatte. 5 nicht ganz regelmässig sich jeden 3. Tag wiederholende Anfälle, die Verf. vergebens durch Chinin innerlich zu bekämpfen suchte; dann Chinininjectionen nicht nur gegen die Anfälle, sondern auch gegen den ziemlich beträchtlichen Milztumor hilfreich). — 22) Griswold, Pilocarpine in intermittent fever. New-York med. Journ. Aug. Ref. in Med. times and gaz. Septbr. 25. (Spricht sich dafür aus, dass bei leichteren Malariaformen eine Umwandlung in ganz abortive, durch Pilocarpinum murial. möglich sei, dass auch mittelschwere dadurch günstig beeinflusst werden, und dass nur wegen der Heftigkeit der Fälle eine Chininanwendung unvermeidlich sei, jedoch die zum Effect nöthigen Dosen dieses theuren Mittels beträchtlich herabgemindert werden können, wenn man Pilocarpin-Einspritzungen gleichzeitig in Anwendung ziehe.) — 23) Kahler, O., Ueber die Wirkung des Resorcin bei Wechselfieber. Prager med. Woch. No. 47. (Vermehrt die von Lichtheim und aus der Biermer'schen Klinik mitgetheilten günstigen Erfolge des Resorcin um 2 eigene Fälle, so dass jetzt 7 publicirte Beobachtungen darüber vorliegen, dass das Resorcin, hinsichtlich der Sicherheit, mit der es Milzverkleinerung und Apyrexie bewirkt, dem Chinin an die Seite gestellt werden könne.) — 24) Vecchi, Gior., Della efficacia del salice nella cura della febre intermittente e degl'infarti viscerali. Ann. univ. di med. e chir. Maggio. — 25) Bourru, De l'action du sulfate de cinchonidine et du sulfate de quinine dans le traitement de fièvres intermittentes. Bull. gén. de thér. 15. Mai. (In 24 Fällen von Intermittens that das sulfosaure Cinchonidin den Anfällen Einhalt; 3 mal versagte es, aber das dann zur Anwendung gebrachte Chinin ebenfalls; in 8 intermittirenden Fällen von Entzündung der Leber und der Gallengänge hatte es vollen Erfolg.) — 26) Maclagan, T. J., On the anti-malarial action of the cinchona compounds. Lancet. July 31. Aug. 7. 21. (Allgemeine Bemerkungen) — 27) Roberts, C., The Eucalyptus in the campagna. Brit. med. Journ. June 19. (Theilt Beispiele von grosser Resistenz verschiedener Eucalyptusarten gegen ungünstige climatische Einwirkungen mit, ohne von dem therapeutischen Werth der aus der Pflanze gewonnenen Drogen so erfüllt zu sein, wie manche französische Aerzte.)

Im Anschluss an frühere Resultate stellte sich Kelsch (1) die weitere Aufgabe, die Beziehungen der Melanämie mit den acuten Aeusserungen der Malariaintoxication und den semiologischen Werth der Erscheinung festzustellen. Durch frühere, bereits 1875 veröffentlichte Untersuchungen (s. Jahresbericht 1875, II. S. 17) hatte er ermittelt, dass Pigment fast regelmässig im Blut schwererer Malariapatienten auftritt (unter 296 Analysen waren nur 8 bis 10 negative); auch die unregelmässig winkligen, klumpigen Formen, in denen das Pigment auftritt, wurden bereits damals beschrieben. Oft finden sich graue, gräuliche, gelbe, röthliche Schollen mit dem schwarzen Pigment zusammen vor. Es war nun durch Mosler — eigenen älteren Mittheilungen entgegen — 1877 der Vorgang in der Weise dargestellt worden, dass das Pigment nicht bloss durch die Anfälle und während derselben im Blute auftrete, sondern dass es andauernd und ohne Unterbrechung, so zu sagen chronisch, sich daselbst anhäufe (s. Jahresber. 1877, II, S. 21). Gegen diese — übrigens damals nur auf Untersuchung eines Falles basirte — Ansicht bringt K. eine Reihe von Beobachtungen bei, in welchen die Melanämie unzweifelhaft an die Anfälle geknüpft schien, sich allerdings einige Zeit nach denselben — durchschnittlich 2 Tage — im Blute erhalten kann. Diese Stabilität scheint mit der Schwere der Anfälle in directem Verhältniss zu stehen; nach den leichteren Anfällen genügen oft Stunden, um jede Spur von Pigment zur Elimination zu bringen, die schwereren und schwersten Fälle täuschen die Continuität vor. Eine Beeinflussung der Melanämie, sei es durch Chinin, Milzabkühlung oder Milzfaradisation, hält K. für nicht glaubhaft. Um eine Erklärung des Zustandekommens der Malarämie zu geben, zieht er die älteren Auffassungen von Virchow, Frerichs, Mosler, nach denen Leber und Milz bei Bildung und Verbreitung der Pigmentschollen vorwiegend betheiligt sein sollten, in Frage, und wiederholt die Behauptung, dass dieselben direct aus den Blutkörperchen hervorgehen. — Den gewonnenen Anschauungen entsprechend legt K. dem Nachweise und der ungefähren quantitativen Bestimmung des Pigments einen hohen differentialdiagnostischen Werth für die rechtzeitige Unterscheidung schwerer Malariaintoxicationen von den — in Algier so häufigen — remittirenden gastrischen Fiebern bei.

Durch Blutkörperchenzählungen in grosser Menge ist Kelsch (2) dahin gelangt, die Veränderungen im Blute Malariakranker in drei Perioden zu verfolgen. Während der initialen Periode der Intoxication, wenn es sich noch um eine continuirliche oder subcontinuirliche Fervescenz handelt, ist die Verarmung an Blutkörperchen eine ungemein rapide, so dass sie sich auf mehrere Hunderttausende pro Tag beläuft. Dieses Deficit wird sehr vermindert, nachdem ein wirklich intermittirender Typus Platz gegriffen hat. Ist es endlich zu cachectischen Erscheinungen gekommen, so findet allerdings auch noch während dieser Periode ein Verlust an Blutkörperchen durch die einzelnen Fieberanfälle statt; aber er ist eben nur merkbar. Verf. hat Fälle untersucht, in welchen die Zahl der Blutkörperchen im Cubikmillimeter sich auf 600000 bis 800000, ja auf 500000 verminderte. Hiernach glaubt er sich berechtigt, die Malariaveränderung des Blutes — im Gegensatz zu den Hypalbuminosen und Hydrämien anderer Krankheiten — recht eigentlich als Oligocythämie ansprechen zu sollen. Die Grösse der Körperchen nimmt dabei zu, so dass „die Macrocythämie mit der Oligocythämie parallel geht". — Es ist aber, um nähere Schlüsse aus der Blutbeschaffenheit der Malariakranken zu ziehen, noch unbedingt nöthig, auch ihren Hämoglobingehalt zu bestimmen; derselbe berechnet sich auf ca. 3/4 des normalen. — In den mitgetheilten 14 Beobachtungen ist die zahlenmässige Begründung dieser Angaben enthalten, sowie einige an solchen Fällen gewonnene Resultate, welche bei längerer Behandlungsdauer ein der Reconvalescenz zukommendes Steigen des Hämoglobingehaltes zeigten. Meistens blieb das äussere Aussehen hinter den Verbesserungen der Blutbeschaffenheit etwas zurück. — Den Grund der Blutveränderungen muss man in der Insufficienz der blutbereitenden und -regenerirenden Apparate während der cachectischen Periode (période de sclérose splénо-hépatique) ebenso wohl suchen, wie in der Blutkörperchen consumirenden der Pyrexie; es handelt sich dann nicht mehr um einfache Anämie, sondern um eine Anaemia melanotica.

Mit seinen Erfahrungen über den Verlauf der „Intoxication tellurique" in Algier tritt Sorel (3) im Allgemeinen für L. Colin'sche Anschauungen ein. Er schreibt den regelmässig intermittirenden Fieberverlauf wie dieser dem climatischen Einflusse der gemässigten Gegenden zu und nimmt für die heissen Zonen den continuirlichen, subcontinuirlichen und remittirenden Malariatypus in Anspruch. Die perniciose Form, die in Europa so verhältnissmässig selten zur Beobachtung kommt, schien ihm in Algier evident an den continuirlichen Typus gebunden. Von den vier Dutrouleau'schen Formen sah er die ataktische, comatöse und algide, die letztere schloss die schwersten Fälle ein; ein Beispiel der bilios-perniciosen Gruppe kam ihm nicht vor. Ueber das Verhältniss der tellurischen Neuropathien resp. über ihren Typus und ihre Wiederkehr zur Periodicität der Fieberanfälle liess sich eine Norm nicht ermitteln; für die Congestiv-Erscheinungen sucht er den transitorischen Character auch in solchen Fällen nachzuweisen, wo ihre Schwere vollkommen constituirte Krankheiten vortäuscht und macht das Moment des Passageren z. B. auch für die Malaria-Pneumonien geltend, — nur eine Gruppe derselben sei durch wirkliche anatomische, also constantere Läsionen des Lungengewebes ausgezeichnet, diese verlaufe dann auch in ihren Temperaturen unabhängig von der fièvre tellurique. Auch dürfe man wohl von einer Nephritis durch Malariaeinfluss, aber nicht von einer „intermittirenden Nephritis" reden. — Hinsichtlich der Anämien ist eine einfache, lediglich auf der Unterbrechung durch die Anfälle beruhende Anämie von der organischen — auf der Läsion des splenohepatischen Apparats beruhenden — zu unterscheiden, wobei S. die Aufmerksamkeit besonders für die primäre atrophische Lebercirrhose infolge von Malariaeinfluss in Anspruch nimmt. — Ueber die Beziehungen der tellarischen Vergiftung mit anderen bereits im Organismus ablaufenden Krankheiten wiederholt er Bekanntes.

Die Gelegenheit eines Aufenthaltes auf Sicilien benutzte **Tommasi-Crudeli** (4) zur Fortsetzung seiner **Untersuchungen über den Infectionsstoff der Malaria** — den im vor. Jahresber. characterisirten **Bacillus malariae**. Die zu untersuchenden Erdproben wurden aus dem Boden des alten Hafens von Selinunt, dem westlich von Gorgo Cottone gelegenen Hügel, beim sogenannten Appollotempel und endlich im Sumpfe von Campobello ausgehoben. Reichlicher Vegetabiliendetritus, viele länglich-ovale, bewegliche Körperchen, oscillirende sphärische Micrococcen wurden in den Proben microscopisch nachgewiesen, in dreien auch „Algensporen". Um dieses — doch eigentlich recht complicirte — Material zu züchten, wurden künstliche Aquitrina hergestellt, und deren Temperatur an drei auf einander folgenden Tagen (Nachts nicht) auf 30—40° erhalten. In keinem der Aquitrinen hatte während dieser Zeit die Entwicklung von Algen stattgefunden (was characterisirte nun also eigentlich jene sogenannten „Algensporen" als solche? Ref.). Auch Schimmelbildung war weder auf der Oberfläche der Erden, noch auf der Oberfläche der Gefässe erfolgt; dagegen hatten sich die ovalen beweglichen Körperchen in zwei Züchtungsapparaten vermehrt, waren auch in einem derselben einer Verlängerung, resp. eine Metamorphose in „bewegliche Fäden" von 5—7 μ Länge mit zwei endständigen Sporen eingegangen (Beweis, dass diese Gebilde keinen anderen Ursprung hatten, fehlt). Diese waren mit dem „Bacillus malariae" identisch, durch nachträgliche fractionirte Hausenblasencultur liessen sie sich ganz rein und unvermischt züchten und in die sämmtlichen Entwicklungsstufen, wie sie von **Klebs** und T.-Cr. früher gesehen und abgebildet wurden, überführen. — Verf. betont, dass diese Entwicklung — besonders soweit es sich um die Bildung der „langen Fäden, welche sich in den künstlichen Culturen, sowie in der Milz und im Knochenmark des Menschen und der Versuchsthiere so reichlich entwickeln", innerhalb der Aquitrina nie gelang; hier kam es vielmehr nur bis zur Entwicklung der Sporen enthaltenden Bacillen.

Ohne weiteren Commentar, der in einer ausführlichen Arbeit folgen soll, theilt **Dochmann** (5) folgende Experimente mit: I. Am 8. Febr. morgens wurde ein Tröpfchen des **Bläscheninhaltes vom Herpes labialis** eines 12jähr. Knaben, welcher an **Febris intermittens quartana** litt, mit Wasser verdünnt und mittelst einer Pravaz'schen Spritze einem 30jähr. **gesunden Manne** subcutan beigebracht. 9 Uhr Abends bei demselben: Fieberfrost, darauf starker Schweiss, Temp. 39,30. — 9. Febr. morgens und abends normale Temp. — 10. Febr. gleiches Verhalten. — 11. Febr. morgens normal; Abends Schüttelfrost, später reichlicher Schweiss. Temp. nach dem ersteren 39,1°. — 12. u. 13. Febr. Morgens und Abends normale Temperaturen. — 14. Febr. Morgens Unwohlsein, Mattigkeit; kein Schüttelfrost. Temp. 38,3°.

II. Am 11. März Impfung dreier erwachsener Männer von dem mit Glycerin verdünnten Herpes-labialis-Inhalt eines an Febris interm. quotidiana leidenden Mädchens. — Bei dem ersten Manne zeigte sich im Verlaufe von 5 Tagen immer zwischen 8—11 Uhr Abends Fieberfrost, Schweiss, Temp.-Erhöhung von 38,5—39°. — Bei dem zweiten geimpften Individuum trat am Abend des Impftages unbedeutendes Unwohlsein ein; das dritte blieb gesund.

III. Am 12. April Abends Impfung eines jungen Mädchens mit dem wasserverdünnten Herpes-labialis-Inhalt eines Erwachsenen. 13. April normales Verhalten; 14. Morgens Unwohlsein, Uebelkeit. Abends Schüttelfrost, Fieberhitze, reichlicher Schweiss. Temp. (nach dem letzteren) 38.2°. Am 15. normales Verhalten; am 16. April Abends Schüttelfrost, Fieberhitze, starker Schweiss. — (Man vermisst ungern die doch gewiss leicht zu bewerkstelligende microscopische Untersuchung des Herpesbläschen-Inhaltes. Ref.)

In Tübingen und Umgegend sind, wie **Bubenhofer** (7) ausführt, genügende Bedingungen zur Entstehung von **Malariaerkrankungen** gegeben. Im Anfange des Jahrhunderts scheinen auch Epidemien nicht ganz selten gewesen zu sein. Dann traten dieselben (1812—1831) ganz zurück, fünf Jahre lang machten sich zunächst nur sporadische Erkrankungen bemerkbar, bis 1836 eine heftige Epidemie erschien, die bis 1844 dauerte. Eine Unterbrechung von 10 Jahren wurde durch neue Epidemien (1854—60) abgelöst, die im letztgenannten Jahre eine bedeutende Acme erreichten. Aber auch in dieser schlimmsten Zeit dauerten die Fieber nur 4 Monate des Jahres: April bis Juli. Ihren Character haben sie, soweit ein Vergleich mit den älteren Berichten gestattet ist, bewahrt. — Verf. selbst beobachtete nun im Zeitraume 1873—78 (mit einer relativen Häufigkeit im Jahre 1875) in Tübingen selbst 11, in der Ortschaft Lustnau 32 Fälle, unter welchen die hohe Anzahl schwerer Formen auffiel. Ein besonderes Interesse scheinen ihm zwei Fälle zu haben, in deren einem die „**remittirende Form**" sehr ausgesprochen war (dabei war aber Pulsus dicrotus und Roseola vorhanden!) und in deren zweitem eine Lungenlocalisation sich ausbildete: „Dämpfung unter dem rechten Oberlappen bis zur zweiten Rippe vorn, hinten etwa ½ der Scapula einnehmend. Auscultatorisch neben schwachem Knisterrasseln hauchendes, an manchen Stellen laut bronchiales Athmen".

Die **malariellen Nephritiden** müssen, wie **Calmette** (9) ausführt, in die Categorie der parenchymatösen Nierenentzündungen eingereiht werden, da sie — nach des Verf.'s Meinung — sich schliesslich mit interstitieller, atrophischer Nephritis compliciren. Während, ganz abgesehen von den concomitirenden Veränderungen der Leber und Milz, in den ersten Stadien dieser Nierenalteration eine Herzhypertrophie ohne Klappenfehler die Diagnose sichert, tritt später nach Ausbildung der malariellen Nierenatrophie, auch eine Atrophie des Herzens auf. Die Richtigkeit dieser Anschauung vorausgesetzt, muss allerdings die malarielle, intermittirende Nephritis, die von einigen Autoren ganz geleugnet, von anderen (s. o. Sorel) als congestives Phänomen aufgefasst wird, als eine höchst bedeutungsvolle Erscheinung betrachtet werden. Auffallender Weise stützt C. — wenigstens in der vorliegenden Arbeit — seine Deduction auf einen Fall, in welchem die zuerst für Symptome einer „catarrhalischen Nephritis" angesehenen, dann aber durch typische Anfälle von Fieber besser ins Licht gestellten Nierenerscheinungen, durch eine Chininmedication (in allerdings 2 Monaten) gänzlich zum Verschwinden gebracht wurden. — Die Diagnose der wahren Intermittensnephritiden ist, seiner Meinung nach, durch Ausschluss anatomischer Läsionen des uropoëtischen Apparates und ex juvante (Chinin) für die meisten Fälle sicher zu stellen.

Die locale Asphyxie der Extremitäten bei Malaria wurde erklärt als „eine durch eine übergrosse Steigerung der excitomotorischen Kraft der grauen Rückenmarkssubstanz, von welcher man sich die vasomotorische Innervation abhängig dachte, hervorgebrachte Erscheinung. Moutson (10) hat seine Beobachtungen in Cochinchina verwerthet, um zu folgender Erklärung des noch ziemlich dunkeln Phänomens zu gelangen. Die locale Asphyxie tritt bei Intermittensanfällen ziemlich häufig auf, besonders bei den mehrtägigen (Quartanfiebern). Die unter der Benennung der „Accès pernicieux" bekannten Erscheinungen gehen ihr zuweilen voran; auch bei Cochinchina-Diarrhoe kommt sie vor. Da sich zeitlich an einen Zusammenhang mit den Anfällen denken lässt, gewinnt ihre Begründung auf Ablagerungen melanämischer Producte im Rückenmark an Wahrscheinlichkeit, um so mehr, als einige andere Functionsstörungen im Nervengebiet schon längere Zeit mit diesem Vorgange in Beziehung gesetzt worden sind, nämlich epileptiforme und hysteriforme Anfälle, — solche, welche auf eine Betheiligung der Vaguskerne schliessen lassen, — anfallsweiser Diabetes, Icterus, rasch vorübergehende, polyurische Erscheinungen, — Erscheinungen, welche auf neurotrophische Störungen zurückgeführt werden, so Herpes, Urticaria, Pemphigus, circumscripte Muskelatrophie, Hyperästhesien und Anästhesien, Temporäre Paresen, Tremor etc., — welche alle im Verlauf schwerer Intermittenten zu beobachten sind. — Hiernach würde selbstverständlich das Chinin das souveräne Mittel gegen die Anfälle von localer Asphyxie der Extremitäten sein.

Burdel (11) sucht seine Erklärung für das Wesen der Perniciosität bei Malaria: „Dieselbe sei diejenige Manifestation des Bodengiftes, welche das ganglionäre oder cerebrospinale Nervensystem tief und unmittelbar betreffe" — an die Stelle der älteren, etwas tautologischen Erklärungen von L. Colin und Duboué zu setzen. Er stützt die Begründung der „Anévrosthénie tellurique" und ihre Unabhängigkeit von den Temperatursteigerungen durch eigene Beobachtungen, die er theils während der Neuformirungen frischer Truppenkörper im November 1870 gemacht hat, theils neuerdings in der Privatpraxis, und bei denen es sich um Fälle mit primärer tiefer Betheiligung des Gehirns handelte. Die Beeinflussung des tief deprimirten, agonalen Zustandes durch Chinin (-Einspritzungen) grenzt in solchen Fällen geradezu ans Wunderbare. B. fand es vortheilhaft, als Menstruum solcher Einspritzungen Alcohol oder auch Aether zu wählen.

Landrieux (12) begründet, besonders durch eigene Beobachtungen an Kindern, folgende Sätze: Es giebt eine durch Sumpf- (Malaria-) Einfluss hervorgerufene Coxalgie. — Dieselbe kann unter allen Erscheinungen einer stabilirten Coxitis, Deformation, sichtlicher Verkürzung, Beugung der Extremität, Adductionsstellung derselben, Drehung nach aussen, Krümmung in der Lendengegend auftreten. — Sie kann begleitet sein von einem heftigen continuirlichen Fieber, so dass ein intermittirender Typus nicht erkennbar ist. — Somit ist eine genaue Anamnese von äusserster Wichtigkeit. — Von der richtigen Seite aufgefasst, weicht der ganze Symptomencomplex dem Chinin; lässt man ihn einwurzeln, so bilden sich schwere, bleibende Folgen aus.

Die Beobachtung von Hosch (17) über einen Fall von perniciöser Intermittens bezieht sich auf einen americanischen Kaufmann, der zu seiner Erholung eine Reise durch Europa, auch durch Italien machte, hier aber durch unzweckmässige Lebensweise, besonders Aufsuchen aller Sehenswürdigkeiten, Tag für Tag in seinem Gesundheitszustande zurückkam. In München hatte er einen Anfall von Hitzegefühl (ohne Frost), um von da ab allabendlich erhebliche Temperatursteigerungen und eine sehr bedenklich erscheinende Erkrankung durchzumachen, deren Hauptsymptome grosse Schwäche, Erbrechen, Icterus, anfallsweise Ohnmacht, Pulslosigkeit, Singultus waren. Im Filterrückstande des Harns, der keinen Gallenfarbstoff, wohl aber etwas Eiweiss enthielt, fanden sich rothe Blutkörperchen in mässiger Menge, ferner Bruchstücke dunkelkörniger Cylinder und bräunlicher Detritus. — Aus einem Hautstich gewonnenes Blut erschien auffallend dunkel, „die rothen Blutkörperchen zeigten kein irgendwie von der Norm abweichendes Verhalten, die weissen dagegen, die etwas vermehrt zu sein schienen, hatten eine sehr ungleiche Form und Grösse. Denn es fanden sich erstens solche, die sich durch nichts von den gewöhnlichen weissen Blutzellen unterschieden. Dann aber sah man daneben sehr grosse, farblose Zellen von 0.02—0.03 Mm. Durchmesser, die theils rund, theils länglich oder auch ganz unregelmässig eckig gestaltet und mit Ausläufern versehen waren, und an denen man bei Anwendung starker Vergrösserung sehr leicht erkennen konnte, dass sie durch Ausstrecken und Einziehen von Fortsätzen fortwährend langsam ihre Form veränderten. Ferner fanden sich auch (allerdings sehr vereinzelte) spindelförmige, ihre Gestalt nicht verändernde, farblose Elemente. Diese nun, insbesondere aber jene grossen, amöboide Bewegungen zeigenden Zellen enthielten fast regelmässig mehrere grössere und kleinere, dunkel-braunroth gefärbte Pigmentkörnchen. Sehr selten fanden sich solche Körnchen in den normal gestalteten weissen Blutkörperchen; frei im Blute schwimmend wurden sie nicht gefunden". — Der Verlauf war ein so ungünstiger, dass der Pat., nachdem der fieberhafte Zustand sich 9 Tage lang wiederholt hatte, eines Nachmittags unter Zunahme des Icterus und der soporösen Erscheinungen erlag. Die Section ergab: „Melanämie, pigmentirten Milztumor, Pigmentirung der Leber, parenchymatöse Hepatitis, allgemeinen Icterus, Pigmentirung des Knochenmarks, parenchymatöse Nephritis. (Malaria?)". — In seinen epicritischen Bemerkungen geht Verf. besonders auf den Blutbefund ein und ergänzt denselben durch die Angaben, dass die Pigment führenden grösseren Zellen besonders zahlreich im Milzvenenblut angetroffen wurden und dass hier, sowie im Pfortaderblut und im Lebergewebe auch freie Pigmentkörnchen neben ihnen angetroffen wurden. Diese schienen im letzteren Organ in feinen, netzartig sich kreuzenden Zügen zusammengeordnet. Es sah zuweilen aus, als ob die grossen, Pigment führenden Zellen im Begriff gewesen wären, sich durch die Lebercapillargefässe durchzuzwängen und in ihnen stecken geblieben wären. Die interacinösen Bindegewebszüge der Leber waren frei von Pigment. In den Nieren war ein älterer, interstitieller Entzündungsprocess markirt; daneben eine acute, parenchymatöse Reizung und pigmenthaltige Zellen, vorwiegend in der Rindensubstanz. Im Knochenmark war das Pigment nicht vorwiegend im Gewebe selbst enthalten, sondern lag grösstentheils in den Gefässbahnen eingeschlossen, und nur zum kleineren Theile befand es sich ausserhalb derselben. Sehr vereinzelt fanden sich hier Charcot'sche Crystalle. In den Lymphdrüsen und Muskeln, speciell auch im Herzmuskel war Pigment in mässiger Menge, und zwar stets nur innerhalb der Blutgefässe zu finden. — Den während des Lebens beobachteten Icterus hält H. für einen hämatogenen, da ein Hinderniss für den Abfluss der Galle nicht, wohl aber ein ausgiebiger Zerfall rother Blutkörperchen bestand. — Die sehr bedeutende Melanämie bei der sehr kurzen Krankheitsdauer — Verf. nimmt eine Infection in Italien 14 Tage vor dem ersten Hitzeanfall, an — fordert einige Bemerkungen heraus.

Seit 1856 hat Secchi (24) in Casteggio es sich angelegen sein lassen, bei zahlreichen Intermittenskranken, besonders bei solchen, welche starke Milz- und Leververgrösserungen zeigten, Salix-Präparate (in früheren Jahren als einfache Decocte) zur Anwendung zu bringen, und begründet durch eine tabellarische Zusammenstellung von 141 Beobachtungen folgende Ansichten: Das Extract von Salix pentandra ist als Tonicum amarum ein vorzügliches Mittel bei Milztumoren und periodischem Fieber. — Es ist als Febrifugum den Chinapräparaten vorzuziehen; ausgenommen zur Zeit noch solche Fieberformen, bei denen es auf einen sehr schnellen Effect ankommt. — Die Wirkung sei durch einen mittelst des Weidenextracts sicher zu erreichenden Reiz auf die elastischen Bestandtheile der Milz und auf die Capillargefässe des „nervösen Apparates" (?) zu erklären. — Ganz besonders gut sei aber der Effect bei den chronisch gewordenen Milztumoren. — Pillenform oder Einträufeln in Kaffee sei die beste Applicationsform. — Verf. schliesst mit einigen Seitenblicken auf Arsenik, Belladonna, Cicuta, Eisenpräparate, Jodkali und Eucalyptus als Febrifuga.

[Bossowski, K., Lebercirrhose infolge von Intermittens. (Clinischer Bericht.) Przegląd lekarski. No. 50.

Unter 15 in der Clinik des Prof. Korczynski in Krakau im Laufe von 4 Jahren behandelten Fällen von Lebercirrhose konnte in 3 Fällen Intermittens als Ursache der Krankheit angenommen werden, worauf Cantani schon vor Jahren (Jahresber. 1870. II. S. 170) aufmerksam machte, und was mit der von Botkin vertretenen Ansicht der Entwickelung der Lebercirrhose nach Infectionskrankheiten übereinstimmt.

Oettinger (Krakau).

Naranjo, E., Influencia del paludismo sobre el aparato de la vision. Cronica médico-quirurgica de la Habana. No. 1. (36jähr. Mann, icterische Färbung, Supraorbital-Neuralgie mit nächtlichen Exacerbationen, Hyperämie d. Conjunct., Photophobie, grosse Trockenheit beider Augen, Schmerz im Epigastrium, Stuhl angehalten, Temp. 39,5, Puls 120, 3 Monate nach dem ersten Wechselfieber-Anfalle; hatte kein Antiperiodicum gebraucht, 1,50 Chininsulfat auf mehrere Tage. Heilung.

Semeleder (Mexico).]

X. Beulenpest.

1) Tholozan, La peste en Turquie dans les temps modernes. 8. Paris. — 2) Derselbe, La peste dans les temps modernes; sa prophylaxie défectueuse ou nulle. Sa limitatation spontanée. Compt. rend. Vol. XC. No. 15. — 3) Lersch, B. M., Kleine Pest-Chronik. Zeiten und Zeichen der oriental. Pest. 8. Leipzig. — 4) Rochard, Jul., Rapport sur les recherches qu'il reste encore à faire pour élucider les points obscurs que présente l'étude de la peste. Bull. de l'acad. de méd. No. 15—17. — 5) Rittmann, A., Die Chronik der Pest im Jahre 1879. gr. 8. Brünn. — 6) Endemic plague in India. The Lancet. June 26. — 7) The Plague. Ibidem. May 22. (Critik über die unter No. 4 aufgeführte Arbeit von Rochard.) — 8) Hirsch, A., Die orientalische Pest in ihren Beziehungen zur Vergangenheit und Gegenwart. Verhandlungen und und Mittheil. des Vereins f. öffentl. Gesundheitspflege in Magdeburg. Magdeburg. 1879. (S. den Bericht über Sanitätspolizei. Abschn. 7.) — 9) Weiss, A., Zur Geschichte der Pestabwehr. Friedreich's Blätter für ger. Med. Hft. 4. (Noch nicht beendigt.) — 10) Francis, Endemic plague in India. Med. times and gaz. June 19. (Führt die endemische Existenz der Pali-Pest in Gurhwal und Kumaon mit grosser Wahrscheinlichkeit auf jämmerliche hygienische, einer allmäligen Besserung übrigens durchaus zugängliche Verhältnisse an Ort und Stelle zurück.) — 11) Zuber, C., Une Mission médicale en Russie. La Peste du gouvernement d'Astrakan en 1878—1879. 8. Paris. — 12) Hirsch, A. und Sommerbrodt, M., Mittheilungen über die Pest-Epidemie im Winter 1878—79 im russischen Gouvernement Astrachan. Mit 1 Karte. gr. 8. Berlin. (S. vorj. Jahresbericht. II. S. 17 etc.)

Die Stellung der Pest und ihrer Ausbreitung zu den geläufigen sanitären und hygienischen Maassregeln untersucht Tholozan (1 u. 2). An den Beispielen der Epidemien in den letzten drei Jahrzehnten, und zwar sowohl der in Cyrenaïca, als der in Mesopotamien und Egypten zur Beobachtung gekommenen, weist er nach, dass im Grossen die Pest nach gleichen Gesetzen sich ausbreitete und erlosch, wo man sie — oft mehrere Jahre hindurch — unbeachtet gewähren liess sowohl, als wo man ihr entgegen zu treten beflissen war. Th. zieht z. B. einen Vergleich mit den assyrischen Pestepidemien von Hedjas, wo ein ausgesprochener Zustand von Barbarei, Unwissenheit und Fanatismus jede sanitäre und prophylactische Maassregel unmöglich macht, und den Epidemien in Persien, wo nur die Durchführung der beabsichtigten Maassregeln an Mängeln leidet. Man wird aus der vollkommenen Uebereinstimmung in der Dauer und Heftigkeit der Epidemien nicht ohne Weiteres den Schluss ziehen, dass alle Cordons, Quarantänen und sonstigen Absperrungsmittel unnütz seien; aber so viel sei sicher, dass diejenigen, welche dieselben ins Werk setzen, meistens nur Zeugen geworden seien von dem spontanen Auslöschen der Krankheit. — Die allgemeine Unkenntniss der Gründe des Entstehens und Verlöschens der Seuchen sei anzuerkennen und zu bedauern: hinsichtlich der Pest hätten die letzten 20 Jahre wenigstens gelehrt, dass sie durchaus nicht immer oder auch nur häufig die Tendenz habe, sich weit zu verbreiten, sondern mehr die einzelnen Orte zu überfallen und sich an diesen zu halten. — Auch die frühere Geschichte der grossen Pestepidemien lehre mit Bestimmtheit, dass sie sich ihre Grenzen selbst setzten. Deshalb sei es ein der Wissenschaft zu leistender grosser Dienst, die Unwirksamkeit der bisherigen prophylactischen Maassregeln zu betonen und zu einer gründlichen Revision, zu einem besser gerechtfertigten Ersatz derselben anzuregen.

Dieser relativen Klarheit hinsichtlich der bisher zur Anwendung gekommenen Maassregeln gegenüber bewegen sich die umfangreichen Erorterungen Rochard's (4) auf dem Boden der Anregungen und Vermuthungen. Man solle noch mehr Beobachtungen und Details sammeln, diese nach jetzt geläufigen Gesichtspunkten analysiren. Blut, Eiter und Lymphe von Pestkranken sollen in Mengen nach den Pariser Laboratorien geschafft, dort chemisch und microscopisch untersucht und auch festgestellt werden, wie das Pestgift die festen Gewebe des Körpers beeinflusse. Hierbei hofft R. viel Aufklärung durch die Inoculationsversuche nach Pasteur'scher Methode und verwirft, was früher in critikloser Weise bezüglich dieses Punktes erstrebt wurde. Die practischen Maassregeln bespricht er von 4 Gesichtspunkten, je nachdem dieselben im Centrum der Epidemien zu ergreifen wären, oder die „Préservation à distance" betrafen, wobei dann die Sanitätscordons, die Verbreitung durch die Luft und die Desinfectionsmaassregeln in hergebrachter Weise ihre Erledigung finden. Auch hinsichtlich des Werthes der einzelnen Desinfectionsmittel und der Hitze bringt Verf. nichts Neues.

Der Artikel der Lancet sub 6 bringt ein Referat über einen Vortrag von Francis über die endemische Pest in den Districten von Gurhwal und Kumaon. Was über die Lebensweise, die Nahrung etc. der Einwohner gesagt wird, ist bekannt. Auch über das häufige Auffinden todter Thiere: Ratten, Schlangen, Hunde äussert sich Fr. aber allem Anschein nach nur auf Grund von Hörensagen. Malaria und Cholera sind, wie er behauptet, in ihrer Erscheinung vollkommen unabhängig vom Auftreten des „Mahamurree" (Pest). Des letzteren Saison dauert vom Ende der Regenzeit bis in den December hinein; doch kommen auch Ausbrüche in der Zeit vom März bis Mai vor. Unter der einheimischen Bevölkerung sei die Verbreitung durch Ansteckung zweifellos; Europäer aber und die jene Gegenden des Himalaya vielfach besuchenden Pilger bleiben verschont. Ueber das ursprüngliche Entstehen aus kranker Getreidefrucht spricht sich Fr. zweifelnd aus. Er unterscheidet schliesslich den Mahamurree stricte von der Palipest, welche seit 1837 gänzlich in den westlichen Districten Indiens erloschen sei.

[1) Dunér, G., Anteckningar om pesten i Astrakanguvernementet. Hygiea. 1879. p. 457. — 2) Malthe, Pestepidemien i Rusland 1878. Norsk Magaz. for Lægevid., R. 3, Bd. 9. Forh. p. 151. — 3) Spoof, Axel, Pesten 1878—1879 uti det Astrakanska guvernementet. Finska läkare-sällsk. handl. Bd. 22. No. 1 och 2. (Berichte von den aus Schweden, Norwegen und Finnland im Anfange des Jahres 1879 nach dem Gouvernement Astrachan ausgesandten Aerzten, welche die dort im Winter 1878—79 ausgebrochene Pestkrankheit zu untersuchen beauftragt waren. Die Verbreitung und der Verlauf dieser Krankheit wird beschrieben, die muthmaassliche Entstehung besprochen, und eine Darstellung der Lebensweise und der hygienischen Verhältnisse der Bevölkerung gegeben.)

Joh. Möller (Kopenhagen).]

XI. Typhöse Fieber.

A. Typhoid.

1) Rapport présenté à la Commission médicale de la Flandre oriental, par la Commission médicale locale de la ville de Termonde, concernant une épidémie de fièvre typhoïde qui a sévi dans cette localité pendant les derniers mois de l'année 1879 et les premiers mois de 1880. Bull. de la soc. de méd. de Gand. Octbr. — 2) Proels, Eine Typhusepidemie. Bayr. ärztl. Int.-Bl. No. 14. (Zu Nabburg erkrankten von 1900 E. im Sommer 1876 binnen einer Woche 12 an ausgeprägtem Typhoid. Die Bewohner der befallenen Häuser hatten nachweisbar ihr Trinkwasser aus einem durch Jauche verunreinigten Wasserbehälter bezogen.) — 3) Späth, Eine Typhusepidemie in Denkendorf. Würtemb. med. Corr.-Bl. No. 1. (Eingeschleppte Epidemie eines wohlhabenden schwäbischen Bauerndorfs; erster Fall im Jan. 1879 — letzter [von total 24] Anfang Mai. Herd der Localisation war ein „verhältnissmässig kleiner Häusercomplex mit engen winkligen Gassen und einem Ueberfluss an Schmutz und Jauchebehaltern aller Art.") — 4) Adae, Bericht über eine kleine Typhusepidemie in Oberriexingen. Ebendas. No. 1. (Von 1300 ackerbautreibenden, wohlhabenden und reinlich lebenden Einwohnern erkrankten infolge nachgewiesener Einschleppung ca. 50, darunter „34 exquisite Typhuskranke", wovon 6 starben. Die Epidemie dauerte von October 1874 bis Anfang 1875.) — 5) Schmidt, H., Die Typhusepidemie im Füsilierbataillon zu Tübingen im Winter 1876—77; entstanden durch Einathmung giftiger Grundluft. Tübingen. (Ref. in d. militärärztl. Zeitschrift H. 12.) — 6) Quinart, M., Fièvre typhoïde. Extrait du rapport médical (2. Semestre 1879) de l'hôpital de Namur. Arch. méd. Belges. Nbr. — 7) Metcalfe, P. H., Enteric fever in the Pacific. Brit.

med. Journ. Nchr. 6. (Als Arzt auf der Insel Norfolk, die mindestens 400 Meilen von jeder nächstbewohnten Küste entfernt ist, hatte M. Gelegenheit, an einem englischen Missionär das unzweifelhaft selbstständige Entstehen eines Typhusfalles zu constatiren.) — 8) Wise, Alfr., Mountain fever. Ibid. No. 20. (Schildert unter dieser Benennung einen Fieberanfall, den er im October in Davos 12 Tage lang zu erleiden hatte. Ausser mässiger Temperaturerhöhung waren eine „erhöhte Irritabilität" des Herzens und beschleunigte Respiration die einzig nachweisbaren Symptome.) — 9) Ryley, J. R., Typhoid fever in new Zealand and Australia; its origin and propagation. Ibid. July 3. (Vertheidigt seine schon früher für die in Rede stehenden Epidemien geltend gemachte Trinkwasser-Theorie ohne neue Beweise.) — 10) Huber, K., Ueber Fleischvergiftungen mit specieller Berücksichtigung der „Typhusepidemie" von Kloten. D. Arch. f. klin. Med. Bd. XXV. S. 220—242. (Kommt nach einer Analyse der von uns im Jahresber. 1878. II. 25. und 1879. II. 26. ausführlich den Thatsachen nach geschilderten Epidemie von Kloten zu der Ansicht, dass man hier nicht von „Typhus" sondern von Fleischvergiftung sprechen und dieses wie ähnliche Vorkommnisse an die Intestinalen Mycosen anreihen solle.) — 11) Enteric fever at Millbrook. Enteric fever and polluted water. Enteric fever at Ystalyfera. Enteric fever at Newlyn East. Brit. med. Journ. Octbr. 30. (Kurze Untersuchungen der Ursprünge genannter Localepidemien [die zweite betraf den Ort Male Brok Dingle und war auf eine verdächtige Wasserversorgung zurückzuführen]. Bei der ersten spielte die Milch, bei der dritten und vierten das Wasser die Rolle der Krankheitsursache.) — 12) Hoff, J. von Rensselker, Typho-malarial fever, the so-called „Mountain"-fever of the Rocky-mountain region. Amer. Journ. of med. sc. Jan. — 13) Etiologie de la fièvre typhoide. Epidémie à Brest. Gaz. des hôp. No. 144. (Als Seitenstück zu der grossen Typhusepidemie des Jahres 1877 trat im Hospital von Brest im September 1879 eine neue Massenerkrankung durch Typhus auf, die im Ganzen 187 Fälle umfasste. 98 davon kamen aus der Festung, 89 von den anderen Abtheilungen der Marineverwaltung her. Es starben von den ersteren 25, von den anderen nur 7 pCt. Caradec führt wohl mit Recht die Epidemie auf die ganz ausserordentlich ungünstigen Bauverhältnisse der Festungscasernements zurück.) — 14) Folsom, Ch. F., Typhoid fever. Bost. med. and surg. Journ. Vol. CII. No. 10. (Nach einer Revision der Typhuseruptionen und -Epidemien in Boston kommt F. von der Bodentheorie gänzlich zurück und weist auf die Bedeutung des verunreinigten Trinkwassers und schlechter Entwässerungsanlagen hin.) — 15) Murphy, Th. F., The etiology of enteric fever. Brit. med. Journ. Nov. 6. (Hält seine Anschauungen über die Entstehung der Typhusfälle im Homerton-Hospital gegenüber Collie (s. unter No. 28) aufrecht, und betont darauf, dass gewisse Mängel der Wasserleitungsröhren zur Häufung jener Fälle beigetragen haben.) — 16) Thorne Thorne, Typhoid fever and polluted water. Ibid. July 31. (Ein kleines Dorf, Prittlewell, nahe bei Südend gelegen, zählte im Januar 1880 unter 600 Einwohnern 110 Typhuskranke. Eine sorgfältige Untersuchung ergab den Zutritt massenhafter Jauche zu den Wasserzuflüssen und diejenigen Häuser am meisten befallen, die lediglich auf diese Zuflüsse angewiesen waren.) — 17) Hudson, R. L., Facts illustrative of the spread of enteric fever and diarrhoea, by the agency of polluted drinking-water. Ibid. Jan. 17. — 18) Ballard, Edw., Observations on some of the ways in which drinking-water may become polluted with the contagium of enteric fever. Ibid. Jan. 17. — 19) Coret, J., Drinkwater in febris typhoidea. Weekblad van het nederlandsch Tijdschrift voor Geneeskunde. No. 28. (Verf. sucht seiner durch die constatirten Umstände des Verlaufes gut gestützten Auffassung einer 17 Personen umfassenden Hausepidemie durch Typhus als Trinkwasserepidemie durch microparasitäre Untersuchungen des verdächtigen Trinkwassers eine festere Grundlage zu geben.) — 20) Typhoid fever in Glasgow and the milk supply. The Lancet. May 22. (Vorläufige Mittheilung, dass nahe an 400 Personen in Glasgow und einer Vorstadt durch die Milch einer bestimmten Molkerei erkrankten. Genauere Untersuchungen seien im Gange.) — 21) Russel, J. B., On certain epidemic outbreaks of enteric fever in april 1880, traced to contamination of milk, being a report presented to the police board of Glasgow. The Glasgow med. Journ. August. — 22) Christie, J., On a outbreak of enteric fever at Pennilpark. Ibid. — 23) Oglesby, R. P., Typhoid fever and milk. Brit. med. Journ. Jan. 17. (Die ganze Einwohnerschaft eines Landhauses erkrankte unter Typhussymptomen, theilweise schwer. Man findet Luft- und Wasserversorgung in ausgezeichnetem Zustande. Dagegen war die Kuh, welche frei weidete, mit ihrem Durst auf den offenen Abflusswassercanal angewiesen und evident krank. Durch ihre Milch, glaubt Verf., waren die Fäcalien der Bewohner direct wieder zu ihnen zurückgekehrt.) — 24) Craigen, W. J., Do we know any cause or causes of typhoid fever? Philad. med. and surg. Rep. Jan. 31. (Einige zweifelnde Bemerkungen über die Stichhaltigkeit der Canalgas-Theorie.) — 25) Vols, R., Untersuchungen über Entstehung und Verbreitung des Abdominaltyphus. Im Auftrage grossherzogl. (Badischen) Ministeriums nach amtlichen Quellen aus 62 Epidemien dargestellt. Mit 5 Ortsplänen in Farbendruck. Karlsruhe. — 26) Grösseres Referat mit critischen Notizen über Vols'sche Arbeit in der Deutsch. medic. Wochenschr. 82 u. 83 (von Wolffberg). — 27) Port, Zur Aetiologie des Abdominaltyphus. Bayr. ärztl. Intelligenzbl. No. 17—20. — 28) Collie, A., The etiology of enteric fever. Brit. med. Journ. Jan. 17. — 29) Micknell, J., A contribution to the etiology of typhoid fever. Ibid. Novb. 6. (Bericht über 16 plötzlich entstandene Typhusfälle auf der Insel Colonsay, vertheilt auf 6 Häuser, die, mit Ausnahme zweier, mehr als 2 Meilen unter einander entfernt waren, jedes seine besondere Trinkwasserversorgung hatten und keinerlei Lebensmittel oder Getränk aus gleichen Quellen bezogen; von einer Canalgaseinwirkung war nicht zu reden, da keine Canäle bestanden. Alle Patienten waren unter 30 Jahre alt.) — 30) Pfeilsticker, O., Zur Lehre von der Aetiologie des Abdominaltyphus. Deutsche med. Wochenschr. No. 28. (Erörtert einige Fragen der Typhusätiologie angesichts der sehr unsauberen Verhältnisse der Strassen und Häuser Tübingens. Auszüglich nicht wiederzugeben.) — 31) Low, R. Bruce, The origin of enteric fever in isolated rural districts. Brit. med. Journ. Novb. 6. (Interessante Beobachtungen über den Zutritt typhusähnlicher Krankheiten nach Einwirkung stinkender Küchengerüche, Ekel an verfaulenden Massen und an verdorbenen Nahrungsmitteln.) — 32) Alison, Etiologie de la fièvre typhoide dans les campagnes. Arch. gén. de méd. Janv.-Mars. — 33) Nasmyth, T. G., Notes on an outbreak of enteric fever. Edinb. med. Journ. Decb. (Einzelne Erfahrungen, die für die Aggravation der Typhen durch schlechte hygienische Bedingungen sprechen.) — 34) Peters, S., Some points in the etiologie of typhoid fever. The medic. and surg. Rep. Septb. 11. (Erwägung der mannigfaltigen Widersprüche der Ansteckungs- und Spontanerkrankungsthatsachen, die den Verf. schliesslich dahin führen, an der Einwirkung eines organisirten Contagiums ernstlich zu zweifeln und das Aufgeben beider Extreme, der Nichtcontagionstheorie und der directen Ansteckungslehre, als den Thatsachen nicht genügend zu empfehlen.) — 35) De Ridder, La fièvre typhoide est-elle contagieuse? Annal. de la soc. de méd. de Gand. Févr.

(Beantwortet die Frage bejahend, jedoch mit der Einschränkung, dass das Typhoid unter den specifischen Krankheiten deshalb eine der am wenigsten ansteckenden sei, weil das Gift zu seiner Bethätigung der Darmdrüsen als „Nidus" bedürfe. Je schlechter im Uebrigen die hygienischen Verhältnisse seien, desto leichter sei die Ansteckung.) — 36) Donkin, H., Is enteric fever contagious? Brit. med. Journ. Novb. 6. (Theilt drei typische Fälle von Ansteckung solcher Wärterinnen mit, welche längere Zeit Typhuskranke gepflegt hatten, und spricht sich gegen die „Canalgastheorie" aus.) — 37) Sharkey, S. J., On the etiology of enteric fever. Ibid. Novb. 6. (Tritt an der Hand von 4 ziemlich klaren Fällen für die persönliche Ansteckung durch Ileotyphus ein.) — 38) Baeumler, C., Can the mildest form of enteric fever be distinguished from acute febrile but non specific gastro-enteric catarrh? Dubl. Journ. of med. sc. Nvbr. (Bei aller Aehnlichkeit zwischen beiden Formen sollen doch in der Milzschwellung und dem länger anhaltenden Fieber Anhalte der Unterscheidung gegeben sein.) — 39) Klebs, E., Der Ileotyphus eine Schistomycose. Arch. für exper. Pathol. XII. 2—3. — 40) Tizzoni, G., Studj di patologia sperimentale sulla genesi e sulla natura del tifo addominale. Ann. univ. di med. e chir. Febbrajo. — 41) Richard, D., Etude sur les altérations des muscles striés dans la fièvre typhoïde. Thèse. Paris. (Zusammenstellung von 13 Fällen, darunter 2 eigene, von Muskeldegeneration bei Typhus mit den microscopischen Untersuchungen von Zenker und von Hayem. Auffassung der Befunde als Myositis. Als Lieblingssitze der Degeneration werden die Recti abdominis, die Adductoren, der Psoas, die Hochenmuskeln namhaft gemacht.) — 42) Bouchard, M. Ch., Note sur les albuminuries de la fièvre typhoïde et sur une néphrite infectieuse, qui survient dans cette maladie. Gaz. méd. de Paris No. 46. — 43) Glindsiek, M., Etude sur la péritonite dans la fièvre typhoïde. Thèse. Paris. (14 Beobachtungen dieser Complication, vorwiegend von Darmruptur, aber auch von Zerreissungen der Gallenblase und der Milzkapsel ausgegangen. Pathologische und prognostische Bemerkungen.) — 44) Hassler, J. L., Des altérations organiques et fonctionnelles de l'appareil auditif dans le cours de la fièvre typhoïde. These. Paris. (Verf. sammelte aus der Literatur 14 Fälle von Erkrankungen des leitenden und 6 von Affectionen des percipirenden Gehörapparates, die im Verlauf von Typhen entstanden. Er hält die letzteren für die bedenklicheren, aber bei rechtzeitiger Diagnose ihre fatalen Folgen für vermeidbar.) — 45) Semtea, M., Des abcès musculaires dans la fièvre typhoïde. Thèse, Paris. (Sucht an 8 [6 fremden, 2 eigenen] Beobachtungen nachzuweisen, dass der Anlass der Abscedirungen fast stets Zerreissung mit Bluterguss zwischen die Muskelbündel ist, dass die Diagnose anderen, im Verlauf des Typhus sich bildenden Tumoren gegenüber, ihre Schwierigkeiten hat, dass die Muskelabscesse unter die besonders gefährlichen Ereignisse nicht zu rechnen sind, und dass unmittelbar nach Feststellung der Fluctuation der Abscess durch einen reichlichen Schnitt und unter antiseptischen Cautelen zu eröffnen ist.) — 46) Sobier, D'une cause possible et probable de morte subite dans la fièvre typhoïde. Arch. méd. Belges. Janv. (S. führt einige eigene und fremde Fälle an, in denen man nach ganz plötzlichem Absterben in der Typhusreconvalescenz die Milz gross, vollständig erweicht und in exquisit emphysematösem Zustande vorfand. Er glaubt dieselben nur durch eine „Pneumatose des Blutes", eine Gasbildung aus demselben innerhalb der Gefässe, erklären zu können.) — 47) Gandy, P., De la mort par l'infection purulente dans la fièvre typhoïde. Thèse, Paris. (Aus 17 eigenen und fremden Beobachtungen wird abstrahirt, dass Hautembolien, pyämische Abscedirungen, infectiöse Infarcte in der 3. Krankheitsperiode [Abstossung der Darmschorfe] überwiegend vorkommen, der Diagnose meistens keine Schwierigkeit machen, aber der Therapie fast stets unzugänglich sind.) — 48) Marvaud, A., De la mort subite et par syncope dans la fièvre typhoïde, avec complication thoraciques. Arch. gén. de méd. Août, Sptbr. — 49) Gulteras, J., Some unusual forms of continued fever. Phil. med. Reporter. Jan. 10. (Unklar beschriebene Fälle.) — 50) Drapes, Anomalous fever cases. Dubl. Journ. of med. sc. Decbr. (Zusammentreffen eines regulären Typhusfalles und eines nicht zu classificirenden, fieberhaften Hautexanthems bei zwei, unter den comfortabelsten Umständen lebenden Geschwistern.) — 51) Cathcart, T. H., An account of a series of complicated cases of typhoid fever treated at the episcopal hospital. Philadelphia. New-York med. Rec. Novbr. 13. (Die beobachteten Complicationen waren: „Hysterie und vicariirende Menstruation" — „an den Typhus sich anschliessende Pleuritis" — „Albuminurie" (!) — „Diphtherie" — „Plötzliche und beträchtliche Temperatursteigerung, zurückzuführen auf übermässige Anfüllung des Rectum" — „Complette Verstopfung, bedingt durch Lähmung der Dickdarmmusculatur" — „Eruption bläulicher Flecke und Cystitis".) — 52) Muguet dans la fièvre typhoïde. Gaz. hebd. de méd. et de chir. No. 43. (Häufigkeit des Vorkommens von Soor bei Typhus.) — 53) Holst, L. v., Ein Fall von Typhus abdominalis. St. Petersb. med. Woch. No. 49. (In der vierten Woche der Erkrankung trat ein neues Ansteigen der Temperatur ein. Schweisse, Schüttelfrost, Erbrechen. Acute Nephritis durch die Harnbeschaffenheit deutlich erwiesen. Tod 9 Tage später. „In der Milz fanden sich sowohl in der Pulpa, als auch in den Venenräumen Körnchenkugeln und grosse mehrkernige Zellen". An den Nieren die characteristischen Befunde der acuten Nephritis. — Es entstand die Frage, ob man es mit einer Complication von Recurrens und Abdominaltyphus zu thun gehabt habe, zu welcher der Anlass schon durch den auffallenden clinischen Verlauf mancher gleichzeitig in St. Petersburg beobachteten Fälle gegeben war. — 54) Mayet, Note sur un cas de mort rapide par thrombose de l'artère pulmonaire à la fin d'une dothiénentérie. Lyon méd. No. 50. (Fall mit sehr lange dauerndem Fieber; Verstopfung beider Hauptäste der Art. pulm. — Section unvollständig.) — 55) Green, A case of typhoïd fever followed by cancrum oris; — death. Med. times and gaz. Jan. 10. (Neunjährigen Kind, bei welchem die ersten Zeichen der Noma während eines mässigen Typhus in der 3. Woche constatirt wurden. Tod 23 Tage später.) — 56) Richard, De la gangrène symmetrique des extrémités dans la fièvre typhoide. L'Union méd. No. 81. (Fälle zweier Brüder, welche beide an den Metatarsalgegenden und Zehen vollkommen symmetrische, gangränöse Stellen zeigten. Raynaud hat bekanntlich ähnliche Fälle als „Asphyxie locale et gangrène symmetrique" beschrieben.) — 57) Kleinwächter, L., Abdominaltyphus, Darmperforation, allgemeine Peritonitis, Abortus im 4. Monate. Tod. Wien. med. Pr. No. 11. (Die Perforationsöffnung lag 20 Ctm. über der Ileocöcalklappe und durchsetzte den erkrankten Peyer'schen Plaque in nicht über Hanfkorn-Grösse.) — 58) Allen, J. W., Case of intestinal perforation in enteric fever. Glasgow med. Journ. Octbr. (Unvorsichtige Anwendung von salinischen und anderen Abführmitteln vor Aufnahme in das Hospital. Tod infolge von am 17. Krankheitstage eingetretener Darmperforation. Unvollständige Autopsie.) — 59) Coupland, Sidney, Clinical lecture on a case of typhus fever. The Lancet, Jan. 31. (Andauernd hohes Fieber, Prostration, Blutandrang zu den Lungen und Bronchitis, Milzvergrösserung, Herzschwäche und ein buntscheckiges („mottled"), petechiales Exanthem von zweifelhaftem Character waren die Hauptcharacteristica des innerhalb 6 Tagen an einem 16jähr. Burschen günstig verlaufenen Falles.) — 60) Potain, Erysipèle de la face consécutif à la fièvre typhoïde.

Gaz. des hôp. No. 189. (Trat am 15. Tage des Typhus unter sehr heftigem Schüttelfrost auf und gilt als Complication für keine Seltenheit im Hôpital Necker.) — 61) Cornil, V., Note sur un cas de gastrite, avec vomissements, dans la fièvre typhoïde. L'Union méd. No. 140. (Der Fall — 27jähr. Mann — war ausser mit fortwährendem Erbrechen grünlich-schleimiger Massen noch durch eine acute lobäre Pneumonie complicirt. Die bei der Section gefundene Magenentzündung prägte sich durch eine „Infiltration" des zwischen der Drüsenschicht ausgebreiteten und des etwas tiefer gelegenen Bindegewebes aus. Ulceration, Symptome einer Drüsenatrophie, fettige Epithelentartung werden ausdrücklich als fehlend angegeben. Bei der sehr gezwungenen Erklärung dieses Befundes hat C. den Umstand, dass der Gestorbene Farbenreiber gewesen war, gänzlich ausser Acht gelassen.) — 62) Cantani, A. und Martinez, E., Un caso di adeno-tifo. Il Morgagni, Gennajo. (Mit Malariasymptomen begonnener, später durch Hämoptisis und andere Lungensymptome complicirter, unter den Erscheinungen eines Typhus abdominalis weiter verlaufener und mit absoluter Diät geheilter, im Ganzen etwas unklarer Fall.) — 63) Woodbury, Fr., Two cases of typhoid fever. Pennsylv. Hosp. Rep. Jan. 8. (1. Fall eines 19jährigen Jünglings mit ausgeprägter Discordanz zwischen Temperaturhöhe und Pulsfrequenz, die W. nach den Resultaten der Auscultation mit einem Herzfehler in Verbindung bringt. — 2. Plötzlicher Relaps nach mehrtägiger vollkommener Reconvalescenz mit neuem Erythem, Wiederkehr der Diarrhöen und eines Theiles der nervösen Symptome.) — 64) Butler, H. F., Enteric fever; primary attack of some severity; severe relapse with high temperature; baths, recovery. The Brit. med. Journ. Decbr. 4. (Fall eines 16jähr. Mädchens; in 20 Tagen günstig verlaufen.) — 65) Popper, W., Notes on a case of mild typhus or typho-typhus fever occurring at the Philadelphia Hospital. Phil. med. times. Jan. 17. (P. beschreibt — und zwar nicht so genau und objectiv, um ein deutliches Bild zu bekommen — als abortiven Typhus exanth. einen mit Fieber und „sprenklig vertheilten, rundlichen, dunkelrothen, nicht erhabenen, auf Druck nicht ganz verschwindenden, ein Centrum hinterlassenden, in einmaliger Eruption auftretenden" Flecken, innerhalb 10—11 Tagen verlaufenen und in 14 Tagen zu vollkommener Genesung gelangten Fall, dem sich später noch mehrere ähnliche anschlossen.) — 66) Fräntzel, O., Ueber schwere Erkrankungen an Ileotyphus, welche afebril oder mit geringen Temperaturerhöhungen auffallend rasch verlaufen. Zeitschrift f. klin. Med. II. 2. — 67) Potain, Fièvres typhoïdes atténuées. Gaz. des hôp. No. 55. (P. giebt, anlässlich einer bemerkenswerth grossen Quote von Abortivtyphen, die 1880 dem Hôpital Necker zugingen, eine kurze Schilderung der leichten und abgekürzten Typhusverläufe.) — 68) Bernard, W., Enteric fever; remarks on its diagnosis. Dubl. Journ. of med. Sc. Decbr. (Differentialdiagnostische Bemerkungen; nichts Neues.) — 69) Cordon, G., Etude sur le diagnostic des fièvres typhoïdes anormales et des fièvres continues simples. Thèse. Paris. (Bespricht nach schulgerechter Eintheilung die Typhen als „abortive", „insidiöse", „rudimentäre" und „Dothiénentéries apyrétiques" und vergleicht damit ausführlicher die Abläufe der ephemeren, synochalen, catarrhalischen, Schleim-, Wachsthums-, Schwangerschafts- und syphilitischen Fieber.) — 70) Pel, P. K., Klinische Waarnemingen over febris typhoïdea. Weekbl. van het nederl. Tijdschr. voor geneeskunde No. 33. — 71) Collie, Al., Remarks on the incubation period of enteric fever. Brit. med. Journ. Novbr. 6. (Einige Fälle, in denen die Incubationszeit nach dem Verkehr mit Typhuskranken eine sehr lange war. [Vielleicht der Infectionsmodus ein unerforscht gebliebener? Ref.]) — 72) Cayley, Wm., On some points in the pathology and treatment of typhoid fever. Med. times and gaz. March 13. April 3., 10., 24. Mai 1., 8., 15. — 73) Fitz-Maurice, R., Typhus fever and its treatment. Dubl. Journ. of med. sc. Octbr. (Bekanntes.) — 74) Riess, L., Ueber den Einfluss des permanenten lauwarmen Bades auf die Temperaturcurve des Typhus. Centralbl. f. d. med. Wiss. No. 30. — 75) André, Jean, Essai sur la fièvre typhoïde et son traitement. Thèse. Paris. (Spricht sich gegen die allgemeine Antipyrese als die Widerstandsfähigkeit des Organismus vermindernd aus, empfiehlt als Diät reichliche Darreichung von Fruchtsäften und redet dem Alcohol und der localen Wärmeentziehung das Wort.) — 76) Flint, Austin, Typhoid fever. The New-York med. Record. Vol. XVIII. No. 13. (Fall einer 27jähr. Person, in welchem durch Kaltwasserbehandlung häufiger eine Steigerung als ein Abfall der Körpertemperatur herbeigeführt wurde.) — 77) Bristowe, John S., Remarks on the treatment of enteric fever. Brit. med. Journ. Novbr. 27. (Im Thomas-Hospital giebt man Milch bis zum Abfall der Temperaturen und hütet sich, zu früh feste Nahrung zu reichen, da dieselbe regelmässig, wenn vorzeitig genommen, Fieberexacerbationen hervorruft. — Medicamente werden nur nach besonderen Indicationen gereicht. — Alcohol findet bei Schwächezuständen Anwendung. — Abkühlung wird erstrebt, aber durch Luftabkühlung oft in genügendem Maasse erreicht, um Bäder entbehren zu können.) — 78) Laton, M., De la diète hydrique dans la fièvre typhoïde. Journ. de thérap. No. 20. — 79) Macnaughton, James H., Alkohol in fever. The Brit. med. Journ. May 8. — 80) Jean, A., Essai sur la fièvre typhoïde et son traitement. Thèse. Paris. (Compilation, tritt für eine locale Hydrotherapie gegenüber der allgemeinen und der Alcoholbehandlung ein.) — 81) Bartholow, Clinical lecture with remarks upon a case of typhoid fever and the so called specific treatment. Bost. med. and surg. Journ. No. 6. (Leichter Fall, erfolgreich mit Chinin behandelt.) — 82) Burq, V., Du traitement de la fièvre typhoïde par le sulfate de cuivre. Gaz. des hôp. No. 62. (Zwei Fälle, mit Cupr. sulf. bis zu 30 Cgrm. pro die per os und per anum behandelt, verliefen „günstig" und zeigten keine dieser Behandlung zuzuschreibende Beschwerden, wie Erbrechen oder dgl.) — 83) Flandin, A., Du traitement de l'entérorrhagie typhoïde par l'ergot de seigle. Thèse. Paris. (Tritt auf Grund von 4 Beobachtungen und einer recht dürftigen Kenntniss der physiologischen Effecte des Mutterkorns für den Nutzen der Ergotineinspritzungen bei Typhusblutungen ein.) — 84) Rothe, C. G., Zur antiseptischen (antizymotischen) Behandlung des Typhus abdominalis. Deutsche med. Wochenschr. No 11, 12. (Von August bis November entwickelte sich in Altenburg, wo Verf. practicirt, eine Typhusepidemie, von der er 25 Fälle einer besonderen, ihm wegen ihres antiseptischen Werthes gut scheinenden Behandlungsweise unterwerfen konnte. Leider gestattet die Complicirtheit derselben (Digitalis, Carbolsäure, Aconit- und Jodtinctur, Alcohol, permanente Einwickelungen, Chinin oder Salicylsäure) nicht, dem Verf. in seinen Schlüssen auf eine „antipyretische Wirkung der Jodcarbolsäure" (?) zu folgen.) — 85) Gage, Th. H., The prevention of the spread of typhoid fever. Bost. med. Journ. Aug. 5. (Unter der ihm allgemeingiltigen Voraussetzung, dass der „Typhusstoff" in den Darmentleerungen enthalten sei, und die Luft des Krankenzimmers, Bettwäsche und Leinenzeug, sowie die Abtritte und Canalsysteme inficire, habe man nach G. besonders auf etwaige Communicationen der letzteren mit den Trinkwasserleitungen zu achten. Demnächst aber sei jeder Stuhlgang aufs Sorgfältigste zu desinficiren und zwar mit Kupfergrün, weil dieses den Vorzug der Billigkeit habe. Zur Desinfection des Leinenzeuges eigne sich Chlorkalklösung vorzüglich, besonders empfehle es sich auch, dasselbe vor dem Waschen kochen zu lassen. Auch in die Abtritte gehöre Kupfergrün. Frühes Begräbniss, viel ventiliren, das Trinkwasser vorher kochen.)

Typhöse Fieber breiten sich unter der Bevölkerung der Stadt Termonde jährlich in ziemlicher Frequenz aus. Ende 1879 steigerten sie sich jedoch in so bedrohlicher Weise, dass locale und provincielle Behörden besondere Commissionen zur Ermittlung der etwa vorliegenden Ursachen der — noch weit in das Jahr 1880 hereinreichenden — Epidemie ernannten (1). Man gelangte zu dem Resultat, dass eine locale Ursache gegeben sei in der Bauart der fast ausnahmslos ziemlich tief in den Alluvialboden hinabsteigenden Rez de chaussée der Häuser und in einer zu dichten Bewohnung derselben. Die Grenzen, welche die Festungsmauern der Ausdehnung der Stadt setzen, sind so enge, dass Gärten oder freie Plätze zwischen den Häusern kaum noch existiren, sondern der Raum vollkommen mit dichtgedrängten Häuserblocks überbaut ist. Dabei fehlt es an Luft und Licht, auch sind die durchweg noch bestehenden Latrinen in einem erbärmlichen Zustande. Sie ergiessen im besten Falle ihren Inhalt mittelst offener Rinnen in zahlreiche, die Stadt durchströmende, kleine Wasserläufe, welche ausserdem die sämmtlichen Abfälle der Tuch- und Leinwandfabrication mit sich fortschwemmen. Dabei dienen durchweg einfache Grundwasserbrunnen zur Hergabe des Gebrauchswassers. — Dazu gesellten sich zeitliche Ursachen in Gestalt des sehr rauhen Winters und eines Rückganges der Einnahmen bei Theuerung der Lebensbedürfnisse und des Brennmaterials. Man lüftete natürlich in den kleinen Häusern gar nicht mehr, sondern stopfte alle Spalten zu. Die Commission empfiehlt Maassregeln der öffentlichen Hygiene, besonders Regelung des unglaublich verschmutzten Wassernetzes. Zahlenmässige Angaben über den Gang der Epidemie sind nicht mitgetheilt.

Die Typhusendemie, welche im Winter 1876 bis 1877 in der neuerbauten Caserne des zu Tübingen garnisonirenden Füsilierbataillons 7. Württemb. Inf.-Regiments auftrat, hat durch Schmidt (5) eine gediegene Bearbeitung erfahren. Der Umstand, dass eine fast ausschliessliche Beschränkung der Fälle auf die im östlichen Flügel untergebrachten Compagnien stattfand, wies bereits darauf hin, dass das in der ganzen Caserne gleichmässig gebrauchte Trinkwasser unschuldig wäre. Dagegen gelang es, gerade unterhalb der betheiligten Räumlichkeiten im Boden ein mächtiges Schlammlager nachzuweisen. Als mit Ausgang des Sommers, wo es einen sehr hohen Stand innegehabt hatte, das Grundwasser sich rapide senkte und sich in den lockeren Kiesgrund zurückzog, trocknete die Schlammschicht aus, die „Keime“ wurden trocken, dadurch „flott“ und wurden durch die wärmere Luft der Casernenräume aspirirt. Alle Erkrankungen zeigten gleichmässig eine Incubationszeit von 14 Tagen. Uebertragung von Mensch zu Mensch wurde nicht beobachtet.

Dem Hospital zu Namur gingen, wie Quinart (6) berichtet, im Jahre 1879 bis zur ersten Julihälfte mehrere Fälle mit starken Gastro-intestinalsymptomen zu, welche sich durch mässige Febricitation auszeichneten, aber als einfache Enteritiden günstig verliefen. Erst von der angegebenen Zeit bis Anfang October steigerte sich der Character der — besonders aus einzelnen Casernen gehäuft zugegangenen — Fälle zu einer wahren Typhusepidemie, deren Entstehungsgründe trotz aller erdenklichen Untersuchungen absolut im Dunkel blieben. — Unter den Symptomen waren die nie fehlenden Diarrhöen, der Meteorismus und die Vorliebe der — allgemein reichlich hervortretenden — Roseola für das Abdomen auffallend. Bei allen Kranken war eine Neigung zur Adynamie ausgesprochen; die Lungensymptome traten sehr zurück. — Um der Verbreitung der Epidemie durch Ansteckung entgegen zu wirken, wandte man sehr energische Carbolsprengungen in den Typhussälen an. Unter einer Behandlung mit Essigwaschungen, purgirenden Limonaden (Magnes. citrica), nach specieller Indication auch Calomel, erzielte man das günstige Resultat, dass von den doch immerhin theilweise schwere Symptome aufweisenden 45 Kranken Keiner starb. Diätetisch wurden mit Rücksicht auf die Adynamie starke Bouillon, Milch und Bordeauxwein angewandt.

Acht „Companien“ Cavallerie, welche im Frühjahr 1878 in ein Lager beim Fort Mc Kinney und bei Clear Creek, Wyoming, zusammengezogen worden waren, erfuhren in ihrem langausgedehnten Bivouakleben eine Attaque von „Mountain-fever“, über welche Hoff (12) berichtet. Infolge eines Marsches über bedeutende Höhenzüge, auf welchen das Trinkwasser grösstentheils aus geschmolzenem Schnee hergestellt wurde, traten zuerst am 12. September heftige Fieberanfälle bei jungen Soldaten auf, die aber durch grosse Chinindosen mit Erfolg bekämpft wurden. Am 28. September aber mussten 5 ernstere Fälle von „Quotidian intermittent fever“ in die Lazarethe abgegeben werden, von denen 4 nach sehr langem — 5—10wöchentlichem Verlauf — genasen, 1 †. Die Section wies mehrere z. Th. verheilte Geschwüre in der Umgebung der Ileocoecalklappe und 18 Zoll oberhalb derselben eine Perforation nach, die auf dem Boden eines ulcerirten Peyer'schen Drüsenhaufens stattgefunden hatte. — Es fanden sich bei nachträglicher Erforschung der Verhältnisse des zweiten Lagers genügende Anhaltspunkte dafür, dass das in den Bergbächen herbeigeführte, grossentheils von geschmolzenem Schnee herrührende Wasser stark mit organischer Materie (vegetabilischen Stoffen) verunreinigt war; dieselben sammeln sich, wie man annehmen zu sollen glaubt, oft Jahre lang in den liegenbleibenden Schneeschichten an und gelangen oft erst nach mehreren Wintern und dann sehr gehäuft durch den Einfluss eines besonders heissen Sommers in den Bereich menschlicher Wohnungen und Genossenschaften. Dass die Typhussymptome sich nur in einem Falle zu markabler Höhe entwickelten, findet Verf. mit den Effecten anderer typhuserzeugender Materien in Einklang. — Er fasst also das „Mountain fever" als eine zweideutige, in seinen stärkeren Formen als Typhus, in den leichteren als Malaria ablaufende Infection durch Schmelzwasser auf und wünscht es therapeutisch den Malariafiebern anzuschliessen.

[1) Larsen, C. F., Om Forekomst af Tyfoidfeber. Norge indtil 1876. Tillaegs hefte til Norsk Magazin for Laegevid. R. 3. Bd. 8. 123 pp. — 2) Holm, R., En Typhusepidemi paa den nörrejyske Sindssygeanstalt i Juli 1878. Ugeskrift for Laeger. R. 4. Bd. 1. pag. 113. (Verf. bespricht ein epidemisches Auftreten von Diarrhoe [24 Fälle] und 8 Tage nachher von Typhoid [20 Fälle] in gewissen Abtheilungen der Irrenanstalt bei Aarhus in Jütland. Diese Krankheitsfälle waren wahrscheinlich durch inficirte Milch aus einem Hofe, wo Typhusfälle vorkamen, herbeigeführt.)

Larsen (1) giebt nach den officiellen Quellen eine von Tabellen und Curventafeln begleitete, ausführliche Darstellung des Vorkommens des Typhoids in Norwegen, namentlich nach dem Jahre 1857; bis auf diesem Jahr sind nämlich die statistischen Data sehr sparsam. Es ergiebt sich aus dieser Darstellung, dass das Typhoid in Norwegen im Ganzen in beständigem Steigen vom Jahre 1858 bis 1868 war, im letztgenannten Jahre culminirte, und darauf schnell bis 1871 abnahm, um sich in den folgenden Jahren (bis 1875 incl.) auf dem gleichen niedrigeren Standpuncte zu halten. — Die jährliche Durchschnittszahl (für die Jahre 1857—1875) der in den 6 Stiften des Reiches Befallenen betrug: im Stifte Christiania 8,0 p. M. der Bevölkerung, im Stifte Hamar 1,5 p. M., im Stifte Christianssand 2,7 p. M., im Stifte Bergen 3,3 p. M., im Stifte Drontheim 3,3 p. M. und im Stifte Tromsoe 5,1 p. M. Es muss jedoch bemerkt werden, dass Typhus exanthematicus in den Berichten, nach welchen die Ziffern berechnet sind, bis in die letzten Jahre gewöhnlich nicht vom Typhoid getrennt ist; jene Krankheit kam jedoch nur sparsam und in kleinen Epidemien vor. — Typhoid ist durchgehends viel weniger im Binnenlande als in den Küstenstrecken ausgebreitet gewesen, und im Ganzen haben die westlichen und die nördlichen Theile Norwegens verhältnissmässig viel grössere Ziffern als die übrigen Theile des Reiches. Demnächst haben die Städte beinahe überall grosse Ziffern, welches auch grossentheils über die um die Städte liegenden Bezirke gilt. Es finden sich nur wenige Bezirke der langen Westküste Norwegens, in welchen nicht Typhoid häufig vorkommt; längs den Föhrden nimmt beinahe immer die Häufigkeit ab, und in den Bezirken des Binnenlandes ist die Krankheit fast überall sehr selten. Dieses letztere Verhältniss konnte vielleicht auf einer mangelhaften Anmeldung der Krankheitsfälle im Binnenlande beruhen, was jedoch Verf. nicht für wahrscheinlich hält. Betreffend die übrigen detaillirten Angaben über das Vorkommen der Krankheit und die ausführlichen Mittheilungen über die Verbreitung in den einzelnen Amtsbezirken muss auf die Abhandlung selbst verwiesen werden. — Rücksichtlich der Verbreitung der Krankheit in den verschiedenen Jahreszeiten wird, wo die Krankheit stationär ist, ziemlich constant gefunden, dass die grösste Zahl der Fälle im Herbste und im Winter vorkommt, die kleinste in den Sommermonaten. Namentlich in den Aemtern der Küste bringt Januar die meisten Fälle; in vielen Gegenden, besonders in den westlichen und den nördlichen Küstenbezirken, findet sich zugleich im Frühling ein ausgeprägtes Steigen, welches in Verbindung mit den Fischereien steht (siehe unten). Verf. betont die grosse Bedeutung der Uebertragung für die Ausbreitung der Krankheit. Im Allgemeinen ist die Ursache des Auftretens der Krankheit an einem Orte die Einfuhr, und diese rührt am häufigsten theils von den Städten, theils von den Fischerorten und den Schiffen her. Verf. bespricht ausführlich die Fischerorte als Herde der Krankheit. Hier wird in der Fischerzeit (im Winter und im Frühling) eine sehr grosse Menge Menschen aus den verschiedensten Theilen des Reichs, nicht nur die eigentlichen Fischer, sondern auch Arbeiter und Bootsmannschaft gesammelt; die schlechten hygienischen Verhältnisse dieser Orte und namentlich die grosse Anhäufung der Menschen in kleinen Räumen, zum Theil in Fahrzeugen, welche als Wohnungen benutzt werden, begünstigen in hohem Grade die Verbreitung der Krankheit. Nachdem die Fischer, in der Regel im April, nach ihren Heimathsorten zurückgekehrt sind, erscheint in allen den Aemtern, in welchen sie vorzugsweise zu Hause sind, eine stetige und schnelle Vermehrung der Typhusfälle, gewöhnlich im Monate Mai. Von diesen Fischereien hatte früher, namentlich bis auf das Jahr 1868, die Häringsfischerei im Frühling längs der bergensischen Küstenstrecke eine grosse Bedeutung; nach dem Jahre 1868 ist diese Fischerei schnell zurückgegangen, und zu derselben Zeit hat sich auch, wie oben angeführt, eine bedeutende Verminderung der Häufigkeit des Typhoids gezeigt. Die Dorschfischerei, welche besonders im Winter und im Frühling an mehreren Orten des nördlichen Theiles der Westküste Norwegens betrieben wird, hat sich dagegen unverändert gehalten, und in den genannten Gegenden ist auch Typhoid in den letzten Jahren beinahe ebenso häufig als früher. Die Einfuhr des Typhoids durch Seeleute ist besonders an der südlichen Küstenstrecke nachgewiesen, wo die Schifffahrt weit lebhafter als an den anderen Küsten Norwegens ist. — In den Landbezirken wird oft das Auftreten der Krankheit in Epidemien, die bis auf einzelne Höfe oder einen einzelnen Hof beschränkt sind, beobachtet; auch hier kann die Uebertragung der Krankheit von einer Person auf eine andere oft nachgewiesen werden; besonders hebt Verf. ihre Verbreitung durch inficirte Kleider hervor. — Die Verminderung des Typhoids in Norwegen in den letzteren Jahren rührt, wie oben erwähnt, zum wesentlichen Theile von seiner Abnahme in den bergensischen Fischerbezirken her; doch ist diese Ursache nicht die einzige, indem die Verminderung dieser Krankheit sich über die meisten Landestheile erstreckt; Verf. nimmt an, dass die richtigere Erkenntniss, sowohl unter Aerzten als unter Laien, der Infection als eines allgemeinen Ursachemomentes bewirkt habe, dass nun öfter als früher Vorkehrungen, um die Infectionen zu verhüten, getroffen werden.

Joh. Möller (Kopenhagen).]

Nach den Mittheilungen von Hudson (17) sind die Wasserversorgungsverhältnisse der Bergwerksdistricte von West-Cornwall mit einem Areal von 40.000 Acres und ca. 50.000 Bewohnern überaus geeignet, für Entstehung und Verbreitung typhoider Erkrankungen in Betracht gezogen zu werden. Von vornherein eliminirt erscheinen die Canalgaseinflüsse und die Milchtyphen. Dann hatten die Einwohner sich seit Jahren gewöhnt, das Typhoid, welches sich auf ganz bestimmte Orte zu beschränken schien, durch populäre Bezeichnungen vom Typhus (exanthematicus), den man genügend als enorm ansteckend kannte, zu unterscheiden. — Nun war, als noch der ganze District in ziemlich übereinstimmender, primitiver Weise seine Wasserversorgung durch Pumpen, Gräben und offene Bäche fand, die Verbreitung des Typhoids über alle Orte und Theile gleichzeitig und gleich fatal. Da wurde zuerst in einer der

Städte (Redruth mit ca. 8000 Einwohnern) zur Wasserversorgung durch Tiefbrunnen geschritten, und noch einige andere kleine Ortschaften führten theils diese, theils Wasserleitung ein. Von der Vollendung derselben ab hörten in diesen Orten die localen Typhoide absolut auf, während sie an den übrigen Plätzen ungemindert weiter bestanden. Einige Wasseruntersuchungen, die Verf. anstellte, unterstützen die Vermuthung, dass hier ein naher Zusammenhang bestehe.

Ballard kennt aus eigener Beobachtung eine Reihe von Wegen, auf welchen Typhuscontagium in das Trinkwasser gelangen kann (18). 1) Missbrauch von Eimern, welche nachmals wieder zu Wassereimern benutzt oder in den Wasserversorgungsläufen gespült werden, bei diarrhöischer Stuhlentleerung. — 2) Spülung von Wasserclosets durch kleine Wasserläufe in der Art, dass dieselben das abfliessende Wasser wieder aufnehmen. — 3) Aufnahme fäcaler Materien aus hochgelegenen Abtritten infolge von Eintritt ungewöhnlicher Regenmengen in dieselben. — 4) Benutzung zur Fäcaldeposition sonst hoch gelegener und reinlich gehaltener Umgebungen der Bäche und Flüsse seitens typhuskranker Vagabunden. — 5) Einleitung des Abwassers von Wäscheanstalten in Bäche, welche lange Zeit ohne Folge bleiben kann, bis einmal specifische Verunreinigungen durch das Auswaschen der Kleidungsstücke Typhuskranker die Aufmerksamkeit auf die bestehenden Verhältnisse lenken. — 6) Endlich kann kein Zweifel mehr daran bestehen, dass mit Typhusstoffen verunreinigtes Wasser schon oft zur Entstehung von Epidemien Veranlassung gab, wenn es in Molkereien zum Spülen und Waschen der Milchgefässe benutzt wurde.

Russell (21) giebt eine in allen Punkten detaillirte Erzählung der Vorgänge, welche im April des Berichtsjahres in Glasgow und Umgegend die schon erwähnten (s. No. 20) Milchtyphusepidemie zusammensetzten. Die Molkereien, von welchen die krankmachende Milch zum Verkauf gestellt war, wurden verhältnissmässig schnell entdeckt. Trotz dieses Zusammenhanges blieben im ungläubigen Theile des Publicums viele Zweifel zu bekämpfen, die Verf. sehr anschaulich schildert und widerlegt. Es handelte sich um nicht weniger als 508 Typhusfälle in 372 Familien mit 62 Todesfällen: 73 pCt. aller Fälle und 69 pCt. aller Familien waren Kunden der primär oder secundär inficirten Molkereien, deren Zahl sich auf 30 belief, während 10 unverdächtig befunden wurden. Die Arbeit enthält im Auszuge nicht wiederzugebende Diagramme, Zeichnungen und Tabellen über die Absatzverhältnisse der Milch und die Orte ihrer Aufbewahrung und Zubereitung und appellirt am Schluss sehr ernst an die Verpflichtung der Behörden, die Milchversorgung grosser Städte unter beständiger und sich auf alle Einzelheiten erstreckender Controle zu halten.

Die Nachforschungen Christie's (22) über die speciellen Verhältnisse der Milchtyphusepidemien in dem bei Glasgow gelegenen Sampson kaufen vielfach an die Ergebnisse von Russell's Arbeit an. Unter den 4816 Einwohnern des Ortes erkrankten am Typhus vom 26. März bis 15. April 92. Darunter konnte für 86 der unmittelbare Zusammenhang mit 10 Molkereien nachgewiesen werden, welche ihren Milchvorrath ganz oder theilweise aus einer bestimmten verdächtigen Quelle bezogen resp. ergänzt oder gemischt hatten. In keinem Hause und keiner Familie, welche ihren Milchbedarf aus den (vier) unverdächtigen Molkereien bezogen, war ein Typhusfall vorgekommen.

Wie Volz (23) in der Einleitung seiner Untersuchungen über den Abdominaltyphus darlegt, betrug in Baden die durch denselben verursachte Mortalität:

In den Jahren:	Absolute Ziffer:	pCt. der Bevölkerung:
1852—1856	5947	0,13
1857—1861	6779	0,10
1862—1866	5913	0,084
1867—1871	5478	0,075
1872—1876	4516	0,060
1877 u. 1878	1173	0,038

Verf. fühlt sich hiernach noch nicht zu dem Schlusse befugt, dass auch die Erkrankungsprocente eine wesentliche Reduction erfahren haben, sondern sieht nur die an allen ansteckenden Krankheiten neuerdings gemachte Erfahrung bestätigt, dass durch fortschreitende Bildung und Verständniss, durch Wohlstand und wirthschaftliche Verbesserungen die Gefahr und die Verbreitung der Infectionskrankheiten gemindert wird. Die Anschauungen der Münchener Typhusforscher sind, wie er an die Spitze seiner Untersuchungen (die hauptsächlich auf den Einfluss der beschränkten Oertlichkeit gerichtet sind) stellt, „nicht für jede Gegend berechtigt". Aus dem für sich selbst sprechenden, sehr sorgfältig gesichteten Beobachtungsmaterial — 62 grössere und kleinere Epidemien verschiedener Theile des Grossherzogthums Baden seit dem Jahre 1871 umfassend — lässt sich naturgemäss ein Auszug nicht herstellen; es ist hervorzuheben, dass der ehemalige Seekreis die seltensten Typhusendemien aufweist, dass die Rheingegend mehr als der Schwarzwald und als der Odenwald heimgesucht wurde. Die Jahreszeit hat einen bestimmenden Einfluss: die Anzahl der Erkrankungen häuft sich gegen den Herbst, das Maximum der Sterblichkeit fällt in den November.

Die mit grosser Reserve aus seinem Material sonst noch gezogenen Schlüsse des Verf. sind folgende: Eine grosse Zahl — vielleicht die Mehrzahl — der Typhuserkrankungen bleibt vereinzelt, ohne weitere Erkrankungen nach sich zu ziehen; so bleiben in Familien neben einem Kranken die übrigen Glieder gesund, in Spitälern geht der Typhus auf benachbarte Kranke, Aerzte und Pfleger in der Regel nicht über. — Andere Male wird der Kranke zum Ausgangspunkt einer Reihe weiterer Erkrankungen (Familienmitglieder, Hausbewohner, junge Spitalwärterinnen). — Durch eine Anzahl von Beispielen ist die Einschleppung der Krankheit aus einem anderen Orte in bisher ganz gesunde Plätze nachgewiesen, worauf dann in diesen weitere Erkrankungen folgen; diese

Art der Entstehung lässt sich nach Verf. nur durch Einschleppung eines specifischen Keimes denken. — Die Annahme, dass die Anhäufungen fauliger Substanzen (Mistpfühle, faulende Abwässer, versumpfte Schlammgraben, vernachlässigte Abtritte) Typhus an sich erzeugen können, ermangelt jeglichen Beweises: denn nicht nur wirken dieselben auf den Dörfern Jahr für Jahr, sondern sie wirken auch unausgesetzt auf sämmtliche Bewohner der betreffenden Wohnplätze. So bedarf es sicher, um sie im gegebenen Falle von neuem wirksam zu machen, neuer wirklich ursächlicher Keime. — Das Trinkwasser anlangend, so fehlt es an einem wissenschaftlichen und erfahrungsmässigen Halt zur Bezeichnung desselben als direct gesundheitsschädlich, insofern über die ganz allgemeine Thatsache der Einwirkung fauliger Substanzen auf den Körper hinausgegangen werden soll. „Dennoch können wir uns der Wahrnehmung nicht entziehen, dass wir sehr oft den Typhus dort gehäufter antreffen, wo jene Verhältnisse in höherem Grade vorhanden sind. Man kann sagen, es ist die gleiche Erfahrung, welcher wir bei seuchenartigen Krankheiten überhaupt begegnen, dass dieselben leichtere Haftbarkeit, grössere Verbreitung, schwerere Formen annehmen, je mehr sie mit verdorbener Luft, Schmutz und Elend zusammentreffen." Entweder muss, wie Verf. meint, durch diese unabweisbaren Componenten der Steigerung und Verbreitung der Epidemien der Typhuskeim günstig beeinflusst werden, oder der menschliche Körper nachtheilig im Sinne der gesteigerten Prädisposition zur Keimaufnahme. Auch wäre noch die dritte Möglichkeit ins Auge zu fassen, dass der hypothetische Typhuskeim nur in den Medien der Putrescenz und des Schmutzes die Bedingungen verfände zu perenniren, oder dass er die letztere nur erlangen könne, indem er im verunreinigten Boden mit einem „miasmatischen Keime" zusammentrifft. „Es ist anerkannt, dass gewisse körperliche Zustände, wie Kummer, Diätfehler, schlechte Ernährung den menschlichen Körper empfänglicher machen zur Aufnahme von Krankheitsstoffen; — anerkannt, dass der längere Aufenthalt in einer mit fremden Beimischungen erfüllten Athemluft schädigend auf die Gesundheit des Menschen wirken kann (Gefängniss, Fabriken, Bergwerke), dass faulige Ausdünstungen direct Krankheiten hervorrufen (wie früher die daher benannten Schiffsfieber, Kerkerfieber). Nach solchen Erfahrungen ist der Schluss nicht gewagt, dass der längere Aufenthalt des Menschen in einem Luftkreise, wie er so viele Typhushäuser umgiebt oder erfüllt, den einen oder anderen in einen körperlichen Zustand versetzt, welcher einem eingebrachten Krankheitskeime geringen oder keinen Widerstand entgegen zu setzen vermag, welcher also dessen Haftbarkeit indirect begünstigt; dass also Menschen, welche in einem solchen Luftkreise bisher in relativer Gesundheit lebten, dem Krankheitskeime weniger zu widerstehen oder ihn zu bewältigen vermögen, als solche, welche in einer reinen Athemluft leben." — Ob directe Uebertragung des Typhus durch Trinkwasser möglich sei oder nicht, wird, so lange der Keim des Typhus nicht aufgefunden ist, sich definitiv nicht entscheiden lassen; eine Reihe von Thatsachen für die Wahrscheinlichkeit dieses Uebertragungsmodus ist aber auch in des Verf. Darlegung gegeben, so dass er mit vollem Recht in Bezug auf diesen Punct zu dem Schlusse gelangt: „Das Trinkwasser ist fähig, Typhus zu erzeugen, sofern dasselbe Typhuskeime aufgenommen hat".

Auf Grund fremder und eigener Erfahrungen vertheidigt Port (27) hinsichtlich der Aetiologie des Abdominaltyphus die Sätze: Der Typhus ist eine in strengster Abhängigkeit vom Boden stehende Krankheit, die auf siechhaftem Boden sowohl originär als durch Einschleppung zum Ausbruch kommen kann, auf siechfreien Boden dagegen nicht verschleppbar ist; — selbst auf siechhaftem Boden erkranken nicht alle Menschen, es ist vielmehr zur Erkrankung eine gewisse Disposition des Körpers erforderlich. — Undurchgängiger Boden ist dauernd siechfrei, poröser Boden wird hauptsächlich durch ungewöhnliche Austrocknung vorübergehend siechhaft; — die schädlichen Stoffe, die sich im siechhaften Boden bilden, werden nicht durch das Trinkwasser, sondern durch die dem Boden entströmende Luft dem Menschen zugeführt; — durch die Ausdünstungen der Abtritte wird die Krankheit nicht verbreitet; — da es nicht in unserer Macht steht, die Verschleppung der Krankheitsstoffe zu verhüten oder die Disposition der Menschen zu ändern, so bleibt als Angriffspunkt für die Prophylaxis im Grossen nichts übrig als eine geeignete Behandlung des Bodens. — Wolffsteiner hebt in der Discussion gegenüber der fast unbegreiflichen Exclusivität obiger Sätze die eclatantesten Beweise für die nicht seltene Trinkwasser-Aetiologie und für die Contagiosität des Abdominaltyphus hervor. Pettenkofer bringt einige vom Vorredner für dessen Ansichten angeführte Thatsachen mit der Bodentheorie in Beziehung.

Ein Verdienst um die Klarlegung der Ansteckungsverhältnisse des Typhoids erwirbt sich Collie (28). Er wurde durch die so verschiedene Anzahl, in welcher Flecktyphus und Scharlach das Wärterinnenpersonal der Londoner Fieberhospitäler betheiligten (ersterer steckte 1861—78 nicht weniger als 195, letzteres im gleichen Zeitraum nur 15 Wärterinnen an), darauf geführt, die Altersverhältnisse hierbei gründlich in Betracht zu ziehen. Auch der Abdominaltyphus ist eine Krankheit des Jünglingsalters, und Wartepersonen, die über 30 Jahre alt sind, setzen sich seiner Ansteckungsfähigkeit unendlich viel weniger aus. Durch die Vergleichstabellen zwischen dem London fever hospital, dem Stockwell fever hospital und dem Homerton fever hospital wird klar gelegt, dass die Wahrscheinlichkeit für eine sehr kleine Ziffer von Ansteckungen wächst, wenn es sich um Wärter über 30 und gegen 40 Jahre handelt, während die Ansteckungsthatsachen sich vermehren, je näher dieses Personal einem jugendlicheren — vornehmlich dem Altersabschnitt von 25 Jahren angehört. Dazu kommt der Umstand, dass man in London einen besonders ungünstigen Verlauf des Flecktyphus an über dreissigjährigen Angestellten constatirt hatte und daher bestrebt war, die älteren Wärterinnen mehr in die Abdominaltyphussäle, die jüngeren, ganz besonders auch solche, welche Flecktyphus bereits überstanden hatten, in die für den letzteren bestimmten Krankenräume zu weisen. — Wo diese Verhältnisse eine Abweichung oder Umkehrung durch locale Zweckmässigkeiten erfuhren, trat sofort das Moment der Ansteckung mehr in den Vordergrund. Dies war, wie C. noch specieller ausführt, im Homerton hospital der Grund gehäufter Abdominaltyphusverbreitung, nicht aber, wie von anderen Seiten bereits behauptet wurde, irgend welche bauliche oder Wasserversorgungsmissstände.

Der höchst verdienstvollen analytischen Arbeit Allison's über die Entstehung des Abdominaltyphus auf dem platten Lande (32) liegt ein die Jahre 1870—78 umfassendes Material aus 27 dörflichen Communen der Umgegend von Paris zu Grunde. In 6 derselben kam Typhus nicht zur Beobachtung; 21 dagegen lieferten 49mal Herde für Typhusentstehung (foyers typhoïdiques), und zwar in der Vertheilung, dass von 9 dieser Centren allgemeinere Epidemien ausgingen, dass 22mal nur die näheren Umgebungen der Herde attaquirt wurden, dass es sich 18mal um isolirt gebliebene Fälle handelte. Vom Standpuncte der Contagion betrachtet, so erschien dieselbe 33mal nachgewiesen, 16mal war dies nicht der Fall. Durch seine weiteren Ausführungen erläutert Verf., wie fördernd es sei, die übersehbaren Verhältnisse der Landgemeinden zum Studium der Typhusätiologie zu benutzen, und wie ähnliche Vortheile auch in der Berücksichtigung der milderen Verlaufsformen gegeben sind. Man müsse sich ausserdem aufs Aeusserste bemühen, die Beziehungen kennen zu lernen, welche der Erkrankte zu irgend welchen verdächtigen Gegenständen gehabt habe, und ob er eingewandert oder umgezogen sei. — Diese leitenden Grundsätze bringt nun A. in seiner eigenen Analyse zur Anwendung und gelangt dazu, für jeden Typhusfall in absteigender Wichtigkeit in Anschlag zu bringen: Die Ansteckung, die individuelle Disposition, die Berührung mit fauligen Stoffen („La putridité"), den Zustand der Atmosphäre und endlich den des Bodens. So scheint ihm die Contagion das eigentlich incitirende Moment der Typhusentstehung; die individuelle Fähigkeit zu erkranken besonders vorbereitet und erhöht durch Wohnen in überhäuften Räumen (encombrement), ausserordentliche Anstrengungen, tiefen Kummer, mangelhafte Ernährung, organische Schwächungen. — Die Fäcalien üben ebenso wie andere putride Einwirkungen oft sichtlich ihren Einfluss aus; Bodenzusammensetzung resp. -Durchfeuchtung, Jahreszeiten, Wettereinflüsse wirken nur accidentell.

Schon vor Jahren hat Klebs' Assistent, W. Fischel, mit grosser Sorgfalt und Ausdauer den Darm, die Mesenterialdrüsen und die Milz Typhöser untersucht, wie Klebs (39) Eingangs seiner Mittheilung berichtet. Das Resultat blieb lange ein unbefriedigendes, denn man konnte mit voller Sicherheit nur Micrococcenmassen, nicht jedoch „characteristische Spaltpilze" nachweisen. Erst vereinter Anstrengung gelang es, regelmässig bei Typh. abd. stäbchen- und fadenförmige Gebilde nachzuweisen, und zwar am leichtesten an solchen Localitäten des Körpers, „an denen der Process sich am Anfange seiner Entwickelung befindet, vorzüglich dann, wenn durch denselben rasch Necrose der Gewebe herbeigeführt wird." Bei vollendeter oder weit vorgeschrittener Necrose scheinen dieselben durch die Zellmassen erdrückt oder gänzlich zerstört zu werden. Auf diese Verhältnisse wies zuerst ein Fund von Eppinger hin, der an den Grenzen der flachen Larynxgeschwüre, wie sie sich in späteren Stadien des Typhus bilden, äusserst schmale und zarte Stäbchen in die Interstitialsubstanz der Epiglottis- und Stimmbandknorpel büschelförmig eindringen sah. Als man nun den gleichen Gebilden auch in den geschwellten Peyer'schen Plaques, den Lymphdrüsen, der Milz etc. mehrfach begegnete, wurde man zu der Annahme gedrängt, dass der „Spaltpilz des Typh. abd. in die Gattung Bacillus gehört." Die characteristischen Elemente, die man bei allen frisch und genau untersuchten Typhusfällen nachwies, stellen Stäbchen und ungegliederte Fäden dar, von denen die letzteren bei einer Breite von 0,5—0,6 μ zu einer Länge von 80 μ heranwachsen. Die ulcerirten und necrotisirten Partien enthalten daneben reichliche Micrococcenmassen. — 24 kurz skizzirte Obductionsbefunde ergaben in absteigender Häufigkeit den Befund der Typhusbacillen in den Lieberkühn'schen Drüsen und im interstitiellen Gewebe zwischen denselben, in den markig geschwellten Darmpartien, in den Mesenterialdrüsen, ferner in den Hohlräumen der Pia, in den Lungen, in den Nierengefässen.

Durch Kaninchenexperimente, wie Letzerich sie schon in durchaus ähnlichem Gedankengange früher angestellt, gelangte Tizzoni (40) zu folgenden Anschauungen über Typhusentstehung: Die durch einfache Filtration aus dem Trinkwasser zur Zeit von Typhusepidemien gewonnene „organische unlösliche Materie" bringt in einzelnen Fällen die Haupterscheinungen und anatomischen Charactere des Typhus hervor, wenn sie, in destillirtem Wasser suspendirt, Thieren subcutan injicirt wird. — Diese (näher beschriebenen) anatomischen Charactere zeigen, dass der Typhus nur als eine echte und specifische Schistomycose aufgefasst werden kann. — Bei künstlichen Infectionen kann ein grosser Theil der clinischen Symptome fehlen, ohne dass daraus auf die Leichtigkeit oder den günstigen Endverlauf der Infection ein Schluss gemacht werden könnte. — Typhusblut (d. h. das der inficirten Thiere) überträgt die Krankheit auf andere Thiere, wobei jedoch sehr erhebliche Modificationen des clinischen Verlaufs einzutreten pflegen. — In allen Fällen hat aber auch das subcutan beigebrachte „Typhusgift" eine Wahlverwandtschaft zum Darmcanal, worin sich eben seine Specificität erweist. — Sammelt man beliebige lösliche oder unlösliche organische Substanzen aus Luft und Wasser, so wird man mittelst deren subcutaner Einverleibung nie eine Typhusinfection erzeugen können. — Tritt andererseits an den Injectionsstellen der echten typhösen Ansteckungsmaterie ein Suppurationsprocess ein, so misslingt das Experiment ebenfalls, indem keine typhösen Symptome sich ausbilden. — Materien, die man aus dem Trinkwasser sammelt, nachdem die Typhusepidemie erloschen ist, bleiben wirkungslos; ingleichen solcher Infectionsstoff, welcher längere Zeit aufbewahrt wurde. — Microscopisch äussert sich das Vorhandensein der Infectionsfähigkeit durch die Beweglichkeit der Organismen. (Ref. muss die Schlussreife der Versuche im Allgemeinen und für jeden einzelnen Punkt beanstanden.)

Bouchard (42), der schon vor einiger Zeit einen Unterschied geltend machte zwischen den Eiweissurinen, die beim Kochen milchig und gleichmässig getrübt bleiben und denen, welche krümliche Flocken ausscheiden, findet beim Abdominaltyphus, speciell in der Initialperiode die erstere Form, und zwar mit vorwiegender Regelmässigkeit in den schweren Fällen. Hieraus ist auf eine anatomische Miterggriffenheit der Nieren nicht zu schliessen. Findet man dagegen die zweite Form des Eiweissharns (à albumine retractile), wie sie seltener auftritt, so liegt Nephritis vor. In diesen Fällen fand B. auch immer „Bacterien" vor, die sich durch Hautgewebe und Nieren, zuweilen in umfangreichen Kugeln vereinigt, auszuscheiden im Begriff sind oder zahlreich in diesen Organen — besonders auch in den Nieren — angetroffen werden.

Mit 10 in extenso mitgetheilten und durch Autopsien verificirten Typhusfällen tritt Marvaud (46) für folgende Anschauungen ein: Unabhängig von der Herzmuskelentartung und der Hirnanämie, welche gewöhnlich von den Autoren zur Erklärung des plötzlichen Todes im Typhus herangezogen werden, muss man die Blutgerinnungen („Concrétions sanguines") hervorheben, welche sich „während des Krankheitsverlaufes" besonders im rechten Herzen bilden. Ihre Formation scheint, wie im Typhus, so in anderen hochfieberhaften Krankheiten — Masern, Blattern — an das frühe Eintreten, die Schwere und Häufigkeit der Lungencomplicationen gebunden zu sein, und zwar sowohl an das Engouement und die Congestion als an die Lungenhepatisation; wahrscheinlich trägt das mechanische Moment (indem die Lungenveränderung sich der Lebhaftigkeit der Blutcirculation entgegenstellt) ebensoviel zum Zustandekommen der Gerinnungen bei, als die dem „Einfluss der Hyperinose" zuzuschreibende innere Neigung des Blutes dazu. Hiervon abhängig würden dann folgende Gruppen plötzlicher Typhustodesfälle sein: die durch gehinderte Function der Herzklappen und durch embolische Verstopfung der Lungenarterien entstandenen und die durch die allgemeine Behinderung des Kreislaufes — infolge der Coagulation — sich herausbildenden, soweit sie unter dem Bilde der Asphyxie und Cyanose in die Erscheinung treten.

Es giebt nach Fräntzel (66) Fälle von Ileotyphus, welche mit dem Typhus levis die Eigenthümlichkeit gemeinsam haben, dass während des ganzen Krankheitsverlaufes die Temperaturen sehr niedrig bleiben, äusserst selten einmal abends über 39° C. steigen, oft dauernd normal, ja zuweilen selbst subnormal sind, während sie im Uebrigen die Symptome recht schwerer Erkrankung aufweisen. Auch mit dem Typhus ambulatorius lassen sie sich, schon des entschiedenen Krankheitsgefühls wegen, nicht in eine Categorie bringen. Fr. theilt mit besonderer Betonung des Sectionsbefundes einen solchen Fall als Paradigma mit und macht dann auf die „Beiträge zur Nosologie der während der Belagerung von Paris bei der Maas-Armee beobachteten Typhusepidemien" von Strube aufmerksam. Dieser beobachtete von September bis Ende November 1870 eine 163 Fälle umfassende Gruppe von Typhen, welche sämmtlich durch geringe Körpertemperatur, heftige Cerebralerscheinungen, sehr reichliches Roseola-Exanthem und starken Bronchialcatarrh ausgezeichnet waren. Die Fälle, welche einen letalen Ausgang nahmen, liefen fast ohne Ausnahme in den ersten beiden Krankheitswochen ab, denn von den 168 Fällen mit total 23 †, erfolgten 21 letale Ausgänge innerhalb dieser kurzen Frist. — Fräntzel überblickt nun 41 ähnliche Fälle, welche ihm in das Feldlazareth in Villiers le Bel (bei Ecouen) gesandt wurden. Er reiht an die schon angegebenen Symptome noch die Neigung zu Fluchtversuchen und zu Gangrän an den Extremitäten an (letztere 9mal beobachtet). Von den 41 Fällen starben 16 (= 39 pCt.), welche sämmtlich zur Autopsie kamen und die Darmaffectionen in sehr bedeutender Ausbreitung zeigten. „Immer", setzt Verf. hinzu, „bestanden Inanitionszustände, wenn der Typhus diesen eigenthümlichen Verlauf nahm".

Nach den auf der Abtheilung von Stokvis angestellten Beobachtungen über Typhus von Pel (70) müsse man in einzelnen Fällen vollständig davon absehen, eine genaue Differentialdiagnose zwischen Typhus exanthematicus und Febris typhoides zu machen. An drei Beispielen beweist Pel, wie eine enorme Fleckenverbreitung neben allen Darm- und Fiebersymptomen des Typhoids gleichzeitig vorkommen kann. — Zu den irregulären Formen des letzteren rechnet er ferner: Typhoide mit fast critischer Defervescenz; Typhusfälle, in denen der critische Abfall einer gleichzeitigen „croupösen" (?) Pneumonie einen entschiedenen Einfluss auf den weiteren Temperaturverlauf zeigte. Als Febris typh. „Amstelodamiensis" beschreibt er eine dort gehäuft vorkommende Form, in welcher in oder vor dem Anfang der zweiten Woche nicht nur Remissionen, sondern wahre Intermissionen in der Temperaturcurve vorkommen, und so das Bild einer „Febris intermittens quotidiana completa" entsteht; doch ist P. nicht unbekannt, dass diese Formen auch andererseits als „Typhomalariaformen" geläufig sind. Endlich macht er auf eine Febr. typh. mit Typus inversus aufmerksam, welche er — allerdings nicht häufig — ebenfalls beobachtet hat, und bespricht die Schwierigkeiten derselben für die Diagnose. — Behandelt wird das typhoide Fieber auf der Amsterdamer Clinik mit Säuren und ausschliesslich flüssigen Nahrungsmitteln. In Bezug auf die Antipyrese spricht sich P. sehr absprechend aus. Er zieht die ungünstigen Resultate der Kaltwasserbehandlung in Riga und die schwankenden Grundlagen der Entfieberungsresultate zum Beweise heran und constatirt, dass man in Amsterdam ohne jene Methode zu befriedigenden Heilerfolgen gelangte.

Cayley (72) beleuchtet folgende Punkte der Pathologie und Therapie des Abdominaltyphus. Wir wissen über die materielle Beschaffenheit des Typhusgiftes nichts, sondern schliessen aus den Wirkungen seiner Thätigkeit nur, dass es, in den menschlichen Organismus eingeführt, sich vermehrt; dass es in den Entleerungen der Kranken enthalten ist; dass es unter nicht allzu ungünstigen Bedingungen seine Wirksamkeit sich erhalten und sie wieder aufnehmen kann. Verf. geht zuvörderst auf seinen dritten Punkt näher ein und illustrirt ihn durch eigen erlebte und durch die Beispiele von Over Darven, Calne, Nooney, Lausen, wobei er besonders den Hergang der letzteren Epidemie ausführlich analysirt. Die anscheinenden Spontanfälle erklärt er durch eine lange Aufbewahrung und ectanthrope Incubation des „Giftes". Auch hierfür werden Beispiele angeführt. Die Ansteckungsfähigkeit des Typhoids ist nach Verf. nicht zu läugnen. Er stellt die aus Hospitälern ihm bekannt gewordenen Beispiele von Wärtererkrankungen zusammen und untersucht die Bedingungen, welche hier irreleiten können und mit der unmittelbaren wirklichen Berührung und ihren Folgen so häufig verwechselt werden. Täuschungen sind für viele Fälle überhaupt nicht auszuschliessen. — Schliesslich geht C. an eine ausführliche Besprechung der Neuentstehung plötzlicher Epidemien im Anschluss an die Vorgänge in Andelfingen, in Kloten und in Kroman, beschäftigt sich auch eingehend mit der Wahrscheinlichkeit der von Hugnenin für die letzteren aufgestellten Hypothese. — Er wendet sich, wie nicht anders zu erwarten, noch zu den Wasserclosct-, Brunnen- und Milchepidemien, giebt aber das Resultat seiner Untersuchung dahin ab, dass die so ausserordentliche Verschiedenheit der Stärke und Incubationszeit des Typhusgiftes nicht durch die Art der Infection, sondern durch gewisse, noch unbekannte Eigenthümlichkeiten des inficirten Menschen erklärt werden müsse. — Die weiteren Ausführungen über die Symptomatologie und Behandlung des Typhoids enthalten nur Bekanntes.

[Sandberg, O. R., Fall af ulcererad (brusten?) mjälte. Gefleborgs-Dala läkare och apotekareförenings förhandl. II. 6. p. 35. 1879.

Ein 24jähr. Mann aus Bayern wurde 6 Wochen wegen Febr. typhoides behandelt. Während der Convalescenz entstanden Schmerzen im linken Hypochondrium; die Milz wurde geschwollen und durch Druck empfindlich gefunden. Nachdem er 14 Tage zu Hause gewesen war, wurde er von einem Frostanfalle mit Fieber befallen; 18 Tage nachher wieder Frost, dann Peritonitis und nach 14 Tagen Tod.

Section: Abdomen mit theils flüssigem, theils coagulirtem Blute gefüllt; Darmschlingen mit einander durch diffuse Peritonitis verbunden. Milz sehr hypertrophisch, in dem unteren Theile ulcerirt oder wie durchgerissen, so dass beinahe $^{1}/_{4}$ der Substanz fehlte. Innerer und unterster Theil bis an die Mitte der Milz sehr morsch.

Verf. glaubt, dass die Milz bei dem letzten Frostanfalle geborsten ist; möglich jedoch, dass eine kleinere Zerreissung schon beim ersten Anfalle stattfand.

Dr. Sydow meinte, es wäre ein Fall von Milzinfarct mit secundärer Suppuration; der Eiter hätte die Milzkapsel durchbrochen und Peritonitis verursacht. Die grössere Zerreissung mit der Blutung war wahrscheinlich kurze Zeit vor dem Tode eingetroffen. Oscar Bloch (Kopenhagen).]

Riess (74) bekennt sich zu der Anschauung, dass der antipyretische Effect der kurzen und starken Abkühlungen oft nur ein sehr vorübergehender, nicht länger als $^{1}/_{2}$—1 Stunde vorhaltender sei; so würden auf der Acme der Erkrankung in manchen Fällen stündliche oder halbstündliche Bäder nöthig sein. Der Vorschlag, durch mässige, aber andauernde Körperabkühlung der Temperaturerhöhung entgegen zu wirken, und die möglicherweise hier ausnahmende „regulatorische Steigerung der Wärmeproduction" durch die gleichmässige Fortsetzung der Wärmeregulation zu vermeiden, rührt von Rosenthal her. (Zur Kenntniss der Wärmeregulirung bei den warmblütigen Thieren. Erlangen. 1872.) — Ihm entsprechend brachte R. auf seiner Abtheilung des Berliner allgemeinen städtischen Krankenhauses permanente lauwarme Wasserbäder von 25—31° C. bei Typhuskranken zur Anwendung, und zwar bis jetzt in 48 Fällen. Man lagerte zu diesem Zweck die Kranken auf hängemattenartig ausgebreiteten Laken innerhalb der Badewanne und kann sie nach Ueberwindung der ersten Unbequemlichkeiten ganze Tage und Nächte im Wasser erhalten. Der Anfangstag für das permanente Bad war der 3.—12. Tag der Erkrankung. In der Regel wurde — mit intercurrenten Thermometermessungen in Rectum und Achselhöhle (unter Wasser? Ref.) — das Bad in den ersten 24 Stunden ohne Pause fortgesetzt, falls die Temperatur nicht zu tief sank. Bei 38,5° C. Rectaltemperatur wurde der Kranke, der bei 37,5 aus dem Wasser genommen war, wieder in dasselbe zurückgelegt. — Mit Ausnahme von besonders hartnäckigen oder noch ganz frischen Fällen wurde die normale Körpertemperatur schon in 12—24 Stunden erreicht; auch in jenen genügten für diesen Effect wiederholte Bäder oder eine Abkühlung derselben durch Wasserzusatz auf 18°. — Letaler Ausgang ereignete sich nur 3 mal infolge besonderer Complication. Ueber die (wahrscheinliche) Abkürzung der Krankheitsdauer werden Angaben bis nach Erweiterung der Erfahrungen vorbehalten.

Bei frischen Typhusfällen, die er im Anfangsstadium in Behandlung bekam, wandte Luton (78) folgendes Verfahren an: Er setzte die Patienten auf absolute Diät und liess sie einzig und allein gut filtrirtes Eiswasser trinken, soviel sie mochten. Dasselbe wird zuerst mit Begierde genommen, dann mit mehr Mässigung, nach einigen Tagen tritt eine gewisse Uebersättigung ein. Zuweilen wird es im Anfang erbrochen, bald jedoch auch in diesen Fällen gut ertragen. Unter dem Einflusse des Wassertrinkens werden die Stuhlentleerungen zuerst reichlicher, dann werden sie weniger häufig und copiös, verlieren zugleich den fötiden Geruch und werden nicht selten von Verstopfung abgelöst, die jedoch ihrerseits stets mit Erfolg durch Lavements mit kaltem Wasser bekämpft wird. Die Behandlungsweise erfordert eine Dauer von 4—8 Tagen, ihr sichtlichster Erfolg ist eine Vermehrung der abortiven Fälle. — Zur Entscheidung der Frage, wann man wieder anfangen müsse, den Kranken zu ernähren, hat man sich mit deutlichem Misserfolge des Thermometers bedient; noch weniger kann man sich auf den Instinct des Kranken verlassen. L. sieht den geeigneten Moment im Erscheinen der Roseolaflecke (Beginn der dritten Woche) und lässt dann die „diète hydrique" durch die gebräuchliche blonde Ernährung ablösen; hierbei sind Rückfälle viel seltener als bei dem sonst gebräuchlichen Verfahren. In adynamischen Formen wandte er als Unterstützungsmittel mit Erfolg Chininsalze an. — Theoretisch führt Verf. aus, dass er durch sein Verfahren die Steigerung der physiologischen Evaporation, die Beschränkung der „septischen Gährung" im Darm, eine Art antiseptischer Reinigung der invadirten Gewebe und eine Benachtheiligung der Entwickelungs- und Propagationskraft der Typhuskeime am ehesten zu erreichen hoffe.

Nach den Ergebnissen der Behandlung eines Typhusmaterials (Flecktyphus eingeschlossen) von über 900 Fällen, von denen etwa ein Viertel nach besonderen Indicationen mit Alcohol (Brandy oder Rothwein) behandelt wurden, kommt Macnaughton Jones (79) zu folgenden Anschauungen: Der Alcohol ist sowohl bei Typhus als bei Typhoid ein mächtiges Therapeuticum. Allein eine grosse Anzahl von Fällen bedarf seiner nicht, bei den anderen hängt seine Indication vom Verlauf der Krankheit ab. Im Allgemeinen ist er nicht vor dem 8.—12. Tage in Anwendung zu ziehen. Die Indication, ihn Gewohnheitstrinkern vom Beginn der Erkrankung zu reichen, hält Verf. für irrthümlich; junge erethische Individuen bilden ebenfalls nicht selten eigentlichen Heilobjecte. Eine direct temperaturherabsetzende Wirkung kann dem Alcohol nicht zugeschrieben werden. Herzschwäche und die Abwesenheit von Hirnsymptomen indiciren ihn am meisten; auch bei diesen Zuständen jedoch sei ein rasches Steigern der Dosis zu widerrathen.

[Polak, J., Beitrag zur fäulnisswidrigen Behandlung des Ileotyphus. Medycyna No. 41 und 42.

Der Verf. bespricht zuvörderst die Ansichten verschiedener Autoren, wie Trousseau, Jacquoud, Liebermeister, Koebler und Collin über die Ansteckungsfähigkeit, die dem Ileotyphus eigen sein soll, und gelangt zu dem Schlusse, dass dieselbe zum Mindesten zweifelhaft sei, dass aber zwischen Ileotyphus und den in Fäulniss begriffenen organischen Substanzen ein unleugbares Causalverhältniss stattfände. Er selbst behandelte 9 Fälle von Ileotyphus mit Kali chloricum; und zwar 5 Männer und 4 Weiber. Die Durchschnittszahl ihres Alters betrug 28 Jahre. Die kürzeste Dauer der Krankheit betrug 11, die längste 25 Tage. Die Temperatur stieg nur in einem Falle bis 41,3° C., sonst schwankte sie zwischen 40,2—40,8° C. Kali chloricum in einer Lösung von $^1/_2$—1 dr. auf 6 Unzen wurde in 5 Fällen durch die ganze Dauer der Krankheit angewendet, in 4 bildete es das Hauptmittel. In 4 Fällen war das Kali chloricum das einzige Mittel, in anderen wurden noch Expectorantien, am häufigsten Ipecacuanha angewendet und kalte Umschläge auf den Kopf applicirt. Die Ergebnisse dieser Behandlung wurden mit denjenigen von anderen 21 Fällen von Ileotyphus, welche in demselben Jahre und an derselben Clinik (Prof. Lambl in Warschau) mit anderen Mitteln curirt wurden, verglichen, und es ergab sich Folgendes: 1) Mortalität: In allen 9 mit Kali chloricum behandelten Fällen gleich 0; in den 21 anderen Exitus letalis 2 mal. 2) Die durchschnittliche Zeitdauer der Krankheit bei der Anwendung von Kali chloricum betrug 17,2, in den anderen 21 Fällen $18^{11}/_{21}$ Tage. 3) Das Fieber gelangte bei den ersteren schneller zum Normalpunkt als bei den letzteren. 4) Was die Milzschwellung, die Bronchitis, den Durchfall und das Auftreten von Complicationen anbetrifft, so lassen sich wegen des geringen vorliegenden Materials keine Schlussfolgerungen ziehen. Grillager (Krakau).]

B. Exanthematischer Typhus.

1) Salomon, W., Bericht über die Berliner Flecktyphusepidemie im Jahre 1879. D. Arch. f. klin. Med. XXVII. Bd. S. 458—498. Auch als Inaug.-Dissert. Leipzig. — 2) Krukenberg, G., Zur Pathologie und Therapie des Typhus exanthematicus. D. med. Woch. No. 49—51. — 3) Dampeln, Ueber Flecktyphus. D. Arch. f. klin. Med. Bd. XXVI. S. 238—243. — 4) Werner, C., Recurrens bei einem Flecktyphusreconvalescenten. D. med. Woch. No. 25. (Der jetzt 33j. Pat. hatte vor 5 Jahren auch bereits einen Abdominaltyphus durchgemacht; — am 6. Beobachtungstage seiner neuen Krankheit ein sich 4 Tage lang stärker verbreitendes Exanthem mit stellenweise petechialem Character; am 16. Tage erneuertes hohes Fieber, — am 20. deutliche Spirillen im Blute. Die letzte Temperatursteigerung erstreckte sich über 4 Tage.)

Salomon (1) schildert in seinem Bericht über die Berliner Flecktyphusepidemie von 1879 zunächst die specielleren Beziehungen des städtischen Barackenlazareths zu den fieberhaften ansteckenden Krankheiten und geht auch auf die Infectionsquellen des Rückfallfiebers und des Flecktyphus für Berlin näher ein. Es sind die Asyle und Herbergen, zuweilen auch Privathäuser, in die ein verlorener Sohn nach längerem Umhervagabondiren zurückkehrt. Infectionen im Krankenhause kamen nicht selten vor, vielleicht infolge unzweckmässiger Badeeinrichtungen. — Die Gesammtzahl der in Berlin als flecktyphuskrank Gemeldeten betrug für das Berichtsjahr 513, von denen 440 im Barackenlazareth zur Aufnahme kamen. Von Ende Januar ab entwickelte sich eine entschiedene Steigerung: von 20 in der 3. Decade dieses Monats Aufgenommenen schnellte die Zahl für den 1. bis 10. Februar auf 44 in die Höhe, um sich vom 21. bis 28. Februar auf 56 zu steigern und in der Zeit vom 1. bis 10. März die Acme 82 zu erreichen. — Die Mortalität im Krankenhause betrug 21,14 pCt.; nimmt man die Gesammtzahl der Fälle in der Stadt mit 117 † zur Grundlage, so stellt sie sich sogar auf

22,80 pCt. — Die 5 Fälle, welche Verf. zur Ermittelung der Incubationsdauer heranziehen konnte, deuteten auf ein Schwanken derselben von wenigen Tagen bis zu 3 Wochen. Das Exanthem zeigte sehr variable Formen, erschien nur in 12 Fällen auch im Gesicht und nahm 10 Male — bei Personen mit zarter weisser Haut — den Character eines grossfleckigen Exanthems an, welches neben den gewöhnlichen Flecken sich über Hände und Vorderarme verbreitete. Hinsichtlich der „petechialen Umwandlung" des Flecktyphusexanthems äussert sich S.: „Was ich gesehen habe, war ein Exanthem von dunklen, lividen Flecken mit verwaschener Umrandung, linsen-, fast erbsengross, auf Druck stets etwas erblassend, aber nicht mehr, wie das primäre Exanthem, dabei völlig verschwindend; vielmehr blieb im Centrum eine kleine, unregelmässig begrenzte Stelle mehr oder weniger dunkel blauroth gefärbt." Gesellte sich hierzu eine diffuse Cyanose des Gesichtes, so konnten diese Verfärbungen stets für ein Signum pessimi ominis gelten. In 24 Fällen wurde Herpes, in 6 (wovon 4 †) Icterus beobachtet.

Was den Gang der Temperatur anlangt, so sieht sich Verf. genöthigt, der mehrfach verbreiteten Annahme, als falle die Remission häufig auf den 7. Tag, zu widersprechen; nur 3mal war unter 440 Curven diese Coincidenz aufzufinden; dagegen documentirt sich an der Mehrzahl derselben ein Schwanken der bis dahin stabilen Fervescenz bald nach Beginn der 2. Woche. Mit diesem Schwanken tritt ganz gewöhnlich eine ausgesprochene Neigung zu Delirien ein. Zuweilen steigerte sich bei schwereren Fällen diese Perturbatio critica bis zur schwersten Tobsucht. Unter den complicirenden Erscheinungen wurde starker Bronchialcatarrh fast nie vermisst; bei den Sectionen fanden sich ausnahmslos Hypostasen; „feste fibrinöse" Pneumonien wurden in 14 Fällen (15 pCt.) directe Todesursache. Wahrer Croup des Larynx, der Trachea und der Bronchien führte 4mal zum Tode. — Der Verdauungsapparat betheiligte sich häufig durch Diarrhöen — vorwiegend in der zweiten Krankheitswoche, blutiger Stuhlgang trat 1mal auf. Die bei den Sectionen angestellten Milzwägungen ergaben 22mal ein normales Gewicht des Organs (250 Grm.), 35mal ein Hinausgehen über dasselbe — einmal bis über 700 Grm.; im Leben macht der Milztumor überwiegend häufig den Eindruck, sich schnell zurück zu bilden und war fast stets schmerzhaft. — Auf der Höhe der Krankheit wurde im Urin meistens Eiweiss nachgewiesen. — Von Seiten der Sinnesorgane wurde ausnahmslos Catarrh der Conjunctiven ermittelt; auch Thränen der Augen und Schmerzhaftigkeit waren fast constant. Häufig waren die Complicationen von Seiten des Gehörorgans: Trommelfellentzündungen, Mittelohrcatarrhe. Bezüglich sonstiger sensibler Nerven wurden Schmerzen in den Kniekehlen und Hyperästhesie der Fusssohlen häufig angegeben; andere Neuralgien traten — jedoch vorübergehend — vielfach während der Reconvalescenz auf. — Letztere kam, von schwereren Complicationen abgesehen, meistens überraschend schnell zu Stande. Die antifebrile Therapie trug hierzu sichtlich wenig bei: weder von Chinin (1—2 Grm.-Dosen), noch von salicyls. Natron (4—5 Grm.-Dosen), noch von Bädern nach der Ziemssen'schen Methode konnte ein entschiedener Einfluss festgestellt werden. Das Mortalitätsprocent war sogar bei rein exspectativer Methode günstiger als bei Chinin und salicylsaurem Natron, wobei man jedoch die Kleinheit der Relativzahlen nicht übersehen darf.

Im herzoglichen Krankenhause zu Braunschweig wurden nach den Mittheilungen von Krukenberg (2) 1879 von Febris recurrens 130, von Typh. exanth. 1, dagegen 1880 von ersterer 134, von letzterem 121 Fälle aufgenommen. Die ersten 32 Flecktyphuskranken befanden sich gerade auf der Wanderschaft und unter den ersten 100 gehörten nicht weniger als 89 dem Vagabondenthum an; nur 8 dieser 100 Erkrankten waren weiblichen Geschlechts. Bei guter Ventilation und Carbolsprengungen wurden Weiterinfectionen im Krankenhause selbst verhütet. Nach den genauen Daten einiger Fälle konnte die Incubationsdauer auf 14, 15, 16, 18 Tage festgestellt werden. — Von 23 tödtlich verlaufenen Fällen starben 4 auf der Höhe der Krankheit, 1 an complicirender croupöser, 2 an catarrhalischer Pneumonie. — Das typische Exanthem trat am 3. bis 6. Tage auf; das Gesicht blieb stets frei; häufig wurde die Umwandlung der Roseolaflecke in Petechien beobachtet. Das Verdauungssystem zeigte sich in überwiegender Häufigkeit mitbetheiligt; bei 20 der ersten 100 Fälle traten secessus involunt. auf. Die Respirationsorgane zeigten fast immer eine erhebliche Bronchitis und zwar im Verlaufe der zweiten Krankheitswoche. Das Sensorium erschien in über 50 pCt. der Fälle stark benommen; in 4 Fällen trat vollständiges Coma vigile ein. — 14 unter den wegen Flecktyphus Eingelieferten hatten vorher schon Recurrensfieber überstanden. Nierenerkrankungen, Parotitis, Extremitätengangrän bildeten ausser den zum Tode führenden Pneumonien in einzelnen Fällen bedenklichere Complicationen. Die Sectionen ergaben in 69 pCt. das Vorhandensein von Fettleber. — So oft die Temperatur 39,5° C. erreichte, erhielten die Patienten Bäder von 20° R. und 15—20 Minuten Dauer, vor und nach dem Bade Wein; die mittlere Remission nach dem Bade betrug für die genesenen Fälle 0,95° C., für die gestorbenen 0,88° C. — In einzelnen Fällen — die allerdings der zweiten Periode der Epidemie angehörten — schien Natr. salicylicum den Verlauf abzukürzen.

Die zeitlichen Verhältnisse der in Riga in den letzten Jahren zur Entwicklung gekommenen Epidemien von Flecktyphus waren nach den Mittheilungen von Hampeln (3) folgende: December 1877 wurden 8 Fälle in das dortige allgemeine Krankenhaus aufgenommen, von denen einer starb.

1878:	I.	II.	III.	IV.	V.	VI.	VII.	VIII.	IX.	X.	XI.	XII.
Aufgen.:	21	44	61	42	23	48	38	6	25	56	71	96
Gestorb.:	5	7	11	9	5	6	2	0	2	14	10	12
1879:												
Aufgen.:	42	36	28	17	23	6	13	7	—	—	—	—
Gestorb.:	7	2	3	0	4	0	1	0	—	—	—	—

Die Mortalität schwankte also zwischen 0 und 35 pCt. (October 1878). Im Krankenhause fanden 21 Ansteckungen statt († 3). — Bei vielen Kranken gesellten sich zu dem deutlich entwickelten Roseola-Ausschlag purpuraartige Flecke auf dem Bauch und an den Schenkeln; Bronchialcatarrh war fast stets vorhanden; die Benommenheit des Sensoriums in der Mehrzahl der Fälle bedeutend. — Von Complicationen kamen vor: Eitrige Meningitis 4, Gehirnembolie mit Hemiplegie 4. — Croupöse Pneumonie 35, catarrhalische Pneumonie. Tuberculose (als Nachkrankheit) 2 resp. 5; — Darmblutungen 8, Magenblutung 1; — Parotitis 10, Otitis med. supp. 10; — Furunkel und Abscesse 14. Hautgangrän 10. — Die meisten Complicationen wirkten sichtlich ungünstig auf das Mortalitätsverhältniss. — Hinsichtlich der Behandlung sieht sich H. veranlasst, einen Abstecher auf das Gebiet der Kaltwassererfolge beim Ileotyphus zu unternehmen und rechtfertigt dieselbe auch für den Flecktyphus in der bekannten, einige kleine Zahlen zum Vergleich darbietenden Weise. Ausserdem will er „bei hohen Temperaturen" 39—40°, die oft in Verbindung mit schwerem Allgemeinleiden, Kopf- und Gliederschmerzen, grosser Unruhe, Schlaflosigkeit, Delirien auftreten", Natr. salicyl. 2,5—5.0 pro die gegeben wissen. Trotzdem meint er selbst einige Zeilen weiter: „Es kommt eben nicht darauf an, um jeden Preis eine entfiebernde Therapie einzuschlagen". Bei Fällen mit Coma und „insufficienter Herzthätigkeit" soll die Salicylsäure contraindicirt sein.

C. Typhus recurrens. Rückfallfieber.

1) Friedreich, N., Das Auftreten der Febris recurrens in Deutschland. D. Arch. f. klin. Med. Bd. XXV. S. 518—522. (Vier Mitglieder einer Zigeunerbande erkrankten fieberhaft, theilweise mit constatirten Rückfällen, ohne Exanthem und mit Milzschwellung. Bei den beiden Erwachsenen waren Spirillen nachweisbar. Ausserdem wurden noch 9 wandernde Handwerksburschen mit den charakteristischen Recurrenssymptomen auf die Heidelberger Clinik aufgenommen. Fr. macht darauf aufmerksam, dass die Milzanschwellung schon im ersten Stadium der Recurrensincubation als der erste und einzige Effect des ins Blut getretenen Infectionsstoffes nachweisbar sei; — dass (nach seiner Erfahrung an den beiden Zigeunerkindern) die durch den Milztumor erwiesene Recurrensinfection im Stadium incubationis durch günstige hygienische Bedingungen aufgehalten resp. rückgängig gemacht werden könne.) — 2) Schwartz, O., Character und sanitätspolizeiliche Bedeutung der diesjährigen Recurrensepidemie. D. med. Woch. No. 26. (Bekanntes.) — 3) Kannenberg, Bericht über die auf der propädeutischen Abtheilung der Charité vom 14. Februar bis Ende Juli 1879 beobachteten Fälle von Febris recurrens. Charité-Annalen. 5. Jahrg. S. 223—246. — 4) Smidt, H., Statistische Mittheilungen über Febris recurrens aus dem städtischen Barackenlazareth (Berlin). Berl. klin. Wochenschrift No. 52. — 5) Winzer, Fr., Beobachtungen über Febris recurrens. Dissert. Berlin. — 6) Knipping, P., Beitrag zur Kenntniss des Rückfalltyphus. D. Arch. f. klin. Med. Bd. XXVI. S. 10—24. — 7) Caspar, Eine Recurrensepidemie. Berl. klin. Wochenschr. No. 23. — 8) Köhn, O., Ueber Typhus recurrens. D. med. Wochschr. No. 23. — 9) Spitz, Die Recurrensepidemie in Breslau im Jahre 1879. D. Arch. f. clin. Med. XXVI. S. 139—156. — 10) Lachmann, B., Clinische und experimentelle Beobachtungen aus der Recurrensepidemie in Giessen im Winter 1879—80. Ebendas. XXVII. S. 529—554. — 11) Uhthoff, W., (Aus Schöler's Augenclinik), Zur Casuistik der Augenerkrankungen infolge von Infectionskrankheiten. D. med. Woch. No. 23. (Infolge von soeben durchgemachtem Typh. recurrens erkrankten 9 Patienten im Alter von 24—52 Jahren und männlichen Geschlechts an den Augen. U. fand 3 Male das Bild einer Iridocyclitis mit sehr hervortretenden entzündlichen Erscheinungen (übrigens erst nach mehrwöchentlichen Zwischenräumen auf die Recurrenserkrankung gefolgt); 4 Pat. boten Iridochoroiditis mit Synechien, Beschlägen auf der hintern Hornhautfläche; 2 erkrankten an blosser diffuser, flockiger Glaskörpertrübung, — welche letztere übrigens in geringerer Verbreitung bei sämmtlichen Reconvalescenten zu constatiren war. Nur in 2 Fällen hatte man neben Atropin-Instillationen energischere Maassregeln nöthig. — Ausserdem sah U. bei zwei kurz vorher intermittenzleidend gewesenen Frauen Augenerkrankungen, nämlich das eine Mal eine linksseitige, retrobulbäre Neuritis mit grossem, centralem Farbenscotom, — das andere Mal eine linksseitige Abducenslähmung.) — 12) Carter, H. V., Contribution to the experimental Pathology of Spirillum fever. I.: Its communicability by inoculation to the monkey. Med.-chir. transact. Vol. 36. und Med. times and gaz. March. 13. — 13) Guttmann, P., Ueber die Parasiten im Blute bei Febris recurrens. Arch. f. Anat. und Phys. (Physiol. Abth.) S. 176. — 14) Derselbe, Zur Histologie des Blutes bei Febris recurrens. Virch. Arch. Bd. 80. 1. H. — 15) Albrecht, E., Zur Lehre von der Spirochaete Obermeieri. St. Petersb. med. Wochsch. No. 1. — 16) Derselbe, Recurrens bei einem siebenmonatlichen Fötus. Ebendaselbst. No. 18. (Die 22-jährige Soldatenfrau A. S. kam am 25. April a. St., als am 3. Tage des 2 [siebentägigen] Recurrensanfalles mit einem 7monatlichen Kinde nieder. Das Kind, männlichen Geschlechts, war sehr zart gebaut, mager, schwächlich und lebte nur ca. 8 Stunden nach der Geburt. Ungefähr 38 Stunden post mortem wurde A. die Leiche zugestellt. In den Blutpräparaten, welche dem Blute des Herzens entnommen, liessen sich schön entwickelte, ziemlich lange Spirochaeten in reichlicher Menge nachweisen, welche theils vereinzelt, theils in Geflechten vorkamen. Bei einzelnen schien noch eine sehr geringe Bewegung vorhanden zu sein. Die Section der inneren Organe zeigte eine exquisite Recurrenserkrankung: subseröse Ecchymosen beider Lungenpleuren, des Pericardiums und des serösen Ueberzuges der Leber, sodann eine recht bedeutende, albuminöse Degeneration des Herzens, eine parenchymatöse Schwellung der Leber und der Nieren, während die Milz fast um das Doppelte gegen die dem Alter entsprechende Norm vergrössert war. Sie erschien „blauroth, fest, brüchig (?) und durchsetzt von einer Menge kleiner, gelblicher, für Recurrens characteristischer Herde".) — 17) Luchhau, Ueber Ohren- und Augenerkrankungen bei Febris recurrens. Virch. Arch. Bd. 82. 1. Heft. (180 von 300 Königsberger Recurrensfällen wurden auf Ohrerkrankungen untersucht und dabei 15 Erkrankungen des Mittelohres entdeckt: 8 pCt. Augenerkrankungen [Iritis, einmal mit Hypopion-Entwickelung, Neuritis optica, 1 doppelseitige Irido-Cyclitis] wurden 6, also 3,3 pCt. der 180 Fälle beobachtet.) — 18) Laboulbène, La fièvre récurrente ou fièvre à rechute. Gaz. des hôpit. No. 125. (Clinische Vorlesung ohne eigene Beobachtungen.) — 19) Becker, Erster veröffentlichter Fall von Febris recurrens am Rhein. Berl. clin. Wochenschr. No. 28. (Die beigegebene Temperaturcurve spricht dafür, dass der am 17. November 1878 in des Autors Behandlung gekommene Fall der erste am Rhein (Cöln) vorgefallene von Recurrens und als solcher vollständig isolirt geblieben ist.)

Unter 37 Recurrensfällen, über welche Kannenberg als Stabsarzt der propädeutischen inneren Abtheilung der Charité in Berlin referirt (3), war kein Todesfall zu verzeichnen. Trotzdem die Kranken nicht isolirt gelegt waren, wurde nur 1 (Rheumatismus-) Patient, kein Wärter, — wohl aber 2 Unterärzte mit Recurrens angesteckt. Wir heben zunächst besonders die Resultate der fleissigen und mit Benutzung der neueren, vervollkommneten Methoden angestellten Blutuntersuchungen hervor. Die Spirochäten wurden, wenn gesucht, auch stets gefunden, und zwar oft schon vor dem Beginne der Temperatursteigerung späterer Anfälle bei solchen Kranken, deren Blut als besonders spirillenhaltig bekannt war. Sonst waren die Microorganismen, wenn auch vorhanden, doch bei Beginn der Relapse noch wenig zahlreich und nahmen mit jedem Tage zu, um mit Beginn der Crise ziemlich plötzlich zu verschwinden. Die von Engel beschriebenen Verschlingungen der Spirillen konnte K. häufig bestätigen; ob die im Verschlingungsknoten sichtbare, rundlich körnige, blassgraue Masse wirklich ein weisses Blutkörperchen ist, erscheint noch nicht ausgemacht. Für ein Phänomen des Absterbens kann Verf. die Verwicklung nicht ansehen. Färbemethoden, verschieden variirt, gaben über das Verhältniss der Microorganismen zum Protoplasma der weissen Blutkörperchen und der mehrfach beschriebenen grossen, vacuolenhaltigen Schollen manche Aufschlüsse. Hinsichtlich der „kleinen Körnchen" im Recurrensblut, welche so zahlreich bei Flecktyphus, Scharlach und Erysipelas nicht vorkommen, gelangte K. zu der Anschauung, dass in der Crise das Serum sich schnell und vollständig von ihnen reinigt. — Es dauerte der erste Anfall durchschnittlich 5 Tage, die erste Apyrexie 8,2 — der II. Anf. 3—4, — die II. Apyr. 0,6 — der III. Anf. 2, — die III. Apyr. 4,5 — der IV. und V. Anf. 1 — die entsprechenden Apyrexien 6,0 Tage. 1 Anfall kam in 9,3 pCt., 2 Anfälle in 25,0, — 3 in 34,3, — 4 in 28,1, — 5 in 31 pCt. der Fälle zur Beobachtung. — Der Urin enthielt in 7 Fällen Eiweiss, in 5 hyaline Cylinder, Nierenepithelien und einzelne rothe Blutkörperchen. Complicationen: 1 Pneumonie, 4 Gelenkrheumatismus; Nachkrankheiten: 2mal gutartige Iritis. — Behandlung: rein exspectativ und symptomatisch.

Der grösste Theil der Berliner Recurrenspatienten, welche im städtischen Barackenlazareth Aufnahme fanden, und über welche Smidt (4) berichtet, wurde aus den Asylen für Obdachlose überwiesen. Sie gehörten fast ausschliesslich dem Jünglings- und Mannesalter an; nur 3 Frauen und 1 Kind kamen unter den 286 Fällen, welche von Februar 1879 bis Juli 1880 eingeliefert wurden, zur Beobachtung. Während es sich im Laufe des Jahres 1879 nur um vereinzelte Fälle gehandelt hatte, trat zuerst im November desselben Jahres die gehäufte Zahl von 28 auf, die sich im December auf 43, im Januar 1880 auf 65, im Februar auf 77 steigerte, um im März auf 19 zu fallen, sich im April auf der gleichen Zahl zu halten und dann schnell herabzugehen. 227 Fälle kamen im 1., 17 im 2., 7 im 3., 3 im 4. Anfall und 30 im 1., 2 im 2. Intervall zur Aufnahme. Die Krankheit beschränkte sich auf einen Anfall 12, sie bestand aus zwei Anfällen 111, aus dreien 131, aus vieren 28, aus fünf Anfällen 4mal. Die Tabelle über die Dauer der Anfälle und Intervalle bietet nichts besonders Abweichendes. Die Temperatur von 41° wurde im ersten Anfall 14, im zweiten 26, im dritten 13, im vierten und fünften keinmal überschritten; unter 35° sank die Körperwärme im ersten Abfall 13, im zweiten 30, im dritten 15mal. Ein besonderes Interesse verdienen die Infectionen eines Arztes (Dr. Salomon, dessen Bericht auf Seite 25), eines Leichenwärters und eines Hausdieners, die eine 8, 9 resp. 13 Tage dauernde Incubation constatiren liessen. — 18 = 5,7 pCt. Patienten starben: 2 im 1. Anfalle, 2 im 1. Intervall, 6 im 2. Anfalle, 3 im 3. Anfalle, 2 nach demselben (1 unbekannt). Die Sectionsbefunde und die clinischen Complicationen sind mitgetheilt.

Die Zahl der auf der Männer-Abtheilung der Frerichs'schen Clinik von Wlaeer (5) in dem Zeitraum von Juli 1879 bis März 1880 beobachteten Recurrenskranken betrug 109, wovon im

VII.	VIII.	IX.	X.	XI.	XII. 1879;	I.	II.	III. 1880
4	3	8	18	13	9	22	25	12

eingeliefert wurden. Die Kranken gehörten auch hier ausschliesslich den niedrigsten Volksclassen an; ihr Prädilectionsalter war das 21.—35. Lebensjahr (gegen 40 pCt.). Die Dauer des ersten (?) Anfalles belief sich durchschnittlich auf 6,3 Tage, nur in zwei von allen Fällen endete er lytisch. Die mittlere Dauer der ersten Intermission stellte sich auf 7,5 Tage heraus, die des zweiten Anfalles auf 3—4 Tage. Die Epidemie schien sich durch eine besondere Häufigkeit dritter Relapse auszuzeichnen (32 pCt.), die nach einem Intervall von 3—2 Tagen einzusetzen und durchschnittlich 3,06 Tage zu dauern pflegten. In 4 Fällen kamen vierte Relapse vor. — Auch Verf. fand die Spirochäten in allen Fällen, oft gelang es sie noch 2—3 Tage nach Beendigung der Anfälle — aber nicht später — nachzuweisen. Er criticirt die von Arndt versuchte Herleitung der Spirillenform als Metamorphose des Plasmas der weissen Blutkörperchen und hält dafür, dass es sich um einen Irrthum handle, veranlasst durch die den Spirillen recht ähnlichen Fragmente, welche Ehrlich häufig in Bluttrockenapparaten fand, und die sich durch ihr tinctorielles Verhalten (nach Ehrlich) mit der farblosen Kernsubstanz der weissen Blutkörper identisch erwiesen. Einige durch Cerebralsymptome, Anämie mit Retinalblutungen complicirte Fälle werden ausführlich mitgetheilt. — Die therapeutischen Vorschläge Moczutkowski's (Diaphorese, Derivation) glaubt W. bekämpfen zu sollen.

Im Stadtlazareth zu Danzig kamen, wie Knipping (6) berichtet, vom 18. Februar bis Anfang September 315 Recurrensfälle zur Behandlung. In seiner Symptombeschreibung lehnt sich Verf. im Ganzen an Bekanntes an, lenkte jedoch sein Augenmerk besonders auf die Complicationen und giebt u. a. an, dass Delirien nur in 3,2 pCt. der Fälle zur Beobachtung kamen, was auch von dem Gesichtspunkt interessant ist, dass die Danziger Fieberkranken niederen Standes fast ausnahmslos in Delirium tremens verfallen. Bronchitis complicirte ein Drittel der Fälle; starke Pulsbeschleunigung hat für die Prognose keine Wichtigkeit. Erbrechen fand in 11,1 pCt. statt, Durchfall in 27,9 pCt.; eine sehr ungünstige Complication ist Icterus (9,3 pCt.); Augenaffectionen (meistens „einfache Iritis") kamen in 3,6 pCt. der Fälle zur Beobachtung. Hautefflorescenzen wurden nie bemerkt. Im Alter von 20—40 standen von den 315 Kranken 166. Alle Kranken waren Vagabonden, auch die 42 weiblichen; 4,1 pCt. = 13 starben. Die Ansteckungsfähigkeit äusserte sich hier stärker als in anderen Lazarethen; es erkrankten: ein Kranker einer anderen Abtheilung, eine Wäscherin und von 11 Wärterinnen 5. Nur einen Anfall hatten 20, 2 Anfälle 148, 3 Anfälle 145, 4 Anfälle 2. Dauer der einzelnen Anfälle: I. 6 Tage, II. 4—5 Tage, III. 3—1 Tag. Die Intermissionen waren von sehr wechselnder Länge. — Die Spirochäten wurden gesucht und fast ausnahmslos gefunden. Zur Zeit der Intermission und in den ersten und letzten 12 Stunden des Paroxysmus schienen sie im Blute nicht vorhanden zu sein. — Die Behandlung war, da man von Antipyreticis Erfolge nicht constatiren konnte, eine exspectative mit kräftiger Ernährung.

Ueber eine Recurrensepidemie in Swinemünde berichtet Caspar (7). Die Stadt blieb durchgängig von schweren Epidemien verschont; auch die 1873er Cholera gewann in ihr nur eine beschränkte Ausdehnung. Nur Wechselfieber findet sich in dem an niedrige Wiesenflächen grenzenden westlichen Stadttheil mit relativer Häufigkeit. — Dagegen hat die Stadt Swinemünde den Nachtheil, dass sie im Tract eines vielbewanderten Bettler- und Vagabondenweges liegt. Sämmtliche im dortigen Krankenhause im Frühjahr 1880 behandelte Recurrenskranke waren auf der Wanderschaft erkrankt bis auf einen Wärter und Einen, bei dem Zeit und Ort der Erkrankung nicht festzustellen war. Es handelte sich um 60 Individuen mit dem bekannten Typus der Vagabondencachexie, von denen einige schon vorher ihre ersten Anfälle durchgemacht hatten; mit Hülfe der Anamnese wurde die Menge derselben für 58 pCt. der Erkrankten auf 3, für 35,1 pCt. auf 2 und für 6,6 pCt. auf einen Anfall festgestellt. Die durchschnittliche Dauer der einzelnen Anfälle betrug 3,4 Tage; und zwar für den I. Anfall 4,6 — für den 2. Anfall 3,2 und für den 3. nur 2,4 Tage. Als längster Anfall wurde ein 9 Tage dauerndes Fieber beobachtet. Als kürzeste Intervalle kamen 4tägige Zeitfristen, als längste solche von 12, 14 und 16 Tagen vor. Als höchste Temperatur wurde 42° beobachtet; die niedrigsten zur Kenntniss gekommenen Temperaturgrade waren 34,1°—34,2°—34,6°—34,7°—34,9°. Milz- und Leberanschwellungen waren regelmässig, Icterus 1mal vorhanden. Ausserdem trat nur 2mal Iritis als Complication auf. — Alle untersuchten Fälle wiesen Spirochäten im Blute auf. Unter der Behandlung mit 14—15° kühlen Bädern mit 10—15 Min. Dauer starb kein Fall.

Während des Frühlings und Sommers 1879 wurden auf die Greifswalder Clinik 35 Recurrensfälle aufgenommen, über welche z. Th. Mosler selbst berichtet hat. Ueber eine gleiche Anzahl von Fällen, die von October 1879 bis Mai 1880 zur Aufnahme gelangten, giebt Kühn (8) folgende Notizen: Die Vertheilung war so, dass auf 1879 October 2 — November 3 — December 1; auf 1880 Januar 2 — Februar 13 — März 10 — April 4 Fälle kamen. Sämmtliche Kranke waren „Reisende", fast alle verwahrloste Bummler. Wolgast musste in Verdacht genommen werden, eine Hauptquelle der Infectionen zu sein; im Krankenhause wurden Weiterübertragungen absolut verhindert. (Sehr beachtenswerth. Ref.) In einer mit Typh. abd., rec. und exanth. belegten Baracke wurden 2 Wärter, allem Anschein nach mit der erstgenannten Form, inficirt. — Die Gesammtzahl der bei den 35 Recurrenskranken betrug 65, häufigster Durchschnitt 2—3 Anfälle. Vierte Anfälle (immer nur die im Krankenhause beobachteten gerechnet) kamen 2, fünfte nur 1mal vor. 500 Blutuntersuchungen, von denen 315 mit allen Einzelheiten vom Verf. aufgeführt sind, stellten fest, dass in der Regel zu jeder Zeit eines jeden Anfalles Spirillen sich vorfinden. (Vgl. Jahresber. 1879, II. S. 32.) Während der Crise waren sie gewöhnlich bereits verschwunden; Pseudocrisen waren stets durch den Nachweis der Microorganismen als solche zu erkennen. Schlüsse aus der Zahl resp. der Vertheilung der Spirillen auf die Intensität oder den weiteren Verlauf des Falles hält K. für nicht zulässig; bei denselben Kranken scheint jedoch eine gewisse Gleichmässigkeit der Spirillenmengen vorzuliegen. Bei einem letal verlaufenen Falle war die Anzahl von vornherein eine sehr grosse. Die mehrfach beschriebenen, beweglichen, stark lichtbrechenden Körnchen fand auch Verf. Gewöhnliche Therapie: Natr. salicylicum in den Darm infundirt.

Indem wir die etwas angreifbaren ätiologischen Räsonnements, mit welchen Spitz (9) seine Darstellung der Breslauer Recurrensepidemie von 1879 einleitet, bei Seite lassen, recapituliren wir zunächst die zahlenmässigen Daten derselben. Von 237 Erkrankungen fielen 136 auf das Alter von 21—40 Jahren; von 235 nur 55 auf das weibliche Geschlecht. Die Incubation wird auf 7 Tage berechnet, der I. Anfall auf durchschnittlich 6, der II. auf 4, der III. auf 3, der IV. auf $1\frac{1}{2}$ Tage. Die Dauer der I. Remission betrug im Durchschnitt $7\frac{1}{2}$, die der zweiten 7, die der dritten $10\frac{1}{2}$ Tage. In vereinzelten Fällen hat Verf. auch höchst abortiv verlaufende Relapse von nur 4—6 Stunden langer Dauer gesehen. Einen Anfall hatten 26, zwei 33, drei 39, vier 7, fünf 3 Personen. Während der Paroxysmen fanden sich constant Spirillen im Blute, am zahlreichsten auf der Höhe des Anfalls, spärlicher am Anfang und Ende desselben. Milztumor ist constant; häufiger als andere Autoren sah Sp. eine vorübergehende Affection des Larynx und hörte die Kranken über intensive Gelenkschmerzen klagen. In mehr als der Hälfte der Fälle wurde Albuminurie constatirt. Delirien traten häufig (s. dagegen die Mittheilungen von Knipping) auf, und zwar bei Nichtpotatoren und während des Fieberabfalls. Pneumonie gilt ihm als häufige (numerisch nicht specificirte) Complication; in 3 Fällen entwickelte sich während der Recurrenserkrankung Lungenschwindsucht. — Die Mortalität betrug 4,66 pCt. — Von Coupirungsversuchen sah man bald ab und verfuhr tonisirend.

Auf die Riegel'sche Clinik in Giessen kamen, wie Lachmann (10) berichtet,

im				im				
X.	XI.	XII.	1879.	I.	II.	III.	IV.	1880
3	17	57		53	36	16	4.	

also zusammen 186 Recurrensfälle, 164 M., 22 W. Das Alter zwischen 25—35 J. konnte als das bevorzugteste gelten. Die Mortalität (vgl. oben die Berichte aus Breslau und Danzig) war sehr hoch = 9,2 pCt., was Verf. aus der Schwierigkeit erklärt, mit welcher in Giessen Vagabunden Krankenhausaufnahme erlangen. Unter den genau analysirten Leichenbefunden verdienen eine besondere Erwähnung die fast allgemein zu constatirenden, sehr starken Entzündungen der Bronchialschleimhaut und die sehr häufigen lobulären, pneumonischen Herde. Ausserdem fand sich regelmässig der multiple Milzinfarct. — Hinsichtlich der Spirillen sieht sich Verf. veranlasst, dem Heydenreich'schen Satz: „Das Erscheinen der Microorganismen gehe dem Beginn der Anfälle voraus," ebenso zu widersprechen, wie dessen Vermuthung: „Die Re- und Intermissionen hängen mit dem Absterben von Generationen der Spirochäten zusammen." Was das Auffinden der Spirochäten in den Leichen der auf der Höhe des Anfalls Gestorbenen betrifft, so glückte es L. stets. Die längste Zeit, in welcher man im Leichenblut noch lebende Spirochäten antraf, war 4 Stunden. Die experimentelle Uebertragung auf Pferde und Schafe glückte nicht; dagegen erkrankte der pathologische Anatom Prof. Perls nach einer der Sectionen in solcher Weise, dass an eine Uebertragung des Recurrensinfectionsstoffes auf diesem Wege mit Wahrscheinlichkeit gedacht werden kann. — Die Zahl der Anfälle war bei 26 Kranken : 1, bei 62 : 2, bei 67 : 3, bei 9 : 4, bei 22 fraglich. Von Complicationen erwähnt Verf. 23 Pneumonien (11 pCt. aller Erkrankungen; 9 †); 3mal Entzündungen der Gehirnhäute; 1 ausgeprägte acute Nephritis; 3mal Frostgangrän an beiden Füssen. In 11 pCt. (also 22mal) kam als Nachkrankheit Irido-Choroïditis zur Beobachtung; noch häufiger Darmcatarrhe und leichte Hautödeme. — Die Therapie hatte lediglich negative Resultate.

Ueber die in kurzen Notizen bereits für den vorigen Jahresbericht verwerthbaren positiven Inoculationsversuche mit dem Recurrensspirillum, wie sie Carter an Affen erzielte, liegen jetzt die ausführlicheren Mittheilungen desselben Autors vor (12). An 51 Affen wurden 44 Experimente mit Fieberblut gemacht, darunter 31 mit Spirillenblut, und zwar 22 positiven und 9 negativen Erfolges. Vier Injectionen des Speichels fiebernder Menschen riefen ernste Störungen, aber keinerlei specifische Symptome an den Affen hervor. — Die fehlgeschlagenen Impfungen — nach denen also weder die typischen Störungen des Allgemeinbefindens noch die Spirillen im Affenblute zu constatiren waren — erklärt C. dadurch, dass das Injectionsmaterial den Recurrenskranken in diesen Fällen nicht zur richtigen Zeit, d. h. sei es vor der Verbreitung der Spirillen im Blute, sei es zu sehr auf der Höhe oder zu sehr gegen das Ende der Fieberperioden, kurz, dann entnommen wurde, wenn in dem überpflanzten Blute neben dem Spirillum noch andere „Blutgifte" von stärkerer Wachsthumsenergie enthalten waren. Aber auch mit Berücksichtigung dieser Fehlerquellen stellt sich die geringere Wahrscheinlichkeit für jene Annahme heraus, dass man das Blut zur fieberfreien Zeit zu erfolgreichen Impfungen zu verwenden habe. — Was nun die Phänomene der gelungenen Impfungen specieller anlangt, so darf nicht vergessen werden, dass das Blut der in Gebrauch genommenen Affen im normalen Zustande eine um 3° F. höhere Temperatur als das menschliche hat. War aber die Inoculation gelungen, so fand ein typischer, mit weit bedeutenderer Hitze (bis 107° F.) einhergehender Anfall statt; aber die Relapse waren auch in diesen Fällen selten. Wurden die Thiere im ersten Anfalle oder gleich nachher getödtet, so ergab sich als Sectionsresultat eine ziemlich weit in den Dünndarm hinabreichende „Inflammation" der Verdauungswege. Im Blute fanden sich überall Spirillen, oft auch jene steifen, nicht gewundenen Fäden, welche von einzelnen Seiten als Ruhezustände der Spirochäte Oberm. angesehen werden. Specielle Untersuchungen der Milzvenen führten darauf, in den Wänden derselben die Hauptbildungsstätten des Microparasiten zu sehen. Die Züchtungsversuche in ectanthropen und ectozoötischen Medien wiesen darauf hin, dass die Bereitwilligkeit der Microorganismen, in diesen zu gedeihen, mit seiner Infectionsfähigkeit eine gewisse Parallele einzuhalten schien.

Die Spirochäten fand Guttmann (13 und 14) immer nur während der Recurrensanfälle, nie in den apyretischen Stadien. Unter den als Material seiner Untersuchungen benutzten 200 Recurrensfällen wurden 1 mal 30 Stunden p. m. noch die Spirillen im Leichenblute aufgefunden, ein zweites Mal noch nach 36 Stunden. Ihm erscheint nach diesen Erfahrungen ihr schnelles Verschwinden im antipyretischen Stadium noch um so räthselhafter, Denn sie hinterlassen dabei keinerlei Residuen, die man ev. als Zerfallsproducte betrachten könnte. — Wenigstens spricht G. als solche kleinste bewegliche Körperchen, die er in und ausser den Anfällen im Recurrensblute fand, nicht an. Ihre Zahl ist nie gross, sie erscheinen meistens isolirt, aber auch zu zweien gepaart im Gesichtsfelde und machen im letzteren Falle zuweilen den Eindruck, als wären sie durch ein ganz kurzes Fädchen zu einer hantelförmigen Figur verbunden. Lichtbrechend, daher dunkel, glänzend, $^{1}/_{20}$ bis $^{1}/_{30}$ eines rothen Bluthörperchens gross, zeigen sie eine zitternde, tanzende Bewegung (Eigenbewegung? Ref.). Die anfängliche Meinung G.'s, sie in eine Beziehung zum Recurrensprocess zu setzen, widerlegte er selbst durch Controluntersuchungen an anderen acut fieberhaften Krankheiten und am gesunden Blute, wo die Körperchen (Nedsvetskische K. — Cbl. f. d. med. Wissensch. 1873. No. 10) ebenfalls aufzufinden waren. — In Züchtungsapparaten fand sichtlich eine Vermehrung der Körperchen statt; doch waren dieselben auch in nicht damit geimpfte Nährlösungen — aus der Luft, wie G. annimmt — hineingelangt. — Spirillen aus dem Blute von Recurrenskranken zu züchten, ist ihm nicht gelungen. (Vgl. die folgende Mittheilung. Ref.)

Der Frage, ob die Recurrensspirochäten während der ganzen Intermission im Keimzustande vorhanden sind, oder ob die Keime erst wieder mit Beginn des neuen Anfalles in das Blut gelangen, suchte Albrecht (15) durch folgende Verfahrungsweisen näher zu treten: Es wurde an jedem Tage der Remission einem intelligenten Kranken Blut entnommen und die fertigen Präparate in der feuchten Kammer aufbewahrt. Nachdem dann mehrere Tage hindurch bei genauester Prüfung keine Spirochäten aufzufinden gewesen waren, stellten sie sich plötzlich in reichlichster Zahl zur Beobachtung; stets aber traten sie in diesen präservirten Proben langsamer auf als im Körper des betreffenden Kranken, so z. B. dort erst, als der zweite Anfall bereits an diesem seit 2—3 Tagen eingetreten war. Durchschnittlich war der Zeitraum der Latenz in der feuchten Kammer 5—6 Tage. G. glaubt hieraus schliessen zu sollen, „dass die Keime der Spirillen während der Remission im Blute circuliren". — Auf Metamorphosen der Spirillenkeime bezieht er folgende Wahrnehmungen: In dem Blute, welches aus den ersten Tagen der Remission stammte, fanden sich zwischen den Bluthörperchen bei 1000-facher Vergrösserung sehr kleine, kaum sichtbare, runde Körperchen, welche „sich beständig bewegen, hin und her tanzen, drehen und fortschreitende Bewegungen ausführen". Sie lagern sich in den folgenden Tagen dann zu zwei neben einander oder scheinen paarweise durch ein dünnes Stäbchen verbunden. Auch 3 Körperchen finden sich an einem Stäbchen oder auch eines in der Mitte. Daneben fallen breitere Stäbchen von der Länge eines Bluthörperchendurchmessers auf, welche ganz den Eindruck von in ihren Windungen zusammengedrückten Spirillen machten. Endlich erschienen noch Körperchen wie die frei tanzenden, auch in verschieden umfangreichen „Protoplasmakörpern" eingebettet, und zwar in der Zahl von 3—4 bis zu 100. Die grösseren dieser Massen machten den Eindruck von Zoogloëahaufen, die kleineren schienen den Bewegungen der in ihnen eingebetteten Körperchen zu folgen. Der directe Uebergang der Spirillen liess sich nicht verfolgen; die unter dem Deckglas entstandenen Spirillen schienen sich von den im Körper entstandenen durch einen festen schwarzen Punkt in ihrer Mitte, von der Grösse der freien runden Körperchen, aber auch lediglich durch diesen, zu unterscheiden.

XIII. Insolation. Coup de chaleur. Hitzschlag.

1) Curran, W., Sunstroke as I have seen it in India. Med. Press and Circ. May 19, 26. June 2, 9, 16, 23, 30. July 7, 21. — 2) Zuber, M., Note sur le coup de chaleur. L'Union méd. No. 169—170. — 3) Senftleben, Die Untersuchung des Blutes beim Hitzschlage. Deut. militärärztl. Zeitschr. H. 7—8. (Bezug nehmend auf seine referirten Blutuntersuchungen, bittet S. dringend, die microscopische Untersuchung in Fällen von Insolation nicht zu unterlassen.) — 4) Bigelow, H. R., Sunstroke, insolation, Coup de soleil. Phil. med. and surg. rep. June 19. (Nichts Neues.) — 5) Hackley, C. E., Nine cases of sunstroke. The New-York med. rec. Aug. 21. (Unter der Behandlung mit kalten Bädern und Einschlagungen gingen 6 Fälle in Genesung, 3 in Tod aus.) — 6) Flint, Austin, Insolation. Philad. med. and surg. Rep. Septb. 18. (Clinische Besprechung eines typischen Falles.) — 7) Maclean, W. C., The treatment of sunstroke. The Brit. medic. journ. Decb. 18. (Kühle Luftströme und starke Ventilation werden empfohlen.)

Ein mehr feuilletonistisch gehaltener Artikel von Curran (1) giebt dessen Erfahrungen über Hitzschlag in Indien wieder, die Verf. dort auf verschiedenen Militärstationen, besonders in Peschawur machte. Er spricht sich, wie schon viele Autoren vor ihm, gegen die Ueberschätzung des Hitzemoments aus und bestätigt die Seltenheit des Hitzschlages an hochgelegenen Plätzen und auf Schiffen; seine grössere Häufigkeit bei gewissen Winden, bei noch nicht erfolgter Acclimatisation und bei Trinkern. Die in Betracht kommenden atmosphärischen Momente, besonders auch die Verhältnisse der atmosphärischen Feuchtigkeit zur Lufttemperatur hält er noch nicht für genügend durchforscht, um sie zahlenmässig für die Aetiologie des Hitzschlages zu verwerthen, resumirt vielmehr: „Solche Hitze, die Durst erzeugt und Schlaf verhindert, die auf der Haut prickelt und aufregt, die eine Ausdehnung der Brust und der Lungen lähmt und die Aëration des Blutes in den letzteren hemmt, — solche Hitze ist es, die neben physischer Prostration und leichteren Graden geistigen Drucks, auch in Hindostan durch Hitzschlag die meisten Todesfälle erzeugt". — Zur Illustration dieser Meinung und besonders auch der ungünstigen Nebenumstände werden einige Tabellen und 6 Fälle mit Sectionsberichten mitgetheilt. Hinsichtlich der letzteren gelangte C. zu der Auffassung, dass sie durchaus nicht so enorm differirende Befunde ergeben, wie dies von früheren Autoren behauptet worden ist, sondern dass in Indien wenigstens die Zeichen des Hitzschlages so übereinstimmende seien, wie in wenigen anderen Krankheiten. Es handle sich vor allem um die so deutlich alterirten Verhältnisse der Blutcirculation im Gehirn, die sich in der Congestion desselben aussprechen; dann aber ganz besonders um die Ausbildung der „Neurosis of cerebral origin", als welche C. den Hitzschlag definirt. Es sei nicht nöthig, so grobe Alterationen, wie bei Apoplexien engeren Sinnes beim Hitzschlag zu finden; dass derselbe auf apoplectischem Wege zum Tode führe, sei nichtsdestoweniger klar. Auch einen Austritt von Serum in die Schädelhöhle anzunehmen sei nicht nöthig, um die Meinung aufrecht zu erhalten, dass die Beeinträchtigung der Gehirnthätigkeit das Primäre beim Tode durch Hitzschlag sei („death invariably occurs in heat-apoplexy trough paralysis or shock of the vasomotor nervous-system"). So erscheinen dem Verf. die Veränderungen in den Lungen nur „subsidiär", die am Herzen nur unbedeutend und der primären Todesursache gegenüber ganz irrelevant. Die Erscheinungen des Coma und der Convulsionen zieht er zur Stütze seiner Theorie heran. Auch scheint es ihm von Belang, dass, wie er beobachtete, die Temperatur des Schädelinhaltes post mortem höher ist, als die der Brustorgane (?) — Endlich wird C. durch die häufig günstigen Erfolge seiner Behandlungsweise in seiner Meinung bestärkt; er setzt nämlich die vom Hitzschlage Betroffenen in warme Bäder und applicirt dann die kalte Douche auf Haupt und Nacken so lange, bis die Temperatur normal geworden ist oder wenigstens, bis sich normale Respiration und Empfindungsfähigkeit einstellt. Dann wird auch der Körper kalt gedoucht und an die Schläfe sowie an die Fossa jugularis Blutegel gesetzt; alle diese Manipulationen werden im Freien oder auf einer Verandah — bei vollkommenem Luftzutritt — vorgenommen. Durch Crotonöl und Calomel per os, gleichzeitig Salz- und Terpenthinclystiere per anum wurde die Cur complett. — Ableitungen auf die Haut erwiesen sich dagegen in jeder Form als nutzlos.

Auf die Analyse von 10 im südlichen Algerien beobachteten theils in Tod, theils in Genesung ausgegangenen Sonnenstichfällen bei Soldaten begründet Zuber (2) die Anschauung, dass die der Hitzschlag-Asphyxie zu Grunde liegenden Circulationsstörungen sich zunächst an das Nichtzustandekommen oder die Unterdrückung der Hautperspiration anschliessen. Durch die infolge hiervon enorm gesteigerte Innentemperatur entstehen Gerinnungen im Herzmuskel, möglicherweise auch innerhalb des Zwerchfelles. Gleichzeitig mögen aber auch an den Blutkörperchen bedeutende Veränderungen stattgefunden haben. (S. oben Senftleben.) — Jedenfalls scheint es ihm dringend nothwendig, die dem Hitzschlag wirklich zuzuschreibenden Erscheinungen einfach und nicht verhüllt und überladen mit den Symptomen darzustellen, die ganz anderen pathogenetischen Zusammenhängen, so der Ueberhetzung und Ueberanstrengung, dem Sumpfmiasma etc. zugehören, zu beschreiben. Auch dann noch müsse man die ungefährlichere Form der Insolation von der „Asphyxie par la chaleur" unterscheiden und beherzigen, dass die directe Einwirkung der Sonnenstrahlen nur einer Quote der Fälle zur Unterlage diene. Jene körperliche Disposition aber, welche so fatal das prompte Eintreten vermehrter Schweisssecretion verhindere, sei möglicherweise auf eine Schwächung des Organismus durch Missbrauch alcoholischer Getränke zu begründen.

Acute Exantheme

bearbeitet von

Oberstabsarzt Dr. MAX BURCHARDT in Berlin.

---

1. Allgemeines.

1) Estere, M. A., Scarlatine et varioloide. Succession rapide de ces deux fièvres éruptives chez un même sujet. Montpellier méd. Mai. (E. erzählt ausführlich die Krankengeschichte eines 13jähr. Knaben, der am 29. Januar wegen Scharlachfieber [Scarlatina variegata] in das Lazareth aufgenommen und seit dem 3. Februar in der Abschuppung begriffen, am 8. Februar von Neuem fieberhaft erkrankte und am 11. Februar einen beginnenden Pockenausschlag zeigte. Die Krankheit endete in Genesung. Verf., der aus der Literatur noch 3 Fälle, in denen Pocken unmittelbar auf Scharlach folgten, anführt, hält seine Beobachtung darum für besonders merkwürdig, weil der Pocken-Ausschlag sich genau in derselben Reihenfolge über den Körper verbreitete, wie der Scharlachausschlag, der am Rumpfe begonnen hatte, und weil die Pusteln sich um die während des Scharlachs geröthet gewesenen und später abschuppenden Stellen in grosser Zahl gruppirten, diese Stellen selbst aber durchaus frei liessen.) — 2) Bends, Viggo, Die Sterblichkeitsverhältnisse an Masern und Scharlach in Kopenhagen, mit besonderer Berücksichtigung der verschiedenen Altersclassen. Deutsche med. Wochenschr. No. 34.

Seit 1855 ist mit Ausnahme von wenigen Wochen nach Bends (2) das Scharlachfieber immer in Kopenhagen vorhanden gewesen.

Im Ganzen erkrankten daselbst von 1855 bis 1879 22036 Personen an Scharlach und starben von diesen 2698 (12,3 pCt.). Die Sterblichkeit war in einzelnen

Jahren sehr hoch, in anderen sehr niedrig. Sie betrug 1855 22,7 pCt., 1874 nur 17 pCt. Die Höhe der procentualischen Scharlachsterblichkeit war unabhängig von der Häufigkeit der Erkrankungen. Die Lebensgefahr nahm mit Zunahme des Alters der Erkrankten sehr bedeutend ab, wie nachstehende Tabelle zeigt:

		Unter 1 Jahr	1—5 J.	5—15 J.	über 15 J.	Summa
1867	Krankheitsfälle	241	4254	5137	1138	10770
bis	Todesfälle	69	561	299	54	983
1879	„ in pCt.	28,6	13,2	5,8	4,7	9,1

Masern kamen in den 25 Jahren von 1855 bis 1879 in 52115 Fällen vor. Es starben 1559 oder 3 pCt. der Erkrankten. Vom Jahre 1858 abgesehen, das 9 Erkrankungen und 3 Todesfälle aufweist, betrug die höchste Sterblichkeit einzelner Jahre 5 pCt., die geringste 0 pCt. Ebenso wie beim Scharlach war die Häufigkeit der Erkrankungen an Masern ohne Einfluss auf die procentualische Sterblichkeit, dagegen auch hier das Lebensalter von grösstem Einfluss auf die Gefährlichkeit der Krankheit.

		Unter 1 Jahr	1—5 J.	5—15 J.	über 15 J.	Summa
1867	Krankheitsfälle	1855	13701	13695	1330	30581
bis	Todesfälle	264	579	83	6	932
1879	„ in pCt.	14,23	4,23	0,6	0,45	3,05

Von nicht tödtlich verlaufenen Erkrankungen ist ohne Zweifel noch häufiger bei den Masern als beim Scharlach keine Anzeige gemacht worden. Es ist daher das Sterblichkeitsverhältniss höchst wahrscheinlich günstiger gewesen, als es in den Tabellen berechnet ist. Während fast die ganze Bevölkerung früher oder später an Masern erkrankte, blieb mehr als die Hälfte vom Scharlachfieber verschont.

II. Scharlach.

1) Clark, Alonso, The eruptive fevers. Scarlet fever. The New-York med. record. 15. u. 22. May. — 2) Sosinskey, T. S., Statistic, climatic and allied features of scarlet fever. The med. and surg. Philadelphia reporter No. 4 and 5. — 3) Sergeant, Scarlatina at Bolton. Brit. med. journ. 11. Dec. (Bericht, dass in Bolton in 9 Wochen 160 Personen an Scharlach erkrankten und davon 31 starben.) — 4) Ayer, J. B., Scarlet fever. Boston med. and surg. journal. 13. May. (7jähr. Mädchen, dem früher 2 mal Theile der linken und 1 mal der rechten Mandel ausgeschnitten waren, erkrankte am 16. December fieberhaft und bekam am nächsten Tage Scharlachausschlag und Pharyngitis. Eine am 21. bemerkte Mandel-Diphtherie wurde mit 3proc. Argentum nitricum-Lösung behandelt und war am 25. verschwunden. Von da ab bei hohem Fieber (bis 40°) Convulsionen, Stupor, Trockenheit der Zunge, Secessus inscii. Erst vom 28. Tage der Krankheit an deutliche Besserung. Albuminurie war während der Krankheit nicht nachzuweisen.) — 5) Archambault, De la scarlatine chez les enfants; traitement. Gaz. des hôp. No. 2. — 6) Burckhardt-Merian, Alb., Ueber den Scharlach in seinen Beziehungen zum Gehörorgan. Volkmann's Sammlung klin. Vorträge. Leipzig. 8. 28 Ss. — 6a) Derselbe, Ueber die Beziehungen des Scharlachs zum Gehörorgan. Vortrag, gehalten am 4. Mai in der med. Gesellschaft zu Basel. Corresp.-Blatt der Schweizer Aerzte. No. 15. — 7) Salles, H., Scarlatine dans l'état puerpéral. Montpellier méd. Août. (Bei einer 30jährigen Frau 38 Stunden nach der Entbindung Frost und Fieber, 12 Stunden später Scharlachausschlag. 19 Tage nach der Entbindung wird der in der Genesung befindlichen Wöchnerin mitgetheilt, dass ihr Kind gestorben sei. Von da ab Fieber. Es entwickelt sich Albuminurie und rechtsseitige Pneumonie, und am 26. Tage nach der Entbindung tritt der Tod ein. Verf. berechnet die Dauer der Incubation des Scharlachs im vorliegenden Falle auf nur 32 Stunden [die Ansteckung kann nach den im Original mitgetheilten Thatsachen viel früher stattgefunden haben, als Verf. annimmt. Ref.]. Ausserdem erscheint dem Verf. interessant, dass der Ausschlag sich auf den dem Becken benachbarten Theilen concentrirt hat, dass die Angina kaum angedeutet und die Abschuppung kleienförmig war.) — 8) Vergely, Scarlatine; coryza purulent comme symptome prodromique; mort. Journal de méd. de Bordeaux. 15. Août. (4jähriges Mädchen, das ein Jahr zuvor an Masern und vor 6 Monaten 8 Wochen lang an einer Stirnwunde behandelt war, erkrankte am 17. Juni unter heftigem Fieber und sehr reichlichem, gelben, geruchlosen Ausfluss aus der Nase. Am 19. war ein Scharlachausschlag, von dem am Tage zuvor nur Spuren sichtbar gewesen waren, deutlich entwickelt, Pharynx, Mandeln und Zäpfchen rosig gefärbt. Am 20. waren diese letzteren Theile mit einem weissen, breiigen Ueberzuge bedeckt. Aus dem linken Ohr gelblicher Ausfluss. Nach einigen Erstickungsanfällen starb das Kind in der Nacht zum 23. Juni. Andererseits Fälle von Scharlach, der übrigens in der Stadt vorhanden war, kamen im Hause nicht vor. Jedoch erwähnt Verf., dass er daselbst einen Oheim des Kindes unmittelbar vorher an einer phlegmonösen Angina behandelt habe.) — 9) Pearse, H. William, A case of scarlet fever or diphtheria. The med. Press and Circular. 7. Jan. (6jähriger Knabe erkrankt am 22. October Abends unter Fieber. Am folgenden Tage weisser Belag auf einer Mandel, der sich nach einigen Tagen ohne örtliche Behandlung ablöst. Vom 8. bis 13. November Entzündungen der Fusswurzel- und Kniegelenke. Am 24. November Albuminurie und 4 Tage später Ptosis und Schielen des linken Auges, motorische Lähmung des linken Armes und Beines. Getränk kommt zum Theil durch die Nase zurück. Nach Jodkalium und Bromkalium Besserung der Lähmungen. Erst Ende Januar hört das Stolpern beim Gehen auf. Da eine Schwester des kranken Kindes 2 Monate früher Scharlach überstanden hat, so will Verf. den beschriebenen Fall von Diphtherie als eine Mischform von Diphtherie und Scharlach angesehen wissen. Die epidemischen Krankheiten seien überhaupt wandelbar.) — 10) Hajek, S., Ueber die Ursachen und den Verlauf der Urämie bei Nephritis nach Scharlach. Arch. f. Kinderheilkunde. 1. Heft 10 u. 11. (Verf. sieht in der langdauernden, fast vollständigen Unterdrückung der Hautausdünstung die Ursache der beim Scharlach auftretenden Nephritis, da die Krankheitsbilder und die Obductionsbefunde bei primärer und bei scarlatinöser Nephritis, sowie nach künstlich durch Firnissen, Verbrennen oder starkes Abkühlen der Haut herbeigeführter Unterdrückung der Hauttranspiration sehr ähnlich oder vielmehr identisch seien. Er theilt zum Belege zwei Fälle von Scharlach-Nephritis, die mit schweren urämischen Erscheinungen einhergingen, ausführlich mit.) — 11) Dawosky, Ein spät auftretender Morbus Brightii post Scarlatinam und 2 Fälle von Parotiden- und Submaxillardrüsen-Geschwulst infolge von Scharlachgift ohne Scharlachexanthem. Memorabilien. No. 4. — 12) Osthoff, Hämoglobinurie bei Scharlach. Bayer. Aerztl. Intelligenzblatt. No. 26. (Ein 13jähr. Mädchen erkrankt am 7. März fieberhaft, bekommt am folgenden Tage ein Scharlach-Exanthem, das am 10. März eine düster-blaurothe Färbung zeigt und entleert am 11. März spärlichen, tiefbraunen Urin, der Hämoglobin, bräunliche Cylinder und Nierenbecken-Epithel, aber keine Blutkörperchen enthält. Vom 12. März ab war der Urin gelb, enthielt aber erst vom 15. März ab kein Hämoglobin mehr. Eiweissgehalt des Urins bestand bis zum 19. März. Trotz Rachendiphtherie und Decubitus Genesung. Verf. behauptet, die Hämoglobinurie sei durch Zerfall der Blutkörperchen in den Adern, nicht in den Nieren bedingt gewesen. Dieser Zerfall sei nicht durch die Höhe des Fiebers, sondern

durch das Scharlachgift veranlasst.) — 13) Adam, Thomas B., Pericarditis and generalised tubercular disease, following scarlet fever. Glasgow med. journ. June. (Anfang April 1879 erkrankte L., ein 18jähr. Arbeiter an Scharlach, hütete aber nur einen Tag lang das Bett, ging nach 4 Tagen bei noch stehendem Ausschlage und Pharyngitis trotz strenger Kälte wieder zu schwerer Feldarbeit. 10 Tage später musste er wegen linksseitiger Pleuritis die Arbeit aufgeben, bekam später Anasarca und Ascites, litt an Husten, häufigem Nasenbluten und Kopfschmerz und fieberte. Nach einigen mit Verlust des Bewusstseins verbundenen convulsivischen Anfällen erfolgte der Tod am 24. Januar 1880. Es fand sich acute tuberculöse Pericarditis, chron. Entzündung des linken Schlüsselbein-Brustbeingelenkes, Vergrösserung der Bronchial-Drüsen und der Drüsen in der Leberpforte, käsige Tuberkeln im Gehirn.) — 14) Blaisdell, A. F., Two attacks of scarlet fever within six months. Boston med. and surg. journal. 8. July. — 15) Riedinger, Ueber das Auftreten von Scharlach bei Operirten und Verwundeten. Centralbl. für Chirurgie. No. 9. — 16) Troub, Hector, Scharlach-Epidemie in einer chirurgischen Krankenabtheilung. Ebendas. No. 18. — 17) Riedinger, Scharlach nach Wunden. Ebendas. No. 28. (Bringt keine neuen Thatsachen, sondern eine gegen Troub [16] gerichtete Polemik.)

In New-York starben von 1804—1826, wie Clark (1) berichtet, an Scharlachfieber im Ganzen 111 Personen. Seitdem hat die Zahl der jährlich in New-York an Scharlach Gestorbenen zwischen 63 und 815 geschwankt. Es hat also die Scharlachsterblichkeit seit 1826 stärker zugenommen, als dem Anwachsen der Bevölkerung entspricht. In Bezug auf die Dauer der Incubation führt C. einen Fall an, in welchem die Incubation höchstens 3 Tage, und einen anderen, in welchem sie mindestens 9 Tage gedauert zu haben schien. Er meint, die Incubation könne zwischen wenigen Stunden und 15 Tagen schwanken. Die Invasion dauere mindestens 6 Stunden, selten mehr als 24 Stunden. Entzündung der Rachenschleimhaut sei ein integrirender Theil der Krankheit. In einem zweifelhaften Falle, in welchem der Ausschlag auf der Haut von dem bei Scharlachfieber nicht zu unterscheiden gewesen sei, habe er als Consulent die Diagnose auf Urticaria gestellt, weil Angina fehlte. Der weitere Verlauf habe ihm Recht gegeben. Ein Kind, das sechs Wochen zuvor an Scharlach erkrankt war, steckte seine Schwester bei kurzdauerndem Zusammensein an. Diese bekam in 4 Tagen Scharlachfieber. Für die Behandlung der diphtheroiden Angina beim Scharlach empfiehlt C. am meisten das Einstäuben von Kalkwasser in die Fauces. Das Kalkwasser löse allerdings die Membranen nicht auf, bewirke aber, dass dieselben vom unterliegenden Gewebe abgestossen würden. Bei sehr dunkelem Ausschlage und bei Petechien empfiehlt er Chinin und Mineralsäuren. Bei starker Anschwellung des Halses, die zu Eiterungen und zu Blutungen führe, hat er von keinem Mittel Nutzen gesehen. Dagegen sei bei Scharlachödemen und Scharlachnephritis die Anwendung von warmen Bädern und das Hervorrufen einer permanenten leichten Perspiration der Haut durch warmes Bedecken von sehr heilsamer Wirkung. Belladonna schütze gar nicht gegen Scharlach.

In Philadelphia starben nach Solinskey (2) in den 10 Jahren von 1869—1878 an Scharlach 5264 Personen. Etwas über 3 pCt. der gesammten Sterblichkeit kam auf Rechnung dieser Krankheit. In den vereinigten Staaten starben 1870 an Scharlach 20,320 Menschen, und es kam etwas über 4 pCt. der gesammten Sterblichkeit auf das Scharlachfieber. Seit 50 Jahren sei diese Krankheit in Philadelphia nie ganz erloschen und ihre Häufigkeit nehme noch zu. Die vom Scharlach bedingte Sterblichkeit sei in den verschiedenen Freistaaten Nordamerika's, wenn man die Zahl der Scharlachtodten im Verhältniss zu 100,000 der Lebenden berechne, ausserordentlich verschieden und schwankte 1870 nach der vom Verf. gegebenen Tabelle zwischen 1 (Georgia) und 352,5 (Nevada). In den vereinigten Staaten betrug 1870 die Zahl der Scharlachtodesfälle im ersten Vierteljahr 7394, im 2. 5766, im 3. 3239, im 4. 3986. In Philadelphia starben während der letzten 17 Jahre an Scharlach im Januar 892, Febr. 779, März 912, April 818, Mai 838, Juni 787, Juli 586, August 440, Sept. 309, Oct. 439, Nov. 543, Dec. 705.

Das Verhältniss der Scharlachsterblichkeit war daher in den einzelnen Jahreszeiten annähernd dasselbe in Philadelphia wie in den Vereinigten Staaten. In London dagegen sei im Herbst die Scharlachsterblichkeit am grössten und im Frühjahr am geringsten. Alle 5 Jahre beobachte man in Philadelphia eine erhebliche Zunahme der Scharlach-Erkrankungen und Todesfälle (z. B. 1870 und 1875). In England sei die gleiche Beobachtung von Ransome gemacht. Die Begünstigung der Ausbreitung des Scharlachs sei an verschiedenen Orten von verschiedenen meteorologischen Zuständen abhängig. Im Allgemeinen sei Kühle und Trockenheit der Luft auch in den Krankenzimmern ein Schutz gegen die Weiterverbreitung des Scharlachs. Unreinlichkeit, das Vorhandensein von Cloakengasen sei bisher in Philadelphia ohne nachweisbaren Einfluss auf die Scharlachepidemien. Die Scharlachsterblichkeit war in Philadelphia besonders in den ersten 5 Lebensjahren gross, nach dem 10. Jahre sehr gering. Verf. belegt dies allgemein gültige Gesetz durch Zahlenangaben und giebt ebenso Zahlenzusammenstellungen über die Erkrankungen der beiden Geschlechter.

Die 5 von Archambault (5) kurz mitgetheilten Fälle stellen eine Reihenfolge von ganz leichten bis zu schweren Fällen dar. Bei dem ersten trat das prodromale Fieber am Abend ein, es zeigte sich Scharlachausschlag, der aber am anderen Morgen ebenso wie das Fieber verschwunden war. Es folgte später eine leichte Abschuppung. Die 4 anderen Fälle weichen von dem typischen Bilde des Scharlachfiebers nicht ab; der Verf. scheint sie aber für anomal zu halten, weil bei den meisten keine Halsschmerzen und keine initiale Uebligkeit oder Erbrechen vorhanden waren. Das Erbrechen bleibe bei den Kindern nur dann aus, wenn sie bei dem Eintritte des Invasionsfiebers nüchtern seien. Die Eruption zeige sich 24 bis 36 Stunden nach den ersten Krankheitserscheinungen und befalle keineswegs immer zuerst das Gesicht, sondern beginne oft am Halse, an der Brust, am Rücken. Bisweilen sehe man gleichzeitig Miliaria um die Leistengegend. Bei Scarlatina maligna könne die

Haut bläulich-roth aussehen. Der regelmässige Scharlachausschlag sei bei Lampenlicht nicht sichtbar; allenfalls sehe man hier die Congestion der Haut. A. empfiehlt nie die Fenster des Krankenzimmers zu öffnen, das übrigens luftig und nicht zu warm sein sollte, 16° bis 18° C. genügten. Da die Nephritis zwischen dem 14. und 22. Tage aufzutreten pflege, so müssten gerade in dieser Zeit die Kranken zu Bett bleiben. Zur Verhütung der secundären Angina empfiehlt A. warme Einhüllung des Halses und zur Verhütung von Gelenkrheumatismus an der Hand das Tragen von Manchetten. Bäder erklärt er für zulässig bei heftigem Fieber, doch müsse dabei Erkältung ängstlich vermieden werden. Den Speckeinreibungen zieht er Einreibungen mit Glycerin und Coldcream vor. Gegen die nächtlichen Delirien empfiehlt er Bromkalium und Opiate. Um den zögernden Ausschlag hervorzurufen, giebt er Ammonium aceticum.

Nach den Beobachtungen von Burkhardt (6), Schmalz und Yearsley haben von je 1000 Ohrenkranken etwa 43 bis 55 ihr Leiden infolge von Scharlach erworben. Andererseits fand Baader unter 15 Scharlachfällen, von denen 4 tödtlich endeten, 5 mal, und unter 36 Scharlachfällen, von denen 3 tödtlich endeten, 8 mal; im Ganzen also in 25 pCt. der 51 Scharlachfälle Mittelohraffecte. Die schweren Formen von Mittelohrleiden erklären sich aus der in einzelnen Fällen direct nachgewiesenen Fortleitung der Diphtherie der Rachenschleimhaut auf das Mittelohr. Bei den zahlreichen leichteren Formen dagegen ist es nur die lange Dauer der Congestion der Rachenorgane, welche den gleichen Zustand in der Schleimhaut des Mittelohres auslöst. Wenn bei Scharlach mit Rachendiphtherie nach dem Schwinden des Eruptionsfiebers von Neuem Fieber auftritt und mit Ohrenschmerzen und Schwellung der cervicalen und submaxillaren Lymphdrüsen verbunden ist, so handelt es sich meist nicht um einfache Mittelohrcatarrhe, sondern um eine das Trommelfell oft zerstörende Diphtherie des Mittelohrs und um eine sehr grosse, das Gehör und selbst das Leben (durch Meningitis, durch Arrosion der Carotis oder des Sinus transversus) bedrohende Gefahr. Meist tritt die Erkrankung im Abschuppungsstadium unter Fieber, Ohrenschmerz, Taubheit und zuweilen starkem Sopor auf. Die um das Ohr liegenden Lymphdrüsen sind dabei meist geschwollen und der Warzenfortsatz auf Druck schmerzhaft. Unter Nachlass der Schmerzen und des Fiebers trete bald Durchbohrung des Trommelfells ein. Unter 85 Fällen von Ohrenleiden nach Scharlach war in 18 Taubheit auf beiden Ohren und in 3 Taubstummheit eingetreten. Ungefähr 10 pCt. aller Fälle von erworbener Taubstummheit seien auf Scharlach zurückzuführen. Für die Behandlung empfiehlt B. prophylactisch Aetzungen der diphtherischen Beläge im Rachen und im Nasenrachenraum mit 10procent. Salicylspiritus, bei Complication mit diphtherischem Schnupfen die Anwendung der Weber'schen Nasendouche. Er lässt diese bei höchstens 32 Ctm. Druckhöhe mit $^3/_4$procent. Kochsalzwasser von 31° einmal täglich machen. Zu dem Kochsalzwasser wird später Salicylsäure bis zu 0,3 pCt. zugesetzt. Daneben lässt er alle 2—3 Stunden mit einer Mischung von 100,0 Wasser und 1 Theelöffel 10procent. Salicylspiritus gurgeln. Lässt sich bei kleinen Kindern die Nasendouche nicht ausführen, so werden von der Nase aus Wattepinsel, die mit 10procent. Salicylspiritus getränkt sind, eingeführt. Bei ganz kleinen Kindern wendet B. reine Salicylsäure als Schnupfpulver an. Sehr grossen Werth legt er auf Wärmeentziehung durch schlauchförmige Eisbeutel, die auf die vordere Halsgegend von einem Warzenfortsatz zum anderen gelegt werden. Ist es zur acuten Mittelohrentzündung gekommen, so soll neben der Kälte namentlich das Jod angewendet werden. B. pinselt entweder 1 mal täglich Jodtinctur in 3 Finger breitem Kreise um das Ohr ein, oder legt eine Salbe aus 1 Jodoform, 1 Ol. foeniculi und 10 Vaseline auf. Bei heftigen neuralgischen Schmerzen im Ohr giesst er einige Tropfen einer Mischung von gleichen Theilen Opiumtinctur und Wasser in das Ohr und giebt innerlich Chinin zu 0,2—0,5. Ist das acute Stadium vorbei, so wird mittelst des Politzer'schen Ballons Luft in die Tuba eingeblasen. Steigern sich aber trotz dieser Mittel die Beschwerden, weil die Paukenhöhle mit Secret überfüllt ist, so wird das Trommelfell an der am meisten vorgebauchten Stelle oder im hinteren unteren Quadranten ausgiebig mittelst auf die Fläche gebogener Paracentesennadel perforirt. Demnächst wird das Secret aus der Paukenhöhle durch Lufteinblasen möglichst entfernt und mit Borsäure-Watte aufgesaugt. Ist am Tage nach der Operation die Trommelfell-Wunde verklebt und die Entzündung vermindert, so beschränkt sich B. auf die Anwendung der Jodpräparate und des Eises. Hat sich aber Eiterung eingestellt, so wird täglich mehrmals nach der Luftdouche das äussere Ohr mit einer 5procent. Lösung von Natron sulphuricum ausgespritzt. Zeigen sich im knöchernen Gehörgang croupöse oder diphtherische Beläge, so werden diese möglichst durch Ausspritzen und Auslöffeln entfernt, mit Salicylsäure bestäubt und ausserdem Einspritzungen mit dem oben erwähnten Gurgelwasser mehrmals täglich gemacht. Hierdurch gelinge es meistens, im Verlaufe einer Woche die Diphtherie zu beseitigen. Die Perforation des Trommelfells schliesse sich dann schnell. Durch das geschilderte, allerdings zum Theil schmerzhafte Verfahren lasse sich die mit dem Scharlach verbundene Gefahr von dem Gehörorgan erfolgreich abwenden.

Bei einem zum 2. Mal an Scharlach erkrankten Mädchen beobachtete Dawosky (11) Albuminurie, die erst gegen Ende der 4. Woche, während der bis dahin ungestörten Reconvalescenz, eintrat. Zeitweise enthielt der Urin, dessen tägliche Menge auf 1,6 bis 2,3 Liter vermehrt war, auch Blut. Die Pulsfrequenz sank auf 48. Patientin genas. D. hat in einer neulichen Scharlach-Epidemie häufig Parotitis und starke Schwellung der Halsdrüsen gesehen. Von 3 Geschwistern erkrankte das eine an Scharlach mit Anschwellung der Halsdrüsen und des umgebenden Bindegewebes, und bald danach die beiden anderen in fast gleicher Weise, jedoch ohne nachweisbaren Hautausschlag. Diese Beiden starben an Septicämie und an Verblutung infolge der Vereiterung des Bindegewebes des Halses.

Blaisdell (14) beschreibt einen diagnostisch sehr zweifelhaften Fall als Scharlachfieber.

Während in Providence Scharlach epidemisch herrschte (es erkrankten vom 1. Januar bis 1 Juni 750 Personen und starben 204 an Scharlach), behandelte B. ein 8jährigen Mädchen an fieberhafter Angina. Nach 2 heissen Senfbädern entwickelte sich ein in Abschuppung endender, rother Ausschlag, den Verf. für Scharlach hielt. Ausschlag und Abschuppung wiederholten sich nach einigen Tagen, nachdem beide Bäder gebraucht waren. Es trat dann bei dem Kinde eine Scheiden-Entzündung mit scharfer Absonderung auf. Verfasser deutet an, dass eine jüngere, gleichfalls an Colpitis erkrankte Schwester dieses Kindes durch dasselbe angesteckt sei, und dass auch die Mutter der Kranken und die Hauskatze an Angina erkrankt seien. Etwa ½ Jahr später erkrankte das Kind an typischem Scharlach.

Riedinger (15) berichtet über 9 Fälle, in denen 1 bis 14 Tage nach einer Verletzung oder Operation Scharlachfieber eintrat. In Fall 1 und 4 begann der Scharlachausschlag in der unmittelbaren Umgebung der Wunde, im 9. Fall war er in der Umgebung der Wunde am stärksten entwickelt. Verf. ist der Ansicht, dass der Scharlach in irgend einem Abhängigkeitsverhältniss zu den Wunden stehe. Drei Kranke waren selbst Aerzte und früher mit Scharlachkranken in Berührung gewesen, ohne angesteckt worden zu sein. Eine Patientin (Fall 5) bekam 14 Tage nach einer Verletzung Scharlach, während ihre 3 Geschwister frei blieben. Verf. glaubt diese 4 letztbezeichneten Fälle als einen zwingenden Beweis für seine Ansicht betrachten zu dürfen.

Im Gegensatz zu Riedinger stellt Treub (16) in Abrede, dass ein Zusammenhang zwischen Trauma und Scharlachfieber bestehe. Er theilt die Krankengeschichten von 5 Scharlachfällen (3 davon mit tödtlichem Ausgang) mit, die auf der Weiberabtheilung der chirurgischen Clinik zu Leiden vorkamen. Nur ein Kranker habe eine offene Wunde gehabt (Fall 5: Erweiterung der verengten Analöffnung. Auch im Fall 2 hatte die Kranke eine geschwürige Stelle. Ref.). Ferner sei auf 4 anderen Abtheilungen des Krankenhauses je ein Scharlachfall ohne vorangegangene Verletzung während derselben Scharlachepidemie vorgekommen. Da nun auf der chirurgischen Abtheilung die anderen Kranken nicht mit Scharlach angesteckt worden seien, obgleich sie zum Theil offene Wunden gehabt hätten, so bestehe keine Beziehung zwischen Wunden und Scharlachfieber. (Es kamen aber damals auf der chirurgischen Weiberabtheilung mehrere Fälle von Pharyngitis ohne Exanthem und und ein Fall von fieberhafter Pharyngitis mit zweifelhaftem Exanthem vor, bei denen der Verdacht auf Scharlachfieber sich aufdrängt. — Cfr. übrigens diesen Jahresbericht für 1879, II. No. 13 u. 14. Ref.)

(1) Pallin, Alfr., Scarlatinaepidemien i Ramnas distrikt 1877—78. Eira 1879 No. 4. (Beschreibung der Scharlach-Epidemien, welche mit Zwischenräumen von 4—5 Jahren im Bezirk des Verf.'s vorgekommen sind.) — 2) Bolling, G., Anteckningar om skarlakensfeber och difteri. Ibid. p. 449.

Bolling (2) sammelt die Erfahrungen, welche er während einer Scharlachepidemie in Visby im Jahre 1878 gemacht, namentlich um das Verhältniss des Scharlachs zur Diphtheritis zu beleuchten:

Von 612 Fällen waren 145 Scharlach ohne Diphtheritis, mit einem Mortalitätsprocent von 6; 176 Diphtheritis ohne Scharlach mit Mortalitätsprocent 4; 291 Scharlach mit Diphtheritis, mit Mortalitätsprocent 25; die gesammte Mortalität war 15 pCt. Kommen beide Krankheiten bei derselben Person vor, so macht entweder die eine oder die andere den Beginn; macht Diphtheritis den Anfang, so kam der Scharlach meist noch am selben Tage zum Ausbruch, manchmal auch nach 1—3 Tagen, niemals später. Wenn beide gleichzeitig erschienen, wurde die Krankheit meistens sehr heftig; wenn Diphtheritis zum Ausbruch kam, nachdem der Scharlach schon im Abnehmen war, so war der Ausgang meistens fatal. Niemand bekam Scharlach mehr als einmal; Diphtheritis hat Verf. 8mal bei derselben Person im selben Jahre beobachtet. Sie ist selten auf den Larynx übergegangen und wurde selten von Lähmungen gefolgt. G. G. Stage (Kopenhagen).

Koren, Meddelelser om Skarlagensfeber II og III. Norsk Magazin for Lägevidensk. R. 3. Bd. 9. p. 689 og R. 3. Bd. 10. p. 29.

Fortgesetzte Mittheilungen über das Scharlachfieber, auf Beobachtung 426 im Spital behandelter Fälle gegründet. Verf. bespricht das Exanthem und das Schlundleiden.

Das Exanthem ist in seiner Grundform Roseola, eine erhöhte Hautentzündung, kann aber auch Papeln, Vesikel und Blutextravasate in der Haut verursachen; diese kann dadurch violet oder bläulich werden, wie es aus anderen Ursachen bei schweren Fällen von Scarlatina infolge von Herzparalyse der Fall ist. Unter den complicirenden Hautexanthemen bespricht Verf. ein varicellenähnliches Exanthem.

Verf. bespricht dann die verschiedenen Formen von Schlundaffection: 1) das Erythem, das sich in keiner Weise von dem einer gewöhnlichen Angina unterscheidet, 2) die Necrose, die besonders auf den Tonsillen sich entwickelt. Die Entwickelung und Folgen der Necrose, darunter Erstickungsgefahr, werden genauer abgehandelt, und weiter giebt Verf. seine Auffassung der Relation zwischen dem scarlatinösen und dem diphtheritischen Schlundleiden, die nach ihm zwei ganz und gar differente Krankheiten sind, die in einander übergehen, sowie auch das scarlatinöse Schlundleiden selbst in seiner sogen. diphtheritischen Form nie zu Lähmungen führt und nie durch Ansteckung Diphtherie, sondern immer nur Scarlatina hervorruft.

30 von Heiberg ausgeführte Sectionen bestätigen ganz diese Lehre von der Differenz der beiden Krankheiten; dagegen sind alle im Verlauf der Scarlatina beobachteten Schlundaffectionen, somit auch die parenchymatöse, abscedirende Tonsillitis, nur als verschiedene Formen und Intensitätsgrade der scarlatinösen Schlundaffection aufzufassen. Verf. beschreibt dann die Schleimhautentzündung des Mundes, des Pharynx und der Nase, die Rhagaden der Lippen und die fächerförmigen Geschwüre, die von den Mundwinkeln und den hinteren Winkeln der Nasenlöcher ausgehen. Verf. empfiehlt die Behandlung durch Injectionen einer Lösung von benzoesaurem Natron mit Aetheroleum thymi durch die Nase. Weiter werden die Affectionen der Halsdrüsen, besonders deren seröse Form, und die gefährliche Infiltration des Bindegewebes in der Halsregion beschrie-

ben. Einmal wurde Gangrän von Haut und subcutanem Bindegewebe beobachtet.

Die scarlatinösen Gelenkaffectionen sind: 1) primär, durch Einwirkung des Scharlachgiftes auf die seröse Haut verursacht, theils 2) secundär, von pyämischer Natur; die primäre Form hat Verf. nur als multiarticuläre gesehen; als Bezeichnung dieser Affectionen schlägt Verf. den Namen „Synovitis scarlatinosa" vor, um den irreleitenden Namen Rheumatismus scarlatinosus durch einen adäquateren zu ersetzen; diese Complication fand sich in 6,34 pCt. der Fälle, häufiger bei weiblichen, 8,23 pCt., als bei männlichen, 4,10 pCt., Patienten; am häufigsten trat die Krankheit im Handgelenk auf und wurde mehrmals in übrigens leichten Fällen gesehen; alle Synoviten endeten mit Genesung. Theils mit der ebengenannten Complication verbunden, theils ohne diese hat Verf. in 3 Fällen eine characteristische Muskelaffection gesehen und glaubt sie als eine Entzündung des Perimysiums mit spärlichem Exsudat betrachten zu können.

Verf. bespricht noch die Entzündung der serösen Häute des Herzens, welche oft die Synovitis scarlatinosa complicirt und die er in 3 Fällen gesehen hat. Kein Fall von Synovitis scarlatinosa gab, soweit bekannt, zu Chorea Veranlassung.

F. Levison (Kopenhagen).]

III. Masern.

1) Fuerbringer, P., Bemerkungen über die im Winter 1879/80 in der Jenenser Districts-Poliklinik beobachtete Masern-Epidemie, unter besonderer Berücksichtigung der schweren Lungen-Complicationen. Corresp. Blätter des allg. ärztl. Vereins von Thüringen. No. 5. — 2) Clark, Alonzo, The eruptive fevers. Measles. (The New-York med. record. 22. May. (Masern entstehen nur durch Ansteckung von vorher vorhandenen Masern aus, und die Behauptung, dass sich aus faulendem Lagerstroh das Maserncontagium entwickeln könne, sei ungegründet. Die Incubationsdauer der Masern hält C. für sehr variabel. Für die Behandlung der hämorrhagischen Form der Masern empfiehlt er Chinin, Eisen und Pflanzensäuren, beim Auftreten von Gangrän Chinin und Alcoholica. Gegen die durch Blutvergiftung tödtende Form der Masern helfe nichts. Hyperpyrexie sei durch kalte Umschläge auf den Kopf und durch kühle Bäder zu bekämpfen.) — 3) Alsberg, Albert, Beiträge zur Kenntniss der Masern. Archiv für Kinderheilkunde. I. Heft 7 und 8. — 4) Hassel, Valentin van, Mutisme consécutif à la rougeole. Guérison. La Presse méd. Belge No. 43. (4jähriger Knabe, der nach schwerer Masernerkrankung die Sprache verloren hatte, ohne dass die beim Sprechen betheiligte Musculatur gelähmt erschien und das Gehör gelitten hätte. Als dieser Zustand etwa 3 Monate gedauert hatte, gab H. je zwei Tage lang Calomel zu 0,6 pro die und jeden 3. Tag Jodkalium. Nach sechstägiger Behandlung fing das Kind an, oui und non zu sagen, und nach 15 Tagen war die Sprache gut. Auch verlor sich ein an Chorea erinnerndes, hastiges Wesen, welches anfangs zu bemerken war.)

Die von Fürbringer (1) beschriebene Masernepidemie trat in Jena in der 3. Octoberwoche 1879 auf, verbreitete sich schnell über die ganze Stadt, aber erst Anfang December auf die nächst benachbarten Dörfer Camsdorf und Wenigenjena, obgleich zwischen diesen Ortschaften und der Stadt der regste Verkehr bestand. In der Stadt erlosch sie der Hauptsache nach Mitte Februar, im District Camsdorf-Wenigenjena in der 3. Märzwoche. In der Clinik wurden 173 Fälle von Masern (14 tödtlich), ausserhalb derselben etwa 150 (davon 5 tödtlich) behandelt. Von den clinisch behandelten Kindern war keins unter 6 Monate alt und nur 5 im Alter von 1/2 bis 1 Jahr. 7 Masernkranke waren zwischen 10 und 39 Jahr alt. Die Ansteckung ist nach F. hauptsächlich in der Schule erfolgt, während sie im Freien trotz des lebhaften Verkehrs der Kinder ausblieb. Die Incubationsdauer nimmt F. als 8- bis 11tägig an. Bei einem 6jähr. Knaben und einem 38jähr. Manne trat vor dem Ausbruche des Hautausschlages heftige Kehlkopfstenose ein. In 1 Falle wurde 1 Woche nach der ersten Eruption ein recidives Exanthem beobachtet, in 2 Fällen eine zweitmalige Erkrankung an Masern (bei einem 1 1/2jähr. Kinde 2 Monate, und bei einem 38jähr. Manne 32 Jahre nach der 1. Erkrankung). Die Complicationen betrafen vorwiegend die Athmungsorgane. Nachkrankheiten, und zwar Basilarmeningitis neben allgemeiner Tuberculose, bedingten in 2 Fällen den tödtlichen Ausgang. Für die Behandlung der Capillarbronchitis und catarrhalischen Pneumonie empfiehlt F. laue Bäder von 31—35° C. mit kalten Uebergiessungen, die vorzunehmen seien, sobald sich Athmeinsufficienz deutlich zeige. Die durch diese Bäder erzielten tiefen Einathmungen beseitigten am besten die gefährliche Atelectase der Lungen. Collaps wurde als unmittelbare Folge des Bades 2mal gemeldet. Er endete 1 mal tödtlich. F. erklärt denselben aus der zu geringen Menge und der zu niedrigen Temperatur des Badewassers, sowie aus ungenügender Verabreichung von Wein. Nur wenn der Widerstand der Angehörigen gegen die Bäder und Uebergiessungen nicht zu überwinden war, wurden an Stelle derselben kalte Einwickelungen und kühle Bäder verordnet.

In Heidelberg sind, wie Alsberg (3) nach den Journalen der Poliklinik berichtet, 6 Masernepidemien seit 1857 beobachtet. Dieselben folgten in Zwischenräumen von 2 Jahr 7 Monaten bis 5 Jahr 1 Monat auf einander. Diese Zwischenräume sind im Ganzen allmälig kleiner geworden. 4 Epidemien fielen in die kalte, 2 in die warme Jahreszeit, der Anfang der Epidemie 4 mal in den Herbst, 1 mal in das Frühjahr und 1 mal in den Sommer. Die durchschnittliche Dauer der Epidemien betrug nur etwa 3 1/2 Monat, was A. aus der geringen Einwohnerzahl der Stadt erklärt. Wenn man die über 14 Jahre alten Individuen nicht berücksichtigt, so betrug das Durchschnittsalter der Masernkranken 1860: 5,4 Jahr, 1864: 4,8 Jahr, 1869: 4,2 Jahr, 1873: 3,6 Jahr, 1876: 4,6 Jahr, 1879: 3,43 Jahr. Von 641 Masernkranken waren 10 unter 6 Monat alt, davon 1 Kind 5 Monat, 3 je 4 Monat, 1: 14 Wochen, 2: 3 Monat, 2: 7 Wochen, 1: 14 Tage. Die Anzahl der erkrankten Knaben und Mädchen war nahezu gleich. In der letzten Epidemie schien die Verbreitung der Krankheit hauptsächlich durch die Schule vermittelt zu sein. Von 199 poliklinisch behandelten Masernkranken starb 1 (Kind von 7 Monaten), von 526 anderweitig behandelten 8. Von den 9 Gestorbenen war 1 $2\frac{8}{12}$ Jahr, 3 zwischen 1 und 2 Jahr, 5 unter 1 Jahr alt. In 105 Fällen dauerte das Prodromalstadium durchschnittlich 3,23 Tage und schwankte in seiner Dauer zwischen 1 und 10 Tagen. Aus Messungen, die im Prodromalstadium gemacht wurden, geht hervor, dass in einem Falle das zuerst aufgetretene Fieber während mehrerer Tage völlig intermittirte und erst am Tage der Eruption in vermehrter Kraft auftrat. Unter den Complicationen war die häufigste catarrhalische Pneumonie und capilläre Bronchitis. Gegen diese Complication wurden kalte Umschläge in der von Bartels empfohlenen Weise angewendet und dabei innerlich Malagawein gegeben. Otitis kam 2mal als Complication vor, Stomatitis aphthosa 4mal, Varicellen 1mal, Diphtherie in der Reconvalescenz 3mal.

[Irgens, Andr., Spàde Börnes mindre ndsat for Mäslinger end andre. Norsk Magaz. for Lägevid. R. 3. Bd. 9. p. 785. (Sucht durch eine Reihe Masernfälle aus seiner Praxis die allgemein verbreitete Annahme zu bestätigen, dass Kinder im 1. Lebensjahr weniger empfänglich sein sollen als ältere.) E. G. Stage (Kopenhagen).

1) Hansen, Engvald, Smitteforhold ved Meslinger og deres Inkubationstid. Norsk Magaz. for Lægevid. R. 3. Bd. 9. p. 952. — 2) Bends, Viggo, Om Maeslingernes Dödelighedsforhold i Kjöbenhavn med særligt Hensyn til de forskjellige Aldersklasser. Ugeskrift for Laeger. R. 4. Bd. 1. p. 71.

Hansen (1) theilt seine Erfahrungen aus einer Masernepidemie in Aamlid (Norwegen) mit, in welcher die Verhältnisse eine genaue Controle der Uebertragung durch Ansteckung erlaubten. Es zeigte sich, dass die Masern sehr starkes Ansteckungsvermögen vor dem Ausbruch des Exanthems hatten, und dass in 19 Fällen die Incubationsperiode (zwischen Ansteckung und Eruption) 6—19 Tage betrug. Verf. zweifelt an eine Uebertragung durch eine dritte gesunde Person, und erwähnt, dass unter zwei früheren, grösseren Epidemien von Masern und Scharlach in Stavanger keiner der Aerzte die Krankheit zu seinen Kindern mitbrachte.

Bends (2) liefert eine statistische, die Jahre 1867 bis 1879 umfassende Zusammenstellung, aus welcher sich ergiebt, dass die Sterblichkeit der Masern mit dem Alter sehr bedeutend abnimmt, so dass sie in der Altersclasse über 15 Jahren beinahe verschwindend ist; in dieser Altersclasse starben im genannten Zeitraume in Kopenhagen nur 6 an Masern, während die Zahl der angemeldeten, über 15 Jahr alten Masernkranken 1330 betrug, welches eine Sterblichkeitsziffer von 0,45 pCt. giebt; für die jüngeren Altersclassen von 0—1, 1—5 und 5—15 Jahren waren die auf dieselbe Weise berechneten Sterblichkeitsziffern resp. 14,23, 4,23, 0,60 pCt. Es muss übrigens bemerkt werden, dass diese Verhältnissziffern nur eine relative, keine absolute Gültigkeit haben, da viele Masernkranke sicher nicht angemeldet worden sind, wogegen die Angaben der Sterbeziffern ziemlich genau den wirklichen Verhältnissen entsprechen.

Joh. Möller (Kopenhagen).]

IV. Röthein.

1) Duckworth, Dyce, A case of Rubeola (Roetheln). The lancet. 13. March. — 2) Hemming, W. D., On Roetheln, Rubeola or German Measles. Edinb. med. journal. July. (Eine mit vielfacher Bezugnahme auf die Literatur geschriebene Darstellung des Verlaufs der Röthein. Verf. erörtert eingehend die Unterschiede zwischen Röthein einerseits und Scharlach und Masern andererseits. Unter anderem macht er darauf aufmerksam, dass die Mittelpunkte der einzelnen Röthelflecke dunkler gefärbt sind und über dem Niveau der umgebenden Haut erhaben sind, was bei Masern nicht der Fall sei. Die Abschilferung beginne immer im Mittelpunkt der Röthelflecke.) — 3) Erskine, J. L., Cases of Rubeola. The lancet. 18. Sept. (Beschreibt 2 Fälle von Röthein. Der eine betraf einen 17jährigen Jüngling, der andere ein 11jähr. Mädchen. In dem zweiten Falle fanden sich Petechien auf der Uvula und den Mandeln. Der Ausschlag auf der Haut zeigte sich hier als eine gleichmässige, rosige Röthung [Scharlach? Ref.], während er sich bei dem jungen Manne aus rothen Flecken zusammensetzte.) — 4) Tomkins, Henry, The diagnosis of Roetheln. Brit. med. journal. 29. May. — 5) Donovan, Denis D., Notes on Roetheln. Transactions of the Cork medico-chir. society. p. 441—451. (Verf., welcher meint, dass Masern und Scharlach gleichzeitig vorhanden sein müssen, damit Röthein zu Stande kommen, beschreibt 3 Krankheitsfälle als Röthein (anscheinend Scharlach, Ref.).) — 6) Robinson, James, The diagnosis of Roetheln. Brit. med. Journal. 19. June and Med. Times and Gazette. 16. Oct. (Der grössere Theil der Fälle von Röthein, die R. während zweier ziemlich ausgedehnter Epidemien in Barkfield Dunscar bei Bolton beobachtet hat, betraf Kinder, die einige Zeit vorher Masern gehabt hatten. Viele hatten früher auch Scharlach durchgemacht. R. giebt eine kurze Beschreibung des typischen Verlaufes der Röthein. Er schreibt ihnen eine Incubationsdauer von 6 bis 7 Tagen zu und will oft ein hohes initiales Fieber bis zu 39,5° und 40,0° gesehen haben.) — 7) Gowers, W. R., A note on an outbreak of Rubeola (Roetheln). Lancet. 13. July.

Ein kräftiger Mann von 18 Jahren, den Duckworth (1) selbst früher an Masern sowie an Scharlach behandelt hatte, erkrankte, nachdem er 16 Tage zuvor neben einem vermeintlichen Masernkranken bei Tisch gesessen hatte, am 14. Nov. Abends unter allgemeinem Unbehagen. Am 15. Nov. hatte er leichtes Frösteln und ein Gefühl von Anschwellung unter dem Unterkiefer. Am 16. früh wurde ein masernähnlicher Ausschlag, der über den ganzen Körper verbreitet war, bemerkt. Das Gesicht war mehr gleichmässig geröthet und geschwollen. Die Rachen- und Gaumen-Schleimhaut geröthet, die Mandeln und Unterkieferdrüsen geschwollen. Am Morgen 38,5, Abends 39,0°. Am 17. fieberfrei, der Ausschlag im Abnehmen. Am 20. Ausschlag kaum angedeutet, Rachenschleimhaut frei, weicher Gaumen etwas fleckig. Die Drüsenanschwellung viel schwächer. Am 22. und 23. Spuren von Eiweiss im Urin, Abschilferung der Oberhaut nur an den Ohrläppchen erkennbar.

Verf. macht auf die weniger als 36 Stunden betragende, kurze Dauer der Prodrome, auf die Schnelligkeit der Entwickelung des Ausschlages und auf die Anschwellung der Lymphdrüsen als besonders wichtige Zeichen aufmerksam, an welchen man Röthein von Masern und Scharlach unterscheiden könne.

Tomkins (4) hat an einer Patientin und an sich selbst Röthein beobachtet.

Erstere, ein 19jähriges Dienstmädchen, die vor 10 Jahren Masern überstanden hatte, erkrankte am 21. Febr. unter Halsschmerz, Uebligkeit, Thränen der Augen und allgemeiner Abgeschlagenheit. Am 22. Ausschlag, der sich vom Gesicht schnell auf Hals und Rumpf ausbreitete. Er war aus rothen, wenig erhabenen Flecken von ½ bis ¾ Ctm. Durchmesser zusammengesetzt. Einzelne Flecke berührten sich. Die Rachenschleimhaut war geröthet, die rechte Mandel geschwollen, die Augenlidbindehaut injicirt. Erdbeerzunge. Urin eiweissfrei. Am 23. Ab. 112 Puls, 39,2°. Am 24. fing der Ausschlag an abzublassen. Morgens 38,2°. Ab. 38,4°. Am 25. Ausschlag fast verschwunden, Schleimhaut des Rachens und der Lider normal. 37,2°. Vom 26. ab erschien das Mädchen, das seit 3 Tagen mit mehreren Scharlachfieberkranken im selben Zimmer war, völlig gesund. Nur war etwas Abschilferung am Halse zu bemerken. Am 1. März trat von Neuem allgemeines Unwohlsein ein, und es entwickelte sich am 3 März ein Scharlachfieber-Ausschlag, der am 7. verschwunden war. Während dieses Ausschlages war leichte Angina und Albuminurie vorhanden. Es folgte allgemeine Abschuppung. Am 22. März erkrankte T. selbst und zeigte am folgenden Tage, während Schnupfen und Trockenheit im Munde bestand, einen fleckigen Ausschlag im Gesicht. Mandeln und Rachenschleimhaut verhielten sich normal. Am 24. war der Ausschlag über den ganzen Körper verbreitet, am 26. aber bereits verschwunden. Der Urin blieb eiweissfrei. Abschuppung folgte nicht. Da Verf. täglich seit 2 Jahren auf der Scharlachfieber-Abtheilung beschäftigt ist und Masern früher überstanden hat, so erklärt er die eigene Erkrankung für Rötheln, mit denen er von der oben erwähnten Patientin angesteckt sei.

Die von Gowers (7) mitgetheilten Rubeolafälle sind bemerkenswerth, weil sie den Schluss erlauben, dass die Incubation mindestens 14, höchstens 18 Tage gedauert hat.

Ein Kindermädchen erkrankte 14 Tage, nachdem sie ihren Dienst angetreten hatte, nach 4tägigen, leichten, catarrhalischen Halsbeschwerden an Rötheln. Als der Ausschlag, der überhaupt nur 36 Stunden sichtbar war, völlig entwickelt war, wurde das Mädchen in ein Hospital gebracht. 14 Tage darauf erkrankte die Hausfrau an Rötheln, die bei ihr 60 Stunden in Blüthe standen. Etwa 12 Stunden nach dem Beginn der Eruption wurden die beiden kleinen Kinder der Frau für 4 Tage von ihr getrennt. 14 Tage nachdem die Kinder wieder zu ihr zurückgebracht waren, erkrankten beide an Rötheln. Der Ausschlag war bei ihnen weniger stark als bei der Mutter, stand nur 1 Tag und war mit sehr geringer Allgemeinstörung verbunden. Verf. hält es für wahrscheinlich, dass in diesen Fällen die Incubation 14 Tage gedauert hat.

V. Pocken.

A. Epidemiologisches.

1) Mayne, Crawford Charles, Some remarks upon the recent small-pox epidemic in the Rathdown union-infirmary. The med. press and circ. 8. Septb. (Nachdem M. einige Complicationen der Pocken, wie Purpura und Augenentzündungen, besprochen hat, berichtet er, dass er von 112 früher geimpften Pockenkranken 13 (11,5 pCt.) und von 33 nicht geimpften 19 (57,5 pCt.) durch den Tod verloren habe. Hierbei sind die Fälle, bei denen die frühere Impfung zweifelhaft war, den nicht geimpften zugerechnet. M. bemerkt, dass die Revaccination sich bei der Dubliner Garnison darum als ausserordentlich wirksam erwiesen habe, weil sie im Falle des Fehlschlagens mehrmals sorgfältig wiederholt würde. Er behauptet, dass in Irland durch die Armenärzte bessere Resultate bei der Impfung und Revaccination erzielt werden würden, wenn die Bezahlung der Impfung in Irland nicht erheblich schlechter als in England wäre.) — 2) Sabarth, Bericht über die Pockenepidemie zu Brasdorf im Frühjahr 1880. Breslauer ärztl. Zeitschr. No. 14. (Die kleine Pockenepidemie zu Brasdorf umfasste 14 Fälle (davon 3 tödtlich), begann Mitte Februar und endete Ausgangs April. Die Incubationsdauer soll meist eine ziemlich lange gewesen sein.) — 3) Nymann, Johann v., Notizen über Varicellen in Smolna, nebst einem Anhange über Vaccination und Revaccination. Arch. für Kinderheilkde. I. Heft 9. (v. N. berichtet über 132 in der kais. russ. Mädchen-Erziehungsanstalt Smolna beobachtete Fälle einer Ausschlagsform, die er Varicellen nennt und als leichte Variolaerkrankungen auffasst. [Die in den Jahren 1867 und 1868 vorgekommenen Erkrankungen scheinen auch wirklich Variola gewesen zu sein. Ob die übrigen Fälle sämmtlich auch in diese Categorie gehören, dürfte schon wegen der verhältnissmässig grossen Anzahl zweifelhaft sein. Ref.] Der Anhang über Vaccination und Revaccination bringt eine Schilderung der vielfach zu bemerkenden Unzuverlässigkeit der Impfung und der Impfscheine in Russland. v. N. behauptet, die Impfscheine würden oft auf die blosse Aussage der Eltern von beliebigen Aerzten ausgestellt. Die Impfung werde ausser von Aerzten auch von Geistlichen, Lehrern, Hebammen und anderen Laien ausgeführt.)

[Wiesener, J., Undersøgelser over Koppesygdommen i Norge i 10-Aaret 1865—1874. Norsk Magazin for Laegevid. R. 3. Bd. 9. p. 1141.

Verf. giebt mehrere statistische Mittheilungen über die Verbreitung der Pocken in Norwegen in den Jahren 1865—1874 und sucht hierdurch die Bedeutung der Vaccination rücksichtlich der Beschränkung der Pockenkrankheit zu bestimmen.

In Norwegen ist die Vaccination als Bedingung für Confirmation und Ehe soweit durchgeführt, dass unter der erwachsenen Bevölkerung beinahe keiner und nach dem 7.—8. Jahre sehr wenige ungeimpft sind; der grösste Theil der Kinder über 1—½ Jahren ist geimpft. Es zeigt sich auch, dass die Procentzahl der ungeimpften unter den Pockenkranken gering ist, zwischen 3,65 und 14,8 (die letzte Ziffer nur in einer einzelnen Epidemie, in Frederikstad, wo die Vaccination versäumt worden war), durchschnittlich 6,5. Bei drohender Epidemie wird die Impfung von der Bevölkerung selbst in der Regel mit grossem Eifer gefördert. Die ganze Zahl der gemeldeten Pockenfälle im genannten Zehnjahr war 6577, von welchen 644, d. i. 7,5 pCt., starben. Die Zahl der ergriffenen, ungeimpften Kinder ist für die Jahre 1866—1874 angegeben; sie betrug 512, von welchen 141, d. i. 27,5 pCt., starben. Verf. hebt jedoch hervor, dass diese Differenz nicht ausschliesslich zur Gunsten der Vaccination genommen werden darf, da der grösste Theil der unvaccinirten Kinder in dem weniger widerstandsfähigen Alter unter 1—1½ Jahren war. Die Verhältnisszuffer der Ergriffenen (Angemeldeten) zur Bevölkerung des ganzen Landes schwankt zwischen 0,08 (1873) und 1,1 (1868) p. M. Diese Ziffern geben jedoch keinen wahren Ausdruck der Morbilität, denn die Krankheit war nie über das ganze Land verbreitet, und nur in den Jahren 1865—1868 so wie im Jahre 1871 herrschte sie epidemisch über grössere Theile des Landes; übrigens trat sie nur in kleineren Epidemien in einem oder einigen Bezirken auf. Verf. giebt darnach detaillirte Mittheilungen über die Verbreitung der Pocken, namentlich in den einzelnen Aemtern, worüber auf die Abhandlung selbst hingewiesen werden muss.

Verf. zieht den Schluss aus seinen Untersuchungen, dass die Bedeutung der Vaccination bezüglich der Beschränkung der Krankheit nicht zu hoch anzuschlagen sei, namentlich im Vergleich mit anderen hygienischen Vorkehrungen, wie Isolation und Desinfection, wo diese mangelhaft waren, verbreitete sich die Krankheit stark, selbst wenn die Vaccination eifrig betrieben war. Eine

Erklärung dieses Verhältnisses sucht Verf. zum Theil in der Seltenheit der Revaccination, deren Wichtigkeit er hervorhebt; und nach Erwägung dessen, was für und gegen die Vaccination gesagt werden kann, kommt er zu dem Resultate, dass entweder die Vaccination aufhören muss, eine — als an und für sich nicht ungefährliche Operation, die möglicherweise auch Scrophulose und Syphilis herbeiführen kann — gezwungene Verkehrung zu sein, oder es muss erzwungene Revaccination eingeführt werden. Joh. Möller (Kopenhagen).]

B. Pathologie.

a) **Allgemeines.** 1) **Barthélemy**, M. P. Toussaint, Recherches sur la variole. Thèse. Paris. 4. 288 pp. — 2) **Bernoulli**, W., Zur Diagnostik der Blattern. Corresp.-Bl. für schweiz. Aerzte No. 11. — 3) **Parrot**, M., Histoire de la variole comparée chez l'enfant et chez l'adulte. Gaz. des hôpit. No. 33, 35, 36, 44, 49, 52, 54, 59, 93, 99. — 4) **Warschauer**, Ueber Variola. Vortrag, gehalten in der pädriatischen Section der 53. Versamml. Deut. Naturf. u. Aerzte zu Danzig. Allgem. Wiener med. Zeitg. No. 43—44. (Besprechung einzelner, im Verlaufe der Pocken auftretender Erscheinungen und Complicationen. Weil **Sydenham** bei Variola confluens fast ausnahmslos Speichelfluss gesehen hat, während diese Erscheinung jetzt höchst selten beobachtet wird, so meint W., es müsse der Verlauf der Pocken sich geändert haben. Bei Erörterung der Therapie lobt W. die von Dr. **Hübener** in Zielenzig in Anwendung gebrachten Fomente aus Essig und Wasser. Diese Fomente lassen das Exanthem örtlich stark schrumpfen und beschränken die Eiterung der Pockenpusteln.)

b) **Einzelne Symptome und Complicationen. Casuistik.** 5) **Joffroy**, A., De la bronchite et de la bronchopneumonie dans la variole. Archives de phys. norm. et pathol. No. 4. — 6) **Froelich**, Die Eigenwärme im Fieber der ächten Blattern. Deutsche med. Wochenschrift No. 48. — 7) **Jarrier**, Jean Baptiste, De la menstruation dans la variole. Thèse 4. 65 pp. Paris. — 7a) **Jobard**, Charles Alosis, Influence de la variole sur la grossesse et le produit de la conception. Thèse 4. 64 pp. Paris. — 8) **Manlasolle**, Jean-Marie-François, Étude sur les phénomènes nerveux consécutifs à la variole. Thèse 4. 37 pp. Poitiers. — 9) **Lendet**, Contribution à l'histoire des accidents de la convalescence de la variole. Gaz. hebd. de méd. et de chirurgie No. 38. (L. berichtet hauptsächlich über 4 Fälle von Anasarca, das während oder nach der Abtrocknung der Pocken auftrat. In 2 Fällen, von denen 1 tödtlich verlief, wurde Albuminurie nicht beobachtet, in den anderen beiden Fällen, von denen gleichfalls 1 tödtlich endete, war Albuminurie, resp. Hämaturie vorhanden. Bei 3 von diesen Kranken wurde im Verlauf der Pocken die Hornhaut des linken Auges geschwürig zerstört. Unter Heranziehung einer ziemlich umfangreichen Literatur kommt L. zu dem Schluss, dass besonders in einzelnen Epidemien von Pocken, Masern und Typhus in der Reconvalescenz die bei diesen Krankheiten sonst seltenen Complicationen mit Hydropsien, Nephritis und Albuminurie häufiger vorkämen.) — 10) **Bruglocher**, Variola sine exanthemate. Bayerisches ärztl. Intelligenz-Blatt No. 44. (2 Personen, von denen die eine nur in der Jugend geimpfte vom 14. März bis 15. März früh, die andere 1871 revaccinirte vom 15. März früh mit einem Pockenkranken in Berührung gewesen war, erkrankten am 25. März gegen Abend unter Kopfschmerz und Fieber, welches 38,7° und 39,2° erreichte und bis zum 28. Abends anhielt. Bei dem einen kranken waren auch Kreuzschmerzen vorhanden. B. erklärt beide Fälle für Variola sine exanthemate.)

c) **Hämorrhagische Pocken.** 11) **Sweeting**, R. D. R., Two fatal cases of haemorrhagic variola. Necropsis. The Lancet. 27. Novemb. — 12) **Gachon**, Joseph, De la variole hémorrhagique mortelle avant l'éruption. Thèse 4. 39 pp. Paris.

d) **Pocken beim Fötus.** 13) **Depaul**, Observation de variole congénitale. Bull. de l'acad. de méd. No. 18. (Eine 33 Jahr alte Frau erkrankte Ende Januar an nicht confluirenden Pocken. Am 12. März wurde sie für wenige Tage in die Entbindungsanstalt wegen wehenartiger Schmerzen und Fieber aufgenommen, während sie sich ungefähr am Ende des 5. Schwangerschafts-Monats befand. Es wurde festgestellt, dass das Kind lebte. Am 30. April wurde die Frau von einem todten Knaben entbunden. Trotz des macerirten Zustandes der Haut liessen sich etwa 80 Pockenpusteln gut erkennen, welche über Brust, Rücken, Hals und Gliedmassen verbreitet waren. Die Placenta zeigte an vielen Stellen fettige Degeneration.) — 14) **Vidal**, Foetus atteint de variole. Ibid. No. 28. (Für **Vidal** zeigt **Labbé** ein Stück der Haut eines an Pocken erkrankt gewesenen Kindes, das **Vidal** unmittelbar nach der Geburt am 23. Mai 1871 gesehen hatte. Die Mutter war in ihrer Krankheit geimpft und war während der 6½ Monat dauernden Schwangerschaft und nach derselben gesund gewesen. Die Conception hatte Ende November oder Anfang December stattgefunden. Der Vater war in den ersten Tagen des December an halb confluirenden Pocken erkrankt. Das Kind, das mehrere Stunden nach der Geburt gelebt hatte, war mit auffallend grossen, gut getheilten Pocken bedeckt.) — 15) **Macleod**, John H., Case of intrauterine smallpox with complicated presentation. Brit. med. journal 7. Aug. (Bei einem eben geborenen Kinde bemerkte M. einen rothen Ausschlag, der Rumpf und Gesicht überzog und sich schnell zu confluirenden Pocken entwickelte. Das Kind starb am 6. Tage. Die Mutter hatte bis unmittelbar vor ihrer Entbindung ein pockenkrankes Kind längere Zeit gepflegt.)

In der sehr umfangreichen Arbeit **Barthélemy's** (1) wird nach einer geschichtlichen Uebersicht die Anatomie der Pocken, die Incubationsdauer, die zwischen sehr weiten Grenzen schwanke und desto kürzer sei, je schwerer die Erkrankung, der Verlauf der Erscheinungen, besonders ausführlich der prodromale Rash, die Rhachialgie, die als Complicationen aufgeführten Organerkrankungen, die fettige Degeneration und eingehend das Verhalten der männlichen und weiblichen Geschlechtsorgane während der Pocken besprochen. B. behauptet, dass das Blut noch mehrere Stunden nach dem Tode die Ansteckung vermitteln könne, und glaubt dies durch den Fall **Fournier's** zu beweisen, bei welchem 14 Tage nach einer bei der Obduction einer Pockenleiche stattgehabten Stichverletzung die Pocken ausbrachen. (Es kann hier die Ansteckung, ebenso wie bei den von **Bärensprung** veröffentlichten Fällen von Ansteckung bei einer Obduction die Uebertragung des Contagiums, auch ohne Vermittelung einer Wunde erfolgt sein. Ref.) Verf. macht an einer anderen Stelle darauf aufmerksam, dass die Ansteckung häufiger durch die Athmungs-Schleimhaut, als durch die äussere Haut vermittelt werde. Dem Serum spricht er die Fähigkeit ab, Träger des Variola-Contagiums zu sein, weil er in 2 Fällen, welche Personen betrafen, die nicht revaccinirt waren, Serum aus subepidermoidalen Blasen eines Pockenkranken subcutan injicirt hat, ohne dass eine Ansteckung mit Pocken erfolgte. Während des Eruptionsstadiums hat er in 3 Fällen doppelseitige Parotitis und im Verlaufe der Pocken in 2 Fällen einseitige Orchitis beobachtet. In keinem der darauf untersuchten Fälle fanden sich Pocken-Efflorescenzen in der Vagina. Complication des Puerperiums durch Pocken bedinge eine Sterblichkeit von 61,5 pCt., Complication durch Scharlach 50 pCt. Die durch den Scharlach bedingte Sterblichkeit sei um so geringer, je später die Krankheit bei der Wöchnerin auftrete. Bei einzelnen Kranken sah B. im Stadium der Reconvalescenz plötzlich ein starkes, schmerzloses Oedem der Unterextremitäten auftreten. Dies Oedem verschwand gewöhnlich bald und war nicht mit Albuminurie vergesellschaftet. Aehnlich verhielt es sich mit ausgedehnten, ohne Störung des Allgemeinbefindens auftretenden und schnell verschwindenden Pleura-Ergüssen. Ueberhaupt hat B. bei 400 Pockenkranken nur 2mal Albuminurie beobachtet. In den Pockenleichen fand er häufig fettige Degeneration der Nieren. Bei 23 Obductionen wurde 19mal Fettleber beobachtet. In Bezug auf die örtliche Verbreitung der Pocken berichtet B., dass ihm Landrieux vor Kurzem einen Fall gezeigt habe, bei dem die Pockenpusteln auf dem Rumpf und dem linken Oberschenkel dem Verlaufe der Hautnerven entsprechend angeordnet waren. Ferner ist ihm von Oudin ein Fall mitgetheilt worden, bei welchem die Pocken, die bald nach der Resection eines Hüftnerven bei dem Kranken ausgebrochen waren, das operirte Bein im Verbreitungsbezirk des N. ischiadicus fast ganz verschont hatten. Auf den Schleimhäuten des Verdauungsapparates hat Verf. Pocken nur bis zum oberen Viertheil der Speiseröhre nach abwärts gesehen. Magen und Darm, den Mastdarm mit eingeschlossen, waren stets frei von „Pusteln". Das Rückenmark und der Sympathicus erkranken vorherrschend bei den Pocken, wogegen das Gehirn gewöhnlich nicht afficirt werde. Zum Beweise, wie leicht fieberhaft auftretende syphilitische Exantheme mit Pocken verwechselt werden können, theilt B. 3 interessante Krankengeschichten mit. Die Gebärmutterblutungen, die sich während des Invasionsstadiums der Pocken einstellten, seien bisweilen auch bei Nichtschwangeren so heftig, dass der Tod durch Verblutung eintreten könne. B. erzählt die Krankengeschichte eines an den Pocken erkrankten jungen Mädchens, welches die Tamponade der Scheide bestimmt ablehnte, obschon die Blutung sich durch andere Mittel nicht stillen liess, und das infolge dieser Weigerung an Verblutung starb. Unter den Pockenkranken, die Verf. beobachtet hat, befanden sich 23 Schwangere. Von diesen abortirten 11 und starben 8. Confluirende sowie hämorrhagische Pocken hat B. bei den Schwangeren verhältnissmässig nicht häufiger gesehen als bei Nichtschwangeren. Er hält es für unmöglich, dass die Pocken-Bacterien, als geformte Körperchen, von der Mutter durch die Placenta in den Fötus gelangen. Entweder beruhten also die in der Literatur mitgetheilten Fälle von Variola des Fötus auf Fehlern der Diagnose, oder der Ansteckungsstoff der Pocken hafte nicht ausschliesslich an den Bacterien. Verf. entscheidet sich für keine dieser beiden Möglichkeiten mit Bestimmtheit. In den Thesen, mit denen Verf. seine Arbeit schliesst, erklärt er die bei den Pocken vorkommenden Verfettungen für die Wirkung einer Blutvergiftung, dagegen Fieber, Kopfschmerz, Rückenschmerzen, Rash, Paralysen, functionelle Störungen und den Ausschlag bei den Pocken für Beweise einer durch die Pocken bedingten Vergiftung des Nervensystems. Die Gebärmutterblutungen bei den Pocken seien als Gebärmutter-Rash und daher als Folge einer Paralyse der vasomotorischen Nerven anzusehen.

Eine bis dahin auf 19 Fälle (5 davon tödtlich) beschränkte Pockenepidemie in Basel hat Bernoulli (2) Veranlassung gegeben, in der dortigen medicinischen Gesellschaft einen Vortrag zu halten, in welchem er die Schwierigkeit der Diagnose der Blattern und die Mittel, durch welche es zu erreichen sei, die Diagnose möglichst früh und sicher zu machen, in sehr klarer und lehrreicher Weise bespricht. Obgleich B. nicht gerade etwas absolut Neues auf diesem Gebiete vorbringen will, so ist doch die von ihm gegebene Zusammenstellung schon darum interessant, weil er eigene Beobachtungen anführt. Nachdem er in Bezug auf die Lehre von den Prodromalexanthemen Th. Simon's Verdienste hervorgehoben hat, berichtet er, dass in vereinzelten Fällen die Purpura das allererste Zeichen der Krankheit gewesen und dem Fieberfrost und den Lendenschmerzen um einen ganzen Tag vorangegangen sei. 1865 hatte ein Patient 3 Tage lang Frösteln, Schweiss und juckende, gleichmässige Hautröthung in der Nabelgegend, dann erst stärkere Erkrankung und 2 weitere Tage später Ausbruch der Papeln, zuerst wieder in der Nabelgegend. Die sehr verschiedene Heftigkeit der Prodromalexantheme sei prognostisch ohne Werth. Sehr schwer sei mitunter die Unterscheidung der Windpocken und der ächten Pocken, da bei ersteren auch gedellte Pusteln vorkommen, und andererseits ächte Pocken so schnell verlaufen können, dass die Flüssigkeit unter der abgehobenen Oberhaut nicht Zeit hat, sich zu trüben. Jedenfalls dauere aber bei Variola das Bläschenstadium der Efflorescenzen nicht lange, während umgekehrt bei Varicellen die Pusteln nur vereinzelt sich unter zahlreichen Bläschen finden. Ferner sei ein wichtiges diagnostisches Merkmal das Fehlen oder die kurze Dauer des Prodromalfiebers, das bei den Pocken viel ausgesprochener sei. Man werde kaum je irren, wenn man bei einem geimpften Kinde das fragliche Exanthem für Varicellen, bei Erwachsenen, wenn nicht zufällig vor Kurzem mit Erfolg vaccinirt sei, für Variola erkläre. Am schwersten sei die differenzielle Diagnose bei ungeimpften Kindern. Selbst noch am Ende des Abschuppungsstadiums der Pocken lasse sich bisweilen die Natur der überstandenen Krankheit an den Handtellern und Fusssohlen erkennen, weil hier die Spuren der Pusteln am längsten erkennbar seien.

Nach einer Skizze der Geschichte der Pocken und, nachdem er die Lehre von der Identität der Pocken und der Windpocken als irrig zurückgewiesen hat, giebt Parrot (3) zunächst eine Uebersicht über den Verlauf der Pocken. Die Incubationsperiode dauere zwischen 10 und 13 Tage; ihr Wesen sei wenig bekannt. Die Darstellung, die P. von den Erscheinungen der Pocken giebt, ist recht vollständig und klar, bringt aber keine neuen Thatsachen. In Bezug auf die Complicationen von Seiten des Nervensystems erwähnt P. Hyperämie der Meningen, Ernährungsstörungen des Gehirns, Geistesstörungen besonders in der Form des Verfolgungswahnsinns, und Lähmungen, wie die des Rectus ext. ocull., ausgedehnte Paraplegien mit Störungen der Urin- und Stuhlentleerung. Bei Besprechung der die Sinnesorgane und die Haut betreffenden Complicationen behauptet P., dass eine durch die Pocken veranlasste Acne des Gesichts bisweilen mehrere Monate und selbst Jahre lang sich erhalten könne. Die mit den Pocken oft complicirte Laryngitis und Bronchitis können noch spät den tödtlichen Ausgang herbeiführen. Eine scheinbar in der Reconvalescenz begriffene Pockenkranke sei noch am 27. Tage von einer Laryngitis ulcerosa befallen worden und derselben schnell erlegen. Endocarditis, die man aus einem blasenden, lediglich vom Fieber abhängenden Geräusch an der Herzbasis zu diagnosticiren nicht berechtigt sei, komme im Verlaufe der Pocken sicher viel seltener vor, als man annehme. Unter mehr als 600 Variolafällen hat P. noch nicht 1 mal eine Endocarditis beobachtet. Eine Affection des Herzfleisches während der Pocken sei dagegen nicht selten. Der Verdauungsapparat leide gewöhnlich direct sehr wenig unter dem Einfluss der Pocken. Jedoch seien in einzelnen Epidemien viele Fälle von hartnäckiger Diarrhöe vorgekommen. Bei 1058 Pockenkranken sei nur 20 mal Albuminurie beobachtet, die zwischen dem 20. und 31. Tage auftrat. Bei Schwangeren veranlassten die Pocken in der Regel Abortus und, wenn es sich um Variola confluens handelte, fast ausnahmslos den Tod. Von 23 Schwangeren, bei denen die Pocken Hämorrhagien zur Folge hatten, starben 22. Nicht als Complication, sondern als intercurrente Krankheit sei die bei den Pocken auftretende Lungenentzündung zu betrachten, die bald als lobäre, bald, und dies namentlich bei hohem Fieber, als hypostatische auftrite und im letzteren Falle anfangs leicht übersehen werde. Ebenso komme intercurrent Lungengangrän und recht selten reine, nicht mit Pneumonie verbundene Pleuritis vor. Verf. behauptet, die Neger würden leichter als die Weissen mit Pocken angesteckt, und die Krankheit verlaufe bei ihnen meist in schwerer Form. Das Pockencontagium entwickele sich in den Pusteln; Auswurf, Urin und Koth enthielten den Ansteckungsstoff nicht. Dagegen seien die Ausdünstungen der Kranken ansteckend, Haut und Blut sogar schon im Incubationsstadium. Verf. beschreibt dann, indem er lediglich französische Arbeiten berücksichtigt, die Anatomie der Pocken in ihren verschiedenen Stadien und erklärt den dabei in der Lederhaut stattfindenden Vorgang für einen activen, den im Rete Malpighii für einen passiven. Bei Besprechung der anderweiten die Pocken begleitenden anatomischen Veränderungen erinnert er besonders an den Gegensatz, welchen die bei der hämorrhagischen Form beobachtete Kleinheit und Härte der Milz und der Leber zu der bei der gewöhnlichen Form der Pocken constanten Weichheit und Anschwellung der genannten Organe bilde. Unter allen bei den Pocken vorkommenden Blutungen seien die aus der Schleimhaut der Nierenbecken stattfindenden weitaus die häufigsten. Von 212 Pockenleichen zeigten 28 diese Blutungen und unter diesen 28 befanden sich 10, die keine anderweite Blutung gehabt hatten.

Im Kehlkopf hat Joffroy (5) bei den Pocken fast immer mehr oder weniger zahlreiche Pusteln gefunden. Oft waren dieselben auch in der Luftröhre und ihren Verzweigungen vorhanden. Jedoch nahm die Häufigkeit des Vorkommens mit der Grösse der Bronchialverzweigungen ab, so dass in den kleinen Bronchien Pusteln nur ausnahmsweise gefunden wurden. Neben den Pusteln, aber auch unabhängig von denselben, zeigte sich eine Bronchitis mit starker Blutüberfüllung der gerötheten Schleimhautfläche. Eiterabsonderung ist mit dieser Bronchitis variolosa fast gar nicht verbunden. Die normalen Flimmerepithelien sind verloren gegangen, und man findet statt derselben grössere polyedrische oder ovale Zellen in einer körnigen Grundsubstanz, welche einige rothe und sehr spärliche weisse Blutkörperchen enthält. Die bei den Pocken sehr häufige Bronchopneumonie fand sich gewöhnlich auf der rechten Seite. Meist waren oberes und mittleres Dritttheil des Unterlappens befallen. Die Verdichtung des Lungengewebes reichte dabei oft nicht bis zum Rande oder bis zur Oberfläche der Lunge. Wegen dieser Lage der pneumonischen Herde, wegen der Trockenheit der Entzündung sowohl bei der Bronchitis, als auch bei der Bronchopneumonie und wegen der meist geringen Dyspnoë sind während des Lebens die von den erwähnten Krankheitszuständen abhängigen Symptome so wenig deutlich, dass sie sich der Beobachtung meist entziehen. Nur ausnahmsweise sind die Erscheinungen sehr ausgeprägt, so dass der Anschein einer lobären Pneumonie entstehen kann. Aber auch in diesen Fällen handele es sich nicht um eine lobäre Pneumonie, sondern um eine Bronchopneumonie mit confluirenden Herden. Man könnte glauben, dass die bei den Pocken vorkommende Bronchitis nicht eine Complication, sondern eine wesentliche Theilerscheinung der Pocken wäre. Indessen hat Verf. in der Leiche eines an den Pocken gestorbenen 6 Monate alten Kindes Kehlkopf, Trachea und Bronchien absolut frei von Entzündung gefunden. Die Bronchopneumonie findet sich nach J. ungefähr bei der Hälfte der an Pocken erkrankten Erwachsenen.

Froelich (6) beschreibt den Verlauf der Pocken bei einem 21 jährigen Manne:

Das Prodromalstadium und die Zeit vom Ausbruch des Exanthems bis zur 1. Entfieberung betrug je 3 Tage. Von da vergingen bis zur Höhe des Eiterungsfiebers 4½ Tag und bis zur 2. Entfieberung 7 Tage. Während des Abtrocknungs-Stadiums waren dann noch 13 Tage hindurch Fieberbewegungen vorhanden, so dass die Gesammtdauer vom Beginn des Prodromalfiebern bis zum definitiven Ende des Fiebers 16 Tage in Anspruch nahm. Der Temperatur-Unterschied innerhalb eines einzelnen Fiebertages betrug zwischen 0,5° und 1,1°. Das initiale Ansteigen der Temperatur geschah rapide, und bis zur 1. Entfieberung war die Temperatur-Curve der von manchen Fällen von Erysipel, Pneumonie oder Scharlach recht ähnlich. Ueberhaupt sei die Temperatur-Curve in keinem einzelnen Stadium, sondern nur in ihrem Gesammtbilde pathognostisch für die Pocken.

Ueber das Verhalten der Regel bei Pockenerkrankungen berichtet Jarrier (7) nach den auf Brouardel's Abtheilung gemachten Erfahrungen. Bei 77 an den Pocken erkrankten Frauenzimmern, die bis dahin regelmässig menstruirt hatten, stellte sich die Regel im Beginn der Pockenerkrankung ein, bei 10 dagegen erst im weiteren Verlauf oder auch gar nicht. Bei jenen 77 Personen trat die Regel 30 mal zur gewöhnlichen Zeit, 23 mal um weniger als 10 Tage zu früh, 18 mal um mehr als 10 Tage zu früh und 6 mal verspätet ein; 54 mal hatte sie die gewöhnliche Dauer, 14 mal eine grössere, 9 mal eine geringere; 39 mal war der Blutverlust wie gewöhnlich, 25 mal erschien er verstärkt und 13 mal vermindert; 2 mal trat die Regel kurz vor der Invasion der Pocken, 4 mal am ersten Tage der Invasion, 23 mal am Tage vor der Eruption, 27 mal am 1. Tage der Eruption, 21 mal am 2. Tage der Eruption ein. Wenn die Regel erst im weiteren Verlaufe der Pocken auftrat, so war sie gewöhnlich schwach und verspätet. J. bestätigt, dass bei älteren Frauen, bei denen die Regel bereits cessirt hatte, dieselbe unter dem Einflusse der Pocken noch 1 mal wieder auftrat, und dass bei noch nicht menstruirten jungen Mädchen die Regel unter dem gleichen Einfluss sich zum 1. Mal zeigte. Die nach der Menopause eintretende Blutung sei übrigens wahrscheinlich nicht mit der Abstossung eines Eies verbunden und daher nicht als eigentliche Regel zu bezeichnen. Das Gleiche gelte von den Blutungen, die bei sonst regelmässig menstruirten Frauenzimmern im Beginn der Pockenerkrankung um mehr als einige Tage verfrüht aufgetreten seien. Der Einfluss, den die Pocken auf die Regel hatten, hängt nach Ansicht des Verf.'s weniger von der Fieberhitze, als von der eigenthümlichen Pockenintoxication ab. Die mit der Menstruation verbundenen Störungen übten ihrerseits keinen ungünstigen Einfluss auf den Verlauf der Pocken aus.

Ein dem eben besprochenen Thema verwandtes, nämlich die Lehre von dem Einfluss der Pocken auf die Schwangerschaft, behandelt Jobard (7a). Aus den von ihm gebrachten geschichtlichen Daten sei nur erwähnt, dass Serres 1832 mittheilt, dass unter 27 schwangeren Frauen in der Pitié, 23 infolge der Pocken abortirt haben, und dass von diesen 22 gestorben sind. 4 abortirten nicht und genasen. Als Verdienst Spiegelberg's erkennt J. an, dass in dessen Lehrbuch der Geburtshilfe 1868 zuerst auf die Prädisposition der Schwangeren zur hämorrhagischen Form der Variola und darauf aufmerksam gemacht sei, dass eine hämorrhagische Metritis und der durch die Höhe des Fiebers bedingte Tod des Fötus Veranlassung zum Abortus geben. Varioloïs, womit Verf. diejenigen Pockenfälle bezeichnet, bei denen das Fieber mit der Eruption definitiv aufhört, führe höchst selten zum Abortus. Lothar Meyer (Ueber Pocken beim weiblichen Geschlecht. 1873) habe allerdings unter 37 Fällen von Varioloïs 4 mal Abortus beobachtet, dagegen ist aus der französischen Literatur dem Verf. kein Fall bekannt. Unter 8 Fällen von Variola discreta, die J. gesammelt hat, trat in 4 Abortus ein. Aus einer so geringen Zahl von Fällen lasse sich allerdings kein sicherer Schluss ziehen. Dagegen herrsche allgemeine Uebereinstimmung darüber, dass Abortus der gewöhnliche Ausgang sei. Bei Variola hämorrhagica sei Abortus und Tod fast sicher; doch kämen Ausnahmen vor. Eine solche Ausnahme (Fall 20) wird vom Verf. kurz mitgetheilt. Abortus könne allerdings selbst noch in der Reconvalescenz eintreten, werde aber weitaus am häufigsten im Invasionsstadium, etwa 1 Tag vor der Eruption beobachtet. Der Tod des Kindes erfolge im Uterus der an Pocken erkrankten Mutter entweder infolge der hohen Fiebertemperatur oder durch Toxämia variolosa der Mutter, oder durch Pockenerkrankung des Fötus selbst und verursache dann Abortus. Da der Fötus später an den Pocken erkranke als die Mutter, so trete der Abortus in solchen Fällen oft erst nach dem Abheilen der Pocken der Mutter ein. Die häufigste Ursache des Abortus sei aber Uterinblutung. Auch könne Abortus dadurch eintreten, dass das an Kohlensäure überreiche Blut der Mutter Contractionen des Uterus auslöse. In Bezug auf den Einfluss, den die Dauer der Schwangerschaft ausübe, meint Verf., dass die Neigung zum Abortiren, sowie die Sterblichkeit desto grösser sei, je weiter die Schwangerschaft vorgerückt sei. Die Schwangerschaft disponire aber nicht von vornherein zu einer besonders schweren Form der Pocken, mache aber durch den Abortus den weiteren Verlauf zu einem sehr gefährlichen und bedinge so eine grössere Sterblichkeit. Die Entbindung füge zu der Gefahr, die mit den Pocken an sich verbunden sei, eine neue hinzu. Puerperale Septicämie sei allerdings bei Pocken selten. Diejenigen Fälle, in denen es bei den Pocken nicht zum Abortus komme, seien entweder sehr leicht oder so schwer, dass der Tod infolge der Pocken eintrete, bevor der Abortus Zeit hätte, perfect zu werden. Die Uebertragung der Variola der Mutter auf den Fötus erfolge weitaus nicht in allen Fällen und könne daher nicht durch das Blut vermittelt sein. Da nun andererseits Variola beim Fötus beobachtet worden ist, obschon die Mutter wegen früherer Variola oder wegen kurz vor der Schwangerschaft stattgehabter Impfung immun gegen Variola war, so lassen diese Fälle nur die Erklärung zu, dass die Mutter als Mittelsperson für die Uebertragung des Contagiums gedient hat, das auf sie selbst keine Einwirkung ausüben konnte. Die Ansteckung des Fötus erfolge also durch Contact. Nachgewiesen sei die Erkrankung des Fötus an Pocken erst nach dem dritten Schwangerschaftsmonat. Die intrauterin überstandenen Pocken geben eben solche Immunität, wie die nach der

Geburt erworbenen. Von den Kindern also, die von einer während der Schwangerschaft an Pocken krank gewesenen Frau geboren sind und kein Zeichen von intrauterin überstandenen Pocken darbieten, seien nur einige für lange Zeit immun gegen Vaccine, andere aber nicht. Dasselbe gelte von solchen Kindern, deren Mütter während der Schwangerschaft vaccinirt worden seien.

Unter den 22 theils der Literatur entnommenen, theils neuen Beobachtungen, welche Verf. mittheilt, befinden sich 2 (No. 9 und 10), welche dadurch interessant sind, dass von 2 Zwillingen einer Pocken oder Pockenschörfe bei der Geburt hatte, während der andere Zwilling frei davon war. In dem Fall No. 20 überstand die Mutter Ende October eine Variola haemorrhagica (? Ref.). Das von ihr am 30. Januar geborene reife Kind wurde am 17. Februar mit Erfolg geimpft. Ebenso haftete die Impfung bei dem Kinde einer Frau (Fall No. 21), die am 26. März an den Pocken erkrankte und am 17. April entbunden wurde, und bei einem Kinde, dessen Mutter (Fall No. 22) am Tage nach der Entbindung einen Pockenausschlag bekam.

Nach Manissolle (8) stammen die ersten Veröffentlichungen über Lähmungen als Folgezustände der Pocken aus dem 17. Jahrhundert. Im Gegensatz zu Gubler, der 1860 diese Lähmungen als nicht materielle bezeichnete, schliesst M. sich Charcot's Ansicht an, dass hinter jeder functionellen Störung eine feinere oder gröbere, vorübergehende oder dauernde materielle Läsion zu finden sei. Er theilt die nervösen, im Gefolge der Pocken beobachteten Störungen in solche des Intellects, des Gefühls und der Bewegung ein. Zu den Störungen der ersten Categorie rechnet er die Gehörs- und Gesichts-Hallucinationen, die etwa bei 5 pCt. der Pockenkranken zu beobachten seien und gewöhnlich während des Eruptions-Stadiums in der Nacht auftreten. In 2 Fällen (1 von Griesinger und 1 von Quinquaud beobachtet) hielten die geistigen Störungen mehrere Tage, beziehungsweise über 2 Monate an. Störungen der Sensibilität kamen für sich allein sehr viel seltener vor, als in Verbindung mit motorischen Lähmungen. Bisweilen gehen den Gefühlslähmungen Hyperästhesien voran. Die motorischen Lähmungen treten meistens im Invasionsstadium auf und schwinden in diesem Falle gewöhnlich im Beginn der Eruption. Die schnell vorübergehenden Lähmungen seien wahrscheinlich durch Congestion zum Rückenmark bedingt. In einer Reihe von Fällen mit dauernden Lähmungen seien durch die Obduction verschiedene anatomische Veränderungen im Rückenmark oder in den Nerven und Muskeln gefunden worden. Es werden hier besonders zwei von Westphal als Myelitis disseminata bezeichnete Fälle und ein Fall von Damaschino (Erweichungsherd im vorderen Theil des Lendenmarkes), sowie Beobachtungen von Joffroy und Hayem erwähnt. Die gleichfalls zu den Lähmungen zu rechnenden atactischen Erscheinungen seien im Beginn durch Gehirnerscheinungen verdeckt. Später machen sie sich als Dysphonie und Ataxie der oberen und unteren Extremitäten geltend. Sie seien meist nicht mit Sensibilitätsstörungen verbunden und zeichnen sich in der Regel durch grosse Hartnäckigkeit aus, tendiren aber doch zu allmälig eintretender Heilung. Neben anderweit veröffentlichten Fällen wird ein neuer von Quinquaud beobachteter Fall von Ataxie, der in den ersten Monaten mit Störung der Intelligenz verbunden war, mitgetheilt.

Der eine Fall von hämorrhagischen Pocken, den Sweeting (11) beschreibt, betrifft einen 21jähr. Mann, der am 9. Sept. erkrankte und am 11. einen Pockenausschlag bekam.

Bei der Aufnahme am 16. hatte er confluirende Pocken mit zum Theil blutigem Inhalt. Bald nach der Aufnahme Blutbrechen und Hämaturie. 39,4°. Tod am 20. Sept. Obduction ergab Verdichtungsherde in den Lungen, daneben Emphysem, Blutextravasate in der Magenschleimhaut, Nierenbecken und Ureteren mit Blutgerinnseln vollgestopft. Bei dem 2. Fall (21jähriges Dienstmädchen) erschien am 27. Sept. 5 Tage nach dem initialen Frost die Eruption, die am 1. Tage den Kopf verschonte. Am 28. trat die Regel verfrüht ein. Die zum Theil confluirenden Pocken hatten einen blutigen Inhalt. Tod am 29. September. In den Lungen Hypostase, in den Nierenbecken und Ureteren Blutgerinnsel, theilweise Zerreissung der Nierensubstanz. Beide Kranke hatten alte Impfnarben.

6 bisher nicht veröffentlichte Fälle von Variola haemorrhagica, von denen Gachon (12) 2 selbst beobachtet hat, und 6 aus der Literatur entnommene Fälle geben die Grundlage, auf welcher Verf. den Verlauf dieser Pockenform zur Darstellung bringt. Er versteht unter Variola haemorrhagica ausschliesslich diejenige Form der Pocken, bei welcher die Blutaustretungen schon im Prodromalstadium, nicht aber erst im Eiterungsstadium auftreten. Die sämmtlichen mitgetheilten Fälle endeten tödtlich, und zwar mit einer Ausnahme zwischen dem 4. und dem 7. Tage. Die Kranken waren zwischen 20 und 35 Jahr alt, die meisten geimpft, keiner revaccinirt. Verf. macht darauf aufmerksam, dass es fast unmöglich sei, diese Pockenform von der Scarlatina haemorrhagica zu unterscheiden. Das einzige den Ausschlag für die Diagnose: Pocken gebende Criterium seien die vereinzelten und wenig entwickelten Bläschen und Pusteln, die bei der Scarlatina haemorrhagica fehlten. (Fall 13, den G. als Beispiel der letztgenannten Krankheit anführt, dürfte zu den hämorrhagischen Pocken zu zählen sein. Ref.)

C. Behandlung.

1) Schwimmer, Ernst, Zur Therapie der Variola vom Standpunkte der Micrococcuslehre. Deutsches Archiv für clin. Med. Bd. 25. S. 178—219. — 2) Bouyer, L., Notice sur le traitement abortif et curatif de la variole. Journal de thérap. No. 24. — 2a) Derselbe, Traitement abortif et curatif de la petite vérole. Le Reveil méd. No. 1. (Das Mittel, welches B. als wirksames Antifermentativum gegen die Pocken empfiehlt, ist Salicylsäure. Er verordnet 10,0 Alcohol, 1,0 Acidum salicylicum, 20,0 Syrup, 50,0 Wasser und lässt hiervon alle 6—16 Stunden 1 Esslöffel voll einnehmen. 20 so behandelte Fälle nahmen grösstentheils einen milden Verlauf, 2 davon endeten tödtlich. Papeln und Pusteln sollen hierbei discret geblieben und mehr oder weniger abortiv verlaufen sein. Eiterungsfieber war nur wenig vorhanden.)

In weiterer Entwickelung einer früheren Arbeit (cf. diesen Jahresbericht 1878 V. C. 5), welche sich auf die durch örtliche Therapie zu erzielende Verhütung von Pockennarben bezog, bringt Schwimmer (1) zunächst eine geschichtliche Uebersicht über die zur Verhütung solcher Narben vor ihm angewendeten Verfahrungsweisen. Er bespricht dann die Entwickelung der Pockenpusteln und der in denselben enthaltenen Micrococcen. S. will nicht bestimmt behaupten, dass Bacterien die alleinige Ursache der Blattern seien, aber auch andererseits die Beziehungen derselben zum Blattern-Process nicht für unmöglich erklären. Von dieser Ansicht ausgehend hat er eine antiseptische Allgemeinbehandlung der Pocken mit Carbolsäure, mit Salicylsäure und Thymol versucht. Um eine Imprägnirung des ganzen Körpers mit Carbolsäure zu erzielen, liess er die gesammte Hautoberfläche 8—10 mal täglich mit 2procent. Carbollösung bestreichen und die den Kranken umgebende Luft durch häufiges Zerstäuben von 5procent. Carbollösung carbolisiren. Die Wirkung war eine ausgesprochene Carbol-Vergiftung der Kranken. Die für den Krankheitsverlauf gehegten Erwartungen gingen aber nicht in Erfüllung. Carbolismus mit Steigerung der Zufälle und mit Nachlass des Carbolismus dennoch letaler Ausgang sprachen dagegen, dass auf dem eingeschlagenen Wege das Contagium vernichtet werde. Ebensowenig gelang es, diese Vernichtung durch Salicylsäure oder Thymol zu erzielen. Das Thymol verordnete S. in folgender Form: Thymoli 0,3—0,5, Alcohol 10,0, Aqua dest. 130,0, Syrupi 20,0 zweistündlich 1—2 Löffel. Bei einigen Kranken verursachte das Mittel Erbrechen und Durchfall. Einzelgaben von 0,2 wurden durchweg erbrochen. S. versuchte nunmehr, wie dies auch Andere vor ihm mit gutem Erfolg gethan haben, die Carbolsäure zur örtlichen Behandlung der Pocken zu verwenden. Er liess Leinwandlappen mit einem Liniment bestreichen, das nach einer der folgenden Formeln bereitet war:

1) Acidi carbolici 4,0—10,0,
Olei oliv. 40,0,
Cretae tritae 60,0.

2) Acidi carbolici 5,0,
Olei oliv.,
Amyli aa. 40,0.

3) Thymoli 2,0,
Olei lini 40,0,
Cretae tritae 60,0.

Die Lappen liess er auf das Gesicht in Form einer Maske und auf die Vorderarme und Hände auflegen. Mit Carbolkreidesalbe hat er 177 Kranke, mit Carbol-Amylum 20, mit Thymolkreidesalbe 36 behandelt. Mit Beginn der Abtrocknung wurde die Larve meist entfernt. Die erste Formel bewährte sich bei weitem am besten. Die Larven wurden 12stündl. erneuert. S. berichtet, dass bei dieser Behandlung die Abtrocknung auf Gesicht und Armen schon am 9.—11. Tage, statt sonst am 13.—15. Tage erfolgte, und dass es bei frühzeitiger Larven-Anwendung auf dem Gesicht zu einer vollen Pustelentwickelung und zu starker Eiterung nicht gekommen sei. Ganz erfolglos fand er die örtliche Behandlung in den heftigen Fällen, die schnell zum Tode führten. In den übrigen Fällen sei aber der günstige Einfluss der örtlichen Carbolbehandlung deutlich gewesen. S. hat demnächst den Nachweis zu führen versucht, dass bei Anwendung der Carbolsalbe die Carbolsäure in das Innere der unverletzten Pocke eindringe und hier heilend wirke.

Er zog nach sorgfältigster Abwaschung der Pockenpusteln, die 4 bis 5 Tage lang in der oben angegebenen Weise behandelt worden waren, aus diesen den Inhalt heraus. Diese so erhaltene Lymphe wurde filtrirt, mit Wasser verdünnt und dann mit Bromwasser versetzt. Es entstand dabei stets eine leichte Trübung als Zeichen eines geringen Carbolgehaltes der Flüssigkeit. Unter dem Microscop zeigten sich, wenn man zur Pockenlymphe, die bis dahin nur Eiterkörperchen und Micrococcen enthielt, etwas Bromwasser hinzugesetzt hatte, feine, spitze, crystallinische Nadeln, die zum Theil eine leicht gebogene Form hatten. Diese crystallinischen Nadeln stimmen ganz mit denjenigen überein, die man erhält, wenn man 1procentige Carbollösung mit Bromwasser mischt. Verf. erläutert dies durch Zeichnungen. In der Lymphe derjenigen Pockenpusteln, welche der örtlichen Therapie unterworfen gewesen waren, erschienen die Lymphkörperchen geschrumpft und die staubartigen Pünktchen weniger zahlreich als in der Lymphe nicht behandelter Pocken. Auch dies wird von S. durch Zeichnungen veranschaulicht.

VI. Windpocken.

Baader, A., Die Specifität der Varicellen. Corresp.-Blatt für Schweizer Aerzte. No. 19 und 20.

Nach einer geschichtlichen Darstellung des Streites, der darüber geführt ist, ob Varicellen und Variola zwei verschiedene oder eine und dieselbe Krankheit seien, vergleicht B. den Verlauf der bei den Windpocken und den Pocken zu beobachtenden Erscheinungen mit einander. Er beruft sich für den Beweis der Verschiedenheit beider Krankheiten vorzugsweise auf die Aetiologie. Nicht sowohl in der Stadt, als vielmehr auf dem Lande trete es klar hervor, dass aus den Varicellen sich nie Variola entwickele. Aus der von Lotz (cf. diesen Jahresbericht 1879, I., 2) veröffentlichten Morbiditätsstatistik Basels geht hervor, dass vom Januar 1875 bis April 1880 in Basel 584 Fälle von Windpocken angemeldet sind, gegen nur 21 Fälle von Variola, sowie dass in dieser ganzen mehr als 5jährigen Periode (abgesehen vom März 1876 und vom September 1878) jeder Monat Varicellenerkrankungen brachte, während nur im Januar 1875 und im März 1877 je 1 Fall von Pocken und die übrigen 19 Pockenfälle in der Zeit vom October 1879 bis März 1880 beobachtet wurden, die ganze übrige Zeit aber frei war. Die beiden ersten Pockenfälle im October 1879 traten in einem Hause auf, in welchem auch von auswärts besuchte religiöse Versammlungen abgehalten worden waren, durch welche einzelne Pockenfälle auch nach Zürich gelangten. Diese Fälle pflanzten sich in Basel wie in Zürich als Variolafälle, zum Theil schwerster Form, weiter fort, wogegen in Basel vor, während und nach der Einschleppung von Variola Varicellenfälle in nächster Nachbarschaft vorkamen, die nur zur Verbreitung von Varicellen führten. Verf. führt Verlauf und Verbreitung mehrerer Fälle von Windpocken speciell auf, darunter einen sehr seltenen Fall mit Prodromalexanthem.

Ein ungeimpftes Kind erkrankte am 5. Nov. mit Frösteln und heftigem Allgemeinleiden. 40,2° 160 P. Ueber Gesicht, Brust, Rücken und Bauch ein diffuses Erythem, an einzelnen Stellen bläulich und mit Petechien durchsetzt. Kein Schenkeldreieck, keine Kreuz- oder Kopfschmerzen, kein Erbrechen, keine Tonsillitis. Am 6. Nov. Varicellen. Nur an der Stirn und unter dem linken Schlüsselbein je eine nierenförmige Pustel, sonst überall Bläschen. Das Fieber sank am 8. Tage, das Exanthem blieb sehr beschränkt. Rasche Genesung. Nur unter dem linken Schlüsselbein blieb eine Narbe.

Von 1865 bis 1878 hat Verf. im Landgebiete von Basel jährlich sehr häufig Windpocken gesehen, aber nur im Jahre 1871 Variola, die durch den Krieg eingeschleppt war, und an der $^{3}/_{4}$ Procent der Bevölkerung erkrankte. Die Variola trat zum Theil recht bösartig auf, erlosch aber schnell, während die Varicellen Jahr für Jahr wiederkehrten, keine Todesfälle bedingten und nur Kinder ergriffen. Abgesehen von den bekannten anatomischen Unterschieden zwischen Variola und Varicellen führt B. als ein wesentliches Moment für die Begründung der Nicht-Identität dieser Krankheiten an, dass Pocken kein Alter verschonen und bei gut durchgeführter Kinderimpfung die Altersclassen über 12 Jahre vorzugsweise befallen, Varicellen dagegen vorwiegend eine Kinderkrankheit sind. Unter 534 Varicellenerkrankungen kamen auf das 1. Lebensjahr 93, auf das 2. 70, auf das 3. bis incl. 5. 219, auf das 6. bis incl. 10. 191, auf das 11. bis 15. 7, auf das 16. bis 20. 2, auf das 21. bis 40. 2. Hierbei ist noch zu bemerken, dass nach den von B. gemachten und speciell mitgetheilten Erhebungen es zweifellos ist, dass bei den beiden angeblichen Varicellenerkrankungen von Personen zwischen 20 und 40 Jahren es sich gar nicht um Varicellen, sondern um Variola gehandelt hat. B. selbst hat nie Varicellen bei Personen gesehen, die das 10. Lebensjahr überschritten hatten. Da Erwachsene nicht an Varicellen erkranken, so existiren auch keine Beobachtungen über intrauterine und über angeborene Varicellen. Es ist dies ein wesentlicher Unterschied von Variola. Verf. selbst sah bei einem Siebenmonatskinde, das während der Agone der an confluirenden Pocken erkrankten Mutter geboren wurde und seit etwa 1 bis 2 Tagen abgestorben war, auf den Conjunctiven und auf der Mundschleimhaut ein deutliches Variolaexanthem. B. hebt dann ferner die Unterschiede der Incubationsdauer, des Verlaufes, der Complicationen und der Prognose beider Krankheiten hervor und macht schliesslich auf die practische Wichtigkeit aufmerksam, die es hat, dass man Varicellen und Pocken gänzlich aus einander halte.

VII. Vaccine.

a. Allgemeines. Impfwesen verschiedener Länder. Vaccination und Revaccination. Schutzkraft der Impfung.

1) Kraus (Central-Impfarzt), Ergebnisse der Schutzpockenimpfung im Königreich Bayern für das Jahr 1879. Bayer. ärztl. Intelligenzblatt No. 50 und 51. — 2) Perroud, État de variole et de la vaccine dans le département du Rhône pendant l'année 1879. Lyon méd. No. 9 und 10. — 3) Meyer, Lothar, Impfbericht aus dem 47. Polizei-Revier für das Jahr 1880 an das Königliche Polizei-Präsidium zu Berlin. Deutsche med. Wochenschrift No. 48. — 4) Derselbe, Zur Empfänglichkeit Neugeborener für das Pocken-Contagium. Virchow's Archiv Bd. 78. S. 43—48. — 5) Oser, L., Ueber die Nothwendigkeit eines neuen Impfgesetzes für Oesterreich. Vierteljahrsschrift für Dermatol. und Syphilis. Bd. 12. S. 27—49. (Die Unklarheit der älteren, aus den Jahren 1808, 1811, 1817 und 1857 herrührenden Bestimmungen, welche zur Ordnung des Impfwesens in Oesterreich erlassen sind, hat bewirkt, dass man gegenwärtig nicht weiss, ob Impfpflicht bestehe oder nicht. Die Folgen hiervon seien in gesundheitlicher Beziehung sehr nachtheilig. Während 1877 in den grösseren Städten Deutschlands von einer Bevölkerung von 7,262,806 Menschen nur 42 an den Pocken gestorben seien, seien dagegen in Wien von 1872 bis 1877 jährlich zwischen 583 und 3334 Menschen an den Pocken gestorben. Verf. weist auf die guten Erfolge hin, die durch die Impfung, und ganz besonders durch die Zwangsimpfung in verschiedenen Ländern erzielt seien. Um die Anti-Impf-Agitation zu brechen, sei es aber nöthig, dass man die arg übertriebenen, immerhin aber vorhandenen Gefahren der Impfung (Vaccine-Syphilis u. s. w.) möglichst beseitige.) — 6) Lotz, Th., Pocken und Vaccination. Bericht über die Impffrage, erstattet im Namen der schweizerischen Sanitäts-Commission an den schweizerischen Bundesrath. 2. Aufl. Basel. 8. 143 Ss. und 6 Tfln. (Das auch für Laien überzeugend geschriebene Buch trägt zum grossen Theil den Charakter einer Streitschrift, welche gegen A. Vogt (Für und wider die Kuhpockenimpfung und den Impfzwang. Bern 1879) und andere Gegner der Schutzpocken-Impfung gerichtet ist, giebt zugleich eine sehr lesenswerthe Darstellung der Lehre von der Vaccination und bringt eine grosse Fülle von statistischen Belegen mit genauer Quellenangabe. Die von L. gezogenen Schlussfolgerungen gipfeln in dem Nachweise, dass nicht die facultative, sondern nur die obligatorische Impfung den Bevölkerungen Schutz gegen die Pockengefahr gewähren könne.) — 7) Watton, Variole et vaccine, par le Dr. Th. Lotz de Bâle. Bull. de la société de méd. de Gand. (Sehr anerkennende Analyse des von Lotz herausgegebenen Buches.) — 8) Alison, Vaccination et revaccination. Gaz. hebd. de méd. et de chir. No. 24. (Um in Frankreich die obligatorische Impfung wirksam zu machen, ist es nach A. nöthig, den Impfzwang auch auf die in Frankreich sich aufhaltenden Ausländer zu erstrecken. Er bemerkt, dass bei der Revision der Geimpften und bei Beschaffung von Stamm-Impflingen grosse Schwierigkeiten zu überwinden seien. Impfungen, die weniger als 3 Pusteln lieferten, will er als nichtig betrachtet wissen. Die Revaccination dürfe nur an solchen Orten erzwungen werden, in denen die Pocken herrschen.) — 9) Blot, Des vaccinations et revaccinations obligatoires. Ibid. No. 24. — 10. Anthony, M., Suite à l'étude des causes, qui font varier les résultats des revaccinations. Récueil de mém. de méd. milit. No. 3. — 11) Van den Sohrieck, M., Prophylaxie de la variole. Rapport au conseil provincial de Brabant. Annales d'hygiène 1. p. 32—45. (Verf. setzt auseinander, dass in der Provinz Brabant die vorhandene Impfordnung besser als in den anderen Provinzen Belgiens sei, wünscht aber, dass sie besser ausgeführt werde als bisher, und dass für ganz Belgien durch Gesetz möglichst bald die Schutzimpfung obligatorisch gemacht werden möge. Er giebt hierbei eine Zusammenstellung der das Impfwesen Deutschlands, Englands und Hollands regelnden Gesetze.) — 12) Herpain, Vaccine et variole. Bull. de l'académie de méd. de Belgique No. 3. (Zur Widerlegung der Behauptung, dass eine gute Hy-

giene die Schutzpockenimpfung ersetzen könne, führt H. das Beispiel einer unter sehr guten hygienischen Verhältnissen, auf einem einsam gelegenen Gehöft lebenden Familie an, deren Haupt seit 30 Jahren die Devise angenommen hätte, dass die Impfung unnütz sei. Die 6 Kinder desselben erkrankten nacheinander an Pocken, 2 derselben (23 und 26 Jahr alt) starben, 2 wurden im Beginn der Prodrome geimpft und genasen, 1 wurde kurz vor der Berührung mit seinen pockenkranken Geschwistern geimpft und erkrankte nicht, 1 erkrankte ungeimpft und genas nach schwerem Verlauf der Pocken.) — 13) Defferneз, Variole et vaccine. Ibid No. 3. — 14) Rapport de la commission, qui a examiné les travaux relatifs à la variole et à la vaccine, soumis à l'académie par MM. Dardignac, Deffernes et Herpain. M. Warlomont rapporteur. Ibid. No. 8. (Der Bericht W.'s berührt die Arbeit Dardignac's nur insofern, als er dessen Ansicht, dass die von einem Revaccinirten entnommene Lymphe die Kinderlymphe ersetzen könne, nur für den äussersten Nothfall gelten lassen will.) — 15) Biggs, Small-pox and vaccination. Brit. med. journal. 11. Dec. (In Bath sind im Anfang 1880 an Pocken 272 Personen erkrankt und 61 gestorben. Von 177 in das Armenhaus aufgenommenen Pockenkranken waren 82 geimpft, 95 ungeimpft. Von den ersteren starben 6 [7,3 pCt.], von den letzteren 35 [36,8 pCt.]. Die Geimpften waren alle über 5 Jahr alt, von den Ungeimpften 14 unter 5 Jahr.) — 16) Douglas, Merdoy, Small-pox and vaccination. Brit. med. journal 31. July. (Von 211 Pockenkranken, die D. in Sunderland zu behandeln hatte, waren 180 geimpft, 31 nicht geimpft. Von den Geimpften starben 4 [22 pCt.], von den Ungeimpften 15 [48,4 pCt.].) — 17) Clark, Alonzo, The eruptive fevers. The New-York med. record. 1. and 8. May.

b. Mischung der Lymphe und Aufbewahrung derselben. Impftechnik.

18) Meyer, Lothar, Zur Impftechnik. Vierteljahrsschrift für gerichtl. Med. N. F. Bd. 32. S. 95—108. — 19) Stern, Emil, Impfergebnisse mit Thymollymphe. Breslauer ärztl. Zeitschr. No. 17. — 20) Weiser, Die Massenimpfung und der Impfring. Allgem. Wiener med. Zeitg. No. 4. S. 35. (W. vertheidigt seinen Impfring [cf. diesen Jahresber. 1879 VII. a. 14], der für Massenimpfungen sehr geeignet sei. Der Giftzahn und die Stachelspitze des Impfringes sollen sich, wie eine Lanzette, in dem freien Augenblick zwischen 2 Impfungen durch Abwischen leicht reinigen lassen.)

c. Animale Vaccination und Retrovaccination.

21) Hofmann, Ottomar, Bericht über Impfungen mit animaler Lymphe. Bayr. ärztl. Intellig.-Bl. No 29. — 22) Bell, Benjamin, On animal vaccination. Edinb. med. journ. May. — 23) Lalagade, Ilodenne de, Vaccin Jennerien. Vaccin de génisse. Thèse. 4. 55 pp. Paris. — 24) Warlomont, E., Remarks on the different methods of collecting, preserving and employing animal vaccine. Brit. med. journ. 25. Sept. — 25) Viennse, Remarques pratiques au sujet d'une série d'inoculations de horse-pox. Gaz. hebdom. de méd. et de chirurg. No. 13.

d. Impfung im Incubationsstadium der Pocken oder Masern.

26) Donchut, Revaccination; vaccine et variole simultanées. Gaz. des hôpit. No. 69. (Mit Rücksicht auf eine eben herrschende Pockenepidemie impfte D. am 4. Februar 3 Kinder von 7, 8 und 12 Jahren. Alle 3 hatten gute Narben von der ersten Impfung. Am 5. Febr. erkrankte das 12jähr. Kind und bekam am 7. einen Pockenausschlag. Am 6. Febr. erkrankte das 8jähr. Kind und bekam am 8. einen Pockenausschlag. Am 10. Febr. erkrankte das 7jähr. Kind, bekam am 11. einen rothen, bald verschwindenden Ausschlag an den Beinen und einen Tag später abortive Pocken, die noch erheblich leichter verliefen als bei den ersten beiden Kindern. D. nimmt auch bei diesen an, dass die Revaccination den Verlauf der Pocken gemildert habe.) — 27) Hryntschak, Ein Fall von Vaccination im Incubationsstadium der Morbillen und Abimpfung im Prodromalstadium derselben. Arch. für Kinderheilkunde. I. Heft 2. (Von einem am 31. Mai geimpften und damals anscheinend gesunden 2jähr. Knaben impfte Hryntschak eine Woche später 3 Mädchen ab, die 3, 12 und 19 Monate alt waren. Während dieser Impfung wurde bemerkt, dass der Knabe fieberte, Conjunctivitis und fleckige Röthung des Gaumens hatte, und ermittelt, dass er seit dem vorhergehenden Abend an Schnupfen und Husten litt. Auf diese Prodrome folgten mild verlaufende Masern. Die Schutzpocken des Knaben verbanden sich mit ausgedehnter Entzündung und Eiterung. Die 3 von ihm abgeimpften Mädchen, die früher Masern nicht gehabt hatten, blieben auch jetzt frei davon. Die Schutzpocken verliefen bei ihnen, abgesehen von ziemlich starker, örtlicher Hautentzündung, völlig normal.)

e. Abnormer Verlauf und Gefahren der Impfung. Impfsyphilis. Agitation gegen die Impfung.

28) Stokes, William, A case of gangrenous inflammation, following vaccination; or vaccinia gangraenosa. The Dublin journ. of med. science. 1. June. — 29) Padieu, Vaccination d'un enfant atteint d'eczéma de la face et du cuir chevelu. Eruption confluente de vaccine sur les parties, qui sont le siège de l'eczéma; communication de la vaccine à la mère et à la bonne de l'enfant. — 30) Rutgers, J., Eene anamnestische contraindicatie tegen de vaccinatie. Weekblad van het Nederlandsch Tijdschrift voor Geneeskunde No. 32. — 31) Slingenberg, D., Een ongewoon verschijnsel bij de koepokinenting. Ibid. No. 32. — 32) Lee, Robert, Cutaneous affections following vaccination. Brit. medic. journ. 31. July. (Nach allen möglichen kleinen Hautverletzungen, namentlich wenn dieselben unsauber gehalten werden, treten öfters secundäre Hautentzündungen, selbst Ecthymapusteln an entfernten Körperstellen auf. Es seien diese zu den secundären, infectiösen Vorgängen zu zählen. Wahrscheinlich treten nach Schutzpocken-Impfungen Hautausschläge verhältnissmässig nicht häufiger auf als nach anderen Verletzungen. Es sei daher die Impfung nicht als solche, sondern nur als Hautverletzung Ursache der secundären Ausschläge.) — 32a) Bonnerie, Des éruptions secondaires de la vaccine. Thèse. 4. 41 pp. Paris. — 33) Boëns, H., Le vaccin jugé par ses partisans ou nouvelles remarques sur la pratique de la vaccine. Bull. de l'acad. de méd. Belge No. 8. (Der Standpunkt, den Verf. einnimmt, wird durch den Schluss seines Aufsatzes gekennzeichnet. Er sagt hier: Wer weiss, ob nicht unsere Nachkommen die Geschichte der Schutzpocken-Impfung mit dem Axiom abschliessen werden: Säet die Vaccine und Ihr werdet die Variola ernten. Er bemüht sich, aus den Vorsichtsmaassregeln, die Lothar Meyer für die Ausführung der Schutzpocken-Impfung empfohlen hat, eine Bestätigung seiner gegen die Schutzpocken-Impfung gerichteten Angriffe herauszulesen. Neue Thatsachen enthält sein Aufsatz nicht.) — 34) Lorinser, F. W., Der Impfschutz in seinen Beziehungen zur Impfstatistik. Wiener med. Wochenschrift 7—11. (Versuch eines statistischen Nachweises, dass die Schutzkraft der Vaccination nur sehr kurze

Zeit dauere, dass die Blattern bei Geimpften nicht milder verlaufen als bei Ungeimpften, dass die Impfrenitenten eine geringere Pockensterblichkeit haben können als die geimpfte Bevölkerung, dass die Abnahme der Pockensterblichkeit im Anfange unseres Jahrhunderts nicht der Einführung der Impfung zuzuschreiben sei u. s. w.)

f. Anatomie der Schutzpocken und Eigenschaften der Impflymphe. Theorie der Impfung. Thierpocken.

35) Tafani, Alessandro, Anatomia di alcune forme eruttive vacciniche modificate. Lo Sperimentale. Agosto. — 36) Pincus, Ueber Vaccine und Variola. Archiv für Anat. u. Physiol. S. 300. Verhandlungen der physiol. Gesellsch. zu Berlin. 11. Juni. Berliner clinische Wochenschr. No. 30. (P. hat beim Kalbe die Impfung wiederholt, sobald Immunität eingetreten war. Er giebt an, dass nach der ersten Impfung die entstandene Entzündung am ersten Tage für 1—2 Tage unterbrochen werde, und dass frühzeitig eine Verhornung des Rete durch dessen ganze Dicke eintrete, wogegen nach der zweiten Impfung die Entzündung sich ununterbrochen zu einer circumscripten Eiterung steigere und die Verhornung sich nur an der obersten Schicht des Rete vollziehe. Bei der Behandlung mit verdünntem Methylviolet sollen die Micrococcen des Kalbes fast alle violett, die des Schafes fast alle blau erscheinen, während im Übrigen die microscopischen Schnitte der Haut des Schafes und des Kalbes sich in Bezug auf die Färbung gleich verhalten.) — 37) Fleming, George, Human and animal variolae. A study in comparative pathology. The Lancet. 29. May, 4. Septb. 18. Septb. — 38) Pasteur, Variole et vaccine. Bullet. de l'acad. de méd. No. 21. (P. behauptet, dass bei der Cholera der Hühner 2 Gifte zu unterscheiden seien, ein sehr ansteckendes und ein gutartiges. Aus dem ersteren könne man das zweite entwickeln. Diese Thatsache lasse es nothwendig erscheinen, die negativen Ergebnisse, welche in Bezug auf die Möglichkeit, das Variolacontagium in das Vaccinecontagium durch Ueberimpfen auf verschiedene Thiere zu verwandeln, von der Lyoner Commission 1865 erzielt wären, einer nochmaligen Prüfung zu unterwerfen. In der sich an P.'s Vortrag anschliessenden Discussion opponirten ihm J. Guérin, Blot und Depaul.) — 39) Mégnin, P., Caractères microscopiques et comparés des sérums du horse-pox, du cow-pox et du vaccin humain. Gaz. méd. de Paris No. 26.

In dem Jahre 1878 wurden nach Kranz (1) in ganz Bayern 151,191 Kinder geimpft, davon 149,404 mit Erfolg, 946 mit unbekanntem Erfolg, 841 ohne Erfolg. Wie in früheren Jahren kamen auf 1000 Impfungen 6 Fehlimpfungen, und hatte die Impfung durchschnittlich 8 Schutzpocken. Bei 136,230 von Arm zu Arm geimpften Kindern kamen 601 (4,4 p. M.), bei 10,536 Impfungen mit conservirtem reinen, humanisirten Stoff 109 (10.3 p. M.), bei 2550 Impfungen mit humanisirter Glycerinlymphe 15 (5.9 p. M.), bei 1368 Impfungen mit conservirtem animalen Stoff 500 (365,5 p. M.), bei 9 Impfungen vom Thier zum Arm 0 (0 p. M.) Fehlimpfungen vor. Der animale Stoff stand in seiner Wirkung weit hinter den anderen Lymphearten zurück. Dr. Keller, der in Landau Versuche mit animaler Impfung angestellt hat, kam zu dem Schlusse, dass die Durchführung der animalen Impfung auf dem Lande wegen der Unsicherheit des Erfolges sich nicht wohl ermöglichen lasse. 107,657 Schulkinder wurden revaccinirt, davon 100,431 mit Erfolg, 95 mit unbekanntem Erfolg, 7131 ohne Erfolg. Bei der Revaccination wurden also 66 p. M. Fehlimpfungen beobachtet. 1875 betrugen die Fehlimpfungen p. M. 140, 1876: 100, 1877: 90, 1878: 70. 1879 kamen bei der Revaccination von Arm zu Arm 6 pCt. Fehlimpfungen, bei der Revaccination mit conservirtem, humanisirten Stoff 12 pCt., bei der Revaccination mit Glycerinlymphe 30 pCt., bei der R. mit conservirtem, animalem Stoff 18 pCt., bei der R. vom Thier zum Arm 71 pCt. Fehlimpfungen vor. Man sollte also bei der Revaccination nur von Arm zu Arm impfen. Tiefes Ausschwären der Impfpusteln wurde wiederholt beobachtet und zwar so, dass nach Impfungen mit derselben Lymphe und denselben Instrumenten bei einigen Impflingen Verschwärung der Pocken vorkam, bei anderen nicht. Bisweilen gingen die Pocken nur auf dem einen Arm in Verschwärung über und verliefen auf dem andern normal. Bei 4 mit animaler Lymphe auf dem rechten Arm und mit humanisirter Lymphe auf dem linken Arm geimpften Kindern gingen alle Pocken auf dem rechten Arm schon vom 4. Tage ab in Verschwärung über, während auf dem linken Arm dieser Vorgang 2 bis 3 Tage später eintrat. Verf. bemerkt, dass das vom Aerztetag in Aussicht genommene Impf-Regulativ von erfahrenen Impfärzten als theils unausführbar, theils als in seinem Nutzen fraglich bezeichnet werde.

In Fortsetzung seiner Berichte über Pocken und Impfwesen im Rhone-Departement (cf. diesen Jahresbericht 1876, VII. a. 8, 1877, V. A. 4 u. 5, 1878, VII. a. 3, 1879, VII. a. 2) theilt Perroud (2) mit, dass die Pocken 1879 in Lyon nur 17 Todesfälle veranlasst hätten, während die entsprechenden Zahlen in den Jahren 1875 bis 1878 höher gewesen seien, nämlich 68, 314, 112 und 46. Auch in den ländlichen Gemeinden des Departements hat eine Abnahme der Pocken stattgefunden, ganz sind diese aber nicht erloschen. Im Gegensatz hierzu haben sich die Varicellen in einer ganz ungewohnten Häufigkeit gezeigt. In St. Denis kamen die Windpocken vorzugsweise bei den 2—4 Jahre alten Kindern vor, welche sämmtlich geimpft und daher gegen wahre Pocken vollständig geschützt waren. Man konnte hier daher unmöglich die Windpocken für eine Spielart der Menschenpocken halten. Von den öffentlichen Impfärzten wurden im Berichtjahre 5027 Impfungen ausgeführt und zwar 1091 in der Stadt Lyon, 1775 in den Landgemeinden Lyons und 2561 im Arrondissement Villefranche. Ein mit 6 Stichen geimpftes Kind fieberte in den ersten 8 Tagen ohne bekannte Ursache sehr stark und war unruhig. Dann verschwanden alle Krankheitserscheinungen, während die Schutzpocken sich weiter entwickelten. P. macht darauf aufmerksam, dass bisweilen Eltern im guten Glauben angeben, dass ihr Kind ächte Pocken überstanden hat, obschon dies nicht der Fall gewesen ist. Da in solchen Fällen Verwechselung mit Windpocken öfters Anlass zum Irrthum gegeben hat, so ist es geboten, zu vacciniren, wenn ein Irrthum nicht absolut sicher ausgeschlossen werden kann. P. führt Beispiele an, in welchen bei solchen Angaben der Eltern die Impfung bei den Kindern doch haftete. Bei scrophulösen Kindern hat P. öfters beobachtet, dass sich nach dem Abfallen der Schörfe Abscesse unter den Impfnarben gebildet hatten. Diese Abscesse seien aber ebensowenig, wie die Geschwüre, die bisweilen unmittelbar beim Abfallen der Schörfe an den Impfstellen sich zeigten, von Syphilis abhängig. Gegen Syphilis spreche die Kürze der Zeit, innerhalb deren die Geschwüre sich entwickelten, die Tiefe der Geschwüre, das Fehlen von gruppenweiser Erkrankung der Axillardrüsen und das Ausbleiben constitutioneller Erscheinungen. Uebrigens sei nicht zu bezweifeln, dass trotz der schankerähnlichen Geschwüre, die sich an den Impfstellen entwickelten, die Schutzkraft der Impfpusteln nicht beeinträchtigt sei.

Meyer (3) hat auf jedem Arm mit 3 je 4 Mm. langen Impfschnitten geimpft und dabei frische humanisirte Lymphe, die mit 3 Theilen eines mit Wasser aus verdünnten Glycerins gemischt war, in reichlicher Menge verwendet. Er erzielte bei 556 zum ersten Mal geimpften Kindern 100 pCt. Erfolg. Versuchsweise wurde auf dem einen Arme bei 6 Kindern Lymphe verwendet, die 2 pCt. Carbolsäure enthielt, und bei 6 anderen Kindern Lymphe, die 1½ pCt. Carbolsäure enthielt. Die Lymphe mit dem stärkeren Carbolgehalt gab ein durchaus negatives Resultat, die mit schwächerem Carbolgehalt dagegen gut entwickelte Schutzpocken. Meyer schliesst hieraus, dass der Erfolg der Impfung nicht durch Pilze bedingt werde. Bei 559 Revaccinationen erzielte M. 99,6 pCt. Erfolg. Bei den pockennarbigen Kindern entwickelten sich durchweg gute Schutzpocken.

Bei aller Anerkennung der schönen Arbeit von Gast (cfr. diesen Jahresbericht 1879, VII. a. 5), welcher nach erfolgreicher Impfung von Schwangeren die neugeborenen Kinder derselben mit Erfolg geimpft hatte, will Meyer (4) doch die Schlüsse nicht gelten lassen, die Gast aus seinen Beobachtungen gezogen hatte. M. behauptet vielmehr, dass die Vaccination der Mutter auf den Fötus darum keinen Einfluss gehabt habe, weil der Fötus für das Contagium der Variola und der Vaccine sehr wenig empfänglich sei. Das von Gast bei der Impfung von Neugeborenen constatirte Ausbleiben örtlicher Entzündung und allgemeiner Reaction deutet M. als Zeichen eines unvollkommenen Impferfolges, und will daraus schliessen, dass die Impfungen Neugeborener eine ungenügend garantirte Schutzdauer erwarten lassen. (Directe Beobachtungen einer geringen Dauer des durch solche Impfungen erzielten Schutzes führt er nicht an. Ref.) Das Variolacontagium durchdringe die Placentargefässe, für das Vaccinecontagium dagegen sei dies noch nicht bewiesen. Immerhin besitze der Fötus für Variola eine geringere Empfänglichkeit als der Neugeborene, und dieser eine geringere als das ältere Kind.

Blot (9) empfiehlt dringend, dass in Frankreich die Impfung und die Revaccination durch Gesetz obligatorisch gemacht werden möchten. Bei den in der Academie ausgeführten Erstimpfungen stellte sich noch immer eine grosse Zahl von Kindern verspätet ein. Aus B.'s Zahlen geht hervor, dass neben 1529 Kindern, die unter 1 Jahr alt waren, 924 über 1 Jahr alte 1877 zur Impfung gebracht wurden. Unter 218 von Bernard (Grenoble) geimpften Kindern waren 27 zwischen 2 und 3 Jahre, 15 zwischen 3 und 4 Jahre, 11 zwischen 4 und 5 Jahre, 7 über 5 Jahre alt. B. schlägt vor, dass von den Kindern bei der Aufnahme in die Schule eine Bescheinigung über die erste Impfung und über eine vor Kurzem vollzogene Revaccination verlangt werden solle. Die Revaccination müsse alle 7 Jahre wiederholt werden, um wirksam zu schützen. Verf. wünscht, dass durch internationale Verträge ein gemeinschaftliches Impfgesetz festgestellt werden möge. In seiner Abhandlung erinnert er daran, dass der durch die Impfung zu erzielende Schutz erst 8 bis 10 Tage nach der Impfung vorhanden sei.

Der Bericht Anthony's (10) ist eine Fortsetzung der im vorigen Jahresbericht unter VII. a. 11 referirten Arbeit desselben Verfassers.

Beim Beginn der Recruten-Impfung des Jahres 1880 impfte er von den Pocken eines Erwachsenen und von denen eines Kindes ab und erzielte bei den Impfungen aus der erstgenannten Quelle 69 pCt., bei denen aus der zweitgenannten nur 57 pCt. Erfolg. Von dem Arm des Erwachsenen wurde am 6. Tage und mit etwas geringerem Erfolge auch am 7. Tage weiter geimpft. Aus den Pocken der zweiten Generation wurden dann die sämmtlichen übrigen Recruten geimpft. Da bei einigen Leuten die Pocken nur auf einem Arme angingen, so glaubt A., dass man durch Vermehrung der Zahl der Impfstiche die Sicherheit des Erfolges steigern könne. Im Ganzen hat er bei der letztjährigen Impfung von 590 Mann 430 (71,8 pCt.) mit gutem Erfolge, 56 (12,9 pCt.) mit zweifelhaftem Erfolge und 88 (15,3 pCt.) ohne Erfolg geimpft.

Er theilt ferner die den seinen ähnlichen Impfergebnisse der Herren Methy und Pilet mit. Gut entwickelte Impfnarben schienen um etwas besser, als schlecht entwickelte und wenig zahlreiche Impfnarben gegen Vaccine zu schützen. A. giebt eine Zusammenstellung des Erfolges seiner Impfungen bei Personen, die vor 1 bis 12 Jahren revaccinirt waren. In der Tabelle sind diejenigen, die früher mit Erfolg revaccinirt waren, von den früher erfolglos revaccinirten getrennt aufgeführt. Er zieht den Schluss, dass eine erfolglose frühere Revaccination keine Immunität gegen Vaccine zu geben scheine, dass dagegen eine erfolgreiche Revaccination eine starke, wenn auch nicht absolute Immunität für 5—6 Jahre verleihe. (Obgleich diese Behauptung unzweifelhaft richtig ist, so liegt doch in den Zahlenangaben des Verf.'s kein genügender Beweis für dieselbe. Ref.)

Daffner (13) theilt mehrere Beispiele von Schutzkraft der Vaccine bei vorhandener Pockenepidemie mit. Er berichtet dann, dass ein Mädchen, dessen Schwestern an confluirenden Pocken erkrankt waren, und das sich seit 2 Tagen unwohl fühlte, aber keine besonderen Krankheitserscheinungen, namentlich auch kein hohes Fieber hatte, ganz plötzlich starb. Die Obduction ergab auf der Lidbindehaut und auf der Backenschleimhaut kleine weissliche, von einem violetten Hofe umgebene Papeln. Verf. nimmt bei dem Fehlen anderer positiver Obductionsbefunde

Herzlähmung als Todesursache an. Ausser diesen führt er noch einige ähnliche, tödtlich verlaufene Fälle an, bei denen der Pockenausschlag ganz oder fast ganz fehlte. Ferner bringt er Beispiele von prodromalen Exanthemen bei den Pocken. In seiner Praxis ist das verfrühte Eintreten der Regel im Invasionsstadium ein sicheres Vorzeichen des tödtlichen Ausganges gewesen. D. ermahnt, man solle, um die Schutzimpfung nicht zu discreditiren, sorgfältigst bemüht sein, nur gute frische Lymphe zu verwenden. Es sei zu bedauern, dass die Anstalten für Erzeugung von Lymphe noch zu wenig verbreitet seien. Bei Krankheiten solle man die Impfung thunlichst bis zur vollen Genesung verschieben, zur Zeit einer Pocken-Epidemie dürfe man aber nicht zögern. Bei einzelnen Personen, bei denen die Impfung örtlich keinen Ausschlag erzeugte, habe diese doch bisweilen an entfernten Körperstellen Ausschläge und dann auch Immunität zur Folge. Man dürfe aber daraus nicht schliessen, dass bei einmaligem Fehlschlagen der Revaccination immer schon Immunität erzielt sei, sondern man müsse die Impfung dann noch mehrmals mit guter Lymphe wiederholen. Er bestätigt die alte Erfahrung, dass an den Stellen, auf welche örtliche Reizmittel kurz vor dem Ausbruch der Pocken eingewirkt hatten, diese sich in confluirender Form entwickeln. Gegen das Zuwarmhalten der Kranken und die Unterlassung des Lüftens der Krankenzimmer spricht er sich energisch aus.

Pocken werden oft in einer Weise verschleppt, die sich der Wahrnehmung des von dem Contagium Angesteckten und des Arztes ausserordentlich leicht entzieht. Clark (17) macht dies durch einige sehr lebendig erzählte Beispiele anschaulich und behauptet, dass namentlich durch die öffentlichen Fuhrwerke und die Eisenbahnwagen die Ansteckung verbreitet werde. Es sei daher kein Grund, anzunehmen, dass gegenwärtig je das Pockengift de novo entstände. Die Incubation bis zum Auftreten der ersten Erscheinungen dauere gewöhnlich 12 Tage und bis zur Eruption 14 Tage. C. belegt dies mit einem Beispiele, in welchem der Zeitpunkt der Ansteckung sehr genau bestimmt werden konnte. Nach einer Beschreibung des Verlaufes der Pocken giebt er als mittlere Sterblichkeit der Geimpften 6,5 pCt., der Ungeimpften 37 pCt. an. Bei discreten Pocken betrug die Sterblichkeit 4 pCt. Für ungeimpfte Kinder unter 1 Jahr und Greise über 60 Jahr seien Pocken fast ausnahmslos tödtlich. Auch die Sterblichkeit der Kinder zwischen 1 und 2 Jahr sei noch sehr gross, ebenso die der Schwangeren. Bei Frauenzimmern stelle sich fast immer die Regel ein, wenn sie an Pocken erkranken. Die Ansteckungsfähigkeit der Pocken beginne erst mit der Bildung der Delle (? Ref.). Man solle aber doch die mit einem Pockenkranken während der Invasion in Berührung gekommenen Personen impfen. Von dem, was C. über die Behandlung vorträgt, seien hier nur die Maassregeln erwähnt, die er für die Verhütung der Pockennarben angiebt. Nachdem er das Entleeren der Bläschen und das Aetzen der Pocken mit Höllenstein als hierher gehörige Mittel besprochen hat, empfiehlt er namentlich das Auflegen von Mercurialpflaster, ferner Anpinseln eines Gemisches von Bleipflaster mit Süssmandelöl und als das bequemste Verfahren Anpinseln eines Gemisches von Collodium und fein gepulverter Thierkohle. Er räth aber, diese Mittel nicht auf einen beträchtlichen Theil des Körpers anzuwenden, sondern hauptsächlich nur auf das Gesicht.

Gelegentlich der Geschichte der Variolation behauptet er, dass der Lady Wortley Montague, durch welche dies Verfahren von Constantinopel nach England verpflanzt wurde, die Americaner noch um 1 Jahr zuvorgekommen seien, da Dr. Boylston in Boston schon 1721 Kinder mit Pocken geimpft habe. In America seien eigene, ausserhalb des Verkehrs gelegene Häuser für die Variolation eingerichtet worden. Man sei gewisser Maassen als Gast in diese Häuser aufgenommen worden und habe ähnlich wie in der Türkei die ganze Krankheit vergnügt abgemacht. Lebhaft und anschaulich schildert C. die erste Entwickelung der Vaccination. 1801 sei Schutzpockenlymphe zum ersten Mal nach America gebracht. Professor Waterhouse stellte hier die ersten Impfungen an. Th. Jefferson, Präsident der Vereinigten Staaten, erhielt von Waterhouse Lymphe und impfte selber mit seinem Schwiegersohne gegen 200 Menschen. Indessen nahm man in America die Lymphe zu spät ab. Auch kamen Verwechselungen mit ächten Pocken vor, und man wendete sich daher bald wieder mit der Bitte um Belehrung und um neue Lymphe an Jenner.

Oberflächlich berührt C. die Impfsyphilis, beschreibt dagegen sehr ausführlich, wie man sich 6 zum Auftrocknen von Lymphe geeignete Spitzen aus einer Federpose machen könne. Er meint, aufgetrocknete Lymphe halte sich nicht lange und vertrage die Kälte nicht. In Bezug auf die vermeintliche grössere Schutzkraft, welche durch eine Mehrzahl von Pusteln erzielt werde, beruft er sich auf deutsche Statistik. Die Ansicht, dass durch die Schutzpocken die Lebensdauer verkürzt werde, sei dadurch schlagend widerlegt, dass in den letzten 60 Jahren die durchschnittliche Lebensdauer bei allen civilisirten Nationen stetig zugenommen habe, da nachweislich die Zahl der Todesfälle im Verhältniss zur Bevölkerungsziffer allmälig geringer geworden sei. An Schutzkraft stehe die humanisirte Lymphe der animalen nicht nach. C. hat volles Vertrauen zu der humanisirten Lymphe, die durch 1000 Personen hindurchgegangen ist. Die entzündlichen Erscheinungen und die Störung des Allgemeinbefindens seien allerdings geringer bei Anwendung humanisirter Lymphe als bei Anwendung der animalen. Revaccination sei nur bei vorhandener Pockenepidemie geboten. Er selbst sei 6 oder 7 mal geimpft, impfe sich jetzt aber nicht mehr, weil er durch sein vorgerücktes Alter sich für genügend geschützt halte. Varicellen erkennt er als eine durchaus von der Variola verschiedene Krankheit an und begründet dies in klarer Weise.

Meyer (18) empfiehlt eine Anzahl von Regeln zur Befolgung bei der Ausführung öffentlicher Impfungen.

Die wichtigsten sind etwa folgende: Beim Herrschen ansteckender Krankheiten sowie bei grosser Hitze sind die Impfungen aufzuschieben. Ansteckung mit Erysipel bei und nach der Impfung ist sorgfältig zu verhüten. Pusteln, von denen abgeimpft werden soll, dürfen nicht mehr als normal entzündet sein. Der öffentliche Impfarzt ist vorläufig noch auf den Gebrauch von Glycerinlymphe und zwar im Besonderen derjenigen Lymphe angewiesen, die von mehreren Kindern stammt, sofort bei der Gewinnung mit Glycerin gemischt und in Zweigramm-Fläschchen aufbewahrt wird. Durch Bundesraths-Beschluss (Verfügung vom 4. Oct. 1878) ist bestimmt, dass bei Benutzung von gemischter Lymphe, die von mehreren Kindern stammt, in die Impfliste als Angabe, woher die Lymphe genommen ist, der Name des Impfarztes einzutragen ist. Für Impfung und Abimpfung sollen nach M. verschiedene Lanzetten, die vor dem Gebrauche in jedem einzelnen Falle in Wasser oder 1 procentige Carbollösung zu tauchen und abzutrocknen sind, verwendet werden. Der Stammimpfling darf kein uneheliches, noch erstgeborenes Kind sein und soll möglichst nicht unter 1 Jahr alt sein. Von Revaccinirten Erwachsener soll nicht abgeimpft werden. Der Benutzung jedes Stammimpflings ist eine gründliche allgemeine und örtliche Untersuchung vorauszuschicken. Eine möglichst geringe Ausbeutung der Stammpusteln ist erforderlich und es darf nur die freiwillig aus den eröffneten normalen Vaccinen ausfliessende Lymphe benutzt werden.

Von einer Mischung von humanisirter Schutzpockenlymphe mit 1—2 Theilen einer wässrigen Thymollösung von 1 : 1000 erhielt Stern (19) bei 20 Impfungen, die theils mit frischer, theils mit 110 Tage alter Mischung gemacht wurden, einen gleichmässig guten Erfolg (90 pCt.), während von 4 mit einer fast 5 Monat alten Mischung gemachten Impfungen nur 2 erfolgreich waren. Bei Revaccinationen war vorherrschend ältere Thymollymphe angewendet worden und die Erfolge wenig befriedigend. Aus den eigenen Beobachtungen und den Berichten von 82 Aerzten, an die er Thymollymphe versandt hatte, zieht S. folgende Schlüsse: Die Thymollymphe ist anfangs vollkommen brauchbar, verliert aber nach 3 Monaten an Impfkraft. Die durch Thymollymphe erzeugten Impfpusteln entwickeln sich mit auffallend geringer örtlicher Reaction und eignen sich gut zur Fortpflanzung des Impfstoffes.

1879 hat Hofmann (21) in Würzburg von 8 Bullen 4 mit humanisirter Lymphe erfolgreich geimpft und mit der hierbei gewonnenen Retrovaccine die 4 anderen Bullen theils direct, theils in zweiter Generation geimpft.

Bei einem der mit Retrovaccine geimpften Bullen war der Erfolg negativ, bei den anderen Thieren ein mehr oder weniger guter. Alle Impfthiere wurden unmittelbar nach der Entnahme der Lymphe und noch vor dem Gebrauche derselben geschlachtet. Sie wurden hierbei gesund gefunden. Die durch Retrovaccination gewonnene und nach 5 Tagen abgenommene Lymphe gab bei der Impfung von 231 Kindern 123 Mal (52,3 pCt.) Erfolg, die nach 6 Tagen abgenommene Retrovaccine gab bei 134 Kindern 133 Mal (99,3 pCt.) und bei 130 Kindern 113 Mal (87 pCt.) Erfolg. Von 749 mit Retrovaccine ausgeführten Revaccinationen waren 91,7 pCt. erfolgreich, wenn man nicht bloss Pusteln, sondern auch Knötchen als ein für sich genügendes Kennzeichen des Erfolges betrachtete, aber nur 368 (49,1 pCt.), wenn man nur wirkliche Pusteln als Kennzeichen des Erfolges betrachtete. Verf. schliesst, dass die animale Lymphe nur dann guten Erfolg hat, wenn sie aus reifen und vollkommenen Pusteln entnommen ist. Bei kühler Witterung seien 6, bei wärmerer 5 Tage zur Reife der animalen Pusteln erforderlich. Nur die nach dem Anlegen der Pincette zuerst ausfliessende, dickliche Lymphe sei brauchbar. Die Lymphe müsse entweder direct vom Thier auf den Arm übertragen werden oder spätestens nach einem Tage zur Verwendung gelangen. Verf. hatte früher geglaubt, etwa 100 Platten mit Lymphe von einem Thier gewinnen und mit jeder Platte etwa 5 Impfungen machen zu können. Er hat sich jetzt überzeugt, dass man in der Regel nur 100 bis 200 Impfungen mit der Lymphe eines Thieres ausführen könne. Da die Kosten für die Benutzung eines Bullen sich auf 21 Mark stellten, so glaubt H., dass die allgemeine Einführung der Retrovaccination an dem grossen Kostenaufwande scheitern werde.

Bell (22) behauptet, dass die durch vielfache Generationen fortgepflanzte humanisirte Lymphe weniger gut und zuverlässlich sei als die animale. Er nimmt hierbei besonders auf die Henry A. Martin'schen Beobachtungen Bezug.

Mit Martin'scher animaler Lymphe, die am 24. Dec. 1878 vom Rind abgenommen war, hat er seinen zwölf Wochen alten Enkel am 13. Januar 1879 mit zwei Stichen geimpft. Die Schutzpocken verliefen ohne Störung des Allgemeinbefindens. Die Schörfe fielen erst am 23. und 24. Tage. Bei einem mit Lymphe, die von seinem Enkel stammte, geimpften Kinde war der Verlauf eben so langsam. B. erinnert daran, dass in Fällen, bei denen man unsicher ist, ob die Impfpusteln schutzkräftig sein werden, man sich dadurch Gewissheit verschaffen könne, dass man am 5. oder 6. Tage nochmals, eventuell durch Autorevaccination impfe. Wenn diese Nachimpfung Pusteln liefere, so sei die Impfung als zuverlässig gelungen zu betrachten.

In dem 1. Theil seiner Arbeit handelt Lalagade (23) von der Impfung mit humanisirter Lymphe, die nach Verimpfung in zahllosen Generationen nicht degenerirt sei. Er räth, womöglich in der heissen Jahreszeit nicht zu impfen, weil die Schutzpocken in dieser Zeit leicht zu Entzündungen und schweren Erkrankungen Veranlassung gäben. Im 2. Theil der Arbeit bespricht er die animale Vaccine, welcher er Schuld giebt, weniger sicher und weniger lange zu schützen als die humanisirte Lymphe. Er führt, um dies zu beweisen, abgesehen von 2 Fällen, in denen 6 Jahre nach einer mit animaler Lymphe scheinbar erfolgreich ausgeführten Revaccination die Impfung mit humanisirter Lymphe gut haftete, den Fall eines 18 monatlichen Kindes an, welches 1 Jahr zuvor bei animaler Impfung 6 gut entwickelte Pocken bekommen hatte und jetzt, von Brochard mit humanisirter Lymphe geimpft, wieder sehr schöne Schutzpocken bekam. Auch sei die Impfung mit animaler Vaccine nicht gefahrlos, da Rotz, Milzbrand, Tollwuth u. s. w. mit übertragen werden könne.

Verf. unterlässt nicht, hierbei an den Vorfall, der 1874 zu San Quirico d'Orcia stattfand, und bei welchem 33 Kinder nach Impfung mit animalem (in Fäulniss übergegangenem Ref.) Impfstoff schwer und zum Theil tödtlich erkrankten, zu erinnern. Auch führt er den Fall eines jungen Arztes an, der, im Januar 1870 mit animaler Lymphe geimpft, keine Schutzpocken bekam, aber 6 Tage nach der Impfung an multiplen Drüsenanschwellungen erkrankte, die späterhin zu Abscedirungen und Erysipel Veranlassung gaben und nach 2 Jahren in der linken Achsel noch nicht ganz verschwunden waren. Verf. bemerkt, dass man die schwersten Angriffe gegen die humanisirte Lymphe erhoben haben würde, wenn mit derselben die Impfung in dem beschriebenen Falle ausgeführt worden wäre. Bei einem

Schwindsüchtigen hat er nach Impfung mit Kuhlymphe sehr unangenehme Geschwüre entstehen sehen, die nach 6 Wochen noch nicht verheilt waren.

In der vom Kalbe herrührenden Vaccinelymphe findet man nach Warlomont (24) die das Vaccine-Gift enthaltenden Microbien als Körnchen von 0,001 Mm., die vorherrschend in Gruppen vereinigt sind, aber auch einzeln vorkommen. Das Serum der Lymphe sei völlig wirkungslos. Innerhalb der Pusteln liegen die Microbien der animalen Lymphe zerstreut. Dies sei die Ursache, warum animale Lymphe frisch sehr gut hafte, späterhin aber schlechter als die humanisirte Lymphe, deren Microbien etwas kleiner seien und fast durchweg jedes einzelne von den anderen getrennt läge. Bei der Besprechung der verschiedenen Methoden der Lymphgewinnung verwirft W. das Abkratzen der Unterfläche der abgeschnittenen Pustel. Ganz schlecht sei das Verfahren, abgeschnittene Stücke der Pusteln zu verwenden, weil diese Stücke bei längerer Aufbewahrung in Fäulniss übergehen und bei der Impfung Septicämie erzeugen (wie in den 38 Fällen von San Quirico d'Orcia). Wirksam sei die sogenannte Mailänder Lymphe, die eine dickliche Masse darstelle und durch Verreiben der ausgeschnittenen Pusteln mit Glycerin gewonnen sei. Diese Masse, die von Mailand aus in Federposen versandt werde, habe aber den Uebelstand, dass nach der mit derselben gemachten Impfung leicht starke Hautentzündungen an der Impfstelle entstehen. Zweckmässig sei es, die Basis der Pocke mittelst einer Pincette zu comprimiren und dann in die Pocke einen 2 Mm. tiefen Schnitt parallel mit der Richtung der Pincettenarme zu machen. Man erhalte so eine Lymphe fast ohne Blutverlust. Wenn man die Lymphe zwischen Glasplatten eingetrocknet aufbewahre, verliere sie viel von ihrer Kraft. Die Aufbewahrung in Glasröhrchen sei daher vorzuziehen. Allerdings gerinne die animale Lymphe auch innerhalb der Röhrchen und werde dadurch unzuverlässlich. Man könne aber diesem Uebelstand dadurch ausweichen, dass man die Lymphe zunächst auf mechanischem Wege defibrinire und dann, mit etwas Glycerin vermischt, in die Lymphröhrchen bringe. Beim Ausblasen der Lymphe müsse man beachten, dass die Microbien vorzugsweise an dem Glase fest anhaften.

Von 50 Revaccinationen, die Viennois (25) mittelst Pferdepockenlymphe am 24. Febr. 1880 ausgeführt hat, waren 19 erfolgreich, 31 ohne Erfolg. 43 von diesen Impflingen waren bereits in den Jahren 1877 bis 1879 revaccinirt worden, und zwar 17 mit Erfolg. (Der von V. erzielte geringe positive Erfolg dürfte sich zum Theil aus dem Umstande erklären, dass er die Lymphe für die Impfung von 50 Mann aus einer einzigen Pocke entnommen hat. Ref.) In Uebereinstimmung mit Anzias Turenne und Pingaud erklärt V. die Lymphe der Pferdepocke für erheblich wirksamer als die eigentliche Vaccine. Die Impfung mit der Pferdepocke hat allerdings bei zufälligen Uebertragungen eine sehr heftige örtliche und allgemeine Reaction beim Menschen gegeben. Sie sei aber ganz gefahrlos, wenn man nur diejenigen Pockenbläschen benutze, die auf der äusseren Fläche der Lippenschleimhaut des Pferdes sitzen, da man aus diesen Bläschen eine ganz reine (auch von Speichel freie) Lymphe erhalte. Die Entwicklung der Impfpocken beim Menschen ist nach der Beschreibung des Verf.'s genau so, wie nach Uebertragung humanisirter Lymphe. Die Pocken seien sehr schön, aber kleiner als die gewöhnlichen Schutzpocken. In keinem Falle hat V. Fieber oder eine starke örtliche Reaction nach der Impfung mit Pferdepockenlymphe gesehen.

Stokes (26) berichtet über folgenden seltenen Fall, bei dem nach der Impfung sich ein Pemphigus gangränosus entwickelte, während die Impfpusteln einen normalen Verlauf nahmen.

Ein 9 monatliches, gesundes Kind wurde am 7. Febr. mit 6 Stichen auf dem linken Arm geimpft. Am nächsten Tage erschien das Kind schwerkrank und fieberte. Am 9. Febr. Morgens zeigten sich purpurne und schwarze Flecke zuerst auf dem Gesäss, dann im Gesicht und später über den ganzen Körper verbreitet. Die Flecke waren nicht erhaben. Sie hatten etwa 2 Ctm. im Durchmesser ausser auf dem Gesäss und den Waden, wo sie viel grösser waren. Die Augenlider waren geschwollen. Später bildeten sich zahlreiche, schnell platzende Bläschen auf den Flecken. Das Allgemeinbefinden wurde allmälig schlechter. Am 17. waren die Flecke mit gelben Schörfen bedeckt, und es befanden sich auf den Hinterbacken, rechtem Oberschenkel, einer Wade und den Armen brandige Hautstellen, von denen die grösste 20 Ctm. lang und bis 6 Ctm. breit war. Der Brand erstreckte sich zum Theil auf die tieferen Gewebsschichten. Die Abstossung des Brandigen hatte bereits begonnen. Auf dem linken Oberarm befanden sich 3 normale Impfbläschen, die in ihrer Entwickelung der vor 10 Tagen vollzogenen Impfung entsprachen. In ihrer unmittelbaren Nachbarschaft befanden sich grosse Brandschörfe. Das Kind erholte sich nach Abstossung des Brandigen und nach einem Anfall von Diarrhöe vollständig. Andere mit ihm gleichzeitig und mit derselben Lymphe geimpfte Kinder sind gesund geblieben. Verf. ist der Ansicht, dass der Pemphigus gangränosus nicht durch die Impfung veranlasst wurde, und stellt sich hierdurch in Gegensatz zu Jonathan Hutchinson, der bei einem von ihm am 18. Decbr. 1879 im Brit. med. journal veröffentlichten Falle zuerst den Ausdruck Vaccinia gangränosa gebraucht hatte und die Gangrän von der Impfung ableitete. In dem Hutchinson'schen Falle hatten sich die Impfpocken wie gewöhnlich entwickelt. Daneben bestand auf dem übrigen Körper und dem Kopf am 8. Tage ein pockenähnlicher Ausschlag. 3 Tage später hatten sich die Bläschen dieses Ausschlages mit rothen Höfen umgeben und gingen in Brand über. Die brandigen Stellen waren auf dem Rücken am zahlreichsten. Die Schörfe der Impfpocken waren von normaler Beschaffenheit. 3 Wochen nach der Impfung starb das Kind. 3 andere gleichzeitig und mit derselben Lymphe geimpfte Kinder zeigten keine ungewöhnlichen Erscheinungen. Die Geschwister des Kindes waren gesund. Syphilis glaubte Hutchinson nicht annehmen zu dürfen.

Ein 8 Monate alter Knabe, der an Eczem des Gesichts und des behaarten Kopfes litt, wurde von Padieu (29) am 21. März mit Kuhlymphe geimpft. Bei 69 anderen gleichzeitig geimpften oder revaccinirten Individuen war im weiteren Verlaufe nichts Abnormes zu bemerken. Bei jenem Kinde aber entwickelten sich am 26. März etwa 200 Vaccine-Pusteln auf den vom Eczem eingenommenen Hautstellen. Dieser Vaccine-Ausschlag confluirte. Es gesellte sich starke Schwellung der Haut, Fieber, Athemnoth, Durchfall und Erbrechen hinzu. Diese gefahrdrohenden Erscheinungen verloren sich nach etwa einer Woche mit dem Eintreten der Schorfbildung sehr schnell. Bei der Mutter zeigte sich am 27. März auf der rechten Backe eine Pocke, desgleichen noch 2 an den nächsten Tagen und am 3. April eine Pocke am rechten unteren Augenlide und 2 sehr grosse Pocken auf der Spitze und auf der Basis der Zunge. Das Kindermädchen bekam auf dem linken unteren Augenlide am 2. April gleichfalls eine Pocke. Die Mutter, bei der die Vaccine-Pocken heftige Allgemein-Erscheinungen veranlassten, soll früher keine wunde Stelle in der Gesichtshaut gehabt haben.

Ein 5jähriger Knabe erkrankte am 9. Tage nach der von **Rutgers** (30) ausgeführten **Vaccination** an einem **fieberhaften** (bis 40,9° in der Achsel) **Pemphigus.**

Die 5 auf dem einen und 7 auf dem anderen Arm aufgegangenen Pocken waren je von einem gemeinschaftlichen rothen Hofe umgeben, um den sich zunächst ein schmaler Streifen normaler Haut und dann eine ringförmige, fingerdicke Blase herumzog. Auf dem übrigen Körper und auch auf dem Gesicht standen hier und da Blasen von der Grösse einer halben Erbse und darüber. In den Blasen, deren rother Grund von dem blossliegenden Rete Malpighii gebildet wurde, befand sich klare Flüssigkeit. Am Lippenrande gingen die Blasen in Schleimflecke über. Das Kind genas nach ziemlich schwerem Krankheitsverlauf. 6 Wochen vorher hatte es ebenso, wie seine beiden jüngeren Geschwister, einen mit wenig Beschwerden verbundenen Pemphigus überstanden. Gegen den Rath R.'s wurden nach der Genesung des älteren Kindes auch die beiden jüngeren geimpft. Beide erkrankten am 9. resp. 10 Tage nach dem Impfung an einem mild verlaufenden Pemphigus. R. zieht aus den mitgetheilten Beobachtungen den Schluss, dass man mindestens innerhalb der ersten 10 bis 12 Wochen nach einem Pemphigus noch nicht impfen dürfe.

Einen Fall von **unbeabsichtigter Autorevaccination** theilt **Slingenberg** (31) mit.

Er impfte am 4. Juni mit animaler, 2 Tage zuvor in Utrecht abgenommener Vaccine sein 7monatliches Töchterchen und ein fast 9 Monate altes Mädchen. Sein eigenes Kind bekam 2 kleine Impfpocken, die sich so langsam entwickelten, dass er noch am 10. Tage davon mit gutem Erfolge abimpfen konnte. Bei dem anderen Kinde entstanden 4 grosse Pocken, dann noch 2 Pocken und am 13. und 14. Juni aus Eczembläschen, an denen das Kind schon längere Zeit litt, und die es vielfach zerkratzt hatte, eine Unzahl von dicht stehenden genabelten Pocken, die in der Unterkinngegend, am Halse, oberen Theile der Brust, Schulterblättern, Ellenbeuge und den Geschlechtstheilen sich entwickelten. Am 17. Juni war das Fieber sehr heftig und es entstanden auch auf der Brust und dem Bauche kleine, einzelnstehende Pocken. In den folgenden Tagen fingen de Pocken an, kleiner zu werden. Ausgang in Genesung. Verf. nimmt an, dass das Kind mit den Fingernägeln die durch das Eczem wunden Stellen aus den am Oberarm befindlichen Pocken selbst inficirt habe. Nur die zuletzt auf gesunder Haut aufgetretenen Pocken seien wohl sicher auf constitutionellem Wege entstanden.

Bonnerie (32a) führt mehrere Beobachtungen von **Phlegmonen** und von **Erysipel** an, für welche die **Vaccination** den Ausgangspunct abgegeben hat. Neben diesen örtlichen Folgezuständen schreibt er der Impfung auch die Fähigkeit zu, auf Scropheln, Rachitis, Epilepsie und Chlorose, sowie auf verschiedene Hautausschläge **günstig** einzuwirken. Ebenso folgen aber auch auf die Impfung **Complicationen**, die an die bei Variola beobachteten erinnern, wie Gelenkschmerzen, Convulsionen und Eiterungen. Als Beispiel führt er an, dass er bei einem 4 Monate alten Mädchen, das früher **Furunkel** gehabt habe, ein Recidiv dieses Leidens nach der Impfung beobachtet habe. Als allgemeine Folgezustände der Impfung habe er auch scharlachähnliche Erytheme und Bläschenausschläge auftreten sehen. Der grössere Theil seiner Arbeit ist den mit Pustelbildung einhergehenden **secundären Eruptionen** gewidmet. Es seien dies zum Theil durch zufällige Verletzungen, meist durch Kratzen entstandene Autoinoculationen, die nach **Trousseau's** Experimenten vom 4. bis zum 9. und bisweilen selbst zum 10. Tage nach der Impfung möglich seien, theils eigentliche Vaccine-Ausschläge, die durch die Allgemein-Infection veranlasst seien. Die Lymphe der Pusteln dieser Ausschläge sei in einzelnen Fällen zur Schutzpockenimpfung mit Erfolg verwendet worden. Da die Impfung mit Kuhpockenlymphe häufiger als die mit humanisirter Lymphe allgemeine Vaccine-Ausschläge nach sich ziehe, so sei die animale Lymphe auch wirksamer als die humanisirte. Bei der Besprechung des allgemeinen Vaccine-Ausschlages erinnert B. an eine alte Beobachtung **Eichhorn's**, welcher am 5. oder 6. Tage nach der Impfung einen flachen Einstich unter die Oberhaut wie beim Impfen mit einer ganz reinen Lancette machte, auf die Einstichstelle keine Lymphe brachte und doch hinterher sich hier eine Schutzpocke entwickeln gesehen haben will. Dieser Versuch soll nur bei vollsaftigen, blonden Kindern gelingen, und auch bei diesen nur dann, wenn der Einstich genau zu der Zeit gemacht wird, in welcher die Impfbläschen eben anfangen, eine Delle zu bekommen. Verf. macht selbst auf die Möglichkeit aufmerksam, dass es sich bei **Eichhorn's** Beobachtung um Autoinoculation gehandelt habe.

Das Untersuchungs-Material, welches **Tafani** (35) zum Studium der **Schutzpocken** benutzt hat, rührte von 2 Kindern her, von denen das eine 23, das andere 27 Tage nach der Impfung infolge von Bronchopneumonie starb. Von seinen Befunden giebt T. folgende Darstellung.

Im papulösen Stadium der Schutzpocke ist der Sitz der krankhaften Veränderungen besonders die mittlere Schicht des Rete Malpighii. Hier zeigt die einzelne Zelle, wie man das auch bei Oedemen beobachtet, in der Umgebung des Kernes eine mit Serum gefüllte Vacuole. Die Zellen verändern sich nicht gleichzeitig und auch die in ihnen enthaltenen Vacuolen wachsen ungleichförmig. Durch Carmin und durch Osmiumsäure hat Verf. die beschriebenen Veränderungen der Zellen deutlicher werden sehen. Gleichzeitig fand er in dem papulösen Stadium die Gefässe der Lederhaut erweitert und stark gefüllt. Bei normalem Verlaufe ging das papulöse Stadium schnell in das vesiculöse über; bei modificirtem Verlaufe war dieser Uebergang verlangsamt und die Pocken flacher. Da die Anschwellung an der kranken Stelle sich allmälig nach aussen verbreitet, so findet man um den 15. bis 20. Tag nach T. in der Peripherie den oben beschriebenen Zustand des papulösen Stadiums, in einer intermediären Zone vielkammerige Anschöhlungen und im Centrum das Stadium eines einsinkenden Bläschens. Indem die Zellen mit den perinucleären Vacuolen sich zum Theil um die Hälfte und mehr vergrössern, und einige den ganzen Zellkörper in eine Höhle umwandeln, die von einem Streifen verdichteten Protoplasmas eingefasst erscheint, wird die Wandung solcher Zellen defect, und aus benachbarten Zellen entstehen so serumhaltige Höhlen im Rete Malpighii. Andere Zellen bilden die Wandungen dieser Höhlen, und so bildet sich die vielkammerige Aushöhlung und das sehr verwickelte Netzwerk im Inneren der Pocke. Nach oben sind die Hohlräume durch ein dichtes Stratum lucidum begrenzt, seitlich von faserähnlichen Zellen und nach unten durch senkrecht zur Lederhaut stehende Zellen. Resorption der Flüssigkeit in dem ältesten centralen Theil der Pocke bedinge die centrale Delle. Von den unteren, senkrecht stehenden Zellen des Rete sind viele vergrössert und ihr Protoplasma körniger als gewöhnlich. Die Kerne zeigen hier zum Theil Anzeichen beginnender Theilung. In dieser Zellschicht sind im peripheren Bezirk wenige, im centralen viele Wanderzellen, die in ihrer Gestalt die grösste Mannigfaltigkeit darbieten, aus der Lederhaut eingedrungen. Wo die Wanderzellen weiter oben in der Pocke Raum finden, nehmen sie ihre runde Form wieder an. In der Lederhaut findet man jetzt die Gefässe erweitert, die Schweiss- und Talgdrüsen, sowie die Haarscheiden verändert und im Gewebe zahlreiche Wanderzellen. Die Veränderungen, welche die Schweissdrüsen erleiden, hat T. durch einen Holzschnitt veranschaulicht. Die Zellen in der eigentlichen Knäueldrüse sind vermehrt, ihr Inhalt körnig. Die Körner sind zum Theil fettig. Einige Zellen enthalten ähnliche Vacuolen wie die Zellen des Rete. Das Innere des Drüsen-Ausführungsganges ist mit einer körnigen Masse gefüllt, die durch Osmiumsäure schwach dunkel gefärbt wird. Die Zellen des in der Epidermis gelegenen Theiles des Ausführungsganges sind weniger verändert, als die unmittelbare Umgebung. Die Talgdrüsen sind namentlich im Fundus erweitert, ihre Epithelien körnig und in ihrer Umgebung sehr viele Lymphkörperchen nachweisbar. Die fixen Bindegewebszellen erscheinen reich an Protoplasma, in einigen der Kern in Theilung begriffen. Die Nerven, die wegen der starken Veränderung der Lederhaut nicht bis in die Oberhaut verfolgt werden konnten, zeigten sich nur in der äusseren Scheide, in der Wanderzellen gefunden wurden, verändert.

Fleming (37) berichtet über die bei den Pferden, Schafen, Ziegen und Schweinen vorkommenden Pocken. Dass die Mauke oder Pferdepocke eine auf Pferde und Kühe übertragbare, constitutionelle Krankheit sei, die ein nicht flüchtiges Contagium habe, sei bereits von Jenner entdeckt worden.

Diese Entdeckung sei bald darauf von Dr. Loy (Account of some experiments on the origin of the cow-pox. 1802) bestätigt worden. Loy hätte anfangs eine mit Wundsein verbundene Acne in der Gegend der Fesselgelenke (grease) mit der Mauke, die mit ähnlichen örtlichen Erscheinungen verbunden sei, verwechselt. Impfungen, die er mit dem Secret des rein örtlichen Leidens bei Kühen machte, gaben daher ein negatives Resultat. Endlich aber hatte Loy Gelegenheit, von einem an wirklicher Mauke kranken Pferde abzuimpfen. Die Bläschen in der Fesselgegend dieses Thieres lieferten ein viel klareres Secret, als das in den früheren negativen Experimenten benutzte. 1 Kind und 4 Kühe wurden von ihm mit der von dem Pferde entnommenen Lymphe geimpft. Bei dem Kinde war die Entwickelung der Pocken örtlich und allgemein von heftiger Reaction begleitet. Am 16. Tage nach der Impfung mit Pferdepocken-Lymphe wurde es mit Variola geimpft. Diese letztere Impfung haftete nicht. Die mit Mauke geimpften 4 Kühe zeigten die Erscheinungen der gewöhnlichen Kuhpocke. Loy berichtete auch, dass ein Hufschmied und ein Schlächter bei dem Verbinden der wunden Fesselgelenkgegend eines an Mauke (grease) kranken Pferdes angesteckt wurden. Mit Lymphe, die von einer an der Stirn des Schlächters befindlichen Pocke entnommen war, impfte Loy seinen Bruder, der Menschenpocken nicht gehabt hatte, auf den Arm. Der Verlauf war genau, wie bei der Impfung mit Kuhpocken. Loy lehrte nun, dass die Impfung mit Mauke gegen Variola schütze, und dass die bei directer Impfung vom Pferd zum Menschen hervorgerufenen, unangenehm heftigen Erscheinungen wesentlich milder seien, wenn das Contagium durch den Menschen oder durch das Rind hindurchgegangen sei. F. bedauert lebhaft, dass die angeführten Beobachtungen und Lehren Loy's nicht genügend beachtet, und dass sie bald ganz vergessen worden seien. Die auf der Londoner Conferenz für animale Impfung (cf. diesen Jahresbericht für 1879. VII. b. 1, 2 und 3) gemachte unrichtige Behauptung, dass es eigene Pferdepocken gar nicht gäbe und auch von den Thierärzten nicht anerkannt wären, hätte sonst nicht aufgestellt werden können. Vielfach seien in verschiedenen Ländern, wie in Frankreich und in Italien Impfversuche mit Lymphe vom Pferde gemacht. Da aber bei diesen Versuchen, wie bei den ersten Loy's, die Lymphe von beliebigen nässenden Ausschlägen der Fesselgegend, nicht aber von Mauke entnommen worden sei, so sei das Resultat der Impfungen meist negativ gewesen. Indessen habe Carro 1803 in einem Briefe an den Dr. Pictet in Genf berichtet, dass Dr. Lafont in Salonichi 2 Kinder mit Lymphe, die von den Beinen eines an „javart variolique" (Mauke) leidenden Pferdes stammte, erfolgreich geimpft habe, und dass die von diesen Kindern abgenommene Lymphe beim Weiterimpfen mild verlaufende Schutzpocken gegeben habe. Einen wichtigen Abschnitt in der Geschichte unserer Kenntnisse von den Pferdepocken bildeten die Beobachtungen von Prof. Lafosse in Toulouse. Dieser habe von einem an Mauke kranken Pferde eine Kuh, von dieser eine zweite Kuh, von dieser letzteren ein Kind und ein Pferd und von diesem letzteren wieder ein Kind erfolgreich geimpft. Bei vergleichenden Impfungen mit humanisirter Lymphe und mit Maukelymphe habe Lafosse gefunden, dass die durch die letztere erzielten Schutzpocken langsamer verliefen und grösser geworden seien, als die durch die ersteren erzielten. Bouley habe 1863 ähnliche Impfungen mit demselben Ergebniss gemacht und dabei beobachtet, dass bei der Mauke der Sitz des Ausschlages sehr verschieden sei, dass bald mehr die Gegend des Maules, bald mehr die der Fesselgelenke befallen werde. Durch die Experimente Bouley's sei seit 1861 die Natur der Pferdepocke wohl für immer festgestellt und also erwiesen, dass Jenner's Behauptungen auch in Hinsicht auf die Mauke richtig gewesen seien. Nur darin habe Jenner geirrt, dass er die Pferdepocke für die Quelle der Kuhpocke gehalten habe. F. meint, die Mauke und die Kuhpocken seien verschiedene Krankheiten, die sich ganz unabhängig von einander bei den Pferden oder den Kühen entwickelten. Das Contagium der Menschenpocken bringe nach Uebertragung auf das Pferd oder auf das Rind nur eine ganz geringe Reaction hervor, inficire aber, und bei der Rückübertragung auf den Menschen entstehe immer echte Variola. Dagegen könne die Pferdepocke von Rind zu Rind und vom Menschen zum Menschen unendlich oft übertragen werden, ohne dass seine Schutzkraft gegen Variola beeinträchtigt werde. Nur die Reaction, die nach der Impfung entstehe, ändere sich etwas während der ersten Uebertragungen. Er bezieht sich hierbei auf die berühmten Versuche von Chauveau und auf die Versuche, die Pingaud 1879 angestellt hat. Dieser impfte mit Pferdepockenlymphe 7 Recruten, davon 6 mit Erfolg, und von den Schutzpocken von 4 dieser Leute 61 andere Recruten, davon 40 mit Erfolg. Ebenso impfte Pingaud Kälher mit Pferdepockenlymphe (mit 48 pCt. Erfolg). Schafpocken sind nach F. für die Schafe eine ebenso schwere Allgemeinkrankheit, wie Variola für den Menschen. Das Contagium sei aber nicht identisch. Epidemien von Schafpocken seien schon aus vergleichungsweise alter Zeit bekannt. 1276 sei eine verheerende Epidemie dieser Art aus Frankreich nach England eingeschleppt worden und habe 28 Jahre lang geherrscht. Seit der gleichfalls von ausserhalb eingeschleppten Epidemie des Jahres 1861 seien die Pocken bei den Schafen in England nicht wieder vorgekommen. Variolation und Vaccination der Schafe schütze diese Thiere nicht gegen Schafpocken, und ebenso wenig mache Uebertragung des Contagiums der Schafpocken auf den Menschen diesen immun gegen Variola. Für die erfolgreiche Uebertragung von Schafpocken auf den Menschen führt Verf. Beispiele aus der Literatur an. Hasen, Kaninchen und Ziegen schienen mit Schafpocken ebenfalls angesteckt werden zu können. Schafpockenlymphe enthalte sehr viel mehr virulente Körperchen, als Kuhpockenlymphe und verliere nach Chauveau erst bei 1500facher Verdünnung die Eigenschaft, sicher zu inficiren. Die Ziegenpocke sei von einem eigenen Contagium abhängig, das mit demjenigen der Schafpocken, sowie der Kuhpocken nicht identisch sei. Ziegenpocken kämen fast nur in Norwegen häufig vor, während Schafpocken und Kuhpocken dort selten seien. Die Kuhpocken gehen, wie C. Boeck berichte, von den Ziegen trotz mehrfacher Berührung, und obgleich die Ziegen und die Kühe von denselben Händen in bunter Reihenfolge gemelkt werden, nicht auf die Kühe und ebenso wenig auf die Schafe über. Der Thierarzt Hansen, der in Gudbrandsdalen 1867 69 und 1874 75 Pockenepidemien in Ziegenheerden beobachtete, welche zum Theil mit Kühen und Schafen, die gesund blieben, sich in gemeinschaftlichen Ställen befanden, gebe an, dass er 20 Jahre in Gudbrandsdalen practicirt habe, ohne je Kuhpocken oder Schafpocken gesehen zu haben. Die Erkrankung sei bei den Ziegen oft eine leichte, bisweilen aber auch schwer und selbst tödtlich. Die Pocken der Schweines gleichen nach F. in Aussehen und Verlauf den Schafpocken. Auch können, wie Gerlach gezeigt habe, Schweinepocken auf Schafe und Schafpocken auf Schweine übertragen werden. Nichtsdestoweniger ist Verf. der Ansicht, dass Schafpocken und Schweinepocken verschiedene Krankheiten sind. In Dänemark kämen ausschliesslich Schweinepocken, aber keine Schafpocken vor. Auch die Menschenpocken seien gelegentlich auf Schweine übertragen worden; die eigentliche Schweinepocke entstehe aber nicht aus den Menschenpocken, sondern habe ebenso wie diese und die Schafpocken ein eigenes Contagium.

Die erste der von Mégnin (39) gegebenen Abbildungen entspricht einem Präparate von Vaccine-Lymphe, die von einem mit Pferdepocken geimpften Rinde stammte. Die zweite Abbildung entspricht ächter, animaler Vaccine, die dritte humanisirter Vaccine, die zwischen Glasplatten eingetrocknet war und jetzt mit Wasser aufgeweicht wurde, die vierte frischer, humanisirter Vaccine.

Die in den beiden ersten Abbildungen dargestellten Microben hatten einen Durchmesser von 0,001 Mm. Dieselben sind theils in Gruppen vereinigt, theils isolirt. Die Microben der 3. und 4. Abbildung hatten einen Durchmesser von 0,0008 Mm. und sind nur ausnahmsweise in Gruppen vereinigt. Als M. seine Präparate 24 Stunden später wieder untersuchte, hatten sich die als Microben bezeichneten Körnchen in den Präparaten 1 und 2 stark vermehrt und bedeckten im Präparate No. 1., dicht gedrängt an einander liegend, das ganze Gesichtsfeld. Die Präparate No. 3 und 4 hatten sich dagegen nicht verändert. Verf. nimmt daher an, dass die animale Vaccine bei ihrem Durchgange durch den menschlichen Körper kleinere Microben bekommt, und dass diese eine geringere Lebenskraft besitzen als die Microben der Pferdepocke und der Kuhpocke.

VIII. Rose.

a. Allgemeines, Casuistik, Erscheinungen und Verlauf.

1) Smart, Wm. R. E., On erysipelas of epidemic type. Brit. med. journal. 7. Febr. — 2) Miller, A. G., Notes on cases of erysipelas occurring during an epidemic in the winter 1879—80 and treated in the old royal infirmary. Edinb. med. journal. June. — 3) Raynaud, Epidémie d'érysipèle. Erysipèle multiple. Gaz. des hôp. No. 31. (In der Pariser Charité sind von R. 3 Fälle von Rose beobachtet worden, die darum für wichtig gehalten werden, weil die Krankheit gleichzeitig mehrere getrennte Stellen der Hautoberfläche ergriff. Der eine Fall betraf eine Frau, die wahrscheinlich abortirt hatte und bei der sich neben dem Erysipelen eine Peritonitis entwickelte. In den anderen beiden Fällen waren wunde Stellen an den unteren Extremitäten der Ausgangspunkt von Erysipel, während die betreffenden Individuen bereits an Kopfrose litten.) — 4) Cavaré, Joseph, De l'érysipèle chez les varioleux. Paris. 8. 63 pp. — 5) Nymann, Johann v., Notizen über habituelle Gesichtsrose in Smolna. Archiv für Kinderheilkunde. I. Heft 12.

Im Haslar-Hospital zu Portsmouth sind nach Smart (1) in den Jahren von 1856—1875 519 Fälle von Rose behandelt worden. 16 starben.

Der geringste Zugang in einem Jahre war 12; dagegen wurden 41 Fälle von Rose 1856 und 61 Fälle 1874 aufgenommen. S. bezeichnet das Auftreten der Rose im letztgenannten Jahre als epidemisch. Die Epidemie habe Mitte November 1873 begonnen und im Beginne des December 1874 geendet. Es gehörten zu ihr 64 Fälle, von denen 4 tödtlich endeten. Gleichzeitig waren in Portsmouth Masern, Scharlach und Mumps epidemisch verbreitet. Die Fälle von Rose kamen grösstentheils von den Schiffen, zum Theil auch von den Docks, und 7 Individuen erkrankten im Hospital selbst an Rose. Die Kranken erhielten eine kräftigende Diät mit Wein und Branntwein, 3 bis 4 mal täglich 1,8 Tinctura ferri und örtlich warme Umschläge. Frühzeitig wurden Einschnitte gemacht. Verf. führt zum Vergleiche eine kleine, aber bösartige Epidemie von Rose an, die 1824 in den Docks von Devonport herrschte. Von 15 erkrankten Dockarbeitern starben 12. Die Erkrankten waren in ihren eigenen Wohnungen behandelt worden. Die Behandlung bestand damals in wiederholten Aderlässen und dem inneren Gebrauch von Calomel, Antimon-Präparaten und salinischen Abführungen. Verf. meint, dass die Bösartigkeit dieser Epidemie sich hauptsächlich aus der unzweckmässigen Behandlung erkläre, dass aber das epidemische Auftreten von Erysipel immer verhältnissmässig schwere und sehr ansteckende Erkrankungen liefere.

Vom 2. Novbr. 1879 bis 29. Juni 1880 wurden, wie Miller (2) berichtet, in das alte Edinburger Krankenhaus 20 Fälle von Rose aufgenommen.

Von diesen endeten 4 tödtlich. 11 Fälle bezeichnet Verf. als einfaches, 3 als phlegmonöses, 6 als gangränöses Erysipel. Die 4 Gestorbenen gehörten zu der letzten Categorie. 6 Kranke hatten Rückfälle, in der Regel infolge einer Ansteckung durch neu aufgenommene Kranke. Um solche Ansteckungen unschädlich zu machen, wurde einzelnen Kranken 1,8 bis 2,0 Natron sulpho-carbol. 3 mal täglich und öfter gegeben.

Andere erhielten 0,3 Chinin und 0,06 Acid. carbol. in 30,0 Wasser pro dosi. Eine günstige Wirkung dieser Medicamente war nicht nachweisbar. Die brandige Form der Rose zeigte sich nur bei sehr geschwächten Personen, besonders bei Trinkern. Verf. beobachtete, dass die Kranken zu Blutungen neigten. Er glaubt bemerkt zu haben, dass bei milderen Fällen scharfe Abführungen sehr nützlich gewesen seien.

Das eigentliche Erysipel tritt nach Cuvaré (4) während der Abtrocknung oder der Reconvalescenz der Pocken bisweilen auf. Dagegen sei es durchaus irrig, die allgemeine Röthung und Schwellung der Haut im Eiterungsstadium der Pocken als erysipelatös zu bezeichnen, wie man dies früher oft gethan habe. Einzelne Autoren, wie Hervieux und Peucroy, hätten die Complication der Pocken mit Erysipel für fast absolut tödtlich erklärt. Die Gefahr sei aber nicht bedeutend, wenn das namentlich in den Pockenhospitälern nicht seltene Erysipel nur das Gesicht und den behaarten Kopf ergreife. Das Erysipel des Rumpfes und der Gliedmaassen dagegen sei zwar sehr viel seltener als Complication der Pocken, habe aber leicht vielfache Abscesse zur Folge und gebe eine viel schlechtere Prognose. Als ursächliches Moment beschuldigt C. örtliche Reizung der Haut, Abkratzen der Pockenschörfe, Auflegen von Vesicatoren oder Empl. de Vigo, Eröffnung von Abscessen, Erkältungen, allgemeine Schwäche. Nur nebenbei gedenkt er auch der Ansteckung. Im Frühjahr und Herbst seien die in Rede stehenden Erkrankungen besonders häufig. Der Beginn des Erysipels sei oft so schleichend, dass die Beobachtung der Temperatur das beste Hülfsmittel der Diagnose werde. C. theilt 7 Fälle von Erysipel im Abtrocknungsstadium der Pocken aus der Literatur und 26 bisher nicht veröffentlichte Fälle mit, unter den letzteren 14 mit Temperaturcurve.

Bei einem durchschnittlichen Bestande von 355 Zöglingen auf der Nikolai-Abtheilung und 312 Zöglingen auf der Alexander-Abtheilung der Kaiserl. Russischen Mädchen-Erziehungs-Anstalt Smolna kamen nach von Nymanz (5) in den Jahren 1856—1868 439 Erkrankungen an Rose vor.

In den einzelnen Jahren schwankte die Zahl der Rose-Erkrankungen zwischen 27 (1865) und 58 (1862); die durchschnittliche Häufigkeit war in den verschiedenen Monaten sehr verschieden. In der kalten Jahreszeit war Rose häufiger als in der warmen. Recht häufig kam es vor, dass ein und dasselbe Individuum mehrmals von Rose befallen wurde. Ein Zögling hatte z. B. die Rose in 6 Jahren 22 mal, darunter in 1 Jahr 9 Mal, ein anderer Zögling in 5 Jahren 22 mal. Von den 355 Zöglingen in der Nikolai-Abtheilung erkrankten 69 an Gesichtsrose, d. h. 19,4 pCt., die Recidive miteingerechnet 42,8 pCt., von den 312 Zöglingen der Alexander-Abtheilung 91 an Gesichtsrose, d. h. 29,1 pCt., und mit Einrechnung der Recidive 92,0 pCt. Nur in 13 Fällen befiel das Erysipel nicht das Gesicht, sondern die unteren Extremitäten. Es recidivirte hier nur in einem Falle 4 mal. Meist wurde bei den Recidiven der Gesichtsrose wieder derselbe Theil des Gesichtes befallen und bedingte hier allmälig eine bleibende Verdickung.

v. N. hält die Rose nicht für ansteckungsfähig. Die von ihm zur Verhütung der Recidive angewandten prophylaktischen Mittel erwiesen sich als nutzlos. Erst mit dem Austritt der Zöglinge aus der Erziehungsanstalt hörte die Plage auf, um nicht wiederzukehren. Also sei offenbar die Casernenluft die Hauptursache der so häufigen Wiederkehr der Rose gewesen. Die Zöglinge wurden täglich nur $1/2$ bis $3/4$ Stunde in den Garten geführt und kamen bei ungünstigem Wetter oft wochenlang gar nicht in das Freie. (So schlechte hygienische Verhältnisse machen es sehr erklärlich, dass ansteckende Krankheiten, wie Rose, in Smolna den Character hartnäckiger Endemien annahmen. Ref.) Die örtliche Behandlung mit Höllenstein oder Collodium erwies sich nutzlos. Campheröl schien günstiger zu wirken. Verf. meint, dass es besonders auf die Anwendung innerer Mittel ankomme. 2 Fälle von Erysipelas migrans, von denen einer tödtlich endete, werden ausführlicher mitgetheilt.

b. Behandlung.

1) Loebl, Joseph M., Beiträge zur antiseptischen Therapie des Erysipels. Wiener med. Presse No. 26. (Verf. hat in 2 Fällen von Gesichtsrose und 1 Fall von Rose der rechten, unteren Extremität Einpinselungen und Umschläge mit einer Mischung von Acidum carbol. 0,4 und Glycerin 100,0 gemacht und glaubt davon guten Erfolg gesehen zu haben.) — 2) Rothe, C. G., Carbolsäure äusserlich bei Erysipel. Memorab. No. 9. (Wegen der Schwierigkeit, subcutane Injectionen von Carbollösung bei Erysipel in der Privatpraxis vorzunehmen, hat Rothe es vorgezogen, die erkrankten Hautstellen mit einem Gemisch von 1 Acid. carbol., 1 Spiritus vini, 1 Tinctura Jodi, 2 Ol. terebinthinae und 5 Glycerin zweistündlich einpinseln zu lassen. Dabei sei die Rose gewöhnlich in 3—4 Tagen abgeheilt. Das Weiterschreiten der Rose werde allerdings nicht sicher verhütet. Auch sah sich Verf. genöthigt, in schweren Fällen innere Mittel neben jenen Einpinselungen anzuwenden. Von der Tinctura ferri chlorati sah er nie eine specifische Wirkung.) — 3) Mercier, Traitement de l'érysipèle par le salicylate de soude et par le gaze antiseptique de Lister. Gaz. hebdom. de méd. et de chirurg. No. 33. (2 Fälle von Gesichtsrose und 3 von Rose der unteren Extremitäten sind von M. mit Natron salicylicum zu 1,0 bis 2,0 pro die und die 3 letzteren Fälle mit täglich erneuerten Einwickelungen mit Listerscher Carbolgaze behandelt worden. Verf. glaubt, dass durch die beschriebene Behandlung die Krankheitsdauer abgekürzt worden sei.) — 4) Darlan, Xavier, Traitement de l'érysipèle par le collodion. Thèse. 4. 39 pp. Paris.

Nach einer geschichtlichen Uebersicht über die verschiedenen Behandlungsmethoden des chirurgischen Erysipels, das er als eine an die Wunde sich anschliessende, septische Entzündung definirt, welche ansteckend und bisweilen epidemisch sei, empfiehlt Darlan (4) als bestes Heilmittel die örtliche Anwendung des Collodiums. Robert de Latour habe zuerst 1853 dies Mittel gegen Erysipel angewendet und seit 1868 habe Broca die Anwendung desselben modificirt und verbessert. Broca streicht das Collodium nicht bloss auf die kranke Stelle, sondern noch 6 bis 8 Ctm. darüber hinaus, so dass ein vollständiger Einschnürungsgürtel gebildet werde. Wesentlich sei dabei, dass man sorgfältig alle Bruchstellen, die in dem Collodiumgürtel etwa entstehen und die für die Verbreitung des Erysipels den offenen Weg abgeben würden, sofort durch neu aufgestrichenes Collodium schliesst. Um eine möglichst gleichmässige Schicht von Collodium zu erhalten, solle man das Mittel mit einem guten Dachshaarpinsel auftragen. 9 Erysipelfälle, welche die Extremitäten oder den Rumpf betrafen, werden als Beweise der vortrefflichen, auf der Broca'schen Clinik nie ausbleibenden Heilwirkung des Collodiums angeführt. (Fall No. 9 ist offenbar kein Erysipel, sondern eine Lymphangitis gewesen. Ref.) Das Fortschreiten der Krankheit werde durch richtige Anwendung des Mittels stets verhindert und die Temperatur schnell herabgesetzt. In dem einen Falle (No. 9) war das Erysipel über Brust, Bauch, Rücken und einen Theil eines Armes ausgebreitet.

[Nörregård, Abortivbehandling af erysipelas faciei. Norsk Magaz. for Lägevid. R. 3. Bd. 10. p. 879.

Verf. hat mehrmals durch einen tüchtigen Ring von Collodium die weitere Ausbreitung der Erysipelas faciei gehindert. Wenn das Erysipelas den Ring erreicht, entsteht eine starke Anschwellung und Röthe, aber das Erysipelas geht nicht über den Ring heraus. Christie zu Haugesund erwähnt mehrere ähnliche Fälle. F. Busch Pamm (Kopenhagen).]

Psychiatrie

bearbeitet von

Prof. Dr. C. WESTPHAL in Berlin.*)

I. Pathologie, Symptomatologie, Diagnostik und Prognostik.

A. Allgemeine Beiträge verschiedenen Inhalts. Lehrbücher.

1) Krafft-Ebing, R. v., Lehrbuch d. Psychiatrie auf clinischer Grundlage. 3. Bd. gr. 8 Stuttgart. — 2) Weiss, J., Compendium der Psychiatrie für pract. Aerzte und Studirende. Wien. 1881. 273 Ss. — 3) Ball, La médecine mentale à travers les siècles. Annal. méd. psych. 38. année. (Verf. spricht über die historische Entwickelung der Psychiatrie von der Zeit des Hippocrates bis zur Gegenwart und schliesst daran eine Uebersicht über die Lehren der neueren französischen Schule.) — 4) Arndt, R., Die Psychiatrie und das medicinische Staatsexamen. Berlin. — 5) Wernicke, C., Ueber den wissenschaftlichen Standpunkt in der Psychiatrie. Mit 1 Tafel. gr. 8. Kassel. — 6) Beard, George M., The Problems of insanity, a paper read before the N. Y. Medico-Legal Society. March 3. — 7) Derselbe, A reply to criticisms on the „Problems of insanity", with remarks on the Guiteau case. Ibid. April 16. (Verf. schlägt als die beste Definition von „Geisteskrankheit" vor, diese sei „eine Krankheit des Gehirns, in welcher die geistige Coordination ernstlich beeinträchtigt ist." Betreffs anderer Probleme, hauptsächlich der Frage nach dem Grunde der Zunahme von Geisteskrankheit bei civilisirten Völkern, werden keine neuen objectiven Beiträge geliefert.) — 8) Folsom, Ch. F., The prevalence and causes of insanity; commitments to asylums. (A lecture.) Boston med. and surg. Journ. July 29. — 9) Campbell, J. A., Insanity, its treatment and prevention. Lancet. Aug. 28.—Sept. 4. — 10) Folsom, Ch. F., The pathology of insanity. Boston med. and surg. Journ. July 15. — 11) Despine, P., La clinique des maladies mentales et la psychologie. Annal. méd. psych. 38. année. (Verf. empfiehlt neben dem Studium der Pathologie des Gehirns auch das Studium einer wissenschaftlichen Psychologie, welches seiner Ansicht nach jetzt zu sehr vernachlässigt wird.) — 12) Roth, Die Bedeutung der Temperamente für die Form der Seelenstörung. Allgem. Zeitschr. f. Psych. Bd. 37. S. 267. — 13) Lasègue, Ch., Les cérébraux. Arch. gén. de méd. Avril. pag. 385. — 14) Obersteiner, H., Experimental researches on attention. Brain 1879. (Versuche mit dem Psychodometer; bei Geisteskranken entsprach ein Anwachsen des Minimums der Aufmerksamkeit stets schweren, organischen Gehirnstörungen; in Fällen von Verrücktheit ohne allgemeine Herabsetzung der Intelligenz war das Minimum normal, aber die Differenzen zwischen ihm und dem Maximum, wie durch das Eindringen von Hallucinationen oder Wahnideen leicht erklärlich, von grossem Umfang.) — 15) Müller, Ueber das Krankheitsbewusstsein. Allg. Zeitschr. f. Psych. Bd. 37. S. 230. — 16) Raggi, A., Studi citometrici negli alienati. Riv. clin. di Bologna. No. 11. — 17) Alvisi, Alfredo, La parola nei pazzi. Rivista clin. di Bologna. No. 10. — 18) Mendel, Ueber Hallucinationen. Berl. clin. Wochenschr. No. 35. (Zusammenfassender Vortrag.) — 19) Kandinsky, V., Zur Lehre von den Hallucinationen. Arch. f. Psych. XI. S. 452. (Sehr interessanter Fall von primärer Verrücktheit [Selbstbeobachtung]; schliesst sich Meynert's Theorie an, die er nur insofern modificirt, dass er den Sitz der Hallucinationen in die corticalen Sinnescentren verlegt.) — 20) Luys, Leçons sur les hallucinations. Gaz. des hôp. No. 140, 142, 145. — 21) Simon, Les invisibles et les voix; une manière nouvelle d'envisager les hallucinations psychiques et l'incohérence maniaque. Lyon médical. No. 48 et 49. — 22) Tamburini, Sulla genesi delle allucinazioni. Rivista sperim. fasc. I. e II.

---

*) Durch die Herren DDr. Kässner, Pick, Ganser, Binswanger und Moeli bin ich in den Referaten über „Psychiatrie" und „Nervenkrankheiten" in dankenswerther Weise unterstützt worden. W.

— 23) Sander, W., Ueber Wahnideen. Berl. clin. Wochenschr. No. 22. (Kurzes Referat über einen Vortrag.) — 24) Granville, J. M., A plea for the classification and detailed study of mental and sensory causes, or forms, of sleeplessness. Lancet. Aug. 28. — 25) Lawson, R., The epilepsy of Othello. Journ. ment. sc. April. (Führt aus, dass Shakespeare den Othello wirklich als an schwerer Epilepsie leidend hat darstellen wollen.)

Lasègue (13) resümirt seinen geistvollen, zu einem kurzen Referate wenig geeigneten Vortrag selbst dahin: „War die Gesundheit des Gehirns auch nur momentan durch eine Verletzung, eine Gehirnläsion oder Schädelmissbildung gestört, dann ist häufig die anscheinende Heilung nur ein Aussetzen der Erscheinungen; der scheinbar geheilte Kranke zeigt eine erworbene krankhafte Diathese, die über seine Zukunft entscheidet; er zeigt physische und psychische Abnormitäten, die meist als unvollständige und unregelmässige Anfälle auftreten, die „alle Regeln durchbrechen und als selbständige Formen studirt werden müssen“. Solche Kranke sind die von ihm sog. Cérébraux; nach der Art der Anfälle stellt er vorläufig 2 Typen auf: die impulsiven Delirien, die eine Abart des sog. epileptischen Schwindels bilden; als Character des 2. stellt er hin die in den lichten Pausen vorhandene geringere psychische Leistungsfähigkeit.

Raggi (16) hat im Anschluss an 2 Beobachtungen, welche günstigen Erfolg peritonealer Bluttransfusion (nach Ponfick) bei Geisteskranken darthun, bei 39 Geisteskranken die Menge des Hämoglobins im Blute vermittelst des Chromocytometers von Bizzozero bestimmt. Er fand dieselbe oft stark vermindert, besonders in acuten Fällen, und bei Depressionszuständen noch mehr als bei Exaltationszuständen. Wo sich bei Irren ein geringer Gehalt des Blutes an Hämoglobin nachweisen lässt, da hält er die Transfusion für indicirt.

Luys (20) hat bei Hallucinanten und Hypochondern (hallucinés et hypochondriaques chroniques) zwiefachei Befunde gemacht:

Einerseits eine ein- oder beiderseitige Hypertrophie des Lobulus paracentralis, der deutlich über die vom convexen Rande der Hemisphäre gebildete Linie emporragt und beim Einschneiden ein reichlicheres Vorhandensein der Gehirnmasse constatiren lässt; auch die Centralwindungen erscheinen geschwollen, mehr oder weniger stark in Krümmungen verlaufend. Die Thatsache, dass alte Hallucinanten in frühen Stadien der Erkrankung klar gewesen, deutet L. durch später auftretende Hypertrophie des zweiten Lob. paracentral. und bezieht darauf auch die spätere Demenz.

Dann fand er Atrophien, entweder diffuse oder partielle; am häufigsten befallen sind die Stirnwindungen, unter diesen besonders die erste; mehr oder weniger sind auch die übrigen Rindenabschnitte betheiligt; endlich finden sich Läsionen in den Sehhügeln, kleine Hämorrhagien, kleine Erweichungsherde und Sclerosen, Atrophie der Ganglienkörper. In acuten, hallucinatorischen Processen will L. bedeutende Hyperämie der Kerne, der grauen Substanz des 3. Ventrikels und eine beträchtliche Vergrösserung der Ganglienzellen in den äusseren Schichten des Thal. optic. gefunden haben. Bei Hypochondern mit Störungen der visceralen Sensibilität fanden sich in den Réseaux de la substance grise, welche die Durchgangsstation der visceralen Sensationen sind, deutliche Spuren von Hyperämien.

B. Specielles.

a. Einzelne Formen. Casuistik.

1) Meynert, Ueber Anhaltspunkte für eine natürliche Gruppirung der Hemisphärenerkrankungen. Allg. Wiener med. Zeitg. No. 3—8. — 2) Leidesdorf, Beitrag zur Formenlehre der Geisteskrankheiten. Wiener med. Wochenschr. 14—15. — 3) Weiss, Die Psychosen des Seniums. Wiener med. Presse No. 6 etc. — 4) Lasègue, Chr., La mélancolie perplexe. Arch. gén. de méd. Novb. p. 513. — 5) Rabillo, H., Etude clinique sur quelques points de la lypémanie. Annal. méd. psych. 38. année. — 6) Clark, A., Gouty melancholia. Journ. ment. sc. Octb. (Angefangener Artikel.) — 7) Cotard, J., Du délire hypochondriaque dans une forme grave de la mélancholie anxieuse. Annal. méd. psych. 38. année. (Verf. beschreibt Fälle von hypochondrischer Verrücktheit mit Angstzuständen unter dem Namen „mélancolie anxieuse grave“.) — 8) Schwartzer, O., Die transitorische Tobsucht. Eine clinisch-forensische Studie. Wien. (Monographie VIII u. 185 Ss. mit zahlreichen eigenen Beobachtungen.) — 9) Lagardelle, Diagnostic de la manie grave. Journ. de méd. de Bordeaux No. 39. — 10) Dudley, H. N., On the symptoms of acute mania, as they showed themselves in a case which occurred in the Kinnelty Dispensary District, Parsonstown Union. Dubl. Journ. med. sc. April. — 11) Savage, George H., Acute Mania associated with abscess of the brain. Brain 1879. — 12) Russell, J., Note on homicidal mania. Brit. med. Journ. July 31. — 13) John, Ueber acute Manie und Delirium acutum maniacale. Deut. med. Wochenschrift No. 37. (Empfiehlt bei acuten Delirien nasse Einpackungen von 1—3stünd. Dauer, Ruhe, Stuhlentleerung.) — 14) Derselbe, Ueber die clinische Aeusserung der Reactionszustände acuter Delirien. Allgem. Zeitschr. für Psych. Bd. 37. S. 27. — 15) Fürstner, Ueber Delirium acutum. Arch. für Psych. XI. S. 517. — 16) Sioli, Delirium acutum mit Endocarditis ulcerosa. Mit anschliessender Discussion in der Berliner Gesellsch. für Psych. u. Nervenkrankh. Berliner clin. Wochenschr. No. 13. S. 183. — 17) Schäfer, Ueber die Formen des Wahnsinns (oder der Verrücktheit), mit besonderer Rücksicht auf das weibliche Geschlecht. Verhandlungen des psych. Vereins zu Berlin. Allgem. Zeitschr. für Psych. Bd. 37. S. 58. — 18) Scholz, Ueber primäre Verrücktheit. Berliner clin. Wochenschr. No. 33, 81. — 19) Koch, Die primäre Verrücktheit. Irrenfreund No. 8. — 20) Meynert, Th., Ueber allgemeine Verrücktheit und was damit zusammenhängt. Wiener med. Blätter No. 20, 21, 23, 24, 25. (Als das Wichtigste aus diesem, zu einem kurzen Referate kaum geeigneten Vortrage ist hervorzuheben, dass M. die Manie nicht mehr als selbständige Krankheitsform anerkennt, sondern in derselben nur ein Vorlaufsstadium der anfänglich als hallucinatorische Verwirrtheit zu bezeichnenden Krankheitsform sieht; gleich anfangs sind Hallucinationen zu constatiren, Verfolgungsideen und angstvolle Vorstellungen mengen sich ein.) — 21) Giacchi, Oscar, La virifobia ovvero una monomania speciale. Il Raccoglitore medico. 20—30 Agosto. — 22) Wrench, E. M., The affects of a fixed idea. Lancet. Jan. 10. — 23) Buccola, Le idee fisse. Rivist. sper. Fasc. I e II. (Mittheilung von Krankenbeobachtungen und critische Besprechung der einschlägigen Arbeiten über Zwangsvorstellungen.) — 24) Huch, M., Ein Fall von acuter, primärer Verrücktheit (Westphal). Arch. für Psych. XI. S. 465. — 25) Sponholz, J., Querulantenwahnsinn, durch Querelen entstanden. Centralbl. für Nervenheilk., Psych. u. gerichtl. Psych. No. 13. — 26) Martiueng, L., De l'évolution

de l'hallucination de l'ouïe dans le délire des persécutions. Thèse. Paris. — 27) Colin, Une épidémie de possédées en Italie en 1878. Annales d'hygiène publique. Juli. (Hebt bei Besprechung der Epidemie von Verzegnis die Abgeschlossenheit, geringe Bildung etc. der Einwohner hervor.) — 28) Folsom, Ch. F., Cases of insanity and fanaticism. Boston med. and surg. journ. March 13. — 29) Brosi, G., Ueber die Catatonie oder das Spannungsirresein. Dissert. Berlin. 1879. — 30) Doursout, P., De la folie des onanistes. Thèse. Paris. (Verf. glaubt, dass das Irresein der Onanisten besondere Charactere habe; es ist schwer, aus seiner Arbeit diese Ueberzeugung zu gewinnen.) — 31) Claus, Zur Casuistik der Zwangsvorstellungen und verwandter Zustände bei Geisteskranken. Irrenfreund No. 9 u. 10. — 32) Stoll, Einige Fälle von Zwangsvorstellungen. Charité-Annal. 5. Jahrg. — 33) Schmidt, M., Beiträge zur Kenntniss der Puerperalpsychosen. Arch. für Psych. XI. S. 75. — 34) Kastriner, Selbstmordversuch in einem Anfall von Irrsinn. Wiener med. Presse No. 26. (Grosse Verletzung am Halse, welche sich eine Frau in der 6. Woche des Puerperium zufügte. K. nimmt Gehirnembolie aus Thrombosirung von Uterusvenen an.) — 35) Pick, A., Beiträge zur Clinik der Geisteskrankheiten. Arch. für Psych. XI. 1. S. 1. — 36) Flügge, R., Ein Fall von Selbstverstümmelung einer Geisteskranken. Ebendas. XI. S. 184. (Totales, unzweifelhaft nur mit den Fingern bewerkstelligtes Herausreissen der Zunge; Sprache später monoton, aber verständlich.) — 37) Régis, A., La folie à deux. Thèse. Paris. (Eine den Gegenstand gut behandelnde Arbeit: es wird besonderer Werth darauf gelegt, die Fälle, in denen ein Geisteskranker bloss auf einen Gesunden so einwirkt, dass dieser die Wahnvorstellungen einfach acceptirt — in welchem Fall in Wahrheit nur ein Geisteskranker existirt — zu unterscheiden von der wirklichen Folie à deux; hier entwickelte sich die Geisteskrankheit (gewöhnlich Verfolgungswahn) gleichzeitig bei zwei innig miteinander verbunden lebenden, prädisponirten Individuen in der gleichen Weise infolge occasioneller Ursachen, die gleichzeitig auf dieselben einwirkten. Die Bezeichnung Folie communiquée passt daher nicht für diese Fälle eigentlicher Folie à deux.) — 38) Hansen, P., Ein sogenannter intermanter Fall. Archiv f. Psych. XI. S. 538. (Nahezu gleichzeitig bei zwei Eheleuten ausbrechende Geistesstörung.) — 39) Morton, Clinical cases reported from the clinic for disease of the mind and nervous system, of the University medical college. Neurolog. Contribut. Vol I. No. 2. (Fälle von Syphilis des Nervensystems, von Epilepsie, Myelitis, Chorea etc. ohne Sectionsbefund.) — 40) Baillarger, De la folie à double forme. Annal. méd. psych. 38. année. (Verf. will die von ihm sogenannte Folie à double forme unterschieden wissen von der Folie circulaire, da bei der ersteren Form ein freies Intervall nicht zwischen Melancholie und Manie, sondern erst bei dem Ablaufe beider Zustände eintrete.) — 41) Westphal, Ueber die Kinderräuberin Franke. Berl. klin. Wochenschr. No. 22. S. 318. (Kurzes Referat; Fall von Moral insanity, manifester Schwachsinn.) — 42) Kowalewsky, P., Das Wiegen von Epileptischen als objectives Anzeichen epileptischer Leiden. Arch. f. Psych. XI. S. 351. — 43) Pick, A., Beiträge zur Casuistik der Psychosen. I. Ein Fall von angeborenem Schwachsinn, complicirt durch späteres Trauma. II. Zur Prognose des postepileptischen Irreseins. Prager med. Wochenschr. No. 10, 11, 12. — 44) Mendel, Ueber Anfälle von Einschlafen. Deutsch. med. Wochenschr. No. 20. (Mittheilung eines Falles, welcher früher theils Vertigo epileptica, theils längere epileptische Geistesstörungen dargeboten hatte. Deutliche psychische Schwäche, Intoleranz gegen Alcohol. Anfallsweises Einschlafen mit Drehung des Kopfes und der Bulbi nach rechts, dabei sind die Pupillen eng, der Puls etwas beschleunigt, es besteht Flexibilitas cerea. Später starker Schweiss.) — 45) Garnier, Délire épileptique. Coëxistence chez un épileptique d'un double délire: l'un chronique, avec idées de persécution; l'autre de nature mystique, passager et consécutif aux attaques. Gaz. hbd. No. 8. (Geschichte eines partiell Verrückten mit Gehörshallucinationen, der ausserdem Anfälle von Petit mal und Vertigo hatte und nach denselben kurze Zeit anhaltende Verwirrtheit zeigte.) — 46) Mairet, A., Attaques épileptiformes jouant le rôle de crise dans un cas de manie. Montpellier méd. Novbr. (2 Fälle.) — 47) Finlayson, J., Illustrations of epileptic mania and of the automatic phenomena of epilepsy; likewise of maniacal attacks following, and also taking the place of uraemic convulsions. Glasgow med. Journ. Dec. — 48) Frenzmüller, Aus der Hospitalpraxis. I. Lunatisch. Memorabilien. No. 2. (Mittheilung eines Falles, wo ein nicht psychopathischer Mann, der auch nicht Potator sein soll, mehrmals des Nachts bei stark zunehmendem Monde zum Fenster hinaussteigt, zweimal dabei schwere Verletzungen erleidet und vom Geschehenen nichts weiss.) — 49) Meschede, Epilepsie mit Zwangsbewegungen und Zwangsvorstellungen. Sclerose einer Kleinhirnhemisphäre. Virch. Arch. Bd. 80. S. 569. (Ausser Hin- und Herlaufen waren Manegebewegungen von links nach rechts und Rotation um die Längsachse im Stehen, ebenfalls von links nach rechts, meist vor oder nach den Anfällen vorhanden. Pat. äusserte, er laufe, um die Welt zu erlösen, und die Zwangsvorstellung, (?) er bekomme eine Welttheilung, war M. an der Sclerose der rechten Kleinhirnhemisphäre, wegen deren functioneller Bedeutung für die Raumanschauung in Beziehung zu bringen geneigt ist.) — 50) Cullerre, Emploi de la métallothérapie dans un cas d'hystérie convulsive et démoniaque; guérison. Annal. méd. psych. 38. année. (Verf. wandte in einem Falle von hystero-epileptischem Irresein äusserlich Zinkplatten und innerlich Zinkoxyd in steigender Dosis von 1 Decigrm. bis $1^{1}/_{2}$ Grm. pro die mit bestem Erfolge an.) — 51) Armaingaud, Catalepsie chez une hystérique, monomanie consécutive (?), actions favorables des courants électriques sur la catalepsie. Journ. de méd. de Bordeaux. No. 42. — 52) Weber, Clinische Beiträge. Allgem. Zeitschrift für Psych. Bd. 36. S. 701. (Casuistische Mittheilungen a) eines Falles von epileptischer Geistesstörung, b) eines Falles von Dementia paralytica, bei welchem nach $6^{1}/_{2}$ monatlichem Bestehen ausgeprägter Krankheitserscheinungen dieselben völlig schwanden und seit $3^{1}/_{2}$ Jahren kein Rückfall eingetreten ist.) — 53) Savage, G. H., Myxoedema and its nervous symptoms. Journ. ment. sc. Jan. (Bei der als „Myxödem" bezeichneten Erkrankung, die characterisirt ist durch eine schleimige Degeneration und Massenzunahme des subcutanen Gewebes, demnächst analoge Veränderungen der Muskeln und inneren Organe, zeigen die Kranken schon äusserlich ein cretinoides Ansehen und einen ähnlichen Geisteszustand, werden allmälig dement. Verf. hält Veränderungen des Gehirns für wahrscheinlich. Specielle Belege werden nicht beigebracht.) — 54) Muralt, Ed., Des troubles mentaux dans l'asystolie. Thèse. Paris. (Verf. behauptet, dass Anfälle von Geistesstörungen bei Herzkranken gewöhnlich in Anfällen von Asystolie (d. h. von Compensationsstörung) in die Erscheinung treten; die Form der Geistesstörung ist eine verschiedene, die Begründung des Verf.'s ist nach jeder Richtung hin sehr schwach.) — 55) Liégey, Note relative aux aliénés dangereux. Journ. de méd. de Bruxelles. Mars. p. 239. — 56) Snell, Ueber Simulation der Geistesstörung. Allgem. Zeitschrift f. Psych. Bd. 37. S. 257. (Mittheilung zweier Fälle von Entlarvung simulirender Strafgefangener. Bei 3 anderen Beobachtungen bestätigte sich der von anderer Seite geäusserte Verdacht auf Simulation nicht. „Simulation kann man nur dann mit Bestimmtheit annehmen, wenn ein angeblich geisteskranker Mensch eine Reihe von Erscheinungen darbietet, welche nach den Erfahrungen der Wissenschaft mit den Erscheinungen wirklicher Geistesstörung unvereinbar sind“.) — 57) Coludreau, J., Symptomes physiques de la folie au point de vue de la simulation. Thèse. Paris. (Bringt nichts Wesentliches zur Sache.)

Meynert (1) geht beim Versuche, die Hemisphären-Erkrankungen zu gruppiren, von der Ansicht aus, dass die Sinneshallucinationen als Erregungszustände subcorticaler Centren anzusehen seien. Aus ihnen entspringen erst secundär die Erregungszustände des Vorderhirns. Diejenigen Erscheinungen, welche als primär vom Vorderhirn anzusehen sind, findet M. in den Verstimmungen, welche unabhängig von den Hallucinationen das Wesentliche von Melancholie und Manie ausmachen. Zu erklären versucht er diese letzteren Störungen aus Aenderungen der Gefässweite im Gehirn. Bei freiem Fortgange des Denkens soll eine functionelle Hyperämie, damit ein Gefühl des Behagens vorhanden sein, während im umgekehrten Zustande bei schlechter Blutspeisung Missbehagen beobachtet werde. So kommt er dazu, die melancholische Verstimmung als Ausdruck der Dyspnoe der Rindenzellen anzusehen, während eine Erniedrigung des arteriellen Gefässdruckes über das Maass der functionellen Hyperämie eine Apnoe der Rindenzellen und als deren Aeusserung maniacalische Verstimmung hervorrufe. Processe, welche bei Nichtgenesung Blödsinn setzen, sind ins Vorderhirn zu verlegen, circuläre Formen aber, welche keine schwere Intelligenzstörung herbeiführen, sind auf abnorme Zustände an Gefässcentren „subcorticaler Natur“ zurückzuführen, Steigerung der Blutmenge im Vorderhirn gleich Manie etc. Die scheinbare Productivität des Vorderhirns in Bildung von Wahnvorstellungen ist gerade eine Ausfallsleistung, da Wahnideen nur ermöglicht sind, wenn die Wirksamkeit des logischen Apparates ausgefallen ist. Deshalb bildet M. 3 Gruppen von Geisteskrankheiten: a) anatomische Veränderungen, b) Intoxicationen und c) Ernährungsstörungen. Die letzteren bestehen aus: 1) Reizerscheinungen der Rinde (Melancholie und Manie), 2) Reizerscheinungen aus subcorticalen Sinnescentren (hallucinatorische Verwirrtheit), 3) sensible Reizungen subcorticaler Centren (Hypochondrie, Hysterie, Wahnsinn, originäre Verrücktheit), 4) Anomalien der Gefäss- und trophischen Centren (Epilepsie, circuläre und periodische Form).

Leidesdorf (2) unterscheidet bei geistigen Störungen typische Formen und atypische Formen. Bei der „ursprünglichen Verrücktheit“ scheinen die Wahnideen plötzlich ohne Vermittelung aufzutreten. L. hält es aber für nicht richtig, anzunehmen, dass ein Mensch mit intactem Gehirnzustande eines schönen Tages plötzlich von Wahnideen und Hallucinationen, die sich unabweislich seiner bemächtigen, ihn beherrschen, befallen werde. Er meint, dass hereditäre Belastung im weitesten Sinne meist im Spiele sei oder dass das Hirn durch Trauma, schwere Krankheiten, Alcoholismus in einen dauernd krankhaften Zustand versetzt sei.

Lasègue (4) schildert in folgenden allgemeinen, im Ref. beträchtlich zusammengefassten Zügen, die er durch Beispiele illustrirt, die von ihm sog. Mélancolie perplexe: Die Krankheit, häufig durchaus ausserhalb der Anstalten verlaufend, kein Alter oder Geschlecht verschonend, bricht regelmässig aus in Veranlassung irgend einer vom Kranken zu fassenden, oft eine ganz unbedeutende Angelegenheit betreffenden Entschliessung, bezüglich deren der Kranke eine oft längere Zeit andauernde Rathlosigkeit zeigt. Allmälig wird er unruhig, schlaflos, einzig von den durch die Rathlosigkeit characterisirten Gedanken eingenommen, wird er theilnahmlos für die Umgebung; diese für die Umgebung meist latente Periode dauert durch Wochen; sie gestaltet sich verschieden, je nach der Characteranlage, bald als eine stille, schweigsame, bald als eine mit vielfachen Aeusserungen (expansif) einhergehende. Im zweiten Stadium durchbricht die Rathlosigkeit das Schweigen, der Kranke wird schwatzhaft, wiederholt fortwährend dieselben Phrasen, erklärt sie selbst für absurd, klagt sich selbst an, die Ruhe der Seinen zu stören; dabei zeigt sich keinerlei Wahnidee, der Kranke zeigt sich namentlich in den des Abends auftretenden Remissionen verständig, ohne Gedächtnissschwäche; allmälig steigt die Unruhe, er wird ängstlich, es kommt zu Selbstanklagen und schwereren melancholischen Wahnideen; die Ernährung nimmt ab, doch ist der Appetit nicht wesentlich gestört, Constipation tritt auf, die Hautfarbe wird eine bleiche, der Puls ist bald verlangsamt, bald beschleunigt, ohne Fieber, die Rathlosigkeit steigert sich noch und erstreckt sich auf die unbedeutendsten Handlungen des täglichen Lebens, das Aufstehen, Sichniederlegen; im 1. Stadium treten schwere melancholische Wahnideen auf, der Kranke hält sich für einen grossen Verbrecher, es drohen ihm die schwersten, entehrendsten Strafen; des Nachts, namentlich gegen Morgen, kommen Anfälle von hochgradigster, melancholischer Erregung, Selbstmordideen treten auf und werden auch, doch meist in schwächlicher Weise, befriedigt. Diese Perioden folgen einander nicht immer regelmässig, es können gleich anfangs Aufregungszustände mit Selbstmordideen auftreten, und wieder gegen das Ende zu intercurrent im Verlaufe von fast tobsüchtigen Zuständen Perioden von trauriger Verstimmung. Selbst auf der Höhe der Erscheinungen leidet die physische Gesundheit nicht wesentlich. Die Dauer des ganzen Verlaufes beträgt mindestens 6—8 Monate. Die Heilung entspricht in ihrem Verlaufe dem der übrigen Formen von Melancholie; sie erfolgt nicht etwa in der Weise, dass die geschilderten Perioden wieder rückwärts durchlaufen werden; der Kranke hat das anfängliche Object der Rathlosigkeit längst vergessen, er gewinnt wieder Interesse an der Umgebung, an Thätigkeit; die Aenderung ist rasch erfolgt, nicht selten plötzlich. Untersucht man die Vergangenheit solcher Kranken, so findet sich nur selten etwas der jetzigen Krankheit Aehnliches, auch sind die Kranken nicht etwa sog. „Schwarzseher“ gewesen, selten folgt ein gleiches Recidiv. Therapeutische Eingriffe sind erst gegen den Ausgang zu (drastische Purganzen) angezeigt; psychische Beeinflussungen, namentlich in der Periode des Ausbruches, sind nutzlos; in der Reconvalescenz Aufenthalt in fremder Gegend, keine Reisen.

Mabille (5) studirte einige wichtige Erscheinungen bei den verschiedenen Formen von Stupor, welchen selbst er zur Melancholie rechnet. Er findet, dass entsprechend der Verminderung der motorischen Thätigkeit die Zahl der Pulse und Respirationen, die periphere Temperatur und bisweilen die Blutmenge der Haut verringert, die arterielle Spannung aber vermehrt werde. Diese Störungen seien Folge des Mangels der Thätigkeit, der geringen Energie des respiratorischen Gasaustausches und peripherer, vasomotorischer Störungen.

Abgesehen von der Anästhesie der Peripherie sei bei den Stuporösen häufig eine partielle oder totale Anästhesie des Verdauungstractus, besonders der Magenschleimhaut vorhanden. Dieselbe sei theils Folge der Nahrungsverweigerung, theils Folge nervöser Erschöpfung. Als Therapie empfiehlt M. wenigstens zweimal täglich die Anwendung der Schlundsonde zur Einführung der Nahrung, ferner Nux vomica, Pepsin und die Electricität.

John (14) beschreibt die Krankheitserscheinungen, welche im Gefolge acuter Delirien sich entwickeln. Zunächst nach dem Abklingen des Erregungszustandes treten eine Reihe von Ernährungsstörungen hervor (Ausfallen der Haare, Abblättern der Haut etc.), welche an die Reconvalescenz nach Typhus erinnern. Die Kranken sind körperlich ausserordentlich hinfällig, erholen sich nicht recht, im Gegentheil treten neue somatische Krankheitserscheinungen hinzu. Eigenthümliche Starrheit der Körpermusculatur mit cataleptiformen Zuständen, atrophische Vorgänge in der Musculatur der Glieder, Affectionen der Haut (pemphigusartige Blasen besonders an der Streckseite der Glieder, Phlegmonen, Decubitus etc.). Abschwächung der Circulation (Oedeme, Cyanose). Das psychische Verhalten dieser Kranken stellt sich als hochgradigste geistige Erschöpfung dar, ohne dass aber totale psychische Leere vorhanden wäre. „Vielmehr tragen diese Kranken stets den Ausdruck eines gewissen Schmerzes auf dem wehmüthig verzogenen Gesichte.“ Genesungen sind nach dem Reactionszustande noch nicht beobachtet worden; die Kranken werden allmälig schwachsinnig. John ist geneigt, diesen Verlauf auf die destructiven Vorgänge in der Hirnrinde und Affectionen der weichen Hirnhäute zu beziehen, welche sich im Anschluss an die entzündlichen Erscheinungen in den nervösen Centralorganen, welche die anatomische Grundlage der acuten Delirien bilden sollen, entwickeln.

Fürstner (15) machte bei mehreren eingehend mitgetheilten Fällen von Delir. acut. sehr bemerkenswerthe Befunde.

Bei dem ersten, der intra vitam eine auffallend dunkle Farbe des Blutes gezeigt, fand sich bei der Section ausgebreitete, wachsartige Degeneration der willkürlichen Musculatur, ausserdem fanden sich viele Fibrillen körnig degenerirt, andere wieder mit nur angedeuteter oder sehr enger Querstreifung; stellenweise fand sich im Perimysium beträchtliche Anhäufung von Rundzellen; der Gehirnbefund, auch der microscopische, war negativ. Die Section eines zweiten Falles, den T. dem von Jensen beschriebenen Delir. acut. ohne Delirien anreiht, ergab sowohl bezüglich der Musculatur, als des Gehirns den gleichen Befund. In einem dritten Falle wurde dem Pat. ein Stückchen des M. biceps, später ein weiteres aus dem Rect. femor. excidirt und an denselben grobkörnige Degeneration zahlreicher Fibrillen, Fehlen der Querstreifung und Längsstreifung an anderen constatirt.

Mit anderen Autoren erklärt auch F. das Delir. acut. für einen bestimmten clinischen Symptomencomplex, schliesst sich aber an die von Brierre u. a. aufgestellte Ansicht, dass es eine „functionelle“ Störung sei an; für den Befund an den Muskeln macht er einerseits die intensiven Muskelcontractionen, andererseits eine Ernährungsstörung verantwortlich. Die theoretischen Erörterungen etwaiger Beziehungen zwischen Delir. acut., Delir. tremens febrile und Status epilept. siehe im Originale.

Schäfer (17) bespricht die Eintheilung der Verrücktheit, verwirft die 3. Form Westphal's als gesondertes Krankheitsbild (hallucinatorische Verrücktheit) und glaubt eine andere Form einschieben zu müssen, welche beim weiblichen Geschlechte gewissermaassen die Stelle der originären Verrücktheit einnimmt und als hysterische Verrücktheit bezeichnet wird. Ferner macht er auf die besondere Bedeutung der Geschlechtsfunctionen beim Weibe für das Zustandekommen der Verrücktheit aufmerksam (puerperale und climacterische Verrücktheit). Die Zwangsvorstellungen, die sog. abortive Verrücktheit Westphal's trennt er völlig von der Verrücktheit und rechnet sie den „formalen“ Geistesstörungen (Melancholie) zu. Eine weitere Unterart der Verrücktheit ist die alcoholische Verrücktheit, eine natürliche Gruppe analog der Begriffsbildung „epileptisches Irresein“. Sch. substituirt der „Verrücktheit“ die Bezeichnung „Wahnsinn“ (vergl. seine Arbeit im 36. Bde. dies. Zeitschr.), er glaubt, dass wenigstens von den 3 ersten Formen (einfache, hypochondrische, hysterische Verrücktheit) eine acute und chronische Unterart besteht. Zum Schluss spricht er den Gedanken aus, dass Melancholie und Manie einerseits, der Wahnsinn andererseits in anatomisch getrennten Bezirken verlaufen; den pathologischen Vorgang der Melancholie und Manie verlegt er in die Hirnrinde, denjenigen des Wahnsinns in die weisse Substanz.

Scholz (18) theilt die primäre Verrücktheit bezüglich ihrer Pathogenese in 2 Hauptgruppen: 1. originäre Verrücktheit, 2. hallucinatorische (Wahnsinn). Die erstere stellt eine Erkrankungsform des organisch belasteten Gehirns vor, die zweite befällt in reinen Fällen sog. rüstige Gehirne; bei jenen erheben sich die Wahnideen meist unmittelbar aus der Sphäre des Unbewussten, zuweilen lassen sich vage, sensorische und sensorielle Erregungen, zuweilen Hallucinationen nachweisen, bei der zweiten Gruppe sind Hallucinationen die Vermittler. Die letzteren lässt S. nicht central entstehen, sondern peripherisch entweder in der peripherischen Ausbreitung oder in der centripetalen Leitung bis zum Uebertritt in die Vorstellungsganglien. Den Blödsinn streicht S. aus den Ausgängen der ersten Gruppe. Die beiden Gruppen sind in Wirklichkeit nicht so streng geschieden, sondern zeigen vielfache Uebergänge. Ausser den auch sonst hierher gerechneten Formen zählt S. dann auch die Verrücktheit mit Zwangsvorstellungen sowie die Legrand'sche Folie de doute avec délire du toucher.

Buch's (24) Fall ist zuerst bemerkenswerth durch die Coincidenz einseitiger Gehörshallucinationen mit Otitis derselben Seite, ferner dadurch, dass bei Anwendung des galvanischen Stromes auf den Acusticus die Anode die Hallucinationen verstärkte und bei Application auf die nicht hallucinirende Seite solche hervorrief; günstig dagegen war die Wirkung kurzdauernder Anwendung der Ka. B. betont die hypnotische Wirkung der Galvanisation des Kopfes, die er in 5 Fällen 4 mal eclatant beobachtete. Eine Stammtafel des hereditär schwer belasteten Patienten illustrirt die grosse Sterblichkeit neuropathischer Familien.

Stolz (32) veröffentlicht Fälle von Zwangsvorstellungen; in einigen derselben traten bei dem Versuche, die Vorstellungen zu unterdrücken, secundäre, vorzugsweise im Kopfe localisirte Angstgefühle auf. Eigenthümlich erschien auch die hastige, bisweilen dem Stottern ähnliche Art der Kranken zu sprechen. In einem Falle knüpften die Zwangsvorstellungen vorwiegend an die geschlechtliche Sphäre an und nahmen daselbst eine conträre Richtung.

In der an diesen Vortrag Stolz's sich anschliessenden Debatte erwähnt Jastrowitz mehrere Sectionsbefunde von Fällen von Délir. aout. In einem war das Gehirn siebartig von Embolien durchsetzt; in einem zweiten fand er Cysticerken, in anderen locale Erkrankungen des Gehirns; früher hat er einen Fall mit ausgedehnter Verkalkung der Hirngefässe und Erweichungsheerde publicirt.

Sander, der den Fall mit den multiplen Embolien kennt, hält es für zweifelhaft, ob diese mit den stürmischen psychischen Erscheinungen der letzten Zeit in Verbindung zu setzen sind; berichtet weiter einen Fall mit negativem Gehirnbefund.

Schmidt (33) verarbeitet 283 während 20 Jahren in Leubus beobachtete Fälle; auf Grund derselben hält er die Puerperalpsychosen in der Mehrzahl der Fälle für eine Folge der mit den Geburtsvorgängen verbundenen körperlichen Erschöpfung und Ueberanstrengung; schwere Complicationen spielen eine wichtige, unterstützende Rolle; bezüglich der Form fand er Manie 123 mal = 43,5 pCt., Paralyse 6 mal = 2,1 pCt., sondert man die Schwangerschaftspsychosen aus, dann überwiegt die Melancholie 27 = 52,9 pCt. Erblichkeit hat weder bezüglich der Erkrankung noch auch auf Prognose Einfluss.

Pick's (35) zwar ausführlich mitgetheilte Fälle erlauben kein kurzes Referat; den ersten, der sich den von v. Krafft-Ebing, Kahn u. A. beschriebenen periodischen Aufregungszuständen mit kurzen Intervallen nähert, deutet P. als zu den epileptoiden Aequivalenten gehörig. bezüglich des zweiten kommt er zu dem Resultate, dass es sich um eine auf schwachsinniger Basis aufgebaute Verrücktheit handelt, die, später etwas zurücktretend, sich mit eigenthümlichen, kurzen und rasch recidivirenden Anfällen combinirt, also um eine der schon von Esquirol angedeuteten ternären Combinationen.

Kowalewsky (42) hat bei Epileptischen der verschiedensten Formen bezüglich des Körpergewichtes Folgendes constatirt:

Dasselbe fällt nach jedem Anfalle in einem von der Krankheitsdauer und Intensität des Anfalles abhängigen Grade; in alten Fällen mit häufigen Anfällen beträgt der Gewichtsverlust 1—2 Pfd., in frischen mit seltenen Anfällen 3—12 Pfd., nach einer Reihe von Anfällen ist der Verlust nach dem ersten am grössten, nach den übrigen ist er nicht gross; nach dem Status epilepticus beträgt er bis 15 Pfd.; nach Krampfanfällen ist der Verlust am grössten, bis 12 Pfd., nach petit-mal ist er meist zwischen 2—5 Pfd., nach zwei aufeinander folgenden Anfällen der letzten Art wurde auch ein Verlust von 9 Pfd. constatirt; bei der Epilepsia psychica ist der Verlust sehr gross und hängt von der Dauer und Intensität des Anfalles ab, zuweilen beträgt er bis ⅕ des ganzen Körpergewichtes; der Wiederersatz nach dem Anfalle erfolgt sehr rasch; zur Constatirung dieser Thatsachen müssen die Wägungen täglich, sowohl während der Anfälle als auch in den Intervallen vorgenommen werden.

Pick (43) urgirt die ebenso wie beim angeborenen Wahnsinn auch bei traumatischem Irresein vorkommende, von ihm zuerst hervorgehobene Einsicht in den eigenen Defectzustand und berichtet einen Fall, wo die beiden Momente combinirt sind; dann berichtet er zwei Fälle, die beweisen, dass das postepileptische Irresein sich auch protrahiren könne, und dass die von Samt gemachte Annahme, es handle sich in solchen Fällen um eine Summation mehrerer unmittelbar aufeinander folgender, postepileptischer Zustände, in der That zutrifft.

Armaingaud (51) beschreibt folgenden Fall:

35jähr., verheirathete Frau, welche 15 Jahre früher denselben Complex der Erscheinungen dargeboten, zeigt Erscheinungen nicht convulsiver Hysterie, beträchtliche Anämie; im Anschluss an heftiges Drängen zum Stuhle wird sie bewusstlos, hochgradige Blässe, Züge unbeweglich, Augen bald geschlossen, bald geöffnet, Bulbi unbeweglich; die weiten Pupillen reactionslos; Puls kräftiger als normal, beschleunigt, Athmung schwach, regelmässig, beschleunigt, völlige Analgesie, Muskelstarre, die Arme zeigen Flexibilitas cerea; alle Reizversuche, mit Ausnahme des faradischen Stromes erweisen sich wirkungslos, den Zustand zu beseitigen; im Anschluss an den Anfall tritt nun die Wahnidee auf, sie sei eine Statue, und dass, falls man Gewalt anwenden würde, ihre Glieder zu bewegen, sie wie Glas zerbrechen würden, sie knüpft daran die Idee, ihre Mutter habe sich, als sie mit ihr schwanger ging, an einem Wachsfigurencabinet versehen; nur mit Mühe kann sie zum Essen gebracht werden; es ist völliger Verlust des Geschmackssinnes vorhanden; die Anfälle haben sich seither wiederholt, die Wahnidee persistirt, ohne dass sonstige psychische Erscheinungen vorhanden waren. Als einmal zufällig ein sehr starker Strom angewendet wurde, unterbrach derselbe den Schlaf, verstärkte aber die cataleptischen Erscheinungen; schwache constante Ströme, in der freien Zwischenzeit angewendet, schienen günstigen Erfolg auf das Ausbleiben der Anfälle zu nehmen.

A. betont die Wahrscheinlichkeit eines Zusammenhanges zwischen Catalepsie und Wahnidee und hebt hervor, dass er schon dreimal Anfälle von Catalepsie nach heftiger Anstrengung gesehen.

[Dolsa, L., Monomania. Revista de M. y C. prácticas. Madrid. No. 94. (30jähr. Mann, hielt sich für so unwiderstehlich schön, dass er glaubte, eine fremde Kronprinzessin sei sterblich in ihn verliebt, was ihn die grössten Schwierigkeiten verursachen und Verfolgungen befürchten liess. Um der Sache ein Ende zu machen, setzte er sich vor den Spiegel und schnitt sich die Nase weg. Der früher als überspannt Betrachtete, wurde jetzt als Narr erkannt und in eine Anstalt gebracht. Andere Irrsinnsfälle in der Familie vorgekommen.)

Bernhardt (Berlin).]

6. Dementia paralytica.

1) Mickle, W. J., General Paralysis of the Insane. 8. London. — 2) Mendel, E., Die progressive Paralyse der Irren. Eine Monographie. Mit 12 Tfln. Abbildungen. gr. 8. Berlin. — 3) Derselbe, Hereditäre Anlage und progressive Paralyse der Irren. Arch. f. Psych. X. S. 780. — 4) Macdonald, A. E., Clinical lecture on general paresis. New-York med. Record. Febr. 7. — 5) Reinhard, C., Die Eigenwärme in der allg. progr. Paralyse der Irren. Arch. f. Psych. X. S. 366. — 6) Chambard, E., Myographie et dynamographie dans la paralysie générale. Gaz. méd. de Paris. No. 23. — 7) Thuman, F. W., On the connection between the mental state and inequality of the pupils in general paralysis. Journ. ment. sc. April. — 8) Krueg, J., Ueber Magenblutungen im Verlaufe der paralytischen Geistesstörung. Arch. f. Psych. X. S. 567. — 9) Christian, J., Des rapports entre la syphilis et la paralysie gén. des aliénés. Union méd. No. 79. (Wiederholt seine Argumente gegen einen Zusammenhang. 6 Beobachtungen.) — 10) Foville, A., On the relation between syphilis and general paralysis. Translated by T. W. Mc Dowall. Journ. ment. sc. Jan. (Mc Dowall fügt zu den Auseinandersetzungen von Foville [vgl. Jahresb. 1879. II. S. 64] die Bemerkung hinzu, dass nach seinen Erfahrungen die Syphilis die häufigste directe Ursache der allgemeinen Paralyse sei — unter 10 Fällen 8 Mal.) — 11) Régis, E., De l'encéphalopathie saturnine dans ses rapports avec la paralysie générale progressive. Annal. méd. psych. 38. année. — 12) Wilms, General paralysis following injury. (From Guy's Hospital.) Med. Times. April 10. (Noch nicht zur Section gekommener Fall.) — 13) Magnan, General paralysis and cerebral tumour with atrophy of the ascending parietal convolution of the left hemisphere. No paralysis on right side, convulsions on left. Brain. 1879. — 14) Gnauck, Ueber Complicationen von Seiten des Rückenmarkes bei Dementia paralytica. Berl. clin. Wochenschr. No. 24. S. 349. (Kurzes Referat über die Dem. paral. complicirende Erscheinungen, welche an die spastische Spinalparalyse erinnern; leichte motorische Schwäche, erhöhtes Kniephänomen, auffällig starkes Zittern; in einem zur Section gekommenen Falle fand sich Degeneration der Pyramidenseitenstrangbahnen sowie der weiter nach vorn von diesen gelegenen Seitenstrangantheile.) — 15) Hadlich, Zwei Cysticerken aus zwei Paralytiker-Gehirnen. Arch. f. Psych. X. S. 557. — 16) Hasenhorst, Zur Behandlung der progressiven Paralyse. Berl. clin. Wochenschr. No. 13. (In sechs Fällen Misserfolg mit der von L. Meyer empfohlenen Methode.) — 16a) Meyer, L., Ueber die Behandlung der progressiven Paralyse durch Scheitelfontanellen. Ebenda. No. 15. (Replik gegen Hasenhorst. 2 der früher mitgetheilten Fälle sind bislang frei, ebenso ein neuer Fall seit 2½ J.) — 17) Mackenzie, Hunter, Case of general paralysis of the insane. Brain. 1879. — 18) Gnauck, R., Zur Aetiologie des Hirnabscesses. Arch. f. Psych. X. Bd. S. 805. (Auf Grund eines Falles von progressiver Paralyse, der später Herdsymptome und dem entsprechend bei der Section einen Eiterherd in einem Stirnlappen sowie Convexitätsmeningitis gezeigt, nimmt G. an, dass sich an die chronische Erkrankung der Pia bisweilen ohne nachweisbare äussere Ursache eine acute localisirte, eitrige Entzündung der Hirnrinde anschliessen könne.) — 19) Pozzi, S., Observations pour servir à l'étude des indications et du pronostic opératoires chez les aliénés et en particulier chez les paralytiques généraux. Gaz. méd. de Paris. No. 12. — 20) Schultze, Fr., Ueber die Beziehungen der multiplen Sclerose des centralen Nervensystems zur allgemeinen progressiven Paralyse. Arch. f. Psych. XI. S. 216.

Mendel (3) constatirte unter 184 Fällen von Paralyse bei Männern 64mal erbliche Anlage (34,8 pCt.), während er für die übrigen primären Psychosen 56,5 pCt. (unter 122 waren 69) derselben constatirt, was mit den Angaben der meisten Autoren übereinstimmt; auffallend gross (16mal) fand auch er die Zahl von Gehirnapoplexien bei den Eltern, dagegen konnte er den grösseren erblichen Einfluss der Mutter nicht constatiren; ebensowenig auch den namentlich von französischen Autoren negirten Einfluss der Heredität auf Symptomatologie und Verlauf der Paralyse, dagegen giebt er zu, dass bei erblich Belasteten Remissionen in sehr erheblicher Ausbildung und anscheinend häufiger vorkommen als bei nicht Belasteten; auffallend war, dass von 8 Paralytikern, welche vor dem 30. Lebensjahre erkrankten, 7 erbliche Belastung einer Lungentuberculose zeigten. Von 5 Kindern paralytischer Väter waren 4 anscheinend normal, eines hatte einen Klumpfuss.

Reinhard's (5) Arbeit basirt auf den Messungen in 15 Fällen, welche clinisch, zum Theil auch pathologisch-anatomisch mitgetheilt werden; gemessen wurde von Wärtern unter Controle 3mal täglich in der Achselhöhle mindestens 4 Wochen lang; die Kopftemperaturmessungen machte R. selbst; die Thermometerkugel wurde dicht unterhalb des Proc. mastoid. aufgesetzt und vom Ohrläppchen vollständig bedeckt; die ganze Ohrgegend mit Watte belegt.

Als im Allgemeinen bemerkenswerth hebt R. hervor das häufige Vorkommen von Temp. über 37,5 mitunter bis zu 41°, das plötzliche, unvermittelte Auftreten derselben; Regel ist, dass Mittags- und Abendtemperaturen höher sind als die des Morgens, beträchtliche Tagesschwankungen selbst bei normalen Temperaturen sind häufig. Die Coincidenz von Steigerung und Erregung (diese fasst R. in weiterem Sinne) ist sehr häufig, meist geht jene selbst um 10—12 Stunden voran; das Verschwinden beider, nicht immer gleichmässig, erfolgt häufiger ziemlich rasch, und zwar überdauert meist die Erregung die Temp.-Steigerung um etwas; mit den höchsten Graden der Erregung fielen ohne Ausnahme die höchsten Temperaturen zusammen; die apoplecti- und epileptiformen Anfälle werden stets von einer mehr oder weniger beträchtlichen Erhöhung eingeleitet, diese geht selbst um 24 Stunden voran und ist von Erregung und Benommenheit begleitet; während des Anfalles steigt die Temperatur zuweilen um mehr als 1°, und geht erst allmälig zur Norm herab; auch die partiellen oder halbseitigen Paresen und spasmodischen Contracturen sind von geringeren Steigerungen eingeleitet und begleitet. Die Temp. der Reg. mastoidea, welche in der Norm kaum 0,1° unter der Achseltemperatur bleibt, war im Allgemeinen bei Paralytikern nicht nur höher als bei Gesunden, sondern selbst höher als bei den betreffenden Individuen selbst; im Allgemeinen war sie desto höher, je höher diejenige der Achselhöhle war; in den epileptiformen Anfällen sinkt jedoch die Localtemperatur etwas, ehe sie steigt; bezüglich halbseitiger Differenzen bei Motilitätsstörungen ergiebt sich, dass die Allgemeintemperatur auf derjenigen Seite höher ist, welche der Sitz der Motilitätsstörung ist. Die locale Temperatur scheint sich ähnlich zu verhalten.

Bezüglich des Verhaltens der Temperatur in einem grösseren Zeitabschnitte hebt R. zuerst hervor, dass Erhöhungen fehlten bei Abwesenheit von Erregung, sowie wenn die Demenz, der Kräfteverfall stationär blieben; dagegen berichtet er über das Vorkommen von normalen Temperaturen unter Verhältnissen, die bei vorher Gesunden unbedingt Steigerung zur Folge gehabt hätten. Da er auf etwaige Complicationen von Seiten der Lungen namentlich immer scharf invigilirte, ist er der Ansicht, dass ein innerer Zusammenhang und eine Abhängigkeit der pathologischen Temperatur in der allgemeinen Paralyse von der Erkrankung des Centralorganes existire, wofür namentlich das Verhalten der Temperatur während der passageren spasmodischen und paralytischen Symptome sowie der partiellen Convulsionen spreche; er schliesst sich demnach der Ansicht an, dass die Paralyse eine fieberhafte Krankheit ist, und dementsprechend betrachtet er die Erregung und Zunahme des Deliriums als febrile Symptome.

Bezüglich der Deutung der Entstehung der Temperatursteigerungen muss auf das Original verwiesen werden.

Von practischen Gesichtspuncten aus betont R., dass nur bei Paralysen das geschilderte Verhalten der Temp. vorkommt, dass aus demselben selbst beim Fehlen von Lähmungserscheinungen die Diagnose mit ziemlicher Gewissheit zu stellen ist; das Hauptgewicht legt er auf das Ueberwiegen der Kopftemperatur, auf die ungewöhnlich grossen Tagesschwankungen, sowie auf die gelegentlichen, leicht febrilen Temperaturen ohne nachweisbare Ursache; gestützt darauf, erklärt er die Thermometrie als unentbehrlich zur Constatirung des Initialstadiums der Paralyse.

Chambard (6) macht eine vorläufige Mittheilung über Versuche, mit Hilfe von Registrirapparaten genaueren Aufschluss über die Motilität bei Paralytikern zu gewinnen. Bei allen ist deutliches Zittern vorhanden, bei vielen sehr hochgradig; es erfolgt in Serien von Oscillationen, zwischen welche Perioden von schwach ausgeprägten Oscillationen eingeschoben sind; bei schwächerem Zittern ist zwischen je 2—12 Oscillationen eine längere Pause eingeschoben, zuweilen wieder ist die Pause sehr verkürzt oder fehlt ganz. Bei ausgestrecktem Arm ist das Zittern meist verstärkt, in einzelnen Fällen jedoch beträchtlich verringert; die Ataxie atactischer Paralytiker demonstrirt sich beim Erfassen und Loslassen eines Objectes durch Serien ausserordentlich grosser Oscillationen, im Intervall durch beträchtlich geringere. Bei Untersuchung der Contraction der Muskeln des Arms mit Hilfe des Myographen fanden sich wesentliche Differenzen gegenüber der Norm; eine der Curven bei einem Zitternden gleicht derjenigen, die hervorgerufen wird durch den faradischen Strom mit stärkeren Unterbrechungen. Das Zittern der Paralytiker hält Ch., entgegen Christian, für paralytischer Natur, indem Versuche mit Paralytikern am Dynamometer sowohl gegenüber Gesunden als andern Geisteskranken geringere Zahlen für jene ergaben, trotzdem sie sehr kräftig schienen.

Thurnam (7) berichtet nach Beobachtungen an 116 Paralytikern über die Beziehungen des Geisteszustandes derselben zur Weite der Pupille.

In der Mehrzahl der Fälle zeigte es sich, dass ein Zustand von Depression mit verengerter linker und weiter rechter Pupille verbunden war, während bei Exaltation die rechte Pupille eng, die linke weit (oder doch weiter als die rechte war). Mitunter waren im Beginn der Krankheit beide Pupillen verengert, im weiteren Verlauf erweitert.

Verf. erinnert daran, dass bei der allgemeinen Paralyse anfänglich meist ein Stadium der Depression vorhanden sei, dem später die Exaltation folge; ferner an die Beziehungen der Pupillenweite zum N. oculomotorius — Reizung desselben bewirkt Verengerung, Lähmung dagegen Erweiterung der Pupille. Es ist demnach möglich, dass die Krankheit in der Weise fortschreitet, dass sie zuerst in der linken Hirnhälfte einen Reiz- und dann einen Lähmungszustand setzt, und demnächst analog in der rechten.

Nach Krueg (8) sind Magenblutungen eine nicht seltene Complication der progressiven Paralyse: bei langsamem Verlauf derselben treten sie in späten Stadien auf, in frühen nur bei den rasch verlaufenden Formen. In einem zur Section gekommenen Falle fanden sich Magen und Darm mit zahlreichen Geschwüren vom Character des runden perforirenden Magengeschwürs besetzt. In einem anderen Falle schloss sich an das Erbrechen kaffeesatzartiger Massen eine tödtlich endende Peritonitis (perforativa) an. Im Anschluss an die bekannten Experimente von Brown-Séquard, Ebstein, Schiff hält K. die Blutungen für central bedingt.

Régis (11) bestreitet die Existenz einer allgemeinen progressiven Paralyse infolge von Bleiintoxication. Bei gewissen Graden der Bleivergiftung könnten allerdings der progressiven Paralyse ähnliche Bilder entstehen, man dürfe sie jedoch mit jener nicht verwechseln. Dieselben seien von der Dementia paralytica dadurch unterschieden, dass die schweren paralytischen Erscheinungen sich nicht allmälig entwickeln, sondern plötzlich auftreten; ferner dadurch, dass dieser plötzlichen Entwickelung ein acutes Delirium, ähnlich demjenigen des Alcohols, vorausgeht; endlich dadurch, dass nach relativ kurzer Zeit sehr günstige Heilresultate erzielt würden.

In dem von Schultze (20) ausführlich mitgetheilten Falle, der in der ersten Zeit die Symptome der multiplen Sclerose, später diejenigen der Dementia paral. gezeigt, ergab die Section Atrophie der Hirnwindungen, Oedema piae matris, Hydroceph. int., Ependymitis chron. Diffuse Sclerose des Gehirns; das Rückenmark liess frisch nichts Abnormes erkennen, jedoch schon nach mehrtägiger Härtung die Zeichen multipler Sclerose, deren topographische Anordnung ausführlich mitgetheilt wird. Hauptsächlich betroffen sind der unterste Theil der Halsanschwellung und das dritte Viertel des Dorsaltheils.' Die microscopische Untersuchung ergab fast völliges Fehlen der Nervenfasern und Achsencylinder; enorme Anhäufung von Körnchenzellen, Infiltration aller Gefässwände mit solchen, Ersatz der nervösen Bestandtheile durch bindegewebiges Gewebe; in den sclerotischen Abschnitten der grauen Substanz völliges Fehlen der Ganglienzellen.

Das Fehlen macroscopisch sichtbarer Veränderungen erklärt S. durch die hochgradige Körnchenzellenanhäufang; ferner weist er hin auf das Vorhandensein secundärer Degeneration neben multipler Herdbildung.

Im Anschluss an den Sectionsbefund im Gehirn (Verdickung der Pia, reichliche Rundzellenanhäufungen um die Gefässe in Rinde und Mark, sowie auch im Gewebe keine deutliche Zellenatrophie) erörtert S. die Beziehungen der beiden Affectionen zu einander; dieselben seien erklärlich aus dem Umstande, dass beiden eine weitverbreitete, degenerative Erkrankung des Centralnervensystems zu Grunde liege. S. theilt einen zweiten gleichen Fall mit eingehendem Befunde mit.

c. Alcoholismus und Geistesstörung.

1) British medical association. Section E.: Psychology. Discussion on the influence of alcohol in the causation of insanity. Brit. med. Journ. Sept. 4. — 2) Hammond, The effects of alcohol upon the nervous system. Neurol. Contrib. Vol. I. No. 2. (Verf. kommt auf Grund von Versuchen zu dem Schlusse, dass der Alcohol mehr auf das Nervengewebe als auf das Blut wirkt. Die angereihten Betrachtungen über das Delirium tremens bringen nichts Neues.) — 3) Baer, Trunksucht und Verbrechen. Sitz. d. Berl. med.-psychol. Gesellsch. Arch. f. Psych. X. S. 542; die daran anschliessende Discussion. Ebenda. S. 543. — 4) Fisher, Th. W., Habitual drunkenness. Boston med. and surg. Journ. Dec. 30. — 5) Bramwell, J. P., On delirium potatorum traumaticum. Edinb. med. Journ. April. — 6) Lawson, Robert, On the symptomatology of alcoholic brain disorders. Brain. 1879. — 7) Näcke, Beiträge zur Lehre des Delirium tremens potatorum. Deutsch. Arch. f. clin. Med. Bd. 25. 416. — 8) Galangau, Considérations sur quelques cas de dipsomanie avec alcoolisme consécutif. Thèse. Paris. — 9) Déshayes, Du traitement du Delirium tremens par l'Alcohol. Gaz. hebdomad. No. 2. (Empfiehlt auf Grund mehrerer Beobachtungen für alte Alcoholisten geistige Getränke.) — 10) Rousseau, Du traitement de l'alcoolisme et du délire aigu par les bains frais et le bromure de potassium. Annal. méd. psych. 38. année. (Verf. empfiehlt gegen Fälle von Delirium tremens mit heftigen Reizungserscheinungen von Seiten des Gehirns kühle Bäder von längerer Dauer und grosse Dosen von Kalium bromatum).

In der Discussion, welche die psychologische Section der British medical association über den ursächlichen Einfluss des Alcohols auf Geistesstörungen (1) vernahm, wurden sehr verschiedene Ansichten laut. An der Discussion waren u. a. betheiligt: Crichton Browne, Bacon, Sutherland, Hack Tuke etc. — Es werden ungemein verschiedene Zahlen für das Vorkommen von Geisteskrankheiten auf Grund chronischen Alcoholgenusses angegeben. — Bald 2, bald 30 pCt. und alle dazwischen liegenden Zahlen. Am meisten dürfte die Wahrheit 12—13 pCt. nahe kommen. — Oft ist Unmässigkeit im Trinken nicht Ursache, sondern bereits Symptom einer psychischen Störung. — In diesem Falle lässt sich meist nachweisen, dass der betreffende Patient früher nüchtern und mässig war; während, wenn der Alcohol die Ursache der Geisteskrankheit ist, längere Zeit bereits unmässiger Alcoholgenuss constatirt werden konnte. — Mitunter ist schon bei den Eltern, ja bei den Grosseltern Potus nachgewiesen. In manchen Gegenden sollen die Frauen der ärmeren Bevölkerung während der Gravidität oder zur Zeit der Entbindung grosse Mengen Alcohol geniessen, und dies ist möglicherweise in Anschlag zu bringen. — Die Rolle, welche der elterliche resp. grosselterliche Potus in Bezug auf Idiotie spielt, wurde allgemein anerkannt. — Crichton Browne unterscheidet folgende Formen von Geisteskrankheiten, die als directe Folgen des Alcoholgenusses anzusehen sind: 1) Delirium tremens, 2) Mania a potu, 3) Verfolgungswahn, 4) Demenz. Der Alcohol wirkt ferner öfters als Hilfsursache, besonders bei hereditär belasteten Personen.

Näcke (7) schliesst sich denen an, welche Entziehung des gewohnten Alcohols als nur ganz untergeordnete Gelegenheitsursache zum Ausbruche des Delirium trem. betrachten. 3 pCt. der Aufgenommenen waren Frauen. Aus 13½ Jahren berechnet, fiel die grösste Frequenz auf August bis November, zusammen in jedem dieser Monate wenigstens 90, vom December bis März im Ganzen nur 60—70 pro Monat (die 13½ Jahre summirt). Abortiv verläuft das Delir. in der Regel bei Frauen, in der Gesammtzahl von 943 Deliranden bei 5 pCt. Als Delir. trem. chronic. bezeichnet N. eine nach acutem Ausbruche wochenlang andauernde Folge von Recidiven mit nur relativ reinen Intervallen und höchst trauriger Prognose. Das Prodromalstadium fand er kürzer bei chirurgischen Kranken, Temperaturen über 38,3, besonders wenn sie anhalten, sind auf Complication zu beziehen. Albuminurie glaubt N. für etwa die Hälfte der Fälle annehmen zu können, der Eiweissgehalt geht der Stärke des Delir. nicht parallel. Drei daraufhin untersuchte Fälle liessen eine Herabsetzung des relativen Werthes der Phosphorsäure wahrnehmen. Thiervisionen fand er in einem Drittel der Fälle. Die Mortalität schwankte von 15—40 pCt., die meisten Todesfälle zwischen dem 30.—40. Jahre. N. spricht sich für eventuell zu wiederholende mittlere Chloraldosen, sowie für Anwendung von Brechmitteln, wenn noch Alcohol im Magen vermuthet wird, jedoch immer mit Rücksicht auf möglichen Collaps aus. (Zenker fügt in Anmerkung bei, dass er bei Rausch Uebergiessungen im lauen Bad bei uncomplicirten Fällen erfolgreich und ohne schädliche Nachwirkungen habe anwenden sehen.)

d. Idiotie.

1) Beckhaus, Die Idioten der Stadt Braunschweig. Allgem. Zeitschr. f. Psych. Bd. 37. S. 275. — 2) Derselbe, Die microcephalen Idioten. Ebendas. S. 191 (Mittheilung von 9 Fällen mit genauer Angabe der Handmasse des Schädels. Uebersicht der Literatur und der Geschichte der Microcephalie.) — 3) Goodhart, J. F., Sporadic cretinism and myxoedema. Med. Times. May 1. — 4) Sankey, Herbert, Two cases of microcephalic idiotcy in one family, convulsions of mother during pregnancy. (Keine Section.) — 5) Sander, W., Demonstration eines Idiotengehirns (es bestand auch Lähmung) mit Balkenmangel und transversalen, über die Mittellinie ziehenden Stirnwindungen. Berl. med.-psych. Gesellsch. Archiv f. Psych. X. S. 562. — 6) Sander, J., Kurze Bemerkung. Ebendas. XI. S.

254. (Macht einige Zahlenangaben betreffs des von ihm beschriebenen Microcephalengehirns des Pr. Sohn.)

Goodhart (3) theilt einen Fall von „sporadischem Cretinismus" mit.

Ein 4jähriges Mädchen, das von gesunden Eltern stammte und mehrere ebenfalls gesunde Geschwister hatte, fiel durch seine eigenthümlich gelbe Hautfarbe auf und zeigte bei näherer Untersuchung einen grossen Kopf mit vorspringenden Stirnhöckern bei schmaler Stirn und kleinem Hinterkopf, dicke grobe Gesichtszüge und stumpfsinnigen Ausdruck. Sie konnte nicht sprechen, sondern nur unverständliche Laute von sich geben, dagegen hören und sehen. Gehen konnte sie nicht, sondern fiel bei Versuchen dazu um. Die Tibiae waren auswärts gekrümmt. Es bestand eine Hernia umbilicalis, doch zeigten sich im Uebrigen die Bauchgeingeweide normal. Die Zähne waren nach innen gerichtet, die inneren Schneidezähne oben und unten mangelhaft entwickelt. Die Zunge war ungewöhnlich gross und dick, hatte im Munde nicht Platz und ragte etwas zwischen den Zähnen hervor. Der Ernährungszustand war gut, doch war Pat. von geringer Grösse. In beiden Fossae supraclaviculares Fettwülste. Kein Kropf; es war sogar zweifelhaft, ob die Gland. thyreoidea überhaupt existirte. Mediastinaldrüsen nicht vergrössert. Daumen- und Kleinfingerballen sehr stark entwickelt, anscheinend nur die Musculatur, nicht das Fettgewebe hypertrophisch. Die Oberschenkelmuskeln gut, die Waden dagegen schlecht ausgebildet. Augenhintergrund normal. Die Intelligenz des Kindes schien mangelhaft.

Verf. erinnert an ähnliche von Gall und Ord beschriebene Fälle von „sporadischem Cretinismus", bei dem gleichzeitig „Myxödema" vorhanden war, welches hier fehlte, und knüpft daran Erörterungen über den möglichen inneren Zusammenhang beider Processe.

c. Verhältniss zu anderen Krankheiten.

(Vgl. auch Aetiologie.)

1) Kraepelin, E., Ueber den Einfluss acuter Krankheiten auf die Entstehung von Geisteskrankheiten. Preisschrift. Arch. f. Psych. XI. 1. u. 2. Heft. (Umfassende Arbeit.) — 2) Fiedler, Ueber den Einfluss fieberhafter Krankheiten auf Psychosen. Deutsch. Arch. f. klin. Med. Bd. 26. S. 274. — 3) De la fièvre typhoide chez les aliénés. Gaz. des hôp. No. 115. (Referat über eine Arbeit Brunet's; 11 Fälle.) — 4) Raynaud, A., Contribution à l'étude de la pneumonie chez les aliénés. Thèse. Paris. — 5) Sander, W., Fall von Geistesstörung mit ungünstiger Prognose, Erysipel im Anschluss an ein Haarseil, Heilung. Berl. med.-psychol. Gesellsch. Arch. f. Psych. X. S. 558. — 6) Sepilli, Giuseppe u. Gaetano Riva, Contributo allo studio delle malattie accidentali dé pazzi. Ann. univ. di med. chir. Marzo. — 7) Müller, Franz, Ein seltener Fall von Interferenz von circulärem Irresein bei Tabes dorsalis. Ctrlblt. f. Nervenblk., Psych. u. Gerichtl. Psychopath. No. 4. (Die Tabes des 56jähr. hereditär belasteten Pat. entwickelt sich, nachdem 1866 kurze Zeit Abducenslähmung bestanden hat, von 1866 bis 1870 zum ausgeprägten Bilde; Herbst 1870 bis Frühjahr 1871 Depressionszustand. Plötzlich Umschlag in leicht maniacalische Stimmung. Nach vier Monaten wieder Depression. Mehrfacher Wechsel bis zum Mai 1879, wo Verf. den Kranken zuerst sah und bei einer exquisit ausgebildeten Tabes einen deutlich maniacalischen Zustand constatirte. Vielseitiges Schaffen, Projectiren, heiter erregtes Wesen. Keine Spur von Intelligenz- oder Sprachstörung. Im August nach leichten Prodromen Selbstvorwürfe, Tentamen suicidii, mit wenigen Unterbrechungen andauernd gedrückter, abgespannter Zustand, der im December noch anhielt.) — 8) Royé, J., Un cas d'aliénation mentale consécutive à une fracture du rocher. Montpellier. méd. Avril. — 9) Savage, George H., Uterine displacement corrected and insanity cured. Brain 1879. — 10) Derselbe, Insanity associated with contracted kidneys. Journ. ment. sc. July. — 11) Mickle, W. J., Syphilis and mental ulceration; further cases illustrative of their relationship. Ibid. Jan. (Schlussbeobachtungen, vgl. Jahresb. 1879. II. S. 66.) — 12) Mairet, A., Rapports entre les lésions de la sphère génitale et l'aliénation mentale. Montpellier méd. Oct. p. 299. (3 Fälle, darunter 2, wo der später durch erotische Stimmung sich auszeichnenden Erregung Zwangsvorstellungen libidinöser Art mit Mitempfindungen in der Genitalsphäre vorangehen; die Genitalien selbst normal.) — 13) Ataxie locomotrice présentant des anomalies, association probable de l'ataxie et de la paralysie générale. Gaz. des hôpit. 48. (Pat bot bloss eine Sprachstörung bei nicht beeinträchtigter Intelligenz ausser der Tabes dar.)

Fiedler (2) bringt unter Anführung der Literatur vier von ihm selbst und je eine von Seifert und Weber gemachte Beobachtung von Psychosen, welche durch Hinzutreten fieberhafter Krankheiten geheilt oder dauernd gebessert wurden.

1) Nach melancholischem Vorstadium heitere Delirien, Verworrenheit, Grössenideen; nach 6 Monaten ungleiche Pupillen, Zittern der Zunge, häsitirende Sprache, Unreinlichkeit. Ein Jahr nach Bestehen der psychischen Alteration schweres hämorrhagisches Scharlachfieber, Nephritis, Urämie. Danach nur geringe Gedächtnissschwäche. Patient seit 3 Jahren als Logenschliesser thätig.

2) Unreinlicher verworrener Kranker mit zitternder Sprache und engen Pupillen wurde wegen erheblicher psychischer Schwäche als unheilbar dem Siechenhause übergeben. Sprang aus dem Fenster und erlitt Rippenbrüche mit Verletzung der Lunge, es erfolgte starke Pleuritis erst links dann rechts. Vier Monate später das psychische Verhalten so gebessert, dass nur noch mässige Schwäche nachweisbar war; nach einem Jahre deutliche Phthisis.

3) Ein Kranker mit verworrenen Grössenideen, mehrere Monate hindurch tobsüchtig, unrein, wurde 5 Monate nach Beginn der Psychose von Typhus befallen. In der Reconvalescenz klarer wird Pat. vier Monate später geheilt entlassen und ist bis auf eine geringe Verminderung der Energie seit 5 Jahren gesund.

4) Schwere Melancholie besserte sich in der Reconvalescenz eines Typhus.

5) (Seifert) Ein Kranker mit den Symptomen der Paralyse der Anstalt übergeben, wurde nach mittelschwerem Scharlach besser bis auf leichte psychische Schwäche, besonders auch die Sprache normal geworden.

6) (Weber) Etwas schwaches Mädchen nach Manie stuporös, dann anscheinend verblödend, genas nach einer langsam verlaufenden und sich lösenden Pneumonie der ganzen linken Lunge. F. sieht als Hauptwirkung Veränderungen in den Circulationsverhältnissen des Gehirnes an.

[Haslund, Tilfälde af Sindssygdom under Forlöbet af en kronisk Nephritis. Ugeskr. f. L.

Verf. theilt einen Fall von Geistesstörung nach chronischer Nephritis bei einem 19j. Manne mit.

Die Krankheit hatte im letzten Jahre vor der Hospitalaufnahme leichte Symptome gemacht; nach den Symptomen war es eine Granularatrophie gewesen. Während des Hospitalaufenthalts hatte Pat. mehrmals Anfälle von Unwohlsein, Nausea und Erbrechen, wobei die sonst reichliche Diurese abnahm. Nach zwei Monaten ein ausgesprochener Anfall von Urämie mit Coma und Convulsionen; am nächsten Tage fing er an zu deliriren, und es entwickelte sich jetzt eine sehr heftige Manie, die mehr als drei Monate dauerte. Pat. war sehr unruhig, tobte und schimpfte, hallucinirte stark und war längere Zeit hindurch sehr unreinlich. Nach dem Verlaufe der Manie wurde er ruhig, aber etwas deprimirt und stumpf. Er wurde dann von den Angehörigen herausgenommen, und später hielt sich sein geistiger Zustand unverändert, bis er ein Jahr nachher in einem urämischen Anfalle starb.

Verf. betont die grosse Seltenheit von Geisteskrankheiten, welche in causalen Zusammenhang mit chronischen Nierenkrankheiten gebracht werden können, und spricht sich für einen Zusammenhang zwischen der Urämie und dem psychischen Leiden aus.

Friedenreich (Kopenhagen).]

III. Aetiologie.

1) Allbutt, T. Clifford, On brain forcing. (Verurtheilt die Richtung der modernen Erziehung, welche zum Schaden des allgemeinen körperlichen Wohles das junge Gehirn critiklos überanstrengt.) — 2) Tuke, D. H., Intemperance in study. Journ. ment. sc. Jan. — 3) Bartens, Geisteskrankheit nach Bleivergiftung. Allgem. Zeitschrift für Psych. Bd. 37. p. 3. (Verf. theilt 9 Beobachtungen von chronisch verlaufenden Geistesstörungen nach Bleivergiftungen mit. 3 der Kranken waren Anstreicher, 1 war Arbeiter in einer Mennige- und Bleiweissfabrik, die übrigen Bergleute. Allen Fällen war eine nachhaltige und tief eingreifende Ernährungsstörung gemeinsam; die Kranken hatten monatelang Appetitmangel, Leibschmerzen und Stuhlverstopfung. Die psychischen Symptome (Wahnideen und Hallucinationen melancholischer Natur) standen einer Besserung des Körperzustandes ebenfalls entgegen. Die tiefe Ernährungsstörung scheint die Hauptursache der schlechten Prognose zu sein. Von den 9 Fällen ging nur 1 in Genesung über. Lähmungserscheinungen leichterer Art wurden in 4 Fällen beobachtet. In einem Falle bestand leichtes Zittern der Glieder, in einem anderen ausgesprochene Chorea, in einem 3. gingen kurze Zeit anhaltende, tonische Krämpfe der Flexoren der Vorderarme voran. Lähmungen der Extensoren wurden in keinem Falle gesehen.) — 4) Rayner, H., Robertson, A., Savage, G. H. and Atkins, R., Insanity from lead poisoning. Journ. ment. sc. July. (Die 4 genannten Autoren bringen kurze Mittheilungen über das Vorkommen von Geistesstörungen infolge von chronischer Bleivergiftung.) — 5) Siemens, Psychosen bei Ergotismus. Archiv für Psych. 1. u. 2. Heft.

Siemens (5) hatte durch eine Epidemie von Ergotismus Gelegenheit, 11 Fälle von dadurch hervorgerufener Psychose zu beobachten, die er ausführlich mittheilt.

Sie betreffen ziemlich gleich beide Geschlechter, das Alter geht von 11—50 J.; der erste, ganz eigenartige Fall passt nur in die Rubrik der toxischen Psychosen; er ist characterisirt durch stürmischen Verlauf, Ueberwiegen von Hallucinationen, besonders des Gesichts, Affect der Verzückung, anfänglich mit Beängstigung wechselnd, Schwindel, rasche Heilung nach Aufhören der Noxe ohne besondere Medication; bemerkenswerth ist, dass die peripherischen Erscheinungen des Ergotismus vorbei waren, als die psychischen auftraten, was auch in anderen Fällen beobachtet worden. — Den übrigen 10 Fällen ist gemeinsam eine grosse Benommenheit des Sensoriums, ein allgemeines Darniederliegen aller geistigen Functionen, epileptische Krämpfe, sowie bei längerer Dauer spinale Symptome. S. fasst das clinische Bild zusammen unter der Bezeichnung „stuporös-epileptische Form des Ergotismus spasmodicus epidemicus“.

Wesentlicher Einfluss einer nervösen Disposition fand sich nicht, dagegen hatten alle Kranken ein cachectisches Aussehen und zeigten noch einzelne peripherische Symptome des Ergotismus. Störungen der Hautsensibilität fehlten meist, waren nur in einem Falle vorhanden mit Ataxie. Die Reflexe von der Haut waren stets vorhanden, dagegen fehlten die Sehnenreflexe, in einigen Fällen konnte das Verschwinden des Kniephänomens, sowie seine Wiederkehr mit der Heilung constatirt werden; Ataxie wurde mehrfach beobachtet; bemerkenswerth ist in einzelnen Fällen das Häsitiren der Sprache oder Silbenstolpern. Ophthalmoscopisch fand sich nur einmal Röthung der Papille. Aus dem psychischen Detail ist zu notiren das anfängliche Schwindelgefühl, Eingenommenheit, Kopfschmerz, Druck auf die Nasenwurzel, Präcordialangst, tobsüchtige Erregung; später dauernde, schwere Benommenheit, während welcher nur Gruppen tiefstehender Vorstellungen, z. B. Nahrung betreffend, functioniren; in einem Falle Euphorie, der Dem. paral. ähnlich; bemerkenswerth sind die Pulscurven; dieselben sind in den krampffreien Zeiten auch bei benommenem Sensorium meist völlig normal; es beweist dies, dass hier nicht mehr die Primärwirkungen des Giftes, sondern secundäre pathologische Processe im Centralnervensystem vorliegen.

Aus dem Befunde in einem zur Section gekommenen Falle ist bemerkenswerth rosige Färbung der Capillarschicht der Rinde, fleckweise Blässe oder Röthung der centralen Ganglien; das in frischem Zustande normale Rückenmark zeigt nach mehrwöchentlicher Härtung leichte Verfärbung der Hinterstränge in ihrer ganzen Länge, hauptsächlich die Burdach'schen Stränge betreffend; microscopisch zeigen sich in diesen Partien reichliche Körnchenzellen, eben solche auch in den hinteren Wurzeln, besonders im Lendentheil; Gefässe normal.

Die Prognose ist eine günstige, zwei Fälle starben plötzlich; auch die schweren Erscheinungen, Ataxie, Epilepsie verschwinden; Therapie expectativ; Bromkalium blieb in Dosen von 6,0 Grm. gegen die Krampfanfälle wirkungslos.

IV. Therapie.

1) Boyd, R., The cure and case of the insane. Lancet. Dec. 11—25. — 2) Burman, J. W., On the separate care and special treatment of the acute and curable cases in asylums etc. (Concluded.) Journ. ment. sc. Jan. Schluss zu dem 1879 begonnenen Artikel; vergl. Jahresber. 1879. S. 67.) — 3) Granville, M. J., „Change“ as a mental restorative. Lancet. June 12—19. — 4) Schlager, Zur Frage über den Einfluss blauen Lichtes auf Geisteskranke. Allgem. Wiener med. Zeitg. 45—52. (Bei der historischen Einleitung [Ponza, Davies, Tagnet] bringt Schl. die Beobachtungen und Anschauungen Göthe's [Farbenlehre], aus denen die Erkenntniss und Würdigung des Einflusses der Farbe auf den Gemüthszustand, die Eintheilung in Farben der Plus- und Minusseite hervorgeht [Fortsetzung 1881].) — 5) Meyer, L., Ueber die temporisirende Anwendung der Hypnotica. Berliner clin. Wochenschr. No. 37. — 6) Mendel, Anwendung des Hyoscyamin bei Geisteskranken. Ebendas. No. 23. S. 317. (Kurzes Referat; günstige Wirkungen; wendete das H. crystall. von Merck in Injectionen von 3—10 Mgrm. 2—3mal täglich an.) — 7) Reinhard, C., Ueber die Anwendung und Wirkung des Hyoscyamins bei Geisteskranken und Epileptischen. Arch. für Psych. XI. S. 391. — 8) Gray, J. P., Hyoscyamia in insanity.

Amer. Journ. of insan. April. (Hat besonders bei aufgeregten Geisteskranken Nutzen von der Darreichung des Hyoscyamins gesehen.) — 9) Brosius, Ueber Bromkali, seinen Gebrauch und Missbrauch. Irrenfreund No. 6. — 10) Simon, Ch., De l'épilepsie. Médications diverses. Action du bromure de potassium chez les aliénés épileptiques. Thèse. Paris. — 11) Kloepfel, Fritz, Gebrauch und Missbrauch des Bromkali. Irrenfreund No. 5. — 12) Maragliano, Dario, Sul valore ipnotico e sedativo dell' acido lattico e del lattato di soda. Rivista sperim. di Fren. 1879. III. (Nach den Beobachtungen des Verf. sind die Milchsäure und deren Salze erfolglos gegen die Schlaflosigkeit der Geisteskranken.) — 13) Urquhart, A. R., Cases of cerebral excitement treated by mustard baths. Brain. 1879. (Infus von 1 Quart Senfmehl zu einem heissen Bad von 10—15 Min. Dauer. Effecte: Erregung der peripheren Nerven, Neigung zum Schlaf, Steigen der Temperatur bei Herabsetzung des Pulses. Verminderung der sensiblen und motorischen Kräfte. 3 Fälle von Manie mit Schlaflosigkeit. Von Nutzen bei allgemeiner Paralyse in der Bewusstlosigkeit und Steifigkeit nach epileptiformen Anfällen.) — 14) Brosius, Weiteres zur Non-Restraint-Frage. Irrenfreund No. 1—4. (Hält es für möglich, dass der mechanische Restraint in einzelnen Fällen auf Erregungsäusserungen abkürzend wirkt, sei deshalb bei Fehlschlagen anderer Behandlung unter genauer Ueberwachung zu versuchen. Auch bei Incontinenz und folgender Durchnässung und Wundwerden von Paralytikern, welche kratzen und keinen Verband dulden, empfiehlt B. Beschränkung.) — 15) Andel, van, Ueber die Anwendung von mechanischen Zwangsmitteln in der Psychiatrie. Allgem. Zeitschr. f. Psych. Bd. 36. S. 730. (Verf. vertritt die Anschauung, dass die Anwendung mechanischer Zwangsmittel in Irrenanstalten möglichst vermieden werde.) — 16) Hannhorst, Aphorismen über das Non-Restraint. Irrenfrd. No. 1. — 17) Channing, W., The use of mechanical restraint in insane hospitals. Boston med. and surg. journ. Aug. 19. — 18) Lindsay, W. L., The protection bed and its uses. Amer. Journ. of insan. April. — 19) Gellhorn, Beitrag zur Frage: Was können wir von einer rationellen Ernährung unserer Kranken erwarten. Allgem. Zeitschr. für Psych. Bd. 36. S. 687. (Regelung der Verpflegung Geisteskranker nach den Voit'schen Lehrsätzen. Mittheilung der Erfolge rationeller Verpflegung in der Anstalt Ueckermünde bezüglich der Heilbarkeit und Mortalität in den Jahren 1876 resp. 1877 und 1878/79.) — 20) Clarke, Henry, The effects of seclusion on the body weight. Brain. 1879. (134 Beobachtungen an weiblichen Gefangenen. Bezieht den Gewichtsverlust bei isolirten Gewohnheitsverbrechern nur auf die Nahrungsentziehung.) — 21) Moreau, E., De l'alimentation forcée des aliénés. Thèse. Paris. — 22) Siebholt, Ueber die Aetiologie und Behandlung der Nahrungsverweigerung bei Geisteskranken. Allg. Ztschr. für Psych. Bd. 37. S. 169. (Mittheilung von 4 Krankheitsfällen, bei denen gröbere Alterationen des Verdauungscanals die Psychose complicirten und den Grund zur Nahrungsverweigerung abgaben: 1) retropharyngealer Abscess und eiterige Parotitis; 2) Carcinoma ventriculi; 3) Carcinoma ventriculi; 4) Abscess der Halslymphdrüsen mit Ausgang in Heilung.)

Meyer's (5) Methode der Anwendung der Hypnotica besteht darin, dass das einmal wirksam gewesene Mittel am folgenden Abende nicht wiederholt, sondern so lange ausgesetzt wird, bis der Schlaf sich wieder als erheblich gestört zeigt; als Ursache dieser Wirkung sieht er an: das periodische Eintreten des Schlafes und psychische Einwirkung; besonders empfiehlt er bei Manie, Hypochondrie und Hysterie Bromkalium in einmaliger Dosis von 2—4 Grm. höchstens 1 Stunde vor dem Schlafengehen; voranzuschickt wird ein warmes Bad mit leichter, kühler Ueberrieselung von Kopf und Rücken.

Reinhard (7), der seine Versuche an 27 Fällen (15 Geisteskranke, 12 Epileptische) mit dem amorphen Präparate (höchste Dosis 0,002 zweimal täglich) machte, resümirt das Resultat derselben dahin: Das Hyoscyamin wirkt in manchen Fällen von Manie und Tobsucht beruhigend und abkürzend auf den Verlauf: am günstigsten bei menstruellem Irresein; bei Epilepsie wird zuweilen die Zahl und Intensität der Anfälle vermindert; Bedingung für die günstige Wirkung scheint eine contrahirte, gespannte Beschaffenheit des Pulses zu sein. Contraindicationen bilden Gefäss-, Herz- und Lungenkrankheiten; wegen der Einwirkung auf das Herz und die Ernährung kann es nie längere Zeit hinter einander gebraucht werden; Hauptgefahr ist Herzlähmung; sein therapeutischer Werth ist nur mässig.

V. Pathol. Anatomie.

1) Crichton-Browne, J., On the weight of the brain and its component parts in the insane. Brain 1879. (400 Sectionen des West Riding Asylum's mit Ausnahme der Tumoren und frischen Hämorrhagien. Von 247 männl., 156 weibl. Gehirnen gewogen: das Ganze, jede Hemisphäre einzeln, Cerebellum, Pons, Medulla obl. Durchschnittsgewicht M. 1334,7, W. 1198,5 [Differenz 136,2.] Die rechte Hemisphäre sei stets schwerer als die linke; für alle Alter Gesammtgewicht = 1000, Hemisphäre bei Männern rechts 435,1, links 432,3, bei Frauen rechts 434,8, links 433,0.) — 2) Benedikt, M., Zur Frage des Vierwindungstypus. Centralbl. f. med. Wissensch. No. 46. (Constatirte an seinen 44 Verbrecherhirnen, dass sowohl die von ihm gegebene Deutung der Entstehung des Vierwindungstypus, nämlich durch Spaltung der oberen Stirnwindung, als auch diejenige Hanot's, durch Spaltung der mittleren, für verschiedene Fälle zutrifft; in einem Falle von Fünfwindungstypus war sowohl die obere, als mittlere in zwei Windungen zerfallen.) — 3) Ripping, Ueber die Mitbetheiligung des Ependyms an den pathologischen Veränderungen des Gehirns und seiner Häute bei Geisteskranken. Allgem. Zeitsch. f. Psychiatrie Bd. 36. S. 696. — 4) Kiehbolt, A., Beitrag zur „centralen Sclerose" (Sclérose periependymaire). Arch. f. Psych. X. S. 613. (Neben hochgradigem Hydrocephalus int. chron. Hydromyelie, in deren Erklärung K. sich an Hallopeau anschliesst. Zur Erklärung des doppelten Centralcanals nimmt er Wucherung der Papillen und Neubildung von Cylinderepithel an.) — 5) Dacko, Th., The structure of the vessels of the nervous centres in health, and their changes in disease. Amer. Journ. of insan. — 6) Fraenkel, Ueber den Einfluss abnormer Lagen des Dickdarms und grossen Netzes auf das Gehirn. Allgem. Zeitschr. f. Psych. Bd. 37. S. 210. (Abnorme Lagerung des Colon und Omentum majus kann eine Psychose veranlassen oder die vorhandene nachtheilig beeinflussen.) — 7) Dufour, Note à propos de certaines lésions viscérales secondaires aiguës chez les aliénés. Annal. méd. psych. 38. année. — 8) Riva, G., Delle alterazioni del pigmento coroideo negli alienati. Riv. sperim. di Fren. (Vorzüglich bei gewissen Psychosen mit intermittirendem oder paroxysmellem Verlaufe oder im Gefolge pellagröser Cachexie, fand Verf. einen auffallenden Schwund des choroidalen Retinalpigments.) — 9) Frigerio, Luigi, Psammomi molteplici trovati nel cervello d'un epilettico idiota. — 10) Lyle, Th., Cases of tumors

of the brain in the insane. Brit. med. Journ. Nov. 20. — 11) Jolly, F., Ueber das Vorkommen von Fettembolie bei aufgeregten Geisteskranken. Arch. f. Psych. XI. S. 201. — 12) Atkins, Ringrose, On osteomalacia (Mollities ossium) occurring in a case of chronic dementia. Brit. med. Journ. June 26. — 13) Blandford, G. F., Cutaneous discolorations in the insane resembling bruises. Brit. med. assoc. Sect. E. Psychologie. Ibid. Sept. 4. (Bisweilen traten bei Geisteskranken [auch bei geistig Gesunden, wie in der Discussion verschiedene Forscher bemerkten] Hämorrhagien in der Haut auf, die nicht auf Trauma zurückzuführen sind, sondern öfters wohl mit unzweckmässiger Ernährung u. s. w. zusammenhängen. Anderweitige auffällige Störungen brauchen nicht vorhanden zu sein. Die Sache ist besonders vom forensischen Standpunkte aus wichtig.) — 14) Lyle, Th., Cases of tumors of the brain in the insane. Journ. ment. sc. Oct.

Dufour (7) sucht an der Hand von zahlreichen Fällen den Zusammenhang zwischen Gehirnkrankheiten und hinzutretenden acuten Affectionen der Brust- und Unterleibsorgane nachzuweisen. Derselbe besteht nicht nur bei Herderkrankungen des Gehirns, sondern auch bei Geisteskrankheiten und Epilepsie. So fanden sich bei Paralytikern, welche kurze Zeit nach apoplectiformen Anfällen starben, Entzündungen, Apoplexien und Gangrän der Lunge (nicht selten auf der stärker gelähmten Seite), Hyperämie der Leber und Nephritis. Bei im Anfalle gestorbenen Epileptikern waren Entzündungen und Apoplexien der Lunge, Hyperämie der Leber und Eingeweide, und Ecchymosen des Herzens vorhanden.

Jolly (11) fügt den bisher bekannten Todesursachen in Fällen von tobsüchtiger Erregung mit Verwirrtheit eine neue hinzu; der erste prägnante Fall aus seiner Clinik, den schon Flourney, Contrib. à l'étude de l'embolie graisseuse, Dissert. Strassburg, 1878, benutzte, ist bemerkenswerth durch die fast vollständige Verstopfung der meisten feineren Lungenarterien, die bei dem Fehlen jeder anderen dafür verantwortlich zu machenden Veränderung als Todesursache zu bezeichnen ist; ferner dadurch, dass bei dem Fehlen jedes anderen Momentes für die Aetiologie der Fettembolien, die mechanische Zertrümmerung des reichlichen Unterhautfettgewebes infolge des fortwährenden Sichanschlagens und Herumwälzens der Pat. als solches anzusehen ist; die weiteren Fälle zeigen, dass, wenn die auch in ihnen nachgewiesene Fettembolie nicht als die einzige Todesursache anzusehen ist, so doch ein wesentliches Hülfsmoment abgiebt; da die beim Delir. acut. nicht selten vorkommenden Vereiterungen gleichfalls als eine Quelle der Fettembolie anzusehen sind, so ergaben sich aus diesen Beobachtungen wichtige therapeutische Gesichtspunkte: von diesen aus hält J. die Befestigung solcher Kranken im Bette noch für das Beste.

In einem zweiten Abschnitte erörtert J. seine Ansicht, dass das Delir. acut. und die sog. Mania transitoria identisch sind und sich nur durch die Dauer unterscheiden, die ihrerseits wieder die Prognose beherrscht.

[Orrego-Luco, A., Notas sobre el cerebro de los criminales. Revista médica de Chile. No. 9 u. 10. (Leichenbefund des Gehirns eines mehrfachen Mörders, der den Spitznamen führte „Die 7 Zungen", weil er sich es zur Lebensaufgabe gemacht hatte, 7 Menschen zu ermorden, um ihre Zungen zu — sammeln. — Hirnschale dick, sehr starke Pachionische Granulationen (das Subject war nicht über 50 Jahre alt). Gehirnmasse bräunlich, weich; Oberfläche reich an accessorischen Windungen; im Frontallappen deutlich 4 Windungen (Benedikt), die sehr leicht von einander abgegrenzt werden konnten, die 2. Windung war gespalten.) Seminder (Mexico).]

VI. Statistisches.

1) Wille, L., Die Aufgaben und Leistungen der Statistik der Geisteskranken. Jahrbücher f. Nationalöconomie und Statistik. XXXV. N. F. 1. Bd. 4. Hft. — 2) Tuke, Hack, De la meilleure manière d'établir la statistique des causes de l'aliénation mentale. Extraits du compte rendu sténogr. du congrès international de médecine mentale. Tenu à Paris 1878. (Verf. wünscht zur Vervollkommnung der Statistik eine möglichst grosse Einheitlichkeit in den Bezeichnungen für die Ursachen der Geisteskrankheiten und eine genauere Scheidung zwischen Haupt- und Nebenursachen.) — 3) Chapman, T. A., The comparative mortality of different classes of patients in asylums. Journ. ment. sc. April. — 4) Mayer, Statistik der bayerischen Kreisirrenanstalten. Aerztl. Intell.-Bl. No. 5 etc. — 5) Jung, Statistischer Bericht über die Krankenbewegung in der Provinzial-Irrenanstalt zu Leubus in den Jahren 1830—1879. Breslauer ärztl. Zeitschrift. No. 14.

Chapman (3) berichtet auf Grundlage der Berichte mehrerer grosser Anstalten über die Sterblichkeit unter den verschiedenen Classen von Geisteskranken; wir führen davon u. a. Folgendes an:

Von frischen Fällen von Geisteskrankheiten starben etwa doppelt soviel Frauen als Männer. — Von Epileptikern starben mehr Männer als Frauen; die „erworbenen" Epilepsien sind ungünstiger als die angeborenen. — Unter den chronisch Geisteskranken sind Todesfälle bei Männern häufiger als bei Frauen; die Mortalität wird um so ungünstiger, je höher das Alter, und um so günstiger beeinflusst, je länger der Aufenthalt der Kranken in der Anstalt.

VII. Irrenwesen.

1) Hammond, The construction, organization and equipment of hospitals for the insane. Neurolog. Contributions. Vol. I. No. 2. — 2) Meschede, Landwirthschaftliche Irrencolonien. Berl. clin. Wochenschr. No. 49. (Referat eines Vortrages.) — 3) Hitzig, Ueber Alt-Scherbitz. Arch. f. Psych. XI. S. 271. (Referat über einen Vortrag.) — 4) Bucknill, J. C., Adress on private lunatic asylums. Brit. med. Journ. Feb. 7. — 5) Urquhart, A. R., Three Australian asylums. Journ. ment. sc. Jan. — 6) Jouin, M. F., Une visite à l'asile de Pédro II. à Rio de Janeiro (Brésil). Annal. méd. psych. 38. année. (Auffallend war die geringe Anzahl der Irren überhaupt, speciell der Paralytiker in dieser einzigen Anstalt Brasiliens; meistentheils waren es Eingewanderte oder Nachkommen von solchen. J. hält daher in Bezug auf die Verbreitung der Geisteskrankheiten die Rasse für ein wichtigeres Moment als die Civilisation.) — 7) Lacour, Rapport sur le service des épileptiques de l'hospice de l'Antiquaille. Lyon médical. No. 38. — 8) Balfour, W. G., Remarks on private lunatic asylums. A reply to Dr. Bucknill. Brit. med. Journ. Feb. 28.

— 9) Laehr, Der Geistliche in Irrenanstalten. Allg. Zeitschr. f. Psych. Bd. 37. S. 234. — 10) Bacon, G. M., Notes of a case illustrating the question of criminal responsibility. Journ. ment. sc. July. — 11) Holst, V., Ueber die Bedeutung der Behandlung von Nervenkranken in besonderen Anstalten. gr. 8. Riga. — 12) Brosius, C. M., Heilanstalt Bendorf-Sayn. Jahresbericht pro 1879. Irrenfreund. No. 4. — 13) Hofheim und Heppenheim, die Irrenanstalten des Grossherzogthums Hessen. Berichte über Organisation, Verwaltung, Leistungen in den Jahren 1866—77, mit 2 Plänen. Darmstadt. — 13) Séguin, The right of the insane to liberty. Lunacy reform IV. (Verf. wünscht in den Irrenanstalten Americas eine mehr individuelle und freiere Behandlung der Kranken.) — 14) Tuke, Hack, Broadmoor, l'asile d'état pour les aliénés criminels d'Angleterre. Extraits du compte rendu sténogr. du congrès internat. de méd. ment. Tenu à Paris 1878. (Bericht über das englische Asyl für geisteskranke Verbrecher; daselbst Durchführung des Non-restraint. Das Wärterpersonal steht im Verhältniss zur Krankenzahl wie 1 : 5.) — 15) Knecht, Die Irrenstation bei der Strafanstalt Waldheim. Allg. Zeitschr. f. Psych. Bd. 37. S. 146. — 16) Billod, Visite à quelques asiles d'aliénés ou d'idiots de la Hollande. Annal. méd. psych. 38. année. (Holland besitzt 14 Irrenanstalten, deren Leitung nicht ausschliesslich in der Hand des ärztlichen Directors liegt, sondern ausserdem einer Commission der Regierung obliegt. Das Non-restraint ist nicht vollständig durchgeführt.)

[1 Beretning om St. Hans Hospital for Sindssyge i 1878. — 2) Beretninger om den kjøbenhavnske, den nørrejyske stiftsanstalt og den viborgske Sindssygeanstalt i 1878. — 3) Beretning om St. Hans Hospital for Sindssyge 1879. — 4) Selmer, Statistiske Meddelelser og Undersøgelser fra Sindssygeanstalten ved Aarhus. Kjøbenhavn. 1879. — 5) Förslag til stadga, angående sinnessjuka. Stockholm. 1879.

Selmer (4) hat in dieser Arbeit das statistische Material zusammengefasst, welches er während seiner 25jährigen Wirksamkeit als Oberarzt an dem Asyle für Geisteskranke in Aarhus gesammelt hat. Wir heben nur einzelne Punkte von grösserem Interesse hervor:

Die grösste Anzahl von aufgenommenen Männern war aus den Altersclassen von 21—30 und 31—40 Jahren, von Weibern zwischen 20 und 50 Jahren. Diese Zahlen geben aber keine richtige Vorstellung von dem Alter, in welchem die Geisteskrankheiten anfangen, weil viele Patienten erst aufgenommen wurden, nachdem sie schon lange krank gewesen waren, und weil andere mehrmals aufgenommen wurden. Verf. kommt zu dem Resultate, dass die grösste Anzahl von Erstanfällen etwas früher als gewöhnlich angenommen wird, sich einstellen. 18 pCt. von den Erstanfällen fielen vor das 20. Jahr, und schon nach dem 25. Jahre nehmen die Erstanfälle an Häufigkeit ab.

Die Erstanfälle sind in den früheren Altersclassen häufiger bei Männern, in den späteren bei Weibern. Bei den Männern traten vor dem 25. Jahre 42 pCt., bei den Weibern 35 pCt. von allen Erstanfällen auf. Das durchschnittliche Alter war bei Männern 30,4, bei Weibern 32,3 Jahre. Durch Vergleichung der Fälle aus den Städten und vom Lande ergab es sich, dass die Fälle vom Lande ein wenig früher auftraten. Nicht verheirathet waren etwa $^2/_3$ von den aufgenommenen Patienten, während die nicht verheiratheten nur etwa $^1/_3$ der Bevölkerung von mehr als 20 Jahren ausmachen. Es ist dieses wohl eine einfache Folge davon, dass die Geisteskrankheiten so häufig vor dem Alter, in welchem Verheirathung stattfindet, auftreten. Die Lebensstellung zeigte einigen Einfluss; die Beamten lieferten ein verhältnissmässig grosses Contingent, besonders war dies der Fall mit Lehrern und Priestern. Dagegen zeigten die Gattinnen derselben keine grössere Disposition als die Frauen anderer Beamten. Gesinde zeigte sich weniger günstig gestellt als Handwerker und Bauern, die, sowie Fischer und dergl., am wenigsten disponirt waren. Von den geheilten wurden 30,48 pCt. von den Männern, 31,89 pCt. von den Weibern wieder aufgenommen, die Rückfälle sind aber noch häufiger; Verf. meint, dass wenigstens 40 pCt. von denjenigen, die geheilt entlassen werden, recidiviren. Als disponirende Momente zeigten sich vor allem Geisteskrankheiten, dann auch Epilepsie, Suicidium und Trunksucht in der Familie von Bedeutung.

Manie und Melancholie waren etwa in $^3/_4$ von den Fällen bei der Aufnahme zugegen, bei Männern waren die Manien, bei Weibern die Melancholien überwiegend; die primären Geisteskrankheiten kamen überhaupt in grösserer Zahl bei den Weibern vor, was nach dem Verf. davon abhängt, dass sie bei Weibern später in die secundären, unheilbaren Formen übergehen. Manien sind häufiger in den Städten als auf dem Lande vorgekommen, bei jüngeren häufiger als späterhin; dieser Unterschied war bei den Weibern am meisten ausgesprochen. Von den aufgenommenen Männern wurden 29,83 pCt., von Weibern 31,52 pCt. als geheilt und resp. 14,84 und 18,34 pCt. als wesentlich gebessert entlassen.

Der Vorschlag (5), die Einrichtung von Krankenhäusern für Geisteskranke betreffend, ist von H. Huss, Almquist, Kallin, Billbergh und Kjellberg ausgearbeitet. Der wesentlichste Punkt ist die vorgeschlagene Sonderung zwischen „Hospitälern" für heilbare und „Asylen" für unheilbare Geisteskranke. Die letzten sollen in der Nähe der Hospitäler liegen, und mit Aeckern und Werkstätten zur Beschäftigung der Patienten ausgestattet sein. In die Hospitäler sollen aufgenommen werden: 1) Geisteskranke, die curative Behandlung fordern, und vorzugsweise frische Fälle; 2) Gewaltsame und unverlässliche Patienten; 3) diejenigen, die zur gerichtlich-medicinischen Beobachtung aufgenommen sind. In die Asyle 1) die aus dem Hospitale als incurabel übergelegten; 2) andere Geisteskranke, die curative Behandlung nicht brauchen; 3) Epileptiker und Idioten, die wegen ihrer Gewaltsamkeit oder aus anderen Ursachen in ihrer Heimath nicht behalten werden können.

Friedenreich (Kopenhagen).]

Krankheiten des Nervensystems

bearbeitet von

Prof. Dr. C. WESTPHAL in Berlin.

I. Anatomisches und Physiologisches.

1) Niermeyer, J. H. A., Untersuchungen, betreffend einige pathologisch-anatomische Abweichungen der peripherischen Ganglien. Arch. f. Psych. X. S. 810. (Weist nach, dass die von verschiedenen Autoren als pathologisch beschriebenen Zellwucherungen, lymphatische Infiltration, Pigmentirung der Ganglienzellen in den Ganglien nichts Abnormes darstellen.) — 2) Stein, Th., Ueber die Positivität der electrischen Spannung am menschlichen Körper. Ctrlbl. f. Nervenheilk., Psych. etc. 23. — 3) Bruch, Max, Qualitative Analyse der Hautsensibilität. Ibid. No. 5. (Vorläufige Mittheilung. Einige Versuche zum Beweise, dass 1) Tast- und Schmerznerven nicht identisch, dass 2) Tast- und Temperatursinn zwei verschiedene Sinne sind, weil die gegenüber gestellten Qualitäten verschieden beeinflusst werden.) — 4) Lewes, George Henry, Motor feelings and the Muscular Sense. Brain 1879. (Verf. findet die bisherigen Erklärungsversuche des Muskelsinns ungenügend und fügt die Hypothese zu, dass die motorischen Nerven durch eine bei der Muskelcontraction entstehende rückläufige Welle eventuell erregt werden.) — 5) Charet, A., Rech. sur le sens de la force. Thèse de Lyon. 75 pp. — 6) Bastelberger, Experimentelle Prüfung der zur Drucksinn-Messung angewandten Methoden nebst Angabe einer neuen verbesserten Methode. Gekrönte Preisschrift. 1879. Stuttgart. (Kommt durch sehr eingehende Prüfung der bisher angewandten Methoden zu dem Resultate, dass die von ihm verbesserte Dohrn'sche Methode sehr gut aber zeitraubend, Eulenburg's Instrument zu genauen Messungen unbrauchbar ist, die Goltz'sche Methode den Vorzug der leichten Verwendbarkeit hat; zwei Fehler derselben sind von ihm verbessert, doch gelang es ihm nicht, die absolute Stärke der Wellen bei derselben zu bestimmen; die Methode von Aubert und Kammler misst nicht den Drucksinn.) — 7) Takács, A., Untersuchungen über die Verspätung der Empfindungsleitung. Archiv f. Psych. X. S. 527. — 8) Rumpf, Ueber Reflexe. Ebendas. XI. S. 272. — 9) Brown-Séquard, Sur le rôle des nerfs cutanés et de la moelle épinière dans la production de l'anesthésie de la stupeur et d'autres phénomènes, après des applications de chloroforme sur la peau. Gaz. méd. de Paris. No. 48. (Mittheilung von Versuchen, die zeigen, dass bei Application des Chloroforms auf die Haut, dessen Wirkung nicht auf dem Wege des Blutes, sondern dem des Nervensystems erfolgt.)

Stein (2) hat mit der Crookes'schen Lichtmühle eine Reihe von Versuchen angestellt und erklärt, dass es ihm gelungen sei, den Gesammtstrom des menschlichen Körpers, von dem man theoretisch annahm, dass er an der Oberfläche peripherisch als positiver Strom kreise, auf diesem Wege nachzuweisen.

Die Lichtmühle, in den Stromkreis eines Ruhmkorff'schen Inductionsapparates eingeschaltet, ergiebt durch das Verhalten der Bewegungs- und Lichterscheinungen die Richtung des Stroms. Leitet man das positive Drahtende ab und setzt an dessen Stelle einen menschlichen Körpertheil, erstrahlt sofort Lichtglanz in der Glaskugel, und das Flügelrad bewegt sich von dem negativen Pole gegen den Körpertheil hin; irgend ein Körpertheil verhält sich genau wie ein mit positiver Electricität geladener Conductor der Reibungsmaschine, und zwar wird überall nur positive Electricität ausgestrahlt. Beim Controlexperiment an einer Leiche blieb das Flügelrad unbeweglich, während sich die Eigenschaften des Körpers, als eines Leiters der Electricität, unverändert erwiesen. Da Verf. auch mit Metallen (nicht aber mit Knochen, Wolle etc.) am positiven Polende schwache Lichteffecte, wenn auch keine Bewegung erzeugte, giebt er sich der Hoffnung hin, dass hier vielleicht eine Beziehung zu den angenommenen metalloscopischen Erscheinungen zu finden sei.

Charet (5) prüfte den Kraftsinn der Arme, indem die zu hebenden Gewichte auf ein auf die Hand gelegtes, sehr festes Cartonpapier aufgesetzt wurden, an den Beinen in der Weise, dass der Fuss des sitzenden Versuchsmenschen auf einen ihm gegenüber stehenden Stuhl aufgesetzt und mit Hilfe einer Art von Halsband die Gewichte in der Gegend des Strumpfbandes, in eine genau bestimmte Schale hineingelegt, gehoben werden; an den Fingern wird der Kraftsinn mit Hilfe einer kleinen, an dem zu prüfenden Finger zwischen 2. und 3. Phalange aufgehängten Wagschale geprüft. Charet stellt für die Arme folgenden Typus als normal hin: Der Geprüfte erkennt als Anfangsgewicht 1 Grm. und ebenso bis zu 15 Grm. 1 Grm. als Zusatzgewicht, bei 50 Grm. ein Zusatzgewicht von 2 Grm., bei 100 Grm. ein solches von 3 Grm.; doch schwankte die Norm auch über und unter dieses Maass; meist verhalten sich beide Extremitäten gleich; nach physischer und körperlicher Anstrengung tritt eine gewisse Abschwächung ein; ein Kranker mit Erscheinungen von Ataxie (multiple Sclerose? Ref.) erkannte rechts erst 10 Grm., sowie eine Steigerung von 5 Grm., links je 15 und 5 Grm., bei 3 Tabeskranken betrugen die entsprechenden Zahlen rechts 10,5—5, 5—3,2, links 5,2—5,5, der dritte wie rechts; beim zweiten und dritten musste bei höheren Gewichten das Zusatzgewicht beträchtlich erhöht werden (z. B. Fall III. bei 50 auf 20 Grm.), um erkannt zu werden; in Fällen mit einseitigen Läsionen (Paralyse und Anästhesie des Armes, Hemiplegie) fand sich entsprechende Läsion des Kraftsinnes; bei Epileptischen war derselbe intact. Die Norm für den Kraftsinn der Finger ist in der Norm vom Daumen an 2 Grm., 1, 1, 2, 1 Grm. Schwielen an den Händen verringerten den Kraftsinn der Finger etwas; bei Spinnern schien er links feiner als rechts; an Fingern mit Narben von Schnittwunden scheint er etwas weniger fein; bei einem Kranken mit gebesserter Reflexlähmung des linken Armes zeigte derselbe sich an den Fingern beträchtlich herabgesetzt, wenig dagegen oder nahezu gar nicht bei Tabeskranken. An den Beinen ist die Regel für den Kraftsinn die Erkennung von 30—40 Grm., doch fand sich ein Student, der erst 170 Grm. erkannte; die Erkennung von Differenzen schwankt zwischen 10 und 70 Grm., die erkannte Differenz schwankt nicht immer mit der Schwere der Gewichte; in einer Zahl von Fällen muss mit dem steigenden Gewichte auch die Differenz steigen, um erkannt zu werden, in selteneren Fällen ist das Umgekehrte der Fall; der Kraftsinn der Beine ist beiderseits gleich; mit Ausnahme des ersten Falles, (der eben kein Fall von reiner Tabes ist, siehe oben Ref.) zeigten alle Tabeskranken eine beträchtliche Herabsetzung des Kraftsinnes.

Tabies (7) resumirt das Resultat seiner mit einem Registrirapparat (Beschreibung siehe im Original) vorgenommenen Untersuchungen dahin: In allen von ihm untersuchten Fällen von Ataxie fand sich sensible Leitungsverspätung; der Grad der Ataxie steht mit grösster Wahrscheinlichkeit im geraden Verhältniss zu dieser.

Rumpf (8) berichtet: Bei Reizung des Ischiadicus der einen Seite zeigt bei schwachen faradischen Strömen die Schwimmhaut derselben Seite Verengerung, die der anderen Erweiterung der feinsten Arterien, je schwächer die Ströme, desto länger dauern diese Veränderungen an, um dann in die entgegengesetzte Modification überzugehen; bei mittelstarken Strömen erfolgt auf der Seite des Reizes eine kurz dauernde Verengerung, auf der anderen eine kurze Erweiterung, woran sich die umgekehrte Modification schliesst, und zwar um so rascher je stärker der Strom; sehr starke Ströme ergeben auf der Seite des Reizes momentane Erweiterung, jenseits starke Contraction mit darauffolgender starker Beschleunigung der Circulation und Erweiterung; bei Application starker faradischer Ströme von längerer Dauer auf Haut und Extremitäten der einen Seite zeigte die Oberfläche der entgegengesetzten Grosshirnhemisphäre Hyperämie, bei Application auf die andere Extremität wurde die hyperämische Hemisphäre blass und die andere Hemisphäre anämisch.

II. Allgemeines. Lehrbücher. Neuropathologische und therapeutische Beiträge verschiedenen Inhalts.

1) Vulpian, Maladies du système nerveux. 2. fasc. Livr. 1. Paris. — 2) Erb, W., Ueber die neuere Entwicklung der Nervenpathologie. Vortrag. gr. 8. Leipzig. — 3) Grasset, H. J., Traité prat. des maladies du système nerveux. 2. éd. Av. 10 pl. 35 fig. 8. Paris. — 3a) Charcot, J. M., Leçons s. l. maladies du système nerveux. 4. éd. T. I. Av. 11 pl. et 30 fig. d. l. texte. 8. Paris. — 4) Derselbe, Leçons sur les localisations dans les maladies du cerveau et de la moelle épinière. Rec. et publ. p. Bourneville et Brissaud. 2 fasc. Av. fig. 8. Paris. — 5) Rheinstaedter, A., Ueber weibl. Nervosität. Lex.-8. Leipzig. — 6) Beard, G. M., Practical Treatise on Nervous Exhaustion: its Symptoms, Nature, Sequences, Treatment. 8. New York. — 7) Fabre, A., Les Relations pathogéniques des troubles nerveux. 8. Paris. — 8) Rambosson, M. J., Propagation à distance des affections et des phénomènes nerveux expressifs. gr. 8. Paris. — 9) Dowse, T. S., Diseases of the Skin which are produced by derangement of the Nervous System. 8. 10) Jarisch, Adf., Ueber die Coincidenz von Erkrankungen der Haut und der grauen Achse des Rückenmarkes. Mit 3 Tfln. Lex.-8. Wien. — 11) Arnozan, X., Des Lésions trophiques consécutives aux maladies du système nerveux. Thèse. 8. Paris. — 12) Mitchell, S. Weir, Some of the lessons of neurotomy. Brain. 1879. — 13) Brunton, T. Lauder, Reflex action as a cause of disease and means of cure. (Nichts Neues.) — 14) Fothergill, J. Milner, The neurosal and reflex disorders of the heart. Brain. 1879. (Ein allgemein gehaltener Vortrag mit therapeutischen Bemerkungen.) — 15) Mendelssohn, J., Rech. cliniques sur la période d'excitation latente des muscles dans différentes maladies nerveuses. Arch. de phys. norm. et path. No. 2. — 16) Preisendörfer, Ueber reflectorische Vagusneurose. Deutsch. Arch. f. klin. Med. p. 27, 387. (Bei einer 53jähr. Frau traten, ohne dass ein Befund, ausser zeitweiser Druckempfindlichkeit der Magengrube vorhanden gewesen wäre, Anfälle von hochgradiger Pulsbeschleunigung (220 bis 250) mit Blässe des Gesichts und erheblicher Angst ein. Durch Compression des Vagus am Halse konnte öfter der Anfall coupirt werden. Hervorgerufen wurde derselbe durch Diätfehler, und nimmt P. deshalb einen reflectorisch vom Magen aus entstandenen Nachlass des Vagustonus an.) — 16a) Bowler, R. L., Further observations on stertor; its pathology and treatment. Lancet. Dec. 18. bis 25. — 17) Drozda, Neuropathologische Beiträge. Wiener med. Wochenschr. No. 33—35. — 18) Westphal, Einige Fälle von Erkrankung des Nervensystems nach Verletzung auf Eisenbahnen. Charité-Annalen. 5. Jahrgang. — 19) Möbius, Zur Berger'schen Parästhesie. Centralbl. f. Nervenheilk., Psych. u. gerichtl. Psychopath. No. 3. (3 Fälle kurz mitgetheilt.) — 20) Balfe, Two cases of obscure nervous disorder. Lancet. Oct. 30. — 21) Quill, R. H., Note on a case of coma, in which the cause was very obscure. Brit. med. Journ. Oct. 30. — 22) Collins, J., Mills, Ch. K. and Seiler, C., Cases with hydrophobic symptoms. Philadelphia med. Times. July 31. — 23) Bennet, A. H., Clinical lectures on nervous diseases. Lect. III. Electricity as a method of physical diagnosis in diseases of the nervous system. British med. Journ. Jan. 10. Febr. 14. — 24) Adamkiewicz, A., Isogalvanische und isofaradische Reaction. Charité-Annal. 5. Jahrg. (Verf. bezeichnet mit diesem Namen das Verhalten kranker Muskeln, auf den faradischen Strom zu reagiren, aber nicht auf den constanten Strom, und umgekehrt.) — 25) Bennett, A. H., Electricity as a method of physical diagnosis in diseases of the nervous system. Brit. med. Journ. Jan. 10. Febr. 14. — 26) Bernhardt, M., Zur Galvanometerfrage. Centralbl. f. Nervenheilk., Psych. u. gerichtl. Psychopath. No. 9. (Empfiehlt den Vorschlag de Watteville's „absolute" Galvanometer in Gebrauch zu nehmen, und giebt die Anleitung, wie man sich die absoluten Werthe an dem in Grade eingetheilten Galvanoscop durch Berechnung auf die Einheit der sog. „Milliweber" beschaffen kann.) — 27) Remak, E., Zur Galvanometerfrage. — 28) Bernhardt, M., Bemerkungen zu obigem Aufsatze. Centralblatt f. Nervenheilk., Psych. und gerichtl. Psychopath. No. 12. — 29) Desonne, Étude sur l'analgésie thérapeutique locale déterminée par l'irritation de la région similaire du côté opposé du corps. Paris. (Bei Schmerzen an einer bestimmten Körperstelle in Fällen von Gelenkrheumatismus, Neuralgie u. s. w. wird an der entsprechenden Stelle der anderen Seite die Canüle der Pravaz'schen Spritze theils eingestossen, theils, wenn

dies nicht hilft, zugleich Wasser injicirt (getrennte Acupunctur und Hydropunctur). Der Schmerz schwindet meist fast augenblicklich.) — 30) Lehmann, Die chron. Neurosen als klin. Objecte in Oeynhausen. Bonn. 38 Ss. — 31) Lush, W. J. H., Cases of neuralgia treated with Tonga. Lancet. May 29. — 32) Straus, J., Des modifications dans la sudation de la face provoquée à l'aide de la pilocarpine, comme un nouveau signe pouvant servir au diagnostic différentiel des diverses formes de paralysie faciale. Gaz. méd. de Paris. No. 2—5. — 33) Brochin, Nouvel appareil pour diagnostiquer certaines affections du système nerveux et en suivre la marche. Gaz. des hôp. No. 59. (Kurzer Bericht über ein von Le Bon und Noël construirtes Instrument.)

a. Sehnen- und Muskelphänomene.

(Vergl. auch vorigen Abschnitt.)

34) Senator, Ueber Sehnenreflexe und ihre Beziehung zum Muskeltonus. Arch. f. Anat. u. Physiol. (phys. Abth.) S. 193. — 35) Brissaud, Recherches anatomo-pathologiques et physiologiques sur la contracture permanente des hémiplégiques. Paris. (publications du progrès médical.) — 36) Petitclerc, Constant, Des réflexes tendineux. — 37) Buzzard, Th., Absence of patellar tendon-reflex in a case of paralysis following diphtheria. Lancet. April 17. — 38) Donkin, H., Duchenne's palsy and the patellar tendon-reflex. Brit. Med. Journ. May 15. (Verf. beobachtete das Fehlen des Kniephänomens in 3 Fällen von pseudohypertrophischer Lähmung.) — 39) Buzzard, Th., On „tendon-reflex" as an aid to diagnosis in diseases of the spinal cord. Lancet. Nov. 27. Decbr. 4. (Enthält theils Bekanntes, theils Beobachtungen über die anatom. Localisationen, welche als Ursache des Fehlens des Kniephänomens angenommen werden könnten. Einige in dem Aufsatz vorkommende Thatsachen seien herausgehoben: In einem Falle von Brown-Séquard'scher Hemiparaplegie (l. Bein paretisch und atrophisch, r. Bein anästhetisch) fehlte das Kniephänomen auf beiden Seiten. — Mit Bezug auf die Thatsache, dass bei Fehlen des Kniephänomens bei Klopfen auf die Sehnen die Erregbarkeit des Muskels selbst auf Klopfen erhalten oder gesteigert sein kann, theilt Verf. kurz einen Fall mit, in welchem eine analoge Erscheinung an dem M. zygomatic. major (Steigerung der mechan. Erregbarkeit) und seiner Sehne (relativ geringe Contraction bei Klopfen auf dieselbe im Verhältniss zur gesunden Seite) constatirt werden konnte, nachdem eine operative Dehnung des N. supra- und infraorbitalis wegen Neuralgie stattgefunden hatte.) — 40) Dowse, Th. Stretch, Patellar tendon reflex and cerebellar disease. Reply to Dr. Buzzard's criticism. Med. Press. and circul. Dec. 1. (D. hält einer Bemerkung von Buzzard gegenüber daran fest, dass bei einem von ihm in der Med. Soc. of London vorgestellten Patienten ein Kleinhirntumor angenommen werden müsse; das Fehlen des Kniephänomens in diesem Falle spreche nicht dagegen, da auch in einem von Ferrier in der Harveian Soc. vorgestellten Falle, in welchem ein grosses Sarcom in der l. Hinterhauptsgrube bestand, das Kniephänomen gefehlt hatte.) — 41) Buzzard, Th., Patellar tendon reflex and cerebellar disease. Ibid. Novbr. 24. (Verf. bezweifelt, dass es sich in dem Falle von Dowse um einen Tumor des Kleinhirns handle, vielmehr spräche die Coordinationsstörung, Anästhesie, nicht reagirende Pupillen, Atrophie der Sehnerven, Diplopie, Paroxysmen heftiger Schmerzen durch den Kopf und das Fehlen des Kniephänomens für Erkrankung der Hinterstränge. In einem bei ihm zur Section gekommenen Falle von Kleinhirntumor sei das Kniephänomen sehr stark entwickelt gewesen.) — 42) Fischer, G., Zur Differentialdiagnose beginnender Spinalerkrankungen. Aerztl. Intell.-Bl. No. 40, 41. (Der Patellarreflex kann bei ganz gesunden Leuten fehlen.) — 43) Erlenmeyer, Ueber die „paradoxe Muskelcontraction". Ctrbl. f. Nrblk., Psych. etc. 17. (Verf. will den Vorgang als „Contractur" aufgefasst haben, weil er lang dauern könne und vom Willen unabhängig sei, und erklärt ihn durch die bei der Dorsalflexion hervorgerufene Dehnung des Gastrocnemius, des dem Tibialis antic. antagonistischen Muskels. Er schlägt vor, die Erscheinung: „Muskelphänomen" zu nennen.) — 44) Westphal, Zur „paradoxen Muskelcontraction." Ebendas. 20. (Das Experiment Erlenmeyers', durch „Verkürzung" des Gastrocnemius die paradoxe Contraction im Tibial. antic. aufzuheben, werde auch durch einfaches Zusammendrücken der Wade erreicht; die Plantarflexion werde also einfach durch den mechanischen Zug, nicht durch die „Verkürzung" des Gastrocnemius bewirkt.) — 44a) Tschirjew, S., Ueber die Bedeutung des Kniephänomens für die Theorie der Tabes dorsalis. Schreiben an den Herausgeber. Arch. f. Anatom. etc. Physiol. Abth. S. 366. — 44b) James Alexander, Tendon reflex and clonus phenomena. Edinb. med. Journ. Aug. p. 135 u. Dec. p. 315. — [44c) Armangué, José, El cremaster considerado como estesió metro. José Armangué. La independencia médica. Barcelona. No. 1. (Gehirnhämorrhagie, Anästhesie der l. Seite. Bei Reizung der Haut des r. Oberschenkels starke Contraction des Hodensackes, namentlich der r. Seite; bei Reizung der Haut des l. Oberschenkels sehr geringe Contraction der l. Hodensackhälfte und gar keine der rechten. — Hirnsyphilis, Aphasie. Wenn man mit dem Nagel den r. Oberschenkel u. die r. Bauchhälfte kratzte, erfolgte geringe Contraction des r. Cremaster. Wenn man dasselbe auf der l. Seite vornahm, war die Contraction viel stärker und umfasste beide Cremasteren. Man konnte sich also über die Sensibilität der Haut Rechenschaft geben, obwohl der Kranke unfähig war zu sprechen. Aehnliche Erfolge an verschiedenen anderen Kranken. Folgen einige allgemeine Schlüsse.) Brandeis (Boston).]

b. Metalloscopie und Verwandtes.

45) Bennett, Hughes, Metalloscopy and metallotherapy. Brain. 1879. (Hat die metalloscopischen Wirkungen sowohl ohne Rücksicht auf Auswahl bestimmter Metalle als auch mit Holzscheiben erreicht und ist der Ansicht, dass sie auf psychische Beeinflussung zu beziehen sind.) — 46) Proust, A. und G. Ballet, De l'action des aimants sur quelques troubles nerveux et spécialem. s. l. anesthésie. gr. 8. Paris. — 47) Buzzard, Th., On transfer-phenomena in epilepsy, produced by encircling blisters. Brit. med. Assoc. Brit. med. Journ. Aug. 28. (Verf. fand wiederholt bei Epileptikern, deren Anfälle mit einer sensiblen Aura an einer Extremität begannen, Ueberspringen derselben auf die andere (gesunde) Extremität, wenn Blasenpflaster applicirt wurden.) — 48) Kaiser, H., Eine practische Anwendung der Lehre vom Transfert. Ctrlbl. f. Nblk., Psych. u. ger. Psychopath. No. 15. (Verf. empfiehlt nach eigenen Erfahrungen sich bei Schmerzen an einer Körperstelle rechts vorzustellen, dass sie von der entsprechenden Körperstelle links ausgingen.) — 49) Stone, Hystero-epilepsy, metallo-therapy. (From Thomas's Hospital.) Med. Times. July 17.

Jarisch (10) untersuchte das Rückenmark einer Kranken, die an Herpes iris gelitten und unter Decub. acut. und Pneumonie gestorben war; auffällige Störungen der Motilität oder Sensibilität waren nicht vorhanden gewesen, daher keine exacte Untersuchung derselben vorgenommen worden.

Section (Datum fehlt): Morb. Brightii, 3. Stadium, Pneumonia lobul. Rückenmark macroscopisch nicht auffallend; Härtung in $^1/_{10}$ procent. Chromsäure und

Alcohol; am gehärteten Rückenmark sind die centralen und hinteren Partien beider Vorderhörner gelockert und ausgefallen; an dünnen Schnitten erscheinen diese Partien als Herde, sind stärker vom Carmin tingirt; an einem Präparat findet sich eine tiefe Einbuchtung an der vorderen Commissur, sich gegen das rechte Vorderhorn fortsetzend, deren Ränder vom Carmin intensiv gefärbt (Gefässlücke? Ref.). Die seitlichen Herde erstrecken sich vom 3.—7. Halsnerven, dann vom 2. bis 5. Brustnerven; ein 3. Herd sitzt in der Höhe des 8. Brustnerven. (Die Hauterkrankung reichte vom Scheitel bis zur Nabelregion.) Die Vorderhornganglienzellen vom 3. Hals- bis zum 8. Brustnerven erscheinen abnorm; die ausserhalb der Herde gelegenen sind grobkörnig; die in den seitlichen und hinteren Partien gelegenen zeigen mächtig verdickte und körnige Fortsätze, an andern sind diese abgebrochen; dann finden sich Uebergänge von solchen Ganglienzellen bis zu losen Körnchenhaufen; die Zellenausläufer erscheinen vielfach als breite, intensiv gefärbte, homogene, glattrandige oder quergetheilte Bänder; das interstitielle Gewebe erscheint als feinstfaseriger Filz; die hintere Commissur erscheint sclerosirt; an den Stellen mit jüngsten Stadien der Erkrankung finden sich ausserdem verzweigte Zellen mit grossem Protoplasma; gegen die stärker erkrankten Partien zu wird das Netz groblückiger, die Balken dicker, schliesslich fehlt es ganz, es finden sich Stränge, welche zu grossen kernhaltigen Zellen (vielleicht Ganglienzellen) ziehen, Plaques von grösseren, myelinhaltigen Gebilden erfüllt, Fettkörnchenzellen; an andern Stellen feinste Fädchen aus einzelnen sporenähnlichen Körnchen bestehend; an den Stellen, die macroscopisch als Herde erschienen, fanden sich reichliche, rundliche, homogen aussehende, durch Carmin intensiv gefärbte Elemente, meist von der Grösse von Blutkörperchen. Der letzterwähnte Herd besteht aus mehreren kleineren derselben Beschaffenheit wie die andern, doch hat jeder im Centrum ein Gefäss; die nächstliegende weisse Substanz zeigt vermehrtes interstitielles Gewebe.

J. deutet die Befunde als entzündlich; cursorisch wird mitgetheilt, dass auch in 3 Fällen von hereditärer und 1 von acquirirter Syphilis, die keine sog. Rückenmarkserscheinungen gezeigt, die graue Substanz erkrankt war, ebenso in einem Falle von Psoriasis vulgar. und einem Falle von Lupus erythematosus acutus.

Mendelssohn (15) bestimmte die Periode der latenten Reizung in verschiedenen Nervenkrankheiten (Beschreibung des Apparates siehe im Original). Unter Uebergehung der am Frosche und gesunden Menschen gefundenen Resultate sei nur erwähnt, dass beim letzteren jene Periode im Mittel 0,006—0,008 einer Sec. gefunden wurde. Untersucht wurde bei sehr mageren Individuen in der Regel der Biceps.

Unter 50 Hemiplegischen aus centraler Ursache fand sich Folgendes: In einer grossen Zahl derselben mit einfacher Lähmung zeigte die gelähmte Seite keine Differenz gegenüber der andern, zuweilen war die Dauer eine etwas längere an der gelähmten Seite, wahrscheinlich infolge der Inactivität. Dasselbe ist wohl die Ursache, dass bei bettlägerigen Hemiplegischen auch an der gesunden Seite die Periode der latenten Reizung etwas länger war als in der Norm; in Fällen mit später Contractur ist sie um einige Tausendstel Secunden kürzer als an der gesunden Seite; zuweilen namentlich bei wenig ausgebildeter Contractur fand sich keine Differenz; in Fällen mit Contractur und Atrophie war immer die Periode verlängert, die Differenz gegen die andere Seite beträgt 0,001—0,015 Secunden, die Verlängerung steht im geraden Verhältniss zur Atrophie.

In der progressiven Muskelatrophie (1 Fall) wächst die Periode der latenten Reizung mit der zunehmenden Atrophie; in einem Falle von amyotrophischer Lateralsclerose (Periode der Atrophie mit abnehmender Rigidität) war sie verlängert, im Verlaufe der Krankheit folgte auf ihre steigende Länge völliger Verlust der Erregbarkeit. In einem Falle von Tabes dorsalis spastica fand sich die Periode beträchtlich verkleinert, sie zeigte die kleinste an Kranken beobachtete Dauer 0,003. Bei Tabischen mit guter Ernährung, die etwas gehen, ist sie normal, bei bettlägerigen oder wenig gehenden, mit Atrophie der Extremitäten, ist sie verlängert, die Verlängerung wird sehr bedeutend bei bettlägerigen oder hochgradig atrophischen. Die längste beobachtete Dauer betrug 0,04 Secunden. In einem alten Falle von multipler Sclerose fand sich eine Verlängerung der latenten Periode, ebenso in mehreren Fällen von alter Paralysis agitans, dagegen eine Verkürzung bei Chorea. Die Resultate bei Hysterie erlauben noch keinen bestimmten Ausspruch, im Allgemeinen fand sich eine Verlängerung. Häufig fand sich Steigerung der Erregbarkeit mit Verminderung der latenten Periode einige Stunden vor dem Anfalle; nach dem Anfalle sind beide verringert oder normal; niemals wurden beide Erscheinungen beobachtet, wenn der Anfall provocirt war; in einem Falle von hysterischer Paraplegie fanden sich normale Zeiten, dagegen hatte nach dem Rückgange der Lähmung die latente Periode etwas abgenommen; im Somnambulismus und der provocirten Catalepsie sinkt sie bis zu 0,001—0,002; häufig wurde dabei beobachtet, dass, falls die Kranke nicht erwachte, bei Reizung der normalen Seite der entsprechende Muskel der anästhetischen Seite gleichfalls reagirte, der gereizte Muskel verblieb einige Zeit in contrahirtem Zustande; bei provocirter hysterischer Contractur war die Periode immer verringert, wenn der Muskel nicht ad maximum contrahirt war.

M. weist am Schlusse auf die Uebereinstimmung seiner Beobachtungen mit denjenigen Brissaud's über das Kniephänomen hin (vergl. a. No. 35).

Bowles (16a) unterscheidet folgende Arten von **Schnarchen** resp. schnarchende Athmung aus verschiedenen Ursachen: Stertor palatinus, pharyngeus, mucosus, laryngeus. Die ersten drei finden sich häufig bei apoplectischen Zuständen, lassen sich leicht mechanisch erklären und zum Vortheil der Kranken oft beseitigen. So wird durch einen einfachen Lagewechsel oft drohender Erstickung vorgebeugt. Ist eine Körperhälfte gelähmt, so kehrt man dieselbe bei der Lagerung nach unten.

Westphal (18) veröffentlicht Fälle von **Erkrankungen des Nervensystems infolge von Verletzungen auf Eisenbahnen**, bei welchen Simulation als ausgeschlossen gelten konnte. In dem einen Falle trat ein epileptischer Zustand auf mit Anfällen in den verschiedenartigsten Formen. In den beiden anderen Fällen nimmt W. auf Grund der Erscheinungen mehrfache kleinere, myelitische (resp. encephalitische) Herde an. Die Symptome bestanden in dem einen Falle in Schwindel, Bewusstlosigkeit, Erscheinungen motorischer Schwäche der Extremitäten, leichtem Stottern und Functionsstörungen der Sinnesorgane; eigenthümlich war ein Schwindelgefühl bei gewissen Blickrichtungen. Der andere Fall zeigte eine Parese der rechten Seite mit Zittern derselben bei willkürlichen Bewegungen und spastischen Erscheinungen in dem rechten Beine.

Senator (34) constatirte bei seiner experimentellen Untersuchung, dass: 1. halbseitige Durchschneidung des Rückenmarks in der von Tschirjew gefundenen Höhe, zwischen dem 5. und 6. Lendenwirbel, den Patellarsehnenreflex nur im gleichseitigen Beine aufhebt; 2. Durchschneidung der Hinterstränge oder Zerstörung derselben in grösserer Ausdehnung im Lendenmarke ohne Einfluss auf den Reflex ist; 3. dass dagegen Durchschneidung des Seitenstranges und speciell des mittleren Theils und namentlich der äusseren Hälfte desselben in der angegebenen Höhe den Reflex auf dieser Seite aufhebt; 4. Durchschneidung der grauen Hinterhörner ohne Einfluss ist. Ferner fand S., dass nach einseitiger Durchschneidung einige Male von dem des Patellarreflexes beraubten Beine durch Kneifen etc. lebhaftere allgemeine Reflexe hervorgerufen werden konnten als vom Bein der unverletzten Seite.

Diese an Kaninchen und Hunden gewonnenen Resultate führen S. zu der Annahme, dass das Verschwinden des Patellarreflexes von der Trennung reflexerregender Fasern im Seitenstrange herrühre. Nach diesem Eingriffe giebt die Sehne auf der verletzten Seite beim Klopfen einen tieferen Ton wie eine abgespannte Saite. Es ist deshalb wahrscheinlich, dass an der Verbindung von Muskel und Sehne centripetale Nerveneinrichtungen (vielleicht Golgi's spindelförmige Körper) vorhanden sind, welche nur auf eine Weise, nämlich durch Erschütterung, Dehnung, erregt werden können, und deren Erregung reflectorisch einestheils den Muskeltonus, anderentheils die Sehnenreflexe beeinflusst.

Nach Brissaud (35) existiren im Hirnschenkel ausser einer hinteren (sensiblen) Bahn 3 abgrenzbare Regionen. Die mittlere stellt die Innervationswege der Rumpf- und Extremitätenmuskeln dar, ein von ihm „géniculé" genanntes Bündel enthält die Fasern des Capselknies und geht zu den Kernen des Bulbus: für die willkürliche Bewegung der Gesichts- und Kopfmuskeln. In der innersten Partie des Hirnschenkels fand sich die Degeneration bei Fällen, welche keine Lähmung der Extremitäten- und Gesichtsmuskeln, sondern nur Intelligenzstörungen darboten. Dem hinteren Bündel entspricht in der Capsel das hintere Drittel des hinteren Schenkels, dem mittleren die zwei vorderen Drittel des hinteren Schenkels, dem „géniculé" das Capselknie, dem inneren das ganze vordere Segment der inneren Capsel. Die Degeneration des Hirnschenkels geht bei grösster Ausbreitung nicht über die inneren Dreiviertel des unteren Abschnittes hinaus.

Das Kniephänomen hat B. vermittelst eines Hammers, welcher mit gradirbarer Spannung aufschlug und dessen Action mit einem electrischen Leitungsapparat auf der registrirenden Trommel markirt wurde, und des auch von Mendelssohn benutzten Myographions graphisch dargestellt. Er fand statt der von Tschirjew angegebenen Reflexzeit von 0,034" bis 0,032" eine solche von durchschnittlich 0,050". Die sonst stets vorhandene Gleichheit zwischen den Kniephänomenen beider Seiten ändert sich bei hemiplegischer Contractur. Die Reflexzeit ist auf der gelähmten Seite um ein Merkliches (bis zu 0,015") kürzer als auf der gesunden. Aber auch diese zeigt eine Abweichung vom normalen Durchschnitte. Auch hier nämlich ist die Reflexzeit von 0,050" auf 0,038" bis 0,042" herabgesetzt. Die Form der Zuckung ist auf der nicht gelähmten Seite die normale, der Haupterhebung geht eine kleine, von Br. auf eine „locale" Contraction durch die Percussion bezogene Erhebung voran. — Die Elevation auf der kranken Seite ist deutlich steiler, im Ganzen grösser und von längerer Dauer als auf der gesunden. Ausserdem treten im Verlauf der Curve verschiedene Oscillationen und zwar bald im aufsteigenden, bald im absteigenden Schenkel ein. Geändert wird dies, wenn die Muskelverkürzung permanent so stark ist, dass eine Vermehrung nicht mehr recht möglich ist, es wird dann die Contraction weniger hoch und kürzer auf der gelähmten Seite, aber die Abkürzung der Reflexzeit ist auch hier vorhanden. Dieselben Befunde ergaben sich für „Hystérie ovarienne" auf der hemianästhetischen Seite. Unangenehme und schmerzhafte Sensationen, Constrictionsgefühl empfanden manche bei Percussion der Patellarsehne, jedoch nur auf der gelähmten Seite, Debove sah sogar einen epileptoiden Anfall eintreten, so dass Br. diese Erscheinung als Aura auffasst.

Bei Hysterischen zuckt bei Beklopfen der Patellarsehne auch der Biceps am Arm und andere Muskeln. — Br. nimmt die anatomische Veränderung der Pyramidenbahn (bei Hysterie die functionelle), welche einen dauernden Reiz auf die motorischen Zellen ausübe, für die Entstehung der Contractur in Anspruch und sieht einen Beweis hierfür in dem Verschwinden der Contractur in dem späteren Stadium der amyotrophischen Lateralsclerose, wo diese Zellen zerstört sind.

Petitclerc (36) meint, dass die Möglichkeit, den Wadenclonus durch sensible Reize (Nadelstiche, Druck und Streckung der grossen Zehe) aufzuheben, von dem gegenseitigen Verhalten der Haut- und Sehnenreflexe abhingen. Er bringt Beobachtungen, zum geringeren Theil eigne, welche ausser bekannten Dingen Steigerung der Sehnenreflexe bei Chorea, welche unter Bromkaligebrauch verschwand, und eine vorübergehende Aufhebung des Kniephänomens während der fieberhaften Periode von Typhus mit adynamischem Verlaufe zeigen.

Buzzard (37) beobachtete folgenden Fall:

Ein 37jähriger Herr bekam drei bis vier Wochen vor seiner am 4. Mai erfolgten Abreise von Indien eine Rachenaffection, die mit Ulcerationen einherging (Diphtheritis? es herrschte unter den Eingeborenen Rachendiphtherie), versah aber noch 8 bis 10 Tage während dieser Krankheit seine Geschäfte. Dann wurde er allmälig schwächer, und als er an Bord ging, hatte man wenig Hoffnung für sein Leben. Trotzdem genas er während der Seereise vollständig und klagte bei seiner Ankunft in England nur über ein Gefühl von Taubheit in den Fingern, das 3 Wochen nach Genesung von dem Halsleiden entstanden sein sollte. Objectiv bestanden keine Krankheitserscheinungen, namentlich auch keine Seh- und Accommodationsstörungen, Schlucken ungestört. Das Kniephänomen beiderseits normal. Am 7. Juli klagte er über etwas Mangel an Kraft des Händedrucks, 14 Tage später bestanden beträchtliche Sensibilitätsstörungen und motorische Schwäche in allen vier Extremitäten; die Treppe herunter konnte er nur mit Hülfe des Geländers gehen; er schwankte etwas beim Gehen (genaue Beschreibung der Motilitätsstörung fehlt), und bei geschlossenen Augen. Electrische Erregbarkeit der Muskeln ohne Störung, keine Symptome von Seiten der Blase und des Mastdarms; keine Seh- und Schluckstörung, ophthalmoscopischer Befund normal, Allgemeinbefinden sehr gut. Das Kniephänomen fehlte jetzt beiderseits. — Verf. verlor den Pat. aus den Augen; als er ihn später wieder sah, erzählte er, dass er etwa einen Monat nach dem letzten Besuche B.'s vollkommen hergestellt war (Ende August); Verf. selbst fand, dass das Kniephänomen beiderseits wiedergekehrt war.

Tschirjew (44a) macht dem Ref. und Senator den Vorwurf, ihm eine geradezu sinnlose oder wenigstens sehr naive Theorie zugeschrieben und sich nicht die Mühe gegeben zu haben, seine Abhandlung einigermassen aufmerksam durchzulesen. Beide hätten fälschlich behauptet, dass er die atactischen Bewegungen überhaupt auf das Fehlen des Muskeltonus zurückführen wolle, während er bloss eine Art von Ataxie, die er als peripherische bezeichnet, gemeint. Es handle sich bei derselben um die Art von atactischen Bewegungen, die er als „werfende" bezeichnet, und um die „schwankenden Bewegungen", welche z. B. das emporgehobene Bein des Tabischen um den Zielpunct mache. Letztere Bewegungsstörungen hingen sichtlich nur vom Verluste der peripherischen Regulirung (durch den Tonus) ab und könnten nicht etwa als „atactische Bewegungen im eigentlichen Sinne" (infolge der Innervationsstörung) angesehen werden.

Tsch. hätte wohl vor der Erhebung obigen schweren Vorwurfs sich die Frage vorlegen sollen, ob er nicht zu der Auffassung, die er als eine irrige bezeichnet, selbst Veranlassung gegeben hat; Ref. ist in der That der Ansicht, dass Tsch. an dem Missverständniss schuld ist und zwar u. a. dadurch, dass er sich nicht über das ausgesprochen hatte, was er unter „atactischen Bewegungen im eigentlichen Sinne", infolge der (welcher?) Innervationsstörung, entstanden wissen wollte. In dem vorliegenden Schreiben deutet er Letzteres kurz an, aber nur vom theoretischen Standpuncte aus und zwar Cyon folgend, ohne auch nur im Geringsten zu sagen, wodurch man die atactischen Bewegungen im „eigentlichen" Sinne von denen der „peripherischen" Ataxie unterscheiden kann. Darauf wäre es unseres Erachtens wesentlich angekommen. Uebrigens verweist er auf seine in russischer Sprache erschienene Abhandlung „Ueber Coordination der Bewegungen der Wirbelthiere", die bald in anderer Sprache publicirt werden würde.

Es ist hier nicht der Ort, auf die Sache selbst näher einzugehen, indess kann Ref. nicht umhin, Herrn Tsch. nochmals auf den von ihm (Ref.) erhobenen Einwand gegen die Theorie von der peripherischen Ataxie aufmerksam zu machen, dass nämlich bei Paralyse oder Atrophie einzelner Muskelgruppen kein „Werfen" bei den Bewegungen zu Stande kommt, bei denen die gelähmten oder atrophischen Muskeln (in denen der Tonus doch gewiss aufgehoben ist) als Antagonisten fungiren. Diesen Einwand, auf den es doch wesentlich ankam, und den Ref. sich schon gemacht hatte, als er vor Herrn Tsch. an die Möglichkeit der Aufstellung einer solchen Theorie dachte, lässt letzterer gänzlich unberücksichtigt.

James (44b) fand in einem Falle, welcher Erscheinungen von Seitenstrangsclerose darbot, dass bei dem vorhandenen Fussphänomen (ankle clonus) 6,8 Contractionen auf die Secunde kamen.

Einen „Knieclonus" hat er bei der gewöhnlichen Stellung des Beines (herabhängende Beine des sitzenden Patienten) nie hervorbringen können, wohl aber gelang dies gewöhnlich, wenn man bei leicht gebeugtem Beine (etwa 25° zur Linie des Oberschenkels) auf die Patellarsehne klopfte. Hierbei befinde sich nämlich dem Verf. nach der Quadriceps unter denselben Bedingungen, wie der Gastrocnemius beim Fussphänomen, nämlich in einem Zustande passiver Dehnung. Niemals dauerte indess der Clonus länger an, es waren gewöhnlich nur etwa 5 Contractionen, höchstens einmal 12. Verf. erhielt Curven von diesem Clonus, die er mittheilt; in diesen sieht man meist ein leichtes Sinken, bevor die ansteigenden Wellen beginnen, was er auf ein zu Anfang, im ersten Momente der Contraction stattfindendes, leichtes Herabsinken des Oberschenkels zurückführt. Es erfolgten etwa 7 Contractionen in der Secunde (etwas mehr als beim Fussclonus und ganz verschieden von Gowers' Angaben beim Knieclonus). Das Intervall zwischen Klopfen auf die Patellarsehne und Contraction des Quadriceps betrug 0,025 Secunden, etwa ebenso viel, als Gowers beim Fussclonus fand, aber verschieden von der beim Knieclonus von diesem gefundenen Zeit, welche 0,10 bis 0,11 Sec. betrug.

Verf. polemisirt sodann gegen die Ansicht von Gowers, welcher als Ursache der leichten Erzeugung der Sehnenphänomene bei Seitenstrangsclerose eine erhöhte Irritabilität annimmt. Nach des Verf. Ansicht steht diese sogen. Irritabilität der Muskeln in gewisser Beziehung zu den coordinirten Bewegungen, die wir auszuführen pflegen. So könne z. B. der Clonus in gewissen Muskeln des Beines (Quadriceps, Gastrocnemius, Glutaeus) hervorgerufen werden gerade in den Stellungen desselben, in welchen es sich befindet, wenn diese Muskeln beim Gehen in Action treten. Dass diese angebliche Irritabilität besonders bei bestimmten Stellungen der Glieder hervortritt, lasse sich auch an Gesunden zeigen; der Clonus des Gastrocnemius trete am leichtesten (vielleicht ausschliesslich) auf, wenn wir auf einer Stuhlkante sitzen, während der Fuss auf dem Ballen ruht; ähnlich beim Knie u. s. w. Nach der Ansicht des Verf. wirkt daher die Stellung des Gliedes durch die Muskeln auf die Nerven und Rückenmarkscentren und ist daher das wichtige „item" bei der Erzeugung des Clonus. — Verf. giebt sodann die Zahl der Contractionen in 1 Secunde an, die willkürlich mit verschiedenen Muskeln von Gesunden ausgeführt werden konnten (er spricht dabei auch von einem „head-clonus", ohne ihn näher zu definiren), wobei sich zeigte, dass diese Zahl durch den Willen nicht erheblich varirt werden konnte und am grössten war (jedoch mit Ausnahmen), je näher die Muskeln den betreffenden Rückenmarkcentren lagen (Kopf-, Arm-, Knie-, Fussclonus), indess war der Unterschied nicht gross, so dass Verf. nicht geneigt ist, ihn auf die so sehr verschiedene Länge des zu durchlaufenden Weges zurückzuführen, sondern die Verzögerung mehr an den peripheren und centralen Endigungen der Nerven anzunehmen geneigt ist. Er fand ferner, dass, je weiter entfernt Muskeln von ihren Nervencentren im Rückenmarke sind, desto niedriger die Höhe ihres Muskeltons ist, und sieht hierin eine Beziehung der Erscheinungen des Clonus zur normalen Muskelcontraction.

Die weiteren theoretischen, recht willkürlichen Ausführungen des Verf. können wir füglich übergehen. Die Beweisstücke für die obigen Behauptungen fehlen grösstentheils.

III. Centrale Neurosen.

1. Hysterie, Hystero-Epilepsie.

1) Morton, W. J., Hystero-epilepsy, or hysteria major. New-York med. Record. Oct. 2. — 2) Durand, F., Des relations entre l'hystérie et le Rheumatisme. Thèse. Paris. (Nach dem Verf. besteht eine Verwandtschaft zwischen Hysterie und gewissen Formen des Rheumatismus; dieselbe ergiebt sich aus dem Studium der Bedingungen, unter denen sich beide entwickeln, aus der Analogie der Symptome, aus dem Wechsel und zuweilen dem Zusammenfallen beider Affectionen bei demselben Individuum.) — 3) Guiraud, G., Essai sur l'hystérie précoce se développant chez les jeunes filles avant la puberté. Thèse. Paris. (Enthält u. a. einige noch nicht veröffentlichte Beobachtungen.) — 4) Franck, Sigmund, Nervös. Ctrbl. f. Nhlk., Psych. u. ger. Psychopath. No. 16. („Hysterie oder Nervös ist nichts anderes als ein genitales Leiden bei dem weiblichen Geschlecht; ist ein solches von einem wirklich Fachgynaekologen nicht erkannt worden, so ist es doch vorhanden.") — 5) Freudenberg, Nervös. Eine Entgegnung. Ebendas. No. 19. (Protestirt gegen den Franck'schen Aufsatz) — 6) Brochin, Une petite épidémie d'hystérie. Gaz. des hôp. No. 39. (Referat einer Mittheilung Armaingaud's über eine Epidemie von Hysterie in einem Pensionate.) — 7) Jannet, L., De l'hystérie chez l'homme. Thèse. Paris. — 8) Ledoux, Cas d'hystéro-epilepsie chez l'homme. Gaz. des hôpit. No. 118. (Nach einem schweren Trauma Blutaustritt aus dem Ohre, mehrtägige Bewusstlosigkeit. Am 5. Tage mehrere epilept. Anfälle, welche nach mehrmonatlicher Pause wieder auftreten, dabei linksseitige Hemianästhesie, welche nach Magnetapplication verschwindet. Transfert, Schwinden derselben nach erneuter Application, zugleich mit den Krämpfen. Nach mehrmonatl. Pause wieder Anfälle. Parese der Motilität und Sensibilität links, Verlust der Specialsinne. In den Anfällen geordnete Bewegungen und Hallucinationen. Hypnotisirt bleibt nur das rechte Glied in den gegebenen Stellungen, das linke fällt herab.) — 8a) Klein, De l'hystérie chez l'homme. 8. Paris. — 9) Catalepsie à forme insolite succédant à une chorée chez une hystérique. Gaz. des hôpit. No. 91. (Hysterische, mit Zitterbewegungen, anfangs nur an Kopf und Armen, Treibbewegungen der Beine, verbreiteter Anästhesie, Flexibilitas cerea. Pat. erwacht aus dem Schlafe nur bei Reizung ganz bestimmter, nicht immer gleicher Puncte.) — 10) Mora, V., Des hémorrhagies dans l'hystérie. Thèse. Paris. (Bekanntes.) — 11) Petrone, Luigi Maria, L'ischuria isterica permanente. Il Morgagni. 1879. Nov. Decemb. — 12) Engelmann, Les hystéro-névroses et leurs rapports avec l'hystéro-névrose menstruelle de l'estomac. 8. — 13) Rathery, Contrib. à l'étude des hémorrhagies survenant dans le cours de l'hystérie. Union méd. No. 32 u. 35. — 14) Anderson, Mc Call, Notes of a case of hysteroepilepsy. Lancet. Aug 7. — 15) Lyman, G. H., Two cases of hystery-neuroses. Boston med. and surg. Journ. May 6. — 16) Hegar, A., Zur Castration bei Hysterie. Berl. klin. Wochenschr. No. 26. (Polemisch gegen Israel. „Hysterie rangirt nicht unter meine Indicationen zur Castration.") — 17) Berillout, V., Troubles trophiques dans l'hystérie. Gaz. des hôpit. No. 71. (Ein hartes, von Röthung, Hitze und Schmerzen begleitetes Oedem, welches die oberen oder unteren Extremitäten befällt.) — 18) Boulomié, P., Hystérie grave, troubles dyspeptiques, hématémèses, coliques néphrétiques et hépatiques, simulation de calculs vésicaux. Union méd. No. 40 u. 42. — 19) Chalsing, E., De l'anurie et de l'oligurie hystériques. Thèse. Paris. (Enthält u. a. die Fortsetzung der Geschichte der Marie Lecomte [Berdinel, Arch. méd. 1875] und zwei andere eigene Beobachtungen. Verf. ist der Ansicht, dass der Mechanismus der Anämie und Oligurie von einer Reflexaction abhängt, die von den Ovarien auf die Nieren wirkt. Die Verlangsamung der Erscheinungen der Assimilation und „Desassimilation" bewirken eine Verminderung der Production von Harnstoff, daher bleibt die Verminderung der Harnmenge ohne Nachtheil. Das Erbrechen, die Schweisse, die zuweilen gesteigerte Speichelabsonderung genügen, die geringe Menge Harnstoff zu eliminiren.) — 20) Brochin, De la valeur de l'anesthésie laryngo-pharyngienne comme signe de l'hystérie. Gaz. des hôp. No. 39. (Polemisch; die gleiche Erscheinung findet sich auch bei Epileptischen und in der Bleiintoxication.) — 21) Habermann, Hysterische Taubheit, Blindheit und Hyperästhesie des Olfactorius bei einem jungen Manne. Metallotherapie. Heilung. Prager med. Wochenschr. No. 22. — 22) Trélat, De la coxalgie hystérique. Gaz. des hôp. No. 130. (2 Fälle.) — 23) Charcot, Attaque hystéro-épileptique. Ibid. No. 1. (Vorstellung mehrerer Kranken, die ausser den bekannten 4 Phasen der Hysteroepilepsie noch Somnambulismus und Catalepsie zeigen.) — 24) Langhoff, G., Ueber das Verhalten der Sensibilität bei Hysterie und Epilepsie. Dissert. Berlin. — 25) Bianchi, Leonardo, Di alcuni fenomeni osservati nella emiplegia isterica con emianestesia. Giornale internaz. delle scienze mediche. 1879. No. 2. (Verf. hat in einem Falle die Differentialdiagnose zwischen cerebraler und hysterischer Hemiplegie mit Hemianästhesie gegründet auf die folgenden Puncte: 1) Starke Reflexbewegungen in der [gelähmten] unteren Extrem. bei electrischen Reizen. 2) Cataleptische Erscheinungen in der gelähmten oberen Extrem. bei electr. Reizung. 3) Die Rückkehr der willkürlichen Bewegungen von oben nach unten, Zunge, Nacken, Arm, Bein.) — 26) Kurz, E., Ein Fall von Hemianästhesie. Memorabilien. No. 12. S. 537. (Anscheinend hysterischer Natur; günstige Wirkung eines Senfteiges, kein Transfert.) — 27) Heusinger, A., Ein Fall von hysterischer Paraplegie. Berl. klin. Wochenschr. No. 42. — 28) Berillout, Hystérie avec contractures. Gaz. des hôpit. No. 71. — 29) Richter, Ueber psychische Therapie motorischer Störungen der Hysterie. Berl. klin. Wochenschr. No. 23, 24. (Reichliche Casuistik.) — 30) Wauchope, S. A., Hysteria — three cases with unusual symptoms. Philad. med. and surg. Rep. April 3. — 31) Barlow, Th., Hysterical analgesia in children. (Brit. med. Assoc.) Brit. med. Journ. Aug. 28. (Unter „hysterischer" Analgesie versteht Verf. eine nicht auf palpabler Erkrankung beruhende und theilt u. a. als Beispiel den Fall eines $2^{3}/_{4}$ Jahre alten Knaben mit, der „nie recht wie andere Leute gefühlt hatte".) — 32) Selle, R., Contribution à l'étude symptomatologique des affections épilepto-hystéroïdes et hystéro-épileptoïdes. Thèse.

Paris. (Unter den Auspicien von Lasègue; enthält auch einzelne eigene Beobachtungen.) — 33) Klein, A., De l'hystérie chez l'homme. Thèse. Paris. (Enthält 2 Beobachtungen.)

[1) Glusinski, Ein Fall von Hysteria virilis. Aus der Clinik des Prof. Korczynski in Krakau. Przegląd lekarski No. 52. (Ein Fall von schwerer Hysterie bei einem 16jähr., seit 2 Jahren der Onanie ergebenen Knaben. Nach 6monatlicher Behandlung vollständige Genesung.) — 2) Korczynski, Ein Fall von Hysteria major. Sitzungsber. des krak. ärztl. Vereins. Ibidem. p. 457.

Mit Ausnahme der psychischen Symptome (allgemeine Reizbarkeit und psychische Hyperästhesie abwechselnd mit Depression, Angstgefühlen, Präcordialangst, Schlaflosigkeit mit Gesichtshallucinationen) waren die übrigen Symptome bei der Pat. Korczynski's (2) linksseitig. In der Sinnessphäre eine Hyperästhesie, wobei das Gesicht und Gehör auf der linken Seite schärfer ist als auf der rechten. In der Motilitätssphäre sind zu finden: clonische Krämpfe der linken Gesichtshälfte, welche sich unter Einfluss von psychischen Reizen in tonische Verzerrung der ganzen Gesichtshälfte verwandeln, unbedeutende Abschwächung der Kraft der linken oberen Extremität, bei wohlerhaltener electrischer Contractilität, linksseitige, allgemeine Erhöhung der Haut-, Muskel- und Sehnenreflexe mit einem ausgesprochenen Fussphänomen, wobei zu bemerken ist, dass die Dorsalflexion den linksseitigen Gesichtsschmerz und die clonischen Gesichtskrämpfe vergrössert, die Dorsalextension dagegen, die clonischen Krämpfe in tonische verwandelt. In der Sensibilitätssphäre sind zu finden: linksseitige, mehrmals täglich eintretende Neuralgie im Bereich aller Trigeminusäste, und eine constante Schmerzhaftigkeit der linken Gesichtshälfte, deren Intensität von der Häufigkeit der Gesichtskrämpfe abhängt, eine Hyperästhesie im Bereich des Tastsinnes, des Temperatur- und des Schmerzgefühls in der ganzen linken Körperhälfte mit Verminderung der Hautsensibilität auf electrische Reize, bei ganz normalem Verhalten der Sensibilität der rechten Körperhälfte, endlich ein Gefühl von Kriebeln und schmerzhaftem Ziehen in den linken Extremitäten. Von vasomotorischen und secretorischen Erscheinungen sind hervorzuheben: öftere Ohnmachtsanfälle mit Erblassung der ganzen Haut, linksseitige Temperaturerhöhung um 0,2—0,5° C., linksseitiger Thränenfluss und linksseitiges Schwitzen. Endlich eine bedeutende, linksseitige Ovarialgie, wobei man beim Druck in den ersten Wochen der Beobachtung einen Anfall von Gesichtsneuralgie und tonischen Gesichtskrampf und rhythmische Verkrümmungen des Körpers gegen die rechte Seite hervorrufen konnte. Später traten alle paar Tage allgemeine hysterische Krämpfe auf, welche durch einen starken Druck auf die linke Unterbauchgegend beschwichtigt werden konnten.

Der Fall betraf eine 35jähr. ledige Lehrerin mit neuropathischer Belastung; die ersten Anfänge der Krankheit sollten sich vor 5 Jahren infolge von Schreck beim Tode der Mutter gezeigt haben.

Grätinger (Krakau).]

2. Epilepsie.

1) Gowers, W. R., Lectures on epilepsy. Med. Times. Feb. 28. April 24. Auch Brit. med. Journ. — 2) Pina, G., Étude clinique sur les prodromes de l'accès épileptique. Thèse. Paris. (Enthält u. A. eine Sammlung von Beobachtungen hierüber.) — 3) Singer, J., Zur Kenntniss des epileptischen Anfalles. Prager med. Wochenschr. No. 19—20. — 4) Witkowsky, Einige Bemerkungen über die Epilepsie. Allgemeine Zeitschrift f. Psychiatrie. Bd. 37. S. 182. — 5) Lasègue, La pathogénie de l'épilepsie. Union méd. No. 52. (Leugnet in dem gegen Gowers critisch gerichteten Artikel jeden Einfluss des Schreckens auf die Entstehung der Epilepsie.) — 6) Chirone, V., Una parola intorno alla patogenesi dell' epilessia. Il Raccoglitore, Luglio. (Wendet sich gegen die Ausführungen Luciani's, dass die motorische Zone der Grosshirnrinde allein das Centralorgan der epileptischen Anfälle sei, und kommt zu dem Schlusse, dass auch die Medulla oblongata der Ausgangspunkt der epileptischen Convulsionen sein könne; auch die Erregung der Medulla spinalis kann das hauptsächliche Moment des epileptischen Anfalls sein.) — 7) Echeverria, M. G., Marriage and hereditariness of epileptics. Journ. ment. sc. Oct. — 8) Derselbe, On syphilitic epilepsy. Ibid. July. — 9) Eon, G., Étude sur les paralysies dans l'épilepsie. Thèse. Paris. (Enthält nichts Bemerkenswerthes und keine Aufschlüsse über die betreffenden Lähmungen.) — 10) Sommer, W., Erkrankung des Ammonshorns als ätiologisches Moment der Epilepsie. Archiv f. Psych. X. S. 631. — 11) Hammond, Thalamic epilepsy. Boston med. & surg. Journ. July 8. (Sieht Bewusstlosigkeit als unweigerliches Attribut des epileptischen Anfalls an. Was im Uebrigen den Beweis betrifft, dass seine Fälle (von denen nur einer, etwa einem Petit mal entsprechend, speciell mitgetheilt wird) auf Läsionen des Thalamus opticus zurückzuführen sind, so ist dieser Ref. recht unklar.) — 12) Porter, R. W., Narcolepsy. New-York med. Record. No. 27. (Theilt 3 Fälle von auffallender Schlafsucht mit, die wahrscheinlich epileptischer Natur waren.) — 13) Gélineau, De la narcolepsie. Gaz. de hôp. No. 79, 80. — 14) Leroy, A., De l'état de mal épileptique. Thèse. Paris. (Enthält eigene Beobachtungen. Verf. unterscheidet eine convulsivische und eine meningitische Phase; in letzterer werden die Anfälle weniger häufig und hören endlich ganz auf, das Coma ist dann vollständig. Die Temperatur, welche mit Nachlass der Anfälle gesunken war, steigt wieder, dann stertoröse Respiration und Tod. Während der Anfälle vorwiegend Prädominiren der Stupidität und der Convulsionen auf einer Körperhälfte; in diesen Fällen oft Atrophie der Glieder dieser Seite infolge einer alten Hirnerkrankung. Andererseits erscheinen leichte oder vorübergehende Lähmungen in diesem Stadium an blutige Suffusionen der Meninges gebunden; übrigens ergiebt die Autopsie sonst nichts Bemerkenswerthes.) — 15) Stoffella, Ueber Epilepsie und ihre Differenzialdiagnose mit Hystero-Epilepsie. Wiener med. Wochenschrift 41, 42. (Macht auf Differenz in der Weite und Reaction der Pupillen bei Epileptikern aufmerksam.) — 16) Jackson, Hughlings, Peculiar phenomena after epileptic seizures. Brit. med. Journ. No. 10. (Geschichte eines ehemaligen Soldaten, der den ersten epileptischen Anfall beim Exerciren bekommen hatte, als er „seine Nummer abzählen" sollte, und nun (1½ Jahre darauf) nach jedem Anfall laut zählte. Verf. erinnert an analoge Erfahrungen bei Epileptischen, z. B. daran dass, wenn die Krankheit sich im Anschluss an einen heftigen Schreck einstellte, oft die Patienten bei späteren Anfällen jedesmal die schreckenerregende Scene zu erleben glauben.) — 17) Pavy, Epileptiform fits, followed by aphasia and partial hemiplegia. Med. Times. Nov. 6. — 18) Salomon, Ueber Ermüdungsepilepsie. Deutsche med. Wochenschr. No. 35, 36. — 19) Pfleger, Verletzung der Halswirbelsäule mit consecutivem Auftreten von Epilepsie. Aufhören der Fälle nach zwei Jahren. Wiener med. Wochenschr. No. 36. (Wahrscheinlich Bruch des 6. Halswirbels, Commotio cerebri. Anfangs häufiger, dann in längeren Pausen auftretende epileptische Anfälle, der erste nach der Verletzung. Aus der Literatur wird ein gleich frühes Auftreten nach dem Trauma angeführt.) — 20) Hambursin, Du traitement de l'épilepsie. Bull. de l'Ac. de

méd. de Belgique. No. 2. p. 74. (Empfiehlt in steigenden Dosen von 20 Tropfen täglich bis zu 100 und 150 Tropfen die zuerst von Planat empfohlene Teinture de coque du Levant.) — 21) West, J. F., On trephining for traumatic epilepsy, with an illustrative case. Med.-chir. Transact. XXXVI. (Guter Erfolg.) — 22) Kleudgen, Albuminurie, ein Symptom des epileptischen Anfalles. Arch. f. Psych. XI. S. 478. — 23) Hardy, De l'épilepsie jacksonienne. Gaz. des hôpit. No. 57. (Vorlesung mit Krankenvorstellung. Patient mit begrenzten Krampferscheinungen, welche nicht ganz plötzlich eintraten; keine vollständige Bewusstseinspause, keine nachfolgende Benommenheit.) — 24) Gray, L. C., Diagnostic significance of a dilated and mobile pupil in epilepsy. Amer. Journ. med. sc. Oct. (G. hat gefunden, dass bei epileptischen Anfällen die Pupille weit ist, aber auf Lichteinfall viel schneller sich verengert als eine normale, wenn auch nie ad maximum.) — 25) Worthington, T. H., A case of epilepsy, terminated by apoplexy, and complicated with haemorrhagic cysts surrounding the left kidney. Journ. ment. sc. July. (37jähriger Epileptiker, starb nach einem Anfall. Bluterguss in die Hirnventrikel, vermuthlich ausgehend vom erweichten Corpus striatum; auch sonst fleckweise Erweichung. Neben der nur etwas abgeplatteten, aber im Uebrigen unveränderten, linken Niere zwei Cysten, in welche ebenfalls Blutungen erfolgt waren, von 2½ resp. 1½ Unzen Gewicht.) — 26) Bigelow, H. R., A case of epilepsy depending probably upon hypertrophic cervical pachymeningitis. New York med. Record. Nov. 13. (Diese Diagnose wurde in einem Falle gestellt, der gar nicht einmal zur Section kam und ausserdem ein schwachsinniges Individuum mit wahrscheinlich mangelhafter Entwicklung des Gehirns betraf.) — 27) Simmons, D. R., A case of epileptiform convulsion cured by a simple detachement of a glandulo-praeputial adhesion. Amer. Journ. med. sc. April. — 28) Katz, L., Ein Fall von Reflexepilepsie, ausgehend von einem Fremdkörper im äussern Gehörgang. Berl. clinische Wochenschr. No. 17. (Durch Cerumen verhärteter Wattepfropf, der 7 Jahre im Ohre gesteckt; Heilung nach Entfernung desselben.)

Gowers (1) hat an einem Material von 1450 Epileptischen (eine kleine Zahl davon gehört in die Categorie der Hystero-Epileptischen) eine erneute Prüfung, bezw. Bestätigung oder Berichtigung, und vielfache Ergänzung bisher geltender Ansichten vorgenommen. Aus dem reichen Inhalte der Vorlesungen, der namentlich auch in Details besonders werthvoll ist, können wir nur Einzelheiten aufführen und müssen sonst auf das Original verweisen.

Auch nach Abzug der Hystero-Epileptischen sind Weiber etwas häufiger befallen als Männer. Der exquisite Einfluss der Heredität wurde aufs Neue bestätigt (die Eltern u. s. w. Epileptischer litten an den verschiedensten Neurosen); es liess sich nämlich bei 36 pCt. Erblichkeit nachweisen, bei Weibern öfter als bei Männern. Häufiger vererbt sich die Krankheit von mütterlicher als von väterlicher Seite. — Ehen unter Verwandten waren in keinem Falle als ursächliches Moment nachzuweisen. Auch der von manchen Autoren behauptete Einfluss der Phthise bestätigt sich durchaus nicht.

Auf die Lebensalter vertheilen sich die Fälle folgendermassen: Es begannen im Alter:

bis zu 10 Jahren	. .	29 pCt.,
von 10—20 „	. .	46 „
„ 20—30 „	. .	15,7 „
„ 30—40 „	. .	6 „
„ 40—50 „	. .	2 „
„ 50—60 „	. .	1 „

also bis zum 20. Jahre 75 pCt. aller Fälle.

In den ersten 3 Lebensjahren begannen 12,5 pCt. aller Erkrankungen. — Bis zum 30. Lebensjahre beginnt die Krankheit häufiger bei Weibern als bei Männern, von da ab umgekehrt; Leute, die erst nach dem sechszigsten Jahre erkrankten, waren nur männlichen Geschlechts.

Der Satz, dass die Krankheit vor dem zwanzigsten Jahre auftritt, sobald sie vererbt ist, bestätigte sich keineswegs; sie fängt gar nicht selten später an.

Von den in der Kindheit beginnenden Fällen liesse sich ²/₅ auf die Dention zurückführen, d. h. 7 pCt. aller überhaupt beobachteten Fälle. Mit Rachitis im Zusammenhange standen 10 pCt. aller Fälle.

Schreck als Ursache des Ausbruchs der Krankheit liess sich bei ⅓ aller Erkrankten nachweisen! In der Kindheit war dieses Moment am wirksamsten und kam bei beiden Geschlechtern gleich häufig vor, von der Pubertät ab vorwiegend bei Weibern.

In 37 Fällen begann die Epilepsie im Anschluss an acute (Infections-) Krankheiten, darunter 19mal Scharlach (Urämie spielte keine Rolle dabei). — Möglich, aber nicht ganz sicher nachzuweisen ist ein Zusammenhang mit Chorea einerseits, mit Herzklappenfehlern andererseits.

Bei Weibern waren die Krämpfe zur Zeit der Menses und kurz vor dem Eintritt derselben häufig schlimmer. — Ueber die Häufigkeit einer Aura und über die verschiedenen Formen derselben macht Verf. sehr genaue Angaben, die sich aber unmöglich referiren lassen. — Initiales Erblassen des Gesichts bei den Anfällen war durchaus nicht constant.

Mit Rücksicht auf ähnliche Krampfanfälle betont Verf., dass einseitig beginnende Convulsionen fast stets rein epileptisch waren. — In einzelnen Fällen traten coordinirte Krämpfe auf, wie sie sonst der Hystero-Epilepsie und der „Hysteria major" zukommen; die wichtigste Form derselben sind Krämpfe der Respirationsmuskeln, welche potenzirte Grade des Globus hystericus darstellen (?) und hochgradigste Dyspnoë veranlassen (Krampf der Stimmritzen-Verengerer?). Durch Zuhalten von Mund und Nase liess sich merkwürdigerweise der Anfall zum Verschwinden bringen.

Zur Beurtheilung therapeutischer Resultate konnte Verf. 562 Fälle verwenden, die übrigen waren zu kurze Zeit in Behandlung; 241 davon wurden geheilt, 286 gebessert. Unter allen Mitteln stellt Verf. das bewährte Bromkalium am höchsten und zieht es auch Bromnatrium und -Ammonium vor. Oefters muss man es aber mit andern Mitteln zusammengeben oder auch diese letzteren allein, so Digitalis, Belladonna, Cannabis Indica. In einzelnen Fällen sind ferner Zink, Borax, Opium von Nutzen. Beim Status epilepticus verdienen zur Morphiuminjectionen Vertrauen; Bromkalium u. a. helfen hier nicht.

Singer (3) macht im Anschluss an einen bezüglichen Fall darauf aufmerksam, dass der classisch-epileptische Anfall und das epileptische Irresein nicht blos in ihrem Wesen identisch sind, sondern auch symptomatologisch gemeinsame Züge haben: es kommen auch beim einfachen, convulsivischen Anfall psychische Störungen vor, nicht blos als Aura in Form von Hallucinationen verschiedener Sinne, sondern auch während des Anfalls selbst, die mit dem Aufhören desselben verschwinden. Meistens sind es Träume drohenden und schrecklichen Inhaltes.

Witkowsky (4) theilt alle epileptischen Anfälle in 3 grosse Gruppen ein, die ohne feste Grenze in einander übergehen. 1) rudimentäre, 2) reguläre, 3) combinirte Anfälle. Die rudimentären Anfälle sind auch bei organischen Gehirnkrankheiten häufig, fehlen aber der Hysterie vollständig. Es giebt auch rudimentäre Anfälle, bei denen nur die Willensherrschaft über die Körperbewegungen beeinträchtigt ist; die Gehirnrinde functionirt weiter, nur die Leitung zwischen ihr und den Muskeln ist momentan, aber vollständig unterbrochen. Die regulären Anfälle zeigen nach Art, Dauer, Stärke vielfache Variationen. Sehr oft ist der Fortgang der Erscheinungen derart, dass zuerst mit Bewusstseinsverlust tonische, dann clonische Convulsionen (Med. obl.) später ungeordnete, verstreute Muskelactionen, die schon dunklen Vorstellungen zu entsprechen scheinen (Mittelhirn), zuletzt psychische Erregung (Grosshirn) eintreten, also die Erregungserscheinungen im Gehirne successive von unten nach oben fortschreiten.

Die dritte Gruppe bilden diejenigen acuten Erkrankungen, bei denen Anfälle der ersten und zweiten Arten zusammentreten und sich mit anderen, namentlich psychischen Symptomen paaren. Die Dauer wechselt von Stunden bis Wochen. Sehr häufig sind dabei Fiebererscheinungen, besonders bei starker Störung des Bewusstseins; Albuminurie hierbei nicht vorhanden.

Bezüglich des psychisch-epileptischen Aequivalents ohne Einzelanfälle oder sonstige Krampferscheinungen äussert er seine Ansicht dahin, dass seine Existenz noch nicht in genügender Weise sicher gestellt sei. Der Erinnerungsdefect ist nicht immer vorhanden, die „photographische Gleichheit" aller Anfälle bei demselben Epileptiker existirt in Wirklichkeit nicht. Häufen sich die combinirten Anfälle (bei längerem Verlaufe der Krankheit), so werden die Pausen schliesslich sehr kurz, und es kommt zu fast andauernder Geistesstörung, bald mehr der Paralyse, bald der Verrücktheit sich nähernd.

Nur die Epilepsie des Kindes- und Pubertätsalters scheint Neigung zu rascher Verblödung des Kranken mit sich zu führen, bei späterem Ausbruche der Erkrankung halten sich die meisten Epileptiker viele Jahre lang auf einem relativ hohen geistigen Niveau.

Echeverria (8) berichtet nach 118 Fällen von Epilepsie auf Grundlage von Syphilis etwa Folgendes:

Es kommen am centralen Nervensysteme folgende anatomische Veränderungen vor: Entzündung und Verdickung der Häute, Myelitis, strangförmige sclerotische Processe; im Hirn vorwiegend perivasculäre und interstitielle Veränderungen, Erkrankungen der Gefässwände, Gummata; durch die Gefässveränderung bedingt oft Thrombose; Ischämie und deren Folgezustände — Necrosen der Hirnsubstanz. — Der Ausbruch der epileptischen Anfälle erfolgt in der Regel nicht urplötzlich, sondern es gehen meistens Vorboten vorher. Präcordialschmerz, Angstempfindung und Schwindel, Kopfschmerz von meist grosser Heftigkeit und Hartnäckigkeit, Nachts in der Regel etwas stärker. Kopfschmerz war in 70, Präcordialschmerz in 50 pCt. der Fälle vorhanden. Der Kopfschmerz wurde am häufigsten in der Scheitelgegend, demnächst in den Schläfen am heftigsten empfunden. Der epileptische Anfall kam in der Regel nicht zur Zeit der maximalen Intensität des Kopfschmerzes, sondern im Gegentheil bei Remissionen desselben. Mitunter war der Kopfschmerz auf einer Seite stärker als auf der anderen, doch liess dies keinen Zusammenhang mit den Convulsionen erkennen, die auch öfters vorwiegend einseitig waren.

Die Zeit des Auftretens der Anfälle nach der syphilitischen Infection schwankte zwischen 4 Monaten und 20 Jahren; am häufigsten stellten sie sich 1—3 Jahre post infectionem ein. — Hereditäre Syphilis war unter 618 Fällen von Epilepsie, über deren Aetiologie Angaben gesammelt wurden, 7 mal als Ursache vertreten; meistens traten die Anfälle hier im Kindesalter auf, selten später; die allgemeine körperliche Entwicklung wurde dadurch nicht erkennbar beeinflusst.

In der grössern Hälfte seiner Fälle fand Verf. ausserdem gewohnheitsmässigen Alcoholgenuss und bei zwei Männern auch chronischen Saturnismus.

Dass die „syphilitische" Epilepsie vorwiegend in Form nächtlicher Anfälle auftrete, konnte er nicht bestätigen. Die „Form" der Krankheit war meistens die des Grand mal, nicht selten aber dabei auch Anfälle von Petit mal, letzteres allein dagegen sehr selten.

Nach Fournier soll eine nach dem 30. Lebensjahre beginnende Epilepsie stets auf Syphilis beruhen. Verf. konnte dies nicht unbedingt bestätigen.

Complicationen (motorische, Sehstörungen etc.) waren vielfach vorhanden, wie dies aus der Natur der anatomischen Läsionen begreiflich ist.

Vollständige Heilung erfolgte 44 mal, in den übrigen Fällen theils zeitweises Aussetzen und späteres Wiederauftreten der Anfälle, theils keine Besserung, theils war der Erfolg unbekannt. Die Behandlung war die übliche antisyphilitische, mit der nöthigen Energie befolgt.

Sommer (10) stellt zuerst 90 Fälle von Epilepsie tabellarisch zusammen, in denen meist neben anderen Läsionen Erkrankung des Ammonshorns constatirt wurde, und nimmt auf Grund der Thatsache, dass er bei drei anscheinend normalen Ammonshörnern von Epileptikern in zweien microscopische Veränderungen nachgewiesen, an, dass bei etwa 30 pCt. der Epileptiker das Ammonshorn erkrankt ist.

Als das Résumé der Untersuchung eines atrophischen und sclerosirten Ammonshorns giebt S. Folgendes: Defect der Pyramidenganglienzellen, der fast einen Quadranten des Querschnittes einnimmt, mit Atrophie und Sclerose der entsprechenden Nervenfasern; in den oben erwähnten zwei Fällen fanden sich Anhäufungen von Amyloidkörpern und Fettkörnchen, Verdickung der Ge-

Gefässwandungen, Fettkörnchenzelleninfiltration derselben. Dieselben Veränderungen fanden sich auch in anderen Rindenbezirken, Befunde, die vielleicht für die terminale Demenz verantwortlich zu machen sind. An diese thatsächlichen Angaben knüpft S. eine sehr schwach gestützte Hypothese über die Natur der Beziehungen zwischen Ammonshornerkrankung und Epilepsie.

Gélineau (13), der mit dem obigen Namen Anfälle von Schlafsucht bezeichnet, berichtet folgenden Fall:

25jähr. kräftiger Mann, der nur einmal einen Schlag auf den Kopf erlitten und ein andermal einen heftigen Affect durchgemacht, leidet an häufigen Anfällen (bis zu 200 des Tags über), die darin bestehen, dass er ziemlich rasch einschläft; sie überraschen ihn immer und überall, bei allen Beschäftigungen, sie häufen sich bei psychischer Erregung, bei schlechtem Wetter oder nahendem Gewitter, sind geringer bei heftigem Zorn, aber länger andauernd, sistiren im Theater, wenn er aufmerksam dem Spiele folgt, treten jedoch bei pathetischen Scenen, die ihn erregen, wieder auf; der Puls sinkt während derselben auf 8 Schläge, die Pupillen, sonst sehr eng, erweitern sich; sonst zeigt er keine Störung, der Schlaf ist gut, unmittelbar, nachdem er aus dem Anfalle aufgerüttelt wird, geht er ganz gut; kommt der Anfall, dann fühlt er eine Schwere oder Leere im Kopfe, in den Augen, eine Art Wirbel um den Kopf, die Gedanken vergehen ihm, die Augenlider schliessen sich halb, er hört noch, ist bei Bewusstsein, dann schläft er ganz ein; das einleitende Stadium dauert nur einige Secunden; er schläft auch ein, wenn man ihn die Augen schliessen lässt; kommt er in einen dunklen Raum, so hat er gleichfalls die Tendenz, einzuschlafen; niemals ist während des Anfalles Incontinenz der Sphincteren eingetreten. Seine psychischen Functionen sind intact. Bromkalium, Injectionen (Morphium?), Hydrotherapie, Electricität, Cauterisationen am Nacken blieben ohne Erfolg. Die Anfälle bestehen seit 9 Jahren.

G. hält die Anfälle für eine eigenartige Neurose und bestreitet namentlich jeden Zusammenhang mit Epilepsie; die verschiedensten Mittel, Picrotoxin, Amylnitrit, Strychnin, Curare, blieben ohne wesentlichen Erfolg.

Salomon (18) giebt Beispiele, bei denen nach starker Muskelanstrengung epileptische Anfälle eintraten. Er macht die Kohlensäureanhäufung im Blut und die Störung der Circulation im Gehirn verantwortlich. So traten entweder Krampfanfälle oder psychische Erscheinungen bei verschiedenen Personen ein nach Trompeteblasen, tiefem Herabhängen des Kopfes, Arbeiten in stark gebückter Stellung. Bei Vermeidung der Schädlichkeiten blieben die Individuen während längerer Beobachtung frei. Grosse körperliche Anstrengungen (Rudern etc.), namentlich bei Entbehrung der Nachtruhe, haben ebenfalls isolirt bleibende Anfälle zur Folge. S. sah auch in drei Fällen, in denen bestimmte Muskelgruppen vorzugsweise angestrengt waren (Cigarrensortiren, Garnwickeln, Drehen eines Rades), dass die Krämpfe oder die psychischen Störungen eingeleitet wurden durch subjective Empfindungen oder objectiv wahrnehmbare unwillkürliche Bewegungen in den übermüdeten Gliedern.

Kiendgen (22) resumirt das Resultat seiner namentlich auch durch Critik der Untersuchungsmethoden bemerkenswerthen Arbeit — er untersuchte Harn von 57 Epileptischen nach 150 Anfällen — dahin: Spuren von Eiweiss sind in jedem Harn nachweisbar bei einer gewissen Concentration, geringe Steigerungen des Eiweissgehaltes kommen periodisch ohne gleichzeitige Zunahme des spec. Gew. vor, ohne dass eine Nierenaffection anzunehmen ist; nach dem epileptischen Anfalle zeigt der Urin keinerlei abnorme Reaction oder Concentration; eine nachweislich durch den Anfall verursachte Zunahme des Eiweissgehaltes ist selten und immer gering und bei Männern zumeist durch Samenbeimischung verursacht. Harncylinder fand er nur bei einem an Nephritis leidenden Epileptiker, sonst niemals nach einem Anfalle.

Langhoff (24) zeigt an mehreren Fällen aus Westphal's Clinik, dass sowohl bei weiblichen Epileptischen (bei denen aber die Verhältnisse durch die sehr häufig mitspielende Hysterie getrübt sind), als auch bei männlichen im prae- und post-epileptischen Stupor, sowie auch während psychischer Aequivalente Anaesthesien der Haut in grösserem oder geringerem Umfange zu constatiren sind; obwohl dies Verhalten nicht constant ist, verhalf es doch in einzelnen Fällen, die ohne Angaben eingebracht waren, zur richtigen Diagnose.

1) Rotter, H., Ein in den Schädelraum penetrirender Nagel als Ursache epileptoider Anfälle. Heilung nach Entfernung des Nagels. Przegl. lek. No. 14. (Poln.) — 2) Korczynski, Spinalepilepsie bei chronischer Quecksilberintoxication mit Amylnitrit erfolgreich behandelt. Sitzungsbericht d. Krak. ärztlichen Ges. — 3) Olszinski, Ein seltener Fall von Epilepsie. Aus der Clinik des Prof. Korczynski in Krakau.) Ibid. No. 59.

Korczynski (2) berichtet folgenden Fall: Ein 1½ Jahre dauerndes, choreaartiges Intentionszittern mit continuirlichen, athetoseartigen Bewegungen und mit einer bedeutenden Steigerung der Muskel- und Sehnenreflexe, am meisten aber der Hautreflexe bei einem 20jähr. Hutmacher minderte sich bedeutend bei einer längeren Anwendung von Jodkali, Bromkali, Chloralhydrat, Morphiuminjectionen und Pilocarpininjectionen.

Mitte April 1880 trat ohne bekannte Ursache eine Verschlimmerung ein, welche sich durch die Wiederkehr der gesteigerten Reflexerregbarkeit bekundete, während das Zittern sich minderte. Nach einigen Tagen traten allgemeine, den epileptischen vollkommen ähnliche Krämpfe ohne Verlust des Bewusstseins täglich auf, welche einige Minuten andauerten und desto stärker wurden, je mehr sich Pat. anstrengte, dieselben zu bewältigen. Vom 22. April bis 4. Mai cessirten die Anfälle vollkommen, es blieb nur ein mässiges Zittern und eine Steigerung der Reflexe zurück. Vom 4. Mai bemerkte man ein neues Symptom in Form einer spastischen Streckung beider Unterextremitäten, welche den Gang des Pat. demjenigen bei einer spastischen Spinalparalyse ähnlich machte; die epileptischen Krämpfe erneuerten sich, aber diesmal traten dieselben nur bei activer Beugung der Kniegelenke und bei stärkerer Beugung oder Streckung der Fussgelenke auf, so dass Pat. jede stärkere active Bewegung der Unterextremitäten streng vermied. Durch eine stärkere passive Bewegung in den Knie- und Fussgelenken, sowie durch jeden stärkeren Hautreiz konnte man jederzeit die heftigsten, den epileptischen vollkommen ähnliche Krämpfe hervorrufen. — Da dieser Zustand jeder

Behandlung trotzte, wandte man vom 26. Mai an täglich Inhalationen von 4—5 Tropfen Amylnitrit an und schon nach einigen Tagen vermochten die stärksten activen und passiven Bewegungen, sowie die stärksten Hautreize die Krampfanfälle nicht mehr hervorzurufen. Es blieb ein mässiges Zittern zurück. Spuren von Quecksilber waren im Urin noch immer aufzufinden.

Bei einem seit 8 Jahren an Epilepsie leidenden 46jähr. Kranken erwies die Untersuchung von Glusinski (3) ein Aneurysma cirsoideum am Kopfe, welches in einem höheren Grade auf der rechten Kopfhälfte entwickelt war. Am rechten Scheitel ein nussgrosses wahres Aneurysma. Beide Carotiden sehr breit, gespannt, stark pulsirend. Venae jugulares ext. mässig erweitert, neben den Venae jugulares int. ausgesprochenes Nonnengeräusch. Ueber dem Aneurysma ein systolisches Geräusch, welches beim Druck auf beide Aa. temporales und occipitales schwächer wird. Am ganzen Kopf, sogar in einer möglichst grossen Entfernung von den varicös erweiterten Arterien der Kopfschwarte hört man ein systolisches Geräusch, welches niedriger ist als das über dem Aneurysma hörbare, und welches aus diesem Grunde als ein intracranielles aufgefasst wurde. Das Gesicht mässig geröthet, beide Pupillen gleich und mässig erweitert, der linke Ventrikel etwas hypertrophisch, Puls etwas mehr hart und gespannt. Zittern der Hände.

Als Ursache der Epilepsie betrachtete man eine vielleicht auf Lähmung der vasomotorischen Nerven beruhende Ausdehnung der Hirngefässe, und zur Begründung dieser Anschauung wurden folgende Umstände angeführt: 1) Das Hirngeräusch, 2) das vom Pat. angegebene gleichzeitige Erscheinen des ersten Anfalles und der Ausdehnung der Arterien der Kopfschwarte, 3) Herzklopfen und Flimmern vor den Augen, welche als Vorboten des Anfalles eintreten sollten, 4) stärkeres Pulsiren und grössere Ausdehnung der erweiterten Gefässe und des Aneurysma, nebst einem stärkeren Kopfsausen, welches man am Tage des epileptischen Anfalles zweimal constatirt hatte.

Bromkali, Galvanisation des Sympathicus und Ergotininjectionen in die Kopfschwarte waren wirkungslos.

Oettinger (Krakau).

Alfaro, M., Caso raro de epilépsia. Independencia médica. No. 5. Mexico.

Ein 35jähr. Mann, ohne Antecedencien irgend welcher Art, erlitt einen Anfall von Epilepsie, nach welchem er 24 Stunden geistesverwirrt blieb; er führte später aber Vorsitz in einer Versammlung, reiste nach der Hauptstadt, nahm da Wohnung, gab sein Geld zur Aufbewahrung und erlitt 14 Tage später einen 2. Anfall, der ihn ebenfalls einige Stunden verwirrt liess. Das Merkwürdige an dem Falle ist, dass der Kranke weder vor noch nach dem 2. Anfall das Geringste wusste von allem, was er seit dem 1. Anfalle gethan hatte.

Semeleder (Mexico).]

3. Chorea.

1) Kretzschmar, A., Die Chorea in ihrer Beziehung zu Rheumatismus und Endocarditis. Dissertat. Berlin. (Fall aus Frerichs' Clinik mit Sectionsbefund zum Nachweise der auch von Frerichs acceptirten Annahme der embolischen Natur der Grundlagen der Chorea.) — 2) Eisenlohr, C., Zur pathologischen Anatomie der Chorea. Centralbl. f. Nervenheilkunde, Psychiatrie und gerichtliche Psychopathologie. No. 3. (14jähr. Mädchen mit congenitaler, allgemeiner Chorea, später auftretende Contracturen in den unteren Extremitäten. Tod in Folge ulceröser Pneumonie und Darmtuberculose. Sclerotischer Herd im rechten Seitenstrang in der Höhe des 3. Cervicalnerven, der sich nach oben bis zum 1., nach unten bis zum 6. Cervicalnerven verfolgen lässt. In dem ganzen übrigen Centralnervensystem nichts Abnormes gefunden. Der Herd wird als das Residuum eines fötalen Entzündungsprocesses aufgefasst.) — 3) Sawyer, J., Statistics of fatal chorea. Lancet. July 31. (Berichtet unter Bezug auf den Artikel von Sturges [July 17] ganz kurz über 6 tödtlich verlaufene Fälle von Chorea. Die Individuen waren im Alter von 12—25 Jahren, nur 1 männlich [16 Jahre alt]; die Krankheit war theils im Anschluss an Rheumatismus, theils nach heftigen Gemüthsbewegungen aufgetreten.) — 4) Sturges, O., Some statistics of fatal chorea. Ibid. July 17. — 5) Loube, Beiträge zur Pathogenese und Symptomatologie der Chorea und zur Beurtheilung des Verhältnisses derselben zur Athetose. Deutsches Archiv f. klin. Medicin. Bd. 25, 212. (1. 6 Jahre lang bestehende, regelmässig alternirende Pronationen und Supinationen der Hände, Flexion und Extension der Finger, Zehen und Beugungen im Knie neben leichtem, tonischen Facialiskrampf, gehen über in ungeordnete choreatische Bewegungen. Von da ab systolisches Blasen am Herzen, Neigung zu Ohnmachten, Verfolgungswahn. 2. 14 Tage nach Verletzung der linken Hand Zuckungen im ganzen Körper, bei denen bloss der linke Arm anfangs ruhig bleibt. Zahlreiche Schmerzdruckpunkte, unter Steigerung der Chorea Verworrenheit, Verfolgungsideen, Tod. Endocarditis, auffällige Anämie der Rinde, die microscopisch unverändert war. L. glaubt, dass die Endocarditis wie die choreatische Affection selbst einer Krankheitsursache, vielleicht chemisch-infectiöser Natur, zuzuschreiben sei.) — 6) Möllendorff, Ein Fall von hochgradiger Chorea senilis mit tödtlichem Ausgange. Ebend. Bd. 26. 607. (Die über 83jährige Frau mit sehr verbreiteten Choreabewegungen, auch der Zunge und des Gesichts, ohne wesentliche Erscheinungen, starb 2 Monate nach Beginn der Erkrankung. Ecchondrosis mit theils verkalktem, theils schleimig erweichtem Gewebe am Clivus Blumenbachii, die Brücke zeigt einen queren Eindruck, ist etwas gelblich verfärbt, ebenso [macroscopisch] der linke Hinterseitenstrang im Lendenmark.) — 7) Sturges, O., Case of violent chorea in an adult, rapidly recovering. Med. Times. Aug. 21. — 8) Bonzol, Deux cas de chorée traités par l'aimant. Lyon médical No. 14. (Heilung von Hemichorea durch einen 20 Kgrm. schweren Magneten.) — 9) Sturges, O., The pathologies of chorea in their application. Med. Times. March 6—27. (Zeigt, dass die Theorien, welche die Chorea auf anatomische Läsionen [capilläre Embolien etc.] zurückführen, nicht haltbar sind, und stellt das Leiden als eine functionelle Erkrankung dar.) — 10) Gowers, W. R., On paralytic chorea. (Brit. med. Assoc.) Brit. med. Journ. Aug. 28. (Verf. fand mehrmals ausgesprochene motorische Schwäche, sogar Parese in Gliedern, die vorzugsweise von den Convulsionen befallen waren; mitunter war die Lähmung so hervortretend, dass die systolischen Erscheinungen dadurch fast verdeckt wurden.) — 11) Dixon, G. F., Chorea in an adult, followed by acute rheumatism. (From Guy's Hosp.; under the care of Dr. Wilks.) Med. Times. Feb. 14. — 12) Bacon, G. M., Chorea at an advanced period of life. Journ. ment. sc. July. (Eine Frau starb im Alter von 61 Jahren, nachdem sie 4 Jahre lang an Chorea gelitten hatte; die Section ergab chronische Leptomeningitis, Erguss in die Ventrikel.) — 13) Soltmann, O., Arsenik und Propylamin gegen Chorea minor. Breslauer ärztl. Zeitschrift No. 8. — 14) Brabazon, A. B., Chorea St. Viti, or St. Vitus' dance, its treatment with the Bath mineral waters. Brit. med. Journ. May 15. — 15) Berland, R., Traitement par le tartre stibié d'une forme de chorée dite électrique. Étude clinique et thérapeutique. — 16) Brou de Laurière, P., Contribution à l'étude et au traitement de la chorée. Thèse. Paris. (Nichts Neues.)

Sturges (6) hat eine Zusammenstellung von 80 tödtlich verlaufenen Fällen von Chorea gemacht und zieht daraus folgende Schlüsse:

Tödtliche Fälle von Chorea gehören fast ausschliesslich der Zeit der Pubertät und dem weiblichen Geschlechte an; in manchen Fällen ist die nächste Ursache in geschlechtlicher Aufregung zu suchen. Daneben sind aber Gemüths-Depressionen, Schreck, Elend wirksam. Acuter Gelenkrheumatismus ist eine seltenere, aber nicht fortzuleugnende Ursache. — Kinder starben an Chorea überhaupt selten, und namentlich Knaben fast nie. — Etwa vorhandene Complicationen von Seiten des Herzens sind nicht die dunkle Todesursache.

Seltmann (13) empfiehlt die Sol. arsenic. Fowleri mit Aq. dest. täglich 3—6 Tropfen bei Kindern und will durchschnittlich selbst in veralteten Fällen in 16—71 Tagen Heilung erzielt haben; vom Propylamin sah er in 11 Fällen keinerlei Erfolge und nur unangenehme Nebenentwickelungen.

Berland (15) beschreibt unter dem Namen der electrischen Chorea, auf Grund von 3 Beobachtungen aus der Abtheilung von Berysen (letzterer sah im Ganzen 5) Fälle, die bei Kindern von 11 bis 14 Jahren vorkamen und durch plötzliche — electrischen ähnliche — Zuckungen des Kopfes ausgezeichnet waren, die zuweilen auch eine Extremität mit betrafen: der Kopf wurde plötzlich nach hinten und vorn über geschleudert, und zwar nicht anfallsweise, sondern fortdauernd. Die Krankheit ist nicht zu verwechseln mit der von Dubini unter demselben Namen beschriebenen; letztere gehört garnicht zur Chorea und ist eine ganz andere schwere, wie es scheint fast nur in Italien (Mailand, Pavia) beobachtete Krankheit des Gehirns und Rückenmarks. Von der gewöhnlichen Chorea unterscheidet sich die geschilderte electrische des Autors, abgesehen von der eigenthümlichen Plötzlichkeit der Zuckungen, besonders auch dadurch, dass die Zuckungen von Anfang an partiell sind und bleiben; in der dritten Beobachtung indess bestand eine Complication mit gewöhnlicher Chorea; letztere blieb noch bestehen, nachdem erstere (die electrische) geheilt war. Die Heilung der electrischen Chorea erfolgt in allen beobachteten Fällen durch ein Brechmittel (0,05 Tart. stib.). Als Ursache der Krankheit waren psychische Erregungen zu betrachten.

4. Tetanie.

1) Revilliout, V., Spasme fonctionnel et tétanie chez un athlète. Gaz. des hôp. No. 68. — 2) Weiss, N., Letal abgelaufener Fall von Tetanie. Anzeiger der Gesellschaft der Wiener Aerzte. No. 16. (Aufgetreten nach Kropfexstirpation: Gehirn macroscopisch normal: im Rückenmark an drei Stellen im Halsmarke microscopisch nachgewiesene kleine Hämorrhagien.)

Revilliout (1) beschreibt folgenden Fall:

Ein ungewöhnlich musculöser, 21jähr. Mann, Sohn eines Trinkers, selbst sehr mässig, der sich seit seiner Jugend mit Athletenstückchen abgegeben, merkt zuerst, wenn er ungewöhnliche Kraftübungen ausführen will, dass die Armmuskeln sich krampfhaft contrahiren, so dass er abwarten muss, bis der Krampf aufgehört, ehe er die Uebung fortsetzen kann, später merkte er ein selbst bei ganz leichten Hantierungen anfallsweise auftretendes Schwächegefühl; später trat die ersterwähnte Erscheinung an der Armmusculatur selbst bei der leisesten Bewegung auf, die Anfälle wurden häufiger, der Krampf breitete sich auch auf die Beine aus. Daneben fand sich beträchtliche Anämie; die Musculatur zeigt ein hypervoluminöses Ansehen; durch Druck auf den Biceps konnte der Krampf der ganzen Armmusculatur erzeugt werden, ebenso der des Beines bei Druck der Wade; die Musculatur der Extremitäten befindet sich constant in einem Zustande mässiger Contraction; Compression der zuführenden Arterie erzeugt sofort den Krampf an der betreffenden Extremität; Bromkalium erzielte Besserung.

[Glusinski, Ein Fall von Tetanie. (Aus der Clinik des Prof. Korczynski in Krakau.) Przegląd lekarski. No. 58.

Das Trousseau'sche Symptom und die abnorme Reizbarkeit auf den galvanischen und inducirten Strom war in diesem, einen 10jährigen Kranken (Israeliten) betreffenden, wahrscheinlich auf Wurmreiz beruhenden Fall nicht zu finden. Die Anfälle dauerten 15 Minuten, der Kopf war stark nach vorn gebeugt, die Wirbelsäule reifartig nach vorn gebogen, die Bauchmuskeln gespannt, die oberen Extremitäten im Ellenbogengelenk, die unteren im Kniegelenk gebogen, die Hände schaufelartig zusammengezogen. Während des Anfalles klagt Pat. über einen heftigen Schmerz in den krankhaft zusammengezogenen Muskeln und in der ganzen Wirbelsäule, die Reflexe sind nicht vergrössert, Sensibilität normal, nur in den Zehen ist eine Hyperästhesie zu finden. In den freien Intervallen keine Abnormität zu finden. Oettinger (Krakau).]

5. Somnambulismus und Catalepsie.

(S. auch unter „Hypnotismus.")

1) Despine, Etude scientifique sur le somnambulisme. Paris. — 2) Morton, W. J., Induced hysterical somnambulism and catalepsy. New-York med. Record. Oct. 22. — 3) Munk, Ueber wirkliche und simulirte Catalepsie. Wiener med. Presse. No. 31. — 4) Schiller, Ein Fall von Catalepsie mit Sprachreflexen. Breslauer ärztl. Ztschr. No. 21. — 5) Ströbing, Ueber Catalepsie. Deutsch. Arch. f. clin. Med. Band 27. S. 111.

Schiller (4) beobachtete folgenden interessanten Fall:

10jähriges normales Mädchen ohne Antecedentien stürzt beim Nachhausekommen plötzlich zusammen, kann kein Glied rühren, noch sich äussern. Der unmittelbar danach constatirte Status praesens zeigt 66 normale Pulse, starren Gesichtsausdruck, Augen unbeweglich nach oben gerichtet, Lidbewegung normal, Pupillen weit, gut reagirend, Mund fest geschlossen, Lippen cyanotisch; der emporgehobene Arm sinkt erst nach ½ Min. herab, der über den Kopf aufs Bett gelegte Arm erhebt sich nach mehreren Minuten zur Verticalen unter seitlichen Excursionen und senkt sich wenig schneller nieder (Catalepsie? Ref.). Die beiden Hände sowie die Finger zeigen deutliche cataleptische Erscheinungen, ebenso die Beine; tiefe Nadelstiche erzeugen keine Reaction; normaler Reflex von den Conjunctivae. Sprache fehlt. Die Mutter entdeckt, dass bei leisem Streichen der Haut oberhalb des Nabels von unten nach oben jedesmal ein Laut Ur-jä wiederholt wird, nicht jedoch bei Drücken der Stelle; bei Berühren der Haut oberhalb des Manubr. stern. wird ein Laut, Chr, ausgelöst; werden die Electroden eines Inductionsstromes an die Wirbelsäule aufgesetzt, so wird die Starre stärker, der rechte Arm geräth in Convulsionen; bei Reizung des l. Facialis bringen erst die stärksten Ströme eine Wirkung hervor, bei Abheben der Electrode verharrten die betr. Gesichtsmuskeln in Contraction; bei Reizung des r. N. facialis bekommt das ganze Gesicht einen grimmenden Ausdruck; mehrfacher Gebrauch des electrischen Pinsels macht allmälig die Erscheinungen verschwinden; Amnesie; in den folgenden Tagen leichte Chorea, die bald wieder sistirt; kein neuer Anfall von Catalepsie.

Strübing (5) beobachtete eine Kranke, bei der nach leicht melancholischer Verstimmung Anfälle von Catalepsie auftraten.

Gesteigert wurden dieselben bei der Menstruation, sonst anfangs täglich, später in grösseren Pausen Anfälle von 1—4stündiger Dauer. Entweder nach vorausgehendem Gefühl von Müdigkeit oder plötzlich trat Flexibilitas cerea ein, die Sprache wurde schwerfällig, und die Kranke schlief ein. Später gingen zuweilen 10—15 Minuten dauernde Weinkrämpfe und krampfhafte Inspirationen voraus. Der Anfall liess sich, wenn Müdigkeit und Flexibilitas auftraten, leicht durch passiven Schluss der Augen hervorrufen. Ebenso durch Anblicken eines Glasknopfes. Auch wenn Pat. frei war, führte die quere Galvanisation durch den Kopf unter Unbehagen und Schwindel den Anfall herbei, ebenso die Durchleitung in der Längsrichtung des Schädels. Application des Hufeisenmagneten oder Fixiren des zurückgebeugten Kopfes war wirkungslos.

Die Glieder liessen sich passiv in beliebige Stellungen bringen; bei Stellungsänderung durch Faradisation wurde jedoch zuweilen die frühere Haltung wieder hergestellt. Der Orbicul. palpebrarum leistete beim Oeffnen der Augen starken Widerstand; wurde die Kranke rasch nach vorne gezogen, sträubte sie sich; die Pupillen reagirten träge. Die Sensibilität bei schweren Anfällen erloschen, somit mimische Reaction und Abwehrbewegungen, diese traten auch bei Druck auf die Foram. supra- und infraorbitalia hervor. Während des Anfalles antwortete die Kranke, jedoch nur auf leichtere Fragen und löste Aufgaben des Einmaleins. Unterdrückt wurde der Anfall durch Compression der linken Ovarialgegend, allmälig beseitigt durch starke sensible Reize. An die Vorgänge während der Bewusstseinspause keine Erinnerung. In der Zwischenzeit die linke Ovarialgegend etwas druckempfindlich. Unter dem Einfluss der Anfälle trat eine Verminderung der absoluten N- und P_2O_5-menge ein. Der relative P_2O_5-werth war nach den Anfällen geringer.

6. Hypnotismus.

1) Schneider, Die psychologische Ursache der hypnotischen Erscheinungen. Leipzig. — 2) Heidenhain, Der sogenannte thierische Magnetismus. 4. Aufl. Leipzig. — 3) Dumontpallier, La métalloscopie, la métallothérapie ou le Bourguisme. Paris. (Abdruck der in der Union médicale im letzten Jahre veröffentlichten Vorlesungen.) — 4) Brock, Ueber stoffliche Veränderungen bei der Hypnose. (Mittheilungen zweier Harnanalysen, aus denen hervorgeht, dass während der Zeit der Hypnose im Gehirne resp. der Nervensubstanz überhaupt der Stoffumsatz sistirt.) — 5) Berger, Hypnotische Zustände und ihre Genese. Bresl. ärztl. Zeitschr. No. 10, 11 u. 12. — 6) Derselbe, Experimentelle Catalepsie (Hypnotismus). Deutsch. med. Woch. No. 10. (Locale Starre lässt sich durch Anblasen beseitigen. Auch beim tiefsten Hypnotismus tritt auf starke Reize geringe Pupillenerweiterung ein. Sprechen wird hervorgerufen durch Wärmestrahlung in die Nackengegend sowohl als durch Ansprechen möglichst unbedeckter Knochenvorsprünge mit dem Hörrohr. Die Augen lassen sich nach willkürlicher Drehung in dieser Stellung fixiren. Durch halbseitige Manipulation wird eine meist contralaterale Catalepsie hervorgerufen, während die gleichzeitigen Glieder eine schlaffe Hemiparese zeigen. Dabei an der im Krampfzustande befindlichen Seite deutliche Hyperästhesie, an der anderen Hemianästhesie.) — 7) Heidenhain, R., Zur Critik hypnotischer Untersuchungen. Bresl. ärztliche Zeitschr. No. 5. — 8) Berger, Ueber die Erscheinungen und das Wesen des sogenannten thierischen Magnetismus. Ebendas. No. 4. — 9) Derselbe, Ueber Catalepsie und Chorea major. Ebendas. No. 6. — 10) Heidenhain, R. und P. Grützner, Halbseitiger Hypnotismus. Hypnotische Aphasie. Farbenblindheit und Mangel des Temperatursinnes bei Hypnotischen. Ebendas. No. 4. — 11) Cohn, H., Ueber hypnotische Farbenblindheit mit Accomodationskrampf und über Methoden, um das Auge zu hypnotisiren. Ebendas. No. 6. — 11a) Grützner, P., Ueber die neueren Erfahrungen auf dem Gebiete des sogenannten thierischen Magnetismus. Ctrlbl. f. Nervenhlk., Psych. u. gerichtl. Psychopath. No. 10. (Uebersichtliche Zusammenstellung der Versuchsresultate über Hypnose und Angabe der letzten Literatur.) — 12) Friedberg, Ueber die Anwendbarkeit der §§. 176 etc. des Strafgesetzbuches für das deutsche Reich auf das sogenannte Magnetisiren. Schles. Gesellsch. f. vaterl. Cultur. 10. März. (Verf. erhebt vom gerichtsärztlichen Standpuncte aus die Forderung, dass das Hypnotisiren nicht ohne Einwilligung der zu hypnotisirenden Person und nicht ohne verantwortliche ärztliche Aufsicht vorgenommen werde.) — 13) Rumpf, Ueber Metalloscopie, Metallotherapie und Transfert. Aerztl. Memorabilien 1879. 9. Heft. — 14) Benedikt, Ueber Catalepsie und Mesmerismus. Wiener Clinik. 3. Heft. — 15) Rosenberg, Ueber Galvano-Hypnotismus, hysterische Lethargie und Catalepsie. Ebendas. (Der hypn. Zustand wird durch Druck auf die Halswirbelsäule, durch anhaltendes Zurückbiegen des Kopfes, in einzelnen Fällen auch durch querleitende Galvanisation durch den Kopf erzeugt.) — 16) Meyersohn, Einiges über den Hypnotismus. Deutsche med. Woch. No. 11. (M. konnte durch längeres Zureden bei einer hysterischen Hypnotisirten Hallucinationen hervorrufen, wie ihre Antworten ergaben. M. sieht vergleichsweise das Entstehen von Traumvorstellungen nach Zuflüstern entsprechender Worte und Namen an.) — 16a) Derselbe, Zur Geschichte des thierischen Magnetismus. Ebendas. No. 25. — 17) Coupland, S., Spontaneous hypnotism. Journ. ment. sc. April. — 18) Hellenbach, L. B., Ist Hansen ein Schwindler? Eine Studie über den „animalen Magnetismus". 8. Wien. — 19) Weinhold, A. F., Hypnotische Versuche. 3. Aufl. gr. 8. Chemnitz.

Heidenhain (2) giebt in der 4. Auflage seines Vortrages eine ausführliche Schilderung der von ihm und den andern Breslauer Untersuchern (Beyer, Grützner, H. Cohn) gemachten Erfahrungen über die Symptome und die physiologische Bedeutung des hypnotischen Zustandes.

A. Symptome des hypnotischen Zustandes. 1) Psychische Vorgänge. In erster Linie steht eine mehr oder weniger tiefe Herabdrückung des Bewusstseins. Bei tiefer „Hypnose" ist jede Erinnerungsspur an das während des hypnotischen Zustandes Erlebte erloschen; bei mittlern Graden fehlt dem Erwachten die Erinnerung, aber es gelingt, dieselbe mehr oder weniger deutlich hervorzurufen, indem man Andeutungen dessen macht, was während des Schlafes geschehen ist; bei den leichtesten Graden bleibt das Bewusstsein anscheinend intact, doch fehlen dann auch constant gewisse andere Erscheinungen des Hypnotismus. Es lässt sich aber nachweisen, dass auch während der tiefen Hypnose sinnliche Wahrnehmungen stattfinden, dieselben aber infolge des Mangels an Aufmerksamkeit nicht mehr zu bewussten Vorstellungen umgebildet werden können. Es veranlassen dann unbewusste Sinneseindrücke unbewusste Handlungen vom Character willkürlicher Acte. — H. versteht unter unbewussten Empfindungen und Wahrnehmungen diejenigen durch die Sinneseindrücke hervorgerufenen materiellen Veränderungen in den Apparaten des Centralnervensystems, welche, wenn Bewusstsein vorhanden wäre, die betreffenden Empfindungen und Wahrnehmungen auslösen würden. — Der Hypnotische verhält sich in diesen Fällen wie ein Nachahmungsautomat, der alle diejenigen Bewegungen wiederholt, welche für ihn mit einem optischen oder acustischen unbewussten Eindruck verbunden sind.

Unter den Sinneseindrücken, welche in dieser unbewussten Weise Bewegungen anscheinend willkürlicher Art veranlassten, stehen die Wahrnehmungen dieser Bewegungen obenan; eine ähnlich innige Relation besitzen diejenigen Empfindungen, welche sich mit der Ausführung der Bewegungen in den bewegten Theilen selbst verknüpfen. Deshalb werden Bewegungen beim Hypnotisirten am leichtesten ausgelöst durch Vormachen der betreffenden Bewegung und durch Anregung der betreffenden Bewegungsempfindung. Eine Bewegung, welche bei einem Hypnotischen passiv eingeleitet wird, setzt dieselbe in der Regel passiv fort. Dieser Nachahmungszwang besteht nur bei einer gewissen Tiefe der Hypnose mit Schwinden des Bewusstseins; doch auch bei den tiefsten Graden des Unbewusstseins fehlt derselbe, weil dann keine Sinneswahrnehmungen weiter zu Stande kommen.

Bei manchen Individuen äussert sich die Functionsstörung der psychischen Acte nur durch den Eintritt eines mehr oder weniger tiefen Schlafes, welcher in der Regel von Analgesie begleitet ist. Dieser hypnotische Schlafzustand wird sehr oft am schnellsten hervor gerufen, wenn man die Augen schliessen und auf das Ticktack einer Taschenuhr hören lässt. Die später zu erwähnenden Muskelerscheinungen können hierbei ganz fehlen oder mehr oder weniger vorhanden sein.

In anderen Fällen sind nur einzelne Hirntheile von der Functionshemmung betroffen und kommen dann die oben erwähnten unbewussten Sinneswahrnehmungen und Bewegungen zu Stande.

Ausser der besprochenen „Nachahmungsautomatie“ — Nachahmung unbewusster Gesichtseindrücke — wurden auch Nachahmungen unbewusster Gehörseindrücke — „Sprachautomatie“ — und Umbildung derselben zu unbewussten motorischen Acten durch Erregung unbewusster Bilder der vorzunehmenden Handlung — „Befehlsautomatie“ — beobachtet.

Beim Hypnotisirten ist unter gewöhnlichen Verhältnissen der stetig wirkende Willenseinfluss in Wegfall gekommen, und werden deshalb einerseits unbewusste optische Wahrnehmungsbilder der Bewegung direct Reizursache für die motorischen Centralapparate, andererseits wirken unbewusste acustische Klangbilder auf den Articulationsapparat oder auf den motorischen Apparat, da nach Ausschaltung der Willenshemmung die Bahnen von den centralen Orten der Sinnesbilder zu den centralen Orten der betreffenden Bewegungsapparate der Erregungsleitung unmittelbar erschlossen sind. Während bei der Nachahmungs- und Sprachautomatie der Experimentator durch bestimmte Handlungen gleichartige Handlungen (durch Bewegungen oder Worte ebenfalls Bewegungen oder Worte) hervorruft, werden bei der Befehlsautomatie ungleichartige Handlungen (durch Worte Handlungen) producirt. Aus vielfacher Variation der Versuche geht hervor, dass im Zustande reiner Befehlsautomatie nur Handlungen einfachster Art, rein mechanisch, ohne alle Beurtheilung der Aufforderung und der Ausführung vollzogen werden. Nur der unmittelbare Inhalt des Befehls scheint wirksam zu sein, ohne dass bei der Ausführung deutliche Wahrnehmungen leitend und erregend einwirken.

Anders verhält es sich bei der Erzeugung künstlicher Hallucinationen resp. eingeredeter Träume. Hier rufen die Einwirkungen auf die Sinnesorgane der Versuchsperson Gesichtsvorstellungen mit den mit dieser verknüpften Handlungen hervor. Eine Versuchsperson (Mediciner) wurde von H. im Traume — durch Erzählung entsprechender Daten — auf die Anatomie geführt und führte derselbe die Section des Herzens — mittelst eines Falzbeins aus. „Alle dazu nothwendigen Bewegungen wurden langsam aber sicher ausgeführt“. Darauf wurde er in den zoologischen Garten geleitet; dort liess H. plötzlich einen ausgebrochenen Löwen auftreten. „Wer das Zurückbeben und den Ausdruck des Entsetzens in diesem Augenblick gesehen, wird an der inneren Wahrheit der Vision nicht den geringsten Zweifel haben“ etc. Nach dem Erwachen dauerte eine Empfindung des Rieselns und Schauerns, die dem betreffenden Herrn höchst unangenehm war, noch 10 Minuten hindurch fort. Im Allgemeinen weiss nach der Verscheuchung der Hypnose der Betreffende kaum etwas von dem Erlebten, doch kann er durch Andeutungen zu einer lückenhaften Erinnerung gebracht werden. Stellt man während des Hallucinationszustandes an die Versuchsperson Fragen, welche zu der Situation passen, so werden sie mit Leichtigkeit beantwortet. Man kann auf diese Weise Gespräche einleiten und fortspinnen, wenn man auf den Traumgegenstand Bezug nimmt. All diese Versuchsergebnisse schliessen sich ungezwungen gewissen Erfahrungen des täglichen Lebens an (normaler Schlaf). Bei erloschenem Selbstbewusstsein führen äussere Einwirkungen zu Vorstellungen und Handlungen, die ohne alle und jede im Leben sie begleitende vernünftige Beurtheilung verlaufen. Aus mehreren Erfahrungen (vgl. S. 38) geht hervor, dass die durch die Einflüsterungen hervorgerufenen Vorgänge in denjenigen Hirntheile, welcher die Gesichtsvorstellungen vermittelt, materielle Nachwirkungen von Dauer hinterlassen, welche sich gelegentlich unter günstigen Umständen wieder geltend machen.

2) Analyse. Es ist schon hervorgehoben worden, dass bei vollkommener Ausbildung des hypno-

tischen Zustandes eine hochgradige Unempfindlichkeit gegen schmerzhafte Eingriffe besteht. Hier und da wird in unbestimmter Weise die Berührung (z. B. bei tiefen Nadelstichen) empfunden.

3) **Erscheinungen an dem Bewegungsapparate.** Zum hypnotisirten Zustande tritt eine Steigerung der Reflexerregbarkeit aller quergestreiften Muskeln. Dieselbe beruht auf der Depression der Thätigkeit gewisser Hirntheile bei den Hypnotikern. Auffällig ist, dass diese Erhöhung der Reflexerregbarkeit oft wochenlang nach dem Erwachen aus dem hypnot. Zustande noch anhält. Die reflectorisch erregten Muskeln gerathen in tetanische Starre und infolge dessen die betreffenden gestrichenen Körpertheile in einen **cataleptiformen Zustand.** Die Betheiligung des motorischen Apparates an den Erscheinungen des hypnotischen Zustandes ist bei verschiedenen Personen äusserst verschieden gefunden worden. Es können die beschriebenen Störungen des Sensoriums bestehen ohne auffallende motorische Erscheinungen. Im Gegensatze hierzu treten bei anderen Individuen bei jedem Hypnoseversuch ohne Weiteres lebhafte tonische und clonische Krämpfe auf, welche zur Vorsicht mahnen. Zwischen diesen Extremen lassen sich folgende Abstufungen beobachten. α) Es tritt mehr oder weniger ausgebildete cataleptische Starre ein; der Einfluss des Willens auf die davon betroffenen Körpertheile ist sehr erschwert; werden die Theile mit grosser Mühe in Thätigkeit versetzt, so treten leicht krampfhafte Bewegungen ein, die sich von dem ursprünglich absichtlich in Bewegung gesetzten Theile auf andere fortpflanzen. β) Auf dem Wege des Reflexes von der Haut aus, durch leichtes Bestreichen derselben kann tonische Zusammenziehung der Muskeln hervorgerufen werden, welche sich von dem Reizort in gleichmässiger Reihenfolge fortpflanzt. Diese allmälige Ausbreitung des Reflexes von dem Reizort aus erfolgt im Ganzen nach den Pflüger'schen Irradiationsgesetzen, eine Ausnahme hiervon bildet das Uebergehen des Krampfzustandes von der oberen Extremität zur unteren, bevor die Kaumuskeln ergriffen. Das Fortbestehen der gesteigerten Reflexerregbarkeit nach Unterbrechung der hypnotischen Versuche kann unterbleiben, wenn man bei den Versuchen Anlässe zum Auftreten der Krämpfe vermeidet.

Infolge der gesteigerten Reflexerregbarkeit gelingt es, eine Reihe von Reflexen bei den Versuchspersonen hervorzurufen, welche im gewöhnlichen Zustande fehlen, die uns aber von Thierversuchen her (Goltz) bekannt sind. Analog dem Quakversuche, geben eine Reihe hypnotisirter Personen, wenn die Nackenhaut in der Gegend des 4. und 7. Halswirbels gezerrt wird, einen quarrenden oder seufzenden Ton von sich. In gleicher Weise bewegt sich, wenn die Haut neben den Dornfortsätzen der letzten Lendenwirbel auf einer Seite gezerrt wird, das gleichseitige Bein scharrend rückwärts. Reizt man beide Seiten abwechselnd, so schreiten beide Beine abwechselnd rückwärts. Wird die Haut des Rückens neben den Dornfortsätzen der oberen Brustwirbel leise gestrichen, so erheben sich die Arme unter gleichzeitiger leichter Beugung, so dass die Hände über dem Haupte sich der Mittellinie nähern (Deltoideus, cucullaris). Reizung der Haut über den mittleren Brustwirbeln ergab Zusammenziehung des Latissimus dorsi, der Rhomboidei, über den letzten Brust- und ersten Lendenwirbeln: tonische Zusammenziehung der Strecker der ganzen Wirbelsäule, gleichzeitige starke Erhebung der Rippen (Levatores cost., intercostales) ohne Betheiligung des Zwerchfells; über den unteren Lenden- und Kreuzbeinwirbeln, während die Versuchsperson sass, Zusammenziehung der Beuger des Knies, später des Ileopsoas; neben dem Brustbein: starke Zusammenziehung des Pectoralis major und Erregung der Streckmuskeln des Armes. Zu diesen genannten Reflexerscheinungen gehört auch die constant zu machende Beobachtung: Wenn man eine Person durch Anstarren (siehe hierzu Folgendes) hypnotisirt und während des Beginnes der Hypnose langsam zur Seite tritt, folgen die Augen genau den Bewegungen des Beobachters, indem sie fortdauernd die Fixation festhalten (reflectorische Action der Augenmuskeln behufs steter Fixation des Beobachters mit der Retinastelle des deutlichsten Sehens.

4) **Weitere Erscheinungen während des hypnotischen Zustandes:** Beim Beginne des hypnotischen Zustandes tritt ein Krampf des Accomodationsapparates im Auge auf, die Pupille erweitert sich, die Lidspalte wird weiter, die Bulbi treten sichtlich aus der Augenhöhle hervor, die Athmung wird beschleunigt, oft in sehr erheblichem Maasse, ebenso steigt die Pulsfrequenz, wenn auch unbedeutend und in einer Reihe von Fällen, besonders bei wiederholten Versuchen treten profuser Schweiss und vielleicht auch vermehrte Speichelsecretion auf.

B. **Bedingungen des Eintritts des hypnotischen Zustandes.** Ein gewisses Maass gesteigerter sensibler Erregbarkeit — nicht bloss der Empfindungsnerven, sondern auch der gesammten hierzu gehörigen, dem Sensorium dienenden Hirntheile — ist nöthig zum Eintritt des hypnotischen Zustandes. Entweder ist dieselbe von vornherein vorhanden oder aber wird sie durch gewisse Manipulationen erzeugt. „Wir lassen, wenn wir Personen auf ihre Erregbarkeit prüfen, den facettirten Glasknopf zuerst bei möglichst stark convergenten Blicklinien 6—8 Minuten hindurch anstarren (Blickrichtung convergent nach oben) . . . Bei einzelnen Personen führt schon dies Anstarren allein die Hypnose herbei, doch genügt es in der Regel nicht. Nach der erwähnten Zeit streichen wir mit warmen Händen von der Stirn über die Antlitzfläche zur Brust, ohne die Haut unmittelbar zu berühren, indem wir nach jedem Striche die Hände im Bogen zur Stirne zurückführen. Während des Streichens lassen wir die Lider schliessen, oder drücken wir dieselben sanft zu. Sind etwa 10—12 solcher Striche ausgeführt worden, so fordern wir auf, die Lider zu öffnen. Wo dies ohne Zögern mit voller Leichtigkeit geschieht, oder wo dabei bereits ein gewisses Zögern eintritt, welches eine Erschwerung der Augenöffnung andeutet, lassen wir den Glasknopf nochmals 6—8 Minuten fixiren und führen die Striche nochmals aus. Ohne diese Wiederholung bleiben ganz sicher viele hypnotisirbare Personen unentdeckt. Können nun die Lider nicht mehr aufgeschlagen werden, so streichen wir, nachdem der Mund geschlossen worden, die Wangen und die erhobenen und flectirten Arme nebst der zur Faust geballten Hand, um zu sehen, ob der Mund resp. die Hand wieder geöffnet werden können. An Personen, bei denen das letztere nicht mehr möglich ist, lässt sich dann in der Regel eine mehr oder weniger grosse Zahl der beschriebenen hypnotischen Symptome hervorbringen. Die hypnotische Erregbarkeit steigt nach wiederholten Versuchen meist bis zu einer gewissen Grenze zu, so dass bei späteren Proben das Fixiren des Knopfes ganz unterbleiben kann."

Bei hochgradiger Erregbarkeit, besonders wenn mehrfache Hypnotisirungen vorangegangen sind, kann der hypn. Zustand durch physicalische Reize bestimmter Art hervorgerufen werden (schwache acustische Reize, das Tick-Tack der Uhr, schwache gleichmässig anhaltende Einwirkungen auf das Auge, Anstarren). Man darf sagen, dass der hypnot. Zustand bei den erregbaren Nerven durch schwache, anhaltende, gleichmässige Reizungen der Tast-, Gesichts- und Gehörnerven eingeleitet wird. Aufgehoben wird derselbe durch starke oder plötzlich wechselnde Erregung derselben Nerven.

Von wesentlicher Bedeutung ist das psychische Verhalten der Versuchspersonen zum Gelingen der Versuche. H. betont, dass ein gewisser psychischer Erregungszustand fast unerlässlich ist, und führt über den Einfluss der psychischen Acte auf den hypnotischen Zustand höchst characteristische Beispiele an (p. 65 ff.).

C. Halbseitige Hypnose. 1) Erscheinungen am Bewegungsapparate. Bei Personen, welche schon vielfach zu hypnotischen Untersuchungen gedient hatten, gelang es, die folgenden Erscheinungen hervorzurufen: Streichen über die Haut der linken Scheitelgegend erzeugt einen lähmungsartigen Zustand der rechtsseitigen Körperhälfte; zugleich befinden sich die unbeweglichen Theile in cataleptiformem Zustande. Es ist ferner vollständige Unmöglichkeit vorhanden, vorgestellte oder vorgesprochene Worte auszusprechen, weil die coordinirten Articulationsbewegungen nicht zu Stande gebracht werden können (atactische Aphasie). Beim Streichen der entsprechenden Hautpartie auf der rechten Kopfhälfte treten alle obigen Erscheinungen linksseitig auf. Die Aphasie fehlt vollständig. Beiderseitiges Streichen der Scheitelgegend bedingt Catalepsie aller vier Glieder ohne Aphasie und stricte Lähmung. Folgt auf das einseitige Streichen, während dasselbe fortgesetzt wird, noch Streichen der andern Seite, so ist der Erfolg derselbe, als ob von vorn herein beide Seiten gestrichen worden wären. Wird das einseitige Streichen unterbrochen und durch anderseitiges ersetzt, so treten die Erscheinungen so ein, als wäre die zweite Seite allein gestrichen, denn die Erfolge des Streichens der ersten Seite schwinden, während die Erfolge des Streichens der zweiten Seite eintreten. Streichen in umgekehrter Richtung hebt so erzeugte Hypnose wieder auf. Die Blutmenge sinkt im cataleptisch gemachten Gliede und steigt im anderseitigen. Das Bewusstsein ist scheinbar bei all' diesen Versuchen intact und ist mit denselben nicht die geringste unangenehme, subjective Empfindung verbunden. Die angeführten Ergebnisse beziehen sich alle auf eine Versuchsperson; bei andern Individuen wurden theilweise überraschende Resultate erreicht. Berger hat hinsichtlich dieser halbseitigen Erscheinungen gefunden, dass beim Streichen der Stirngegend die Catalepsie gekreuzt, beim Streichen der Scheitelgegend gleichseitig sei. 2) Störung der Sinnesempfindung. Nebst Eintreten eines einseitigen (auf der cataleptischen Körperhälfte) Accomodationsspasmus kommt einseitige Farbenblindheit zu Stande (H. Kohn). Wird auf das Auge gedrückt, so kommen subjective Farbenerscheinungen zu Stande. Durch Atropinisiren, Verdunkeln der Gesichtsfelder etc. werden noch verschiedenartige anderweitige Störungen des Farbensinns erzeugt, ebenso durch Erwärmen des andern Auges (H. Kohn). H. Kohn (11) hat ferner einmal gefunden, dass bei einer von Natur ganz farbenblinden Person im Zustande einseitiger Hypnose Farben unterschieden wurden, welche sonst für sie völlig ununterscheidbar waren. 3) Sensorische Störungen. Wenn auch tiefere Störungen des Bewusstseins bei einseitiger Hypnose fehlen, so leidet doch der Zusammenhang zwischen Empfindungen oder Wahrnehmungen und Bewegungen eine gewisse Störung. Z. B. tritt bei einer linksseitig hypnotisirten Person eine gewisse Schwierigkeit ein, mit der rechten, übrigens vollkommen frei beweglichen Hand rechtläufig zu Schreiben. „Die Handschrift gewinnt einen vollkommen fremdartigen Character." Auch unwillkührliche Nachahmungsbewegungen, ausgelöst durch das Auge der cataleptischen Seite, werden ausgelöst.

D. Ueber das Wesen des hypnotischen Zustandes. H. gelangt auf Grund dieser Erfahrungen zu der Anschauung, dass die Ursache des hypnotischen Zustandes in einer Thätigkeitshemmung der Ganglienzellen der Grosshirnrinde zu suchen sei, herbeigeführt durch schwache, anhaltende Reizung der Hautnerven des Antlitzes oder der Gehör- und Sehnerven. Die Bewegungen Hypnotischer kommen derart zu Stande, dass innere Eindrücke in irgend einem unterhalb der Hirnrinde gelegenen Theile Veränderungen hervorrufen, welche auf den motorischen Apparat unmittelbar als Reiz wirken; es wäre also die Nachahmungsbewegung analog den einfachen Reflexen unabhängig vom Willenseinflusse. Der Weg zur Rinde ist verschlossen während der Hypnose, wogegen der Seitenweg nach dem motorischen Apparate offen bleibt. Jene subcorticalen Veränderungen müssen den Reiz überdauern, da es möglich ist, nach dem Erwachen die Erinnerung an die Vorgänge während der Hypnose wachzurufen, d. h. jene Veränderung auf die Grosshirnrinde wirken zu lassen.

Berger (5) betont in dieser Arbeit vorzüglich die „principielle und entscheidende" Bedeutung, welche das psychologische Moment der künstlich erregten und auf bestimmte Körpertheile dirigirten Vorstellung, „Aufmerksamkeit", für das Zustandekommen der hypnotischen Erscheinungen besitzt. Alle Manipulationen zur Erzeugung einer der oben (vergl. Heidenhain) erwähnten hypnotischen Erscheinungen blieben als solche unwirksam, sobald die betreffenden Individuen im Stande sind, sich während der Dauer der verschiedenen Manipulationen des Gedankens an den hypnotischen Zustand zu entschlagen. Auf alle Fälle haben wir es bei der Genese der hypnotischen Zustände in der überwiegenden Mehrzahl der Beobachtungen, wahrscheinlich in allen, mit einem Factor zu thun, der sich der naturwissenschaftlichen Controle entzieht; die unbekannte Grösse des psychischen Momentes ist nicht zu eliminiren und somit die physiologische Lösung der Frage an die Grenzmarken unserer Erkenntniss gelangt.

Schneider (1) gelangt auf Grund von psychologischen Erwägungen zu der Anschauung, dass der Hypnotismus in einer künstlich erzeugten abnormen Einseitigkeit des Bewusstseins resp. in einer abnorm einseitigen Concentration des Bewusstseinsprocesses bestehe. Auf Grund dieser abnormen Einseitigkeit der Bewusstseinsconcentration beruht die Einseitigkeit in der Anwendung gewisser triebartiger Bewegungen auf Grund von Empfindungen, Wahrnehmungen und Vorstellungen, welche dem Versuchsobjecte künstlich erregt werden.

7. Schwindel.

1) Russell, J., Illustrations of stomachic vertigo and allied affections. Med. Times. July 3 — Aug. 28. — 2) Comegys, C. G., Facial paralysis and labyrinthine vertigo. New-York med. Record. April 24. — 3) Russell, J., Note on a case of a severe attack analogous to gastric vertigo. Brit. med. Journ. May 15.

8. Seekrankheit.

1) Rénard, Th., Étude sur le mal de mer. 8. Paris. — 2) René, A., Le mal de mer. Gaz. des hôp. No. 98 et 99.

IV. Lähmungen.

1. Diphtheritische, rheumatische, Reflexlähmungen.

1) Revilliout, V., Causes d'opression dans le cours d'une paralysie diphthéritique. Gaz. des hôp. No. 74. (Zwerchfelllähmung.) — 2) Potain, Paralysie consécutive à des troubles digestifs. Ibid. No. 110. — 3) Stefanini, Domenico, Caso di paraplegia riflessa da uretro-cistite blennorragica. Annal. med., Dicbr. — 4) Kellner, W., Ein Fall von rheumatischer Paraplegie. Dissert. Berlin, 1879.

Aus Potain's (2) Abtheilung wird folgender Fall berichtet:

16jähr. Mädchen in schlechten hygienischen Verhältnissen erkrankt mit Erbrechen, Diarrhöen, Colik, Tenesmus, ohne Blut im Stuhlgang; dieser Zustand dauert 1 Monat; Cholera-Aussehen, subnormale Temperatur, hochgradige Schwäche, der rechte Fuss zeigt Varo-equinus-Stellung, die Beine werden kaum bewegt, die Arme zeigen mit dem Dynamometer 3 und 5 Kgrm., Bewegungen des Kopfes hochgradig erschwert, Analgesie, die zunimmt, je mehr man sich den Extremitäten nähert (keine genauere Bestimmung. Ref.); die Musculatur der Beine reagirt langsam und schwer auf den faradischen Strom, die Contraction ist schmerzhaft; sonst nur Klagen über Diplopie und Photophobie. Von Seiten des Darms Erscheinungen eines chronischen Catarrhes. Zur Erklärung der Lähmungen nimmt P. eine Rückenmarksläsion an.

Kellner (4) theilt folgenden Fall mit:

28jähr. Magd mit rheumatischen Antecedentien erkrankt mit Urticaria, Fieber, später leichte rheumatische Erscheinungen, am 6. Tage schlaffe Lähmung der Beine, Sensibilität, Reflexe normal, Sphincteren frei; die Lähmung geht bald auf die Arme über, der Rumpf frei, electrische Erregbarkeit normal; die Urticaria schwindet, die Gelenkaffection spricht sich immer mehr aus; 3 Tage nach ihrem Auftreten beginnen die Lähmungserscheinungen sich zu bessern und sind eine Woche später völlig geschwunden; Pleuritis und Pericarditis. Ausgang in Heilung. K. legt das Hauptgewicht auf die Deutung der Lähmung als Theilerscheinungen des rheumatischen Processes, und hält angesichts der schnellen und auffallenden Besserung der Lähmungen die Vermuthung für nahe liegend, dass das Acid. salicyl. auch auf diese günstig gewirkt. (Doch heisst es in der Krankheitsgeschichte, dass schon am 27. 2. die Lähmungserscheinungen erheblich gebessert sind, die Kranke aber erst von diesem Tage ab Salicylsäure erhält. Ref.)

[Montes de Oca, F., Parálisis permanente producida por la isquemia quirúrgica. Independencia médica Méxicn. No. 5. (Dauernde Lähmung durch Esmarchs Binde, welche angewandt wurde [durch 20 Minuten], um eine Nadel aus der Hand zu entfernen. Von da an Lähmung aller Beuger und Strecker der Hand, dauert zur Zeit über 1 Monat. Die gelähmten Muskeln reagiren auf Faradisation.) Semeleder (Mexico).]

2. Bleilähmung.

1) Monakow, C., Zur pathologischen Anatomie der Bleilähmung und der saturninen Encephalopathie. Arch. für Psych. X. S. 495. — 2) Zunker, E., Zur Pathologie der Bleilähmung. Zeitschr. für clin. Medic. I. S. 496. — 3) Kast, A., Notizen zur Bleilähmung. Centralbl. für Nervenheilk., Psych. u. gerichtl. Psychopathie No. 8. (I. Experimente des Verf.'s widerlegen die Angabe Mason's, dass bei Fröschen durch Einsetzen derselben in Lösungen von Plumbum aceticum Bleilähmung mit Entartungsreaction erzeugt werden könne. Wahrscheinlich beruhe die Bewegungsstörung auf einer durch frei werdende Essigsäure hervorgerufenen Entzündung der gesammten Weichtheile, welche die Muskeln mechanisch behindert. Bei letzteren erscheint nur eine Herabsetzung der galvanischen Erregbarkeit, keine qualitative Veränderung derselben und kein Sinken der faradischen Erregbarkeit. Controlversuche mit Bleichlorid, in dem die Essigsäure fester an das Metall gebunden ist, blieben negativ. II. Notiz über einen Fall von Bleilähmung mit vollständiger Entartungsreaction bei Erhaltung der willkürlichen Bewegung an den Muskeln des Thenar.) — 4) Bussard, Thomas, Two cases of lead palsy with remarks on the diagnosis. Brain. 1879. (Im 1. Falle gekreuzte Lähmung. In beiden Fällen leichte Herabsetzung der faradischen Erregbarkeit auch in den anscheinend gesunden Muskeln.) — 5) Eisenlohr, Ein Fall von Bleilähmung nebst Bemerkungen über generalisirte, parenchymatöse Neuritis. Deutsches Archiv für clin. Medic. Bd. 26. S. 542. — 6) Raynaud, Hémianesthésie d'origine saturnine. Gaz. des hôp. 104.

Monakow (1) theilt folgenden Fall mit:

36jähr. Mann, seit 40 Jahren Maler, fünf Kinder, alle in der Jugend an Krämpfen gestorben; öfters Bleikolik, vor 10 Jahren Extensorenlähmung der rechten Hand, welche sich vor 2 Jahren auf die Daumenballenmusculatur ausbreitete; seitdem auch Zeichen psychischer Störung vom Typus der Dem. paralyt. Aus dem Stat. präs. sei hervorgehoben: Bleirand, Parese des linken Mundfacialis, voller, gespannter Puls, Parese des rechten Armes, rechter Deltoides etwas abgeflacht, Schwund des rechten Daumenballens und der rechtsseitigen Extensoren des Vorderarmes; Gang langsam, schwerfällig; Sprache langsam, Articulation undeutlich und mangelhaft, Analgesie der linken Körperhälfte, psychische Schwäche, Krankheitsbewusstsein. Im späteren Verlaufe Grössenwahn, maniacalische Erregung. Section: Pachymeningitis ext., Hydrocephalus ext., Leptomeningitis chron. ohne Anhaften an die Rinde, Stirn- und Centralwindungen atrophisch, Hydrocephalus chron. int., Ependymitis chron. Rückenmark, namentlich im Halstheil, auffallend schmal, von geringer Consistenz. Microscopischer Befund: Im Extens. digit. commun. stellenweise normale Primitivfibrillen mit bedeutender Kernwucherung, andere jedoch schmal, brüchig, mit Querstreifung, andere fettig degenerirt, mässige interstitielle Binde- und Fettgewebswucherung; in den zu den Extensoren tretenden Aesten des N. radialis nur wenige intacte Fasern, Mark körnig zerfallen, die Achsencylinder liegen häufig frei oder in welligem, zellenreichen Bindegewebe; im Stamme des N. radialis meist gut erhaltene Fasern, je näher dem Centrum, desto geringer die Veränderungen. Die Untersuchung des Rückenmarks an Zupfpräparaten ergab im Halstheil reichliche Corpp. amyl., starke Pigmentirung der Ganglienzellen; die Härtung derselben gelang nicht vollkommen; in der Höhe des 6. Cervicalnerven ist das rechte Vorderhorn um ein Drittheil reducirt, die Zahl seiner Ganglienzellen vermindert, einzelne derselben sind klein, stark pigmentirt, haben schmale, theilweise geschlängelte Fortsätze. Das Vorderhorn zeigt zwei, nur durch spärliche Fibrillen ausgefüllte Lücken; etwas tiefer finden sich an Stelle der mittleren Zellengruppe reichliche Spinnenzellen und wenige atrophische Ganglienzellen; auch die vordere Gruppe ist atrophisch; im linken Vorderhorn finden sich ähnliche atrophische Zustände. In der Höhe des 8. Cervicalnerven zahlreiche, kleine Hämorrhagien, Gefässe mit verdickten, kernreichen Wandungen, stellenweise aneurysmatisch erweitert; vom 7. Halsnerven an finden sich auch disseminirte, sclerotische Herde, zum Theil in den Hinterhörnern gelegen; weisse Substanz zeigt vielfache Wucherungen der Neuroglia, stellenweise auch sclerotische Plaques; Brustmark normal; im Lendentheil einzelne kleine Hämorrhagien und einige atrophische Ganglienzellen. Gehirn, frisch untersucht: die Gefässe zeigen erweiterte Adventitialräume, von Lymphzellen, Körnchenkugeln und Pigmenthaufen erfüllt, Ganglienzellen klein, stark pigmentirt. Schnitte aus den atrophischen Windungen zeigen Verschmälerung der Rinde, viele freie Kerne, reichliche Spinnenzellen; in der weissen Substanz miliare Hämorrhagien; bedeutende Atrophie des Quintuskernes, in mässigem Grade des Acusticus-, Glossopharyngeus-, Vagus- und Accessoriuskernes; Hypoglossuskern nahezu vollständig atrophisch.

Monakow fasst die Krankheit als Bleiintoxication auf; den Gehirnbefund bezeichnet er als ziemlich identisch mit dem der progressiven Paralyse, mit Bezug auf die Localisation der für die Bleilähmung verantwortlich zu machenden Rückenmarksläsionen weist er auf den Fall von David und Prevost hin, bezüglich deren Histologie auf den Befund Vulpian's hin.

Zunker (2) berichtet folgenden Fall:

36j. Maler, seit 1865 bis 1873 10mal Bleikolik, dann Lähmung der Fingerstrecker und Daumenmuskeln, Heilung, Wiederkehr, neuerliche Heilung, Abmagerung der Vorderarme und Hände, 1876 Kolik, völlige Lähmung der Hände, Parese der Beine mit reissenden Schmerzen, Besserung bis zur Arbeitsfähigkeit, neuerliches Auftreten der Lähmungen 1878; Stat. praes. Tuberculose; an beiden Vorderarmen Lähmung der Radialisgruppe, die Supinatoren ausgenommen, Atrophie besonders links, dort theilweise selbst den Supinator befallend, Hand in starrer Flexionsstellung, Daumen, Kleinfingerballen, Interossei gelähmt, beträchtlich atrophisch, an den Unterschenkeln besonders die Extensoren von geringem Volumen, links Lähmung der Extens. digit. und Peronei, rechts Parese derselben; beiderseits leichte Varo-equinusstellung. Sensibilität nicht wesentlich abnorm; Extensoren und Handmusculatur beider Arme faradisch und galvanisch unerregbar, ebenso die Extens. und Peronei des l. Unterschenkels, die des r. zeigten qualitative Aenderung. Section: Auf frischen Rückenmarksschnitten in den Seiten- und Vordersträngen, besonders in der Nähe der grauen Substanz, zerstreut helle, glasige, rundliche Schollen ohne erkennbare Structur. Die Musculatur im Ganzen blassbraunröthlich, mit Ausnahme des Supinator, an Stelle der Extensoren des Vorderarmes festes, sehniges Gewebe mit schmalen Streifen gelbröthlicher Muskelsubstanz; links stärker als rechts; an den Unterschenkeln ist die Atrophie geringer. Microscopisch: Die Nn. peronei zeigen eine grosse Menge welligen Bindegewebes, zahlreiche degenerirte Nervenfasern; die Radiales (an der Umschlagsstelle), besonders der l., zeigen eine Reihe degenerirter Fasern, der grössere Theil ist intact, das Bindegewebe spärlicher als am Peroneus; dort wie hier deutliche Vermehrung der Nervenkerne; Querschnitte der Muskelstämme zeigen exquisite, degenerative Neuritis; die Gefässe in den Nerven haben sehr verdickte Wandungen. In der Mitte des Oberarms zeigen Ulnaris und Medianus eine geringe Vermehrung der Nervenkerne. Die Extensoren der Finger, in sehniges Bindegewebe verwandelt, zeigen interstielle Fettwucherung, hie und da Zellenhaufen als Reste contractiler Substanz; an der übrigen untersuchten Musculatur finden sich geringere Grade der Veränderungen, Myositis. Die Rückenmarkswurzelfasern schmal, mit zahlreichen Corpp. amyl., sonst normal. Im Rückenmark, Med. obl. und Pons reichliche Corpp. amyl. Die oben erwähnten Schollen färben sich nicht mit Carmin, dagegen mit Haematoxylin, Osmiumsäure und Bismarckbraun; im unteren Halstheil links fand sich ein stecknadelspitzgrosser, 3 Mm. langer, sclerotischer Herd. Die graue Vorderhornsubstanz an ihren medianen Abschnitten verdünnt, atrophisch, mit reichlichen Corpp. amyl.; am stärksten ist diese Atrophie vom mittleren Brustmark ab bis in die Nähe des Lendentheils; das l. Vorderhorn ist durchscheinend, feinfaserig, die Ganglienzellen daselbst kleiner als die der anderen Seite, vielfach ganz fehlend auf verschieden langen Strecken; die Zellen des Seitenhorns und der Clarke'schen Säulen intact. Die Ganglienzellen im Hals- und Lendentheil nicht wesentlich vermindert, aber kleiner als normal, wie geschrumpft, die meisten klein, derb; die intraspinalen vorderen Wurzelabschnitte nur im Bereiche des atrophischen l. Vorderhorns verschmälert.

Z. betont die Unmöglichkeit einer Annahme des Fortwanderns der Veränderungen vom Centrum zur Peripherie, das Fehlen der localen circumscripten Vorderhornerkrankung im Hals- und Lendenmark, das

Vorhandensein des der atrophischen, spinalen Lähmung entsprechenden Befundes in einem Bezirke, dessen Musculatur nicht von der Bleilähmung befallen zu werden scheint; er ist der Ansicht, dass Musculatur und periphere Nerven ziemlich gleichzeitig unabhängig von einander erkranken; im Stadium der Generalisation werde, wie andere Organe, auch das Rückenmark ergriffen.

Eisenlohr (5) beschreibt genauer einen schon früher kurz erwähnten Fall von Bleilähmung.

Die Muskeln waren in sehr verschiedener Intensität befallen, die am meisten veränderten liessen immer noch an vielen Stellen Querstreifung erkennen, in dem die Hauptmasse bildenden Bindegewebe an einzelnen Stellen bereits Fettablagerung, an anderen Muskeln sind die Fasern z. Th. verschmälert, manche punctirt, die Muskelkörperchen zeigen sich öfters sehr hochgradig vermehrt, mässige Pigmentirung. In den grossen Nervenstämmen viele äusserst schmale, z. Th. der Markscheide verlustige Fasern, das Bindegewebe vermehrt. Weder an den vorderen und hinteren Rückenmarkswurzeln, noch am Rückenmarke selbst Pathologisches zu finden. E. neigt sich der Annahme einer primären Läsion der motorischen Nerven zu. Ganz intact war auch das Rückenmark und die Nervenwurzeln in dem als ideopathische Muskellähmung und Atrophie bezeichneten Falle. Die Veränderung der Muskeln hatte hier einen anderen Character: Die Querstreifung war in ausgedehnter Weise verloren gegangen, fettige, feinkörnige Degeneration, Pigmentablagerung neben dem Auftreten scholliger und wachsartiger Gebilde vorhanden. In den grossen Nervenstämmen und den feineren Aesten Verlust an Fasern, Verschmälerung anderer, Markzerfall, Zellanhäufung und Bindegewebszunahme. E. nimmt eine gleichzeitige oder der Neuritis vorhergehende Affection der Muskeln an.

3. Lähmungen einzelner Nerven.

1) Poole, Th. W., A new aspect of facial paralysis. New-York med. Record. Aug. 28. — 2) Kaase, E., Beiträge zur Lehre v. d. Facialislähmung. Dissert. Göttingen. 1879. — 3) Weber, L., Ein Fall von Lähmung der Musculi crico-arytaenoidei postici mit Section. Berl. clin. Wochenschr. No. 29. — 4) Sacrade, Henri, Sur certaines formes rares de paralysies du plexus brachial. Thèse. Paris. (Verf. beschreibt einen Fall „spontaner" Paralyse, den Strauss beobachtet, in welchem Lähmung aller Zweige des Plexus brachialis bestand, mit Ausnahme des Medianus; electrische Erregbarkeit intact; schnelle Heilung. Der Fall wird als leichte Neuritis aufgefasst und den Lähmungen a frigore an die Seite gestellt, obwohl die Aetiologie hier keine Kälteeinwirkung ergab. Die Bemerkungen, die Verf. anknüpft, bieten nichts Neues.) — 5) Séguin, E. C., Paralysis of the arm of traumatic origin. Philad. med. Times. Aug. 14 f. — 6) Poncet, Cas de paralysie douloureuse du membre supérieur droit chez un enfant, reconnaissant pour cause une entorse juxta épiphysaire de l'extrémité inférieure du radius. Lyon médical. No. 14. — 7) Strauss, J., Note sur un cas de paralysie spontanée du plexus brachial (avec intégrité du nerf médian) et sur quelques localisations rares de paralysie du plexus brachial. Gaz. hebdom. No. 16. — 8) Lépine, Cas de monoplégie dissociée du membre supérieur gauche. Lyon médical. No. 7. (Die vier letzten Finger der rechten Hand sind gelähmt und anästhetisch. Verf. nimmt eine syphilitische Rindenläsion als das Wahrscheinlichste an.) — 9) Bäumler, Ueber Lähmung des Musculus serratus anticus major, nach Beobachtungen an einem Fall von multiplen atrophischen Lähmungen im Gefolge von Typhus abdominalis. Deutsch. Archiv f. clin. Medic. Bd. 25. 305. — 10) Weber, Zwei Fälle isolirter Lähmung des M. serratus anterior. Deutsch. medic. Wochenschr. No. 21. (In der Ruhe stand der untere Schulterblattwinkel nur wenig ab, erheblich wurde die Abweichung erst beim Erheben.) — 11) Straus, Des modifications dans la sudation de la face provoquée à l'aide de la pilocarpine, comme un nouveau signe pouvant servir au diagnostic différentiel des diverses formes de paralysie faciale. Gaz. méd. No. 2—5.

Unter den von Kaase (2) mitgetheilten Fällen ist der IV. (infolge von Caries des Felsenbeins) interessant wegen der microscopischen Untersuchung.

Der betreffende Facialis (mit Osmiumsäure behandelt) zeigt ein schnurförmiges Ansehen der Fibrillen, bedingt durch das Auftreten von Myelin in Tropfen; Achsencylinder meist nicht mehr zu erkennen, oder nur in Resten; im interstitiellen Gewebe zahlreiche granulirte Rundzellen; ausserdem finden sich jedoch auch zahlreiche normale Nervenfibrillen; der zugehörige M. epicran. frontal. zeigt fettige Entartung der Muskelfibrillen, reichliches, interstitielles, von grossen Fetttropfen durchsetztes Bindegewebe. (Dauer der Lähmung etwa 6 Wochen.)

Strauss (7) beschreibt folgenden Fall:

33jähr. sehr kräftiger Mann bemerkt, ohne dass Erkältung oder Trauma vorangegangen, des Morgens Ameisenlaufen in der rechten Hand, der rechte Arm scheint etwas schwer, das Ameisenlaufen breitet sich aus. Am 2. Tage ist der Arm gelähmt, und zwar, wie die genaue Untersuchung ergiebt, motorisch und sensibel in allen Nervengebieten mit Ausnahme desjenigen des Medianus: faradische und galvanische Erregbarkeit der gelähmten Muskeln normal; der Arm ist geschwollen und geröthet, fühlt sich kalt an; Gelenke frei. Unter faradischer Behandlung kehren Motilität und Sensibilität im Verlaufe von 6 Wochen zurück, und zwar in folgender Ordnung: N. musculocutaneus radialis, brachialis cutan. int., cubitalis circumflexus; im Gebiete des Radialis und cubitalis halten Motilität und Sensibilität gleichen Schritt, in dem des Circumflexus geht jene weit voraus; Str. nimmt eine leichte Neuritis im Plexus brachialis an, ohne jedoch das Freibleiben des Medianus erklären zu können.

Der Kranke Bäumler's (9) hatte 2 Monate nach Ablauf eines Typhus unter heftigen Genickschmerzen plötzlich eine Lähmung des rechten Arms, dann des linken Vorderarms erlitten.

Bei der Aufnahme: Lähmung, Atrophie und Unerregbarkeit im linken Radialisgebiete mit Ausnahme des Supinator long., geringere Entwicklung des rechten Biceps, Schwund des rechten Serratus ant. major. Beim Herabhängen steht der mediale Rand des Schulterblattes der Wirbelsäule näher, der untere Winkel von der Brustwand ab. Bei Erhebung des Armes in der Frontalebene und besonders beim Herumführen der Arme nach vorn springt der untere Winkel weit vor, noch mehr entfernt sich derselbe von der Brustwand bei Erhebung des Armes über die Horizontale. Pat. konnte ohne Schleudern den Arm bis fast zur Verticalen erheben. B. weist auf die kräftige Entwicklung der mittleren und oberen Cucullares hin und auf die noch auffallendere der Ab1uctoren, des Deltoideus und besonders des Infraspinatus, welch letzterer bei stärkerer Erhebung als praller Wulst vorsprang. Die ungenügende Fixation des Schulterblattes äusserte sich nur durch leichtes Vornübersinken des erhobenen Armes. 10 Monate nach Eintritt der ersten Erscheinungen besserte sich spontan die Lähmung und nach 2 Jahren war jeder Unterschied bis auf ganz leichtes Abstehen des Schulterblattes bei Herabhängen des Armes und einer geringen Sensibilitätsstörung am linken Daumen verschwunden. B. neigt sich zu der Annahme einer circumscripten Poliomyelitis.

Weber (10) theilt folgenden Fall mit:

19jähr. Mann, im Anschlusse an Typhus abd. schmerzhafte Anschwellung an der rechten Seite des Kehlkopfes, Dyspnoe, Tracheotomie. Die Untersuchung, die vorgenommen wurde, weil Pat. ohne Canüle immer wieder Dyspnoe bekam, zeigte die Stimmbänder einander völlig bis auf einen feinen Spalt genähert; bei Inspirationsversuchen werden sie förmlich nach innen gezogen und erscheinen etwas trichterförmig vertieft; bei Exspiration machen beide eine kleine Excursion nach aussen. Diagnose: Lähmung der Glottiserweiterer; Pat. erkrankte unmittelbar danach fieberhaft und stirbt am 2. Tage. Der Befund ergiebt unter anderem Folgendes: Myocarditis, Nephritis, Tracheitis, und Peritracheitis, Bronchopneumonie; beide Recurrentes Vagi fanden sich in die eitrig infiltrirte Partie eingebettet, zeigten microscopisch nur einzelne Fasern mit dünneren Achsencylindern, sonst nichts Abnormes, die Mm. arytaenoidei post. zeigten auch microscopisch keine Abnormität.

Straus hat früher schon festgestellt, dass Pilocarpin nicht bloss im Allgemeinen, sondern in geringen Dosen angewandt (subcutan injicirt), eine rein locale Schweisssecretion zur Folge hat; er erklärt dies durch einen Einfluss auf die periphere Ausbreitung der Schweissnerven. — Er hat nun festzustellen versucht, ob bei Lähmungen centralen und peripheren Ursprungs auch Unterschiede in der Schweisssecretion stattfinden und dies in der That beobachtet. In 10 Fällen von cerebraler Facialislähmung (Theilerscheinung von Hemiplegie) fand er die Schweisssecretion auf der gelähmten Seite völlig intact, wie die faradische und galvanische Erregbarkeit. In 5 Fällen dagegen von peripherer Facialislähmung (der schweren Form: leichte Fälle standen ihm augenblicklich nicht zur Verfügung) mit Entartungsreaction etc. fand er die Schweissabsonderung auf der kranken Seite verzögert gegenüber der auf der gesunden, vielleicht auch etwas verringert. (In einem Falle war kein Unterschied zu bemerken, vielleicht weil hier die Lähmung in Heilung begriffen war.)

V. Krämpfe.

1) Galvagni, Ercole, Sugli spasmi ritmici localizzati. Rivista clinica di Bologna. No. 1, 5, 6 e 12. (Zusammenstellung aller bis jetzt beobachteten Fälle und Critik derselben; Verf. kommt zu dem Schlusse, dass 1) alle localisirten, rythmischen Krampfformen zusammen eine geschlossene, clinische Krankheitsgruppe bilden, welche mit dem „Tic" verwandt ist, und 2) dass diese Affection, mit Ausnahme einiger weniger Fälle, peripheren, nicht centralen Ursprungs ist (Gehirn und Rückenmark) und deshalb als reflectorisch erregter Krampfzustand bezeichnet werden muss.) — 2) Ribl, H., Cases of prolonged hiccup. Philad. med. and surg. Rep. Feb. 21. — 3) Eulenburg, A., Ein schwerer Fall von Prosopospasmus mit ungewöhnlichem Verlaufe. Ctrlblt. f. Nervenkrkh., Psych. u. gerichtl. Psychopath. No. 7. — 4) Remak, Demonstration eines Kranken. Berl. med. psychol. Gesellsch. Arch. f. Psych. X. S. 553. (16jähr. Knabe mit rencoirtem Humeruskopf; passive Bewegungen des Humerus frei, active behindert infolge einer durch Muskelnarbe bedingten Parese des Deltoides; electrisches Verhalten normal; bei Zug am Humerus, am besten bei mittlerer Drehung, treten rythmische Bewegungen der Schultermusculatur auf; ebenso auf Druck der Deltoidesgegend bei unterstütztem Arm; die Grundlage der Erscheinung ist der infolge Verkürzung des Arms und Näherung der Ansatzpunkte der Muskeln vorhandene Zustand mittlerer Contractur der Musculatur.) — 5) Möbius, Eine neue Beschäftigungsneurose. Berl. klin. Wochenschrift No. 21. S. 304. (2 Fälle von Zitherspielerkrankheit.) — 6) Lalbond, Contribution à l'étude des spasmes traumatiques. Thèse. Paris. (Es sind damit nach Nervenverletzung auftretende localisirte Muskelerscheinungen, auf reflectorischem Wege entstanden, gemeint. Sie sind beschrieben und durch Beobachtungen belegt.) — 7) Poole, Th. W., Relation of nerve-lesions to muscular spasm and rigidity. New-York med. Record. July 3.

Eulenburg (3) berichtet über eine Patientin, die seit 2 Jahren an heftigem Blepharospasmus und Tic convulsif der linken Gesichtshälfte litt.

Weitgehende Irradationen, hochgradige Hyperalgesie und starke Druckempfindlichkeit an den sämmtlichen Trigeminuspunkten, sowie der Austrittsstelle des Facialis und den Querfortsätzen der Halswirbel linkerseits. Nachdem die verschiedenartigsten Behandlungsmethoden, auch eine Neurotomie des Supraorbitalis, erfolglos gewesen, wurde die Dehnung des Facialis vorgenommen. Erfolg: Beseitigung der Schmerzen und Krämpfe, aber totale Paralyse der linksseitigen Gesichtsmusculatur und Aufhebung des Geschmacks in der vorderen linken Zungenhälfte. Allmälig Mittelform der Entartungsreaction; in der Unterlippenmusculatur intermittirende, spontane Zuckungen und später Contractur derselben. 15 Wochen nach der Operation Lähmung und Difformität gebessert, der Geschmack zurückgekehrt. Der Ramus auricularis post. war bei seiner electrischen Erregbarkeit unbetheiligt geblieben. Den Geschmacksverlust bei extrafallopischen Facialislähmungen überhaupt möchte Verf. durch die Annahme erklärt wissen, dass in diesen seltenen Fällen durch einen unregelmässigen Verbindungsast zwischen Facialis und Glossopharyngeus geschmacksinnervirende Fasern des Glossopharyngeus in den peripheren Verlauf des Facialis eingeführt werden.

1. Athetose.

(S. auch Hemiplegie.)

1) Bosch, F., An account of the microscopical appearances in a case of athetosis. Brit. med. Journal. June 26. (Kurze Notiz als Nachtrag zu der Mittheilung vom 12. Juni. Es fanden sich im Hirn, und zwar vorzugsweise im unteren Scheitelläppchen und in der ersten Schläfenwindung der rechten Seite, zahlreiche, stark erweiterte Gefässe, und besonders in den perivasculären Scheiden dichte Ansammlungen von Rundzellen.) — 2) Derselbe, On cases of athetosis. Ibid. June 12. (3 Fälle von „Athetose", wovon einer, einen 17jährigen Menschen betreffend, im Coma nach einem epileptiformen Anfall endigte. Bei der Section zeigten sich keine sehr auffälligen macroscopischen Veränderungen — es fühlten sich nur einige Theile der Hirnoberfläche [Schläfenlappen, Portionen der Hinterhauptslappen] etwas fest an. Microscopische Beschreibung folgt.) — 3) Muir, W., Case of athetosis. Glasgow med. Journ. Aug. — 4) Teissier, Hémiathétose consécutive à une hémichorée posthémiplégique. Lyon. médical. No. 31.

2. Paralysis agitans.

1) Luys, J., Contribution à l'étude anatomo-pathologique de la paralysie agitante. De l'hypertrophie des cellules nerveuses de la région protubérantielle. Gaz. méd. de Paris. No. 29. — 2) Leroux, P. D., Contribution à l'étude des causes de la paralysie agitante. Thèse. Paris. (Behandelt eingehender die Aetiologie und kommt zu dem Schlusse, dass bei aller Verschiedenheit der occasionellen Ursache die Heredität die einzig wahre Ursache der Krankheit ist.) — 3) Frast, C., Das Zittern bei Paralysis agitans und multiple Hirn- und Rückenmarkssclerose. Dissert. Berlin. (Weist an 3 Fällen aus Westphal's Clinik nach, dass weder für die Herdsclerose, noch für die Paralysis agitans die Form und Localisation, das Zittern so typisch sei, wie dies namentlich Charcot betont.) — 4) Magnan, Paralysie agitante. Gaz. méd. de Paris. No. 2. (Krankenvorstellung; das Zittern tritt nur selten, bei Erregung oder bei gewissen complicirten Bewegungen auf.) — 5) San Martin, Paralisi agitante consecutiva a ferita del nervo radiale. Gazzetta medica italiana-lombardia. 18 Decembre. Auch Cron. med. quir. de la Habana. No. 5. (Paralysis agitans nach Verletzung des l. Radialnerven.)

Luys (1) hat in 2 Fällen von typischer Paralysis agitans die Ganglienzellen des Pons, speciell der mittleren Theile desselben, stark hypertrophisch gefunden — sie hatten etwa den doppelten Durchmesser wie gesunde. Er sucht daraus die Erscheinungen während des Lebens direct herzuleiten — es handle sich um eine „Hypersecretion motorischer Impulse".

VI. Neurosen des Empfindungsapparates.

1. Neuralgie.

1) Dowse, Th. S., The Brain and Diseases of the Nervous-System. Vol. 2. Neuralgia. 8. London. — 2) Neftel, Beiträge zur Kenntniss und Behandlung der visceralen Neuralgien. Archiv für Psychiatrie. X. S. 575. — 3) Brenner, Ueber die Auffindung von Schmerzpunkten längs der Wirbelsäule und der Nervenstämme. Berliner klin. Wochenschrift No. 21. S. 303. — 4a) Seeligmüller, Neuralgia supraorbitalis intermittens. Centralbl. f. Nervenheilk. und gerichtliche Psychopathologie. No. 11. (Verf. spricht sich für die Ansicht aus, dass die intermittirende Supraorbitalneuralgie durch Stirnhöhlencatarrh bedingt werde, indem das angesammelte Secret auf die sensiblen Nerven, die mit der Schleimhaut gegen die knöcherne Umgebung gedrückt werden, einen mechanischen Reiz ausübe. Erhebliche Erfolge bei der Anwendung der Nasendouche.) — 5) Dumolard, Note sur la sciatique intermittente. Lyon médic. No. 23. — 6) Heinlein, Zur Casuistik der Lumbo-Abdominalneuralgien. Deutsch. Arch. f. klin. Med. Bd. 26, 189. (Anfallsweise, besonders nach Urinlassen auftretende Schmerzen im Gebiete des N. spermaticus extern. mit nachfolgendem Samenerguss, allgemeiner Abgeschlagenheit und Schlaflosigkeit, hypochondrische Verstimmung. Besserung durch electrische Hand in der Leistengegend, auch ein Recidiv wurde ebenso beseitigt.) — 7) Rocco, Santoliquido, Di un caso di ischialgia reumatica curato coll'applicazione endermatica della morfina. Il Raccoglitore medico, 30. Gennaio. — 8) Winterbottom, A., Cases of neuralgia dependent upon nonerupted teeth. Med. Press & Circ. Dec. 8. — 9) Landesberg, M., A case of neuralgia of the first branch of the fifth pair, of six years' duration, cured by Duquesnel's aconitin. Philad. med. & surg. Rep. Nov. 6. — 10) Gerhardt, Zur Therapie der Erkrankung des fünften Hirnnerven. Deutsch. Arch. f. klin. Med. Bd. 26, 1. (1. Eine 15 Jahre lang bestehende Neuralgie liess sich durch Compression der gleichseitigen Carotis in ihren Anfällen unterbrechen. Periostitis in der mittleren Schläfengrube, im Ganglion Gasseri Pigmentirung der Ganglienzellen und kleine Blutaustritte. 2. Reflectorischer Trismus wurde in zwei Fällen durch Galvan. beseitigt. Im ersten Falle auch die erhebliche Anästhesie sofort gehoben.) — 11) Fineo, Giovanni, Della cura dell'ischialgia recordiente e cronica. Gazzetta medica italiana-lombardia. 2. Ottobre. — 12) Mary, J. A., Du nitrate d'aconitine dans le traitement des névralgies faciales. Thèse. Paris. (Zusammenstellung mehrerer Beobachtungen.)

Neftel (2) bespricht zuerst die rectale Neuralgie, die bei durch Dyspepsie, Magencatarrh, Dysenterie, Malaria herabgekommenen Individuen beobachtet wird, und deren Hauptsymptom ein höchst unangenehmes, schmerzhaftes, stundenlang andauerndes Gefühl im Rectum ist, das sowohl die Ernährung wie die psychischen (Gemüths-) Functionen hochgradig beeinträchtigt; sie findet sich häufiger bei Frauen und ist nicht selten mit Blasenbeschwerden, Dysmenorrhoe verbunden. Zu Grunde liegt derselben eine Hyperästhesie im Lendenmark, die wahrscheinlich ihren Grund in veränderten Nutritionsverhältnissen desselben hat. Die Dysmenorrhoe sieht N. als uterine Neuralgie an, die in der Mehrzahl der Fälle ihren Ausgangspunkt in uterinen Structur- oder Lageveränderungen hat; auch für sie nimmt er eine Hyperästhesie des Lendenmarks an. Sein therapeutisches Verfahren besteht in der Galvanisation des Centrum genito-spinale und der Nn. splanchnici. Anode auf dem Rücken entsprechend der Lage des genannten Centrums, Kathode am Hypogastrium etwa in der Mitte oberhalb der Regio pubis, 15—20 Siem. Elemente, einige metallische Stromwendungen, dann wird die Anode längs der Wirbelsäule geführt; sodann bei 20—30 El. dieselbe Procedur, darauf die Cathode in die eine Inguinalgegend verschoben, die ganze Procedur wiederholt, darauf in die andere und die Procedur nochmals wiederholt; tritt kein Nachlass ein, Wiederholung unter Verstärkung. Während der Schwangerschaft ist wegen der Möglichkeit eines Abortus kein Gebrauch von der Methode zu machen. Ein angefügter Fall soll beweisen, dass dieselbe auch chronische Gebärmleiden in ihren Anfangsstadien günstig beeinflussen kann, ein zweiter, dass starke galvanische Ströme, besonders Volta'sche Alternative eine latente Malariacachexie zum Vorschein oder Ausbruch bringen können.

Brenner (3) macht aufmerksam, dass es gelingt, mit Hilfe des constanten Stroms Schmerzpunkte aufzufinden, die z. B. gegen Druck nicht empfindlich sind. Die Kathode des Stroms wird bei einer Stromstärke, die eine deutliche, nicht schmerzhafte Empfindung auf der Haut erzeugt, längs der Wirbelsäule geführt, die Anode an einer indifferenten Stelle fixirt. Die Anode ist bei Aufsuchung der Punkte weniger wirksam, ebenso auch der inducirte Strom; in einzelnen Fällen fand sich an den nachgewiesenen Punkten verminderter Leitungswiderstand. Eine gegen die Schmerzpunkte gerichtete electrische oder ableitende Behandlung hatte bemerkenswerthe Erfolge, wofür vier Fälle kurz vorgeführt werden.

2. Kopfschmerz, Hemicrania.

1) Day, W. H., Headaches, their Nature, Cause, and Treatment. 3ed. London. — 2) v. Hoeker, Zur Aetiologie der Hemicranie. Aerztl. Intell. Blatt 36. (Nimmt eine durch Darmgase hervorgerufene Beeinträchtigung des Sympathicus für manche Fälle an, deshalb diätetische Maassregeln.) — 3) Day, W. H., On some varieties of nervous headache. Brit. med. Journ. Jan. 24. — 4) Ferrier, David, Pain in the head in connection with cerebral disease. Brain 1879. (Empfiehlt die Percussion des Schädels, die oft an dem Ort der Läsion Schmerzen hervorruft und dadurch die Diagnose unterstützt. Eine Anzahl von Fällen, aber ohne Section.) — 5) Masini, G., Notizen zur Therapie des Kopfwehs. Corresp. Bl. f. Schweizer Aerzte. No. 1. (Bemerkenswerth ist, dass Merk'sches Aconitin wirkungslos blieb, während ein englisches Präparat sehr günstig wirkte.)

3. Anästhesie.

1) Hutchinson, W. F., Report of three typical cases of anaesthesia. New-York med. Record. Oct. 9. — 2) Moore, W., Cases of anaesthesia. (Brit. med. Assoc.) Brit. med. Journ. Aug. 28. — 3) Stoye, W. A., A case of hemianaesthesia of special and general sensation, associated with hemiopia. (Brit. med. Assoc.) Ibid. Aug. 28.

VII. Cerebrale Functionsstörungen.

a. Stottern.

1) Coen, Beiträge zur Statistik, Diagnostik und Therapie der Anomalien der Stimm- und Sprachorgane. Allg. Wien. med. Zeit. 10—12. (In 3 Jahren behandelte C. 77 Fälle von Stottern, 10 Stammeln, 17 Alalie, 13 andere Störungen. Für Stottern ist Erblichkeit wichtig. 25 Fälle wurden geheilt, 29 gebessert durch Athem-, Stimm- und Sprechgymnastik. Bei Lispeln waren die Resultate günstiger als bei Alalie.) — 2) Mosdorf, Ein Fall von Aphthongie. Centralbl. f. Nervenheilk., Psych. u. Psychopath. No. 1. (Junger Mann, seit dem 6. Jahre nach erlittenem Schreck Sprachstörung. Beim Versuch zu sprechen tonischer Krampf in den Muskeln des Zungenbeins, der Zunge und des Rachens. Die Athmung passirte kurze Zeit, bis sich die Spannung in den Bauchmuskeln löste, und stockte erst wieder bei erneutem Sprechversuch. Der Krampf in den Zungen- und Zungenbeinmuskeln wurde nur durch Vorstrecken der Zunge beseitigt. Electrische Behandlung quer durch den Kopf ohne Erfolg; nach Anwendung des absteigenden Stroms längs der Wirbelsäule Heilung.) — 3) Hartmann, Ueber Sigmatismus und Parasigmatismus. Deutsch. Arch. f. clin. Med. Bd. 26, 155. (In einem der Fälle, in welchem das sch als ch mit nasalem Beiklang gesprochen wurde, zeigte sich eine mangelhafte Action des Gaumensegels, dessen Widerstand schon bei einem Drucke von 10—15 Hg. von der Nasenhöhle aus überwunden wurde.)

b. Aphasie.

1) Revillout, V., Des formes diverses de l'aphasie. Gaz. des hôp. No. 94. — 2) Hughlings-Jackson, J., On affection of speech from disease of the Brain. Brain. 1879. (Allgemein theoretischer Artikel; unvollendet.) — 3) Siegfried, L., Zur Casuistik der Dysphasie. Berl. clin. Wochenschr. No. 40. — 4) Revillout, V., La chorée du langage. Gaz. des hôp. No. 94 et 97. (Bericht über eine Kranke von Luys, welche die von Letztem in seinem Buche: Actions réflexes cérébrales so bezeichnete Sprachstörung [Form der Aphasie] zeigt.) — 5) Broadbent, W. H., A case of peculiar affection of speech with commentary. Brain. 1879. (Fall von motorischer Aphasie ohne Section. Syphilis.) — 6) Potain, Case of left hemiplegia, with aphasia, in a left-handed woman. Med. Press. and Circ. May 5. (Fall ohne Sectionsbefund.) — 7) Emerson, P. H., Left-sided epileptic hemiplegia and aphasia; recovery. (From King's College Hospital. Under the care of Dr. Ferrier.) Lancet. Nov. 6. — 8) Habershon, A case of aphasia, with hemiplegia on the left side — tumors on the right side of the Brain in the Third frontal convolution. Brit. med. Journ. Dec. 25. — 9) Jackson, Hughl., On aphasia, with left hemiplegia. Lancet. April 24. (Fast in allen Fällen von Aphasie mit linksseitiger Hemiplegie, die Verf. sah, waren die Individuen linkshändig gewesen. — Eine Läsion in einer Hemisphäre kann Sprachlosigkeit bedingen, bringt aber keine Wortlosigkeit hervor (die Patienten können Worte verstehen). Wortlosigkeit wird durch gleichzeitige Läsion beider Hemisphären hervorgebracht. — Je stärker bei der Hemisphäre das Bein und je weniger der Arm betheiligt ist, je leichter ist die Sprachstörung; leichte und transitorische Hemiplegie besteht oft mit einer Form von Aphasie, in welcher reichlich Worte gesprochen werden können, wobei dann einzelne Worte verwechselt werden. Schliesslich giebt Verf. Notizen über einen früher von ihm publicirten Fall mit Linkshändigkeit, mit linksseitiger Hemiplegie und theilt einen neuen Fall von l. Hemiplegie mit Linkshändigkeit mit. Einige Bemerkungen über langsames Schreiben und Sprechen in Fällen von Aphasie und den Einfluss der mangelhaften Uebung (Erziehung) auf das Schreiben Aphasischer schliessen sich an. Ein Fall wird noch kurz citirt, in welchem Aphasie mit linksseitiger Hemiplegie bestand, ohne dass Linkshändigkeit vorhanden war; Verf. meint, dass vielleicht eine doppelseitige Affection des Hirns bestand; er erinnert zugleich an einen Fall von Wadham (St. George's Hosp. Rep. 1869) von Aphasie mit linksseitiger Hemiplegie, in welchem die Insula Reilii der rechten Seite in eine mit Flüssigkeit gefüllte Höhle verwandelt, die linke Hemisphäre ganz gesund war. Der Pat. war linkshändig gewesen.) — 10) Brown, W. H., Case of aphasia following injury to the head. (Under the care of Dr. Wheelhouse.) Lancet. Nov. 27. — 11) Hoé, J. B. F., Essai sur l'aphasie consécutive aux maladies du coeur. Thèse. Paris. (Nichts Neues.) — 12) Koch, R., Ein zweiter Fall von Aphasie ex Anaemia. Berl. clin. Wochenschr. No. 16. — 13) Kahler, O. und Pick, A., Zur Geschichte der Worttaubheit. Eine Antikritik. Prager Zeitschr. f. Heilk. Heft 1. (Gegen Mathieu in den Arch. gén. de méd. Maiheft. 1879. Mittheilung eines Falles von atactischer Aphasie und Agraphie.) — 14) Mancini, Secondo, Le localizzazioni cerebrali, e l'aphasia in specie. Lo Sperimentale. Ottobre. (Mittheilung eines Falles von Aphasie in Folge von hämorrhagischer Erweichung der Rinde des untersten Abschnittes der vorderen Centralwindung linkerseits. — Die Beschreibung ist wenig genau.) — 15) Drozda, Neuropathologische Beiträge. Wiener medicin. Presse. No. 10 und 11.

Siegfried (3) giebt die Selbstschilderung eines gebildeten Kranken über eine Sprachstörung, die sich an eine beginnende Migräne anschloss; bemerkenswerth ist auch die Schilderung des die letztere einleitenden Symptoms:

„Von unten, rechts her, schob sich ein grünlicher Schatten in das Gesichtsfeld hinein, der es, auf beiden Augen symmetrisch, zur Hälfte — nicht verdeckte — sondern verschleierte". Daran schloss sich ein Halbschlaf; als Pat. sich später erhob, war die Sehstörung fort; beim Gehen hatte er zuerst das unbestimmte Gefühl, dass der Automatismus seiner Bewegungen nicht in Ordnung sei, später merkte er ein Hinderniss im

Denken, musste eine ihm sonst geläufige Redensart sich mehrmals vorsagen, die Wortvorstellungen für bekannte Objecte stellten sich nur zögernd ein: „die Begriffe hatten sich in mir gespalten; zwischen der gesehbildlichen eines jeden und der klanglichen war ein Riss entstanden oder ein Weg verschüttet; die beiden Hälften kannten einander nicht mehr, und während sonst die eine die andere hervorruft, so dass sie als einheitlich erscheinen, musste hier bei der Unwegsamkeit des Richtweges ein längerer Umweg genommen werden, um von der einen zur andern zu gelangen, und die sonst so straffe Verbindung erschien gelockert".

Habershon (8) beschreibt folgenden **Fall von Aphasie und linksseitiger Hemiplegie bei einem Linkshändigen.**

Ein 52jähr. Mann, der seit etwa einem Jahre über allgemeine Schwäche klagte, bekam plötzlich einen Anfall von Aphasie — er konnte nicht sagen, was er wollte, schien aber alles zu verstehen, was man zu ihm sprach. Ca. 8 Wochen darauf erfolgte eine (allmälig sich ausbildende) Lähmung des linken Armes und Beines. Pat. war immer **linkshändig** gewesen. — Pupillendifferenz und anderweitige Anomalien waren nicht vorhanden. Behandlung mit Jodkalium und Mercurialien hatte keinen Erfolg. Pat. wurde aufgeregt und starb 7 Wochen nach dem Auftreten der Aphasie. **Section**: Gliom in der rechten Hirnhälfte, und zwar in der Inselgegend, den hinteren Theil der unteren Stirnwindung ganz zerstörend, nach der Tiefe zu bis zum Linsenkern reichend.

Koch's Fall (12) ist folgender:

38jähr. gut genährter, blasser Fabricant, cholerisch, leicht in Aufregung gerathend und dann polternd, bekommt am Weihnachtsabend einen Anfall von **Aphasie**; spricht unverständlich, kann manche Worte nicht richtig hervorbringen, sagt statt Hoffmann's Ho-manns oder O-manns-Tropfen, kann es Anfangs nicht sagen und betont, als er es endlich herausgepresst, die 2. Silbe; dieselben Worte kann er nicht schreiben, Lesen gelingt gut. Nach ¼ Stunde ist der Anfall vorbei; vorangegangen waren dem Anfalle zeitweilige Schmerzen im Hinterkopfe; später sollen 2mal, der eine bei Tisch, gleiche, schwächere Anfälle vorgekommen sein, einmal ein Anfall von Bewusstlosigkeit.

Im ersten Falle **Drozda's** (15) trat bei einer Kranken mit Spitzenaffection plötzlich auf kurze Zeit bis zu einer Viertelstunde **Aphasie** ein, was sich einige Male wiederholte. Bewusstsein ungetrübt, Sprache nachher wieder frei. Im weiteren Verlaufe epileptiformer Krampfanfall, besonders der rechten Körperhälfte, Parese des rechten Facialis. Vollständige Worttaubheit, unter Fortdauer der epileptiformen Anfälle. Tod. Tuberculöse Meningitis an der hinteren Partie der linken Fossa Sylvii. Einzelne Knötchen über der ersten und zweiten Schläfenwindung und dem linken unteren Scheitellappen, die Rindensubstanz hier mit den Meningen verwachsen, etwas weicher und mit kleinen hämorrhagischen Herden durchsetzt.

Im zweiten Falle trat bei einer 69jähr. Kranken eine plötzliche Lähmung des Mundfacialis mit Aphasie auf. Wie im vorigen Falle war das untere Ende beider Centralwindungen frei, Insel- und Klappdeckel zeigten eine umschriebene Zelleninfiltration (Encephalomalacia). D. glaubt, dass die Faserzüge aus dem unteren Drittel der Centralwindungen durch Faserzüge aus dem Operculum und vielleicht den Inselwindungen verstärkt würden. — Bei einer carcinomatösen Frau während des Lebens keine Symptome seitens des Hirns, post mortem: die ganze Vorderhälfte der Unterfläche des linken Stirnlappens eingesunken, die graue Rinde fehlend, an deren Stelle bräunlich-gelbe Massen. Dieselbe Veränderung in Kreuzergrösse am vorderen Abschnitt der 3. und 4. Schläfenwindung, kleinere Stellen im mittleren Drittel der 3. rechten Schläfenwindung, der 3. rechten Stirnwindung und am Kleinhirn befallen.

[**Grill**, Fall af Haemorrhagia cerebri cum aphasia. Gefleborgs läkareför. förh. A. 6. 1879. p. 86.

Ein 55jähr. Mann wurde apoplectisch (Hemiplegia dextra und Aphasie). Die **Aphasie** besserte sich, verschwand aber nicht gänzlich, besonders vermag er nicht Namen auszusprechen, mit Ausnahme von den allergewöhnlichsten.

Mit 73 Jahren wieder ein apoplectischer Anfall, der tödtlich verlief. Es fand sich in der rechten Hemisphäre eine frische Blutung, die in die Seitenventrikel durchgebrochen war; auf der Convexität der linken Hemisphäre ungefähr in der Mitte eine grosse Höhle, die mit beinahe farbloser Flüssigkeit und einem feinen bindegewebigen Netzwerke ausgefüllt war. Hinter dieser, und wie dieselbe unmittelbar unter der Pia, fand sich eine kleinere, sonst ganz ähnliche Höhle. In dem Lobus front. „nicht so weit nach vorn als der Gyrus tert. und etwas höher" fand sich noch eine ähnliche, wallnussgrosse Höhlung. Das Verhalten derselben zur Markstrahlung wird nicht besprochen.

Friedenreich (Kopenhagen).]

VIII. Krankheiten des Gehirns und seiner Häute.

1. Allgemeines. Beiträge verschiedenen Inhalts.

1) **Grasset, J.**, Des localisations dans les maladies cérébrales. Av. 6 pl. et 8 fig. dans le texte. 8. (Montpellier) Paris. — 2) **Robin, A.**, Des troubles oculaires dans les maladies de l'encéphale. Av. 46 fig. et 1 pl. 8. Paris. — 3) **Drozda**, Beitrag zur Kenntniss der sogen. „Linkshirnigkeit" der meisten Menschen. Wiener med. Presse. No. 39—41. (Wenn D. das linke Auge schloss, konnte er in gewöhnlicher Weise den Sinn vorliegender Druckzeilen rasch erfassen; beim Sehen bloss mit dem linken Auge dagegen musste D. den Sprachvorgang besonders bei fremden Wörtern zu Hilfe nehmen, erst nach mehreren Versuchen wurde das Vorlesen unnöthig. (?) Bei Sehen bloss mit dem linken Auge ging das Verständniss besonders für die Tiefen- und Weitendimensionen nahezu völlig verloren. Nach längerer Fortsetzung dieses Lesens Schmerzgefühl in der rechten Kopfhälfte. D. nimmt deshalb an, dass auch die einzelnen, mit der linken Hemisphäre in Verbindung stehenden Sinnesorgane vorwiegend benutzt werden) — 4) **Bäumler**, Ueber einen eigenthümlichen Einfluss von Gehirnkrankheiten auf den Verlauf der Lungenphthise. Arch. f. Psych. XI. S. 256. — 5) **Seeligmüller, A.**, Ueber eine noch wenig gekannte Form von vorübergehender Bewegungsstörung der unteren Extremitäten, verbunden mit dauernder Taubheit bei Kindern. Ctrlblatt f. Nervenhlk., Psych. u. gerichtl. Psychop. No. 6. (Verf. theilt zwei Beobachtungen über folgendes Krankheitsbild mit: Ein bereits gut sprechendes und normal hörendes Kind erkrankt unter heftigem Fieber mit Erbrechen, Delirien, Coma; in einer Woche Nachlass der Erscheinungen; man constatirt vollständige, doppelseitige Taubheit, und taumelnden Gang, mit der Neigung nach vornüber zu fallen. Keine Lähmungen. Nach spätestens 6 Wochen Wiederherstellung des Ganges. Die Taubheit bleibt und erzeugt Taubstummheit.) — 6) **Brown-Séquard, C. E.**, Unilateral convulsion due to brain-disease. (Brit. med. Assoc.) Brit. med. Journ. Aug. 28. — 7) **Schreiber, J.**, Ueber transitorische Encephalopathien und Myelopathien. Tagbl. d. 53. Deutschen Naturforscherversammlung.) — 8) **Gowers, W. R.**, The brain in congenital absence of one hand. Brain 1879. (40)jähr. Mann, starb an allgemeiner Paralyse. Ange-

borener Mangel der linken Hand. Unvollkommene Entwickelung und Anchylose der Handwurzelknochen, umgeben von einer fibrösen Kapsel, an die sich die Vorderarmmuskeln inserirten. Ext. digit. min. fehlend. Die übrigen Vorderarmmuskeln, Gefässe und Nerven normal. Entsprechend der Stelle, von wo aus nach Ferrier bei Affen Bewegungen der Hand ausgelöst werden, in dem mittleren Theil der rechten hintern Centralwindung eine ausgesprochene Verschmälerung im Vergleich mit der linken Seite localisirt. Keine microscopischen Veränderungen.) — 9) Jackson, Hughlings, On a case of recovery from organic brain-disease. Brit. med. Journ. Oct. 23. (Sehr interessanter, genau mitgetheilter Fall folgender Art: starker Kopfschmerz, kein Erbrechen: fast völlige Blindheit, beiderseits Neuritis optica, Anosmie, schwankender Gang, Fehlen des Kniephänomens — unter Gebrauch von Jodkalium und Schmiercur [Syphilis war übrigens nicht nachzuweisen und auch vom Verf. als nicht nothwendig vorhanden angenommen]. Heilung bis auf Anosmie und Fehlen des Kniephänomens, welche beide Symptome bestehen blieben.) — 10) Maximowitsch, J., Zwei Fälle von Gehirnkrankheiten. St. Petersb. med. Woch. No. 45 f. — 11) Gowers, W. R., On some symptoms of organic brain disease. Brain 1879. (Verf. spricht zunächst über plötzliche Lähmungen bei Gehirntumor und führt dieselben zurück 1) auf sich hinzugesellende Ursachen: Hämorrhagie in und um die Geschwulst; Erweichung infolge einer unabhängig nebenher bestehenden Erkrankung oder einer secundären Betheiligung der Gefässe, und 2) auf directe Wirkung, sei es Hemmung, sei es ein Erschöpfungszustand infolge von Krämpfen. — Darauf berichtet er einen Fall von posthemiplegischer Coordinationsstörung der rechten Hand mit lebhaften Schmerzen, aber ohne Veränderung der Sensibilität; Tod an Erguss in den Pons. Im linken Thalamus opticus fand sich ein gelber Herd, der aber mit einem gezackten Saume bis an die Bündel der inneren Capsel heranrückte.) — 12) Petrone, Luigi M., Contribuzioni sulle artropatie subacute dipendenti da una lesione del cervello. Lo Sperimentale. Nov. e Dic.

An drei mitgetheilte Fälle knüpft Bäumler (4) folgende Schlüsse: Unter dem Einflusse auch von nicht acuten Hirnaffectionen, Tumoren, Encephalitis, könne eine Lungenphthise latent verlaufen oder latent werden; bei jugendlichen Individuen ist aus Anlass einer zu diagnosticirenden Hirnaffection besonders genau auf Phthise zu invigiliren und kann namentlich das Fehlen von Fieber nicht zu schwer ins Gewicht fallen. Ja selbst beim Fehlen deutlicher Symptome von Seiten der Lungen und anamnestischer Momente muss die Möglichkeit eines tuberculösen Tumors ins Auge gefasst werden. Es handelt sich bei den geschilderten Erscheinungen wohl um Hemmungswirkungen des erkrankten Gehirns auf vasomotorische und trophische Vorgänge.

Schreiber (7) theilt kurz drei Fälle mit, welche durch die Schwere der Erscheinungen den Verdacht auf schwere Läsionen erregten, von denen zwei auf eine gegen den notorischen Alcoholismus gerichtete Therapie in relativ kurzer Zeit in Heilung ausgingen, der dritte, gebessert, sich der Behandlung entzog. Der erste zeigte die Symptome einer dorsalen Myelitis, der zweite das Bild der Tabes dorsalis, der dritte das der Tabes spastica. Daran schliesst er zwei Fälle, in welchen der chronische Alcoholismus als transitorisches Symptomenbild localisirter Erkrankung des Gehirns auftrat und die gleichfalls durch entsprechende Behandlung geheilt wurden. S. ist der Ansicht, dass, falls solche Fälle als wirklich grob materiell bedingt angesehen und dem entsprechend behandelt werden, die Affectionen leicht stationär werden und zu wirklichen, secundären, pathologischen Processen in den betreffenden Organen führen können.

2. Krankheiten der Hirnhäute.

1) Schultze, Zur Symptomatologie und pathologischen Anatomie der tuberculösen und entzündlichen Erkrankungen und der Tuberkel des cerebrospinalen Nervensystems. Deutsch. Arch. für clin. Med. Bd. 25. S. 297. — 2) Wengler, Ueber eine mit Aphasie complicirte tuberculöse Meningitis. Ebendas. Bd. 26. S. 179. (Hochgradige Convulsionen, später beiderseits Pupillenstarre, Erbrechen, atactische Aphasie. Tuberculöse Meningitis, besonders der Foss. Sylvii, Erweichung der linken Insel und der angrenzenden Partien und Schläfenlappens. Microscopisch: Verkalkung der Ganglienzellen in den Herden, welche W. nach Analogie der Litten'schen Befunde an Nieren nach vorübergehender Arterienunterbindung aus Aufhebung der Fähigkeit der Ganglienzellen, das Kalkalbuminat in Lösung zu halten, erklärt. Verfettung, Erweiterung der Lymphscheide und Tuberkel an den Gefässen.) — 3) Field, Case of suppurative meningitis and abscess of the brain. Lancet. June 5. — 4) Cullingworth, Ch. J., Purulent non-tubercular meningitis in an infant, three months after injury. Med. Times. Dec. — 5) Ettinger, N. v., Ein Fall von Meningitis purulenta nebst multiplen Hirnabscessen, wahrscheinlich metastatischen Ursprungs, bei einem Säugling. Berliner clin. Wochenschr. No. 47. — 6) Maximowitsch, J., Meningitis suppurativa cerebrospinalis. Petersb. medic. Wochenschr. No. 46. — 7) Beerawyagels, Méningite chronique, Tumeur sarcomateuse intracranienne. La presse méd. belge No. 8. — 8) Redl, Ein seltener Fall von Meningitis basilaris. Wien. med. Wchschr. No. 29. (Heftige Nackenstarre, Schlingbeschwerden waren schon gebessert, als am 9. Tage die rechte Pupille wolkig getrübt wurde und über Nacht völlige Erblindung unter Auftreten massiger purulenter Flecken an der Vorderzone des Glaskörpers eintrat. Venenblechterung, Fieber, Delirien, Decubitus. Tod am 30. Tage, eitrige Infiltration der Pia auf Pons und Med. oblong. beschränkt; hinter der rechten Linse ein umschriebener Eiterherd, das Corpus vitreum verflüssigt.) — 9) Sorel, F., Méningo-encéphalite tuberculeuse; lésions corticales limitées à gauche dans la zone motrice, monoplégie associée des membres du coté opposé. Recueil de mém. de méd. milit. No. 5. p. 269. — 10) Hanek, H., On some cases of tubercular meningitis. St. George's Hosp. Rep. X. — 11) Massa, Obs. d'un cas de tuberculose des méninges; mort, autopsie. Arch. méd. belg. Avril. p. 237. — 12) Magnan, Deux cas de pachyméningite hémorrhagique à caractères exceptionnels. Soc. de biol. Gaz. méd. de Paris No. 31. (I. Paralysie générale, attaque épileptiforme suivie d'hémiplégie gauche; deuxième attaque épileptiforme suivie d'hémiplégie droite et d'aphasie; hématome double de la duremère comprimant les deux hémisphères; adhérences de la néo-membrane à l'arachnoide et à la piemère; II. Alcoolisme chronique; choc sur la tête; pachyméningite hémorrhagique droite; suppuration de l'hématome; céphalalgie persistente; hémiplégie gauche, côté opposé à la néo-membrane et contracture du bras correspondant.) — 13) Roberts, F. T., A case of cerebral meningitis; recovery. Brit. med. journ. July 24. — 14) Barth, H. et J. Dejerine, Note sur un cas de méningite bulbaire survenue chez un individu atteint de paralysie diphthéritique du voile du palais. Arch. de phys. norm. et path. No. 4.

Der Fall Sorel's (9). 30jähriger Neger zeigte folgende Gehirnerscheinungen:

Epileptiformer Anfall, einige Tage später Krampfanfall mit Betheiligung des rechten Armes, Deviation des Kopfes und der Augen nach rechts; später Schwierigkeit im Sprechen, linksseitiger Kopfschmerz, Facialis frei, motorische und sensible Parese des rechten Armes und des rechten Beines, keine Contractur. Später wird die Lähmung vollständig. Section: Pia mater links stärker injicirt und an 2 Stellen verdickt, von Tuberkeln durchsetzt und der Gehirnsubstanz adhärirend; 1) an der Spitze der vorderen Centralwindung und der vorderen Partie des Lobul. paracentral.; darunter findet sich ein Herd, der das obere Viertel der vorderen Centralwindung, den Fuss der 1. Stirnwindung und den entsprechenden Theil des Lobul. paracentral. in sich begreift; 2) im Niveau der 2. Stirnwindung; die darunter liegende Substanz erweicht, die Gefässscheiden in derselben erfüllt von Tuberkeln, denselben kleine Blutklümpchen anhängend.

S. lässt es zweifelhaft, ob eine der beiden die Stirnwindungen einnehmenden Läsionen für die Deviation des Kopfes und der Augen verantwortlich zu machen sei.

3. Ischämie, Hyperämie, Hämorrhagie.

1) Ball, B., Report on certain cases of functional ischaemia of the brain. Brit. med. Journ. Oct. 30. — 2) Sieveking, Cerebral congestion and subarachnoid effusion. Med. Times. O. A. 2. — 3) Melis, Congestion cérébrale suivie de perte de la vue. Arch. méd. belges. Sept. p. 194. — 4) Drozda, Statistische Studien über die Hämorrhagia cerebri. Wiener med. Presse. No. 10 u. 11. (Auf je 1000 Aufnahmefälle der drei grossen Wiener Krankenhäuser kamen 2,9, auf je 1000 Fälle von im Ganzen 27,858 Obducirten dagegen 20,6 Gehirnblutungen. Beim weiblichen Geschlecht ist die Häufigkeit der Hirnblutungen etwa die doppelte, die weitaus grösste Anzahl fiel in die Jahre von 50 bis 60 (etwa ¼ der Gesammtzahl). In 56 pCt. trat der Tod, in 39 pCt. Besserung oder Stillstand ein, 5 pCt. wurden als genesen bezeichnet. Rechtsseitig war die Lähmung in 50,6, linksseitig in 45,5 pCt., in 3,9 lag Paraplegie vor. Unter 927 Fällen war nur 19mal Nephritis vorhanden, auch die Zahl von 34mal Endocarditis und 33mal Vitium cordis ist eine geringe. Weiteres siehe im Original.) — 5) Page, Cerebral haemorrhage in a case of pyaemia. Brain 1879. (19jähr. Reitknecht; starker apoplectischer Erguss, hineinreichend zu einem kleinen pyämischen Infarct etc.) — 6) Mills, Ch. K., Haemorrhage into the basal ganglia, followed by effusion of blood into and beyond the ventricles etc. Philad. med. Times. Oct. 25. (Ausgedehnter Bluterguss im Hirn. Lähmung der rechten Körperhälfte stärker als die der linken. Die periphere Temperatur am Schädel (Art der Messung nicht angegeben) betrug einige Zeit nach dem apoplectischen Insult rechts, entsprechend der Centralfurche, 35,8 C. und links ebenda 36,6 C.)

Ball (1) berichtet über drei Fälle von „functioneller Ischämie des Gehirns"; zwei davon sind einander sehr ähnlich:

Ganz gesunde Männer werden infolge starker psychischer Erregung plötzlich sprachlos und taub, ohne eine Spur von Störung der Intelligenz, verstanden alles, konnten ihre Gedanken schriftlich ausdrücken etc. Gleichzeitig kam eine halbseitige Lähmung ad motum et sensum. Ebenso plötzlich, wie die Störungen eingetreten waren, verschwanden sie auch, bei dem einen Patienten nach Application des constanten Stromes, bei dem andern ganz spontan. — Der 3. Fall ist etwas abweichend — hier bestand wahre Aphasie und mangelhaftes Wortverständniss; die Besserung war eine mehr allmälige.

4. Hemiplegie.

(Siehe auch Athetose.)

1) Beck, Die Hemiplegie. Med. Corresp.-Bl. des Württemberg. ärztlichen Vereins. No. 6. — 2) Bernhardt, Fall von post-hemiplegischer Bewegungsstörung. Berl. klin. Wochenschr. No. 25. — 3) De Cazal, Obs. d'hémi-athétose avec aphasie. Union méd. No. 171. 28. Déc. (Die Erscheinungen traten nach einem Typhus auf; gleichzeitig mässige Hemianästhesie und Hemiplegie, ein Krampfanfall. Bei willkürlichen Bewegungen des Arms ist an demselben nichts zu merken, bei allen anderen Bewegungen, besonders während des Gehens, wird der Arm in allen seinen Abschnitten von verschiedenen unwillkürlichen Impulsen erfasst.) — 4) Brigidi, V. e G. Banti, Emiplegia a destra con afasia. Lo Sperimentale, Genn.

Bernhardt (2) stellte einen 16jährigen Mann vor, der im Anschluss an eine auf Masern folgende fieberhafte Darmerkrankung bei vollem Bewusstsein eine **Lähmung** der linken Körperhälfte erlitt, die nach einer leichten Besserung sich infolge eines deprimirenden Affectes wieder verschlimmerte.

Das Bein schleift nach, der Arm zeigte seit 2½ J. eine eigenthümliche Bewegungserscheinung; es sind unruhige Bewegungen, von der Schulter bis zu den Fingern hin, ein Rollen, Drehen des Armes und nach abwärts hin zitternde Bewegungen der Hand und Finger, die am meisten denen der Paralysis agitans ähnlich sind; durch den Willen kann der Arm nur für kurze Zeit starr gemacht; im Schlaf sistiren die Bewegungen, ebenso unmittelbar nach dem Erwachen; das linke Bein ist frei und zeigt eine erst bei grösserer Leistung hervortretende geringe Schwäche; Gesicht, Sensibilität frei.

B. nimmt einen Herd in der Nähe von Fasermassen an, die, selbst unversehrt, durch die lädirte, vielleicht vernarbte Stelle dauernd in einen Reizzustand versetzt sind; die motorischen Bahnen selbst, der Linsenkern und Nucleus caudatus seien wohl als frei anzusehen; in zwei analogen Fällen fand sich jedesmal der Thalam. opt. lädirt.

5. Commotio cerebri.

1) Unger, L., Histologische Untersuchungen der traumatischen Hirnentzündung. Mit 2 Tfln. Lex.-8. Wien. — 2) Comandré, Utilité du vésicatoire épicranien dans la période ultime des commotions cérébrales. Lyon médical No. 44. — 3) Duret, H., On the rele of the dura mater and its nerves in cerebral traumatism. Brain 1879. (Die sehr erregbaren sensiblen Nerven der Dura mater lösen reflectorisch Spasmen oder Contracturen gleichzeitig oder getrennt der animalischen wie der vasomotorischen Musculatur aus. Die Contracturen werden häufig permanent. Bezugnahme auf eine Anzahl Thierexperimente; der Artikel ein vorläufiger Auszug einer grösseren Abhandlung.) — 4) Holton, A., Compound comminuted fracture of the skull, extensive laceration, and loss of brain substance operation. Brain 1879. (Ausgang in Heilung, excluzmässige Sprachstörung und totale Lähmung des linken Arms.)

6. Intercranielle Geschwülste.

(Cf. auch Pathologie einzelner Hirnbezirke.)

1) Wernicke, Zur Symptomatologie der Hirntumoren. Deutsch. med. Wochenschr. 28, 29. — 2) Yeo,

J. Borney, A case of large tumor of the left cerebral hemisphere, with remarkable remissions in the symptoms. — 3) Haddon, John, Case of cerebral tumour. Brain, 1879. (Tumor der rechten Hemisphäre, wahrscheinlich zuerst von dem äusseren Schädelperiost ausgegangen und nach innen durchgewachsen, hatte zerstört den medianen Theil der beiden Centralwindungen und der dahinter anstossenden Partie des Scheitellappens bis hinab auf die Oberfläche des Thal. opt.; die vordere linke Centralwindung comprimirt. Symptome: Allmälige Lähmung des linken Beins; als sie vollständig war, Lähmung des linken Arms. Beginnende Schwäche im rechten Bein. Gesichtshallucinationen. Rigidität im linken Arm. Zittern bei Bewegungen der rechten Hand. Ptosis. Tod infolge eines Tumors im Cerebum.) — 4) Saltertbwaite, Multiple tumors of the cranial, spinal, and sympathetic nerves with remarkably fever symptoms. New York med. Record. Feb. 28. — 5) Hadden, W. B., Sarcomatous tumour at base of brain. (Under the case of Dr. Bristowe.) Med. Times. Jan. 3. — 6) Hunt, Joseph W., Case of cerebral tumor. Brain 1879. (Auf die Reil'sche Insel drückendes Sarcom.) — 7) Bennett, A. Hughes, Case of cerebral Tumour. Symptoms simulating hysteria. Ibid. 1879. (Ein 16jähr. psychopathisch belastetes Mädchen, intelligent, aber mit vielfachen perversen Neigungen behaftet, zeitweilige Lach- und Weinkrämpfe. October 1875 plötzlich (nach vorhergehender Bestrafung) totale Erblindung, — in wenigen Tagen Wiederherstellung. Anfang 1876 Eintritt von Blindheit und Taubheit, erstere bleibt, letztere verschwindet. Von Februar ab wieder taub, Abnahme der Kraft in den Beinen, Paraplegie, Hyperästhesie. Weite Pupillen. Kein objectiver Befund an den Sinnesorganen und den unteren Extremitäten. Allgemeinbefinden vortrefflich. Diagnose: schwere Hysterie. Ende April Erregungszustände und Delirien. Schnelle Abnahme der Kräfte. Coma. Tod. Eigrosser Tumor in der Marksubstanz der rechten Hemisphäre über dem Seitenventrikel; keine genauere Untersuchung desselben.) — 8) Brush, E. N., Sarcoma of the dura mater. Amer. Journ. of insan. Jan. — 9) Schultze, Fr., Ein Fall von eigenthümlicher multipler Geschwulstbildung des centralen Nervensystems und seiner Hüllen. Berl. klin. Wochenschr. No. 37.

Schultze's (9) Fall ist hauptsächlich dadurch bemerkenswerth, dass im Gegensatz zu dem bisher beobachteten Verhalten der Sarcome hier ein Hineinwuchern der Geschwulstzellen von den in der Pia liegenden Tumoren in das Nervengewebe statt hat, und dass neben solchen Tumoren auch rein intravenöse vorhanden sind; in dem clinischen Verlaufe des Falles (7jähriges Mädchen) ist bemerkenswerth die geringe Schmerzhaftigkeit trotz der Betheiligung der Meningen und hinteren Wurzeln.

[Bruzelius och Key, Axel, Fall af cysta och gliom i hjärnan. Sv. läkaresällsk. förh. p. 246.

Ein 28jähriger Mann hatte als 8jähriger Knabe eine schwere Verletzung des Kopfes empfangen. Später gesund bis zu 1874. Dann fing er an, an epileptiformen Krämpfen zu leiden. Diese waren bald heftigere, universelle, bald leichtere Convulsionen, nur aus Zuckungen in dem linken Arme und bisweilen in der Zunge bestehend. Die Krämpfe stellten sich sehr häufig ein, oft bis 10 mal täglich. Seit 1877 fing der linke Arm an paretisch zu werden, später auch das linke Bein. Das Gedächtniss nahm ab, Kopfweh trat öfters auf und mehrmals Erbrechen. Bei der Untersuchung 1879 fand sich auch eine unvollkommene Anästhesie der linken Extremitäten. Tod am 11. November 1875; die Section zeigte in der rechten Grosshirnhemisphäre eine Cyste von 6 Ctm. Länge, 5 Ctm. breit und 4 Ctm. tief, deren vordere Begrenzung im Gyr. centr. ant. lag, während sie nach hinten kaum durch den ganzen Gyr. par. sup. ging. Inhalt strohgelb, dünnflüssig. An dem hinteren, inneren Theile der Cyste, zwischen demselben und Fiss. longitudinalis eine taubeneigrosse Geschwulst, die sich als ein kleinzelliges, gefässreiches Gliom zeigte. Das Os parietale zeigte, der Geschwulst entsprechend, eine seichte, längliche Depression, als Rest der alten traumatischen Läsion. Friedenreich (Kopenhagen).

Medin, O., Ett fall af Cysticercus cellulosae cerebri. Hygiea. 1879. p. 359.

Verf. berichtet ausführlich von einem Fall von Cysticercus cellulosae im Gehirn.

Ein 14jähr. Mädchen wurde am 13. Dec. 1878 ins Krankenhaus aufgenommen. Sie klagte über Kopfschmerzen; bei der Untersuchung sämmtl. Organe wurde nichts Abnormes gefunden. Am 18. Dec. zeigte sich ein Anfall von Bewusstlosigkeit mit stierem Blick, dilatirten Pupillen, Nystagmus, mässiger Contractur der Armmuskeln; beschleunigtem Puls und Athemholen, Temp. 40°. Dieser Zustand dauerte 3 Tage. Danach erholte sie sich wieder, nur war die Temperatur ab und zu erhöht. Am 13. Februar erwachte sie mit Kopfschmerzen; am selben Tage wurde das Bewusstsein und das Sehvermögen gestört, und es entstanden Convulsionen der Gesichts- und Augenmuskeln, doch wesentlich nur auf der rechten Seite; der Kopf wurde nach rechts gezogen, clonische Krämpfe des rechten Armes, die Pupillen erweitert. Der Anfall dauerte etwa eine Minute, wiederholte sich aber 10 mal in 1½ Stunde; allmälig wurden die Convulsionen allgemein, epileptiform, und dauerten mehrere Minuten. Am 15. Februar war sie wieder bei vollem Bewusstsein. Im März stellte sich öfters Erbrechen und Kopfschmerz ein, und sie fing an, doppelt zu sehen. Im April verschlimmerte sich der Zustand, die Intelligenz nahm ab, es zeigten sich mitunter Krämpfe, theils allgemeine, theils nur an der rechten Seite. Am 27. April Abgang eines 3 Meter langen Stückes von Taenia solium. Im Mai nahmen die Krämpfe an Ausbreitung und Intensität zu, und am 25. Mai starb sie, nachdem eine Pneumonie der linken Lunge hinzugekommen war.

Bei der Section fand sich die Pia mater an der convexen Fläche des Gehirns mit zahlreichen Cysticercis cellulosae, von Hanfsamen- bis Erbsengrösse, übersäet. Im Gehirn waren eine bedeutende Anzahl in die Corticalsubstanz eingebettet, in der Medullarsubstanz dagegen kein einziger. Im Corpus striatum und Thalamus opticus, sowohl an der Oberfläche als in der grauen Substanz waren Cysticercusblasen eingelagert, die meisten auf der rechten Seite. Uebrigens fand sich nur eine solche an einer einzigen Stelle, nämlich in dem Kern von grauer Substanz, welcher den Aquaeductus Sylvii umgiebt. Nirgends in den Muskeln oder anderen Organen wurden Cysticerken aufgefunden.

Verf. hält es nicht für unwahrscheinlich, dass eine Selbstinfection dermaassen entstanden sei, dass Glieder oder Eier der Taenia in den Magen gelangt seien: Die Erklärung der Motilitätsstörung der Augenmuskeln sucht er in der Cysticercusblase, welche in der den Aquaeductus Sylvii umgebenden grauen Substanz eingebettet war. E. Krabbe (Kopenhagen).]

7. Thrombose. Embolie.

1) Mackenzie, Stephen, Embolic hemiplegia with optic neuritis. Brain. 1879. (Allmälig eintretende Hemiplegie, zugleich Neuritis optica. Besserung. Tod. Ulceröse Endocarditis. Mittlere Cerebralarterie links durchgängig, aber mit verdickten Wandungen und verringertem Lumen. Ausser der Embolie keine Ursache für die Neuritis zu finden.) — 2) Schmidt, M., Ein

Fall von Aneurysma der Basilararteria. Berliner clin. Wochenschr. No. 21. — 3) Raymond, Thrombose des veines pariétales, ramollissement cérébral aigu, aphasie contractures, attaques épileptiformes, mort. Gaz. des hôpit. No. 134.

Schmidt's (2) Fall ist folgender:

57jähr. kräftiger Mann, Schlaganfall mit Bewusstlosigkeit, linksseitige, typische Hemiplegie, Zunge gerade, Pupillen eng, rechte weiter als die linke, Deviation conjug. nach links, Sensorium und Sensibilität frei, Sprache mühsam; Arterien geschlängelt, kein Herzfehler; einige Wochen später psychische Störung, Irrereden, Hallucinationen(?), welche Erscheinungen später wieder schwinden; 1½ Monate nach dem Beginne Motilität des linken Beines etwas gebessert, beginnende Contractur der linken Extrem.; später Kopf frei beweglich, Augen nach links gewendet; doch ändert sich weiter dies letztere, indem der linke Bulbus nach beiden Seiten gewendet werden kann, der rechte, der beständig nach innen schielt, nur nach links; Reflexe in den linken Extremitäten beträchtlich gesteigert. Section. Aneurysma der A. basilar., an Stelle der Pyramiden eine Stelle, wo die Substanz derselben erweicht ist; am Pons eine tiefe, ½ Ctm. breite, von links hinten nach rechts vorn verlaufende Rinne, zum grösseren Theil in der rechten Hälfte derselben gelegen; das linke Crus cerebelli ad pont. infolge eines stumpfen Auswuchses des Aneurysma ausserordentlich breit und flach gedrückt; im Rückenmarke sec. Degeneration im linken Seiten- und rechten Vorderstrang. Aneurysma der Aorta thoracica descendens.

Raymond (3) theilt folgenden Fall mit:

44jähr. schwächlicher Mann mit allgemeiner Psoriasis erleidet einen schweren apoplectischen Insult; nach dem 48 Stunden später erfolgenden Erwachen rechtsseitige, schlaffe Hemiplegie, ohne Sensationsstörung; Sensibilität normal, Parese des rechten Facialis, Drehung des Kopfes nach links, Aphasie. Herz, Lungen, Gefässe frei; in der folgenden Zeit leichte Besserung, am 18. Tage allgemeine Contractur der Muskeln der gelähmten Seite, am folgenden Tage auf die Extremitäten der anderen Seite übergreifend; am folgenden Tage mehrfache Anfälle von epileptiformen Zuckungen in der gelähmten Seite, die später auch nach links übergriffen, später Aufhören der Contracturen und der Krämpfe. Section: Thrombose der linksseitigen Parietalvenen, Erweichung der Oberfläche der linken Hemisphäre mit Ausschluss des Schläfen- und Hinterhauptlappens.

8. Erweichung, Abscess.

(Siehe auch Pathologie einzelner Hirnbezirke.)

1) Berlin, Ueber den anatomischen Zusammenhang zwischen orbitalen und intracraniellen Entzündungen. Arch. für Psych. XI. S. 273. (Ref. eines Vortrages, seither ausführlich erschienen.) — 2) Jung, S., Zur Aetiologie, Symptomatologie und Diagnostik der Gehirnabscesse. Wiener med. Blätter No. 24. — 3) Ballet, G., Des abscès du cerveau consécutifs à certaines malformations cardiaques. Arch. génér. de méd. Juin. p. 659. (Aus Anlass eines eigenen, früher mitgetheilten Falles suchte und fand B. noch 4 Fälle, wo gleichfalls die Coincidenz von angeborener Missbildung des Herzens und Gehirnabscess nachgewiesen wurde; da in keinem der Fälle einer der bekannten ätiologischen Momente für den letzteren nachzuweisen war, ist B. geneigt, einen allerdings nicht definirten Zusammenhang zwischen Missbildung und Abscess anzunehmen.) — 4) Edes, Abscess of the brain. Boston med. and surgic. journ. May 6. — 5) Ott, L., Case of cerebral abscess. Philad. med. Times. Nov. 6. — 6) Barr, Th., Three cases of cerebral abscess consequent upon suppurative disease of the middle ear, with remarks. Glasgow med. journ. June. — 7) Brettner, R., Ein Fall von Gehirnabscess und Lungengangrän. Dissert. Berlin. (Mit Sectionsbefund.) — 8) Atkins, Ringrose, A case of right hemiplegia, hemianaesthesia, and aphasia with softening of the left side of the cerebellum. Brain. 1879. — 9) Sorel, F., Ramollissement cérébral. Rec. de mém. de méd. milit. No. 3. p. 273. — 10) Galvagni, E., Sopra un caso di emichorea postemiplegica da rammollimento del talamo ottico. Riv. clin. di Bologna. Settbr.

Sorel (9) theilt folgenden Fall mit:

Angeblich 90jähr. Mann wird halb bewusstlos eingebracht, Lähmung des linken Facialis; Orbicularis oculi und Levator palpebr. sup. aber frei, deutliche Parese der linksseitigen Extremitäten, Sensibilität an denselben beträchtlich vermindert, Reflexe vorhanden aber verlangsamt; Zunge wird nach links vorgestreckt. Später Coma, nahezu allgemeine Unempfindlichkeit, Pupillen ungleich, die rechte weiter; werden die oberen Augenlider gehoben, so sinkt das linke langsam herab, beide werden reflectorisch bewegt. Sectionsbefund: Beim Herausnehmen zerreisst der zerfliessende rechte Occipitallappen; der Rest derselben Hemisphäre ist oberflächlich völlig erweicht bis auf das Gebiet der Cerebralis anter.; die Erweichung umfasst demnach Occipital-, Parietal- und Schläfenlappen, sowie die von der A. fossae Sylvii ernährten Abschnitte des Stirnlappens; die Erweichung ist stärker ausgesprochen in den der Rinde anliegenden Markpartien als in der Rinde selbst; die äussere Kapsel ist zerfliessend, ebenso wie die aussen an die Vormauer angrenzenden Partien; am weichsten ist der Hinterhauptslappen, relativ am festesten die vordere Central- und dritte Stirnwindung; die grossen Ganglien, sowie die innere Kapsel frei. Die Vierhügel sowie die Cerebralis post. wurden nicht untersucht; in der Cerebralis med. fanden sich 2 Thromben; der eine sass im gemeinschaftlichen Anfangsstück der die Centralwindungen und die dritte Stirnwindung versorgenden Aeste, der zweite etwas weiter an der Theilungsstelle der Aeste für die Schläfen- und Scheitellappen; die Thrombosirung des für die dritte Stirnwindung bestimmten Astes schien neueren Datums.

9. Multiple Sclerose, diffuse Sclerose.

1) Chvostek, Fr., Zur herdweisen Sclerose des Centralnervensystems. Wiener med. Blätter No. 43. (Fall ohne scandirende Sprache; Sectionsbefund.) — 2) Guttmann, P., Ein bemerkenswerther Fall von inselförmiger, multipler Sclerose des Hirns und Rückenmarks. Ztschr. f. clin. Med. II. S. 46. — 3) Raymond, Sclérose en plaques. Gaz. des hôp. No. 143. (2 clinische Fälle.) — 4) Wilms, A case of insular sclerosis. (From Guy's Hospital.) Med. Times. April 10. (Noch nicht zur Section gekommener Fall.) — 5) Hall, Sclérose à plaques disséminées. Gaz. des hôp. No. 75. (Der durch den Sectionsbefund illustrirte Fall ist bemerkenswerth, dass die erste Erscheinung eine nach Schlafen bei offenem Fenster acquirirte Lähmung des linken Facialis und rechten Abducens war, an welche sich dann Ameisenlaufen, Schwäche anschlossen. Anatomisch war die Med. obl. bemerkenswerth durch ein 2 Mm. starkes Bündel, welches von der linken Pyramide ausgehend und über die linke Olive streifend, in das linke Corp. restiforme überging.) — 6) Harbinson, A., Sclerosis of the nervous centres mainly cerebral. Med. Press and Circ. Feb. 16. (Theilt 3 Fälle mit, wovon 2 zur Section kamen, der 3. noch in Behandlung; das clinische Bild entspricht ungefähr dem der disseminirten Sclerose. Bei der Autopsie zeigt sich besonders der Nucleus caudatus sclerosirt. Ausdrücklich betont wird die Heredität, die in allen 3

Fällen sehr ausgesprochen war; die Individuen waren sämmtlich weiblich.) — 7) Hartdegen, A., Ein Fall von multipler Verhärtung des Grosshirns nebst histologisch eigenartigen harten Geschwulsten der Seitenventrikel („Glioma gangliocellulare") bei einem Neugeborenen. Arch. f. Psych. XI. S. 117. — 8) Mc. Dowall, W. T., Diffused cerebral sclerosis. Journ. ment. sc. Jan.

Guttmann (2) berichtet einen Fall, der schon früher (Berl. Clin. Wochenschr. 1877, S. 894) Anlass zur Discussion gegeben:

47jähr. Arbeiterin, Sturz auf den Kopf vor Beginn des Jahre dauernden Leidens, während dessen sie mehrfach in Spitalsbeobachtung gestanden; St. im Jahre 1876. Vollständige linksseitige Hemianästhesie, die linke Cornea, die linke Hälfte der Mund-, Zungen- und Nasenschleimhaut unempfindlich; linksseitige Hemiparese; die Kranke kann nicht langsam gehen, sondern scheint beständig nach links und vorn überstürzen zu wollen; beschreibt dabei unvollkommene Bogen nach links; linksseitige Amaurose, daselbst starke, weisse Verfärbung der Papille, beträchtlicher Aderhautdefect bei hochgradiger Myopie; rechts mässige weisse Verfärbung der Papille; links Abducens gelähmt; der linke Facialis paretisch, der linke Hypoglossus gelähmt; Geruch, Geschmack und Gehör links völlig verloren; die rechte Seite des Hinterkopfes bei Beklopfen schmerzhaft; Schwachsinn, häufig werden die Silben verstellt oder in fast regelmässiger Weise die Silbe „ver" eingeschoben; Schwindelanfälle mit Schmerzen im Hinterkopf, Brechneigung oder wirkliches Erbrechen; in der letzten Zeit leichte Sensibilitätsstörungen an den rechten Extremitäten. Im weiteren Verlaufe bis Oct. 1879: Anfälle von clonischen Convulsionen in den rechten Extremitäten bei erhaltenem Bewusstsein, Zunahme der Schwäche der rechten Extremitäten, Schwindelgefühl mit Schmerz im linken Hinterhaupt; apoplectiformer Anfall mit vorübergehender Aphasie. Section ergab macroscopisch Sclerosis ependymaria medullae obl., Sclerosis restiformis med. spin. lumbalis, Atrophia cerebri; die microscopische Untersuchung zeigte, dass es sich um multiple Sclerose handle; da nicht das ganze Centralnervensystem microscopisch untersucht wurde, gelang es nicht, für alle Symptome das anatomische Correlat nachzuweisen; die partiellen Erscheinungen erklären sich aus dem diffusen spinalen Herde, die linke Hypoglossuslähmung wahrscheinlich aus einem Herde der Olive, aus demselben vielleicht auch die explosive Sprachweise.

Das von Hartdegen (7) beschriebene Kind zeigte matte Bewegung der Extremitäten, schluckte schlecht und selten, es starb an eitriger Meningitis, von einer Spina bifida herrührend; ferner ergab die Section Folgendes: Bei Betastung der normal configurirten Gehirnoberfläche zeigt sich, dass zerstreut über die Gehirnoberfläche, am zahlreichsten im l. Stirnlappen und r. Scheitellappen dicht unter der Corticalis und im Hemisphärenmark sich erbsen- bis über haselnussgrosse Verdichtungen finden; auf dem Durchschnitte sind sie etwas glänzender, saftärmer, zuweilen weisser, aber deutlich gefässärmer als das umgebende Mark. Die Seitenventrikel hochgradig erweitert; an deren Wänden beiderseits ziemlich symmetrisch, in der Gegend zwischen Seh- und Streifenhügel ragen mehrere erbsengrosse, isolirte oder zu Kleeblattform confluirende höckerige Knoten hervor. Die histologische Untersuchung ergab bezüglich der der Rindenregion angehörenden Indurationen: Eine granulirte Grundsubstanz, theilweise als Netzwerk angeordnet, in derselben zahlreiche Kerne und ebenso zahlreiche, auffallend grosse Gangliennzellen; Gefässe normal; die oberste Rindenschicht zeigte ein grobfaseriges Gewebe mit zahlreichen theils Ganglien-, theils Deiters'schen Zellen ähnlichen Gebilden; Versuche mit Trypsin- und Chloroformbehandlung ergaben nichts Wesentliches. Die Untersuchung der Ventrikeltumoren ergab Hyperplasie der gliösen Elemente und Einlagerung zahlreicher ganglienartiger Zellen von besonderer Grösse; durchzogen wird der ganze Knoten von bindegewebsähnlichen, Septa bildenden Faserzügen, und wird durch ebensolche begrenzt. H. schlägt vor den Namen: Glioma ganglio-cellulare cerebri congenitum; dasselbe ordnet sich den Neurogliomen unter. Die Bildung der Sclerosen ist nach dem VII. Schwangerschaftsmonat zu verlegen.

10. Syphilis des Gehirns.

1) Bechterew, W., Ueber die Structur der gummösen Neubildungen im Gewebe des Gehirns. (Aus Mierzejewski's Clinik.) Petersb. med. Wochenschr. No. 26. — 2) Parinaud, Paralysie dissociée de la troisième paire dans la syphilis cérébrale. Gaz. méd. de Paris. No. 12. — 3) Stenger, C., Syphilom des l. Centrum ovale, der rechten Ponshälfte. Arch. f. Psych. XI. S. 194.

Bechterew (1) untersuchte folgende Fälle:

I. 40jähr. Frau, in der Jugend schwere Lues mit Hinterlassung von Knochennarben; seit dem 25. Jahre fast allwöchentlich Krampfanfälle mit Bewusstseinsverlust; nach denselben, wenn sie gehäuft waren, Aufregungszustände; intercurrent herumlaufende Parese des r. Facialis. Section: Pachymeningitis ext. und int., die letztere hämorrhagisch, mit der Pia verwachsen, und Pseudomembranen in die Hirnsubstanz aussendend; entsprechend der 1. und 2. Stirnwindung (Seite nicht angegeben. Ref.) eine etwa 3 Ctm. im Durchmesser grosse Erweichung der Rinde und unterliegenden weissen Substanz; das Centrum des Herdes gebildet von gallertiger gelblicher Masse.

II. 30jähr. Mann, Anamnese mangelhaft, 1869 Kopfschmerz, Schwindel, später apoplectischer Anfall mit nachfolgendem Fieber und Delirium; 1872 neuer Anfall mit completer rechtsseitiger Hemiplegie, Besserung, 1875 dritter Anfall, abermals rechtsseitige Hemiplegie. Stat. pr. 10 Monat später: Rechtsseitige Parese mit Contractur, linksseitige sensible Gefühlsparese; in den späteren Jahren mehrfache Anfälle, Verblödung. Section: Pachymening. haemorrhag. int. über der vorderen Hälfte der r. Hemisphäre; rechts entlang der Fissura-long., von den Centralwindungen bis zum S. parieto occipit., blassrothe, ins Gehirngewebe eindringende Pseudomembranen; in der rechten Hemisphäre zwei Erweichungsherde, einer in der weissen Substanz unter der 3. Stirnwindung, die an ihrer Oberfläche, besonders in der Gegend ihres Fusses, eingezogen erscheint, ein zweiter in der weissen Substanz entsprechend dem Lob. angul. und supramargin., welche beide atrophisch und eingesunken erscheinen; Durchschnitte zeigen, dass beide Herde im Mark der Windungen liegen, die Rinde darüber verdünnt und sclerosirt ist; im Innern der Herde ist je eine Cyste; in der l. Hemisphäre ein Herd, der den vorderen Theil des Nucl. caud., den oberen der Capsul. int., aber auch den Linsenkern einnimmt; die basalen Arterien sclerosirt, die A. vertebr. sin. vom Abgang der A. basil. bis zu dem der A. cerebelli post. inf. völlig obliterirt; Sclerose des rechten Seitenstranges im Rückenmark. — B. betont gegen Ferrier das Fehlen von Sehstörungen und hält bei Fehlen einer Läsion, einer der sonst für sensible Störungen verantwortlich gemachten Stellen, die Lob. angul. und supramargin. für solche, welche sensible Fasern aus dem hinteren Abschnitt der Capsul. int. beziehen. — Die Pseudomembranen der Pachymeningitis bestanden aus dicken Fasern und Spindelzellen, zwischen welchen zahlreiche kleine, feingekörnte, stark lichtbrechende Elemente und echte „Kernzellen" lagen. Die Erweichungsherde zeigen 3 Schichten; allen gemeinsam sind die Spinnenzellen, am reichlichsten sind sie in der mittleren Schicht; zwischen deren Fortsätzen liegen einfache Granulationszellen und Producte regressiver Metamorphose; gegen die Peripherie nehmen die Spinnenzellen ab, es zeigt sich mehrfaseriges Bindegewebe und Granulationszellen; im Centrum sind die Spinnenzellen kleiner, haben weniger Fortsätze, weniger scharfe Contouren; ausserdem massenhafte Granulationszellen, die theils körnig-fettige Degeneration, theils Proliferationserscheinungen (oberflächliche Einkerbungen), theils kurze, darmförmige Fortsätze zeigen; die letztere Form bildet den Uebergang zu den Spinnenzellen; die centralen Cysten des 2. Falles sind von Detritus erfüllt, ihre Umgebung besteht aus verschlungenen glänzenden Fasern, zwischen denen sich spindelförmige und viele Granulationszellen finden; die letzteren zeigen meist fettige Degeneration. Die in die Herde eintretenden Gefässe zeigen an den feinen Zweigen Proliferation der Kerne und Extravasate in der Adventitia.

B. betont namentlich die Entstehung der Spinnenzellen aus den Granulationszellen.

11. Pathologie einzelner Hirnbezirke.

a. Grosshirn.

1) Pierson, Die Lage des Sehcentrums nach den neuesten Experimenten von Ferrier. Centrlbl. f. Nhlk., Psych. etc. No. 19. — 2) Caster, W., Cortical cyst of the brain of four years' duration. Med. Times. Oct. 2. — 3) Luys, Contribution à l'étude des localisations cérébrales; surdité ancienne; atrophie des deux lobules occipitaux. Soc. de biol. Gaz. méd. de Paris. No. 29. — 4) Tamburini, A., Contributo alle localizzazioni cerebrale. Riv. sperim. di Fren. 1879. III. (Bei einem geistesschwachen und seit der Kindheit epileptischen Individuum — die clonischen Zuckungen fingen immer in der linken oberen Extremität an und beschränkten sich oft auf dieselbe; meist waren sie einseitig auf der ganzen linken Körperhälfte, seltener betrafen sie den ganzen Körper — fand sich Atrophie und Sclerose der Centralwindungen und der dritten Stirnwindung, sowie des Thalamus opticus und der Ammonswindung rechterseits.) — 5) Gros, Observation de monoplégie avec anesthésie du pouce et de l'index, suite de lésion corticale. Lyon médical. (Die Autopsie ergab einen Erweichungsheerd im unteren Theile der vorderen Centralwindung der der Lähmung entgegengesetzten Seite. Die dabei bestehende Anästhesie erklärt Verf. als Folge der vorhandenen epileptischen Anfälle.) — 5a) Hardy, Un cas d'hémorrhagie cérébrale limitée à la capsule externe. Gaz. méd. de Paris. No. 25. — 5b) Sieveking, Tumour of optic thalamus. Med. Times. Oct. 2. (Zur Lehre von der Function des Thal. opt. ist der Fall nicht zu verwerthen, da ausser der Erkrankung desselben weitgehende Erweichung in der Umgebung und Flüssigkeitsansammlung in den Ventrikeln gefunden wurde; intra vitam bestand motorische und sensorische Hemiparese, Amblyopie, Ohrensausen etc.) — 6) Tripier, R., Rech. exp. et clin. sur l'anesthésie produite par les lésions des circonvolutions cérébrales. Compt. rend. de l'acad. des sc. XC. No. 3. p. 131. — 7) Brochin, Lésions corticales des hemisphères cérébraux. Gaz. des hôp. No. 10. (Referat). — 8) Erb, Ein Fall von Tumor, in der vorderen Centralwindung des Grosshirns. Deutsch. Arch. f. clin. Med. Bd. 27. S. 175. — 8a) Oebeke, Beitrag zur clinischen Erscheinungsweise und Diagnose localer Gehirnkrankheiten. Berl. clin. Wochenschr. No. 31. 32. — 9) Bonsal, Note sur un cas de tumeurs multiples du poumon, du testicule, du cerveau; monoplégie brachiale droite. Lyon médical. No. 25. (Die Autopsie des Gehirns ergab Tumoren in der vorderen Centralwindung und der zweiten Temporalwindung auf der linken Seite; auf den letzteren bezieht Verf. die im Leben bestehende rechtsseitige Analgesie.) — 10) Lion, M., Ueber das clinische Bild der secundären Degenerationen der corticomusculären Leitungsbahnen. Ztschr. f. clin. Med. II. S. 310. (Zu erwähnen sind nur eine Anzahl von clinisch mitgetheilten Fällen.) — 11) Honegger, Ein Beitrag zur cerebralen Localdiagnostik. Deutsch. Arch. f. clin. Med. Bd. 27. S. 520. — 12) Franck, F. und A. Pitres, Des dégénérations secondaires de la moëlle épinière consécutives à l'ablation du gyrus sigmoïde chez le chien. Gaz. méd. de Paris. No. 19. — 13) Binswanger, Experimentelle Beiträge zur Physiologie der Rinde. Ref. im Cblt. f. Psych. Nervenhlk. etc. — 14) Lemoine, A., Contribution à la détermination et à l'étude expérimentale des localisations fonctionnelles encéphaliques. Thèse. Paris. — 15) Cattani, Giuseppe, Le localizzazioni delle malattie nei lobi temporo-sfenoidali del cervello. Gazzetta degli ospitali. I. No. 5 e 6. (Auf Grund von critischer Sichtung der in der Literatur niedergelegten Fälle und nach Mittheilung einer eigenen Beobachtung kommt Verf. zu folgenden Schlüssen: 1) Läsionen des Temporo-sphenoidal-Lappens können ohne alle Folgeerscheinungen bestehen, 2) Die häufigsten Erscheinungen sind Schwächung und Verlust des Gedächtnisses und daher des Wortgedächtnisses (Amnesia verbalis). 3) Alterationen der Sensibilität sind nur inconstant beobachtet und sind die Ergebnisse der Physiologen noch nicht bestätigt. 4) Erscheinungen gestörter Motilität sind selten und wenn vorhanden, nur transitorisch und unbestimmt.) — 16) Gomot, E., Hémorrhagie ventriculaire hémiplégie, hémianesthésie par lésion du tiers postérieur de la capsule interne, absence de phénomènes d'excitation musculaire (contractures, convulsions). L'Union méd. No. 16. p. 239. — 17) Angelucci, Giov., Contributo allo studio delle localizzazioni cerebrali. Il Raccoglitore medico. 30. Settbr. (Aphasie, rechtsseitige Hemiparese, Epilepsie. Autopsie: Thrombose der linken A. foss. sylv. Erweichung der unteren Stirnwindung und der beiden Centralwindungen linkerseits. Ausserdem aber noch Erweichungsherde an anderen Stellen der Rinde der linken Hemisphäre.) — 18) Curschmann, Sectionsbefund bei Hemianopsie. Berl. clinische Wochenschr. No. 32. (Das Gehirn eines Mannes, der in den letzten Wochen vor seinem Tode an completer linksseitiger Hemianopsie bei intactem Augenhintergrund gelitten, zeigt nur einen Herd im rechten Occipitallappen; in der anschliessenden Debatte theilt Westphal einen Fall mit, der neben andern Erscheinungen gleichfalls Hemianopsie gezeigt, und einen ziemlich identisch mit jenem gelegenen Herd im Marke des entgegengesetzten Hinterhauptslappens aufwies.) — 19) Kirchhoff, Centrale Glosso-pharyngolabial-Paralyse mit einseitigem Herd. Arch. f. Psych. XI. S. 132.

Caster (2) beschreibt folgenden Fall von Cyste in der Hirnrinde.

Eine 56jährige Dame, welche an Mitral-Insufficienz und Ascites litt, bekam vor 4 Jahren nach einem Schlafe einen Anfall folgender Art: Sie fühlte, dass sie nicht aufstehen könnte, fiel zu Boden, musste zu Bett gebracht werden. Sehr bald darauf kam Verf. hinzu und constatirte völlige Anästhesie der ganzen linken Körperhälfte, auch der Wange. Die Musculatur der linken Seite war nur paretisch — das Gesicht nur wenig verzogen, Pat. konnte die Hand und das Bein bewegen, aber viel schwächer als die rechten Extremitäten. Die Pupillen waren beide weit, die linke reagirte auf Licht gar nicht, die rechte schwach. Die Sprache war etwas unverständlich, und es bestand leichte Benommenheit, aber keine Bewusstlosigkeit. —

In den nächsten Tagen traten Schmerzen in der Schulter und im Ellbogen linkerseits auf, die Anästhesie blieb vorläufig aber noch bestehen; erst nach 8 Tagen zeigten sich Spuren wiederkehrender Sensibilität, welche nur allmälig sich wiederherstellte.

Zwei Monate nach Beginn der Erkrankung traten plötzlich Convulsionen in der ganzen linken Körperhälfte ein, angeblich beginnend im Bein; nach Verlauf einiger Stunden und nach Application eines Clystiers mit Bromkalium hörten sie auf, und Pat. gab nun an, völlig bei Besinnung gewesen zu sein, nur habe sie nicht sprechen und nicht schlucken können. Nach weiteren zwei Monaten erfolgte ein ähnlicher, nur leichterer Anfall; 5 Wochen nach diesem aber ein classischer epileptischer Anfall, allgemeine Convulsionen mit vollständiger Bewusstlosigkeit. Einige Zeit darauf begann sich Atrophie des linken Armes auszubilden, welcher ausserdem in Flexionscontractur gerieth; das linke Bein wurde schwächer, zeigte aber keine Contracturen. Allmälig kehrte auch Anästhesie der linken Hand wieder; Pat. klagte über subjectiven Schmerz und Kälteempfindung in derselben. Auf dem linken Auge trat Sehstörung ein (Gesichtsfelddefect?)

Etwa 4 Jahre nach Beginn des gegenwärtigen Leidens erfolgte der Tod im Anschluss an eine Indigestion. Die Section ergab an der Oberfläche der rechten Hemisphäre eine Cyste, welche vorn von der vorderen Centralwindung, oben vom Sulcus interparietalis begrenzt wurde, nach hinten zu bis „zur Mitte der Oberfläche des Hinterhauptslappens" reichte; die untere Begrenzung stellte eine Linie dar, welche vom letztgenannten Punkte schräg nach dem unteren Ende der vorderen Centralwindung verlief. Die in diesem Bezirk gelegenen waren zerstört; über die Ausdehnung der Läsion nach der Tiefe hin ist nichts gesagt. Die vordere Centralwindung war nur comprimirt und etwa auf die halbe Breite reducirt.

Luys (3) theilt den Befund bei einer 85jähr. Frau mit, die im Alter von 25 Jahren im Anschluss an eine durch Variola bedingte Otitis das Gehör verloren hatte; sie machte sich nur durch Zeichen verständlich, antwortete nur leise und einsilbig auf Fragen; beträchtl. Grad von Dementia; keine Sehstörung, keine Lähmung. Gehirn: links Cuneus völlig atrophisch, die Fissura perpendicularis int. einen Finger breit, ebenso die Fissura retro-centralis; die 3. Stirnwindung beträchtlich atrophisch; rechts am Occipitallappen derselbe Befund, ausserdem noch beträchtliche Atrophie des Lob. quadratus, im mässigem Grade des Lob. paracentral; Die Acusticusstämme sind nahezu völlig geschwunden.

Aus Tripier's (6) kurzem Bericht ist bemerkenswerth: Die bleibenden Bewegungsstörungen nach Abtragung des sogen. motorischen Rindengebietes sind die Folge bleibender Parese, nicht aber der ebenso unzweifelhaft vorhandenen sensiblen Störungen; diese letzteren, bei Mensch und Thier identisch, bestehen nur in dem Verlust der Berührungsempfindung und des Muskelsinnes und erzeugen eine Ataxie; diese Erscheinungen treten auch nach Abtragung der sogen. motorischen, demnach besser motorisch-sensitiven (sensitivo-motrice) Zone, nicht aber nach der des Hinterhauptslappens oder des Gyrus uncinat. ; jene kann auch Störungen der Intelligenz und der Sinne verursachen. Partielle motorische Lähmungen führen ebensolche Anästhesien nach sich, die Stärke beider ist abgestuft nach der Schwere der Läsion.

Erb's (8) Kranker zeigte anfangs auf den linken Arm beschränkte Krampfanfälle mit deutlicher Parese, später auch im linken Beine Krampf und unvollständige Lähmung.

Die Haut-, besonders Bauchdeckenreflexe, links fehlend, die Sehnenreflexe ebendaselbst gesteigert. Nie Kopfschmerzen. Steigerung der Anfälle bei erhaltenem Bewusstsein, unmittelbar nachher die Temperatur der linken Achselhöhle $^{1}/_{2}$° höher, in der Zwischenzeit etwas niedriger als rechts. Die Haut der linken Extremitäten etwas geröthet und gedunsen, kurz vor dem Tode leichte Neuritis beiderseits. Zahlreiche Geschwülste in beiden Hemisphären zerstreut, die bei weitem grösste, in der rechten vorderen Centralwindung gelegen, hat die hintere Centralwindung und die Stirnwindungen verdrängt. Der nach Länge und Breite etwa 4 Ctm. messende Tumor ragt ziemlich tief in das Mark hinein. Microscop: die Geschwülste alveoläre Carcinome. Ein ebensolcher Tumor am Pylorus. Hervorgehoben wird das Fehlen secundärer Degeneration im Rückenmark auch bei microscopischer Untersuchung.

Oebecke's (8a) zweiter Fall ist interessant dadurch, dass bei dem angeboren schwachsinnigen Epileptiker, der später eine Hämorrhagie mit Zerstörung des einen Corpus striatum erlitten, nach derselben nur einmal die gelähmten Extremitäten in das Bereich der Krämpfe gezogen wurden, in mehreren anderen epileptischen Krampfanfällen ruhig blieben.

Henegger's (11) Fall ist wichtig.

Der Kranke hatte nie eine Hemiplegie gehabt, auch nicht über vorübergehende Schwäche geklagt und starb unter den Erscheinungen chronischer Nephritis mit Lungeninfarcten. Trotzdem fand sich einmal ein kleinerer Herd im hinteren linken Thalamus, eine etwas grössere Erweichung im äusseren Gliede des linken Linsenkerns. Auf einem Querschnitte durch das Corp. striatum, eine grössere bis unter das Ependym reichende und den oberen Theil des Linsenkerns, sowie die innere Capsel umfassende Erweichung. Die innere Capsel im Verlaufe zwischen Thalamus und Linsenkern bis zur Grenze zwischen innerem und mittlerem Gliede des letzteren zeigt zahlreiche Körnchenzellen, fettigen Detritus, nur spärliche Reste von Nervenfasern. Auch das Centrum ovale, in der Ausdehnung von etwa 2 Ctm. über dieser Partie verändert. Rückenmark microscopisch normal.

Hardy (5a) berichtet folgenden Fall:

26j. Schriftsetzer, mehrere Kolikanfälle, keine Syphilis; nach 10tägigem heftigem rechtsseitigem Kopfschmerz linksseitige Hemiplegie, kein Bewusstseinsverlust, Sprachlosigkeit; bei dem 2 oder 3 Tage später erfolgten Eintritte ins Spital spricht er wieder ganz verständig, aber sehr langsam; Paralyse des l. Arms, Parese des r. Beins, leichte l. Facialisparese, Sensibilität erhalten, aber herabgesetzt, Pupillen normal, ebenso Harn und Stuhlgang. 2 Tage später nächtlicher Anfall von galligem Erbrechen, Kopfschmerz, Puls 52, unregelmässig; später Besserung, aber Stumpfwerden der Intelligenz. Section: Haemorrhagie in der äusseren Capsel der r. Hemisphäre mit Verdrängung des Linsenkerns und Compression des vorderen Abschnittes der inneren Capsel.

Franck und Pitres (12) berichten 2 Beispiele von exquisiter absteigender Degeneration des Rückenmarkes nach Zerstörung motorischer Rindenpartien bei Hunden.

1) Zerstörung des Theiles der rechten hinteren Centralwindung, welcher bei electrischer Reizung Bewegungen des linken Vorderbeins hervorruft, bei einer kräftigen Bulldogge. Erste Zeit nach der Operation völlig gut verlaufen; characteristische Functionsstörung

des linken Vorderbeins. Tod des Thieres 9 Monate nach der Operation, nachdem plötzlich starke Aufregung aufgetreten war und wenige Tage angehalten hatte. Section. Rothe Erweichung der Hirnsubstanz in der Umgebung der Operationsstelle. (Hirn behufs genauerer Untersuchung einstweilen aufgehoben.) Am Rückenmark typische secundäre Degeneration des hinteren Abschnittes des linken Seitenstranges in der ganzen Ausdehnung des Nackens. Auf dem Querschnitt präsentirt sich die Erkrankung als ebene dreieckige Figur, welche sowohl den äusseren Umfang als das Hinterhorn nicht ganz erreicht. R. M. im übrigen ganz normal.

2) Dieser Fall ist noch beweisender für das Eintreten secundärer absteigender Degeneration nach Zerstörung von Partien der Hirnrinde, weil sich keine Erweichung in der Umgebung der Operationsstelle gebildet hatte. Einem Hunde wurde die graue Substanz des Gyrus uncinatus in grosser Ausdehnung fortgenommen (die electrische Reizung hatte Bewegungen der gegenüberliegenden Extremitäten zur Folge gehabt), das Thier nach 6 Monaten getödtet, und man constatirte bei der Section ganz analogen Befund wie in Fall 1. Bemerkenswerth ist noch, dass die Reizung der unter den entfernten Partien liegenden weissen Substanz absolut keine Folgen hatte.

Binswanger (13) hat bei jungen Hunden zunächst an der einen und nach dem Ausgleich der Störungen an der andern Hemisphäre die motorischen Stellen electrisch gereizt und abgetragen. Nach erneutem Ausgleich ergab electrische Reizung von der Umgebung der Operationsnarbe a) bei geringfügigen Exstirpationen: isolirte Zuckungen in der gegenüberliegenden Körperhälfte von Puncten aus, die bei verschiedenen Thieren wechselten, — in manchen Fällen Gesammtzuckung der gegenüberliegenden Körperhälfte. — b) bei umfangreichen Exstirpationen: nur Gesammtzuckung; niemals isolirte Zuckungen in der gegenüberliegenden Körperhälfte; niemals, wenn die andere Hemisphäre intact gelassen war und deren Reizstellen mit schwachen Strömen faradisirt wurden, Zuckungen in der gleichseitigen Körperhälfte. — In den gehärteten Rückenmarken aller Versuchsthiere, welche nach mehrfachen Operationen längere Zeit am Leben erhalten worden waren, fanden sich bis zur Pyramidenkreuzung in keinem Fasersystem irgend welche secundäre Degenerationen. Es ist deshalb unwahrscheinlich, dass beim Hunde in den betreffenden Rindengebieten die directe und einzige Endstation der Pyramidenvorder- und Seitenstrangbahnen wie überhaupt centrifugaler Leitungsbahnen zu suchen ist. Vielleicht endigt die Pyramidenfaserung beim Hunde an einem tiefer gelegenen Abschnitte des Centralnervensystems, und ist dann die Bahn von dort zur Rinde nur eine Nebenschliessung, während sie sich bei Mensch und Affen zur Hauptbahn entwickelt haben mag.

Lemoine (14) injicirte, den Angaben Laborde's folgend, in die verschiedenen Regionen des Gehirnmantels natürliches Blut, in dem Augenblicke, in welchem es einer Arterie oder Vene eines andern Versuchsthieres entströmte, um auf diese Weise möglichst vollständig die Versuchsbedingungen den pathologischen Verhältnissen anzupassen. Mittelst dieser „experimentellen Haemorrhagie" kann man beim Hunde mehr oder weniger circumscripte Hirnherde erzeugen, die von denselben Krankheitserscheinungen gefolgt sind, welche analoge Vorgänge beim Menschen erzeugen. Verf. hatte begonnen, auf diesem Wege die verschiedenen Gegenden der Gehirnoberfläche auf ihre functionelle Bedeutung zu prüfen. Als das feststehende Ergebniss der vorliegenden Untersuchungen betrachtet er die folgenden Angaben: die organischen Elemente der Hirnrinde selbst sind unerregbar, diejenigen Fasern, welche eine motorische Erregung zur Rinde leiten, folgen ganz bestimmten Bahnen und treten an ganz bestimmten Punkten der Hirnrinde in Beziehungen mit den ganglilösen Elementen, um hier die Willenserregungen zu übertragen; dass eigentliche Centren motorischer Arbeit in der Hirnrinde vorhanden seien, oder dass die „organischen" Elemente der Rinde diese Centren bildeten, ist durch nichts bis heute bewiesen. Die Theorie der Erregbarkeit eines Centrums ist unvereinbar mit der Auffassung, dass localisirte functionelle Centren bestehen.

Die functionellen Störungen, sowohl die unmittelbaren, als auch die später auftretenden, welche der experimentellen Hirnhämorrhagie folgen, sind vorzugsweise motorischer Art, wenn die Vorderhirnwindungen betroffen sind; die Gegend des Gyrus sigmoides scheint beim Hunde und der Katze der Ausgangspunkt der Leitungsfasern für die Vorderpfoten zu sein; die innere Capsel ist zum grössten Theil der Durchgangspunkt für die Leitungsfasern. Bei Herden in der hinteren Hälfte des Grosshirns sind die motorischen Störungen wenig ausgeprägt oder fehlen ganz, die Störungen zeigen den Character von cerebellaren und protuberantio-bulbären Erscheinungen. Der Thalamus opticus dient vorzugsweise als Vereinigungspunkt für Fasern, welche der Sensibilität vorstehen; das Corpus striatum für solche, welche die Motilität vermitteln.

Die functionellen Eigenthümlichkeiten der pedunculären Fasern, seien sie cerebral oder cerebellar, welche die Gleichgewichtsverhältnisse des Körpers betreffen, werden durch eine Reihe von Versuchen klargelegt, in denen nach circumscripten Herden in dieser Gegend Störungen dieses Characters auftreten.

Als Centrum für die conjugirten Achsenbewegungen wurde die centrale obere Gegend der Haube gefunden.

Kirchhoff's Fall (19) ist folgender:

24jähr. Schreiner, wird, während er schweisstriefend ein Flussbad nimmt, von Schwindel überfallen, hat heftigen Schmerz in der rechten Stirnhälfte, Zuckungen in den Extremitäten, die Sprache versagt sofort, er kann nicht schlucken; zu Hause angekommen, fällt er vor Schwäche um, kein Bewusstseinsverlust; scheinbare Verziehung des Mundes nach links, Speichel fliesst aus dem Munde; heftiges Zittern der Extremitäten, das sich bei Aufregung wiederholt: Sprache und Schluckvermögen am folgenden Mittag intact. Pat. arbeitet wieder, Gesicht nicht verzogen. 8 Tage später Schwindelanfall, Schlucken unmöglich, am folgenden Tage jedoch etwas besser, Sprache zögernd, wegen Schwere der Zunge; Speichelfluss, Unterlippe etwas hängend. Stat. pr. (etwa 3 Wochen nach Beginn): Starkes Thränenträufeln, besonders rechts, die Mundfaciales wirken abwechselnd ungleich, Nasolabialfalten beiderseits wenig ausgebildet, Pat. lacht oft ohne Veranlassung, Pfeifen unmöglich, Vorstrecken der Zunge beträchtlich erschwert, ungeschickte Bewegungen derselben beim Beissen; bei Augenschluss beiderseits fibrilläre Zuckungen; links Augenschluss fester; Aussprechen der Lippen- und Kehllaute sehr erschwert; beim Sprechen Lippen wenig bewegt, verlangsamter Glottisschluss, Schlucken unbehindert. Insuff. valv. mitral. stenos. ostii ven. sinist. Im weiteren Verlauf abwechselnd Besserungen und Verschlimmerungen, Stimmung wechselnd, unmotivirtes Lachen, Intelligenz anscheinend intact; Gesichtsausdruck maskenhaft, Schlucken erschwert, Speichelfluss; apoplect. Anfall, Gesicht nach rechts verzogen, linke Extremitäten paretisch; zeitweilig clonische Krämpfe; plötzlicher Collaps. Section: In der rechten A. foss. Sylv. von der Theilungsstelle ab und in Aesten leicht ablösbare Gerinnsel; an der vorderen Theilungsstelle obturirende Masse, adhaerent, rechter Schläfenlappen, besonders oben, weicher; dort zahlreiche Blutpunkte an der Oberfläche; rechtes Corp. striat. in den hinteren zwei Dritteln eingesunken, gelblichweiss; äusseres Drittel des Nucl. lentif., Claustrum, Capsula ext. und Insel erweicht, porös. Med. obl. (auch microscopisch) normal.

[Dumin (Warschau), Drei Fälle von Gehirnleiden. Ein Beitrag zur Lehre über die Localisirung der Gehirnkrankheiten. Medycyna No. 3 und 4.

I. Neoplasma centri ovalis Vieussenii. G., ein Musiker, 38 Jahr alt, ist beinahe im bewusstlosen Zustande in die Clinik gebracht worden. Seit einigen Monaten klagte er über heftigen Kopfschmerz und Entkräftung; dabei liess sich bei ihm eine Gedächtniss- und Geistesschwäche wahrnehmen. Vor 4 Wochen sank er plötzlich zu Boden und gleich darauf verlor er das Bewusstsein; von Zeit zu Zeit traten Krämpfe auf. — Die Untersuchung ergab: Bedeutende Sprachestörung; die linke obere und untere Extremität spontan unbeweglich, die unteren Verästlungen des N. facialis gelähmt. In der sensiblen Sphäre war keine Veränderung nachzuweisen. — Bald traten linkseitig clonische Krämpfe auf, welche in der Gesichtsgegend begannen und sich allmälig über die ganze linke Körperhälfte erstreckten. Die Krämpfe dauerten 5 Minuten und wiederholten sich je 3—4 Stunden. Am 4. Tage erfolgte der Tod.

Die Necroscopie ergab: Die rechte Hemisphäre des Gehirns bedeutend grösser als die linke; in der rechten Hemisphäre in der weissen Gehirnmasse ein Gliom in der Grösse eines Hühnereies; seiner Lage nach entspricht es dem Sulcus Rolandi und den ihn umgebenden Gehirnläppchen.

Der obige Fall bestätigt das Vorhandensein der sog. psychomotorischen Centra, welche sich in der grauen Gehirnsubstanz in den an den Sulcus Rolandi grenzenden Lappen befinden. Die motorische Lähmung kann eintreten entweder durch die Zerstörung der Centra oder durch den Druck einer Neubildung auf die motorischen Nervenfasern. Der letzte Umstand erklärt auch das Auftreten der Krämpfe.

II. Encephalitis disseminata centri ovalis Vieussenii. Leptomeningitis convexitatis. T., Hausmeister, 34 Jahr alt, ein leidenschaftlicher Säufer, ist in die Clinik im bewusstlosen Zustande gebracht worden. Vor einigen Tagen hatte er einige Male starken Schüttelfrost; später gesellten sich Kopfschmerz, Delirium und allgemeine Körperschwäche hinzu. — Die Untersuchung ergab: Der Kranke bewusstlos, Körpertemperatur 39° C., Puls 120; Hemiplegia rigida dextra. — Abends schwache Wiederkehr des Bewusstseins und rechtseitige Lähmung der oberen und unteren Extremität. Am 6. Tage der Krankheit: gänzlicher Verlust des Sprachvermögens, Krämpfe im Bereiche der Halsmuskeln und bald darauf der Tod.

Bei der Leichenöffnung fand man neben mässiger eitriger Infiltration der Pia mater der linken Hemisphäre in der weissen Gehirnsubstanz gegen 30 Entzündungsheerde von verschiedener Grösse, in welchen die Gehirnmasse gelblich grauroth gefärbt war; in der Umgebung starke Hyperämie. — Die Lähmung liess sich durch das Vorhandensein eines grösseren Entzündungsheerdes in der Nähe des Sulcus Rolandi erklären.

III. Haemorrhagia in parte posteriore thalami optici et capsulae internae. K., ein Taglöhner, 53 Jahr alt, sank während des Gehens plötzlich bewusstlos zu Boden. Gleich darauf liess sich ein gänzlicher Verlust des Sprachvermögens und eine Lähmung der rechten Körperhälfte bemerken. — Die Untersuchung des Kranken ergab: Das Bewusstsein getrübt, die gestellten Fragen werden nicht beantwortet, die Zunge wird mühsam hervorgestreckt; der Kopf nach der linken Seite gewendet; aus dieser Lage gebracht, kehrt er dahin zurück. Hemiplegia spastica dextra. Am 4. Tage ist die Kopfwendung nach links verschwunden. Am 5. Tage ist der Kranke gestorben.

Bei der Section fand man in der linken Hemisphäre ein Blutcoagulum in der Grösse eines Taubeneies, welches den hinteren Theil des Sehnervenhügels und der Capsula interna, einen Theil der Capsula externa und des Claustrum einnahm.

In diesem Falle lassen sich zwei Phasen unterscheiden: 1) diejenige der Reizung (hemiplegia spastica) und 2) die der Lähmung (hémiplégie flaccide). Die Symptome während des Lebens entsprachen nicht den anatomischen Veränderungen; da nämlich der hintere Theil des Sehnervenhügels afficirt war, hätte Verlust der Empfindung an der entgegengesetzten Seite auftreten müssen; dies war aber nicht der Fall. Der Verf. findet darin den Beweis, dass der Verlauf der Nervenfasern nicht in jedem Falle ein gleicher sei. Die hartnäckige Wendung des Kopfes nach der einen Seite lässt sich nicht erklären.

Oettinger (Krakau).]

b. Hirnschenkel, Pons, Medulla oblongata.

1) Willits, C. H., Case of clot believed to be in crus cerebri, followed by hemiplegia and by loss of sensibility and of special senses. Also, cerebellar tumor with affection of special senses. Philad. med. Times. Oct. 23. — 2) Warner, F., Tumour of the crus cerebri, death by tubercular meningitis. Med. Times. Jan. 17. — 3) Assagioli et Bonvecchiato, Emianestesia mesocefalica da emorragia del peduncolo cerebrale destro. Rivista sperim. di Fren. 1879. III. — 4) Petrina, Hämorrhagie in die Brücke und bleibende halbseitige Ataxie als unmittelbare Folge eines Selbstmordversuchs durch Erdrosseln. Prager medic. Wochenschrift No. 39. — 5) Westphal, Vorstellung eines Falles von centraler Ataxie, wahrscheinlich durch einen Ponsherd bedingt. Berliner klin. Wochenschr. No. 24. S. 350. — 6) Wernicke, Ueber einen Fall von Hirntumor. Deutsche medic. Wochenschr. No. 8 und 9. (Stirnkopfschmerz, Uebelkeit, Erbrechen, subjective Geräusche. Totale Lähmung des rechten Abducens und linken Internus, später auch des linken Abducens und rechten Internus, so dass die associirten Bewegungen sehr beeinträchtigt waren. Doppelseitige Stauungspapille, die nach zwei Monaten anfing sich zurück zu bilden. Mässige Schwäche des rechten Mundfacialis und der rechten Oberextremität. Unter Jodkaliumbehandlung gingen im Laufe mehrerer Monate die Erscheinungen zurück. Mit Rücksicht auf seine bekannte

Beobachtung und unter Ablehnung des Falles von Ewald nimmt W. eine Läsion von der Gegend des rechten Abducenskernes anfangend bis an die Pyramidenbahn an.) — 7) Ewald, Bemerkung zu dem Wernicke'schen Aufsatze. Ebend. No. 10. (Rechtfertigt seine Darstellung eines Ponstuberkels [Deutsch. Archiv f. klin. Med. Bd. 19] aus der Nothnagel einen Einwand gegen Wernicke's Centrum geschöpft hat.) — 8) Kümmell, H., Beitrag zur Casuistik der Gliome des Pons und der Medulla oblongata. Zeitschrift f. klin. Medic. II. S. 282. — 9) Kahler und Pick, Zur Localisation central bedingter Oculomotoriuslähmungen. Arch. f. Psych. X. S. 334. — 10) Meschede, Ueber pathologische Veränderung und die functionelle Bedeutung der Oliven des verlängerten Marks. Allgemeine Wiener medic. Zeitung 45. (Bei einem Stuporösen beobachtete M. Bewegungen in einem Kreise von meist links nach rechts. Ausser verschiedenen Befunden im Gehirn Schrumpfung der rechten Olive. Eine andere Kranke drehte sich stundenlang von rechts nach links um die Längsachse des Körpers (besonders wenn Jemand ins Zimmer trat, begannen die Rotationen). M. enthält sich des Schlusses, diese Bewegungen zu der nach dem Tode constatirten Atrophie der linken Olive in Beziehung zu bringen.) — 11) Petain, Paralysie alterne; tumeur du bulbe. Gaz. des hôp. No. 18. (7 Monate altes Kind, Tuberkel an der Vorderfläche des Bulbus rhachidicus, macroscopisch nicht deutlich nachweisbare Compression der betroffenen Facialiswurzel.)

Westphal (5) stellte folgenden Fall vor: 58j. Mann, exquisite Ataxie des r. Beins, dessen Sensibilität intact, Kniephänomen vorhanden; der r. Arm zeigt nur geringe Abnahme der groben Kraft, keine Ataxie, Anästhesie im ganzen Gebiete des r. Trigeminus für Schmerz, Temperatur und Druck, die Tastempfindung in diesem Gebiete ist herabgesetzt; das rechte Auge ist infolge neuroparalytischer Keratitis zu Grunde gegangen, seine Cornea anästhetisch; der Kranke giebt an, dass er rechts nicht so gut beissen könne als links, und scheint es auch in der That, dass die Kaumuskeln links stärker contrahirt werden als rechts; auffallend war es, dass im Gegensatz zur theoretischen Annahme seitliche Verschiebungen des Unterkiefers nach links nicht, aber nach rechts möglich waren. Die Lähmung hatte sich des Nachts ziemlich plötzlich entwickelt; die Keratitis schloss sich bald an. W. nimmt eine Haemorrhagie im Pons an.

Kümmell (8) theilt zuerst folgenden Fall von gliomatöser Hypertrophie mit:

Einem 24jähr. Manne, fällt eine schwere Stange auf die linke Seite des Kopfes, danach etwas benommen, keine Verletzung, seither dumpfes Gefühl im Kopfe. $^3/_4$ Jahre nachher hängt der linke Mundwinkel, die Sprache wird schwer, undeutlich, das Schlingen erschwert, rasch eintretende Taubheit auf dem linken Ohre; später schwankender, unsicherer Gang, Benommenheit, Schwindel. Stat. praes.: Linksseitiger, mässiger Lagophthalmus, Bulbus nach innen und unten gerollt; links hochgradige Stauungspapille und Amaurose, rechts negativer Spiegelbefund, Sehvermögen intact; linke Mundfacialis gelähmt, Sensibilität, Reflexerregbarkeit, electrische Erregbarkeit im Gesicht normal; Gaumensegel hängt links herab, Deglution erschwert; Motilität und Sensibilität der Extremitäten frei. Gang schwankend, unsicher, Sehnenreflexe und Kniephänomen fehlen. Tod an Pneumonie. Section: Pons und Medulla oblong. zeigen eine beträchtliche Massenzunahme, besonders links, auch die Vierhügel erscheinen besonders links massiger; 4. Ventrikel besonders links erweitert; die Nn. und Tract. optici fast aufs Doppelte verdickt, auch die Nn. oculomotorii und Grosshirnstiele beträchtlich verdickt; die Breite des Pons beträgt 55 Mm., davon entfallen 34 auf die linke Hälfte, die Medulla oblong. hat in der Mitte der Oliven eine Breite von 32 Mm., wovon 21 auf die linke Seite entfallen. Ein Querschnitt in dieser Höhe zeigt eine namentlich links ausgeprägte Hypertrophie der Pyramiden und Oliven, das Corp. restiforme zeigt einen grauröthen, markigen Habitus; ein Schnitt durch den Pons zeigt, dass die weissen und grauen Streifen an Volum erheblich zugenommen und weniger regelmässig angeordnet sind; das Halsmark ist auffallend voluminös, auch das Brustmark sehr kräftig, zeigen auf dem Durchschnitt nichts Abnormes. Die microscopische Untersuchung constatirte, dass eine circumscripte Tumorbildung nicht vorliegt, sondern eine diffuse, aber ungleichförmige Hypertrophie der einzelnen Partien. In der linken Pyramide sind die Nervenfaserquerschnitte weit auseinandergedrängt durch gliomatöses Gewebe. Die rechte Olive ist wenig vergrössert, ihr Corp. dentat. verwaschen, die linke wieder stark vergrössert durch gliomatöse Einlagerung, ebenso die äusseren Theile des sogen. motorischen Querschnittsfeldes; das linke Corp. restif. zeigt hochgradige, gliomatöse Veränderungen mit Einlagerung mässig zahlreicher Ganglienzellen; die Kernregion am Boden des 4. Ventrikels lässt keinerlei gesonderte Kerne mehr unterscheiden. Querschnitte durch die verdickten Optici und Oculomorii zeigen auffallende Volumsvergrösserung der einzelnen Nervenfasern, keine erheblichen interstitiellen Processe.

Als zweiten giebt K. einen schon von Leyden in seiner Clinik der Rückenmarkskrankheiten kurz mitgetheilten Fall.

Kahler und Pick (9) weisen durch genaue microscopische Untersuchung eines Falles, der intra vitam linksseitige Hemiplegie und am rechten Bulbus vollständige Lähmung des Rect. int. und Schwäche der Recti sup. und infer. bei intacter Pupillenaction gezeigt, nach, dass diese partielle Oculomotoriuslähmung durch einen Herd bedingt ist, der nur einen Theil der intracerebralen Wurzelfasern des Oculomotorius unterbricht; der Herd betrifft die innere Hälfte der am meisten nach hinten aus dem Kerne austretenden Wurzelfasern, von den weiter vorn austretenden sind nur die mittleren Antheile, und zwar in geringerer Ausdehnung unterbrochen. Es geht aus dem Zusammenhalt mit den clinischen Erscheinungen hervor, dass die nach hinten und innen gelegenen Oculomotoriuswurzelfasern vorzüglich dem Rectus intern. angehören.

c. Kleinhirn.

1) Schultze, F., Zur Casuistik der Kleinhirnschenkelerkrankungen. Berliner clin. Wchnschr. No. 31. — 2) Jackson, Hughlings J., Remarks on diseases of the cerebellum. Med. press and circ. June 2. f. — 3) Derselbe, On Tumours of the cerebellum. Lancet. Jan. 24. und Brit. med. journ. Febr. 7. — 4) Drummond, D., Case of tumour of the cerebellum. Dubl. journ. med. sc. April. — 5) Mackenzie, St., The diagnosis of tumours of cerebellum. Lancet. April 3 u. 17. (Bespricht im Anschluss an 3 Fälle [wovon aber bei 2 starker Flüssigkeitserguss in den Ventrikeln gleichzeitig bestand!] die Diagnose der Kleinhirntumoren und führt als Hauptcharacteristiken an: schwankender Gang, der aber von dem der Tabeskranken in bekannter Weise zu unterscheiden ist, tonische Convulsionen, Nystagmus, Zunahme des Schädelvolumens.)

— 6) Fenier, D., Tumour under left lobe of cerebellum. Brit. med. journ. Dec. 11. — 7) Prowde, E. L., Case of cerebellar tumour; necropsy. Lancet. Dec. 4. — 7a) Dowse, Th. S., Tumour of the cerebellum. Med. press and circ. Nov. 17. (34jähr., früher syphilitisch inficirter Mann. Starke Ataxie beim Stehen und Gehen, Haut- und Sehnenreflexe an den unteren Extremitäten fehlen. Anästhesie der Fingerspitzen. Sehvermögen herabgesetzt; Atrophia N. optici nach Neuritis. Gehör sehr vermindert. Keine Sphincterenlähmung, niemals Erbrechen. Verf. hält die Diagnose eines Kleinhirntumors für sicher, stellt ein Rückenmarksleiden in Abrede und macht besonders auf das Fehlen der Sehnenreflexe aufmerksam.) — 8) Beeldge, W. A., Abscess of the cerebellum. Lancet. Septb. 4. — 9) Cattani, Giuseppe, Due casi di lesione cerebellare. Gazzetta degli ospitali. 1. No. 6. (1. Fall. 50jähr. Mann, ausser Kopfschmerz, gastrischen Symptomen, leichtem Fieber intra vitam nichts Besonderes. Autopsie: Nussgrosser Abscess im linken Kleinhirnlappen; Gehörorgane trotz bestandener Schwerhörigkeit nicht genau untersucht. 2. Fall. 24jähr. Mann, Schwindel bei aufrechtem Stehen, unsicherer, schwankender Gang, Abnahme des Sehvermögens [doppelseitige Neuritis optica], Lichtsehen, Hemeralopia, schliesslich öfteres Erbrechen und heftiger Kopfschmerz. Autopsie: Tumor [Sarcoma globo-cellulare] des rechten Kleinhirnlappens.) — 10) Bastian, H. Ch., Further history of two cases of cerebellar disease, together with notes of a third case similarly induced by a fall, and complicated by incipient hydrocephalus. Lancet. June 26. (Vergl. übrigens Jahresbericht f. 1878. II. S. 106.) — 11) Seppilli, G., Sopra un caso di atrofia del cervelletto. Riv. sperim. di fren. p. 279. (Atrophie des Kleinhirns bei einem 32jähr. weiblichen Individuum, vielleicht entwickelt nach einem schweren Typhus, der im 28. Lebensjahre aufgetreten war. Microscopisch bestand massige Entwickelung des Zwischengewebes, hochgradiger Schwund der Nervenfasern und vorzüglich der Purkinje'schen Zellen. Die psychischen Erscheinungen während des Lebens waren hochgradige geistige Verwirrtheit mit intercurrenten Aufregungszuständen; die körperlichen Störungen betrafen ausschliesslich die Motilität und bestanden in Contracturirung der oberen Extremitäten, Rigidität der Halsmuskeln, convulsivische und atactische Erscheinungen im ganzen Körper, besonders bei stärkerer, psychischer Erregung und intendirten Bewegungen.)

Fr. Schultze's (1) Fall ist besonders dadurch bemerkenswerth, dass sich in demselben trotz eines Abscesses im Kleinhirnschenkel keines der localdiagnostisch für Läsion desselben aufgestellten Symptome, namentlich nicht Zwangsbewegungen vorfanden, sowie dass trotz erheblicher Compression der rechten Pyramide und Abscedirung in einem Theile der motorischen Peduncularbahnen Reiz- oder Lähmungserscheinungen fehlten; bezüglich der ersteren Thatsache ist S. mit Nothnagel der Ansicht, dass es sich bei jenen Erscheinungen um Reizphänomene handelt, daher deren Irregularität; bezüglich der letzteren Thatsache bleibt die Möglichkeit späteren Eintritts von Erscheinungen offen, aber auch die individuell verschiedene Erregbarkeit und Reizbarkeit der verschiedenen Bahnen muss in Rechnung gezogen werden.

Jackson (3) knüpft Bemerkungen über die Diagnostik der Kleinhirntumoren an einen sehr interessanten, von ihm beobachteten Fall der Art.

Ein 35jähriger Mann hatte seit ca. 6 Monaten ein Gefühl von Steifigkeit im Nacken; bald stellten sich anfallsweise Zustände von Contractur der Nackenmuskeln ein, die es ihm unmöglich machten, den Kopf nach vorn zu beugen. Seit einiger Zeit war der Gang unsicher und schwankend, das Sehen undeutlich; Kopfschmerz und Erbrechen stellten sich ein, man constatirte Neuritis optica. Später wurden die Muskelkrämpfe ausgedehnter, und auch die Rücken- und Beinmuskeln wurden dann befallen. Pat. starb plötzlich. — Bei der Section fand sich ein wallnussgrosser Tumor in der linken Hälfte des Kleinhirns, der bis an die Mittellinie heranreichte.

J. hebt dann die Bedeutung der motorischen Störungen hervor, welche nach ihm durch den Sitz der Läsion im Kleinhirn bedingt sind. Der schwankende Gang kommt zu Stande durch Parese der Wirbelsäulenmuskeln. Die Häufigkeit der Nacken- und Rückenmuskeln (und tetanische Convulsionen) sind durch Erkrankungen des Wurmes bedingt.

Ferrier (6) beschreibt folgenden Fall von Hirntumor.

Ein 42jähriger Mann litt seit 2 Jahren an Schwindel, der besonders im letzten Jahre zugenommen hatte, und Pat. hatte die Neigung, nach der linken Seite hin zu stolpern. Dann gesellten sich undeutliches Sehen auf dem linken Auge hinzu und Kopfschmerz, vorzugsweise im Hinterkopf und stärker werdend beim Liegen. Uebelkeit und Erbrechen waren nie da. In den letzten Monaten hatten sich ausserdem Erschwerung der Sprache (the speech had become thick) und Taubheit auf dem linken Ohre eingestellt. — Bei der objectiven Untersuchung zeigte sich Unsicherheit beim Gehen und Stehen; Pat. hielt die Beine gespreizt, um sicherer zu sein; brachte er die Füsse zusammen, so schwankte er, meist nach rechts hin. (An den Extremitäten waren hinsichtlich der Energie der Bewegungen keine Abnormitäten nachzuweisen.) Ob Pat. die Augen offen oder geschlossen hielt, machte keinen wesentlichen Unterschied. Der linke Facialis war in allen Zweigen paretisch und reagirte auf den faradischen Strom schwächer als der rechte. Die Sensibilität der linken Gesichtshälfte war ebenfalls herabgesetzt, sonst am übrigen Körper normal. Die Sprache war undeutlich, die einzelnen Worte flossen in einander. Die linke Zungenhälfte erschien mehr rundlich als die rechte und zeigte deutliche Zahneindrücke; die faradische Reaction war schwächer als die der rechten, die Sensibilität gleichfalls, und die Geschmacksempfindung fehlte auf ihren vorderen zwei Dritteln völlig. Gehör fehlte linkerseits ganz, auch die Knochenleitung war aufgehoben. An den Augenmuskeln war keine Störung nachzuweisen; auf dem linken Auge war das Sehen etwas verschwommen. Beiderseits leichte Stauungspapille.

Nach vorübergehender Besserung der Beschwerden, wobei auch die Sensibilität in der linken Gesichtshälfte wiederkehrte, trat dann unter Kopfschmerz und Uebelkeit nach mehreren Monaten wieder Verschlimmerung ein; die ganze linke Körperhälfte wurde anästhetisch, die Sehstörung nahm zu, und nach Verlauf von fast 3 Jahren war P. völlig blind und taub, die Intelligenz schwand sichtlich. Zuletzt traten „epileptiforme" Anfälle auf, und nach einem solchen starb Pat., 3 Jahre nach der ersten Untersuchung. — Section: Nach Entfernung der Dura mater erschienen einige erbsen- bis haselnussgrosse Tumoren, die die Rinde leicht comprimirt hatten, über dem linken Stirnlappen, auch neben der Falx. Die Windungen waren durchweg etwas abgeflacht. Hinten wichen die Grosshirnhemisphären etwas auseinander, so dass das hintere Ende des Balkens gerade zum Vorschein kam. In dem so entstandenen Raume zeigte sich das Cerebellum, dessen linke Hälfte grösser als die rechte erschien. Nach Entfernung des ganzen Gehirns präsentirte sich ein (von der Dura ausgehender) Tumor in der linken hinteren Schädelgrube, der die linke Kleinhirnhälfte in die Höhe gehoben hatte. Auch in der rechten Schädelgrube hatte ein kleiner Tumor gesessen, der aber beim Herausnehmen des Hirns mitentfernt wurde. Pons und Medulla oblongata waren nach rechts gedrängt; die Ursprünge der betreffenden Hirnnerven waren platt gedrückt. Microscopisch waren die Tumoren Sarcome.

Aus den weiteren Ausführungen des Verfassers ist nur hervorzuheben, dass er den grössten Tumor verantwortlich macht für die Störungen des Gleichgewicht's, die im vorstehenden Falle beim Gehen und Stehen hervorgetreten waren. Er hält den Satz, dass derartige Störungen durch Erkrankungen des Kleinhirns nur dann hervorgerufen werden, wenn der mittlere Theil desselben befallen ist, für unrichtig.

Bastian (10) berichtet über den weiteren Verlauf zweier schon 1878 (Jahresb. 1878. II. S. 108) mitgetheilten Fälle von Kleinhirnerkrankung.

Fall 2 ging in völlige Genesung über, Fall 1 starb jedoch nach einiger Zeit. Für die Lehre von den Functionen des Kleinhirns dürfte er nur sehr bedingt zu verwerthen sein, da sich eine nicht unbeträchtliche Flüssigkeitsansammlung in beiden Seitenventrikeln zeigte. Es handelt sich um Tumor- und Cystenbildung im Kleinhirn und zwar vorwiegend in der rechten Hälfte desselben; ausserdem war das linke Corpus striatum stark atrophisch, was Verf. in Zusammenhang mit der Kleinhirnläsion zu bringen geneigt ist.

IX. Rückenmark und Med. oblongata.

1. Beiträge verschiedenen Inhalts.

1) Gowers, W. R., The Diagnosis of Diseases of the Spinal Cord. With illustr. 8. London. — 2) Kahler und Pick, Ein seltenes Symptom spinaler Erkrankung. Archiv für Psych. X. S. 340. — 3) Schultze, Fr., Einige Bemerkungen über die Abhandlung von Prof. Schiff: „Atelectasis medullae spinalis eine Hemmungsbildung". Arch. für Physiol. XXII. S. 181. (Zurückweisung der Ansicht Schiff's, welche auf Besichtigung von Alcoholpräparaten und andern Fehlern beruhe.) — 4) Schiff, M., Ueber die Anwendung des Polarisationsapparates in der path. Anatomie der Nervencentren und über die Atelectasis medullae spinalis. Eine Antwort an Herrn Prof. Westphal. Arch. f. Psych. XI. S. 767. (Polemisch.) — 4a) Westphal, C., Erwiderung an Herrn Prof. Schiff. Ebendas. XI. S. 791. — 5) Gentile, Casimiro, Contribuzione clinica allo studio fisiologico del potere vasomotore della midolla spinale. Il Morgagni. Marzo. (Mittheilung eines Falles ohne Autopsie. Theoretische Erwägungen.) — 6) Glaister, J., The actual cautery in spinal affections. Glasgow med. Journ. Feb. — 7) Schultze, Fr., Ueber Entwicklungsanomalien des Rückenmarks als anatomisches Substrat einer neuropathischen Disposition. Arch. f. Psych. XI. S. 270. (Kurzes Referat über einen Vortrag, in welchem mehrere Fälle von seltneren Abnormitäten im Baue des Rückenmarks beschrieben werden; bezüglich der im Titel angezeigten Frage hält sich S. reservirt.) — 8) Pick, A., Zur Lehre von der Agenesie des Rückenmarks. Prager med. Wochenschr. No. 15, 16. — 9) Moretti, Odorico, Un caso di spina bifida. Rivista clin. di Bologna. Agosto.

Kahler und Pick (2) führen gegen die neuerstens von Bernhardt aufgestellte Behauptung, die früher auch von Thomsen und Seligmüller beobachtete Erscheinung eines dem faradischen Reiz um mehrere Secunden überdauernden Tetanus der gereizten Muskeln (meist der Wadenmuskeln) sei myopathischen Ursprungs, zwei Fälle von mit anderen, unzweifelhaft spinalen Erscheinungen.

In dem ersten, der eine Uebergangsform zwischen Poliomyelitis ant. chron. und progressiver Muskelatrophie dargestellt, hatte das erwähnte Phänomen eine Dauer von 15 Secunden; in dem zweiten Falle, welcher ein Rückenmarkstrauma darstellt, und welchen die Verff. für eine Pachymeningitis chron. haem. interna spin. angesehen (die kleinen Details siehe im Original) betrug die Dauer des Phänomens 1 Minute; mit zunehmender Besserung der Erscheinungen verringerte sich jene immer mehr.

Pick (8) macht folgenden Befund an dem Rückenmarke eines 14 Monate alten Kindes, das Hemiatrophia cerebri Pachymeningitis haem. int. gezeigt:

Dasselbe, in chrom. Ammoniak gehärtet, zeigte auf Querschnitten eine links stärker ausgesprochene, lichte, dem Areale der Pyramidenseitenstrangbahnen entsprechende Verfärbung, die sich deutlich bis in das untere Dorsalmark verfolgen lässt; die rechte Pyramide ist mässig weisslich verfärbt; Glycerinpräparate zeigen, dass die betreffenden Abschnitte völlig durchscheinend sind und nur eine mässige, im Dorsaltheil zunehmende Zahl von Nervenfaserquerschnitten aufweisen, und zwar rechts überall mehr als links; eine Grössendifferenz der beiderseitigen Areale wird ausgeglichen durch eine in dem den kleineren Areale entgegengesetzten Vorderstrange gelegene, durchscheinende Zone, die bis zur Höhe des 5. Cervicalnerven herabreicht; es lässt sich constatiren, dass die lichten Abschnitte genau den Pyramidenbahnen entsprechen. Die graue Substanz ist normal bis auf eine abnorme Breite der Hinterhörner. Die l. Pyramide, deren Querschnitt grösser als der der r. ist, zeigt zahlreiche, markhaltige Nervenfasern; die r. Brückenhälfte und der r. Hirnschenkel sind schmächtiger als die linksseitigen. Bei Haematoxylinfärbung zeigen die Pyramidenbahnen grösseren Kernreichthum; an Carminpräparaten zeigen sie stärkere Rothfärbung, die dadurch bedingt ist, dass zahlreiche Nervenfasern nur sehr feine Markscheiden haben oder derselben ganz ermangeln; in den Pyramiden finden sich reichlichere markhaltige Nervenfasern, besonders in der l. beigemengt, doch zeigt die r. noch deutliche, stärkere Rothfärbung, ebenso die vordere Brückenabtheilung, und zwar besonders rechts; im Hirnschenkelfuss finden sich keine deutlichen Färbungsdifferenzen.

P. deutet den Befund als Stehenbleiben auf einer gewissen Stufe der Markscheidenbildung, die abnorme Breite der Hinterhörner als compensatorisch und weist mit Rücksicht auf den Gehirnbefund hin, dass Kleinheit der Rückenmarkshälfte nach Hemiatrophia cerebri in früh eingetretenen Fällen vielleicht als Hemmungsbildung zu deuten sei.

2. Rückenmarkshäute.

1) Williams, Das Verhalten des Rückenmarks und seiner Häute bei tuberculöser und eitriger Basilarmeningitis. Deutsch. Arch. f. clin. Med. Bd. 25. S. 292. 2) Gibney, V. P., Pachymeningitis cervicalis. Boston med. and surg. Journ. July 8. und New York med. Record. Sept. 25. — 3) Chvostek, Weitere Beobachtungen von sehr zahlreichen und grossen Kalkplättchen in der Arachnoidea spin. Wiener med. Presse. No. 51, 52. (Heftige Schmerzen in den Oberschenkeln und in der Lendengegend bei einem 77jähr. Manne führt Ch. auf den genannten Sectionsbefund zurück.)

Williams (1) berichtet über Fälle tuberculöser oder eitriger Meningitis, bei denen auch in den Häuten des Rückenmarks z. Th. sehr bedeutende Veränderungen vorhanden waren. Es war auch die Substanz der Medulla spinalis selbst mehr oder weniger befallen, und bot theils bloss eine längs der Gefässe sich erstreckende Zellenanhäufung, theils grössere Anhäufungen von Zellen mitten in der Substanz, kleine Hämorrhagieen, Zerfall von Mark und Achsencylinder dar. Auch Fr. Schultze betont, dass nach seiner jetzt 14 Fälle umfassenden Erfahrung bei der tuberculösen, zu exclusiv Basilarmeningitis genannten Erkrankung die Mitbetheiligung spinaler Abschnitte die Regel sei. Besonders im Dorsaltheil findet sich und vorzugsweise auf der hinteren Hälfte erhebliches Exsudat. Während meist im Gegensatze zu den Erscheinungen des tuberculösen Processes an den Gehirnhäuten im Rückenmarke mehr diffuse Infiltration vorhanden ist, waren in einem Falle zahlreiche discrete graue Knötchen und Höckerchen nachweisbar. Das Rückenmark lässt sich nur sehr schwierig genügend härten und zeigt zuweilen schon macroscopisch unregelmässig gelegene helle Verfärbungen. Hier sind die Achsencylinder in grösserer oder geringerer Ausbreitung gequollen oder körnig zerfallen, seltener erscheinen die Ganglienzellen etwas gedunsener. Die Neuroglia bildet eine an Volumen vermehrte, mit Carmin sich tief färbende Substanz, die Kerne scheinen nicht vergrössert. Im Dorsal- und unterem Halsmarke sind die peripheren Partieen der Seiten- und Hinterstränge in verschiedener Intensität zellig infiltrirt, in den Hintersträngen finden sich zuweilen kleine multiple Blutaustritte. Es besteht eine Wurzelneuritis, die Zellwucherung, sowie Extravasate sind hier noch häufiger als in der Medulla, die Achsencylinder mehr körnig zerfallen als gequollen. Einmal fand sich ein abgegrenzter Tuberkel im linken Seitenstrang des Brustmarks in der Gegend der seitlichen Grenzschicht. Im Centrum war er käsig zerfallen, in der Peripherie Anhäufung von Rundzellen und Reste gequollener Achsencylinder. Ein ander Mal waren neben der Mening. tuberc. zwei Hirntuberkel vorhanden. Clinisch bot ein Fall Fehlen der Nackenstarre und normale Temperatur während der grössten Zeit der Krankheit als Abweichung vom Gewöhnlichen dar.

3. Hyperämie. Anaemie. Apoplexie.

1) Mayenfisch, E., Hyperämie des Rückenmarks. Correspond.-Bl. f. Schweizer Aerzte. No. 6. S. 167. (Hält dieselbe für sehr leicht diagnosticirbar.) — 2) Mc Munn, Ch. A., Notes on a case of spinal apoplexy with remarks. Dubl. Journ. med. sc. March. — 3) Page, F., Sudden and unexpected death from rupture of a vessel in the cervical portion of the spinal cord. Lancet. March 20.

Mc Munn (2) berichtet einen Fall von Rückenmarksblutung, der clinisch und anatomisch nicht gerade Besonderes bietet, aber ziemlich sicher dafür spricht, dass die Blutung das Primäre war — es handelte sich um einen gesunden Mann von 32 Jahren, der plötzlich nach einem schweren Trauma (Fall mit dem Kreuz auf eine Leiterstufe) erkrankt war.

3a. Myelitis.

1) Racine, Ein Fall von acuter (primärer) spontaner Rückenmarkserweichung. Archiv f. Psych. X. S. 535. (Fall von Myelitis ohne Sectionsbefund.) — 2) Brieger, L., Beitrag zur Schrecklähmung. Ztschr. f. klin. Med. II. S. 191. — 3) Webber, S. G., Myelitis, acute and subacute, with report of eight cases. Boston med. & surg. Journ. Feb. 12—19. — 4) Zunker, Beiträge zur Myelitis chronica. Charité-Annalen. 5. Jahrgang. (Verf. bespricht Fälle mit dem Symptomenbilde der spastischen Spinalparalyse und rechnet dieselben zur chronischen Myelitis. Die Autopsie des einen Falles ergab im Rückenmarke einen geringen sclerotischen Herd in den Vordersträngen des unteren Brusttheils.) — 5) Leyden, E., Ein Fall von chronischer Myelitis cervicalis nebst Bemerkungen. Zeitschr. f. klin. Med. II. 2. S. 433. (Der kurz mitgetheilte Fall wird zur Unterstützung der schon früher von L. aufgestellten Behauptung angeführt, dass die von Charcot der primären Lateralsclerose vindicirten Symptome sich bei der Cervicalsclerose wiederfinden; daran knüpft sich eine Discussion der primären und amyotrophischen Lateralsclerose.)

Brieger (2) berichtet folgenden Fall:

23jähr. Prostituirte, früher constitutionell syphilitisch, hat Abends beim Tanze sich erhitzt, stolperte um 12 Uhr Nachts über einen auf der Treppenflur liegenden Mann, wankt, stürzt jedoch nicht direct, indem sie sich an der Klinke fasst; ist sehr erschrocken, schleppt sich mit Mühe in ihre Wohnung und geht, nachdem sie sich erholt, zu Bett; um 4 Uhr Urindrang, Harnverhaltung, Frostgefühl, Schwäche der Beine, die um 7 Uhr Morgens vollständig gelähmt sind, Gefühl von Vertödtung und Ameisenlaufen in denselben; dieselben fühlen sich kalt an, sind unempfindlich; Schmerzen in der Lendengegend. Der später aufgenommene Stat. sowie der Verlauf entsprechen denjenigen einer Myelitis, an welche sich eine Cerebrospinalmeningitis ex decubitu anschloss. Bemerkenswerth ist, dass bei Pilocarpininjectionen an den anästhetischen Bezirken keinerlei Schweisssecretion wie an den übrigen Abschnitten auftrat. Die macro- und microscopische Untersuchung ergeben ausser der Leptomeningitis eine aus mehreren disseminirten und, zwei mehr strangförmigen Herden bestehende acute Myelitis, die vom 8. Brustnerven bis zum Lendentheil reicht.)

B. erklärt sich die Pathogenese des Falles durch eine reflectorisch durch den Schreck hervorgerufene, länger andauernde Contraction der Blutgefässe des Lendenmarks; die Syphilis, die Ermüdung durch den Tanz spielen die Rolle von Hülfsmomenten.

4. Trauma. Luftdruck.

1) Seifriz, P., Ein Beitrag zur Kenntniss von Railway-Spine. Dissert. Berlin. (4 Fälle aus Westphal's Klinik.) — 2) Kahler und Pick, Fractur der Halswirbelsäule; Tod nach 17 Tagen. Archiv für Psych. X. S. 297. — 3) Schultze, Fr., Zur Kenntniss der nach Einwirkung plötzlich erniedrigten Luftdrucks eintretenden Rückenmarksaffectionen, nebst Bemerkungen über die secundäre Degeneration. Virch.'s Arch. Bd. 79. 124.

Kahler und Pick (2) theilen folgenden Fall zur Symptomatologie partieller Läsionen des Querschnittes mit:

65jähr. kräftiger Mann, stürzt $1\frac{1}{2}$ Klafter tief, schlägt mit dem Nacken auf, kein Bewusstseinsverlust, sofortige Paraplegie. Anästhesie bis zu den Knien; später Hinaufsteigen der Anästhesie, Blasenlähmung; am 10. Tage: Zeichen von Fractur der Wirbelsäule, nur Zwerchfellathmung, Bauchpresse fehlt, Blasen- und Mastdarmlähmung, Schwäche der Arme, vollständige Lähmung der Vorderarm- und Handmuskeln, vollständige schlaffe Paraplegie, keine Atrophie an den Beinen, Fehlen der Sehnenreflexe an denselben. Die bis in die oberen Brustpartien sich erstreckende Anästhesie zeigt nach oben eine für die verschiedenen Qualitäten verschiedene Begrenzung in der Weise, dass sowohl vorn wie rückwärts die Anästhesie für Temperatur und Berührung ganz regelmässig um zwei Intercostalräume höher hinauf reicht. An den Armen findet sich im beiderseitigen Ulnarisgebiete Abstumpfung der Schmerzempfindung, Verlust der Temperaturempfindung, Verlust der Berührungsempfindung, der letztere auch an der Hinterfläche beider Oberarme bis zur Achselhöhle. — Die übrigen Erscheinungen sowie der weitere Verlauf bieten nichts Hervorstechendes, nur dass sich die beschriebenen Differenzen der unempfindlichen Bezirke in etwas verschieben. Sectionsbefund: Impression des Rückenmarks zwischen 6. und 7. Halsnervenpaar.

Im Anschlusse werden an der Hand des bisher vorliegenden Materiales über den Verlauf der sensiblen Bahnen im Rückenmarke die verschiedenen Möglichkeiten einer Deutung der eigenthümlichen sensiblen Erscheinungen besprochen, und als das Wahrscheinlichste hingestellt, dass partielle Herde die Ursachen derselben sind. Die sehr ausführliche microscopische Untersuchung, bezüglich deren, sowie auch bezüglich des übrigen Details auf das Original verwiesen werden muss, zeigt unter Anderem zwei ziemlich scharf umschriebene Herde in den Hintersträngen; das Fehlen jeder Läsion im Lendentheil führt dazu, das Fehlen der Sehnenreflexe im Anschlusse an Leyden's Lehre von den atonischen Lähmungen aus dem durch das Trauma bedingten Verlust des Tonus zu erklären.

Bei einem unter einem Ueberdrucke von 3 Atmosphären arbeitenden 18jährigen Manne stellten sich, wie Fr. Schultze (3) mittheilt, beim Heraustreten aus dem Caisson Schmerzen in den Fussgelenken und bald complete Lähmung der Unterextremitäten der Blase und des Mastdarms, sowie sich später etwas bemerkbare Sensibilitätsherabsetzung bis zum Nabel ein. Unter Decubitus, Cystitis und Pyelitis starb der Kranke nach 2½ Monat. Im unteren Dorsaltheile waren besonders die Hinter- und die Seitenstränge fleckig weisslich verfärbt und hier etwas bröckig. Microscopisch waren statt der nervösen Elemente zahlreiche feingekörnte Zellen vorhanden, die Gefässe stark verdickt. Nach oben und unten hin bestand secundäre Degeneration.

5. Poliomyelitis, atrophische Spinallähmung — acute aufsteigende Paralyse.

1) Leyden, E., Ueber Poliomyelitis und Neuritis. Zeitschr. f. clinische Medicin. I. S. 387. — 2) Davis, Ch., Sub-acute spinal paralysis of adults (poliomyelitis anterior). (Under the care of Dr. Bull.) Lancet. April 10. — 3) Müller, Franz, Die acute atrophische Spinallähmung d. Erwachsenen. Stuttgart. (Eine fleissig und übersichtlich ausgearbeitete clinische Studie des Krankheitsbildes: Uebersicht der sämmtlichen Fälle der Literatur; vier eigene Beobachtungen ohne Section. Eine Krankheitsgeschichte von besonderem Werth durch ausgedehnte Mittheilung einer methodischen electrischen Untersuchung von der Invasion der Lähmung an bis zu einem Zeitraum von 1½ Jahren.) — 4) Mitchell, Weir S., Clinical notes on Duchenne's disease. Philad. med. Times. May 22. — 5) Buzzard, Th., Clinical lecture on cases of acute atrophic paralysis in infants and adults. Lancet. Dec. 11. — 6) Eisenlohr, Zur Pathologie und pathologischen Anatomie d. spinal Kinderlähmung. Dtsch. Arch. f. clin. Med. Bd. 26. 557. — 7) Zunker, Clinischer Beitrag zur Function der grauen Vordersäulen des Rückenmarks. Zeitschr. f. clin. Med. II. S. 847. — 8) Kahler und Pick, Beitrag zur Lehre von der Localisation in der grauen Substanz des Rückenmarks. Arch. f. Psych. X. S. 353. — 9) Kümmell, H., Zur Lehre von der acuten, aufsteigenden Spinalparalyse. Zeitschr. f. clin. Med. II. S. 273. — 10) Kahler und Pick, Zur Lehre von der acuten aufsteigenden Paralyse. Arch. f. Psych. X. S. 313. — 11) Emminghaus, Ueber acute aufsteigende Spinalparalyse. Würzb. Verhandlungen. XIV. S. 17. Sitz. v. 10. Mai 1879. — 12) Bauk, Zur Lehre von der Poliomyelitis anter. acuta adultorum. Deutsch. Arch. f. clin. Med. Bd. 27. 128. (1. Plötzliche Lähmung der Beine unter Fieber, Atrophie, schlaffe Lähmung. Sehnenphänomene geschwächt oder aufgehoben, keine Sensibilitätsstörung. Erregbarkeit gegen beide Ströme im rechten Beine mässig herabgesetzt, im linken mit Ausnahme der Adductoren und des Sartorius E. A. R. 2. Unter Fiebererscheinungen und blitzenden Schmerzen in den Beinen Lähmung der Flexoren des Unterschenkels und der Extensoren des Fusses rechts, fehlende Sehnenphänomene. Beinstreckens rechts schwächer, links mässige Schwäche der Strecker. Im linken Bein die electrische Erregbarkeit mässig herabgesetzt, rechts hochgradig herabgesetzt mit E. A. R.

Im Anschluss an eine historisch-critische Darstellung des gegenwärtigen Standes der Lehre von der Poliomyelitis, progressiven Muskelatrophie und multiplen Neuritis und des Verhältnisses dieser Krankheitsformen zu einander berichtet Leyden (1) folgenden Fall der letzteren Form:

31jähr. Mann. Seit 3 Jahren, jedoch mit einer Pause von 1 Jahr, zeitweilig Anfälle von Bewusstlosigkeit ohne Folgen. Ende 1876 Ameisenkriechen in den Zehen und dem vorderen Theil der l. Fusssohle, pelziges Gefühl unter den Sohlen, dieselben Erscheinungen mitunter auch rechts. 4 Tage nach einem Anfall (Juli 1879) Parese der Beine, rasch zu Paralyse sich steigernd, Ameisenlaufen in den Sohlen und den Fingern der Hände, Verlust des feinern Tastgefühls, Kraftabnahme der linken Hand. Status, 17. Juli. Klagen über Schwäche der Beine, Parästhesien in den Händen, brennender Schmerz in der linken Hand, Schmerz an der Innenseite des Knies; ziehendes Gefühl im Vorderarm. Extension und Flexion der Hände und Finger nur unvollständig möglich. Bewegungen der Beine schwach, unsicher, die der Zehen schwerfällig, ungeschickt; Musculatur der Beine schlaff, Sehnenreflexe fehlen. Bei Prüfung mit constantem Strom: l. M. deltoid. bei 20 El. KSZ > ASZ, Biceps. KSZ bei 20 El. ASZ schwindet bei wenigen El. Triceps und Ancon. quart. KSZ bei 20 El. N. ulnar. sin. und median. bei 14 El. KSZ, M. supin. long. ASZ und KSZ bei 20 El.; die Flexoren des linken Vorderarms bei 15 El. ASZ und KSZ; am l. Daumenballen KSZ = ASZ, am M. extens. carp. rad. KSZ > ASZ bei 16 El.; am l. Bein gegen KSZ bei 18 El., der N. peron. bei 22, der M. tibial. ant. bei 28 die Extensoren und Peronei, der Gastrocnem. und Soleus; die Extensoren des l. Oberschenkels bei stärkstem Strome schwache, langsam ablaufende Zuckungen; auf den Inductionsstrom reagiren links der Deltoid. bei 10, der Biceps und Triceps bei 8, der N. ulnar. bei 8, der Radial. bei 10, der M. supin. long. bei 7 Ctm. Rollenabstand. Die Extensoren des Vorderarms reagiren selbst auf stärkste Ströme nicht, auch rechts reagirt das Radialisgebiet nicht auf den farad. Strom. Weiterer Verlauf: Fortbestehen der Paraesthesien, Musculatur druckempfindlich, Unerregbarkeit des l. Radialisgebietes, Morphium wegen der intensiven Schmerzen, Beine wohl activ beweglich, aber Gehen und Stehen unmöglich, an den Armen die Radialisgebiete gelähmt, Sensibilität frei, doch Dysaesthesien, Musculatur in mässigem Grade atrophisch, keine localisirten Atrophien, Muskelgefühl erhalten, keine fibrillären Zuckungen, später Zunahme der Atrophie an den Beinen, dann an den Armen, Steigerung der paretischen Erscheinungen, Steigerung der qualitativen und quantitativen Erregbarkeitsveränderungen, exquisite Entartungsreaction, Dyspnoe, Tod durch Typhus etwa 3 Monate nach der Aufnahme. Section: Rückenmark auffallend dünn, Zeichnung verwischt, Musculatur blässer, Nerven nichts Abnormes.

Microscopisch: An den Muskeln körniges, bestäubtes Aussehen, stellenweise interstitielle Fettwucherung, mässige einfache Atrophie. Radialis l. weich, brüchig, hochgradige fettige Degeneration und Atrophie, Zellwucherung und Fettkörnchenzellenbildung meist um die Gefässe herum, sowie innen am Endoneurium und zwischen den Nervenbündeln; weiter vom Nerveneintritt nimmt die Läsion ab und 10 Ctm. oberhalb erscheint er normal, dagegen zeigen die peripheren Stämmchen dieselbe Läsion; der r. Radialis sowie die zugehörige Musculatur zeigen die gleichen Läsionen, aber in geringerem Maasse; in den Ischiadici findet sich dieselbe Läsion, aber erst von der Theilungsstelle in Peron. und Tibial. nach abwärts; die vorderen Wurzeln erscheinen nicht abnorm. Das Rückenmark zeigt zerstreut kleine myelitische Herde, Ganglienzellen in normaler Zahl, in den Anschwellungen stark pigmentirt, glänzend, etwas glasig, einzelne gequollen, einige wenige Vacuolen enthaltend; einzelne klein, keine ausgesprochene Atrophie.

L. sieht in seinem Falle eine sog. subacute spinale Paralyse; als den ihr zugehörigen Befund sieht er die degenerative, multiple Neuritis an, der Rückenmarksbefund, übrigens fraglich abnormer Natur, sei nicht das Primäre. L. schliesst daran die Pathologie der Neuritis, die bisherigen Fälle zusammenfassend.

Eisenlohr (6) fand im ersten Falle die Musculatur 6 Monate nach Eintritt der Lähmung atrophisch, Verschmälerung der Fibrillen mit erhaltener Querstreifung, Vermehrung der Kerne, kein ausgiebiger Zerfall der contractilen Substanz. Die Muskelnerven enthielten atrophische Fasern, an den Nervenstämmen war Verdünnung oder Schwund von Achsencylindern, sowie Atrophie der Markscheiden vieler Fasern vorhanden. Die Nervenwurzeln links am Lendentheil bestehen fast nur aus Bindegewebe. Frisch mit Osmium behandelte Präparate aus den Vorderhörnern der Lendenanschwellung ergaben, dass die Wand der Gefässe dicht mit Körnchenzellen besetzt und dadurch buckelig aufgetrieben war, die Ganglienzellen als geschrumpfte, gelbbraune Körper erschienen. Im unteren und mittleren Lendenmarke, besonders links, Atrophie der Vorderhornganglienzellen und Faserzüge, an Stelle derselben bröckliges, netzförmiges Gewebe mit blassgefärbten, ovalen und Deiters'schen Zellen bei abnormem Kernreichthum. Die Faserquerschnitte der weissen Substanz wenig deutlich, die Interstitien etwas breiter. Auch die Ganglienzellen der Hinterhörner erschienen theilweise degenerirt. Ein zweiter Herd lag vom 6. Dorsal- bis 4. Brustnerven in den Vorderhörnern. Die weissen Stränge ganz normal. Aehnlich, nur stärker war die Veränderung der Musculatur im zweiten, 14 Monate nach Eintritt der Erscheinungen anatomisch untersuchten Falle. Atrophie der Nerven und Nervenwurzeln, Schwund der betreffenden Ganglienzellen in den Vorderhörnern, Kernvermehrung, Spinnenzellen, fibrilläres Netz in der grauen Substanz. In den Vorderseitensträngen entschiedene Verdickung der Neurogliabalken. Ausser Sacral-, Lenden- und unteren Dorsaltheile zeigt auch die ganze Längsachse bis ins Cervicalmark Schwund der Ganglienzellen in verschiedener Intensität. Im oberen Halsmark ist die Veränderung sogar wieder stärker als in der Anschwellung. Die Erkrankung greift ausser auf den vorderen Abschnitt der weissen Substanz des Lendenmarks stellenweise auf die Hinterhörner (Atrophie der Clarke'schen Säulen) über. Clinisch hebt E. das constante Vorhandensein der E. A. R. und die geringen Erfolge der electrischen Behandlung in seinen Fällen hervor.

Zunker (7) theilt folgenden Fall mit:

33jähr. Kellner, 7 Wochen vor der Aufnahme Gefühl von andauernder Kälte im rechten Unterschenkel, reissender Schmerz in der rechten Wade, dann Schwäche des rechten Beines, häufiger Harndrang, Taubheit und Schwäche des linken Beines. Stat. pr.: In den Lungen chronisch-ulceröser Process, Beine mager, besonders das rechte, Beugungen im Knie- und Hüftgelenk langsam, Streckung des Unterschenkels fast unmöglich. Die Extensoren und Adductoren der Oberschenkel schlaff, bei etwas stärkerem Drucke schmerzhaft, Reflexe, Kniephänomene fehlen beiderseits; Tast- und Schmerzempfindung bis zu den Knieen herabgesetzt, Temperaturempfindung fehlt daselbst; electrische Reaction normal bis auf den rechten Oberschenkel, wo die Musculatur des Plex. crural. leichte Ermüdbarkeit, fibrilläre Nachzuckungen, Sinken der Erregbarkeit zeigt; Urinentleerung etwas erschwert. Später reissende Schmerzen an der Vorderfläche der Oberschenkel, Volumsverminderung der Oberschenkel, Hyperhidrosis der Beine, Herabsetzungen der faradischen Erregbarkeit der Nn. crurales, für den galvanischen Strom keine Steigerung der Erregbarkeit, KZ der AZ nahegerückt, Steigerung der Hautreflexe, Bewegung der Zehen und Füsse erloschen. Section: Tuberkel im Lendenmark, der seine grösste Ausdehnung zwischen der 2 und 3. Lendenwurzel hat; derselbe nimmt beide Hälften ein, der rechte Abschnitt erscheint grösser als der linke; die graue Substanz völlig vom Tumor ersetzt; secundäre Degeneration. Die Musculatur des rechten Unterschenkels zeigt an einzelnen Bündeln Verschmälerung der Fibrillen, Vermehrung der Muskelkerne; die musculären Nervenstämme beträchtlich atrophisch, Ischiadicus und Peroneus frei, die schmalen Nervenäste des Cruralis beträchtlich atrophisch.

Z. erschliesst aus der gleichweit vorgeschrittenen Erkrankung von Muskeln und Nerven die nutritive Einheit des Systems der Muskeln, peripheren Nerven und centralen grauen Substanz.

Kahler und Pick (8) stellen an dem Rückenmarke einer Person, bei deren Section ein nahezu vollständiger Schwund der Wadenmusculatur des einen Beines nachgewiesen worden, das Centrum für die Wadenmusculatur fest; es fanden sich in dem entsprechenden Vorderhorne des Lendentheils mehrere alte Herde von Poliomyelitis; das Resultat der detaillirten histologischen Untersuchung ist, dass die Wadenmusculatur hauptsächlich von der 4. und 5. Lendenwurzel versorgt wird. Angefügt sind zwei Befunde nach alter Amputation, von denen der eine unter anderem dadurch bemerkenswerth ist, dass die Ganglienzellen in dem der amputirten Gliedmasse entsprechenden Abschnitte ein mattglasiges, gequollenes Aussehen zeigen.

Kümmell (9) beschreibt als acute aufsteigende Spinalparalyse folgenden Fall:

25jähr. Mann, in der 4. Woche eines Typhus abdom. Schwäche der Beine, darnach Kraftlosigkeit im

Rücken, Schwäche der Arme; Stat. pr.: Gang langsam, schleifend, Bewegungen der Beine bei Bettlage frei, keine Atrophie, Sensibilität frei, Reflexe, electrisches Verhalten normal; Aufsetzen und Aufsitzen im Bette mühsam; Motilität der Arme frei, Kraft derselben sowie der Hände herabgesetzt; electrisches Verhalten normal, ebenso an Thorax und Bauchwand; Sensibilität frei. Im späteren Verlaufe: Klagen über Schwäche der Bauchpresse, Zunahme der Paresen; Schlingbeschwerden, Oeffnen des Mundes erschwert, Sprache undeutlich, beiderseitige Facialisparese, sich später zu Paralyse steigernd, gegen Ende kann Pat. nur noch den Kopf drehen und in beschränkter Weise die Augenlider und Zunge bewegen, schliesslich ist auch dies unmöglich. Macroscopisch war der Sectionsbefund, soweit er das Gehirn betrifft, negativ; microscopisch war die Med. spin. normal; im linken Corpus restiforme nahezu 5 Mm. im Durchmesser haltende runde Höhlung; nach abwärts reicht sie etwa bis zur Spitze des Cal. script., nach aufwärts bis zur Mitte der Olive, nach innen reicht sie bis an den Hypoglossuskern, nach hinten bis nahe an den Vaguskern, beide diese sind aber frei; die aufsteigende Vaguswurzel ist im oberen Theile der Höhle in dieser aufgegangen; unten reicht die Höhle bis an die aufsteigende Vaguswurzel, nach aussen an die aufsteigende Quintuswurzel; sie ist gefüllt mit bräunlich bröckligem Material hämorrhagischer Natur: die der Höhle zunächst (etwa ½ Mm.) gelegene Substanz ist körniger Detritus mit rothen Blutkörperchen; rechts in der Med. obl., nahezu symmetrisch zur ersten, findet sich eine gleiche hämorrhagische Infiltration.

Obwohl K. die Localisation der Herde, abgesehen von der Schlinglähmung, nur schwer mit den verschiedenen Erscheinungen in Beziehung bringen kann, hält er doch an der Annahme fest, dass sie eine Ursache der Lähmung sind.

Kahler und **Pick** (10) theilen zwei Fälle von **acuter aufsteigender Paralyse** mit, die beide von den bisher bekannten Fällen sich dadurch auszeichnen, dass sie eine beträchtliche Verlangsamung der Temperaturempfindung von den Beinen aus zeigen, und zwar im ersten Falle viel ausgesprochener für heisse als für kalte Gegenstände; der zweite Fall zeigt noch starke Nachempfindung bei Stichen und ausgesprochene Incongruenz der Tast- und Schmerzempfindung.

Der Sectionsbefund des ersten Falles war negativ (beträchtliche Vergrösserung der Milz), ebenso die nach der Gerlach-Clarke'schen Methode vorgenommene Untersuchung des gehärteten Rückenmarkes; auch im Blute während des Lebens fand sich nichts Abnormes. Der zweite Fall ist bemerkenswerth durch die mittelst Galvanisationen erzielte Heilung und die mit der Besserung erfolgende Rückkehr der früher verlorenen Patellarsehnenreflexe.

Emminghaus (11) stellte einen **geheilten Fall von acuter aufsteigender Spinalparalyse** vor, in welchem schon schwere Bulbärerscheinungen vorhanden gewesen; von selteneren Symptomen sind zu erwähnen Blasenlähmung, deutliche Verlangsamung der Schmerzleitung; Therapie: Eisbeutel längs der Wirbelsäule, Secale cornutum; die Heilung erfolgte im Verlaufe von 3 Wochen.

6. Muskelatrophie. Hypertrophie.

Pavy, Progressive muscular atrophy following injury. From Guy's Hospital. Med. Times. April 10.

Pavy theilt einen **wahrscheinlich traumatisch entstandenen Fall von progressiver Muskelatrophie** mit.

Ein jetzt 37jähr. Mann hatte im Alter von 20 Jahren nach starker Anstrengung, besonders des rechten Armes, bei Feldarbeit ein Gefühl von Steifigkeit und Schmerz in der rechten Schulter zurückbehalten, welches allmälig zunahm und nach Verlauf von 3 Jahren auch die linke Schulter ergriff; dann gesellten sich Schmerzen im Rücken, und bald bemerkt Pat. eine Abflachung der rechten Schulter und Volumensabnahme des Oberarmes. Nach einiger Zeit trat dasselbe in der linken Oberextremität ein, und bald zeigte sich an beiden Händen, besonders an den Daumenballen, Atrophie, während die Vorderarme normales Volumen bewahrten. Bei der objectiven Untersuchung wurde Atrophie der Muskeln des Schultergürtels, speciell des Rhomboides, Serrat. ant. maj. und Pectoralis major constatirt. Unter consequenter galvanischer Behandlung trat geringe Besserung ein.

7. Bulbärparalyse und -Meningitis.

1) **Barth** et **Dejerine**, Note sur un cas de méningite bulbaire, survenu chez un individu atteint de paralysie diphthérique du voile du palais. Journ. de phys. norm. et path. p. 673. 2. Sér. Tome 7. — 2) **Cigolotti**, Prospero, Caso di paralisi bulbare progress. Il Morgagni. No. 6 u. 7. — 3) **Eisenlohr**, C., Clinische und anatomische Beiträge zur progressiven Bulbärparalyse. Ztschr. f. klin. Med. 1. Heft 3.

Barth und **Dejerine** (1) theilen folgende Beobachtung mit:

39jähr. Mann; Diphtheritis. Am 12. Tage Gaumensegellähmung, das Sprechen ist ermüdend, Schwäche der Beine, Herabsetzung der Sensibilität im Gesicht, besonders an der rechten Wange, Steigerung derselben am Stamme; Anfall von Bewusstlosigkeit, Schlingbeschwerden, Sprechen erschwert, Sprache schwach, Stimme aphonisch, Articulationsstörung anscheinend bedingt durch Parese der Lippen und Zunge; Puls, Athmung unregelmässig; Sprache, anfänglich verständlich, wird unverständlich nach längerem Sprechen, Schwäche der Extremitäten, Anästhesie im Gebiete des Maxillaris sup., besonders links, Steigerung der Sprachstörung, Zunahme der Lähmung der Lippen und Zunge, Parese des Zwerchfells, Aphonie. Section: Am unteren Theile der **Med. obl.** und am oberen der Med. spin. vom Ursprung der Hypoglossi bis zu dem 2. Cervicalwurzelpaare findet sich eine ringförmige **Meningitis**; das weisse, reichliche Exsudat hat eine Dicke von ½ Mm. und umgiebt scheidenförmig die dort austretenden Nerven; sonst nichts Abnormes. Histologisch erweist sich die Pseudomembran als bestehend aus einem engmaschigen Fibrinnetz, in welches reichliche weisse Blutkörperchen eingetragen; ausserdem findet sich darin eine Zahl von Pflasterzellen; keine Sporen oder Bacterien. (Untersuchung nach Härtung in chromsaurem Ammoniak und Chromsäure.) Die vom Exsudat eingehüllten Wurzeln zeigen zellige Infiltration, sonst keine Veränderung; die übrigen sind völlig normal. Die Med. obl. und spin. erweisen sich microscopisch völlig normal; die Muskeln des Gaumensegels zeigen einfache Atrophie, beträchtliche Kernwucherung und Kerntheilung, nur selten findet sich eine normale Fibrille; das Bindegewebe daselbst zeigt Kernwucherung und Anhäufung von Spindelzellen; die Nerven des weichen Gaumens erscheinen, mit freiem Auge gesehen, grau; microscopisch zeigen sie parenchymatöse Neuritis, entsprechend dem peripheren Theile eines durchschnittenen Nerven am 20. Tage; zwischen den Nervenfibrillen finden sich zahlreiche Körnchenzellen; das interstitielle

Gewebe zeigt sich im Zustande entzündlicher Reizung, die Gefässe zeigen körnig-fettige Degeneration.

D. und D. betonen, dass es sich hier nicht um eine diphtheritische Lähmung gehandelt, und dass demnach ähnliche Fälle nicht, wie dies von Sinclair geschehen, dahin verwerthet werden können, dass die früher von Dejerine als typisch für die diphtheritische Lähmung hingestellten Wurzelläsionen es nicht sind. Per Parenthesin wird hinzugesetzt, dass der eine der Verff. seither noch 3 Fälle von diphtheritischer Lähmung untersucht, wo die vorderen Wurzeln jedesmal den früher beschriebenen Befund ergaben; die Rückenmarke waren nicht untersucht worden; die Meningen waren macroscopisch frei.

Eisenlohr (3) berichtet zuerst einen Fall von typischer Sclérose latérale amyotrophique, von welchem bemerkenswerth die beträchtliche Steigerung der Hautreflexe in der unteren Gesichtshälfte ist.

Aus dem gleichfalls typischen Sectionsbefunde sei hervorgehoben, dass die Degeneration der Pyramidenbahnen in der oberen Hälfte der Brücke nicht mehr auffindbar war; höhere Abschnitte lagen zur Untersuchung nicht vor. In der Med. obl. war hochgradig betheiligt der Hypoglossuskern, die Ganglienzellen hochgradig atrophisch, das interstitielle Gewebe brüchig, rarefieirt, zeigt Sternzellen; in geringerem Maasse ist der Vagoaccessoriuskern, noch weniger der Glossopharyngeuskern betheiligt; Oliven, deren Nebenkerne, sowie die Pyramidenkerne sind frei, entschieden betheiligt der Ursprungskern des Facialis, frei dagegen der sog. Facialis-Abducenskern.

II. 59j. Mann. Schmerzen im Kreuz und zwischen den Schultern, Erschwerung des Schlingens u. Sprechens; Stat. (4 Mon. nach dem Beginn): Allgemeine Abmagerung besonders der Schultern und an den Streckseiten der Vorderarme, der Musculatur des Daumen- und Kleinfingerballens und der Interossei, Bewegungen frei, Schwäche der Schulterheber und Handmuskeln; fibrilläre Zuckungen, Lippenbewegungen schlecht, Articulation hochgradig erschwert, Zunge hochgradig atrophisch, zittert stark, Schlucken schlecht, reichliche Speichelsecretion, Reflexe vom Gaumen, Rachen und Kehlkopf fehlen, Lähmung der Thyreoarytaenoidei. Sensibilität, Blasen- und Mastdarmfunction frei; ziemlich normale faradische und galvanische Erregbarkeit der Nervenstämme, erhaltene faradische Erregbarkeit der Muskeln, keine qualitative Abweichung bei der grossen Mehrzahl derselben; nur in den kleinen Handmuskeln partielle Entartungsreaction. — In dem raschen Verlaufe: Parese des Zwerchfells, Steigerung der bisherigen Erscheinungen, keine Lähmung der Extremitäten. Section: Boden der 4. Kammer graubraun, Striae acust. verwaschen, an der Basis der Alae ciner. beiderseits eine eingesunkene, graubraune Stelle; Nn. hypoglossi atrophisch, die Vagi, glossopharyngei und faciales dünner als normal; die vorderen Wurzeln des Halsmarks dünner. Microscopisch: Die Zungen- und kleinen Handmuskeln zeigen hochgradige degenerative Atrophie, in geringem Grade die Kehlkopfmuskeln, dagegen mehr einfache Atrophie, die bulbären Nervenstämme zeigen hochgradige Atrophie, der l. Medianus zeigte nur in einem Bündel stärkere Atrophie; die motorischen Wurzeln des Halsmarks zeigen von oben nach unten abnehmende Atrophie; die graue Substanz des Rückenmarks eine von oben gegen unten abnehmende Atrophie der Vorderhornganglienzellen, die Zellen der Tract. intermedio-lat. und der Clarke'schen Säulen frei; sonst zeigt die graue Substanz Atrophie der vorderen Wurzeleinstrahlungen, stärkeres Vortreten der Glianetze, Hyperämie; die graue Substanz in der Gegend der Hypoglossus- und Vagoaccessoriuskerne brüchig, hochgradig hyperämisch, zeigt einzelne Extravasate, die Ganglienzellen hochgradig atrophisch, am meisten die des Hypoglossus, etwas geringer und hauptsächlich in den diesen letzteren nahen Abschnitten vorkommend ist diejenige der Vagoaccessoriuskerne; Glossopharyngeus und Acust. frei; in der übrigen Medulla fällt nur auf eine oft hochgradige Quellung einzelner Ganglienzellen, besonders solche betreffend, die an der Stelle des sog. motorischen Vaguskernes (Meynert) liegen; das interstitielle Gewebe in der Gegend der atrophischen Kerne zeigt Rarefieirung, ein Netzwerk feinster glänzender Fibrillen mit zahlreichen ovalen Zellen oder Sternzellen; die vorderen Facialiskerne zeigen starke Pigmentirung, aber keine Verringerung der Zellen; die weisse Substanz ist durchaus frei.

E. hält es für wahrscheinlich, dass der Process als parenchymatöser an den nervösen Elementen begann, bezüglich des ersten Falles ist er der Meinung, dass diese und die graue Substanz gleichzeitig erkranken; der zweite Fall lasse eine locale Propagation, also eine nicht-systematische Ausbreitung, nicht verkennen. Ein 3. Fall ist bemerkenswerth wegen des Fehlens der Entartungsreaction an den unteren Gesichtsmuskeln, durch paretische Schwäche und fibrilläre Zuckungen in den Orbicul. palpebr., durch gesteigerte Reflexe in der Gesichtsmusculatur, sowie durch Zuckungen der Schulter und des Armes auf der der Ka entsprechenden Seite bei Galvanisation des Sympathicus; als aetiologisches Moment wurden psychische Alterationen und physische Anstrengungen angegeben.

8. Spastische Spinalparalyse — Amyotrophische Lateralsclerose.

1) Aufrecht: Anatomische Untersuchung einer primären Seitenstrangsclerose. Deutsch. med. Wochenschrift. No. 18. (Im Leben hatte die 46j. Patientin Schmerzen im Kreuz und in den Füssen und Lähmung erst des rechten, dann des linken Beins mit nachfolgender Beugecontractur im Knie ohne Sensibilitätsstörung dargeboten. Erst zuletzt die Sphincteren gelähmt, Tod nach 6 Monaten. Die Seitenstränge im Lendenmarke in ihren hinteren Hälften, im unteren Dorsalmark im Ganzen grau-hyalin, im Halsmarke keine Veränderungen. Im Lendenmarke sind auch die Vorderstränge an einzelnen Stellen verändert und die graue Substanz mitbefallen, arm an Ganglienzellen. Es fehlten Corpp. amyl., Reste von Nervenfasern und Achsencylinder, nur glasige Schollen waren an den erkrankten Stellen vorhanden.) — 2) Pollák, L., Ein Fall von angeborener spastischer Spinalparalyse und beiderseitiger Athetose. Berl. clin. Wochenschr. No. 29. 30. — 3) Discussion über spastische Spinalparalyse. Berliner med. psychol. Gesellschaft. Arch. f. Psych. X. S. 561. — 4) Charteris, M., Erb's spastic paralysis. Lancet. May 29. (Nichts Neues.) — 5) Schulz, Richard, Beitrag zur Lehre der „spastischen Spinalparalyse". Centralblatt f. Nervenheilk., Psych. etc. 18. (Ein Fall mit Ausgang in Genesung. — Zweiter Fall nicht ganz rein, ausser dem Symptome der spast. Spinalparalyse geringe Sensibilitätsstörung blitzartige Schmerzen und Andeutung von Ataxie. Befund: Gehirn nicht untersucht. Compressionsmyelitis bedingt durch Pachymeningitis hypertrophica. Gehärtetes Rückenmark nur macroscopisch untersucht, ohne secundäre Degeneration. — Dritter Fall in den ersten Krankheitsstadien unter dem Bild der spast. Spinalp. verlaufen. Schliesslich totale Paraplegie mit Anästhesie. Querschnittsmyelitis im Dorsaltheil mit secundärer Degeneration der Seiten- und

Hinterstränge. Verf. spricht sich gegen das Vorkommen einer primären Seitenstrangsclerose aus.) — 6) Russel, J., Observations on three cases of spasmodic paraplegia. Med. Times and Gaz. Jan. 24. 31. Febr. 7. (Drei Fälle ohne Autopsie. Im ersten bestanden zwei gesonderte Anfälle spastischer Paraplegie, die mit Beeinträchtigung der Sensibilität und der Blasenfunction begannen. Wahrscheinlich vollständige Heilung. Im zweiten handelt es sich um langsam sich entwickelnde, spastische Paraplegie von beinahe 6 Jahre Dauer, dann plötzlich Erscheinungen, die auf ein Uebergreifen der Erkrankung auf die graue Substanz des Rückenmarks schliessen liessen mit hohem Fieber und Symptome schwerer constitutioneller Erkrankung. Im dritten Falle entwickelten sich die Erscheinungen rapide, im Anfang begleitet mit Beeinträchtigung der Blasenfunction und hartnäckiger Verstopfung; Sensibilität in Urethra und Rectum gestört.) — 7) Moeli, C., Ein Fall von amyotrophischer Lateralsclerose. Arch. f. Psych. X. S. 718. (Mit Sectionsbefund; in den Hintersträngen fand sich im unteren Hals- und oberen Brustmark mässige Veränderung der medialen Theile der Burdach'schen Stränge. Es fehlten alle Contracturen, und nimmt M. als wahrscheinlich an, dass der Process zuerst und am intensivsten in den Vorderhörnern aufgetreten.) — 8) Adamkiewicz, A., Ein Fall von amyotrophischer Bulbärparalyse mit Degeneration der Pyramidenbahnen. Charité-Annalen. 5. Jahrgang. (Clinisch deutlich characterisirter Fall, dessen Autopsie im verlängerten Marke starke Hyperämie, Degeneration beider Pyramiden und des Hypoglossuskernes, im Rückenmarke Degeneration des gesammten Systems der Pyramidenbahnen und Atrophie der Vorderhörner ergab.) — 9) Weiss, Giovanni, Di uno caso di sclerosi laterale amiotrofica primitiva. Archivo per le scienze mediche. IV. No. 13. (Typisches Krankheitsbild; bemerkenswerth ist das Auftreten von Decubitus über beiden Trochanteren. Microscopisch: Sclerose beider Seitenstränge, im Cervicalmarke auf das Gebiet der vorderen Wurzeln und der Subst. gelatinosa Rol. übergreifend. Völliger Schwund oder fortgeschrittene Pigmentdegeneration der vorderen und hinteren Zellen der grauen Substanz (incl. Clarke-sche Säulen); reichliche Zellwucherung im Centralcanal. Sclerose der Pyramiden mit reichlicher Infiltration derselben mit Corpora amylacea. Verf. ist geneigt, den Decubitus mit der Erkrankung der Zellen der Hinterhörner in Zusammenhang zu bringen.)

Pollak (2) beobachtete folgenden Fall:

12jähr. Knabe, keine neuropathische Disposition, kam mit einer von Geburt an zunehmenden Lähmung der Extremitäten und Rumpfmusculatur zur Welt, gedieh sonst geistig und körperlich sehr gut, alle sonstigen Functionen normal; die Bewegungsunfähigkeit persistirte bis zur Zeit der Beobachtung; im 2. Jahre schmerzhafte Zuckungen, krampfartige Zusammenziehungen der Beine, verbunden mit Spannungen und Verhärtungen der betreffenden Abschnitte und anschliessender Rigidität; diese Anfälle häuften sich mit der Zunahme der Jahre, dauerten oft stundenlang; Blase, Mastdarm normal. Bei der Beobachtung zeigte sich, dass diese Anfälle mit fibrillären Zuckungen an den Beinen begannen, sich auf die oberen Extremitäten ausdehnten, schliesslich erfolgte mit Adduction und Streckung aller Extremitäten an den Rumpf eine förmliche Zusammenballung des Körpers, die Finger und Zehen fest gebeugt. Sensibilität normal, keine Muskelatrophie, Haut völlig frei, Sehnenreflexe hochgradig gesteigert, von allen sehnigen Ansatzpunkten der gesammten Extremitätenmusculatur hervorgerufen, unmittelbar an sie schloss sich dann die geschilderte Gliederverrenkung; nach einem längeren Anfalle profuse Schweisssecretion, hochgradiger Durst; durch grosse Dosen von Narcotica liessen sich die Anfälle fern halten. Tod infolge intercurrenter Pneumonie. Keine Section.

Der von P. mitgetheilte Fall beiderseitiger Athetose betrifft beide Hände und beide Füsse; die Bewegungen sistiren auch im tiefsten Schlafe nicht; sie traten auf im Anschlusse an infolge von Sturz erlittenen Contusionen und narbig verheilten Unterschenkelwunden zuerst an den Füssen; keinerlei Lähmung.

[Friedenreich, Om spastisk Spinalparalyse. Hosp. Tid. R. 2 Bd. 7 p. 181, 201, 221.

Verf. giebt eine recht ausführliche Darstellung von spastischer Spinalparalyse mit Hinzufügung von zwei Krankengeschichten.

Die erste ist ein Beispiel von spastischer Spinalparalyse mit subacutem Verlaufe. Es war ein 39jähr. Mann, der die characteristische Muskelrigidität, spastische Gangart und enorme Erhöhung der Sehnenreflexe so ausgesprochen als nur möglich darbot. Die Krankheit war wahrscheinlich durch Einwirkung starker Temperaturwechsel veranlasst, hatte mit Zufällen, die als rheumatisches Fieber gedeutet wurden, angefangen und hatte seine Culmination durchgemacht, ehe Pat. in das Spital aufgenommen war, wo P. ihn beobachtete. Die Dauer der Krankheit war im Ganzen 8½ Monate, und Pat. war, als er entlassen wurde, beinahe vollständig geheilt.

Der andere Fall war ein 31jähr. Mann, der von der Geburt an etwas imbecil gewesen. Seine Krankheit hatte etwa ½ Jahr, ehe er zur Observation kam, angefangen und bot das ganze Bild von Erb's spastischer Spinalparalyse sehr ausgesprochen dar. Gegen das Ende der Krankheit, die im Ganzen 1½ Jahr dauerte, nahm die geistige Stumpfheit ausserordentlich zu, es stellte sich universelle Abmagerung der Muskeln und andeutungsweise bulbäre Symptome ein. Das Rückenmark war überall von verminderter Consistenz, an einigen Stellen beinahe gänzlich zerfliessend. Bei der genaueren Untersuchung fanden sich zahlreiche Partien von microscopischer Grösse bis mehr als Erbsengrösse, wo das Gewebe ganz zerstört, zu Detritus zerfallen war, während im Umfange dieser Partien gewöhnlich Partien gefunden wurden, wo die Structur noch erkennbar war dadurch, dass man die Maschenräume der Neuroglia, obwohl oft vergrössert, wiederfinden konnte. Sie waren von einer amorphen, mehr oder weniger körnigen, von Carmin schwach gefärbten Masse mit zerstreuten rundlichen Kernen, ausgefüllt; an anderen Stellen fand sich ein gänzlich amorphes Exsudat, das stärker von Carmin imbibirt wurde und reichlich ähnliche Kerne enthielt. Die Interstitien waren sehr verdichtet, und überhaupt fand sich diffus durch die ganze Markmasse des Rückenmarks, obwohl in verschiedenen Graden, Hypertrophie des interstitiellen Gewebes, wodurch die Nervenfasern auseinander gedrängt waren. Diese waren theils normal, theils zeigten sie etwas Schwellung hauptsächlich der Achsencylinder. Von einer systematischen Ausbreitung des Krankheitsprocesses war keine Spur zu finden. Die graue Substanz zeigte, besonders im Cervicaltheil, sehr sparsam Nervenzellen, besonders in den Vorderhörnern. Die Zellen waren theils klein und dann sehr pigmentirt, theils von gewöhnlicher Grösse aber bleich und mit Annäherung zur Kugelform. Canalis centralis war überall verdickt und hier und da sehr erweitert.

Dieser Fall zeigt, wie es auch von anderen Seiten bewiesen ist, dass die Grundlage der spastischen Spinalparalyse wenigstens nicht in allen Fällen eine Lateralsclerose ist, ja nicht einmal eine Rückenmarksclerose überhaupt. Verf. meint, durch seine Erwägungen dazu berechtigt zu sein, zu schliessen: 1) dass die spastische Spinalparalyse keine selbständige Krankheit ist, sondern ein Symptomcomplex, welcher bei verschiedenen Rückenmarkskrankheiten vorkommen kann (wie auch Leyden hervorgehoben hat). 2) dass die Phänomene auf einer Erhöhung der Sehnenreflexe in Verbindung mit einem theilweisen Erhaltensein der motorischen Leitung beruhen. 3) Wo die Phänomene der spastischen Spinalparalyse vorkommen, sprechen sie dafür, dass die Seitenstränge lädirt sind, sie beweisen es aber auf dem gegenwärtigen Standpunkte der Wissenschaft nicht. Noch weniger können sie ein ausschliessliches oder nur prävalirendes Leiden der Pyramidenseitenstrangbahnen beweisen, und von der Art der Läsion erlauben sie gar keine Conclusion.

Friedenreich (Kopenhagen).]

9. Combinirte Erkrankung der Rückenmarksstränge. Secundäre Degeneration.

1) Strümpell, A., Beiträge zur Pathologie des Rückenmarks. Arch. für Psych. X. S. 676. — 2) Derselbe, Beiträge zur Pathologie des Rückenmarks. II Ueber combinirte Systemerkrankungen. Ebendas. XI. S. 27. — 3) Schultze, Fr., Ueber combinirte Strangdegenerationen in der Medulla spinalis. Virch. Arch. Bd. 79. S. 132. — 4) Pitres, A., Note sur un cas de sclérose bilatérale de la moëlle épinière consécutive à une lésion unilatérale du cerveau. Journ. de méd. de Bordeaux. No. 2. 8. Aout. — 5) Kahler u. Pick, Zur Lehre von der secundären Degeneration. Ueber das erste Auftreten derselben. Arch. für Psych. X. S. 329. (Weisen das Vorhandensein derselben schon am 11. Tage nach Zerstörung der Pyramidenbahn im Grosshirn nach, sowie dass das Auftreten der Körnchenzellen erst einem späteren Stadium derselben angehört; die secundäre Degeneration beginnt wahrscheinlich unmittelbar im Anschluss an die sie beginnende Läsion, wird aber erst später für die gegenwärtigen Methoden nachweisbar. Nebenbei wird hervorgehoben, dass das sogen. glasige Exsudat bei Myelitis auch in einzelnen, sonst normalen Rückenmarken gefunden wurde.)

Strümpell (1) bespricht eine Reihe ausführlich mitgetheilter Fälle:

I. **Myelitis dorsalis mit den Symptomen der spastischen Spinalparalyse.**

25jähr. Mann, vor 4 Jahren syphilitisch, Schmiercur; Aufenthalt in feucht-kalten Räumen; vor 6 Wochen Schwäche der Beine, Zittern, Blasenschwäche. Status praes.: Parese des rechten Beines, passive Bewegungen erschwert, Sehnenreflexe an beiden Beinen erhöht, beiderseits anhaltendes Fussphänomen, Sensibilität normal, an den Unterschenkeln Hyperästhesie; später Zunahme der Parese, Rigidität der Muskeln, Zuckungen in den Beinen, Incontinentia urinae, Paraplegie, rechts Beugecontractur, später beiderseits Streckcontractur; Abmagerung der Beine, links leichte Anästhesie, schliesslich wieder Beugecontractur, Decubitus, Cystitis. Section: Myelitis dorsalis, secundäre Degeneration. Die microscopische Untersuchung weist nach aufwärts von dem myelitischen Herde eine streng systematische, secundäre Degeneration der Goll'schen Stränge und Kleinhirnseitenstrangbahnen nach; der myelitische Herd, dessen Theile eine entschieden fleckweise Anordnung zeigen, beginnt im oberen Halsmark und reicht bis zum 6. Brustnerven; von seinen histologischen Details sei nur erwähnt ein eigenthümlich cavernöser Bau, bedingt durch hochgradige Erweiterung von Gefässen, ohne Verdickung der Wände derselben; nach abwärts findet sich secundäre Degeneration der Pyramidenbahnen, gleichzeitig aber, und deutlich von ihr zu trennen eine Degeneration der Kleinhirnseitenstrangbahnen, die Clarke'schen Säulen zeigen beträchtliche Zellenatrophie. Nach unten vom Herde fand sich auch eine Strecke weit secundäre Degeneration der äusseren Partien der Hinterstränge. Die Degeneration der Kleinhirnseitenstrangbahn war auch in der Medulla oblong. deutlich nachzuweisen.

Aus der Epicrise sei zuerst hervorgehoben, dass Str. auf eine gewisse Gesetzmässigkeit der Localisation des myelitischen Herdes aufmerksam macht, ferner, dass er hervorhebt, wie in diesem, sowie in manchen andern Fällen die secundäre Degeneration der Goll'schen Stränge keine Grössenzunahme dieser letztern nach oben, wie Flechsig anatomisch festgestellt, erkennen lässt, was Str. so erklärt, dass vielleicht kurze Commissurenfasern beigemengt sind; die Erkrankung der Kleinhirnseitenstrangbahnen nach abwärts vom Herde erklärte er als wahrscheinlich secundäre Degeneration.

Aus dem Zusammenhalt des Befundes mit den geringen Erscheinungen von Seiten der Sensibilität folgert er, dass die sensiblen Fasern weder in den Goll'schen Strängen noch in den Pyramiden — oder Kleinhirnseitenstrangbahnen verlaufen.

II. **Hydromyelus, systematische Degeneration in den Seitensträngen — spastische Spinalparalyse.**

Unter Uebergehung der ausführlichen Krankheitsgeschichte, welche den Typus der genannten Affection darstellt, sei aus dem Sectionsbefunde hervorgehoben, dass das Rückenmark in seiner ganzen Länge von einer Höhle durchsetzt ist, welche im oberen Hals- und Dorsaltheil ihre grösste Weite hat. Die eingehende microscopische Untersuchung erbrachte den Nachweis eines Hydromyelus und einer systematischen Erkrankung der Pyramiden- und Kleinhirnseitenstrangbahnen, welche nicht als secundäre Degeneration, sondern als primäre Erkrankung aufzufassen ist; in den Hintersträngen fand sich fleckweise Degeneration.

Im Weiteren werden mehrere Fälle ohne Sectionsbefund mitgetheilt; zwei davon Brüder betreffend, der dritte zum Nachweise des Vorkommens spastischer Symptome bei chronischem Hydrocephalus int., endlich zwei Fälle nach Abdominaltyphus.

In den Schlussbemerkungen scheidet Str. von den spastischen Paralysen jene Fälle als spastische Pseudoparalysen ab, in denen Paresen fehlen und nur die reflectorischen Muskelspannungen die gewollten Bewegungen stören.

Strümpell's (2) erster Fall zeigte das Bild der **amyotrophischen Lateralsclerose**, doch waren zuerst die Beine erkrankt, ungewöhnlich war auch die Lipomatose am Triceps beiderseits, sowie an den Muskeln der Beine, sowie starke Blasenlähmung.

Microscopische Untersuchung des Rückenmarks: Im obersten Halsmark Degeneration der Goll'schen Stränge, der hinteren Abschnitte der Keilstränge, der Pyramidenseitenstrang- und der rechtsseitigen Pyramidenvorderstrangbahn, und in geringerem Grade der Kleinhirnseitenstrangbahn; graue Substanz normal; im mittleren Halsmark dasselbe Verhalten, die Degeneration der Goll'schen Stränge etwas kleiner, ähnlich im unteren Halsmark; graue Substanz, speciell die Ganglienzellen, normal. Im Dorsalmark gleichfalls Degeneration der Pyramiden- und Kleinhirnseitenstrangbahnen, die Degeneration der Goll'schen und Burdach'schen Stränge hat eine in verschiedenen Höhen wechselnde, aber immer symmetrische Configuration, die im Original einzusehen; die Vorderhörner normal, die Clarke'schen Säulen im unteren Brustmark entschieden zellenärmer; im Lendenmark zeigt sich in den Seitensträngen die dem bisherigen Verhalten entsprechende Configuration der Degeneration; in den Hintersträngen sind die degenerirten Partien beiderseits confluirt und bilden je ein Dreieck mit vorderer Spitze; tiefer nach abwärts sind die Hinterstränge normal; die graue Substanz im Lendenmark normal. In der Medulla oblong. hört die Degeneration der Goll'schen Stränge an den „Kernen" auf, diejenige der Pyramidenbahnen in den untersten Abschnitten, die Corpp. restiform. zeigen keinerlei Degeneration; die peripheren Nervenstämme normal, die Muskeln der Beine zeigen beträchtliche interstitielle Fettwucherung, die Fasern selbst zeigen keine sichere anatomische Veränderung.

Aus der clinischen Epicrise des Falles sei hervorgehoben, dass Str. bei dem Fehlen sensibler Störungen den Schluss zieht, dass weder die Kleinhirnseitenstrangbahn, noch die Goll'schen Stränge, noch auch das von ihm sog. hintere äussere Feld der Keilstränge mit der sensiblen Leitung etwas zu thun haben; bezüglich der trophischen Störungen macht er aufmerksam, dass der vorliegende Befund sich wesentlich von dem der Poliomyelitiden unterschied, aber ebenso auch von der Pseudohypertrophia musc., indem die Muskelfasern in dichten Bündeln lagen und auch die interstitielle Bindegewebswucherung fehlte; das Weitere der Epicrise siehe im Orig.

Anatomisch deutet er den Fall als combinirte Systemerkrankung im Sinne Kahler-Pick's.

Fall II. Lähmung und Contractur der unteren Extremitäten, Sensibilitätsstörungen derselben (?), erhöhte Sehnenreflexe, Incontinentia urinae.

Microscopische Untersuchung des Rückenmarks: Im oberen Halsmark starke Degeneration der Kleinhirnseitenstrangbahnen, in den Hintersträngen Degeneration der Goll'schen Stränge und des hinteren, äusseren Feldes der Keilstränge; ähnliches Verhalten in den übrigen Abschnitten des Halsmarks; im oberen Brustmark bezüglich der Seiten- und Goll'schen Stränge dasselbe Verhalten, in den Keilsträngen schwache Andeutung der degenerirten hinteren, äusseren Felder; nach abwärts werden die degenerirten Goll'schen Stränge durch normale, dreieckig configurirte Abschnitte allmälig mehr auseinandergedrängt, die Degeneration der Pyramidenbahnen nimmt an an Intensität, die graue Substanz normal, bis auf die wesentlich zellenärmeren Clarke'schen Säulen; im oberen Lendenmark bildet die Degeneration der Goll'schen Stränge beiderseits ein kleines Dreieck, tiefer abwärts sind die Goll'schen Stränge frei, die Degeneration der Pyramidenbahnen reicht bis nach abwärts.

Auch diesen Fall deutet Str. als combinirte Systemerkrankung, er betont jedoch, dass ein Fasersystem nicht in seiner ganzen Länge erkranken müsse, vielmehr eine successive Erkrankung in der Längsrichtung anzunehmen ist; nicht in allen Fällen könne jedoch ein congenitaler Ursprung der primären Systemerkrankung angenommen werden.

Bezüglich des von Str. gemachten Versuches an der Hand der beiden Fälle eine Neueintheilung der Bahnen in den Hintersträngen vorzunehmen, muss auf das Orig. verwiesen werden.

Fall III. Typische Tabes dorsalis mit schliesslicher Paraplegie, Ataxie und Parese der Arme, Anästhesie der Beine und des Rumpfes. Section: Fast vollständige Degeneration der Hinterstränge und hinteren Wurzeln der gesammten Kleinhirn- und Pyramidenseitenstrangbahnen im unteren Brust und Lendenmark. Str. weist an diesem Falle nach, dass es sich um combinirte Systemerkrankung handelt und nicht um Querausbreitung des Processes von den Hinter- auf die Seitenstränge.

Der erste Fall von Fr. Schultze (3) betrifft eine der von Friedreich als hereditäre Ataxie beschriebenen Beobachtungen.

In den ersten 18 Jahren war neben Ataxie der Sprache reine locomotorische Ataxie aller 4 Extremitäten bei Erhaltung der groben motorischen Kraft und intacter Sensibilität vorhanden. In den nächsten 18 Jahren kam es zu völliger Paraplegie der Beine, Herabsetzung der Sensibilität in denselben, zu Contracturen der Adductoren, Atrophie der Unterschenkelmuskeln, keine Sehnenphänomene. An den Oberextremitäten keine weiteren Störungen, dagegen trat Nystagmus auf. Die Autopsie ergab leichte Verdickung der Rückenmarkshäute, graue Degeneration der Hinterstränge, auch die inneren Partien der Vorderstränge theilweise degenerirt. Die Clarke'schen Säulen und die hinteren Wurzelfasern ebenfalls verändert, dagegen keine sichere Alteration der Vorderhornganglienzellen. Die Masse der Med. oblong. waren nicht so hochgradig verringert wie im früheren Falle, die Kerne ohne Veränderungen.

2. Reimen, nach 7 Jahren Ataxie, Sehnervenatrophie, dann Paralyse der Beine mit erheblicher Contractur, hochgradige Sensibilitätsstörung, keine Kniephänomene. Hochgradige Degeneration der Hinterstränge, die hinteren Wurzeln atrophisch. S. weist darauf hin, dass es sich im Wesentlichen um eine degenerative Atrophie der ganzen hinteren Hälfte des Rückenmarks mit Verschonung der an die grauen Hinterhörner angrenzenden Seitenstrangzone handle. Für eine eigentliche Systemerkrankung sei der Befund zu unregelmässig. Das Schwanken in der Reihenfolge der verschiedenen Symptome bei den bisherigen Beobachtungen combinirter Degeneration führt ihn zu der Vorstellung, dass das Befallenwerden der einzelnen Faserzüge in abweichender Folge auftreten könne. Paralyse der Beine neben Sensibilitätsstörungen und Fehlen der Sehnenphänomene sind die constantesten Erscheinungen, weniger häufig waren Ataxie und Contracturen vorhanden.

Pitres (4) berichtet folgenden Fall:

72jähr. Frau wegen linksseitiger vollkommener Hemiplegie seit mehreren Jahren im Hospital; dement, unrein, der rechte Arm ist frei, beide Beine sind steif, zeigen leichte Beugecontractur im Kniegelenk, das rechte zeigte noch einige Beweglichkeit; Sensibilität gleichmässig über den ganzen Körper herabgesetzt. Sectionsbefund: Linke Hemisphäre intact; rechts: kleiner Herd im Kopf des Nucleus caudatus, kleiner Herd in der mittleren Partie der Oberfläche des Thalamus opticus; ein Frontalschnitt durch die vordere Centralwindung zeigt einen alten Herd zwischen Nucl. lentic. und caudatus, die innere Kapsel durchsetzend, innen erreicht der Herd die Wand des Seitenventrikels und entspricht dem oben erwähnten Herde. Die Brücke zeigt rechts leichte Verschmächtigung, ebenso die rechte Pyramide; microscopisch zeigt sich gleichfalls nur diese letztere sclerosirt, während von der Pyramidenkreuzung abwärts eine symmetrische Sclerose der Pyramidenseitenstrangbahnen und der rechten Pyramidenvorderstrangbahn vorhanden ist; am inneren Rande des linken Vorderstranges finden sich nur einzelne kleine Züge verdickten Bindegewebes; die graue Substanz ist normal.

10. Tabes. Ataxia locomot. progressiva. Degeneration der Hinterstränge.

1) Müller, Fr., Symptomatologie und Therapie der Tabes dorsalis im Initialstadium. gr. 8. Graz. —

2) Fischer, Zur Symptomatologie der Tabes dorsalis. Deutsches Archiv f. klin. Med. Bd. 26, 83. — 3) Berger, Zur Nosologie der Tabes dorsalis. Centralbl. f. Nervenheilk., Psych. und gerichtl. Psychopathol. No. 5. — 4) Buzzard, Th., Clinical lectures on locomotor ataxia. Lancet. Jan. 10. May 1. — 5) Weiss, N., Ueber die Histiogenesis der Hinterstrangsclerose. Wiener academ. Sitzungsber. 1879. III. S. 253. („Die grosse Wahrscheinlichkeit spricht dafür, dass die Bildung des verdickten Netzes das primäre und die Bildung von Fibrillen aus dem Netze oder der fibrilläre Zerfall des Netzes eine secundäre Erscheinung ist".) — 6) Adamkiewicz, A., Die feineren Veränderungen in den degenerirten Hintersträngen eines Tabeskranken. Archiv f. Psychiatrie. X. S. 767. — 7) Westphal, C., Bemerkungen zu dem vorstehenden Aufsatze. Ebend. X. S. 778. — 8) Derselbe, Lues und Degeneration der Hinterstränge des Rückenmarks. Berliner klin. Wochenschr. No. 10. S. 141. (Referat; in der anschliessenden Debatte bezweifelt Lewin die syphilitische Natur des Westphal'schen Falles; Bernhardt giebt nur zu, dass Syphilis zur Aetiologie beitragen könne; Mendel dagegen hält in Fällen, wo Anamnese oder Stat. praes. begründete Anhaltspunkte für die Annahme von Syphilis geben, eine spec. Behandlung für geboten; Remak anerkennt eine syphilitische Tabes im clinischen Sinne nicht, erklärt energische antisyphilitische Curen selbst für bedenklich; nur in ganz frischen Fällen von Tabes bei kräftigen syphilitischen Personen wäre eine Schmiercur vorsichtig zu versuchen.) — 9) Derselbe, Ueber die Beziehungen der Lues zur Tabes dorsalis und eine eigenthümliche Form parenchymatöser Erkrankung der Hinterstränge des Rückenmarks. Arch. f. Psych. XI. S. 230. — 10) Chauvet, Influence de syphilis sur les maladies du système nerveux central. Thèse d'agrégation. Paris. (Leugnet den ätiologischen Zusammenhang zwischen Syphilis einerseits und Dementia paralytica und Tabes dorsalis andererseits; zwei Fälle von chronischer Myelitis im Gefolge von Syphilis mit microscopischer Untersuchung [Hayem] sind bemerkenswerth wegen der starken Betheiligung der Gefässe und Meningen.) — 11) Meyer, L., Zur Aetiologie der Tabes. Archiv f. Psych. XI. S. 252. — 12) Dowse, Th. Stretch, On syphilitic ataxia, and the pre-ataxic stage of locomotor ataxia. Med. Press and Circ. Novbr. 24 und Decbr. 1. — 13) Buch, M., Ueber einige seltene Symptome der Tabes dorsalis. Archiv f. Psych. XI. S. 96. — 14) Delecluse, P., Des troubles oculaires dans l'ataxie locomotrice. Thèse. Paris. (Nichts Neues.) — 15) Jackson, Hughlings J., Eye-symptoms in locomotor ataxia. Brit. med. Journ. Dec. 18. — 16) Krishaber, Du spasme laryngé dans l'ataxie locomotrice. Gaz. hebd. No. 41. — 17) Grasset, J., Ataxie locomotrice et lésions cardiaques. Montpellier méd. Juin. — 18) Letulle, M., Note sur l'existence de lésions cardiaques dans l'ataxie locomotrice. Gaz. méd. de Paris. No. 39—40. — 19) Anjel, Zur Tabes. 1. Anomalien der Muskelirritabilität bei Tabeskranken. 2. Zur Coincidenz der Herzfehler mit Tabes. Berl. clin. Wochensch. No. 41. — 20) Félix, Henri, Des troubles gastriques dans l'ataxie locomotrice progressive. Thèse. Paris. (Es wird betont — eine ausführliche Beobachtung belegt es — dass die gastrischen Anfälle das erste Symptom der Tabes sein können.) — 21) Charcot, Des arthropathies dans l'ataxie locomotrice progressive. Gaz. des hôpit. No. 148. (Vorlesung mit Krankenvorstellung.) — 22) Dreschfeld, Case of locomotor ataxy with arthropathies. Lancet. July 10. (In dem Falle war ausser der Gelenkerkrankung auch im M. sartorius eine 1 Zoll lange Verknöcherung vorhanden.) — 23) Buzzard, Th., Abstract of remarks on articular and osseous lesions in locomotor ataxy. Med. Times. Feb. 14. — 24) Derselbe, On a prolonged first stage of tabes dorsalis: amaurosis, lightning pains, recurrent herpes, no ataxia; absence of patellar tendon reflex. Brain 1879. (Das beschriebene erste Stadium bis in den Anfang der 60er Jahre zurückreichend; 160mal Herpeseruptionen. Störungen des Muskelgefühls und der Sensibilität noch nicht vorhanden.) — 25) Mollis, Ataxie locomotrice progressive. Arch. méd. belges. Sept. p. 191. (In der Krankheitsgeschichte ist immer nur von Lähmungen und Paresen die Rede, welche die hervorstechendste Erscheinung sind; daneben noch Schmerzen, Abmagerung. Heilung nach 1½ Monaten. Therapie: Argent. nitr.) — 26) Hollis, W. A., Locomotor ataxy in a boy. Brit. med. Journ. July 31. (13jähr. Knabe ohne irgend welche nervös-hereditäre Anlage. Exquisite Ataxie der untern Extremitäten, Fehlen des Kniephänomens, Sensibilität und Motilität intact. Keine Sehstörungen, keine Anomalien der Pupillenbewegung. Sprache „langsam und etwas undeutlich".) — 27) Schmid, Ueber hereditäre Ataxie. Corresp.-Bl. f. Schweizer Aerzte. No. 4. (Fall ohne Section; bei dem Bruder des Kranken beginnt die Krankheit eben.) — 28) Caspari, Ueber die Heilbarkeit der Tabes dorsalis. Deutsch. med. Wochenschr. No. 18. (Führt zwei nicht genauer beschriebene Fälle mit Symptomen von Tabes an, bei denen die kohlensäurehaltigen Bäder Meinbergs (20—25°) neben electrischer Behandlung sehr bedeutende Besserung zur Folge hatten.) — 29) Remak, Ein Fall von localer Extremitätenataxie mit gleichzeitiger Ephidrosis unilateralis. Berl. clin. Wochensch. No. 22. — 30) Weir, Mitchell, Clinical notes on Duchennes disease. Phil. med. Times. May 22.

Müller (1) hebt eine Anzahl von seltenen und wenig gewürdigten Erscheinungen im Initialstadium hervor; so beobachtete er unter 21 Fällen 6 mal als erstes, oft einziges Symptom eine einseitige Accomodationslähmung, entweder isolirt oder mit Lähmung des Sphincter pupill., die nach kurzer Zeit (2—6 Wochen) spurlos verschwindet; dann betont er die ephemeren dissociirten Oculomotoriuslähmungen. Das Kniephänomen fehlt nach ihnen fast ausnahmslos bei beginnender Tabes, und er erwähnt einen völlig gesunden Collegen mit Fehlen des Kniephänomens; er bestätigt das Auftreten heftiger Magencatarrhe, die ohne Veranlassung und stets plötzlich hereinbrechen. Weiter hebt er hervor (unter 21 Fällen 11 mal beobachtet) eine Hyperhidrosis. In der Frage der Beziehung der Syphilis zur Tabes stellt er sich auf die Seite derjenigen, welche einen aetiologischen Zusammenhang leugnen; in 21 Fällen 15 Städter, 7 Landleute (15+7? Ref.) fand sich bei den ersteren 9 mal Syphilis notirt, bei den letzteren niemals. In einem Falle von wahrscheinlich beginnender Tabes mit manifester Syphilis hatte eine antisyphilitische Behandlung nach beiden Richtungen hin Erfolg, in anderen Fällen blieb sie erfolglos. Angefügt sind 5 Fälle.

Fischer (2) fand unter 19 Tabeskranken bei 15 Verlangsamung der Schmerzleitung von den Beinen. Alle 4 Uebrigen zeigten bei sonst ziemlich ausgeprägten tabischen Symptomen intacte Kniephänome. Bei einem der 15 Kranken war auf der Seite des verminderten Patellarphänomens die Schmerzleitung verlangsamt, auf der andern nicht. F. hebt nun den eigenthümlichen Umstand hervor, dass ziemlich in allen Fällen mit verlangsamter Schmerzleitung auch mehr oder weniger Blasenstörung vorhanden war, während die 4 Fälle mit erhaltenen Sehnenreflexen und normaler Schmerzleitung auch intacte Blasenfunctionen darboten. Diese letzteren wären möglicherweise als Hinterstrangerkrankung im Gegensatz zu den anderen ohne Betheiligung der grauen Substanz anzusehen. Die Reflexe von der Haut fand F. in Bezug auf ihr zeitliches Auftreten sehr verschieden, z. Th. zusammenfallend mit der Schmerzäusserung, welches Verhalten er als Folge eines cerebralen Uebertragungsvorganges betrachtet. In anderen Fällen traten die Reflexe vor der Schmerzäusserung, bei anderen wieder im Momente der Reizung ein.

Als Polyästhesie bezeichnet F. die Erscheinung, dass die Pat. eine einfache Berührung doppelt, 2 aufgesetzte Cirkelspitzen als 3 oder 4 im Dreieck, Quadrat oder Halbkreis angeordnete empfanden. Das Vorhandensein von Nachempfindungen war ausgeschlossen. F. glaubt in der grauen Substanz Erregbarkeitsveränderungen annehmen zu können, durch welche die Erregung transversal auf gangliöse Organe, welche mit centripetalen Leitungsbahnen verbunden sind, sich ausdehnen könne. Die Erregung werde dann peripher projicirt. Bei 2 Kranken hatte die Berührung eines Fusses eine Empfindung entweder auch oder bloss im anderen zur Folge. Nach F. sprechen Verlangsamung der Schmerzleitung, Analgesie, Fehlen spinaler Haut- und Sehnenreflexe, Verlangsamung spinaler Reflexe für Erkrankung der grauen Substanz, die wir dann entsprechend dem Vorkommen dieser Symptome als einen schon früh bei der Tabes auftretenden Vorgang ansehen müssen.

Berger (3) hebt hervor, dass man bei fortschreitender Tabes partielle sowohl wie totale Restitution der cutanen Sensibilität beobachten könne, nachdem in einer früheren Krankheitsperiode eine erhebliche Störung derselben constatirt war. Bisweilen trat sogar an vorher anästhetischen Partieen Hyperalgesie ein. Die Sensibilität blieb in 2 Fällen bis zum Tode normal, in einem derselben fand sich hochgradige Hinterstrangsclerose.

Verf. berichtet ferner über einen Fall von auffallender Besserung der Symptome bei einer schweren alten Tabes nicht syphilitischer Complication, in dem der vorher als absolut fehlend erwiesene Patellarreflex wiederauftrat, und zwar auf einer Seite lebhaft erschien, auf der anderen deutlich hervorzurufen war. Die Achillessehnenreflexe fehlten in dem früheren wie in dem späteren Stadium. Auf der Seite, welche den lebhaften Patellarsehnenreflex erwies, war auch die Anästhesie nahezu völlig verschwunden; auf der anderen zeigten sich noch sehr manifeste Störungen der Sensibilität und Motilität.

Aus den Vorträgen von Buzzard (5) über Tabes dorsalis ist u. a. von Interesse die Bemerkung, dass er unter 30 Fällen der genannten Krankheit, in welchen darauf ausdrücklich geachtet wurde, 28 mal Fehlen des Patellarsehnenreflexes constatirt hat; in 2 Fällen war derselbe erhalten. (In beiden Fällen waren ausserdem Atrophia N. optici, lancinirende Schmerzen etc. vorhanden.) — Das öftere beobachtete Fehlen der Pupillen-Reaction auf Licht, aber Erhaltensein derselben bei Accommodation erklärt er so: die Contraction der Iris bei der Accomodation ist eine willkürliche Bewegung und ebensowenig gestört wie die willkürlichen Bewegungen im Uebrigen, ihre Contraction auf Lichteinfall dagegen ist reflectorischer Natur und fehlt daher, wie wir auch den Patellarreflex so oft fehlen sehen.

Adamkiewicz's (6) Fall war clinisch dadurch auffallend, dass bei dem soporös eingebrachten 40 jähr. Kranken, der vor 3 Wochen einen Schlaganfall erlitten, in den letzten 5 Jahren über kalte Füsse, Reissen in denselben geklagt, an beiden Beinen die Reflexe und alle Sehnenphänomene fehlten, dass die gelähmten Glieder absolut schlaff waren und nicht den geringsten Rest von Muskeltonus besassen.

Die Section ergab neben einer grossen Hirnhämorrhagie graue Degeneration der Hinterstränge. Die genauere Untersuchung zeigte das Volum der Hinterstränge infolge Schwundes der Nervensubstanz so beträchtlich verkleinert, dass es erst in der Halsanschwellung dem der Vorderstränge gleicht, und nach dem Lendenmark zu bis unter die Hälfte desselben sinkt. Im unteren Brust- und oberen Lendentheil in dem von den Hinterhörnern und Clarke'schen Säulen begrenzten Raume findet sich ein Erweichungsherd; sonst findet sich in den Hintersträngen bindegewebige Degeneration. Im Anschluss an eine detaillirte Schilderung der in verschiedenen Partien der Hinterstränge verschieden starken Degeneration, nimmt A. an, dass dieselbe verschiedene Herd- oder Ausgangspunkte habe, so den freien Rand der Hinterstränge, das Septum post., die Eintrittsstelle der hinteren Wurzeln und deren Verbreitungsbezirk, die Ausstrahlungen der im Lendenmark die hinteren Ränder der Hinterhörner verlassenden Septa, die Grenze zwischen den Goll'schen und Burdach'schen Strängen vom oberen Brustmark ab; da dies nun Stellen sind, von welchen Bindegewebe in die Hinterstränge eintritt, und von welchen aus sich dasselbe in der Richtung des arteriellen Blutstromes verzweigt, so lehrt der Fall, dass die Tabes eine chronische Degeneration des Bindegewebes ist, die mit dem arteriellen Blutstrom also in dem interstitiellen des Parenchyms der Hinterstränge fortkriecht, demnach eine wahre Sclerose und keine parenchymatöse, keine Systemerkrankung ist.

Westphal (7) beschreibt kurz einen ähnlichen Befund wie Adamkiewicz von einem Falle von Tabes, weist jedoch die allgemeinen Folgerungen, welche A. aus seinem Falle zieht, zurück und hält die Deutung des in A.'s Falle beschriebenen Erweichungsherdes als intra vitam entstanden für bedenklich.

Westphal (9) giebt eine Statistik von 75 (55 M., 20 W.) der stationären Clinik entnommenen Fällen mit genügender Anamnese; in diesen war ein Schanker (gleichgiltig ob er von sec. Erscheinungen gefolgt oder nicht) vorhanden gewesen in 33 pCt., secundäre Syphilis in 14 pCt., ausschliesslich Männer betreffend, jedes Geschwür wurde geleugnet bei 62 pCt. der Männer und 95 pCt. der Frauen; auf der Clinik wurde nur in einem Falle floride Syphilis beobachtet; unter 16 Autopsien fanden sich nur einmal sichere Spuren von Syphilis; weiter bespricht W. critisch die für und gegen angeführten Statistiken und sonstigen Momente, und kommt zu dem Schlusse, dass bisher die ätiologische Beziehung der Syphilis zur Tabes (strangförmige Erkrankung der Hinterstränge) weder auf clinischem noch pathologisch-anatomischem Wege nachgewiesen oder auch nur wahrscheinlich gemacht worden ist, und dass die bisherigen statistischen Erfahrungen ein Urtheil nach dieser Richtung nicht gestatten; dagegen hält er es vom practischen Standpunkte aus für berechtigt, entsprechende Curversuche in geeignet scheinenden Fällen anzustellen.

Im Anschlusse theilt W. folgenden Fall mit:

30—40jähr. Mann, seit Monaten Stirnkopfschmerz, zuweilen Zuckungen im rechten Arm, Syphilis fraglich; bei der Aufnahme hochgradig benommen, Convulsionen der rechten Körperhälfte, später Parese derselben, auch sensible, vielfache Wiederholung der rechten Convulsionen. Section (8 Tage nach der Aufnahme). Syphylis constitut., Gummata cerebri et hepat., Hyperaemia cerebri et spin. Im Sulc. longitudinal., dicht über dem Balken, 3 Ctm. vor dem Oberwurm, sitzt zu beiden Seiten der Falx je ein an der freien Fläche 2 Markstückgrosses Gumma; das rechte, mit der Pia verwachsen, zeigt an der Aussenseite noch einen schmalen Rindenbelag, das linke sitzt im Gyr. forn., zeigt den gleichen Belag und setzt sich in die angrenzende Balkenhälfte fort als bohnengrosser Tumor. Die Hyperämie des Rückenmarks ist localisirt in der grauen Substanz der Halsanschwellung, sowie in den Hintersträngen des Halsmarkes; keine Körnchenzellen. Das gehärtete Rückenmark zeigte an gewissen scharf abgegrenzten Partien der Hinterstränge leichte Verfärbung; das Gewebe an diesen Stellen erwies sich als serrelasslich, stärker mit Carmin imbibirt, zeigte Fehlen der Markscheiden bei erhaltenem Achsencylinder; eine stellenweise um die Achsencylinder liegende, scharf lichtbrechende Substanz färbte sich mit Carmin leicht; einzelne Fasern zeigen eine, aber wesentlich schwächere Markscheide; eine Anzahl von Achsencylindern war entschieden voluminöser, das interstitielle Gewebe entschieden normal. Die Erkrankung beschränkt sich auf den oberen Halstheil, sie betrifft die Goll'schen und Burdach'schen Stränge, jedoch in nicht systematischer Weise.

W. hebt die parenchymatöse Natur der Veränderungen hervor, und stellt unter aller Reserve die Möglichkeit hin, dass es sich um einen specifischen Process handelt; er weist ferner darauf hin, wie weder durch diesen noch durch einen früheren Fall von Fr. Schultze die Lehre von der Bedeutung der seitlichen Partien der Hinterstränge für die Ataxie gestützt wird, und bemerkt die rechtsseitigen Convulsionen bei Nichtbetheiligung sog. motorischer Rindengebiete.

Meyer (11) konnte bei 19 weibl. Fällen niemals, weder in der Anamnese noch durch Untersuchung, vorangegangene Syphilis nachweisen, dagegen wurde in 9 derselben Erkältung als ätiologisches Moment constatirt; geschlechtlicher Excesse war kein Fall verdächtig.

Aus einem Artikel von Dowse (12) über Ataxie seien folgende Punkte hervorgehoben:

D. trägt kein Bedenken, zu behaupten, dass jeder Fall von progressiver Bewegungsataxie heilbar ist, wenn die Behandlung frühzeitig und energisch eingeleitet wird. Jeder Fall von Ataxie, mit sehr wenigen Ausnahmen, kann auf einen syphilitischen Ursprung zurückgeführt werden (Beläge werden nicht gegeben). Ein verlängertes erstes Stadium (8 bis 14 Jahre) spricht seiner Erfahrung nach eher gegen als für Syphilis, wogegen in syphilitischen Fällen das zweite und dritte Stadium der Ataxie binnen 2 bis 5 Jahren sich entwickelte. Der Werth des Fehlens des Kniephänomens für die Diagnose der Ataxie ist anerkannt, indem auf Fälle Bezug genommen, in welchen dasselbe nach Galvanisation der Wirbelsäule, resp. nach Anwendung des Cauterium actuell wiedererschien. Schliesslich wird darauf aufmerksam gemacht, dass auch in Fällen scheinbarer Dyspepsie stets das Kniephänomen zu untersuchen sei, da es sich oft um gastrische, auf die Spinalerkrankung zu beziehende Erscheinungen handle.

Als seltene Symptome der Tabes führt Buch (13) an: Eine mit beständiger Kühle der Beine coincidirende, unmotivirte schmerzlose Schwellung des einen Hodens, die nach $1 \frac{1}{2}$ Monaten zurückging; er erklärt sie theils durch collaterale Hyperämie, theils durch Parese der Vasoconstrictoren. Abwesenheit von Spermatozoen im Samen; das späte Schwinden der Patellarsehnenreflexe nach 7—10 j. Dauer; die sehr deutliche Abhängigkeit der Reflexzeit von der Reizstätte; fleckweise Abnahme der faradischen Sensibilität, und deren Incongruenz mit der mechanischen Schmerzerregbarkeit.

Krishaber schildert (16) an 4 Fällen die letztlich von Charcot beschriebenen Crises laryngées bei Tabischen.

Der 1. Fall ist bemerkenswerth, einerseits weil die Anfälle eine der ersten Erscheinungen waren, andererseits wegen der Heftigkeit derselben, die schliesslich die operative Eröffnung der Luftwege nothwendig machten; die laryngoscopische Untersuchung während der Pausen ergab völlige Unbeweglichkeit des einen Stimmbandes; im zweiten Falle ergab dieselbe Parese der Inspiratoren; die einander beträchtlich genäherten unteren Stimmbänder umschrieben eine unregelmässige Ellipse, ihre Berührung veranlasst einen Krampf mit Blässe des Gesichts und beginnender Bewusstlosigkeit; im dritten Falle fand sich in den Pausen kein pathologischer Befund am Larynx.

Im Anschluss an die Angaben Berger's und Rosenbach's berichtet zuerst Grasset (17) zwei eigene Fälle von Coincidenz von Herzfehlern mit Tabes dors. und hebt für beide hervor als bemerkenswerth zuerst das Fehlen aetiologischer Momente für die Herzfehler und die Latenz derselben, welche sie erst durch die physic. Untersuchung auffinden lässt; dann führt er aus der Literatur eine Zahl von solchen Fällen an; er fand 24 Fälle von Coincidenz unter mehreren 100 Fällen von Tabes; die Annahme der genannten Autoren, dass nur Aortenklappenfehler bei solcher Coincidenz vorkommen, wird nicht bestätigt. Die Mehrzahl der mit Herzfehlern complicirten Fälle zeigte lange Dauer und Hochgradigkeit der Schmerzen. G. hält die Rückenmarkserkrankung für das Primäre, und von ihr aus, analog den Herzaffectionen nach schmerzhaften Unterleibsaffectionen, die Herzaffection als secundär bedingt; er lehnte sich dabei an die neueren physiologischen Arbeiten über den Einfluss sensibler Eindrücke auf das Herz.

Letulle (18) bringt zu den von Berger und Rosenbach (vgl. Jahresb. II. S. 102) beschriebenen Fällen von Tabes, bei welchen gleichzeitig Insuffficiens der Aortaklappen bestand, zwei neue, wovon einer durch die Section bestätigt wurde. In beiden zeigte sich ausserdem verbreitete atheromatöse Degeneration der Arterien, und in dem noch nicht tödtlich geendeten waren gleichzeitig Veränderungen in der Mitralis anzunehmen. — Verf. hält es für möglich, dass das Rückenmarksleiden durch eine analoge Erkrankung der Rückenmarksgefässe, wie sie an den peripheren Arterien nachgewiesen, bedingt sei.

Anjel (19) macht vergleichende Messungen über die Volumszunahme arbeitender Muskeln. Es wurde der Umfang der Wade gemessen vor dem Aufstehen und nach einer im Anschlusse an die Cur vorgenommenen längeren Promenade.

Bei 100 gesunden, kräftigen Leuten ergab sich für jeden Centimeter des Wadenumfanges vor dem Marsche eine Zunahme von ca. 14 Decimillimetern nach demselben; bei längerer Arbeitsleistung trat keine weitere Zunahme auf, nur dauerte die Rückkehr zur Norm etwas länger, als wenn nach dem Gange geruht wurde. In letzterem Falle war nach einer halben Stunde das Normalvolumen wieder da; bei befriedigendem Allgemeingefühl war die Zunahme geringer als nach einer schlechten Nacht. Bei einem Tabeskranken, der die Veranlassung für diese Versuche war, fand sich ein Umfang von 39 gegenüber 32 des Morgens; die Musculatur fühlte sich bei jenem Volumen stramm und hart an. Das Resultat der weiteren Messungen an 72 Kranken ist: bei 32 fand sich eine relativ grosse Volumszunahme nach nur mittlerer Leistung und dauerte bis zu 5 Stunden an; in einem Falle betrug die Zunahme 8 Ctm.; in 11 Fällen wurde selbst nach anstrengenden Touren keine Zunahme beobachtet; in 29 Fällen schwankte die Zunahme je nach dem Befinden. A. hält die Erscheinung für die Folge eines reflectorischen Krampfzustandes. Anhangsweise erwähnt er die Coincidirung der Tabes mit Aortenklappenfehlern, die er mehrfach gefunden, und giebt an, dass in einzelnen Fällen des Morgens das Geräusch fehlte, und erst nach Muskelanstrengungen auftrat.

Buzzard (23) berichtet kurz über 3 (noch nicht zur Section gekommene) Fälle von Tabes, in welchen die von Charcot beschriebenen Veränderungen von Knochen und Gelenken typisch ausgeprägt waren. Der eine Fall ist schon im Jahresb. f. 1879, S. 102 besprochen. Er erwähnt kurz einige andere Beispiele der Art und bemerkt, die Affectionen schienen nach der Spärlichkeit der Mittheilungen in England äusserst selten zu sein.

Remak (29) stellte folgenden Fall vor:

38jähriger Pat., mit einer vor 5 Jahren vom kleinen Finger der rechten Hand beginnenden, seit mehr als 14 Jahren stationären Ataxie des rechten Arms, die bei Augenschluss zunimmt; keine Atrophie, keine Abnahme der motorischen Kraft; Sensibilität bis zum Ellenbogen hinauf sehr herabgesetzt; Druckgefühl aufgehoben, Temperatursinn herabgesetzt; Muskelgefühl bezüglich der Finger- und des Handgelenkes fehlt; bezüglich des Ellenbogengelenks vorhanden; electrische Erregbarkeit normal, electromusculäre Sensibilität im Bereiche des Vorderarmes und der Hand fehlt; seit 3 Jahren eine wesentlich auf die rechte Körperhälfte beschränkte, lebhafte Schweisssecretion mit lebhafter Röthung derselben Gesichtshälfte und rechter Myosis; die letztere ist besonders stark, wenn Pat. geschwitzt hat, und überdauert in der Regel die Schweisssecretion; regelmässig tritt diese, auch die rechte Achsel betheiligend, nach Genuss saurer Speisen auf; sie lässt sich auch durch faradische Reizung der Mundgebilde, des rechten Facialisstammes, jedoch in geringerem Maasse hervorrufen. Später gesellte sich zu diesen Erscheinungen die Unsicherheit des Ganges im Dunkeln, objectiv nicht nachweisbare Ataxie, leichte, sensible Störungen an den Füssen; beiderseits Fehlen des Kniephänomens; geringe Harnbeschwerden, Puls 108—120, Potenz erhalten. Vor 12 Jahren constitutionelle Syphilis. R. glaubt, eine ursprüngliche syphilitische Sclerose in der hinteren rechten Hälfte der Halsanschwellung annehmen zu dürfen, an welche sich weiterhin secundäre Veränderungen in beiden Hintersträngen anschlossen. Für die Erklärung der Ephidrosis dextr. könnten vielleicht Veränderungen im rechten Halssympathicus angenommen werden. Jodkalium, galvanische Ströme vom Halsmark zum Plexus brachialis dextr. erzielten leichte Besserung.

Weir-Mitchell bespricht auf Grundlage eines grossen Krankenmateriales einige clinische Eigenthümlichkeiten der Tabes dorsalis.

Er hält die Krankheit für absolut unheilbar, trotz der unleugbar öfters vorkommenden starken Remissionen und will selbst einer sicher beobachteten Heilung keinen principiellen Werth beilegen, da 999 andere Fälle das Gegentheil beweisen. — Er urgirt für die Genese der Krankheit den Einfluss extremer Temperaturen, die auch im weiteren Verlauf des Leidens sehr nachtheilig sind und von den Kranken meist höchst unangenehm empfunden werden, öfters auch, wenn sie rein local einwirken, z. B. eine Eisblase auf dem Rücken. Manche Kranken sind gegen Witterungseinflüsse sehr empfindlich und können Aenderungen im Wetter vorhersagen. Eine entsprechende Vorsicht bei Auswahl der Kleidung ist dringend zu empfehlen. Den Einfluss starker Körperanstrengungen auf die Entstehung der Krankheit hält Verf. für nicht erwiesen; wahrscheinlich wirken in den dafür angeführten Fällen starke Abkühlungen oder Erhitzungen mit. Im Verlaufe der Krankheit, selbst in den Anfangsstadien, werden allerdings Muskelanstrengungen von den Kranken möglichst vermieden. Vor dem Gebrauch von Krücken warnt Verf. — Abgesehen von den Crises gastriques zeigt die Verdauung keine besonderen Anomalien. — Sexuelle Excesse sind oft nicht als Krankheitsursache, sondern als Krankheitssymptom anzusehen. Den sexuellen Verkehr bei einmal ausgebrochenem Krankheitsgang zu verbieten, erscheint dem Verf. nicht gerechtfertigt; man muss individualisiren. — Bei Retentio urinae ist rechtzeitig der Catheter anzuwenden. — Tabak ist am besten ganz zu verbieten. — Von Arzneimitteln empfiehlt Verf. besonders Argent. nitric. und Jodkalium; namentlich vom letzten hat er sehr gute Erfolge gehabt, auch wenn gar kein Verdacht auf Syphilis vorlag.

11. Multiple Sclerose des Rückenmarks.

(Siehe auch Gehirn.)

1) Westphal, C., Ueber eine Combination von secundärer, durch Compression bedingter Degeneration des Rückenmarkes mit multiplen Degenerationsheerden. Arch. f. Psych. X. S. 788. — 2) Discussion im Anschluss an Westphal's strangförmige Degeneration, gleichzeitig mit fleckweiser Sclerose. Berl. med.-psycholog. Gesellsch. Ebendas. X. S. 562.

Westphal (1) machte bei einem als wahrscheinlich durch Tumor bedingte Compression diagnosticirtem Falle folgenden Befund: Ausser der von dem am Ende des oberen Drittels sitzenden Tumors nach auf und abwärts gehenden secundären Degeneration fanden sich sowohl im Rückenmark zerstreut als auch in der Med. oblong. und im Pons zahlreiche unregelmässige Herde, deren Längenausdehnung bis zu 15 Mm. beträgt, und die stellenweise auf die secundär-degenerirten Abschnitte hinübergreifen. Aus den histologischen Details seien nur hervorgehoben die der fleckweisen Degeneration angehörenden, dieselbe zeigte reichliche Körnchenzellen, völliges Fehlen von Nervenfaserquerschnitten, in dem aus äusserst feinen engen Maschen bestehendem Gewebe fand sich eine fein punctirte, sehr durchsichtige Masse (veränderte Fettkörnchenzellen); gegen die secundär-degenerirten Abschnitte zu fand sich eine Uebergangszone im gesunden Gewebe vor, die Begrenzung der fleckweisen Degeneration eine fast ganz scharfe; an einer Stelle, wo ein Herd in das Vorderhorn hineinragte, war das Gesammtvolumen einer Anzahl von Zellen geringer, deren Pigment mehr gleichmässig und glänzend; dasselbe Verhalten zeigte sich auch, wo der Herd auf eine Clarke'sche Säule übergegriffen. Die Untersuchung der gehärteten Geschwulst, von Grawitz vorgenommen, ergab einen so eigenartigen Befund (s. das Original) dass eine Einreihung in eine der bekannten Gruppen nicht möglich ist. — Nachdem Westphal einen Zusammenhang mit den von ihm zuerst beschriebenen, von Schieferdecker als traumatische Degeneration bezeichneten Herden von der Hand weist, stellt er als eine mögliche Deutung eines Zusammenhanges zwischen Compression und fleckweiser Degeneration, der jedoch nicht bestimmt nachgewiesen sei, die hin, dass durch die Compression die Circulationsstörungen in der Blut- und Lymphbahn bedingt werden, welche an fernliegenden, durch zufällige Umstände bedingten Abschnitten zur Geltung kommen. — Angeschlossen sind critische Bemerkungen über die Schiff's Anschauungen von der Atelectasis medullae spinalis zu Grunde liegenden Präparate.

12. Compression und Trauma des Rückenmarks.

1) Séguin, E. C., Clinical lecture on paresis, spondylis colli, and hemiplegic epilepsy. Philadelph. med. Times. June 5.

13. Halbseitenläsion.

1) Schulz, Richard, Halbseitenläsion des Rückenmarks. Centralbl. f. Nervenheilk., Psych. und gerichtl. Psychopath. B. 15. (Messerstich zwischen dem 5. und 6. Dorsalwirbel rechts; rechte Seite: Parese, Hyperästhesie, Herabsetzung des Muskelsinnes, Steigerung der Sehnenreflexe. Linke Seite: Analgesie. Tastsinn rechts feiner, links normal, Temperatursinn beiderseits normal.) — 2) Bevilloui, V., Mal de Pott cervical, hémiplégie droite avec hémianesthésie croisée. Gaz. des hôp. No. 74. (Fall von Halbseitenläsion mit beträchtlichem Verlust des Muskelsinnes der motorisch gelähmten Hand; an der motorisch gelähmten Seite ist das Kniephänomen beträchtlich stärker ausgesprochen als an der anderen.)

14. Tetanus und Trismus.

1) Handell, David W., A study of 415 cases of tetanus. (385 aus der Literatur zusammengetragene, 30 in Louisville beobachtete Fälle statistisch bearbeitet. Entstehung gewöhnlich 4—9 Tage nach der Verletzung, wenn nach mehr als 9 Tagen Prognose günstiger; bei 14tägiger Dauer Genesung die Regel, unabhängig von der Behandlung. Der beste Procentsatz bei Chloroformbehandlung.) — 2) Biber, Ein Fall von Tetanus rheumaticus. Wiener med. Presse. No. 6. (Heilung unter Chloral, Bädern und Bromkali; später 20tägige continuirliche Application von Eis-Kochsalzmischung längs der Wirbelsäule.) — 3) Gray, F. A., Traumatic tetanus treated by chloroform inhalation; recovery. Lancet. July 31. — 4) Dubourg, Tétanos traumatique; guérison. Journ. de méd. de Bordeaux. No. 52. (Hauptsächlich Chloral, einmal Jaborandi, mehrere Dampfbäder.) — 5) Field, C. C., A case of tetanus: recovery after seven weeks. Boston med. and surg. Journ. June 3. — 6) Grosse, Ein Fall von Wundstarrkrampf; Heilung. Berl. klin. Wochenschr. No. 37. — 7) Cron, Ein Fall von Tetanus traumaticus mit Ausgang in Genesung. Aerztl. Intelligenzblatt. No. 4 und 5. (Spät, am 26. Tage auftretender Tetanus, welcher unter Medication von Morphio-Chloral heilte.) — 8) Kopf, Ein Fall von Tetanus mit letalem Ausgange als Folge der Unterbindung eines Aneurysma art. crur. Wiener med. Presse. No. 5. — 9) Lisle, F. J. de, Case of traumatic tetanus, death. Med. Times. Dec. 18. — 10) Trevisanello, O., Storia di un tetano. Lo Sperimentale. Febr. — 11) More, J., Case of traumatic tetanus. Lancet. Oct. 23. — 12) Maclellan, E. D., Complicated traumatic tetanus. Glasgow med. Journ. June. — 13) Thende, Ein Fall von einseitigem Trismus. Berl. klin. Wochenschr. No. 37. — 14) Landouar, Du traitement de tétanos par le bromure de potassium. Thèse. Paris. (Ist wirksam in Fällen mittlerer Intensität; die Dosis für einen Erwachsenen muss 12 bis 20 Grm. pro die und mehr sein.) — 15) Poinsot, G., Tétanos spontané traité par les injections intraveineuses de chloral; mort. Journ. de méd. de Bordeaux. No. 51. — 16) Lucas, J. C., Notes on tetanus; with remarks on the efficacy of Cannabis Indica when administered through the lungs. Med. Times. Febr. 21. (Empfiehlt bei Tetanus, die Blätter von Cannabis indica rauchen zu lassen.) — 17) Spörer, C. H., Heisswassercompressen gegen Tetanus und Trismus. Petersburger med. Wochenschr. No. 35. — 18) Kant, Ein Beitrag zur Therapie von Tetanus traumaticus. Med. Corresp.-Blatt des Württemberg. ärztl. Ver. No. 6. — 19) Friedländer, P., Ueber rheumatischen Tetanus. Dissert. Berlin. (Mit einem Falle aus Leyden's Clinik, Therapie: Chloral, günstiger Ausgang.)

Thende's (13) Fall ist folgender:

55jähr. Frau, infolge eines Falles Wunde an der Nasenwurzel, Ablösung des Periosts von den Nasenbeinen; am 6. Tage vollständige linksseitige Facialislähmung; Contractur des linken Masseter und Temporalis; kein Fieber, Mundgehilde frei; zwei Tage später auch rechtsseitige Facialislähmung, Schluckbeschwerden, Fieber; am folgenden Tage Nackensteifigkeit, Opisthotonus. Oedema pulm. Tod. Keine Section.

15. Neurasthenia. Spinal-Irritation.

1) Elliott, W. A., On spinal irritation, with deformities of the limbs and other affections resulting from it, with their treatment. Dubl. Journ. med. sc. Nov. (Beschreibt als Folgen von „Spinal-Irritation" alle möglichen Zustände, Krämpfe, Contracturen etc. etc.) — 2) Dowse, Th. St., Neurasthenia of the brain and spinal cord. Med. Press and Circ. May 5.

16. Neuritis. Erkrankungen einzelner Nerven.

1) Althaus, Julius, Observations of Neuritis and Perineuritis of some of the cranial nerves. Brain 1879. (Unter den ersten Symptomen einer ausgesprochenen Tabes befand sich eine acute Neuritis des Olfactorius. Ungefähr 6 Wochen spürte Pat. einen starken Phosphorgeruch, ebenso wie sich ein solcher nach Galvanisirung des Riechnerven bei einem Fall von doppelseitiger Quintusanästhesie einstellte. Der Hyperästhesie folgte eine mehrere Jahre anhaltende Sensation von Zibethgeruch, endlich trat totale Anästhesie auf mit der entsprechenden Beeinflussung des Geschmacks.) — 2) Leyden, E., Ueber einen Fall von multipler Neuritis. Charité-Annal. 5. Jahrgang. — 3) Geffrier, Tumeur du corps thyréoide, enlaçant les deux pneumo-gastriques. Gaz. des hôp. No. 43. (Bei einer Kranken mit Dyspnoe, Pulsbeschleunigung, Brechen, dann Aphonie, fanden sich die Vagi, der eine an mehreren Stellen in schwärzlich gefärbtes Bindegewebe eingebettet.)

Leyden (2) beschreibt einen Fall von multipler Neuritis, dessen Symptome vorzüglich in starker Schwellung und Schmerzhaftigkeit der Extremitäten bei Druck und Bewegung, ferner in Lähmung und Contracturen derselben und in Muskelatrophie bestanden.

Die Autopsie ergab keine Läsion des Rückenmarks, dagegen Atrophie der peripheren Nerven, besonders des N. radialis, und Pigmentablagerung um die Gefässe derselben. Die Muskeln im Bereiche der atrophischen Nerven zeigten das Bild der entzündlichen Muskelatrophie. L. betrachtet die erwähnten Symptome für Neuritis als pathognomisch und hält den vorliegenden Fall für besonders beweisend für die periphere Genese mancher Fälle von Muskelatrophie und sogenannter Poliomyelitis.

17. Nervendehnung.

1) Witkowski, L., Zur Nervendehnung. Arch. f. Psych. XI. S. 532. — 2) Debove, De l'élongation des nerfs dans l'ataxie locomotrice. Commune à la soc. méd. des hôp. Union méd. No. 165 et 166. — 3) Drosbin, Traitement des douleurs fulgurantes de l'ataxie locomotrice par l'élongation du nerf sciatique. Gaz. des hôp. No. 144. (Bericht über den Fall Debove.) — 4) Erlenmeyer, Zur Dehnung grosser Nervenstämme bei Tabes dorsalis. Ctrlbl. f. Nhlk., Psych. etc. 21. (39jähr. Mann, 1868 harter Schanker, weiterhin keine syphilitischen Symptome, 1871 zuerst anfallsweise Rheumatismus. Von 1872 ab Abusus spirituosorum. 1878 Ataxie manifest. Dec. Blasenlähmung. 1879 Unfähigkeit zu gehen und zu stehen. 1880 exquisite ausgebildete Tabes. — Juni Dehnung des rechten, zwei Wochen später des linken Ischiadicus. Erfolg: Wegbleiben der aber nie heftigen Schmerzen, Kraftzunahme in beiden Beinen. Keine Verminderung der Ataxie.) — 5) Clark, H. E., Nerve-stretching in tetanus. Lancet. Jan. 10. — 6) Schüssler, H., Neuralgie des Occipitalis major. Nervendehnung. Heilung. Berl. klin. Wochenschr. No. 39. — 7) Walsham, W. J., A case of epileptiform neuralgia treated by stretching the infraorbital nerve, with remarks. Brit. med. Journ. Dec. 25. (Guter Erfolg der Nervendehnung in einem Falle hartnäckiger, sehr häufig sich wiederholender Neuralgie [am N. infraorbitalis]; Beobachtungszeit 5 Monate nach der Operation.) 8) Mc. Craith, J., Nerve-stretching for case of lumbago and sciatica, without any cutting operation. Med. Times. Sept. 4. (Bezieht sich nur auf günstige Wirkung der Massage.) — 9) Bramwell, J. P., On nerve-stretching as a remedy for sciatica. Brit. med. Journ. June 19. (Hat in mehreren Fällen die Nervendehnung mit gutem Erfolge gemacht; es handelte sich um perineuritische Adhäsionen, welche durch die Operationen zerrissen wurden.)

Witkowski (1) machte anlässlich eines zufälligen Befundes im Ischiadicus eines wegen Contractur gestreckten Beines (Verdrängung des Nervenmarkes an mehreren Stellen in ziemlich gleichen Abständen) Versuche über den Befund nach Nervendehnung. Es ergab sich, dass in den folgenden Wochen regelmässig eine Anzahl von Bündeln degenerirte, und dass diese Degeneration auch im peripheren Stück nachweisbar war; centralwärts fand sich keine Veränderung, ebensowenig auch an den Muskeln. W. bestätigt ferner den Befund von S. Mayer von Degeneration und Regeneration im normalen Nerven.

Debove (2) theilt folgenden Fall von Nervendehnung mit:

56jähr., nicht syphilitisch inficirt gewesener Mann, 1874 heftige, durchfahrende Schmerzen in den Beinen, 4 Wochen später beginnende Ataxie und fast gleichzeitig Schmerzen in den Armen, die jedoch niemals Ataxie zeigten; Stat. praes. 1880: Heftige Schmerzen in allen Extremitäten, Crisen von Seiten des Magens und Harnapparates; hochgradige Ataxie der Beine, Gehen unmöglich, Abmagerung der Beine, Verlust des Muskelgefühls in denselben, sowie des Kniephänomens, Sensibilität an den Beinen herabgesetzt, Myosis. Am 18. November Dehnung des Ischiadicus dext., nach derselben keinerlei Störung im Bereiche desselben: am folgenden Tage nur Schmerz in der Gegend der Wunde und des grossen Trochanter, zuweilen Gefühl von Ameisenlaufen im operirten Bein, das auch nach rechts hinüberzieht; am 20. keine Schmerzen, Kr. behauptet jetzt eine genaue Kenntniss von der Position der Beine zu haben, die Sensibilität ist deutlich gebessert, scheint normal, bei Bewegungen der Beine im Bette zeigt sich an beiden Beinen nur wenig ausgesprochene Ataxie; am 26. macht Pat. einige Schritte, gestützt auf zwei Wärter; am 1. Decmb. eine gegen früher wesentlich schwächere Crise gastrique; am 10. Decmb. keine Schmerzen, Muskelgefühl gut, Sensibilität normal, Ataxie nur spurweise vorhanden, Kranke kann, auf einen Wärter gestützt, einige Schritte machen, die Wunde noch nicht verheilt; Myosis, Fehlen des Kniephänomens.

18. Vasomotorische und trophische Störungen. Affectionen des Sympathicus.

1) Appenrodt, Eine vasomotorische Neurose der Haut. Deutsche med. Wochenschr. No. 16. (Fünf Mal in 2 Jahren auftretende, 2—3 Wochen dauernde Erkrankung, bei der Flecke bis zu 2 Thaler gross oder mehrere Centimeter lange Streifen der Haut nach dunkler Röthung Infiltration, Nässen und Excoriationen zeigten. Die Flecke lagen symmetrisch, jedoch nicht in einem bestimmten Nervengebiete, Aetiologie unbekannt.) — 2) Good, B. H., Case of vaso-motory paresis of brain cured by the continued current. Med. Times. Octb. 2. — 3) Lannois, M., Paralysie vaso-motrice des extrémités ou érythromélalgie. Thèse. Paris. (Hierunter wird eine schon von Graves, Weir Mitchell, Straus u. a. geschilderte Erkrankung verstanden, die clinisch characterisirt ist durch Anfälle von Schmerz, Röthung, Temperaturerhöhung und Schwellung der Enden der Extremitäten, besonders der unteren [Füsse, Hände]. Die Krankheit ist chronisch, zeigt Remissionen und Exacerbationen, tritt heftiger im Sommer, milder im Winter auf, überhaupt wirkt Kälte schmerzlindernd auf die betroffenen Theile ein. Die Krankheit ist zu beziehen entweder auf Störungen in der Function der

medullaren, vasomotorischen Centrum oder der zahlreichen peripherischen Ganglien an der Endigung der Gefässnerven.) — 4) Förster, Ueber trophische Störungen bei Lähmungen. Deutsche med. Wochenschr. No. 50. (Beobachtete nach Fällen cerebraler Hemiplegie bei Kindern nach mehreren Monaten an den gelähmten Gliedern Verkürzung und Abnahme des Umfangs. Bei spinaler Kinderlähmung war mit der Atrophie öfter keine Verkürzung verbunden.) — 5) Hallopeau, Note sur un cas de gangrène secondaire. Soc. de biol. Gaz. méd. de Paris No. 34. — 6) Virchow, R., Ueber neurotische Atrophie. Berliner klin. Wochenschrift No. 29. — 7) Flashar, Ein Fall von bilateraler neurotischer Gesichtsatrophie. Ebendas. No. 31. (Wiederholung des schon in Eulenburg's Lehrbuch der Nervenkrankheiten, 2. Aufl. 1878 beschriebenen Falles.) — 8) Delamare, Contribution à l'histoire de l'aplasie lamineuse progressive de la face. Rec. de mém. de méd. milit. Septb. et Octb. p. 484. — 9) Dehove, M., Note sur un cas de gangrène symétrique des extrémités survenue dans le cours d'une néphrite. L'union méd. No. 68. — 10) Tramet de Fontarce, A., Pathologie clinique du grand sympathique, étude basée sur l'anatomie et la physiologie. 8. Paris. — 11) Favier, Ch., Quelques considérations sur les rapports entre la sclérodermie spontanée et la gangrène symétrique des extrémités. Thèse. Paris. (Verf. kommt zu dem Schlusse, dass die spontane Sclerodermie und die symmetrische Gangrän der Extremitäten in enger Beziehung zu einander stehen. Die locale Asphyxie würde in beiden Fällen oft den Beginn der Krankheit darstellen. Die betreffenden Erkrankungen seien zurückzuführen auf vasomotorische Störungen, deren unbestimmte Natur sich an eine Steigerung der Reflexerregbarkeit zu knüpfen scheint. Absteigende electrische Ströme und punktförmige Cauterisationen mit Dampfbädern sind gegen die Affection wirksam.)

Hallopeau (5) berichtet folgenden Fall:

19jähriger Tagelöhner, Bleikolik, später heftige Schmerzen in den Beinen, Paraparese; Jodkali, Schwefelbäder, constanter Strom, positiver Pol an der Lendenwirbelsäule, negativer abwechselnd an beiden Beinen. Infolge einer allzulangen Sitzung Bildung eines tiefen, 5 Ctm. im Durchmesser haltenden Schorfes am linken Bein; drei Wochen später, während welcher Zeit mit dem Electrisiren pausirt worden war, spontanes Auftreten einer umschriebenen Gangrän an der symmetrischen Stelle des anderen Beines, die sich rasch bis zum Durchmesser von 12 Ctm. vergrössert und erst sistirt, als ein Campher-Alcohol-Verband institutirt wird; bis zur Heilung braucht es mehrere Monate.

H. glaubt, dass zuerst eine reflectorische Störung in den trophischen Functionen der symmetrischen Partie auftrat und dann infectiöse Stoffe vom ersten Herde durch die Circulation dorthin gelangten.

Virchow (6) hebt bei Gelegenheit der Vorstellung des schon seit Romberg bekannten Kranken Schwahn hervor, dass die Knochen bei der halbseitigen Gesichtsatrophie dann am stärksten betroffen werden, wenn der Process in früher Zeit beginnt, wo also die eben erst entstehenden Knochen durch die Störung betroffen werden; ferner dass von allen Theilen die Gefässe am wenigsten betheiligt sind, was im Zusammenhalt mit dem normalen Verhalten derselben gegen Hautreize den Schluss erlaubt, dass in den vasomotorischen Nerven die Ursache der Krankheit nicht zu suchen ist. Bezüglich der Ausbreitung hebt V. hervor, dass meist das Trigeminusgebiet betheiligt ist, dass aber im Allgemeinen die Affection sich nicht gleichmässig mit den kleineren Aesten verbreite, sondern gleichsam electiv verfahre. Eine Vergleichung des gegenwärtigen Zustandes des Sch. mit dem im J. 1859 berechtigt zu der Aussage, dass das Leiden seit langer Zeit stationär geworden ist.

V. stellte gleichzeitig eine 41jährige Frau (Kuhlicke) vor, die ausser der typischen Form im Gebiete des linksseitigen Trigeminus noch ein zweites Störungsgebiet im Bereiche des linken N. radialis zeigt; es findet sich leicht eine Atrophie, die an der Mittellinie des Rückens zwischen 4. und 7. Dorsalwirbel beginnt, dann schief nach oben und unten über die Fossa infraspin. und deren Umgebung sich verbreitet, namentlich stark am M. infraspin., von da zur Achsel geht und sich verbindet mit einer Atrophie, welche zuerst hinten, dann an der Volarseite heruntergeht und ihre grösste Stärke am Vorderarm erreicht; das eigentliche Hauptgebiet ist am Vorderarm bis zum kleinen Finger hin; innerhalb dieses Gebietes findet sich Atrophie der Haut, leicht gelbliches Aussehen derselben, auffälliges Hervortreten der Hautgefässe, absoluter Mangel von Panniculus adip., äusserste Verkleinerung der Muskeln; Patientin klagt über taubes Gefühl im Arm, Kaltwerden des Kleinfingers; die Knochen sind nicht in nennenswerther Weise betheiligt. Die Frau erkrankte im Alter von 25 J. nach einem Wochenbette (Zusammenhang fraglich), unter Erscheinungen, die etwa als Erysipel gedeutet werden können; um dieselbe Zeit will sie auch einmal auf den Hinterkopf gefallen sein; in früherer Zeit hat sie 2mal Blutschwären gehabt.

V. rechnet die Affection zu den peripherischen Nervenstörungen, trennt sie streng von der halbseitigen, gekreuzten, vom Gehirn oder der halbseitigen, von dem Rückenmarke bedingten Atrophie; der Fall K. zwingt, die Ursache bis auf die Basis cerebri und der Wirbelsäule zurück zu verlegen. Die Häufigkeit von Primärerkrankungen des Rachens oder Gesichts lassen die Annahme eines Fortkriechens entzündlicher oder anderer Processe an den Nerven und an dieselben bis zu den Ganglien sehr wohl denken; V. erinnert dabei an die Erscheinungen der Lepra.

Delamare (8) berichtet folgenden Fall:

27jähr. Officier; im 15. Jahre Sturz auf den Kopf mit Bewusstlosigkeit, keine Narben danach; kurze Zeit später Beginn der Erscheinungen mit einem allmälig sich vergrössernden, braunen Fleck in der Gegend des r. Foram. mentale mit zunehmender Differenz der beiden Gesichtshälften, stellenweisem Schwinden der Haare, Augenbrauen und des Bartes rechts; keinerlei Schmerzen. Stat. praes.: Es hat den Anschein, als wenn durch einen Säbelhieb alle hervorstehenden Partien der rechten Gesichtshälfte rasirt worden wären; auf dem Kopfe fehlen rechts die Haare an einer schräg vom Scheitel zur Stirn ziehenden, 1 Finger breiten Partie, die mit einer narbengewebsähnlichen, dem Knochen adhärenten Haut bedeckt ist; der Knochen ist an dieser Stelle so vertieft, dass man deutlich den inneren Rand des linken Os pariet., rückwärts sogar die Naht desselben fühlt; an Stelle des rechten Stirnhöckers und der inneren Hälfte des Augenbrauenbogens findet sich eine leichte, mit glatter Epidermis bedeckte Depression; darüber fehlt die entsprechende Partie der links stark entwickelten Augenbraue; der rechte Nasenantheil, Knochen und Knorpel, ist weniger entwickelt, die Nasenspitze ist um mehr als 1 Ctm. nach rechts gewendet; ebenso dorthin ist der Nasenflügel, das Kinn und die Lippencommissur emporgezogen; unterhalb des For. ment. beträchtlicher Ausschnitt am unteren Rande des Kiefers, bedeckt von concentrischen Falten einer feinen, pigmentirten Epidermis; der Schnurrbart rechts spärlich, der Haarwuchs fehlt gänzlich an der rechten Hälfte des Kinns mit Ausnahme der dem Halse zugekehrten Seite, wo sich spärlicher Haarwuchs findet; eine Furche, einer Narbe ähnlich, verläuft von der Unterlippe zu der oben beschriebenen Depression am Unterkiefer; die vom Oberkiefer, Unterkieferwinkel und Masseter gebildeten Prominenzen der rechten Gesichtshälfte weniger ausgesprochen; es fehlen rechts nur 2 untere Mahlzähne, zwischen 1. und 2. Schneidezahn ist der Oberkieferrand beträchtlich nach oben gekrümmt, vom ersten Mahlzahn ab verläuft er normal, zeigt jedoch eine schmälere Krümmung auf höherer Krümmungsebene; der Unterkiefer zeigt eine ähnliche Deviation rechts. Die übrigen Mund- und Rachengebilde normal. Die Gesichtsmusculatur functionirt trotz ihrer Atrophie gut, zeigt zuweilen fibrilläre Zuckungen, bei Action verzieht sich das Gesicht nach rechts. Sensibilität durchaus normal. Psychisch zeigt Pat. eine auffällige Characterveränderung; er ist sehr reizbar, wechselnd in seinen Stimmungen und Entschlüssen. Im folgenden Jahre heftiger Kopfschmerz, Zunahme der Erregung; Seebad, Kopfschmerz und Erregung geschwunden, Atrophie progressiv. Ein Jahr später neuerliche Erregung, Kopfschmerzen, äussert ein Gemisch von Verfolgungswahn und religiösen Ideen, Drohungen mit Mord. Um diese Zeit erscheint ein gelblicher Fleck, entsprechend dem linken Foram. infraorbit.; später ausgesprochene Geistesstörung.

D. nimmt eine Centralursache für die Atrophie an, von welcher er auch die Geistesstörung abhängen lässt.

10. Sinnesorgane.

1) Riva, Alberto, Anosmia e consecutiva agenesia da nevrosi dell' olfattorio. Giornale internazionale delle scienze mediche, 1879, No. 6. — 2) Chevallereau, A., Recherches sur les paralysies oculaires consécutives à des traumatismes cérébraux. 8. Paris. — 3) Robin, Des troubles oculaires dans les maladies de l'Encephale. Paris. 601 pp. (Bei dieser theilweise ausführlichen Besprechung der motorischen Störungen an den Augen, der Sehstörungen etc. bringt R. eine Anzahl casuistischer Mittheilungen aus der menschlichen und der Thierpathologie, sowie einen Bericht über eine bisher nicht mitgetheilte Experimentenreihe Vulpian's. Wenn Hunden bald nach der Geburt die Linse und der Glaskörper entfernt wurden, fand sich [einmal schon nach 18 Tagen!] deutliche Atrophie des Opticus bis zum Chiasma und eine geringere Entwicklung der anderseitigen Windungen an der hinteren Partie der Hemisphäre. Einmal fehlte diese Differenz und die Atrophie des Opticus.) — 4) Rembold, S., Ueber Pupillarbewegung und deren Bedeutung bei den Krankheiten des Centralnervensystems. gr. 8. Tübingen. — 5) Rachlmann, E., Ueber die neuropathologische Bedeutung der Pupillenweite. Mit 1 Holzschn. gr. 8. Leipzig. — 6) Erb, W., Ueber spinale Myosis und reflectorische Pupillenstarre. gr. 4. Leipzig. — 7) Hutchinson, J., Notes on the symptom-significance of different states of the pupil. Brain 1879. — 8) Witkowski, L., Ueber einige Bewegungserscheinungen an den Augen. Arch. f. Psych. XI. S. 507. — 9) Jackson, Hughlings, Case illustrating the value of the ophthalmoscope in the investigation and treatment of diseases of the brain. Lancet. June 19. — 10) Jacob, E. H., Cases of nervous disease, presenting ophthalmoscopic phenomena. Ibid. March. 6. — 11) Hill, R. W., Nervous and neuralgic affections symptomatic of defect of the eye. Philad. med. & surg. Rep. April 3.

Witkowski (8) schildert zuerst die von ihm sog. „Soporbewegungen der Augen", welche etwa die Mitte zwischen den von ihm früher beschriebenen „Schlafbewegungen" und den Blickbewegungen halten; sie sind schneller als die ersten, langsamer als die zweiten, werden durch sensible Reize (auch Licht) beschleunigt, erfolgen immer in einer und derselben Richtung von einer Seite zur andern in gleichmässiger Weise auf beiden Augen; sie erstrecken sich auf die ganze Ausdehnung oder auch nur vom Augenwinkel bis zur Mittellinie. Sie wurden bisher nur in den letzten Tagen vor dem Tode beobachtet; die letztere Art, welche Fürstner bei Pachymeningitis haem. gesehen, kommt auch ohne solche vor; die Richtung der Bewegungen lässt sich nicht immer aus anatomisch nachweisbarer Ursache herleiten.

Bezüglich des atactischen Nystagmus (Friedreich) bemerkt W., dass suchende Bewegungen der Bulbi bei Blickintentionen auch ohne Ataxie und sonstige materielle Erkrankung des Nervensystems vorkommen; er sieht in denselben ein Zeichen gesteigerter nervöser Erregbarkeit, reizbarer Schwäche: sie lassen sich durch mässige Alcoholgaben hervorrufen, finden sich manchmal in Anfallszeiten bei Epileptischen und Hysterischen, in leichtesten Graden selbst bei Gesunden häufig (wie schon Gräfe mitgetheilt). W. hebt die Wichtigkeit dieser Untersuchungen namentlich für die Beurtheilung remittirender Geistesstörungen hervor; tiefere Störung der Fixation bei Geisteskranken ist selten; er erwähnt einen Fall von günstig verlaufenem melancholischem Stupor, der zeitweilig ein Abweichen eines Auges von der Blickrichtung zeigte; er betont, dass es überall diffuse Rindenstörungen sind, die die Bewegung der Augen beeinflussen. Weitere Bemerkungen siehe im Original.

Krankheiten der Nase, des Kehlkopfs und der Luftröhre

bearbeitet von

Prof. Dr. W. EBSTEIN in Göttingen.

Allgemeines.

1) Mackenzie, Morell, Krankheiten des Halses und der Nase. Deutsch unter Mitwirkung des Verf.'s herausgegeben und mit zahlreichen Zusätzen versehen von Dr. Felix Semon. 1. Band. Die Krankheiten des Pharynx, Larynx und der Trachea. Mit 112 Holzschnitten. Berlin. (Nach einigen Vorbemerkungen über die Anatomie des weichen Gaumens und des Pharynx und die Untersuchung des letzteren, sowie über die bei den Erkrankungen des Pharynx in Anwendung kommenden Instrumente, werden die verschiedenen Formen der Angina und Pharingitis, und zwar sowohl die acuten als auch die chronischen eingehend besprochen, ausserdem aber auch die Neurosen, Neoplasmen, Wunden und Fremdkörper des Pharynx. Besonders eingehend werden die diphtheritischen Erkrankungen (Diphtherie des Pharynx, die laryngo-tracheale Diphtherie — früher Croup genannt — und die Diphtherie der Nase) abgehandelt. — Auch die symptomatischen Halsaffectionen bei den acuten Exanthemen, die Halsaffectionen beim Typhus, das Erysipelas des Pharynx und Larynx werden besprochen. Hieran schliessen sich im 2. Abschnitt die Erkrankungen des Larynx, in welchem, nachdem auch hier das Allgemeine — Anatomie, Untersuchungsmethoden, Instrumente — vorausgeschickt ist, in 30 Capiteln die Kehlkopferkrankungen abgehandelt werden. — Die 3. Abtheilung behandelt in analoger Weise, aber der Natur und practischen Bedeutung der Sache entsprechend, weit kürzer die Erkrankungen der Trachea. In einem Anhange werden speciell Formeln für locale Applicationen und Heilmittel gegeben. Ein sehr vollständiges Namen- und Sachregister erleichtert den Gebrauch dieses Buches in ausserordentlicher Weise, welches als ein sehr wichtiges Glied in der laryngologischen Literatur anzusehen ist.) — 2) Störk, Carl (Wien), Klinik der Krankheiten des Kehlkopfes, der Nase und des Rachens. II. Hälfte. Krankheiten des Kehlkopfes und der Luftröhre. Locale Therapie. Instrumenten- und Operationslehre. Künstliche Stimmbildung. Mit 107 Holzschnitten und 4 Tafeln in Farbendruck. Stuttgart. (Der vorliegende Band bildet den Schluss des werthvollen Werkes, dessen I. Hälfte — Laryngoscopie, Rhinoscopie, Krankheiten der Nase und des Rachens — bereits 1876 erschien. In demselben sind die folgenden Capitel abgehandelt: 1) Krankheiten der Schleimhaut des Kehlkopfes mit einem Anhang über den Husten. 2) Entzündung des Perichondriums des Kehlkopfes. 3) Tuberculose des Kehlkopfes. 4) Syphilis des Kehlkopfes. 5) Seborrhoe des Kehlkopfes. 6) Lupus und Lepra des Kehlkopfes. 7) Neurosen des Kehlkopfes. 8) Neubildungen des Kehlkopfes. 9) Fremdkörper des Kehlkopfes. 10) Krankheiten der Trachea. 11) Die locale Therapie der Kehlkopfkrankheiten; die specielle operative Therapie ist sehr ausführlich behandelt. 12) Das Sprechen bei luftdichtem Verschluss des Kehlkopfes. Die künstliche Stimmbildung. — Das Buch ist überaus reich an eigenen Beobachtungen, und ebenso wie das erstangezeigte, für Jeden, der sich speciell für Kehlkopfkrankheiten interessirt, fast unentbehrlich.) — 3) Cohen, J. S., Diseases of the Throat and Nasal Passages. 2nd ed., revised and amended. Illustrations. 8. New-York. — 4) Ingals, Fletcher, Treatment of diseases of the larynx. Boston medical and surgic. Journ. August 19. (Bekanntes.) — 5) Moure, J. (Bordeaux), Nouveau laryngoscope. Progrès médical. No. 19. p. 269. (Besonders für Demonstrationszwecke bestimmt. Vergl. genaue Beschreibung und Abbildung im Original. Fabrikant: Ch. Dubois, Paris rue St.-André-des-arts 31.) — 6) Schaeffer, Max, Ein neues einfaches Laryngoscop. Deutsch. med. Wochenschr. N. 39. S. 597. (Besonders für den Gebrauch ausserhalb des Hauses construirt, leicht transportabel, Abbildung im Originale.) — 7) Voltolini, Besichtigung der Nasenrachen-Höhle durch Doppelspiegel. Jahresb. der schlesisch. Gesellsch. f. vaterl. Cultur pro 1879. Breslau. S. 40. — 8) Rossbach, M. J., Eine neue Anästhesirungsmethode des Kehlkopfes. Wiener med. Presse No. 40. — 9) Bristowe, J. S., The Physiological and Pathological Relations of the Voice and Speech. 8. London. — 10) Fournié, E., De la voix eunuchoïde, sa pathogénie, son traitement. Gaz. des hôp. No. 109. p. 823. (Dasselbe auszüglich in der Wiener medic. Zeitung No. 37.)

Voltolini (7) wandte zur Besichtigung der Nasenrachenhöhle statt der von Czermak ad hoc angeregten Anwendung von Winkelspiegeln zwei einzelne Spiegel an, welche er in den Hals des Pat. einführt, und macht darauf aufmerksam, in welcher Weise man das zweimal durch den Doppelspiegel verkehrte Bild auf das natürliche Verhältniss zurückführen könne. Es gelang Verf. auch durch die von ihm angewandte Methode, wie ein von ihm demonstrirter Fall ergab, Bilder von der Nasenrachenhöhle zu erhalten, welche er mit einem einfachen Spiegel nicht erhalten konnte.

Rossbach (8) versuchte von dem Stamm des sensiblen Kehlkopfnerven aus eine complete Anästhesie des Kehlkopfs behufs chirurgischer Eingriffe an demselben zu erzeugen, ohne einpinseln zu müssen und ohne die für diese Operation nothwendige Mithilfe der Kranken einzubüssen. Er erzielte dies durch Einspritzung von je 0,005 Morph. unter die Haut der r. und l. Seite des Halses unterhalb des knopfförmigen Endes des grossen Zungenbeinhorns. Durch die Erzeugung von Kälte mit Hilfe des Richardson'schen Aetherzerstäubers erzielte Verf. binnen 3 Minuten ebenfalls eine vollkommene Unempfindlichkeit des Kehlkopfinnern gegen Berührungen.

Fournié (10) versteht unter Eunuchenstimme eine durch viel höheren Umfang (im Allgemeinen eine Octave), als sie dem betreffenden Individuum entspricht, sich auszeichnende Stimme. In allen Fällen lässt sich ihre Entstehung auf die Zeit der Pubertät und die während des Stimmbruchs erlittenen Störungen zurückführen, indem sich die während dieser Zeit erfolgenden Aenderungen in den Stimmorganen nicht in harmonischer Weise vollziehen. Die Vergrösserung der Kehlkopfhöhle erfolgt bei diesen Fällen zu schnell, die Glottis hat bei solchen Individuen die Form eines V und die Mm. crico-aryt. later. sowie die Mm. thyreoarytaenoidei sind ausser Stande, die Stimmbänder hinten zu nähern. Dieser unvollkommene Stimmbandverschluss ist der Grund, dass die betreffenden Individuen mit dieser Eunuchenstimme reden. Verf. hat durch Gymnastik des Kehlkopfs öfter (binnen 15 Jahren bei 13 Personen) diese Stimmstörung beseitigt. Seine Methode ist im Original nachzusehen.

[Bossowski, R., Krankheiten der Nase, des Kehlkopfes und der Bronchien. (Bericht aus der Clinik des Prof. Korczynski in Krakau.) Przeglad lekarski. No. 44.

Folgende Beobachtungen und Daten verdienen hervorgehoben zu werden: Ozaena. Von 6 Fällen beruhten 2 auf einer scrophulösen, 1 Fall auf syphilitischer Basis, in den übrigen 3 Fällen konnte keine constitutionelle Grundlage eruirt werden. In einem derselben, bei einer 18jährigen Israelitin, soll die Krankheit einige Wochen nach einem Beischlafe mit einem Manne, welcher mit einer Stinknase behaftet war, entstanden sein; auf der blassen, atrophischen Schleimhaut waren Stellen zu sehen, wo die Schleimhaut geschwollen, gelockert und lebhaft injicirt war, was der Ansicht Fränkels zu entsprechen scheint, dass der zur Ozaena führenden Form des Nasencatarrhs in den früheren Stadien eine Hypertrophie, in den späteren eine Atrophie der Nasenschleimhaut eigen ist. In dem zweiten typischen Falle enthielt das Secret zahlreiche Stäbchen- und Kugelbacterien. In einem 3. Falle waren die Nasengänge trotz einer mehrjährigen Dauer normal breit, und die Muscheln zeigten keine Spur von Atrophie.

Chronische Blennorrhoe der oberen Luftwege (Störk). Im Laufe von 4 Jahren bei einer Krankenanzahl von 4364 wurde diese Krankheitsform 3 Mal beobachtet, und in keinem war eine constitutionelle Grundlage zu finden. Die Fälle sind kurz folgende: 1) Eine 16jährige Jüdin aus Krakau. Eltern vollkommen gesund. Der Beginn der Krankheit vor 8 Jahren mit einer Heiserkeit, zwei Jahre später ein Abdominaltyphus. Die Kranke ist in einer Eisenhandlung beschäftigt, ihre Haut und Kleidung ist rein und ordentlich. In der Nase und im Rachen ist die Schleimhaut ganz normal. Im Nasenrachenraum einige grünliche Borken. Kehlkopfeingang blass, die wahren Stimmbänder lassen bei der Phonation eine kleine Spalte zurück und sind matt, unter den wahren Stimmbändern sieht man in der ganzen Länge einen dicken Belag von dunkelgrünen Borken, die vordere Wand der Trachea ist geröthet und enthält zwei kleine, folliculäre Hervorragungen und einige dunkelgrüne Borken. Der Athem ist geruchlos. Die alle paar Tage ausgehusteten Borken sind dunkelgrün, trocken, zähe und zeigen unter dem Microscope Schleimkörperchen und grosse, den Myelinkugeln sehr ähnliche Gebilde. In diesem, dem von Daginsky als Ozaena laryngotrachealis beschriebenen sehr ähnlichen Falle, zeigten sich später Zeichen einer Pharyngitis sicca und einer Rhinitis atrophica. — 2) Ein 24jähriger Bahnbeamter aus Tarnów in Galizien war nie syphilitisch. In der Kindheit soll er scrophulös gewesen sein, und seit dieser Zeit ist er zu Nasencatarrhen und Halsentzündungen geneigt. Den Anfang der Krankheit bildeten vor einem Jahre Halsschmerzen, welche einige Wochen dauerten, und ein beständiges Gefühl von Trockenheit im Halse zurückliessen. Dazu gesellte sich ein Nasencatarrh, dessen Secret erst nach einigen Monaten einen üblen Geruch annahm; zuletzt endlich entwickelte sich eine Heiserkeit. Die Untersuchung zeigte eine ausgesprochene Blennorrhoe mit einem mässig stinkenden Secret, die Schleimhaut des Septums blass, die der Muscheln mässig geschwollen und geröthet; die hintere Rachenwand mit einem dicken, festanklebenden, eiterigen Secrete bedeckt, beide Mandeln geröthet und angeschwollen, beide wahren Stimmbänder matt, in dem vorderen Theile mittelst Schleimfäden verklebt. — 3) Eine 75jährige Jüdin aus Podgorze bei Krakau soll seit 15 Jahren heiser sein und einen stinkenden Athem haben. Vor 9 Jahren sollte eine vollkommene Aphonie durch einige Monate bestanden haben. Man fand in der Nase ausgesprochene Symptome einer Atrophie der Schleimhaut und der Muscheln, verbunden mit einer eiterig-schleimigen, penetrant stinkenden Absonderung, im Rachen das Bild einer Pharyngitis sicca mit Borkenbildung, im Kehlkopf die vordere Hälfte der wahren Stimmbänder mit grünen Borken belegt, die hintere Hälfte geröthet und bei der Phonation nicht vollkommen schliessend. Oettinger (Krakau).]

I. Krankheiten der Nase.

1) Allen, H., A new Method of treating chronic nasal catarrh. Americ. Journ. of med. science. January. (Verf. verwendet zur Untersuchung der Nase elliptische Nasenspecula von vulcanisirtem Cautchouc und reflectirtes Licht. Zur localen Behandlung der Nasenschleimhaut benutzt Verf. Baumwollenträger, wie sie die Ohrenärzte brauchen. Als Medicament braucht er die an die gedachten Träger befestigte Watte mit einer Mischung von Gelatine und Tannin mit Carbolsäure oder Jodoform. Auch andere Substanzen, pulverförmige oder wässrige Lösungen, wendet Verf. an. Wegen der weiteren Details muss auf das Original verwiesen werden, in welchem die vom Verf. gebrauchten Instrumente auch abgebildet sind.) — 2) Bosworth, Frank H., Some of the unsettled questions concerning nasal catarrh. New-York medic. Record. Nov. 6. (Verf. spendet der Nasendouche ein beschränktes Lob, er hält es für fraglich, dass die Flüssigkeit höher als in den mittleren Nasengang gelangt, weil bessere Dienste leistet der Sprayapparat, man darf annehmen, dass von ihm die ganze Nasenschleimhaut betroffen wird. In den schweren Fällen reicht man damit nicht aus. Verf. schildert ausführlicher die von ihm gebrauchten Untersuchungs- und Heilmethoden. Die von ihm gebrauchten Instrumente sind im Original abgebildet, auf welches wegen der weiteren Details verwiesen werden muss.) — 3) Herzog, J., Ueber Herpes des Rachens. Pester medicin. und chir. Presse. No. 18 und 19. — 4) Kurz, Edgar (Florenz), Ueber Nasen-

blennorrhoe (Ozaena). Memorabilien 8. (Casuistische Mittheilungen ohne wesentliche Bedeutung.) — 5) Weil, (Stuttgart). Ueber Krankheiten der Nase und des Nasenrachenraumes mit Demonstration von Instrumenten und Präparaten. Württemb. medic. Corr. Blatt No. 30. (Nichts Neues.) — 6) Coomes, M. F., Nasal Catarrh. 8. Louisville. — 7) Wagner, Anton, A case of acute idiopathic perichondritis of the nasal septum terminating in abscess. Archiv of laryngol. Vol. I. No. 1. p. 59. (Der Fall betraf eine junge, wohlbekannte New-Yorker Schauspielerin. Er verlief insofern günstig, als keine Deformität der Nase eintrat, was Verf. dem Umstande zuschreibt, dass das Septum an seiner Verbindung mit dem Vomer nicht zerstört war.) — 8) Garnier, Un cas d'epistaxis. Progrès médic. No. 35; auch L'Union médic. No. 111. (Bei diesem von Verneuil in der Association française pour l'avancement des sciences mitgetheilten Fall, der einen 52jähr. Gewohnheitstrinker betraf, stand das wiederholentlich auch nach bestimmtem Typus wiederkehrende Nasenbluten nach mehrfachen vergeblichen Heilversuchen infolge der Application eines grossen Blasenpflasters in der Lebergegend. Man dachte bei diesem Fall an eine beginnende Cirrhosis hepatis. Verneuil selbst sah eine Epistaxis mit dem plötzlichen Auftreten eines Hydrarthros bei einem Rheumatiker verschwinden. — Bei dieser Gelegenheit erwähnt Henzé de l'Aulnoit, dass er bei Arbeitern, welche Kohlendämpfen ausgesetzt waren, oft Nasenbluten beobachtet hat, welches er als veranlasst durch Vergiftung mit Kohlenstoff oder Kohlenoxyd ansieht.) — 9) Hamilton, Edward, The surgical treatment of epistaxis. Brit. med. Journ. Mai 8. p. 691. (Die Methode besteht darin, dass die Nasenhöhle mit einem aus leinenem Material bestehenden, hinreichend langen Streifen, welcher mit einer adstringirenden Flüssigkeit getränkt ist — am besten ist eine gesättigte Lösung von Tannin in Glycerin — verstopft wird. Dieser Streifen muss in drei Theile zerlegt gedacht werden, jeder derselben gehört in einen anderen Theil der Nasenhöhle. Der erste Theil wird mit Hülfe einer Pincette so hoch in die Höhe geschoben, dass er den hintersten, obersten Theil der Nase einnehmen muss, der zweite Theil soll den mittleren, der dritte den unteren Theil der Nase ausfüllen. Im Verlauf von 24 Stunden beginnt der Pfropf sich zu lockern und fällt aus dem Nasenloch.) — 10) Frédet, De l'epistaxis grave. Questions pratiques. L'Union médic. No. 26. (Verf. betont das Auftreten profuser Nasenblutungen unter Einfluss des Sumpfmiasmas, welche regelmässig wiederkehren und durch periodisch auftretende Symptome, wie Hitze, Schweiss, Röthe im Gesicht, gekennzeichnet sind. Gegen diese Nasenblutungen ist Chinin anzuwenden.) — 11) Zander, Zur Operation der Nasenpolypen. Deutsche med. Wochenschr. No. 7. (Um den fixirten — durch Pincette etc. — Tumor wird mit Hülfe des Bellocque'schen Röhrchens eine Federschlinge umgelegt, und derselbe dann mit sägenartigen Zügen abgeschnürt.) — 12) Thudichum, J. L. W., On polypus and other morbid growths in the nose, their radical treatment by the electro-caustic method, and their connexion with asthma. The Lancet. April 17. p. 594. — 13) Tornwaldt (Danzig), Ein Fall von Tuberculose der Nasenschleimhaut. D. Arch. f. clin. Med. Bd. 27, p. 586. — 14) Barth, Henri, De la tuberculose du pharynx et de l'angine tuberculeuse. Thèse. Paris. — 15) Delavan, Bryron, Foreign body in posterior nares. Arch. of laryngol. Vol. I. No. 1. p. 69. (Betraf ein 11jähr. Mädchen. Schuhknopf mit Kalkincrustationen bedeckt. Extraction, Heilung der durch den fremden Körper bedingten Geschwüre.)

Herzog (3) fand Herpes des Rachens (Angina herpetica) am Isthmus faucium, den Tonsillen, Gaumenbögen, Uvula, Gaumensegel, zuweilen an der hinteren Pharynxwand. Vollkommen conform mit den anderen Herpeseruptionen werden hier die sich bildenden Krusten schnell mit dem Schlingact fortgespült. Er tritt meist einseitig auf und steckt nicht leicht an. Er entsteht plötzlich nach rheumatischen Ursachen, auch Menstruationsstörungen werden beschuldigt, mit febrilen und gastrischen Symptomen und Brennen im Halse: die locale Untersuchung ergiebt eine einfache Angina. Am 3. Tage treten unter Nachlass der heftigen Allgemeinerscheinungen Herpesbläschen auf, nach 1 bis $1\frac{1}{2}$ Tagen sind dieselben ulcerirt, die Ulcerationen reinigen sich in 2—4 Tagen und vernarben schnell. Es treten dabei fast keine oder gar keine Drüsenanschwellungen auf. Oft folgen dem Herpes des Rachens Herpes der Mundwinkel wie der Nase. Die durchschnittliche Dauer der Erkrankung beträgt 8—10 Tage. Complicationen sind tiefes Eindringen der Ulceration mit Perforation der Gaumenbögen oder des Velum; pseudomembranöse Entzündungen, Paralysen. Der Herpes ist neuropathischen Ursprungs und beruht auf Reizungszuständen der in Frage kommenden Nerven.

Thudichum (12) rühmt bei der Operation von Nasenpolypen und einigen andern Geschwülsten der Nase auf Grund einer grossen auf der Beobachtung von mehr als 300 Fällen beruhenden Erfahrung die galvanocaustische Operations-Methode, welche von ihm dabei zuerst, noch früher als von Middeldorpf, ausgeführt wurde. Er hebt als besonders häufige, in circa $\frac{1}{8}$ der Fälle, vorkommende Complication von Nasenkrankheiten, vornehmlich von Nasenpolypen, das Asthma hervor, welches entweder continuirlich besteht oder periodisch auftritt. Dasselbe verschwindet häufig mit der Entfernung von Polypen. Nach seinen Beobachtungen wird das Asthma häufig durch den sorgfältigen Gebrauch von Ammon. muriat. oder Jodkalium erleichtert, letzteres dürfe aber bei gleichzeitiger Bronchitis nicht angewendet werden.

Zu den bisher ungemein selten mitgetheilten Beobachtungen von tuberculöser Erkrankung der Nasenschleimhaut liefert Tornwaldt (13) einen casuistischen Beitrag.

Der Kranke, ein 26jähriger Mann, hereditär belastet und selbst phthisisch, litt an chronisch entzündlichen Affectionen des Kehlkopfes, des Rachens und insbesondere der Nase, in welcher sich der Process nach der Anamnese bereits schon frühzeitig localisirt hatte. Kleine (bis erbsengrosse) Tumoren fanden sich in der Nasenschleimhaut an verschiedenen Stellen. Die vom Verf. auf tuberculöse Knoten gestellte Diagnose wurde an einem excidirten Stück desselben von Neumann und Baumgarten bestätigt. Von Interesse erschien es, dass Wunden durch das tuberculöse Gewebe selbst und an seiner Umgebung ziemlich schnell heilten, es bestand wenig Neigung zur Geschwürsbildung. Verf. weist darauf hin, dass auch die Nase der Ausgangspunkt für die Tuberculose werden kann, indem von ihr aus, sei es durch den Inspirationsstrom, sei es vermittelst der Blut- oder Lymphgefässe der übrige Körper inficirt wird.

Barth (14) giebt in seiner These über die Tuberculose des Pharynx und die tuberculöse Angina 9 eigne und 39 fremde Beobachtungen über diese Erkrankungsform. Er unterscheidet 1) eine acute tuberculöse folliculäre Entzündung, 2) eine diffuse miliare Tuberculose und 3) eine chronische ulceröse Tuberculose. Diese drei verschiedenen Formen der Pharynxtuberculose bieten gegenseitig eine Reihe von Abweichungen, welche eine Trennung derselben rechtfertigen. Die erste dieser drei Formen ist die seltenste. Verf. kennt nur zwei Fälle, einen von Krishaber und einen eignen, im Original ausführlich mitgetheilten. Derselbe betraf einen kräftigen, 35jähr. Mann, welcher mit typhösen Erscheinungen und heftigen Halsbeschwerden ins Hospital kam. Die entzündete Schleimhaut der Halspartien zeigte stecknadel- bis hanfkorngrosse zerstreute weisse Punkte. Daneben entwickelten sich alle Zeichen einer subacuten Miliartuberculose, welcher Patient 12 Tage später erlag. Die microscopische Untersuchung ergab folliculäre Processe, Abscedirungen und Geschwürbildungen, welche mit der acuten Folliculitis bei manchen Formen der Darmphthisis viel Aehnlichkeit hatten.

Die beiden andern Formen (die miliare und die ulceröse Pharynxtuberculose) sind häufiger. Letztere kann sich primär oder im Gefolge der Larynxphthise entwickeln. Wegen weiterer Details muss auf das Original verwiesen werden.

[Hörd, A., Två fall af adenoida nybildningar i cavum nasopharyngeale, behandlade förmedelst skarpa skedar. Finska Läkaresällsk. handl. Bd. 23. p. 111.

Zwei Kinder, ein 8jähriges und ein 13jähriges, litten an chronischem Schnupfen, undeutlicher Aussprache, schnarchender Respiration, Kopfweh und Schwerhörigkeit. Mittelst des von Justi angegebenen scharfen Löffels wurden die adenoiden Granulationen vom Nasopharyngealraume entfernt. Bei dem einen Kinde wurde die Operation einmal, bei dem anderen zweimal wiederholt. Bei beiden Kindern wurde doppelseitige Tonsillotomie vorgenommen.

F. Henrik Panum (Kopenhagen).]

II. Krankheiten des Larynx.

1. Entzündungen des Larynx und deren Folgezustände.

1) Sharley, K. L., Primary phlegmonous inflammation of the right ventricular band. Arch. of Laryngology I. No. 1. p. 64. (35jähriger Mann. Heilung.) — 2) Potain, Laryngite sus-glottique avec coïncidence de nephrite catarrhale. Gaz. des hôp. 5 Août. No. 90. (Mann; beide Affectionen wurden als Coeffecte einer Erkältungsursache angesehen.) — 3) Semon, Felix, The treatment of acute and of chronic laryngitis in adults with some remarks on the use of the laryngoscope. Brit. med. Journ. Jan. 24. p. 121. — 4) French, K. B., Hypertrophy of the larynx. Ann. of the anatom. and surg. soc. II. No. 2. — 5) Löri, Eduard, Beiträge zu den pathologischen Veränderungen der Rachen- und Kehlkopfschleimhaut. Wiener medic. Presse No. 51. p. 1627. (L. beobachtete 1) in zwei Fällen Pemphigusblasen auf der Rachen- und Kehlkopfschleimhaut bei Patienten, welche an Pemphiguseruptionen auf der Haut litten. 2) spricht Verf. über seine Beobachtungen von Miliarinbläschen im Pharynx und Larynx, dieselben verlaufen meist in wenigen Tagen, es kann sich aber in seltenen Fällen der Verlauf sehr lange hinziehen. Die Miliareruptionen unterscheiden sich dadurch von Herpeseruptionen des Rachens und Kehlkopfes, dass die ersteren häufig einen durch mehrere Tage bestehenden Substanzverlust bedingen, während bei Miliaria der Inhalt stets eintrocknet.) — 6) Marian, A., Laryngitis subchordalis hypertrophica chronica. Kehlkopfstenose, Katheterismus, Heilung. Prager medic. Wochenschr. No. 36. p. 455. (18jähriger Taglöhnerssohn, Aetiologie unklar, Vater an Phthise gestorben. Die subchordalen Wülste gingen ebenso wie die vorhandene Schilddrüsenanschwellung in kaum 3 Wochen zurück.) — 7) Heinze, Eine seltene Form von Kehlkopfstenose. Wiener medic. Presse No. 44. S. 1396. (Der Fall betrifft eine 51jähr. Frau, die Stenose war veranlasst durch eine auf den Epiglottistheil des Larynx beschränkte syphilitische Erkrankung. Die auf galvanocaustischem Wege ausgeführte Operation führte zu einem im Ganzen zufriedenstellenden Endresultat, indessen passirte bei der einen Sitzung das Missgeschick, dass eine grössere Arterie, wahrscheinlich die Art. laryngea superior, verletzt wurde, welche die Unterbindung der Carotis dextra nothwendig machte, von welchem Eingriff die Pat. nach 23 Tagen geheilt entlassen wurde.) — 8) Mader, Stenosis laryngis, e glandulis scrophulosis. Heilung. Ebend. No. 47. S. 1584. (Betraf einen 16jährigen Schneider. Die Heilung trat bei einer lange fortgesetzten, sehr energischen Jodbehandlung ein.) — 9) Bruns, Paul, Die Resection des Kehlkopfes bei Stenose. Berliner klin. Wochenschr. No. 39. — 10) Asch, J. Morris, Stenosis of the larynx from syphilis. Tracheotomy. Dilatation with metallic sound. Cure. Arch. of Laryngology. I. No. 1. p. 62. (Die vom Verf. angewandten Metallsonden waren biegsam. Die Tracheotomie wurde unter Anwendung von localer Anästhesie — Spray von Rhigolène — ausgeführt, ohne dass Pat. Schmerzen äusserte. Syphilis war nicht nachgewiesen, Verf. machte die Diagnose aus dem Aussehen der Theile.) — 11) Semon, Felix, On mechanical impairments of the functions of the crico-arytaenoid articulation (especially true and false anchylosis and luxation) with some remarks on perichondritis of the laryngeal cartilages. Med. Times and gazette. Vol. II. 18. Septbr. — 20. November.

French (4) beschreibt eine, ein 17jähr. männliches Individuum, welches etwas in der Entwicklung zurückgeblieben war, betreffende Beobachtung von „strumöser" Hypertrophie der Epiglottis und der Innenwand des Kehlkopfes, infolge deren sich eine hochgradige, nur für eine Gänsefeder passirbare Laryngostenose entwickelt hatte, die tödtlich endete. Ausserdem war Pat. heiser und hustete. — Das Gewebe war hart bei Berührung, die Schleimhaut blass. Schilddrüse hufeisenförmig, stark verdickt. Die Tracheotomie wurde nicht zugelassen. Krankheitsdauer betrug vom Anfang der Beschwerden etwa 10 Monate. Die Section ergab, dass sich die Veränderung durch den ganzen Kehlkopf und den obern Theil der hinteren Wand der Trachea erstreckte. Die ganze Larynxschleimhaut zeigte auf dem Durchschnitt ein speckartiges Gewebe von weisser Farbe, welches macroscopisch wie elephantiastisch verändert erschien und microscopisch massenhaftes Bindegewebe zeigte.

Bruns (9) will die Laryngotomie bei Stenosen des Kehlkopfes nur für diejenigen schweren Fälle angewendet wissen, in denen der Stimmapparat seine Function bereits eingebüsst hat, und kein anderes Mittel zur Beseitigung des Canalisationshindernisses ausreicht. Die Einfügung eines Larynxrohres schliesst dabei keineswegs die Aussicht aus, dass, nachdem dasselbe längere Zeit getragen und die Neigung zur Wiederverengerung des Canals beseitigt, schliesslich die Canüle entfernt werden kann.

Semon (11) behandelt in einer längeren Arbeit die mechanische Abschwächung der Functionen des Gelenks zwischen Ary- und Ringknorpel, insbesondere die wahre und falsche Ankylose desselben, denen einige Bemerkungen über die Perichondritis der Kehlkopfknorpel beigefügt sind. Der Darstellung liegen 21, darunter 5 eigene Beobachtungen zu Grunde. Die Ursachen der in Rede stehenden Ankylose theilt Verf. in 3 Abtheilungen: 1) die Fälle, bei denen die Ankylose aus localen, entzündlichen Affectionen des Kehlkopfes erfolgt; 2) die Fälle, wo die Ankylose unter constitutionellen Ursachen — Typhus, Pocken, Syphilis, Diphtherie, Phthisis, Gicht, Verknöcherung in höherem Alter — entsteht; 3) die Fälle, wo lediglich mechanische Ursachen, wie Narben, Lähmungen, Neoplasmen, Kehlkopfstenose, eine permanente Unbeweglichkeit bedingen. Unter allen Ursachen spielen die Lähmungsursachen die erste Rolle. An sie muss man immer denken, wo nicht anderweite entscheidende Symptome, wie Schwellung und Luxation, laryngoscopisch nachweisbar sind. Von der speciellen primären Ursache der in Rede stehenden Affection wird natürlich auch die Prognose und Therapie abhängig sein.

(1) Matinkowski, Zwei Fälle von Chorditis vocalis inferior hypertrophica. Medycyna No. 11—13. — 2) Szeparowicz, J., Bemerkungen zur mechanischen Therapie der Laryngostenose sammt Casuistik. Przegl. lek. No. 14—20. (Polnisch.)

In dem einen Falle bei Malakowski (1) mittelst des Kehlkopfspiegels deutliche weisse Membranen nachgewiesen, welche parallel mit den Stimmbändern verliefen und von den wahren Stimmbändern ein wenig entfernt waren. — In dem andern Falle lagen sie unter denselben.

Weder die Anamnese, noch die genaueste Untersuchung haben einen Zusammenhang zwischen dem örtlichen Leiden und einer constitutionellen Krankheit nachgewiesen. Syphilis und Scrophulose konnten ausgeschlossen werden. Die vorherrschenden Symptome waren: Heiserkeit und Veränderung der Stimme. Von Zeit zu Zeit warfen die Kranken einen verhärteten Schleim beim Räuspern heraus. Die Krankheit beruht thatsächlich auf einer langsam entstehenden, entzündlichen Hypertrophie des submucösen Bindegewebes und der Schleimhaut des Kehlkopfes, welche später auf die wahren Stimmbänder übergeht. Die Localisation ist veränderlich und nimmt bald diesen, bald jenen Theil des untern Kehlkopfabschnittes ein. Sie kann sogar nur einseitig auftreten. Der Verf. stimmt mit der Meinung Schrötters nicht überein, welcher die Chorditis vocalis inferior nur als eine Folge der Perichondritis laryngea betrachtet.

Szeparowicz (2) giebt der Schrötter'schen Dilatationsmethode vor andern den Vorzug, doch führte er diese Modificationen derselben ein, dass er die Zinnbolzen vermittelst eines Fadens, statt mit der von Schrötter angegebenen Fixirungspincette, zu befestigen versuchte. Der Seidenfaden wird an der Trachealcanüle angebunden und genirt die Kranken weniger als die Pincette, gegen die noch der Umstand spricht, dass sie von dem Patienten selbst entfernt werden kann. — Die Dilatationsmethode bleibt nicht ohne Reaction, besonders dann, wenn man durch schnelles Vorwärtsschreiten in den Nummern die Behandlung abzukürzen versucht; es empfiehlt sich daher weit mehr, langsam und geduldig vorwärts zu schreiten. — Ein eifriger Anhänger der Tubage in Fällen acuter und chronischer Larynxstenose, warnt S. doch vor ihr in Fällen, wo die Pat. nicht gut beaufsichtigt oder nicht recht intelligent sind, da sonst, wie er selbst es schon zwei Mal erlebt hat, sehr leicht Tod durch Asphyxie eintreten kann. Auch führt wohl der Druck der Röhren sowohl in diesen Fällen als auch besonders bei Lähmungsstenose zu umschriebener Gangrän. Bei Kruse unterbleibt die Tubage, damit nicht durch sie die Membranen niedergedrückt und so erst recht asphyctische Zustände herbeigeführt werden. Eine wesentliche Indication für die Tubage bietet dagegen nach S. das acute Glottisödem, da sie hier nicht nur die Gefahr abwendet, sondern ausserdem auch noch nach Art der „Massage" durch ihren Druck heilend wirkt. Zuletzt kommt eine zahlreiche und sehr lehrreiche Casuistik. Oettinger (Krakau.)

Labus, C., Sullo scorticamento delle corde vocali. Milano.

Die wesentlichsten Schlussfolgerungen des Verf's lauten folgendermaassen:

1) Die catarrhalische Entzündung des Kehlkopfes ist ziemlich häufig bei Gesangskünstlern (unter 1132 220mal, etwas häufiger bei Frauen als bei Männern, und seltener bei Bass- wie Tenorstimmen, noch einmal so oft beide Stimmbänder wie nur 1 betreffend). 2) Dieselbe hat als Hauptursache, abgesehen von der Möglichkeit rheumatischer Einflüsse, den Missbrauch des Organes resp. den Gebrauch bei pathologischem Verhalten. 3) Genannte Entzündung geht daher leicht in den chronischen Zustand über, sich auf den Stimmbändern localisirend und dort eine Hyperplasie des Epithels und der darunter liegenden Schleimhaut herbeiführend. 4) Infolge dieser Infiltration der Schleimhaut ergiebt sich eine Veränderung der Stimme, welche oft nur beim Singen sich kenntlich macht, doch so weit geht, um den betr. Künstler an der Ausübung seines Berufes zu hindern. 5) Die Behandlung mit den gewöhnlichen laryngoscopischen Mitteln ist eine langwierige, welche selten eine völlige Heilung, oft nur eine gewisse Besserung, häufig aber auch nicht einmal diese zu gewähren pflegt. 6) Der Process der Abschabung („scorticamento") der Stimmbänder giebt bessere und dauerndere Resultate, indem er das Hauptmittel zur Behandlung der hyperplastischen Schleimhautentzündung der Stimmbänder bildet. Die Abschabung selbst ist ein ungefährlicher, unblutiger Eingriff, bei welchem man empfindlichen Patienten gegenüber allenfalls die locale Anästhesie anwenden kann. Am besten bedient man sich zu diesem Behufe eines kleinen Polypenquetschers nach

Tück, mit welchem man in oberflächlicher Weise die verdeckte Schleimhautstelle fasst und dies, falls ihre Ausdehnung grösser ist als die der Branchen des Instrumentes, einige Male wiederholt. Die Reaction ist unbedeutend, der kleine Substanzverlust in wenigen Tagen vernarbt und durch eine röthliche Stelle ersetzt, welche auch binnen wenigen Wochen schwindet.

Paul Güterbock (Berlin.)]

2. Diphtherie und Croup.

1) Diphtheria in Southern Russia. Brit. med. Journ. Mai 8. p. 703. (Der referirende Artikel hebt hervor, dass die Diphtherie die furchtbarste Epidemie ist, welche jemals in Russland gewüthet hat, dass dieselbe immer weiter um sich greift, dass die Sterblichkeit immer mehr zunimmt, und dass dieselbe ganze Provinzen entvölkert.) — 2) Michel, Die Diphtheritisepidemie 1876/77 in Malans. Ein Beitrag zur Geschichte der Diphtheritis in der Schweiz. Jahrb. f. Kdrheilk. XVI. 1 und 2. — 3 Bouffé, F., Recherches cliniques sur la diphthérie. 8. Paris. (Cf. dies. Ber. pro 1879. II. S. 112.) — 4) Oertel, Ueber die Aetiologie der Diphtherie. Bayr. ärztl. Intelligenzblatt No. 45, 46 und 47. — 5) Ranke, H., Zur Aetiologie der Diphtherie. Ebendas. No. 48 und 49. — 6) Zeroni, H. sen., Ueber Angina diphtheritica. Memorabilien No. 10. (Z. giebt betreffs Mannheim an, dass die infectiöse Diphtherie erst nach längerem Verweilen des Scharlachs in Mannheim heimisch wurde, dass seitdem bei dem Fortbestande des Scharlachs, die Diphtheritis nicht mehr ausging, und dass die Zahl der durch beide Erkrankungen veranlassten Todesfälle schliesslich gleich war, ja sogar die Todesfälle durch Diphtherie zum Theil die durch Scharlach veranlassten noch übertrafen.) — 7) Moir, On Croup; its nature and treatment. Edinb. med. Journ. Vol. XXIV und XXV. (Vornehmlich referirender Artikel.) — 8) Schütz, Jacob, Ueber Diphtheritis. Prager med. Wochenschrift No. 10 und 11. — 9) Hill, George (of Hughesville), Diphtheria. Phil. med. and surgic. Rep. April 10. (Nichts Neues.) — 10) Castan, A., Croup infectieux. Montpellier médical. Sptmbr. (5jähr. Kind. Tracheotomie. Diphtherie zweier Vesicatorwunden — Verf. hatte beim Beginn der noch nicht manifesten Krankheit auf jeden Arm je ein Vesicator legen lassen — und der Halswunde. Recrudescirende fieberhafte Bronchitis, Lähmung des Gaumensegels. Heilung. — Verf. benutzt diesen Fall, um seine Auffassung über die Natur der Diphtherie dahin zu präcisiren, dass sie eine den Gesammtorganismus von vornherein afficirende Erkrankung sei, obgleich er nicht läugnet, dass bei schwerer Diphtherie auch durch die Resorption diphtheritischer Massen ein putrider Zustand herbeigeführt werden kann. Die Bezeichnung „Croup infectieux" in dem Sinne, dass von einem Ort aus eine Generalisirung des diphtheritischen Processes stattfinde, verwirft Verf.) — 11) Marx, Joseph, Die catarrhalische Diphtherie in ihren Beziehungen zu den schweren Formen der Diphtherie. Deutsch. Arch. f. klin. Medizin. Bd. 27. S. 151. — 12) Bernard, Walter, A few observations on the symptoms and treatment of diphtheria. Dublin Journ. of med. scienc. Mai. (Verf. hebt hervor, dass bei constitut. Erkrankungen, wie z. B. bei Pocken, die Ausdehnung der Halsdiphtherie in keinem Verhältniss zur Pockenkrankheit stehe. Er hat trotz geringer constitut. Symptome dabei starke diphtheritische Ablagerungen beobachtet. Auf das Vorhandensein von Albuminurie bei Halsaffectionen legt Verf. kein entscheidendes Gewicht für die Diagnose, z. B. bei der Unterscheidung von entzündlichem Croup. — Verf. nimmt nicht an, dass die Albuminurie immer durch pflanzliche Organismen in den Nieren veranlasst sei. Wäre das richtig, so müsse sie weit häufiger vorkommen; überdies trete die Albuminurie sehr frühzeitig, vor vollkommener Entwicklung des localen Processes, auf. Eine Membran hält Verf. für die Diagnose für wesentlich und hebt hervor, dass dieselbe in leichten Fällen sehr schnell innerhalb 36 Stunden verschwinde. Bei einer zweifelhaften Halsaffection, wie bei der Unterscheidung zwischen Diphtherie und folliculärer Secretion, lasse sich aus dem Auftreten der Lähmung die Diagnose auf D. nachträglich stellen. Auf eine sorgsame Behandlung aller acuten und chronischen Halskrankheiten legt Verf., als Vorbeugungsmittel der Diphtherie, ein grosses Gewicht.) — 13) Ott, Eine eigenthümliche Form von Erkrankungen nach Diphtherie. Prager medicinische Wochenschrift No. 11. — 14) 14) Teissèdre, Joseph Gérand, Sur une petite épidémi de diphthérie observée à l'hôpital le la charité avec réflexions sur la diphthérie envisagée d'une manière générale. Thèse. Paris. (Verf. bespricht eine kleine auf der Abtheilung von Laboulbène in der Charité in Paris zur Beobachtung gekommene Diphtherieendemie, 6 Beobachtungen — sämmtlich mit Heilung endend — sind mitgetheilt.) — 15) Bokanyo, Eugen v., Erfahrungen über Diphtheritis. Wiener medic. Presse No. 34. S. 1087 und No. 35. S. 1123. — 16) Beck, Ferd., Erfahrungen über Diphtheritis. Ebend. No. 37. S. 1179. — 17) Blondeau, L., A propos de l'épidémie de diphthérie. L'Union médic. No. 144. (Casuistische Mittheilungen ohne bes. Interesse.) — 18) Gendres, J., Du bubon apporté dans l'angine diphthérique. Thèse. Paris. — 19) Reed, Andrew F., Diphtheria and the resulting paralysis. Boston med. and surgic. Journ. August 12. (Nichts Wesentliches.) — 20) Fritz, Zur Casuistik der diphtheritischen Lähmung. Charité-Annalen. V. 1878. S. 255. Berlin. — 21) Morgan, Howard, Diphtheria-some cases having a bearing upon its method of propagation. Philad. med. times. Juni 19. (Verf. betont auf Grund der von ihm im Original mitgetheilten Beobachtungen die Hartnäckigkeit des diphtheritischen Giftes, und es haftete in dem betreffenden Zimmer über 2½ Monate. — Unter denselben äusseren Bedingungen sah Verf. Diphtherie, Pharyngitis und Tonsillitis entstehen. Das Incubationsstadium dauerte 2—5 Tage, am kürzesten war sie in einem Falle von chronischer Pharyngitis. Die Temperatur erreichte ihren höchsten Grad in den ersten 24 Stunden, dann fiel sie rapide ab. Als möglichen Folgezustand erwähnt Verf. Neuralgie. Atropin erwies sich in einem Anfall von Collaps nützlich, um die sinkende Respiration und den Puls zu beleben.) — 22) Misrachi, Moïse (Salonichi), Observations de diphthérites traitées et guéries par le benzoate de soude. Gaz. des hôpit. No. 117. (5 casuistische Mittheilungen. Verf. empfiehlt bei der Diphtherie den Gebrauch des benzoësauren Natron.) — 23) Biganer, V., Die Diphtherie und ihre Behandlung durch das kalte Nasenbad. Mit 2 Tfln. gr. 8. Leipzig. — 24) Bouffé, Floris, Recherches cliniques sur la diphthérie et de son traitement en particulier. Paris. (Die vom Verf. empfohlene Medication besteht in Citronensaft mit Chlor- und Schwefelnatrium und Kalk, dem etwas Acid. carbol. zugesetzt ist, sowie in einer zur Unterstützung der Cur in Brust, Hals und Rücken eingeriebenen Camphor-Benzoësalbe.) — 25) Lemoine, Traitement local de l'angine diphthéritique par les injections directes de coaltar saponiné L. Henl. 8. Paris. (Cf. diesen Jahresbericht pro 1879. II. S. 114. No. 58.) — 26) Guttmann, Georg, (Constadt O.S.), Heilmittel gegen Diphtheritis. Berl. Med. W. 40. (Pilocarpin, Pepsin und Ac. muriatic. setzen das Heilmittel zusammen. Stündlich wird eine entsprechende Dosis innerlich genommen; darnach jedesmal ein Ess- oder Theelöffel Ungarwein gegeben. Ausserdem als Getränk häufig kaltes Wasser, selbst Eis. Dreimal in 24 St. ein Priessnitz'scher Umschlag. 2stündlich kleine Gaben

warmer Milch, Kaffee oder Suppe. Die angewandten Dosen ergeben sich aus folgender Receptformel: Bei Kindern: Pilocarp. muriat. 0,02—0,04, Pepsini 0,6—0,8, Ac. muriat. gtt. 2, Aq. destill. 80,0, M.D.S. stündlich 1 Theelöffel. Bei Erwachsenen: Pilocarp. muriat. 0,03 bis 0,05, Pepsini 2,0, Ac. muriat. gtt. 3, Aq. destill. 240,0, M.D.S. stündlich 1 Esslöffel. Erfolgt nach 12 bis 24 St. keine Vermehrung der Speichelabsonderung oder Nachlass des Fiebers, dann sollen grössere und häufigere Dosen des Pilocarpin bis zur Maximaldosis gegeben werden.) — 27) Lax, E., Pilocarpin. muriat. bei Diphtherie. Bair. ärztl. Intell. Bl. No. 43, S. 468. (Verf. rühmt die Erfolge des Piloc. ebenfalls. Er wandte das Mittel in ganz denselben Dosen wie Guttmann an. Nebenher warme Halsumschläge und Tokaierwein.) — 28) Merkel, G. (Nürnberg), Zur Behandlung der Diphtherie mit Pilocarpin. Ebendaselbst. No. 47. (Verf. macht darauf aufmerksam, dass er bereits vor einigen Jahren Pilocarpin angewendet habe, dass aber die Behandlungsresultate nicht günstiger seien als bei Inhalationen lauwarmen, verdünnten Kalkwassers und desinficirender Gurgelungen, wie dieselben von ihm gewöhnlich bei der Behandlung der Diphtherie angewendet werden, dagegen hebt Verf. die durch Pilocarpin angeregte Salivation zur Lossspülung von Soormembranen als besonders günstig hervor.) — 29) Bernard, W., Observations on the symptoms and treatment of diphtheria. Dubl. journ. of med. sc. Mai. (Nichts Wesentliches) — 30) Coburn, Hayward G., Treatment of diphtheria. Philad. med. Times. 4 Dec. (Verf. giebt Kali chloricum und Tinct. ferri chlorat. und legt auf die grossen Dosen, welche er anwendet, ein grosses Gewicht.) — 31) Pératé, Du traitement de la diphthérie par le camphre phénique. Bull. gén. de thér. Juin 30. (Bepinselungen mit einer Lösung von Acid. carbol. 9 Grm., Campher 25 Grm. und Alcohol 9 Grm. und Oel in 4 Fällen nach der von Soulez angegebenen Methode, werden vom Verf. gerühmt.) — 32) Potsdamer, Joseph B., Oxygen inhalations in membranous croup. Philad. med. and surg. Reporter. April 10. (Diese Einathmungen von Sauerstoff wurden bei einem wegen Croup tracheotomirten Kinde mit gutem Erfolge angewendet.) — 33) Black, J. B., Local treatment of diphtheria. Ibid. Decb. 25. (Pinselungen mit einer Mixtur aus Glycerin, Tct. Jodi und Salicylsäure.) — 34) Bond, Edwin, Hyposulphite of soda in the treatment of diphtheria. Ibid. Nov. 20. (Verf. wandte Mixturen aus Natr. hyposulf., Chin. sulf. und Spirit. frum., daneben eine andere Mixtur aus Kali chloric., Tct. ferri chlor. Syr. simpl.; ausserdem Einblasungen von Schwefel mehrmals des Tages an.) — 35) Coesfeld (Barmen), Zur rationellen Behandlung der Diphtherie. Deutsche medicinische Wochenschrift. No. 35. S. 473. (Die Kranken sollen mit heissem Wasser gurgeln, Kinder, die noch nicht gurgeln können, sollen das heisse Wasser oder eine andere heisse Flüssigkeit trinken. Ausserdem werden auch andere Mittel: Desinficientien, Expectorantien, Emetica etc. angewendet.) — 36) Gontermann (Halver, Westfalen), Die Behandlung der Diphtheritis mit Kalkpräparaten. Berliner clin. Wochenschr. No. 48. (Die in Anwendung gezogenen Kalkpräparate sind Kalkmilch zum Pinseln und reines Kalkwasser zum Trinken oder Gurgeln. Wo Bepinseln oder Gurgeln unmöglich war, wurden die kranken Theile mittelst einer Hollenspritze mit sehr feiner Oeffnung mit Kalkwasser irrigirt. Die Proceduren müssen womöglich ¼ stündlich ausgeführt werden. Die Erfolge werden sehr gerühmt. Verf. besorgt diese, allerdings stark beunruhigenden Proceduren, wenn möglich, selbst einige Male am Tage.) — 37) Bosse (Demmin), Zur Behandlung der Diphtherie. Ebendas. No. 43. (Verf. empfiehlt Ol. Terebinth. in sehr grossen Dosen (2—7jähr. Kinder 8 Grm., ältere 12 bis 15 Grm.) auf einmal, event. wiederholt bei Zuhalten der Nase und Nachfüllen von kalter Milch. Daneben örtliche Behandlung — alle 2 Stunden wird die Rachenhöhle mit Balsam. Peruvianum ausgepinselt.) — 38) Annuschat (Liegnitz), Beiträge zur Behandlung der Diphtherie. Ebendas. No. 43. (A. theilt die Ergebnisse mit, welche er bei der von Erichsen vorgeschlagenen Behandlung der Diphtherie mit Hydrarg. cyanat. erzielte. Vergl. diesen Ber. pro 1877, II. S. 152 und pro 1878, II. S. 126. An letzterer Stelle sind die Erfahrungen von Holst mitgetheilt, welcher die günstigen Erfahrungen von Erichsen nicht bestätigen konnte. Verf. wandte ausserdem anfangs Bepinselungen mit Tct. Jodi und Arg. nitric., später einen Spray von Solut. Natri benzoici an. A. zieht aus seinen und fremden Versuchen den Schluss, dass die Anordnung des Quecksilbers bei der Diphtherie durchaus nicht so sehr zu verwerfen ist, wie dies in letzter Zeit geschehen ist.) — 39) Peyraud, Du traitement de la diphthérie par les applications locales de bromure de potassium pur. 8. Paris. — 40) Derselbe, Action curative des applications locales de bromure de potassium pur dans la diphthérite des plaies de la gorge et du larynx. Le nouveau journ. méd. No. 28. (2—3stündlich wird der Rachen mit einem in reines gepulvertes Bromkali getauchten Pinsel oder Schwämmchen betupft. Vorsicht wegen Schorfbildung ist nöthig. Auch wandte er Pinselungen von 3—8 proc. wässeriger Bromkalilösung mit 20 Grm. Glycerin an. Mit der letzteren Mixtur machte er auch Inhalationen oder verwandte sie zu Einspritzungen in die Nasenhöhle. Verf. glaubt, dass Bromkali durch seine ätzende und austrocknende Wirkung die Resorption der diphtheritischen Producte zu verhindern vermöge.) — 41) Cadet de Gassicourt, De l'emploi du bromure de potassium contre la diphthérie. Bullet. génér. de thér. 30. Août. p. 161. (Verf. beschäftigt sich mit der Prüfung der von Peyraud empfohlenen Bromkalitherapie gegen die Diphtherie. Die in seinem Beobachtungskreise (Hôp. Sainte-Eugénie in Paris) erhaltenen Resultate waren nicht im Stande, das dem Bromkali von Peyraud gespendete Lob zu bestätigen.) — 42) Bloch, Traitement de l'angine couenneuse par le poivre cubèbe etc. Gaz. des hôp. No. 56. (Verf. wendet bei der Diphtherie den Cubebenpfeffer äusserlich an, indem er mit einem Pinsel (stündlich am Tage, 3stündlich während der Nacht) denselben trocken auf die diphtheritischen Stellen aufträgt. Er bezieht sich auch auf die Empfehlung der innerlichen Anwendung des Cubebenpfeffers bei Diphtherie, und dass auch Verschlucken desselben nichts schade.) — 43) Schuster, C. (Driburg), Ein Beitrag zur Behandlung der Diphtherie. Deutsche med. Wochenschr. No. 3, S. 30. (Aetzen mit dem Lapisstift in 24 St. einmal, in den seltensten Fällen 2 mal, ist die vom Verf. seit vielen Jahren auch in schweren Fällen, ohne jeden Nachtheil mit bestem Erfolge ausgeführte Heilmethode.) — 44) Maurel, Du traitement de quelques affections des voies respiratoires et en particulier du croup par les inhalations d'oxygène. Progrès médic. No. 39, p. 775. (Zu den gedachten Affectionen rechnet Verf. das Emphysem, Keuchhusten complicirt mit Bronchitis, den Croup und die Diphtherie. Er hebt hervor, dass die Anwendung des Sauerstoffs durch Fieber nicht contraindicirt ist.) — 45) Kien, A., Ueber Natron benzoicum bei Diphtheritis. Gaz. méd. de Strasbourg. No. 8. (Kinder von 1—3 J. bekommen 3, von ca. 10 J. 10, Erwachsene durchschnittlich 20 Grm. Natr. benzoic. pro die in solutione, ausserdem Gurgelungen mit Solutio natr. benzoic. (5 pCt.). Die Anwendung muss consequent geschehen, die Temperatur sinkt bald, und der Verlauf ist auch bei schweren Fällen ein günstiger.) — 46) Helfer, F. W., Ueber die Wirkungen des benzoësauren Natron gegen Diphtheritis. Deutsche med. Wochenschr. No. 12, S. 144. (Lobredner der Behandlung mit Natr. benzoic. innerlich in Solut. 5—15 Grm. in 24 Stunden, ausserdem äusserlich dasselbe Medicament als Pulv. subtilissimus entweder mit dem Pinsel auf Tonsillen und Rachen aufgetragen oder eingeblasen.) — 47) Schwarz, Joseph, Die Localbehandlung der Diphtheritis. Mittheilungen des Vereins d. Aerzte in N.-Oesterreich No. 3. (50 pCt. Chlorallösung zum Pinseln bei Diphtheritis, halbstündlich. Sobald man normales Gewebe sieht, schwächere Lösungen. Der Schmerz, welchen die Pinselungen machen, soll schnell verschwinden. Jede Application macht starke Salivation.) — 48) Collan, A. v., Beiträge zur Behandlung der Diphtheritis. Petersburger med. Wochenschr. No. 30. (Verf. empfiehlt den Liquor ferri sesquichlorati als ein sicher wirkendes Mittel, wofern die Behandlung nicht zu spät angefangen und consequent durchgeführt wird, so lange nämlich die Pseudomembranen sich bilden. Die äussere Anwendung des Liq. ferri besteht in Pinselungen mit einem kurzgeschnittenen, dicken Charpiepinsel; Concentration 1 : 2. durch drehende Bewegungen des Pinsels gegen die Pseudomembranen gelingt es fast immer, dieselben auf einige Stunden zu entfernen, zugleich wird die blutende Fläche cauterisirt. Gegen Diphtherie in der Nase werden Injectionen mit verdünntem Liq. ferri [1 : 4] gemacht. Zum inneren Gebrauch nimmt er eine Solut. liq. ferri sesquichlor. (gtt. 10—20] 150,0 und lässt davon alle 10—15 Min., bei Nacht mindestens alle halbe Stunden einen Theelöffel schlucken. Zum Gurgeln und zur Ernährung wird kalte Milch gebraucht.) — 49) Mc Falls, Lugols solution and tannic acid: a local application in diphtheria. New-York medical Record. Jan. 29. p. 89. (Die beiden Medicamente werden zu einem rahmartigen Brei gemischt, derselbe wird auf die stark entzündeten und geschwollenen Theile vor der Membranbildung aufgetragen, welche er oft hintenhalten soll. Indessen auch, wenn dieselben gebildet, sollen sie, ebenso wie die Nachbarschaft, ebenfalls bestrichen werden. Ohne Hinterlassung von Geschwüren sollen nachher dieselben schrumpfen. Auch die Schwellung der Tonsillen und der Nackendrüsen soll dabei abnehmen. Die Häufigkeit der Application hängt vom Grade des Processes ab; bei dicken Membranen ist dieselbe bis 3 mal in 24 Stunden nothwendig.) — 50) Weiss, Bela, Casuistische Mittheilung über die Anwendung der Massage bei Laryngitis crouposa und catarrhalis. Archiv der Kinderheilk. I. Heft 5 und 6. (Heilung bei einem 6½jährigen Knaben mit Laryngitis crouposa, welche ausgesprochene laryngostenotische Erscheinungen gemacht hat, innerhalb 5—6 Tagen. Bereits nach der ersten, 12 Minuten lang dauernden Massage wurden Pseudomembranen ausgehustet, und die Stenose gebessert. Ausserdem wurden bei diesem Falle Kali chloric., Brechmittel, feuchte, warme Dämpfe, Priessnitz'sche Umschläge angewendet. Ferner wird ein Fall von Anwendung der Massage bei Laryngitis catarrh. bei einem 5½jähr. Knaben mitgetheilt, bei dem eine einmalige Massage genügte, um die krankhaften Erscheinungen alarmirendster Natur zu beseitigen. Ueber Massage bei Halsaffectionen vergl. auch Gerst. Dies. Bericht pro 1879. II. S. 110.) — 51) Billington, C. E., Forty attested cases of diphtheria. New-York med. Record. March 27. (Die Behandlung des Verf. besteht in der Anwendung eines Spray von Ac. carbol. und Kalkwasser. Er hält den Spray für das beste Vorbeugungsmittel gegen Larynxdiphtherie, welche sich besonders einstellt, wo diese locale, desinficirende Behandlung nicht möglich ist. In 5 solchen Fällen wurde der Larynx ergriffen, von diesen verliefen 3 letal.) — 52) Bouchut, Traitement des paralysies diphthéritiques. Gaz. des hôp. No. 47. (Ohne Bedeutung.) — 53) Hadden, Alex., Tracheotomy in Croup. New-York medic. Record. Octob. 23. (Verf. theilt 11 Fälle von Tracheotomien bei Croup mit, davon endeten 7 mit Genesung. Seine Ausführungen enthalten nichts Neues.) — 54) Ripley, John H., Tracheotomy in croup with remarks of the pathology, diagnosis, prognosis and treatment of the disease, and the causes of death in fatal cases; with a report of thirty-five operations. Ibidem. Juli 3., 10., 17., 24. — 55) Müller, Moritz, Beitrag zur Diphtheritis und Tracheotomie. Inaug.-Dissert. Berlin. — 56) Bennett, E. H., Membranous croup tracheotomy. Dublin Journal of med. science. March. p. 248. (2jähr. Kind. Tödtlicher Ausgang, sehr rapide Entwickelung einer linksseitigen Pneumonie.) — 57) André, Croup, trachéotomie in extremis. Guérison. Journ. de méd. de Bruxelles. Sept. (5jähr. Mädchen.) — 58) Gee, Case of diphtheria; tracheotomy; recovery. Lancet. Juni 19. (Betrat einen 7jähr. Knaben; der Fall erscheint von Interesse, weil trotz der Expectoration zahlreicher Croupmembranen aus der Trachea nach der Operation die Genesung vortrefflich sich vollzog.) — 59) Schede, Max, A case of croup in an adult-extensive formation of false membrane in trachea. Tracheotomy. Death. Med. times and gaz. March 6. p. 261. (20jähr. Dienstmädchen. Infection nicht erweislich. Die Tracheotomie wurde am 18. Februar 1880 ausgeführt. Der letale Ausgang trat am darauffolgenden Tage ein. Die fibrinösen Membranen reichten vom Kehlkopf bis in die beiden Hauptbronchen. In den kleineren Bronchen intensive Bronchitis. Congestionirung der beiden unteren Lungenlappen.) — 60) Walser, William C., Tracheotomie beim Croup. New-York med. Journ. März. — 61) Frisch, A. v., Ueber Tamponade der Trachea. Zur localen Behandlung der Diphtherie. Wiener medicin. Blätter. No. 6 und 7.

Michel (2) giebt eine genaue Beschreibung der Diphtheritisepidemie, welche in Malans, 20 Minuten nordwärts von Landquart (Ostschweiz) am Fusse des Vilan, auf einer Terrasse, sonnig und anscheinend gesund gelegen, vom Monat October 1876 bis Mitte August 1877 statthatte. Ende April 1877 begann die bösartigste Zeit der Epidemie. Nach dem Abschluss der Epidemie kam in Malans und seiner nächsten Umgebung kein neuer Erkrankungsfall vor, während sie in dem benachbarten Chur wie in den meisten Städten der Schweiz stets, aber nur sporadisch vorkommt.

Verf. hat nur Halsdiphtheritis beobachtet, anderweite Wunden wurden nicht diphtheritisch. Bemerkenswerth ist, dass Malans öfter von Epidemien, besonders von Typhusepidemien und zwar besonders bösartigen heimgesucht war, dagegen war gleichzeitig mit der Diphtherie eine anderweite Epidemie nicht vorhanden. Vor Ausbruch einer neuen Diphtheritiseruption beobachtete Verf. bei einem 2jährigen Kinde eine Erkrankung am Croup. Es wurden lange Croupmembranen, die sich macroscopisch von frischen Diphtheritismembranen nicht unterscheiden liessen, durch die Nase entleert. Verf. scheidet scharf Diphtheritis von Croup. Die sehr mörderische Epidemie, welche 6 pCt. der Bevölkerung hinraffte, fand bei nasskalter Witterung die grösste Verbreitung, und Verf. ist fest überzeugt, dass der Verkehr von Personen für die Zeitlage und räumliche Verbreitung der Seuche durchaus nicht maassgebend sei, sondern, dass meteorologische Einflüsse, die gewiss mehr als zufällig mit hohen Erkrankungscurven zusammenfallen, den Ausbruch der Krankheit veranlassen; Verfasser unterschied in seinen Beobachtungen 3 Categorien von Fällen, die leichten, die schweren oder septischen Formen und die Diphtheritis seine diphtheria. Letztere ist nur ausnahmsweise zur

Beobachtung gekommen. Die leichten und die schweren Formen sind in ihren Prodromalsymptomen gleich, bei den letzteren sind sie nur kürzer und meist intensiver, aber oft durchaus nicht beängstigend, die früh auftretende Somnolenz und das anfangs posthornförmige, speckige Infiltrat, das rasch schwarz und morsch geworden, — bei der Section erscheint es wie ein ausgebrannter Camin — und der in 3 bis 5 Tagen erfolgte Tod sind die constanten Symptome dieser schweren Form. Die Temperatur gab auch bei dieser Form weder einen diagnostischen noch prognostischen Anhaltspunkt. Nur 3 mal beobachtete der Verfasser bei dieser Diphtherieepidemie Albuminurie mit Hydrops. — Die verschiedensten therapeutischen Eingriffe, örtliche und innere Medicamente bewährten sich dem Verf. so wenig gegenüber dem localen Krankheitsprocess und seiner Einwirkung auf den Organismus, dass er es bei der Behandlung als die einzige Aufgabe erachtet, die Resistenzfähigkeit durch Abwenden einzelner Symptome und durch zweckmässige Reize und Nahrungsmittel zu unterstützen.

Oertel (4) hält die epidemische Diphtherie mit den meisten anderen Beobachtern für eine durch Pilzwucherungen erzeugte, ansteckende, zunächst localisirte, später allgemein werdende Infectionskrankheit. Der Infectionsstoff ist ausser in den diphtherischen Belägen in der Mundflüssigkeit und nach allgemeiner septischer Infection auch im Blut und den übrigen Geweben. Der Ansteckungsstoff ist durch die Berührung von Kranken, durch von ihnen gebrauchte Gegenstände und die Luft übertragbar. Das diphtheritische Contagium haftet nicht so schnell wie das der acuten Exantheme, es haftet aber fester an seinen Trägern wie bei diesen.

Träger des diphtheritischen Contagiums sind Spaltpilze, ihren besten Culturapparat bietet der thierische Organismus. Abgesehen von diesem specifischen Infectionsstoff ist die Entwickelung der Diphtheritis noch geknüpft an die individuelle, persönliche Disposition, kindliches Alter, scrophulöse Anlage mit Neigung zu catarrhalischen Affectionen etc. (den Einfluss der Wohnräume taxirt Verf. nicht sehr hoch). Ueber den Einfluss der Jahreszeiten und des Climas auf die Frequenz und Schwere der Diphtheritis lasse sich etwas Durchschlagendes nicht sagen. Die Entfernung der diphtheritischen Beläge durch mechanische Eingriffe hält Verf. für einen therapeutischen Missgriff, weil dadurch dem Eindringen der Infectionsstoffe in die Saftcanäle Vorschub geleistet werde. Die Dauer der Incubation taxirt er bei vorhandener indiv. Disposition auf 2—5 Tage.

Die sporadischen Fälle von Diphtheritis erklärt er entweder durch Eindringen von Diphtheriepilzen in den Menschen, welche ausserhalb desselben lange ihre specifische Energie bewahrt haben, oder aber dadurch, dass Diphtheriekeime, welche lange ausserhalb des Körpers latent waren, sich manifestiren, wenn die früher bei dem betreffenden Individuum nicht vorhandene Disposition hervortritt und das Wirksamwerden derselben ermöglicht.

Ranke (München) (5) beantwortet die Frage, ob es gegenwärtig bei uns eine membranöse Laryngitis gebe, die nicht diphtheritischen Ursprungs ist, dahin, dass dies gegenwärtig, soweit seine Erfahrungen reichen, mit grösster Wahrscheinlichkeit nicht der Fall sei, dass es also höchst wahrscheinlich gegenwärtig keinen genuinen Croup gebe.

Schütz (8) hält die Diphtherie für eine Infectionskrankheit localer Natur, hervorgerufen durch eine specifische Pilzspecies (Microsporon diphtheriticum). Dieselbe localisire sich am liebsten auf den Rachengebilden. Kurze Zeit nach Einwanderung der Pilze entstehen theils örtliche, theils allgemeine Erscheinungen. Von den örtlichen subinflammatorischen Erscheinungen stammen die ersten Fiebererscheinungen. Das Product dieser Entzündung seien die rasch und grobmaschig gerinnenden Fibrinmassen. Verf. hat die sich zeigenden Belagmassen gründlich mit dem mit Leinwand umwickelten Finger zu entfernen gesucht. Die so behandelten, verletzten und blutenden Schleimhautstellen blieben im weiteren Verlaufe frei. Sofort nach der Entfernung des Belages wurde meist 2 mal, in schweren Fällen bis 5 mal eine Bromlösung (Bromi pur. Kali bromat. ana 0,5 Aq. destill. 100,0) mit einer kleinen Gummispritze in den Rachen gespritzt. Wenn einzelne Belagmassen der angeführten Procedur widerstehen, ist es zweckmässig, sie 5—6 mal täglich mit concentrirter Bromlösung zu bepinseln. Bei Drüsenschwellungen 3 mal täglich Ungt. Kali jod. (1 : 4) erbsengross einzureiben.

Marx (11) betont in seiner Arbeit über die catarrhalische Diphtherie, dass die leichten, den abortiven Formen anderer Infectionskrankheiten analogen Diphtheriefälle in nicht seltenen Fällen in die croupöse Rachen- und Kehlkopfdiphtherie bei den betr. Kranken übergehen und bei anderen Menschen durch ihre ansteckenden Eigenschaften die schwersten Formen der Diphtherie hervorrufen können. Geringe örtliche Veränderungen schliessen bekanntlich ebensowenig als unbedeutende allgemeine Störungen einen plötzlichen ungünstigen Ausgang aus, daher muss die Separation der Kranken absolut aufrecht erhalten werden. Bettruhe ist durchaus nothwendig. Cauterisation ist bei leichten Fällen am frühesten im Stande, die Entstehung fibrinöser Entzündung zu begünstigen. — Verf. ist wie sein Lehrer Oertel der Ansicht, dass behufs der Beförderung der Heilung des localen Processes die entzündliche Reaction der Schleimhaut nicht bekämpft, sondern angeregt werden muss. Inhalationen heisser Wasserdämpfe, oder gleichartige locale Anwendung von Natr. chlorat., Kali chloricum, Acid. carbol. oder salicylic. Desinficirende Gurgelwässer empfiehlt Verf. als die zweckmässigste Maassnahme, der drohenden Gefahr der croupösen Entzündung zuvorzukommen.

Die von Ott (13) beschriebenen eigenthümlichen Erkrankungen, welche einige Zeit nach dem Ablaufe von mehr oder weniger intensiven diphtheritischen Affectionen des Halses eintraten, betrafen 3

(65 j. Mann, 14 j. Knabe, 62 j. Frau) Patienten, welche unter Fiebersymptomen von zuweilen nach den Armen ausstrahlenden Schmerzen des Thorax befallen wurden, welche Verf. als Muskelschmerzen auffasst. Nach einigen Tagen entwickelte sich nach kurzer Zeit an den betreffenden Stellen Lungenentzündung. Im letzten Fall war dieselbe doppelseitig und verlief tödtlich. Ott führt die Affectionen auf den Eintritt von parasitären Krankheitserregern in die betreffenden Localitäten zurück.

Gandrea (18) kommt in seiner These über Drüseneiterung bei der Diphtherie zu folgenden Schlussfolgerungen: 1) dass öfter, als man gewöhnlich annimmt, bei der Halsdiphtherie Drüseneiterungen vorkommen. Sie verlaufen unbemerkt, weil andere schwere Zufälle schnell den Tod herbeiführen. 2) Die Drüsenaffection steht mehr unter dem Einfluss der allgemeinen diphtheritischen Infection als der diphtheritischen Halsveränderungen. 3) Beträchtliche Drüsenschwellung im Beginn der Diphtherie und complicirende Entzündung des benachbarten Bindegewebes sind prognostisch sehr schlimm. Die Prognose der Eiterung ist gut, wenn dieselbe erst nach Heilung der Halsaffection eintritt; nur die Complication halber sei besorgnisserregend. 4) Der Abscess muss mit dem Messer beim Auftreten deutlicher Fluctuation geöffnet werden.

Der von Fritz (20) mitgetheilte Fall von diphtheritischer Lähmung betraf eine 26jähr. Frau und stellte sich im Gefolge einer Diphtheritis faucium ein.

Die Lähmung war weit verbreitet, die gelähmten Theile schlaff, keine Spur von Sehnenreflexen oder spastischen Erscheinungen, mit Neigung zur Atrophie, welche an den Händen ausgesprochen waren. Reizungserscheinungen fehlten vollkommen. Die Sensibilität war in geringem Grade afficirt. Die Musculatur der Ober- und Unterschenkel reagirte auf eine directe Erregung durch den faradischen Strom nur wenig, der constante Strom wies zuerst an den Daumenballen, später auch an den Extensoren der Unterschenkel Entartungsreaction nach. Es trat Heilung ein, die Parästhesien liessen nach, die Motilität kehrte wieder, während die Entartungsreaction grösstentheils noch fortbestand.

Müller (55) theilte in seiner Dissertation Beiträge zur Diphtherie und Tracheotomie mit, das einschlägige Material lieferte das unter Langenbuch's Leitung stehende Lazaruskrankenhaus in Berlin vom 1. Januar 1874 bis December 1878.

Von den während dieses Zeitraums behandelten 4230 Kranken entfielen 312 Fälle (7,26 pCt.) auf Diphtherie, davon starben 184 (59,2 pCt.).

Die Mehrzahl der Fälle entfiel auf Kinder, 277 Fälle, 4 davon wurden in dem Krankenhause inficirt, davon sind 35,3 pCt. geheilt, in 72,2 pCt. d. i. in 200 Fällen musste die Tracheotomie gemacht werden. In allen Fällen von Diphtherie mit Trachealstenose wurde ohne Rücksicht auf Alter und Prognose die Tracheotomie ausgeführt. Die Kinder der ersten 5 Lebensjahre stellten das grösste Contingent (71,1 pCt.). Fast immer wurde die Tracheotomia inferior ausgeführt. Die unangenehmste und die meisten Opfer fordernde Complication waren Pneumonien.

Walser (60) operirt beim Croup nicht frühzeitig. Er hält die Tracheotomie — und zwar zieht er die Tracheotomie inf. vor, weil die Verschwärungen des Larynx dabei umgangen werden, und weil die Schleimhaut der Luftröhre weniger reizbar ist — für dringend indicirt, wenn sich Einziehungen des Epigastrium und der J. C. R. einstellen. Bronchitis und Bronchopneumonie hält er ebensowenig für Contraindicationen wie Nephritis. Dagegen operirt er nur ungern Kinder unter 2 Jahren, wofern dieselben nicht sehr kräftig sind. Die Tracheotomirten sind in 25 bis 30° C. warmen Zimmern zu halten, welche gehörig ventilirt sind, in denen sich reichlich Kalkwasserdämpfe befinden. Je näher Puls und Respirationsfrequenz sowie die Temperatur dem normalen Verhalten kommen, um so besser gestaltet sich die Prognose. Das Verhalten der Temperatur ist auch für den weiteren Verlauf wichtig, je leichter die Expectoration, um so günstiger ist die Prognose.

v. Frisch (61) beabsichtigt, wie Trendelenburg, durch die Tamponade der Trachea, sowie auch durch den temporären Verschluss der Speiseröhre zu ermöglichen, dass die erkrankten Localitäten (die hintere Fläche des Velum, die Schleimhaut der Nase und des Kehlkopfs) durch desinficirende Flüssigkeiten gründlich ausgespült werden, ohne dass man Gefahr läuft, dass die Flüssigkeiten in die Luftröhre und den Magen herabfliessen. Verf. sieht in der Unmöglichkeit, diese Localisationen gehörig zu desinficiren, den Grund, warum die Diphtherie des Rachens, der Nase und des Kehlkopfs bis jetzt bei der Localbehandlung, gegenüber der Wunddiphtherie, so wenig glückliche Erfahrungen geliefert habe. Während aber Trendelenburg die Tracheotomie nur in zwei solchen Fällen anwandte, bei denen die Suffocationsgefahr so wie so zu derselben drängte, um nachher — 1 Fall verlief günstig — Trachea und Oesophagus zu tamponiren und die Kranken mittelst Irrigation der erkrankten Partien zu behandeln, zog v. Frisch das angegebene Verfahren bei einem an septischer Diphtherie erkrankten Mädchen ohne stenotische Erscheinungen in Anwendung. Das Kind ging vor Ablauf einer Stunde bereits an einem plötzlich auftretenden Collaps zu Grunde. Zum Tamponiren des Oesophagus benutzt Verf. einen mit einem Faden versehenen Schwamm oder Wattetampon. Zur Tamponade der Trachea gebraucht er eine (aus dem Original zu ersehende) Modification der bekannten Trendelenburg'schen Tamponcanüle. Zur Ausspülung wurde eine $2^1/_2$ procent. Lösung von Tetramethylammoniumhydroxyd (Neurin) verwendet, welches er aus mannigfachen Gründen für besonders empfehlenswerth erachtet.

Um die Druckwirkung einer solchen Canüle zu vermeiden, darf der Tampon in der Trachea nur während der Ausspülung aufgeblasen gehalten werden. Es müsste bei mehrtägiger Tamponirung täglich die Länge der Canüle gewechselt werden, so dass immer eine andere Schleimhautstelle mit dem Tampon in Berührung komme.

Die Indicationen für das angegebene Verfahren präcisirt Verf. folgendermaassen: 1) absolut bei der sogenannten septischen Diphtherie, hier könne durch frühzeitige Operation und einmalige Durchspülung der erkrankten Partien die Resorption septischer Stoffe verhütet, die Production neuer Infectionskeime verhindert und die vorhandenen unschädlich gemacht werden; 2) verständig sei es, wenn neben der fibrinösen Form der Rachendiphtherie Nasendiphtherie vorhanden sei, um eine gründliche locale Behandlung zu ermöglichen; 3) vortheilhaft sei sie nach jeder Tracheotomie infolge von Laryngostenose bei der Diphtherie.

(1) Galli, T., Sulla difterite. Gazz. med. Ital.-Lombard. No. 4—5. — 2) Breganze, N., Un capitolo sulla difterite. Ibid. No. 25—30.

In seiner Abhandlung über Diphtherie bildet Galli (1) 13 microscopische Präparate des diphtheritischen Belages, der Milzpulpa, der Nieren von diphtheritischen Kindern, auch einige durch Züchtung „diphtheritischen Eiters" auf verschiedenen Nährmedien erhaltene Formen ab, die jedoch trotz des erläuternden Textes weder in klare Beziehungen zu einander zu bringen sind, noch botanisch oder pilzphysiologisch einen irgendwie vertrauenerweckenden Eindruck machen. (Nur Zeichnung, keine Photographie.) — Breganze (2) giebt eine rein clinische Studie, in welcher er betont, bis jetzt zu keiner absoluten Theorie gekommen zu sein und verschiedene neuempfohlene Heilmittel critisch beleuchtet.

Wernich (Berlin).

1) Nix, Om Behandling af Difteritis i Svælget. Hospitalstidende. 2 R. VII. B. p. 161. — 2) Meyer, J., Om Behandlinger af Difteritis i Svælget. Ibid. 2 R. VII. B. p. 207.

Beide Verff. empfehlen die Auslöffelung der Membranen und der necrotischen Gewebstheile bei Diphtheritis faucium mittelst des scharfen Löffels; nachher wird mit Nitras argenticus in Substanz oder in Lösung touchirt und schliesslich will Meyer (2) mit 5 procentiger Carbolsäurelösung den Schlund auswaschen. Die Behandlung wird täglich wiederholt.

Levison (Kopenhagen).

Collan, A. van, Bidrag till behandlingen af difteri. Finska Läkaresällsk. handl. Bd. 21. p. 1.

C. empfiehlt bei Diphtheritis das Sesquichloratum ferri. Es wird sowohl innerlich als zum Pinseln benutzt. Ein Theil des Liquor ferri sesquichlorati wird mit 1—2 Theilen Wasser gemischt und abends und morgens mittelst einem dicken Charpiepinsels applicirt; nachher wird mit kalter Milch gegurgelt. Bei Diphtheritis in der Nase werden Einspritzungen (1 : 4) benutzt. Von einer Mischung von 10—20 Tropfen Liquor ferri sesquichlorati und 6 Unzen Wasser bekommt Pat. einen Theelöffel voll am Tage alle 10—15 Minuten, Nachts jede $\frac{1}{4}$—$\frac{1}{2}$ Stunde. Die Dosis wird nach dem Alter des Pat. bestimmt. Auf diese Weise fährt man fort, so lange Pseudomembranen gebildet werden. C. hat von dieser Behandlung gute Resultate gesehen.

P. Hesch Panum (Kopenhagen).

1) Warschauer, J. (Krakau), Ueber den Werth des Pilocarpinum muriaticum bei Diphtherie. Przegl. lek. No. 45—47. Poln. (W. kann die von Guttmann erzielten Heilerfolge mit dem Mittel nach mehreren von ihm selbst gemachten Beobachtungen nur zum Theil bestätigen.) — 2) Weissenblut, Beitrag zur Behandlung der Diphtherie. Medycyna. Bd. VIII. No. 2. Poln. (W. empfiehlt Einpinselung der erkrankten Schleimhaut mit einer Mischung von Acid. benz. 1 Drachme, Lact. sulphur. ½ Dr., Glycerin 1 Unz.) — 3) Malinowski, Alphons, Einige Worte über allgemeine und locale Behandlung der Diphtherie. Ibid. No. 6.

Vom Gesichtspunkte ausgehend, dass der diphtheritische Process parasitischen Ursprunges und bei seiner Entstehung localer Natur sei, richtet der Verf. bei der Behandlung seine Aufmerksamkeit auf die noch gesunde Umgebung der anfänglich vom Uebel ergriffenen Stelle, um diese von jener gewissermaassen abzusperren und die weitere Resorption der Krankheitsstoffe zu verhindern. Der Verf. betrachtet die an der Grenze im gesunden Gewebe auftretende reichliche Eitersecretion als einen heilsamen Damm, den man sorgfältig durch Wärme, namentlich durch Umschläge, Bähungen, Einathmungen von Wasserdämpfen aufrecht halten müsse. Die Abstossung der diphtheritisch afficirten Gewebe ging dabei gut und rasch von Statten, und es erfolgte keine allgemeine Infection. Die locale Behandlung wurde noch durch innere Mittel unterstützt, und zwar durch Darreichung von Wein, Fleischextract und Chinin. Der Verf. illustrirt seine Ansicht mit einigen Beobachtungen aus seiner Privatpraxis.

Oettinger (Krakau).]

3. Blutungen und Traumen des Larynx.

1) Packard, John H. (Philadelphia), Contusion over the larynx: probable fracture or rupture; emphysema: loss of voice from swelling of ventricular bands arytaeno-epiglottic folds, probably from effused blood; recovery. Archives of laryngology. Vol. I. No. 1. p. 56. (54jähr. Mann. Stoss an den Kehlkopf. Der Kranke wurde kaum 2 Monate nach dem Trauma aus dem Hospital entlassen, die Stimme war noch nicht vollständig wieder hergestellt. Nach circa 1 Monate stellte sich Pat. wieder wegen eines Abscesses in der Nachbarschaft des Kehlkopfes vor. Verf. nahm an, dass derselbe durch die partielle Necrose des verletzten Kehlkopfknorpels bedingt gewesen ist. Die erneute Aufnahme ins Hospital wünschte Pat. nicht.) — 2) Smith, H. Andrew, Case of recurring hemorrhage from vocal cord. Ibid. Vol. I. No. 1. p. 65. (27jähr. Mann. Die Blutungen erfolgten am r. wahren Stimmband und zwar entsprechend seinem Ansatze an den Proc. vocalis. Anstrengungen der Stimmbänder vermehrten die Blutung. An der Oberfläche des Stimmbandes war nichts Krankhaftes zu sehen.) — 3) Otto, A. (Illenau), Haematom der aryepiglottischen Falten. D. Arch. f. kl. Med. 27. Band. S. 580. — 4) Schnitzler, Joh., Ueber Stimmbandblutung und Stimmbandzerreissung. Wiener med. Presse. No. 38 u. 41. — 5) Wagner, Laryngeal haemorrhage. St. Louis med. and surg. Journ. No. 37. 1879. (Fall von Blutung aus dem Larynx, welche frequent und häufig wiederkehrend war. Keine Lungenkrankheit. Mit Hilfe des Kehlkopfspiegels konnte man das Blut deutlich aus dem linken Taschenbande und Morgagnischen Ventrikel fliessen sehen. Verf. hat noch einige analoge Fälle beobachtet.)

Der seltene Fall von Hämatom der aryepiglottischen Falten, welchen Otto (3) beschreibt, betrifft einen geisteskranken Mann.

Derselbe hatte sich eine Schnittwunde am Halse beigebracht, die, gehörig behandelt, keine weiteren Gefahren zu haben schien. In der Nacht desselben Tages starb der Kranke suffocatorisch binnen wenigen Minuten. Es handelte sich hierbei um eine reine Hämorrhagie in die Submucosa des Kehlkopfeingangs, ohne vorausgegangene anderweitige Erkrankung der betroffenen Theile und ohne directe traumatische Verletzung derselben. Die Diagnose war auf Glottisödem gestellt worden. Die Aetiologie des Falles blieb unaufgeklärt.

Schnitzler (4) beobachtete nur wenige Fälle von Stimmbandblutungen (abgesehen von kleineren Extravasaten und punktförmigen Ecchymosen, welche öfter nach extensiven Husten, nach Erbrechen, so bei Tussis convulsiva und bei Morb. maculosus Werlhofii vorkommen) und zwar meist infolge von Ueberanstrengung. Er beobachtete dieselben, wenn dem kranken Larynx, Catarrh, Lähmung der Stimmbänder — oder auch dem gesunden, so bei Sängern und Sängerinnen — Ueberanstrengungen zugemuthet werden. Er hält den Verlauf für günstig. Einblasungen von Plumbum aceticum und Argent. nitric., sowie Inhalationen von Alumen und Tannin bewirkten in 14 Tagen Heilung. Um Stimmbandzerreissungen handele es sich dabei nicht, von ihnen könne nur die Rede sein, wenn das Stimmband in seiner ganzen Masse eine Continuitätstrennung erfahren. Er wiess dabei auf einen früher von ihm beschriebenen Fall hin in der Wien. med. Presse 1874 Nr. 42 und 44 (cf. diesen Bericht pro 1874, II. S. 238).

4. Syphilis und Tuberculose des Kehlkopfs.

1) Gougenheim, De la laryngite syphilitique secondaire. Progrès médic. 49. (Verf.'s Schlussfolgerungen sind folgende: Die Laryngit. syphilitica ist häufig, in $^{2}/_{3}$ der Fälle. Die Sprache kann im Ganzen oder theilweise dabei mitbetheiligt sein. Oft ist die Schwellung nur eine theilweise. Wenn die Schwellung eine allgemeine ist, handelt es sich um eine schwere, zwischen secundärer und tertiärer syphil. Laryngitis stehende Form. Geschwüre, fast stets in Form von Erosionen, finden sich häufig bei den Larynxaffectionen der secundär Syphilitischen, gewöhnlich sieht man dieselben auf geschwellten Flächen, selten auf sehr beschränkten Papeln, besonders gern sitzen sie an der Epiglottis, zumal am freien Rande. Bisweilen werden die Gewebe hart und degeneriren definitiv. Innere und äussere Cauterisation mit Arg. nitric. ist nothwendig.) — 2) Erös, J., Beitrag zu den syphilitischen Erkrankungen des Larynx bei Kindern. Jahrb. f. Kinderheilk. XV. S. 139. — 3) Isabel, François, Des scrophulides laryngées. Thèse. Paris. (Verf. unterscheidet zwei Categorien von scrophulösen oder lupösen Veränderungen des Kehlkopfs, nämlich 1) den primitiven Lupus des Kehlkopfs, 2) den secundären Kehlkopflupus, bei dem andere lupöse Erscheinungen in Nachbarorganen, z. B. im Pharynx oder anderen benachbarten Organen auftreten. Der differentiellen Diagnose erwächst die Aufgabe, diese scrophulösen Larynxaffectionen von den syphilitischen und tuberculösen zu trennen; dieselbe ist häufig sehr schwer, und man darf sich dann nicht auf eine Beurtheilung aus dem localen Befunde begnügen, sondern muss die ganze Körperoberfläche untersuchen. In therapeutischer Beziehung erwähnt Verf. die bei Kehlkopflupus von seinem Lehrer Poyet angewandte Auslöffelung und Scarification mit nachträglicher Cauterisation mit Jodtinctur.) — 4) Biefel, R., Ueber die tuberculösen Geschwüre und die Erosion des Filtrum ventriculorum im Kehlkopf der Phthisiker. Jahresber. d. schles. Ges. f. vaterl. Cultur pro 1879. S. 26. Breslau. — 5) Schech, Ph., Clinische und histologische Studien über Kehlkopfschwindsucht. Separat-Abdruck aus dem Bair. ärztl. Intelligenzblatte. — 6) Schmidt, Moritz, Die Kehlkopfschwindsucht u. ihre Behandlung. D. Arch. f. klin. Med. XXVI. S. 395. (Vgl. auch Wiener med. Presse No. 37, S. 117, wo der therapeutische Theil dieses auf dem Laryngol. Congress in Mailand gehaltenen Vortrages referirt ist.)

Die von Erös (2) mitgetheilte Beobachtung von hereditärer Syphilis des Kehlkopfs betrifft ein $3^1/_2$jähriges Mädchen.

Dasselbe zeigte neben einer Reihe anderer exquisit syphilitischer Symptome durch chronischen Catarrh der Schleimhaut der Epiglottis und dem Larynx bedingte Schleimhauthypertrophie. Bei dem Kinde waren die ersten syphilitischen Exantheme vor $3^1/_2$ Monaten aufgetreten, die prägnante Heiserkeit einen Monat später. Der Erfolg der allgemeinen antisyphilitischen Behandlung erwies sich günstig, ohne dass eine locale Behandlung der Kehlkopfaffection eingeleitet worden wäre.

Biefel (4) fand, dass in allen Fällen tuberculöser Geschwürsbildung in der Kehlkopfschleimhaut zuerst bei intacter Submucosa resp. Drüsenschicht eine Anzahl von miliaren Rundzellen-Tuberkeln oberhalb der trennenden elastischen Schicht in den Straten der Mucosa abgelagert werden, indem hier gleichzeitig ein Rundzelleninfiltrat entsteht, welches dicht unter der Epithelialschicht der Mucosa fortläuft und die letztere bedeutend verdickt. Dieser Befund sichert die microscopische Diagnose des Tuberkels der Kehlkopfschleimhaut. Dieses Infiltrat erstreckt sich von der Mucosa aus durch die elastische Schicht zwischen die Drüsenlager der Submucosa. Von ihm aus erfolgt die weitere und tiefere Zellstörung; vorher jedoch erfolgt der Durchbruch dieser mit miliaren Rundtuberkeln ausgestatteten Rundzelleninfiltrate nach der Oberfläche. Verf. theilt die Kehlkopfgeschwüre tuberculöser Natur, je nach dem 1) allein die Mucosa ergriffen, oder 2) die elastische Schicht überschritten, und damit die folliculäre Zerstörung eingeleitet ist, in oberflächliche und tiefe. Die tiefen, prognostisch sehr ungünstigen, in kurzer Zeit zum Tode führenden Geschwüre gehören den Partien an, wo die Drüsenschicht der Submucosa sehr stark entwickelt ist (Drüsenwülste am falschen Stimmband, an der Epiglottis und unter der Basis des Aryknorpels — Subarytänoidalwulst — zu beiden Seiten des Interarytänoidealraums). An den Stellen, wo die Drüsenschichten der Submucosa nur seicht und in einfachen Reihen liegen (wahres Stimmband, an einzelnen Stellen der aryepiglottischen Falte und im Interarytänoidealraum selbst), finden sich flachere Geschwüre. Die tieferen Geschwüre confluiren öfter zu grösseren Ulcerationen, und in ihrer Umgebung überwuchern bisweilen die zerfallenden Drüsen der Submucosa den Rand. Characteristisch für die laryngoscopische Diagnose sind die Randzacken derselben, zerfetzte Reste der Mucosa, im Spiegelbilde wie aufgeworfene Franzen erscheinend. Kleine Geschwüre können verheilen, am wahren Stimmband und am Interarytänoidalraum (wofern hier die Wülste nicht mitergriffen sind) können dieselben auch chronisch verlaufen, letztere beobachtete Verf. meist bei Personen mit scheinbar zunächst ganz gesunden Lungen, aber von constitutioneller Anlage. Bei den meisten war Blutspucken vorangegangen.

Als Ursache des Auftretens der erwähnten Tuberkeln in dem Gewebe der Mucosa betrachtet Verf. 1) die Ablagerung von entfernteren Herden aus den Bronchialdrüsen oder der Lunge — oder 2) die Impfung in die Epithelialschicht mittelst inficirender Sputa.

Die Knorpel betheiligen sich bei diesen Processen nur durch eitrige Perichondritis, infolge deren dieselben aus ihrer Verbindung mit den Nachbartheilen ausgelöst werden.

Für die Behandlung der oberflächlichen Geschwüre ist die climatische Behandlung an staubfreien Orten bei mittlerem Luftdruck, während des Winters im Süden, zuträglich. Besonders müssen alle Fälle, wo die characteristischen Herde zuerst im Interarytänoidalraum auftreten, als Ausdruck in der Reihe der Respirationsorgane bestehender Verkäsungsprocesse frühzeitig antiphthisisch und klimatisch behandelt werden. Von örtlicher Behandlung sind nur die desinficirenden und narcotischen Pinselmittel und reinigende Inhalationen in Betracht zu ziehen.

Die tiefen Larynxgeschwüre führen schnell zum Tode.

Betreffs der Erosion im Filtrum ventriculorum (Merkel), der sog. Rinnen-Erosion, die nicht mit dem sog. Schleimhautriss zu verwechseln ist, bemerkt Verf., dass sie sich in der schmalen, seichten Rinne localisirt, durch welche die Plica aryepiglottica von der Cart. arytänoidea geschieden ist. Sie ist am tiefsten da, wo sie sich der hinteren Stimmbandcommissur nähert. Diese Rinne ist als eine Prädilectionsstelle für leichte Affectionen im Kehlkopf der Phthisiker zu bezeichnen. Bei solchen Rinnenerosionen in der Nähe der hintern Commissur schwillt stets der Anfangstheil des wahren Stimmbandes an. Trotzdem diese Rinnenerosionen keinen tuberculösen Character haben, sind sie für alle Lungenkranken bedenklich, weil das Herabfliessen von Zellendetritus und die permanente Reizung zur Fortpflanzung des Entzündungsreizes führen kann. Auch diese Rinnenerosionen erfordern dieselbe locale und climatische Behandlung wie die tuberculösen Geschwüre.

Schech (5) bejaht zunächst in seinen klinischen und histologischen Studien über die Kehlkopfschwindsucht, auf clinische Erfahrungen gestützt, dass der Kehlkopf früher als die Lunge phthisisch werden könne. Er bezweifelt im Allgemeinen das Vorkommen tiefer und ausgebreiteter zu Perichondritis führender Ulcerationen bei nicht dyscrasischen Individuen, jedoch ist er der Ansicht, dass der Kehlkopf in der überwiegenden Anzahl der Fälle später erkrankt als die Lunge. Für der Phthise verdächtig erachtet Verf. alle einseitigen Kehlkopferkrankungen, wobei keine Kehlkopfhälfte besonders bevorzugt sei, indem beginnen die Kehlkopferkrankungen meist an der der Lungenerkrankung entsprechenden Seite. Auch wenn der Kehlkopf zuerst erkranke gelinge es in der Regel, die ersten physicalischen Erscheinungen entsprechend dem Sitze der Kehlkopfaffectionen, nachzuweisen. Am häufigsten und frühesten erkranke, die Hinterwand des Kehlkopfs, vielleicht ebenso häufig die Stimmbänder. Beide Localisationen combiniren sich oft. Zacken und Granulationen an der Hinterwand seien besonders, wie Störk bemerkt, der Phthise verdächtig. Im allerersten Beginn erscheine dann meist ein Stimmband mehr weniger beweglich, in einen runden, walzenförmigen Strang umgewandelt. Auch Schwellungen der Taschenbänder mit kleinen Unebenheiten haben etwas für die tuberculöse Erkrankung Typisches. Diese Unebenheiten entsprechen, wie die genauere Untersuchung ergiebt, miliarer Erkrankung. Die Aryknorpel und Ligg. aryepiglottica erkranken an ihrer pharyngealen Seite meist in den letzten Stadien. Die Larynxphthisis beginnt fast ausschliesslich zuerst an der Schleimhaut.

Verf. schliesst sich der Anschauung von Heinze an, dass die Entwickelung und der Zerfall ächter, wahrer Tuberkel den tuberculösen Processen des Kehlkopfes zu Grunde liege. Nur in sehr seltenen Fällen finden sich die Kehlkopftuberkel als macroscopisch sichtbare Bildungen. Meist finden sie sich in die Schleimhaut eingebettet und besonders an geschwellten, aber noch nicht ulcerirten Theilen. Dieselben lassen, wofern sie nicht das Epithel direct berühren, meist dasselbe intact, an das sich eine nach unten hin an Dichtigkeit abnehmende Rundzellenwucherung anschliesst, in welche die Tuberkeln eingebettet sind. Riesenzellen sind in den Präparaten nicht constant. Gelegentlich dieser Untersuchungen berichtet Verf., dass er das Stimmbandepithel als aus grossen Riff- und Stachelzellen bestehend, beobachtet habe. In einem anderen Falle constatirte er Papillen von besonderer Mächtigkeit und Reichlichkeit auf den Stimmbändern, und an wieder anderen Stimmbändern zeigte sich ein deutliches, wenn auch nicht sehr reichliches Lager. Auch die Drüsen des Kehlkopfs betheiligen sich entweder intra- oder extraacinös; auch combiniren sich beide Erkrankungsformen. Im Weitern auf das Original verweisend, soll hier nur noch bemerkt werden, das Verf. die Ansicht vertritt, dass allermeist die Tuberculose der Schleimhaut als einziges aetiologisches Moment der Kehlkopfschwindsucht anzusehen ist, und dass nur ein verschwindend kleiner Bruchtheil anderweitigen Ursachen seine Entstehung verdankt.

Bei der Localbehandlung der Kehlkopftuberculose bedient sich Verf. seit Jahren nur noch der Desinficientien, am liebsten der feucht gepulverten Borsäure in Form von Einblasungen. Die Kranken vertragen das mit Vorsicht geübte Verfahren im Allgemeinen sehr gut. Bei Schlingbeschwerden setzt man zu der Dosis 0,01 Morph. zu, worauf die Kranken einige Tage ohne Beschwerden essen können. Dann muss event. das Verfahren wiederholt werden, die von Schmidt empfohlene operat. Behandlung der starren Infiltration und Oedem an Epiglottis und Hinterwand können nicht nur die unerträglichen Schmerzen beim Schlingen beseitigen, sondern auch die drohende Tracheotomie entbehrlich machen.

Schmidt (6) behandelt in seiner Arbeit: Die Kehlkopfschwindsucht und ihre Behandlung, den Gegenstand unter Zugrundelegung seiner eigenen practischen Erfahrungen. Auch er fasst den Begriff der Kehlkopfschwindsucht in weiterem Sinne, ganz wie den der Lungenschwindsucht, indem er nicht nur die tuberculösen, sondern alle entzündlichen oder geschwürigen Processe dazu rechnet, welche auf einer Stufe mit der Lungenschwindsucht stehen und fast immer mit ihr gemeinschaftlich vorkommen. Das wesentliche Verdienst der für den Arzt besonders lesenswerthen Abhandlung gipfelt in dem Streben nach der Verallgemeinerung des Satzes, dass die phthisischen Kehlkopfprocesse so gut wie die der Lungen heilen können, dass es sich darum handele, die dazu nöthigen Bedingungen zu erforschen und zu erfüllen. Verf. sieht dieselben in der desinficirenden Methode, natürlich neben der Beschaffung von im allgemeinen günstigen hygienischen Bedingungen. Entweder mittelst einfacher Apparate, Inhalationen von Kamillenthee mit Carbolsäure oder Perubalsam (je nach dem Verhalten der Schleimhaut) an; bei Anschwellung der Epiglottis meint er, dass statt der Inhalationen Einträufelung von Creosotglycerin vorzuziehen sein wird. Heilen die Processe (Geschwüre und Infiltrationen) auf diese Weise nicht, so benutzt Verf. grosse Scarificationen, welche der Heilung derselben insofern Vorschub leisten, dass sie einen überraschend günstigen Effect auf die Resorption der Infiltrationen haben. — Wegen der Details, insbesondere auch wegen der Technik der angeführten Heilmethoden muss auf das Original verwiesen werden.

[Massei, Ferdinando, Le varie forme della tuberculosi laringea. Studie laringoscopici. Giorn. internaz. delle sc. med. 1879. No. 12. p. 1296 sq.

Aus den mancherlei Bekanntes enthaltenden Aufsatz Massei's über die Kehlkopftuberculose ist hervorzuheben, dass er nur Formen derselben 1) das tuberculose Geschwür, 2) die Perichondritis tuberculosa, 3) die tuberculose Infiltration und 4) die Miliartuberculose der Stimmbänder auf laryngoscopischem Wege unterscheidet. Die Miliartuberculose der Stimmbänder hat er in seiner ziemlich umfangreichen laryngoscopischen Thätigkeit bis jetzt nur 2mal gesehen, und zwar bei phthisischen Kranken mit ausgesprochenen Lungenerscheinungen. Hier bleiben dieselben anfänglich relativ lange Zeit stationär, bis sie durch Confluenz zur Ulceration führen. Doch ist die Ulceration trotz ihrer subepithelialen Lage nicht ein directes Ergebniss ihrer regressiven Entwickelung, vielmehr bildet sie durch ihr Auftreten eine Art der Entwickelung der miliaren Knötchen. Paul Güterbock (Berlin).]

5. Geschwülste des Kehlkopfs.

1) Wipham, T., Notes from the department for the treatment of diseases of the throat. 1879. Saint George's hosp. Rep. X. p. 429. (Von Interesse in diesem Bericht ist besonders ein Fall von Spindelzellensarcom des Larynx mit einer Erkrankung der Aortenklappen combinirt, welcher bei einem 57jähr. Mann beobachtet wurde. Der Process lief in etwa 1½ Jahren tödtlich ab, seit ca. einem Jahre war Pat. heiser. Ein an der Aussenseite des Halses brändlicher Abscess, welcher geöffnet wurde, communicirte, wie die Section ergab, durch die Substanz des Schildknorpels mit dem Neoplasma, welches den ganzen vorderen Theil des Kehlkopfs und die Taschenbänder einnahm. Die Aortenklappen waren nicht schlussfähig, die Nieren hart, roth, (ein granulirt.) — 2) Caselli, Car. Azzio (di Reggio-Emilia), Estirpatione completa della laringe, faringe, base della lingua velo pandolo e tonsille. Dal Bulletino delle Scienze Mediche di Bologna. Serie VI. Vol. V. Sep.-Abdr. Bologna. (Es handelt sich um eine vollständige Exstirpation des Larynx, des Pharynx, der Basis der Zunge, des weichen Gaumens und der Tonsillen bei einem 19jähr. Mädchen wegen eines Granuloms. Secundäre Drüsenschwellungen waren nicht vorhanden. Es trat Heilung ein mit vollständiger natürlicher Wiederherstellung des Schlingvermögens und künstlicher Wiederherstellung der Sprache.) — 3) Durant, Ghislani, Case of cancer of the larynx. Archiv of laryngology. Vol. I. No. 1. p. 61. (Der Kranke, um den es sich handelt, lebt noch. Verf. verspricht ev. weitere Mittheilungen. Syphilis wird ausgeschlossen, weil Pat. angiebt, nie syphilitisch gewesen zu sein.) — 4) Krishaber, M., Le cancer du larynx. 8. Paris. (Cf. d. Ber. pro 1879. II. S. 191.) — 5) Rossbach, Eine neue Operationsmethode zur Entfernung von Neubildungen im Innern des Kehlkopfs. Berlin. klin. Wochenschr. No. 5. (Dieselbe besteht darin, dass durch die Lamina mediana cartil. thyr., welche selten ossificiren soll, mit einem kleinen, spitzen Messerchen in den Kehlkopf eingegangen wird. Die Methode soll bei den schwer intralaryngeal operirbaren Neubildungen des Kehlkopfs angewendet werden. Die Operation geschieht unter Führung des Kehlkopfspiegels. Verf. hat 2 Fälle auf diese Weise operirt. Durch diese Methode ist ein neuer Beweis für die Richtigkeit der durch Störk aufgestellten Theorie von den Hustenstellen gegeben.) — 6) Elsberg, L., Microscopical study of papilloma of the larynx. Arch. of laryngol. Vol. I. No. 1. pag. 1. (Verf. giebt eine eingehende microscopische Untersuchung und kommt zu dem Schluss, dass Epithel und Bindegewebe aus einer gemeinsamen Grundform: „medullary elements" entstehen. Die untersuchte Neubildung war ein Papillom, welches Verf. bei einer 35jähr. Dame mit der Zange vom vorderen Theile des linken wahren Stimmbandes entfernt hatte, und welches — es trat darnach sehr schnelle Heilung ein — bis zum März 1880 nicht recidivirt war.) — 7) Johnson, H. A., A case of probably congenital papilloma of the larynx tracheotomy. Subsequent thyrotomy. Death from pneumonie. Archiv of laryngologie. Vol. I. No. 1. p. 58. — 8) Navratil, E., Beitrag zur Pathologie und Therapie des Larynxpapilloms. Berl. klin. Wochenschr. No. 42. — 9) Löri, E., Beobachtungen und Operationen von Larynxpolypen. Jahrb. f. Kinderheilk. XV. S. 126. — 10) Sommerbrodt, Stimmbandcysten. Beiträge zur Pathologie des Kehlkopfs. Breslauer ärztl. Zeitschr. 1. — 11) Moure (de Bordeaux), Etude sur les polypes kystiques du Larynx. Gaz. des hôp. No. 115. — 12) Dorcelhe, Tumeur kystique occupant la face linguale de l'épiglotte. Journal de méd. de Bordeaux. 29. Oct. p. 120.

Die Beobachtungen von Löri (9) über Larynxpolypen im Kindesalter betreffen:

1) Ein 2jähriges Kind, dasselbe gut entwickelt, soll angeblich seit seiner Geburt heiser, seit einigen Monaten aphonisch sein. Tod in einem Suffocationsanfalle.

Section bestätigte durchaus die laryngoscopisch gestellte Diagnose; beide Stimmbänder allerwärts mit hirse- bis linsengrossen Papillomen besetzt, an der vorderen Commissur zieht sich ein schmaler, mit Papillomen dicht besetzter Streifen bis zum vorderen Trachealraum hin.)

2) 6jähriges Kind. Die Tracheotomie musste zunächst wegen hochgradiger Dyspnoëanfälle gemacht werden, welche durch die sehr starke Schwellung des oberen Theils der Larynxschleimhaut bedingt wurden. Ausserdem befanden sich in dem Larynx Papillome, welche mit einem vom Verf. construirten und empfohlenen Polypotom (Catheter mit scharfen und spitzen Fenstern) herausgeholt wurden, obgleich dieselben vorher laryngoscopisch nicht zu erkennen waren. Die vorhandenen Functionsstörungen des Kehlkopfes, welche in dieser Weise volle 2 Monate bestanden haben, besserten sich nachher erheblich, die Canüle konnte entfernt werden, es traten aber nach längerer Zeit Recidive der Papillome ein.

3) 3jähr. Mädchen, angeblich seit Geburt heiser, schwerathmig. Die Dyspnoe steigerte sich zu enormer Höhe. Die Operation wurde hier auch vom Verf. mit dem catheterförmigen Polypotom bewerkstelligt, wodurch die zahlreichen Papillome in einer Reihe von Sitzungen entfernt wurden. Die bald eintretenden Recidive der Neubildungen erzeugten so starke suffocatorische Zufälle, dass die Tracheotomie nothwendig wurde. Nachher wurden die Operationen wieder aufgenommen und führten wenigstens vorläufig zu einem zufriedenstellenden Resultat.

Der Fall von Johnson (7) schliesst sich an die eben mitgetheilten von Löri an.

Es handelte sich um einen 3jähr. Knaben, welcher seit langer Zeit an Athemnoth litt, was neuerdings schlimmer geworden war. Zuerst wurde die Tracheotomie gemacht und das am linken hinteren Theil des Larynx sitzende Papillom entfernt. Der Grund der Geschwulst wurde mit Salpetersäure touchirt. Am 4. Tage nach der Operation bekam Pat. eine Pneumonie, welcher er am 4. Tage erlag. Das Herabfliessen von Blut bei der Operation in die Trachea war durch geeignete Lagerung des kleinen Pat. verhindert worden. Uebrigens ist über die Autopsie nichts gesagt.

Navratil (8) hat bereits im Jahre 1868 (cf. dies. Bericht pro 1868, II. Bd. S. 106) die Indicationen festgestellt, unter denen er die Kehlkopfneubildungen endolaryngeal oder durch Laryngofissur operirt. Im Allgemeinen verdient die erstere Methode als die mildere den Vorzug. Die ausnahmsweisen Fälle, in denen die letztere anzuwenden ist, hat er dahin definirt, dass die Laryngofissur anzuwenden sei: 1) im zarten Lebensalter oder wo die Kranken nicht im Stande sind, sich mit Hilfe ihrer Willenskraft den Operationsmomenten zu fügen; 2) bei localen Verhältnissen, welche die Operation per os unmöglich machen; 3) wenn durch die Geschwulst Erstickungsgefahr droht. Seitdem hat Verf. unter 65 Operationen von Larynxneubildungen 12 mal per laryngofissionem operirt und zwar meist bei solchen Papillomen, wo die Dyspnoë ein rasches Handeln forderte. Verf. hat fast immer direct an die Tracheotomie die Laryngofissur angeschlossen, und zwar hat er behufs Fixirung der Canüle, sowie auch zur Sicherung einer exacten Schildknorpel- und Stimmbandvereinigung und der dadurch bedingten Erhaltung der Stimme, eine Brücke zwischen beiden Schnitten stehen gelassen. Bei der Excision der Papillome müssen nicht nur diese, sondern auch die benachbarte Schleimhaut mit weggeschnitten werden. Sicheren Schutz vor Recidiven gewährt aber auch diese Methode nicht.

Sommerbrodt (10) beschreibt 4 Fälle von Stimmbandcysten. Die erste dieser Beobachtungen ist bereits 1872 mitgetheilt (cf. diesen Bericht pro 1872. II. Bd., S. 146). Für die Diagnose genügen: Knötchen oder spindelförmige Verdickung des Stimmbandrandes von gleicher, weisssehniger Farbe wie die eines normalen Stimmbandes. Von Fibromen unterscheiden sie sich dadurch, dass sich bei ihnen mit dem Zufühlen der Sonde leicht ein Fältchen, eine Delle in die Anschwellung drücken lasse. Dieselben machen dieselben Functionsstörungen wie kleine Schleimhautpolypen, sie wachsen sehr langsam, lassen sich durch einen Einstich leicht beseitigen und recidiviren nicht leicht. S. hält es für möglich, dass es sich hierbei um Retentionscysten, von Schleimdrüsen ausgehend, handeln könne, welche (nach Waldeyer) bisweilen an den freien Stimmbandrand heranrücken.

Moore (11) kommt in seinen Studien über die cystischen Polypen des Kehlkopfs zu folgenden Schlusssätzen: 1) Dass dieselben sehr selten sind. 2) Sie sitzen am häufigsten: an den wahren Stimmbändern, der Epiglottis, dem Ventric. Morgagni, den aryepiglott. Falten, ausnahmsweise an den Aryknorpeln. 3) Die Cysten machen dieselben Symptome wie andere Kehlkopftumoren, jedoch stören sie die Stimme weniger. 4) Für die Diagnose ist ausser der laryngoscopischen Untersuchung die Anwendung der Sonde für die Constatirung der Fluctuation nothwendig. 5) Sie sind senfkorn- bis kirschgross. Letztere findet man an der Epiglottis, sie sind die einzigen der Schleimhaut aufsitzenden Geschwülste mit abgerundeter Form. Bei einer gewissen Grösse enthält ihre Oberfläche eine gewisse Anzahl glatter Muskelfasern. 6) Ihr Inhalt ist dem anderer Schleimhautcysten gleich. 7) Sie entstehen durch Erweiterung der blindsackförmigen Drüsen oder ihrer Ausführungsgänge, infolge ihrer aus unbekannter Ursache erfolgenden Verstopfung. 8) Sie zeigen im Allgemeinen ein zunehmendes, bisweilen stillstehendes Wachsthum. 9) Es sind gutartige Tumoren, sie können bei gewissen Anstrengungen bersten und ihren Inhalt entleeren. Der Tumor verschwindet dann spontan. 10) Die zweckmässigste Behandlung der intralaryngealen Cysten ist die Abquetschung mit der Polypenzange, für die Epiglottiscysten die Incision mit der Scheere und die Entfernung des Inhalts derselben. 11) Recidive der Larynxcysten sind Ausnahmen; sie sind nur einmal bei blosser Punction des Tumors beobachtet, dann füllt sich die Cyste schnell wieder.

Die von Moore (12) mitgetheilte Beobachtung von cystischem Tumor an der Zungenfläche der Epiglottis betraf ein 7½jähr. Mädchen.

Sie klagte über Stiche hinten im Halse und keuchhustenähnliche Anfälle, ihre Athmung war nicht genirt. Die Cyste war weinbeerengross. Die genannten, vom

Tumor veranlassten Beschwerden liessen sich auf mehr als 2 Jahre zurückdatiren. — Der Tumor wurde mit der Scheere exstirpirt, ein Recidiv trat nicht ein. Die histologische Untersuchung des Cystensacks ergab auf der äusseren und inneren Fläche einen mehrschichtigen Plattenepithelbelag und zwischen demselben eine an elastischen Elementen reiche bindegewebige Membran, mit Blutgefässen und mehr weniger veränderten, blindsackförmigen Drüsen.

[1) Labus, C., Tumore fibroso-cistoideo dell vera corda vocale destra-esportazione per via laringoscopica-guarigione. Estratto dala Giorn. internaz. delle sc. med. N. S. (Betrifft einen 41jährigen Handelsmann, bei dem sich anscheinend in 4 Monaten aus einer gewöhnlichen catarrhalischen Affection die Geschwulst soweit entwickelte, um Erstickungsanfälle hervorzurufen. Entfernung des nahezu kirschkerngrossen gestielten Tumors mit der Stoerck'schen Schlinge. Die microscopische Untersuchung ergab, dass nur einzelne der in dem Tumor enthaltenen Hohlräume auf den Character wahrer Cysten insofern Anspruch machen konnten, als ihre Wandungen vollständig von einem einschichtigen Pflasterepithel bekleidet waren. In der Epicrise macht L. darauf aufmerksam, dass bis jetzt nur ein Fall von cystischem Polyp der Glottis, nämlich der von Türck, verzeichnet ist.) — 2) Morra, Vincenzo, Su di un carcinoma primitivo della trachea. Considerazioni clinico-laryngoscopiche. Giorn. internaz. delle sc. med. 1879. No. 10 und 11.

Der seltene von Morra (2) behandelte Fall von Trachealkrebs betraf einen 62jährigen, sonst gesunden Patienten, welcher, mit Heiserkeit ziemlich plötzlich erkrankend, unter der Diagnose einer chronischen Laryngo-Pharyngitis mit Lähmung des Abductor des rechten Stimmbandes einer vielfach wechselnden Localtherapie, eine Zeit lang auch der Electricität unterworfen wurde, bis 10 Monate nach dem Beginne des Leidens eine äussere Schwellung am Schildknorpel auftrat. Letztere wuchs stetig unter Zunahme der Orthopnoe. Die letzten 11 Tage des Lebens war der Patient in einer Anstalt, in der er von einem asphyctischen Anfalle überrascht, der Tracheotomie in loco electionis (?) unterzogen wurde — eine Operation, die er nur wenige Minuten überlebte, da es nicht gelang, eine tracheotomische Canüle in die Luftröhre einzubringen. Die Autopsie ergab das Kehlkopfinnere gesund, dagegen an der Trachea eine Geschwulst von ca. 5 Cm. Länge, welche 2 Cm. unterhalb der Stimmbänder beginnend nach unten zu an der seitlichen und hinteren Circumferenz verlaufend, durch sein Volum eine Einbiegung der Luftröhre in der Ausdehnung von 2 Cm. bedingte. Die Trachealwandungen, einschliesslich der Knorpel, waren hier in die Geschwulst aufgegangen. Diese erstreckte sich nach aussen bis auf die Schilddrüse, deren rechter Lappen eigross, der linke etwas weniger geschwollen war. Microscopisch erwies sich die Geschwulst als ein Carcinoma medullare, welches seinen primären Ursprung in der Wandung der Trachea selbst hatte.

Mit Rücksicht auf die diagnostischen Schwierigkeiten der vorliegenden Beobachtung, bezw. auf die intra vitam irrthümlich gestellte Diagnose meint Morra am Schluss seiner längeren epicritischen Auseinandersetzung, dass man in späteren Fällen mit Rücksicht auf das Alter des Patienten, die grossen und stetig zunehmenden Athmungsbeschwerden, die Nutzlosigkeit einer electrischen Cur und anderer Mittel, beim Fehlen jeder centralen oder localen Läsion als Ursache selbst einer reflectorischen Entstehung der Lähmung an die Möglichkeit einer Geschwulst der Luftröhre denken darf. Zur Unterstützung der Diagnose empfiehlt er die Untersuchung der einzelnen Knorpelringe und die Tracheoscopie resp. den Catheterismus tracheae. (Letzterer dürfte bei einem weichen Neoplasma, wie es hier vorhanden war, durchaus nicht gefahrlos sein. Ref.) Paul Guterbock (Berlin).

Haslund, A., Laryngoskopiske Meddelelser. Strubepolyper. Hosp. Td. R. 2, Bd. VII. p. 301.

Nach einigen einleitenden Bemerkungen über die Häufigkeit der Larynxpolypen in Dänemark und nach einem Referat hierüber, das der Oeffentlichkeit vorliegt, theilt der Verf. 10 Fälle von Larynxpolypen, die er operirt hat, ausführlich mit. Die Polypen waren theils das gewöhnlicher vorkommende Papillom, theils Schleimpolypen und einmal fibröser Polyp.

Die Operation wurde in allen Fällen durch den Mund unter Leitung des Larynxspiegels ausgeführt, welcher Methode der Verf. absolut den Vorzug giebt vor der, die Geschwulst durch Laryngotomie zu entfernen, weil die letzte pro primo nicht gefahrlos ist, pro secundo hinterlässt sie immer eine mehr oder weniger entstellende Narbe, und was sehr wichtig ist, in vielen Fällen erhält Pat. nicht wieder die normale Stimme. Auch nicht die Methode Voltolini's, die darin besteht, mit einem Schwamme, an einem Metalldraht befestigt, in den Larynx einzugehen, um dabei den Polyp entweder loszureissen oder so sehr zu lädiren, dass er durch Suppuration oder Einschrumpfen verschwindet, kann der Verfasser empfehlen, und in den Fällen, in denen er es probirt hat, hat sie sich nicht als brauchbar gezeigt, und bei Kindern sieht er sie als gar nicht gefahrlos an, weil ein starker Laryngospasmus nachfolgt.

Der Ausfall der Operation war in allen Fällen glücklich, nur in 2 kamen Recidive vor, das eine Mal an derselben Stelle, ein Papillom von derselben Beschaffenheit wie die ursprüngliche Geschwulst, das andere Mal war das Recidiv ein Schleimpolyp in der Mitte des Bandes von dem rechten Stimmband, während die erste Geschwulst ein Papillom war, vorn an der rechten Seite bei Commissura anter.

Edw. Bure (Kopenhagen).

[Ariza, R., Dos casos de pólipos laringeos extirpados por el método de las Esponjas de Voltolini, combinado con la avulsion. Revista de M. y l. practicas. Madrid. No. 93.

2 Fälle von Kehlkopfpolypen, exstirpirt nach Voltolini's Schwammbesen-Methode, verbunden mit Ausreissen. 1) Mann, 42 Jahre, herabgekommen durch Bronchial- und Intestinalcatarrh, sprach sehr heiser und mit grosser Anstrengung; Polyp von der Grösse einer grünen Erbse auf der Mitte des freien Bandes des linken Stimmbandes (Folge einer chron. Laryngitis), Behandlungsdauer 1½ Monate. 2) Frau, 85 Jahre, traubenförmige Fleischwärzchen über dem ganzen rechten Stimmbande, eine ähnliche, breiförmige Masse, mandelgross, hing im vorderen Stimmritzenwinkel. Voltolini's Methode ergab keinen Erfolg, die Operation wurde mit Zangen vollendet in mehreren Sitzungen, und schliesslich die Hauptmasse des hirnförmigen Polypen, doch mittelst des Schwammes, heraus befördert.

Brandeder (Mexico).]

6. Neurosen des Kehlkopfes.

1) Porter, William, Pressure upon the recurrent nerve. Arch. of laryngol. Vol. I. No. 1. (Kurze casuistische Notiz, der Druck auf die Nerven ist nicht erwiesen.) — 2) Rosenbach, O., Zur Lehre von der doppelseitigen localen Lähmung des Nervus laryngeus

inferior (recurrens). Breslauer ärztl. Zeitschr. No. 9. (Die im Titel angegebene Lähmung wurde durch ein hochsitzendes Oesophaguscarcinom, welches die beiden Nn. recurrentes comprimirte, bei einem 70jähr. Manne bewirkt. Das klin. Bild der vollständigen doppelseitigen Lähmung entwickelte sich allmälig, zuerst trat eine, mit mässiger Parese der Verengerer complicirte ausgesprochene Paralyse der Glottiserweiterer auf.) — 3) Weber, Reinhard H., Bilateral paralysis of the glottis openers. Phil. med. times. June 10. p. 477. (37jähr. Mann. Verf. hält mit einer gewissen Wahrscheinlichkeit die Lähmung für mehr myopathischer Natur, indem sie durch eine Perichondritis des Ringknorpels infolge tuberculöser Verschwärung bedingt war. Der Kehlkopfspiegel bot die Symptome der Laryngitis, ausserdem die exquisiten Zeichen der Lähmung der Glottisöffner. Pat. war heiser. Die hochgradige Dyspnoe machte die Tracheotomie nöthig. 4 Wochen nach der Operation war der Zustand im Wesentlichen unverändert. Weiter reichen die Mittheilungen nicht.) — 4) Sommerbrodt, Acute Lähmung beider Mm. crico-arytaenoidei postici und Mm. thyreo-arytaenoidei. Breslauer ärztl. Zeitschr. I. Sp. Abdr. S. 3. — 5) Hayes, A case of bilateral paralysis of the posterior crico-arytaen. muscles. Dubl. Journ. of med. sc. January. (31j. Mann. Als ätiolog. Moment wird vom Verf. Syphilis beschuldigt. Eine traumatische Ursache ist nicht sicher auszuschliessen, weil Pat. vor dem Auftreten der Lähmung eine Contusion des Schädels erlitten hatte. Indessen spricht für die Ansicht des Verfs., dass eine zweimonatliche Behandlung mit Jod einen guten Erfolg hatte. Die Symptome waren die bekannten. — Die Lähmung war mit einer chronischen Laryngitis vergesellschaftet, welche im Laufe der Behandlung sich auch besserte.) — 6) Schiffers, De la paralysie des muscles crico-arytaenoidiens postérieurs ou dilatateurs de la glotte. Bullet. de l'Acad. de méd. Belgique. No. 10. p. 736. (Der mitgetheilte Fall betraf eine 33jähr., unverheirathete Gouvernante. Die Affection, wahrscheinlich auf hysterischem Boden entstanden, verlief günstig.) — 7) Weber, L., Ein Fall von Lähmung der Musculi crico-arytaenoidei postici mit Section. Berl. kl. W. No. 29. — 8) Omerod, J. A., Case of bilateral paralysis of the muscles supplied by the recurrent laryngeal nerve. Lancet March 13. p. 399. (Der in Rede stehende Fall betraf eine 38jährige Frauensperson, abgesehen von den Lähmungssymptomen, welche die vom N. recurrens versorgten Muskeln betrafen, waren die Symptome einer Laryngitis vorhanden. Anaesthesie des Rachens oder des Larynx fehlte. Die Behandlung bestand in Electricität, Jodkali mit Tr. nuc. vomic. Sie war ohne Erfolg.) — 9) Fraenkel, Eugen (Hamburg), Beitrag zur Lehre von den Sensibilitätsneurosen des Schlundes und des Kehlkopfes. Breslauer ärztliche Zeitschrift No. 16 und 17. Sp. Abdr. — 10) Day, W. H., Laryngismus stridulus. Med. Press and Circular. Febr. 4. (Zusammenfassende Darstellung.) — 11) Lodesky, J., Ein Fall von Spasmus glottidis. Wiener med. Presse No. 27. S. 875. (Ohne Bedeutung.) — 12) Anders, R., Ein durch Complication bemerkenswerther Fall von Laryngospasmus. Arch. f. Kinderheilk. XV. p. 176. — 13) Fritsche, M. A., Zur Casuistik der Aphonia spastica. Berl. klin. W. No. 15 und 16. — 14) Jurasz, A., Ueber den phonischen Stimmritzenkrampf. Spasm. glottid. phonatorius. Deutsch. Arch. f. kl. Med. 26. S. 157.

Der von Sommerbrodt (4) mitgetheilte Fall von acuter Lähmung beider Mm. crico-arytaenoid-postici und Mm. thyreo-arytaen. betraf ein 18jähr., ganz gesundes Mädchen.

Die Lähmung wurde auf eine Erkältungsursache zurückgeführt und entstand ganz plötzlich. Die laryngoscopische Untersuchung ergab als Ursache der hochgradigsten inspir. Dyspnoe die doppelseitige Posticuslähmung; und als Grund für die gleichzeitige Aphonie eine Lähmung der Mm. thyreo-arytaenoid. Heilung in 10 Tagen. Therapie: Faradisation.

Weber (7) berichtet einen Fall von Lähmung der Mm. crico-arytaenoidei postici bei einem Typhusreconvalescenten.

Derselbe litt an einer schmerzhaften Anschwellung der rechten Hälfte des Larynx, welche wegen starker Dyspnoe nach 8 Tagen die Tracheotomie veranlasste. Sprache ungehindert. Beim Verschluss der Trachealcanüle trat inspiratorische Dyspnoe ein, die Untersuchung des Kehlkopfes mit einem Bougie zeigte keinerlei Behinderung in der Wegsamkeit. Die laryngoscopische Untersuchung ergab an den übrigens intacten Stimmbändern das Bild der Posticuslähmung. Plötzlicher Eintritt von Schüttelfrost, Gesichtsödem, Dyspnoe. Bronchiopneumonia d. und Bronchitis. Tod nach zwei Tagen.

Die Section ergab, dass die Nn. recurrentes abgeplattet, in eiterig infiltrirtes Gewebe eingebettet waren, welches sich in der Umgebung der Trachea auf 10 Ctm. weit erstreckte. Die Nervenfasern microscopisch normal. Die Trachealschleimhaut selbst unterhalb der Trachealwunde hochgradig entzündet, zum Theil necrotisch. Kehlkopfschleimhaut, Stimmbänder, Mm. crico-arytaenoid. postici normal. Die Lymphdrüsen geschwellt, zum Theil mit Eiter durchsetzt in der Nachbarschaft der entzündeten Trachea. Bemerkenswerth ist, dass die Compression der Nn. recurrentes, auf welche die Posticuslähmung zurückgeführt wird, nicht auch andere Lähmungen bewirkte.

Die von Fraenkel (9) beobachteten Sensibilitätsneurosen des Schlundes und Kehlkopfs kennzeichneten sich als ausgesprochene Parästhesien — heftiges Brennen — im Bereich des Schlundes und Kehlkopfes, die sich bisweilen auch an Nachbarorganen, auf dem harten Gaumen, über der Zungenwurzel, ja an der Zungenspitze bemerklich machte. Ausser den Perversitäten des Gemeingefühls wurde in einzelnen solchen Fällen eine enorme Hyperästhesie besonders der Rachen-, weniger der Kehlkopfschleimhaut, beobachtet. Analog einzelnen früheren Beobachtern fand Verf. neben diesen Sensibilitätsneurosen zuweilen eine Verlängerung der Uvula. Ausserdem aber gelang es ihm, Schmerzpunkte am Halse zu constatiren. Er empfiehlt auch für fernere Fälle die Anwendung des constanten Stromes als diagnostisches Mittel zur Feststellung etwaiger Schmerzpunkte in solchen Fällen. Von 11 Fällen wurden 5 gebessert, 1 blieb ungeheilt, 5 wurden geheilt. Abgesehen von der Erfüllung der causalen Indicationen leistete Verf. der galvanische Strom die besten Dienste, ferner in einzelnen Fällen feuchte Wärme in Gestalt von in heissem Wasser getauchten Compressen. Einzelne Fälle heilen übrigens spontan.

Die von Anders (12) mitgetheilte Beobachtung von complicirtem Laryngospasmus betraf ein 2½ Jahre altes Mädchen, bei welchem wegen einer mit starker Larynxstenose complicirten, croupöser Laryngitis die Tracheotomie gemacht worden war. Die Operation hatte an und den gewünschten Erfolg. Indessen stellten sich, als der Versuch gemacht wurde, die Canüle aus der Trachea zu entfernen, nach einiger Zeit heftige Anfälle von Dyspnoe und Cyanose ein, welche die erneute Einführung der Canüle verlangten. In einem solchen Anfälle, welcher eintrat, nachdem sich die kleine Patientin bereits gegen 6 Stunden wohl und munter gefühlt hatte, trat plötzlich in 1—2 Minuten der Tod ein.

Die Section ergab ausser einer leichten Injection am Kehlkopf, Trachea und Bronchien nichts Abnormes. Dagegen zeigten sich die benachbarten Lymphdrüsen zu grossen, theils aus geschwellten, theils aus käsig metamorphosirten Drüsen bestehenden Packeten umgewandelt. (Vergl. über analoge Fälle Jeffrey, dies. Ber. pro 1879. II. S. 183.)

Fritsche (13) machte Mittheilung von 6 Fällen von Aphonia spastica. Dieselbe schliesst sich an das an, was von Schnitzler, der dieselbe zuerst beschrieb (vergl. diesen Bericht pro 1875 II, S. 210), darüber vorgebracht worden ist. Diese spastische Aphonie ist von der paralytischen wenig verschieden, meist ist nur eine wenig vernehmliche Flüsterstimme zugegen, bei welcher die Vocale ganz fehlen und die Explosiven d, t, k, g, b, p noch am besten vorgebracht werden. Die Stimmbildung wird durch den Krampf der Stimmbänder verhindert. Bei jedem Phonationsversuch fügen sich die Stimmbänder mit ihrem Rand fest an-, bisweilen übereinander. Therapeutisch ist die centrale Galvanisation, besonders in frischen Fällen, von günstigem Erfolge.

Verf. hat eine neue intralaryngeale Electrode angegeben (vergl. das Original).

Jurasz (14) beschreibt auch einen sehr hochgradigen Fall von Aphonia spastica, für welchen er den Namen phonischen Stimmritzenkrampf (eine auch schon von Schnitzler gebrauchte Bezeichnung, vergl. l. c.) im Gegensatz zum respiratorischen Stimmritzenkrampf vorschlägt. Auch Schech hat diese Affection unter dem Namen Dysphonia spastica (vergl. diesen Bericht pro 1879 S. 122) beschrieben. J. findet das unterscheidende Symptom dieser Störung der Stimme in dem Gepresstsein derselben. Nur bei dem Versuche zu phoniren, tritt stets ein zusammenschnürender Schmerz in der Kehle und ein drückender Schmerz in der Brust auf, welcher nachher sofort wieder nachlässt, im übrigen können die Kranken alle Körperanstrengungen ausführen, ohne dass sie irgend welche Respirationsstörung haben. Als Complicationen kamen Krämpfe anderer Art bei den sonst gesunden Kranken zur Beobachtung, insbesondere aber keine Beziehungen der Erkrankung mit anderweiter Erkrankungen der Respirationsorgane. Die Aetiologie dieser merkwürdigen Krampfform ist unklar. Die Prognose scheint keine ungünstige zu sein. Das empfehlenswertheste Mittel scheint die Galvanisation des Rückenmarks zu sein. Die laryngoscopische Untersuchung lässt nur beim Versuch des Phonirens Veränderungen erkennen, welche beim Aufhören desselben sofort nachlassen, und welche darin bestehen, dass die Cartt. aryt. und die Stimmbänder krampfartig der Mittellinie genähert werden und dort in dieser Stellung verharren, bis die Phonationsversuche aufgegeben werden. Das Wesen der Erkrankung ist bis jetzt unklar. Verf. scheint theilweise sie in die Categorie der sogenannten Beschäftigungskrämpfe (Schreiber-, Schuster-, Melker-, Clavierspielerkrampf etc.) zu stellen. Die vom Verf. seiner Arbeit zu Grunde gelegte Casuistik, betreffend einen 13 Jahre alten Realschüler, 2 Fräuleins und 1 Lehrer konnten, wie es Verf. scheint, höchstens bei dem letzterwähnten Falle, wo übrigens auch ein zu starker Gebrauch des Kehlkopfes unter den ätiol. Momenten nicht erwähnt ist, als dieser Auffassung günstig herangezogen werden.

[Massei, F., Corea laringea. Giornale internazionale delle scienze mediche. 1879. No. 6.

Massei beschreibt im Anschluss an einen Artikel von Schrötter (Allg. Wiener med. Ztg. 1879, No. 7) eigenthümliche, nicht unter der Willensherrschaft der Kranken stehende Hustenanfälle, deren anatomische Grundlage inconstante Veränderungen (bald Anämie, bald Hyperämie) der Kehlkopfsschleimhaut bilden, als Chorea laryngea. Er ist der Meinung, dass durch topische Mittel eine Herabsetzung der krankhaft gesteigerten Empfindlichkeit der Kehlkopfsschleimhaut erreichbar sei. **Wernich** (Berlin).]

III. Krankheiten der Trachea.

1) Voltolini, Ueber die Entfernung der Nähnadel in der Luftröhre und einer 3,3 Ctm. langen Zange in der rechten Lunge. Breslauer ärztl. Zeitschr. No. 2. — 2) Herterich, Ein Fall von Mycosis tracheae. Aerztliches Intelligenzblatt No. 43. — 3) Petel, Des polypes de la trachée. 8. Paris. — 4) Bensch, Mittheilung eines Falles von paralytischer Ectasie der Trachea. Monatsschr. f. Ohrenheilk. Juni.

Voltolini (1) berichtet a) über die Entfernung einer Nähnadel aus der Luftröhre, es gelang den in dem Oehr derselben befindlichen Knoten, der auf dem einen Stimmbande lag, zu fassen und so die Nadel zu extrahiren. Gelegentlich dieses Falles prüft Verf., was unter solchen Umständen wohl ein Magnet für die Extraction solcher Fremdkörper in den Luftwegen leisten könne. Es gelingt auch — nach Versuchen an der Leiche — durch den stärksten Magnet nicht, eine Nadel durch das menschliche Gewebe hindurch oder herauszuziehen, dagegen kann die in der Luftröhre befindliche Nadel durch einen aussen am Halse angesetzten Magneten in loco fixirt werden, so dass sie nicht weiter abwärts fallen kann; b) über eine 3,3 Ctm. lange Zange, welche einem Arzt gelegentlich einer Polypenoperation im Kehlkopf abgebrochen und in den Luftwegen weiter nach abwärts in die Bronchen rechterseits herabgefallen war. Nachdem sie reichlich ¾ Jahre dort gelegen, wurde sie durch Hustenstösse herausbefördert.

Herterich (2) beschreibt einen Fall von Mycosis tracheae bei einem jungen Pharmaceuten von guter Ernährung, welcher an einem subacut. Rachencatarrh litt.

In dem spärlichen Sputum fand man 8—10 kleine, graue, feste, knorpelharte Bröckelchen, welche microscopisch aus Pilzmassen (Eurotium aspergillus) bestanden. Nase, Mund, Pharynx und Larynx waren frei, die Untersuchung der Lungen ergab nichts Krankhaftes. In der Trachea zeigte die Spiegeluntersuchung intensive Röthung und Excoriationen, hier bildeten sich die Pilzmassen als graue Massen und wurden von da ausgehustet. Inhalationen von Joddämpfen, 2 täglich, einige Minuten lang, brachten definitive Heilung.

Bensch (4) beschreibt aus der Poliklinik von Voltolini in Breslau einen Fall bei einem 57jähr. Mann, welcher seit 3 Monaten an Husten, Heiserkeit und Athemnoth litt und bei dem, besonders bei Einwirkung der Bauchpresse, bei verschlossener Stimmritze, aber auch bei Hustenstössen, bei längerem Sprechen mit angehaltenem Athem, eine Geschwulst von Mannesfaustgrösse am Halse rechts auftritt, welche beim Aufhören der angegebenen Momente verschwindet. Ein Defect im Knorpelgerüst ist nicht nachzuweisen. Laryngosc. ergiebt sich die Lähmung des rechten Stimmbandes. Verf. betrachtet den vorliegenden Fall als eine Tracheocelasie paralytischer Art (und zwar an der rechten Hälfte der hinteren Wand der Luftröhre) neben der Lähmung des Oeffners der Stimmritze rechterseits. Letztere sei eine Conditio sine qua non für die paralytische Ectasie, welche nicht vorhanden wäre, wofern nicht der Oeffner, sondern der Schliesser des Stimmbandes gelähmt wäre, weil dann die offenstehende Glottis wie ein Sicherheitsventil wirkte. Eine Ursache der Lähmung lässt sich mit Bestimmtheit nicht auffinden, dieselbe ist nach einer sehr schweren Bronchitis entstanden, ausserdem können rheumatische Schädlichkeiten hier bei der Pathogenese mitgewirkt haben.

Krankheiten des Circulationsapparates

bearbeitet von

Prof. Dr. W. EBSTEIN in Göttingen.

I. Krankheiten des Herzens.

1. Allgemeines. Diagnostik. Beziehungen der Herzkrankheiten zu Erkrankungen anderer Organe.

1) Powel, Douglas Rd., Clinical lectures on some cases of heart disease. Lancet. Jan. 3. p. 3. Febr. 21. p. 277. Juli 24. p. 123. (Bekanntes.) — 2) Robinson, Beverley, On various forms of functional cardiac disturbances. New-York med. Record. Juni 26. No. 26. p. 713. (Bekanntes.) — 3) Guensberg, L., Zur Diagnostik von Herzkrankheiten. Wiener med. Presse. No. 6. S. 174. (Bekanntes.) — 4) L'Huillier, De l'Application des lois de l'acoustique à l'étude des maladies du coeur. gr. 8. Paris. — 5) Langendorff, O., Beobachtungen am Herzen. Bresl. ärztl. Zeitschr. No. 2. — 6) Ott, Adolf, Ueber die Herzmotion und deren Ausdruck im Cardiogramm. D. Arch. f. klin. Med. Oct. 28. S. 125. — 7) Riegel, Franz und B. Lachmann, Beitrag zur Lehre von der Herzthätigkeit. Ebend. 27. Bd. S. 393. — 8) Meyer, Is., Die Lehre von der Entstehung der Herztöne. Diss. inaugur. Berlin. (Compilation. Verf. entscheidet sich dafür, dass der 1. Ton wesentlich ein Klappenton sei.) — 9) Bosollimos (Athen), Recherches expérimentales sur le premier bruit du coeur. Bullet. de l'acad. de méd. No. 35. p. 832. (Verf. sieht als die einzige Ursache des ersten Herztons die Schwingung der Sehnenfäden an, welche dadurch erzeugt wird, dass das Blut während der Systole durch das von diesen Sehnenfäden gebildete Netzwerk hindurchstürzt. — Verf. giebt an, dass er auf experimentellem Wege ein dem ersten Herzton analoges Geräusch mit Hilfe der in Frage kommenden Factoren erzeugen konnte.) — 10) Osler, William, On a remarkable heart murmur, heard at a distance from chest wall. Medical Times and Gazette. Oct. 9. p. 422. (Das betr. Herzgeräusch wurde bei einem wohlgenährten, zart gebauten, nervösen, aber nicht anämischen 12jähr. Mädchen beobachtet. Eine ernstliche Herzkrankheit liess sich nicht constatiren. Das Geräusch wurde nur beim Stehen gehört, beim Sitzen nicht, es war systolisch, konnte einige Zoll von der Brustwand entfernt gehört werden. Es war nicht immer hörbar.) — 11) Curtis, Hall, Displaced heart. Boston med. and surg. Journ. May 13. p. 445. (46jährige Näherin. Infiltrationserscheinungen in beiden Lungenspitzen. Herzspitze in dem 4. Intercostalraum rechts. Pulsation im 2., 3. und 4. Intercostalraum. Daselbst ein deutliches präsystolisches Geräusch. Leber rechts.) — 12) Potain, Du bruit de galop. Gaz. des hôpit. 10. Juin. No. 67. — 13) Reynier, Recherches sur le bruit de moulin. Arch. gén. de méd. Avril et Mai. — 14) Ebstein, Wilh., Notiz, betreffend die Herzpercussion. Deutsches Archiv f. klin. Med. 27. Bd. S. 392. (Verf. berichtigt einen in der unter seiner Leitung gearbeiteten Dissertation über Herzpercussion von W. Schlaefke, Göttingen 1877 — vergl. diesen Bericht pro 1877, II. S. 185 u. 186 — auf fehlerhafter Eintheilung des Maassstabes des Tasterzirkels beruhenden Irrthum. Demnach würden sämmtliche für den sagittalen und transversalen Thoraxdurchmesser, für die Länge und Breite des Brustbeins und für die Ausdehnung der Herzresistenz angegebenen Werthe dahin zu berichtigen sein, dass je 1 Ctm. nur 0,89 Ctm. entspricht. Eine demnächst unter der Leitung des Verf. erscheinende Inauguraldissertation von Hrn. Burgtorf wird den Gegenstand weiter erörtern.) — 15) du Castel, Recherches sur l'hypertrophie et la dilatation des ventricles du coeur. Arch. génér. de méd. Janvier. p. 25—51. — 16) Debove, M. et M. Letulle, Recherches anatomiques et cliniques sur l'hypertrophie cardiaque de la néphrite interstitielle. Ibid. Mai. — 17) Debove, M., Note sur les rapports des affections

cardiaques et rénales. L'Union méd. No. 130. 3. Oct. p. 658. — 18) Goodhard, James F., On anaemia as a cause of heart disease. Lancet. March 27. p. 479. — 19) Letulle, Contribution à l'histoire du rhumatisme viscérale. Sur certaines complications cardiaques du rhumatisme aigu (rhumatisme du coeur et de son plexus). Archiv. gén. de méd. Mai et Juin. — 20) Grasset, Ataxie locomotrice et lésions cardiaques. Le Montpellier médical. Juin. (Bei 3 Tabeskern mit langdauernden schmerzhaften Anfällen fand Gr. Hypertrophia cordis und Geräusche. Er erweitert ausserdem unsere Kenntnisse über das Nebeneinandervorkommen von Tabes und Herzkrankheiten durch Anführung einer Reihe von 15 fremden einschlägigen Beobachtungen, bei denen verschiedene Herzleiden mit Tabes coincidirten. Er betont, dass diese Herzaffectionen nicht immer Aortenfehler zu sein brauchen mit Bezug auf die von Berger und O. Rosenbach mitgetheilten Beobachtungen über das Zusammenvorkommen von Tabes mit Insuff. valv. aortae. Verf. hält die Veränderungen am Herzen für secundäre, veranlasst durch die oft mit sehr starken Schmerzen verbundene tabische Erkrankung des R. M., indem die Reizungen sensibler Nerven einen markirten Einfluss auf Circulation und Respiration haben. Die Möglichkeit eines zufälligen Zusammentreffens beider Krankheitsprocesse wird von dem Verf. bestritten.) — 21) Boé, Essai sur l'aphasie consécutive aux maladies du coeur. 8. Paris. — 22) Letulle, Maurice, Note sur l'existence de lésions cardiaques dans l'ataxie locomotrice. Gaz. méd. de Paris. No. 39 u. 40. (Anschliessend an fremde und 2 eigene Beobachtungen hält L. Veränderungen am Herzen neben Tabes für selten. Besonders complicire sich die Insuff. valv. aort. mit der Tabes. Das Bindeglied zwischen beiden werde dann in der oft gleichzeitigen mehr weniger ausgedehnten Atherose des Aortensystems gefunden.) — 23) Destureaux, De la dilatation du coeur droit d'origine gastrique. Ibid. No. 41. — 24) Morel, V., Recherches expérimentales s. l. pathogénie des lésions du coeur droit. Avec figures. gr. 8. Paris. — 25) Boisseau, E., Etude sur les troubles gastriques dans les maladies du coeur. Thèse. Paris. — 26) Potain, Du régime lacté dans les maladies du coeur. Journ. de thérap. No. 17. — 27) Martin, John W., Heart affections simulating dyspepsia. Med. Press and circular. Aug. 4. p. 90. (Bedeutungslos.) — 28) Bignon, Jacques, Des accidents cérébraux et en particulier des accidents psychiques dans les maladies chroniques du coeur. Thèse. Paris. — 29) Hartley, B. N., A case of sudden death during ether administration. Lancet. Sept. 4. p. 376. (Die Section ist nicht gemacht. Der Tod erfolgte ruhig, nach einer tiefen Inspiration, 10 Min. nach Beginn der Aetherisirung bei einem 66jähr. Manne, bei welchem die Colotomie gemacht werden sollte.) — 30) Hardy, Mort rapide par suite de rupture d'une kyste hydatique méconnu, pendant le cours d'une maladie du coeur et des reins, pour faire suite au chapitre des surprises de la clinique. Gaz. des hôp. No. 28. (22jähr. Fleischerbursche mit Insuff. valv. aortae mit leichter Verengerung und Nephrit. parenchym. Echinococcuscysten im r. und l. Lungenlappen und in der Leber. Letztere war geborsten. Tod in 3 Stunden unter den Erscheinungen einer Perforationsperitonitis.)

Langendorff (5) hatte Gelegenheit, einen Mann zu untersuchen, bei dem durch eine Operation ein hochgradiger Defect in den harten Theilen der linken Thoraxwand bewirkt worden und welcher ihm gestattete, eine Reihe von Cardiogrammen aufzuzeichnen, von deren einem er annimmt, dass es von der Art. pulmon. herstammt. Mässig steil ansteigend, ist der dem Maximum der Arterienwelle entsprechende Curvenabschnitt zweigipflig. Der erste Gipfel entspricht der maximalen Ausdehnung des Gefässes, der 2. Gipfel wird durch den Schluss der A. pulmon. erzeugt. Das Absinken geschieht langsam oder zeigt mehrere secundäre Erhebungen.

In seiner Arbeit: Ueber die Herzaction und deren Ausdruck im Cardiogramm hat sich Ott (6) die Beantwortung der Frage zur Aufgabe gemacht, ob die Contraction des Herzens während seiner Systole in einem oder in mehreren Absätzen erfolge. Traube vermuthete das letztere (Ges. Beiträge, III., S. 598). Rosenstein hat sich ihm angeschlossen (Deutsch. Arch. f. klin. Med. Bd. XXIII.). Ott kam nun zu der Ansicht, dass in den Herzstosscurven nicht das geringste Anzeichen vorhanden sei, welches auf einen durch mehrfachen Impuls in Bewegung gesetzten Strom in der Aorta, also auf eine in mehreren Absätzen erfolgende Ventrikelsystole hindeutete, und dass die im catacroten Theil der Curve auftretende Erhebung nur als der Ausdruck des arteriellen Rückstosses, nie aber einer plötzlich erneuerten systolischen Contraction des Herzmuskels zu deuten sei.

Riegel und Lachmann (7) haben sich die Aufgabe gestellt, in ihrem Beitrag zur Lehre von der Herzthätigkeit die Frage nach dem Vorkommen halbseitiger Herzcontractionen (Hemisystolie) zu beantworten. Während bisher die Einen nach dem Vorgange von Leyden das Vorkommen halbseitiger Herzcontractionen der Art annehmen, dass mit jedem 2. Herzschlage sich nur der rechte Ventrikel allein zusammenziehe, während an dem 1. Herzschlage beide Ventrikel sich in gleicher Weise betheiligten, vertritt eine zweite Reihe von Autoren die Meinung, dass es sich bei den in Rede stehenden klinischen Beobachtungen nicht um halbseitige Contractionen, sondern um unregelmässige, theilweise unvollständige Contractionen in Form des Bigeminus oder Alternans bei gleicher Betheiligung beider Herzhälften gehandelt habe. Auf Grund der im Original einzusehenden Beobachtungen und Experimente sind die Verff. zu dem Resultate gekommen, dass das von verschiedenen Autoren als Hemisystolie beschriebene Symptomenbild nichts anderes als Herzbigeminie darstellt. Die von den Verff. angestellten Versuche an Thieren haben ergeben, dass bei künstlicher Bigeminie beider Herzhälften die gleichen Erscheinungen zur Beobachtung kommen, wie in den als Hemisystolie bezeichneten clinischen Fällen, und haben erklärt, wie und warum Herzchoc und Venen zu wesentlich anderem Ausdruck der Bigeminie führen als das Arterienrohr.

Potain (12) hat das Bruit de galop (Bouilland), d. i. 2 kurze Töne, gefolgt von einem langen, (◡◡— Anapäst), dessen anomaler Theil der Systole des Vorhofs entsprechend präsystolisch, dem Spitzenstoss vorangehend, dumpf, einem Schlage mehr als einem Tone gleichend, ist, lediglich: 1) bei einfacher

Herzhypertrophie bei interstitieller Nephritis, 2) bei rechtsseitigen Herzdilatationen im Gefolge von Magen- und Leberaffection beobachtet. In beiden Fällen handelt es sich um eine Spannungszunahme in Arteriengebieten, im ersten in dem des Aortensystems, im zweiten in dem der A. pulmonalis; dieselbe bedinge eine Verminderung der venösen Spannung, infolge deren die Thätigkeit des Vorhofs erhöht werde. Die plötzliche Vermehrung der Vorhofscontraction (die Hypertrophie des Vorhofs sei hierbei auch in Anschlag zu bringen), sei das Bruit de galop. Bei andern Herzaffectionen seien die für die Entstehung dieses Geräusches nöthigen Vorbedingungen nicht vorhanden, nur bei der Stenose ost. venos. sin. begegnet dem Vorhof gleicher Widerstand, da höre man ein präsystolisches Geräusch, d. h. ein Bruit de galop mit einem Blasen.

Der von Morel-Lavallé zuerst bei Brustverletzungen beschriebene bruit de moulin, ein bekanntlich dem Plätschern des Mühlrades im Wasser vergleichbares Geräusch, welches vor ihm nur bei Pyopneumopericardium und durch nicht traumatische Ursachen veranlasst, beobachtet worden war, wurde von Reynier (13) in 3 mit Genesung endenden Fällen von Rippenbrüchen in der Herzgegend beobachtet. Ausserdem ist eine fremde, einschlägige Beobachtung mitgetheilt. Dies Geräusch wurde einige Zeit nach der Verletzung gehört und verschwand nach kurzer Dauer. Beim Aufsetzen wurde es nicht oder nur undeutlich gehört. Auf Thierexperimente an Kaninchen sich stützend, glaubte Verf. das Geräusch durch die infolge des Traumas in das Mediastinum gelangte Blut und Luft erklären zu können. Er hält das Bruit de moulin nicht wie Morel-Lavallé für ein pathognomisches Zeichen der Zerreissung des Pericardiums, wogegen bei einzelnen einschlägigen clinischen Beobachtungen die Geringfügigkeit der Symptome und der günstige Verlauf hinweist. Als Erklärungsgrund für das Verschwinden des in Rede stehenden Geräusches beim Aufsitzen führt Verf. an, dass dabei das der Brustwand sich nähernde Herz das Blut sowie die Luftblasen zurückdränge und somit die Bedingungen für die Geräuschbildung aufhören. Bevor dieses eigenthümliche Geräusch auftrat, wurde in einzelnen Fällen ein kurzes, in die Systole fallendes metallisches Geräusch gehört. Pneumothorax war in diesen Fällen nicht vorhanden, auch keine percutorischen Veränderungen über dem Mediastinum. Das bei den erst gedachten pericardialen Erkrankungen zu beobachtende Bruit de moulin unterscheidet sich von dem auf traumatische Ursachen zurückzuführenden dadurch, dass ersteres sowohl in aufrechter als horizontaler Stellung des Kranken beobachtet werde, während letzteres — wie bemerkt — nur bei liegender Stellung des Kranken gehört wurde.

Du Castel (15) hat bei 62 Leichen die Capacität der Herzkammern (durch Messung der durch die weitgeöffneten Vorhöfe in dieselben ein- und aus denselben fliessende Flüssigkeit) bestimmt, desgleichen suchte er, und zwar durch Wägung jeder Herzkammer (nicht durch Messung ihrer Wanddicke) die Stärke der Musculatur beider Ventrikel zu ermitteln. Fettablagerungen wurden vorher abpräparirt. Das Septum ventriculorum verblieb beim linken Ventrikel.

Das Gewicht des Herzens und seiner einzelnen Abschnitte betrug bei vorher gesunden, an acuten Krankheiten rasch Verstorbenen (zwei Männer und zwei Weiber):

	Junges Mädchen.	3 andere Personen.
Ganzes Herz	190 Grm.	270—275 Grm.
(Stimmt ziemlich mit der Angabe von Bouilland, 230—280 Grm.)		
Linker Ventrikel	100 Grm.	170—185 Grm.
Rechter Ventrikel	45 Grm.	65— 70 Grm.
Capacität des linken Ventrikels	16, 26, 68, 148 Ccm.	
Capacität des rechten Ventrikels	35, 53, 98, 160 Ccm.	

Die Capacität der Herzkammern ist also eine sehr verschiedene gewesen. — Bei acuten Krankheiten konnte Verf. ausgesprochene Abweichungen in Gewicht und Capacität nicht beobachten.

Mit dem Alter nimmt das Gewicht zu. Es betrug im Mittel im Alter von

	linke	rechte
20—30 J.	134,5	56,6
30—40 „	144	—
40—50 „	160,5	62,5
50—60 „	168	64
60—80 „	177	69

Im höheren Alter nimmt auch die Capacität, und zwar bes. des linken Ventrikels, zu, so dass er sich in der in früheren Lebensaltern überwiegenden Capacität des rechten Ventrikels nähert.

Von chronisch verlaufenden pathologischen Zuständen zeigten die Phthisiker (14 Fälle) ein kleines Herz (l. K. 115—155 Grm., r. K. 40—60 Grm.), ohne auffällige Verringerung der Capacität. Seltener sind Ausnahmen mit rechtsseitiger Hypertrophie und Dilatation.

Bei anderen chronischen Lungenkrankheiten, sowie bei Stenos. ost. ven. sin. (4 Fälle) wurden Hypertrophie und Dilatation in hohem Grade beobachtet.

Unter 4 Fällen von chron. interstit. Nephritis waren in 3 Fällen beide Herzhälften, bez. die linke, hypertrophisch und dilatirt, in 1 Falle (20j. Mädchen) war Hypertrophie des linken Ventrikels vorhanden. Patientin war wenige Monate nach Beginn der Krankheit an Uraemie gestorben. Es kann also die Hypertrophie der Dilatation bei chron. interst. Nephritis vorangehen.

Bei der Schwangerschaft ergaben sich keine constanten Verhältnisse.

Bei Aorteninsufficienz (1 Fall) war Dilat. und Hypertroph. links mehr entwickelt.

Bei Insuffic. valv. mitral. (1 Fall) war die Dilatation links beträchtlicher als rechts, die Hypertrophie war in beiden Herzhälften gleich; das Verhältniss ist also wesentlich anders wie bei der Sten. ost. ven. sin. (s. o.).

Bei 3 Fällen von Pericardialverwachsung war 1 mal (gleichzeitig Endocarditis) doppelseitige Hypertrophie, besonders links, vorhanden, Dilatation, ebenfalls links mehr, bestand in 2 Fällen.

Bei einem Falle von An. aort. desc. war beiderseits ziemlich gleichmässige Hypertrophie mit Dilatation vorhanden.

Abgesehen von Sten. ost. sin., Emphysem und Pleuritis adhäsiva, wo Hypertr. ventric. d. unabhängig von Hypertr. ventric. sin. zu Stande komme, entwickele sich die Hypertrophie des rechten Ventrikels meist erst nach der linksseitigen Hypertrophie und immer in schwächerem Grade. Links kann Hypertrophie ohne erhebliche Dilatation vorkommen, welche letztere durch die Dickenzunahme der Papillarmuskeln verringert werde. Ueberhaupt brauchen Hypertrophie und Dilatation einander nicht parallel zu gehen; Dilatatio ventric. sin. komme besonders in hohem Alter bei Atheromatose, bei Ins. valv. aort. und valv. mitralis und chronischer Nephritis vor; Dilatatio ventric. d. bei chron. Lungen- und Herzkrankheiten, aber nicht in vollkommen zweifelloser und sicher constatirbarer Weise.

Debove u. Letulle (16) haben bei chron. interstitieller Nephritis immer erhebliche Bindegewebsentwickelung im Myocardio besonders in den Mm. papill. gefunden. Die stärkste und frühzeitigste Ausbildung zeigte der Process im linken Ventrikel. Hier kann es zu Schwielenbildung und davon abhängiger Atrophie der Musculatur kommen. Geringer ausgesprochen ist der Process im linken Vorhof und im rechten Herzen. Die Verff. lassen diese Bindegewebsentwickelung von den Gefässen ausgehen und stellen sie der Periarteriitis analog, welche Gull und Sutton bei interstitieller Nephritis auch in anderen Organen gefunden haben, welche aber im Herzen und in den Nieren am stärksten entwickelt ist.

Infolge dieser Sclerose soll sich die Hypertrophie des Myocardiums rechts wie links entwickeln, indem die bindegewebige Entartung des Herzmuskels die Herzthätigkeit erschwere, wobei die sich entwickelnde Herzmuskelhypertrophie compensirend wirkt. Auf dieses compensirende Stadium folge ein zweites Stadium der Compensationsstörung ganz analog wie bei Klappenfehlern.

Während bei Gull und Sutton das Hinderniss für den Blutstrom d. h. also die Ursache für die Hypertrophie, eine Erkrankung der kleinen Arterien ist, suchen die Verff. dieselbe in der Sclerose der Herzwand.

Goodhart (18) theilt 4 Beobachtungen mit, welche Anämische betrafen, und wo die Section fettige Entartung des Myocardiums ergab. —

Die so durch Anämie erzeugte Erkrankung des Herzmuskels begünstige die Dilatation des linken Herzens, und es entwickele sich eine relative Insuffic. der Bicuspid. weil der Klappenschluss dabei nicht mehr möglich sei. Auch die besonders bei Weibern und Kindern auftretende Mitralstenose soll nicht sowohl in rheumatischen Ursachen als vielmehr in der durch die Anämie verursachten Dilatation und Regurgitation ihren Grund haben, welche Verdickung der Klappe und Stenose des Ost. venos. sin. bewirken.

Die 4 Fälle, welche Verf. beschreibt, betrafen 1) eine 23jährige Frau mit Uterusblutungen nach einer Fehlgeburt. Fettherz. 2) Einen 34jähr. Mann mit Blasensarcom, mit vielen Blutungen aus der Blase. Fleckige Streifung des Herzmuskels mit Dilatation. 3) Eine 45jährige Frau mit starken Blutungen infolge eines Uterusfibroids (der Fall war noch anderweitig complicirt). Es fand sich Verfettung des Herzens. 4) Bei einem ca. 6jähr. Jungen hatten sich Darmblutungen infolge von Typhus entwickelt, die Section ergab ebenfalls streifige Herzverfettung.

Letulle (19) bestätigt durch Mittheilung einschlägiger Krankheitsfälle die Thatsache, dass bei acutem Gelenkrheumatismus, besonders wenn schon ältere Herzaffectionen bestehen, Störungen der Herzthätigkeit hinzutreten, welche nicht von einer Endocarditis oder Pericarditis abhängig sind, und die doch zur vollständigen Insufficienz des Myocardiums führen können. Er bezeichnet diese auf Störungen in der Innervation des Herzens beruhenden Erscheinungen als „Forme asystolique“ des Rheum. art. acut.

Destureaux (23) giebt an, dass ebenso wie auf Störungen Seitens der Niere, der Lunge und des Herzens, ebenso durch dyspeptische, einfache gastrische Störungen eine Erweiterung des rechten Herzens sich entwickeln könne. Die Prognose sei im Allgemeinen günstig, der Zustand nicht von langer Dauer; eine reine Milchdiät sei das einzige Heilmittel. Als ätiologisches Moment sei besonders die Erregung des N. vagus anzusehen, welche durch reflectorische Uebertragung Störungen im Lungenkreislauf und somit in der Ausdehnung des rechten Herzens mache.

Die seit Stokes bekannte Thatsache, dass Krankheiten der Verdauungsorgane pathologische Veränderungen der rechten Herzhälfte veranlassen, hat Morel (24) gleich einigen anderen Beobachtern vor ihm bestätigen können, indem er fand, dass im Gefolge von Erkrankungen der Unterleibsorgane theils vorübergehend, theils dauernd: 1) eine Verstärkung des 2. Pulmonalarterientons; 2) eine Verdoppelung des 2. Tons; 3) ein Geräusch in der Valv. tricusp., 4) ein Geräusch am rechten Herzen mit wahrem Venenpuls und Pulsation der Leber auftreten kann. Das Zustandekommen dieser Herzveränderungen erklärt Verf. wie Stokes durch einen Widerstand im Lungenkreislauf. Sphygmographische Curven, an Hunden aufgenommen, ergaben nach Reizung (electrischer oder mechanischer) der Unterleibsorgane, dass sie den Blutdruck in der Art. pulmon. bedeutend steigern. Der Reiz gehe von den Bauchorganen durch den Sympathicus auf das Cervicalmark und von hier durch die oberen Brustganglien zu den zum Plexus cardiacus gehenden Nerven. Wie die vermehrte Spannung in den Blutgefässen, welche vor dem rechten Herzen liegen, zu Stande kommt, kann Verf. nicht erklären. Dass die Herzveränderungen durch eine Parese der Papillarmuskeln entstehen, wird vom Verf. nicht angenommen.

Boisseau (25) sieht die Ursache der gastrischen Störungen bei Herzaffectionen in den nervösen und circulatorischen Beziehungen, welche beide Organe mit einander haben. Besonders bemerkenswerth sind die letzteren, sowohl was die materielle als auch was die venöse Blutvertheilung betrifft. Uebrigens können sich nervöse und circulatorische Störungen im Magen combiniren, welche im Gefolge von Herzkrankheiten eintreten.

Potain (26) empfiehlt Milchdiät und zwar absolute mehr oder weniger lange fortgesetzt, besonders bei einfacher Hypertrophie und Dilatationen des Herzens, renalen oder gastrischen Ursprungs. Natürlich kann man sich nur in dem Falle Nutzen von der Cur versprechen, wenn die Milch gut vertragen und assimilirt wird.

Bignon (28) betont in seiner These über die cerebralen Zufälle und besonders über die Psychosen bei den chronischen Herzkrankheiten, dass bereits frühere Autoren, wie Corvisart, Kreysig, Testa, auf das Vorkommen der Apoplexie und eines schwer erklärbaren geistigen Zustandes aufmerksam dabei gemacht haben. Diese Psychosen können nun plötzlich oder langsam entstehen; in beiden Fällen verlaufen sie theils unter dem Bilde der Erregung, theils unter dem Bilde der Depression. Ihre Ursachen sind zweifacher Art: die einen sind prädisponirend und wurzeln in dem früheren Zustande des Gehirns, die anderen sind determinirend, beruhen auf dem Sitze der Herzkrankheit, der Abnahme der arteriellen Spannung, der Blutarmuth, welche auf Anfälle von Arhythmie folgt. Die Prognose dieser Psychosen sei schwer.

[1) Lepidi-Chioti, G., Fremito presistolico alla punta del cuore con dilatazione dell' ostio venoso. Il Morgagni. Febbraio. (Die auf Endocarditis mit consecutiver Mitralinsufficienz gestellte Diagnose wurde durch die Section nicht bestätigt. Rechtfertigung.) — 2) Barresi, P., Grave affezione cardiaca senza lesioni valvolari. Lo Sperimentale. Juglio. (Die immer auf die deutlich nachweisbare Dilatation auf ein langgezogenes, d. h. fast während der ganzen diastolischen Phase andauerndes systolisches Geräusch begründete Diagnose auf einen Mitralfehler wurde durch die Section dementirt. Rechtfertigung.) — 3) Amati, Raffaele, Ipertrofia cardiaca trattata coll' apparecchio Waldenburg. Raccogl. med. 30. Aprile.

In dem Falle eines 34 jähr. Mannes, der an „Herzhypertrophie" litt (clinische Untersuchung sehr mangelhaft wiedergegeben), sah Amati (3) nach Einathmung von im Waldenburg'schen Apparat comprimirter Luft, die Lungenthätigkeit sich verbessern, die stark ausgesprochene Cyanose sich verringern und die (anscheinend besonders den rechten Ventrikel angehende) Herzvergrösserung sich — in ca. 4 Wochen — zurückbilden.

Wernich (Berlin).

Finne, Hjärtesygdom og Svangerskab. Norsk Magazin for Lägerid. R. 3. B. 9. Forhandl. p. 83.

Eine Gravida zeigte Symptome einer Mitral- und Tricuspidalaffection; nach Abort im 3.—4. Monat schwanden die Symptome fast ganz. Nach 3 Jahren fingen die Symptome im 8. Monat der Gravidität wieder an; sie war jetzt sehr anämisch, mit bläulichen Lippen; deutlicher Venenpuls am Hals und Oedema. Die Herzdämpfung reichte von der Mitte des Sternum und von der 3. Costa, leine in der Mammillarlinie im 5. Intercostalraum; ein systolischer Mislaut war über dem ganzen Herzen zu hören. Nach rechtzeitiger Geburt ging die Herzkrankheit wieder zurück; nach 9 Monaten ging die Herzdämpfung nur an den linken Sternalrand, die Herztöne waren an der Spitze rein, an dem Sternalrand in der Höhe der 3. Rippe ein systolischer Mislaut.

F. Levison (Kopenhagen).]

2. Pericardium.

1) Cheeman, Wm. S., A case of isolated rheumatic inflammation of pericardium cured by salicylic acid. New-York med. Record. Nov. 27. (Der Fall betraf ein 17 jähr., männliches Individuum, welches früher eine Mitralerkrankung infolge von rheumatischer Ursache gehabt hatte, welche ihm kurzen Athem machte. — Verf. hebt hervor, dass Salicylsäure Delirien erzeugen könne. Er hat das mehrfach bei ihrer Anwendung beim acuten Gelenkrheumatismus gesehen. Nach dem Aussetzen des Mittels hörten die Delirien auf.) — 2) Ferrand, Contribution à l'étude de la péricardite rhumatismale. Thèse. Paris. — 3) Beattie-Smith, W., Notes of a case of rheumatic pericarditis with tetany. Brit. med. Journal. Juni 5. p. 844. (Betraf ein 13 jähr. Mädchen mit exsudativer Pericarditis und Aorteninsufficienz. Vor 2½ Jahren hatte es an acutem Gelenkrheumatismus gelitten. Zuerst wurden Daumen und Finger der linken, später die der rechten Hand afficirt, noch später kamen die Zehen und Ferse daran. Die Anfälle kamen einige Male des Tages und dauerten ungefähr 10 Minuten. Der Zustand war ein chronischer und hatte sich nach Monaten nicht verändert.) — 4) Eparvier, Péricardite aiguë ayant passé rapidement à l'état chronique. Mort. Autopsie. Lyon médical. No. 35. (Betrifft eine 45 jährige Frau; Aetiologie nicht nachzuweisen.) — 5) Riegel, F., Die Diagnose der Pericardialverwachsung. Lex.-8. Leipzig. — 6) Roberts, J. B., Paracentesis of the Pericardium. Illust. 8. Philadelphia. — 7) Kümmel, M., Ein Fall von Punctio pericardii. Berl. klin. Wochenschrift. No. 23. — 8) Guttmann, P., Pneumopericardium, entstanden durch Perforation eines runden Magengeschwürs in den Herzbeutel. Ebendas. (36 jähr. Mann, an geringem Exsud. pleurit. sin. und geringem Fieber erkrankt. 4 Tage später Steigerung des Fiebers (40,8° C.) bei klarem Sensorium, starke Dyspnoë, Cyanose, Schmerz, Angst in der Herzgegend. Dieselbe ist hervorgewölbt; Herzstoss diffus im 5. Intercostalraum. Percussion der Herzgegend in grosser Ausdehnung, gleich hoher tympanitischer Schall wie in der Magengegend, beide gehen in einander über. Herzschlag fussweit vom Bett als lautes, metallisches Pochen hörbar. Auscultation ergiebt an Brust und Bauch exquisit metallisch klingenden ersten Ton; zweiter Ton wird nur am Bauch schwach gehört. Pulsfrequenz 136. Tod nach 2 Tagen. Section: Pyopneumopericardium, entstanden durch die Perforation eines dicht an der Cardia gelegenen Ulcus.)

Aus seinen Beobachtungen über die rheumatische Pericarditis schliesst Ferrand (2), dass dieselbe sowohl bei den acuten, subacuten und chronischen Formen des Gelenkrheumatismus vorkommt. Beim Rheumatismus ist die trockene Pericarditis die Regel, die Pericarditis mit reichlichem Exsudat ist selten, die eitrige oder hämorrhagische Pericarditis bildet die Ausnahme. Subjective Symptome fehlen gewöhnlich, die systematische Auscultation der Rheumatiker ist daher unerlässlich. Die Heilung der rheumatischen Pericarditis ist häufig und vollkommen, durch Recidive kann die Entwickelung der Krankheit modificirt, und die Prognose getrübt werden. Möglicherweise begünstigt die Schwangerschaft den Uebergang der Pericarditis in einen chronischen Krankheitszustand.

Kümmel (7) berichtet aus der inneren Abtheilung des städt. allgem. Krankenhauses einen Fall von zweimaliger Punction bei einer acut entstandenen Pericarditis, welche ein sehr reichliches Exsudat gesetzt hatte. Die Punction beseitigte beide Male die gefahrdrohenden Symptome. Der letale Ausgang erfolgte 4 Tage nach der letzten Punction. Die Section ergab eine tuberculöse Pericarditis.

3. Endocardium.

1) Bubnow, N., Ueber den Einfluss des erhöhten arteriellen Blutdrucks auf das Endocardium. Vorläuf.

Mitth. Petersburger med. Wochenschr. No. 19. (D. bestätigt durch eine Reihe von im Laboratorium von Botkin angestellten Versuchen, dass Ecchymosen in allen den Fällen im Endocardium entstehen, wo auf irgend welche Weise der arterielle Blutdruck erhöht wird.) — 2) Kostjurin (aus der propäd. Clinik von Prof. Manassein), Zur Entwickelung der Endocarditis. Ebendas. — 3) Porcher, F. P., Explanation of simple methods for the diagnosis of valvular diseases of the heart. Amer. journ. of med. scienc. Octb. (Bekanntes.) — 4) Lasègue, Affection du coeur. Gaz. des hôpit. No. 85. (Clinische Vorstellung.) — 5) Gibson, George A., Jugular reflux and tricuspid regurgitation. Edinb. med. Journ. May. p. 979. (Eine grosse Reihe literarischer Notizen über das angegebene Thema und tabellarische Uebersicht über 33 Fälle, bei denen Jugularvenenpuls beobachtet wurde. Dieselben sind in 13 Categorien eingetheilt. Anatomische Belege fehlen.) — 6) Morison, Alexander, Observations on some points in dextral valvular disease of the heart. Edinb. med. journ. 1879—1880. — 7) Ravage, Rétrécissement de l'artère pulmonaire et épanchement péricardique abondant. Absence de tubercules pulmonaires. Foie cardiaque. Néphrite mixte. Progr. médic. No. 18. p. 353. (34jähr. Frau, welche nie schwerer krank gewesen war, und bei der sich erst seit kurzer Zeit Athmungsbeschwerden eingestellt hatten, obgleich die Verengerung des Conus arter. dextr. seit sehr langer Zeit bestand. Verf. lässt es unentschieden, ob dieselbe angeboren oder erworben war. Von klinischem Interesse ist, dass der 900 Grm. betragende pericardiale Erguss nicht erkannt worden war. Verf. erklärt dies durch folgende Gründe: 1. fehlt die Hervortreibung in der Herzgegend, und die Ausdehnung der Herzdämpfung war gering; 2. war ein ausserordentlich starker Herzchoc an der Spitze des Sternum vorhanden; 3. hörte man daselbst constant ein sehr lautes, blasendes Geräusch; 4. der Puls war schwächer, aber er war voll und regelmässig.) — 8) Guyot, Endocardite végétante chez une femme enceinte. Ibid. 95. p. 497. (37jähr. Frau, zum 1. Male schwanger. Abortus etwa im 5. Monat. Tod der Patientin wenige Tage nachher. Die Entwickelung der Endocarditis verrucosa mitralis wird auf den Einfluss der Schwangerschaft zurückgeführt. Die bei der Section gefundenen Infarcte in verschiedenen inneren Organen liessen sich als etwa 2 Monate alt taxiren, und ihre Entstehung fiel in eine Zeit, wo das Allgemeinbefinden nicht schwer gestört war, und wo die Natur der Erkrankung kaum geahnt wurde. Der letale Ausgang wird auf eine Infection des Blutes mit Wahrscheinlichkeit zurückgeführt.) — 9) Blachez, Maladie du coeur, lésions multiples, bruits anormaux inexplicables. Gaz. hebd. 6. Août. No. 32. (Die „Unerklärlichkeit der Geräusche" besteht für den Verf. darin, dass bei einer beträchtlichen Erkrankung der Mitralklappe ein lautes Geräusch an der Stelle, wo die Pulmonalarterienklappen, und zwar beim zweiten Ton gehört worden war, worauf hin man eine Erkrankung der Pulmonalarterienklappen angenommen hatte, während die Section dieselben als gesund erwies. Vom Sectionsbefunde sei noch erwähnt, dass sich eine Pericarditis adhaes. totalis fand. Die Adhäsionen waren dünn und leicht zerreisslich. Verf. meint, dass dadurch keine Veranlassung zu Reibegeräuschen gegeben worden sei.) — 10) Bruen, An analysis of the symptom-etiologie and therapeutics of some cases of mitral obstruction. Philad. med. Times. Mai 8. p. 395. — 11) Cremonesi, G., Ueber die eine Stenose bezeichnenden Rückströmungsgeräusche. Wiener med. Zeitg. 17—22. — 12) Raynaud, Lésion valvulaire du coeur, mort subite. Gaz. des hôp. No. 126. (29jähr. Frau, hochgradige Stenose des Ost. ven. sin.; mit sehr erheblichen Auflagerungen auf der Vorhofs- und Ventrikelfläche der Klappe, welche im Stande waren, das Ostium gänzlich und plötzlich zu verschliessen und so einen rapiden Tod herbeizuführen.) — 13) Mayet, Note sur un cas d'anévrisme de la valvule mitrale compliqué d'insuffisance aortique et d'hémorrhagie cérébrale. Gaz. hebd. No. 3. p. 35 u. No. 4. p. 51. — 14) Leichtenstern, O., Ueber den abnorm verstärkten ersten Ton an der Herzspitze bei Mitralstenose. Centralbl. für clin. Med. No. 2. — 15) Derselbe, Berichtigung. Ebendas. No. 5. (Verf. theilt mit, dass Rosenstein [Leyden] ihn darauf aufmerksam gemacht hat, dass bereits Traube 1858 in seinem Vortrag über die Herz- und Arterientöne in Krankheiten den verstärkten ersten Ton an der Herzspitze bei Mitralstenose unter jenen Zuständen aufzählt, welche durch eine Verminderung der Anfangsspannung eine Verstärkung des ersten Tones zur Folge habe.) — 16) Weil, A., Ueber den abnorm verstärkten ersten Ton an der Herzspitze bei Mitralstenose. Historische Notiz. Ebendas. No. 5. (Weil's von vorstehender Berichtigung unabhängige Mittheilung ist zunächst mit dem Inhalt derselben conform, ausserdem bemerkt er, dass der erste Herzton bei Mitralstenose nicht nur an der Herzspitze, sondern auch an den übrigen Ostien und sogar an den Halsarterien überaus laut gehört werde, und bezieht sich auf früher von ihm a. a. O. gemachte Angaben. — Auscultation der Arterien und Venen. Leipzig. 1875.) — 17) Stone, Mitralobstruction without praesystolic murmur. Medical times and gazette. Juni 26. p. 690. (Verf. hebt hervor, dass ein fühlbares präsystolisches Schwirren ein häufigeres und beachtenswerthes Symptom bei der Sten. ost. venos. sin. sei, als ein entsprechendes hörbares Geräusch; indem Geräusche bereits bei einer weit geringern Schwingungszahl tastbar als hörbar seien.) — 18) Potain, Rétrécissement mitral; dédoublement du second bruit. Gaz. des hôp. No. 114. (Klinischer Vortrag.) — 19) Peacock, Mitral regurgitation from dilatation of the orifice without disease of valves, hemiplegia of right side and softening of left hemisphere. Aphonia. Brit. med. Journ. August 17. p. 209. (16j. Schuhmacher. Derselbe hatte vor 5 J. Rh. gehabt. Woher die Erweiterung des Ost. ven. sin. kam, welche die Insuff. valv. bicusp. bedingt haben soll, ist in der übrigens nicht von Peacock selbst herrührenden Mittheilung nicht angegeben.) — 20) Winternitz, Wilhelm, Zur Frage der Genese relativer Mitralinsufficienz. Wiener med. Presse. No. 13. S. 394. — 21) Heitler, M., Ueber relative Schliessungsunfähigkeit der Herzklappen. Wiener medic. Wochenschrift. No. 11—13. — 22) Pel, P. K., Ueber functionelle Insufficienz der Bicuspidalklappe. (Aus dem Holländischen von Schumacher II. Aachen. Deutsche med. Wochenschrift. No. 22. — 23) Weiss, N., Ueber accidentelle diastolische Herzgeräusche. Wiener medicin. Wochenschr. No. 6 u. 7. — 24) Heitler, Ueber die relative Schliessungsunfähigkeit der Herzklappen. Anzeiger der k. k. Ges. d. Aerzte in Wien. No. 21. — 25) Alezais, Deux nouveaux cas d'anomalies cardiaques. Gaz. des hôp. No 112. (1. 40j. Mann, bei welchem infolge von Missbildung [Verwachsung] zweier Aortenklappengipfel Insufficienz und Stenose des Orific. aortic. eingetreten war. 2. 35j. Frau, Stenosis ostii venosi sinistri ohne Insufficienz der Bicuspidalklappe. Das Ostium war auf eine kaum 1 Ctm. grosse Oeffnung verengt, in dem die beiden Zipfel mit einander verwachsen, andererseits aber so weich waren, dass sie sich aneinander legen konnten.) — 26) Balfour, George W., Note on the mode, in which compensation is established in cases of aortic incompetence. Edinb. med. Journ. July. — 27) Allbutt, Clifford, On aortic regurgitation and the coronary circulation. Brit. med. Journ. Juni 5. p. 840. (Polemik gegen Fothergill, der in seinen Herzkrankheiten den Satz vertritt, dass die Aorteninsufficienz deswegen frühzeitig letal ende, weil das Blut dabei nicht in die Coronararterien eintreten könne.) — 28) Drasche, Ueber einen Fall zeitweiliger Insufficienz der Aortenklappen und einen Fall dreifacher

Spaltung des l. Aortenlets. Wiener med. Wochenschr. No. 49. — 29) Fürbringer, P. (Jena), Zur Diagnose der combinirten Herzklappenfehler. Berl. clin. W. No. 17. (Der betr. Kranke hatte zunächst die Erscheinungen einer Insuff. valv. mitralis dargeboten, wozu sich plötzlich die auscultatorischen Symptome einer reinen Aortenstenose hinzugesellten, während die übrigen Erscheinungen am Herzen und den Arterien die Charactere einer Insuffic. valv. aortae zeigten. Die Section ergab: Mitralinsufficienz und Aortenstenose, daneben aber eine hochgradige Stenose des Ost. ven. sin. und Insuff. valv. aortae. Verf. hebt als bes. bemerkenswerth hervor, dass die hochgradige Insuff. valv. aortae zu keiner Zeit und trotz der sorgsamsten Auscultation jemals ein diastolisches Geräusch gezeigt hat.) — 30) Mackenzie, J. C., Three cases of anomalous cardiac disease. New-York med. record. Febr. 28. p. 233. (Von Interesse ist der 3. Fall, welcher einen 58 J. Mann betraf. Obgleich an dem etwas vergrösserten Herzen die Aortenklappen ulcerirt und mit fibrinösen Auflagerungen bedeckt waren, und die Bicuspidalklappe weniger intensiv, aber ähnlich erkrankt war, konnte doch bei einer zweimaligen genauen Untersuchung nichts Abnormes am Herzen aufgefunden werden. Alle Symptome deuteten eher auf eine Erkrankung der Bauch-, als der Thoraxorgane.) — 31) Chouet, Deux observations d'endopéricardite chronique, compliquées des lésions pleuro-pulmonales et terminées par la mort. Rec. de mém. de méd. milit. No. 2. (Die beiden mitgetheilten Beobachtungen tragen folgende Ueberschriften: 1) Larvirte Herzaffection bei einem 24 j. Mann. Hypertrophie und Dilatation und körnige Entartung des Herzens. Verrucöse Endocarditis und Endarteriitis. Stauungsleber und Nieren (foies et reins cardiaques). Alte doppelseitige Pleuritis und Mediastinitis. Peritracheale Lymphdrüsenschwellungen, desgleichen in der Umgebung des Herzens. Bronchialerweiterung und Emphysem der rechten Lunge infolge der Compression des Hauptbronchus durch eine geschwellte Lymphdrüse. Plötzlicher Tod durch Thrombose der Arteria pulmon. — 2) 20 j. Mann, alte Endocarditis im linken Herzohr und am Ostium venos. sinistr. und aortic. Pericardialexsudat und pericardiale Synechie. Angeborene Anomalie des Gastrointestinaltractus und der rechten Lunge. Plötzlicher Tod durch Compression a) seitens des durch Gas ausgedehnten Magens, b) durch Anstrengung beim Stuhlgang.) — 32) Lindmann, H. J., Zur Casuistik seltener Herzerkrankungen. Deutsches Arch. f. klin. Medic. 25. p. 498. (Giessener Inauguraldissertation.) (1 Fall von Insuffic. der Aortenklappen, bedingt durch die Abreissung zweier entzündlich mit einander verwachsener Klappensegel von ihrer Ansatzstelle bei einem 37 jähr. Mann. Derselbe war während schnellen Laufens plötzlich mit dem Gefühl, als zerrisse etwas in der Brust, zusammengebrochen. Seit dieser Zeit behielt er Dyspnoe, Husten, ab und zu blutigen Auswurf und Herzklopfen. Klinische Diagnose: Ins. valv. aortae. Nach wiederholten heftigen asthmatischen Anfällen Exitus letalis ca. 6 Mon. nach der ersten Attacke. 2. Fall 19 jähr. Mann mit Stenose des Conus arteriosus aortae. Die Klappen der Aorta waren gesund. Die Stenose des Conus arter. wurde durch derbes Gewebe bedingt, welches eine kaum die Fingerspitze des kleinen Fingers durchlassende Oeffnung umschloss. Die Entwicklung dieses sehr seltenen Krankheitsprocesses, welcher bekanntlich auch am Conus art. d. vorkommt, würde in das früheste Kindesalter oder selbst in das fötale Leben zu verlegen sein. In sämmtlichen 4 (incl. dem vorliegenden) von dem Verf. gekannten derartigen Beobachtungen war übrigens der Spitzenstoss deutlich sicht- und fühlbar.) — 33) Durosiez, P., Des lésions chroniques du coeur d'origine traumatique. L'Union médical No. 72 und 73. — 34) Jones, Talbot, A case of valvular disease of heart in a child followed by singular motor phaenomena. New-York. Medic. record. Jan. 29. p. 87. (Es handelte sich um ein 4 jähr. Mädchen. Die „motor phaenomena" bestanden in convulsivischen Zuckungen der gesammten r. Körperhälfte. Der Fall verlief letal. Section nicht gemacht.) — 35) Hamburg, Joseph, Ueber acute Endocarditis und ihre Beziehung zu Bacterien. Inauguraldissertation. Berlin. — 36) Rigal, Note sur un cas de purpura haemorrhagica aigu survenu chez un malade atteint d'une affection du coeur ancienne et terminé par la mort. L'Union médic. No. 5—7. — 37) Bristowe, J. S., Remarks on ulcerative endocarditis or multiple embolism. Brit. med. Journ. Mai 29. p. 798. (Br. beschreibt folgende Fälle: I. Verheirathete 35 jähr. Frau. Syphilis. (?) Ulcerative Endocarditis, die Symptome täuschen die des Fiebers vor, Infarcte in den Nieren, wahrscheinlich auch in Milz und Herz, Eiterung der serösen Häute, Tod. Die Section bestätigte die im Leben gestellte Diagnose. Die Erkrankung betraf lediglich die Mitralklappe. II. Verheirathete 26 jähr. Frau. Ulceröse Endocarditis, Infarcte in Milz und Nieren, Bluterguss in die rechte Hirnhemisphäre. Epileptischer Anfall. Tod. Es handelte sich hier um einen typischen Anfall von ulceröser Endocarditis des Aortenzipfels der Mitralklappe als Folge und in Verbindung mit Rheumatismus. Den Bluterguss im Gehirn bringt Verf. insofern in Connex mit der Herzaffection, als er annimmt, dass derselbe infolge der Berstung eines embolischen Hirnarterienaneurismas entstanden sei. III. 13 jähr. Mädchen, acuter Rheumatismus. Ulceröse Endocarditis. Ablagerungen in Milz und Nieren. Hirnembolie mit Hemiplegie und Aphasie. Obwohl der Rheumatismus aufhörte, und die Art der Affection des Herzens auch mit einer Wiederherstellung eines leidlichen Wohlbefindens nicht unvereinbar erschien, blieb die Kranke schwach und fieberhaft, die zunehmende Schwäche und Apathie, die fortdauernde hohe Temperatur, der Eintritt schmerzhafter Milz und Albuminurie machten die Diagnose klarer. — Dieser Fall ist im New-York medic. Record Jan. 10. p. 33 von Clifford Messer mitgetheilt worden. IV. 18 jähr. Mädchen, Herzkrankheit. Ulceröse Endocarditis (?) Vergrösserung und Empfindlichkeit der Milz. Albuminurie. Die Endocarditis war wahrscheinlich rheumatischen Ursprungs. Die Diagnose war auf ulceröse Endocarditis gestellt worden, jedoch gingen die Symptome zurück und Pat. verliess relativ wohl das Hospital.) — 38) Thompson, Henri, Case of ulcerative endocarditis with embolism of the brain. The Lancet March 20. p. 437 und March 27. p. 475. (Patientin war eine 48 jähr. Frauensperson. Erkrankt war die Valv. bicuspidalis. Gefässverstopfungen fanden sich nirgends, mit Ausnahme der A. cerebr. media. Die von derselben versorgte Hirnpartie war vollständig erweicht.) — 39) Ferrand, Note sur un cas d'endocardite ulcéreuse végétante, avec tracés thermiques infarctus de la rate etc. Union médicale No. 150. (Der vom Verf. mitgetheilte Fall betraf einen 42 jähr. Mann. Derselbe war wahrscheinlich Potator und hatte sich dem Sumpfmiasma ausgesetzt. Die gedachte Herzaffection hatte sich bei ihm schleichend zu einer besonderen Hochgradigkeit entwickelt. Ausser derselben ergab die Autopsie als Folgeerscheinung nur einen in hohem Grade entwickelten Milztumor.) — 40) Renton, Crawford J. und Coats, J., Actes of a case of ulcerative endocarditis. Glasgow med. Journ. (Der Fall betraf einen 34 jähr. Mann, bei dem sich die ulcerative Endocarditis bei einer alten Herzaffection und gleichzeitiger Rheumarthritis entwickelt hatte. Erkrankung der Mitral- und Aortenklappen. Die Diagnose wurde mit Wahrscheinlichkeit wegen des Fehlens frischer Herzsymptome (! Ref.) und der leichten Empfindlichkeit des Bauches auf Abdominaltyphus gestellt. Es waren auf der Haut reichliche Purpurflecke und letztere zugegen, welchen letzteren Verf. als einen hämalogenen bezeichnet. In den Hirnhäuten und der Hirnsubstanz, sowie unter dem Peritoneum der Därme fanden sich reichliche Blutungen. Nieren und Milz boten hochgradige, den bei dieser Erkrankung geläufigen entsprechende Veränderungen.) — 41) Weiss, N., Ein Fall von Endocarditis ulcerosa. Wiener medic. Wochenschr. No. 33. S. 918. (28jähr. Schneidergeselle, vor 3 Jahren Typhus, Anf. April 1880 Pneumonia sin., fast im directen Anschluss daran entwickelte sich ein Symptomencomplex, aus welchem mit Bestimmtheit eine Endocarditis ulcerosa diagnosticirt werden konnte. Am 8. Mai kam es zu einer acuten Entwicklung einer Insufficienz der Aortenklappen. Am 9. Mai plötzlich heftige Dyspnoe, Tod 10 Minuten nachher. Die ulceröse Endocarditis hatte in diesem Falle zu Excrescenzen an der rechten und hinteren Aortaklappe geführt, dieselben waren aneurysmatisch erweitert, und durch die Perforation derselben kam es zu der acuten Insufficienz der Aortenklappen. Ein subvalvuläres Aneurysma an der hinteren Aortenklappe gab durch seine Perforation an der Pars membranacea zur Herstellung einer Communication zwischen linkem Ventrikel und rechtem Vorhof, somit auch dazu Veranlassung, dass während der Systole des linken Ventrikels aus diesem Blut unter hohem Drucke in den rechten Vorhof und möglicherweise auch in die Jugularvenen geschleudert wurde. Es dürfte vielleicht auch auf das Eintreten dieser Communication die 10 Min. vor dem Tode des Pat. acut aufgetretene Dyspnoe zu beziehen sein. — 42) Curtis, Hall, Ulcerative endocarditis, thrombosis, extensive gangrene. Boston medical and surgical Journal May 19. p. 465. (Betraf eine 46jähr. Kinderwärterin. Die Section ergab den Sitz der Endocarditis am l. h. Mitralklappenzipfel. An der Theilungsstelle der A. iliaca ein das Gefäss nicht völlig verstopfender Embolus.) — 43) Sioli, Ein Fall von ulceröser Endocarditis mit psychischen Erscheinungen. Arch. f. Psychiat. X. S. 26. (Der vorliegende Fall schliesst sich an eine von Westphal im XX. Bd. von Virchow's Archiv mitgetheilte Beobachtung an, dieselbe betraf eine im Wochenbett entstandene Endocarditis ulcerosa, welche unter dem Bilde einer Puerperalpsychose verlief. — Pat., dessen Krankengeschichte vom Verf. ausführlich erzählt wird, war ein Bauer. — Im Gehirn und dessen Häuten fanden sich kleine embolische Entzündungsherde und auch ausgedehntere encephalitische Processe, wie sie bei Endoc. ulcerosa öfter gefunden werden. Dafür, dass trotzdem nur in seltenen Fällen sich wirkliche Psychose entwickle, führt Verf. als Grund an, dass in den beiden in Rede stehenden Beobachtungen, der früheren Westphal'schen und der vorliegenden (auch auf Westphal's Klinik beobachteten) hervorragende individuelle Dispositionen vorhanden waren. Die psychischen Symptome hatten im vorliegenden Fall grosse Aehnlichkeit mit den bei dem sogen. Delirium acutum zu beobachtenden.)

Kostjurin (2) folgert aus einer am Kaninchen angestellten Versuchsreihe, dass entzündliche Vorgänge im Pericardio wahrscheinlich auch in der Aetiologie der Herzfehler von Bedeutung sein können. Wenn er nämlich bei den Thieren durch Crotonöl, welches mit Ol. amygd. gemischt in den Herzbeutel eingespritzt wurde, eine Entzündung desselben erzeugte, fand er stets auch im Endocardio Veränderungen. Dieselben wurden durch das interstit. Gewebe des Myocardiums vermittelt, und es entwickelte sich consecutive Atrophie in den Muskelelementen. Die Veränderungen waren im linken Ventrikel stärker ausgesprochen als im rechten und in diesem erheblicher, als in den Vorhöfen.

Cremonesi (11) sucht in seiner Arbeit „Ueber die eine Stenose bezeichnenden Rückströmungsgeräusche" den Beweis dafür zu liefern, dass das bei der Stenos. ost. venos. hörbare parasystolische Geräusch als Rückströmungsgeräusche aufzufassen sind, also nicht, beim Durchgang des Blutes vom Vorhof in den Ventrikel durch das verengte Ostium entstehen, wie es gewöhnlich angenommen wird.

Der von Moyet (18) mitgetheilte Fall von Klappenaneurysma der Valv. mitralis, complicirt mit Insufficienz der Aortenklappen und Hirnhämorrhagie, betraf einen 37jähr. Mann. Das Klappenaneurysma sass am vorderen rechten Zipfel der Valv. mitralis und seine Entwickelung wird auf Atherose der Klappe zurückgeführt.

Winternitz (20) fand, dass gesunde, junge Leute, z. B. Recruten, nach länger dauernden, grösseren Muskelanstrengungen bei Erschwerung der respiratorischen Erweiterung des Thorax eine Reihe von Symptomen zeigten, welche bei Ruhe, Gebrauch von Digitalis und Kälte heilten, und welche er als relative Insufficienz der Valv. bicusp. deutete. Er glaubte, dass derartige Fälle dazu dienen, um die vielfach noch angezweifelte Existenz einer solchen Insufficienz darzuthun. Auch bei Chorea beobachtete er einmal eine functionelle Insufficienz der Bicuspidalklappe, wahrscheinlich bedingt durch Betheiligung der Papillarmuskeln an der Chorea.

Heitler (21) betont in seinem Vortrage über die relative Schliessungsunfähigkeit der Herzklappen, dass nicht nur die Tricuspidalis, sondern auch besonders die Mitralis, sehr selten aber die Aortenklappen relativ insufficient werden. Als Ursachen der relativen Insufficienz der Bicuspidalklappen bezeichnet er 1) die Aortenklappeninsufficienz; 2) die Hypertr. und Dilatation des linken Ventrikels infolge von angeborener Enge der Aorta bei jugendlichen Individuen; 3) bei Emphysem mit spontaner Herzdilatation; 4) bei Morb. Brightii mit Hypertr. cordis und auch ohne dieselbe; 5) bei verschiedenen fieberhaften Processen, z. B. Typhus, Erysipel etc.; 6) bei anämischen Zuständen, besonders bei Chlorose. H. meint sogar, man solle die Bezeichnung anämische Geräusche ganz fallen lassen, dieselben würden nicht lediglich durch Anämie erzeugt, es spiele da immer noch ein anderer Factor mit; 7) Die Wachsthumsperiode, besonders bei raschem Wachsthum, wenn das Herz mit der Entwickelung der anderen Organe nicht Schritt hält. Bei der Entwickelung dieser relativen Mitralinsufficienz seien die Momente maassgebend, die eine Erschlaffung des Herzens machen, wie Nutritionsstörungen, mechanische Momente und Innervationsstörungen. — Bamberger, der bei der diesem Vortrage sich anschliessenden Discussion das Wort ergreift, verhält sich gegenüber den vorstehenden Ausführungen sehr skeptisch. Eine relative Klappeninsufficienz d. h. infolge zu weiten Ostiums existire am Ost. ven. dextr.; als solche sei sie intra vitam nicht mit Sicherheit zu diagnosticiren, man finde dann öfter an der Klappe selbst Veränderungen, welche die Entscheidung, ob relative

Insufficienz, erschweren. An andern Klappen konnte v. B. relative Insufficienzen nie constatiren. Von der relativen Insufficienz sei eine functionelle Insufficienz zu unterscheiden, wo bei normal weitem Ostium die Klappe wegen Fettdegeneration des Myocardium, z. B. der Mm. papill. nicht schliesst. Ausführlichere clinische Materialien, auf welchen die vorstehenden Ausführungen basiren, hat Heitler an einem a. O. beigebracht.

Pel (22) schliesst an die kurze Mittheilung zweier Fälle von functioneller (relativer) Insufficienz der Bicuspidalklappe, bei welcher die Percussion und Auscultation bleibende Abweichungen darbot, zwei weitere Fälle von zeitlicher Insufficienz der Bicuspidalklappe aus der Klinik des Prof. Stokvis an. Der erste dieser Fälle betraf einen 26jähr. Uhrmacher, der zweite einen 20jährigen Kranken, bei welchem ein hochgradiges Emphysem vorhanden war. Verf. macht für diese zeitliche Insufficienz der Klappe, bei welcher die Volumensveränderung des Herzens gleichen Schritt hielt mit der Intensität der Geräusche, keine anatomische Veränderung der Herzklappe, wohl aber eine schlechte Wirkung der Papillarmuskeln und eine zeitliche Dilatation der Herzkammern verantwortlich. Diese Dilatation könne, wie sowohl schwere acute, besonders Infectionskrankheiten, als auch chronische, mit Ernährungsstörungen einhergehende Erkrankungen (Chlorose und auch Emphysem) beweisen, schnell zu Stande kommen, wahrscheinlich durch Ernährungsstörungen des Myocardium theils der Herzwand, theils speciell der Mm. papillares. Die betreffenden Krankheitsfälle sind in dem Referat über das holländische Original in diesem Bericht pro 1879, II. S. 136 ausführlicher besprochen.

Weiss (23) theilt drei Fälle mit, in denen er mit Bestimmtheit diastolische Geräusche constatiren konnte, ohne dass am Herzen für dieselben ein nachweislicher Grund gefunden werden konnte.

Bei 2 dieser Fälle wurde auf Grund gewisser Volumensveränderungen am rechten Ventrikel und die allgemeine Venenstauung die Diagnose intra vitam auf eine Klappenerkrankung gestellt, ohne dass die Section diese Annahme bestätigte: bei dem ersten dieser Fälle handelte es sich um eine 57jähr. Phthisica, bei dem 2. Fall um einen 50jähr. Mann mit Phthisis pulmon., Pleurit. adhaes. In beiden Fällen war Hypertr. ventr. d. vorhanden, im letzteren Falle auch fettige Degeneration des Myocardiums. Auf eine Erklärung, wie diese Geräusche entstehen, verzichtet Verf.

Heitler (24) hat einen ähnlichen Fall bei einer 27jähr. Frau mit Lungentuberculose beobachtet. Hier trat fünf Tage vor dem Tode in der linken Brustgegend, besonders stark an der Herzspitze, ein langgezogenes, diastolisches Geräusch auf. Die Section ergab eine hochgradige, fettige Entartung des Myocardiums. Für die Entstehung des Geräusches gab die anatomische Untersuchung keine Aufklärung.

Balfour (26) betont als compensirendes Moment für die abnorm grosse Thätigkeit des linken Ventrikels bei der Insufficienz der Aortenklappe, dass das arterielle Blut während der Systole in die Aa. coronariae hereingepresst wird, woraus es sich erklärt, dass gemeinhin bei diesem Klappenfehler das Myocardium gut genährt und frei von degenerativen Processen gefunden wird.

Der von Drasche (28) mitgetheilte Fall von zeitweiliger Insufficienz der Aortenklappen betraf einen 55jähr. Mann, bei dem die Diagnose auf Insuffic. valvul. bicusp. gestellt. Bei stärkerer Herzthätigkeit infolge stärkerer Körperbewegung wurde diastolisches Schwirren und Geräusch am Aorteneingang gehört, welches in der Ruhe verschwand.

Der Fall mit dreifach gespaltenem Ton an den Aortenklappen betraf einen 29jähr. Mann mit Nephritis und Phthisis pulmonum. Die Auscultation des Herzens war durch reichliches Rasseln erschwert. Indessen konnten am linken Ventrikel zwei schwache, reine Töne, und an der Aorta ein dumpfer erster Ton mit deutlicher, diastolischer Spaltung unterschieden werden. Zeitweilig hatten diese einen etwas gleichsam holperigen Character, und dann konnten bei angehaltenem Athem drei rasch auf einander kommende Töne und ein diastolisches Aortengeräusch constatirt werden. Die Section ergab Phthis. pulm., Nephritis chronica, Hypertr. cordis d., zarte Bicuspidal- und Aortenklappen. Die letzteren waren schlussfähig, waren aber staffelförmig angeordnet, die hintere stand in normaler Höhe, die linke etwas tiefer, noch tiefer stand die rechte.

Duroziez (33) kommt in seinem Artikel über die chronischen Herzkrankheiten im Gefolge von Traumen zu dem Schluss, dass dieselben nicht selten sind. Zu diesen Traumen gehören: Hufschlag des Pferdes, Fall, Compression u. s. w. Die Aetiologie hat diese Dinge festzustellen. Das Aortenostium ist am häufigsten betroffen. Gesunde Klappen können durch äusseren oder inneren Druck zerrissen werden.

Hamburg (35) kommt in seiner aus dem Berliner pathologischen Institut stammenden Inauguraldissertation über acute Endocarditis und ihre Beziehung zu Bacterien zu dem Resultat, dass dieselbe nicht nur durch Micrococcen erzeugt wird, sondern dass sie durch alle andern Reize entstehen kann, ganz wie die übrigen parenchymatösen Entzündungen. Er führt als Stütze seiner Ansicht an: 1) dass er trotz genauester Untersuchung in einer Anzahl von Endocarditisfällen keine Micrococcen hat nachweisen können und 2) weil er experimentell (durch Salpetersäure) eine der acuten Endocarditis ausserordentlich ähnliche acute Endarteriitis erzeugt hat. Er beschränkt das Vorkommen der parasitären Endocarditis auf die bei Wöchnerinnen und Pyämischen vorkommenden Formen, welche durch directe Ablagerung der ins Blut aufgenommenen Bacterien oder auch (nach Köster) durch Embolie der Klappengefässe erzeugt werden.

Rigal (36) theilt einen Fall von Purpura haemorrhagica acuta bei einem 33jähr. kräftigen Mann mit rheumatischer Disposition mit.

Er hatte 1871 im Gefolge eines Rh. a. ac. mit complicirender Endopericarditis eine Sten. ost. ven. sin. u. insuffic. valv. bicusp. acquirirt. Der Klappenfehler blieb 7 Jahre compensirt. Im December 1879 stellten sich gastrische Störungen, Fieber und beträchtliche Schwäche ein. Es entwickelten sich nach einigen Tagen auf den unteren Extremitäten an Grösse zunehmende Purpuraflecke, Dyspnoe stellte sich ein. Die unteren Extremitäten erschienen mit einer aus grossen ecchymotischen, braunvioletten Flecken bestehenden Purpura, begleitet mit epidermoidalen Erhebungen, von der Ausdehnung eines Bläschens bis zu der einer grossen Phlyctäne. In den letzten 5 Lebenstagen geringfügiges Nasenbluten, Blutungen aus dem Mund und den Harnwegen, an einer ecchymosirten Partie stellte sich Hautbrand ein. Tod gegen Abend des 13. Januar 1880 unter hochgradigstem Collapsus.

Verf. erklärt die Symptome der Purpura haemorrhagica entstanden durch eine Erschöpfung des Nervensystems, welche nicht immer mit der Reichlichkeit der Hämorrhagien correspondirt. Ohne eine Störung der Gefässinnervation lasse sich die Entwickelung der Purpura haemorrhagica nicht verstehen. Die Veränderungen des Bluts und der Gefässe scheinen dabei verschieden und nicht constant zu sein. Verf. betont, dass diese Purp. haemorrhagica im Verlauf chronischer Affectionen, besonders von Herzkrankheiten, eintreten könne.

[1) Gorrasi, G., L'endocardite. Giorn. internaz. delle scienze med. 1879. No. 3—4. (Clinische Studie. Nichts Neues.) — 2) Concato, Luigi, Sulla endocardite acquisita del ventricolo destro. Osservazioni e riflessioni. Torino 1879. Estr. de giorn. della R. Acad. di med.) (Concato theilt einen schneller verlaufenen und einen sehr chronisch zum tödtlichen Ausgange gekommenen Fall von Endocarditis im rechten Herzen einschliesslich ausführlicher Sectionsbefunde, Messungen und Abbildungen mit. Gegenstand der ersten Beobachtung war eine 24jähr. Schwangere, welche von einem schweren Kniegelenkrheumatismus befallen war, und infolge einer an den Abort sich anschliessenden intercurrenten Peritonitis zu Grunde ging. Auf dem Endocardium fanden sich weissliche papilläre Wucherungen. — Der zweite Fall betraf eine 30jähr. Person, die vielfach an Fiebererscheinungen und Krämpfen gelitten hatte, jedoch nicht clinisch beobachtet worden war. Das Herz mass von der Spitze bis zur Basis des rechten Ventrikels 140 Mm., der Umfang der Basis betrug ebensoviel, die Länge der convexen Seite am äusseren Rande betrug 190 Mm., die Breite des rechten Ventrikels [in der Mitte seiner Längendimension] 140 Mm.)

Wernich (Berlin).

Nawroczynski (Dabrowa) beschreibt (Gaz. lek. No. 8. T. XXVIII.) einen Fall von ulceröser Endocarditis mit consecutiver Thrombosenbildung im rechten Herzohr und Stenosirung der Lungenschlagader. — Hervorzuheben ist das ätiologische Moment: Bei einem Kohlenarbeiter: Druck auf die Brust durch einen herabstürzenden Kohlenblock. — Dauer der Krankheit bei dem vorher sonst gesunden Manne circa 10 Wochen.

Oettinger (Krakau).]

4. Myocardium.

1) Cavallié, Paul, Des adhérences pleurales généralisées considerées comme cause d'hypertrophie cardiaque. Thèse. Paris. — 2) Sassetzky, Ueber selbständige Hypertrophie und Dilatation des Herzens. Petersb. med. Wochenschr. No. 33. (Aus der propädeut. Klinik von Prof. Manassein.) — 3) Fraentzel, Einige Bemerkungen über idiopathische Herzvergrösserungen. Charité-Annalen. V. (1878.) S. 295. Berlin. — 4) Fraenkel, A., Zur Lehre vom Weakened heart nebst Bemerkungen über das Symptomenbild des cardialen Asthma und dessen Behandlung. Ebendas. S. 273 sowie auch Berl. clin. Wochenschr. No. 1 u. 2. — 5) Jaksch, R. von, Casuistischer Beitrag zur Lehre vom „Weakened heart" und der idiopathischen Dilatation des Herzens. Prag. med. Wochenschr. No. 51. Sep.-Abdr. (Verf. beschreibt einen Fall von Typhus abdominalis bei einer 20 Jahre alten, früher gesunden und kräftigen Dienstmagd, welcher dadurch beachtenswerth ist, dass sich im Verlaufe des Typhus eine Dilatation des Herzens entwickelte, und weil dabei alle die Symptome auftraten, welche Stokes als für das „Weakened heart" characteristisch beschreibt. Die Musculatur des Herzens zeigte dabei keine nachweisbaren Veränderungen, und Verf. lässt daher die Möglichkeit offen, dass es sich um eine durch rein functionelle Störung erzeugte Herzdilatation gehandelt habe.) — 6) Thomas, W. R., An apoplexy of the lung from cardiac disease. Brit. med. Journ. June 5. p. 844. (1. 43jähr. Mann. Fettherz mit Bronchitis, r. Lungenapoplexie. 2. 23jähr. Frau. Endocardit. chronic. valv. mitralis. Apoplex. pulm.) — 7) Chalot, A., Essai sur la désintégration de la fibre musculaire cardiaque. Thèse. Paris. — 8) Kennedy, Henry, Observations on a case of fatty heart; with the state of the organ foundand also that of the par vagum. Dublin Journ. of med. science. April. — 9) Werner (Markgröningen). Hypertrophie des linken, Erweiterung und Fettdegeneration des rechten Ventrikels; Atherom der Aorta, umschriebene Pericarditis; Embolie in der A. pulmon. Württemb. med. Corr.-Blatt. No. 12. (Beobachtung aus dem Jahre 1864 stammend) — 10) Rossbach, Ueber Herzverfettung. Würzburger Verhandlungen. XIV. S. IX. (R. theilt die Versuche von v. Anrep mit, welcher durch eigene Untersuchungen fand, dass die Todesursache bei Tauben mit durchschnittenen Vagis in Einstimmung mit der älteren Angabe von Einbrod (Müller's Archiv 1859, S. 439) die Verhungerung ist, dass sie die Ursache der bei solchen Tauben gefundenen geringen Herzverfettung ist, und nicht die Vagusdivision, wie dies neuerdings von Eichhorst angenommen worden war.) — 11) Herschell, Rupture of heart in a woman aged thirty. Brit. med. Journal. Dec. 11. p. 922. (Pat. hatte gewöhnlich Reizmittel gebraucht und litt zeitweise an Schwächeanfällen. Der Tod erfolgte innerhalb einer Stunde plötzlich mit Schwäche, Erbrechen, Durchfall und Ausbruch von profusem Schweiss. Die Section ergab einen ¼" langen Riss im rechten Vorhof, mit einem Verfettungsherde der Musculatur, welche sich zerstreut im ganzen Herzen fanden.) — 12) Wardell, J. R., Aneurism of the left ventricle. Ibid. April 24. p. 617. (Mann mittleren Alters; plötzlicher Tod. Anamnestische Angaben fehlen. Section ergab den Herzbeutel mit einem 10 Unzen wiegenden Blutgerinnsel angefüllt, in welches das Herz eingelagert war. Dasselbe zeigte am l. Seitenrand des Herzens einen Einriss mit ungleichen Rändern. Das Myocardium war hier im Zustand der rothen Erweichung. Eiterung war nicht vorhanden.) — 13) Déjerine, J., Note sur un cas de myocardite interstitielle primitive chez une femme de 23 ans, chloro-anémique. Mort par gangrène des extrémités et ramollissement cérébral. Aphasie. Autopsie: Embolie de la Sylvienne gauche, de la tibiale du même côté et de la pédieuse du côté droit. Infarctus des reins. Rétrécissement de tout le système artériel. Caillots intracardiaques, conséquences de la myocardite. Progrès médic. No. 39. p. 781. (Es liess sich ein ätiologisches Moment für diese sclerosirende Myocarditis nicht auffinden. Patientin litt an hochgradiger Chlorose und zeigte eine abnorme Enge des Aortensystems. Verf. hält die Anämie hier für die Ursache der Myocarditis. Verf. glaubt, dass auf Veränderungen des Myocardiums theils parenchymatöse (reparable), theils interstitielle (von ungünstiger Prognose) die systolischen Geräusche bei Anämischen zurückzuführen sind.) — 14) Robbins, M. M., A case of perforating pistolshot wound of anterior wall of left ventricle of the heart. New-York med. Record. No. 27. (Patient, ein 57jähr. Maschinist, hatte nach der Verwundung einen heftigen Choc zu überstehen, am nächsten Tage war die Reaction sehr stark, er erholte sich schnell, kein specielles Symptom zeigte die Verletzung eines lebenswichtigen Organes an. Nachdem Patient

11 Tage und 3½ Stunden bei zum Theil sehr gutem Befinden gelebt hatte, klagte er plötzlich über heftige Schmerzen und Druck in der Herzgegend und nach wenigen Minuten war er todt. Der Tod erfolgte durch innere Verblutung (Haematothorax sin. und Haematopericardium), ein Muskelbalken des l. Ventrikels hatte bis dahin, indem er gerade über der Eingangsöffnung der Kugel lag, den Eintritt der Verblutung aus der Herzwunde aufgehalten.) — 15) Handford, Henry, Case of rupture of the heart from external violence, without penetrating wound. Brit. med. Journ. Mai 22. p. 768. (Dem Kranken fuhr das Rad eines leichten, leeren Karrens über die Brust. Nach 10 Min. war bereits der Tod eingetreten. Die Herzruptur war etwa 3 Cm. lang an der hintern Seite des linken Vorhofs. Die Muskelfasern in der Umgebung der Rupturstelle waren pigmentirt, nicht gehörig quergestreift, aber nicht fettig entartet. An der Spitze des Temporosphenoidallappens des Gehirns fand sich ein gelber Erweichungsherd. Der Tod erfolgte wahrscheinlich durch Compression des Herzens, durch den infolge der Herzruptur in die Höhle des Herzbeutels gesetzten Bluterguss. Verf. erwähnt kurz einen anderen Fall von Herzruptur (Zerreissung des Sept. ventric.) bei einem Jungen, welcher einen Pferdeschlag an die Brust erhalten hatte, ohne dass eine äussere Verletzung sichtbar war.)

Sussetzky (2) suchte der Frage experimentell näher zu treten, ob durch übermässige Muskelarbeit Dilatation und Hypertrophie des Herzens sich selbständig entwickeln könne. Er kam zu dem Schluss, 1) dass unter dem Einfluss grosser Anstrengung des Herzmuskels sich zuerst Hypertrophie des linken Ventrikels entwickelt, 2) dass später wegen zu starker Ausdehnung Verdünnung seiner Wandungen eintrat, und dass dabei sich Hypertrophie des rechten Herzens entwickelte. In diesem Stadium fiel die Tödtung der Versuchsthiere. Als solche wurden 4 junge Kätzchen von einem Wurf verwendet. Zwei derselben wurden während eines ½ Jahres zweimal des Tages bis 2 Stunden lang herumgejagt, die beiden andern wurden nicht herumgejagt. Im Uebrigen wurden sie gleich gehalten. Das Körpergewicht der umhergejagten Katzen zeigte eine geringere Zunahme als das der nicht umhergejagten. Die umhergejagten Katzen zeigten ein etwas geringeres Gewicht, aber einen grösseren Umfang des Herzens, Hypertrophie des rechten Atrium und Ventrikels (vergrösserte Breite der Muskelfasern des rechten Herzens gegenüber denen des linken), die Wände des linken Herzens waren dünner, die Aorta der umhergejagten Katzen war weiter.

Fraentzel (3) umfasst unter der Bezeichnung „idiopathische Herzvergrösserungen" diejenigen Formen, bei denen eine Erkrankung des Klappenapparates nicht als Ursache anzusehen ist. Hypertrophie und Dilatation müssen genau auseinander gehalten werden, letztere bedeutet immer, dass der Ventrikel den abnormen Widerständen nicht gewachsen sei; die Bezeichnungen „excentrische" und „concentrische" Hypertrophie des Herzens wären aufzugeben. Hypertrophie und Dilatation können sich zurückbilden, die Percussion gestattet keinen Rückschluss auf die Hypertrophie des Herzens, die Percussionsmethoden vermöchten nicht eine immerhin schon starke Hypertrophie (von 2 Mm. Verdickung der Herzwand) festzustellen, die Hypertrophie des linken Ventrikels vermöge nur durch den Spitzenstoss, den 2. abnorm verstärkten Aortenton (bei der Hypertrophie des rechten Ventrikels durch den abnorm verstärkten Ton der A. pulm.) und die Pulsbeschaffenheit diagnosticirt zu werden. Idiopathische Herzvergrösserungen beobachtet man unter folgenden Bedingungen:

A. Bei abnormen Widerständen in den beiden Hauptarteriengebieten der Aorta und A. pulmon. Hierher gehören: 1) die Fälle, wo eine plötzliche sehr starke Körperanstrengung durch zu grosse Drucksteigerung im Aorten- (selten im Pulmonalarterien-) System den Herzmuskel dehnt und schnell leistungsunfähig macht oder eine unheilbare Herzschwäche herbeiführt. Den Seitz'schen Begriff der Ueberanstrengung des Herzens will Verf. für diese Fälle reservirt wissen; 2) diejenigen starken Hypertrophien und Dilatationen, welche sich allmälig bei bestehenden abnormen Widerständen im Gebiete der A. pulmon., z. B. bei Verdichtungen der Lunge, oder im Gebiet der Aorta, z. B. im Verlauf der Nierenkrankheiten entwickeln. Die Hypertrophie tritt in diesen Fällen nicht ein, wenn bei den genannten Eventualitäten infolge einer sich gleichzeitig entwickelnden Cachexie die Blutmenge und somit die Widerstände im Gefässsystem sich vermindern. Die Fälle 3) wo durch angeborene abnorme Enge des Aortensystems die Widerstände in demselben sich erhöhen; 4) bei dem umgekehrten Verhältniss; bei den Fällen nämlich, wo eine allgemeine Erweiterung der arteriellen Gefässe, bei welchen einestheils die Elasticität der Art. abgenommen hat, andererseits zur Fortbewegung des Blutes seitens des linken Ventrikels abnorme Anstrengungen gemacht werden, stattfindet (sehr selten, cf. Fall von Krause, Berl. cl. W. 1873, No. 13); 5) die Fälle, wo längere Zeit hindurch bestehende wahre abnorme Plethora Herzvergrösserung erzeugt (einschlägige Beobachtungen konnte Verf. nicht auffinden); 6) Herzvergrösserungen, welche durch Uebermaass von Nahrungs- und Genussmitteln oder von Arbeit erzeugt sind. Sehr häufige Fälle. Fraentzel hat den von Traube urgirten causalen Zusammenhang von Arteriosclerose und idiopathischen Herzvergrösserungen fallen lassen und sucht den Hauptgrund dafür in der abnormen Spannung des Aortensystems und im Gebiet der Pulmonalarterie, wie sie durch diese verschiedenen Bedingungen gesetzt wird. — In diese Categorien gehören auch die Herzvergrösserungen durch Kriegsstrapazen.

B. Bei Erkrankung des Myocardiums (acute und chronische Entzündungen desselben) Verwachsungen der Blätter des Pericardiums, welche zu Vergrösserungen des Herzens führen.

C. Diejenigen Erkrankungen, welche auf sogen. nervösen Einflüssen beruhen (Morb. Basedowii, schädliche Genussmittel, wie Tabak und Alcohol, physische Excitations- und Depressionszustände.)

Fränkel (4) erzählt die Krankengeschichte eines 80jähr. Mannes, welcher nach Heilung einer schweren

Unterschenkelfractur Symptome hochgradiger Herzschwäche mit Unregelmässigkeit und gesteigerter Herzaction bekam. Zeichen eines Klappenfehlers waren damals nicht vorhanden. Fieber fehlte. Weiterhin entwickelten sich heftige Anfälle von Herzpalpitationen mit sehr erheblicher (im Mittel 180 Schläge in der Minute) Vermehrung der Pulsfrequenz ohne Dyspnoë. Wenn diese vermehrte Pulsfrequenz eine Zeit lang bestanden hatte, verbreitete sich die Herzdämpfung. Nach dem Anfalle verlor sich dieses Symptom der infolge der unvollkommenen Entleerung des Herzens entstandenen Dilatatio cordis. Schliesslich wurde ein systolisches Geräusch an der Herzspitze beobachtet, es entwickelten sich die Zeichen einer Bicuspidalklappeninsufficienz und die Erscheinungen einer Nierenaffection, durch welche allmälig der tödtliche Ausgang vermittelt wurde. Section: Dilatatio permagna ventriculi cordis utriusque c. hypertrophia, inprimis ventriculi sinistri, Endocarditis valvulae mitralis chronica et acuta, Endocarditis aortica acuta. Mässiger Grad von Fettentartung des Myocardium nebst Einlagerung kleiner, nicht zahlreicher circumscripter Bindegewebsherde. Der vorstehende Fall stimmt während des ganzen Zeitraums, wo die Insufficienz der Valvula tricuspid. noch nicht vorhanden war, mit den von Stokes beschriebenen Fällen von „Weakened heart" überein, welche meist ältere, an arthritischen Anfällen erkrankte Individuen betrafen. Fraenkel nimmt bei jüngeren Leuten als Folge von Muskelanstrengungen und Alcoholmissbrauch einen ähnlichen Process an, dem, wie die Section ergiebt, meist Hypertrophie cordis theils mit, theils ohne fettige Entartung des Herzmuskels zu Grunde liegt.

Fränkel denkt sich den Vorgang etwas anders wie Seitz, und zwar so, dass bei zu grossen Anstrengungen des Herzens je nach der Kraft des Myocardiums, es entweder zu Hypertrophie oder Dilatatio cordis kommt. Im letzteren Falle, wo der Herzmuskel seine Elasticität einbüsst, erleiden die in der Herzwand gelegenen Elemente eine Zerrung oder Quetschung, wodurch vermehrte Frequenz, Unregelmässigkeit und Ungleichmässigkeit der Herzaction entstehe. Ferner können gleichfalls durch Dehnung des Myocardiums und zwar infolge einer vorübergehenden Lähmung der Vagusendigungen, also des intracardialen Hemmungsapparates, die Paroxysmen der Pulsbeschleunigung ohne Unregelmässigkeit zu Stande kommen.

Bei diesem cardialen Asthma, welches ein Symptom des „Weakened heart" sei, auf Abnahme der Leistungsfähigkeit des linken Ventrikels beruhe und sich durch Dyspnoëanfälle, Herzbeschleunigung und Cyanose kennzeichne, empfiehlt Verf., wie vor ihm Zunker (1877), subcutane Injectionen von Morph., in einer Dosis von mindestens 0,01, worauf infolge ihres Einflusses auf die die Athmung und die Circulation regulirenden Nervencentren die angegebenen Symptome zum Verschwinden gebracht werden können.

Den Begriff der Desintegration der Herzmuskelfaser fasst Chalot (7) in seiner, diesem Gegenstande gewidmeten These so, wie dies von den ersten Beschreibern des Zustandes, von Renaut und Landouzy, gethan worden ist, als eine Lösung der dieselben verbindenden Kittsubstanz, welche auf experimentellem Wege durch 40 % Natronlauge auch bewirkt werden kann. Pigment- und Fettdegeneration können damit combinirt sein, aber die Desintegration kann auch selbständig auftreten; sie kann localisirt auf einen Ventrikel oder generalisirt, über das ganze Herz verbreitet, auftreten. Vorzugsweise findet sie sich am linken Ventrikel. Sie ist weder eine Leichenerscheinung noch durch künstliche Präparationsmittel erzeugt. Verf. meint, dass der Zustand durch eine mangelhafte Abscheidung der Kittsubstanz durch die Zellen selbst erzeugt, sei es infolge einer localen Krankheit (des Herzens) oder einer Erkrankung des Bluts. Unter diese Gesichtspunkte lässt sich das Vorkommen der Desintegration der Herzmusculatur rubriciren. Diese Störung der Herzmusculatur macht Störungen ihrer Function; sie beginnen mit Schwindel und können syncopal rasch tödtlich enden. Die Symptome sind sehr vag und fehlen bisweilen. Therapeutisch werden Tonica, ferner Digitalis in steigender und fractionirter Dosis anempfohlen; ausserdem Ableitungen in die Herzgegend und Digitalis beim Auftreten von Oedemen.

Der von Kennedy (8) beobachtete Fall von Fettherz betraf ein 40jähriges Frauenzimmer, welches vor 7 Monaten wegen eines Uteruspolypen operirt worden und kurz nachher an einer bis jetzt andauernden Dysenterie erkrankt war.

Sie war hochgradig anämisch, hatte einen sehr kleinen Puls, beginnenden Arcus senilis. 56 Herzschläge in der Min., deutlich, jeder von musicalischem Character. Unstillbares Erbrechen. In diesem Zustande lebte sie 5 Tage, sie hatte einen mehrtägigen, plötzlich einsetzenden und aufhörenden Anfall von Erbrechen. Dasselbe hörte einige Stunden vor dem Tode auf. Die Section ergab ein Herzgewicht von 6°, Unzen, hochgradiges Fettherz. Verf. untersuchte auch die Vagi, und zwar die Stelle, wo sie über der Wurzel der A. subclavia sich in den Thorax einsenken. Der rechte war gesund, der linke ganz verfettet. Herzklappen waren gesund.

5. Geschwülste des Herzens.

1) Zander, Fibrom des Herzens. Virchow's Arch. Bd. 80. S. 307. (Frau mit systolischem Geräusch über den Pulmonalklappen, Hepar voluminosum acutum, Albuminurie, allgemeiner Hydrops. Section: Fibroma myocardii d., dasselbe hatte, in das Ost. atrio-ventricul. d. sich vorwölbend, eine sehr hochgradige Stenose desselben bewirkt, ein anderer Lappen desselben von eiförmiger Gestalt verlegte den Conus arter. d. fast ganz. Der l. Ventrikel sowie der linke Vorhof waren frei. An einzelnen Stellen hatte das Fibrom ein sarcomartiges Gewebe.)

6. Congenitale Herzerkrankungen.

1) Buequoi, Communication entre les deux oreillettes par destruction partielle de la cloison destinée à obturer le trou de Botal. L'Union médic. 28. Oct. No. 142. pp. 698. und Gaz. des hôp. No. 99. (Die blasse, 20jährige Kr. hatte mit 14 Jahren zuerst Herzpalpitation, Oppressionsgefühl, Oedeme der Beine, gleichzeitig systolisches Geräusch an der Herzspitze, später Albuminurie. Die Erscheinungen steigerten sich, mit

16 Jahren fing Pat. an zu husten, es entwickelte sich Lungenphthise, welcher die Kr. unter den Zeichen der Febris hectica erlag. — Zeitweise war ein ganz besonders lautes Geräusch im Bereich der A. pulmon. bemerkt worden. Das Geräusch war stets systolisch, nie war Cyanose vorhanden. Die Section ergab ausser den hochgradigen Lungenveränderungen phthisischer Natur, eine weite Communication zwischen beiden Vorhöfen, sonst nichts am Herzen. Verf. meint, dass durch das Einströmen von Blut aus dem linken in den rechten Vorhof das Geräusch erzeugt worden sei, von dem er am Schluss der Arbeit sagt, dass es dem systolischen Ton vorausgegangen sei. Dass der Zustand angeboren sei, glaubt Verf. nicht. Ref. hat gemeint, die Beobachtung hier am passendsten einzufügen.) — 2) Gibier (de Savigny), Note sur un cas de persistance du trou de Botal chez un homme de 70 ans, n'étant révélée par aucun symptome pendant la vie. L'Union médicale No. 115. (Das Foramen septi atriorum war für den Zeigefinger gut durchgängig, besonders das rechte Herz war hypertrophisch und der rechte Vorhof stark dilatirt. Myocard. war gesund.) — 3) O'Sullivan, S., Report on a case of malformation of the heart. Dublin med. Journ. April. (17jähriges männliches, körperlich und geistig verkommenes Individuum, bei welchem mit seinem zweiten Lebensjahre Athemnoth und Cyanose bemerkt worden war, welche sich seitdem mehr und mehr entwickelt hatten. Die Herzdämpfung war bedeutend nach rechts vergrössert. Ein lautes, den 2. Ton verdeckendes systolisches Geräusch, welches über der ganzen Herzgegend, nach abwärts zunehmend, hörbar war. Deutliches Schwirren im Verlauf der Vv. jugulares. Radialpuls schwach. Section: Stenos. conus art. dexter. Hypertrophia magna ventric. d. Offenes Foramen ovale und für einen Finger passirbare Oeffnung im oberen Theile des Septum ventriculorum. Der Duct. arter. Botalli war geschlossen. — Die Valv. tricuspid. war vollständig; an ihrem Rande fand sich ein Kalkconcrement.) — 4) Sharkey, Seymour J., Clinical remarks to students by the diagnosis of the various forms of congenital heart disease. Lancet. November 27. p. 846 and December 4. p. 888. (Bekannten und Mittheilung zweier Fälle, von denen der erste Baccek angehört und in diesem Bericht pro 1879, II., S. 133, sub VI, 10 und 15 — also doppelt, was hiermit berichtigt wird — referirt ist. Der zweite gehört Ord, ist in dem St. Thomas Hosp. Rep. pro 1879, p. 227 mitgetheilt, in diesem Bericht jedoch noch nicht referirt. Derselbe betraf eine 34jährige Frauensperson. Die Section ergab eine sehr erheblich weite Communication zwischen beiden Vorhöfen und eine Stenos. ost. ven. sin. mit den Folgeerscheinungen. Die Art. pulmon. war enorm stark ausgedehnt.) — 5) Lancereaux, Des anomalies cardiaques. Gaz. des hôp. No. 110. 117. (Klinische Vorträge, u. a. ist ein Fall von Dextrocardie, Transposition der Arterien, congenitaler Verengerung der A. pulm., Offenbleiben des Sept. atriorum und ventriculorum mitgetheilt. Im letzterwähnten Falle zeigte Pat. seit seiner Geburt Cyanose, ging, 6 Jahre alt, an Hydrops zu Grunde, Phthisis der Lungen bestand nicht.) — 6) Schantz, F. P. Chr., Ein Fall von Atresie der Art. pulmonalis. Inaug.-Dissertation. Marburg. — 7) Chiari, H., Ueber einen Fall von fast vollständigem Defecte des Pericardium parietale. Wiener medicin. Wochenschr. No. 14. S. 371.

Der von Schantz (6) in seiner Inauguraldissertation mitgetheilte Fall von Atresie der Art. pulmon. betraf ein im Alter von ca. $1^{9}/_{4}$ Jahren gestorbenes, mit starker Cyanose geborenes Mädchen.

An der A. pulm. war ein lautes, systolisches Geräusch wahrzunehmen, und die Diagnose auf Verengerung der A. pulm. gestellt worden. Die Section ergab am Herzen: Dilatatio atrii dextr. Endoc. valv. tricusp. chron. c. stenos. ostii venos. dextr. Hypertrophia ventric. d., Verschluss der A. pulm. durch Verwachsung ihrer Semilunarklappen. Septum ventricul. geschlossen. Duct. art. Botalli offen. Dilatatio et Hypertrophia ventric. d. — In den Lungen catarrhalisch pneumonische Herde und vereinzelte feste miliare Knötchen.

Die von Chiari (7) mitgetheilte Beobachtung von fast vollständigem Defecte des Pericardium parietale betraf einen 46 Jahr alten Mann, welcher nie einen abnormen Befund am Herzen während des Lebens, ausgenommen einer Accentuirung des 2. Pulmonaltons, gezeigt hatte.

Leichenbefund im Uebrigen: alte Lungenspitzentuberculose; Cirrhosis hepatis mit tuberculöser Peritonitis. Die beiden Oberlappen der Lungen waren in 2 Theile getheilt. Der linke Phrenicus zeigte eine abnorme Lagerung: er verlief an der äusseren Fläche des Umbiegungsrandes des mediastinalen Blattes der linken Pleura parietalis zum costalen Blatte derselben vor dem Herzen, in schräger Richtung, dessen Längsachse kreuzend, nach abwärts bis zum Zwerchfell, um sich dann unter fast rechtem Winkel nach links umzubiegen.

Verf. erwähnt bei dieser Gelegenheit, dass sich im Wiener path. anat. Museum sub No. 2419 (63jährige Frau) und No. 1981 zwei Fälle von Defect des Herzbeutels finden.

[Barresi, P., Perforazione congenita del setto interventriculare del cuore — ascesso nella zona eccitabile dell'emisfero cerebrale sinistro. Lo Sperimentale. Nvbr. (Ein immer kränklich und schwächlich gewesener Junge von 19 Jahren erlitt eine heftige Contusion, welcher anfänglich eine geringe Reaction in Form leichter Gesichtszuckungen, dann starkes Fieber und Lähmungserscheinungen folgten. Bei der clinischen Untersuchung entdeckte man diastolische Herzgeräusche, die auf einen nicht genau zu diagnosticirenden Herzfehler schliessen liessen. Unter zunehmenden Kopfschmerzen und Krämpfen erfolgte der Tod, worauf die in der Ueberschrift genannten Sectionsbefunde erhoben wurden. Der Sitz des Hirnabscesses entsprach — bei 1450 Grm. Hirngewicht — der 1. und 2. Parietalwindung. Die abnorme Communication der Herzventrikel entsprach einer elliptischen Figur mit einem grösseren Diameter von 2 Ctm.) Wernich (Berlin).]

7. Neurosen des Herzens.

1) Hayden, Th., Neuroseal palpitation. Dublin Journ. of med. science. March. (Es handelte sich um einen Lehrer von stark congestionirtem Aussehen, welcher durch starke Herzpalpitation bei sehr schnellem Puls ohne sonst erweisliche Herzaffection unfähig war, seinem Amt vorzustehen. Ausserdem bestand ein leichter Grad von Exophthalmus und etwas Vergrösserung des mittleren Lappens der Schilddrüse. Bemerkenswerth war dabei eine Schwäche der unteren Extremitäten. Digitalis mit Chinin bewirkte eher eine Beschleunigung des Pulses, während Bromkalium ihn beruhigte.) — 2) Derselbe, Certain varieties of cardiac neurosis. Brit. med. Journ. Juni 5. p. 838. (Verf. giebt kurze casuistische Mittheilungen über nervöse Störungen der Herzthätigkeit in 13 Fällen. Er bezeichnet als „Neurose des Herzens" die Zustände, die man mit dem jetzt aufgegebenen Namen der „functionellen Herzkrankheiten" bezeichnete. Als diagnostische Anhaltspunkte giebt Verf. an: Abwesenheit von Gefässcongestionen und Dyspnoe und der typischen Symptome von Klappen- oder Nierenkrankheit; die Beschleunigung des Pulses und der Athmung bei mässiger Anstrengung; plötzliche und wiederholte Schwankungen

in der Pulsfrequenz bei gewöhnlicher Erregung, während Patient in Beobachtung ist, mit vasomotorischen Störungen — Röthung — deutliche Herztöne und der Neigung gewisser Patienten, ihre Leiden zu übertreiben. Objectiv lässt sich bei den betreffenden Individuen eine erhebliche Differenz in der Pulsfrequenz in liegender Stellung ohne Unregelmässigkeit nachweisen. Palpitationen oder Dyspnoe bei körperlicher Anstrengung fehlten, metallische oder klingende Herztöne, Verdoppelung oder Verlangsamung des 1. Tons oder schwaches systolisches Geräusch, Verdoppelung des 2. Tons.) — 3) Dehio, Carl, Stenocardie infolge von Verschluss der linken Coronararterie des Herzens. Petersburg. med. Wochenschr. No. 48. (31jähr. Jurist, kräftig, mit reichlichem Fettpolster, litt an eigenthümlichen Beklemmungsanfällen, die ihn ab und zu, besonders beim Gehen, überraschten und ihn dann zu plötzlichem Stillstehen zwangen. Er fühlte dabei einen schmerzlichen Druck in der Herzgegend, verbunden mit Weh- und Angstgefühl. Nach einigen Minuten ging der Anfall vorüber. Der Puls war bei den Anfällen rhythmisch, frequent, Radialart. sehr eng, leicht comprimirbar. — Nie Herzklopfen. Tod in einem solchen Anfall. Section: Dilat. cordis, hypr. ventriculi sinistri. Degen. adip. myocardii, inprimis ventric. sin. Abgangsstelle der linken A. coron. vollständig obliterirt; überlagert durch schwielige Wucherungen und kalkige Concremente. Arteriosclerose des Anfangstheiles der Aorta. Plexus cardiacus macroscopisch normal.) — 4) Bensen H., R., Ein Fall von Innervationsstörung des Herzens. Berl. klin. Wochenschr. No. 17. (Paroxysmenartiges Auftreten von Anfällen von Herzklopfen, besonders bei Anstrengungen und Aufregungen bei einem stark scoliotischen 53j. Lehrer, diese Anfälle werden durch Druck in die Tiefe am Halse in 2—3 Minuten sistirt.) — 5) Rousseau, Victor, Des accès de dyspnoë dans les maladies du coeur et de l'aorte. Thèse. Paris. — 6) Potain, Des différentes formes de l'angine de poitrine. Gaz. des hôp. No. 96. — 7) Vergely, (Bordeaux), Sur l'emploi de chloroforme dans les affections cardiaques. L'Union médicale No. 118—120.

In seiner Thesis über die Dyspnoëanfälle bei den Krankheiten des Herzens und der Aorta kommt V. Rousseau (5) zu folgenden Schlüssen: 1) Das Herzasthma unterscheidet sich von dem wahren Asthma durch seine Natur, seinen Verlauf und den Modus der Athmung, welcher bei ihm obwaltet. Die Bezeichnung „Herzasthma" ist also fehlerhaft. 2) Die Veränderungen des Herzens, welche gewöhnlich Dyspnoëanfälle veranlassen, sind: die Erkrankungen der Mitralklappe, die Dilatation des Herzens mit Entartung des Myocardium. 3) Das Herzasthma kommt oft auf die Categorie der durch mechanische oder chemische Einflüsse entstehenden Dyspnoëanfälle zurück. Es muss manchmal auf eine Neurose des Plexus cardiacus zurückgeführt werden. 4) Die von der Aorta herrührende Dyspnoë ist durch eine Neuritis der Vagusfasern bedingt, dieselbe ist oft von einer Neuritis des Phrenicus begleitet. 5) Die von der Aorta bedingte Dyspnoë unterscheidet sich von dem Herzasthma hauptsächlich durch die langsame, schwere Inspiration, durch das Gefühl des Drucks, der Zerreissung, des Brennens hinter dem Sternum. Sie stellt ein sehr schweres Symptom dar und kann an und für sich allein den Tod herbeiführen.

Potain (6) theilt die Fälle von Angina pectoris — substernaler, mit Beängstigung verbundener Schmerz, der sich in paroxysmenartiger Form über die oberen Extremitäten verbreitet — in 3 Categorien: 1) Die häufigste Ursache der Angina pectoris ist die Verstopfung der Coronararterien, unter 36 Beobachtungen lagen in 21 Fällen Erkrankungen der Coronararterien vor, durch welche das Lumen derselben beschränkt ist. Die Angina pectoris ist hier also symptomatisch, sie verläuft in diesen Fällen immer tödtlich. Die Anfälle treten unter dem Einflusse von schwerer Verdauung oder bei Bewegungen während der Verdauung auf, nicht wenn der Kranke in Ruhe ist. Diese Form macht Ausstrahlungen in die oberen Extremitäten, besonders in den linken Arm, der Anfall dauert kurz, einige Minuten. Therapie: Die Anfälle sind zu kurz, um gegen sie wirksam einzuschreiten. In den Intervallen: Jodkali, Arsenik, Bromkalium. 2) Die Angina pectoris ist unabhängig von Veränderungen der Coronararterien, sie hat den Character einer wahren Neurose. Sie ist häufiger in der Privatpraxis als im Spital, ist bei nervösen Leuten unter dem Einflusse der Kälte und der Feuchtigkeit häufiger. Die einzelnen Anfälle dauern länger, in den Pausen sind die Kranken vollkommen frei. Verf. bezeichnet diese Form als nervöse oder rheumatische. Die Prognose derselben ist im Allgemeinen gut. Therapie: Während der Anfälle Ableitungen, Antispasmodica; in den Intervallen: Dampfschwefelbäder, Tonica, Eisen, Landaufenthalt. 3) Angina pectoris, die sich unter dem Einflusse von Herzdilatation aus verschiedenen Ursachen (chronische Lungenaffectionen, oder gastrische Störungen, oder beide gemeinsam) entwickelt. Sie ist entschieden auch häufig, der Schmerz sitzt hier mehr in der Herzgegend selbst, mit einem Gefühl von Völle und nicht von Zusammenschnürung, Erstarrung. Er strahlt auch oft aus, aber nicht so oft in die obere Extremität. Der Anfall wird durch die Verdauung angeregt. Die Anfälle sind hier ein Nebensymptom, welches an und für sich keine Gefahr hat. Die Behandlung wird eine nach den Ursachen verschiedene sein. Bei der Behandlung aller Formen ist vollkommene Ruhe der Kranken nöthig.

Vergely (7) kommt in seiner Arbeit über die Anwendung des Chloroform bei Herzkrankheiten zu folgenden Schlüssen: 1) Die Herzkrankheiten bilden keine formelle Contraindication gegen die Anwendung des Chloroform. 2) Das Chloroform ist ein sehr wirksames, beruhigendes Mittel gegen die Anfälle von Brustschmerzen bei Dyspnoë, welche sich im Verlauf von Herzkrankheiten zeigen. 3) Das Chloroform muss dann verständig angewendet werden, indem man langsam Chloroform mit Luft gemischt einathmen lässt.

[Cantilena, P., Angina pectoris; inutilità della nitroglicerina. Lo Sperimentale. Aprile. (Unklar beschriebener Fall.) Werdeb (Berlin).

Zielinski (Lemberg), Angina pectoris. Dwutygodnik medycyny publicznej. No. 5. (Plötzliches Auftreten von Symptomen von Stenocardie bei einem gesunden, kräftigen Manne nach Hebung einer schweren

Last. Wiederholte Anfälle, am 14. Tage nach Eintritt von Bewusstlosigkeit der Tod. Section ist nicht gemacht.) Oettinger (Krakau).]

II. Krankheiten der Arterien und der Venen.

1) Ehrenreich, Paul, Ueber den Bau und das Wachsthum der innersten Arterienhaut und die Pathogenese der Endarteriitis chronica. Dissertat. inaugur. Berlin. — 2) Sicaud, Jean Germain Paul, Contribution à l'étude de l'aortite dans ses rapports avec certaines lésions viscérales de l'aortite-anatomie pathologique. Thèse. Paris. — 3) Jones, Handfield C., Clinical lecture on four cases of cardy non-emptying pulse, attended in three with dilated cardiac hypertrophy, dropsy and more or less constant albuminuria. Med. times and gaz. Dec. 4. p. 637 and Dec. 11. p. 665. — 4) Ingals, E. Fletcher, Diseases of the great thoracic arteries. New-York medic. Record. September 4. p. 253. (Bekanntes.) — 5) Gautier, Rupture de la tunique moyenne de l'aorte près de son origine anévrysme mixte externe en voie de formation signes physiques de suffisance aortique. Progrès médical. No. 29. p. 585. (58jähr. Mann, sein Vater ist im Alter von 52 Jahren an einem Aortenaneurysma gestorben. An die Mittheilung dieses Falles schliesst Verf. eine Reihe von Bemerkungen. Er fasst A. mixt. ext. aortae als ein An. auf, dessen Wand nicht allein durch die Media, sondern auch durch die inneren Lagen der Intima gebildet ist. Der Tod erfolgte durch Lungenödem, ein bei Aortenaneurysma nicht häufiger Ausgang.) — 6) Keit, A. T., The influence of aortic insufficiency, singly and combined, on the retardation of the pulse. Boston medical and surgical Journal. Sept. 30. (Verf. bestätigt die von François Franck aufgestellten Sätze: 1) dass das Aneurysma der Aorta asc. die Verlangsamung des Pulses abnorm steigert; 2) dass hochgradige Insufficienz der Aortenklappen eine Pulsverlangsamung bis unter die Norm erzeugt; 3) dass beide Zustände, wofern sie combinirt vorkommen, bedingen, dass die Verlangsamung des Pulses in normalen oder fast normalen Grenzen bleibt. Wenn also die Diagnose eines Aortenaneurysma sicher ist und der Puls, besonders der der Carotis oder Subclavia, keine abnorme Verlangsamung zeigt, erscheint der Schluss gerechtfertigt, dass eine Aorteninsufficienz daneben besteht; dagegen wenn die Diagnose einer hochgradigen Aorteninsufficienz sicher ist, und der Puls, besonders der Carotiden- oder Subclaviapuls, keine abnorme Beschleunigung zeigt, dann sei der Schluss positiv, dass daneben ein Aneurysma aortae vorhanden sei.) — 7) Peabody, Ruptur eines Aortenaneurysma in die Pleurahöhle. New-York med. Record. 18. Sept. (Bei einem seit einigen Monaten an starken Schmerzen im Rücken und in der rechten Seite klagenden Patienten wurde im Epigastrium rechterseits ein Tumor constatirt, die Auscultation ergab ein doppeltes Geräusch. Bei ruhiger Lage leidliches Wohlbefinden. Heftiger Schmerz der rechten unteren Lungengegend, kurz darauf Expectoration von etwas Blut und Collaps. Nach ca. 3 Wochen plötzlicher Tod. Section: Aneur. aortae abdom. von Hühnereigrösse an der Abgangsstelle der A. coeliaca und mesenterica super. Perforation der Innenwand des Beutels, das Blut bahnte sich zwischen den Lamellen der Media einen Weg bis in das Mediast. post., wo der Durchbruch in das Cav. pleurae erfolgte. Unterhalb des Aneurysmas war die Aorta stark atheromatös und noch mehr erweitert und hatte tiefe Usuren der Wirbelkörper gemacht. Herz normal gross, Myocardium sehr dunkel. Im rechten unteren Lungenlappen ein frischer Infarct.) — 8) M'Kee, A., Ruptured aneurism. Dublin Journal of medical science. March. (Anscheinend bewusstlos aufgefundenes, stark nach Branntwein riechendes Individuum, welches auf dem Wege zum Polizei-Bureau starb. Die Section ergab ein Aneurysma des aufsteigenden Theiles der Aorta innerhalb des Pericardiums, in dessen Höhle dasselbe geborsten war.) — 9) Mollière, Humbert, Observation de rupture spontanée de l'aorte thoracique. Lyon méd. No. 50. (Betraf eine 50jähr. Frau. Patientin hatte vor ihrem plötzlich erfolgenden Tode an einer Reihe von Herzsymptomen gelitten, wie Arhythmie der Herztöne, Herzschwäche, systolisches Geräusch an der Herzspitze. Die Ruptur der Aorta war in die Höhle des Pericardium erfolgt; Herz und Pericardium mit dem ergossenen Blut wogen 3 Kgrm. Die Rissstelle befand sich dicht über den Valv. sigm. der Aorta, an der hinteren Wand derselben. Das Aneurysma dissecans aortae erstreckte sich zur Abgangsstelle der grossen Arterien vom Aortenbogen.) — 10) Broadbent, Aneurism of the ascending aorta acute arteriitis and peritonitis. Death. Med. Times and Gaz. Jan. 31. p. 119. (47jähr. Mann. Die für ein Aneurysma sprechenden Symptome waren nur dunkel. Der Sack war nicht gross genug, um eine intensive Dämpfung zu geben. Er lag unmittelbar hinter dem Manubrium sterni und wurde durch den lauten Schall dieses Knochens maskirt. Die Hauptsymptome waren: der laute zweite Ton abseits vom Verlaufe der Aorta, die Compression der linken V. innominata und die pulsatorische Bewegung des Larynx und der Trachea. Die letztere ist weit mehr als durch das Aneurysma durch die rechte Subclavia mit abnormem Ursprung und Verlauf bewirkt. Der Causalnexus zwischen Aneurysma und Enteritis ist nicht ganz durchsichtig, letztere mag durch Verstopfung eines Astes der A. mesenterica sup. bewirkt worden sein.) — 11) Godart, J. E., Etude sur les anévrysmes de l'aorte ouverts dans le péricarde. Thèse. Paris. — 12) Desplats, H., Ouverture spontanée de l'aorte dans le péricarde, apoplexie pulmonaire, mort. Leucocythémie intestinale trouvée à l'autopsie. Union médicale No. 101. (Der vorliegende Fall betraf einen jungen, cyanotischen, zart gebauten Mann. Während des Lebens hatte man in der Mittellinie des Thorax in der Höhe der 2. Rippe zeitweise ein diastolisches Geräusch gehört. Pat. hatte vorübergehend an sehr starken Durchfällen gelitten. Die Section ergab ein fast normales, leeres Herz, schlussfähige Klappen, die Aorta ascendens war dilatirt, der übrige Theil der Aorta aber sehr eng. Die Innenfläche der Aorta thor. asc. war roth und zeigte 2 Einrisse, von denen einer mit dem Pericard durch eine enge Oeffnung communicirte. Verf. sieht die Stenos. aortae als Grund für die Dilat. aort. ascend. an und meint, dass das diastolische, nur zeitweise hörbare Geräusch von einer, infolge der Dilat. aort. veranlassten temporären Insuff. valv. aort. bedingt worden sei. Die Lungenapoplexie sei die Folge des pericardialen Blutergusses, welcher das Herz comprimirte, die Entleerung der Lungengefässe hinderte und so der Ruptur derselben Vorschub leistete. Im Dünndarm, besonders in seinen unteren 2 Drittheilen, fand sich eine enorme Menge grauweisser, tuberkelähnlicher Knötchen. Verf. meint, dass dies dem von Béhier als Leucocythémie intestinale beschriebenen Befunde entspreche.) — 13) Broadbent, Aneurism of the arch of the aorta. Symptoms of pressure on the trachea and recurrent laryngeal nerve. Relieved. Med. times and Gazette. Jan. 31. p. 121. (30jähr. Mann. Während in diesem Falle die Verstopfung der A. subclav. sin. und Carotis und der Druck auf die Trachea auf ein Aneurysma des queren oder absteigenden Theils des Aortenbogens schliessen liess, fand sich der pulsirende Tumor an demjenigen Theil der Thoraxwand, wo man ihm gewöhnlich bei Aneurysmen der Aort. ascend. oder der rechten Hälfte des Aortenbogens begegnet. Der Pat. wurde erheblich gebessert, so dass schliesslich die Diagnose nicht ganz leicht war. Verf. stellt zwei Möglichkeiten hin, wodurch diese Besserung bewirkt sein könne: 1) dass sich unter dem Einfluss von Jodkali und Ruhe Gerinnsel in dem Sack gebildet haben, oder 2) dass

sie durch die theilweise Hemmung des Kreislaufs in der linken Subclavia und Carotis bedingt sei: ein Heilungsvorgang, welchen die Chirurgen durch Unterbindung dieser Gefässe bei Aortenaneurysmen nachgeahmt haben.) — 14) Hardie, Supposed aneurism of the left carotid artery: distal ligature: continued increased of aneurysm: death. Necropsy: aneurysm of aortic arch overlaying carotid. Brit. med. Journ. Novbr. 27. p. 851. (33jährige Frau. Das An. lag hinter dem Sterno-claviculargelenk und ragte bis in den Nacken hinein. Nach vergeblicher medicinischer und electrischer Behandlung Unterbindung der Carotis, womit nur eine momentane Verminderung der Pulsation verbunden war. Nachher weiteres Wachsthum des Tumors. Tod nach 6 Monaten. Die Ligaturstelle erschien offenbar unverändert, in fibrösem Gewebe eingebettet.) — 15) Foot, A. W., Croupous pneumonia-aortic aneurism. Ibid. 27. Nov. p. 851. (49jähr. Mann, der unmässig gelebt, stirbt am 11. Tage an einer Pneumon. d. Section ergiebt ausserdem ein grosses Aneurysma, welches einige Wirbelkörper erodirt hat, an der absteigenden Aorta.) — 16) v. Schrötter, Drei Fälle von Aneurysmen. Wiener medicin. Blätter No. 46. (1. Fall. Kleine halbapfelgrosse Geschwulst im linken Intercostalraum I., deutliche Pulsation, systolische Hebung der vorderen Thoraxwand, besonders im Bereich der Cost. III. rechts und links. Herztöne überall dumpf. Isochroner Radialpuls von gleicher Fülle. Herzgrösse normal. L. Stimmband immobil. 2. Fall. Dämpfung beiderseits vom Sternum im I. und r. Intercostalraum, l. an der betreffenden Stelle [Costa II.] Hebung und zwei dumpfe Töne. An der Basis des Herzens systolisches Geräusch, nach der Herzspitze abnehmend, dort systolisches Geräusch. Puls voll, celer, tönend. Linkes Stimmband unbeweglich. 3. Fall. Insultus apoplect. Paresis sin. Puls an der linken oberen Extremität viel schwächer als rechts. In der A. subclavia d. deutliches Schwirren. Unter der Aorta schabendes Geräusch. — Trachealstenose. Die Section ergab je 1 An. an der Vorderfläche der Art. innominata und an der Aorta, die mit einem Halse den Gefässen aufsitzen.) — 17) Sutton, Stansbury R., Aneurysm of the arch of the aorta, cured by rest, restricted diet and iodide of potassium and ergot. American Journ. of med. sc. October. (Der Fall betraf eine 21jährige Frauensperson. Es wurde ein Aneurysma des absteigenden Theils des Aortenbogens diagnosticirt.) — 18) Anderson, Wallace J., Aneurysm of the thoracic aorta; pain on pressure over sternum, paralysis of left vocal cord. Glasgow med. Journ. Juni. (Der Fall betraf einen 36jährigen Mann. Derselbe war heiser und hatte das Gefühl einer Behinderung des Athmens am Kehlkopf. Der Pat. litt an Anfällen von Athemnoth, während eines derselben starb er. Das Aneurysma hatte den 3. und 4. Rückenwirbel und deren Gelenkverbindung mit den betreffenden Rippen stark erodirt. Das mit Gerinnsel fast gefüllte faustgrosse Aneurysma communicirt mit der Aorta durch eine kleine Oeffnung. N. recurr. sin. war comprimirt; Trachea und Speiseröhre leicht verschoben. Herz und seine Klappen gesund.) — 19) Wightwick, F. P., Two cases of thoracic aneurism. Brit. med. Journ. 2. Oct. p. 547. (Der eine der Fälle, der letal verlief, betraf einen 40jährigen Mann. Der letale Ausgang erfolgte durch Perforation eines An. der Aort. thor. desc. in den Oesophagus. Dysphagie war nie vorhanden gewesen. Die Nieren waren speckig entartet. Verf. schiebt die Entstehung des An. auf atmosphärische Schädlichkeiten [heisse Luft] und Anstrengung des Herzens und der Arterien.) — 20) da Costa, J. M., Aortic aneurism. New-York medical Record. February 28. (Klinische Vorstellung eines Falles.) — 21) Dubois, E., Anévrysme disséquant de l'aorte thoracique. Marche lente. Accidents suivis de mort prompte. Autopsie. Presse médic. Belge. No. 2. (Der Fall betraf eine 51j. sehr geschwächte, dyspnoische Weibsperson mit heftigen Erstickungsanfällen, welche auf Störungen der Respirationsorgane geschoben wurden. Das Aneurysma sass an der Aorta thor. descendens von dem 4. Brustwirbel bis zu ihrem Durchtritt durch das Diaphragma. L. Herz hypertrophisch.) — 22) Archer, R. S., Aneurism of the descending aorta, producing a communication between the oesophagus and the left bronchus from pressure, a congenital cord arising from one of the aortic semilunar valves and stretching across to the opposite wall of the vessel. Dublin Journ. of med. science. Mai. (42j. Mann, hat nach Angabe seiner Frau in den letzten Jahren öfter über Schmerzen zwischen den Schultern geklagt, welche beim Vorwärtsbeugen nachliessen. Verf. machte darauf aufmerksam, dass er mehr als einmal bei Kr. mit An. im Thor. Erleichterung auf diese Weise beobachtet habe. Schliesslich acht Wochen vor seinem Tode bekam Pat. früh Erbrechen, welches an Häufigkeit zunahm und sich dahin steigerte, dass er alles Genossene — Flüssiges und Festes — ausbrechen musste. Das Erbrochene war oft schleimig eitrig. Ueber der Aorta wurde ein besonders klingender systolischer Ton gehört. Im l. Interscapularraum war Dämpfung. — Tod durch Erschöpfung. Die Section ergab den in der Ueberschrift angegebenen Befund. Beim Aufschneiden der Aorta und des l. Ventrikels fand sich ein vom dem Nodul. Arant. der link. Valv. semil. ausgehender zarter Strang, welcher sich quer durch das Gefäss auf die gegenüberliegende Seite desselben erstreckte. Auf ihn führt Verf. den klingenden l. Ton zurück, welcher über der Aorta gehört wurde. Verf. hat vor 2 Jahren einen ähnlichen aber dickeren Strang dicht über den Aortenklappen beobachtet und in demselben Journal Mai 1878 mitgetheilt.) — 23) Dujardin-Beaumetz, Sur un cas de triple anévrysme de l'aorte. L'Union de médic. No. 95. (Der Kranke war ein 43j. Mann. Die Diagnose intra vitam wurde auf 2 Aneurysmen, eines an der Aort. ascend., das andere an der Aort. descend. gestellt. Ruhe und Jodkalium (1,0 pro die) brachten eine erhebliche Besserung. Es bestanden Zeichen einer starken Oesophagusstenose. Die Section ergab 3 Aneurysmen der Aorta: 1) hühnereigrosses, entspr. den beiden ersten Spatia intercostal., 2) kindskopfgrosses, am absteigenden Theil der Arc. aort. Es hat die 3. und 4. Rippe zerstört, den oberen Theil der l. Lunge, sowie den Oesophagus und Bronchus stark comprimirt. Vagus und Recurrens erwiesen sich frei. 3) Oberhalb der Schenkel des Diaphragma ein intra vitam nicht erkanntes An. aortae. Sonst keine Aneurysmen, nur hie und da leichtes Atherom. — Die An. haben sich vom hinteren Theil der Aorta entwickelt. Dieselben sind mit Gerinnsel fast vollkommen erfüllt. — Derselbe Fall ist von Dubar im Progrès médical No. 25. p. 501 beschrieben.) — 24) Talamon, Ch., Compression du pneumo-gastrique droit par un anévrysme du tronc brachio-céphalique. — Bronchopneumonie du poumon droit. Progrès médic. No. 25. (Der Fall betraf einen 43jähr. Beamten, der nie syphilitisch gewesen und auch nie dem Abusus spirit. ergeben war. Die Compression des Vagus d. fand etwa 2 Ctm. unter dem Ursprung des Recurrens, welcher ganz gesund war, statt. Die Erkrankung der rechten Lunge wird auf diese Vagusaffection zurückgeführt und zwar auf eine trophische Störung. Das An. selbst hatte nur in den letzten 3 Monaten Symptome und die einer intensiven Bronchitis, später die einer Bronchopneumonie mit Pleuritis und heftigen dyspnoischen Anfällen gemacht.) — 25) Bennett, A. Hughes, Report of a case of aortic aneurism treated by galvano-puncture. Lancet Aug. 7. (Der Fall betraf einen 43jähr. Arbeiter. Das An. umfasste die aufsteigende Aorta, den Bogen bis zum Anfang der Aorta desc. Das An. bildete einen Tumor an der rechten Brustwand von etwa 5½" Länge und 3" Breite, welcher pulsirte und sich aus drei runden Erhebungen zusammensetzte. Es wurden fünf Sitzungen gehalten. Nach der 5. Sitzung entwickelte sich an der positiven Nadel ein Abscess, der Sack barst und Patient starb an Verblutung. Verf. nimmt an, dass die Anwendung der Electrolyse auch im vorliegenden Falle die Blutgerinnung im Sack begünstigt habe. Die Abscessbildung, welche in diesem Falle den letalen Ausgang vermittelt, hält Verf. für eine zufällige Complication, indem er annimmt, dass dieselbe durch gleichzeitig in der Anstalt herrschende Erysipelas angeregt worden sei. Verf. hält die Galvanopunctur der Aortenaneurysmen für eine harmlose Operation, welche er bei leicht erreichbaren sackförmigen Aneurysmen für angezeigt erachtet.) — 26) Petit, M. d. H., Résultat du traitement des anévrysmes de l'aorte par le galvanopuncture. Sitzungsbericht der Associat. franç. pour l'avancement des sciences. Reims. Progrès méd. No. 34. p. 690. — 27) Dujardin-Beaumetz, Sur le traitement des anévrysmes de l'aorte par l'électropuncture. Bulletin général thérapeutique. 15. Juillet. — 28) Kühn, G., Seltener Fall von Aneurysma des Truncus anonymus. Wiener med. Blätter. No. 45 u. 46. (Die Diagnose auf ein Aneurysma konnte intra vitam nicht mit Bestimmtheit gestellt werden. Kräftig gebauter Mann, mit Cyanose, seit langer Zeit hustend und auswerfend. Heisere Stimme. Inspiratorischer Stridor, Compression und Verschiebung der Trachea nach links durch einen nicht pulsirenden Tumor, welcher die Weichtheile in der Supraclaviculargegend deutlicher hervortreten lässt. Lähmung des r. N. recurrens. Parese des l. Stimmbandes. Catarrh der Bronchen und des Larynx. Inspirat. Einziehungen der Lungen. Herz von Lungen stark überdeckt. Herztöne rein. Tracheotomie mit vorübergehender Erleichterung wegen grosser Dyspnoë. Oedema pulm. Tod. Section: Hypertrophia ventric. sin. Dilatatio diffusa aort. thor. inprim. ascend., carotid. und subclaviae d. Etwa hühnereigrosses Aneur. der A. anonyma in Form einer sackförmigen Ausbuchtung an seiner vorderen Wand. — Die Beobachtung stammt aus Prof. Mosler's Klinik zu Greifswald.) — 29) Reynier, Anévrysme du tronc basilaire. Progrès médic. No. 38. p. 767. (Zufälliger Sectionsbefund bei einer 75jähr. Frau. Klinische Notizen fehlen. Starkes Atherom des aneurysmatisch erweiterten Stammes der A. basil. und der andern Aeste des Circul. art. Willisii.) — 30) Barlow, Thomas, Acute dilatation of heart after scarlatinal dropsy? cardiac thrombosis. Right hemiplegia. Med. times and gazette. April 17. p. 427. (Die in Rede stehende Erkrankung betraf ein 7jähr. Mädchen, welches genas. — 31) Dearé, Observation d'embolie cardiaque ayant causé la mort subite par syncope chez un malade atteint de fracture de jambe. Mém. de méd. milit. No. 2. (Die Phlebitis der Venen des l. Schenkels, an dem Pat. eine complicirte Fractur der Tibia erlitten hatte, stellte sich 3 Monate nach der angegebenen Verletzung ein. — Die Section ergab das Herz voluminös, sehr fettreich. Linker Ventrikel leer. Rechtes Herz, mit Blut angefüllt, schliesst ein vom r. Vorhofe und in den r. Ventrikel sich verlängerndes Gerinnsel ein. Mündung der A. pulmon. frei. Lungen gesund, ohne jede Spur von Congestion. Aeste der A. pulmon. frei.) — 32) Samuelson, B., Ueber den Einfluss der Coronararterien-Verschliessung auf die Herzaction. Zeitschr. f. klin. Medicin. Bd. II. Heft 1. S. 12. — 33) Fraenkel, Eugen (Hamburg), Ueber zwei durch totalen Verschluss der linken Carotis complicirte Aneurysmen des Aortenbogens. Virchow's Archiv Bd. 79. S. 509. (Der erste der vom Verf. mitgetheilten Fälle betrifft einen 50jähr. Mann, welcher während des Lebens die Symptome einer einfachen, mit Aphasie und linksseitiger Oculomotoriuslähmung complicirten Apoplexie zeigte. Auf die Anwesenheit eines Aortenaneurysmas wiesen keine Symptome hin. Dasselbe sass am Aortenbogen, war faustgross und schloss die aus demselben entspringenden 3 grossen Arterienstämme ein. Die linke Carotis communis und interna war total verschlossen. Die plötzlich aufgetretenen cerebralen Symptome finden in der ausgedehnten gelben Erweichung im Bereich der linken Insel, der Spitze des linken Schläfenlappens, sämmtlicher Stirnwindungen an der Basis cerebri, des Seh- und Streifenhügels ihre Erklärung, von denen Verf. wegen des plötzlichen Beginns der klinischen Symptome annimmt, dass sie auf einen embolischen und nicht auf einen thrombotischen Verschluss der betreffenden Arterien zurückzuführen sind. Ein bestimmter anatomischer Grund für die Lähmung des Oculomotorius sinister liess sich nicht auffinden. Der 2. Fall betraf einen 54jähr. Mann, bei welchem die klinische Diagnose anfangs auf Apoplexia cerebri und Aneurysma arcus aortae gestellt wurde; dieselbe wurde später dahin ergänzt, dass ausserdem ein Verschluss der linken Carotis durch Thromben angenommen wurde. Die Section ergab ein unmittelbar vor dem Abgang der Anonyma seinen Ursprung nehmendes Aortenaneurysma, der Stamm der A. carotis communis fest thrombosirt, ein Vorgang, welcher sich allmälig, wie die klinische Beobachtung ergab, vollzogen hat. In dem Gehirn fanden sich multiple Erweichungsherde.) — 34) Penzoldt, F., Thrombose (autochthone oder embolische) der Carotis. Deutsches Archiv für klinische Medicin. Bd. 28. S. 80. — 35) Leech, Occlusion of left carotid artery with angina. Brit. med. Journ. Nov. 27. p. 821. (Verf. demonstrirte das Herz eines Mannes, welcher in seinem Leben häufig an Symptomen von Angina pectoris gelitten hatte; aber die Anfälle von Schmerz und Erstickungsnoth localisirten sich besonders auf Unterkiefer und Hals. In der linken Carotis keine Pulsation. Das Präparat ergab, dass die eine Coronararterie ganz, die andere zum Theil verschlossen war, die Wände der Aa. waren rigide und zum Theil verkalkt. Besonders atheromatös erschien die Aorta, die linke Carotis war ganz verschlossen.) — 36) Forgues, Note sur un cas de gangrène sèche de la jambe droite consécutive à une oblitération de l'aorte abdominale chez un convalescent de fièvre typhoide. Rec. de mémoir. de médec. de milit. p. 387. (Betrifft einen 26jährigen Soldaten, welcher infolge eines sehr schweren Typhus abdom. sehr anämisch war und an auffälliger Herzschwäche litt. Der Tod trat 4 Wochen nach dem Auftreten der Gangrän ein, die rechte A. iliac. und femoralis waren durch einen ziemlich festen Thrombus verstopft.) — 37) Schüle, H., Ein Fall von autochthoner Thrombose des Sinus longitud. Deutsches Archiv für klin. Medic. Bd. 26. S. 409. (Der Fall betrifft eine 41j. Geisteskranke, bei welcher sich zu dem Symptomencomplex einer functionellen corticalen Störung die eines organischen [palpablen] Hirnreizzustandes gesellte. Indem sich die Delirien und die motorische Unruhe verloren, traten motorische Herdsymptome an den Extremitäten [Contractur des Arms mit Lähmung des gleichseitigen Beines] und Decubitus auf, die anatomische Untersuchung ergab ausser der Thrombose des genannten Sinus und der vorderen und mittleren Piavenen mit consecutiver Erweichung der im Bereich dieser Venengebiete liegenden Corticaliserkrankungen, auf welche die Lähmungen zurückgeführt werden, nichts Abnormes. Dieselben stimmen auch in auffallend exacter Weise mit den Ferrier'schen Versuchsergebnissen überein.) — 38) Lemoine, G., Note sur un cas de thrombose des sinus chez un tuberculeux. Lyon médical. No. 12. (Der Kranke war ein 46jähriger Mann. In den letzten Lebenstagen zeigten sich Lähmungserscheinungen in den unteren Extremitäten, epileptiforme und tetanische Krämpfe in den oberen Extremitäten. Auf diese Krampfanfälle folgte ein comatöses Stadium. Die Section ergab sehr ausgedehnte Sinusthrombosen. Die vorhandenen Symptome werden

— abgesehen von der allgemeinen Behinderung des cerebralen Kreislaufs — durch die bei der Section sich zeigenden zahlreichen Hämorrhagien in dem Bereich der stark gefüllten Venen und besonders in einem Herde in der Stirn- und aufsteigenden Parietalwindung gemacht.) — 39) Bloch, A., Ueber Obliteration der Vena cava inferior. Diss. inaug. Jena. — 40) Troisier, E., Phlegmasia alba dolens. Thèse de concours pour l'agrégation. Paris. — 41) Gautier, Phlébite variqueuse du mollet. Thrombose de la veine fémorale gauche. Embolie pulmonaire obstruant l'artère pulmonale droite. Progrès médic. No. 29. p. 593. (57jähr. Mann. Die Thrombose der A. femor. konnte während des Lebens wegen zu grossen Fettreichthums der äusseren Bedeckungen nicht gefühlt werden. Verf. erschliesst aus der Beschaffenheit des obturirenden Gerinnsels, dass bei dem Pat. seit 13 Tagen, wo er den ersten Erstickungsanfall hatte, eine fast vollständige Verstopfung der A. pulm. d. bestanden hat. Physicalische Zeichen seitens der Lunge fehlten durchaus, Blut wurde nie ausgehustet.)

Ehrenreich (1) bestreitet in seiner den Bau und das Wachsthum der innersten Arterienhaut und die Pathogenese der Endarteriitis chronica behandelnden, Virchow gewidmeten Inauguraldissertation, dass die im Intimagewebe vorhandenen Rundzellen mit weissen Blutkörperchen nicht zu identificiren sind. Er will dieselben vielmehr weit eher als Abkömmlinge der Bindegewebszellen auffassen, an welchen in allen Lebensaltern Proliferationsvorgänge nachweisbar sind. Die in späteren Jahren im Intimagewebe constant vorkommenden, stark verdickten, netzartigen Balkenwerke sind als wirkliche Zellennetze zu betrachten, welche einfache senile Verdickungen der feineren Netzwerke sternförmiger Zellen bei jüngeren Individuen darstellen und als rein physiologische Structurelemente in allen älteren Arterien grösseren Calibers sich finden. Verf. stellt sich das Wachsthum der Intima so vor, dass die aus den Bindegewebszellen direct oder indirect entstandenen Rundzellen mehr und mehr spindelförmig, in späteren Jahren sternförmig werden und schliesslich jene verdickten Zellennetze bilden. Die Endarteriitis ist als einfache Steigerung des normalen Zellbildungsprocesses der Intimaelemente zu betrachten.

Jones (2) theilt folgende 4 Fälle mit:

1) 36jähr. Mann. Grosse Dyspnoe. Strangförmiger (cordy) Puls. Anasarca. Albuminurie, welche dauernd wird. Grosse Erleichterung unter Anwendung von Herztonicis. 2) 17jähr. Mann. Cirrhose der Leber. Ascites. Strangförmiger Puls. Reine Herztöne. Bronchialcatarrh. Zuerst kein Eiweiss im Harn, welches später oft in ihm auftrat. 3) 26jähr. Mann. Dyspnoe. Lebervergrösserung. Constantes Erbrechen. Albuminurie, nicht beständig vorhanden. Urämische Symptome. Anfälle von Angina pectoris. Reichliche Hämoptoe. Tod an Pneumonie. Herz stark vergrössert. Nieren erkrankt. Phthisis. 4) Phthisis. Strangförmiger Puls. Geschlängelte A. tempor. Nieren gesund.

Er zieht aus denselben folgende Schlüsse:

I. Es giebt einen Zustand der Gefässe, der eine ernsthafte Kreislaufsstörung (Vascularobstruction) bedingt und welcher eine Schwäche der Herzaction und Wassersucht bewirkt. II. Dieser Zustand verbinde sich mit Nierenkrankheiten; dieselben seien im Leben durch nichtconstante Albuminurie und nach dem Tode durch Störungen, welche weder bestimmt den parenchymatösen (tubular) noch den interstitiellen Formen angehören, angedeutet. III. Dass dabei fibröse Veränderungen in anderen Theilen bestehen. IV. Dass es wichtig sei, zu unterscheiden: a) zwischen Arterienspannung (Arterialtension), welche durch Contraction ihrer eigenen Wände bedingt wird und b) zwischen Arterienausdehnung (Distension), wobei die Arterie passiv und überfüllt vom Herzen aus ist, während sie unfähig ist, sich zu entleeren. V. Dass bei solcher Störung im Gefässkreislauf (Vascularobstruction) die fortdauernde tonische Behandlung von Werth ist, indem sie das Herz fähig macht, dieselbe zu überwinden.

Die These von Godart (11) über die Perforation der Aneurysmen der Aorta ins Pericardium beruht auf 47 Beobachtungen. Es ergab sich ihm, dass es sich dabei am häufigsten um dissecirende Aneurysmen im Ursprungstheil der Aorta und zwar gewöhnlich der der rechten Hälfte dicht über den Klappen handelt. Diese Aneurysmen verlaufen schnell, entwickeln sich wenig und geben zu keinem Symptome Veranlassung, welches ihre Diagnose ermöglicht. Die Ruptur erfolgt durch Usur und Spannung der Wand des Sackes und nicht durch Schorfbildung; sie geschieht am öftersten spontan. Der Tod erfolgt fast immer plötzlich. Die Schnelligkeit des Todes steht nicht in Beziehung zur Grösse des Risses und der Menge des in das Pericard ergossenen Blutes.

Petit (26) hat 114 Fälle von Aortenaneurysmen, welche mit Galvanopunctur behandelt wurden, zusammengestellt.

In 111 Fällen hat man unterbrochenen Strom angewendet.

Die 114 Fälle geben 60 Besserungen; 38 Kranke starben ohne merkliche Veränderung, 3 Fälle verliefen resultatlos, 4 Fälle mit zweifelhaftem Resultat, Summa 105 Fälle.

38 Kranke starben in weniger als einem Jahre, 10 nach 1—2 Jahren, die anderen haben noch 2—5 Jahre gelebt. Bei den Kranken, welche bis zu ihrem Tode verfolgt werden konnten, wurde 30—40 Mal die Ruptur des aneur. Sackes constatirt, dies ist die häufigste Todesart bei solchen Fällen. Nach dem Aufhören der unmittelbaren Zufälle nach der Electropunctur oder auch ohne dieselbe beobachtete man in einer Reihe von Fällen die Verminderung der Schmerzen, der Pulsationen, die Vermehrung der Consistenz des Tumors, hernach seine fortschreitende Verkleinerung. Die Besserung des Leidens trat in 24 Fällen nach einer einzigen Sitzung ein und dauerte 2 bis 17 Monate, in anderen Fällen musste man 3, 4, 5, ja 11—12 Sitzungen machen, weil die jedesmalige Besserung von kurzer Dauer war. In diesen Fällen trat der letale Ausgang kurz nach der letzten Sitzung ein. Die intrathorac. An. gaben 30 Erfolge und 7 Misserfolge.

Die bei Aneurysma der Aorta mit äusserer Geschwulstbildung unternommenen Galvanopuncturen gaben 36 Erfolge und 31 Misserfolge.

Die 114 Fälle repräsentiren 292 Sitzungen. Was ihren unmittelbaren Erfolg anlangt, so war derselbe:

Besserung	186 mal
Verschlechterung	61 mal
Status quo	14 mal
nicht genau angegeben	31 mal
Summa	292 mal

Als Symptome der Verschlechterung zeigten sich: Vergrösserung des Tumors, Entzündung an der Durchstichstelle der Nadel, umschriebener Brand, anhaltendere Blutungen. Diese Verschlechterungen traten besonders ein, wenn man die Nadeln mit dem negativen Pol in Verbindung gesetzt hatte, waren sie mit dem positiven Pol in Verbindung, so war das weit seltener der Fall. Vollkommene Heilungen wurden nach der Mittheilung von Petit übrigens nur in 2 Fällen erzielt.

Dujardin-Beaumetz (27) giebt in seiner Arbeit über die Behandlung der Aneurysmen der Aorta durch Electropunctur eine genaue Beschreibung der Anwendung dieser Behandlungsmethode, wegen der auf das Original verwiesen werden muss. Er führt höchstens zwei, meist nur eine Nadel ein und lässt den Strom niemals länger als 10 Minuten hindurchgehen, dagegen macht er alle 8 bis 14 Tage eine Sitzung, nur wenn die Sitzungen Schmerzen machen, rückt er dieselben auseinander, meist sind sie schmerzlos. Verf. theilt zwei Fälle ausführlicher mit, mit folgenden Ueberschriften:

1) Aneurysma des Aortenbogens. Behandlung mit Electrolyse; bedeutende Besserung. Der Fall betraf einen 52jährigen Mann. Die 2. Beobachtung betraf einen 42jährigen Mann mit Aneurysma der Aorta, auch hier brachte die Behandlung mit Electrolyse erhebliche Besserung. Besonders beim ersten Fall erschien der Erfolg ein ausserordentlicher. Der Kranke lag seit 3 Monaten im Bett, mit unerträglichen Schmerzen, welche sich täglich steigerten, arterielle Lungenblutungen liessen eine bevorstehende Ruptur fürchten. Nach 5 Sitzungen konnte Pat. nach Belieben gehen, die Morphiuminjectionen wurden auf ein Minimum eingeschränkt, der Tumor wurde beträchtlich kleiner, hart, die Pulsationen milderten sich, und das Allgemeinbefinden wurde gut.

Verf. erklärt die Behandlung der Aneurysmen der Aorta mit Electropunctur für eine rationelle Methode. Heilungen seien zwar die Ausnahme, aber sie erleichtert und bessert, wo alle anderen Methoden im Stiche lassen; sie sei bei Beachtung aller vom Verfasser gegebenen Regeln gefahrlos.

Die Veranlassung zu der Arbeit von Samuelson (32) über den Einfluss der Coronararterienverschliessung auf die Herzaction gab die Beobachtung eines binnen 5 Stunden tödtlich verlaufenden Collapses bei einem sonst robusten Mann, welcher öfter schon scheinbar asthmatische Anfälle überstanden hatte. Die Ursache dieser Anfälle von Angina pectoris wurde in der Anwesenheit eines Fettherzens gesucht. Der Collaps hatte sich im Gefolge einer Indigestion entwickelt, die Athmung war sehr angestrengt, die Pulsfrequenz auf 35 herabgegangen und steigerte sich auch unter dem Einfluss von Reizmitteln nur bis auf 39 Schläge in der Minute. Die Section ergab einen sclerotischen Process beider Coronararterien, welche sich wie dünne, aber harte bindfadenartige Stränge anfühlten.

Um nun die Frage zu entscheiden, ob die Verschliessung der Coronararterien den verlangsamten Rhythmus der Herztöne bedingt habe, wurde bei Kaninchen die A. coronaria sin. abgeklemmt. Die Versuche wurden in dem Laboratorium von Professor Grünhagen in Königsberg ausgeführt. Während bei schwachen Thieren infolge dieser Abklemmung sofort Stillstand des Herzens eintritt, bemerkt man bei kräftigeren Thieren nur eine stärkere Abschwächung des linken Herzens, während das rechte Herz nur wenig an Energie einbüsst. Indessen kann auch von kräftigen Thieren nur eine 2, höchstens 4 Min. lang dauernde Abklemmung der A. coronaria s. ertragen werden. Nicht nur die Intensität, sondern auch die Zahl der Herzcontractionen nimmt unter diesen Umständen ab.

Als Folgezustand der durch Abklemmung der A. coron. sin. bewirkten Verminderung der Contractionsfähigkeit des linken Ventrikels erfolgt eine Stauung, Ueberfüllung und schliesslicher Stillstand des linken Vorhofs, während die rechte Herzhälfte (Vorhof und Ventrikel) noch ihre Functionen erfüllen. Die Folge davon ist natürlich eine Stauung im Lungenkreislauf, weil, während das rechte Herz noch seine Schuldigkeit thut, der in seiner Leistungsfähigkeit geschwächte linke Ventrikel das ihm in normaler Menge zuströmende Blut nicht bewältigen kann. Alles, was den linken Ventrikel in seiner Leistungsfähigkeit schwächt, nicht nur die Atherose resp. Verschliessung der Kranzarterien, sondern auch Fettherz, Atrophie des Myocardiums, Sclerose der Aorta und der Arterien — kann Krankheitszustände erzeugen, welche denen bei der Angina gleich sind. Die schnell vorübergehenden Anfälle von Palpitationen, Beklemmung, Dyspnoë und Orthopnoë finden ihre ausreichende Erklärung in beginnenden Störungen im kleinen Kreislauf. Dieselben werden verschwinden, sobald sich der linke Ventrikel schnell erholt und der linke Vorhof und somit auch der Lungenkreislauf von seiner Ueberfüllung entlastet wird. Bei länger dauernder Schwäche des linken Ventrikels treten zunächst blutig-schaumige Sputa auf, wie wir sie bei Angina pectoris nicht selten beobachten. Wird das zulässige Maass in den Veränderungen der Leistungsfähigkeit des linken Ventrikels überschritten, so ist acutes Lungenödem mit Herzstillstand die Folge. — Für den Eingangs mitgetheilten Krankheitsfall wird supponirt, dass infolge hochgradiger Verengerung beider Coronararterien das Herz nicht im Stande war, die ihm schnell zugeführte grössere Blutmenge fortzutreiben. Die Abschwächung der Contractionskraft betraf gleichmässig beide Herzhälften. Es waren deshalb die Erscheinungen des Collapses vorherrschend. Es wird angenommen, dass die Zuschnürung der rechten Coronaria dieselbe Wirkung auf den rechten Ventrikel haben werde, wie die der Coron. sin. auf das linke Herz. — Der nicht plötzlich, sondern erst nach 5stündiger Krankheitsdauer erfolgende letale Ausgang führt den Verf. zu der Vermuthung, dass die hochgradig verengten Coronararterien noch Platz für einen geringen Blutstrom in der Herzwandung boten. Ob nun ein sehr erschwerter Blutstrom in den Coronararterien eine länger dauernde, aber abgeschwächte und gleichzeitig verlangsamte Herzthätigkeit zur Folge hat, müsse durch neue (allerdings in ihrer Technik sehr schwierige) Versuche zu beweisen sein.

Penzoldt (34) bereicherte die spärliche Casuistik der Carotisthrombose um 2 Fälle:

1) 50jähriger Mann. Beginn der Erkrankung mit plötzlicher Sehstörung. Pulslosigkeit der rechten Carotis, später linksseitige Hemiplegie und Hemianästhesie, im Verlauf eines Jahres relative Besserung; dann zeitweise epileptiforme Anfälle und Wiederkehr der Lähmung. Tod. Die Section ergab Thrombose der Carotis dextra. Grosser Erweichungsherd der rechten Hirnhemisphäre. Leichter Hydrocephalus int. Osteome der Dura. Hypostase beider Unterlappen, Pneumon. recens d. inf. Sehr geringes Atherom des Arcus aort. Hämorrhagische Herde der Leber mit Embolie der Pfortaderzweige. Grosse Infarcte der Milz mit Thrombose der Arterieninfarcte der linken Niere. Hämorrhagische Infiltration der Geschwürsprocesse im Colon. Thrombose der Vena iliaca sin. Entheiminthen. 2) Jahrelange Geistesstörung, welche als allgemeine Paralyse bezeichnet werden kann; plötzliches Umfallen; nach 2 Tagen Tod. Section: Thrombose der linken Carotis. Thrombose der A. fossae Sylvii. Erweichungsherd des Streifenhügels.

Die an die Mittheilung dieser Fälle angeknüpften 2 Fragen: a) Lässt sich entscheiden, welcher Art die Carotisthrombose, ob eine embolische oder autochthone, war; b) in welchem Zusammenhange die Hirnerscheinungen und Hirnläsionen mit der Thrombose der Carotis stehen? beantwortet Verf. ad a) dahin, dass er sich beim 2. Falle etwas mehr für Thrombose erklärt, während er im 1. Falle die Sache unentschieden lässt; ad b) hält Verf. die beim ersten Fall aufgetretenen Hirnstörungen für sehr wahrscheinlich bedingt durch die Thrombose der Carotis, während beim 2. Fall die Hirnveränderungen unzweifelhaft auf die Hirnarterien- und nicht auf die Carotisverstopfung bezogen werden.

Der von Bloch (39) aus der Nothnagel'schen Klinik bei seiner Inauguraldissertation beschriebene Fall von Obliteration der Vena cava inferior betraf einen 55jährigen Mann. Sie lehrt, dass eine Obliteration der Vena cava inferior, weit oberhalb der Einmündung der Nierenvenen mit gleichzeitiger Thrombose derselben, auch ohne deutliche Symptome, welche speciell auf eine solche Affection mit positiver Bestimmtheit hinweisen könnten, verlaufen kann. Die von Raynaud neben den andern Erscheinungen als characteristisch angegebene Albuminurie fehlte in diesem Falle ebenso, wie die von A. Kohin angegebenen Hauptsymptome, wie continuirlicher Schmerz in der Lumbalgegend und das Gefühl der Allgemeinerkrankung.

Troisier (40) kommt in seiner ausführlichen Arbeit über die Phlegmasia alba dolens betreffs der Thrombusbildung zu dem Resultate, dass die Blutgerinnung in den Gefässen von einer Bindegewebs- und Gefässwucherung begleitet ist, die, von der Gefässwand ausgehend, den Thrombus verdrängt und in ihn eindringt, so dass der Thrombus zerfällt und resorbirt wird und keinen Antheil an diesem activen Process der Neubildung nimmt.

(1) Burresi, P., Tre casi di aneurisma intratoracico. Lo Sperimentale. Genn. Marzo. (Ausführliche clinische Beschreibung mit sehr anschaulichen Curven. Die beiden ersten Fälle: Aneurysma der rechten Subclavia — Hypertrophie des linken Ventrikels — Hemiplegie, und Aneurysma des extrapericardialen Theiles der Aorta ascendens — Stenose und Insufficienz des Ostium aorticum mit Mitralinsufficienz. — Allgemeine, aber links stärker ausgesprochene Herzhypertrophie haben ein allgemeines, diagnostisches Interesse.) — 2) Derselbe, Aneurisma della porzione extrapericardiaca dell' aorta ascendente. Ibidem. Maggio. (Gutbeschriebener, hauptsächlich durch die hier nicht wiederzugebenden Curven interessanter, mit Electricität nach der Ciniselli-Corradi'schen Methode erfolglos behandelter, durch Ruptur tödtlich verlaufener Fall eines 46jähr. Florentiners.) — 3) Panizza, M., Aneurisma dell' arteria celiaca simulante un aneurisma dell' aorta; ematomi consecutivi: rene sinistro mobile. Giorn. internazionale delle sc. med. 1879. No. 3—4. (Die bei Lebzeiten von Baccelli gestellte Diagnose wurde, als Pat. im 36. Jahre starb, durch die Section bestätigt.)

Wernich (Berlin).

Akerberg, Fall af thrombosis venae cavae inferioris post pleuropneumoniam dextram. Gefleborgs-Dala läkare och apotheker förenings förhandl. Häft 6. 1879. S. 84. (Eine sehr zweifelhafte Krankengeschichte, nach welcher Verf. die obengenannte Diagnose gestellt hat.

F. Levison (Kopenhagen).

Bang, H. L. F., Jagttagelser og Studier over dödelig Embolie og Thrombose i Lungenarterierne. Kjöbenhavn. 241 pp.

Nachdem Verf. kürzlich die historischen Data, welche seine Studien berühren, besprochen hat, wird das Material der Abhandlung und die Zeichen, durch welche antemortale von postmortalen Blutkugeln unterschieden werden können, näher beschrieben. Unter 600 Sectionen hat Verf. in 13 Monaten 10 Fälle von tödtlicher Lungenembolie gesehen; später wurden 2 Fälle, in welchen Verf. die Patienten vorher am Krankenbette beobachtet hatte, untersucht. Ergänzt durch die Fälle aus der Literatur sind diese 12 Beobachtungen Grundlage der Abhandlung. Von dieser referiren wir nur Folgendes:

Die nach dem Tode gebildeten Gerinnungen sind entweder gelb (weiss-gelb) oder dunkelroth (schwarz) gefärbte und in beiden Fällen in allen Schichten in derselben Weise gefärbt, homogen, etwas feucht, die gelben zugleich elastisch. Coagula, welche vor dem Tode gebildet sind (Verf.'s Thromben) sind oftmals „gemischte", röthlich-grau, mit wechselnden Nuancen. Findet sich ein reiner, „weisser" Thrombus, so ist es schwieriger, die Differentialdiagnose zu stellen; der Thrombus ist jedoch minder feucht, minder elastisch, Schnittfläche nicht ganz homogen wie beim Fibrincoagulum. Ist der Thrombus älter, dann ist es leicht, durch Emollition oder Organisation die Diagnose zu stellen. Der ganz frische, rothe oder schwarze Stagnationsthrombus besitzt immer eine oft sehr dünne Membran an der Oberfläche; dies wird nie an dem postmortalen Coagulum gesehen.

In allen Fällen, in welchen der Tod unzweifelhaft durch Lungenembolie hervorgerufen wurde, waren die „Aa. pulmonales beinahe complet verstopft; bisweilen fand sich zugleich Embolie des Herzens. Als Regel wurde beobachtet, dass die Verstopfung durch eine grössere Anzahl von zwischen einander liegenden Pfröpfen gebildet waren; diese Pfröpfe waren oftmals sehr gross, beinahe immer am meisten dunkel gefärbt (schwarz oder rothschwarz), also nach dem Stagnationstypus gebildet; sie waren beinahe immer sehr junge Thromben, keine Spur von regressiver Erweichung.

Im Allgemeinen konnten sie nicht als nach dem gewöhnlichen Schema geldet betrachtet werden. Die ursächlichen Thromben hatte in keinem Falle deutliche Symptome verursacht.

S. 71—118 folgen Betrachtungen über die Aetiologie, Pathogenese, pathologische Anatomie, Symptomatologie und Diagnose der Lungenembolie, als Hauptkrankheiten werden 20 Fälle von Puerperium, 21 acute febrile Krankheiten, 38 chronische, 8 traumatische Läsionen und 6 andere Krankheiten (Trombosis Vv. extrem. inf., Rheumatismus artic. afebril., Abort, Gravidität) angeführt. Die nähere Untersuchung der gedachten Pfröpfe der Lungenarterie veranlasst Verf. zu der Erklärung, dass Fälle von tödtlicher Lungenembolie, in welchen die Arterie nicht beinahe ganz verstopft gefunden wird, so selten sind, dass man zu glauben berechtigt ist, dass sie nicht gut untersucht sind.

Verf. sah 4 mal Embolia cordis. Als die am meisten hervorstehenden Symptome werden genannt: plötzlicher Collaps mit Bleichwerden und Kälte (besonders der Extremitäten) und die plötzlich entstehende, bedeutliche Dyspnoë mit Angst.

Der zweite Hauptabschnitt des Buches behandelt die Frage über autochthone Thrombose in den grösseren Aesten der Lungenarterie: Verf. lässt die Existenz derselben zu. Die autochthone Thrombose muss als selbständige Krankheit der Embolie gegenüber gestellt werden; anatomisch sind folgende Kennzeichen bemerkenswerth: Der Thrombus ist immer adhärent, immer weiss oder gemischt, durch seine ganze Länge beinahe in derselben Weise beschaffen; die Formen sind abgerundet oder eine grosse Fläche bildet die Grenze gegen das Herz. Der Embolus dagegen am häufigsten nicht adhärent, öfter dunkel als weiss oder gemischt, zeigt so gut wie immer Spuren, welche kennzeichnen, dass er von den peripherischen Venen abstammt; die Arterie wird oft nur dadurch vom Embolus gefüllt, dass er schlingenförmig gebogen ist oder dadurch, dass mehrere Stücke bei einander liegen. S. 144—241 giebt Verf. ein Referat über die aus der Literatur gesammelten Fälle (78 derselben gehören zur tödtlichen Lungenembolie, S. 222 ein neuer Fall aus Kopenhagen; 11 Fälle von autochthoner Thrombose).

Oscar Bloch (Kopenhagen).]

Krankheiten der Respirationsorgane

bearbeitet von

Prof. Dr. FRAENTZEL in Berlin.*)

I. Allgemeines.

1) Friedreich, Ueber die respiratorischen Aenderungen des Percussionsschalles am Thorax unter normalen und pathologischen Verhältnissen. Deutsches Arch. für klin. Med. Bd. 26. S. 24. — 2) Weil, A., Ueber die Entstehung des Schallwechsels bei der Percussion von Cavernen. Ebendas. Bd. 25. S. 291. — 3) Waldenburg, Zur Lehre von den Reibungsgeräuschen nebst Bemerkungen über den Fieberverlauf bei Phthisis und Tuberculose und über Intestinalphthise. Charité-Annal. V. Jahrg. — 4) Biedert, Die Methoden der Pneumatometrie und die Theorien des Emphysems und des Bronchialasthmas. Berl. clin. Wochenschrift No. 17 u. 18. — 5) Fränkel, A., Ueber Pleurometrie. Zeitschr. für clin. Med. Bd. 1. S. 635. — 6) Cohen, J. S., Hyper-Distention of the pulmonary alveoli as a therapeutic agent in chronic disease of the respiratory mucous membrane. The Philad. med. and surg. report. Bd. XLII. No. 24. — 7) Hein, Ueber die Symptome und die Pathogenese des Cheyne-Stokes'schen Phänomens und verwandter Athmungsformen. Deutsch. Arch. für clin. Med. Bd. 27. S. 569. — 8) Kannenberg, Ueber Tyrosin im Sputum. Charité-Annal. 1878. V. Jahrg. — 9) Bense, L. M., De la créosote dans les affections des voies respiratoires. Journ. de thérap. No. 23. — 10) Schütz, E., Versuche über die Wirkungen der Quebracho bei Dyspnoe. Mittheilungen aus der II. internen Abtheilung des Hrn. Prof. Halla. Prag. med. Wochenschr. No. 18. — 11) Tauleigne, E. U. L., De l'emploi de la pilocarpine dans la bronchite et la pleurésie. Pariser These. — 12) Frommüller, G., Einiges über Quebracho und über die Einathmung von benzoësaurem Natron. Memorab. No. 1. — 13) Penzoldt, F., Zur Beurtheilung der Wirksamkeit der Droguen von Quebracho Aspidosperma, insbesondere des käuflichen Lignum Quebracho, in Fällen von Dyspnoe. Berl. clin. Wochenschr. No. 19. — 14) Cheesman, H., On the use of cerium oxalate for the relief of cough. New-York med. record. June 12. — 15) Krull, E., Die Behandlung Lungenkranker mit Stickstoffinhalationen. Berl. clin. Wochenschr. No. 10.

Die von Friedreich, de Costa und Rossbach ungefähr gleichzeitig angestellten Untersuchungen über die Aenderungen des Percussionsschalles während der Inspiration und Exspiration (vergl. Jahres-Bericht von 1876, 1877 und 1878) haben den erstgenannten Forscher (1) zu weiteren Beobachtungen veranlasst, deren Resultate er in einer umfangreichen Arbeit niederlegte, aus welcher wir im Folgenden nur die wichtigsten Schlüsse anführen können. F. bezeichnet als „respiratorischen Schallwechsel" jene Veränderungen, welche der Percussionsschall der Lungen bei den das Maass der ruhigen Athmung überschreitenden Excursionen des Thorax erleidet. Er unterscheidet demgemäss einen „inspiratorischen" und einen „exspiratorischen" Schallwechsel bei einer tiefen Einathmung und einer completen Exspiration. Der inspiratorische Schallwechsel gestaltet sich an den verschiedenen Stellen des Thorax in verschiedener Weise: wird der Percussionsschall bei tiefer Inspiration höher, schwächer und kürzer, als bei ruhiger Athmung, so bezeichnet F. dies als „regressiven inspiratorischen Schallwechsel", wird derselbe tiefer, länger und stärker, so nennt er dies: „progressiven inspiratorischen Schallwechsel". (In seltenen Fällen kann am normalen Thorax ein „doppelt inspiratorischer Schallwechsel" erkannt werden.) Dem gegenüber steht ein „regressiver exspiratorischer Schallwechsel", während ein progressiver exspiratorischer Schallwechsel nicht existirt. Dem regressiven inspiratorischen Schallwechsel liegen im Wesentlichen die dominirenden Einflüsse der ein gewisses Maass überschreitenden Spannung der Thoraxwände und des Lungengewebes, dem progressiven inspiratorischen Schallwechsel die einer wechselnden Dicke der schwingenden Luftschicht zu Grunde. Zwischen den Gebieten des regressiven inspiratorischen und des progressiven inspiratorischen Schallwechsels liegt die „neutrale Zone", in welcher die beide Arten des Schallwechsels bestimmenden Factoren sich compensiren. Es ergiebt sich daraus, dass, zur Vermeidung diagnostischer Irrthümer, bei der Untersuchung des Thorax die vergleichende Percussion symmetrischer Thoraxstellen während möglichst ruhiger Athmung vorgenommen werden muss. In Fällen, in welchen ruhige Athmung nicht möglich ist, wird die Vergleichung des Percussionsschalls symmetrischer Stellen immer während derselben Phase der Athembewegung zu geschehen haben. Friedreich wendet sich sodann zu den unter pathologischen Verhältnissen auftretenden Veränderungen des Schallwechsels und berücksichtigt nach einander: das vesiculäre Lungenemphysem, bei welchem F. übereinstimmend mit da Costa fand, dass bei leichteren Fällen der inspiratorische Schallwechsel viel weniger deutlich ausgeprägt ist als am normalen Thorax, während er bei hochentwickelten Formen des Leidens gänzlich fehlt, ferner das Asthma, bei welchem in allen seinen Formen (abgesehen von dem als Folgezustand des Emphysems auftretenden) die inspiratorischen Schalländerungen in gleicher Weise, meist sogar in grösserer Deutlichkeit, als am normalen Thorax, erscheinen. Bei der acuten croupösen Pneumonie konnte F. an der Stelle der Hepatisation eine respiratorische Aenderung des Percussionsschalls nicht erkennen, wohl aber im Stadium der Lösung, in welchem der wieder hell und meist tympanitisch gewordene Schall bei tiefer Inspiration kürzer und höher wird und zugleich seinen tympanitischen Character verliert. (Ausnahmen wurden beobachtet.) Die bei der Pneumonie der hinteren unteren Partien schon von Traube beobachtete und gedeutete Hypersonorität der vorderen oberen Thoraxpartien meint F. — abweichend von Traube — auf eine durch vicariirende Athmung entstandene acute Lungenblähung zurückführen zu müssen. In Bezug auf den sog. Williams'schen Trachealschall, der bei Pneumonien des oberen Lappens in der Reg. infraclavicular. zu hören ist, glaubt F., dass durch die Percussion die Luft in der Bifurcation der Trachea und in letzterer selbst in Schwingungen geräth, dass demgemäss hier sich jene durch directe Percussion der Trachea erzeugten Besonderheiten wiederholen (Wintrich'scher Schallwechsel), welche sich nach des Verf. Ueberzeugung nur auf die inspiratorische Erweiterung der Stimmritze beziehen. Die sehr complicirten Verhältnisse bei Pleuritis exsudativa, bei Cavernen und multiplen Indurationen müssen im Original nachgelesen werden. Die Erklärung des Wintrich'schen Schallwechsels in anderer Weise, als dies Wintrich gethan, ist von Neukirch (siehe diesen Jahresber. 1879, II. S. 148) dahin versucht worden, dass zur Entstehung dieses Phänomens die Mundhöhle und deren Stellung von der grössten Bedeutung sei.

Weil (2), der zu derselben Anschauung wie Neukirch gekommen ist, reclamirt die Priorität für sich mit Hinweis auf die von ihm in seinem Handbuche der topographischen Percussion gegebenen Erläuterungen.

Dass Reibungsgeräusche nicht nur durch Pleuritis bedingt sein, sondern auch bei Intactheit der Pleura durch Tuberculose dicht unter der Pleura zu Stande kommen könnten, hat zuerst Jürgensen, nach ihm Burkart beobachtet. Waldenburg (3) fühlte ein eigenthümliches Schwirren, „wie wenn man mit der Hand über einen Sack mit Erbsen streicht", bei einer an käsiger Peribronchitis mit acuter Miliartuberculose leidenden Frau, und erklärt nach der Localisation der Tuberkeln und der peribronchitischen Knoten die letzteren für die Veranlassung der eigenthümlichen Erscheinung.

An der Hand der clinischen Beobachtung dieses Falles, von welchem die Details des Fieberverlaufes in der Dissertation von Kraschutzki beschrieben werden, kommt W. zu dem Schlusse, dass die ausserordentliche Unregelmässigkeit des Fiebers ein wesentliches Merkmal der Tuberculose sei, indem die jedesmalige Resorption käsiger Stoffe ins Blut die Fiebersteigerung bedinge.

Biedert (4) unterwirft die bisher in der Pneumatometrie geübten Methoden einer ausführlichen Untersuchung und kommt zu dem Ergebniss, dass diese Methoden nur mit Vorsicht zu theoretischen Schlussfolgerungen zu gebrauchen seien, da durch dieselben immer nur ein Moment, aus dem langen Verlaufe der Athmung untersucht wird.

Er empfiehlt für die Pneumatometrie, von der übrigens, trotz der gegenwärtigen Unvollkommenheit des Verfahrens, doch eine grosse wissenschaftliche Bedeutung noch zu erwarten sei, die Methode mit stetigem Athmen und durch 3—4 Secunden constant erhaltenem Maximaldruck; als Ansatzstück: die Mundmaske, nur in besonderen Fällen zur Controle der Inspirationsmessung die Mundnasenmaske. Mit dieser Methode bestimmt man den Anfangsdruck in den Alveolen oder die ursprünglich disponiblen Gesammtkräfte der Athmung. Den Ablauf der Athemkräfte während der Athmung selbst prüft B. mittelst seiner neuen zusammengesetzten Methode (modificirte Leyden'sche Methode).

Fränkel (5) berichtet über die auf der propädeutischen Clinik von Leyden fortgesetzten Messungen des intrathoracischen Druckes bei der Entleerung pleuritischer Exsudate (siehe Pfuhl, Berl. clin. Wochenschr. 1877. No. 3).

1. Pleuritis serofibrinosa.

Anfangsdruck in Mm. Hg	Enddruck in Mm. Hg	Durch die Punction entzogene Flüssigkeitsmenge	
± 0	— 19	1600	
— 2	— 20	800	
+ 4	— 22	600	
+ 2	— 28	900	
+ 4	— 17	2000	
+ 10	+ 4	1500	
+ 10	— 30	2100	
+ 16	— 4	2000	
+ 13	+ 4	2000	*)
+ 6	± 0	2100	*)
+ 4	— 3	1400	*)

2. Pleuritis haemorrhagica.

Anfangsdruck in Mm. Hg	Enddruck in Mm. Hg	Durch die Punction entzogene Flüssigkeitsmenge	
+ 4	— 33	1000	
± 0	— 2	1600	

3. Pleuritis duplex.

Anfangsdruck in Mm. Hg	Enddruck in Mm. Hg	Durch die Punction entzogene Flüssigkeitsmenge	
+ 4	— 10	1700	

4. Eitrige Pleuritis.

Anfangsdruck in Mm. Hg	Enddruck in Mm. Hg	Durch die Punction entzogene Flüssigkeitsmenge	
+ 10	— 6	?	1. Punct.
+ 12	— 14	1200	2. „
+ 6	— 4	2000	

Hein (7) stellt auf Grund eines in der Wien. med. Wochenschr. 1877 beschriebenen Falles folgende Theorie auf: „Wenn bei beträchtlich verlangsamter Strömung des Blutes und bei mangelndem Sauerstoffvorrath im Körper zeitweilig die Thoraxbewegungen ausfallen und der Gaswechsel in den Lungen die grösste Beschränkung erleidet, so bildet sich durch Unterbrechung der Respiration ein Athmen in Perioden darum aus, weil sowohl das Athmen als auch der Athmungsstillstand eine Rückwirkung auf die innerhalb der Gewebe sich abspielenden Circulations- und Diffusionsvorgänge in der Art ausüben, dass die Functionen der Organe alternirend gefördert und beeinträchtigt werden. Diese Rückwirkung äussert sich im verlängerten Mark durch das wechselnde Verhalten seiner Erregbarkeit. Man muss annehmen, dass die Wirkungen eines Athemparoxysmus auf den Stoffwechsel in der Medull. oblong. sich erst während des folgenden Athmungsabschnittes geltend machen, was bei einer abnorm verlangsamten Blutcirculation durchaus verständlich ist."

H. schliesst sich der Ansicht Biot's an, nach welcher der Typus der Cheyne-Stokes'schen Respiration streng von anderen Formen der periodischen Athmung zu scheiden ist; hierher gehören jene atypischen Formen des periodischen Athmens, welche Biot als „meningitische Respiration" bezeichnet, die bei somnolenten Kranken aller Art vorkommen und bei welchen der Character einer zuerst allmälig ansteigenden und dann ebenso allmälig abnehmenden Beschleunigung und Verstärkung fehlt.

Im Anschlusse an Leyden's Beobachtungen (Virch. Arch. Bd. 74) untersuchte Kannenberg (8) Sputa bei verschiedenen Lungenkrankheiten und fand Tyrosin bei frischen Objecten, d. h. schon nach wenigen Stunden, nur in den Fällen, bei welchen ein Eiterherd in die Lungen perforirt war. K. glaubt sich berechtigt, den Tyrosingehalt der Sputa diagnostisch mit Sicherheit verwerthen zu dürfen, und kommt nach den angeführten und anderen Untersuchungen, die er mit Eiter aus den verschiedensten Herden angestellt hat, zu dem Schlusse, dass der Tyrosingehalt um so grösser sei, je länger der Eiter stagnirt hat, dass er bei frischen Eiterungen gänzlich fehle, und dass das Tyrosin niemals aus putridem Eiter herauscrystallisire, zu seiner Bildung also das Stagniren des Eiters unter Luftabschluss Bedingung sei.

Rosse (9) ist ein begeisterter Anhänger der Behandlung Lungenkranker, besonders der Phthisiker mit Creosot, das er in Form von Dragées aus 0,5 Cgrm. Creosot und 20 Cgrm. Tolu-Balsam zu 10 Dosen pro die nehmen lässt. Er notirt beim Gebrauche dieses Mittels 40 pCt. Heilungen und 30 pCt. Besserungen und rühmt namentlich verminderten Auswurf, Besserung des Appetits und allgemeines Wohlbehagen als directe Folgen seiner Behandlung. Blutungen, die nach anderen Autoren öfters durch Creosot hervorgerufen worden sollen, hat er nie gesehen. (Ref. kann nach seinen eigenen Erfahrungen, die er z. Th. in den Charité-Annalen veröffentlicht hat, der Creosotbehandlung von Phthisikern auch einen auffallend günstigen Erfolg nachrühmen.)

Die Versuche über die Wirkungen der Quebracho, welche Penzoldt (13) bei verschiedenen Formen der Dyspnoe schon früher angestellt hat, wurden von ihm, von Frommüller (12) und auf der Halla'schen Clinik von Schütz (10) fortgesetzt. Die Resultate der Beobachtungen des Letzteren liegen uns z. Z. noch nicht vollständig vor.

Frommüller, der die Quebracho namentlich bei den Athmenbeschwerden der Phthisiker anwendet, empfiehlt als besonders wirksam die Formel:

Rp. Extr. Quebracho liquid. 10,0
Aqu. destill. 20,0.
DS. 3stdl. 1 Theelöffel.

Auch bei Pneumonien mit vorwaltender Dyspnoë scheint Quebracho ihm erleichternd zu wirken. Hier verordnet er:

*) 1. und 2. Punction nach 6 Tagen.

Rp. Kali oxymur. 8,0.
Extr. Quebracho 5,0.
Aqu. destill. 150,0.
Syr. rub. Idaei 25,0.
DS. 1stdl. 1 Esslöffel.

Penzoldt erklärt sich gegen die Brauchbarkeit des gewöhnlichen Extr. Quebracho und empfiehlt — da die Rinde derzeit nicht zu haben ist — die Anwendung des Lignum Quebracho. Seine Vorschrift lautet: 10 Grm. des fein pulverisirten Holzes werden mit 100,0 starken Weingeist (am besten absoluten) 8 Tage wohlverkorkt stehen gelassen. Alsdann wird filtrirt und das Filtrat zum Trocknen eingedampft, in heissem Wasser (ca. 20 Ccm.) gelöst und filtrirt. Von dieser Tinctur giebt man täglich 1—3 Theelöffel.

Für den der Darstellung kundigen Apotheker würde genügen:

Rp. Extr. spirit. ex 10,0. Lign. Quebracho solve in Aqu. dest. 20,0.
DS. 1—3mal tägl. 1—2 Theelöffel.

In der Pariser Dissertation von Tauleigne (11) wird Jaborandi resp. Pilocarpin bei exsudativer Pleuritis empfohlen, um das Exsudat schnell zum Verschwinden zu bringen. Ebenso günstig sei sein Einfluss bei den verschiedenen Formen der Bronchitis.

Als Präparat wird Pilocarpin. nitricum subcutan in Dosen von 1 Cgrm. oder ein Aufguss von 4 Grm. der Jaborandiblätter mit 125 Grm. heissen Wassers am meisten geschätzt.

Als ein mit Vortheil und alternirend mit Opiaten etc. anzuwendendes Hustenmittel empfiehlt Cheesman (14) das oxalsaure Barium in Dosen von 5—10 Grm. mehrmals am Tage, das vor den Opiaten und anderen ähnlich wirkenden Arzneien den Vorzug habe, dass es den Appetit verbessere und die Verdauung beschleunige, während es ausser, dass es anfangs ein gewisses Gefühl von Trockenheit im Munde verursacht, gar keine üble Nebenwirkung habe. Die im Handel vorkommenden Präparate sind ungleich.

Krull (15) berichtet über 31 Fälle von mehr oder weniger vorgeschrittener Lungenphthise, bei denen er nach der Treutler'schen Methode Stickstoffinhalationen angewandt hat.

Er lässt täglich 2 Sitzungen abhalten, und jedesmal 6—20 Cylinder des Treutler'schen Apparates inhaliren. Indem K. dahin gelangt ist, mit Bestimmtheit behaupten zu können, dass eine Luft, in welcher weniger als 2 pCt. O fehlen, auch im jugendlichen Alter wirkungslos ist, Luft aber, der mehr als 7 pCt. O entzogen ist, auf jeden Brustkranken schädlich wirkt, sind für ihn die Grenzen des N-Gehalts der Inspirationsluft gezogen. Das prognostisch schlimmste Symptom der Phthise, das Fieber, darf durchaus nicht andauernd mit höheren Procenten N behandelt werden, während das Asthma längerer Sitzungen mit niedrigen Procenten bedarf.

Cohen (6) verwendet die Inhalation comprimirter Luft, welche er durch einen etwas modificirten Blasebalg bewirkt, dazu, seine Kranken zur kräftigeren Exspiration zu veranlassen, und glaubt dadurch einen therapeutischen Erfolg bei chronischen Erkrankungen des Respirationsapparates zu erzielen.

II. Krankheiten des Mediastinum, der Bronchialdrüsen etc.; Neubildungen in der Brusthöhle.

1) Dun, G., Case of mediastinal tumour, showing the gradual development of the diagnosis from physical signs — fatal termination. (From Prof. Gairdner's wards.) Glasgow med. Journ. Febr. — 2) Ball, M., Tumeur du corps thyroïde; mélanose des deux pneumogastriques. (Par M. Geffrier, interne du service.) Gazette des hôpitaux. No. 43. — 3) Guirand, Séméiotique de l'adénopathie bronchique. Gazette hebdomad. de médecine et de chirurgie. No. 12.

In dem von Dun (1) angeführten Falle wurde die Entwickelung eines Mediastinaltumors längere Zeit hindurch beobachtet.

Die physicalischen Symptome der Thorax-Untersuchung und die nach und nach stärker und verbreiteter auftretenden Erscheinungen der Gefässcompression im Thoraxraume (Oedeme der Extremitäten, zuletzt blutige Sputa, Orthopnoe etc.) sicherten die Diagnose. Die Section wurde nicht gemacht.

Bei der Kranken von Geffrier (2) waren die Krankheitsymptome diejenigen, welche man bei einer Abschnürung des Vagus an der Stelle des Abganges des N. recurrens und unterhalb dieser Stelle im Experiment beobachten würde: Dyspnoe, ausserordentliche Beschleunigung der Herzbewegung, Erbrechen, Aphasie. Bei der Section fand man, dem Symptomencomplex entsprechend, den linken N. vagus, an der Ursprungsstelle des Recurrens, zwischen der Cavität des Aortenbogens und dem linken Bronchus etwa 2 Ctm. weit fest eingeschlossen in eine melanotische Masse (mélanose mélaïnique de Robin). Oberhalb dieser Stelle war der Nerv roth und blutreich. Der Ursprung des Recurrens liegt in dieser Masse.

Der rechte N. recurrens ist an seiner Ursprungsstelle frei von pathologischen Veränderungen, der Vagus dieser Seite ist aber in der Gegend des Lungenhilus ebenfalls von melanotischen Massen eingeschlossen, die zum Theil die einzelnen Nervenfasern auseinander gedrängt haben, und aus denen der Nerv nur mit grosser Mühe gleichsam „heraus gemeisselt" werden kann. In ihrem weiteren Verlaufe werden beide Nn. recurrentes in einen ebenfalls melanotischen Tumor hineingezogen, der — bei Lebzeiten des Kranken diagnosticirt — dem linken Lappen der gland. thyreoidea angehört. Melanotische Tumoren finden sich ferner auf der Pleura. G. glaubt, dass eine derartige melanotische Veränderung an Nerven bisher nur am N. opticus gefunden worden sei.

Guirand (3) beschreibt einen der seltenen Fälle von primärer Adenitis der Bronchialdrüsen, in welchem vollkommene Heilung eintrat.

Die durch den Druck der Drüsentumoren auf den Bronchus hervorgebrachten Compressionserscheinungen täuschten lange Zeit eine tuberculöse Infiltration der linken Lunge mit Cavernenbildung, zeitweilig eine Aortenstenose vor.

III. Krankheiten der Bronchien.

1. Bronchitis, Bronchiectasen, Fremdkörper in den Bronchien.

1) Lutz, A., Ein Fall von acuter fibrinöser Bronchitis. Correspondenzbl. für Schweizer Aerzte. No. 15. — 2) Fraentzel, O., Ein eigenthümlicher Fall von Bronchitis crouposa. Charité-Annalen. 5. Jahrg. — 3) Streets, F. H., Case of Croupous Bronchitis. Amer. Journ. of med. scienc. January. — 4) Engel, H., Bronchitis; Sudden Bursting of an old Abscess into the Peritoneal cavity; Acute Gastritis and tubercular Meningitis; Simple basilar Meningitis. Philadelph. med. and surgic. Reporter. July 24. — 5) Potain, M., Bronchites, emphysème, dilatation du coeur droit; néphrite interstitielle, hypertrophie cardiaque, hémorrhagie cérébrale, hémiplégie faciale. Gaz. des hôp. No. 36.

Lutz (1) untersuchte bei einer leicht verlaufenden Bronchitis die in dem Erbrochenen sich vorfindenden fibrinösen, dendritisch verzweigten Abgüsse der Bronchien, die in ihrer Totalität hohl, ohne concentrische Schichtung, aber fein longitudinal gestreift waren.

Im Lumen fanden sich schleimige Flüssigkeit, Luft und unbestimmbare dunkle Massen eingeschlossen. Vier Tage in Kalkwasser bei Zimmertemperatur aufbewahrt zeigten sich die Massen etwas erweicht, aber noch ungelöst; auch beim Kochen erfolgte keine vollkommene Lösung. Die Longitudinalstreifung entsteht nach L. dadurch, dass die Fibrinausscheidungen die Eigenschaft haben, in dem Maasse zu schrumpfen, als sie sich consolidiren.

Lässt die Schwellung der Schleimhaut im Verlaufe der Krankheit nach, so wird das Exsudat von der Bronchialwand getrennt. Das Gerinnsel liegt jetzt frei im Bronchiallumen, durch seine Verzweigungen zwar noch verankert, kann aber durch heftige Anstrengungen, z. B. beim Brechact abgerissen und ausgestossen werden. Es folgt daraus die Indication, Brechmittel schon in einem frühen Krankheitsstadium anzuwenden, und zwar sobald man aus dem Verhalten der Temperatur und anderen Symptomen ein Aufhören des Exsudationsprocesses annehmen kann. Das einfachste Mittel, Brechbewegungen auszulösen, das Kitzeln des Schlundes wäre in dringenden Fällen zuerst zu versuchen, von Medicamenten vorzüglich das Apomorphin. Gelingt die Expectoration nicht und besteht heftige Dyspnoë, so sind die Quebracho-Präparate anzuwenden.

Streets (3) giebt im Anschluss an den von Waldenburg mitgetheilten (in Ziemssen's Handbuch IV. 2. Hälfte S. 215 der 2. Aufl.) Fall die Geschichte eines 39jähr. Mannes, der in verschieden langen Intervallen an Bronchitis crouposa erkrankte, wobei während der letzten Anfälle Herpes zoster an Nacken und Schulter, später ein impetiginöser Ausschlag an der Stirn auftrat. Jodkaligebrauch heilte jedesmal die Lungenaffection und den begleitenden Ausschlag.

Die Krankengeschichte Fraentzel's (2), welche einen Soldaten betraf, der subacut unter dem Symptomencomplex einer Bronchitis crouposa zu Grunde gegangen ist, verdient eine besondere Beachtung. Der Mann erkrankte plötzlich am 28. April mit Bluthusten ohne subjective Beschwerden. Die Blutungen wiederholten sich im Laufe der nächsten Tage, waren meist sehr copiös und zeigten das eigenthümliche Verhalten, dass auf einer blutigen, flüssigen Schicht derbe weisse Gerinnsel schwammen, welche genaue Abgüsse der mittelgrossen Bronchien darstellten und von zahlreichen Blutgerinnseln durchsetzt waren, so dass sie ein perlschnurartiges Aussehen bekamen und schwer von den anhaftenden Blutcoagulis getrennt werden konnten. Hinten links am Thorax, von der Spina scapulae an und in der ganzen linken Seite Dämpfung des Percussionsschalls, in deren Bereich man unbestimmtes Athmen mit exquisit feinblasigem Rasseln hört. Herzdämpfung nach rechts verbreitert, Herztöne rein, zweiter Pulmonalarterienton auffallend verstärkt. A. radial. stark gespannt. Urin spärlich, dunkelbraun, trübe, stark sedimentirend. Im Sediment viele hyaline Cylinder, rothe Blutkörperchen, spärliche Lymphzellen und einige stark getrübte Epithelien. Der Urin ist dabei stark eiweisshaltig.

Spätere genauere Untersuchungen der Bronchialgerinnsel zeigen diese zum Theil als vollständige Hohlcylinder, die mit coagulirtem Blute gefüllt sind. Microscopisch betrachtet erscheinen diese Gebilde homogen, streifig, ohne Spuren von Bronchialepithel, Lungenepithelzellen und Charcot-Leyden'schen Crystallen.

			T.	P.	R.
28.	April	Abends	38,0	60	18
29.	„	Morgens	37,8	60	20
		Abends	39,5	60	28
30.	„	Morgens	37,2	84	20
		Abends	38,4	72	20
1.	Mai	Morgens	37,0	78	22
		Abends	38,0	76	20

Vom 1. bis 8. Mai keine Blutungen, am 9. plötzlich starker Blutverlust ohne Temperatursteigerung.

			T.	P.	R.
9.	Mai	Abends	37,2	96	22
10.	„	Morgens	39,0	92	20
		Abends	39,7	100	20
11.	„	Morgens	39,8	90	20

An diesem Tage, Morgens 9½ Uhr, wurden wiederum etwa 300 Ccm. Blut von derselben Beschaffenheit mit gleichen Gerinnseln ausgeworfen.

Jetzt hört man auch vorn links über den Lungen reichliches mittelgrossblasiges Rasseln ohne Athmungsgeräusch. An der Herzspitze ein lautes systolisches Geräusch neben reinem diastolischen Tone.

Am 11. Abends beträgt die Temper. 38,4; am 12. Morgens 38,7, Abends 40,0. P. 120. R. 34. Darauf neue grosse Blutung. Am 13. schwerer Collaps bei 40,0 T. und 120 P. Abendtemp. 38,8. Mit jeder neuen Blutung traten von Neuem Erscheinungen einer acuten Nephritis auf, welche nach einigen Tagen wieder verschwanden. Danach zwei ziemlich ruhige Tage. Am Abend des 15. bei 39,0 T. deutlich rostfarbene Sputa unter heftigem Husten ausgeworfen.

Am 16. Morgens: T. 40,0, P. 132, R. 42. Vorn rechts reichliches klingendes Rasseln, links bronchiales Athmen und crepitirendes Rasseln. Gegen Abend sinkt die Temp. auf 38,4, die Pulsfrequenz steigt auf 140, Resp. 50.

Am 17. Morgens Exitus letalis.

Die Section ergiebt in beiden Lungenspitzen, neben stark emphysematösen Alveolen, derbe, narbige Retractionen, in der Pleura pulmonal. zahlreiche miliare und grössere Ecchymosen. Beide Oberlappen erscheinen auf dem Durchschnitte grauweiss, das Parenchym ist mit weisslich-schaumiger Flüssigkeit stark gefüllt. An den Stellen der Retractionen ist das Lungengewebe infiltrirt, luftleer und pigmentirt. Links im Centrum der Verdichtung eine kirschkerngrosse Höhle mit schmierigem Inhalt. Der linke Unterlappen ist fast luftleer, auf der Schnittfläche dunkelroth, durchsetzt mit prominirenden, granulirten Herden von Erbsen- bis Kirschkerngrösse. Rechts im Unterlappen, der stark hyperämisch ist, keine bronchopneumonischen Herde. In beiden unteren Lappen — in geringerem Maasse auch in den oberen — finden sich zahllose kleine miliare Herde, die zum Theil in ihrem Centrum das Lumen des Bronchiolus erkennen lassen. Die Bronchi selbst sind überall frei, nirgends in ihnen eine Spur von Blut oder Fibringerinnseln. Bronchialschleimhaut überall intact. Herz vergrössert, an der V. mitralis frische Vegetationen. Die Nieren zeigen eine beträchtliche Schwellung und körnige Trübung der Epithelien. Milztumor.

Fraentzel betont in der Epicrise, wie man einerseits durch das anfallsweise auftretende Fieber, die frische Endocarditis, die den Fieberanfällen correspondirende Nephritis und den Milztumor an eine Infectionskrankheit erinnert werde, während andererseits der Obductionsbefund zu der Annahme führe, dass die Fibrin- und Blutergüsse nicht aus der Bronchialschleimhaut, sondern aus den Alveolen erfolgt seien, indem zuerst die Bronchialwände von den flüssig ausgeschiedenen, später gerinnenden Fibrinmassen belegt und in die so gebildeten Schläuche später das Blut ergossen werde.

2. Emphysem.

1) Werner, Mittheilungen aus der Praxis. Medicin. Correspondenzbl. des Würtembg. ärztl. Vereins No. 36. (Verf. giebt die Sectionen — ohne Krankengeschichte. 1) Lungenemphysem, Fettdegeneration des rechten Herzens; hämorrhagische Infarcte in beiden Lungen; Bright'sche Niere; chronische Pachymeningitis; Atherom der Hirnarterien. — 2) Hochgradiges Lungenemphysem; Dilatation des rechten Herzens; hämorrhagische Lungeninfarcte. — 3) Hochgradiges Lungenemphysem: mässige Hypertrophie des l., Fettentartung der Spitze des r. Ventrikels; Infarcte in der r. Lunge; Bright'sche Niere.) — 2) Thompson, Reg., On the percussion-note of emphysema. British medic. Journ. July 17.

Thompson (2) macht darauf aufmerksam, dass man neben der tiefen die oberflächliche Percussion zu Hilfe nehmen müsse, um die Differential-Diagnose zwischen Emphysem und disseminirter Miliartuberculose zu sichern, da die bei der letzteren Affection vorhandene Ausdehnung der Lungenbläschen in der Umgebung der Tuberkel sonst dieselben percutorischen Erscheinungen hervorbringe wie beim Emphysem.

Bei der oberflächlichen Percussion emphysematöser Lungenpartien werde dagegen ein für diese Affection ganz characteristischer, dem Grade des Emphysems proportional sich ändernder, verschleierter, hoher Ton (muffled high-pitched-note), erzeugt.

[Guariglia, M., Di un caso di bronchite chronica con asma ricorrente ed enfisema vicario. Il Morgagni, Gennajo. (Gewöhnlicher Fall: mittelst pneumatischen Cabinets gebessert.) Wernich (Berlin).]

3. Asthma.

1) Faulkner, R. B., Treatment of spasmodic Asthma. New-York med. record. Sept. 25. — 2) Herkart, J. H., The treatment of Asthma. British med. Journal. July 17. — 3) Schnitzler, Joh., Casuistische Beiträge zur Pathologie und Therapie des Asthma. Wien. medic. Presse No. 6, 15, 20. — 4) Schütz, E., Ein Fall von Asthma bronchiale. (Mittheilungen von der II. int. Abth. des Herrn Prof. Halla.) Prager medic. Wochenschrift No. 27.

Während Faulkner (1) der Etablirung von Gegenreizen beim Asthma spasmodicum das Wort redet, welche Gegenreize er durch Pinseln der Seitentheile des Halses und des Nackens (der Gegend des Verlaufes des N. vagus) mit Jodtinctur etablirt, bevorzugt Herkart (2), der eine Uebersicht der gebräuchlichen Therapie des Asthma giebt, subcutane Morphiuminjectionen, von denen er in drei angeführten Fällen bei Dosen von $^1/_8$ Gran prägnante Erfolge gesehen hat.

Schnitzler (3) empfiehlt die Quebracho, (Extract. aquos.) neben Exspiration in verdünnter Luft.

In einem von S. mitgetheilten Falle wurde durch das auf vasomotorischen Nerveneinflüssen beruhende Asthma eine bedeutende Hyperämie und Blähung der Lungen herbeigeführt, während gleichzeitig das Erscheinen einer Urticaria beobachtet wurde.

Der Fall von Schütz (4) schliesst sich dem Vorhergehenden innig an. Nach der Ansicht des Verfassers handelte es sich hier ebenfalls um eine vasomotorische Neurose und zwar waren die Anfälle bedingt durch einen als Reiz auf die peripheren Nervenendigungen wirkenden chronisch-entzündlichen Process der Schleimhaut der oberen Luftwege (Rhinitis papillaris o. Catarrh. pharyng.), durch welchen auf reflectorischem Wege die zur Lunge führenden, gefässerschlaffenden Nerven in Erregung versetzt werden. Erst in zweiter Linie wäre an eine Mitbetheiligung der die Bronchialmuskeln versorgenden motorischen Nervengebiete zu denken gewesen.

4. Keuchhusten.

1) Rossbach, M. J., Zur Lehre vom Keuchhusten. Berliner klin. Wochenschrift No. 18. — 2) Meyer-Hüni, R., Weitere Beiträge zur Pathologie und Therapie des Keuchhustens. Zeitschrift für klin. Medicin. Bd. 1. H. 3. — 3) Tordeus, E., Étude sur les causes, la nature et le traitement de la coqueluche. Journal de médecine de Bruxelles. Septbr. Decbr. — 4) Verstraeten, C., Rapport sur le traitement de la coqueluche par le benzoate de soude par le docteur Tordeus. Bulletin de la société de medic. de Gand, Août. — 5) Tordeus, Note sur le traitement de la coqueluche par le benzoate de Soude. Journal de médecine de Bruxelles. Mai. — 6) Barety, Traitement de la coqueluche par les inhalations d'essence de térébenthine. L'Union médicale No. 195. — 7) Buchanan, A., Hooping-cough and what it teacheth us of the sounds of the heart. Glasgow med. Journ. April. — 8) Allan, J., On the treatment of hooping-cough. Ibidem. Febr. — 8a) Evans, Eh., On the treatment of hooping-cough. Ibid. April. — 9) Roger, H., Traitement de la coqueluche. Bullet. de l'Acad. de Médec. T. 9. No. 49. — 10) Valerian, V., Les complications de la coqueluche. (Pariser Dissertation.)

Rossbach (1) und Meyer-Hüni (2) haben fortgesetzt genaue laryngoscopische Untersuchungen bei Keuchhustenkranken gemacht, in deren Verlauf sie zu fast diametral entgegengesetzten Resultaten gelangt sind. Rossbach glaubt mit Sicherheit feststellen zu können, dass der Rachen, der ganze Kehlkopf und die Luftröhre, soweit sie übersehen werden kann, immer gesund blieben, während Meyer in allen von ihm untersuchten Fällen eine nicht sehr intensive Entzündung des ganzen Respirationstractus von den Choanen bis zu den mittleren Bronchien (wenigstens im Stad. spasmodicum der Krankheit) beobachtet hat. Frei von der Entzündung schienen nur die Stimmbänder und die vordere Auskleidung der oberen Kehlkopfshöhle zu bleiben. Besonders auffällig ist nach ihm die Entzündung an denjenigen Partien der Schleimhaut, welche von anderen Beobachtern als die hustenempfindlichen bezeichnet werden. Diese Hustenempfindlichkeit ist am stärksten an der hinteren Wand des Kehlkopfes unmittelbar unter der Glottis respiratoria.

Hierin besteht nach Meyer das Eigenthümliche der Krankheit, dass der Broncho-Trachealcatarrh, anstatt in einigen Tagen seine Höhe zu erreichen und dann wieder abzufallen, eine ungewöhnliche Ausbreitungsweise auf die hustenempfindlichen Provinzen annimmt. Die Ausbreitung der Entzündung über die Schleimhautoberfläche so vieler sensibler Vagusfasern bedingt die dem convulsiven Stadium eigenthümliche Heftigkeit und Frequenz der Hustenreflexe, die Reizung der Nachbarschaft der Glottis bewirkt deren höchsten Grad, den dem Hustenanfall folgenden Spasmus glottidis. Die freie Pause zwischen den Anfällen hängt damit zusammen, dass in der Regel erst das zur Glottis heraufgestiegene Secret den Anstoss zum Hustenanfall giebt, durch welchen dann mit einem Male die ganze Strecke von den Bronchien bis zu den Choanen vom Secret gereinigt wird, das erst langsam wieder herbeigeschafft werden muss, um einen neuen Reiz zu setzen. Die Frage nach dem Infectionsstoffe — und Meyer hält den Keuchhusten für eine eminent infectiöse Krankheit — behandelt er als eine offene. Rossbach, der, wie schon erwähnt, eine Entzündung des Trachealtractus nie gesehen, der vielmehr in dem vorhandenen Bronchocatarrh das Wesentliche des Keuchhustens sieht, neigt der Ansicht zu, dass dieser Catarrh durch ein bestimmtes Virus bedingt sei, und fasst die characteristischen Hustenanfälle als Folgen einer Reflexneurose auf. Vielleicht ist es das Hustencentrum des Rückenmarks, welches durch jenes specifische Virus in einen Zustand erhöhter Erregbarkeit oder besserer Leitungsfähigkeit versetzt wird.

Die von anderen Autoren (Letzerich u. a.) als das Contagium vivum des Keuchhustens angesprochenen Pilzfäden und Pilzwucherungen in den Luftwegen und dem Sputum leugnet R. entschieden.

Für seine Auffassung als Reflexneurose führt R. auch den therapeutischen Erfolg an, den er von der stabilen Durchleitung eines constanten Stromes durch das Rückenmark und von der Anwendung des Chinins (Herabsetzung der Reflexerregbarkeit des Rückenmarks) hatte.

Der Meinung der beiden eben genannten Autoren ganz entgegen, steht die von Tordeus (3 u. 5), welcher den Keuchhusten im Sinne Letzerich's als eine durch ein specifisches Contagium (die Pilze Letzerich's) bedingte Entzündung der Mucosa des oberen Respirationstractus auffasst, welche vorzüglich die Regio interarytaenoidea ergriffe, aber sich auch auf jeden anderen Theil der Schleimhaut des Larynx, der Trachea und der Bronchien ausdehnen könne. Von diesen ergriffenen Partien aus wird durch Reflex der Hustenanfall vermittelt.

Auf diese Theorie gestützt, versucht T. auch die Bekämpfung der Krankheit durch Natron benzoicum, das er in der von Letzerich gegen Diphtherie angegebenen Formel (zu 5 Grm. auf 100 Aqu. Menth. mit Syrup), stündlich einen Caffeelöffel, giebt und von dem er die ausserordentlichsten Erfolge — Heilungen in 6—10 Tagen — gesehen hat.

Verstraeten (4) der in der medinischen Gesellschaft von Gent über diese Behandlungsweise des Dr. Tordeus referirt, ist durchaus nicht so von diesem Mittel entzückt; die von ihm angestellten Versuche sind sehr zweifelhaft ausgefallen und er glaubt, dass die Einschränkung, welche das Rokitanski'sche Verfahren bei Phthisis schon erfahren habe, auch in Bezug auf den Keuchhusten gemacht werden müsste.

Barety (6) machte zufällig die Beobachtung, dass ein an Keuchhusten leidendes Kind, welches in einem eben mit Terpentinöl getünchten Zimmer zu schlafen veranlasst wurde, in kurzer Zeit von seiner Krankheit genass. Er wandte darauf mit günstigem Erfolge Terpentineinathmungen in der Weise an, dass er mehrere mit Terpentinöl gefüllte Teller im Schlafzimmer der Erkrankten aufstellen liess.

Roger (9) berichtet über die bisher gesammelten Erfahrungen bezüglich der Gasinhalationen bei Keuchhusten; in denselben könne ein specifisches Mittel gegen die Krankheit nicht gefunden werden, ja sie verdienten auch vor den anderen üblichen Behandlungsmethoden keinen Vorzug.

Auch Allan (8) kennt kein specifisches Mittel gegen die Krankheit. Gute Luft, tonisirende Behandlung, warme Kleidung, vielleicht auch Einreibungen des Rückgrads mit Belladonna-Liniment sind besonders zu empfehlen. Unter Umständen können Chloralhydrat und Crotonchloral, auch Alaunen, Myrrha, Chinin, Natron benzoicum, Leimwasser, Terpentininhalationen gute Dienste thun.

Evans (8a) empfiehlt bei kleinen Kindern Extr. Belladonnae in Pillen à 1/16 Gran oder das Alcaloid zu 1/200 Gran, die Anwendung dieses Mittels findet auch in Meyer-Hüni (2) einen warmen Vertheidiger.

[Moscatelli, V., Sull' essenza e cura della tosse convulsiva. Il Raccoglitore med. 20.—30. Nobr. (Den Hauptangriffspunkt für die Therapie des entwickelten Stickhustens sieht M. in einer Herabsetzung der Reflexerregbarkeit des Rückenmarks und das rechte Mittel im constanten Strom oder in grossen Chinindosen; letztere wirken dann eben nicht antiparasitisch, sondern reflexvermindernd.) Wernich (Berlin).]

IV. Krankheiten der Pleura.

1. Pleuritis.

1) Leichtenstern, O., Die plötzlichen Todesfälle bei pleuritischen Exsudaten. Deutsches Arch. f. klin. Med. B. XXV. S. 324. — 2) Hunt, J., The diagnosis and treatment of Pleural effusions. The Dublin Journ. of medical science. p. 360. — 3) Arnould, J., Remarques sur la pleurésie aigue et en particulier sur son traitement par les ponctions. Mémoires de médecine etc. No. 1. — 4) Bucquoy, M., Traitement de la pleurésie chronique. Gazette des hôpitaux. No. 105. — 5) Stareke, P., Chirurgische Erfahrungen zur Empyemoperation. Charité-Annalen. V. Jahrgang. — 6) Fritz, Bemerkungen in der Discussion über einen von

ihm gehaltenen Vortrag in der Gesellschaft der Charité-Ärzte. Berlin. clin. Wochenschr. No. 28. — 7) Körting, Ueber Behandlung grosser pleuritischer Exsudate und der Empyeme durch Punction, Schnitt, Rippenresection und antiseptische Ausspülungen. Deutsche militärärztliche Zeitschr. Heft 7—9. — 8) König, F., Noch einmal die Empyemoperation. Centralblatt für Chirurgie. No. 48. — 9) Potain, M., De la thoracocentèse. Gaz. des hôp. No. 123, 124, 132, 136. — 10) Goltdammer, Ueber die Punction der Pleuraergüsse. Berliner clin. Wochenschr. No. 23. — 10a) Phelps, The treatment of empyema by valvular drainage. The New-York med. Record. April 3. p. 368. — 11) Fiedler, A., Zur Technik der Thoracocentese. Deutsche med. Wochenschr. No. 33. — 12) Riesel, O., Ueber Verwendung des Hebers bei der Thoracocentese. Ebend. No. 11. — 13) Beets, E., Ueber Behandlung des Empyems ohne Incision nebst Bemerkungen über Pleuritis überhaupt. Berl. clin. Wochenschr. No. 3. — 13a) Hashimura, Behandlung des Empyems durch Punction mit Ausspülung. Ebendas. S. 84. — 14) Füller, Sechsmalige desinficirende Ausspülung des Pyothorax. Ebend. No. 21. — 15) Chrostek, Putride Pleuritis. Wiener medicin. Blätter. S. 1162. — 16) Wagner, W., Fall von putrider Pleuritis mit Abstossung eines Stückes gangränösen Lungengewebes etc. Berl. clin. Wochenschr. No. 36. — 17) Göschel, Erwiderung, die antiseptische Radicaloperation des Empyems betreffend. Ebendas. No. 38. — 18) Werner, Seröse, rechtsseitige Pleuritis, während scheinbarer Reconvalescenz plötzlicher Collaps und Tod etc. Medic. Corresp.-Blatt des Württemb. ärztl. Vereins. Bd. 50. No. 35. — 19) Kauders, Zur Casuistik der Pleuraerkrankungen. Wien. med. Blätter. No. 18 u. 22. — 20) Tonglet, M., Epanchement pleurétique, ponctions blanches multiples suivies de guérison. Arch. médical belgique. p. 5. — 21) Thompson, L., Case of paracentesis thoracis. Med. times and gaz. p. 554. — 22) Green and Bloxam (Charing-Cross Hospital), Empyema, tapping of the chest, Escape of Drainage-tube into the Pleura, and its removal recovery. Ibid. p. 149. — 23) Werner, Fr., Empyema discharged trough the lung, serous effusion on the other side, complete recovery without difformity of chest. (East London Hospital for children.) Ibidem. p. 149. — 24) Wilks, A case of empyema complicated with lymphomata, glycosuria etc. Ibidem. p. 345. — 25) Kraus, L., Zur Casuistik pleuritischer Exsudate. Allgem. Wien. med. Zeitg. No. 33. — 25a) Gäbde, F., Ein Fall von Pneumonie mit nachfolgendem Empyem. Berlin. clin. Wochenschr. No. 10. — 26) Lancereaux, E., Pleurésie à frigore et Pleurites. Symptomes, évolution, diagnostic, indications pronostiques et thérapeutiques. L'union médicale. No. 143. — 27) Martin, Ant., De la cautérisation dans les affections intrathoraciques et spécialement du traitement des épanchements pleurétiques par les cautères potentiels. Ibidem. No. 149. — 28) Streets, Thomas H., A case of empyema with a gastric fistulous opening. Treatement with sulphide of calcium. Recovery Philadelph. medic. times. p. 73. — 29) Cheesman, William, Twelve cases of empyema. New-York med. record. p. 406. — 30) Leale, Charles A., A plea against the resection of the ribs in empyema. Ibid. p. 317. — 31) Hunt, Jos., Three cases of pleuritic effusions treated with Jaborandi. British med. Journ. p. 650. — 32) Salomon, Eitrige Pleuritis, Incision, Tod nach 3 Monaten durch Arrosion einer Intercostalarterie. Charité-Annalen. V. Band.

Pariser Thesen: 33) Mangeon, E., Considérations sur les pleurésies hémorrhagiques et leur suppuration. — 34) Quiquandon, A., Contribution à l'étude de l'empyème. — 35) Chatelin, Ch., Etude clinique sur la thoracocentèse dans les pleurésies séreuses. — 36) Capdupuy, J. B., Essai sur le diagnostic de la qualité des liquides pleurétiques.

Der von Bartels zuerst ausgesprochenen, jetzt fast überall verbreiteten Anschauung, dass die plötzlichen Todesfälle bei pleuritischen Exsudaten durch die Knickung der unteren Hohlader herbeigeführt würden und den darauf gebauten Schlüssen, dass plötzlicher Tod fast ausschliesslich bei linksseitigen Ergüssen beobachtet werde, sowie dass der circulationsstörende Einfluss grosser linksseitiger Exsudate erheblich grösser sei als der rechtsseitiger, tritt Leichtenstern (1) entschieden entgegen. Auf Grund eigener Beobachtungen, der in der Literatur niedergelegten Fälle und des Experiments kommt er zu dem Schlusse, dass der beregten Knickung der Hohlader zum Mindesten eine übergrosse Bedeutung beigelegt werde, dass die „mors subita" — und schwere Syncopeanfälle — viel häufiger von anderen Ursachen abzuleiten sei, und zwar seien es zunächst öfters Embolien der Art. pulmon., wenn Thromben im rechten Vorhof und Ventrikel, sowie in der Ven. cava sup. durch die vorhandene Circulationsverlangsamung entstanden sind. Ferner kann der plötzliche Tod bedingt sein durch Embolien einer Gehirnarterie und deren Folgen. In diesem Falle stammen die Embolien von Thromben des linken Vorhofs oder der in den comprimirten Lungenstämmen blindsackartig endigenden Lungenvenen. Wodurch in einer dritten Reihe von Fällen, bei welchen die Section oft wichtige anatomische Veränderungen, wie Gehirnödem, Gehirnanämie, Lungenödem oder fettige Degeneration des Herzens nachweist, der plötzliche letale Ausgang hervorgerufen sei, ist z. Z. nicht zu entscheiden.

Ausserdem kann plötzlicher Durchbruch eines Empyems in einen grösseren Bronchus durch Asphyxie, Verletzung einer Intercostalarterie durch Verblutung (siehe 32) ebenso Ruptur eines Aneurysmas der A. thoracica den Tod herbeiführen. Auch kann letzterer durch urämische Hirnödeme, bei, im Verlaufe länger bestehender Empyeme, auftretender amyloider Degeneration der Nieren bedingt sein.

Für diejenigen Fälle, in denen plötzliche Lageveränderungen des Kranken, Erbrechen, Hustenanfälle etc. den Tod herbeiführten, statuirt L. die Möglichkeit, dass sie auf Gehirnanämie beruhe. Dagegen muss man sich bei der grossen Zahl von Todesfällen, wo solche Gelegenheitsursachen fehlten, begnügen, eine Herzparalyse anzunehmen, ohne ihre nächste Ursache genauer bezeichnen zu können. Um diese Herzparalyse handelt es sich wohl auch meist bei denjenigen plötzlichen Todesfällen, welche während oder kurz nach der Thoracocentese mit Aspiration eintraten. Hier bildete eben die Operation die Gelegenheitsursache.

Bei den öfters während der Ausspülung der Brusthöhle vorkommenden Ohnmachts- und Todesfällen handelt es sich entweder um directe, mechanische Erschütterung (Berieselung) des leicht erschöpfbaren Herzens oder um einen paralysirenden Einfluss einer plötzlichen und heftigen Nervenerregung auf die Herzthätigkeit. — Shock nach Savery. — Bei Auswaschungen mit stärkeren Carbollösungen kann durch Aufsaugung der Carbolsäure der Tod oder wenigstens schnell ein schwerer Collaps herbeigeführt werden.

Der Meinung von Bartels, dass der circulationsstörende Einfluss linksseitiger Exsudate grösser sei, als der rechtsseitiger, begegnet L. durch den experimentellen Nachweis. Experiment und Studium der anatomischen Lageverhältnisse beweisen ihm im Gegentheil die grössere Gefährlichkeit rechtsseitiger Ergüsse.

Auf Grund der vorhandenen Armenstatistik und der eigenen Erfahrungen bekennt sich Arnould (3) zu den Anhängern Morand's und Peter's, welcher letztere so sehr Gegner der Thoracocentese ist, dass er ausruft: „Die Brusthöhle ist kein Fass, das man so ohne Weiteres und ohne Gefahr anzapfen kann!" A. hält die acute uncomplicirte Pleuritis selbst bei bedeutendem Ergusse — auf strenge Scheidung seröser und eitriger Ergüsse lässt er sich nicht ein — für eine verhältnissmässig gefahrlose Krankheit, mit regelmässigem Verlaufe, bei der eine medicamentöse Behandlung von gar keinem Einflusse sei. Nur allgemeiner Kräfteverfall, beginnende Blutzersetzung, anderweitige Erkrankungen des Respirationsapparates können die Pleuritis gefährlich machen, und hier kann auch unter Umständen die Thoracocentese in Frage kommen. Er empfiehlt im Anhang locale Blutentziehungen und betont die Nutzlosigkeit der Vesicatore.

Der grösste Theil der diesjährigen Literatur behandelt im Gegensatz zu Arnould hauptsächlich die operative Behandlung pleuritischer Exsudate, ohne im Ganzen wesentlich neue Gesichtspunkte für die einzelnen Methoden zu eröffnen.

So tritt Bucquoy (4) warm für die Operation des Empyems nach der Methode von Moutard-Martin ein, der er aber — eventuell wiederholte — Punctionen vorausgeschickt wissen will.

Ebenso wiederholte Starke (5) in den allgemeinen concreten Vorschriften, welche er für die operative Behandlung der Empyeme giebt, eigentlich nur die allgemein anerkannten Massnahmen. Auch er verlangte unbedingte frühzeitige Eröffnung der Empyemhöhle durch den Schnitt — bei Kindern ist vielleicht ausnahmsweise einfache Aspiration erlaubt — und zwar an der Rückenseite, wenn nicht die Nothwendigkeit sofortiger Entlastung eine vorläufige Eröffnung an der vorderen Seite bedingt.

Der Intercostalraum, in welchem man operirt, wird durch den Stand des Zwerchfells bestimmt, gewöhnlich ist es der sechste, seltener der siebente. Die paralytische Senkung der Rippen bedingt die Richtung des Schnittes von oben innen nach unten aussen. Ob der Incision die Resection einer oder mehrerer Rippen zu folgen hat, wird durch die Beschaffenheit des Exsudats und die Grösse der erhaltenen Oeffnung bestimmt. Die Grösse der Dyspnoë und die Bewegungsfähigkeit des Kranken entscheiden über die Nothwendigkeit einer Doppelincision.

Zum Ausspülen verwendet St. Borsäurelösung (2½—5—10 pCt.) mit Kochsalzzusatz. Diese Lösung soll durch ihr hohes specifisches Gewicht besonders geeignet sein, die Eiterretentionen zu vermeiden, indem sie durch ihre specifische Schwere die in der Tiefe der Pleurahöhle stagnirenden Eiterschichten nach oben treibt. Als Verbandmittel empfiehlt er Carbolsalicylpholzmagaze mit reichlichem Wattelager. Gummibinden belästigen, nasse Verbände und Druckverbände sind ebenfalls unangenehm, sogar schädlich. Um die Athemfrequenz herabzusetzen und dadurch die Adhäsionsbildung zu beschleunigen, wird Dower'sches Pulver gereicht.

Körting (7) stellt auf Grund eines casuistischen Materials von 175 Fällen, deren bei weitem grösster Theil (158) dadurch für die Statistik brauchbar ist, weil er Kranke derselben Altersstufe (19—27 Jahre) von annähernd gleicher Körperbeschaffenheit und gleichen Lebensbedingungen (Soldaten) betrifft, die Indicationen für die chirurgische Behandlung grosser Pleuraexsudate zusammen und gelangt zu einer Reihe genau präcisirter Schlüsse als deren wichtigste hervorzuheben sind: 1) Strenge Trennung fibrinöser Exsudate von den Empyemen, für deren Differentialdiagnose die Probepunction um so mehr allgemein zu verwerthen ist, als dieselbe ja auch centralis nicht unwichtig erscheint, wobei die von Ewald vorgeschlagenen stärkeren Bewegungen des Kranken, zum Zweck einer Mischung des Exsudats wegen der Möglichkeit eintretender Syncope durchaus verworfen werden. 2) Bei fibrinösen Exsudaten wird die Punction nicht nur bei unmittelbarer und mittelbarer Indicatio vitalis (Grösse des Exsudats) sondern auch beim Ausbleiben der Resorption mittelgrosser Exsudate — wenn möglich nicht vor Ende der dritten Krankheitswoche, ohne Rücksicht auf das Fieber zu machen sein und zwar nach Tutschek's Manier — bezüglich des Ortes mit antiseptischen Cautelen, capillarem (Fraentzel'schen) Troicart, verbunden mit Aspiration, wodurch der Luftzutritt am besten gehindert werde. Die Entleerung darf nur sehr langsam geschehen und nur einen Theil des Exsudats betreffen. Sie muss bei Wiederansteigen des Exsudats ohne Zögern wiederholt werden. 3) Jedes Empyem muss, nach Sicherung der Diagnose, ungesäumt durch Schnittoperation in der Gegend zwischen Lin. axillaris und scapularis rechts mindestens 8, links mindestens 5 Ctm. oberhalb der unteren Thoraxgrenze — selbstverständlich auch unter antiseptischen Cautelen und in der Regel in der Narcose — entleert werden, da abgesehen von Tuberculose kaum Contraindicationen vorhanden sind, eine Resorption aber nicht zu erwarten ist.

Nur bei uncomplicirtem, frischem Empyem erlaubt K. event. wiederholte Punction mit Aspiration. Da die Lister'schen Occlusivverbände in letzter Zeit auffallend gute Resultate erzielt haben, andererseits den sehr günstigen Erfolgen der vorsichtig ausgeführten antiseptischen Ausspülungen auch bedeutende Gefahren im Gefolge der letzteren gegenüberstehen, so muss vorläufig mit dem Urtheil über die Vorzüge der einen (König, Heinzel) von der anderen (Fraentzel) zurückgehalten werden, doch ist das Eine sicher, dass Putrescenz wiederholte Ausspülungen nothwendig macht, während „angesichts der Gefahren, welche eine plötzliche Drucksteigerung in der Thoraxhöhle mit sich bringt, jede Methode der Ausspülungen zu verwerfen ist, welche zu ihrer Ausführung den hermetischen Verschluss der Thoraxfistel in der Umgebung der Canüle erfordert."

K. spricht sich ferner für Drainage zur Offenhaltung der Thoraxfistel in der ganzen Wanddicke, Rippenresection bei Verengerung der Wunde, Stauung und Putrescenz — beziehungsweise mit sofortiger Anlage einer Gegenöffnung aus, wodurch gleichzeitig am besten die Bedingungen für Verkleinerung des Thoraxraumes bei fehlender Elasticität der Lunge, der anderen Weichtheile und der Rippen gegeben werden. In der Regel wird man mehr als eine Rippe reseciren. Unter gewissen Verhältnissen (Torpidität der Granulationsbildung, chronische Eiterung) sind reizende Injectionen — Jodtinctur, Jodkaliumlösung — indicirt.

König (8) tritt, seine früheren Anschauungen präcisirend, sehr warm für den Empyemschnitt unter antiseptischen Cautelen ein, den er bei einfachen Empyemen für durchaus sicher und gefahrlos hält, mit die Auswaschungen der Brusthöhle mit Carbolsäure unterbleiben. Im Anschluss an Göschel (17), der die meisten Empyeme für einer antiseptischen Auswaschung überhaupt nicht bedürftig hält, wendet K., wenn eine solche Auswaschung bei putridem Eiter nöthig erscheint, die unschädliche Chlorzinklösung (1 : 30—1 : 15) an. Die Technik der Operation betreffend, zieht K. die subperiostale Resection eines $1\frac{1}{2}$—2Ctm. grossen Rippenstückes der einfachen Eröffnung eines Intercostalraumes vor, und wählt jetzt zum Operationsorte nicht mehr eine sehr tiefe Rippe auf der Rückenfläche — weil die Oeffnungen dort nicht so sicher und reichlich Ausfluss garantiren, wie die an der Seitenfläche des Thorax — er resecirt jetzt die fünfte oder sechste Rippe nahe dem Latissimus dorsi. Eine Gegenöffnung ist nur nothwendig, wenn bei complicirten Fällen die Brusthöhle wiederholt und gründlich ausgewaschen werden muss.

Potain (9) bespricht in ausführlicher Weise die Indicationen und Contraindicationen der operativen Eröffnung des Pleuraraumes, welche er mittelst Punction und nachfolgender Aspiration auch bei eitrigem Ergusse ausführt und behandelt, im letzten Theile seiner Arbeit die üblen Zufälle während und nach der Operation.

Gegenüber den Anhängern des Empyem-Schnittes stehen Baelz (13) und Kashimura (13a), welche zur Entleerung eitriger Exsudate sich der Punction mit desinficirender Ausspülung der Pleurahöhle bedienen. Der Schnitt führt nach B. und K. häufig zu Verkrümmungen des Thorax und Nichtwiederausdehnung der Lunge, andererseits genügt die Paracentese allein häufig nicht, um überhaupt Heilung zu erzielen. Der von K. angegebene und abgebildete Apparat besteht aus einem Troicart mit Hahn und aus zwei seitlichen Röhren, an welche Cautschukschläuche befestigt sind und von denen der eine dem Zufluss der desinficirenden Flüssigkeit (Thymolwasser), der andere den Abfluss des Pleurainhalts ermöglicht.

Das Verfahren ist nur für einfache, nicht mit Pneumothorax complicirte Empyeme brauchbar. (Nur ungern habe ich mich auf Drängen befreundeter Collegen zur Anwendung dieser Methode entschlossen, welche von vornherein nicht die Garantie giebt, dass Eiterstagnationen zu vermeiden sind. Drei so behandelte Fälle zeigten einen ungünstigen Verlauf, zweimal rettete eine spätere Radicaloperation das Leben der Kranken. Ref.)

Goltdammer (10), der in einem nach der vorgenannten Methode behandelten Falle einen sehr günstigen Verlauf sah, glaubt dem Baelz'schen Verfahren eine Zukunft versprechen zu dürfen. Auch Fritz (6) spricht sich im Allgemeinen günstig über dasselbe aus, erwähnt aber als besonderen Nachtheil die lange Dauer (4—5 Stunden) der Manipulation. (Spätere Erfahrungen bestätigten die anfangs günstigen Resultate nicht. Ref.)

Phelps (10a) empfiehlt eitrige pleuritische Exsudate in der Weise zu behandeln, dass man vorn, zwischen 5. und 6. Rippe, hinten zwischen 9. und 10. ziemlich dünne Troicarts einstösst, deren Canülen liegen bleiben. Durch diese wird die Pleurahöhle mit desinficirenden Flüssigkeiten ausgespült, nach einiger Zeit werden die Canülen in der Weise armirt, dass sie ohne Luftzutritt in die Pleurahöhle die Ausspülung d. h. sowohl den Eintritt als auch den Austritt von Flüssigkeit ermöglichen. Auf diese Weise erfolgt die Ausdehnung der vorher comprimirt gewesenen Lunge und damit die Heilung rasch. Die Details des etwas complicirten, aber in seinem Princip einfachen Verfahrens sind im Original nachzusehen. Verf. hat auf diese Weise einen Patienten in 4 Wochen ohne Difformität geheilt. Uns gelingt dies bei der einfachen Radicaloperation rascher.

Fiedler (11) wählt zur Punction der Pleurahöhle keine capillären, sondern solche Instrumente, deren Lumen 2—3 Mm. beträgt und die in Bezug auf etwaige Verstopfung grössere Sicherheit gewähren, auch einen schnelleren Abfluss gestatten. Im Wesentlichen ist sein Instrument eine kleine Modification des Fraentzel'schen Troicarts.

Gegen Rosenbach, der seinen Heberapparat für fast völlig unbrauchbar erklärt hat, wendet sich Riesel (19). Rosenbach vergleicht den Thorax einem mit Flüssigkeit gefüllten Fasse, aus welchem durch den Heber nichts entleert werden kann, wenn das Spundloch nicht offen sei, oder wenn der freie Heberarm nicht eine Länge von 32 Fuss habe. Riesel weist nach, dass der Vergleich nicht zutreffend sei: das Spundloch des Fasses sei schon offen in der Weise, dass an der Innenseite des Bronchus ein zartes elastisches Beutelchen — die Lunge angefügt ist, das durch den auf seiner Innenfläche lastenden Atmosphärendruck entfaltet wird, wodurch der Inhalt des Pleurasackes in den Heber gedrückt werde. Aber auch die Wand des Thorax ist nicht mit einem Fasse zu vergleichen, sondern ist elastisch und erlaubt einen gewissen Einfluss des Atmosphärendruckes auf ihre Configuration. Die Erfahrung am Krankenbette erweist die Richtigkeit dieser Behauptung und lehrt, dass der Heber nicht länger als 100 Ctm. zu sein braucht.

R. bedient sich zur Punction einer 7 Ctm. langen Hohlnadel von 1,5 Mm. Weite, welche mit einem von antiseptischer Flüssigkeit gefüllten und am Ende durch einen Quetschhahn geschlossenen Gummischlauch verbunden ist. Eine seitlich angefügte Spritze dient zur Entfernung der Gerinnsel. B. wendet seine Methode nur zur Entleerung grösser Exsudate an.

Füller (14), der sich den Baelz-Kashimuraschen Anschauungen anschliesst, empfiehlt, um den letzten Rest von Flüssigkeit und etwa in der Pleurahöhle vorhandene Luft zu entleeren, ein Verfahren, welches dem Riesel'schen Heberverfahren gleichkommt. F. nahm zur Ausspülung des Thorax eine Borsäurelösung von 35 auf 1000 Aqua.

Wagner (16) wendet bei der Behandlung der Empyeme den scharfen Löffel an, um die in der Operationswunde befindlichen Granulationswucherungen zu entfernen. In einem Falle hat er mit sehr günstigem Erfolge eine alte Empyemfistel in ihrer ganzen Länge ausgekratzt, in einem andern, bei einem Kinde, das vorher resecirte, jedoch rasch wieder regenerirte Rippenstück mit dem Löffel entfernt.

W. berichtet in seiner Arbeit, in welcher er dies Verfahren erwähnt, über einen Fall von putrider Pleuritis, mit Abstossung eines 7 Ctm. langen Stückes gangränösen Lungengewebes, bei welchem die primäre Pneumonie wahrscheinlich embolischer Natur war. — Infection von der Schleimhaut des dysenterisch erkrankten Darmes aus. Die Sclerose der Lunge mit nachfolgender Gangrän ist W. geneigt, auf im Verlauf der Pneumonie entstandene Ernährungsstörungen zurückzuführen. Der Kranke wurde geheilt.

Chvostek (17) beschreibt folgenden Fall:

Ein 21jähr. Soldat hat früher öfters an Wechselfieber gelitten, bekam am 7. März 1879 Manischellen, am nächsten Tage Pleuritis, Aufnahme ins Spital, am 16. März Tod. Section.

Die von Chvostek beobachtete primäre putride (gangränöse) Pleuritis sin. war mit consecutivem Pneumothorax combinirt, welcher durch Gasentwicklung aus dem jauchigen Exsudat entstand. Dabei war das Herz von der Thoraxwand abgedrängt, frische Pericarditis und Pleuritis dext. vorhanden. Das pericardiale Reibegeräusch war von rhythmisch mit demselben resp. mit den Herzcontractionen auftretenden, metallisch klingenden Plätschern begleitet. Gleich im Anfang des Krankheitsprocesses traten auch nebenher Erscheinungen einer leichten Meningitis cerebro-spin. epid. auf, wenngleich die Hirn- und Rückenmarkshäute post mortem nichts Abnormes darboten. Nebstdem stark verkleinerte Leberdämpfung infolge von starker Ausdehnung der Flexura coli hepatica, wobei die Schenkel der Darmschlinge mit einander verwachsen waren.

In Werner's (18) Beobachtung fand sich post mortem fettige Degeneration des Herzens und ein grosser Embolus in der A. pulmonalis (siehe Leichtenstern [1]).

Von den drei aus der Bamberger'schen Clinik von Kanders (19) mitgetheilten Fällen ist der dritte der interessanteste.

Auf Grund der physicalischen Untersuchung und des sonstigen Befundes — die Anamnese ist dunkel — wurde Pleuritis exsudativa dextra diagnosticirt. Die wegen bedeutender Athemnoth mittelst des Dieulafoy-schen Apparates vorgenommene Punction entleerte etwa 500 Ccm. einer klebrigen, venösem Blute ähnlichen Flüssigkeit. Dieselbe Beschaffenheit hatte das bei einer zweiten Punction gewonnene Exsudat. Die Section ergab: primäres Medullarcarcinom der linken Pleura, secundäre Knoten in der rechten Pleura der Lunge und der Leber.

Tonglet (20) berichtet über einen Kranken mit grossem rechtsseitigem Exsudat — Verdrängung der Leber und des Herzens — bei welchem, als die Resorption länger als 2 Monate ausblieb, wiederholte einfache Punctionen im 5. I. C. Raume vorgenommen wurden, ohne dass es gelang, irgend etwas aus dem Pleuraraume zu entleeren. Dennoch besserte sich das Befinden des Kranken vom Zeitpunkt der ersten Punction an, das Exsudat verschwand.

T. ist der Meinung, dass trotz der gemachten Oeffnung der Athmosphärendruck das Ausfliessen des Exsudats verhindert habe (siehe Riesel [12]), dass aber die gemachten operativen Eingriffe stimulirend auf den Heilungsvorgang gewirkt hätten.

Thompson (21) hat ein eigenthümliches Verfahren bei der Entleerung eines Empyems angewandt.

Nachdem ein Entleerungstroicart im 8. Intercostalraum eingestossen war, wurde eine feinere zweite Hohlnadel im 5. Intercostalraum applicirt. Diese wurde mit einer Higginson'schen Pumpe in Verbindung gebracht und mit diesem Apparate, nachdem das Exsudat aus dem ersten Troicart zu fliessen aufgehört hatte, ein Strom filtrirter, gewärmter und carbolisirter Luft in den Thorax gejagt, wodurch es gelang, eine vollkommene Entleerung des Exsudats herbeizuführen.

Kraus (25) notirt 2 exspectativ behandelte Fälle von secundärer Pleuritis; in dem einen brach das Empyem nach aussen durch und führte den Tod herbei, in dem anderen entleerte es sich in einen Bronchus, worauf Genesung eintrat.

Lancereaux (26), an einen Einzelfall anknüpfend, giebt verschiedene Vorschriften über die Pleuritis a frigore und die Pleuritis rheumatica, welche er als Unterarten der von ihm als exsudative Pleuritiden gegenüber den suppurativen und proliferativen bezeichneten Pleuraerkrankungen classificirt.

Martin (27) führt 3 Fälle an, in welchen er bei exsudativer Pleuritis das Glüheisen mit günstigem Erfolge applicirt hat. M. stützt sich bei Begründung seiner Methode auf die glücklichen Resultate, welche vor Einführung der operativen Behandlung — die er für unverhältnissmässig gefährlich hält — mit dem Cauterium actuale, namentlich in Form von Moxen erzielt worden seien.

Auf Ringer's Empfehlung gab Streets (28) bei chronischer Pleuritis seinem Kranken Calciumsulphid zu 1 Gran pro die in wässeriger Lösung, und beobachtete danach eine vollkommene Resorption des Exsudats.

Cheesman (29) berichtet über 12 Fälle von Empyem, welche er operativ, theils mit Punction und Aspiration, theils mit Schnitt und Drainage, letztere alle aber unter antiseptischen Cautelen und mit nachfolgender Ausspülung mit Carbolsäure, behandelte. Die gewonnenen Resultate lassen ihm die Operation in ungünstigem Lichte erscheinen.

Leale (30) ist auf Grund seiner eigenen Erfahrungen und der von Boston aus (Bowditch) veröffentlichten Resultate ein Anhänger der Schnittoperation bei Empyem, dagegen perhorrescirt er die Rippenresection.

Hunt (31) illustrirt durch 3 mitgetheilte Krankengeschichten die günstige Wirkung der Jaborandi auf die Resorption pleuritischer Exsudate.

Salomon (32) beschreibt einen Fall von letalem

Verlauf einer Empyemoperation durch Verblutung aus der durch Ulceration zerstörten A. intercost. X.

Anfangs handelte es sich im vorliegenden Falle um ein einfaches, pleuritisches Exsudat, das nach wiederholt und in langen Intervallen vorgenommener Punction eitrig geworden war. Die Radicaloperation wurde durch Schnitt mit Resection eines 5 Ctm. langen Stückes der 6. Rippe unter antiseptischen Cautelen ausgeführt und bei der Nachbehandlung tägliche Ausspülungen (1—3 proc. Carbol- resp. Salicyllösung) vorgenommen. Zuletzt war zum Ausspülen eine schwache Jodlösung verwandt worden.

In seiner These kommt Mangeon (33) zu dem Schlusse, dass hämorrhagische Pleuresien selten und nur unter sehr schlechten Verhältnissen vereitern, und dass diese Umwandlung des Exsudats in ein eitriges nicht auf den Einfluss der rothen Blutkörperchen zurückzuführen sei.

[1) Concato, L., Sulla diagnosi della pleurite uni- e multiloculare. Riv. clin. di Bologna. Luglio. (C. bemängelt die Unterscheidungsmerkmale, welche Jaccoud für die „uniloculare, biloculare und multiloculare" Pleuritis aus der Vertheilung des Stimmfremitus abgeleitet hat. Er zeigt an 3 Beobachtungen, dass die Unterscheidung jener Formen schwierig sein kann und dass es oft gar nicht möglich ist, gesonderte Flüssigkeitsansammlungen innerhalb der Pleura zu erkennen. Auch die von Jaccoud in zweiter Reihe als pathognomonisch angegebenen Percussionszeichen erweisen sich als nicht stichhaltig.) — 2) Derselbe, Sulla pleurite multiloculare. Ibid. Settembre. (Analyse und Critik eines von Dougenet mitgetheilten, durch Milzanschwellung complicirten Pleuritisfalles mit Bezug auf die Jaccoud'sche Eintheilungshypothese.) — 3) Riva, A., Sopra tre casi di empiema. Ibid. Settembre. (Die 3 von R. mitgetheilten Empyemfälle wurden nach gleicher Methode — Punction [Schnitt], Aspiration, desinficirende Ausspritzungen — behandelt und halten, da nur das jugendlichste Individuum mit schneller Heilung davonkam, die anderen tödtlich endeten, einen so verschiedenen Verlauf, dass Verf. den Hauptfactor für die Heilung der Empyemfälle lediglich in der Elasticität der Brustwände und der Ausdehnungsfähigkeit der Lungen suchen kann. Die vollkommensten Instrumente und die sonst wirksamsten Mittel für Injection können diese Vorbedingungen nicht ersetzen.) — 4) Marchioli, Giov., I versamenti endo-pleurici e la paracentesi. Gazz. med. Ital.-Lomb. No. 34. (Bekanntes.) — 5) Tassi, Fl., Contributo alla cura dei versamenti pleuritici colle injezioni ipodermiche di pilocarpina. Giorn. internaz. delle sc. med. 1879. No. 7. (Ausführliche Mittheilung eines Falles von Pleuritis bei einer Wöchnerin, welche unter Pilocarpineinspritzungen von 0,0025—0,003 pro die unter den gewöhnlichen Secretionssteigerungen in ca. 3 Wochen genas.) Wernich (Berlin).]

1) Homén, E. A., Den variga lungsäcksinflammationens operativa behandling. Akademisk afhandling. Helsingfors. 1879. 212 pp. — 2) Söderbaum, P., Ett bidrag till empyemets operativa behandling. Eira. Tag. 225. — 3) Estlander, J. A., Resektion af refben vid kroniskt empyem. Nord. med. arkiv. Bd. XI. No. 21.

Die verschiedenen Methoden der operativen Behandlung des Empyems werden von Homén (1) kurz critisirt. Verf. sieht die Incisionsmethode, wobei eine Fistel angelegt wird und täglich Entleerungen und Ausspritzungen vorgenommen werden, als die beste Methode an. Das Resultat, das auf diese Weise erreicht wird, ist jedoch nicht befriedigend. In chronischen Fällen bleibt nämlich (in 4 von 6 Fällen) eine grosse Höhle zurück, weil die Lunge mit einer dicken Schwarte belegt ist. Die Höhle füllt sich sehr langsam, so dass die Kräfte des Patienten oft nicht ausreichen. In diesen Fällen empfiehlt Verf. die von Estlander (Nord. med. arkiv. Bd. XI. Nr. 21) angegebene Resection von mehreren Rippen. Das Operationsverfahren und die Indicationen werden genau besprochen. Zuletzt wird eine Reihe von Versuchen an Hunden und Kaninchen erwähnt, wo das Empyem durch Einspritzen von Eiter in die Pleurahöhle hervorgerufen wurde, und wo einige Rippen resecirt wurden, um zu sehen, wie bald die Retraction erfolgt und um den Heilungsvorgang zu studiren. Die Temperatursteigerungen nach den Einspritzungen sind genau beobachtet.

Söderbaum (2) hat schon früher die mit antiseptischen Cautelen ausgeführte Incision ohne nachfolgende Ausspülungen der Pleurahöhle bei dem Empyem empfohlen. Er kommt jetzt wieder auf die Sache zurück, weil Lister sich in dieser Richtung ausgesprochen hat, und weil er 4 Fälle aus seiner Praxis anführen kann.

In dem ersten Falle wurden anfangs Ausspülungen vorgenommen, nachdem aber eine Gegenöffnung angelegt war und ein gangränöses Lungenstück gefunden und entfernt war, wurden keine Ausspritzungen benutzt. Pat. genas, ohne dass Ausspülungen nöthig waren. Im dritten und vierten Falle starben die Patienten, ohne dass die Operation daran Schuld war.

Bei der Behandlung des Empyemes hat die antiseptische Wundbehandlung sehr genützt, oft jedoch entsteht wegen der langwierigen Suppuration eine amyloide Degeneration der Nieren, woran Patient stirbt. Um die Höhle schneller zu füllen, empfiehlt E. (3) die Resection mehrerer (3—6, bisweilen noch mehr) Rippen. Die Fälle müssen alt sein, die Pleura muss sehr verdickt sein, damit sie eine genügende Traction an den Rippen, deren Widerstand vermindert ist, ausüben kann. Die Operation wird unterhalb der Axilla vorgenommen, weil hier die dicken Muskeln fehlen. Ist eine Fistel vorhanden, beginnt man da, wo diese vorhanden ist. Verf. schneidet gewöhnlich in einen Intercostalraum ein und kann hierven 2—3 Rippen erreichen. Die Operation wird subperiostal und antiseptisch ausgeführt. Die Fragmente sind 3—6 Ctm. lang. Es wurden 5 Männer und 1 Weib operirt. Sie waren 31—56 Jahre alt. Die Krankheit hatte 3 bis 10 Monate gedauert. Gewöhnliche antiseptische Mittel und die Resection einer Rippe waren ohne Erfolg versucht. Allgemeine Schwäche ist keine Contraindication. Die Patienten waren alle sehr schwach, nur ein Patient starb, obwohl Besserung erfolgte. Die Uebrigen genasen, obwohl drei das Hospital verliessen, bevor die Fistel oder die Contraoffnung geheilt war.

P. Munck Parum (Kopenhagen).

Rasmussen, Anton, Et Apparat til Thoracocentese med Aspiration. Hosp. Td. R. 2. Bd. VI. p. 345.

Der Apparat, welcher in den Text gezeichnet ist, besitzt gewisse Vorzüge vor früher benutzten Apparaten.

Die Aspiration wird durch einen Aspirateur à cuvette modifié (Dieulafoy, Mathieu) vorgenom-

man durch ein an der Canüle (die Modification Fräntzel's der Thompson'schen Canüle) angebrachtes Seitenrohr, welches 5 Ctm. von dem Ende der Canüle entfernt und 1 Ctm. lang ist. Wenn der Troicart in die Brusthöhle eingeführt ist, und die Verbindung gemacht, wird der Poinçon nicht vollständig aus der Canüle gezogen, sondern nur so weit (5 Ctm.), dass seine Spitze die Oeffnung des Seitenrohrs passirt. Hierbei wird die Gefahr der Eindrängung von Luft gehindert, welcher man ausgesetzt ist, wenn der Poinçon ganz aus der Canüle gezogen ist. Ausserdem kann man Coagula aus der Canüle bei Durchstossung des Poinçon entfernen, und man braucht nicht die Operation abzubrechen, um eine neue Punction zu machen. Edw. Ipsen (Kopenhagen).]

2. Pneumothorax.

1) Biach, A., Zur Aetiologie des Pneumothorax. Wiener medicinische Wochenschrift No. 1. — 1a) Riegel, F., Zur Diagnose des Pneumothorax. Berliner klin. Wochenschrift No. 50. — 2) Senator, H., Zur Kenntniss und Behandlung des Pneumothorax mit und ohne Flüssigkeitserguss, nebst Bemerkungen über operative Entleerung von Empyemen. Zeitschrift für klinische Medicin. Bd. II. H. 2. — 3) Derselbe, Zur Kenntniss und Behandlung des Pneumothorax. (Vortrag in der Berl. medic. Gesellschaft.) Berliner klin. Wochenschrift No. 52. — 4) Raynaud, Maur., Pleurésie chronique, pneumothorax. Gazette des hôpitaux No. 40. — 5) Moritz, E., Ein Fall von Pneumothorax mit glücklichem Ausgange. St. Petersburger med. Wochenschrift No. 42. — 6) Demons, A., Pneumothorax consécutif à un effort. Journal de médecine de Bordeaux. p. 123. — 7) Peacock, Case of Pneumothorax-Autopsy. Clinical records. p. 520. — 8) Otto, E., Operativ behandelter Pneumo-Pyothorax tuberculosus. Berl. klin. Wochenschrift No. 20. — 9) Unverricht, Ueber ein neues Symptom der Lungenfistel bei Pyopneumothorax. Zeitschrift für klinische Medicin Bd. 1. H. 3. — 10) Derselbe, Ueber die Diagnose der Lungenfistel beim Pyopneumothorax. (Vortrag.) Breslauer ärztliche Zeitschrift No. 3.

Biach (1) giebt eine Zusammenstellung von 918 aus den 3 grossen Spitälern Wiens in den letzten 38 Jahren gesammelten Fällen in Beziehung auf ihre Aetiologie.

Es waren veranlasst durch:

Tuberculose der Lunge 715, Gangrän der Lunge 65, Empyem 45, Trauma 32, Bronchiectasie 10, Lungenabscess 10, Emphysem 7, Verjauchung hämorrhagischer Infarcte 4, Echinococcus der Lunge 1, Spulwürmer der Pleurahöhle 2, Thoracocentese 3, Durchbruch eines abgesackten Peritoneal-Exsudates 1, Perforation eines Magengeschwürs 2, Perforation des Oesophagus 2, Perforation einer Bronchialdrüse 1, Caries der Rippen 1, Caries des Sternum 1, Fistel zwischen Pleurahöhle und dem Colon durch Leber und Diaphragma infolge von Hydatiden 1, Abscess der Brustdrüse 1, Unbestimmt 16.

Unverricht (9—10) und fast gleichzeitig Riegel (1a) haben die Beobachtung gemacht, dass unter gewissen, sogleich anzuführenden Bedingungen zu den schon bekannten Anzeichen für die freie Communication des Pneumothorax mit der Bronchialluft ein bisher nicht oder wenigstens ungenau (Skoda-Bean) beschriebenes und gedeutetes hinzukomme, welches Unverricht als „Wasserpfeifengeräusch" bezeichnet und für das Riegel den Namen „Lungenfistel-" oder schlechtweg „Fistelgeräusch" vorschlägt.

Die Bedingungen, unter welchen dieses Geräusch zu Stande kommen kann, sind: 1) Anwesenheit von Flüssigkeit im Thoraxraum, in welche die Fistelöffnung des betreffenden Bronchus resp. der Caverne eintauchen muss und 2) nicht sehr grosse Spannung der intrapleuralen Luft, welche zweite Bedingung Unverricht künstlich durch Aspiration eines Theiles der Thoraxluft hervorruft.

Das Geräusch selbst, herrührend von dem Durchtreten von Luftblasen durch Flüssigkeiten und Platzen derselben an der Flüssigkeitsoberfläche wird als „gurgelnd" und „sprudelnd" beschrieben.

Unverricht hörte das Geräusch in 2 Fällen nur bei tiefen Inspirationen, während Riegel es zuerst sowohl inspiratorisch als exspiratorisch, am 4. Tage aber nur noch inspiratorisch wahrnahm. Letztere Erscheinung erklärt Riegel dadurch, dass zuletzt die Thoraxluft unter zu hohem Drucke stand, um das Eintreten neuer Luft noch zu gestatten, während bei der inspiratorischen Thoraxerweiterung die Spannung der pneumothoracischen Luft eine geringere wurde, und dadurch der Neueintritt einiger Luftblasen immer noch ermöglicht wurde.

Senator (2—3) giebt zunächst eine Zusammenstellung der Literatur über diejenigen Fälle von Pneumothorax, bei denen ein hinzutretendes Pleuraexsudat nicht eitriger, sondern seröser Natur sei, und fügt dem die eigene Beobachtung von 4 Fällen an. Es erscheint ihm ferner das häufige Vorkommen doppelseitiger Pleuritis bei einseitigem Pneumothorax bemerkenswerth. Von Interesse ist drittens die Thatsache, „dass wenn infolge eines durch innere Lungenverletzung entstandenen Pneumothorax ein Exsudat sich bildet, dieses trotz ungehinderten Zutritts der Luft von den Lungen aus keineswegs immer, ja, wenn man das Verhalten mit Pneumothorax aus anderen Ursachen, insbesondere durch eine perforirende Brustverletzung vergleicht, sogar auffallend selten in faulige Zersetzung übergeht", wofür der Grund in dem zelligen, wie ein Filter wirkenden Bau der Lunge und in dem starken CO_2-Gehalt der Lungenluft zu finden sei. Die Frage, ob ein Pneumothorax spontan, d. h. ohne Eröffnung der Pleura costalis oder pulmonalis entstehen könne, glaubt S. aus der Analogie der Gasentwickelung in anderen Hohlräumen (Schädelhöhle, Gelenke) bejahen zu müssen. Bezüglich der Behandlung hält S. eine Punction der Brust für ganz nutzlos und empfiehlt im Anfange Morphiuminjectionen. Später, wenn ein Exsudat vorhanden ist, soll die Resorption der Luft abgewartet werden, nur besonders dringende Verhältnisse indiciren die Punction. Zeigt die Punction ein fauliges Exsudat, so ist sofort der Schnitt, bei serösem Exsudat die Aspiration zu machen. Letzteres Verfahren gilt bei Schwindsüchtigen auch für eitrige Ergüsse, da der Schnittoperation, wenn nicht Septicämie, doch rapid fortschreitende Tuberculose folgt. Bei der Punction und Aspiration eitriger Exsudate wendet S. ein Verfahren der Eiterverdünnung an, um den zurückbleibenden Rest zur Resorption geeigneter zu machen. Diese Verdünnung geschieht durch unter geringem Druck eingegossenes erwärmtes Salicylwasser (1:300—500).

In Fällen von Pyopneumothorax, bei denen die Fistelöffnung offen war, liess Raynaud (4) die Kranken die Bauchlage mit herabhängendem Kopfe einnehmen. Der Eiter floss dann durch den Mund ab, Empyema necessitatis trat nicht ein, die Operation schien unnöthig.

Moritz (5) beschreibt einen Fall von plötzlich entstandenem Pneumothorax bei einem Manne, der vor der Erkrankung und nachher keinerlei Störungen von Seiten des Respirationsapparates zeigte.

Der Pneumothorax entwickelte sich zu seiner vollen Höhe (metallische Phänomene auf der rechten Seite bis zur Clavicula und den oberen Rand der Scapula hinauf mit Verdrängung des Herzens und der Leber) in etwa 24 Stunden, und ging dann langsam zurück; nach 2 Monaten konnte ein flüssiges Exsudat rechts unten constatirt werden, nach 4 Monaten war der Kranke wieder vollkommen gesund.

M. glaubte zuerst, der Pneumothorax sei durch Platzen eines Emphysembläschens entstanden (Patient hatte kurz vorher forcirte Rumpfbewegungen gemacht), betont auch die Möglichkeit des nicht diagnosticirbaren Vorhandenseins eines pneumonischen Herdes, neigte aber später zu der Ansicht, der Pneumothorax möchte durch ein Magengeschwür bedingt gewesen sein, wofür er die verhältnissmässig langsam vor sich gegangene völlige Entwickelung des Pneumothorax, das eigenthümliche Verhalten des Digestionsapparates des Patienten und gewisse von ihm zur Begründung seiner Ansicht gemachte anatomische Untersuchungen anführt.

Demons (6) erwähnt einen Fall von Pneumothorax bei einem 16jähr. Schüler, der beim Aufheben einer schweren Last plötzlich entstanden war, und der bei einer exspectativen Behandlung (Tragen einer die Thoraxbewegungen einschränkenden Bandage) in 2 Monaten heilte.

In dem Falle von Peacock (7) wurde wiederholt die Punction mit nachfolgender Aspiration ausgeführt und dadurch jedesmal eine wesentliche Erleichterung der Beschwerden herbeigeführt. Bemerkenswerth ist die geringe Menge von Flüssigkeit bei dem sehr ausgedehnten Pneumothorax.

V. Krankheiten der Lunge.

1. Lungenblutung.

1) Ferrand, De l'hémoptysie. Gazette médicale de Paris. No. 30. 32. — 2) Clark, A., Notes of a clinical lecture on an unusual case of haemoptysis. British medical Journ. Octbr. No. 16. — 3) Dubujadoux, M., Hémoptysie foudroyante dans la dernière période d'une tuberculose pulmonaire.

Ferrand (1) unterscheidet eine active und eine passive Lungenblutung. Beide können bei Phthise vorkommen; die active, mehr im Anfange der Lungenerkrankung, begünstigt die Entstehung und Entwickelung des Tuberkels. Die passive Blutung wird mehr auf der Höhe des phthisischen Processes als eine Folge der Blutstase oder der Ulceration von Gefässen beobachtet. Oft sind beide Arten der Hämoptoë vergesellschaftet. Im ersteren Falle ist es vorwiegend das Gebiet der Pulmonal-Arterie, aus welchem die Blutung stammt, während nach der Entwickelung des Tuberkels das bronchiale Gefässsystem eine hervorragende Rolle spielt.

Absolute Ruhe des Körpers ist nach F. das Hauptmittel zur Bekämpfung der Blutung, doch darf die Athmung nicht unterbrochen oder nur gemässigt werden, da gerade der Luftverkehr in den Lungen zur Stillung der Blutung sehr wichtig ist. Die Einathmung hämostatischer Substanzen, wie des Tannins, des Liqu. ferr. sesquichlorat., ist theoretisch gerechtfertigt, in ernsten Fällen aber nicht von wesentlichem Nutzen. Mittel, welche geeignet sind den Blutzufluss zu den Lungen abzuleiten, sind nicht zu verwerfen, so: Sinapismen, Vesicatore etc., während die Diaphoretica — an erster Stelle die Jaborandi — nur mit grosser Vorsicht angewandt werden dürfen. Kälte, äusserlich angewandt und in Form von Einathmung kalter Luft, event. auch Hitze können bei der Behandlung sehr werthvoll sein. Beachtenswerth und für die Therapie von grösster Wichtigkeit ist die Beschaffenheit des Blutes. F. geht dann genauer ein auf die bei passiver Blutung anzuwendenden Medicamente: Creosot, Opium, Belladonna, die Balsamica etc.

Clark (2) beobachtete wiederholte Blutungen bei einer Frau, welche nicht aus dem Digestionsapparat stammten und auch nicht die *Eigenthümlichkeit* der Lungenblutung bei beginnender Tuberculose hatten.

Die sehr blühende Frau, an deren Lungen keine auf Phthise zu beziehenden Erscheinungen zu bemerken waren, erholte sich wieder vollkommen. Cl. glaubt auf Grund der Herzsymptome — systolisches Geräusch an der Herzspitze — dass es sich in diesem Falle um eine transitorische Mangelhaftigkeit des Mitral-Verschlusses gehandelt habe, und dass das regurgitirende Blut die Hämoptoë veranlasst habe.

In dem Falle von Dubujadoux (3) war ein geplatztes Aneurysma eines Astes der Pulmonalarterie die Quelle der Blutung bei einem hochgradig tuberculös Erkrankten (cf. die Arbeit des Ref. über diese Blutungen in diesem Jahresber. pro 1877 II. S. 172).

[Filippone, Gius., Un caso d'infiltrazione emorragica polmonale con disfacimento necrotico del pezzo di polmone infiltrato. Il Morgagni, Febbr. (Häufige Hämoptysis infolge des Berufs — Trompetenbläser —, acute Erscheinungen nach einer heftigeren Hämorrhagie, Diagnose eines hämoptoischen Infarctes (Laënnec), Heilung durch Inhalationen von Terpentin und Acid. carbol.) Wernich (Berlin).]

2. Pneumonie.

1) Vogl, Mittheilungen aus dem Garnisonlazareth in München. Aerztl. Intelligenzblatt. S. 35. — 2) Thomayer, J., Pneumonie desquamative. Gaz. hebd. de méd. et de chir. No. 30. — 3) Raynaud, M., Pneumonies insolites. Gaz. des hôp. No. 21. — 4) Dörrenberg, O., Ueber specifische Pneumonien. Inaug.-Diss. Berlin. — 5) Raynaud, M., D'une variété de pneumonie (Pneumonie purulente à foyers multiples) propre à l'intoxication alcoolique. L'union médicale. No. 67. — 5a) Wiedenmann, E., Zur Lehre von den Lungenentzündungen. Kommt Lungenseuche bei den Menschen vor? Deutsch. Archiv f. clin. Medicin. Bd. 25. S. 589. — 6) Hardy, Pneumonie chez un alcoolique; mort subite. Gaz. des hôp. No. 128. — 7) Monnet, J. P., De la congestion pulmonaire alcoolique. Pariser Dissertation. — 8) Chevalier, L., De la pneumonie chez les alcooliques. Pariser Dissertation. — 9) Banti, G., De la pneumonie infectieuse. Arch. génér. de méd. Juillet. — 10) Blackwell, T., Adynamic Pneumonia. Philad. med. Times. July. — 11) Gaehde, F., Ein Fall von Pneumonie mit nachfolgen-

dem Empyem etc. Berl. clin. Wochenschr. No. 10. (Vide Pleuritis.) — 12) Cormack, J. R., Case of Pleuro-Pneumonia following a Fall in which the Chest was struck over the Site of a Pseudo-osseous Formation in the Pleura etc. Edinb. med. Journ. January and pp. — 13) Marshall, Scott, High temperature in acute pneumonia. The New-York med. record. Febr. — 14) Stedman, C., A case of acute catarrhal Pneumonia, followed by hydropneumothorax and extreme dislocation and rotation of heart. Boston med. and surg. Journ. Jan. p. 608. — 15) Oesterreicher, F., Zur Casuistik der embolischen Pneumonien. Wien. medic. Presse. No. 47. — 16) Ritter, J., Beitrag zur Frage des Pneumotyphus. (Eine Hausepidemie in der Unterschweiz.) Deutsch. Arch. f. clin. Medicin. Bd. 25. S. 53. — 17) Flint, A., On pneumonia, haematemesis of doubtful origin and atrophic pulmonary emphysema. Philadelph. med. Times. January. — 18) Russell, J., An illustration of the specific aspect of pneumonia. British medical Journ. July. — 19) Robinson, Fr., Notes on sedatives in pneumonia. Lancet. 15. May. p. 759. — 20) Cardy, B., Benzoate of Sodium in pneumonia. New-York med. rec. July. p. 84. — 21) Sturges, O., Occasional service of alcohol in the treatment of pneumonia. Lancet. May. p. 798. — 22) Dujardin-Beaumetz, De vésicatoire dans la pneumonie. Bullet. génér. de Thérapeutique. 30. Juillet. p. 76.

Den Vogl'schen (1) statistischen Angaben, die sich auf die im Münchener Garnisonlazareth behandelten Pneumonien und Pleuritiden beziehen, ist für die Pneumonien Folgendes zu entnehmen:

Behandelt wurden 84 Personen, bei denen in 5 Fällen schon Lungenentzündungen, in 20 Fällen andere Krankheiten vorhergegangen waren.

Localisation: 15 mal rechts unten,
9 mal rechts oben und in der Mitte,
8 mal links unten,
1 mal links oben,
1 mal bilateral.

1 mal war die Lungenentzündung von einem Gesichtserysipel begleitet, 1 mal trat während der Krankheit ein epileptischer Anfall ein. Diese beiden Fälle verliefen günstig.

Die Sterblichkeit betrug 18 pCt.

Die Behandlung beschränkte sich im Allgemeinen auf die Zuführung frischer Luft und bei Temperaturen von über 39° auf den Gebrauch kalter Bäder (12 bis 15 pCt.) Daneben wurden Chinin und Alcohol gegeben.

Thomayer (2) bestätigt die Existenz einer desquamativen Pneumonie im Sinne Buhl's. In dem von ihm beobachteten Falle zeigten sich im Sputum fortgesetzt grosse Mengen jener solitären oder zu 2—5 vereinigten grossen Zellen mit granulirtem Protoplasma und grossen Kernen, welche als Epithelzellen der Alveolen anzusprechen sind.

Eine Reihe von Autoren beschäftigt sich mit der Pneumonie der Potatoren. Neben zwei Pariser Dissertationen von Chevalier (8) und Monnet (7) ist bemerkenswerth ein clinischer Vortrag von Raynaud (5).

In R.'s Falle war besonders bemerkenswerth die Beschaffenheit des Auswurfs, der sich wesentlich von dem bei Pneumonien gewöhnlichen unterschied. Die Sputa stellten ein Gemenge von eitrigem Detritus und Blut dar, wie man ein gewöhnlich bei vorgeschrittener Phthisis findet. Physicalische Zeichen der Pneumonie fehlten fast gänzlich. Die Temperaturen schwankten zwischen 38,4 M.-T. und 39,0 A.-T. Der Kranke ging schnell zu Grunde. Bei der Autopsie fanden sich beiderseits eine Reihe von grauen, ziemlich resistenten Herden von Kastanien- bis Apfelgrösse, die in Farbe und Consistenz Krebsknoten glichen, sich bei der histologischen Untersuchung aber als Herde grauer Hepatisation auswiesen. Reichlicher Gehalt an Leucocyten war auch schon im Sputum bemerkt worden. Die Alveolen sind an diesen Stellen mit Fibrin gefüllt, die Epithelialzellen befinden sich im Stadium der fettigen Degeneration. Diese zerstreuten Herde sind nach R. das classische Zeichen der Pneumonie bei Alcoholisten, die als Intoxications-Pneumonie angesehen und streng von der bei Trinkern in acto unterschieden werden muss.

In dem Falle von Hardy (6), in welchem der Kranke, dessen Herz gesund schien und der nicht Gewohnheitstrinker zu sein behauptete, nach einer Blutung und darauf eingetretenem Delirium plötzlich im Anfange der Krankheit starb, waren keine disseminirten Herde, sondern eine ausgebreitete graue Hepatisation des linken oberen und unteren Lappens vorhanden, während der mittlere Lappen frei war. Das Herz zeigte fettigen Zerfall des Muskels, ebenso bestand Fettleber.

Dörenberg (4) giebt in seiner Inaugural-Dissertation eine Zusammenstellung der seit Alters beobachteten epidemischen Pneumonien, welche sich dadurch als specifische characterisirten, dass sie mit der Pest, der Angina maligna, den typhösen Fiebern, der Malaria verbunden waren, was von dem grössten Theile derselben berichtet wird. Einen einheitlichen, genau definirbaren Typus zeigten die epidemischen Pneumonien nicht, manchmal beobachtete man bei raschem Verlauf hohes Fieber und reichlichen blutigen Auswurf, manchmal einen schleichenden typhösen Character. Am selben Orte veränderte sich oft während der Dauer einer Epidemie das Wesen der Krankheit, und zwar zeigte sich die Krankheit meist am heftigsten bei ihrem ersten Auftreten.

Bodenverhältnisse schienen keinen wesentlichen Einfluss auf das Vorkommen epidemischer Pneumonien auszuüben, bald wurden feuchte Niederungen, bald das Hochland von der Krankheit bevorzugt.

Auch anatomisch lassen sich specifische Pneumonien nicht von andern unterscheiden, während der clinische Verlauf allerdings durch die Beschaffenheit der Sputa, die niemals rostfarben, sondern meist rein blutig, manchmal schmutziggelb bis schwarz gefärbt sind und durch das Auftreten einer Gastroenteritis, die manchmal biliös ist, sich zuweilen besonders kennzeichnet.

Banti (9) berichtet über eine Pneumonie-Epidemie, die im Winter und Frühjahr 1877—1878 in Florenz und in anderen Orten Toscanas gewüthet hat. Die Epidemie, welche Hand in Hand mit epidemischem Ileotyphus ging, muss als eine Infections-Epidemie angesprochen werden, deren Herd in den Cloaken von Florenz, resp. dem durch diese verpesteten Wasser des Arno, des Mugore und der kleinen Bäche jener Gegenden zu suchen ist.

Ritter (16) berichtet über eine Hausepidemie von Pneumonie, in welcher die Krankheit einen hochgradig typhösen Beginn und Verlauf hatte. Sieben Personen erkrankten kurz hintereinander, ohne dass die Art der stattgehabten Infection sicher bestimmt werden konnte. Nach R. war eine Einschleppung des Krankheitskeimes wahrscheinlich, aber auch eine „explosionsartige autochthone" Entstehung möglich.

Characteristisch sind für die Epidemie: die grosse Mortalität (4 Fälle von 7). Die Nichtcontagiosität der Krankheit und die Veränderungen im Digestionsapparat: Milztumor, Meteorismus, Constipation.

Wiedenmann (5a) beschreibt zwei Fälle eigenartiger pneumonischer Erkrankung, welche den Eindruck eines infectiösen Vorganges machen.

Die microscopische Untersuchung der Lungen zeigt durch Gerinnung thrombosirte Lymphgefässe, in denen sich massenhafte Anhäufungen von Bacterien finden. In der Umgebung dieser Gefässe ist das Stroma der Lunge mit rothen und weissen Blutkörperchen infiltrirt. Eben solche Bacterienhaufen zeigen sich in dem Gebiete einer grösseren thrombosirten Lungenarterie. Diese Thrombose lässt sich bis in die feinsten Arterien-Verzweigungen hinein verfolgen. Auch in der Arterienhaut selbst, in den Wandungen der theilweise ihres Epithels beraubten Bronchien und in dem Inhalte der Alveolen finden sich Pilzhaufen. Da von Weiss, Hallier, Zürn etc. die Micrococcen in der Lunge der lungenseuchekranken Rinder als die Repräsentanten des Ansteckungsstoffes angenommen werden — die Seuche wird von Zürn unter die mycotischen Krankheiten gereiht — die Möglichkeit aber vorhanden ist, dass die beiden erkrankten Kinder Milch von Kühen erhielten, die an Lungenseuche krank waren, so ist die Möglichkeit einer Uebertragung des Seuchegiftes nicht auszuschliessen.

Blackwell (10) stimmt in seiner Auffassung der croupösen Pneumonie völlig mit Jürgensen überein, auch er hält die Pneumonie für eine Infectionskrankheit, bei welcher die Entzündungserscheinungen in der Lunge nur als ein Symptom zu betrachten seien, weicht aber wesentlich in der Behandlung der asthenischen Form der Krankheit von dem Verfahren des genannten Autors ab, von dem er glaubt, dass er die asthenische Form der Pneumonie überhaupt nicht gesehen habe. Die grossen Dosen von Chinin und Chloral, die Jürgensen anwendet, möchte er lieber „seinen Brüdern jenseits des Wassers überlassen."

Bei Beschreibung eines Falles, in welchem vor Ablauf einer circumscripten Pneumonie des rechten, mittleren Lappens ein Rückfall auf derselben Seite eintrat, führt Raynaud (8) einen zweiten Kranken vor, der seine 7. Pneumonie durchmachte (Andral kannte einen Mann, der in 11 Jahren 16 Lungenentzündungen überstand).

In dem Falle von Marshall (13) waren die Temperaturen von dem Tage, von welchem an die Kranke beobachtet wurde, wie folgt:

I.	Tag.	9	Uhr	Abends	101,5°	F.
II.	-	11	-	Vorm.	102°	-
V.	-	12	-	Mittags	105°	-
		8	-	Nachm.	103°	-
VI.	-	9	-	Morgs.	105°	-
		12	-	Mittags	110°	-
		4	-	Nachm.	105°	-
		9	-	Abends	103,5°	-
VII.	-	8	-	Morgs.	101°	-
		10	-	-	100°	-
		1	-	Nachm.	106°	-
		8	-	Abends	101,5°	-

Als die Temperatur am 6. Tage auf 110° F. gestiegen war, wurden zwei Dosen Tinctura Gelsemii (Morrell's green root prep.) von 6 und 15 Tropfen verabreicht, wonach der Temperaturabfall eintrat.

Stedman (14) beschreibt einen Fall von Catarrhal-Pneumonie der linken Seite bei einem jungen, stets gesunden, erblich nicht belasteten Manne, in deren sehr protahirtem Verlaufe ein linksseitiges pleuritisches Exsudat auftritt.

Vom 35. Krankheitstage an ist auch die Gegenwart von Luft im linken Pleuraraume zu constatiren. Das Herz ist stark nach rechts verdrängt; auf der Höhe der Krankheit geht die Herzdämpfung über die rechte Mammillarlinie hinaus, der Herzstoss ist 1 Zoll unterhalb und nach aussen von der rechten Brustwarze zu fühlen. Die am 76. Krankheitstage gemachte Punction mit Aspiration — in der Gegend des unteren Winkels der Scapula — entleert 93 Unzen klaren Serums und einige Luftblasen, verändert aber die Lage des Herzens gar nicht. Am 114. Tage stirbt der Kranke. Die Section bestätigt die Diagnose. Das Herz liegt in der rechten Seite und hat eine so bedeutende Achsendrehung erlitten, dass der linke Ventrikel ganz nach vorn liegt, während das rechte Herzohr einen Theil des linken Ventrikels bedeckt. Die rechte Pulmonalvene ist zusammengedrückt, die Pulmonararterie evident in die Länge gezerrt. Von Seiten der Aorta kein Hinderniss für die Circulation.

Oesterreicher's (15) Kranker litt an Cirrhosis hepatis; dreimal nach einander traten pneumonische Erkrankungen im rechten Oberlappen ein, zuerst 3 Tage, nachdem eine marantische Thrombose der rechten Axillarvene constatirt werden konnte.

In seiner sonst nicht besonders bemerkenswerthen clinischen Demonstration hebt Flint (17) hervor, dass die locale Lungenaffection schon beim ersten Anblick sich deutlich in der umschriebenen intensiven Röthe der Wangen markire, welche Röthe als geradezu characteristisch für Pneumonie gelten könne — vorausgesetzt, dass man es nicht mit einem hectischen Individuum zu thun habe — und streng von der mehr diffusen allgemeinen Röthung des Gesichtes bei typhoiden Fiebern unterschieden werden könne.

Bezüglich der Therapie betont Flint die entzündungswidrige oft abortive Wirkung des Chinin.

In Bezug auf die Therapie der Lungenentzündungen gehen die Ansichten der Autoren noch weit auseinander und während der eine sich für dieses Mittel erwärmt, empfiehlt der andere jenes. Die vorliegenden Einzelbeobachtungen sind wenig geeignet, Anspruch auf besondere Berücksichtigung machen zu können.

Robinson, empfiehlt bei Pneumonie grosse Dosen Opium in Verbindung mit Tartar. stibiatus, ohne die Art der Wirkung der genannten Combination erklären zu wollen.

Sehr warm tritt Cady (20) für Natr. benzoïc. ein, dem er sofortigen Nachlass aller Erscheinungen und Verkürzung der Reconvalescenz nachrühmt, ohne dass (unangenehme Wirkungen nach irgend einer Seite hin je beobachtet würden. C. verordnet

Natr. benzoic. 2 Drachm.
Aqu. Menth. pip.,
Syrup. Aurantii aa ½ Unze
Aqu. destill. 3 Unzen.

theelöffelweise 3stündl. bei 10jährigen Kranken, die Dosis wird entsprechend vermehrt oder verringert bei älteren Leuten resp. Kindern.

Die Behandlung der Pneumonien mit Vesicatoren, wie sie von Dujardin-Beaumetz (22) seit längerer Zeit empfohlen wird, erfreute sich nicht der Anerkennung von Dauvergne père, welcher sich bemühte, an einzelnen von Dujardin veröffentlichten

Fällen nachzuweisen, wie gerade durch den Gebrauch der Vesicatore die Krankheit verschlimmert und länger hingezogen wurde. Dem entgegen erklärt Dujardin, dass die von seinem Gegner ausgesuchten Fälle solche gewesen seien, bei denen trotz innerer Medication der gewöhnliche Verlauf nicht statthatte und dass er sich aus diesem Grunde zur Anwendung seines Verfahrens entschloss. Er schreite überhaupt erst zum Gebrauch der Vesicatore zu einer Zeit, wo das Höhenstadium der Krankheit erreicht sei, um jetzt den Zerfall und die Ausscheidung der Entzündungsproducte zu beschleunigen. Die Wirkung des Blasenpflasters sei sowohl eine örtliche (Ableitung), als eine allgemeine (stimulirende).

Sturges (21) legt grossen Werth darauf, eine Pneumonie nach der Crise nicht sich selbst zu überlassen, da die Crise oft nur eine unvollkommene, die Resolution eine theilweise sei. Er empfiehlt den Alcohol in Form von Sherry oder Brandy, der bei unvollkommener Lösung als apyretisches und den Resolutionsprocess wesentlich förderndes Mittel angesehen werden müsse.

[Winge, Om Mortaliteten og Behandlingen af Pneumoni. Norsk Magaz. for Lägevid. R. 3. B. 9. Forh. p. 113.

Verf. hat die Mortalität der Pneumonie im Reichsspitale in Christiania in den Jahren 1845—75 untersucht und hat gefunden, dass die Therapie einen sehr geringen Einfluss darauf hat; die durchschnittliche Mortalität ist 16,8 pCt. Aus einer statistischen Zusammenstellung aller Fälle von Pneumonie in Norwegen in den 20 Jahren 1857—76 scheint hervorzugehen, dass die Krankheit in den letzten 10 Jahren sowohl häufiger als gefährlicher geworden.

Verf. bespricht die verschiedenen therapeutischen Methoden, von welchen er die kalten Bäder vorzieht, indem diese das Fieber herabzusetzen vermögen, während sie gegen das Grundleiden machtlos sind.

Rücksichtlich der statistischen Details muss auf die Originalabhandlung verwiesen werden.

F. Levison (Kopenhagen).]

3. Lungengangrän und Lungenabscess.

1) Smith, S. Ch., Gangrene of the lung treated by incision. Lancet. Jan. 17. — 2) Margath, J., Case of gangrene of right lung with caries of spinal column. — 3) Grenser, P., Gangräna pulmonis dextri bei einem 5jährigen Knaben, verursacht durch Aspiration einer Kornähre. Deutsche medic. Wochenschrift No. 24. — 4) Fischl, Jos., Zur Casuistik des Lungenabscesses. Prag. medic. Wochenschrift No. 25 und 26.

Smith (1) unternahm die Eröffnung eines gangränösen Herdes mit ungünstigem Ausgange, glaubt aber auf Grund der gemachten Erfahrung durchaus für die operative Behandlung ähnlicher Fälle eintreten zu müssen.

In seinem Falle, der leider nicht zur Obduction kam, war die Anamnese der Krankheit dunkel, die Gangrän manifestirte sich durch den Auswurf, der aber sehr bald stritte. Die Resorption der foetiden Stoffe bewirkte einen schnellen Kräfteverfall, das Eintreten der Schüttelfröste markirte die Allgemein-Infection. Trotzdem durch die Percussion nachgewiesen war, dass der gangränöse Herd der Vorderfläche des Thorax näher gelegen sei, wählte S. doch die Gegend des unteren Winkels der Scapula zum Operationsorte, um den Ausfluss zu erleichtern. Nachdem mit einer Aspirationsnadel punktirt war, wurde die Oeffnung durch Schnitte erweitert. Floss auch zuerst nichts aus der gemachten Oeffnung, so lehrte doch das Verhalten einer vor dieselbe gehaltenen Flamme während der In- und Exspiration, dass man in eine mit dem Athmungs-Luftstrom zusammenhängende Höhle gedrungen sei. Die Wunde wurde drainirt und eine Spülung mit Carbolsäure vorgenommen. Während eines Hustenstosses entleerte sich alsbald durch das Drainrohr eine grosse Menge fötider Flüssigkeit. Die Spülungen wurden nun beibehalten, der Abfluss der Jauche geschah periodisch, bis der Kranke 12 Tage nach der Operation asthenisch zu Grunde ging.

Margath (2) und Grenser (3) publiciren je einen Fall, in welchem die Lungengangrän durch Aspiration einer Aehre herbeigeführt war.

Der Kranke von Margath ging zu Grunde, und bei der Section fand sich ein $^{3}/_{4}$ Zoll langes Stück einer Grasähre, das den betreffenden Bronchus, in welchem es stecken geblieben war, ventilartig und zwar so verschloss, dass die Inspiration vollkommen gut, die Exspiration fast gar nicht von statten gehen konnte.

In dem Grenser'schen Falle konnte das Bestehen der Lungengangrän schon 8 Tage, nachdem die mehrere Zoll lange Kornähre in die Luftwege gelangt war, constatirt werden. 160 Tage nach dem Insult wurde die Aehre in toto ausgehustet, worauf der Knabe genass.

Die typische Krankheitsgeschichte, welche Fischl (4) in sehr ausführlicher und instructiver Weise giebt, lehrt besonders, wie auch unter sehr ungünstigen Bedingungen die Prognose des sicher diagnosticirten Lungenabscesses günstig gestellt werden kann. Die Temperaturcurve zeigte eine erhebliche Abweichung von der Norm darin, dass sich das remittirende Fieber sehr in die Länge zog.

[Brigidi, V. e Banti, G., Gangrena polmonale per penetrazione nella trachea di un ascesso vertebrale. Lo Sperimentale, Ottobre. (38jähriger Mann, bei welchem die Erscheinungen einer Caries und Abscedirung des 6.—7. Halswirbels sich sehr schnell entwickelten und auf den 1. und 2. Brustwirbel übergriffen. Unter zunehmenden Dämpfungserscheinungen traten zuerst blutige Sputa, dann grosse Athemnoth, Gangränerscheinungen und der Tod ein. Die Perforationsstelle der Trachea war nur 2 Mm. breit und lag einen halben Ctm. über der Bifurcationsstelle, mehr an der rechten Seite; die Erscheinungen im Gewebe der von dem Eitererguss betroffenen und gangränescirenden rechten Lunge waren die gewöhnlichen. Wernich (Berlin).]

4. Phthisis und Tuberculose.

1) Shattuk, C., Fibroid Phthisis. Boston med. and surg. journ. Vol CII. No. 11. — 2) Vindvogel, Phthise et Tuberculose. Journ. de méd. de Bruxelles. Dec. — 3) Féréol, Scrofule et Tuberculose. L'union méd. No. 164. — 3a) Labbé, A. Méricamp, Recherches sur la scrofule et la tuberculose au point de vue médical et chirurgical. Ibid. p. 961. — 4) Shepherd, F. R., On some points in the diagnosis of Phthisis. Lancet. Jan. 3. — 5) Smith, Sab., Note on the diagnosis of cavity in the lung. Ibid. Dec. — 6) Seiler, C., Some remarks on the diagnosis and treatment of incipient Phthisis. Philad. med. Times. July 3. — 7) Thompson, Reginald, The infection of Phthisis. Lancet. Nov. 6. — 8) Simmonds, Beiträge zur Statistik und Anatomie der Tuberculose. Deutsches Arch. für clin. Med. Bd. 27. S. 448. — 9) Laveran, M. A., Note re-

lative a l'anatomie pathologique de la cirrhose pulmonaire palmaire. L'union méd. No. 32. Suppl. — 10) Heitler, Ueber die Spontanheilung der Lungenschwindsucht. Anzeigen der Gesellschaft der Wiener Aerzte No. 31. — 11) Levrat, J. A., De la méthode graphique appliquée a l'auscultation, dans la phthise pulmonaire. Pariser These. — 12) Ferrand, Leçons cliniques sur les formes et le traitement de la phthise pulmonaire. Paris. — 13) Finot, Alb., Marche de la phthisie pulmonaire chez les scrofuleux. Pariser These. — 14) Toussaint, Sur la marche de la tuberculisation pulmonaire. Influence du pneumothorax. Pariser These. — 15) Aslanian, A., De la phthisie aiguë pneumonique. Pariser These. — 16) Dempsey, Alex., Notes of cases of catarrhal pneumonic phthisis. Transactions of the Ulster medic. society. p. 343. — 17) Berthier, A., De la nature et de la marche clinique de la pneumonie caséeuse lobaire aiguë chez les adultes. (Broncho-Pneumonie tuberculeuse aiguë pseudo-lobaire.) Pariser These. — 18) Daremberg, G., Influence de la fonction menstruelle sur la marche de la phthisie pulmonaire. Arch. gén. de méd. Novb. — 19) Damaschino, Recherches sur le contenu du sac dans les anévrysmes des bronches de l'artère pulmonaire chez les phthisiques. L'union méd. No. 49 u. 64. — 20) Gignac, Étude sur les troubles de la parole chez les phthisiques. Pariser These. — 21) Tapret, Accidents cérébraux chez les phthisiques. (Revue clinique médical.) Arch. gén. de méd. Avril. — 22) Scholowski, M. A. Ch., Quelques remarques sur les complications laryngées de la phthisie pulmonaire. Pariser These. — 22a) Boisson, Contribution a l'étude des complications laryngées de la phthisie pulmonaire. Pariser These. — 23) Béringier, Étude sur quelques formes de paralysies dans la phthisie pulmonaire chronique. Pariser These. — 24) Orellana, M., De l'influence des maladies chroniques des voies digestives sur le développement de la tuberculose pulmonaire. Pariser These. — 25) Dettweiler, P., Die Behandlung der Lungenschwindsucht in geschlossenen Heilanstalten mit besonderer Beziehung auf Falkenstein i. T. Berlin. — 26) Klebs, Die Therapie der Tuberculose. Allgem. Wien. med. Zeitg. No. 5. — 27) Müller, D., Zur Therapie der Tuberculose. Deutsche med. Wochenschr. No. 19. — 28) Sachse, P., Zur Inhalationstherapie bei Phthisis. (Offener Brief an Herrn Dr. D. Müller.) Berliner clin. Wochenschr. No. 6. — 29) Both, C., On the treatment of tubercular consumptions. New-York medical record. Febr. 21. — 30) Sawyer, J., Therapeutic notes, with especial reference to the treatment of phthisis by chloride of calcium. Brit. med. journ. June 5. — 30a) Murrell, W., Chaulmugra oil in phthisis. Ibidem. No. 27. p. 844. — 31) Pearse, W., Some observations on consumption. Med. press and circul. Sept. 15. — 32) Powell, Dougl. and Lyell, B. W., On a case of basic cavity of the lung treated by paracentesis. Med. and chirurg. transact. No. 36. — 32a) Diesselben, On a case of basic cavity of the lung, treated by paracentesis. (Royal medic. and chirurg. society.) Brit. med. journ. June 19. — 33) Frisch, A. v., Ueber Tuberculose und deren operative Behandlung. Wiener med. Blätter No. 19. — 34) Köhnhorn, Gegen Nachtschweisse bei Lungenphthisis. Berl. clin. Wochenschr. No. 1. — 35) Creighton, Ch., An infective variety of tuberculosis in man, identical with bovine tuberculosis. Lancet. June 10. (Fortsetzg.) — 36) Dresada, J. v., Ein Fall von Lungentuberculose, complicirt mit Bronchiectasen, Lungengangrän und Emphysem. Wien. med. Wochenschr. 5. — 37) Salomon, M., Zur Casuistik von günstig verlaufender, acuter Phthisis. Aerztl. Intelligenzbl. 27. Jahrg. No. 2. — 38) Laboulbène, M., Scrofulide ulcéreuse du voile du palais; tuberculose pulmonaire. L'union méd. 14. Novb. — 39) Günsburg, Lungentuberculose mit bläsartiger Vereiterung der Fingerenden. Wiener med. Presse No. 20. — 40) Crombrugge, M. van, Phthisie pulmonaire. Hémoptysie. Guérison. Arch. méd. Belges. Octb. — 41) Brakenbridge, D., On pulmonary phthisis; with fibroid contraction of the right lung. Lancet. Jan. 24. — 42) Jones, Handfield, Two cases of phthisis in which hyperventilation was employed. Brit. med. journ. May 15. — 43) Morrell, Case of phthisis, probably of contagious origin. Lancet. May 22. — 44) Geddings, W. H., Report of cases of phthisis. (Treated at Aiken during the Season 1879 80.) New-York med. record. Nov. 6. (Fortsetzung des Berichtes de October 1880.) — 45) Sidney, Davies, A case of obstruction of the „iter a tertio ad quartum ventriculum" occuring in tuberculosis. Autopsie. Clinical records. Decb. 8. — 46) Bucquoy, M., Vomique, tuberculisation consécutive. Gaz. des hôpit. No. 37. — 47) Ferrand, Les indications du vomissement chez les phthisiques. L'union méd. No. 158 u. 159. — 47a) Derselbe, La thérapeutique de la phthisie pulmonaire en 1878—1879. Ibid. No. 83. — 48) Galliard, M. L., Fièvre typhoide et tuberculose. Ibid. No. 124.

Shattuck (1) unterscheidet drei Zustände, welche das clinische Bild der Phthise geben: die acute Miliartuberculose, die acut entzündliche Phthisis und die Cirrhose der Lungen, anatomisch begründet durch die Tuberkelbildung, die pneumonische Infiltration oder Exsudation und die Bindegewebeveränderung — interstitielle Wucherung oder „Fibroidsubstitution" Bastian's. — Meist finden sich zwei oder alle drei Zustände nebeneinander oder miteinander associirt. Mit der 3. Form der Cirrhose beschäftigt sich Sh. eingehender an der Hand eines zur Autopsie gelangten Falles.

Féréol (3) polemisirt gegen die Ansichten Grancher' (cf. diesen Jahresbericht pro 1874. II. S. 160), welcher Tuberculose und Scrophulose für gemeinsamen Ursprungs und sie gewissermaassen wie zwei Aeste eines Baumes, der Scrophel, betrachtet, welche unter bestimmten Bedingungen Scrophulose oder Tuberculose erzeugen könne.

Smith (5) führt ein bisher nicht erwähntes physicalisches Zeichen bei tief gelegenen Cavernen an. Es ist dies ein über der Lunge oder über der Trachea gleichzeitig mit der Systole des Herzens hörbares Geräusch, welches nach S. dadurch zu Stande kommt, dass durch die Contraction des Herzventrikels aus der dem Herzen dicht anliegenden Caverne plötzlich ein Luftstrom ausgestossen wird.

Simmonds (8) giebt das statistische Resultat von 476 im pathologischen Institute zu Kiel secirten tuberculösen Individuen.

Diese 476 Fälle bilden den 4. Theil aller im gleichen Zeitabschnitte vorgenommenen Obductionen. Das Maximum der Todesfälle an Schwindsucht kommt auf die Monate März bis Mai, das Minimum auf September bis November.

Die grösste Zahl in Bezug auf das Lebensalter liefern die beiden ersten Lebensjahre. Bis zur Pubertät nimmt die Zahl beträchtlich ab und steigt dann wieder schnell, um in der Mitte des 3. Decenniums ein zweites Maximum zu erreichen. Entgegen den Anschauungen von Geigel, Fränkel u. a. wird Tuberculose auch in den ersten Lebenswochen, ja selbst im Fötalleben beobachtet. Im Kindesalter ist die Zahl der gleichzeitig tuberculös erkrankten anderen Organe — namentlich des Hirns und seiner Häute — überraschend gross

(93 pCt.), während die tuberculösen Processe des Darmcanals und der Luftwege mehr den späteren Lebensjahren angehören.

Seiler (6) will in ausgedehnter Weise die laryngoscopischen Erscheinungen für die Diagnose der beginnenden Phthise verwendet wissen.

Die aschgraue Färbung der Schleimhaut des Larynx und Pharynx, sowie die Schwellung der Cartil. arytenoid. und der Epiglottis sind es besonders, die als werthvolle Zeichen der Lungenschwindsucht angesehen werden können. Die Cart. arytenoid. nehmen die Form von Birnen an, deren Spitze nach der Ary-epiglottis-Falte zu liegt. Ist die Schwellung einseitig, so correspondirt sie in der Mehrzahl der Fälle mit der erkrankten Lunge, oft ist aber auch die der Schwellung entgegengesetzte Lunge die erkrankte. Seltener sind die turbanartigen Schwellungen der Epiglottis, die dabei eine hufförmige Gestalt annimmt. Die genannte Veränderung der Epiglottis ist ein Zeichen dafür, dass das Lungengewebe schon einem Zerstörungsprocesse unterliegt.

Laryngoscopisch sind diese Schwellungen der Kehlkopfsknorpel deutlich zu unterscheiden von den gewöhnlichen einfachen Oedemen; die Verschiedenheit tritt auch dadurch deutlich hervor, dass durch Scarification der betreffenden Theile die Aphonie und Dysphagie nicht gehoben werden.

Bei der microscopischen Untersuchung findet man das submucöse Gewebe an den betreffenden Knorpeln kleinzellig infiltrirt und stellenweise mit käsigen Depots durchsetzt. Die Follikel erscheinen hypertrophirt.

In seltenen Fällen von tuberculöser Lungenerkrankung — auffallender Weise besonders bei acuter Miliartuberculose — fehlen die genannten Larynx-Symptome. Seiler hebt hervor, dass oft an den Lungen durch die physicalische Untersuchung noch kein afficirter Herd nachgewiesen werden könne, während doch die Untersuchung des Larynx die oben erwähnten Erscheinungen biete. In diesem Falle kann durch vergleichende Percussion beider Lungen in ihrer ganzen Ausdehnung und durch die hierbei zu Tage tretende Differenz der Tonhöhe auf beiden Seiten der Nachweis der vorhandenen Lungenerkrankung zuweilen geführt werden.

Heitler (10) legte seinen Betrachtungen über die Spontanheilung der Lungenschwindsucht die Sectionsprotocolle des Wiener pathologischen Institutes aus den Jahren 1869—1879 zu Grunde. Er excerpirt aus diesen Protocollen alle diejenigen Befunde, bei welchen Tuberculosis obsoleta gefunden wurde, während der Tod infolge einer anderen Krankheit eingetreten war. Diejenigen Fälle, in welchen nur Verwachsungen oder narbige Einziehungen an der Lungenspitze vorhanden waren, sind ausgeschlossen.

Es wurden bei 16563 Obductionen 780 grössere obsolescirte tuberculöse Herde gefunden, von diesen waren 503 Männer, 277 Frauen. H. verfolgt diese Fälle sowohl in Bezug auf die einzelnen Krankheiten, welche zum Tode geführt haben, als auch in Bezug auf das Alter und auf die Beschäftigung der Betroffenen. Die Natur der Veränderungen in den Lungen betreffend, so handelt es sich grösstentheils um mehr weniger ausgebreitete, dichte, schwarz pigmentirte Schwielen, die vereinzelte, oder „in Eruptien stehende“, graue, gelbliche Knötchen oder Hohlräume von Haselnuss- bis Hühnereigrösse mit mehr oder weniger flüssigem oder festem Inhalte einschlossen. Die Affection war meist doppelseitig, jedoch an beiden Seiten von ungleicher Ausdehnung; 651 mal waren beide Lungen, 68 mal nur die rechte und 61 mal nur die linke Lunge befallen. Vorwiegend auf die Lungenspitzen beschränkt, nahmen die Veränderungen doch auch manchmal einen beträchtlichen Theil des Oberlappens ein, in einem Falle waren obsolete Herde auch im Mittellappen, in 4 Fällen auch im Unterlappen vorhanden. Viermal ist disseminirte Tuberculose angegeben. In 3 Fällen waren neben der geheilten Tuberculose der Spitzen geheilte Larynxgeschwüre, in 2 Fällen Geschwüre im Colon ascendens und 7 mal Geschwüre im Ileum notirt.

Am häufigsten tritt Heilung, so schliesst H., bei den chronisch Tuberculösen, am seltensten bei den acuten Erkrankungen ein.

Wovon der Stillstand des Processes und das Erlöschen der Disposition zu weiteren Erkrankungen abhängig ist, lässt sich kaum angeben, nur soviel lässt sich sagen, dass, wenn der tuberculöse Process eine gewisse Grenze überschritten hat, eine Heilung nicht mehr zu erwarten steht, während die Intensität des Processes nicht von Bedeutung ist.

Die Möglichkeit der Heilung der acuten Miliartuberculose kann von Heitler nicht bestritten werden.

Im Anschluss an Heitler's Betrachtungen muss der Fall von Salomon (37) kurz erwähnt werden.

Aus einem doppelseitigen, acuten Bronchocatarrh beider Spitzen entwickelte sich im Verlaufe von etwa 6 Wochen das Bild acuter Phthise: Dämpfung des Percussionsschalles in den Unterschlüsselbeingruben, consonirendes, kleinblasiges Rasseln, Dyspnoë, abendliche Fröste mit nachfolgender Temperatursteigerung bis über 40° C.; Auswurf reichlich, gelbgrün, luftleer; starke Abmagerung, Nachtschweisse.

Die Allgemeinerscheinungen und die locale Affection nahmen im Laufe der nächsten 3 Monate noch zu. Dämpfung und Rasselgeräusche reichten am Ende dieser Zeit nach abwärts beiderseits bis zur Brustwarze. Prognosis pessima. Es werden zuerst Expectorantien, gegen die Dyspnoë Ammon. anisat. mit Aqu. lauroceras.; später als Tonicum das von S. lebhaft empfohlene Chinin gegeben und kalte Frottirungen gemacht.

Mitte Februar ist die Höhe der Krankheit erreicht, von da ab tritt eine auffallende Besserung ein, die Ende März zu vollkommener definitiver Heilung führt. Pat. hat seitdem mehrere Bronchocatarrhe überstanden. S. polemisirt bei dieser Gelegenheit gegen die Anwendung des Alcohol.

Thompson (7) unterscheidet eine ansteckende Form der Phthise von einer nicht infectiösen und führt 15 Fälle unter 15000 von ihm beobachteten Phthisikern als unzweifelhaft auf Ansteckung zurückzuführende an. Die durch Ansteckung — ganz besonders von dem Manne auf die pflegende Frau — entstehende Phthise characterisirt sich in ihren Anfängen ganz exact gegenüber der gewöhnlichen, nicht durch Infection entstandenen.

Laveran (9) beobachtete in Algier eine schon von Haschl (Ueber Lungenindurationen in der Prager Vierteljahrschr. 1856) erwähnte Form von chronischer Pneumonie, die sehr häufig nach Sumpffieber auftrat und sich histologisch dadurch von der gewöhnlichen Form der chron. Pneumonie unterschied, dass in den Alveolen an Stelle des Endothels ein Cylinderepithel auftrat, wodurch die Lungenbläschen gleichsam zu Fortsätzen der Bronchioli umgewandelt wurden.

In seiner These sucht Finet (13) aus literarischen Angaben und nach eigenen Beobachtungen den Nachweis zu führen, dass bei Individuen, welche mit manifester Scrophulose behaftet sind (eiternde Lymphdrüsen, Tumor albus etc.), die Lungenschwindsucht einen langsamen Verlauf nehme, während sie nach eingetretener Heilung strumöser Affectionen rapide Fortschritte mache.

Toussaint (14) vertheidigt die therapeutische Verwendung chirurgischer Eingriffe durch den Hinweis darauf, dass Pneumothorax bei Tuberculösen nicht nur nicht ein sehr fatales Ereigniss sei, sondern dass er im Gegentheil oft einen glückbringenden Einfluss habe, indem er der afficirten Lunge Ruhe verschaffe, die Tuberkelknoten comprimire und den Blutzufluss zu dem erkrankten Organ verhindere.

Im Anschlusse hieran ist auch gleich der Aufsatz von Bucquoy (46) zu erwähnen, in welchem der günstige Einfluss betont wird, den die Communication einer Caverne — vomique — mit einem Pyothorax auf den Verlauf der Krankheit habe.

Aslanian (15) und Berthier (17) bekämpfen beide vom clinischen Standpuncte aus das Princip der Dualität in der Lehre von der Phthise.

Damaschino (18) fand, wie die früheren Beobachter, in der Mehrzahl der Fälle die aneurysmatischen Säcke der Aeste der Pulmonalarterien leer, selten war in ihnen flüssiges Blut enthalten, in einem Falle dagegen war das Aneurysma zum Theil mit geschichteten Coagulis gefüllt. Das letztere Vorkommen benutzt D., um die Möglichkeit der Heilung solcher Aneurysmen zu demonstriren. Das hat Ref. bereits vor mehreren Jahren auf das Bestimmteste nachgewiesen (cf. diesen Jahresbericht von 1877. II. S. 172).

Tapret (21) giebt die Geschichte eines Falles, in welchem der anatomische Befund von Interesse ist; Tuberculose beider Pleuren ohne erhebliche Betheiligung des Lungen-Parenchyms; Affection des Herzbeutels bei gesundem Herzen, Meningitis tuberculosa bei relativ gut erhaltener Hirnsubstanz.

Die These von Gignac (20) beschäftigt sich mit den meningo-cerebralen Affectionen bei Tuberculose.

Denselben Gegenstand behandelt die Arbeit von Béringier (23). Der Letztere unterscheidet 3 Formen bei Lungenphthise vorkommender Paralyse, die unabhängig von den meningitischen Affectionen sind. Während die eine Form von einem apoplectischen Insult bedingt ist, treten die beiden anderen, die eine plötzlich, die zweite sich allmälig entwickelnd, mit Hemiplegie oder Monoplegie (?), oft ausserdem mit Convulsionen und Aphasie unabhängig von Apoplexien ein.

Orellana (24) betrachtet den Einfluss gewisser Erkrankungen des Digestionsapparates, namentlich des Carcinoms des Oesophagus und Magens und des runden Magengeschwürs auf die Entwickelung und den Verlauf der Tuberculose.

Dettweiler's (25) Monographie über die Behandlung der Lungenschwindsucht ist eine ziemlich erschöpfende Darlegung der allgemein herrschenden Anschauungen und der eigenen Erfahrung über den Verlauf und die Behandlung der Lungenschwindsucht. D. tritt dem Schlendrian entgegen, der sich allmälig in Bezug auf die Behandlung der Schwindsüchtigen herausgebildet hat, denen man einseitig bald den Aufenthalt im wärmeren Clima, bald in dünner Luft verordnet, ohne auf den einzelnen Krankheitsfall und auf alle in der Therapie eine Rolle spielenden Momente Rücksicht zu nehmen, und empfiehlt dem gegenüber mit Recht die clinische Einzelbehandlung, wie sie allerdings nur in geschlossenen, der seinigen ähnlichen, Curanstalten möglich sei.

Die Frage nach der Möglichkeit therapeutischer Einwirkung auf die specifische Natur der Tuberculose hat in dem Hauptvertreter der Ansicht von der Specificität der Krankheit auch einen hervorragenden Bearbeiter gewonnen.

Klebs (26), der in eingehender und zu beherzigender Weise die bisher gebräuchliche summarische Statistik verwirft, und der das ihm vorliegende Material — 25 Fälle — aufs Genaueste detaillirt, glaubt die Wirksamkeit der antiseptischen resp. antispecifischen Methode zur Heilung der Tuberculose behaupten zu können. Klebs wendete die Magnesia benzoica und das Natron salicylicum (selten) an. Mittelst eines forcirten Inhalationsverfahrens und innerlich giebt Kl. von ersterem Mittel bis 800 Gran pro Monat. Die Wirksamkeit der innerlichen Verabreichung sieht Kl. an der Verminderung der Micrococcen im Harn.

Indem die Weiterentwickelung miliarer Tuberkel zum Stillstand gebracht und schon gebildete Tuberkel zur Rückbildung geführt werden, kann ein Stationärwerden des krankhaften Processes, in manchen Fällen eine schnelle und dauernde Heilung erreicht werden. Kl. erreichte eine Mortalität von 29,6 pCt. bei den von ihm Behandelten gegenüber der sonstigen Mortalität des allgemeinen Krankenhauses von 41—44 pCt. Die Details der Klebs'schen Arbeit sind im Original nachzulesen.

Müller (27) empfiehlt Borax-Salicylsäurelösungen zu Inhalationen bei Tuberculose. Er ist der Meinung, dass, wenn die Tuberculose auf Microorganismen und infectiöse Stoffe zurückzuführen sei, die Borax-Salicylsäure wirken müsse, vorausgesetzt, dass es gelinge, die erkrankten Lungenpartien überall mit dieser Lösung in Contact zu bringen, da Borax und Salicylsäure diejenigen Factoren vernichten, welche die Bildung der Microorganismen durch Fermente herbeiführen. Die Cardinalfrage sei: „Können wir alle inficirten Theile mit dem Medicament in Berührung bringen?“ Vorläufig scheint die Inhalation der einzig mögliche Weg dazu. Eine Allgemeininfection schliesst die genannte Möglichkeit aus, ebenso kann die Lösung nicht dem Wege durch die Lungenvenen folgen, auf dem nach Weigert die Tuberculose fortschreitet. Doch ist die Borax-Salicylsäurelösung sehr dialysirbar und dringt schnell in tiefe Schichten ein. Das Mischungsverhältniss beider Substanzen ist sehr variabel — möglich, dass Borsäure allein schon genügt.

Im Anschluss an die Rathschläge von Müller berichtet Sachse (28) über 10 Fälle, bei welchen er von denselben Inhalationen Gebrauch gemacht hat.

Von den verschiedenen gegen die Phthise im Allgemeinen oder gegen einzelne Symptome der Krankheit gepriesenen Medicationen können hier nur einige wichtigere hervorgehoben werden.

So empfiehlt Roth (29) Leim und Kieselsäure, um die Calcificirung des Tuberkels zu befördern; Sawyer (30) verordnete Kaliumchlorid neben Leberthran; Murrell (30a) behandelte innerhalb 2½ Jahren 59 Fälle von Phthisis mit Chaulmugra-Oel, das er zu 2—4 Unzen täglich in die Haut der Brust einreiben liess. Er rühmt das Mittel als Expectorans.

Powell und Lyell (32 und 32a) eröffneten eine grosse Caverne durch Punction mit nachfolgender Incision.

Unter antiseptischen Cautelen wurde ein Drainrohr eingelegt, die Wunde durch Injectionen mit Kal. hypermanganicum-Lösung wiederholt gespült. Der Pat. starb 30 Tage nach der Operation. Die Verfasser empfehlen die operative Behandlung der Cavernen aus den schon von Toussaint (14) angeführten Gründen.

Für die operative Behandlung localer Tuberculose — Excision erkrankter Theile — spricht sich Frisch (33) aus.

Köhnhorn (34) verordnet mit Erfolg gegen die Nachtschweisse der Phthisiker ein Streupulver (bestehend aus Acid. salicyl. 3, Amyli 10, Talci 87 Theilen, welches er Abends dick einpudern lässt, bei sehr trockener Haut ölt er dieselbe vorher ein (cf. die Arbeit des Referenten, der die Köhnhorn'sche Methode mit Erfolg anwendete, in den Charité-Ann. 6. Jahrg.).

Creighton (35) glaubt in 6 von ihm post mortem untersuchten Fällen von Lungenschwindsucht die vollkommene Uebereinstimmung des anatomischen Befundes mit der „Perlsucht der Rinder" nachgewiesen zu haben.

Laboulbène (38) beschreibt einen Fall tuberculöser Lungenerkrankung, als deren sicheres Zeichen kleine, halb durchscheinende Knötchen am Gaumen auftraten, eine „Lupus-Form", welche zur Zerstörung des Gaumensegels führt.

Bei der Kranken von Günzburg (39) finden sich die Fingerenden mit Brandblasen bedeckt, welche unter antiseptischer localer und tonisirender Allgemeinbehandlung verschwinden, während auch die Tuberculose geheilt scheint. G. glaubt an einen Zusammenhang des Allgemeinleidens mit der örtlichen Affection, ohne eine Erklärung dafür zu versuchen. (Der Umstand, dass das erkrankte Mädchen vor ihrer Erkrankung 8 Jahre lang in einer Phosphorfabrik gearbeitet hat, führt wohl zu einer anderen Erklärung. Ref.)

Crombrugge (40) sah einen Kranken das Hospital geheilt verlassen, nachdem er eine schwere Lungenerkrankung, welche sich durch wiederholte Hämoptoë und andere Symptome kennzeichnete, glücklich überstanden hatte. Er wurde mit Carbolsäure-Inhalationen mittelst eines gewöhnlichen Pulverisateurs behandelt.

Galliard (48) bespricht das gleichzeitige Vorkommen von Lungenschwindsucht und Ileotyphus. Ohne die Frage weiter zu ventiliren, in wie weit die eine Affection die andere ausschliesst, beziehungsweise von Einfluss auf die Entwickelung der anderen sei, führt er zwei auf der Abtheilung des Prof. Hayem im Hospital St. Antoine beobachtete Fälle vor. In deren einem die Section bei fast geheilten Darmgeschwüren sehr fortgeschrittene Erkrankung der Lungen ergab, während in dem anderen die Erscheinungen von Seiten der Lungen in den Hintergrund traten, während die typhöse Erkrankung den Tod herbeiführte.

[1) Cantani, A., Sulla tuberculosi polmone. Il Morgagni. Settembre. (An einen in seiner Clinik vorgestellten, nichts Besonderes darbietenden Fall knüpft Verf. Erörterungen über Cohnheim's Tuberculosentheorie. Er hat, obgleich dem Gedanken der Ansteckungsfähigkeit zustimmend, doch gewichtige Bedenken gegen Cohnheim geltend zu machen, der z. B. die Prädilection der Phthisis für die Lungenspitzen nicht erklärt, keinen Unterschied zwischen virulenter und nicht virulenter Scrophulose statuirt, welche Cantani als Adenitis specifica tuberculosa und einfache scrophulöse Lymphadenitis unterschieden wünscht. Auch hinsichtlich der absoluten Uebertragbarkeit und Specificität hat Cantani manche Bedenken; hinsichtlich des Punktes der Heredität erklärt er sich damit einverstanden, dass in den Fällen, in welchen hereditär schwer belastete Kinder gesund bleiben, dies als „Spontanheilung" aufzufassen sei. Bei einmal hervorgetretener Krankheit müsse man im Falle günstigen Verlaufes immer mehr an das Obsoletwerden der Tuberculose als an complete und wirkliche Heilungen denken.) — 2) Massotti, L., Delle alterazioni dell' apparecchio digerente nella tisi polmonare. Bologna. (Unter 50 Fällen von Lungenphthisis, welche M. in Bezug auf die Betheiligung des Digestionsapparates analysirte, war dieser 12mal frei, 1mal zeigte er Tuberkel, 37mal ulcerative Processe. Diese letzteren fanden sich mit Vorliebe im Dünndarm, demnächst im Dickdarm, im Pharynx, an der Zunge, im Magen. Der eine Fall wirklicher Tuberkelknötchen betraf ebenfalls den Dünndarm.) — 3) Murri, Aug., Controversia intorno alla diagnosi di tuberculosi nella tisi polmonare. Riv. clin. di Bologna. Gennajo. (Critische Erörterung der Ansichten, welche die neuesten Autoren über das Verhältniss des wahren Tuberkels zur Phthise und den phthisischen Krankheitssymptomen entwickelt haben.) — 4) Foletti, R., Sulla cura della tisi polmonare col benzoato di sodio. Ibid. Gennajo. (Auf Murri's Clinik wurden eine kurze Zeit lang — an 12 Kranken — Heilversuche mit den Natr. benz.-Inhalationen angestellt und constatirt, dass als einziger nachweisbarer Effect derselben eine gewisse Erleichterung der Expectoration allenfalls gelten konnte; im Uebrigen „setzte die Krankheit unbeeinflusst ihr Zerstörungswerk fort".) Wernich (Berlin).

1) Lehmann, J., Lungesvindsotens Aarsager, Udbredelse og Behandling. Kjöbnh. p. 106. — 2) Bryhn, Nogle Erfaringer om Tuberkulose som en infektiös Sygdom. Norsk Magazin for Lägevid. R. 3. Bd. 9. p. 795.

Lehmann (1) liefert eine populär-wissenschaftliche Arbeit, welche die Ursachen, die Verbreitung und die hygienische Behandlung der Lungenschwindsucht bespricht.

Verf. hat gefunden, dass diese Krankheit in den letzten 10 Jahren in Kopenhagen häufiger geworden ist, da in diesen von allen Todesfällen 130,9 p. M. gegen 123,8 p. M. in den vorhergehenden 10 Jahren ihr zugerechnet werden müssen. Das Mortalitätsprocent von Lungenschwindsucht in Kopenhagen 3,50 p. M. Lebender hält die Mitte in der Reihe der europäischen Grossstädte. In den kleineren Städten Dänemarks ist die Sterblichkeit an Lungenschwindsucht zwischen 104 p. M. (Aarhus) und 129,5 p. M. (Randers) aller Todesfälle.

In den dänischen Gefängnissen ist die Krankheit nicht besonders häufig, doch waren unter den Sträflingen der Zellenabtheilung in den Jahren 1873 bis 1878 65,2 pCt. der Todesfälle der Lungenschwindsucht zuzurechnen.

Bryhn (2) ist während einer 30jährigen ärztlichen Wirksamkeit immer mehr zu der Ueberzeugung von der Contagiosität der Lungenphthise gekommen. Verf. berichtet mehrere Fälle, von denen die Geschichte einer Familie besonders instructiv ist: Ein tuberculöser Mann heirathet eine Dame aus gesunder Familie; der Mann stirbt, die Frau und ihre Schwester, die sich während der Krankheit des Mannes im Hause aufgehalten, erkranken an Phthisis; letztere heirathet einen kerngesunden Mann, der nach einiger Zeit an Phthisis erkrankt, wie auch seine Nichte, die einige Zeit in seinem Hause gelebt. Von den Kindern dieser Ehe starb eines an Meningitis, zwei zeigen Symptome von Lungenphthise, eins ist gesund. Nach B. ist Lungenphthise besonders in den späteren Stadien ansteckend. F. Levison (Kopenhagen).

1) Ponikło, Lungenschwindsucht und Lungentuberculose. (Bericht aus der medic. Clinik des Prof. Korczynski in Krakau.) Przegl. lekarski No. 1—7. (Polnisch.) — 2) Zejdowski in Slawuta, Ueber die Behandlung der Lungenschwindsucht mit Stutenmilch-Kumys. Medycyna No. 17, 18.

Ponikło (1) berichtet über 56 Fälle von Lungenschwindsucht, welche in der Krakauer medicinischen Clinik behandelt wurden. Von diesen 56 Fällen waren 52 exquisite Formen von auf Grund einer käsigen Bronchopneumonie entwickelter Lungenschwindsucht ohne Complication mit Tuberculose, die übrigen 6 verhielten sich, wie folgt: ein Fall von allgemeiner Tuberculose infolge von käsigen Herden des Lungengewebes, ein Fall von acuter Miliartuberculose nach Verkäsung von Lymphdrüsen, zwei Fälle endlich boten das Bild einer primären Tuberculose des Urogenitalapparates dar.

Unter den 52 Fällen von Lungenschwindsucht (ohne Tuberculose) verliefen 47 chronisch, in 5 Fällen dagegen war der Verlauf acut oder subacut; in sämmtlichen acut verlaufenden Fällen wies die Section meistens diffuse, oftmals auf den ganzen oberen und mittleren Lungenlappen ausgebreitete, gallertartige, der „desquamativen Bronchopneumonie Buhl's" entsprechende Infiltrate nach; nur vereinzelt konnte man in den betreffenden Fällen kleine, umschriebene, zerstreute Herde aufweisen.

Die Erblichkeit ist in 8 Fällen mit Entschiedenheit nachgewiesen worden, in 6 Fällen dagegen konnte dieselbe ausgeschlossen werden.

In 2 Fällen wurde eine Dilatation und Hypertrophie des rechten Herzventrikels nachgewiesen (Verbreiterung der Herzdämpfung und deutliche Accentuation des 2. Pulmonaltones), die nothwendigerweise in einem Causalnexus mit der durch das Infiltrat bedingten Verengung des Lungenkreislaufes stand. — Mit Rücksicht auf die Untersuchungen Beneke's (namentlich Messungsergebnisse des Herzens und grosser Gefässe bei Constitutionsanomalien) untersuchte man genau in einigen zur Section gelangten Fällen das Verhalten des Herzens und der grossen Arterien. In 3 Fällen erwies sich das Herz sehr klein und die Arterien unverhältnissmässig enge; in allen 3 Fällen war die Pulmonalis (über den Semilunarklappen gemessen) bedeutend enger als die Aorta. Oettinger (Krakau).]

5. Neubildungen und Parasiten der Lunge.

1) Janssen, A., Ein Fall von Lungensarcom mit grasgrünem Auswurf. Inaug.-Dissertat. Berlin. — 2) Curran, W., A puzzling case of cancer of the lung. Lancet. August 15. — 3) Krause, E., Ein Fall von vereiternder, kindskopfgrosser Echinococcusblase im Unterlappen der rechten Lunge. (Aus der medicin. Abtheilung des Prof. Drasche im allgem. Krankenhause in Wien.) Wien. med. Wochenschr. No. 29.

Traube hat bekanntlich (Beiträge z. Pathol. und Therap., B. II, S. 699) inbetreff der Aetiologie und des diagnostischen Werthes grasgrüner Sputa das Resultat seiner Beobachtungen dahin zusammengefasst, dass die grasgrünen Sputa, ausser bei dem Zusammentreffen einer Affection des Respirationsapparates mit Icterus als Product einer schleichend verlaufenden Pneumonie vorkommen und zwar 1) bei der gewöhnlichen Pneumonie, deren Resolution erheblich verlangsamt werde, 2) beim Uebergange der croupösen Pneumonie in Abscessbildung, 3) im Beginne der subacuten käsigen Pneumonie. In der Dissertation von Janssen (1) wird diesen Bedingungen für das Zustandekommen der eigenthümlichen Färbung des Auswurfs eine neue hinzugefügt. Per exclusionem war die Diagnose auf Lungensarcom gestellt worden, und die Section ergab die Richtigkeit dieser Annahme. Durch das längere Zeit in den feinsten Luftwegen verweilende, aus den durch das Sarcom arrodirten Blutgefässen herrührende Blut, welches, vermischt mit den secundären Entzündungsproducten, sich bis zur letzten Oxydationsstufe des Hämatins zersetzte und bis zu seiner Expectoration längere Zeit mit dem Sauerstoff der Luft in Berührung kam, wurde die grasgrüne Farbe der Sputa in analoger Weise, wie es Traube feststellte, bedingt. (Ein analoger Fall mit olivenfarbenem Auswurfe wird von Elliot [Brith. med. journ. 1874] beschrieben. Siehe Jahresbericht de 1875).

Der Aufsatz von Curran (2) behandelt einen Knaben, bei welchem, angeblich nach einem erlittenen Stosse, eine Geschwulst in der Gegend der linken Brustwarze auftrat, welche von C. auf Grund einer Probepunction für ein durch Zerreissung eines Intercostalgefässes entstandenes Hämatom gehalten wurde. — Ein anderer Arzt diagnosticirte ein Aneurysma.

Die Section ergab: rundzelligen Medullarkrebs der ganzen, enorm vergrösserten, linken Lunge, welcher die 6. bis 9. Rippe arrodirt, die 8. gänzlich zerstört hatte. Bei den wiederholt vorgenommenen Punctionen war stets nur schaumiges Blut entleert worden, in welchem die microscopische Untersuchung die characteristischen Krebselemente nie hatte nachweisen können.

Der Krause'sche (3) Fall ist namentlich von Interesse wegen der langen Zeitdauer, während welcher das Leiden ohne bedeutende subj. Beschwerden ertragen wurde.

Der am 23. October recipirte Kranke giebt an, dass seine Beschwerden vor 8 Tagen mit Fieber und trockenem, quälendem Husten ohne Schmerzen begonnen haben. In der Nacht vom 17. zum 18. October trat plötzlich heftiges Erbrechen ein, durch welches eine grosse Menge höchst übelriechender Flüssigkeit entleert wurde. Seitdem bestand grosse Athemnoth und übelriechender, schleimiger Auswurf.

Stat. praes.: Cyanose; Orthopnoë; T. 38,8; P. 120; R. 36.

Der Percussionsschall ist über dem Sternum in der Höhe des 3. Rippenknorpels, sowie rechts über dem entsprechenden Intercostalraum überaus hell und voll tympanitisch. Athemgeräusch vesiculär, mit reichlichem, trockenem Rasseln, das über der tympanitischen Stelle deutlich metallisch klingt. Hinten unten rechts gedämpfter Percussionsschall und statt des Athmungsgeräusches nur lautes Schnurren und Pfeifen. Im Dämpfungsbezirke metallisch klingendes Tropfenfallen und amphorisches Athmen.

Die bei der Untersuchung des Kranken vorgenommenen Bewegungen desselben (Lageveränderung) hatten hingereicht, eine vollkommene Veränderung der unmittelbar zuvor vorgefundenen Verhältnisse herbeizuführen: es fand sich jetzt an Stelle der Tympanie hoher, voller Percussionsschall.

Die Diagnose lautete: Exquisit grosse, bronchiektatische Caverne. 36 Stunden nach der Aufnahme des obigen Status trat der Tod ein. Die Obduction ergab eine grosse, vereiternde Echinococcusblase, welche in der Nacht vom 17. zum 18. wahrscheinlich geplatzt war.

Krankheiten der Digestionsorgane

bearbeitet von

Prof. Dr. H. NOTHNAGEL in Jena.

---

1. Mund- und Rachenhöhle.

1) Peter, Sur la tuberculisation buccale. Gaz. méd. de Paris. No. 1, 3, 9, 12. (Clinischer Vortrag, welcher nur Bekanntes bringt.) — 2) Peters, G. A., Notes of four cases of pharyngeal tumour (myxo-sarcoma). New-York med. Record. 20. Nov. — 3) Tordeus, E., Sur l'emploi du benzoate de soude dans le muguet. Journ. de méd. de Bruxelles. Novbr. (Empfiehlt unter Anführung einiger Fälle örtliche Anwendung des Präparates.) — 4) Déjérine, Paralysie angineuse. Gaz. des hôp. No. 42. — 5) Clinique de Gosselin, Un cas de macroglossie. Ibid. No. 48. (Gewöhnlicher Fall.) — 6) Hôpital de Damaschino, Muguet primitif du pharynx. Ibid. No. 87. (Es wird an Beispielen erläutert, dass der Soor zuweilen primär den Pharynx und erst secundär den Mund befallen kann.) — 7) Kendal Franks, Chronic follicular pharyngitis. Dublin Journ. of med. sc. May. (Enthält nur Bekanntes: erwähnenswerth ist nur die Empfehlung der Aetzung mit Carbolsäure.) — 8) Curtis, T. B., Sudden and transient swellings of the lips. Boston med. and surg. Journ. June 10. — 9) Vanlair, Du Lichénoïde lingual. Revue mens. de méd. et de chir. — 10) Ballade, Léon, Contribution à l'étude du cancer de la partie supérieure du pharynx. Thèse de Paris. — 11) Dontems, V., De la gingivite, essai de classification, ses formes, son traitement. Thèse de Paris. (Hervorzuheben ist nur, dass Verf. bei Behandlung der ulcerösen Formen Chromsäure empfiehlt.) — 12) Magnan, L., Recherches historiques et cliniques à propos de quelques observations de diphthérie bucco-labiale. Thèse de Paris. (Bekanntes.) — 13) Schmidt, M., Ueber Pharyngitis lateralis. Deutsch. Arch. f. clin. Med. 26. Bd. S. 421—424. — 14) Saalfeld, M., Ueber die sogenannte Pharyngitis granulosa. Virchow's Archiv. Bd. 82. S. 147—161. — 15) Zawerthal, W. H., Ueber Pharynx-Tuberculose. Wiener med. Presse. No. 41 u. 42. — 16) Hertzka, E., Ueber die Leucoplakia (Psoriasis) der Zungen- und Mundschleimhaut, und über den Einfluss einer Karlsbader Cur auf dieselbe. Deutsche med. Wochenschr. No. 13. (Verf. beschreibt einige angebliche Fälle von Psoriasis linguae und berichtet einen günstigen Einfluss einer Karlsbader Cur.) — 17) Engelmann, L., Leucoplakia linguae in Karlsbad geheilt? Allgem. Wiener med. Ztg. No. 39. (Verf. bezweifelt, dass Hertzka's Fälle die in Rede stehende Affection gewesen seien.)

Peters' (2) 4 Fälle waren sämmtlich Myxosarcome, mit breiter Basis aufsitzend, jedoch ausschälbar. Bei der Operation empfiehlt er immer die vorgängige Laryngotomie zu machen mit Anwendung der Trendelenburg'schen Canüle. Selbst beträchtliche Tumoren kann man durch den Mund, öfters erst unter gleichzeitiger Spaltung der Wange, entfernen.

Déjérine (4) hat Untersuchungen angestellt über das Verhalten des Nervensystems bei postdiphtheritischen Lähmungen, die an den Extremitäten und im weichen Gaumen localisirt waren. Die an den vorderen, spinalen Nervenwurzeln gefundenen Veränderungen bestanden in einer degenerativen Atrophie der Nervenröhren, die um so ausgesprochener war, je länger der Zustand bestand, und immer den Nerven der gelähmten Theile entsprach. Ausserdem aber liess sich noch eine Atrophie der Vorderhörner der grauen Substanz nachweisen an den entsprechenden Zonen, welche Verf. als die primäre Veränderung anzusehen geneigt ist.

Curtis (8) berichtet, dass er bei einer Reihe von Kranken einen Zustand beobachtet habe, derart, dass Morgens beim Erwachen die Lippen plötzlich stark geschwollen waren, bei gleichzeitiger geringer Röthung, Hitze und Schmerzhaftigkeit. Er schildert die aus der starken und harten Schwellung sich ergebenden functionellen Störungen. — Besondere Ursachen lassen sich nicht auffinden. Verf. erinnert an analoge umschriebene, rasch auftretende Schwellungen im Gesicht, wie sie z. B. bei Arthritikern beschrieben sind, und ist geneigt, dieselbe als „acute reticuläre Lymphangitis" anzusehen. Der Zustand geht in 24—48 Stunden ohne Behandlung zurück.

Vanlair (9) hat mehrere Fälle des von Gubler zuerst eingehend beschriebenen, als Lichenoid der Zunge bezeichneten Zustandes untersucht sowohl in clinischer wie anatomischer Richtung. Er ermittelte, dass irgend ein Parasit pathogenetisch nicht betheiligt ist, dass dieselbe vielmehr zu betrachten ist als „subacute Papillitis, in gyreider Form, mit mehr oder weniger herpiginösem Fortschreiten, mit der Neigung zu Atrophie, welche das ganze Papillarsystem der Zunge betrifft, aber in hervorragender Weise die typischen filiformen Papillen (Stamino-Papillitis atrophica).“ Eine bestimmte Aetiologie ist nicht nachweisbar. Die tactile Sensibilität der Zunge ist immer erhalten, ebenso die gustative. Hyperalgesie fehlt zuweilen, besteht andere Male. Abgesehen von naheliegenden diätetischen Maassnahmen lässt sich bis jetzt keine besondere Therapie angeben.

Schmidt (13) bespricht die Pharyngitis lateralis, d. h. den chronischen Catarrh, welcher die Seitenwand des Pharynx befällt und öfters die peinlichsten Beschwerden veranlasst. Dieser Zustand wird nicht selten verkannt, weil man nicht bei allen Patienten den „Seitenstrang“ sofort zu Gesicht bekommt, sondern oft erst nach Erregung von Würgbewegungen, wobei dann die entzündeten seitlichen Partien des Schlundes hervorspringen. Die Behandlung geschieht, wie bei der Pharyngitis überhaupt, am besten durch Galvanocaustik.

Saalfeld (14) findet als wesentliche Veränderung bei der granulösen Pharyngitis eine Wucherung des lymphatischen Gewebes der Mucosa in der Umgebung des Ausführungsganges einer hypertrophirten Schleimdrüse, wobei der Theil des Ganges, welcher im Bereich des geschwellten Gewebes liegt, erweitert ist. Schon bei blossem Auge, noch besser bei Lupenbetrachtung, ist auf der Kuppe jedes Granulums eine feine schlitzförmige Oeffnung, die Mündung des Drüsenganges, erkennbar. Das lymphatische Gewebe tritt uns in unregelmässiger Anordnung oder in Gestalt von Follikeln entgegen. In der Nachbarschaft des Granulums ist die Schleimhaut entweder gar nicht verändert, oder sie ist verdickt und stärker zellig infiltrirt.

Warum das geschwellte folliculäre Gewebe stets gerade um die Drüsenausführungsgänge sich anhäuft, ist nicht zu entscheiden. Dagegen rührt die Erweiterung des Ganges vielleicht davon her, dass durch die Zunahme des lymphatischen Gewebes eine Spannung in der Umgebung desselben gesetzt wird.

Zawerthal (15) bespricht einige Punkte aus der Geschichte der Pharynxtuberculose und betont als constantes Symptom nach der Bildung der Geschwüre, nachdem das Gefühl der peinigenden Trockenheit vorüber ist, eine höchst lästige, profuse Schleimabsonderung. Einen eigenthümlichen Fieberverlauf, wie Fränkel meine, giebt es bei derselben nicht. Verf. bespricht dann genau den macroscopischen Befund bei der Oculainspection und schliesst mit der Ansicht, dass die Pharynxtuberculose nie primär vorkommt, dass sie keineswegs eine constante Begleiterin der Lungenphthise sei, und wenn sie auftrete, dies nicht zu einer bestimmten Zeit thue.

[Sell, Tilfælde af lingua nigra. Hosp. Tidende. R. 2. Bd. 6. p. 977.

Eine 83jähr. Hauersfrau hatte Schmerzen im Halse. 3 Monate, bevor sie untersucht wurde, hatte sich ein schwarzer Fleck am Dorsum linguae gezeigt; der Fleck wurde allmälig grösser, erreichte eine Länge von 4 Ctm., eine Breite von 2 Ctm., war symmetrisch, die hintere Grenze von den Papill. circumvallat. gebildet. Der Fleck war grau-schwarz, sphacelös; Sensibilität der Mucosa normal; am höchsten in der Mitte, von zahlreichen, grauschwarzen Fäden, beinahe alle festsitzend, gebildet; die längsten Fäden 7 Mm.; sie sind in den obersten zwei Dritteln schwarz, in dem untersten Theil schmutzig braun-gelb; microscopisch zeigen sie sich von zahlreichen Schalen besetzt. Uebriger Theil der Mundhöhle und Pharynx normal. Keine geschwollene Drüsen. Der Fall hält sich beinahe ungeändert ein Jahr hindurch, nur wurde der Fleck ein wenig kleiner und mehr gelblich. Die Fäden waren dann leichter löslich; microscopisch zeigten sie sich von vielen kleinen, runden, stark lichtbrechenden Körperchen umgeben; nur wenige Exemplare von Leptothrix buccalis.

Oscar Bloch (Kopenhagen).]

II. Speicheldrüsen.

1) Maximowitsch, J., Ein Fall von Parotitis mit nachfolgender Meningitis. Petersb. med. Wochenschr. No. 22. (Section. Inhalt in der Ueberschrift.) — 2) Machado, V., Essai sur les oreillons sous-maxillaires. Thèse de Paris.

Machado (2) führt aus, dass gelegentlich die einzige Localisation des Mumps („Parotitis“) in den Gll. submaxillares sein könne, und dass man diese nicht als „abortive“, sondern nur als eine besondere Form anzusehen habe.

III. Speiseröhre.

1) Begge, H., Ueber Stricturen des Oesophagus. Inaug.-Diss. Berlin. (Unbedeutend.) — 2) Neil, J., A case of cancer of oesophagus; perforation of thoracic Aorta and death from haemorrhage; remarkable latency of symptoms. Lancet. March 20. (Inhalt in der Ueberschrift. Die geringen Klagen erklären sich daraus, dass es sich um einen Halbidioten handelte.) — 3) Bloy, Ch., Contribution à l'étude de l'oesophagisme. Gaz. hebdom. No. 46, 47, 50. (Verf. bringt bekannte Dinge über den Oesophaguskrampf, unter Mittheilung verschiedener Krankengeschichten.) — 4) Bompard, L., Étiologie du muguet. Observations du muguet de l'oesophage chez l'adulte. Thèse de Paris. 66. pp. — 5) Marchand, G., Contribution à l'étude de néoplasmes de l'oesophage et en particulier des accès de suffocation et de la pseudo-angine de poitrine. Thèse de Paris. — 6) Lemaitre, H., Complications pseudopulmonaires du cancer de l'oesophage. Thèse de Paris. — 7) Nebbach, M., Quelques mots sur les rétrécissements de l'oesophage. Thèse de Paris. — 8) Eberth, J. C., Tödtliche Blutung aus Varicen des Oesophagus. Deutsch. Arch. f. klin. Med. 27. Bd. S. 566. (Bis bleistift-dicke Venen im unteren Theil des Oesophagus, ohne deutlich nachweisliche Ursache, insbesondere bestand keine Lebercirrhose.) — 9) Cooper, Cancer of the oesophagus. Med. Times. Oct. 16. (Nichts Besonderes.) — 10) Philipson, Stricture of the oesophagus. Brit. med. Journ. Dec. 18. (Zwei ganz gewöhnliche Fälle.)

Unter 13 von Bompard (4) mitgetheilten Krankengeschichten beziehen sich 10 auf Soor des Oesophagus, welchen Verf. für viel häufiger erklärt als den des Magens. Er entwickelt sich namentlich im oberen und unteren Ende der Speiseröhre, weniger in der Mitte; am weitesten vorgeschritten ist er gewöhnlich 1—2 Ctm. oberhalb der Cardia, wo sich nicht selten die Muskelschicht entblösst zeigt.

Marchand (5), welcher das Epitheliom als die regelmässige primäre Form des Speiseröhrenkrebses erklärt, hebt als weniger bekannt zwei Symptome hervor, welche gelegentlich die Diagnose irreleiten können: Erstickungsanfälle und schmerzhafte Anfälle, welche der Angina pectoris gleichen.

Lemaitre (6) meint, dass die nicht seltenen Fälle, wo bei Speiseröhrenkrebs Pleuritis und Pneumonie auftreten ohne Entwicklung von Carcinomknoten in Lunge und Pleura, vielleicht zu erklären wären durch eine Reizung oder Compression, sei es des Stammes, sei es einzelner Zweige des Vagus.

Nekhach (7) führt eine Reihe von Krankengeschichten an, zum Beweise, dass da noch, wo die gewöhnlichen Instrumente im Stiche lassen, bei Oesophagusstenosen der Catheter von Verneuil und Collin den Durchgang erzielen könne.

[Hoffmann, B., *Strictura oesophagi.* Norsk Magaz. for Lägevid. R. 3. Bd. 10. p. 377.

Pat. litt an einer Strictura oesophagi dicht oberhalb der Cardia. Die dünnste Bougie konnte nicht durchgeführt werden. H. führte einen Tuba-Eustachii-Catheter in den Pharynx und durch diesen eine Violinensaite, weil es ihm gelang, durch die Strictur zu kommen. Er liess die Saite 4½ Stunden liegen, sie war dann zu der doppelten Dicke aufgeschwollen. Dann wurde eine Contrabasssaite eingeführt und darauf eine dünne Bougie. F. [illegible] (Kopenhagen).]

IV. Magen.

a. Allgemeines. Symptomatologie und Therapie.

1) Dujardin-Beaumetz, Du lavage de l'estomac. Bull gén. de thérap. 30. Oct. (Nur Bekanntes.) — 2) Poensgen, E., Das subcutane Emphysem nach Continuitätstrennungen des Digestionstractus, insbesondere des Magens. Inaug.-Diss. Strassburg 1879. 72 Ss. — 3) Bregansé, Sul vomito idiopatico. Gaz. med. ital.-lombard. No. 17. (Unwesentlich.) — 4) Andeer, J., Die Anwendung des Resorcins bei Magenleiden. Zeitschrift f. klin. Med. II. Bd. S. 297—309. — 5) Damaschino, Note sur un nouveau procédé pour l'étude des lésions de l'estomac. Gaz. méd. No. 8. — 6) Edinger, L., Das Verhalten der freien Salzsäure des Magensaftes in zwei Fällen von amyloider Degeneration der Magenschleimhaut. Berl. klin. Wochenschr. No. 9. — 7) De l'emploi des préparations fraîches de pancréas dans le traitement des dyspepsies. Gaz. méd. No. 9. (Referat über Engesser's Arbeit.) — 8) Oser, Das Ausheben von Mageninhalt zu wissenschaftlichen und therapeutischen Zwecken. Wiener med. Presse 1879, No. 3. — 9) Ringer Sydney and W. Murrel, On glycerine in flatulence, acidity and pyrosis. Lancet, July 3. (Empfehlung des Glycerin, welches wahrscheinlich durch Behinderung bestimmter Gährungs- und Fäulnissprocesse wirke.) — 10) Faucher, Du traitement des maladies de l'estomac par les lavages. Journal de thérapeut. No. 14 und 15. (Ganz bekannte Dinge, wenigstens für deutsche Leser.) — 11) Ducqnoy, Du lavage de l'estomac dans quelques maladies de cet organe et principalement dans la dilatation de l'estomac. Gaz. hebdom. No. 43, 44, 45. (Wie Faucher.) — 12) Leven, Des phénomènes nerveux dus à la dyspepsie, à la dilatation d'estomac. Gaz. méd. de Paris No. 27. — 13) Banti, G., Di un caso d'ematemesi. Lo Sperimentale, Febbrajo. — 14) Poensgen, E., Fall von subcutanem Emphysem nach Continuitätstrennung des Magens. Deutsch. Arch. f. klin. Med. Bd. 26. S. 171. (Vergl. sub 2.) — 15) Ebstein, W., Einige Bemerkungen zur Lehre von der Nichtschlussfähigkeit des Pylorus (Incontinentia pylori). Deutsch. Arch. f. klin. Med. Bd. 26. S. 295—314. — 16) Zander, Die Catheterisation des Magens. Deutsche med. Wochschr. No. 6. (Empfiehlt zur vollständigen Entleerung des Magens, unter Anwendung des einfachen Heberapparates, den Pat. so zu legen, dass der Kopf sich etwas tiefer als der Steiss befindet.) — 17) Korach, G., Allgemeines Hautemphysem mit Ansammlung brennbarer Gase nach Perforation eines Ulcus ventriculi. Deutsch. med. Wochschr. No. 21 und 22. — 18) Kussmaul, A., Die peristaltische Unruhe des Magens nebst Bemerkungen über Tiefstand und Erweiterung desselben, das Klatschgeräusch und Galle im Magen. Volkmann's Sammlung klin. Vorträge No. 181. — 19) Fenwick, S., On atrophy of the stomach and on the nervous affections of the digestive organs. 8. London. (Der wesentliche Inhalt des ersten Theiles dieses Werkes ist vom Verf. bereits früher mitgetheilt und ref. im Jahresber. f. 1877. II. Bd. S. 208, der zweite Theil lässt sich im kurzen Auszuge nicht wiedergeben.) — 20) Damaschino, F., Maladies des voies digestives. Leç. rec. par M. Letulle Paris.

Nach einer Einleitung (chemische Zusammensetzung des Digestionstractus) bespricht Poensgen (2) zunächst das Emphysem, welches vom Mund, Pharynx und oberen Theil des Oesophagus ausgeht. Beide Abschnitte bringen nur Bekanntes. Aus den Erörterungen über das vom Magen und Darm ausgehende Emphysem, heben wir Folgendes hervor: P. bestreitet, dass der Druck der im Peritonealraum ausgetretenen Gase gross genug werden könne, dass durch ihn allein das parietale Blatt des normalen Peritoneums zerrissen werden könne. Wohl aber sei dies möglich, wenn das Bauchfell krank und seiner Dehnbarkeit mehr oder minder verlustig gegangen ist, z. B. bei Peritonitis, Maceration durch Mageninhalt u. s. w. Ferner kommt ein solcher Durchbruch des parietalen Peritoneums immer nur an ganz bestimmten Stellen zu Stande, welche im Allgemeinen so gelegen sein müssen, dass der Mageninhalt sie ebensowohl erreichen kann, wie die Gase. Zu diesen schwachen Stellen gehört ein im Leistenring befindlicher Bruchsack, ferner die Durchtrittsstellen des Oesophagus und der Aorta durch das Zwerchfell, sowie die Spalten zwischen dessen einzelnen Zacken. Verf. betont dann die diagnostische Bedeutung des erst postmortal aufgetretenen Emphysems, welches nie aus den Lungen und kaum je aus dem Oesophagus stammt. Im Weiteren wird ausgeführt, dass höchst unwahrscheinlich ein Meteorismus allein bei normalem Darm die Ursache eines subcutanen Emphysems werden könne. Wenn dagegen durch Geschwürsprocesse die Darmwand zum Theil zerstört ist, wenn sich die Perforation schon vorbereitet, so könne wohl von dem Geschwür aus durch subperitoneales Vordringen der Gase ein Emphysem sich entwickeln.

Verf. berichtet dann ausführlich über einen Fall aus der Kussmaul'schen Clinik, in welchem bei einem Ulcus ventriculi ein über den ganzen Körper ausgedehntes Emphysem post mortem sich fand, am stärksten am Scrotum; auch das vordere Mediastinum stark emphysematös, das hintere etwas weniger. Das Gas brannte mit bläulicher Flamme. Der Anamnese nach schien das Emphysem schon intra vitam entstanden, als Patient (9 Stunden vor dem Tode) reichlich frisches Brot und Käse genommen.

Andeer (4) empfiehlt das Resorcin bei Magenleiden, namentlich bei Catarrhen, und theilt 13 Beobachtungen aus einer Reihe von über 300 mit, welche für den günstigen Erfolg des Mittels sprechen. Er betont nachdrücklich, dass das im Handel vorkommende Resorcin für die innere Therapie absolut verwerflich ist wegen heftiger toxischer Wirkung; man muss ein reines Präparat durch Sublimation des Rohmaterials gewinnen. Der Nutzen des Resorcin beruht auf der desinficirenden Fähigkeit, welche es besitzt wie Phenol und Salicylsäure, ohne deren Nachtheile. Etwa geätzte Schleimhautstellen heilen schnell ohne Narbenbildung. Ferner wirkt es hämostatisch. Zur Ausspülung des Magens benutzt Verf. in leichteren Fällen eine ½proc., bei stärkerer Gährung eine 1 bis 2proc. Lösung.

Um den Uebelständen zu entgehen, welche für die anatomische Untersuchungen des Magens bei späten Sectionen aus den bekannten Ursachen sich ergeben, empfiehlt Laborde (5), ein bis zwei Stunden nach dem Tode Alcohol (à 86°) durch eine Schlundsonde in den Magen einzugiessen in einer Menge, hinreichend, seine Höhlung auszudehnen.

Edinger (6) constatirte in dem Mageninhalte zweier Kranker mit ausgedehnter Amyloidose der Magenarterien, Capillaren und Drüsenscheiden (die Drüsenepithelien selbst waren unversehrt) ein vollständiges Fehlen freier Salzsäure. Eine Entscheidung bezüglich der Ursache dieses Mangels wagt Verf. noch nicht.

Oser (8) betont die Nothwendigkeit, bei Magendilatationen nicht nur den flüssigen, sondern auch den gasförmigen Inhalt zu entfernen, weil sonst der Heilerfolg nicht eintreten kann. Zu diesem Zweck kann man entweder den Druck im Magen steigern und durch die Sonde die Luft ausstossen (Husten, Bauchpresse, Reizung der Magenwand durch den Schlauch), oder die Luft aspiriren mit einem Ballon, der zwei in entgegengesetztem Sinne wirkende Ventile hat, oder mit der Magenpumpe bezw. jeder Spritze.

Leven (12) hebt hervor, dass bei Dyspepsien eine Reihe nervöser Erscheinungen sich entwickeln können, welche man gewöhnlich fälschlich anderen Krankheiten zuschreibt, der Hysterie, Anämie, dem Rheumatismus. Diese nervösen Symptome sind theils cerebraler, theils spinaler Natur, und meist Hyperästhesien der verschiedensten Art und Neuralgien.

Banti's (13) 21jährige Kranke bot ganz das typische Bild eines Magengeschwürs: starke Dyspepsie, ferner umschriebener Schmerz im Epigastrium, durch Druck und Nahrungszufuhr sich steigernd, cardialgische Anfälle, Erbrechen, wiederholte Hämatemesis, dann allmäliger Verlauf. Die Kranke starb an gleichzeitiger eitriger Proctitis. Die macro- und microscopische Untersuchung des Magens ergab keine Spur von Magengeschwür, sondern nur Catarrh; Leber normal.

Ebstein (15) giebt eine Fortsetzung seiner Untersuchungen über die Incontinenz des Pylorus (vergl. Bericht f. 1878, S. 197). Zunächst die Methode anlangend, giebt er nach der vollen Dose Weinsäure nicht die volle Gabe Natrium bicarbonicum (5 bis 6 Grm.) auf einmal, sondern in Absätzen, weil im ersteren Falle die Kranken öfters Unannehmlichkeiten haben. Es folgen dann zwei weitere Beobachtungen, bei denen im Leben die Incontinenz festgestellt, und post mort. einmal auf einem ulcerösen Carcinom, das andere Mal auf einem grossen corrosiven Geschwür des Pylorus beruhend nachgewiesen werden konnte. In der Epicrise betont E. zwei schon von anderen Beobachtern hervorgehobene ursächliche Momente für Magenerweiterung: Zerstörung der Muscularis in der Regio pylorica und perigastrische Adhäsionen. Es folgt dann ein weiterer Fall von Incontinenz des Pylorus, welche ohne jede anatomische Läsion einfach durch eine nervöse Paralyse der Pylorusmusculatur bedingt war. Bemerkungen über den Brechact und über das wiederkehrende Erbrechen kaffeesatzähnlicher Massen, dem E. durchaus keinen pathognomonischen Werth für die Diagnose des Magenkrebses beilegt, bilden den Schluss.

In Korach's (17) Fall (vergl. dazu Pocnagen sub 2) erfolgte die Perforation Mittags; Abends 10 Uhr, unmittelbar vor dem Tode, Emphysemknistern in der Nabelgegend; ½ Stunde nach demselben auch Gesicht, Hals, vordere Thoraxfläche, Abdomen emphysematös; 12 Stunden später bei der Section ist hier das Emphysem noch viel stärker und erstreckt sich ausserdem auf das Scrotum und die Beine bis zum Fussrücken. Das Gas brennt mit bläulicher Flamme; wahrscheinlich Wasserstoffgas, entstanden aus der Gährung von Amylaceen (Pat. hatte viel Brot und Kartoffeln gegessen).

Die Perforation geschah an der kleinen Curvatur direct in die Bauchhöhle und Bursa Winslowii. Peritoneum des Zwerchfells ganz intact; im Cavum thoracis nirgends Gas, auch die Ränder des Ulcus und der Magen frei von Emphysem. Den Gang stellt Verf. folgendermassen dar: der die vordere Peritonealfläche berührende Chymus wirkt auf dieselben alsbald verdauend ein, das angedaute Peritoneum eröffnet den unter hohem Druck stehenden Gasen den Weg in das subperitoneale Bindegewebe, und von hier aus durch das intermusculäre und interfasciale ins subcutane.

Der Vortrag Kussmaul's (18) geht von einem ausführlich mitgetheilten Falle aus. Im Eingang hebt K. hervor, dass die lebhaften peristaltischen Bewegungen des Magens, welche er als „peristaltische Unruhe" bezeichnet, in grossartigster Weise allerdings an dilatirten Mägen mit hypertrophischer Muscularis bei Pylorusstenosen gesehen werden, aber auch ohne solche ausgeprägten anatomischen Veränderungen vorkommen, als eine „Motilitätsneurose" des Magens auftreten. Darauf wird der Tiefstand des Magens mit senkrechter Stellung besprochen, welche nicht selten als Ausdruck eines restirenden Fötalzustandes vorkommt, mit Stand der grossen Curvatur unterhalb des Nabels. Dieses Verhalten, namentlich wenn es zufällig mit einer Dyspepsie zusammentrifft und mit auffallenden Geräuschen, wird nicht selten fälschlich für Magenerweiterung gehalten. Von solchen Geräuschen nennt N. die Plätschergeräusche, welche entstehen, wenn Luft und Wasser im Magen ist, und die Gurr- oder Klatschgeräusche, die bei ausschliesslicher Anwesenheit von Luft, am besten also des Morgens nüchtern, von den betreffenden Individuen activ durch Contractionen der Bauchmuskeln oder passiv durch raschen Druck erzeugt werden können. Beide Geräusche können bei ganz normalem Magen vorhanden sein. N. meint allerdings, dass die verticale Stellung des Magens das Zustandekommen von Erweiterung erleichtere, warnt aber entschieden, jene erstere schon für letztere zu nehmen.

Verf. bespricht dann die Erscheinung, dass bei vielen Individuen das Spülwasser des Morgens regelmässig gallig gefärbt ist, während der zu anderen Tageszeiten bei denselben Personen heraufgeholte Speisebrei nie Galle enthält. Die Galle fliesst leichter in den leeren als in den gefüllten Magen, wie schon Magendie, Haller und Morgagni wussten, offenbar weil bei leerem Magen die Ringmusculatur des Pylorus in unthätiger Erschlaffung verharrt.

Genaue Beobachtungen stellte N. ferner an über die abnormen peristaltischen Bewegungen des Magens. Er bestätigt die physiologische Angabe, dass dieselben im Cardialtheil schwächer seien als im Pylorustheil (nur unter pathologischen Verhältnissen können sie ausnahmsweise fast über den ganzen Magen hin gleich stark sein) bemerkt ferner, dass er während der Verdauung nie antiperistaltische Bewegungen gesehen habe. Die Zeit des Fortschreitens derselben ist langsam, trotz anscheinender Gewalt; z. B. an einem erweiterten Magen brauchte die Welle vom linken zum rechten Rippenbogen 30—36 Secunden. Die abnorme peristaltische Unruhe ist öfters mit subjectiven Empfindungen, selbst Schmerzen verbunden. Kohlensäure steigert dieselben.

Die peristaltische Unruhe kann die Folge sehr verschiedener mechanischer Hindernisse sein, welche in der Regel zur Erweiterung des Magens führen; N. bespricht kurz aber erschöpfend verschiedene mechanisch-anatomische Verhältnisse, welche als Ursachen hier wirken können. Dabei wird bemerkt, dass bei Magendilatationen wohl auch der abnorme Säuregehalt des Inhalts die Peristaltik steigern könne. Dagegen fehlt die peristaltische Unruhe meist bei den Formen von Magenerweiterung, welche als „atonische" bezeichnet werden, deren verschiedene ursächliche Verhältnisse wieder besprochen werden. Andererseits wieder begegnet man ihr auch in seltenen Fällen ohne Magendilatation, unter Umständen, wo man sie als Folge einer krankhaft gesteigerten Erregbarkeit des peristaltischen Nervenapparates des Magens ansehen muss; diese Form kann man als „Tormina ventriculi nervosa" bezeichnen. Eine zweite Krankengeschichte illustrirt dieselbe.

Zum Schluss bemerkt N., nach Versuchen an der Leiche, dass der Abschluss eines überfüllten Magens vom Darm bei offenem Pylorus durch Verziehung der Pars horizontalis superior duodeni nach unten und spitzwinklige Knickung des Duodenalrohrs an der Uebergangsstelle in die besser fixirte Pars verticalis zu Stande kommen könne. Ferner aber auch bei bestehender Schlaffheit der Bauchwandungen durch eine Rotation des Magens; dabei nimmt der Pylorus eine sagittale Stellung ein und das Duodenum wird um seine Achse gedreht.

[Zdanowicz, Dyspepsia chronica cum hallucinationibus. Gazeta lekarska No. 3.

Der Verf. behauptet, dass ausser den gewöhnlichen Dyspepsien, welche auf gewissen, mechanischen und chemischen Veränderungen des Verdauungsapparates beruhen, noch eine andere Art derselben unterschieden werden müsse, welche eine Reizung der Gehirncentra zur Folge habe. Der Verf. stellt die Hypothese auf, dass die durch die langdauernde Dyspepsie bedingte Reizung der peripheren Magennerven unter gewissen Bedingungen entsprechende Functionsstörungen des Gehirns hervorrufen könne. Solchen Formen von Verdauungsstörungen giebt er den Namen: Dyspepsia chronica cum hallucinationibus. — Aus der Anamnese der an einer solchen Dyspepsie leidenden Personen lassen sich gewisse Umstände entnehmen, welche zu derartigen Complicationen Anlass geben, so z. B. die Mondsucht, langjährige Einkerkerung u. s. w. Die Krankheit hat der Verf. besonders häufig in Wolhynien und Podolien beobachtet.

Als Beispiel führt Verf. einen Fall an, wo bei einem 45jährigen, gut gebauten, kräftigen Manne nach einer lange dauernden Dyspepsie verschiedene Hallucinationen und Illusionen auftraten. Meistens in der Nacht sprang der Kranke laut aufschreiend aus dem Bette; es schien ihm, dass unbekannte Leute über ihn herfallen oder dass das Haus über ihm zusammenstürze. Während einer derartigen nervösen Aufregung war der Kranke gegen die Eindrücke der äusseren Welt, z. B. die Kälte, unempfindlich. Am Tage war der Kranke ziemlich ruhig; jedoch mied er die Gesellschaft, da seine gesteigerte Erregbarkeit ihm nicht erlaubte, an dem allgemeinen Gespräche theilzunehmen.

Es ist dem Dr. Zd. gelungen, das Leiden durch grössere Dosen von Jodkali in wenigen Wochen gänzlich zu beseitigen. Oettinger (Krakau).]

b. Entzündungsformen.

1) Starr, L., A study of the catarrhal conditions of the stomach, with illustrative cases. Philad. med. Times. Febr. 28. (Nur Bekanntes, keine neuen Gesichtspunkte.) — 2) Kirschmann, S., Magenabscess-Heilung. Wien. med. Wochenschr. No. 14. (25jähriger Potator, Fall auf den Bauch am 1. Juli; heftigste Schmerzen im Abdomen und Erbrechen; am 7. Juli Erbrechen von ½ Pfund reinen Eiters; sofort Linderung und dann Genesung.) — 3) Deckler, H., Ein Fall von idiopathischer phlegmonöser Gastritis. Bayr. ärztl. Intelligenzbl. No. 37. (39jähr. Frau, keinerlei ätiol. Momente. Krankheitsbild anfänglich einem Status typhosus gleich, dann anhaltendes Erbrechen, in wel-

chem Eiter nachzuweisen war. Starke Inanition, aber allmälig Genesung.

c. Geschwürsbildung.

1) Legroux, A., Ulcère latent de l'estomac; hémorrhagie abondante; anémie profonde; transfusion du sang; mort et autopsie. Arch. gén. de méd. Novbr. (Inhalt in der Ueberschrift.) — 2) Oser, Ein Fall von Perforation eines runden Magengeschwürs in das linke Herz. Wiener med. Blätter No. 52. — 3) Little, H. W., Gastric ulcer. New-York med. Record. May 22. (Gewöhnlicher Fall.) — 4) Litten, M., Perforirendes Magengeschwür mit tödtlicher Blutung unter dem Bild der perniciösen Anämie verlaufend. Arrodirung der A. lienalis mit Thrombusbildung und secundärer Embolisirung der genannten Arterie. Milzinfarcte. Berl. klin. Wchschr. No. 49. (Bemerkenswerther Fall mit interessanten Einzelheiten.) — 5) Lacey, J., Case of perforating of the stomach, duration of acute attack thirty hours; autopsie. Lancet April 24. (Unbedeutend.) — 6) Chiari. Wiener med. Jahrb. No. 30. (Bespricht anatomisch den Fall Oser's (2).) — 7) Mackenzie, Case of ulcer of stomach, penetrating into the liver. Brit. med. Journ. May 8. (Ganz gewöhnlicher Fall.) — 8) Creswell, Case of chronic gastric ulcer, with total absence of symptoms; Perforation; peritonitis; death. Lancet, Sept. 18. (Gewöhnlicher Fall.)

Oser's (2) Kranke, 71jähr., hatte seit einiger Zeit leichte Magenbeschwerden; am 13., 15., 16. Mai reichliches Bluterbrechen und blutige Stühle. Tod. — Section: An der hinteren Wand des linken Ventrikels des Herzens, nahe dem Sulcus coronarius transversus über den Spitzen der hinteren Papillarmuskelgruppe in der Ausdehnung von 2 Qcctm. das Endocard verdickt, weisslich gefärbt, und von einer für eine gewöhnliche anatomische Sonde durchgängigen, in den Rändern wie ulcerös aussehenden Perforativöffnung durchbrochen, welche direct in die Höhle des Magens führt. In der Pars cardiaca ventriculi an der kleinen Curvatur eine 2 Ctm. weite Lücke in der Magenwand, welche in einen dem Magen hier aufsitzenden Recessus führt, der von Narbengewebe gebildet als etwa wallnussgrosser Sack durch das Diaphragma, das Pericard und die Musculatur des linken Herzventrikels bis an das verdickte Endocard der früher genannten Partie vordringt, woselbst seine Höhle in der angegebenen Weise mit dem Cavum des linken Ventrikels communicirt.

Oser hält seiner Literaturkenntniss nach diesen Fall bis jetzt für ein Unicum.

d. Neubildungen.

1) Tyson, J., Cancer of the pylorus. Philad. med. Times. Aug. 14. (Nichts Besonderes.) — 2) Debelut, J., Contribution à l'étude des adhérences dans le cancer de l'estomac. Thèse de Paris. (Nur Bekanntes.) — 3) Bossowski, A., Ein Fall von Magencarcinom, das einer Anaemia perniciosa täuschend ähnlich war. (Aus der Clinik von Kóczynski in Krakau.) Przegl. lek. No. 49.

e. Dilatation.

1) Landerer, H., Ueber angeborene Stenose des Pylorus. Inaug.-Diss. Freiburg 1879. — 2) Bigelow, H. R., Simple dilatation of the stomach. New-York med. Record. Oct. 2. (Unbedeutend.) — 3) Clifford Allbutt, Remarks on dilatation of the stomach and its treatment. Brit. med. Journal. Febr. 28. (Nur Bekanntes.) — 4) Sneddon, Case of dilatation of the stomach, successfully treated by the syphon stomach-tube. Ibid. Jan. 10. (Gewöhnlicher Fall.) — 5) Malbranc, M., Ueber einen complicirten Fall von Magenerweiterung. Berl. clin. Wochenschr. No. 23. (Es bestand rechtsseitige Wanderniere und habitueller Erguss von Galle und Bauchspeichel in den Magen.) — 6) Duclusaux, De la dilatation de l'estomac. Thèse de Paris. (Nur Bekanntes.)

Landerer (1), welcher mit dem Material des Freiburger path.-anat. Instituts gearbeitet hat, hebt hervor, dass es Fälle giebt, welche clinisch wie p. mort. anatomisch das ausgesprochene Bild von Magenerweiterung darbieten und ätiologisch doch keines der bekannten Momente erkennen lassen; es findet sich eine Pylorusstenose, welche aber in ihrem anatomischen Verhalten durchaus von den gewöhnlichen Formen abweicht, und welche er als „angeborene" bezeichnet.

Verf. bringt 10 solche Fälle bei, in denen allen eine hochgradige Pylorusstenose bestand: von 1,5 Ctm. bis 2 Mm. herab, gegenüber der normalen Weite von 3 Ctm. Die Form und Gestalt dieses Pylorus wechselt etwas; regelmässig ist aber, dass nie eine Verdickung oder sonstige gewebliche Veränderungen an demselben bestehen. — Der Magen selbst ist erweitert, die Schleimhaut glatt und zart, die Magenwand eher verdünnt, die Muscularis nur in einzelnen Fällen etwas hypertrophisch, stets aber bestand eine, sei es fettige, sei es colloide Degeneration der Musculatur. — Leider konnte nur in einem Falle eine genaue Anamnese aufgenommen werden, welche seit frühester Kindheit bei dem 45jähr. Manne bestehende Magenbeschwerden ergab.

V. Darm.

a. Allgemeines. Symptomatologie und Therapie.

1) Burnet, R. W., Flatulent distension of the colon. Lancet. Decb. (Nichts Bemerkenswerthes; Verf. betont das häufige Vorkommen der Flatulenz bei Frauen.) — 2) Rothe, C. G., Electricität bei Colica saturnina. Memorabilien. No. 8. — 3) de Hop, Vertiges produits par la présence d'une taenia. Annal. de la Soc. de Méd. d'Anvers. Avril. — 4) Hardman, Treatment of choleraic diarrhoea by the hypodermic injection of morphia. Lancet. Oct. 2. — 5) Epidemic of diarrhoea at Lima. Ibid. Sept. 25. (Unbedeutend.) — 6) Schaefer, G., Extractum fabae Calabaricae bei Atonie des Darms. Berl. clin. Wochenschr. No. 51. — 7) Boardman Reed, Mercuric bichloride in Dysentery and Diarrhoea. Philad. med. Times. Jan. 31. (Empfiehlt Sublimat in ganz kleinen Dosen bei chronischen Diarrhöen, unter Anführung von 4 Fällen.) — 8) Moyes, J., Embolism of the superior mesenteric artery. Glasgow med. Journ. Debr. — 9) Ferrand, De la diarrhée. Gaz. d'hôp. No. 92 u. 93. (Ganz Bekanntes.) — 10) Faisnel, A., Contribution à l'étude de la colique saturnine. Thèse de Paris. 48 pp. — 11) Meinotte, E., Contribution à l'étude des perforations intestinales. Thèse de Paris. 67 pp. (Im

Wesentlichen Bekannten.) — 12) Woodward, J. J., Alvine Fluxes. The medical and surgical history of the war of rebellion. Part II. Vol. I. Med. history. Washington 1879. — 13) Stiller, B., Ueber diarrhoische Albuminurie. Wiener med. Wochenschr. No. 18 u. 19. — 14) Legerais, Observation de calcul intestinal. Gaz. hebdom. No. 22. (Grosser mit dem Stuhl abgegangener Gallenstein von 8 Ctm. Länge und 10 Ctm. Umfang, welcher Erscheinungen von Enterostenose veranlasst hatte.)

Rothe (2) erzielte bei einer hartnäckigen Bleicolik mit starker Verstopfung dadurch Stuhlgang, dass er eine Electrode des faradischen Apparates hoch ins Colon führte, die andere auf die Bauchdecken setzte. Kurze Zeit nachher reichlicher Stuhl.

De Rop (8) beobachtete bei einem Pat. Schwindelanfälle, welche gelegentlich so heftig wurden, dass derselbe zu Boden fiel. Der Schwindel verschwand, als eine Tänia abgetrieben war.

Hardman (4) empfiehlt als ganz zuverlässig bei cholerischer Diarrhoe subcutane starke Morphininjectionen, insbesondere von Morphin. sulfuricum. Den Durchfall bringe man rasch zum Stehen, und wenn das Erbrechen auch noch andauere, so sei dies ohne wesentlichen Nachtheil. 13 Fälle sind ganz kurz mitgetheilt.

Schaefer (6) empfiehlt nach dem Vorgange von Sabottin und an die physiologischen Versuchsergebnisse sich anschliessend Calabarextract (0,05:10,0 Glycerin 3stündlich zu 3—6 Tropfen) bei Atonie des Darmes und dadurch bedingter Flatulenz und Verstopfung. Sechs rasch geheilte Fälle sind kurz mitgetheilt.

Moyes' (8) Fall von Embolie der A. mesent. sup. betrifft einen 39j., an Stenosis ostii venosi sin. leidenden Ingenieur im Stadium der gestörten Compensation.

25. Januar: Seit 3 Tagen Schmerzen, heut stärker, im Abdomen entsprechend den Rippenbogen, und leichtere in beiden Renalgegenden, namentlich links. Die Leibschmerzen beständig, aber zeitweilig colikähnlich exacerbirend. Leichtes Erbrechen. Abdomen bietet objectiv nichts. 26. Jan.: Allgemeine Unruhe, Jactation; während der Nacht Diarrhoe. 27. Jan.: Diarrhoe stärker; das Erbrochene ist dünnflüssig und schwarz. 28. Jan.: Fortdauer dieser Erscheinungen; kein Blut im Stuhl; rascher Verfall und Tod. Section: Thrombus in der A. mesent. sup., grade da, wo die Colica dxtr. abgeht, die selbst noch auf eine gewisse Strecke verstopft ist. Von den verstopften Gefässen sind versorgt: Colon ascd., wahrscheinlich noch ein Stück des Transversum, Ileum, und vielleicht die untere Partie des Jejunum. Frische Peritonitis. Die unterste Partie des Jejunum, Ileum und Colon asc. dunkelroth; die Röthe bricht an der Flexura coli hepatica plötzlich ab; auch das Mesenterium dieser Theile roth. Die Schleimhaut und die ganze Darmwand der genannten Partien ist blutig infiltrirt, erstere zerfliessend; im Darmlumen Blut.

Verf. knüpft daran, namentlich mit Berücksichtigung der einschlägigen deutschen Literatur, eine clinische Besprechung des Zustandes.

Faisnel (10) giebt an, dass bei der Bleicolik, abgesehen von den bekannten Colikschmerzen, auch eine Muskelhyperästhesie der Bauchwandungen bestehe, beschränkt auf die Gegenden des spontanen Schmerzes. Ferner auch Sehnenschmerzen a) am oberen und unteren Ansatz der Mm. recti, b) in den fibrösen Fasern, welche die äussere Oeffnung des Inguinalcanals umgeben. Endlich wechselnde Schmerzen in verschiedenen Muskeln des Rumpfes und der Extremitäten, namentlich an deren sehnigen und aponeurotischen Ansätzen.

Stiller (13) berichtet über 13 Fälle von Albuminurie bei einfachen acuten Gastrointestinalcatarrhen, zum Theil sehr kräftige Individuen betreffend. Nur 5mal war Collaps vorhanden; die Darmentleerung war häufig, reichlich, wässrig. Nur 2mal wurde nach Cylindern gesucht und deren Anwesenheit nachgewiesen. Die Milz wurde einmal normal, einmal vergrössert gefunden (sonst nicht untersucht).

Bezüglich der Deutung der Albuminurie weist Verf. namentlich auf die Anschauungen Runeberg's hin; im Uebrigen betont er noch das Vorhandensein von individuellen Factoren (Alcoholismus, Anämie u. s. w.).

Das Werk Woodward's (12) ist ein prächtig ausgestatteter Quartband von 869 Seiten mit 41 zum Theil colorirten Tafeln und vielen Holzschnitten. W. behandelt darin die während des nord-americanischen Rebellionskrieges vom Mai 1861 bis Ende Juni 1866 vorgekommenen Fälle von Durchfällen, soweit dieselben aus den Hospitälern und von den Truppentheilen zur Berichterstattung kamen. Wir bemerken, dass unseres Erachtens, abgesehen von den statistischen Daten, der wissenschaftliche Werth des Werkes hauptsächlich in der Darstellung der pathologisch-anatomischen Verhältnisse, der macro- wie microscopischen, liegt. Ausserdem ist es durchweg ausgezeichnet durch eine sehr sorgfältige Berücksichtigung der Literatur, von der ältesten bis in die Neuzeit.

Der I. Abschnitt ist statistischen Angaben gewidmet, welche von den verschiedensten Gesichtspuncten aus aufgestellt sind und übrigens nur die Truppen der Nordstaaten betreffen, weil das auf die conföderirte Armee bezügliche Material fast ganz beim Fall von Richmond verloren ging. Wir müssen von einer Wiedergabe dieser statistischen Tabellen absehen und geben nur die eine auf die Gesammtziffer der fraglichen Fälle bezügliche:

	Weisse Truppen, vom 1. Mai 1861 bis 30. Juni 1866.		Farbige Truppen, vom 1. Juli 1863 bis 30. Juni 1866.		Insgesammt.	
	Fälle.	Todesfälle.	Fälle.	Todesfälle.	Fälle.	Todesfälle.
Acute Diarrhoe	1,155,226	2,923	113,801	1,368	1,269,027	4,291
Chron. „	170,488	27,558	12,098	3,278	182,586	30,836
Acute Dysenterie	233,812	4,084	25,259	1,492	259,071	5,576
Chron. „	25,670	3,229	2,781	626	28,451	3,855
Insgesammt	1,585,196	37,794	153,939	6,764	1,739,135	44,558

Im II. Abschnitt werden kurze Auszüge aus den Berichten verschiedener Aerzte und Hospital-Inspecteure mitgetheilt, deren Wiedergabe ebenfalls unthunlich ist, ebenso wie die des III. Abschnittes, welcher eine kurze Zusammenstellung der in beinahe 900 Fällen gemachten Sectionen bringt. Den weitaus grössten Theil des Buches, die eigentliche Arbeit Woodward's enthaltend, nimmt der IV. Abschnitt ein, überschrieben „Bemerkungen über die Pathologie und Behandlung der Diarrhoe und Dysenterie".

Verf. bringt die Gesammtheit der Fälle, einfach der Uebersichtlichkeit wegen und von ausschliesslich clinischen Rücksichten ausgehend, in folgenden vier Gruppen unter:

1. Acute Diarrhoe — alle Diarrhöen ohne ausgesprochenen Tenesmus.
2. Acute Dysenterie — Diarrhöen mit ausgesprochenem Tenesmus.
3. Chronische Dysenterie — alle chronischen Diarrhöen, gleichgültig ob Tenesmus dabei bestand oder nicht.
4. Diarrhoe mit tuberculöser Verschwärung der Darmschleimhaut.

Acute Diarrhoe. Zunächst ausführlicher historischer Ueberblick, dann Symptomatologie mit besonderer Berücksichtigung der Stühle — alles Bekanntes; bemerkenswerth ist nur die Betonung des regelmässigen Vorkommens niederster Organismen in jedem pathologischen wie normalen Stuhl, von denen W. 4 Formen beschreibt, Kugelbacterien, Stäbchenbacterien, Fäden aus jeder dieser beiden zusammengesetzt, Torula-ähnliche Zellen. Der kurze Abschnitt über Complicationen mit anderen Zuständen und Verlauf giebt auch Bekanntes. — Die anatomische Beschreibung der macro- wie microscopischen Veränderungen ist sehr sorgfältig; nur Eines sei daraus hervorgehoben. Nur sehr selten war der Dünndarm allein ergriffen, und hier handelt es sich zum Theil noch um unvollkommene Untersuchungen; sehr häufig dagegen ist das Colon ergriffen oder beide zusammen, und dann der Dickdarm mehr als der dünne. Später sagt W. wörtlich: „Ich für meine Person muss behaupten, dass weder im medicinischen Museum der Armee noch bei irgend einer Section in den Militärspitälern mir je auch nur ein Fall begegnet ist, sei es von acuter oder chronischer Diarrhoe, in welchem der Dünndarm allein ergriffen gewesen wäre." Eine Wiedergabe der histologischen Details würde den Rahmen des Referates weit überschreiten; Ref. erlaubt sich nur die Bemerkung, dass er nach eigenen Untersuchungen mit den meisten Angaben Woodward's übereinstimmt.

In derselben eingehenden, systematischen Weise wird dann die acute Dysenterie behandelt; dann die chronische Dysenterie; dann die mit tuberculöser Verschwärung einhergehenden Diarrhöen.

Im V. Abschnitt bespricht W. die Ursachen der Diarrhoe und Dysenterie; im VI. die Behandlung.

Dass der Inhalt eines Werkes von 869 Quartseiten sich nicht in die knappen Sätze eines kurzen Referates zusammendrängen lässt, ist begreiflich. Wir müssen uns deshalb mit dieser aphoristischen Inhaltsübersicht begnügen.

b. Entzündung. Geschwürsbildung.

1) Chiari, Enteritis follicularis chronica. Anzeiger d. Gesellsch. d. Aerzte in Wien. — 2) Hagenbach, A. W., Perforation of the small intestine. New-York med. Record. Febr. 14. — 3) Hess, R. J., On membranous enteritis. Philad. med. and surg. Reporter. 24 April. (Einfache Beschreibung des Verlaufes, ohne jede genauere Untersuchung der fusslangen abgegangenen Schleimmassen.) — 4) Greenwood, J. R., A case of fatal ulceration of the duodenum, produced through scalding by hot water used as a haemostatic. Lancet. Aug. 21. — 5) Thompson, A case of abscess in the abdominal wall simulating intestinal obstruction. Med. Times. Jan. 10. (Dem Ref. scheint der Beweis, dass der Abscess, welcher, im Epigastrium gelegen, mit glücklichem Erfolge geöffnet wurde, wirklich von der Darmwand ausgegangen sei, keineswegs geliefert.) — 6) Kelly, B., A case of chronic duodenitis, ascites, jaundice. Lancet. April 3. (Inhalt in der Ueberschrift.)

Chiari (1) demonstrirt den Darm eines an Morbus Brightii gestorbenen Mannes, der zuletzt auch Diarrhoen gehabt hatte.

Im Dickdarm das Bild einer gewöhnlichen Enteritis follicul. chron. mit Verschwärungen und stellenweise Narbenbildungen. Im Dünndarm — was sehr selten — ebenfalls in den Solitärfollikeln wie in den Peyer'schen Haufen bis zum Pylorus ventriculi hinauf bis erbsengrosse Protuberanzen, bedingt durch Eiteransammlung in den Follikeln; dieser Befund, die sämmtlichen Follikel in der Acme der Entzündung, stark vergrössert durch Eiteransammlung, ist ebenfalls nicht häufig.

Verf. betont endlich die Combination der Darmerkrankung mit Morbus Brightii (vergl. Bericht f. 1879, II. 161 Ref.).

Hagenbach (2) theilt 2 Fälle mit, Geisteskranke

betreffend. Im ersten erfolgte die tödtliche Perforationsperitonitis des Dünndarms durch einen Riss in einem, von adhäsiver Peritonitis umgebenen Stück, welches zu einer schwer reponirbaren Inguinalhernie gehörte. Im anderen sieht Verf. als Ursache der Ruptur des Ileum einen kleinen Abscess an, der sich in der Darmwand gebildet hatte; der Darm im Uebrigen gesund.

Greenwood's (4) Beobachtung betrifft einen 40jährigen Mann, dem wegen eines Epithelioms der Penis amputirt war, und bei dem eine Nachblutung nur durch heisses Wasser zum Stehen gebracht werden konnte.

Am 2. Tage danach plötzlich heftiger Schmerz im Leibe mit Erbrechen und Collaps; darauf Peritonitis und nach ca. 36 Stunden Tod. Section: Diffuse Peritonitis; im Duodenum ein 1½ Zoll langes und ½ Zoll breites Geschwür mit scharfen Rändern, mit Zerstörung aller Schichten der Darmwand, so dass das Pancreas den Geschwürsgrund bildet, und einen Riss im Peritoneum. — Verf. bringt das Duodenalgeschwür, da Pat. früher angeblich nie Symptome dargeboten hatte, mit der Verbrühung der Wunde in Verbindung.

d. Dysenterie.

1) Fiebig, E., Zur Behandlung der Ruhr. Berl. clin. Wochenschr. No. 35. (Giebt zuerst Opium und ½ Stunde danach 2—3,75 Grm. Pulv. Ipecac. auf einmal; rühmt die Erfolge.) — 2) Ralfe, C. H., Clinical remarks on the treatment of chronic dysenterie. Lancet. Febr. 14 u. 28. — 3) Szabl, Medycyna No. 46. (Empfiehlt auf Anregung des Dr. Komanos [Berliner clin. Wochenschr. 1879. 1] warm Fructus Myrobalanorum pulv. in der Ruhr, wobei er mit verhältnissmässig kleinen Gaben [Kindern je 2 Stunden 1 Gran, Erwachsenen 4—5 Gran] gute Erfolge erzielte.)

Ralfe (2) empfiehlt namentlich Ol. Ricini, allein oder mit Wismuth, und bei Recidiven, d. h. wenn die Stühle den schon gewonnenen fäculenten Character wieder verlieren, Ipecacuanha in grossen Dosen.

e. Neubildungen.

1) Norton, A. T., Clinical lecture on carcinoma of the sigmoid flexure. Lancet. Dec. 18. (Am Sitze der Neubildung fanden sich im Darme ein Schilling- und ein Sixpence-Stück; Perforation des Darms und Erguss von flüssigen Fäces unterhalb der Fascia iliaca; pyämische Abscesse und secundäre Krebsablagerungen in der Leber.) — 2) Albrecht, R., Spontan gelöstes und ausgestossenes Lipom des Darmcanals. Petersb. med. Wochenschr. No. 9. — 3) Baer, J., Ringförmiger, stricturirender Faserkrebs am unteren Ende des S romanum, ulcerirt in die Blase (Blasen-Darmfistel), Tod nach 3½ Jahren. Prager med. Wochenschr. No. 15. (Inhalt in der Ueberschrift.) — 4) Robert, J. M., Contribution à l'étude du cancer de l'S iliaque. Thèse de Paris. 53 pp. — 5) Giamboni, E., Contribution à l'étude du cancer de l'S iliaque. Thèse de Paris. 107 pp. — 6) Sarazin, G., Etude sur le cancer du coecum. Thèse de Paris. 57 pp. (Bekannten.)

Albrecht's (2) Pat., 51 Jahre alt, bekam Mitte März Leibschmerzen, dann Durchfälle, täglich anfangs 10—15, schleimig mit etwas Blut; Kräfteabnahme; bis Ende April eine birngrosse, dünngestielte Geschwulst ausgestossen wurde; danach rasche Genesung. Es war ein Lipom, dessen Entstehungsstätte aus anatomischen und clinischen Gründen Verf. im Colon ascend. oder descend. sucht.

Robert (4) kommt zu dem Resultat, dass clinisch der Krebs des S rom. in verschiedener Weise sich darstellt. Die Erscheinungen innerer Einklemmung treten plötzlich inmitten anscheinender Gesundheit auf und raffen den Kranken in 2—5 Wochen hin. Oder, das Häufigste, nach einer Periode von Diarrhoe oder Stuhlverstopfung oder beiden abwechselnd erliegt der Kranke einem allmäligen Darmverschluss. Oder er siecht langsam dahin unter den Symptomen einer Krebscachexie. In sehr seltenen Fällen bricht die Krebsgeschwulst nach aussen durch und kann eine Kothfistel veranlassen.

Giamboni (5) sieht als die häufigste Form des Krebses des S rom. (und des Darms überhaupt) das Epitheliom mit Cylinderzellen an. Bestimmte Formen, die man bisher als besondere ansah, sind in der Regel nur Modificationen der eben genannten, so das Colloidcarcinom.

[Hjelt, O., Karcinom i Darmkanalen. Finska läk. sällskapets handl. Bd. 21. p. 303.

46jähr. Mann; Ventrikel normal; im Duodenum ein runden Geschwür von 1 Ctm. Diameter; die angrenzende Mucosa mit kleinen Knoten infiltrirt; im ganzen Ileum und im grössten Theile des Colons zahlreiche, bis erbsengrosse Neubildungen, hier und da kraterförmige Geschwüre. Die Serosa der Gedärme zeigte überall weissgelbliche, perlbandförmige Stränge, welche sich in das Mesenterium fortsetzten. Die Mesenterialdrüsen bilden grosse markige Geschwülste, die Aorta umgebend. Pancreas und Hilus hepatis enthalten eine Menge kleinere, weissgelbe Neubildungen; solche werden auch im Pericardium, Pleura pulmonal. d. und Lobus inf. pulmon. sin. gefunden.

Die Carcinome hält Verf. in mechanischer Weise von den im Duodenum gefundenen Geschwüren für fortgeschleppt, zuerst in die Mucosa, dann von hier in die Serosa und in das Mesenterium.

[illegible] (Kopenhagen).]

f. Darmverschliessung.

1) Heise, H., Ein Beitrag zu Ileus. Inaug.-Diss. Berlin. — 2) Mackenzie, Stephen, Annular stricture of the intestine. Brit. medic. journ. May 15. — 3) Lambart, W. H., Case of intestinal obstruction or occlusion, lasting thirty-nine days; treatment by subcutaneous injections of morphia; recovery. Lancet. June 26. (Inhalt in der Ueberschrift.) — 4) M'Gown, J., Intestinal obstruction, existing for nine months, cured by colo-puncture. Glasgow med. journ. June. — 5) Coats, Jos., On twisting of the intestine as a cause of obstruction. Ibid. June. (Zwei tödtliche Fälle, im ersten betraf die Verschlingung die Flexura sigmoidea, im zweiten das untere Ileumstück.) — 6) Briddon, Intestinal obstruction from internal hernia (retroperitonealis); laparotomy. New-York medical record. May 15. (Tod.) — 7) Davis, W. B., Intestinal obstruction. Boston med. and surg. journ. Vol. CII. No. 9. (Weder die 6 kurz mitgetheilten Fälle noch die angeschlossenen Bemerkungen bieten etwas Besonderes.) — 8) Bianchi, A., Due casi di occlusione intestinale felicemente curati con l'enteroclismo. Lo Sperimentale. Nottb. (Nur Bekanntes.) — 9) Comacci, E. ed A. Bianchi, Contributo alla storia delle occlusioni intestinali. Ibid. Luglio. (4 Fälle mit Section ohne weiteres Interesse.) — 10) Tuckerman, Report of a case of strangulation of the small intestine. Philad. med. and surg. rep. Septb. 18. (Ausführliche Mittheilung des

autoptischen Befunden.) — 11) Brunetti, C., Occlusione dell' intestino tenue da feci-enteroclismo-guarigione. Raccogl. med. 20 Febbr. (Gewöhnlicher Fall.) — 12) Cappi, Ercolano, Del vantaggio dell' oppio nelle occlusioni intestinali. Annali univ. di med. e chir. p. 143. (Empfehlung des Opium unter Mittheilung zweier Fälle.) — 13) Woodbury, F., Fatal intestinal obstruction by gall-stones. Amer. journ. of med. sc. Jan. (Der 76, 82, 89 Mm. im Umfang messende Stein sass im Anfang des Jejunum. Sonst bietet der Fall nichts Bemerkenswerthes.) — 14) Knie, A., Langdauernder Ileus; Enterotomie; Heilung. Petersb. medic. Wochenschr. No. 11. (Nichts Besonderes.) — 15) Fraenkel, B., Ein Fall von Darmstrictur. Berl. clin. Wochenschr. No. 14. — 16) Colantoni, C., Due applicazioni di enteroclismo con cenni storici ed apprezzamenti sull' apparecchio. Raccogl. med. 30 Marzo. (Nichts Wesentliches.) — 17) Buch, M., Ueber die Behandlung des Ileus mit Massage. Berl. clin. Wchschr. No. 41. — 18) Gosselin, Variété insolite d'obstruction intestinale ayant nécessité l'entérotomie. Gaz. méd. de Paris No. 22 u. 23. — 19) Kessler, A., Ileus mit Mercurius vivus behandelt. Berl. clin. Wochenschr. No. 36. (Von 300 Grm. eingeführten Quecksilbers hielt sich die Hälfte 12 Tage im Körper auf, ohne specifische Erscheinungen zu erzeugen; am 12. Tage wurden 150,0 völlig schwarz gefärbter Quecksilberkugeln nach einem Clystier entleert.) — 20) Moore, Ein Fall von 3 Monate andauernder, vollständiger Verschliessung des Darmes und beider Ureteren durch Fibrome. Ebendaselbst. No. 21. (Wesentlicher Inhalt in der Ueberschrift. Das Fibrom hatte bei dem 16jähr. Mädchen in der Valvula Bauhini gelegen, das Darmlumen durchaus verlegt. Die Stenosenerscheinungen, vom Meteorismus abgesehen, sehr mässig.) — 21) Angelucci, G., Coprostasi ostinata durata 35 giorni in un malatto di melancolia catalettica. Lo Sperimentale. Maggio. — 22) Scheele, H., Intussusceptio ilei in der 4. Typhuswoche. Deutsche med. Wochenschr. No. 14 und 15. (Ausführlich beschriebener Fall; bemerkenswerth wegen der Aetiologie.) — 23) Hutchinson, W., A rare case of intestinal obstruction of thirty-nine days' duration. Recovery. Lancet. Jan. 3. (Inhalt in der Ueberschrift.) — 24) Derselbe, Case of intussusception of large bowel. Med. Times. August 7. (Reposition eines prolabirten, 7 Zoll langen Darmstückes. Genesung.)

Heise (1) theilt einen Fall aus der Frerichs'schen Clinik mit, in welchem die Ileussymptome auf eine hochgradige, dem Finger zugängliche Mastdarmstenose bezogen wurden. Die Section ergab jedoch noch eine incarcerirte Hernia obturatoria. Diese hatte dann erst secundär zum Mastdarmverschluss geführt, in der gestauter Koth oberhalb der Hernia obturatoria das Rectum comprimirte.

Mackenzie (2) erzählt einen Fall zum Beleg, dass der Abgang von kleinen, knolligen, abgeplatteten oder sonst verunstalteten Kothmassen, während normal gestaltete Entleerungen niemals erfolgen, ein werthvolles Symptom für die Diagnose tief gelegener Darmstenosen sei.

M'Gown's (4) clinisch dürftig beschriebener Fall betrifft einen Kranken, der Monate lang an Durchfall mit allmälig zunehmendem Meteorismus litt (ob Stuhlverstopfung später folgte, ist nicht gesagt); er magerte ab, bekam Hydrops. Alle therapeutischen Maassnahmen wirkten nur palliativ, bis durch die Punction des mittleren Colon eine Menge Gas abgelassen wurde; 3 Stunden danach spontane, enorm reichliche Entleerung, und Pat. genas.

Fraenkel (15) beschreibt den in seinem Verlaufe nichts Besonderes darbietenden Fall einer Darmstrictur, welche, bei primär unversehrter Darmwand, durch eine circumscripte chronische Peritonitis veranlasst war, die zur Knickung und Verwachsung des Darmes geführt hatte. Die Strictur lag 17 Ctm. oberhalb der Analöffnung und war 4 Ctm. lang.

Buch (17) empfiehlt bei Ileus durch Coprostase und Invagination die Massage als sehr wirksam selbst in Fällen, wo Eingiesserclystiere und Drastica im Stiche lassen. Man soll das Ende der Geschwulst immer zuerst entleeren, und wo dies unbekannt ist, abwechselnd an den Enden nach der einen und nach der anderen Richtung streichen. Einige Fälle sind mitgetheilt.

Gosselin's (18) Fall betrifft eine 64jähr. Frau, die früher schon immer an Obstipation gelitten hatte; sie bot die Erscheinungen einer Enterostenose, jedoch der Beschreibung nach wenig stürmisch und wenig heftig. Nichtsdestoweniger wurde die Enterotomie gemacht. Die Pat. starb. Section ergab enorme Ausdehnung des Colon, namentlich in seinem unteren Theil; aber nirgends eine Andeutung eines mechanischen Hindernisses. G. nimmt deshalb einen neuralgischen Ileus an.

[1) Corradi, G., Sull' invagimento intestinale cronico. Lo Sperimentale. Gennajo. (Die clinische Beschreibung schliesst an einen durch Operation zur Heilung gebrachten Fall von Papillom der Darmschleimhaut und auch einen diagnostisch unklar gebliebenen (wahrscheinlich Invagination), durch Lufteinblasen geheilten Fall an. Im Uebrigen nichts Neues.) — 2) Parellada, Ant., Un caso di occlusione intestinale. Gaz. med. Ital.-Lomb. No. 23. (Ein wahrscheinlich auf intestinaler Invagination beruhender Darmverschluss wurde durch Auslass der Darmgase mittelst einer Probetroicart-Punction und Bauchmassage geheilt.)

Wernich (Berlin).

Helweg (Kjöbenhavn), Et Tilfaelde af ejendommelig Tarmlidelse. Hosp. Tidende. R. 2. Bd. 6. S. 361.

Ein 45jähr., nierenkranker Bauer hatte viele Jahre hindurch an Obstipation und Schmerzen des Unterleibes gelitten; Reg. ileo-coecalis wurde geschwollen, wann er längere Zeit umherging; zuletzt musste er immer zu Bette sein. Beinahe jeden Monat litt er ungefähr 10 Tage an Obstipation, mit Diarrhoea abwechselnd. Mai 1878 wurde Regio iliaca dextra als Sitz eines indolenten Tumors gefunden; Consistenz der Intumescenz, wie eine Darmschlinge, Percussion tympanitisch; bei tiefem Drucke wurde Crepitation gefühlt; bisweilen verschwand der Tumor plötzlich; nachher reproducirte er sich wieder im Laufe einiger Minuten bis 24 Stunden. 21. December 1878 Tod unter den Symptomen einer Meningitis baseos. — Section: Miliare Tuberkel der Pia, Lungen und Leber. Oberster Theil des Coecums und unterster Theil des Colons waren stark durch Luft ausgedehnt; darüber zeigten sich 2 verengte Partien des Colons, durch einen mit Luft gefüllten und dadurch ausgedehnten Theil des Darmes von einander getrennt; der Theil des Darmes jenseits der Flexura coli normal. In der ersten der verengten Partien des Colons war die Mucosa cavernös, wie schwammartiges Gewebe gebildet, dessen Maschen und Höhlen mit runden, fäcalen Knollen ausgestopft waren; an einer Stelle wurden 2, mit dem Lumen des Darmes parallele Canäle, welche mit einander, wie auch mit dem Darme selbst communicirten, gesehen. In der zweiten Verengerung war das Gewebe verdicht, aber nicht cavernös. Bei microscopischer Untersuchung wird das Gewebe ganz wie die Mucosa des Darmes gefunden.

Oscar Bloch (Kopenhagen).

Garcia, G. M., Caso notable de oclusion intestinal. Cron. méd.-quir. de la Habana. No. 7, 8, 9. (Ausführliche Geschichte eines tödtlich verlaufenen Falles von Darmverschluss, d. h. peritoneale Stränge und Verwachsungen, die sich wahrscheinlich im Verlaufe mehrerer Jahre entwickelt hatten, am Lebenden nicht diagnosticirt. Semeleder (Mexico).

Korczynski, Zwei Fälle von Darminvagination längerer Dauer. Sitzungsbericht der Krak. ärztl. Ges. Przegl. lekarski. p. 450.

In einem Falle dauerte die Invagination 6 Wochen. Der weitere Verlauf unbekannt. In dem anderen (bei einem 41jährigen Kranken), wo die Diagnose durch die Möglichkeit, das Intussusceptum in dem Mastdarm zu fühlen, ausser Zweifel lag, bildete sich nach einer 3 monatlichen Dauer eine Communication wahrscheinlich zwischen dem Dünndarm und der Mitte des invaginirenden Darms. Die Diagnose dieser Communication basirte sowohl auf dem Nachlasse der bisherigen Beschwerden, dem Verschwinden der blutig-schleimigen Stühle, als auch auf der Möglichkeit, die mittlere Bauchgegend mit Luft aufzublasen (ohne dass Luft zwischen den oberen Theil der invaginirten Darmhäute eindrang), was früher niemals gelang.

Oettinger (Krakau).]

g. Darmschmarotzer.

1) Bérenger-Férand, Le taenia à l'hôpital Saint-Mandrier. Bull. gén. de thérap. 30. Juillet et 15. Août. — 2) Bétances, Expulsion d'un taenia chez un enfant de cinq ans avec 6 Grm. de sulfate de pelletiérine. Ibid. 30. Novbr. (Inhalt in der Ueberschrift; zu bemerken ist nur noch, dass Verf. eine Gabe von 0,3 Grm. selbst bei Erwachsenen für zu stark hält.) — 3) Fanconneau-Dufresne, Plus de 5000 vers ascarides lombricoïdes, rendus en moins de trois années, la plupart par le vomissement; guérison. Union méd. 18. Mai.

Bérenger-Férand (1) giebt einen ausführlichen Bericht über die in S. Mandrier (bei Toulon) beobachteten Tänien und deren Behandlung. In diesem Hospital werden alle Marinesoldaten aufgenommen, welche aus den tropischen französischen Colonien zurückkommen. Von den verschiedenen Bandwürmern kam ausschliesslich nur der „waffenlose" vor (Taenia saginata, Ref.). Verf. giebt zunächst statistische Tabellen ohne allgemeineres Interesse bezüglich des Krankenzuganges. — Die Länge einer einzeln im Darm hausenden Tänie ist in 49 pCt. weniger als 5 Meter, 40 pCt. 5—10 Meter, grössere Längen sind selten. Bei einem Kranken wurden 12 Tänien beobachtet. Einmal wurde ein 2 Meter langes Tänienstück ausgebrochen.

Hauptsächlich beschäftigt sich Verf. mit der therapeutischen Seite. Von vielen Mitteln wurden namentlich drei angewendet: Kürbiskerne, Kousso, Granate. Als erfolgreich bezeichnet Verf. die Cur nur, wenn der Kopf selbst zweifellos nachgewiesen wurde. Kürbiskerne, nach verschiedenen Methoden angewendet, waren unter 81 Malen 4 mal erfolgreich, 77 mal erfolglos; Koussopulver unter 173 Malen 14 mal erfolgreich, 159 mal erfolglos. Von der Granate wurden die verschiedensten Theile und Präparate versucht, am häufigsten die trockene Wurzel: 23 mal unter 177 erfolgreich, 154 erfolglos; der gesunde frische Stamm (Tige): 25 mal unter 39 erfolgreich, 14 erfolglos; der kranke frische Stamm: 1 mal unter 18 erfolgreich, 17 erfolglos; endlich die Alkaloide der Granate, das Pelletierin. Von den 4 Alkaloiden: α Isopelletierin, β Pelletierin, γ Pseudopelletierin, δ Methylpelletierin sind nur α und β Tänifugen, γ und δ absolut nicht, und zwar von den beiden angewandten Salzen, Sulfat und Tannat, das letztere sehr viel wirksamer, wahrscheinlich weil es weniger rasch in den oberen Darmabschnitten resorbirt wird. Mit dem gerbsauren Pelletierin hatte Verf. 61 Erfolge und nur 19 Misserfolge unter 80 Fällen. Die Dose ist 2—4 Gramm.

Fanconneau-Dufresne (3) berichtet, dass ein 12jähr. Knabe Spulwürmer verlor, anfänglich mit dem Stuhl, später durch Erbrechen, z. B. an einem Tage des Morgens 103 und des Abends 72. Bis zur Genesung gingen im Ganzen 5126 gezählte Würmer ab, viele ungezählte nicht gerechnet.

VI. Leber.

a. Allgemeines. Icterus.

1) Matthes, R., Ueber Icterus epidemicus. Inaug.-Diss. Berlin. (Statistik der in der Ambulanz des Augustahospitals von 1875—1879 beobachteten Fälle von Icterus catarrhalis.) — 2) Black, J. R., Hepatico-cardiac sedation. Philad. med. a surg. Reporter, May 15. — 3) L'ictère grave. Gaz. d. hôpit. No. 4. (Referat über eine Arbeit Mossé's.) — 4) Litten, M., Wiederholte Attaquen von intensivem Icterus, bedingt durch Druck einer rechtsseitigen Wanderniere auf den Gallenausführungsgang. Charité-Annalen. (Casuistik; Inhalt in der Ueberschrift.) — 5) Stiller, B., Wanderniere und Icterus. Berl. clin. Wochenschr. No. 28. (Verweist mit Bezug auf den vorstehenden Fall Litten's auf eine frühere Aeusserung von sich, dass er ein solches Symptomenbild prognosticirt habe.) — 6) Guitéras, J., On the therapeutic advantages of administering iodide of potassium during fasting; with some remarks on interstitial hepatitis with enlargement of the liver. Philad. med. Times, June 5. (Verf. empfiehlt Jodkalium bei Lebercirrhose, Gallensteinen u. s. w.) — 7) Rira, A., Della febbre epatica a corso intermittente. Rivista clinica di Bologna. Novb. — 8) Becker, Ueber einen unter dem Bilde des Icterus gravis verlaufenden Fall von acuter, tödtlicher, wahrscheinlich diphtheritischer Allgemeininfection. Berl. clin. Wochenschr. No. 30 u. 31. — 9) Arango y Lamar, Des phénomènes prémonitoires de la colique hépatique de quelques-unes des manifestations cliniques de la lithiase biliaire Symptomatologie, Diagnostic, Traitement. Thèse de Paris. (Bekanntes.) — 10) Laurent, A. E., Modifications des bruits du coeur dans la cirrhose du foie. Thèse de Paris. — 11) Mossé, A., Étude sur l'ictère grave. Paris. 8.

Unter Hepatico-cardiac Sedation versteht Black (2) „eine auffallende Verlangsamung der Herzthätigkeit, offenbar das Resultat einer krankhaften Materie im Blut, welche auf dem Wege der Ausschliessung nur auf eine fehlerhafte Leberthätigkeit bezogen werden kann". Die ganze Ausarbeitung ist ein theoretisches Räsonnement, ein paar ganz dürftige Krankengeschichten sind beigefügt, von denen eine als Illustration dienen möge: „in einem anderen Falle führten der sehr langsame Puls, die Melancholie, immer wiederkehrende Selbstmordgedanken, Schwindel und ein dumpfer Kopfschmerz in der basilaren Schädelgegend zur Annahme einer beginnenden Cerebralaffection" Die Erscheinungen schwanden erst, als Verf. „mild auf die Leber wirkende" Mittel gab.

Riva (7) berichtet, dass einer von den vier Kranken, welche an intermittirendem Leberfieber litten und über welche er früher mitgetheilt (vergl. Bericht f. 1878. II. Bd. S. 207), gestorben sei. Die Section bestätigte die Richtigkeit seiner Annahme, dass das intermittirende Leberfieber nicht immer von einer Gallenstauung abhängig sei; von einer solchen war im vorliegenden Fall keine Rede. In der Leber selbst bestand eine ausgedehnte Bindegewebswucherung, am ähnlichsten der hypertrophischen Lebercirrhose der französischen Schule, nur waren die Leberzellen nicht fettig, sondern verkleinert und von veränderter Gestalt, mit undeutlichem Kern und gelb pigmentirt.

Becker (8) berichtet folgenden Fall:

57jähr. Mann; seit dem 20. Dec. allgemeines Unbehagen mit Fiebersymptomen, Schmerz im Halse. Am 28. Angina diphtheritica (Chinin, Natr. benzoicum, Kali chloric. in 5proc. Lösung alle 10 Minuten zu gurgeln und Zaldt. in die Nase eingeschnaubt; Pat. gurgelt „fast ununterbrochen"). Am 29. besseres Befinden. Am 30. früh hochgradiger Collapsus; nahezu schwarzer Urin, wie Carbolharn, mit viel Eiweiss. Am Abend Collaps geringer, Urin noch tiefer schwarz. Am 31. December zuerst Icterus bemerkt; in 30 Stunden 150 Ccm. schwarzen Harns. 1—4 Januar] Erbrechen, zunehmender Collaps, blande Delirien; allgemeiner Icterus; Harn unverändert von derselben schwärzlichen Farbe; Leber und Milz nicht vergrössert; zuletzt convulsivische Zuckungen; am 4. Januar Tod.

Die genaue Untersuchung des Urins ergab (von Leichtenstern ausgeführt): Menge in 24 Stunden 95 bis 150 Ccm., Sp. 1,015; schwarz, bei durchfallendem Licht dunkelbraun. Im Sediment vereinzelt weisse Blutzellen, Epithelien, viele Cylinder. Ausserdem reichlich amorphe, schwarze Pigmentmassen im Sediment, unlöslich in Alcohol, Aether, Chloroform, Alcalien, Säuren; keine Gallenpigmentreaction; kein Indican; kein Phenol; kein Hämatin — demnach das Pigment als Melanin anzusprechen. Es handelte sich also um Melanurie. Nie Leucin oder Tyrosin im Harn; auch nicht postmortal in der Leber.

Section: Schwellung der Drüsen am Halse und im Mediastinum, Micrococcen-Colonien in Leber und Nieren, hämorrhagische Herde im Herzen. Trübe Schwellung, fettige und moleculäre Degeneration der Leberzellen wie bei acuten Infectionsprocessen; dasselbe in den Epithelien der Harncanälchen.

Lauront (10) erörtert die auscultatorischen Veränderungen, welche im Verlaufe der Lebercirrhose am Herzen erscheinen können, und macht dieselben abhängig theils von begleitender Hydrämie, theils von einer Dilatation des rechten Ventrikels, welche von einer erhöhten Spannung in der Pulmonalarterie abhängt, die wieder „durch eine reflectorische Verengerung ihrer Vertheilungen erzeugt ist".

b. Gallenwege.

1) Tuckerman, A case of gall-stone simulating aneurysm. Philad. med. and surg. Reporter. Sept. 15. (Nichts Besonderes.) — 2) Fiedler, A., Ueber Gallensteine. Wiener med. Blätter No. 48 und 52. — 3) Bouchard, Du mode de formation des ulcérations calculeuses de la vésicule biliaire. Arch. gén. de méd. Août. — 4) Bufalini, U., Contribuzione all' uso terapeutico del podofillino nella colelitiasi. Giorn. internaz. delle sc. med. (Empfiehlt Podophyllin.) — 5) Cole, Th., A year's experience on gall-stones. Brit. med. Journ. Febr. 28. (Unbedeutend.) — 6) Besnier, J., Obstruction calculeuse incomplète des voies biliaires avec accès de fièvre intermittente et rejet de nombreux calculs. Arch. gén. de méd. Avril et Mai. (Verf. erzählt ganz ausführlich einen Fall; Tod, keine Section. Die ausführlichen angeknüpften Erörterungen ergeben keine neuen Gesichtspunkte.) — 7) Bouchardat, Traitement hygiénique des calculs biliaires. Bull. gén. de thérap. 30 Août. (Bekanntes.) — 8) Van Buren, On a case in which numerous gall-stones were discharged through a fistulous opening in the abdominal wall. Lancet, August 7. (Inhalt in der Ueberschrift.) — 9) Johnson, G., Case of simple stricture of the common bile-duct, causing jaundice and ascites. Brit. med. Journ. Aug. 7. (Inhalt in der Ueberschrift.) — 10) Banti, G. e Brigidi, V., Calcolosi biliare complicata da trombi e da flebite della porta. Lo Sperimentale. Maggio. (Ausser der in der Ueberschrift genannten Complication heben die Verff. hervor, dass trotz langer Gallenstase bei der Pat. keine hypertrophische Lebercirrhose sich entwickelt hatte.) — 11) Pozzi, G., Polipo del coledoco; itterizia. Gaz. med. Ital.-Lomb. No. 40. — 12) Kennedy, R., On the use of olive oil in large doses for softening and causing the easy expulsion of biliary calculi. Lancet, Sept. 18.) — 13) Chrostek, Fr., Gallensteine. Allg. Wiener med. Zeitg. No. 36—38, 41, 45, 51, 52. (Verf. bespricht die Pathologie der Cholelithiasis im Tone eines Lehrbuches, mit Einflechtung einer Reihe seltenerer eigener Beobachtungen.) — 14) Stephanides, E., Einiges zur Actiologie und Therapie der Gallensteine und Gallensteincolik. Wiener med. Wochschr. No. 24. (Unbedeutend.)

Fiedler (2) bringt zunächst einige Krankengeschichten zum Beweise, dass die Ausstossung der Gallensteine öfters unter Erscheinungen erfolgt, die ganz von dem gewöhnlichen Bilde abweichen. So bestand in einem Falle das Bild einer durch Carcinom oder Ulcus bedingten Stenose des Pylorus; periodisches Erbrechen von Blut und Galle, enorme Auftreibung des Magens, krampfartige Schmerzen, Abmagerung, cachectisches Aussehen ohne Icterus, Geschwulst in der Pylorusgegend. In einem anderen musste Psoasabscess diagnosticirt werden; der Stein verweilte wochenlang im S Romanum; in einem dritten das Bild einer Darmverschliessung. — Im Weiteren führt F. aus, dass die Galleneoncremente weit häufiger durch Ulceration in den Darmcanal gelangen (und nicht durch den Ductus choledochus), als man gemeinhin annimmt.

Bouchard (3) nimmt auf Grund seiner Untersuchungen für manche Fälle von Ulcerationen der Gallenblase nach Gallensteinen folgenden Entwickelungsgang an: Steine in der Gallenblase; Hypertrophie der Wände der sie beherbergenden cystischen Tasche, characterisirt durch Entwickelung der fibromusculären Elemente; Bildung neuer Steine in diesen Taschen und dann in diesen durch den Reiz des Fremdkörpers Ulcerationen.

Bei Pozzi's (11) Kranken war ein schwerer Icterus durch einen haselnussgrossen, 6 Grm. schweren Polypen (im Gallengang?) bedingt gewesen, denn als derselbe nach einem Drasticum im Stuhl erschien, bildeten sich die Erscheinungen zurück.

Kennedy (12) empfiehlt grosse Dosen (bis 6 Unzen) Olivenöl auf einmal zu nehmen, als zuverlässiges Mittel, um den Abgang grosser Mengen von Gallensteinen zu erzielen. Mehrere Fälle sind zur Erläuterung mitgetheilt.

[Bossowski, K., Temperaturerhöhung bei Gallensteincolik. Clinischer Bericht. Przeglad lekarski. No. 50.

Unter 27 Fällen von Gallensteincolik, die im Laufe von 4 Jahren in der Clinik des Prof. Korczynski in Krakau behandelt wurden, beobachtete man in 2 Fällen Schüttelfröste mit Temperaturerhöhung, welche in einem Fall 38,4, in dem zweiten 39,1° C. betrug, trotzdem keine Symptome einer Entzündung oder Verschwärung der Gallengänge vorlagen.

Gottinger (Krakau).]

c. Cirrhose.

1) Brockman, Cirrhosis of the liver in an imbecile patient sixteen years old. Philad. med. and surg. Rep. Novbr. 20. (Inhalt in der Ueberschrift.) — 2) Gaillard, Hémorrhagies pulmonaires et pleurales dans la cirrhose du foie. Union méd. No. 155 und 156. — 3) Vesselle, Lithiase biliaire et cirrhose hypertrophique. Lyon méd. No. 42 u. 43. (Unbedeutend.) — 4) Litten, M., Ueber die biliäre Form der Lebercirrhose und den diagnostischen Werth des Icterus. Charité-Annalen. — 5) Wannebroucque et Kelsch, Note sur un cas de cirrhose hypertrophique avec ictère chronique. Arch. de physiol. norm. et pathol. No. 5. — 6) Sabourin, Ch., Contribution à l'étude de l'hépatite parenchymateuse nodulaire. Ibid. p. 924—942. — 7) Potain, Cirrhose hypertrophique. Gaz. des hôpit. No. 107. (Clinische Demonstration eines Falles ohne Section.) — 8) Vallin, Observation d'hépatite diffuse suraigue (cirrhose hypertrophique aigue). Un. méd. No. 74. (Histologisches Bild der acuten, interstitiellen Hepatitis: 25jähr. Mann, am 5. April erste Krankheitsymptome, Tod am 16. April; Krankheitsbild wie bei acuter Phosphorvergiftung.) — 9) Galvagni, E., Sopra un caso singolarissimo di epatite interstiziale flaccida. Rivista clin. di Bologna. Novbr. — 10) Simmonds, Ueber chronische, interstitielle Erkrankungen der Leber. Deutsch. Arch. f. clin. Med. Bd. 27. S. 73—94.

Gaillard (2) bringt je eine Beobachtung von Lebercirrhose, einmal mit wiederholter Hämoptoe, das andere Mal mit Hämatom der Pleura, und betont die Seltenheit dieser Vorkommnisse. —

Auch in diesem Jahre beschäftigen sich mehrere Arbeiten mit der Lebercirrhose, einzelne nur in casuistischer Weise, andere eingehender. Litten (4) wiederholte zunächst die Versuche von Solowieff, welcher bei Hunden einen allmälig zu Stande kommenden Verschluss der Pfortader durch Unterbindung der Vena mesenter. sup. oder lienalis erzeugte und einige Wochen bis Monate später Leberveränderungen sah, die der Cirrhose des Menschen auffällig glichen. Litten erzielte eine ausgedehnte Pfortaderverschliessung durch Injection von chromsaurem Bleioxyd in Aeste der Vena mesenraica, sah aber danach interstitielle Hepatitis nicht entstehen. Verf. bespricht dann die in den letzten Jahren viel erörterte, namentlich von Charcot und anderen französischen Autoren besonders ausgeschiedene Form der „Cirrhose biliären Ursprungs", und zwar zuvörderst die Frage, wodurch die Gallengänge und das benachbarte Bindegewebe zur Wucherung angeregt werden. Nach Charcot ist dies die Stauung der Galle. Da aber bei streng antiseptischer Operation die Gallengangsunterbindung durchaus nicht immer zur interstitiellen Hepatitis führt, da dieselbe auch eintritt bei alleiniger entzündlicher Reizung der Gallengänge ohne Gallenstauung, da ferner in der menschlichen Pathologie totale Behinderung des Gallenabflusses lange Zeit ohne jede Spur einer secundären Erkrankung der Leber bestehen kann, während sich andererseits cirrhotische Processe entwickeln im Gefolge von Erosionen der Schleimhaut der Gallenausführungsgänge, die nicht von Gallenstauung begleitet sind, da endlich infolge von seröser Perihepatitis cirrhotische Processe in der Leber sich entwickeln können, so meint Verf., dass nicht die Stauung der Galle, sondern die entzündliche Reizung der Gallenwege es sei, welche die biliäre Cirrhose anregt.

Dass die von Charcot richtig erkannte Neoplasie der Gallengänge doch kein Characteristicum für die Cirrhosen biliären Ursprungs sei, haben schon Friedländer und Brieger hervorgehoben. Litten meint nun, dass auch die Charcot'sche histologische Classification der verschiedenen Formen von Lebercirrhose nicht haltbar und zu schematisch sei; in Wirklichkeit lassen sich diese Eintheilungen — multilobulär oder unilobulär — nicht durchführen. Es werden dann 3 Fälle mit Section berichtet; aus deren clinischem Verlauf ist bemerkenswerth, dass eine hochgradige Stauung im Pfortadersystem bestand, wie bei gewöhnlicher Alcoholcirrhose; als differentiell diagnostisch entscheidend sieht Verf. das Vorangehen von Gallensteincoliken und dann das Bestehen eines intensiven Icterus an. In dem einen Fall war schliesslich auch eine Verkleinerung der Leber eingetreten, zum Beweis, dass auch die biliäre Form der interstitiellen Hepatitis einer Schrumpfung fähig ist. Nach alledem meint L., dass die beiden Formen der Cirrhose nicht so scharf von einander zu trennen seien, wie die französische Schule es thut.

Im Gegensatz dazu betonen Wannebroucq und Kelsch (5), welche einen genau untersuchten Fall hypertrophischer Cirrhose mittheilen, die anatomischen Eigenheiten dieser Form, obwohl sie wieder andere Gesichtspunkte hervorheben. In ihrem Fall spielt ihrer Darstellung nach das Epithel eine wichtige active Rolle bei der Production des Bindegewebes; sie stellen folgende Sätze auf: 1) die chronisch-entzündlichen Vorgänge in dem Parenchym (der Leber und Milz) sind beständig gemischt aus Wucherung des Epithels und Bindegewebes; 2) die verschiedenen Formen entstehen durch Ueberwiegen des einen oder des anderen; 3) bei der bindegewebigen Cirrhose muss die fibröse Neubildung, weil nach dem Gefässnetz sich richtend, eine sehr regelmässige Vertheilung haben, Ringe um die Drüsenläppchen bilden und durch langsame Retraction von der Peripherie nach dem Centrum eine allmälige Schrumpfung des Organs mit körniger Oberfläche erzeugen; 4) bei der epithelialen

Cirrhose dagegen ist die Vertheilung unregelmässig; die parenchymatöse Entzündung übercompensirt die bindegewebige Retraction; die Cirrhose ist hypertrophisch und glatt.

Sabourin (6) beschreibt 4 Fälle der von Kelsch und Kiener (vergl. Bericht f. 1879, II. Bd. S. 12) unter dem Namen Hépatite parenchymateuse miliaire et nodulaire erörterten Leberveränderungen, welche diese als durch Malaria hervorgerufen betrachten. Da seine Beschreibung mit derjenigen der genannten Beobachter übereinstimmt, so verweisen wir auf diese (a. a. O.) und heben aus seiner Beschreibung Folgendes hervor:

S.'s Fälle betreffen nicht Kranke mit Malaria, sondern drei mit tuberculöser und einen mit Herz(?)-Cachexie; die Leberveränderung ist also nicht für Malaria charakteristisch. Bei dieser selbst handelt es sich nach S. primär um eine Angiocholitis mit Gallenretention und secundär um eine Epithelveränderung, deren entzündliche Natur zweifelhaft sei, und die er lieber als „knotige Epithelialhyperplasie" bezeichnen möchte.

Galvagni's (9) Fall betrifft eine 44jähr. Frau, bei welcher das ausgeprägte clinische Bild einer gewöhnlichen Lebercirrhose bestand.

Die Section ergab aber folgenden merkwürdigen Befund: Leber wiegt 870 Grm., blassgelb, an der Oberfläche glatt und nur stellenweise kleine Höckerchen zeigend; sie ist ganz welk, klappt beim Emporheben zusammen und lässt sich leicht in eine kugelige Masse zusammenballen; weniger brüchig als normal. Microscopisch Vermehrung des Bindegewebes um die Acini; diese haben ihre polygonale Form verloren und sind rundlich oder oval. Das Bindegewebe um die Gefässe ebenfalls vermehrt.

Simmonds (10) unterscheidet drei durch verschiedenes anatomisches Verhalten characterisirte Gruppen von Zunahme des Leberbindegewebes.

1) Die echte Cirrhose. Hier verläuft die Bindegewebswucherung vorwiegend interlobulär und umspinnt frühzeitig Läppchen und Läppchencomplexe. Es bilden sich breite Wucherungszonen, und massenhaft finden sich Leberzellen im interstitiellen Gewebe; erst später setzt sich das interstitielle Gewebe scharf vom Parenchym ab. Das neugebildete Bindegewebe ist in jüngeren Stadien mehr feinfaserig, in älteren derber. Es entsteht nach Analogie anderer Bindegewebshypertrophien aus dem Bindegewebe selbst: die Zelle entwickelt Parenchym um den Kern und wird dann selbst zur Faser, während der Kern später schwindet. Die oft sehr vermehrten und stark geschlängelten Gallengänge entstehen nach Verf. längs intralobulärer Gallencanälchen. Abgesehen von den Gallenwegen und neugebildeten Gefässen finden sich in der Wucherungsmasse zahlreiche strangförmige Bildungen, die atrophischen Gallengängen, atrophischen Gefässen und atrophischen Leberzellenreihen entsprechen. Die atrophirenden Leberzellen zeigen einen bedeutenden Reichthum an Gallenfarbstoff.

Die anfangs vergrösserte Leber wird später abnorm klein. Dauert das Stadium der Vergrösserung auffallend lange, so rührt dies meist von gleichzeitiger Amyloidentartung her.

2) Indurationen. Sie verlaufen vorwiegend interlobulär, im Gegensatz zur Cirrhose, nur ausnahmsweise mit Läppchenumschnürung. Verf. unterscheidet die einfache Induration bei Neubildungen, die Gallenstauungsinduration. Letztere betreffend hat Verf. an Kaninchen den Ductus choledochus unterbunden und fand, besonders an einem Thier, das erst 32 Tage nach der Operation starb, die Bindegewebswucherung sehr ausgeprägt. Folge der Gallenstörung ist eine Hepatitis, die anfangs nur das interlobuläre Gewebe betrifft, dann aber bald auf das intralobuläre Gewebe übergreift und mit bedeutender Neubildung von Gallengängen sich combinirt.

3) Diffuse fibröse Hepatitis: gleichmässige inter- und intralobuläre Bindegewebswucherung. In erster Linie gehört hierher die syphilitische Hepatitis der hereditär luetischen Kinder und Früchte. Ob weitergehende Veränderungen dieser Form, wie man sie bei Erwachsenen mitunter findet, stets auf Lues zu beziehen sind, bleibt dahingestellt.

Eine hypertrophische Cirrhose als besonderen Process, als einheitliches Krankheitsbild, erkennt Verf. nicht an. Ein Theil der als solche beschriebenen Fälle sei der cirrhotischen Fettleber, der Blutstauungsinduration, der diffusen fibrösen Hepatitis, der Gallenstauungsinduration, vielleicht auch der diffusen syphilitischen Hepatitis anzureihen, ein anderer weiche, abgesehen von der Grösse des Organs, nicht von der gewöhnlichen Cirrhose ab, die übrigen Fälle, die sich durch characteristisches anatomisches Verhalten auszeichnen, seien so gering an Zahl und untereinander different, dass es nicht gestattet sei, aus ihnen ein neues anatomisches Krankheitsbild zu construiren.

d. Abscess.

1) Moussons, Volumineux abcès du foie à marche rapide. Journ. de méd. de Bordeaux. 26. Dec. (Kein nachweisliches ätiologisches Moment; im Abscess 4½ Liter Eiter.) — 2) Depaul, Traitement des abcès du foie. Bull. de l'acad. de méd. No. 44. (Berichtet einen gewöhnlichen Fall, der durch Incision ohne Lister'sche Methode zur Heilung kam.) — 3) Whittaker, Jas, Traumatic abscess of the liver. New-York med. Record. May 29. (Im Wundsecret Lebersubstanz.) — 4) Saint-Vel, Des abcès du foie évacués par les bronches. Gaz. hebdom. No. 2. (Nichts Besonderes.) — 5) Vedel, De la difficulté du diagnostic des abcès du foie siégeant à la partie concave du lobe droit. Rec. de mém. de méd. milit. No. 3. (Unwesentlich.) — 6) Barton, Travers B., Two cases of abscess of the liver, with remarks. Dublin Journ. of med. sc. Oct. (Unbedeutend.) — 7) Lepidi-Chioti, Ascesso epatico e degenerazione amiloidea. Il Morgagni. Agosto. — 8) Henderson, Peritoneal adhesions in tropical abscess of the liver; death; remarks. Lancet. August 28. (Verf. setzt auseinander, dass trotz grosser Abscesse die peritonitischen Adhäsionen öfters ausserordentlich geringfügig seien.) 9) Carl, P., Ueber Hepatitis sequestrans. Deutsche med. Wochenschr. No. 19 u. 20.

Lepidi-Chioti (7) berichtet über gleichzeitiges Vorkommen von Abscess und Amyloidose in derselben Leber. Dieselbe beherbergte einen sehr grossen Abscess, und das ganze restirende Parenchym war amyloid entartet.

Carl (9) beschreibt ausführlich den Fall einer Frau, die vor 10 Jahren an einem Gallensteinanfall gelitten hatte, und bei der sich nach 9jähr. Wohlbefinden ein schliesslich zum Tode führender Zustand entwickelte, welchen man dem clinischen Bilde nach auffassen zu können glaubte als bedingt durch herdweise Reizung und Entzündung des Leberparenchyms, von den Concrementen in den Gallengängen angeregt.

Die histologische Untersuchung machte aber einen anderen Entstehungsmodus der in der Leber sich findenden, bis haselnussgrossen, abscessähnlichen Höhlen, die mit schwach gallig gefärbtem Eiter gefüllt waren, wahrscheinlich, nämlich: infolge des behinderten Abflusses aus den kleinen Gallengängen staut die Galle, sie wirkt entzündungserregend auf die Wand der Gänge; die chronische Entzündung dieser dehnt sich auf die Nachbarschaft aus, und diese Entzündung „sehnt, einzelne Gruppen von Leberzellen fest infiltrirend, ihre Ernährung störend und endlich aufhebend, aus diesem normalen Gewebsbestandtheil Fremdkörperherde, welche alsdann ihrerseits zur demarkirenden Entzündung Veranlassung boten".

(1) Winge, E., Pylephlebitis fremkaldt ved perforation af V. Porta med et Fiskeben. Norsk. Magaz. for Lägevidensk. R. 3. Bd. 10. Forhandl. p. 14. — 2) Wettergren, C., I Septbr. 1875 nedsväljdt fiskeben, som I Oktbr. 1879 påträffades i en leferabscess. Hygiea. Svenska läkaresällsk. förhandl. p. 37.

Winge (1) berichtet: Ein Geisteskranker hatte Fieber, Schmerzen im rechten Hypochondrium, Geschwulst und Empfindlichkeit der Leber. Bei der Section: obere Fläche des grössten Theils der Leber durch fibrinöses Exsudat theilweise an das Diaphragma gelöthet; sie zeigte zahlreiche, kleine, gelbweisse, leicht prominirende Figuren, mit Eiter gefüllten Gefässfragmenten ähnlich, auch kleine, knotenähnliche Flecke; solche wurden auch an der Schnittfläche der Portaäste umher gesehen; beim Druck Eiter. Auch in den Wänden der Gallenblase viele kleine Abscesse. In dem Hauptstamme der V. porta ein Thrombus, daumendick, entfärbt, in der Mitte theilweise erweicht, sich verästelnd in die grösseren Zweige der V. portae und in die V. lienalis. In den Seitenästen theils Eiter, theils frische Thromben. Dem grossen Thrombus entsprechend zeigte sich die Venenwand grünlich decolorirt und ulcerirt; eine Fischgräte prominirte ½ Zoll in der Vene, mit dem andern Ende im Jejunum; sie war 3½ Ctm. lang.

Wettergren (2) berichtet: Ein 41jähr. Mann hatte im September 1875 eine Fischgräte verschluckt; die hierbei verursachten, recht grossen Schmerzen verloren sich bald. October bis November 1875 suppurative Perityphlitis; Nachsommer 1876 dieselbe Krankheit. Dann gesund bis Mitte Sommer 1879. Schmerzen im rechten Hypochondrium. 29. Juli 1879 Frostanfall und Collaps. Albuminurie, Hepar und Lien geschwollen, erste ein wenig schmerzhaft, leichte gelbe Verfärbung der Sclera. Die Geschwulst der Leber und der Milz wurde später geringer, aber Frostanfälle wiederholten sich immer. Pleuritis dextr., Bronchitis. Tod im October 1879.

Section: Oberes Drittel des Proc. vermiformis obliterirt, untere 2 Drittel cystisch dilatirt; keine Spuren einer vorherigen Perforation. Rechter Theil des Omentum maj. in grosser Ausstreckung an der Fovea inguin. ext. angewachsen. Ligg. hepatico-duodenale et -colicum verdickt, retrahirt und dadurch Pars sup. duodeni, Colon transv. und Flexura coli dextr. mit der Porta hepatis intim verwachsen. Hepar schlaff, verdünnt, im Uebrigen von normaler Grösse, graubraun. An der äusseren Fläche des linken Lobus ein paar thalergrosse, fluctuirende Partien; bei Einschnitt ca. 5 Ccm. gelber, zäher Eiter. Leberparenchym graubraun, spröde. Im ganzen linken Lobus zahlreiche, erbsen- bis wallnussgrosse Abscesse, einzelne mit Pus bonum, andere mit käseartigen Massen gefüllt. In dem am meisten nach rechts liegenden Abscesse wurde nahe dem Lig. suspens. hepatis eine 1,5 Ctm. lange, 1 Mm. breite, harte, feste, ganz weisse, mit scharfen Rändern versehene Fischgräte gefunden. Nirgends Eiter oder Thromben in den Aesten der V. portae. In den Nieren interstitielle Hyperplasie und acute parenchymatöse Affection. Microscopisch: Die Wände der Vv. interlobulares verdickt, reichliche interstitielle Hyperplasie, zum Theil fest organisirt, Pigmentinfiltration der Leberzellen.

Eine Epicrise erklärt die Wege, welche die Fischgräte sich gebahnt hat. Oscar Bloch (Kopenhagen).

Carmona y Valle, M., Algunas observaciones sobre los abscesos del higado etc. Gaceta médica de México. No. 6. (Beobachtungen über Leberabscesse.)

Aus einer Reihe von 13 Fällen zieht V. folgende Schlüsse:

Der Lebereiter bietet unter dem Microscope das characteristische Ansehen einer körnigen Fettemulsion, mit mehr oder weniger Leucocyten. — Die Fluctuation zeigt sich in der Mehrzahl in den Zwischenrippenräumen der r. mittl. Brustgegend. — Es empfiehlt sich sehr, die Punction sobald als möglich zu machen; diese wird wiederholt, so oft die Temp. steigt; dauert die fieberhafte Erregung fort, so wird eine Drainage eingelegt. Semeleder (Mexico).

Debczynski (Dabie, Königr. Polen), Perityphlitis, Perihepatitis, Hepatitis parenchymatosa, Leberverwachsung mit dem Zwerchfelle, Rippenfelle und den Lungen, Durchbruch des Eiters durch die Lungen nach aussen, Heilung. Medycyna. No. 22. Oettinger (Krakau).]

e. Acute gelbe Atrophie.

Jones, Handfield, Acute yellow atrophie of the liver in a young man. Med. Times, May. (Dürftig beschriebener Fall.)

[Argumosa, J., Atrofia gialla acuta del fegato. Gaz. med. Ital.-Lomb. No. 23.

In einem Hause in Havannah, in welchem nach der Mittheilung von Argumosa der Wasserausguss in ungehinderter Communication mit dem Strassencanal stand, entwickelten sich 5 Fälle von Gelbfieber innerhalb weniger Monate, und einen Monat nach dem letzten dieser Fälle ein solcher von acuter gelber Leberatrophie an einem gesunden, geregelt lebenden, kräftigen Manne von 20 Jahren. Er verlief unter sich steigerndem Fieber und den bekannten Symptomen (auch nachweisbare Leberverkleinerung) in 15 Tagen tödtlich. Eine Section fand nicht statt.

Wernich (Berlin).]

f. Echinococcus.

1) Gérin-Roze, Observation d'un malade guéri, par une large incision, d'un kyste hydatique du foie, datant de six ans. Union méd. No. 11. (Inhalt in der Ueberschrift.) — 2) Tait, Lawson, Hydatids of the liver treated by abdominal section and drainage. Lancet. Dec. 18. (Nichts Besonderes.) — 3) Féréol, Observation des kystes hydatiques du foie ouverts dans

la péritoine. Bull. de l'acad. de méd. No. 21. — 4) Derselbe, De la rupture intra-péritonéale des kystes hydatiques, et du traitement qu'elle comporte dans certains cas. Union méd. No. 71—75. — 5) Ballewell, Hydatids of liver, ascites, multiple abscesses, death. Lancet. Juli 3. (Inhalt in der Ueberschrift.) — 6) Parmain, E., Contribution à l'étude des ruptures des kystes hydatiques du foie spécialement considérées au point de vue du pronostic. Thèse de Paris. (Zusammenstellung von Bekanntem.) — 7) Küster, E., Ein Fall von geheiltem Leberechinococcus nebst Bemerkungen über das Hydatidenschwirren. Deutsche med. Wochenschr. No. 1. — 8) Jaenicke, A. und O. Jaenicke, Ein Beitrag zur Operation des Leberechinococcus. Ebendas. No. 2. — 9) Thomas, D., Ten cases of hydatid disease. Med. Times. Nov. 6 u. Dech. 11. (Aus Adelaide in Australien; an sich ohne weiteres Interesse.) — 10) Krausse, E., Ein mannskopfgrosser, vereiternder Echinococcussack, aufsitzend auf dem linken Leberlappen, mit Durchbruch durch das Zwerchfell in die linke Lunge. Wiener medicin. Wochenschr. No. 22. (Wesentlicher Inhalt in der Ueberschrift.) — 11) Derselbe, Ein Fall von Echinococcus im rechten Leberlappen. Ebendas. No. 31. (Ohne Bedeutung.)

Pérol (3) betont, dass die intraperitoneale Ruptur der Leberechinococcen nicht so unbedingt gefährlich sei, wie man gewöhnlich annehme. Bei klarer und frischer Flüssigkeit erfolge mitunter rasch tödtlicher Ausgang, andere Male kaum eine Reaction — aus unerklärlichen Gründen. Der Eintritt lebender Hydatiden in das Peritoneum sei weniger gefährlich wie der todter.

Kuester (7) operirte einen Echinococcus, welcher deutliches Hydatidenschwirren darbot, mit glücklichem Erfolg nach der Volkmann'schen Methode. Trotzdem wegen des Schwirrens Tochterblasen, im Anschluss an die geläufige Lehre, angenommen waren, ergab sich während der Operation mit Sicherheit der Mangel solcher. Vielmehr war das Schwirren durch das Vorhandensein von zwei dicht aneinander liegenden Mutterblasen bedingt. K. betont die Bedeutung dieses Verhaltens für die operative Technik, insofern man, wenn Schwirren bestand und bei der Operation keine Tochterblasen in der Flüssigkeit gefunden werden, noch nach einer zweiten bezw. dritten Mutterblase suchen müsse.

Jaenicke, A. u. O. (8) berichten über Operationen von Echinococcen aus Riemer's Clinik. In einem Fall trat nach der blossen Probepunction Schrumpfung des Sackes ein. Ueber die Dieulafoy'sche Operation reserviren sie das Urtheil. Von drei nach Simon operirten Fällen verlief einer ungünstig. Ausführlich wird dann ein Fall mitgetheilt, um die Vorzüge des Volkmann'schen Verfahrens hervorzuheben.

[Handora, J. M., Quiste hidático del higado, absceso del higado, Pileflebitis, infeccion purulenta. Escuela de Medicina. Tomo I. No. 16.

Echinococcus der Leber, Leberabscess etc. — Diagnose: Hepatitis suppurativa, Punction im 9. Zwischenrippenraum, kein Eiter. Eine 2. Punction, 2 Tage später, ergab einige Tropfen guten Eiters, mit Echinococcusblasen und Haken. Die Autopsie ergab den Zusammenhang. Semeleder (Mexico).]

g. Geschwülste.

1) Hickson, R. C. C., A case of primary cancer of the liver. Dublin Journ. March 1. (53j. Mann; die ganze Leber durchsetzt von Carcinomknoten, microscopische Untersuchung fehlt, in keinem anderen Organe Neubildungen.) — 2) Koob, O., Ein Fall von Carcinom der Gallenblase. Berl. clin. Wochenschrift. No. 14. (Primär!) — 3) Davies, S., Carcinoma of the liver and rectum; autopsy. Med. Press. Circular. Dec. 1. (Gewöhnlicher Fall.) — 4) Dupuis, A., Recherches sur la concomitance de l'ictère avec les affections cancéreuses. Thèse de Paris. (Nur Bekanntes.)

h. Lageveränderung.

1) Chvostek, Fr., Ein neuer Fall von Wanderleber. Wiener med. Blatt. No. 23. (Der Fall, ohne Section, unterscheidet sich in nichts von den bisher mitgetheilten.) — 2) Wassilieff. Ebendas. (Berichtet über die Section einer Person, bei der Wanderleber bestanden hatte: „etwas vergrösserte Leber, die um 4 Fingerbreiten die Rippen nach unten überragt. Das Lig. suspensorium und die Ligg. lateralia waren deutlich und beträchtlich verlängert. Ihre anatomische Beschaffenheit jedoch war vollständig normal.")

i. Pfortader und Leberarterie.

1) Gristock, W., Pylephlebitis; rigors simulating ague. Lancet. August 7. (Kurz beschriebener Fall; ganz unbedeutend.) — 2) Ernons, E., Des oblitérations de la veine porte. Thèse de Paris. (Nichts Neues; aber gute Zusammenstellung von Bekanntem.) — 3) Drasche, Ueber Aneurysmen der Leberarterie. Wien. med. Wochenschr. No. 37, 38, 39.

Drasche (3) theilt folgenden Fall mit:

27j. Hausirer, früher gesund, hatte vom 2. Januar ab Schmerzanfälle unter dem Bilde von Cardialgien; am 7. Januar Erbrechen einer braunschwärzlichen Flüssigkeit (Blut?), dann immer zunehmender Collapsus und am 9. Tod. Section. In der Bauchhöhle ein paar Liter flüssiges Blut. Die A. hepatica ging von der A. mesent. sup. ab, theilte sich in einen rechten und linken Ast; ersterer war 1½ Ctm. von seiner Abgangsstelle erweitert bis zu Haselnussgrösse und geborsten. Im Uebrigen nichts Besonderes.

VII. Milz.

1) Stone, O. H., A case of abscess of the spleen. New-York med. Record, Aug. 21. (Dürftig beschrieben. Pat. wohnte in Malariagegend. Abscess durch Aspiration entleert — 1000 Ccm. Eiter. Tod. Von der Milz war nur die Capsel geblieben, das ganze Organ in einen Abscesssack verwandelt.) — 2) Villemin, Cachexie palustre. Abcès de la rate: Sortie du pus au dehors entre les septième et huitième côtes après perforation du diaphragme et enkystement dans la plèvre gauche. Rec. de mém. de méd. milit. Sept. et Oct. (Tod. Wesentlicher Inhalt in der Ueberschrift. Angeknüpft eine Abhandlung über Milzabscesse.) — 3) Chvostek, Fr., Clinische Studien über die Krankheiten der Milz. Allgem. Wiener med. Ztg. No. 11, 13, 14, 15, 17, 22, 23, 30.

Chvostek (3) bringt zunächst 23 eigene Beobachtungen von beweglicher Milz, 21 davon Soldaten betreffend, welche früher an Intermittens gelitten hatten. Eine Mittheilung der einzelnen Beobachtungen, die nichts wesentlich Neues ergeben, ist entbehrlich. Darauf bespricht er die Ruptur der Milz (im Tone des Handbuches) und bringt einen ganz gewöhnlichen Fall davon bei (ausserdem mit Ruptur der Leber und Nieren und Lungen nach einem Sturz aus dem Fenster).

VIII. Pancreas.

1) Herrmann, F., Zur Diagnose des Pancreaskrebses. Petersb. med. Wochenschr. No. 8. (Vortrag, welcher nur Bekanntes zusammenstellt.) — 2) Salle, Eug., Contribution à l'étude du cancer primitif du pancréas. Thèse de Paris. (Zusammenstellung von Bekanntem.) — 3) Chrostek, Fr., Clinische Beiträge zu den Krankheiten des Pancreas. Wien. med. Blätter No. 5 u. 6. (Im Wesentlichen Bekanntes mit mehreren eigenen Beobachtungen.) — 4) Litten, M., Drei Fälle von totaler Degeneration des Pancreas. Charité-Annalen. — 5) Chiari, H., Ueber zwei neue Fälle von Sequestration des Pancreas. Wien. med. Wochenschr. No. 6 u. 7. — 6) Kollmann, O., Zur Casuistik der Hämorrhagie des Pancreas. Bayr. ärztl. Intelligenzbl. No. 39. — 7) Drozda, J. V., Clinische Beiträge zur Casuistik der Pancreaserkrankungen. Wien. med. Presse No. 31, 32, 34, 35.

In den drei Fällen Litten's (4) war das Pancreas total degenerirt, zweimal durch Druckatrophie, einmal durch primären Krebs. In allen fehlte jede Spur einer Verdauungsstörung, welche die Diagnose ermöglicht hätte, und fehlten alle Symptome, welche man mit Pancreaserkrankung in Verbindung zu bringen pflegt (Fettstühle, Salivatio pancreatica, Lipurie, Broncehaut, Neuralgia coeliaca u. s. w.).

Chiari (5) berichtet folgende Beobachtungen:

46 J. Frau, früher öfters „Magenkrämpfe". Anfang August heftige Schmerzen im Unterleibe, dann Erbrechen, Symptome diffuser Peritonitis. 7 Stdn. a. m. Schüttelfrost und Erbrechen von schwarzen, sehr übelriechenden, flüssigen Massen. Die Section ergab: vollständige Sequestration des schwärzlich braunen Pancreas, beträchtliche Jauchung in der Bursa omentalis mit Perforation des Duodenum und Mesocolon transversum, consecutiver diffuser Peritonitis und Eröffnung der A. pancreatico-duodenalis.

Im 2. Fall ging bei einem 38 J. Manne nach den heftigsten Schmerzanfällen, die erst auf Cholelithiasis bezogen wurden, und nach länger dauernden Erscheinungen von Darmstenose per anum mit dem Stuhl der grösste Theil des in Verjauchung begriffenen Pancreas ab. Der Kranke genas.

Kollmann (6) beschreibt zwei Fälle von Hämorrhagie des Pancreas, einen von ihm selbst, einen von Gerhard beobachtet.

1) Frau mit Stenosis ostii ven. sin. und Pleuritis sin. Oefters Anfälle von Leibschmerzen, während welcher frostartiges Klappern des Unterkiefers. Am 12. Nov. sehr viel gegessen, danach Nachmittags sehr häufige Entleerungen fester Massen; kein Erbrechen. In der Nacht Angstgefühle mit Jactation; Frost. Am 13. früh mit Appetit gefrühstückt; während der Unterhaltung urplötzlicher Tod. — Section. Blutunterlaufung am Pylorus von einem subperitonealen Erguss; Schleimhaut des Duodenum längs der Convexität blutig suffundirt, doch gleichfalls intact. Der durchschimmernde Bluterguss umgiebt das stark hyperämische Pancreas, von der Curvatur des Duodenum aus lässt sich der Erguss längs des Pancreas im retroperitonealen Bindegewebe bis zum Hilus der Milz verfolgen. Die Cauda des P. zeigt noch stärker Hyperämie und Bluterguss als der Kopf desselben.

2) 47 J. Frau; den Erscheinungen nach wurde die Diagnose gestellt auf Bronchialcatarrh, Emphysem, Anasarca, Ascites. Dann Collaps; in der Nacht Tod. Aus dem Befund hervorzuheben: Duodenalperitoneum blutig suffundirt, weniger erhebliche Blutungen zwischen den einzelnen Läppchen des Pancreas, dagegen das gesammte retroperitoneale Gewebe hinter dem Pancreas bis zum Milzhilus mit Blut unterlaufen.

Drozda (7) vermehrt die Casuistik der Pancreaserkrankungen um zwei Beobachtungen.

1) 34 J. Mann, früher syphilitisch; seit 3 Jahren Erscheinungen genau wie beim Ulcus ventriculi, welche auch jetzt noch bestehen: starke Verdauungsstörungen mit Cardialgien, fixem Schmerz im Epigastrium, Stuhlverstopfung, periodischem Erbrechen und wiederholter Hämatemesis vergesellschaftet. Ungewöhnlich allerdings war eine öfters auftretende, hochgradige Unruhe des Patienten mit Angstgefühl und Ohnmachtsanwandlungen. Dazu kam dann noch Ascites, Milzschwellung und nachträglich Oedem der unteren Extremitäten. Section. Haselnussgrosse, strahlige Narbe im Magen; syphil. Schwielen im Leberparenchym; Milzschwellung; chron. Morbus Brightii. Das Pancreas mit dem angrenzenden Mesenterium in eine querverlaufende, dreifingerdicke, weissglänzende, beim Einschneiden knirschende Schwiele umgewandelt, in welcher sich, dem Kopfe entsprechend, noch einzelne Drüsenläppchen nachweisen lassen. In der übrigen Schwiele einzelne erbsengrosse, käsige Partien eingeschlossen.

Der 2. Fall wurde als Magencarcinom diagnosticirt, welches auch durch die Section festgestellt wurde; daneben eine carcinomatöse Degeneration des Pancreas.

IX. Peritoneum.

a. Allgemeines. Symptomatologie und Therapie.

1) Concato, Ulcera latente del duodeno, perforazione, peritonite generale fibrinosa purulenta, morte. Giorn. internaz. delle scienze med. 1879. No. 9. — 2) Garel, Péritonite chronique avec symphyse cardiaque. Lyon méd. No. 11. — 3) Richard, Epanchement de bile dans la cavité péritonéale sans symptome de péritonite. Gaz. hebdom. No. 18. (Es bestand schleichende Peritonitis über 4 Wochen, ehe der Tod erfolgte.) — 4) Vergauwen, Ascite idiopathique. Arch. méd. belg. Déc. (Genesung. Der Beschreibung nach scheint es sich eher um subacute Peritonitis, von einem Darmleiden ausgehend, als um „idiopathischen Ascites" gehandelt zu haben. Ref.)

Garel (2) theilt eine Beobachtung aus der Clinik Lépine's mit zum Beweise für die bekannte Thatsache, dass allgemeine chronische Peritonitis bei allgemeiner Stauung im Venensystem (hier vom Herzen ausgehend) sich entwickeln könne.

Concato (1) hebt in der Epicrise seines Falles als besonders bemerkenswerth hervor, dass in der durch Aspiration entleerten, sauren, peritonitischen Flüssigkeit Sarcina ventriculi sich fand.

b. Peritonitis.

1) Petersen, O., Ein Fall von Ruptur des Wurmfortsatzes infolge von Obturation durch einen Gallenstein. Petersb. med. Wochenschr. No. 40.

Petersen's (1) Fall ist dadurch bemerkenswerth, dass ein Kalkconcrement (um eine Fruchthülse) durch seine Grösse den Eingang des Proc. vermiformis ganz verlegt hatte. Der Wurmfortsatz war um das Fünffache ausgedehnt und hatte an der Spitze eine 1 Ctm. durchmessende Rissöffnung.

[(1) Smoleński, St., Drei Fälle von circumscripter, chronischer Entzündung des Bauchfells und fibröser Entartung des retroperitonealen Bindegewebes. (Aus der medicinischen Clinik des Prof. Korczyński in Krakau.) Denkschr. der Warsch. med. Gesellsch. 1.

1. Fall. Peripylephlebitis fibrosa chronica; Endophlebitis portalis chron. atheromatosa, subs. thrombosi venae portae. Perisplenitis chronica fibrosa. Fractura obsoleta costarum (7—10) sin. Verf. meint, dass eine durch den Rippenbruch veranlasste schleichende Peritonitis den Ausgangspunkt der Krankheit bildete, eine Peripylephlebitis nach sich zog und dann sich zuletzt infolge der erschwerten Circulation und des erhöhten Seitendruckes eine Endophlebitis atherom. ausgebildet hat.

2. Fall. Peritonitis chronica fibrosa et hyperplasia textus fibrosi circa caput pancreatis et portam hepatis subs. atresia ductus hepatici. Den Ausgangspunkt bildete ein einige Jahre dauernden, fibröses Carcinom der rechten Brustdrüse mit einer bedeutenden Wucherung eines harten, fibrösen Gewebes, welches von der rechten Brustdrüse in die rechte Achselhöhle, zwischen die Halsmuskeln und Halsgefässe und in das vordere Mediastinum hineinwucherte.

3. Fall. Peripancreatitis fibrosa als Folge einer schleichenden, vom Magen ausgegangenen Entzündung des Peritoneum, welche nach den im Oesophagus, dann in der Gegend der Cardia und auf der hinteren Wand des Magens vorgefundenen Narben zu schliessen, höchst wahrscheinlich einer Intoxication mit ätzenden Substanzen die Entstehung verdankt. Der Tod erfolgte infolge einer acuten eiterigen Peritonitis, welche als eine spontane Exacerbation der im Peritoneum schleichend sich entwickelt habenden, fibrös entzündlichen Wucherung aufzufassen ist. Oettinger (Krakau).]

c. Perityphlitis.

1) Service, J., A case of fatal perityphlitis from perforation of the vermiform appendix by an orange-pip. Lancet. Febr. 21. (Inhalt in der Ueberschrift.) — 2) Herring-Burchard, Operative interference in acute perforative typhlitis. New-York medic. record. Decb. 11. — 3) Bierhoff, C., Beiträge zu den Krankheiten des Wurmfortsatzes. Deutsch. Arch. für clin. Med. 27. Bd. S. 248—267. (Verf. giebt, ohne eigentlich Neues zu bringen, eine übersichtliche Besprechung der verschiedenen pathologisch-anatomischen Verhältnisse bei Erkrankungen des Wurmfortsatzes, unter Mittheilung einer Reihe von Beobachtungen aus dem Material Zenker's.)

Herring-Burchard (2) setzt auseinander, dass es Aufgabe der Therapie sei, bei perforativer Typhlitis, wenn die Patienten, wie oft, nicht dem Shock der Perforation selbst erliegen, der tödtlichen Gefahr, welche aus dem Eintritt des Darminhalts in den Peritonealsack entstehe, vorzubeugen. Dies könne durch den operativen Eingriff, die lumbare Typhlotomie, Amussat's Operation, unter antiseptischen Cautelen ausgeführt, erreicht werden.

[Larsen og Winge, Typhlitis. Norsk Magazin for Lägevid. R. 3. B. 10. Forh. p. 95, 110.

In der medicinischen Gesellschaft Christianias referirte Larsen 4 Fälle von letaler Perityphlitis, er nahm als Ursache dieser Krankheit einen ulcerativen Process im Processus vermiformis mit Perforation an, wie With in seiner früher referirten Abhandlung demonstrirt hat, und wie auch hier die Section bestätigte. Indem er von den in America beliebten (Gordon Buck) Incisionen sprach, welche durch die vordere Bauchwand, um den Eiter zu entleeren, gemacht werden, betonte er die Schwierigkeit der Indicationen für diese Operation, speciell die Bestimmung der Fluctuation und des rechten Zeitpunktes für den Einschnitt.

Bei der Discussion referirte Winge einen Fall von Perityphlitis, bei welchem die peritonitischen Symptome in der ersten Woche wieder zurücktraten; in der zweiten Woche traten Schmerzen im rechten Hypochondrium auf, später Symptome eines rasch zunehmenden Exsudates in der rechten Pleurahöhle; am 8. Tage Erstickungsattacken und Tod. Die Section ergab: Pyopneumothorax, Perforation des Processus vermiformis in eine eitergefüllte Höhle, die sich als ein enger Canal hinter der Leber fortsetzte und das Zwerchfell an zwei Stellen perforirt hatte.

F. Levison (Kopenhagen).]

Krankheiten der Harn- und männlichen Geschlechtsorgane

bearbeitet von

Dr. L. RIESS, Privatdocent an der Universität und Director des Städtischen Krankenhauses zu Berlin, und Geh. Sanitätsrath Dr. GÜTERBOCK in Berlin.

I. Krankheiten der Nieren.

1. Allgemeines.

1) Debove et Dreyfous, F., Contribution à l'étude de l'Anurie et de l'Urémie. L'Union médic. No. 37—39 u. 47. — 2) Brochin, De l'Oligurie traumatique. Gaz. des hôp. No. 59. — 3) Tyson, J., Casts of the uriniferous tubules — their nature and clinical significance. Philadelph. med. Times. March 13. — 4) Leyden, E., Clinische Untersuchungen über Morbus Brightii. II. Einige Beobachtungen über die Nierenaffectionen, welche mit der Schwangerschaft im Zusammenhange stehen. Zeitschr. für clin. Med. II. S. 171. — 5) Lewinski, Ueber den Zusammenhang zwischen Nierenschrumpfung und Herzhypertrophie. Ebendas. I. S. 561. — 6) Basy, P., Du diagnostic des lésions des reins dans les affections des voies urinaires; des indications, qu'elles fournissent au pronostic et au traitement. Thèse. Paris. (Auch als Brochure. Paris. 101 pp.) — 7) Baumüller, B., Ein Fall von acuter Fibrinurie. Virch. Arch. Bd. 82. Heft 2. S. 261. — 8) Coignard, Considérations sur l'albuminurie et son traitement par les alcalins. Journ. de thérapeut. No. 7. — 9) Bertel, A. L. F., De la Fuchsine et de son emploi dans le traitement de l'Albuminurie. Thèse. Paris.

Debove und Dreyfous (1) theilen einen Fall von Urämie mit, welche durch Anurie infolge von Uteruscarcinom entstand:

70jähr. Frau; nach 5—6 monatl. vagen Schmerzen in Kreuz und Beinen Eintritt von Anurie, zunächst auf 4 Tage, gleich darauf für 16 Tage; Temp. dabei fast immer subnormal; fauliger Geschmack und fötider Athem. Vom 8. Tage der Anurie an Zeichen der Urämie: Uebelkeit, Erbrechen, später Somnolenz; vom 14. Tage an Vaginalblutungen. — Eine Untersuchung von Schröpfkopf-Blut ergiebt am 11. Tage 2,84 Grm. Harnstoff in 1000 Grm.; im Pilocarpin-Speichel 5,0 Harnstoff p. M. (Beim Gesunden nur 0,156) — Vom 17. Tage an traten wieder kleine Mengen Urin auf vom spec. Gew. 1,010—18, mit allmälig zunehmendem Harnstoff: anfangs 8, vor dem Tode 14,5 p. M. Das Blut enthält am 1. Tage des Harn-Eintrittes 4,04, vor dem Tode 3,08 p. M. Harnstoff; gleichzeitig in den Faeces 0,139 p. M. — Erbrechen und Somnolenz dauern fort; Tod acht Tage nach Wiedererscheinen des Urins.

Die Section ergab Ectasie beider Ureteren, besonders des rechten: in demselben 250 Grm. blutig brauner Flüssigkeit (7,80 p. M. Harnstoff); im linken 4 Grm. eitriger Flüssigkeit (6,0 Harnstoff); Nierenbecken und -Kelche beiderseits dilatirt, Niere rechts mässig atrophisch, links intumescirt. Als Ursache der Ectasie ergiebt sich ein ulcerirendes Carcinom der Portio und des Fundus vag., welches die Blasenwand comprimirte.

Weitere Harnstoffbestimmungen: in der Leber 0,365 p. M.; im Pleuraexsudat 4,459; im Gehirn 1,727.

Die Verff. heben hervor: dass, wenn auch Urämie bei Uteruscarcinom häufig ist, doch selten die Anurie, wie hier, das 1. Symptom darstellt. Ausserdem betonen sie die subnormale Temperatur (34,8° am 19. Tage) und leiten sie von der Anhäufung des Harnstoffs im Blute ab. Sie machen darauf aufmerksam, dass die vor dem Tode im Blute zunehmende Harnstoffmenge den Experimenten mit Nephrotomie bei Thieren entspricht, jedoch die hierbei beobachtete Menge (höchstens 2,76 p. M.) übertrifft. Die geringe absolute tägliche Harnstoffmenge erklären sie durch Verlangsamung der Verbrennung im Körper infolge der Anwesenheit des Harnstoffs. — In Bezug auf die Ausscheidung des Harnstoffs auf anderen Wegen, als den Nieren analysirten die Verff. ausser Speichel und Fäces auch noch das Erbrochene: 0,208 p. M. — Die histologischen Nierenveränderungen bestanden in acuter interstitieller Nephritis, zum Theil mit Compression der Harncanälchen und stellenweiser Dilatation derselben; es wird die Aehnlichkeit mit dem Process nach experimenteller Ligatur der Ureteren betont.

Brochin (2) macht mit Verneuil und Nepveu auf die Verminderung oder Aufhebung der Urinsecretion aufmerksam, die nach starken Traumen oft eine Läsion der Nieren anzeigt und daher die Prognose trübt.

Als Beispiel dient ein Eisenbahnarbeiter mit starker Quetschung der Brust: er zeigte am ersten Tage vollständige Anurie, am folgenden Tage 450 Grm., am 6. Tage 900 Grm. Urin. Die Section ergab die rechte Niere rupturirt und blutig infiltrirt. Das Wiederansteigen des Urins wird auf Rechnung der verhältnissmässig gesunden linken Niere gesetzt.

Tyson (3) giebt eine allgemeine Betrachtung der Harncylinder, die im Wesentlichen Bekanntes bringt: Er unterscheidet Blutcylinder, Epithelcylinder, granulirte Cylinder von 2 Sorten: dunkel und hell granulirte Fettcylinder, hyaline und wachsartige Cylinder. — Den Ort der Bildung der Cylinder verlegt er in die schleifenförmigen und die Sammelcanälchen, und von der Rinde in die sogen. intermediäre Portion. — Er hat nie einen Cylinder in einem normalen Urin gesehen; dagegen betont er, dass oft nach dem Verschwinden des Albumen noch einige Zeit Cylinder zurückbleiben. Auf der anderen Seite hält er Fälle von renaler Albuminurie, bei der Cylinder dauernd fehlen, auch für sehr selten.

In Bezug auf die Bedeutung der Cylinder für die Formen der Nierenerkrankung stellt er folgende Sätze auf: Hyaline Cylinder werden in allen Formen der Nephritis und bei der Nierencongestion gefunden; Epithelcylinder bei acuter, subacuter und chronischer parenchymatöser Nephritis; Blutcylinder bei acuter parenchymatöser Nephritis und Nierenblutung; helle granulirte Cylinder bei interstitieller Nephritis und chronischer parenchymatöser Nephritis; dunkele granulirte Cylinder bei acuter und chronischer parenchymatöser Nephritis, selten bei der interstitiellen; wachsartige Cylinder bei den 3 Formen der chronischen Nephritis; Fettcylinder bei subacuter und chronischer Nephritis, am meisten der chronischen parenchymatösen Form; endlich freie Fettzellen und Fetttropfen bei chronischer parenchymatöser Nephritis.

In Bezug auf die mit Schwangerschaft in Zusammenhang stehenden Nierenaffectionen unterscheidet Leyden (4): 1) Die Schwangerschaftsniere, d. h. die Form der Erkrankung, die in einer gesunden Niere infolge der Schwangerschaft auftritt. Er hält dieselbe nicht, wie Bartels, für eine entzündliche Form (parenchymatöse Nephritis), sondern für eine Folge mechanischer Circulationsstörung. Als Typus dieser Form führt er den Fall einer 24jähr. Frau an, die vom 8. Monat der Schwangerschaft ab zunehmende Oedeme und spärlichen, dunkeln Urin mit sehr viel Eiweiss und geringem Sediment hyaliner Cylinder und verfetteter Nierenepithelien zeigte, 6 Tage nach der Geburt starb, und bei der die Section die Nieren vergrössert, ihre Rinde verbreitert, blassgrau, anämisch und microscopisch verbreitete, fettige Infiltration der Epithelien ergab. L. hält hiernach die Schwangerschaftsniere für characterisirt durch Verfettung und Anämie der Rinde, wie sie nur die Folge arterieller Anämie sein kann. — Clinisch-diagnostisch betont er im Harn das verhältnissmässig schwache Sediment bei spärlichem Urin und die verfetteten Epithelien. — Das verhältnissmässige Intactbleiben des Nierenparenchyms erklärt das häufige Uebergehen in schnelle Heilung. Hierfür dient als Beleg der Fall einer Primipara mit Eclampsie und Albuminurie bei der Geburt; 4 Tage später verschwindet das Albumen, und bei dem ca. 3 Wochen nach der Geburt durch eine acute Krankheit erfolgten Tod findet sich keine Spur einer Schwangerschaftserkrankung der Nieren mehr. 2) Eine wirkliche acute Nephritis, die sich aus der Gravidität oder dem Puerperium entwickelt, analog der nach acuten Infectionskrankheiten entstehenden. 3) Pyelo-Nephritis durch Druck des Uterus auf Blase und Urethra. 4) Acute oder chronische Nephritis, die während der Schwangerschaft, aber unabhängig von ihr besteht. Hierbei betont L., dass in einzelnen Fällen die beiden Zustände sich gegenseitig nicht beeinflussen, in anderen jedoch die Schwangerschaft auf eine bestehende Nephritis einen sehr ominösen Einfluss ausübt, was sich durch die Disposition zur Verfettung der Rinde erklärt. Die Diagnose ist hier oft schwierig, da eine Nephritis vor der Schwangerschaft, ohne Zeichen gemacht zu haben, bestanden haben kann.

Nach Lewinski (5) sind die (gegen die Traube'sche Theorie der Herzhypertrophie meist angeführten) Experimente mit Unterbindung resp. Abklemmung der Nierenarterie (Bezold, Ludwig und Schüler) den Verhältnissen bei Nierenschrumpfung wenig entsprechend, besonders weil dabei immer plötzlich eintretende Störungen untersucht wurden, und es nahe liegt anzunehmen, dass die (nach L. bei Ausschluss der Nierengefässe bestimmt eintretende) Aenderung des Aortendruckes durch die Gefässerweiterung anderer Arterien ausgeglichen wird.

Um den natürlichen Verhältnissen näher zu kommen, stellte L. eine Reihe von Versuchen an Hunden an mit dauernder Einengung beider Aa. renales (durch Seidenfäden oder Catgut); nachdem die Thiere sich von der Operation erholt hatten, bestimmte er die Dicke und etwaige Zunahme der Wand des linken Ventrikels (als Maass für den Blutdruck in der Aorta).

Infolge der verringerten Blutzufuhr entstand eine einfache glatte Atrophie der Niere; dieselben wurden blasser und schlaffer, später kleiner und derber; die Epithelien verfetteten und wurden resorbirt, die Gefässe collabirten. Die Atrophie war stellenweise sehr stark: so reducirte sich z. B. bei einem mittelgrossen Hunde in 8 Wochen die Niere auf 3,6 Grm.

Von 25 Versuchen waren nur 6 verwerthbar mit zum Theil einseitiger, zum Theil doppelseitiger Einengung; die Zeit von der Operation bis zum Tode schwankte von 14 Tagen bis zu 5 Monaten. Bei 5 der Fälle fand sich Herzhypertrophie (ohne Dilatation), beim 6. nicht, doch bestand hier Marasmus.

L. schliesst: dass längere Beschränkung des Nierenkreislaufes (wenn das Thier sich gut erhält) Herzhypertrophie bewirkt. — Die Ergebnisse der Versuche stimmen nach L. mit denen von Grawitz und Israel (s. Jahresbericht f. 1879 II. S. 195) in so weit überein, als bei diesen auch Circulationsstörung in den Nieren bestand; gegen diese Autoren aber betont er, dass bei der Nierenschrumpfung ein erhöhter Blutdruck in der Aorta factisch besteht und auch theoretisch angenommen werden muss, um die Erhöhung der Stromgeschwindigkeit des Blutes resp. die Dilatation der Arterien, wie auch die Compensation der Nieren-Circulation durch die Herzhypertrophie zu erklären. — Die Ableitung der Herzhypertrophie von einer Reizung des Herzens durch zurückgehaltenen Harnbestandtheile (Harnstoff) hält L. für nicht plausibel, da bei den Injectionsversuchen, worauf diese sich stützt, die Menge des Harnstoffes eine sehr grosse war, bei den Fällen von Schrumpfnieren aus den operirten Thieren dagegen, wenn überhaupt vorhanden, eine minimale ist.

Schliesslich stellt L. für den Zusammenhang von Nierenschrumpfung aus Herzhypertrophie folgende, der Traube'schen Theorie am meisten entsprechende Erklärung auf: das durch die Nierenschrumpfung gesetzte Störungshinderniss im Gebiete der Art. renal. bedingt zunächst eine Steigerung des Minimaldruckes in der Aorta, durch Hinzutreten einer erhöhten Arbeitsleistung des Herzens aber auch des Maximaldruckes, somit auch des Mitteldruckes in der Aorta, und zwar so lange, bis durch Beschleunigung der Blutbewegung die Störung ausgeglichen ist. Gleichzeitig contrahiren sich die Muskeln der kleinen Körpergefässe zur Compensirung des erhöhten Druckes. Dies führt bei ihnen, ebenso wie die Arbeitssteigerung am Herzen zur Hypertrophie.

Bazy (6) giebt eine Beschreibung der Nierenaffectionen, die zu den sogenannten chirurgischen Leiden der Harnwege (Stricturen, Prostatahypertrophie und Blasensteinen) hinzutreten können. Er unterscheidet 2 Formen derselben: Chronische interstitielle Nephritis mit Erweiterung des Nierenbeckens und der Kelche, und acute Nephritis (einfach oder suppurativ).

Die secundäre interstitielle Nephritis zeigt beinahe dieselben Symptome wie die primäre (er hebt besonders Cachexie, Verdauungsstörungen und Polyurie hervor), nur dass hier die Kranken trotz der Polyurie dauernd eine gefüllte Blase zeigen. Die Polyurie leitet er theils von der Veränderung des Nierenparenchyms, theils von einem reflectorischen Reiz infolge der Blasenausdehnung ab. — Im Verlauf unterscheidet er 2 Stadien: das der klaren und das der trüben Polyurie, letzteres eine Vereiterung der Ureteren und Nierenbecken anzeigend. — Die wesentlichen anatomischen Veränderungen sind Dilatation der Nierenbecken und -Kelche mit Zerstörung des Nierenparenchyms durch Atrophie oder durch Eiterung. Der Tod erfolgt in diesen Fällen meist mit bedeutender Temperatur-Erniedrigung. Für die Prognose ist die trübe Polyurie viel ungünstiger als die klare. In Bezug auf die Therapie warnt er (besonders bei Prostatikern und Steinkranken, weniger bei Stricturkranken) vor tieferen Eingriffen (Urethrotomie, selbst Catheterismus), welche oft nicht gut vertragen werden.

Die acute Nephritis entsteht in diesen Fällen stets durch aufwärts steigenden, entzündlichen Reiz von einer Cystitis und Pyelitis aus. Die tödtlich verlaufenden Fälle erweisen sich immer als suppurativ. Oft nimmt dabei die Eiterung nur die Rindensubstanz ein und lässt die Pyramiden frei, sie erweist sich dann als periglomerulär, und B. bringt ihre Entstehung mit vorher bestehenden interstitiellen nephritischen Processen in Verbindung. — Weiter betont er den schnellen Verlauf dieser acuten Nephritis und hebt von Symptomen besonders Fieber und excessive Verdauungsstörungen hervor. Der Tod soll hier meist bei hoher Temperatur eintreten. — Das Vorkommen ähnlicher Symptome ohne tödtlichen Ausgang weist nach B. auf eine analoge acute, nicht suppurirende Nephritis hin. Dieser günstige Ausgang tritt besonders bei jungen Individuen mit frischer Krankheit, namentlich bei Stricturen ein.

Schliesslich bemerkt B., dass man in Rücksicht auf die Folgezustände der Nieren die hypogastrische Stein-Operation der perinealen vorzuziehen habe, da bei ersterer die Cystitis besser zu vermeiden und zu überwachen ist.

Baumüller (7) berichtet über den interessanten Fall einer 38jährigen Frau, welche, sonst gesund, seit 3 Jahren wiederholt unter Erscheinungen leichter Nierencolik weissliche „Schleim-Massen“ durch den Urin entleerte. Die Massen der letzten 2 Anfälle ergaben sich als grauweissliche, elastische Ausgüsse des Nierenbeckens, der Nierenkelche und des Ureters.

Microscopisch zeigten dieselben homogene Grundsubstanz mit eingelagerten feinen Körnchen, die sich in Aether und Chloroform lösten. Der Urin zeigte gleichzeitig zahlreiche Eiterkörperchen und Tripelphosphate. — Die genauere chemische Untersuchung ergab die Massen als eiweissähnlichen Stoff (Quellung in verdünnten Säuren und Alcalien, Xanthoprotein-Reaction und Farbenspiel mit Schwefelsäure), obgleich einige Punkte (Unlöslichkeit in Essigsäure und Alcalien, Resistenz gegen Magensaft und künstliche Verdauung) dagegen sprachen. — Aehnliches ergab die Untersuchung des am Tage nach dem letzten Anfall entleerten Urins. — Da eine croupöse Pyelitis u. Aehnl. (wegen des guten Allgemeinbefindens) auszuschliessen war, so schwankt B. in der Diagnose zwischen den Uebertreten einer Blutung in das Nierenbecken und einer acuten Fibrinurie infolge eiterigen Catarrhs des Nierenbeckens.

In Bezug auf die allgemeinen Ursachen der Albuminurie wiederholt Coignard (8) das aus Thierexperimenten etc. Bekannte. Er betont besonders, dass nervöse Stase und Ischurie Albuminurie erzeugt, dass dieselbe oft Folge einer Veränderung der Blutmischung ist, und reproducirt die Cornil'schen Anschauungen über Veränderung der Nierenepithelien bei Nephritis (s. Jahresbericht f. 1879 II. S. 197). — Er hebt ferner den Nutzen der Behandlung mit Alcalien (besonders in Form der alcalischen Mineralwässer) hervor und erklärt die Wirkung nach Obigen theils durch günstige Einwirkung auf die Nierenepithelien, theils durch (oxydirende) Verbesserung der Blutmischung.

In Bezug auf die Giftigkeit des Fuchsin referirt Bertet (9) die Experimente anderer Autoren (die dasselbe theils schädlich, theils unschädlich fanden) und schliesst aus eigenen Experimenten, dass das reine (d. h. von Arsenik und Anilin freie) Fuchsin, in den Magen gebracht, unschädlich ist: 2 Kaninchen blieben nach oft wiederholter Einführung von 0.05 bis 0.25 gesund und bekamen auch keine Albuminurie. — Für den Erfolg des Fuchsin gegen Albuminurie beweisen die Fälle von Bouchut (Jahresber. f. 1879

II. S. 197 und früher) nach Verf. nicht viel, da bei ihnen gleichzeitig Milchdiät angewendet wurde. Er theilt dem gegenüber 4 neue Fälle von Nephritis (anscheinend parenchym., 3 chron., 1 acut.) mit, in denen Fuchsin in Dosen von 0,05—0,25 (in einem Fall auch bis 0,5) keinen Einfluss auf das Albumen ausübte. — Dagegen trat eine (schon von Feltz betonte) Zunahme der Phosphate im Urin ein; er sah öfters gastrische Störungen und Diarrhoe danach; die von anderen (s. Jahresber. f. 1879 II. S. 197) behauptete danach auftretende Polyurie war in diesen Fällen ebenfalls nicht deutlich.

[1) Runeberg, Et fall af uraemi. Finska läkaresällsk. handl. Bd. 21. p. 287. — 2) Budde, Fuksin som Middel mod kronisk Albuminuri. Ugeskrift for Läger. 4 R. II. S. 57.

Runeberg (1) berichtet:

Ein 30jähriger englischer Seemann litt an Dyspnoe, nachdem er einige Tage vorher sich matt und unruhig gefühlt, einige mal sich übergeben hatte und an Epistaxis gelitten. Puls und Temp. normal, bei der Untersuchung der Organe wurde nichts Abnormes gefunden. Urin nicht untersucht. Da die Dyspnoe immer heftiger wurde und ein Hinderniss für die Luftpassage durch die ersten Luftwege simulirte, wurde Tracheotomie ohne allen Erfolg gemacht. Nach 3 Tagen Tod. Die Section ergab Anämie des Hirns, granulöse Atrophie beider Nieren. Die microscopische Untersuchung zeigte diffuse Bindegewebshypertrophie, die Harncanälchen theils verkleinert, theils cystisch erweitert, in den Glomerulis reichliche Zellenneubildung, keine merkbare Verdickung von der Wand der kleinsten Arterien.

Während von mehreren Seiten das Fuchsin als ein zuverlässiges Mittel gegen Albuminurie gelobt wird, hat Budde (2) es zu wiederholten Malen ohne Erfolg gegeben; er meint, dass die gepriesenen Resultate dadurch erreicht sind, dass man das Fuchsin in ganz leichten, von selbst in Genesung endenden Fällen von Albuminurie, oder gar in Fällen von intermittirender Albuminurie, wie Verf. sie öfters beobachtet, gegeben hat. F. Levison (Kopenhagen).]

2. Einfache Nierenentzündung. Nephritis parenchymatosa et interstitialis.

1) Leyden, E., Clinische Untersuchungen über Morbus Brightii. 1. Ueber Nierenschrumpfung u. Nierensclerose. Zeitschr. f. klin. Med. II. S. 133. (Auszug aus einem Vortrag über dasselbe Thema in der Deutsch. med. Wochenschr. No. 21.) — 2) Discussion über vorstehendes Thema in der Berl. med. Gesellsch. Berl. clin. Wochenschr. No. 23. — 3) Wagner, E., Beiträge zur Kenntniss des acuten Morbus Brightii. Deutsch. Arch. für clin. Med. Bd. 25. S. 529. — 4) Derselbe, Beiträge zur Kenntniss des chronischen Morbus Brightii. Ebendaselbst. Bd. 27. S. 218. — 5) Ziegler, E., Ueber die Ursachen der Nierenschrumpfung nebst Bemerkungen über die Unterscheidung verschiedener Formen der Nephritis. Ebendas. Bd. 25. S. 586. — 6) Debove, E. et M. Letulle, Recherches anatomiques et cliniques sur l'hypertrophie cardiaque de la néphrite interstitielle. Archiv gén. de méd. Mars. — 7) Da Costa, J. M. and M. Longstreth, Researches on the state of the ganglionic centres in Bright's disease. Americ. Journ. of the med. scienc. July. — 8) Bantl, G., Alterazioni del simpatico nella Nefrite parenchimatosa. Lo Sperimentale. Settemb. — 9) Heller, Ueber Schrumpfniere. Mittheil. des Vereins Schlesw.-Holst. Aerzte. No. 5. (Notiz zur Betonung der Bartels'schen Auffassung der Schrumpfniere mit Zurückweisung zweier von Grawitz und Israel gegen E. gerichteten Bemerkungen. In Bezug auf die eine hebt er hervor, dass die von Gr. und J. künstlich erzeugte Nierenalteration mit intacten Glomerulis der Schrumpfniere des Menschen, deren Hauptcharacter Veränderung der Glomeruli ist, nicht identisch sei. In Bezug auf die zweite weist er die Annahme zurück, dass B. die fettige Degeneration des hypertrophischen Herzens bei Nephritis übersehen habe.) — 10) Saundby, R., The histology of granular kidney. Med. Times. April 10. — 11) Guyot, Th. G., Sur les troubles cardiaques dans la Néphrite interstitielle et de la cause de l'hypertrophie du coeur dans cette maladie. Thèse. Paris. — 12) Alibert, V., Contribution à l'étude clinique du mal de Bright. Thèse. Paris. (Auch als Brochure. Paris. 96 pp.) — 13) Hardy, Néphrite albumineuse aiguë. Gazette des hôpitaux. No. 117, 122 und 123. (3 Vorlesungen über acute Nephritis nach Scarlatina und Erkältung, ohne Neues zu bringen.) — 14) Kannenberg, Ueber Nephritis bei acuten Infectionskrankheiten. Zeitschr. f. clin. Med. I. S. 506. — 15) Gurowitsch, Zur Frage der Ohrensymptome bei der Bright'schen Krankheit. Berl. clin. Wochenschr. No. 42. — 16) Duval, J., Des éruptions rénales. Thèse. Paris. — 17) Edes, R., Some of the symptoms of Bright's disease. Boston med. and surg. Journ. June 24 July 1. et 8. (Bespricht, ohne Neues zu bringen, die allgemeinen Symptome, aus denen die Diagnose der Nephritis gestellt zu werden pflegt, zunächst den Hydrops, als dessen 3 Ursachen er Compression der Venen, vasomotorische Dilatation der kleinen Arterien und wässerige Blutbeschaffenheit hinstellt; betont die Schwierigkeit der Differential-Diagnose zwischen renalem Hydrops und demjenigen infolge [oft gleichzeitiger] Phthise, Herzstauung etc. Weitere Auseinandersetzungen über Albuminurie, Harncylinder etc. Die Urämie erklärt er durch von Anämie und gewissen, in den Nieren zurückgehaltenen Schädlichkeiten ab, durch welche eine abnorme Erregbarkeit der Gehirncentren entsteht. — Für die Aetiologie der Nephritis betont er senile Atrophie, Bleiintoxication, Gicht, Alcoholismus etc.) — 18) Vaillard, Néphrite interstitielle aiguë; altération spéciale des glomérules; Transformation cubique de l'épithélium tubulaire. Journ. de méd. de Bordeaux. No. 37. — 19) Waidele, C., Ein schwerer Fall der primären, interstitiellen Nephritis. Memorabil. No. 6. (Unbedeutender Fall: 20jähr. Mann; infolge Schlafens in feuchtem Gebäude Erkrankung an Nephritis mit Urämie, Amaurose etc.; Besserung in einigen Wochen; Eintritt mässiger Herzhypertrophie. Letztere wird von gehinderter Wasserausscheidung abgeleitet.) — 20) Debove, M., et L. Capitan, Note sur la mort subite dans la Néphrite interstitielle. L'Union méd. No. 144. (3 Fälle von 66, 70 und 77 Jahre alten Kranken mit plötzlichem Tode, bei denen die Section Schrumpfniere und Herzhypertrophie ergab. Die plötzliche Syncope wird von der Herzaffection abgeleitet. Vgl. oben No. 6.) — 21) Heilmann, J. G., Chronic interstitial Nephritis. Philadelph. med. and surg. Report. (Einfacher Fall.) — 22) Carpentier, Service de, Néphrite albumineuse et oedème cérébral. Phénomènes eclampliques et hémiplégie. Autopsie. Presse méd. belge. No. 9. (Fall von Hemiplegie bei Nephritis infolge von partiellem Hirnödem: 35jähriger Mann; acute Nephritis nach Erkältung; 24 Stunden ante mort. nach 2 convulsivischen Anfällen Eintritt von linksseitiger Hemiplegie; Section ergiebt sehr starkes Oedem der rechten Hirnhemisphäre, während die linke fast frei davon ist; Nieren interstit. nephritisch. C. fasst den Fall als Beweis dafür auf, dass die Ursache der nervösen Erscheinungen bei Nephritis in Hirnödem beruht.) — 23) Minchinton, J. H. (under the care of Coupland), Chronic Bright's

disease. Cardiac thrombosis. Cerebral embolism. Cheyne-Stokes respiration. Death. Post mortem examination. Med. Times. Decemb. 4. (47jähr. Nephritiker; plötzliche Bewusstlosigkeit mit rechtsseitiger Hemiplegie, Stokes'schem Athmen, später auch einem Krampfanfall: Tod nach 3 Tagen. Section: ausser mässig granulirten Nieren und Lungenemphysem starke Herzhypertrophie mit vielen Thromben in den Höhlen; im Hirn Thrombosirung der linken A. mening. med. mit Erweichung eines grossen Theiles der Hemisphäre, auch des hinteren Theiles des Corpus striat. und der inneren Capsel.) — 24) Kleinwächter, L., Acute, parenchymatöse Nephritis, asthmatische Anfälle, spontane Frühgeburt, Tod. Wien. medic. Presse. No. 13 und 14. — 25) Gairdner, W. T., On the treatment of Bright's disease, with special reference to the use of diuretic remedies. Glasgow medical Journ. Sept. (Excerpt und sich anschliessende Debatte der Brit. med. Assoc., s. Brit. med. Journ. Aug. 28.) — 26) Wimmer, Ein Beitrag zur Behandlung des Morb. Brightii chronicum. Wien. medic. Presse. No. 16, 17, 19, 21, 23—25, 27—30, 32, 33. — 27) Renzi, E. de, Ueber die Cur der Bright'schen Krankheit. Virchow's Archiv. Bd. 80. S. 510. (Empfiehlt nach einigen Fällen das Fuchsin zur Cur der Nephritis als ödembeseitigend und Albuminurie vermindernd; gab es in Dosen von 0,05—0,25 pro die; erwähnt besonders die Färbung des Blutserum. In einem Falle wurde es nicht durch den Urin ausgeschieden, wirkte auch nicht. — Apomorphin bemerte ein mal Nephritis.) — 28) Anasarque guérie par l'usage du lait caillé. Gaz. des hôpit. No. 103. (Notiz über einen Nephritiker, dessen Oedeme unter Trinken von saurer Milch zu 2 Liter pro die unter reichlicher Diurese sehr gut zurückgingen.)

Leyden (1) tritt gegen die scharfe Trennung von parenchymatöser und interstitieller Nephritis, wie Bartels sie einführte, auf; er giebt an, dass rein parenchymatöse Formen vorkommen, hält aber im Uebrigen beide Formen nur für graduell unterschieden, indem bei stärkerer Entzündung zu den oberflächlichen Processen interstitielle und schrumpfende hinzutreten, ohne dass clinisch Unterschiede zu machen sind. Er exemplificirt dies an der Scarlatinanephritis, die clinisch einen constanten Complex bildet und anatomisch bald parenchymatöse, bald interstitielle oder capsuläre Veränderungen zeigt. Er möchte für die gemischten Fälle die Bezeichnung diffuse Nephritis wieder einführen.

Die Nierenschrumpfung hält L. für das Endstadium verschiedener Processe und betont folgende Formen: 1) Die sogenannte secundäre Nierenschrumpfung (Bartels), deren anatomische Form die grosse weisse Niere ist, die aus einer diffusen (parenchymatösen) Nephritis hervorgeht. Sie ist nicht so selten; L. sah sie mehrmals nach Scarlatina, sie kommt ferner nach Intermittens vor. Als Beispiel dient der Fall eines 28jährigen Mannes, der mit einer acuten fieberhaften Nephritis erkrankte, bei dem im Verlauf von 1 Jahr die Symptome in die der Nierenschrumpfung übergingen, und bei welchem die Section weisse Granularatrophie der Nieren mit starken interstitiellen Veränderungen, Schrumpfung der Capseln, Sclerose der Glomeruli, Gefässverdickungen, sowie Herzhypertrophie ergab. 2) Die mit Amyloidentartung verbundene Nierenschrumpfung, wahrscheinlich meist Folge von Lues. In dem als Beispiel angeführten Fall war die Nierenschrumpfung jedenfalls älter, und in ihr entwickelte sich die amyloide Degeneration, die an den Symptomen der Schrumpfniere nichts änderte. 3) Fälle, in denen Symptome der Schrumpfniere bestehen, sich aber grosse weisse Nieren, höchstens mit Spuren oberflächlicher Granulirung, finden, welche microscopisch allerdings starke interstitielle Veränderungen zeigen. 4) Die genuine Schrumpfniere (Bartels), rothe Granular-Atrophie. Auch L. hält diese Form für etwas von der diffusen Nephritis durchaus Getrenntes, und zwar betrachtet er als ihren Ausgangspunkt eine Erkrankung der arteriellen Gefässe, die mit allgemeiner Arteriosclerose im Zusammenhang steht. — In den Nieren finden sich dabei immer 2 Gefässveränderungen, nämlich eine gelatinös-fibröse Entartung der kleinen Arterien und Capillaren und eine Endarteriitis. Dieselben Gefässveränderungen treten zu anderen Nierenaffectionen (namentlich chronisch-diffuser Nephritis) auch secundär hinzu, stehen dabei aber gegen die Parenchymveränderungen zurück. Hier dagegen sind sie primär und rufen erst die interstitiellen und schrumpfenden Processe hervor, was am besten solche Fälle zeigen, wo die Nieren noch nicht geschrumpft sind, das Parenchym wenig erkrankt, aber die Gefässveränderung schon sehr ausgeprägt ist. — L. hält hiernach die Bezeichnung Sclerose der Nieren statt Nierenschrumpfung für empfehlenswerth.

In Betreff der speciellen histologischen Verhältnisse hebt er hervor, dass die hyaline Degeneration in den Capillaren, Glomerulusschlingen und kleinen Arterien auftritt, theils mehr homogen, theils als circumscripte Einlagerungen, und besonders gut durch Eosin gefärbt wird. Ob die hyaline Degeneration oder die Endarteriitis das Primäre ist, will er nicht entscheiden.

Eine ähnliche Erkrankung fand nun L. auch an den Verästelungen der Kranzarterien des Herzens. In der hypertrophirten Musculatur desselben zeigen sich vielfache, oft nur microscopisch kleine, fibröse Stellen, an denen die Muskelfasern untergegangen sind, und in denen und deren Umgebung die kleinen Arterien obliterirt sind oder hyalin-fibröse Einlagerungen enthalten. Diese Veränderungen erklären die in manchen Fällen vorwiegenden cardialen, asthmatischen Beschwerden.

Uebrigens konnte L. die Angabe Senator's nicht bestätigen, dass die Herzhypertrophie bei der reinen Schrumpfniere concentrisch, bei der secundären Schrumpfung excentrisch sei. Er fand vielmehr bei der reinen Atrophie ebenso oft Dilatation, die er als secundäre Folge von Schwächung des Herzmuskels auffasst.

In Bezug auf die Entstehung der Albuminurie bei Nephritis schliesst L. sich der Anschauung an, dass dieselbe von der Degeneration der Epithelien abhängt. Die Herzhypertrophie leitet er in alter Weise von einer durch Beschränkung der Circulation im Nierengewebe eintretenden erhöhten Spannung im Aortensystem ab. Zur Erklärung, wie dies zu Stande kommt, hält er die Hypothese für nöthig, dass der Niere u. a. die Function zufalle, den Aortendruck zu reguliren. Es stimmt hiermit, dass in Fällen, wo sclerotische Processe der Nierengefässe mit Verengerung derselben, ohne Parenchymerkrankung, bestehen, auch Herzhypertrophie gefunden wird.

In der über vorstehende Anschauungen in der Berliner med. Gesellschaft stattgehabten Discussion (2) schliesst Senator sich den Auslassungen über die ersten zwei Formen der Nierenschrumpfung an, nur dass er bei der Combination mit Amyloid-Degeneration letztere in der Regel als primär annimmt. Die dritte Form hält er für eine parenchymat.-interstit. Mischform. Für die genuine Schrumpfniere betont er noch stärker als L., dass er die dabei vorhandene Gefässerkrankung für eine allgemeine, den ganzen Körper betreffende ansieht, und demonstrirt dies an den Gefässen der Haut und des Mesent. bei Schrumpfniere, von denen letztere beginnende Endarteriitis, erstere mehr Verdickung der Adventitia zeigen.

Wagner (3) definirt den acuten Morbus Brightii als „diejenige Nierenkrankheit, bei welcher der Harn Tage und Wochen lang spärlicher abgesondert wird, Eiweiss und Cylinder verschiedener Menge und Art, häufig weisse, in gewissen Fällen vorzugsweise rothe Blutkörperchen, bisweilen endlich Epithelien der Nieren oder der Harnwege enthält."

Am Urin unterscheidet er als die zwei Hauptarten: blutigen und blutfreien; ersterer ist für die Diagnose der Krankheit besonders wichtig.

Pathologisch-anatomisch trennt er folgende Formen des acuten Morb. Bright.: 1. Die hämorrhagisch-catarrhalische Form (leichter, acuter, hämorrhag. Morb. Bright.). Nieren normal gross; kleine Blutungen in den Glomeruli und angrenzenden gewundenen Canälchen. Ausgang in meist schnelle Heilung. 2. Die hämorrhag.-catarrhal. und gleichzeitig interstitielle Form (schwerer, acuter, hämorrhag. Morb. Bright.). Nieren vergrössert; dieselben Blutungen wie bei voriger Form; kleinzellige Infiltration des interstit. Gewebes, besonders in der Umgebung der Malpighischen Capseln. Ausgänge in Heilung, urämischen Tod oder chronische Nephrit. 3. Die acute, mässig grosse, blasse Niere (besonders bei Scarlat. und Diphtherit.). Nieren wenig vergrössert, anämische Epithelien der Rinde getrübt und meist in der Form verändert (vergl. Weigert, Jahresber. f. 1879, II. S. 198); im Lumen der Harncanälchen vacuolenartige und netzförmige Bildungen (vergl. Cornil, Jahresber. f. 1879, II. S. 200); Stroma wenig verändert. Ausgang am häufigsten in Heilung; oder Tod durch Urämie, Wassersucht etc. 4. Die acute lymphomatöse Nephritis, seltenste Form (besonders bei Scharlach). Nieren vergrössert; an der Oberfläche grauweisse Höcker; wenig Blutungen; Rundzellen-Infiltration, am stärksten um die Capseln. Ausgang in Heilung oder Tod durch Urämie.

Combinationen finden sich am häufigsten von der ersten und dritten Form.

W. geht sodann die Fälle der Leipziger Clinik aus den letzten 3 Jahren (circa 70) vom ätiologischem Standpunkt aus durch.

Er berührt dabei die acute Nephritis bei folgenden Krankheiten: Croupöse Pneumonie hämorrhag. Characters, in der grösseren Hälfte der Fälle Heilung beider Krankheiten. Lungenphthise: theils 1. Form (unter Umständen fast vollkommen heilbar), theils 2. Form (schnell tödtlich), theils Verbindung der 2. Form mit herdweiser Atrophie. Scharlach: hier beruht die initiale Albuminurie wahrscheinlich auf der 1. Form, die gewöhnliche Scharlach-Nephrit. in der 2. und 3. Woche meist auf der 3., seltener auf der 4. Form. Die Klebs'sche Glomerulo-Nephritis sah W. nie. Diphtheritis: wahrscheinlich meist 3. Form; im Urin öfters eigenthümlich gestaltete Cylinder; in den Harncanälchen besonders auffallende Epithelveränderungen; mehrmals epithellose Stellen in den Harncanälchen der Pyramiden. Abdominaltyphus: 3 Formen, nämlich ausser einfacher Albuminurie mit spärlichen, hyalinen Cylindern die hämorrhag. 1. und lymphomat. 4. Form, beide selten; im 1. Fall ac. hämorrh. Nephritis mit Lymphombildung und Bacterienanhäufung, 1 mal mit Hämoglobinurie. Recurrens: vorübergehende Albuminurie in ca. 15 pCt.; ac. hämorrh. Nephrit. 6 mal (unter ca. 150 Fällen); 3. Form einige Male. — Weiter werden erwähnt: Erysipelas (1. Form), acuter Gelenkrheum. (1. und 3. Form combinirt), acute tubercul. Meningit. (1. Form), acute Endocarditis (3. Form), acute Eiterungen, Frühgeburt, acute Vergiftungen (Minerals., Phosphor, Carbols. etc.), acute Bleivergiftung, Traumen (2 zweifelhafte Fälle), endlich Herzfehler und Emphysem (stets hämorrhag. Form).

Den primären acuten Morb. Bright. (durch Erkältung resp. ohne bekannte Ursache) hält W. für sehr selten. Zum Theil wird die Ursache übersehen, zum Theil gehören die hierher gerechneten Fälle zu dem von ihm sog. Morb. Bright. haemorrhag. recurrens, d. h. Fällen, die scheinbar acut an hämorrhagischer Nephritis erkranken, bei denen aber die Wiederkehr der Erkrankung resp. die Section zeigen, dass eine Combination von acuter Nephrit. mit älterem Nierenleiden vorliegt.

In Bezug auf das Verhältniss von parenchymatöser und interstitieller Nephritis erklärt derselbe (4), eine Mittelstellung zwischen Unitariern und Dualisten einzunehmen. Er glaubt, dass Fälle vorkommen, die für die einheitliche Auffassung des Morb. Bright. sprechen, sogar die 3 Stadien desselben im Uebergange zeigen; dass aber auf der anderen Seite gewisse Fälle der chron. parenchymat. Nephritis entsprechen, indem bei ihnen die Veränderungen der Gefässe und Epithelien überwiegen.

Er theilt vom pathologisch-anatomischen und clinischen Standpunkt den chronischen Morb. Bright. in folgende 3 Formen, die er durch eine Reihe von Beispielen belegt (wobei Complicationen mit Herzkrankheiten, Harnwegekrankheiten und Amyloid ausgeschlossen ist): A. Vergrösserte, total und diffus kranke Nieren. Die Form entspricht dem sogen. zweiten Stadium des Morb. Bright., der chronisch-parenchym. Nephritis, der grossen weissen Niere, Aufrecht's subacut. Nephritis (s. Jahresb. f. 1878, II. S. 221), Weigert's subchronischer Form des Morb. Bright. (Jahresb. f. 1879, II. S. 199) etc. Microscopisch zeigen sich alle Theile des Nierengewebes verändert, am stärksten Glomeruli und Epithelien, am geringsten das Stroma. An den Glomeruli findet sich die von Langhans (Jahresb. f. 1879, II. S. 200) beschriebene Wucherung des Capselepithels; Epithelien verfettet; Stroma verbreitert. Harn spärlich, zahlreiche Cylinder, oft Fettkörnchenzellen. Verlauf subacut (fieberlos oder fieberhaft) bis chronisch. Anfang öfters ein bestimmter. B. Nieren, welche aus älteren atrophischen Stellen und aus frisch entzündetem Gewebe bestehen, ungefähr normal gross oder vergrössert, glatt oder undeutlich granulirt sind. Diese Form ist viel häufiger, als die erste. Sie entspricht zum Theil der chronischen, parenchymatösen Nephritis, zum Theil der secundären Schrumpfniere, gefleckten Niere (Rindfleisch), beiden Formen von Weigert's chronischer, hämorrhagischer Nephritis etc. Harn sehr wechselnd, zeigt theils die Symptome der parenchymatösen Nephritis, theils die der Schrumpfniere. Meist mässige Oedeme; stete Hypertrophie des linken Ventrikels. Verlauf oft intermittirend. Beginn der älteren Affection unbestimmt, die frischere Nephritis meist bestimmbar. — Eine Form mit stärker blutigem Harn entspricht dem von W. sogen. Morb. Bright. hämorrh. recurr. (s. vor. Artikel). C. Die gewöhnliche granulirte Niere (Schrumpfniere). Hier finden sich die älteren, atrophischen Stellen in verschiedenster Anordnung, daneben sollen die Glomeruli und Harncanälchen wesentlich ungestört sein (? Ref.). Die als Beispiel dienenden Fälle sind solche, bei denen der clinischen Beobachtung nach das Vorhandengewesensein früherer Stadien des Morb. Bright. wahrscheinlich ist.

Ziegler (5) erklärt sich mit der Weigert'schen Auffassung, dass bei der Schrumpfniere die Epithelveränderungen sehr oft der Hyperplasie des Bindegewebes vorangehen und nicht, wie gewöhnlich angenommen wird, derselben nachfolgen, im Allgemeinen einverstanden; er sieht darin eine Bestätigung der Regel, dass bei Ernährungsstörungen von Organen die Bestandtheile, welche specifische Functionen auszuüben haben, schwerer als die Stützsubstanzen leiden.

Für das genaue Studium des Vorganges der Nierenschrumpfung betrachtet Z. zunächst die einfachsten Formen von allgemeiner oder partieller Nierenatrophie, wie sie durch verschiedene Ursachen, die als Gemeinsames den Mangel an Blutzufuhr haben, hervorgerufen wird, nämlich durch senilen Marasmus, Anämie, Arteriosclerose, Embolie und Stauung bei Herz- und Lungenkrankheiten. Bei allen diesen Vorgängen ist in den atrophischen Nierenpartien das Primäre eine Verödung von Glomeruli; dieser folgt ein Collabiren der zugehörigen Harncanälchen, wobei deren Epithelien entweder einfach atrophiren oder verfetten, und an diesen Uebergang des secernirenden Apparates schliessen sich dann Veränderungen des Bindegewebes an, die in Anhäufung von Rundzellen, seltener in ausgesprochener Hyperplasie bestehen.

In Bezug auf die primäre Nephritis findet nun Z. bei der grossen weissen Niere (parenchymatöse Nephritis), ähnlich wie Weigert, immer Stellen, an denen das Gewebe atrophisch ist, und sieht auch hier Verödung der Glomeruli als Hauptsache an, allerdings unterstützt durch Verfettung des Epithels. Ebenso hält er bei der interstit. Schrumpfniere den Untergang der Glomeruli und die Aufhebung der Drüsenfunction für den Hauptgrund der Schrumpfung und legt auf die mechanischen Verhältnisse des wuchernden Bindegewebes weniger Werth.

Hiernach lässt er Atrophie der Niere unter 3 Verhältnissen auftreten: 1) abhängig von einfachen Circulationsstörungen; 2) infolge von Degeneration des Drüsenepithels, wenn dieselbe so tiefgreifend ist, dass keine Regeneration erfolgt; 3) infolge complicirter Bedingungen, wie bei der interstitiellen Nephritis, wo Epitheldegeneration, Wucherungsprocesse an den Glomeruli und dem interstitiellen Gewebe etc. zusammenwirken. — Der ersten Form entspricht clinisch die arteriosclerotische Schrumpfung und Ähnliches, der zweiten die parenchymatöse und der dritten die interstitielle nephritische Schrumpfung, welche beide letzteren, wie Z. noch besonders betont, sowohl jede einzeln wie combinirt (unter Beginn der parenchymatösen Veränderung) vorkommen können.

Debove und Letulle (6) fassen die Schrumpfniere und die dabei bestehende Herzhypertrophie (in Uebereinstimmung mit Gull und Sutton u. a.) als gleichzeitige Folgen einer allgemeinen „fibrösen Diathese" auf. Sie betonen besonders, dass am Herzen ein ähnlicher sclerotischer Process, wie an den Nieren, besteht (vergl. oben in No. 1), was sie an 7 hypertrophirten Herzen constatirten. Schon macroscopisch, besonders aber microscopisch an gehärteten und gefärbten Schnitten fanden sie, am stärksten in den Papillarmuskeln des linken Ventrikels, dann in der Wand des linken Ventrikels und Vorhofs, schwächer im rechten Herzen, eine Bindegewebswucherung, die sich theils durch Verdickung der Septa zwischen den Muskelfasern, theils durch Bildung fibröser Plaques ausspricht. Die Muskelhypertrophie des Herzens fassen sie als Folge dieser Bindegewebshypertrophie auf, indem letztere die Herzleistung stört und daher steigert. Die Hypertrophie ist dem entsprechend auch, wie die Verff. betonen, nicht auf den linken Ventrikel beschränkt, sondern in späteren Stadien auf das ganze Herz ausgedehnt.

Clinisch stimmt mit dieser Auffassung nach Verff. der Umstand, dass die Symptome, welche diese Erkrankungen machen, oft allein vom Herzen ausgehen, so dass die Fälle in den späteren Stadien als Herzkrankheiten betrachtet werden. Als häufige und bedeutsame Symptome derart heben sie hervor: Herzpalpitationen, Unregelmässigkeiten des Herzschlages, Lungen-Congestion und Oedem, Dyspnoe, Stauungsleber, Oedem und Ascites, Verminderung des Urins; endlich stärkere Albuminurie, als bei der reinen interstitiellen Nephritis.

In 9 Fällen von Morbus Brightii untersuchten

Da Costa und Longstreth (7) die nervösen Centren, welche den Blutzufluss zu den Nieren reguliren, d. h. die Theile der Ganglia solaria, von denen die Nervenzweige zu den Nieren abgehen, genau histologisch und fanden in ihnen ausgeprägte Veränderungen, deren Grad der Ausgesprochenheit der Nierenerkrankung parallel ging.

So fand sich in 9 Fällen ausgesprochener Schrumpfniere das die nervösen Ganglien umgebende und durchsetzende Bindegewebe gewuchert, grösstentheils mit älterem, fibrösem Character; die Ganglienzellen im Zustande der Atrophie und fettigen Degeneration; die Gefässe des Gewebes vermehrt und zum Theil mit verdickten Wandungen. — Bei einer zweiten Gruppe von 3 Fällen weniger reiner (mit parenchymatösen Processen combinirter) Schrumpfniere war die Verdickung des die Ganglien umgebenden Bindegewebes wie vorher, die Degeneration der Ganglienzellen geringer, die Wucherung des interstitiellen Gewebes frischer und zellenreicher. — Bei 4 Fällen jüngerer Nierenerkrankung (theils parenchymatösen, theils gemischten Characters) mit Nierenschwellung endlich beschränkten sich die Veränderungen der renalen Ganglien auf leichte Verdickung der Capsel, Granulirung der Ganglienzellen, mässige Vascularisirung und beginnende Wucherung des interstitiellen Bindegewebes. Im frischesten (ca. 14 Tage alten) Falle waren die nervösen Theile fast ganz normal.

Diese, bisher nicht beschriebenen Veränderungen der renalen Ganglien halten die Verff. für die Ursache der nephritischen, besonders der interstitiellen Processe und betonen namentlich das Parallelgehen der Alterationen in beiden Organen. Insbesondere leiten sie auch die Hypertrophie der Muskelwand der kleinen Nierenarterien, wie sie bei der Schrumpfniere zu finden, von den durch jene Veränderungen gesetzten Innervationsstörungen ab. Sie stellen endlich die Vermuthung auf, dass auch an anderen Stellen des Körpers, wo Gefässhypertrophie bei Schrumpfniere besteht, ähnliche gangliöse Alterationen den Grund bilden, und müssen namentlich die Herzhypertrophie von analogen Störungen der der Herzganglien abhängig machen; hierdurch soll auch am ersten zu erklären sein, dass Herzhypertrophie und Nierenveränderung nicht immer parallel gehen, und es Fälle von Schrumpfniere ohne Herzhypertrophie giebt.

Banti (8) untersuchte in 6 Fällen von Nephritis (4 parenchym., 2 interstit.) histologisch den Sympathicus, und zwar Halssympathicus, Splanchnici, Ganglia semilunaria und Renalganglien und -Nerven.

Bei den beiden Fällen von interstit. Nephrit. fanden sich nur unbedeutende Veränderungen, nämlich in den Ganglien mässige, lymphoide Infiltration des Stromas und schwache Füllung der Ganglienzellen mit Fett und Pigment: Veränderungen, die nach B. in sehr vielen Leichen sich finden. — Dagegen zeigten in den 4 Fällen von parenchymat. Nephrit. die nervösen Theile constant stärkere Alterationen, und zwar besonders die Nervi renales und Ganglia semilun. In ersteren ergaben sowohl markhaltige wie marklose Fasern Zeichen der Degeneration; in den Gangl. semilun. fand sich ältere und frischere Wucherung des Stroma neben den verschiedenen Stadien der fettigen und pigmentösen Entartung der Ganglienzellen. Weniger verändert waren die Ganglia renalia und Halsganglien. — B. spricht die Veränderungen der Gangl. semilun. und Nervi renal. als primäre Ursache für die Nephrit. parenchymat. an.

Die zum Theil entgegengesetzten Angaben von Da Costa und Longstreth (s. vor. No.) bezieht B. darauf, dass diese die nervösen Organe nur theilweise (Gangl. renal.) untersuchten, und ihre Fälle zum Theil zweifelhafter anatomischer Natur waren.

Nach Saundby (10) sind die jetzt bestehenden Ansichten über die anatomischen Charactere der Schrumpfniere (chron. desquamative Entzündung der Epithelien, interstit. Entzündung, hyalin-fibröse Degeneration der Gefässe) sämmtlich zu einseitig. Nach seinen eigenen Untersuchungen stellt er die Hauptveränderungen folgendermaassen dar: Im Parenchym tritt zunächst eine Zellenproliferation ein, welche die Harncanälchen mit freien Kernen füllt. Diese Kerne verwandeln sich an vielen Stellen in Spindelzellen, die weiter zur Bildung hyalinen Bindegewebes führen. (Als Analoga citirt er neuere Untersuchungen von Hamilton bei Lebercirrhose und Creighton bei Mammatumoren.) Indem sich an vielen Stellen Harncanälchen oder Stücke derselben mit weichem Granulationsgewebe füllen und dies gelatinöse Umwandlung eingeht, entsteht Cystenbildung. — In Bezug auf das Stroma findet er das interstit. Bindegewebe verbreitert, aber ohne Kernwucherung, ebenso die Capseln der Glomeruli; letztere selbst atrophiren, ihr Endothel proliferirt und bildet Granulationsgewebe, das ebenfalls zum Theil gelatinös und cystisch degenerirt. — An den Gefässen endlich sah er eine gleichmässige Wucherung der Elemente und Hypertrophie der ganzen Wandung, wie dieselbe auch bei sonstigen entzündlichen Processen vorkommt.

Guyot's Arbeit (11) schliesst sich den Ansichten von Dehove (s. oben No. 6) an. Er hat 14 Krankengeschichten gesammelt, die zeigen, dass Herzsymptome oft bei interstit. Nephritis die Hauptrolle spielen und von Anfang an bestehen (Asystolie, Stauungen, Herzgeräusche etc.) — Er hält daher und besonders im Hinblick auf die anatomischen Befunde von Dehove und Letulle (oben No. 6) für die Ursache der Herzhypertrophie eine Sclerose des Herzens (chron. Myocardit. mit Ausgang in fibröse Degeneration), die der Sclerose der Niere anatomisch gleichsteht und ihre Ursache, wie jene, in einer allgemeinen fibrösen Diathese hat. Diese Ansicht wird unterstützt durch gleichzeitige Befunde von ähnlichen sclerotischen Processen in anderen Organen, besonders Leber, Milz, Lungen, Hirn, Retina, Opticus; sowie auch durch die ätiologischen Momente, die zu Nephritis Anlass geben und zu allgemeiner fibröser Degeneration disponiren z. B. Bleiintoxication, Alcoholismus, senile Vorgänge, Gicht etc.

Nach 8 ausführlich mitgetheilten Fällen bespricht Alibert (12) die Symptomatologie der Nephritis: In Bezug auf den Hydrops bringt er nichts Neues; für die Blutungen (besonders Epistaxis und Hämoptoe werden betont) bestätigt er die Ansicht, dass sie fast nur bei der interstit. Nephritis vorkommen. Ueber die Lungen-Complicationen reproducirt er die Ansicht von Lasègue (s. Jahresber. f. 1879, II. S. 151). Die Herzhypertrophie leitet er von der allgemeinen Endarteriitis ab. — Weiter betont er besonders Ohrensymptome (unter seinen 8 Fällen 5 mal: Ohrensausen, zum Theil mit Ohrenschmerzen und Schwerhörigkeit) und vor allem Sensibilitätsstörungen u. ähnl., die in den Extremitäten, besonders den Händen, ihren Sitz haben und in Ameisenkriechen, Absterben der Finger und schmerzhaftem Krampf bestehen; diese Erscheinungen kommen in allen Formen der Nephritis und in wechselnden Stadien derselben vor; nur 1 mal bestanden sie von Anfang an. — Von Complicationen hebt er nur das Eitrigwerden von Entzündungen bei Nephritis hervor. — Für die Therapie betont er die Unwirksamkeit des Fuchsin: in 7 Fällen, wo es gegeben wurde, hatte es keinen nachweisbaren Einfluss; nur 1 mal verminderte es den Harndrang.

Nach Kannenberg (14) sind die Pilze, die man in Form kleiner Kügelchen oder Biscuits im gesunden Urin bisweilen findet, in allen fieberhaften Krankheiten vermehrt und besonders zahlreich bei Infectionskrankheiten, zumal wenn diese mit Nephritis complicirt sind. Besonders auffallend fand er dies bei Recurrens, wo die Pilze mit jedem Anfall auftraten und nach der Crise schnell abnahmen. In 6 Fällen von Recurrens mit Nephritis fanden sich die Pilzelemente auch in den Cylindern und Nierenepithelien. Die Pilznatur schliesst K. aus der Unlöslichkeit in Kali caust. und Färbung mit Methylviolett. In den reinen Fällen (ohne Blutung) verschwanden die Pilzformen, ebenso wie Cylinder und Eiweiss, sofort mit der Crise. — K. ist geneigt, diese Elemente bei Recurrens für Sporen der Spirillen zu halten; jedenfalls glaubt er, dass hier wie bei anderen Infectionskrankheiten der Durchtritt der Micrococcen durch die Wand der Harncanälchen den specifischen Reiz für die Epithelien abgiebt und die Nephritis desquam. verursacht. — Dieselben Beobachtungen machte K. bei einigen Fällen von Typhus exanth., Scarlatina, Pneumonie, 3 Fällen von Angina, auch bei einer genuinen Nephritis (eines Wärters), die er daher als infectiöse auffasst. — Die Beobachtungen stimmen mit den Experimenten von bei Kaninchen künstlich erzeugter Nephritis durch Injection bacterienhaltiger Flüssigkeit in das Blut. — Therapeutisch empfiehlt er für die Formen dieser Nephritis, die sich nicht bald verlieren, Chinin und Natr. benzoic.

Im Anschluss an die Angaben von mehreren Beobachtern über die Häufigkeit und Wichtigkeit der Ohrenerscheinungen bei Nephritis theilt Gurewitsch (15) den Fall eines 23jähr. Soldaten, der nach wiederholter Intermittens an Nephritis litt, mit. Im Verlauf des Leidens traten im rechten Ohr Schwerhörigkeit und Ohrgeräusche auf, nebst den objectiven Zeichen eines acuten Mittelohr-Catarrhs, der in die eiterige Form mit Trommelfellperforation, Ohrenfluss etc. überging, später wiederholte sich dieselbe Affection am linken Ohr. Die Section bestätigte den doppelseitigen eiterigen Paukenhöhlen-Catarrh neben parenchymatöser Nephritis.

Duval (16) führt, besonders nach dem Vorgange von Quinquaud, die Häufigkeit aus, mit der Hautaffectionen zur Nephritis hinzutreten. Die Form der Dermatosen wechselt sehr; von den beobachteten sind zu nennen: Erythem; von papulösen Exanthemen Lichen, Prurigo, Urticaria; von vesiculösen Eczem, von pustulösen Ecthyma, von squamösen Pityriasis und Psoriasis. — Die Exantheme betreffen in gleicher Weise die parenchymatöse und die interstitielle Form der Nephritis; sie kommen nicht im acuten, sondern erst im späteren Stadium vor, zeigen keinen bestimmten Sitz (nur Gesicht und meist auch Hände sind immun); ihr Verlauf geht dem der Nephritis parallel, verschlimmert sich namentlich bei Eintritt von Urämie; die Prognose alteriren sie im Allgemeinen nicht. — Ihre Häufigkeit taxirt D. auf 1 : 5 bis 6 Nephritiden. — Für die Pathogenese weist er zum Theil auf die veränderte Blutbeschaffenheit, zum Theil auf die vicariirend gesteigerte Ausscheidung der Schweissdrüsen hin.

Bei der Section eines 24jähr. Mannes, der das clinische Bild der gemischten Nephritis gezeigt hatte, fand Vaillard (18) ausser sehr starker, doppelseitiger Herzhypertrophie die Nieren gross, gefleckt; mierosc. weit verbreitete interstit. Nephritis mit zum Theil frischer, kernreicher, zum Theil älterer fibröser Bindegewebswucherung. Dabei die Epithelien der Harncanälchen fast durchweg abgeplattet, würfelförmig und in den gewundenen Canälchen eigenthümlich glänzend, hyalin, ohne Granulirung oder Fetteinlagerung; viele Canälchen mit colloiden Cylindern erfüllt. Endlich die Glomeruli sämmtlich verändert durch Einlagerung einer gelblichen, colloid aussehenden Masse, unter deren Einwirkung dieselben atrophirt oder ganz geschrumpft sind. Diese gelbe Masse gab weder die Reaction der colloiden, noch der amyloiden Substanz (mit Methylanilin, Rosin, Jod etc.), so dass V. dieselbe für eine eigenthümliche Einlagerung hält.

Kleinwächter (24) theilt den Fall einer Gravida im 9. Monat mit, die leichte Oedeme und Spuren von Eiweiss im Urin zeigte und plötzlich asthmatische Anfälle bekam. Einige Tage später trat Abort ein, nach demselben zeigte der Urin mehr Eiweiss und hyaline Cylinder. Die Dyspnoe nahm nach kurzer Besserung wieder zu; und unter abnehmender Urinmenge, steigendem Eiweissgehalt desselben, Cyanose und schliesslichem Coma erfolgte 3 Tage nach der Entbindung der Tod. Die Section ergab ausser Transsudaten in Pleuren, Pericard, Peritoneum die Zeichen frischer parenchym. Nephritis. — K. betont die Seltenheit solcher Fälle, wo die Schwangerschafts-Nephritis schnell tödtlich wird, ohne Eclampsie zu verursachen; er hat nur wenige ähnliche Beobachtungen gefunden.

Gairdner (25) giebt eine historische Skizze der Behandlungsprincipien für die Nephritis, und zwar speciell der der Behandlung am meisten zugänglichen subacuten und acuten Nephritis (parenchymatöse Nephritis) mit Hydrops, besonders im Hinblick auf den Einfluss der Bright'schen Untersuchungen. Er berücksichtigt dabei vorwiegend die Blutentziehungen und die Diuretica. Von den Blutentziehungen führt er kurz aus, dass dieselben schon vor Bright besonders durch Blackall und Abercrombie empfohlen waren und jetzt sehr an Boden verloren haben.

In Beziehung auf die Diuretica, deren Empfehlung ebenfalls eine sehr alte ist (Boerhave, van Swieten, Cullen, Blackall etc.), constatirt er, dass durch Bright's Arbeiten über Nierenentzündung eine gewisse Scheu vor der Anwendung der Diuretica bei Hydrops eingebürgert sei, so dass zum Zweck, dem Nierenparenchym Ruhe zu lassen, dieselben gegen die Drastica und Diaphoretica zurückgestellt wurden. Dem gegenüber lehrt nach G. die Erfahrung, dass die Diurese die beste und naturgemässeste Ableitung für die acuten und subacuten Formen der Nephritis ist, dass die milden Diuretica (Salina, Digit.) das Nierenparenchym nicht reizen, sondern das Albumen vermindern, sowie dass die spontane Besserung der Nephritis, wie bekannt, fast immer unter Zunahme der Diurese stattfindet. — Drastica und Diaphoretica verwirft er durchaus nicht, verbindet im Gegentheil Drastica und Diaphoretica (Crem. tart. mit Jalapa etc.) gern; doch hält er sie ohne Diuretica nicht für ausreichend. — Nur bei der Urämie legt auch er auf die Drastica den Hauptwerth.

An 7 Krankengeschichten von chronischer Nephritis weist Wimmer (36) die guten Erfolge einer diaphoretischen Methode nach, die er mittelst warmer Kreuznacher Mutterlaugenbäder (2—5 Liter Lauge zum Bade von 34—38° C.) mit nachträglicher Einpackung in wollene Decken anstellte, nebst gleichzeitigem Trinken von Kreuznacher Elisabeth-Brunnen (60—100 Grm. pro die) und lauwarmer Kuhmilch (½—2 Liter pro Tag). Nach genauen chemischen Bestimmungen sank in allen Fällen das Eiweiss stark (verschwand in 4 Fällen), und dem entsprechend nahm die Harnmenge zu, das specifische Gewicht ab, der Harnstoff und das Chlor zu, die Harnsäure ab. Der Beginn der Besserung ist meist erst in der 3. und 4. Woche der Behandlung, die Minima des Eiweisses erst in der 8.—12. Woche, so dass die Cur lange fortzusetzen ist. — Gegen die empfohlenen heisseren Süsswasserbäder (38—42° C.) haben die Soolbäder den Vortheil, die Haut weniger empfindlich zu machen.

[Runeberg, Ett fall af interstitiel nefrit. Finska läkaresällsk. handl. Bd. 21. p. 205.

Ein 36jähr. Seemann hatte mehr als 10 Jahre an Husten und Kurzathmigkeit, später auch an Herzklopfen gelitten. Das Herz, besonders der linke Ventrikel, war vergrössert, Puls hart, celer, gespannt; der Harn klar, albuminhaltig, ca. 1000 Ccm. in 24 Stunden. Pat. starb an einer intercurrenten Pneumonie. Section ergab hochgradige Sclerose der Gefässe; Aorta und die grossen Gefässe atheromatös degenerirt mit geringer Verdickung der Intima, welche fettig degenerirt und verkalkt war. In den kleineren Arterien war die Intima bedeutend verdickt, von knorpelartiger Consistenz, nur fleckweise kalkig incrustirt. In den Arterien des Unterleibes war die Sclerose am hochgradigsten entwickelt, in den feineren, microscopischen Verästelungen war die Intima so verdickt, dass das Lumen fast ganz geschlossen war. Die Hypertrophie der Intima war in den mittelgrossen Arterien durch eine Neubildung von Bindegewebe mit reichlichen Zellen verursacht; in den feinsten Aesten, besonders in der Milz und in der Leber, war die Gefässwand fast hyalin mit sparsamen Zellen. Die Nieren atrophisch granulirt, doch nicht in hohem Grade. Der linke Ventrikel des Herzens bedeutend hypertrophisch. F. Levison (Kopenhagen).]

3. Amyloide Degeneration der Nieren.

Hardy, Coxalgie suppurante, néphrite albumineuse, dégénérescence amyloide des reins. Gaz. des hôpit. No. 86. (Einfacher Fall eines 17jähr. Knaben mit tödtlicher amyloider Nephritis infolge einer seit 12 Jahren eiternden Coxitis.)

[Johannessen, Tilfälde af Amyloiddegeneration i Nyrerne. Anvendelse af Pilokarpin. Norsk Magazin for Lägevid. R. 3. Bd. 9. Forh. p. 131.

Verf. berichtet über 5 Fälle von Amyloiddegeneration der Nieren, die von Suppurationen, tuberculösen oder scrophulösen Processen verursacht waren. Von den Patienten waren 4 gestorben; die Albuminurie hatte bei diesen Patienten ziemlich kurze Zeit, von 17 Tagen bis zu 4½ Monaten, gedauert; Verf. meint, dass die amyloide Degeneration der Nieren gewöhnlich einen ziemlich schnellen Verlauf zeigt.

Gegen die Hydropen hat Verf. mehrmals mit gutem Erfolg Injectionen von Pilocarpinum muriaticum in Dosen von 0,015—0,02 Grm. angewendet.

F. Levison (Kopenhagen).]

4. Eiterige Nierenentzündung. Pyelitis. Perinephritis.

1) Wälle, H., Pyonephrose, durch Drainage geheilt. Corresp.-Bl. für schweiz. Aerzte No. 17. — 2) Ham, O. F., A case of Pyelo-Nephritis. Boston med. and surg. Journ. June 17. (Einfacher Fall, besonders angeführt, um zu zeigen, wie latent chronische Nierenerkrankungen verlaufen können: 55jähr. Mann; erst 8 Tage ante mort. Lumbalschmerz und etwas Eiter und Albumen im Urin; Section: rechte Niere und Nierenbecken in einen grossen eiterhaltigen Sack verwandelt, mit einigen Nierensteinen, von denen einer den Eingang des Ureter verlegt.) — 3) Courtin, Observation de Pyélo-néphrite. Journ. de méd. Bordeaux No. 29. — 4) Ultzmann, R., Zur Diagnose der Pyelitis. Wiener med. Presse No. 34 u. 36. — 5) Habershon, S. O., A case of Pyelitis. Discharge of pus. Incision in the loins. Recovery. Med. press and circ. Jan. 28. (Dass. Med. Times. Febr. 7.) — 6) Chrostek, Ein Fall von suppurativer Entzündung der linken Nebenniere. Wiener med. Presse No. 45—47. — 7) Biber, L., Ein Fall von primärer Perinephritis und Peripsoitis lateris sinistri. Ebendas. No. 16. (42jähr. Frau; ohne Aetiologie linker Lumbalschmerz, Flexion des linken Beines; bald fluctuirende Geschwulst in der Reg. lumbal., linkseitige Pleuritis; Fröste; Collaps. [Keine Eröffnung!] Section: Jauchiges Empyem [3 Lit.]; neben der linken Niere kindskopfgrosse, mit jauchigem Eiter gefüllte Höhle, durch eine kleine Oeffnung mit einem Jaucheherd communicirend, der zwischen Psoas und seiner Scheide bis zum kleinen Trochanter sich hinzieht.) — 8) Siedamgrotzky, Ein Fall von Paranephritis der linken Seite, operativ behandelt, mit Ausgang in Genesung. Berliner clin. Wochenschr. No. 46. — 9) Broehle, Phlegmon périnéphritique. Gaz. des hôpit. No. 51. (Zwei einfache Fälle von langsam sich entwickelnden Anschwellungen der Reg. lumbal., die nach Incision und Eiterentleerung schnell heilen. Es wird der so häufige langsame Verlauf der Perinephritis und die Dunkelheit der Diagnose, ehe ein Tumor nachweisbar ist, betont.)

Wälle (1) theilt den Fall einer durch Incision geheilten Pyonephrose mit:

30jähr. Mann; seit dem 9. Jahre häufige Nierenkoliken; gleichzeitig ein Tumor im linken Hypochondrium, der mit Aufhören der Schmerzen immer verschwand. Jetzt besteht ein einer stark vergrösserten Milz ähnlicher Tumor in der linken Bauchseite; wiederholt lässt sich das luftgefüllte Colon über ihm nachweisen. Ein mal wird mit plötzlicher Abnahme des Tumors Auftreten grosser Eitermengen im Urin constatirt. Eine Aspirationspunction unterhalb der 12. Rippe ergiebt 800 Ccm. Eiter (ohne Harnsäure); da der Tumor sich wieder füllt, wird eine Incision gemacht; in dem glattwandigen Sack, der freigelegt ist, fühlt man den atrophischen Rest der Niere. Unter Ausspülung mit Borwasser allmälige Besserung; nach 4 Monaten kann der Drain fortbleiben, nach 5 Monaten Heilung.

Aehnlich ist der von Courtin (3) mitgetheilte Fall:

24jähr. Mann; alte Urethralstrictur; mit 4 Jahren zunehmende Schmerzen im rechten Hypochondrium; daselbst ein fluctuirender Tumor in der Tiefe unterhalb der Leberdämpfung. Eine Aspirationspunction entleert 650 Ccm. übelriechenden Eiters; die Höhle füllt sich wieder; nach längerer Anwendung von Aetzpaste und Kali caust. Incision, Ausspülungen mit Salicylsäure und schnelle Besserung, so dass 10 Wochen nach der Incision, allerdings mit restirender, kleiner Fistel, die Entlassung erfolgen kann.

Ultzmann (4) betont die Schwierigkeit der Diagnose Pyelitis. Für das Hauptcharacteristicum bei ihr hält er die Verbindung der Pyurie mit renaler Albuminurie, d. h. einen grösseren Eiweissgehalt des Urins, als dem Eitersediment entspricht. Es erklärt sich dies durch Mitleidenschaft des Papillartheiles der Niere. — Von sonst angeführten characteristischen Zeichen hält er die saure Reaction, wolkige Trübung, feinflockiges Sediment und den microscopischen Befund von Eiterpfröpfen aus dem Duct. papillar. und Nieren- oder Nierenbeckenepithel für nicht zuverlässig, da sie nicht immer vorhanden sind und durch andere Krankheiten, besonders Prostatitis, vorgetäuscht werden können. Die Polyurie ist ein wichtiges Zeichen, jedoch natürlich auch nicht specifisch. — Der höhere Eiweissgehalt des Urins (renale Albuminurie) kommt neben der Pyurie nun auch bei einer Reihe von Erkrankungen des Blasenhalses, Trigonum und der Prostata vor (Gonorrhoe, Blasensteinen, Blasentumoren etc.), was U. nach der Runeberg'schen Theorie dadurch erklärt, dass die krankhafte Muskelcontraction am Blasenhalse eine Harnstauung bis zu den Glomeruli zurück erzeugt. — Für die Diagnose der acuten Pyelitis sind daher nach U. zum Harnbefund noch die clinischen Symptome (Fieber, Erbrechen, Nierenschmerzen etc.) hinzuzunehmen; die chronische Pyelitis ist allenfalls aus der Verbindung von Polyurie, Pyurie und renaler Albuminurie zu erkennen.

Der von Habershon (5) mitgetheilte Fall betrifft einen 28jähr. Mann mit früherer Hämaturie, später Schmerz mit wachsender Anschwellung in der linken Lumbalgegend und intercurrentem Auftreten von Eiter im Urin. Nachdem eine Probe-Punction Eiter ergeben hat, wird eine Incision am Rande des M. quadrat. lumbor. gemacht. Die entleerte Höhle ergiebt sich als erweitertes Nierenbecken, dessen Wände sich mit kalkigen Einlagerungen bedeckt zeigen, kein Stein fühlbar. Unter Drainirung bessert sich der Kranke so, dass er nach 3 Monaten entlassen werden kann mit einer Fistel, die erst 5 Monate später heilt. — Die Diagnose wird (im Hinblick auf eine phthisische Disposition des Kranken und bei Ausschluss von Nierensteinen) auf eine tuberculös-käsige Nierenaffection und Pyelitis gestellt.

Chvostek (6) theilt folgenden Fall mit:

22jähr. Soldat, häufiges linkes Seitenstechen; remittirendes Fieber; in der Milzgegend vergrösserte Dämpfung, daselbst ein harter, schmerzhafter Tumor palpabel. In der Nähe bildet sich unterhalb der 10. Rippe in den Bauchdecken eine fluctuirende Hervorwölbung, aus der durch Aspirations-Punction übelriechender Eiter entleert wird. Zeichen von linksseitiger Pleuritis; linke Hüfte leicht flectirt; Urin meist trübe, mit etwas Eiter und Eiweiss. Unter zunehmendem Collaps Tod 8 Wochen nach Beginn der Beschwerden. — Section ergab (ausser pleuritischen Exsudaten) eine in der linken Seite der Bauchhöhle gelegene, vom Schweif des Pancreas, Niere, Milz, Iliopsoas begrenzte und nach unten bis zum Ligam. Poupart. reichende Eiterhöhle; dieselbe communicirte durch einige Oeffnungen mit Nierenbecken und Niere, deren Parenchym ebenfalls in Eiterhöhlen verwandelt ist. Am Uebergang in den Ureter ein 2 Grm. schweres Concrement. Obere Schichten des Iliopsoas vereitert. Die linke Nebenniere wog 20 Grm. (die rechte 8) und war grösstentheils in eine eitrige Masse verwandelt. Rechte Niere diffus nephritisch mit circumscripten kleinen Eiterherden. — Ch. betont die Seltenheit der Vereiterung der Nebenniere, wovon dies der 4. bekannte Fall sein soll.

In dem Fall, über welchen Siedamgrotzky (8) berichtet, erkrankte ein Mann nach einer Erkältung mit gastrischen Symptomen und Kräfteverfall. Urin anfangs normal, später mit Albumen und Eiter; Stiche im linken Hypochondrium. — Es wurde eine perinephrit. eitrige Entzündung, die nach der Niere oder dem Nierenbecken durchgebrochen war, angenommen. Nachdem durch Probepunction unterhalb des linken Angulus scap. Eiter constatirt war, wurde daselbst Incision gemacht und eine grössere Menge Eiters entleert. Unter Ausspülung der glattrandigen perinephritischen Höhle (in der man Nierenbecken und Ureter frei von Concrementen fühlen konnte) mit Carbols. etc. schnelle Heilung: nach 1 Monat Entfernung des Drains, nach 5½ Wochen Vernarbung der Wunde, nach 2 Monaten Arbeitsfähigkeit.

5. Nierenverletzungen. Nierenblutung.

1) Charteris, Rupture of the right kidney, perinephritic abscess, death. Lancet, Jan. 17. — 2) Murri, A., Dell' Emoglobinuria da freddo. Rivist. clin. di Bologna. Febbr. e Marzo. — 3) Ceci, A., Prof. Murri's Untersuchungen über die Erkältungs-Hämoglobinurie. Allg. Wien. Zeit. No. 35—38. (Ausführliches Referat über die in der Rivist. clin. di Bologna und als Brochure erschienenen Vorlesungen Murri's s. Jahresber. f. 1879 II. S. 206 und vorig. No. 7.) — 4) Rosenbach, O., Beitrag zur Lehre von der periodischen Hämoglobinurie. Berl. klin. Wochenschr. No. 10 und 11. — 5) Stolnikow (aus Botkin's Clinik), Hämoglobinurie. Petersb. medic. Wochenschr. No. 27. — 6) Clément, E., Observation d'Hémoglobinurie intermittente. Lyon médic. No. 20. (Einfacher Fall: 25jähr. Mann, allgemeine Schwäche; seit 10 Jahren häufig nach Einwirkung von Kälte kurze Anfälle von Blutharnen mit linkem Seitenschmerz und Fiebersymptomen. Organe gesund. Der blutige Urin enthält niemals Blutkörperchen, spectroscopisch Hämoglobin und Methämoglobin und, ebenso wie der nichtblutige Urin, Eiweiss.) — 7) Stone, A case of Haemoglobinuria. Med. Times. Febr. 14. (Einfacher

Fall: 28jähr. Mann; Harnröhrenstrictur und Blasenschwäche; bekommt in bekannter Weise in unregelmässigen Pausen nach Einwirkung von Kälte kurze Attacken von Blutharnen unter Frösteln; microsc. im Urin einige weisse Blutkörp. und Bruchstücke von rothen, etwas Eiweiss; spectroscop. Hämoglobin. Ab und zu auch Frostanfälle ohne blutigen Urin.) — 8) Saundby, R., Case of continued Haemoglobinuria, apparently hereditary. Med. Times. May 1. — 9) Kiener, Mehrere Fälle von Hämoglobinurie, hervorgerufen durch Einathmen von Arsenik-Wasserstoffgas. Berl. klin. Wochenschr. No. 18. — 10) Hématurie de cause inconnue, récidivant au bout de sept ans. Gaz. des hôp. No. 104. (Notiz über einen dunklen Fall von 2maliger Hämaturie, durch 7 Jahre getrennt, bei einem gesunden 39jähr. Maurer, ohne Aetiologie.)

Charteris (1) theilt einen durch das lange Ueberleben und den Mangel von Symptomen auffallenden Fall von Nierenruptur mit:

Ein Mann bekommt nach einem Fall hartnäckiges Erbrechen, das sich täglich wiederholt; Kräfteverfall; Tod 30 Tage nach dem Trauma, ohne dass ausser Singultus ein anderes Symptom hinzutritt. — Rechte Niere sehr geschwollen und durch einen unregelmässigen transversalen Riss halbirt; am oberen Fragment sitzen Ureter und Gefässe. Ureter sehr dilatirt und mit eitriger Flüssigkeit gefüllt; Niere von einem Abscess mit blutigem Eiter umgeben. Im ganzen Abdomen Reste umfangreicher subperitonealer Blutungen. — Ch. betont besonders die Fieberlosigkeit und den normalen Urin bei diesem Fall. — Als Contrast führt er 3 andere Fälle von Nierenruptur (mit starker Quetschung) an, von denen 2 nur einige Stunden, der 3. 60 Stunden das Trauma überlebte; letzterer zeigte Haematurie.

Im Schlussartikel zu den bereits im vorjährigen Bericht II. S. 206 referirten Vorlesungen über Erkältungs-Hämoglobinurie fügt Murri (2) den 2 dort schon mitgetheilten Fällen einen dritten hinzu:

40jähr. Mann; vor 9 Jahren wahrscheinlich Syphilis. Vor 4 Monaten Icterus und intensives Kältegefühl in den Füssen. Seitdem zunehmende Erschöpfung und zeitweise, besonders nach Betreten eines kalten Raumes, Entleerung von Malaga-farbenem Urin unter Frost (bis zu 6 Stunden). M. rief bei diesem Kranken den Anfall durch ein kaltes Fussbad hervor; die Füsse blieben (als Zeichen des trägen Kreislaufes) 4 Stunden nach der Wärmeentziehung noch auffallend kalt; andere Körpertheile wurden im Gegensatz wärmer. — Zählungen der rothen Blutkörperchen ergeben hier unter 1 Million im Cmm.; bei der Gerinnung war das Serum stark roth gefärbt; zahlreiche Blutkörperchen zeigten unregelmässige Gestalt, besonders an künstlich abgekühlten Stellen. Daraus schliesst M. auf eine Blutdyscrasie, die zu wenig und schlecht beschaffene Blutkörperchen circuliren lässt.

Von den Sätzen, mit denen er die Mittheilung schliesst, seien die wichtigsten wiedergegeben: Das Hauptwesen der Krankheit beruht in einem krankhaften Zustand der die rothen Blutkörperchen bereitenden Organe, wodurch ein Theil derselben mit geringerer Widerstandsfähigkeit gegen selbst mässige Kälte und vielleicht auch Kohlensäureüberschuss ausgestattet wird. Ein zweites Krankheitsmoment liegt in abnormer Reizbarkeit der die Reflexerregung der vasomotorischen Nervenfasern vermittelnden Nervencentren. Infolge davon tritt schon auf leichten thermischen Reiz Erweiterung der Blutbahn und Verzögerung des Kreislaufes ein. Durch letztere wird in den vom Herzen entfernteren Theilen das Blut kälter und an Kohlensäure reicher; und infolge hiervon lösen sich die weniger widerstandsfähigen Blutkörperchen in den Gefässen auf. Das im Serum gelöste Hämoglobin wird dann grösstentheils durch die Nieren ausgeschieden. Die während des Anfalles häufig stattfindende rasche Zunahme der Wärmeproduction scheint dem Zerfall der rothen Blutkörperchen zu entsprechen. — Die Grundursache der Erkrankung giebt in manchen Fällen Syphilis ab; daher ist die mercurielle Behandlung als Versuch zu empfehlen.

Rosenbach (4) beobachtete einen Fall von periodischer Hämoglobinurie, der einiges Abweichende bietet:

7jähr. Knabe; mit dem 5. Jahre (angeblich nach einem Sturz) Beginn der Anfälle von Blutharnen, wobei die Hauptsymptome Frösteln, Blässe, grosse Müdigkeit, Stirnkopfschmerz; eigentlicher Schüttelfrost und Schweissstadium fehlt. Dauer gewöhnlich 2—3 Stund., oft viel kürzer. Die Anfälle traten zu allen Jahreszeiten ein, besonders im Frühjahr und Herbst, weniger im Winter (wahrscheinlich wegen des strengen Aufenthaltes im Zimmer), auch wurden sie weniger durch kurze Einwirkung intensiver Kälte, als durch längeres Verweilen in mässig rauher Atmosphäre hervorgerufen; sie kamen nie des Nachts. — Organe gesund; namentlich Blut normal. — Urin (sonst normal) in den Anfällen blutigroth bis schwarz, 1007—9, immer alcalisch, eiweisshaltig; enthält Hämoglobin (einige Male Methämoglobin), microscop. sehr selten rothe oder weisse Blutkörp., dagegen meist Hämoglobin-Körnchen und Hämoglobin-Cylinder, bisweilen auch hyaline Cylinder. — Ein genau beobachteter Anfall liess constatiren, dass schon vor dem eigentlichen Paroxysmus, als der Urin noch hell, Eiweiss auftrat. (Vergl. Murri, Jahresber. f. 1879. II. S. 206.) Zugleich betrug die Temp. noch 37,4, stieg dann in ½ Stunde auf 39,5, um schnell wieder zu sinken. Blut während des Anfalles normal.

Durch ein ½ Stund. langes Fussbad von 15° R. (vergl. oben Murri) wurde ein künstlicher Anfall provocirt mit starkem Collaps, heftigem Kopfschmerz, Temperatursteigerung (39° Rect.), Nierenschmerz, geringer Vergrösserung der Milzdämpfung; Urin wie sonst; Blut auch hier normal; die Dauer dieses Anfalles war länger als gewöhnlich: 4½ Stund., nachher noch 5 Stund. Hämoglobinurie.

In Bezug auf die Erklärung glaubt R. mehr an eine primäre Nierenaffection, als an Nierenreizung durch primäre Blutalteration, und führt als Gründe dafür an: das Fehlen jeden Zeichens von Blutveränderung, das Auftreten von Albumen vor dem Hämoglobin, das Erscheinen der allgemeinen Symptome nach dem Beginn der Haemoglobinurie, endlich den Zusammenhang mit Erkältung, die eher auf die Niere, als auf das Blut einzuwirken geeignet ist.

Steinikow (5) theilt folgenden Fall mit:

27j. Mann; seit ¾ Jahren schwere quotidiane Intermittens, den gewöhnlichen Mitteln (Chinin bis zu 30,0 pro die!) widerstehend. Allgemeiner Icterus, Vergrösserung von Milz und Leber. Dabei Urin dunkelroth, enthält Eiweiss, kein Gallenpigment und Gallensäuren, keine Blutkörperchen oder Cylinder, spectrosc. Oxyhaemoglobin. Blut zeigt die rothen Blutkörperchen entfärbt und das Serum bläulichgelb. Einige Zählungen ergaben die rothen Blutkörperchen vermindert, das Verhältniss der weissen zu den rothen =

1 : 164—193. — Unter Behandlung mit Chinin (subcutan 3 Mal tägl. 5,0?) und Secale Besserung: nach ca. acht Tagen verschwindet das Haemoglobin aus dem Urin, und die Färbung des Blutserums, Leber-, und Milzschwellung gehen zurück. — Nach St. soll dies der erste in Russland bekannt gewordene Fall von Haemoglobinurie sein.

Saundby (8) giebt eine Notiz über einen sehr anämischen 16j. Knaben mit grossem Milztumor, nicht leukämischem Blut, der seit Geburt dunkeln (porterfarbigen) Urin lassen soll. Der Vater (an 37 Jahren gestorben) soll genau dieselbe Krankheit, auch den Milztumor gehabt haben; von 2 Schwestern lässt die eine zeitweise dunkeln Urin. Die Untersuchung ergab den Urin sauer, 1017, viel Eiweiss, keinen Zucker oder Gallenpigment enthaltend; im Bodensatz Detritus von Blutkörp. und Blutcylinder; spectroscop. Methaemoglobin und Urobilin.

Eitner (9) berichtet Folgendes:

Nach einem physicalischen Experiment, wobei Wasserstoff eingeathmet wurde, erkrankten zwei Lehrer und zwei Schüler fieberhaft mit grosser Abgeschlagenheit; am folgenden Tage trat Icterus und blutrother Urin (Eiweiss, keine Blutkörperchen) auf. Die Erscheinungen verloren sich in 3—4 Tagen. In den zur Darstellung des Wasserstoffs gebrauchten Chemikalien (Schwefels. und Zink) ergab sich viel Arsenik. — Von ähnlichen Vergiftungen durch Arsenik-Wasserstoffgas führt E. aus der Literatur nur 3 Fälle an.

6. Nierengeschwülste. Nierensteine. Hydronephrose. Ren mobilis.

1) Elben, R., Zur Casuistik der Nierengeschwülste. Würtemb. med. Corr.-Bl. No. 14. — 2) Gerstacker, R., Zur Kenntniss des primären Nierenkrebses. Diss. Berlin. — 3) Cattani, G., Frammenti clinico-anatomici sul cancro primitivo del reni colla descrizione di un cancro villoso a cellule cilindriche primitivo del rene destro. Gazz. degli Ospit. No. 9. — 4) Ferraresi, O., Carcinoma midollare del rene sinistro, con peritonite periferica reattiva. Giorn. internaz. delle Scienz. med. 1879. No. 7. — 5) Hallens, Cas de cancer du rein et de cancer secondaire des Capsules surrénales, de la plèvre et du coeur. Presse méd. belge. No. 20. (30j. holländ. Soldat, 3 Jahre in Atchin, dort 1½ Jahre Intermittens. Tiefe Cachexie, linksseit. Schmerz, Milzvergrösserung, Tumor in der Tiefe des Abdomens, Urin spärlich. An Stelle der l. Niere ein grosser Krebstumor (Markschwamm) mit blutig erweichtem Centrum; Metastasen im Diaphr., Pleura, Pericard und Herz. Beide Nebennieren sind in den Tumor aufgegangen und zerstört, wovon kein Zeichen in vita.) — 6) Lamer, P. de, Contribution à l'étude clinique des Kystes du Rein. Thèse. Paris. — 7) Duplay, Service de. Kyste du rein droit. Ponction. Guérison. Archiv. génér. de méd. Mai. (44j. Frau, nach einer Anstrengung vor 4 Jahren rechtsseit. Colikanfall, der sich vor 1½ Jahren wiederholte. Fluctuirender Tumor in der r. Bauchseite; Punction entleert 1500 Ccm. einer Flüssigkeit, die den Ursprung aus der Niere zeigt: 3,569 Grm. Harnstoff pro Lit.; im Bodensatz hyaline Cylinder. Nach der Punction schnelle Heilung.) — 8) Solier, J., Observations de reins kystiques. Lyon méd. No. 45. — 9) Derselbe, Néphrite caséeuse unilatérale. Ibidem. No. 97. (29jähr. Mann mit leichter Lungenspitzen-Affection; Zeichen der Cystitis, im Urin Eiter und Albumen; Abmagerung, leichter Hydrops etc. Section ergiebt rechtsseitige käsige Nephritis und Perinephritis: Niere von vielen, mit käsigen Massen erfüllten Hohlräumen eingenommen und umgeben von fibrösen Massen, die mit Leber und Wirbelsäule verwachsen sind und den Ureter obliteriren. In der Blase nur chronische Cystitis. Linke Niere nicht hypertrophisch. S. betont die Seltenheit einseitiger Nierentuberculose ohne Betheiligung der Genitalorgane.) — 10) Cobianchi, R., La scrofolosi del Rene. Riv. clin. di Bologna. Maggio. — 11) Frommüller, Pyelitis calculosa. Memorab. No. 3. (Nierengries-Erkrankung mit tödtlichem Ausgang, in Baiern selten: 59jähr. Köchin; Weingenuss; seit 12 Jahren Nierenbeschwerden; an einige starke Nierenkoliken schliesst sich Urämie, die in 3 Tagen zum Tode führt. Urin dunkelroth ohne Gries und Albumen. Section: beide Nierenbecken sehr erweitert und Harngries enthaltend, im rechten Ureter ein grösseres Tripelphosphat-Concrement; linke Niere auf das Dreifache, rechte weniger vergrössert, beide im Beginn der parenchymatösen Nephritis; letztere wird als Ursache der Urämie angesehen.) — 12) Russel, J., Necropsy in a case of calculous anuria of twenty days' duration, from which the patient had recovered. Medic. Times. Novb. 27. (Ein früher mitgetheilter Fall von 20tägiger Anurie mit Besserung, starb später, und von den Nieren ergab sich die linke als sehr atrophisch (Gewicht 2½ Unz. mit Stein), Parenchym nur ¼ Zoll dick, Becken hydronephrotisch erweitert und sein unterer Theil durch einen unregelmässigen Stein ausgefüllt. Rechte Niere grösser, Parenchym jedoch auch bis auf ¼ Zoll verdünnt, Becken ebenfalls dilatirt und einen eirunden Stein enthaltend.) — 13) Hicks, J. L., Hydronephrosis of traumatic origin. New-York medic. record. April 17. — 14) Witkowski, W., Ueber Hydronephrose. Dissert. Berlin. — 15) Lancereaux, E. (Leçon recueillie par Delpeuch), Les déplacements du rein. Ectopie congénital et déplacement mécanique; ectopie spontanée (rein mobile ou rein luxé): symptomes, diagnostic et pronostic; conditions étiologiques et pathogéniques; traitement. L'union méd. No. 103, 105, 114 u. 117. — 16) Anonym: à Mons. le Dr. E. Lancereaux à l'occasion de sa leçon sur les déplacements du rein. Ibid. No. 125. (Unklarer Fall: Eigene Krankengeschichte eines Arztes aus Martinique, der von Jugend auf an Schmerzen im Innern des Abdomens, Migraine, diarrhoischen Anfällen etc. litt, bei dem sich später leichte Hämorrhoiden einstellten, und der seinen Zustand bisher für interne Hämorrhoiden hielt, nach L.'s Angaben jedoch jetzt glaubt, dass es sich auch bei ihm um Ren mobil. mit dem ebenfalls diagnostisch wichtigen Symptom des Status haemorrhoidalis handle.?) — 17) Marsden, W., Ectopia renalis. Edinb. med. Journ. Decb. (Kurze Auseinandersetzung über Ren mobilis, die nichts Neues bringt. Betont, dass die Krankheit viel häufiger ist, als man glaubt. Empfiehlt zur Behandlung Reposition in Rückenlage und Bauchbinde.) — 18) Hayden, Th., Note of a case of movable kidney. Dubl. journ. of medic. scienc. Febr. (Einfacher Fall: 33jähr. Frau; rechtsseit. Ren mobil. nach 4 Puerperien. Die angeknüpften allgemeinen Bemerkungen und Discussion bringen nichts Neues.)

Elben (1) theilt den Fall eines 5jähr. Knaben mit:

Vor 4—5 Monaten Fall auf den Rücken, darauf einige Tage blutiger Urin; einige Wochen später nach abermaligem Fall Schmerzen in der linken Bauchseite; später Auftreibung des Abdomens. Grosse Cachexie, unregelmässiges Fieber. Auftreibung des Abdomens links stärker als rechts; unterhalb der 6. link. Rippe Dämpfung von der Wirbelsäule bis zur Mammillarlinie; daselbst undeutliche Palpation eines rundlichen Tumors. — Die Diagnose Hydronephrose wurde durch negatives Ergebniss einer Punction widerlegt und daher eine maligne Neubildung der linken Niere angenommen. Nach dem unter peritonit. Symptomen erfolgten Tode fand sich im Abdomen ein 6 Kgrm. schwerer, 67 Ctm. im Umfang messender Tumor von der Consistenz der Hirnmasse, auf dem Schnitt theils weiche Knollen, theils Höhlen mit blutigem Inhalt zeigend; derselbe hatte die atrophische linke Niere umwachsen und griff zum Theil auf sie über. Nur ein metastatischer Knoten fand sich in der Pleura.

Microscopisch bestimmte Schüppel den Tumor als Myxosarcoma haemorrhag., das nach ihm in der Nierengegend nicht selten ist und meist, wie hier, von dem die Niere umgebenden Gewebe ausgeht: die frischen, von Blutungen freien Partien zeigten homogene Grundsubstanz mit äusserst vielgestaltigen, eingelagerten Zellen, von denen viele das Aussehen junger Muskelfasern hatten. Die grösseren Zellen enthielten oft eingelagerte Tropfen von gallertähnlicher, stark lichtbrechender Substanz, die mit Jod Braunfärbung, aber keine Amyloidreaction gab. — Aetiologisch leitet E. den Tumor von dem Trauma und der folgenden Nierenblutung ab.

Gerstacker (2) giebt ein Referat bekannter Arbeiten über Nieren-Carcinom (und Carcinom-Entwicklung überhaupt). Besonders im Hinblick auf die Anschauungen von Thiersch und Waldeyer nimmt er als anatomischen Ausgangspunkt des Nieren-Carcinoms die Epithelien der Harncanälchen, und als ätiolog. Grundlage des Leidens im Kindesalter embryonale Anlage, für das Greisenalter (im mittleren Alter ist dasselbe sehr selten) Abschnürungen von Harncanälchen durch interstitielle Wucherung an. Dass die Nieren-Carcinome so oft im Kindesalter eintreten, leitet er mit anderen Autoren von dem frühzeitigen Functioniren des Organes im Foetalleben ab.

Daran schliesst er die Mittheilung zweier Fälle von linksseit. Nierencarcinom, welche das seltene Auftreten von Muskelmetastasen zeigten, bei 2 Frauen (von 31 und 41 Jahren). Im ersten Falle bestand ein palpabler grosser Nierentumor, Haematurie (bei der einmal ein 3 Ctm. langer carcinöser Zapfen entleert wurde), und in der Gegend der Symph. sacro-iliaca, sowie zwischen Angul. scapul. sin. und Wirbelsäule schnell wachsende, secundäre Knoten der Weichtheile. — Im zweiten Falle ergab nach dem urämischen Tode die Section ausser einem kindskopfgrossen Nieren-Carcinom Metastasen im Iliopsoas dext., Extens. digitor. commun. und Quadrat. lumbor. sin. und an einigen Stellen des Unterhautgewebes.

Ferner bestanden in beiden Fällen nervöse Störungen der Unterextremitäten: ausstrahlende Schmerzen, Herabsetzung der Sensibilität und Motilität, im ersten Falle vollständige Anästhesie. G. diagnosticirt aus letzterem Tumorbildung im unteren Theile der Wirbelsäule. — Für die Therapie spricht er der Nierenexstirpation die Zukunft ab, theils wegen der Schwierigkeit der Diagnose, theils wegen des Zweifels, ob die andere Niere die Function allein wird übernehmen können.

Nach kurzen Auseinandersetzungen über Nierenkrebs theilt Cattani (3) einen im Ospedale magg. zu Mailand beobachteten Fall mit. In diesem Spital wurden von 1869 bis 1879 unter 7309 Sectionen nur drei sichere Fälle von primärem Nierencarcinom gefunden.

Der Fall betrifft einen 69jähr. Mann, der nach längerer Hämaturie und rechtsseit. Lumbalschmerz starb, ohne dass in vita ein Tumor constatirt wurde. Die Section ergab die rechte Niere auf das Fünffache vergrössert, und die Pyramiden sowie einen Theil der Rinde von Tumormassen eingenommen, die schon macroscopisch alveolären Bau zeigten und microscopisch aus kleineren und grösseren, durch bindegewebige Scheidewände getrennten Hohlräumen bestehen, gefüllt mit zottenartigen, zum Theil baumförmig verzweigten Wucherungen; letztere sind sämmtlich von Cylinderepithel überkleidet. An vielen Orten ist die Entwicklung der Zotten aus wuchernden Epithelien der Harncanälchen zu verfolgen. Secundäre Infiltration findet sich an den Lymphdrüsen des Abdomens und der Leber; an letzterer Stelle haben die Tumorzellen nicht cylindrischen, sondern polygonalen Character. — C. bezeichnet den Tumor als Zottenkrebs mit Cylinderzellen, wie ihn Cornil und Ranvier am Dickdarm und Wagner ähnlich an der Niere beschrieben haben.

Im Anschluss an den Fall eines 30jähr. Mannes (bei dem sich, angeblich infolge eines Falles, allmälig ein Kindskopf-grosser Tumor im linken Hypochondr. entwickelt, den die Section als Carcinom der Niere bestätigt) geht Ferraresi (4) die Differentialdiagnose zwischen Nieren- und Milztumoren durch und betont: dass grosse Milztumoren mehr einen Druck nach oben und beiden Seiten ausüben, so dass das Diaphragma und die untere Lungengrenze nach oben verschoben und das Hypochondrium seitlich aufgetrieben wird, während grosse Nierentumoren (und ähnliche nahe der Wirbelsäule gelegene Geschwülste) besonders von hinten nach vorn einen Druck ausüben und daher die vordere Bauchwand hervorwölben.

De Lamer (6) giebt eine allgemeine Auseinandersetzung über die Symptomatologie der drei bekannten Arten von Cystenbildung der Nieren: Echinococcus, einfache seröse Cysten und Hydronephrose. Besonders wird deren Differentialdiagnose behandelt, hierbei auch die Explorativ-Punction betont, aber mit Recht hervorgehoben, dass dieselbe oft (auch bei Hydronephrose) keine Harnbestandtheile ergiebt. — Für die Therapie betont er die Punction und, falls die Flüssigkeit sich schnell wieder ansammelt, die Jod-Injection, bei Eiterung die Incision.

Von Soller (8) werden zwei Fälle von Cystenbildung der Niere, der erste einseitig, der andere doppelseitig, mitgetheilt:

Der erste Fall betrifft einen 45jähr. Mann, der 1870 ein Trauma am linken Hypochondr. erlitt, wonach zunehmende Schmerzen in der linken Seite; 1879 Zeichen der Nephrit. und urämischer Tod. Linke Niere in eine Anzahl von nussgrossen Höhlen verwandelt; Kelche, Nierenbecken und oberer Theil des Ureter dilatirt, in der Mitte des Ureter narbige Verengerung. Hypertrophie des Herzens, schon in vita nachweisbar, wird bestätigt. Aetiologisch leitet S. die Affection von der Hydronephrose infolge der Verengerung des Ureter durch traumatische Entzündung ab; er betont ausserdem die Herzhypertrophie bei einseitiger Nierenaffection.

Zweiter Fall: 60jähr. Mann, an acutem uräm. Coma gestorben. Doppelseit. Cystenniere; Dilatation beider Nierenbecken und Ureteren; Blase klein mit verdickter Wand; starke Strictur der Pars membran. urethrae, die durch Urin-Retention zu den übrigen Veränderungen geführt hat. — Beim Vergleich beider Fälle hebt S. hervor, dass der Sitz der Urinstauung (oberhalb oder unterhalb der Blase) die Ausdehnung (ein- oder doppelseitig) und den Verlauf (chronisch oder acut) der Krankheit bedingt.

In zwei Fällen (einem Fall von Phthis. pulm. und bei einem Mädchen mit fungöser Hüftgelenkentzündung, miliare Lungentuberculose etc.) fand Cohianchi (10) in der einen Niere circumscripte käsige Knoten (im ersten Fall einen, im zweiten zwei) in der Pyramidensubstanz, und im Uebrigen in der Niere die Zeichen interstitieller Wucherung, so dass die Diagnose interst. Nephrit. mit partieller käsiger Degeneration lautete. Clinische Zeichen hatten für die Nierenaffection nicht bestanden; Nierenbecken und sonstige Harnorgane waren intact; Tuberkeln fanden sich in der Umgebung der käsigen Knoten nicht; Eiterheerde oder Aehnliches waren auszuschliessen. Clinisch glaubt C. die Affection sowohl nach ihrem Character, wie dem lebenden Verlauf, wie den übrigen Krankheitszeichen als Scrophulose der Niere bezeichnen zu sollen.

Er will in der Literatur nur sehr wenige ähnliche Fälle (bei denen namentlich keine Tuberkeln der Niere im Spiel waren) gefunden haben; am meisten Analogie soll der Fall von Purjesz (Jahresber. f. 1876, II. S. 233) zeigen. Er berührt noch die Differential-Diagnose gegenüber embolischen Infarcten, leucäm. Tumoren etc.; von der Nieren-Tuberculose unterscheidet die beschriebene Affection ausser dem Fehlen der grauen Tuberkel auch die normale Beschaffenheit des Urins. — Die Veränderung beweist nach C., dass käsige Masse nicht immer aus Tuberkeln hervorzugehen braucht, ein Factum, das nach ihm auch oft an verkäsenden, scrophulösen Mesenterialdrüsen zu sehen ist. Die clinischen Symptome des Leidens zeigen sich grösstentheils negativ; nur leitet C. das bei den betreffenden Patienten beobachtete Fieber von der Nierenaffection ab.

Hicks (13) theilt den Fall eines 11jähr. Knaben mit, der nach einem Hufschlag in die rechte Bauchseite am folgenden Tage starke Blasenblutung zeigte; nach 3 Wochen Constatirung einer fluctuirenden Anschwellung in der rechten Bauchseite; durch Aspirationspunction wurden in ca. 8 Tagen 3 mal etwa 2 Quart klarer gelblicher Flüssigkeit (spec. Gew. 1008—10, schwach alcalisch, ein wenig Eiweiss, viel Kochsalz, Spur von Harnstoff) entleert, worauf unter einer noch einige Wochen anhaltenden Polyurie Heilung erfolgte. — H. weist auf die Seltenheit der traumatischen Hydronephrose hin; er nimmt eine infolge von Ruptur des Ureters oder der Niere eingetretene Ansammlung von Flüssigkeit im subperitonealen Bindegewebe an; die Schnelligkeit der Ansammlung soll durch einen von dem Trauma ausgehenden Reflexreiz erklärt werden, derselbe soll auch die vom Urin abweichende chemische Zusammensetzung der Flüssigkeit bedingen.

Witkowski (14) berichtet über den Fall einer Hydronephros. congenita bei einem 6 wöchentlichen Knaben:

14 Tage nach der Geburt wurde Anschwellung der linken Bauchseite constatirt; ca. 8 Tage lang vor dem Tode bestand Anurie; 2 Tage ante mortem wurde eine Punction in der linken Lumbalgegend gemacht, die 150 Ccm. sanguinolenter Flüssigkeit entleerte; Tod ohne Uraemie. Section ergiebt hydronephrot. Erweiterung der beiden Nierenbecken, links viel stärker als rechts; Nierenparenchym umgekehrt rechts stärker atrophisch. An der linken Niere ausserdem der seltene Befund eines intercapsulären Ergusses zwischen Tun. albugin. und adipos. (den W. durch frühere Ruptur des hydronephrot. Sackes erklärt). An der Einmündungsstelle beider Ureteren im Nierenbecken ein strahlig narbiger Verschluss. — W. erklärt den Fall hervorgegangen aus einer fötalen Entzündung am linken Nierenbecken, die den Verschluss des linken Ureter mit Hydronephrose hervorrief, und zu der später infolge der Compensationshypertrophie der rechten Niere auch rechtsseitige Nierenbeckenentzündung trat. Er betont noch das Fehlen der Uraemie bei 8tägiger Anurie.

Im Anschluss an einige bezügliche Fälle bespricht Lancereaux (15) die 3 zu unterscheidenden Arten von Nieren-Dislocation: 1) Congenitale Ectopie; Beispiel: 48jähriger Mann mit Verlagerung der linken Niere nebst Gefässanomalien; 2 Arteriae und 2 Venae renal. und getheilter Ureter. 2) Mechanische Verschiebung der Niere; Beispiel: 28jährige Frau mit Dislocation der rechten Niere nach vorn und links durch einen Lebertumor. 3) Spontane Ectopie (Ren mobil., Nieren-Luxation); Beispiele: 3 Fälle von rechtsseit. Ren mobil. bei 2 jungen Frauen nach Puerperien mit Uterus-Anomalieen, und einem 40jährigen Mann, bei dem das Ren mobil. diarrhoische Anfälle hervorrief. — Für die Symptomatologie des Ren mobil. betont er die Zunahme der nervösen Erscheinungen zur Zeit der Menstruation; leitet eine Reihe von Beschwerden wie Dyspepsie, Magen-Ectasie, Diarrhoe etc. von Innervationsstörungen infolge von Zerrung des Plex. renal. ab; und hebt für die Diagnose die Verwechslung mit Colica hepat. und renal., Lebertumoren etc. hervor. — Aetiologisch betont er den Zusammenhang mit Puerperal- und Genital-Affectionen, möchte aber die Pathogenese nicht mechanisch, sondern als Innervationsstörung der Niere auffassen, hervorgerufen durch die meist nachweisbaren materiellen Veränderungen der Genitalien (Parametrit., Entzündung und Verwachsung der Ovarien etc.). — Für die Therapie bemerkt er, dass oft die Menopause ein Verschwinden der Beschwerden mit sich bringt.

[Brigidi, V., Intorno ad un caso di ectopia renale. Lo Sperimentale, Maggio. (An einer infolge von Pellagra Geisteskranken fand Brigidi bei der Section die linke Niere nicht an der gewöhnlichen Stelle. Sie sass vielmehr, verkleinert und fixirt, hinter dem Coecum — also ganz auf der rechten Seite in der Reg. sacro-iliaca; Länge 78, Breite 57 Mm.) Ihre A. ren. vom Stamm der Aorta erst dicht über der Bifurcation in der Höhe des 3. Lendenwirbels. Die Vene zog sich über die Vorderfläche hin, um in eine V. ovarica dextra zu münden. Die linke Nebenniere sass an dem gewöhnlichen Platz; die rechte Niere war normal.) Wernich (Berlin).

Asman, L. A., og a A. Key, Fall af främne cystoid njurar med stenbildningar. Hygiea 1879. Svenska läkaresällsk's Förhandlr. p. 143.

Von dem 37jähr. Pat. waren zweimal Nierensteine abgegangen, 1871 und 1878; später nur hin und wieder Gefühl von Schwere über den Lumbalregionen und Abgang kleiner Concremente. 1. Juli 1879 Erkältung; die Quantität des entleerten Urins nahm ab, am 8. Juli Anurie. Im Krankenhause am 9. Juli Blase leer; die nächste Nacht entleert er 800 Grm. Urin bei dem Stuhlgange. Schmerzen in der rechten Lumbalregion. Erst am 15. Juli konnte es constatirt werden, dass der Urin sehr viel Albumen enthalte. Es zeigten sich Symptome der Urämie. Tod am 16. Juli. Section: Oedema piae et Hyperaemia substantiae cerebri. Key über die Nieren: beide stark vergrössert, linke jedoch mehr als die rechte, und durchaus in Cysten verändert; die zwischen den Cysten restirenden Theile von Nierengewebe waren gelbgrün, griesig. Pelvis renis dextri stark erweitert, enthält einen grossen, mit Aesten versehenen Stein, der mit dem untersten abgerundeten Theile in den erweiterten Ureter hinein ragte. In dem linken Ureter, 5 Ctm. von der Niere, sass ein Stein von mittlerer Grösse, welcher den Ureter völlig angestopft hatte; unter demselben konnte nur eine feine Sonde durch den sclerosirten Ureter geführt werden. Ureter, Pelvis und Calices oberhalb des Steines sehr stark dilatirt.

K. ist der Ansicht, dass die cystoiden Veränderungen hauptsächlich congenital sind. Erst wenn die Concremente sich zu bilden anfangen, werde wohl die Hydronephrosis entwickelt und dadurch auch eine chronische Nephritis mit interstitiellen und parenchymatösen Aenderungen; diese haben lange Zeit nicht das Allgemeinbefinden des Pat. gestört; erst die acute Exacerbation hat schnell den Tod herbeigeführt.

Oscar Bloch (Kopenhagen).]

Als Anhang: Chylurie.

Brieger, Fall von Chylurie. Berl. clin. Wochenschrift No. 23. (Sitzungsber. der Berl. Charité-Gesellschaft: Vorstellung eines 23jähr. Kyphoscolioticus, bei dem seit 1 Jahr hin und wieder, jedoch nur Nachts ein chylöser Urin gefunden wurde; dieser zeigte mier. feinste Molecüle, schied auf Zusatz von Blutserum Gerinnsel ab, liess sich durch Aetherschüttelung aufhellen; der entfettete Urin enthielt Eiweiss. Aus dem Aetherextract wurden Fett, Lecithin und Cholestearin dargestellt. Kein Zucker. — Bei Entziehung fetthaltiger Kost schwand die Chylurie fast ganz.)

RIESS.

II. Allgemeine Literatur der Krankheiten der Harnwege.

1) Delfau, Gérard, Manuel complet des maladies des voies urinaires et des organes génitaux. Paris. 976 pp. avec 150 fig. dans le texte. (Das Werk, dessen erster Theil im vorjährigen Bericht angekündigt, ist jetzt vollständig erschienen. Es ist ein ziemlich umfangreiches Lehrbuch über sämmtliche Krankheiten der Harnorgane und männlichen Geschlechtsorgane, einschliesslich Schanker und Tripper; auch die Krankheiten der Nieren sind mit ziemlicher Vollständigkeit beschrieben; sogar die Eingeweidewürmer derselben und der Diabetes sind wohl berücksichtigt. Verf. hat die Erfahrungen und Fortschritte der Wissenschaft bis in die neueste Zeit in den meisten Capiteln seines Werkes verwerthet und dabei eine selbständige Kritik geübt, die mitunter Widerspruch finden könnte, z. B. im Capitel über Steinoperation, wo übrigens die neueste Umwandlung der Lithotripsie durch Bigelow fehlt. Da das Werk kein Handbuch, sondern Lehrbuch sein soll, so ist die Literatur fast gar nicht angegeben; dagegen sind zahlreiche Abbildungen und Receptformeln nach französischem Geschmack eingefügt.) — 2) Masson, Noël, Etude sur la polyurie dans quelques affections chirurgicales des voies urinaires. Paris. 1879. — 3) Teevan, W. F., Lettsomian lectures on the treatment of stricture of the urethra, enlarged prostate and calculus with special reference to recent progress. Lancet. Jan. 24. Febr. 28. April 17. July 31. (Enthält lediglich die bereits in früheren Jahren wiederholt referirten Ansichten Verf.'s in gedrängtester Kürze, mit zahlreichen, z. Th. allerdings etwas rohen Abbildungen illustrirt.) — 4) Derselbe, Du traitement des rétrécissements du canal de l'urèthre de l'hypertrophie de la prostate et des calculs vésicaux, traduit de l'anglais par Mr. le Dr. Rochet (d'Anvers). Presse méd. Belge. No. 20. (Auszug.)

Die von Autoren mehrfach erwähnte Polyurie, welche sich im Verlaufe verschiedener Krankheiten der Harnwege zu erkennen giebt, hat Masson (2) unter Leitung Guyon's zum Gegenstande genauerer Beobachtung gemacht. Die Polyurie ist bei diesen Krankheiten keineswegs sehr häufig, erreicht auch nie einen sehr hohen Grad. Die in 24 Stunden entleerte Harnmenge übersteigt im Durchschnitt nicht das Doppelte der normalen (2000—3000 Grm. pro die). Meist ist der Durst dabei nicht vermehrt. Gewöhnlich zeigt sich die Polyurie mehr des Nachts als bei Tage. Der Harn sieht im Allgemeinen entfärbt, wenn nicht klar, milchig aus, und macht einen schwachen, mit Phosphatcrystallen, Eiter- und Epithelzellen vermischten Niederschlag. Das spec. Gewicht ist gewöhnlich vermindert, 1,005—1,010, die Reaction neutral. Die in 24 Stunden entleerte Menge des Harnstoffes weicht nicht von der normalen ab, dagegen ist die der Harnsäure vermindert. Unter etwa 100 Stricturkranken fand Masson die Erscheinung nur bei 4 (wo die Strictur schon längere Zeit bestanden); nach der Behandlung schwand oder verminderte sich die Polyurie. Viel häufiger pflegt sie bei Prostatakrankheiten aufzutreten, sobald Harnstauungen sich kundgeben, und vice versa sich zu vermindern, doch bleibt sie hier auch mitunter permanent. Auch bei Steinkranken, namentlich wenn Steinfragmente eine Reizung des Blasenhalses verursachen, wird die Polyurie beobachtet, ferner bei Tuberculose der Harnorgane, ja selbst nach einfachem Catheterismus und nach dem Coitus vorübergehend.

Nach Guyon's Ansicht hat die Polyurie 3 Ursachen: 1) eine Alteration der Nieren (interstitielle Nephritis) bei lange bestandenen Krankheitszuständen der Harnwege, 2) die allmälige Fortpflanzung der Harnblasenreizung auf Ureteren, Nierenbecken und Nieren bei chronischer Harnretention, 3) Reflexreizung der Nieren, von Reizung der Harnröhre und des Blasenhalses ausgehend. Letzteres hält Verf. für die häufigste Ursache der vorübergehenden und intermittirenden Form der Polyurie.

III. Krankheiten der Harnblase.

1) Ainsworth, F. C., Case of hydatids of the bladder. New-York med. Record. Sept. 25. — 2) Boeing (Uerdingen), Zur Punctio vesicae. Berl. clin. Wochenschr. No. 31. — 3) Bouilly, G., Les tumeurs aigues et chroniques de la cavité prévésicale (cavité de Retzius). Thèse p. l'agrégation. Paris. 182 pp. — 4) Cauvy (de Béziers), Sur une observation de cystite survenue au début de la grossesse. Bull. et Mém. de la Soc. de Chir. p. 277. (Rapport de M. Terrillon.) — 5) Derselbe, Rétention d'urine survenue au 3. mois de la grossesse. Ibidem. p. 731. (Rapport de M. S. Duplay.) — 6) Campbell, Mackie W., Aspiration of the bladder in retention of urine. British med. Journ. Febr. 21. p. 280. — 7) Chiene, John, Bladder drainage (read before the med.-chir. Soc. of

Edinb.) Edinburg. medic. Journ. Dec. p. 516—520. (Empfehlung der Verbindung der Sonde à demeure mit einem Heberrohr, cfr. Ber. pro 1870. II. S. 185 und 190 und pro 1874. II. S. 304.) — 8) Cullingworth (Westmorland), Extroversion of the bladder and other malformations. British med. Journ. May 29. p. 815. (Unvollständig beschriebener Fall bei einem Kind, das, 1 Tag nach der Geburt der Manchester med. Soc. vorgestellt, bereits am nächsten Tage starb.) — 9) Dassein, Les stigmates de maïs dans les affections de la vessie. Gaz. des hôpit. No. 41. (Conf. vorj. Ber. II. S. 214. Die Verordnung des Infuses oder Decoctes an Stelle des Extractes ist unzweckmässig, da der Gehalt an Extract, je nachdem das Präparat frisch oder getrocknet ist, zwischen 12—30 pCt. schwankt. Außer 5 einschlägige Krankengeschichten.) — 10) Davies-Colley, A case of villous growth of the male bladder successfully removed by perineal operation. Brit. med. Journ. Dec. 25. (Clin. Soc.) — 11) Delefosse, Procédé pratique pour remédier à la rétention d'urine dans le cas d'hématurie vésicale. Union méd. No. 126. (Das Verfahren besteht in der Einführung einer dünneren Bougie in einen starken Catheter, um damit das Auge desselben derart zu schliessen, dass kein Blutcoagulum eindringt, wohl aber der Harn durchträufeln kann.) — 12) Deneffe, W., Nouveaux trois-quarts pour la ponction hypogastrique. Bull. de l'Acad. de Méd. de Belgique. No. 7. (Illustré.) — 13) Dittel, Leop., Zum hohen Blasenstich. Oest. med. Jahrb. Hft. 4. S. 429 ff. — 14) Duplay, Rétrécissement de l'urèthre. Fistules urinaires. L'uréthrotomie externe. Mort tardive. Pyélonéphrite. Disparition presque complète de la cavité vésicale avec épaississement des parois. Arch. général. Janv. p. 96 sq. (Hosp.-Ber.) — 15) Fischer, Adolf, Die Auswaschung der Harnblase. (Vortrg., gehalten in der k. Gesellsch. der Aerzte in Budapest.) Berl. klin. Wochenschr. No. 43. (Der vom Verf. gebrauchte Catheter à double courant hat statt eines einfachen Auges zum Einfluss eine mehrfache Durchlöcherung an seinem vesicalen Ende, das ausserdem leicht knopfförmig anschwillt.) — 16) Gailliet (Reims), Traitement de la cystite hémorrhagique et purulente. Travail lu au Congrès de l'Association pour l'avancement des sciences (année 1880). Gaz. hebdom. No. 51. (Empfehlung wiederholter Irrigation von 12—15° C. warmem Wasser mittelst des Catheter à double courant.) — 17) Gillespie, Jam., Puncture of bladder per rectum for retention of urine from an old impassable stricture with subsequent cure of the stricture. Med. Press. and circ. Aug. 25. (Die Punctionswunde heilte bei dem 48jährigen Manne schnell. Rationeller wäre hier die capilläre Punction über der Symphyse gewesen.) — 18) Gosselin, Rétention d'urine, ponction hypogastrique. Gaz. des hôp. No. 73. (Clinische Vorlesungen über einen gewöhnlichen Fall von Prostata-Hypertrophie bei einem 78jähr. Greise.) — 19) Gouley, John W. S., Note on cystorrhagia from retention of urine. New-York med. Record. Febr. 21. (Empfehlung der Sonde à demeure und Entfernung der Gerinnsel durch dieselbe mittelst Aspiration.) — 20) Hasenclever, C. G., Zur Statistik des Carcinoms der Harnblase. Inaugur.-Dissertat. Berlin. — 21) Kelsey, Charles B., Death from retention of urine in a case of perirectal abscess. New-York med. record. July 10. (36jähr. Mann.) — 22) Leisrink, H., Tumor der Prostata. Hoher Blasenstich. Permanentes Tragen einer Canüle. Deutsche Zeitschrift f. Chirurgie. Bd. XIII. S. 365. (Der zum permanenten Tragen der Canüle bestimmte Apparat besteht aus einer festen Platte aus Hartgummi, mit der die Canüle in ähnlicher Weise wie bei Seeschiffen die Lampe zusammenhängt, nämlich mittelst zweier Ringe, so dass der eine Ring in horizontaler Richtung sich bewegt, der andere aber in verticaler.) — 23) Marcacci, G., Di una cistotomia soprapubica per la estrazione di un neoplasma villoso della cavità vescicale. Lo Sperimentale. Ottbre. p. 350 sq. — 24) Mauer, Otto, Ueber die Exfoliation der Blasenschleimhaut. Inaug.-Dissertation. Berlin. — 25) Moreau-Wolf, De la cyshourie ou cysho-micrurie et son traitement par la dilatation lente progressive de la vessie au moyen des injections forcées. Paris. 29 pp. — 26) Mourson, S., Note sur l'emploi de bains chauds dans un cas d'hémorrhagie vésicale. Journ. de Thérapeutique No. 21. (Nichts beweisende Beobachtung, da der 82j. Pat. innerlich gleichzeitig Ergotin erhielt.) — 27) Neven, Joseph, Incontinence d'urine et son traitement. Thèse p. l. d. No. 215. Paris. (Empfehlung des Wassers von Contrexéville in Fällen, wo es sich um Herabsetzung der Sensibilität des Sphincter handelt; 7 sehr kurz mitgetheilte Fälle.) — 28) Newman, Treatment of chronic cystitis by antiseptic injections. Brit. med. Journ. May 15. (1 pCt. starke Carbollösung, 98° F. warm, mittelst des Irrigators eingespritzt.) — 29) Oliver, Thos., Idiopathic pericystitis ending in the production of intestino-vesical fistula and double hydronephrosis. Lancet. May 22. (Betr. einen 45j. Fleischer, der schon eine Zeit lang vor dem Tode jauchigen, mit Fäcalien versetzten Urin entleerte. Die Fistel war an dem untersten Ende des Ileum, das die hintere Wand einer grossen unregelmässigen Abscesshöhle bildete, während deren vordere Begrenzung von der in ihrem oberen und mittleren Abschnitt an 5 oder 6 Stellen perforirten hinteren Blasenwandung abgegeben wurde.) — 30) Pasley, C. Burgoyne, Aspiration of the bladder in cases of retention of urine. Ibid. Jan. 31. (Bekanntes.) — 31) Pauzat, E., Contribution à l'étude de la région prévésicale et des phlegmons dont elle est le siège. Gaz. méd. de Paris No. 35, 38, 39, 42, 44 et 47. — 32) Post, Alfred C., Case of cystitis resulting from stricture and cured by cystotomy and the application of the actual cautery over the pubes (read before the New-York Surg. Soc.) New-York med. Rec. May 29. — 33) Raetzell, Ein Fall von Blasenstich nach Anheftung der Blase an die Bauchwand. Berliner klin. Wochenschrift No. 31. — 34) Smith, J. Greig, Two cases of successful operation for extrophy of the bladder by a new method. Brit. med. Journ. Febr. 7. p. 202. — 35) Derselbe, Extrophy of the bladder. Ibid. Feb. 28. p. 321. — 36) Terrillon, Cystite survenant au début de la grossesse, paraissant liée à cet état. Bull. et Mém. de la Soc. de Chir. p. 184. — 37) Thompson, Sir Henry, Catarrh of the bladder; albumen in the urine. Lancet. Jan. 3. (Clinische Vorlesung. Bekanntes.) — 38) Tillaux, Phlegmon périvésical; opération. Gaz. des hôp. No. 47. (Hosp.-Ber.) — 39) Treves, Fred., Suprapubic puncture of the bladder. Lancet. Sept. 4. (Letter to the editor.) — 40) Weinberg, Jacob, Zur Technik der Endoscopie. Wiener medic. Blätter No. 50, 51 und 53. (Empfehlung der Hartkautschukröhren und der Holzstäbchen zum Tragen der Wattetampons.) — 41) Weir, Rob. F., On cystotomy for cystitis in the male (read before the Amer. med. Assoc.) New York med. Rec. June 12. (Mit 1 tabell. Uebersicht von 47 Fällen.) — 42) Wertheim, Behandlung der Enuresis (nocturna und diurna). Wiener medicin. Wochenschr. No. 25. S. 711. (W. lässt den Kranken Nachts aufstehen und sich auf den harten und mit einer dünnen Decke belegten Zimmerboden hinlegen, sich warm zudecken und unter den Kopf die Kissen legen. Dauer der Cur ein paar Wochen. Später konnte W. auf die Matratze direct ein hartes Brett legen und den Kranken darauf schlafen lassen. Schon diese unbedeutende Störung des tiefen Schlafes genügte zur Verhinderung eines Recidivs. Bei der Enuresis diurna empfiehlt W. möglichst langes Zurückhalten des Harns.) — 43) Vermeil, Cystite, pyélonéphrite, orchite tuberculeuse. Mort par urémie. (Bull. de la Soc. anat.) Progrès méd. No. 51.

(Bei einem 48jähr. Maler.) — 44) Wood, John, Extrophie of the bladder. Brit. med. Journ. Feb. 21. p. 278.

Die von Greig Smith in Bristol (34 u. 35) einmal mit completem, ein zweites Mal, was die Schliessung der Penisrinne betrifft, mit unvollständigem Erfolge angewandte Operationsmethode der Epispadie und Extrophie der Blase schliesst sich, wie John Wood (44) mit Recht hervorhebt, vielfach an dessen bekanntes Verfahren an (cf. Ber. pro 1869. II. S. 165). Das Wesentlichste dürfte sein, dass Smith den aus der Bauchhaut entnommenen, nach unten mit seiner Epidermoidalfläche umgeklappten Lappen so lang macht, dass er mit der aus der knopflochartig durchlöcherten und zum Schluss der Penisrinne über diesen fortgezogenen Präputialhaut gebildeten oberen Harnröhrenwand verbunden werden kann. Mitbetheiligung des Scrotum bei Bildung der Seitenlappen, theilweise Verwendung von Silbersuturen in Form der Zapfennaht, Gebrauch von Borlösung als Desinficiens und Wundwasser etc. sind Puncte von minderer Bedeutung für das endliche Gelingen der qu. Operation, deren viel vollkommenere Ausführung durch Thiersch und Duplay im Uebrigen Smith durchaus unbekannt geblieben zu sein scheint.

Mit dem Namen Sychnurie bezeichnet Moreau-Wolf (25) im Allgemeinen das häufige Uriniren, und mit Sychno-micrurie das häufige Uriniren in kleinen Quantitäten. Jedes Hinderniss, das sich der Harnentleerung entgegen stellt (Harnröhrenstrictur, Prostataschwellung u. s. w.) kann diesen Zustand hervorrufen, der schliesslich mit Hypertrophie des Blasenmuskels und Verkleinerung des Blasenlumens (racornissement) endet. Im Speciellen gehört auch hierher das durch üble Angewöhnung veranlasste und bis zum Krankhaften gesteigerte häufige Harnlassen, ohne dass überhaupt eine oder nur unbedeutende organische Veränderung in der Blase oder im Harnapparat nachzuweisen wäre — ein häufig vorkommendes, nach Ansicht des Verf.'s von den Nervencentren ausgehendes Leiden. Sowohl gegen diese als auch gegen die nach Beseitigung des Grundleidens (Harnröhrenstrictur etc.) zurückbleibende Sychnurie empfiehlt Moreau-Wolf die langsam gesteigerte Dilatation der Harnblase mittelst Einspritzung. Diese soll man nach Ermittelung der Capacität der Blase täglich anwenden, und dazu entweder Wasser oder noch besser eine Abkochung von Eibischwurzel und Belladonnablätter (von letzteren 30 Grm. auf 1 Liter Wasser) nehmen, welche in einer Wärme von 30—36° C. durch einen Catheter mittelst einer genau eingetheilten Spritze injicirt wird.

Der von Duplay (14) beobachtete Stricturfall, dessen wesentliche Geschichte im Titel enthalten, zeigte eine selten hochgradige concentrische Hypertrophie der Blase. Letztere war durch ihre bis auf 1½ Ctm. verdickte Wandungen und ihre kaum mehr denn haselnussgrosse Lichtung eher dem Uterus vergleichbar und bot, durchschnitten, macroscopisch wie microscopisch, weit vorgeschrittene fibröse Entartung, nämlich neben Bildung zweier kleiner Cysten Entwickelung eines rein fibrillären Gewebes. Dieselbe erstreckte sich auch auf die Wandungen der verdickten Harnleiter und Nierenbecken, vor allem aber auf das perivesicale Gewebe und die stark indurirten Samenbläschen. D. ist daher geneigt, im vorliegenden Falle keine eigentliche concentrische Hypertrophie, sondern eine besondere Form der interstitiellen Cystitis anzunehmen, welche er als „Sclerose" bezeichnet. Er vergleicht diese unter Bezugnahme auf die bei dem Pat. beobachteten colliquativen Erscheinungen mit den analogen Vorgängen bei der Tuberculose der Harnorgane; doch unterscheide sie sich von diesen dadurch, dass die intra vitam ohne Symptom verlaufenden Nierenläsionen nicht primärer, sondern secundärer Natur waren.

Terrillon (36) beschreibt eine im Beginn der Schwangerschaft zuweilen vorkommende Cystitis, welche als eine Krankheit sui generis von der durch die Gravidität bedingten abnormen Reizbarkeit der Blase sich ebenso unterscheidet, wie von deren durch die Compression des wachsenden Uterus hervorgerufenen Entzündungen. In den von Terrillon der Soc. de Chirurgie mitgetheilten Fällen handelte es sich im Gegensatz zu letzteren nicht um eine heftige Erkrankung, die subjectiven Symptome waren vielmehr nur innerhalb weniger Tage stärker hervortretend: Hauptzeichen war die ammoniacalische Beschaffenheit des mit dem Catheter entnommenen, stark eiterhaltigen Urins. Aber auch diese pflegte unter geeigneter Behandlung in wenigen Wochen zu schwinden. In der dieser Darstellung Terrillon's folgenden Discussion der Soc. de Chirurgie wurden die differentesten Ansichten über Art und Häufigkeit der Blasenentzündung während der Gravidität laut; es fanden indessen die vorstehenden Ansichten eine gewisse Bestätigung durch eine Mittheilung Cauvy's (5). Wie in einem der Fälle Terrillon's hatte man es hier mit einer Cystitis zu thun, welche bei dem gleichen Individuum im Anfange in zwei aufeinander folgenden Schwangerschaften auftrat, bei der zweiten jedoch viel milder als bei der ersten. Weniger dagegen gehört hierher ein 2. Fall von Cauvy (4), betreffend eine Urinverhaltung, weil hier eine Retroversio uteri gravidi von ursächlicher Einwirkung auf die Entwickelung dieser war.

Maurer (24) berichtet über einen in der Berliner Charité behandelten Fall einer 31jähr. Frau, in welchem 10 Tage nach schwerer, durch die Perforation beendeter Geburt sich plötzlich Urindrang einstellte und diesem die Symptome eines schweren Blasencatarrhes folgten. Der Harn war in den ersten Tagen nach der Entbindung durch Catheter, bereits seit 4 Tagen aber spontan entleert worden. 5 Tage nach Auftreten des Blasencatarrhs, d. h. 15 Tage post partum traten spontan kleine, fetzige Massen durch die Harnröhre. In der nächsten Zeit drängten sich durch die Urethra fortdauernd necrotische Fetzen durch, und löste sich bei der täglichen Ausspülung die ganze Blasenschleimhaut los. Bei ihrer microscopischen Untersuchung zeigte sich, dass ausser der mit Harnsalzen reichlich incrustirten Mucosa auch die Submucosa sich abgestossen hatte, dagegen konnte nichts von der Muscularis nachgewiesen werden. Die Kranke konnte nach ca. 1 Monat als völlig geheilt entlassen werden. M. hat in der Literatur nur einen einzigen Fall, nämlich von Spencer Wells, finden können, in welchem die Exfoliation der Blasenschleimhaut nicht unter Einfluss einer Harnverhaltung erfolgte. Eine genaue

Analyse der übrigen Beobachtungen zeigte ihm vielmehr, dass in den meisten Fällen eine Urinretention die Ursache dieser Exfoliation ist, ferner, dass, wenn der Druck des Kindskopfes oder eines Instrumentes die Exfoliation verursacht hat, diese in der Regel auf die gedrückte Stelle beschränkt bleibt. Dabei beginnt sie am Blasenhalse und nicht am Blasenscheitel. Im Uebrigen steht die Ausdehnung der Exfoliation in directem Verhältniss zu der kürzeren oder längeren Dauer der Harnverhaltung, und Heilung erfolgt durch Bildung einer kleineren, mit Blasenschleimhaut ausgekleideten Höhle um so sicherer, wenn das untere Segment der Schleimhaut mit den Uretereinmündungen stehen geblieben ist.

Bouilly (3) hat in einer sehr sorgfältigen Monographie die acuten und chronischen Tumoren der Regio praevesicalis (der sogen. Cavitas Retzii) besprochen. In Bezug auf die anatomischen Verhältnisse dieser Bauchgegend weicht B. insofern von Retzius ab, als nach seiner Untersuchung die Fascia transversalis sich nicht mit dem Peritoneum auf die hintere Wand der Blase begiebt und nach unten in die Fascia pelvica und seitlich in die Scheide des M. recti fortsetzt, um auf diese Weise eine präperitoneale Höhle zu bilden. Er vermag vor der Harnblase nur einen Raum zu constatiren, der, mit lockerem Zellgewebe gefüllt, nach oben von der Ibrösen, halbcirkelförmigen Douglas'schen Linie begrenzt und nach unten und seitlich bis zum Boden des Beckens sich erstreckt. Er theilt die in dieser Gegend vorkommenden Anschwellungen zunächst in die acuten (phlegmonösen) und in die chronischen (Neoplasmen). Erstere treten entweder spontan primitiv in dem Zellgewebe der R. praevesicalis oder secundär als Fortpflanzung der Affection eines benachbarten Organes auf. Diese entzündlichen Anschwellungen oberhalb der Schambeine vor dem Peritoneum, begrenzt nach oben von den Douglas'schen Linien und seitlich von den äusseren Rändern des M. recti, sind im Allgemeinen selten. Verf. vermochte nur 43 Fälle zu sammeln, von denen 27 der primären oder idiopathischen und 16 der secundären oder symptomatischen Phlegmone angehören. Erstere kommt besonders im jugendlichen Alter und beim männlichen Geschlecht (nur 4 beim weiblichen) vor, während bei letzterer Alter und Geschlecht ohne Einfluss sind, nur pflegt hier das primäre Leiden beim Manne in der Harnblase und bei der Frau im Uterus seinen Sitz zu haben; auch vom Rectum geht es zuweilen aus, selten von der Prostata. In der idiopathischen Form zeigen sich meist allgemeine und auf Darm oder Harnblase bezügliche Erscheinungen vor dem Auftritt der hypogastrischen Geschwulst. Diese täuscht bei oberflächlicher Untersuchung sehr leicht die gefüllte Harnblase vor, indessen giebt der Catheterismus, durch welchen die Form der Geschwulst nicht verändert wird, und die manuelle Untersuchung besonders vom Mastdarm oder von der Scheide aus bald Auskunft. Zuweilen kann aber durch Divertikelbildung und Anheftungen der Harnblase die Diagnose sehr schwierig werden, sodass selbst ein Civiale einen Blasendivertikel für einen prävesicalen Abscess ansah und aufschnitt. — Der Ausgang der prävesicalen Phlegmone in Eiterung ist der gewöhnliche (nur in 8 Fällen erfolgte ohne eine solche die Rückbildung); der Eiter entleert sich in den meisten Fällen spontan in Nabel, Rectum oder Blase, wenn nicht künstlich durch eine Incision der Bauchwandung, und dann erfolgt Heilung, freilich oft mit Adhäsionen der Blase. Unter den Fällen von idiopathischer prävesicaler Phlegmone erfolgte nur in zweien durch Versäumung der Incision infolge von Durchbruch in die Peritonealhöhle der Tod (Virchow's Arch. XXIV.), häufiger dagegen in der secundären Phlegmone. — In den folgenden Capiteln handelt Verf. die durch äussere Gewalt entstandenen Anschwellungen im Cavum praevesicale oder praeperitoneale ab, sei es mit oder ohne Zerreissung der Harnblase. In den seltenen Fällen letzterer Art bildet sich ein einfacher Austritt von Blut — ein Hämatom, welches auch durch Ruptur des ausserhalb des Peritoneums gelegenen Theils des Uterus hervorgerufen werden kann. Auch für die spontane Entwickelung solcher Hämatome werden einige Beispiele angeführt (bei einem Herzkranken, bei einer Frau im 2. Schwangerschaftsmonate). — Schliesslich werden noch die chronischen Tumoren in der Regio praevesicalis besprochen, soweit Verf. dafür in der Literatur einige wenige Beispiele auffinden konnte, Cysten, Fibrome, Enchondrome, in einem Falle eine abgecapselte Gewehrkugel. — Eine critische Sichtung und detaillirte Anführung sämmtlicher das Thema berührenden Fälle erhöht den Werth des vorliegenden Werkes.

Noch eingehender wird dasselbe Thema in pathologisch-anatomischer Hinsicht von Pansat (31) besprochen. Auch er bestreitet, dass ein eigentlicher prävesicaler Raum, wie ihn Retzius beschrieben, existirt. Die Fascia transversalis Cooper's bildet für nicht ganz acute Eiteransammlungen eine hinreichende Barrière, um einen oberhalb der Blase gelegenen, submusculären und einen unter diesem befindlichen, prävesiculären s. d. (retropubischen) Raum zu unterscheiden. Der erstere findet seine seitliche Begrenzung durch die Linea Douglasi, ist dreieckig mit der Basis nach oben und durch ein Septum unvollständig der Länge nach in 2 Fächer gespalten; der letztere geht nach unten unmittelbar in das Beckenzellgewebe über und ragt nach oben ein wenig über die Symphyse herüber. Demgemäss will auch Pausat die Fälle prävesicaler Phlegmone trennen, je nachdem sie prävesical im engeren Sinne oder submusculär nach der soeben gegebenen Definition sind. Der specielle Ausgangspunkt für letztere sind Blutergüsse in den Muskeln, für die reinen prävesicalen Eiterungen dagegen Affectionen des kleinen Beckens und seiner Contenta. Bei der submusculären Phlegmone fühlt man, wie das Infiltrat sich genau in den Grenzen der geraden Bauchmuskeln und ihrer Sehnen hält; bei der prävesicalen Phlegmone s. d. ist nur ein Theil der Geschwulst oberhalb der Symphyse zu fühlen, die Hauptausbreitung derselben erfolgt im kleinen Becken, daher hier die Untersuchung per Rectum von der grössten Wichtigkeit ist, während sie bei der submusculären Form weniger Positives liefert. Bei der erstgenannten finden auch die bekannten, secundären Weiterverbreitungen der Eiterung statt. (Vergl. Jahrb. pro 1877, II., S. 238 und pro 1878, II., S. 232.)

Tillaux (38) übte, um den Inhalt einer perivesicalen Phlegmone bei einer 40jähr. Kranken zu entleeren, ein eigenthümliches Verfahren. Dasselbe bestand in Incision in der Lin. alb. oberhalb der Symphys. oss. pub. bis auf das subperitoneale Gewebe und Durchstich eines langen, gekrümmten Troicarts vom Vestibul. vulvae einige Mm. oberhalb der Harnröhrenmündung aus bis zu eben dieser Incision, so dass eine Quer-Drainage der Eiteransammlung ermöglicht wurde. Um hierbei eine Verletzung der Blase oder der Harnröhre zu vermeiden, macht T. darauf aufmerksam, dass die sog. vordere Wand der (weiblichen) Harnblase in Wirklichkeit eine untere ist. Das Becken ist nämlich bei der Frau so geneigt, dass man die Symphyse als fast in der Horizontalen liegend sich denken kann. Will man daher mit dem gekrümmten Troicart dieselbe ohne Nebenverletzungen umgehen, so muss man, sobald die Spitze des Instrumentes an ihren unteren Rand gelangt, diese nicht nach oben, sondern direct nach vorn stossen. Aus besonderer Vorsicht kann man dann, wenn man um die Symphyse herumgekommen, das Stilet des Troicart zurückziehen und die Perforation des lockeren, prävesicalen Zellgewebes mit dem Rande der Canüle vornehmen.

Die Eröffnung der Blase durch eine dem Steinschnitt entsprechende Incision behufs Heilung einer hartnäckigen Cystitis oder Blasenreizung, wie sie in diesen Berichten wiederholt (1867 II. S. 176, 1879, II. S. 213) erwähnt worden, wird von Weir (41) der Urheberschaft des americanischen Arztes Willard Parker zugeschrieben. Derselbe veröffentlichte dieses Verfahren etwas vor dem Erscheinen des bekannten Falles von McGrath, und konnte Weir seitdem nicht weniger als 47 analoge Beobachtungen sammeln. Von diesen gehört nur ein Theil der Literatur an, die Kenntniss einer nicht unbeträchtlichen Reihe derselben verdankt Weir den Mittheilungen der betreffenden Operateure. Was nun zunächst an diesen 47 Beobachtungen auffällt, ist ihre hohe Sterblichkeitsziffer. Es handelt sich hier um im Ganzen 13 tödtliche Ausgänge d. h. ca. 25 pCt. Eine genauere Analyse dieser 13 tödtlichen Fälle zeigt jedoch, dass nur 1, bedingt durch eine secundäre Nachblutung, auf Rechnung der Operation kommt, 10 dagegen auf alte Nierenerkrankung und je 1 auf Fettherz und Erschöpfung zurückzuführen sind. Von den nicht tödtlichen Fällen erfolgte in 23 völlige Heilung, bei 7 andern so weit vorgeschrittene Besserung, dass die betreffenden Operirten ihren verschiedenen Berufsgeschäften ungestört wiederum obzuliegen vermochten. Nur 4 sind als wirkliche Misserfolge aufgeführt, indem bei ihnen, sobald die Blasenwunde sich geschlossen, die früheren Beschwerden aufs Neue sich einfanden. In einzelnen Fällen sind gleichzeitig mit der Eröffnung der Blase kleine gestielte Geschwülste oder Partien der hypertrophirten Prostata mit entfernt worden. Bei den günstigen Erfahrungen, welche man mit der Abtragung sich in die Schnittlinie hervorwölbender Theile der Prostata bei wirklichen Lithotomien gemacht, räth Weir diese Abtragung regelmässig auch dort vorzunehmen, wo man den Steinschnitt nur zur Bekämpfung der cystitischen Beschwerden macht. Es scheint im Uebrigen nicht ganz gleichgiltig zu sein, welche Form des Steinschnittes in solchen Fällen ausgeführt wird. Unter den 47 von W. gesammelten, einschlägigen Operationen, kommen 32 auf die Sectio lateralis, 5 auf die Sect. bilateralis und 10 auf die Sect. mediana. Von den 13 Todesfällen beziehen sich 11 auf die Sect. later. und nur je 1 auf die Sect. bilater. und die Sect. med. In ihrer Wirkung dürfte indessen die Sect. med. der Sect. lateral. in Bezug auf complete Heilung nur wenig nachstehen, da auf die 9 nicht tödtlichen Fälle von Sect. med. 6 complete Genesungen kamen. Sicherlich setzt dies voraus, dass die Sect. med. hier nicht ganz so ausgeführt worden, wie man es beim eigentlichen Steinschnitt in England und America zu thun pflegt, dass nämlich der Sphinct. ves. geschont wird und nach der Operation keine Incontinenz eintritt. In der That fand W., dass unter den vorliegenden 10 Fällen von Sect. med. 8 mal Incision der Prostata und 5 mal stumpfe Dilatation zu Hilfe gezogen wurden, um so den Sphincter ausser Spiel zu setzen und dem erkrankten Organ Ruhe zu geben.

Wie wesentlich nicht nur das Ausserthätigkeitsetzen des Sphincter, sondern auch die vollständige Entleerung der Blase zur Heilung hartnäckigen Catarrhs ist, zeigt Post's (32) Beobachtung. Es handelte sich hier um einen alten Blasencatarrh infolge vernachlässigter Stricturen, von denen die hinterste 5 Zoll vom Orif. ext. entfernt, für alle Instrumente impermeabel durch die Urethrotom. ext. bei dem 33j. Pat. behandelt werden musste. Nichts desto weniger trat keine Besserung des Blasencatarrhs ein, weil die Blase nie vollständig sich spontan entleerte. P. machte den Seitensteinschnitt und erzielte durch diesen völlige Heilung, da man den Einfluss der gleichzeitigen Application des Cauterium actuale auf die äussere Haut oberhalb des Schambogens auf die Contractilität der Blase nur gering anschlagen kann.

Die Inauguralabhandlung von Hasenclever (20) zur Statistik des Carcinoma der Harnblase schliesst sich unmittelbar an die Dissertation von M. Heilborn (s. Bericht pro 1868, II.) über das gleiche Thema an. Sie berücksichtigt die Sectionsprotocolle des pathologischen Institutes der K. Charité zu Berlin, im Ganzen 40 Fälle auf 7037 in der Zeit vom 1. August 1868 bis zum 1. Januar 1880 zur Obduction gekommene Leichen. Unter diesen 40 Fällen war das Verhältniss des gewöhnlichen Cancroids zum Zottenkrebs wie 9 : 1, und zwar gehörten von den 4 Fällen des Zottenkrebses 2 dem primären Krebse an. Die Zahl der primären Krebse betrug überhaupt nur 3, darunter 2 das männliche, 1 das weibliche Geschlecht betreffend. Da von der Summe sämmtlicher Fälle 32 dem weiblichen, 8 aber dem männlichen Geschlechte angehörten, so kamen primäre Krebse auf 8 Männer 2, auf 32 Frauen aber nur 1. Dem Alter nach vertheilen sich die verschiedenen Fälle, wie folgt:

zwischen 20—30 Jahren 3 Fälle,
„ 30—40 „ 11 „
„ 40—50 „ 9 „
„ 50—60 „ 7 „

zwischen 60—70 Jahren 2 Fälle,
„ 70—80 „ 3 „
„ 80—90 „ 1 „
unbestimmt . . 4 „

Nahezu in einem Drittel der Gesammtzahl war die Blase theils mit den Genitalien (11 mal), theils mit dem Rectum (3 mal) verwachsen, in 12 Fällen ferner eine Communication mit den weiblichen Genitalien, in je 1 Fall eine Communication zwischen Rectum einerseits, Blase und Vagina andererseits vorhanden. Der Ausgangspunct des Krebses waren 28 mal die weiblichen Genitalien, in 8 Fällen das Rectum, in den übrigen handelte es sich um Metastasen. Die Zahl der Fälle, in denen Uterus und Vagina gleichzeitig carcinomatös erkrankt waren, verhält sich zu der Gesammtziffer der Fälle wie 2 : 3. Die Ovarien waren 3 mal mitergriffen (1 vierter Fall blieb unsicher), das Rectum 9 mal (darunter 3 mal primär), Lymphdrüsen 10 mal, die Pleura 5 mal, das Pericard 1 mal, das Peritoneum 4 mal. Von den sonstigen Unterleibsorganen waren krebsig afficirt: die Nieren und die Leber je 5 mal, die Milz 3 mal, das Netz 2 mal, ausserdem der Penis und die Ligg. lata je 1 mal und die Prostata je 2 mal. (Der wirkliche Ausgangspunct des Krebses lässt sich, wenn man die Fälle von primärer Affection des Rectum und der weiblichen Geschlechtstheile ausschliesst, nur 3 mal mit einiger Sicherheit in der Niere, dem Magen und der Vorsteherdrüse feststellen. In 3 weiteren Beobachtungen geben die sehr kurzen Sectionsprotocolle keinerlei Anhalt zu einer genauen Feststellung. Auffallend ist ferner die Mittheilung, dass nur 1 mal die Vorderwand krebsig erkrankt, meist die Hinterwand aber ergriffen war, während der Krebs im Trigonum nur 6 mal nachweisbar war. Ref.).

Der an die Beobachtungen von Billroth u. A. sich anschliessende Fall von Entfernung einer Neubildung aus der Blase auf dem Wege des hohen Steinschnittes durch Marcacci (23) ist in mehrfacher Weise bemerkenswerth, zunächst dadurch, dass bei dem übrigens gesunden Patienten die Diagnose auf Zottenkrebs in ziemlich exacter Weise schon vor der Operation gestellt werden konnte, nämlich durch directe microscopische Untersuchung von Geschwulstpartikeln, welche mittelst des Lithotriptors abgequetscht waren. Die Operation, bei welcher die Durchleuchtung des Blasenlumen durch Magnesiumlicht verwendet wurde, ergab überaus weiche, die ganze Höhlung einnehmende Geschwulstmassen, welche nach ihrer vollständigen Ausräumung durch die Finger im frischen Zustande nicht weniger als 78 Grm. wogen und sich als „Sarcoma fuso-cellulare alveolare" erwiesen. Die Oberfläche dieses bildete deutliche, von einem Cylinderepithel besetzte Zotten. Die Nachbehandlung bestand in Sutur der Blase durch Metallnähte bei streng antiseptischen Cautelen; der Verlauf war in der ersten Zeit nach der Operation ein durchaus günstiger. Es blieb aber eine stark eiternde Blasenfistel zurück, und genauere Untersuchung von der äusseren Oeffnung dieser aus zeigte die Symphysis oss. pub. entblösst und das Gelenk eröffnet. Zwei Monate nach der Operation starb der Kranke unter offenbar von dieser Läsion ausgehenden, pyämisch-septischen Erscheinungen. Die Autopsie ergab die ausgedehnteste Zerstörung der Symphyse, wie M. glaubt, eine Folge eines allmäligen, theilweisen Nachgebens der Blasennaht und der hieraus resultirenden langsamen Harninfiltration. Die Blase selbst war gesund, an der Stelle der Geschwulst eine deutliche Stielbildung, welche, die rechte untere Circumferenz des Blasenlumens einnehmend, sich bis zum Trigonum erstreckte.

Einfacher und dem entsprechend günstig war der Verlauf bei dem 35jähr. Pat. von Davies-Colley (10), bei welchem durch eine dem Seitensteinschnitt entsprechende Incision eine ca. 2 Zoll lange Zottengeschwulst der hinteren Blasenwandung entfernt wurde. Pat. hatte schon seit 8 Jahren an Hämaturie gelitten, doch konnte Mangels der Elimination von Tumorresten keine Diagnose vor der Operation gestellt werden. Heilung erfolgte ohne besonderen Zwischenfall in etwas mehr als 2 Wochen.

Der von Ainsworth (1) beschriebene seltene Fall einer durch die Autopsie verificirten Echinococcus-Geschwulst der Harnblase bei einem 40jährigen Mann, die bei Lebzeiten nur dunkle Symptome geboten, ist dadurch ausgezeichnet, dass die uniloculären Blasen anscheinend frei im Blasenlumen sich befanden. Dieselben zeigten hier einen von Stecknadelknopf- bis Apfelsinengrösse wechselnden Umfang, doch waren von den etwa 60 Blasen 2 geplatzt, „offenbar die Mutterblasen der ganzen Colonie". Auch sie hatten eine vollkommen glatte Aussenfläche ohne Spur von Adhaesionen mit den sehr verdickten und bindegewebig entarteten Blasenwandungen. Von dem übrigen Sectionsbefund ist die Existenz von secundären Blasengeschwülsten in dem Mittellappen der rechten Lunge und in der Milz hervorzuheben, welche indessen an diesen beiden Stellen die Zeichen der Eindickung, resp. fibröser Verdichtung der Capsel aufwiesen.

Dittel (13), welcher schon wiederholt für den hohen Blasenstich in Fällen von Harnverhaltungen entstanden, aus verschiedenen Ursachen, plädirt hat, (Jahresb. pro 1876, II, S. 246) meint, dass man im Allgemeinen mit dieser Operation noch immer viel zu lange zögere. Er habe bis jetzt 52 Mal dieselbe gemacht, allerdings sei die grösste Anzahl der Operirten gestorben, aber nicht Einer infolge der Operation, sondern der urepathischen Zustände, die vor der Operation bestanden. Dittel giebt in dem vorliegenden Aufsatz, entgegen seiner früheren, optimistischen Auffassung an, dass, wenn auch die Troicartcanüle in die Blase eingedrungen ist, in exceptionellen Fällen Hindernisse in der Entleerung der Blase eintreten können. Er führt dafür einen Fall von Zottenkrebs an, dessen Zotten sich in die Canüle legten, und 2 Fälle von bedeutender Vergrösserung des mittleren Prostatalappens, wo nur eine theilweise Harnentleerung durch die Canüle (Nélaton'schen Catheter) bewirkt werden konnte. Der in die Blase hoch hineinragende, mittlere Lappen bildete ein doppeltes Hinderniss, indem er ein vollständiges Aneinanderrücken der Blasenwandungen verhinderte, und indem zweitens der vorgeschobene Catheter mit ihm in Conflict kam. Dittel untersucht nun weiter, ob man solche Fälle diagnosticiren, und ob man solchen Uebelständen abhelfen könne, die den Erfolg des hohen

Blasenstiches vertheilt, und kommt, nachdem er die verschiedenen Formen der Prostatahypertrophie an zahlreichen Präparaten (von denen er einige in Abbildungen beifügt) durchmustert, zu dem Resultate, dass überhaupt eine sichere Diagnose des mittleren Lappens der Prostata nur in den seltensten Fällen möglich, dass aber auch alsdann jenen Uebelständen nicht abzuhelfen sei, welche trotz der Function der Urinentleerung entgegentreten — oder man müsste den Stichcanal erweitern und mittelst Ecraseur oder Galvanocaustik den mittleren Lappen abtragen (s. unter Prostata S. 233).

Deneffe (12) findet, dass die gewöhnlichen Troicarts bei der Blasenpunction zu dick und zu lang, die von Dieulafoy gebrauchten Canülen, (dessen respiratorische Methode er hauptsächlich ihrer Umständlichkeit wegen verwirft) dagegen zu dünn und zu fein sind. Die von ihm angegebene Troicartcanüle ist 10 Ctm. lang und im Mittel 2½ Mm. stark, gekrümmt und dicht vor ihrem inneren Ende auf eine kurze Strecke nicht ganz solide, sondern gegliedert, so dass sie bei Körperbewegungen sich den Blasenwandungen, ohne sie zu verletzen, anzuschmiegen vermag. Statt des Pfropfens ist an ihrem äusseren Ende ein Gummischlauch befestigt, welcher durch eine Klemmschraube nach dem Belieben des Kranken geöffnet oder geschlossen werden kann. Der Haupttheil der vorliegenden Arbeit wird durch eine Apologie des Blasenstichs gebildet, ganz im Sinne der gemeinsam mit van Wetter veröffentlichten grösseren Abhandlung des Verf's. (s. Ber. 1874, II. S. 284 u. 285). Neu dürfte zu Gunsten des Blasenstiches das Argument sein, dass seine Ausführung häufig auch einer Indicatio causalis genüge, indem sie den Spasmus des Blasenschliessmuskels aufhebe und die durch die sich füllende Blase bedingte Elongation und Deviation des vesicalen Harnröhrenendes beseitige. Zum Beweise hierfür hat Deneffe einige Fälle zusammengestellt, in denen der Urin mehr oder minder bald nach Ausführung der Punctio vesicae spontan per urethram entleert wurde. In einer anderen Reihe von Fällen wurde nach der Punction die Entleerung des Urins durch den Catheter ebenfalls relativ schnell möglich.

Doeing (2) empfiehlt anstatt der Dieulafoy'schen aspiratorischen Punction nur einen feinen und starken Probetroicart ohne Aspiration anzuwenden, ein Verfahren, das nicht nur einfacher, sondern auch zweckmässiger sei, weil man dabei die entgegengesetzte Blasenwand zu durchbohren vermeide. Die Aspiration könne man durch einen gleichmässigen Druck der gespreizten Finger auf die Bauchwand ersetzen. Wir haben schon im vorjährigen Bericht (II, S. 214) darauf hingewiesen, dass dieses „einfachste" Verfahren keineswegs neu, sondern bereits vor 25 Jahren von Lacroix empfohlen worden ist. Uebrigens könnte ja auch der Aspirator sehr gut mit dem Probetroicart verbunden werden. — Dagegen möchte die von Raetzell (33) ausgeführte Blasenpunction mittelst des Probetroicarts nach vorheriger Anheftung der Blase an die Bauchdecken mittelst tiefgreifender Suturen schwerlich Nachahmung finden, da sie nicht nur unnöthig, sondern auch in ihren Folgen, wie R. selber anerkennt, nachtheilig ist.

Dass die Anwendung der Dieulafoy'schen Punction Anlass zu Peritonitis und dadurch zum Tode des Pat. zu geben vermag, ist ein so sehr ausnahmsweiser Fall, dass die einer Autopsie allerdings ermangelnde, einschlägige Beobachtung Campbell's (6) aus diesem Grunde eine Erwähnung verdient. Es handelte sich um Retentio urinae bei Strictur, und wurde der Aspirator an 2 auf einander folgenden Tagen angewendet. Am 3. Tage gelang es, eine Bougie einzubringen und durch innere Urethrotomie die Strictur zu erweitern. Nach einigen Tagen entzündete sich die Umgebung einer der Punctionsöffnungen, Peritonitis und Tod folgten. Campbell meint, dass man nach einer einmaligen aspiratorischen Punction die Blase nicht wieder sich ausdehnen lassen dürfe, damit der Harn nicht in Berührung mit der Punctionsstelle käme. Sicherer wäre jedenfalls die Punction per rectum.

Auch diffuse Zellgewebsentzündung des Beckens wird als Folge der aspiratorischen Punction der Blase für möglich angesehen. Doch ist in dem ganz kurz von Treves (39) berichteten Falle nicht völlig auszuschliessen, dass noch andere Schädlichkeiten auf den viel zu früh aus dem Hospital entlassenen Stricturkranken eingewirkt haben.

IV. Harnsteine.

(Fremde Körper in den Harnwegen.)

Lithotomie. Lithotripsie.

1) Banister, J. M., Lateral lithotomy with the successful removal of a calculus and seven pieces of necrosed bone from the bladder of an indian scout, nineteen months after the reception of a gunshot wound. Americ. Journal of med. scienc. Octob. — 2) Bazy, Calcul vésical. Polyurie. Urine laiteuse. Exploration. Abaissement de température. Urines purulentes. Dilatation énorme des calices et des bassinets. Progrès méd. No. 6. (Bull. de la Soc. anat.) (Betreffend einen 29jähr. Pat. der Guyon'schen Abtheilung. Zusammensetzung des hühnereigrossen Blasensteines ebenso wie die einer im rechten Ureter gefundenen Concretion nicht angegeben.) — 3) Bernhuber, Fr., Ueber die Entfernung von Blasensteinen durch die Harnröhre beim Weibe und Manne. Bayr. ärztl. Int.-Blatt. No. 42. — 4) Bigelow, Henry J., Litholapaxy. An improved evacuator. Boston med. and surg. Journ. Jan. 8. — 5) Billroth, Lithotripsie und Vergiftung durch chlorsaures Kali. Wien. med. Wochenschr. No. 44 u. 45. (Vortrag, gehalten am 22. Oct. in der k. k. Ges. der Aerzte.) Discussion zu dem Vortrage Billroth's. Ebendas. No. 45 u. 46. — 6) Blanc, H., Litholapaxy in Bombay. Lancet. July 10. (6 Fälle bei kräftigen jungen Indern; meist 2 Sitzungen; Heilung; bei der Mehrzahl Urat- oder Oxalatsteine. Bei einem Kranken fanden sich noch Holzstücke in der Blase, welche vor 2½ Jahren bei einem Falle vom Mastdarm aus eingedrungen waren.) — 7) Blease, Torkington T., Stone in the bladder, lithotrity with evacuation; cure. Hosp.-Bericht. Lancet. Octob. 2. (68jähr. Mann; 4malige Anwendung der Bigelow'schen Methode — angeblich, weil die Blase zu eng war — 230 Gran eines harns. Steines mit oxals. Kern ausgepumpt.) — 8) Browne, G. Buckston., Un usually large uric acid calculus successfully removed by lithotrity. Ibidem. June 12. (53jähr. Mann; Operation von Sir H. Thompson in 5 Sitzungen mit Aspiration ausgeführt und nicht in einer, weil die Anästhesie nur kurze Zeit angewendet werden konnte. Die ganze Steinmasse wog 757 Gran.) — 9) Derselbe, Removal of stone from the bladder. Ibidem. Febr. 14. (B. verwahrt sich gegen die Gleichstellung von Crampton's und Clover's Aspirator.

Letter to the editor) — 10) Buchanan, George, On lithotrity; with cases illustrating the importance of early detection of the stone; and statistics of stone operations in the hospitals of Glasgow from 1795 till 1880. Ibidem. April 3. and 10.; May 29. — 11) Caswell, Edward T., Litholapaxy. Boston med. and surg. Journ. Jan. 29. (71 jähriger Mann; 2 kleine Steine von 98 Gran Gewicht; Dauer der Operation etwa 2½ Stunde!! Verf. entschuldigt dieses Missverhältniss zwischen Operationszeit und Grösse des Steines damit, dass die meiste Zeit auf die schwierige Einführung des graden Evacuationscatheters verwendet werden musste, und dass es seine erste derartige Operation gewesen. Der Kranke genas trotzdem. Der Stein bestand grösstentheils aus Harnsäure mit einer Phosphorschale.) — 12) Ciuti, Della litolaptassia e litotrisia a processo rapido, rivista sintetica. Lo Sperimentale. Marzo. (Auch als Sep.-Abdr.) — 13) Cellerier, Expulsion spontanée d'un calcul vesical chez une femme. Journ. de méd. de Bordeaux. No. 50. (68jähr. Frau, früher sehr kräftig, jetzt enorm abgemagert, hat nach 17jähr. Leiden, während welchen sie jede Untersuchung verweigerte, einen eiförmigen Stein von 100 Grm. Gewicht, 8 Ctm. Länge und 4 Ctm. Dicke entleert [Zusammenhang nicht angegeben]; Incontinentia urinae zurückgeblieben; Harnröhre so erweitert, dass 2 Finger gleichzeitig bis zur leeren Harnblase geführt werden konnten.) — 14) Clarke, Vesical calculus. Glasgow medical Journ. Febr. p. 169. (Demonstration eines um einen Blutpfropf gebildeten, aus Phosphaten und Harnsäure bestehenden Steines eines 21 jähr. Pat. in der Glasgow pathol. Soc.) — 15) Contioho, S., De l'évacuation des fragments calculeux après la lithotritie. Thèse p. l. d. Paris. (Enthält genaue Vorschriften über den Gebrauch des von Thompson modificirten Bigelow'schen Aspirators. C. hat denselben weiter verändert, indem er sein nur 8 Mm. im Durchmesser zeigendes Ansatzrohr zur Aufnahme des Catheters auf 12 Mm. erweitert hat, so dass er die Application eines Catheter 30 in Zukunft zu gestatten vermag.) — 16) Coulson, Walter J., Three cases of stone in the bladder treated by lithotrity and rapid evacuation of the fragments (Bigelow's method.). Lancet. Jan. 31. (Nur in dem ersten Falle genügte eine einzige Sitzung, in den beiden anderen waren zwei Sitzungen nöthig. Die Kranken (ältere Männer) genasen ohne erwähnenswerthe Zwischenfälle.) — 17) Derselbe, A third series of cases of stone in the bladder treated by lithotrity and rapid evacuation of the fragments (Bigelow's method). Ibid. July 3. — 18) Derselbe, Accident to a lithotrite. Ibidem. No. 27. (London med. Soc.) — 19) M'Craith, James, Practice of physic in Smyrna. Med. Times and Gaz. Jan. 24. — 20) Delabost, Merry, Extraction d'un corps étranger de la vessie, au moyen de la méthode de Recamier. Gaz. hebdom. de méd. et de chir. No. 58. (18jähr. Mädchen, das sich einen 14 Ctm. langen Häkelhaken in die Blase geführt hatte. Bei der Untersuchung konnte er nicht entdeckt werden; auch waren die subjectiven Erscheinungen so gering, dass das Mädchen sogar einige Monate später tanzen konnte. Erst 7 Monate später wurde eine beschränkte Härte 1½ Ctm. über und nach aussen von der Spina pubis dextra und auch bei der Untersuchung per vaginam et vesicam der Fremdkörper entdeckt. Nach mehrfacher Application der Wiener Aetzpaste auf der erwähnten Bauchgegend wurde daselbst eine Incision gemacht und der Häkelhaken herausgezogen. Die Kranke genas in kurzer Zeit.) — 21) Dittel, Interessanter Operationsfall. Anzeiger der k. k. Ges. der Aerzte in Wien. No. 32. (48jähr. Mann; Stein zum Theil im Divertikel sitzend; 3 lithotr. Sitzungen, in welchen Fragmente von phosphorsaurem und kohlensaurem Kalk abgesprengt wurden; sodann seitlicher und später der hohe Steinschnitt, ohne dass der Stein dislocirt werden konnte, so dass der Stein schliesslich im Divertikel zerquetscht werden musste. Obwohl Blutung und dann noch Peritonitis eintrat, erfolgte Genesung.) — 22) Derselbe, Weitere Beiträge zur Operation des Blasensteines. Wiener medicin. Wochenschrift. No. 11, 13, 17. (Enthält tabellarische Uebersichten der Operationsfälle No. 151—200 und im Text kurze Randbemerkungen zu jedem derselben.) — 23) Dorfwirth, Hoher Blasenschnitt. Wien. medic. Presse. No 21. — 24) Dubrueil, Productions successives de calculs urinaires. Gaz. méd. de Paris. No. 33. (Extraction eines in die Harnröhre eingeklemmten doppelten Steines mittelst Boutonnière bei einem 37jähr. Mann, bei welchem in den letzten 12 Jahren mehrfach theils spontan, theils durch Lithotripsie Concremente herausbefördert worden waren. Die beiden der Harnröhre entnommenen Steine waren der eine 1 Ctm. lang, der andere doppelt so gross wie ein Weizenkorn, zusammen 4½ Grm. schwer und aus Kalkoxalat bestehend.) — 25) Félix, Quelques considérations sur le traitement de la pierre, à propos d'une opération de lithotritie pratiquée avec succès. Rapport de M. Boddaert. Bull. de l'Acad. de méd. de Belgique. No. 6. (Empfehlung von mit Salzsäure versetzter Wasser-Injection in die Blase bei Phosphat-Ablagerung und von Einspritzung einer Lösung von Bromkalium (4 : 150) in die Blase vor und bei Ausübung der Lithotripsie, um die Empfindlichkeit der Blase abzustumpfen und ihre Reflexcontractionen zu verhüten.) — 26) Flury, Andreas (Schweiz), Ein Beitrag zur Geschichte und Statistik des hohen Steinschnitts von 1851—1878. Inaug.-Abhandlung Würzburg. Tübingen 1879. — 27) Galabin, Multiple vesical calculus, the sequel of prolapsus uteri. Med. Times and Gaz. May 1. (Obstetrical Society.) — 28) Garden, A., Case of stone in the bladder on the female. Ibid. April 24. (8jähr. Mädchen; ovaler, 220 Gran schwerer Uratstein, 1,37″ lang, 0,75″ dick, 1″ breit, mit 2,87″ Umfang, durch Incision und Dilatation entfernt; Heilung.) — 29) Greene, William Warren (Maine general hospital), Ten cases of litholapaxy. Boston med. and surgical Journ. Juli 15. (In 9 Fällen ist die Operation ausgeführt worden, und zwar mit günstigem Ausgange. Im 10. Falle, einen 68jähr. Arbeiter betreffend, ist nur der Versuch gemacht worden; da der Stein aber in einer verdickten und contrahirten Blase eingebettet war, so wurde von der Operation abgestanden; Tod 26 Std. darauf durch Anurie, keine Obduction. Alle Fälle bis auf einen betrafen bejahrtere Männer von 50—75 J., der eine eine 38jähr. Frau.) — 30) Hälsen (Cuxhaven), Ein Fall von Blasenstein, durch den hohen Steinschnitt geheilt. Berl. klin. Wochenschr. No. 31. (31 jähr. Tischlergeselle; grosser Stein von eigenthümlicher Form, der einem sog. Einknöpfknopfe vergleichbar, daher schwer zu entfernen, erst nachdem einige Stücke abgesprengt waren. Gewicht über 30 Grm.; Zusammensetzung aus Harnsäure und harns. Salzen.) — 31) Heath, Chr. M., Furneaux Jordan's Lithotomy. Brit. med. Journ. Febr. 7. (Letter to the editor.) — 32) Hill, Berkeley, A modified Clover's bottle for the rapid extraction of debris after lithotrity. Lancet. Jan. 24. — 33) Hill, Hampton E., Three cases of litholapaxy. Boston med. and surg. Journ. Febr. 26. (Einmalige Sitzung bei Männern von 20, 56 und 25 Jahren; Phosphatsteine; Genesung.) — 34) Hofmokl, I. Lithiasis. Hoher Blasenschnitt mit nachfolgender Blasennaht. Heilung. II. Lithiasis. Seitlicher Perinealschnitt. Heilung. Wiener med. Presse. No. 29 und 30. (Der 2. Fall betraf einen 9½jähr. Knaben mit taubeneigrossem, harnsauren, von Phosphaten stark incrustirten Stein. Heilung ohne Zwischenfall.) — 35) Imschoot, M. F. van, Observation de calcul prostatique. Annal. de la Soc. de méd. de Gand. Févr. p. 33 ff. — 36) Jordan, Furneaux, Clinical lecture on a method of performing lithotomy. Brit. med. Journ. Jan. 24 and April 24. — 37) Jowers, Lithotrity at one sitting. Lancet. Oct. 30. (Hospitalbericht über einen 69 j. Mann mit fast 1 Unze schwerem Harnsäurestein; Dauer der Operation $1^{1}/_{2}$ Std.; Genesung.) — 38) Ivánchich, Victor v., Fortsetzung des Berichts über Blasensteinzertrümmerungen aus meiner Praxis. Allg. Wien. medic. Zeit. No 25, 37 u. 48. (Enthält die Operationsgeschichten No. 280 bis 300. Die letzten 33 Fälle verliefen alle ohne tödtlichen Ausgang.) — 39) Keyes, E. L., Rapid lithotrity with evacuation. Amer. Journ. of med. sc. April. — 40) Kusel, Jaroslav, Ein Fall von hohem Blasenschnitt. Wien. med. Presse. No. 44. — 41) Lancet, the (Redactionsartikel), Removal of stone from the bladder. Lancet. Feb. 7. (Eulogie der Bigelow'schen Methode.) — 42) Little, James L., A lecture on median lithotomy delivered before the Brooklyn anatomical and surgical society. New-York. pp. 24. Mit Abbildungen. — 43) Ménagé, A., Etude sur les calculs de la prostate. Thèse p. l. d. Paris No. 275. (Zusammenstellung bekannter Thatsachen mit einigen bereits veröffentlichten Krankengeschichten.) — 44) Morton, Stone in the bladder, operation. Glasgow med. Journ. November. p. 415. (Hospit.-Ber. über einen 2 Unzen schweren Oxalat-Stein bei einem 38jähr. Bergmann, angeblich seit 17 Jahren bestehend, hantelförmig. Sect. lateralis. Heilung bei Abschluss des Berichtes bis auf eine kleine Fistel vollendet.) — 45) Newman, Lithotrity with rapid evacuation (Bigelow's method); two sittings; cure. Hosp.-Ber. Lancet. July 10. (65jähr. Arbeiter. Innerhalb 12 Tagen wurden 156 Gran harnsaure Steinfragmente durch 2 Sitzungen entnommen.) — 46) Naughtan, John, Case of needle in the urethra extracted through posterior wall. Edinb. med. Journ. Decbr. (22jähr. Mann; die $3^{1}/_{2}$'' lange Packnadel wurde durch das Perineum nach aussen gestossen und herausgezogen.) — 47) Ord, Large Cystic calculus. Brit. med. Journ. Jan. 10. p. 71. (Pathol.-Soc. 1050 Grm. schwerer Cystin-Stein bei einem 20jähr. Pat. von Harrison in Liverpool durch Steinschnitt entnommen. Keine Cystinuria.) — 48) Pestalozzi, Heinrich, Ueber die Grenzen in der Anwendung der Lithotripsie. Inaug.-Dissertation. Zürich. — 49) Petersen, Ferd., Ueber Sectio alta. (Vortrag gehalten in der 1. Sitzung des Congresses der Deutsch. Ges. f. Chir. am 7. Apr. 1880.) Arch. f. clin. Chir. Bd. XXV. S. 752—770. — 50) Pisoa, Attilio, Estrazione di un corpo estraneo della vescia. Raccoglitore med. 30. Aprile. (Anwendung des Instrumentes von Busi, bestehend in einem geraden Catheter mit einem hakenförmig endenden Mandrin zur Extraction einer Haarnadel aus der Blase eines 12jähr. Mädchens.) — 51) Pineda, A. M., De l'hémorrhagie dans l'opération de la Taille chez l'homme. Thèse p. l. d. Paris. (Empfehlung der Sect. praerectal. zur Vermeidung der Blutung. Nichts Neues.) — 52) Post, George E. (Beirut), Table containig 48 cases of vesical and urethral calculus. New-York med. rec. No. 16. Oct. 30. — 53) Raffo, Constantino, Caso di litotrissia rapida in una sola sedata della durata di 40 Minuti. Lo Sperimentale, Dicbre. p. 582. (Zur Evacuation der im Ganzen 8,6 Grm. betragenden Steinmassen bei dem 28jahr. Pat. bediente sich R. eines schwach gekrümmten, kurzschnabligen Catheters No. 26, dessen kurzes Ende vorn und hinten von je 1 grossem Auge eingenommen war.) — 54) Richet, Calcul volumineux chez un garçon de vingt et un ans; taille prérectale; moyen d'arrêter les hémorrhagies; guérison. Gaz. des hôp. No. 27. (Der Stein wog 44 Grm., hatte eine herzförmige Gestalt, bestand in der Rinde aus phosphors. Kalk und im Centrum aus Kalkoxalat; grössten Durchm. $5\frac{1}{2}$ Ctm. Die Blutung war durch Einspritzung von Eiswasser und in Liq. ferri sesq. chlor. getränkte Charpie gestillt.) — 55) Sanger, E. F., A case of litholapaxy. Boston med. and surg. Journ. Febr. 26. (64jähr. Mann, 5 Sitzungen, welche zusammen $5^{3}/_{4}$ Stunden dauerten und im Ganzen 1200 Gran Concrement entleerten. Genesung.) — 56) Simonin, (Nancy), Calcul vésical volumineux, chez un enfant. — Taille bilatérale. — Le calcul ne peut être extrait en totalité. — Taille rectale transversale pratiquée l'année suivante. — Fistule vésico-rectale considérable, rétrécie de plus en plus, mais ayant persisté avec des infirmités relatives à la génération, jusqu' à la mort de l'opéré survenue 10 ans après les opérations pratiquées. Bull. et Mém. de la Soc. de Chir. p. 166—169. (Der hühnereigrosse, im längsten Durchmesser $4^{1}/_{2}$ Ctm. betragende Phosphatstein wog im Ganzen 80 Grm. Der Pat. war bei seinem, infolge unbekannter Ursachen eingetretenen Tode, erst 22 Jahr alt.) — 57) Smith, Thomas, Bigelow's operation. Lancet, Jan. 24. (Letter to the editor. S. entschuldigt sich, die Statistik von Sir Henry Thompson nicht erwähnt zu haben.) — 58) Derselbe, Lithotrity and the removal of fragments. Ibid. Jan. 31. (Erinnerung, dass schon Sir William Fergusson die schleunige Entfernung der Concremente durch Kunsthilfe nach beendeter Zertrümmerung angerathen. Letter to the editor.) — 59) Derselbe, Bigelow's operation for stone. A case with remarks. Ibid. March. 6. (Bei einem 25jähr., schon früher mehrfach mit Lithotripsie behandelten, sehr empfindlichen Pat. wurden die 24 Gran betragenden Steinmassen so fein gepulvert, dass sie einen Catheter No. 12 engl. passiren konnten.) — 60) Derselbe, Abstract of a clinical lecture on Bigelow's operation for stone. Ibid. Jan. 10. (Vergleichung der früheren Lithotripsie mit der neuen Bigelow'schen. Ein von Smith nach letzterer operirter Fall: 69jähr. Mann, in 2 Sitzungen innerhalb 6 Tagen von vielen Steinen befreit. Die gesammelten Fragmente wogen 1920 Gran, also über 4 Unzen, und bestanden grösstentheils aus Harnsäure; vielleicht die grösste Steinmasse, die bis jetzt durch Litholapaxy entnommen worden. Keine nachtheiligen Folgen der Operation.) — 61) Shattuck, Cystic calculus. Brit. med. Journ. May 29. p. 811. (Pathol. Soc. — Bei einem 19jähr. Mann.) — 62) Steele, Ch. F., Extraction of foreign body from the prostatic portion of the urethra. Ibid. May 22. p. 771. ($3^{1}/_{2}$ Zoll langer Draht, von einer Haarnadel herrührend, nach 24stündigem Verweilen in der Harnröhre mit dem Lithotriptor entfernt.) — 63) Stokes, William, Litholapaxy or lithotrity at a single sitting. Surgical soc. of Ireland. Med. Press and Circ. Jan. 7. (60jähr. Mann, dem Stokes ein Jahr zuvor nach der früheren Methode in 4 Sitzungen einen Phosphatstein entnommen, und jetzt wieder nach Bigelow's Methode einen neuen Stein von 56 Gran in einer einzigen, 1 Stunde und 10 Min. dauernden Sitzung entfernt hat. Obwohl am selben Tage noch ein heftiger Fieberanfall eingetreten war, erfolgte schnelle Heilung. — Die Discussion, welche sich diesem Vortrag anschloss, hatte mehr einen theoretischen Character, da die Stokes'sche Operation die erste in Irland nach Bigelow ausgeführte war.) — 64) Swain, William Paul, Case of suprapubic lithotomy. Lancet, Jan. 10. (10jähr. Mädchen; grosser Stein um eine Haarnadel; verfehlter lithotriptischer Versuch; Sectio hypogastrica mit Blasennaht; Heilung.) — 65) Sympson, T., Case in which a stone in the bladder had for its nucleus a portion of necrosed bone. Brit. med. Assoc. Aug. 12. Brit. med. Journ. Aug. 28. — 66) Teevan, Calculus impacted in the membranous urethra. Ibid. March 6. (T. räth gelegentlich eines in derl. chir. Soc. mitgetheilten Falles, eingeklemmte Steine nicht mit einem Metallcatheter, sondern mit einer Wachsbougie in die Blase zu stossen, weil ersterer vermöge seiner Convexität stets die Tendenz hatte, sich zwischen Stein und Harnröhrenmündung zu klemmen.) — 67) Derselbe, Mr. Furneaux Jordan's case of lithotomy. Ibid. March 20. p. 440. (T. meint, es wäre zu früh, über die Methode Jordan's zu urtheilen, da von den 5 Operirten 3 Knaben waren, die genasen, während von den übrigen beiden Erwachsenen 1 starb.) — 68) Derselbe, Case of recurrent calculus in a man who had been twice cut for stone; lithotrity; good result. Med. Press and circ. July 7. — 69) Derselbe, Bigelow's operation for stone in the bladder. Male patient 74 years old — success perfect. Med. Times and Gaz. July 3. (Harnsäure-Stein von 1 Zoll grösstem Durchmesser. Dauer der Operation ½ Stunde.) — 70) Derselbe, Lettsomian lectures on the treatment of stricture of the urethra, enlarged prostate and stone in the bladder with special reference to recent progress. Delivered at the medical society of London Febr. 1880. Lecture III. Part II. Lancet July 31. (Lobrede auf die Umwälzung, welche Bigelow's Operation in der Behandlung der Blasensteine hervorgebracht hat. — Ferner Empfehlung seiner combinirten Methode [vorj. Ber. II, S. 280] der Lithotripsie mit nachfolgender Urethrotomia externa bei grossen Phosphatsteinen und chronischer Cystitis, wo die dauernde Catheteranwendung nothwendig, s. o. sub II., 3 auf S. 216) — 71) Thompson, Sir H., Practical Lithotomy and Lithotrity; or an inquiry into the best modes of Removing Stone from the Bladder. 3. ed. 8. London. — 72) Derselbe, On lithotrity at a single sitting; with a record of forty-eight cases (read in the section of surgery at the annual meeting of the British Medical Association in Cambridge). Brit. med. Journ. Dec. 11. — 73) Derselbe, Clinical lecture on lithotrity at a single sitting. Lancet, Jan. 17. — 74) Troquart, R., De la lithotritie combinée avec la dilatation du canal de l'urèthre dans le traitement des calculs vésicaux chez la femme. Journ. de méd. de Bordeaux No. 18 und 19. — 75) Tyson, James, Kidneys, ureters, bladder and calculi from a case of impacted calculus in a child twice successfully lithotomized, death from exhaustion. Philad. med. Times, March 27. (6jähr. Knabe; beide Nieren in multiloculäre Cysten verwandelt; beide Ureteren ausgedehnt, grössere Steine einschliessend. Die verdickte Harnblase enthält einen kleineren Stein. Die Steine bestanden aus Phosphaten. Verf. rühmt Sandelholzöl gegen Blasencatarrh und Acid. benzoicum in Form der comprimirten Pillen zur Ueberführung des alcalischen Harnes in sauren.) — 76) Walker, Geo. E., Recovery of a broken bougie from the bladder. Brit. med. Journ. Febr. 21. p. 279. (Die Entfernung des elastischen Catheterendes gelang durch einen Zufall, indem es an das Ende eines anderen Catheters anklebte, welchen der Pat. gegen den Willen des Arztes als Sonde à demeure gebraucht hatte.) — 77) Weinlechner, Ueber einen Fall von hohem Blasenschnitt bei einem $2^{1}/_{2}$jähr. Kinde. Anz. der k. k. Gesellschaft der Aerzte in Wien No. 16. Discussion über den hohen Blasenschnitt. Ebendas. No. 19. — 78) Weir, R. F., On litholapaxy. Americ. Journ. of med. sc. January. — 79) Wyeth, John A., Rapid lithotrity. Bigelow's method, death from suppression of urine. New-York med. record. Oct. 30. (70jähr. Mann, durch längeres Leiden geschwächt. Sitzung von 50 Minuten, Stein 1 Zoll im Durchmesser; 4malige Zertrümmerung und Evacuation. Zeichen von Urämie: Tod 60 Std. nach der Operation. Harnblase unverletzt; der mittlere Lappen der Prostata, in deren Follikeln 2 Steinchen eingebettet, leicht gequetscht. In der linken Niere 3 Narben und extravasirtes Blut. In der rechten acute Nephritis.)

Buchanan (10) macht, wie schon Andere vor ihm, wiederum auf die frühzeitige Untersuchung der Harnblase aufmerksam, sobald nur ein vereinzeltes oder wenige Zeichen, die auf die Anwesenheit eines Blasensteins deuten, vorhanden sind. Wenn diese Regel überall befolgt würde, dann würden die frühzeitig entdeckten kleineren Steine mit Leichtigkeit durch die gefahrlosere Lithotripsie entfernt werden, und die gefahrvollere Lithotomie immer mehr verlassen und nur eine Ausnahmsoperation werden. Er führt für dieses namentlich von H. Thompson ausführlich besprochene Thema Beispiele aus seiner eignen Erfahrung und bekannte Statistiken an. Nach einer kurzen Angabe wurden in der Royal Infirmary zu Glasgow von 1795 bis 1859 in 159 Fällen die Lithotomie an männlichen Individuen ausgeführt mit 33 Todesfällen (also Sterblichkeit von 1 : 7), darunter waren 95 unter 15 Jahren mit 6 † (Mortalität $1:15^{5}/_{6}$) und 64 über 15 Jahren mit 13 † (oder 1 : 5). Von 1859 bis 1870 wurden 84 Lithotomien bei Männern ausgeführt mit 8 † (oder $1:10^{1}/_{2}$), von 1870—1880 dagegen 95 mit 15 † (oder $1:6^{1}/_{3}$), von denen aber 23 unter 15 Jahre alte Patienten nur eine Sterblichkeit von 2 hatten. Die Gesammtsumme der Steinschnitte in Glasgow bis 1880 betrug demnach 338 mit † 46, d. h. $1:7^{1}/_{3}$. Buchanan selbst hatte seit 1858, wo er zum ersten Male den Steinschnitt ausübte, 80 Fälle von Blasenstein zu behandeln und zwar 55 mit dem Schnitte, 8 mit tödtlichem Ausgange (1 : 7); darunter waren 29 über 15 Jahre (Mortalität 6 oder 1 : 5) und 26 unter 15 Jahre (Mortalität 2 oder 1 : 13). In 24 Fällen wurde die Lithotripsie gemacht mit 3 Todesfällen (1 : 8), und zwar starb einer von diesen Patienten an Apoplexie einige Tage nach der Operation; die beiden anderen hätten überhaupt nicht operirt werden sollen, weder durch Lithotomie noch durch Lithotripsie.

Post (52) giebt als Fortsetzung seiner 1877 (Jahrb. II. S. 238) publicirten Tabelle der von ihm in Beirut operirten Fälle von Blasen- und Harnröhrenstein eine tabellarische Zusammenstellung von 48 andern Fällen. In diese ist die chemische Zusammensetzung der Steine aufgenommen, welche wir in der vorigen vermissten. Zu bedauern ist wiederum, dass Verf. nicht eine Epicrise seiner sonst so genauen Tabelle hinzugefügt hat. Wir entnehmen derselben, dass 34 männliche Individuen (darunter 23 Knaben mit keinem Todesfall) dem (Post'schen Bilateral- oder einfachen Lateral-) Schnitt unterworfen worden sind, darunter nur 2 Todesfälle bei Greisen. Bei 4 Männern wurde die Lithotripsie ohne Todesfall vollführt. Von 4 weiblichen Individuen wurden Steine entfernt; 3 mal kamen Urethralsteine vor.

Aus Dittel's (22) Zusammenstellung von 50 weiteren, seit dem Jahre 1877 von ihm operirten Steinfällen ist kurz hervorzuheben, dass es sich meist um Individuen im vorgerückten Lebensalter, einmal um eine Frau, in den übrigen 49 Fällen um Männer handelte. Erstere wurde durch die Lithotripsie von ihrem Stein befreit, von den 49 männlichen Patienten sind 30 der Lithotripsie, 19 dem Schnitt unterworfen worden. Es starben im Ganzen 15, von den 19 Lithotomirten 11, von den mit der Steinzertrümmerung Behandelten 4, doch sind auf Rechnung der letzteren Operation noch 4 nicht völlig genesene, sondern nur gebesserte resp. ungeheilte Fälle zu setzen. Zur Erklärung dieser unverhältnissmässig hohen Sterblichkeit ist zu bemerken, dass Dittel es vielfach mit vernachlässigten, durch alte Nierenleiden herabgekommenen Kranken zu thun hatte.

Sir H. Thompson (71, 72, 73) hat sich in neuester Zeit der Bigelow'schen Methode, welcher er sich anfangs nur mit einer gewissen Reserve genäher! (vergl. vorjährigen Bericht II. S. 220), mehr und mehr zugeneigt, so dass er ihr nicht nur in der 3. Auflage seines bekannten Werkes über Lithotomie und Lithotritie ein besonderes Capitel gewidmet, sondern auch in dem letzten Meeting der British Association zu Cambridge über 48 nach dieser neuen Methode von ihm ausgeführte Lithrotripsien berichten konnte. Von diesen sind bereits 35 in seinem eben citirten Werke mitgetheilt worden; darunter befand sich kein Todesfall, während in den letzten 13 zwei Todesfälle vorkamen, und zwar der eine 5 Wochen nach der Operation infolge von Eiterdepots in den Nieren und der andere wenige Tage nach der Operation infolge von Bronchitis; beide betrafen 70jährige Männer. Ueberhaupt befand sich die grösste Anzahl der von ihm Operirten im vorgerückteren, einige sogar im höchsten Lebensalter. Trotz dieser günstigen Resultate warnt Sir Henry davor, die Bigelow'sche Lithotripsie nun als alleinige Steinoperation gelten zu lassen, obgleich er anerkennt, dass grosse und harte Steine, welche bisher der Lithotomie verfallen waren, jetzt durch die neuere Lithotripsie beseitigt werden können. Er hat in den 15 Monaten, wo er die 48 Lithotripsien ausgeführt, gleichzeitig bei 6 Männern den Seitensteinschnitt (mit 1 †) und bei 2 Männern die Steinzertrümmerung in resp. 4 und 5 Sitzungen mit günstigem Erfolge gemacht. Von letzteren litt der eine an Emphysem und konnte deshalb nur kurze Anästhesirung vertragen; ihm wurde mit Hilfe des Aspirators innerhalb von 17 Tagen ein harter, aus Harnsäure und Phosphaten bestehender, fast 2 Unzen schwerer Stein entnommen. Der andere war ein 68jähr. schwacher Mann und mit einem Oxalatstein von 640 Gran Gewicht behaftet. Seiner allgemeinen Schwäche wegen hat Th. diesen Kranken nicht dem Schnitt unterworfen, der hier auch der engen Harnröhre und vergrösserten Prostata wegen indicirt gewesen wäre.*) Wie Bigelow selber macht auch Thompson darauf aufmerksam, dass die „einzeitige" Operation (one-sitting system) zur Entfernung eines grossen, harten Steines viel schwieriger als die alte multiple Lithotripsie ist und eine grössere Gewandtheit und Uebung von Seiten des Operateurs erfordert. Sollte dieser sie nicht besitzen, so wird er mit sichererem Erfolge in einem solchen Falle den Steinschnitt ausüben.

Das Einzige, was Sir Henry Thompson noch an Bigelow's Operation auszusetzen hat, ist die unnöthige Stärke seines Lithotriptors und seines Evacuationscatheters, zumal doch $^3/_4$ aller vorkommenden Steine nur kleine oder von mittlerer Grösse sind. Sie seien viel schwieriger zu handhaben und könnten leicht Verletzungen der Harnröhre veranlassen. Er sei bisher immer mit seinem Lithotriptor ausgekommen und habe nur die Evacuationscatheter etwas weiter genommen (anstatt 13 oder 14 jetzt 16 Englisch), und den Aspirator kräftiger eingerichtet. Der Thompson'sche Aspirator unterscheidet sich hauptsächlich dadurch von dem Bigelow's, dass an ihm die Interposition des Gummischlauchs zwischen Aspirator und Evacuationscatheter fehlt. Wie Andere, namentlich Teevan, hält auch Bigelow (4) diese Vereinfachung für eine Verschlechterung, indem beim Pumpen durch die feste Verbindung mit dem Evacuationscatheter der Blase jedesmal ein Ruck mitgetheilt werde. Bigelow hält den festen Stand seines Evacuators am zweckdienlichsten und hat neuerdings an diesem noch kleine Verbesserungen angebracht, namentlich durch Anfügung eines Saugrohres, durch welches sich der Gummibeutel leicht füllen und leeren lässt, wobei auch zufällig eingedrungene Luftblasen entfernt werden können.

Berkeley Hill (32) ist dagegen wieder auf die Clover'sche Gummiflasche zurückgekommen, welche er in der Art verändert hat, dass er statt des länglichen einen breiten Glasbehälter nach Form einer flachen Zwiebel eingefügt hat, welcher im Querdurchmesser $3^1/_4$ Zoll misst und in dessen Ausbuchtungen die Steinfragmente hineinfallen. Mittelst Bajonettverschlusses wird der Evacuationscatheter unmittelbar an die Kappe der Gummiflasche befestigt. Hill fand, dass dieser Apparat in den von ihm operirten Fällen besser wirkte, als der „schwerfällige und kostspielige" Bigelow'sche Apparat, was er dem kürzeren Wege, welchen die Steinfragmente zu durchlaufen haben, zuschreibt.

Einen ganz besonderen Aspirationsapparat hat Corradi in 5 von Ciati (12) berichteten Fällen von Litholapaxy angewendet. Derselbe besteht aus einer Spritze mit vorgelegtem Glascylinder, welcher seitlich mit einem kugelförmigen Ansatz aus Glas behufs Sammlung der zu Boden sinkenden Steinfragmente versehen ist. Die Spitze der Spritze hat ausserdem das Eigenthümliche, dass sie winklig gebogen ist, damit sie nicht so leicht durch Schleim oder Bruchstücke von Concrementen verlegt werden kann. Um der schon oben erwähnten Schwierigkeit zu begegnen, welche die Einführung des Evacuationscatheters bei einzelnen Kranken bietet, hat Corradi den Schnabel desselben stellbar construiren lassen, so dass er nach Belieben als gerades Instrument oder als mehr oder minder kurz gekrümmter Catheter eingeführt werden kann.

Die schädliche Einwirkung der in der Harnblase nach der Steinzertrümmerung zurückgebliebenen Fragmente war schon lange vor Bigelow und als gefährlicher als der operative Eingriff selbst betont worden. Deshalb hatten auch die erfahreneren Operateure, von Heurteloup an bis auf Thompson, auf die möglichst schleunige Entfernung der Steinfragmente gedrungen. In diesem Sinne operirte auch der verstorbene Wilms, der sich nicht scheute, in einer Sitzung an 50 mal den lithotriptischen Löffel einzuführen, um die Blase möglichst von allen scharfkanti-

*) In einer Nachschrift theilt Thompson mit, dass er seit dem 9. August bis December wiederum 17 mal die Bigelow'sche Lithotripsie ausgeübt und keinen Todesfall dabei zu beklagen gehabt habe, während er in gleicher Zeit in 3 sehr schlechten Fällen den Lateralschnitt gemacht, von denen zwei tödtlich endeten.

gen Fragmenten zu befreien. (Cf. W. Körte, Bericht über die wichtigeren Ereignisse auf der chirurgischen Abtheilung des Krankenhauses Bethanien im Jahre 1878. v. Langenbeck's Archiv. Bd. XXV. S. 76.)

Das Bigelow'sche Verfahren selbst ist inzwischen von einigen der maassgebendsten deutschen Operateure mit gleichem Erfolge wie in England und America in Angriff genommen worden. Billroth (5) hatte bis zur Mitte des vorigen Jahres 48 Patienten der alten Lithotripsie in mehreren Sitzungen unterworfen und bei 41 diese Operation bis zu Ende durchgeführt. Von diesen starben 9 und kamen (diese tödtlichen Fälle mitgerechnet) auf jeden Operirten im Mittel $3^1/_2$ Sitzungen. Hatte B. nun schon früher angefangen, die einzelnen Sitzungen auf 10 bis 15 Minuten und noch länger auszudehnen, so hat er doch erst seit dem vorigen Jahre eigentliche Litholapaxien im Sinne Bigelow's ausgeführt, und zwar im Ganzen 6mal. Die Dauer der Sitzung schwankte zwischen 15 Minuten und 2 Stunden, immer war die Reaction gleich Null und keiner der Patienten starb an den Folgen der Operation. Den einzigen Todesfall, welchen Billroth hier zu beklagen hatte, schreibt er vielmehr einer Vergiftung mit Kali chloricum zu, von welchem gegen den concomitirenden Blasencatarrh verschriebenen Mittel der betreffende 64jähr. Patient in 4 Tagen 45 Grm. genommen hatte. Ob die Litholapaxie die Cystotomie bei Kindern zu ersetzen vermöge, muss nach Billroth's Ansicht die Zukunft lehren.

In der an die vorstehende Mittheilung sich knüpfenden Debatte, welche sich ausser auf die Litholapaxy noch auf den Einfluss der Alcalescenz des Harns auf den Zustand der Blase und die Wirkungsweise des Kali chloricum bezog, berichtete Dittel, dass nachdem Sir Henry Thompson im Herbste v. J. bei 9 seiner Steinkrankheiten nach Bigelow operirt hatte, er in der gleichen Weise in 8 weiteren Steinfällen vorgegangen sei, immer mit günstigem Erfolg. Er sieht in der Litholapaxy einen bedeutenden Fortschritt und reservirt die Lithotomie nur für jugendliche Patienten, für Steine in Divertikeln und sog. Pfeifensteine. In gleicher Weise spricht sich Ultzmann aus, der Bigelow's Operation 2 mal ausgeführt und dabei einen modificirten, mehr an das Clover'sche Modell erinnernden Aspirator gebraucht. In Bezug auf die Wirkung des Kali chloric. war keine Uebereinstimmung zu erzielen. Kraeck referirt über 70 günstige Fälle von Cystitis aus der Sigmund'schen Klinik, die mit Dosen à 5 Grm. behandelt, Englisch findet es nur in frischen Fällen bewährt, in alten unsicher.

Keyes (39) theilt die Erfahrungen mit, die er in Gemeinschaft mit van Buren bei Ausübung der Litholapaxy gemacht hat. Sie hatten diese Operation an 19 Kranken vollführt, lauter Männern, die bereits das mittlere Lebensalter überschritten (von 46 bis 73 J.); bei zweien musste nach Jahresfrist wegen Recidiv des Phosphatsteines die Operation wiederholt werden. In 19 Fällen wurde die Operation in einer Sitzung beendet, nur in 2 waren 2 Sitzungen nöthig. Meist waren es Phosphatsteine (nur 7 Uratsteine), in keinem fand sich oxalsaurer Kalk. Die längste Dauer der Sitzung betrug 95 Minuten, in der 495 Gran entfernt wurden. Zu den 21 Operationen wurde im Ganzen ein Zeitraum von 938 Minuten verbraucht, der Ertrag derselben war zusammen 4241 Gran, also durchschnittlich $4^1/_2$ Gran auf die Minute. Alle Kranken genasen bis auf einen, der seines elenden Zustandes und seiner Nieren wegen überhaupt nicht hätte operirt werden sollen. Kein Kranker wurde als geheilt entlassen, wenn nicht ein nachträgliches Auswaschen der Blase (ohne Anwendung von Aether) ergab, dass kein Steinfragment mehr ausgespült wurde. Meist konnten die Kranken eine Woche nach der Operation das Krankenhaus verlassen, und wurden gewöhnlich nach mehreren Monaten noch einmal untersucht. In allen Fällen waren die Erscheinungen nach der Operation unbedeutend; nur in einem Falle trat ein stärkerer Schüttelfrost ein. In allen Fällen zeigte sich am ersten oder dem folgenden Tage eine leichte Temperatursteigerung. Bei einigen Kranken steigerte sich vorübergehend die vorhanden gewesene Cystitis, schwand dann aber schnell. Nur in einem Falle folgte eine geringe Epididymitis nach der Operation. Ausser hoffnungslosen Krankheitszuständen im Allgemeinen und localen Verhältnissen der Harnröhre, welche die Einführung der nothwendigen Instrumente verbieten, und vielleicht auch ungewöhnlich grossen, harten Steinen giebt es nach Keyes keine Contraindicationen für die Bigelow'sche Lithotripsie, selbst nicht leichte Grade von Pyelitis. Wenn der Harn ammoniacalisch ist, soll die Blase vor der Operation mit einer Boraxlösung (1 Drachme auf die Unze), aber nicht mit Carbolwasser (welches die Blase reize) ausgespritzt werden. Die von Keyes benutzten Instrumente sind schmäler als die Bigelow'schen, sein Lithotriptor ist gefenstert, selten hat er einen stärkeren Evacuationscatheter als No. 13 (englisch = No. 27 nach der französ. Scala), und zwar einen gekrümmten, angewendet. Er giebt dem Thompson'schen Evacuator den Vorzug, nur hat er die Terminalglaskugel durch einen länglichen Glascylinder ersetzt, in welchen man die Fragmente besser fallen sieht, wenn die Flüssigkeit blutig gefärbt ist. Schliesslich hat K. eine Statistik von allen bis zum 15. Februar 1880 publicirten Fällen, wo die neue Operation angewendet worden, aufgenommen: es sind im Ganzen 107 mit 6 tödtlichen Ausgängen, also etwa 1 auf 18 Fälle, ein sehr günstiges Resultat, zumal da in den meisten der Todesfälle die Ursache des Todes nicht in der Operation, sondern in anderen, schon vor derselben vorhandenen Krankheitszuständen, wie vorgeschrittene Nierenkrankheit, sowie allgemeine Körperschwäche (auch in dem Keyes'schen Todesfalle) nachweisbar war.

Weir (79) berichtet über 12 Fälle von Litholapaxy, von denen er 8 selber ausgeführt und den übrigen meist als Assistent beigewohnt hat. Auch diese Fälle betreffen, bis auf einen, ältere Männer. Drei von diesen starben. Die Section ergab bei dem ersten Verstopfung des linken Ureters mit mehreren Harnsäuresteinen und Abscesse der Niere, während die Blase gesund und frei von Steinresten. In den beiden anderen wurden entschieden Verletzungen der Blase, und infolge derselben Peritonitis vorgefunden. Endlich ist noch ein Fall zu erwähnen, wo die Operation unter Aetheranwendung 3¼ Stunden (kaum glaublich) gedauert und nicht einmal beendet wurde. Wunderbarerweise genas der Kranke, trotzdem ein falscher Weg in der Harnröhre mit dem Evacuationscatheter gemacht worden und ein in der Harnröhre stecken gebliebenes Steinfragment durch Incision entfernt werden musste. Schliesslich wurde zur Extraction der zurückgebliebenen Steinfragmente sogar noch die Sectio mediana unternommen.

Eine gewisse Schwierigkeit kann bei dem Bigelow-schen Verfahren zuweilen die Einführung des starken Evacuationscatheters nach beendeter Zertrümmerung des Steines bieten. W. Coulson (17) macht darauf aufmerksam, dass dies entweder die Folge von Prostata-Hypertrophie oder einer gewissen bis zur Faltenbildung sich steigernden Erschlaffung der Harnröhrenschleimhaut oder endlich durch Niederschläge von pulverförmigen Steindetritus auf diese bedingt sein kann. Nie soll man in derartigen Fällen Gewalt gebrauchen, vielmehr räth Coulson, den Evacuationscatheter immer nur so weit vorzuschieben, wie er mit Leichtigkeit gehen mag, und dann vorsichtig etwas Wasser durch ihn zu injiciren. Hierdurch soll die Harnröhre aufgebläht und in den meisten Fällen zur Aufnahme selbst sehr starker Instrumente befähigt werden.

Coulson (18) beschreibt ferner einen eigenthümlichen Unglücksfall, der ihm während einer Bigelow-schen Operation eines sehr harten Steins aus Harnsäure begegnet. Es handelte sich um ein Nachlassen der Schrauben, welche den Griff des Lithotripter am den Schaft befestigten, so dass letzterer vom ersteren völlig getrennt wurde. Es gelang indessen, die Enden der beiden Arme von überhängenden Debris zu befreien und sie langsam nach aussen zu führen, so dass der Pat. keinen wesentlichen Nachtheil davontrug.

Auf Anregung Edmund Rose's hat sein Schüler Pestalozzi (48) eine dankenswerthe Dissertation über die Grenzen in der Anwendung der Lithotripsie veröffentlicht. Die seiner Abhandlung zu Grunde gelegten Fälle sind zwar der Zahl nach nur wenige (Rose bekam in Zürich während 12 Jahre nur 11 Fälle von Lithiasis vesicae zur Behandlung); indessen waren es meist schwere, complicirte, welche zur Frage nach der anzuwendenden Operationsmethode anregten. Von diesen 11 Fällen betrafen 8 Männer und 3 Frauen; von ersteren wurden der Lithotripsie unterworfen 5 (1 †), 2 starben vor Vornahme der Operation, und bei 1 wurde der Stein anderweitig entfernt; von den 3 lithotripsirten Frauen starb eine. Unter Verwerthung dieser detaillirt beschriebenen Fälle und mit kritikvoller Behandlung des reichen literarischen Materials giebt Verf. die einzelnen Momente an, welche als Grenzmarken für die Lithotripsie beachtet werden müssen, Hindernisse, die sich in den allgemeinen Verhältnissen der Patienten, in ihrem Alter, Geschlecht, ferner in Grösse, Zusammensetzung und Lage des Steins, sowie in der pathologischen Beschaffenheit der Harnorgane zu erkennen geben. Hierbei konnte er nachweisen, wie sich das Gebiet der Lithotripsie mit der Vervollkommnung der Technik und der zunehmenden Erfahrung immer mehr erweitert hat und noch in der Erweiterung begriffen ist.

Troquart (74) will die Combination der Lithotripsie mit Dilatation der Harnröhre bei allen grösseren Harnblasensteinen der Frauen zur allein gültigen Operations-Methode erheben. Da man die Dilatation der Harnröhre ohne nachtheilige Folgen nicht weiter als bis 2, höchstens 2½ Ctm. im Durchmesser führen darf, so soll als allgemeine Regel gelten, dass nur Steine von höchstens 2 Ctm. im grössten Durchmesser unzertrümmert durch die dilatirte Harnröhre extrahirt werden dürfen, während die dieses Volumen überschreitenden Steine zuvor zertrümmert werden müssen. Die Operation darf nur unter Chloroform-Narcose ausgeführt werden. Der erste Act der Operation besteht in Einführung des Lithotriptors, um die Grösse des Steins zu messen resp. sofort die Lithotripsie vorzunehmen. Im zweiten Act wird die Dilatation der Harnröhre ausgeführt; Verf. zieht die Dilatatoren von Dolbeau oder die analogen von Démarquay, Guyon und anderen den Simon'schen Speculis vor. Der dritte Act bezweckt die Entfernung der Steinfragmente, wobei man besonders die Verletzung der Schleimhaut durch scharfkantige Fragmente zu vermeiden hat und deshalb Zangen mit breiter Fläche anwenden soll. In dem Falle aber, wo der Stein ungewöhnlich hart ist und dem gewöhnlichen Lithotriptor widersteht, soll man zuerst die Dilatation der Harnröhre vornehmen und alsdann den kräftigen Dolbeau'schen Casse-pierre einführen und mit diesem den Stein zertrümmern. Die Operation gleicht im Allgemeinen der perinealen Lithotripsie; sie wird auch wie diese in einer Sitzung zu Ende geführt. In dem vom Verf. mitgetheilten Falle (eine 68jährige Frau betreffend) musste die Operation in der zuletzt angeführten Weise vollführt werden, nachdem zuvor bei 2 Versuchen der männliche Schenkel des Lithotriptors abgebrochen worden war. Der in 3 Fragmente zersprengte Harnsäure-Stein maass im grössten Durchmesser 4½ Ctm. und im kleinsten 3 Ctm. Die Kranke genas; Harnincontinenz war nicht eingetreten. (Vergl. Jahresb. pro 1877, II., p. 239.)

Garden (28) theilt gelegentlich eines im Literaturverzeichnisse bereits erwähnten Falles einige Einzelheiten über das Vorkommen der Steinkrankheit beim weiblichen Geschlechte in Britisch Ostindien mit.

Danach scheinen dort weniger Frauen am Stein zu leiden als in Europa. Während man nämlich hier die Häufigkeit der Lithiasis bei Frauen zu der bei Männern auf 1:20 berechnet, waren unter 1040 Steinkranken des Saharunpore Dispensary nur 10 Frauen, unter diesen 5 unter 10 Jahren (unter 100 männlichen Steinkranken zählt man gewöhnlich 80 Knaben unter 10 Jahren). Relativ grosse Steine scheinen bei den meisten Formen vorgekommen zu sein. Der erste von Garden operirte weibliche Fall ging z. B. an der Grösse des Steines zu Grunde, indem diese die Extraction durch die Harnröhre erschwerte und zu ausgedehnter Gangrän führte. Bei nicht erwachsenen Mädchen soll man daher der Extraction durch die erweiterte incidirte Urethra die Lithotripsie resp. Litholapaxie voranschicken, während bei Frauen nach der Pubertät die Weite des Beckens und die Dehnbarkeit der Harnröhre die Entfernung des Steines im Ganzen durch die, sei es nur durch Dilatation, sei es gleichzeitig auch durch Urethrotomie erweiterte Harnröhre gestattet. Wir fügen noch hinzu, dass der grösste von Garden bei einem Manne operirte Stein ein Gewicht von beinahe 13 Unzen (1 Pfd. engl.) hatte, seine Beschwerden datirten aber erst seit 2 Jahren.

Als Beispiel, wie wenig Erscheinungen selbst beträchtliche Steinmassen hervorzurufen vermögen, mag auch die 61 j. Operirte Galabin's (27) dienen. Bei dieser, welche durch Anchylose der Hüften völlig verkrüppelt war und ausserdem einen seit 12 Jahren nicht zurückgebrachten Prolapsus uteri zeigte, bestanden die Steinsymptome erst seit 6 Monaten. Die durch Blasenscheidenschnitt mit nachfolgender Naht glücklich entfernten Steine waren nicht weniger als 60—70, davon 12 grössere, so dass der umfangreichste in seinen grössten Durchmessern Dimensionen von 1¼" und 1⅜" zeigte. Die Gesammtmasse der Concretionen wog 8¾ Unzen; ihrer chemischen Zusammensetzung nach bestanden sie aus reiner Harnsäure. Galabin erklärt sich die Unmöglichkeit einer spontanen Expulsion wenigstens der kleineren Steine in diesem Falle durch die Verlagerung der Blase infolge des nie reducirten Gebärmuttervorfalles.

Bernhuber (3) hat die Simon'sche Methode der brüsken Dilatation (cfr. Ber. pro 1875, II, S. 249) nicht nur zur Extraction von Steinen durch weibliche Harnröhren benutzt, sondern ihre Anwendung auch auf die männliche Harnröhre übertragen, nachdem dieselbe in der Pars membran. durch eine der Sectio mediana entsprechende Incision eröffnet war. Es gelang ihm auf diese Weise in einem Falle, einen 19 j. Pat. betreffend, Steinmassen von 49 Grm. zu entleeren, ohne eine grössere Quetschung der Wunde hervorzurufen, so dass diese bis auf eine kleine Stelle pr. prim. intent. heilte.

Little (42) giebt von allen Steinschnitten dem Medianschnitt (Allarton's Operation) den Vorzug, weil durch diesen die geringste Verwundung gesetzt, namentlich Blasenhals und Prostata nicht verletzt, Rectum nicht verwundet wird, und der Kranke nach der Operation gewöhnlich Gewalt über seine Harnblase behält, auch die Potenz durch Verletzung der Ductus ejac. nicht beeinträchtigt wird. L. hat bis jetzt 32 mal diese Operation ausgeführt, und zwar bei 23 unter 15 Jahren und bei 9 Erwachsenen; nur 2 Kranke (von 55 und 65 Jahren) starben, der eine infolge von unvorsichtiger Entfernung eines im Durchmesser fast 2" betragenden Steines und dadurch veranlasster Zerreissung des Blasenhalses; der andere am 3. Tage nach der Operation, an einer unaufgeklärten Blutzersetzung. Die Erweiterung des Blasenhalses soll nie auf eine andere Weise als durch den eingeführten Finger erfolgen, und wenn der Stein einen zu grossen Durchmesser hat, so soll er von der Wunde aus zertrümmert werden. Die Dolbeau'sche Operation sei nur eine Nachahmung der Allarton'schen, nur dass bei jener der Blasenhals künstlich erweitert wird. Little will den Steinschnitt überhaupt nur noch für die meisten Fälle von Steinbildung bei Knaben oder dort, wo diese Folge von Cystitis ist, reservirt wissen, alle übrigen sind der Litholapaxie zu unterwerfen.

M'Craith (19) erklärt sich die Abkapselung (encystment) von Steinen dadurch, dass an der Basis der Blase durch das Andrängen der Concretion bei starkem Pressen und leerer Blase eine Ulceration entsteht, welche immer mehr in den Raum zwischen Blasenhals und Rectum übergreift, so dass der Stein schliesslich mehr oder weniger vollständig ausserhalb des Blasenlumens zu liegen kommt. Er bekommt dann häufig eine hemdenknopfförmige oder sanduhrähnliche Gestalt, indem der Kopf des Knopfes oder die obere Kugel der Sanduhr noch theilweise im Blasenlumen enthalten ist. Zur Behandlung solcher Fälle empfiehlt Verf. nicht den Seitensteinschnitt, bei welchem man immer lange nach der abnormen Höhlung suchen müsste, sondern die auch von ihm cultivirte Sect. med. (s. Ber. pro 1866, II, S. 154 und pro 1872, II, S. 188), bei welcher man mit der Incision des Blasenhalses auch gleichzeitig die qu. Cyste eröffnet und nach dem Vorgange von Sir Astley Cooper den Blasenkörper selbst nicht zu verletzen braucht.

Die von Furneaux Jordan (36) empfohlene neue Methode des Steinschnittes bezweckt, die Harnblase (Blasenhals) in ihrer vorderen Wandung einzuschneiden. Zuerst wird ein Einschnitt wie bei Sectio mediana oder S. lateralis gemacht; letztere ist vorzuziehen und zwar mit einem seichten Bogen der äusseren Wunde, dessen Concavität nach dem Mastdarm sieht. Nachdem die Pars membranacea frei geöffnet, wird der beölte Finger vorsichtig die Leitungssonde entlang durch die uneröffnete Pars prostatica geführt, bis er mit dem Stein in Berührung kommt, worauf die Leitungssonde entfernt wird. Der Finger muss den Blasenhals stark nach unten und hinten drücken; alsdann wird ein gerades, stumpfspitziges Bistouri flach am Rücken des Fingers entlang bis in die Blase geführt, die Schneide nach aufwärts gekehrt und immer im Contact mit dem Fingerrücken zurückgezogen. Anstatt des geraden Bistouris kann man auch ein Bistouri caché, welches noch zur Leitung des Fingers dienen kann, anwenden. Der übrige Theil dieser leicht auszuführenden Operation ist wie bei den anderen Methoden. Die Blutung nach ihr soll geringer sein und Harninfiltration nicht vorkommen. Als Vorzug dieser Operation führt Jordan besonders die Schonung des unteren Theils des Zugangs zur Blase (the floor of the pathway to the bladder) an, während der zur Blase gebahnte Weg mehr direct, weniger winklig und gleichmässig im Durchmesser ist. Jordan hat bis jetzt diese Operationsmethode bei 5 Kranken ausgeführt, von denen nur einer (ein sehr fetter, 60jähr. Mann) wahrscheinlich infolge der wiederholten Untersuchung von Collegen, welche bei der Operation zugegen waren, gestorben ist; es fand sich eine beschränkte Harninfiltration oberhalb der Symphyse. [Ch. Heath (31) erinnert, dass er schon vor längerer Zeit gerathen habe, beim Entriren der Blase mit dem Finger von der medianen Wunde aus diesen an der oberen, concaven Seite der Sonde nach vorn zu schieben, um Nebenverletzungen zu meiden.]

Gleichsam als Fortsetzung der bekannten, im Jahre 1851 erschienenen Abhandlung von G. B. Günther hat Flury (26) eine statistische Zusammenstellung der seitdem publicirten Fälle von hohem Steinschnitt unternommen und 78 Fälle zusammengetragen, in denen diese Operation allein ohne andere unmittelbar vorangehende oder nachfolgende Operation ausgeführt worden ist. Dieser Statistik kann insofern ein Werth zugesprochen werden, als die Fälle detaillirt mitgetheilt worden sind.

Von den 79 Fällen endeten 55 mit Genesung und 24 mit dem Tode, also mit einer Mortalität von 30,3 pCt. Freilich sind darunter die „depravaleston" Fälle von Ultzmann mit einbegriffen, ohne welche die Mortalität auf 25 pCt. gefallen wäre (vergl. vorjähr. Bericht. II. S. 222). Unter 69 Kranken, deren Alter angegeben, waren:

	Alter	Operirte	gestorben	genesen
unter	15 Jahren	44	35	9
über	15 „	25	16	9

Unter 30 Fällen betrug die durchschnittliche Heilungsdauer 48 Tage, die kürzeste 14 Tage und die längste an 8 Monate. — Unter strong antiseptischen Cautelen wurden 4 Kranke operirt und nachbehandelt; sie genasen. Desgleichen erfolgte in allen 10 Fällen, wo die Blasennaht angewendet wurde, Genesung. In 19 Fällen ist angegeben, zu welcher Zeit der Urin zuerst per urethram abging; in 3 Fällen gleich nach der Operation, somit variirte die Zeit von 5—25 Tagen. Dass der Umfang oder das Gewicht oder die chemische Zusammensetzung des Steines auf den Ausgang der Operation einen Einfluss geübt, ist aus dieser Statistik nicht zu entnehmen.

In einem Falle von Weinlechner (77) betr. ein 2½jähr. Kind, sollte vor der Operation des hohen Blasenschnittes in der gewöhnlichen Weise Wasser in die Blase gespritzt werden. Nachdem anfänglich ein beträchtlicher Widerstand vorhanden, hörte dieser mit einem plötzlichen Rucke auf, und es wurden 50 Ccm. Flüssigkeit eingespritzt, ohne dass die gefüllte Blase fühlbar geworden. Auch nachdem die Bauchhöhle eröffnet, erschien die auffallend dünnwandige Blase collabirt. Ein 4 Grm. schwerer Stein wurde extrahirt, Patient starb am 7. Tage an Pneumonie und Peritonitis, ohne dass die Autopsie den offenbar infolge der Wasserinjection entstandenen Riss darzuthun vermochte. In der durch Mittheilung dieses Falles veranlassten Debatte in der k. k. Gesellsch. der Aerzte war Dittel der Ansicht, dass der Riss deshalb nicht zu bemerken war, weil er mit der Incisionswunde der Blase zusammenfiel. Dittel, der den hohen Steinschnitt 3 mal bis jetzt gemacht, hält ihn für Divertikelbildung, bei grossen Steinen und bei Neoplasmen und Fremdkörpern indicirt. Er wie Dumreicher verwirft die Blasennaht, die doch nicht hält, und erachtet die Lister'sche Behandlung hierfür nicht anwendbar. Dumreicher macht ausserdem auf die grosse Variabilität der Höhe der vorderen Peritonealfalte aufmerksam, zumal bei bedeutender Prostatahypertrophie die Ausdehnung der Blase hauptsächlich nach hinten stattfindet, und es selbst durch reichliche Injectionen nicht gelingt, die Blase vorn über die Symphyse zu bringen. Dass die vordere Peritonealfalte nach beendigter Operation noch einreissen kann, hat Weinlechner in einem tödtlichen Falle selber gesehen.

Um die Schwierigkeiten, welche durch die vordere Bauchfellfalte bei dem hohen Steinschnitte bedingt werden, zu verringern, hat Petersen (49) ein Verfahren angegeben, durch welches die gefüllte Blase und mit ihr die praevesicale Falte des Bauchfells auf künstliche Weise aus dem kleinen Becken herausgehoben werden soll. Dasselbe besteht in der Anfüllung des Mastdarmes, wie sie bereits von Braune an Leichen als geeignet befunden wurde, um mit der gefüllten Blase nicht allein die retro-, sondern auch die praevesicale Bauchfellfalte unter Verlängerung der Harnröhre, so weit in die Höhe zu drängen, dass zwischen Symphyse und Peritoneum ein hinreichender Raum bleibt, behufs Ausführung der Sect. alta. Petersen hat die Braune'schen Leichenversuche in der Art wiederholt, dass er nach Incision in die Lin. alba mittelst des Fingers den Stand des Bauchfelles bei den verschiedenen Füllungsgraden der Blase und des Mastdarms zu bestimmen suchte, ausserdem ist das Verfahren beim Lebenden bereits 2 mal von ihm mit dem Ergebniss erprobt worden, dass er das Bauchfell im Gegensatz zu zwei früheren hohen Steinschnitten gar nicht zu Gesicht bekam. Die Anfüllung des Mastdarms und der Blase hat natürlich sehr langsam zu erfolgen, die des Mastdarms geschieht durch den Colpeurynter, und hat man die Vorsicht zu gebrauchen, nach eröffneter und gehörig fixirter Blase das Wasser aus dem Colpeurynter wieder abzulassen, damit sich der Stein nicht in den durch das Vordrängen der Blase seitens des Colpeurynters in dieser gebildeten Seitentaschen fängt, und man später die hintere Wand der Blase bei Schluss der Incisionswunde durch die Naht nicht mitgreifen kann. Petersen ist nämlich Anhänger der Blasennaht, zumal das durch sein Verfahren ermöglichte reinliche Operiren den Eintritt einer Heilung der Blasenwunde durch erste Vereinigung sowie die Anwendung der antiseptischen Methode überaus begünstigt. Er vindicirt daher der Epicystotomie eine bedeutend ausgedehntere Anwendung, als die meisten Autoren zu thun pflegen und zwar speciell 1) bei grossen und harten Steinen, 2) bei eingesackten Steinen, 3) bei Steinen in Divertikeln, hinter der Prostata, 4) bei Prostatahypertrophie, 5) bei Hämorrhoidariern, 6) bei fetten Personen, 7) bei Tumoren der Blase, 8) bei impermeablen Stricturen behufs Vornahme des Catheterismus posterior. [Die vom Verf. gefundenen Zahlen, welche ohne Berücksichtigung der Arbeiten von Sappey, Pouliot, Denoffe und van Wetter gegeben sind, dürften grössten Theils nur theoretischen Werth besitzen, da die stärkeren Anfüllungszustände von Blase und Rectum in vivo gar nicht in Frage kommen. Auffallend ist es jedenfalls, dass Verf. nirgends angegeben, wie viel er bei seinen 2 nach seinem Verfahren Operirten injicirte. Dass die Heilung der Blasenwunde per prim. intent. nicht von dem Modus operandi und der antiseptischen Nachbehandlung, sondern von dem Zustand der Blase und des Urins abhängt, bedarf keiner Debatte (vergl. die im vorj. Ber. II, S. 222 angeführten Fälle und ferner die Bemerkung Dittel's, welche wir soeben referirt).]

Dorfwirth (23), welcher seinem ersten Falle von Sect. alta (vor. Ber. II, S. 222) zwei neue Erfolge, betr. einen 4jähr. Knaben mit 10 Grm. schweren, anscheinend aus Uraten bestehenden Stein, und einen 3jähr. Knaben mit 4 Grm. schwerem Phosphatstein beifügt, macht nie vor der Operation Blaseninjectionen, da er mit der Steinsonde stets den Blasengrund hinreichend nach aufwärts zu bringen und vor der Incision mit Häkchen zu fixiren vermochte. Auch von der Naht empfiehlt er in Zukunft Abstand zu nehmen. Sowohl in dem ersten der beiden vorliegenden Fälle, in welchem Blase und äussere Wunde mit Catgut genäht war, wie in dem zweiten, in dem nur die äussere Wunde vereinigt wurde, hielten die Suturen nicht. D. erachtet daher die Blasen- wie Wundnaht für nutzlos und nur die Heilung verzögernd, zumal man die Gefahr der Harninfiltration vielfach übertreibt.

Auch Hofmokl (34) berichtet über eine Sect. alta bei einem 11½ Jahre alten Knaben mit 2 ovalen, 1 resp. 1½ Ctm. im grössten Durchmesser zeigenden Steinen, aus gleichen Theilen Harnsäure und Kalkoxalat und aus kohlensaurem Kalk bestehend, bei welchem die unter streng antiseptischen Cautelen angelegte Catgutnaht der Blase wieder aufging. Der gleich nach der Operation eingelegte Nélaton'sche Catheter erwies sich dabei durch die von ihm ausgehende Reizung eher schädlich als förderlich. Genesung erfolgte, nachdem Pat. noch ein Carboleczem überstanden, in 45 Tagen. Um das vorzeitige Ausfliessen der Injection zu verhindern, verschliesst H. den Catheter und zieht dann über denselben in der Mitte des Penis einen Drainageschlauch mässiger Stärke zusammen. — Etwas besser verlief der Fall Kusel's (40) von Sect. alta, indem hier der Urin erst am 9. Tage durch die Bauchwunde drang, also zu einer Zeit, in der von Urininfiltration keine Rede mehr sein konnte. Der unter den schwierigsten äusseren Verhältnissen operirte 19jähr. Pat. hatte ausser einem kleineren Concrement einen 3 Drachmen schweren, 6½ Ctm. im Umfang und 5 Ctm. in der Länge messenden Uratstein mit Harnsäurekern. Heilung erfolgte in 1 Monate.

Ueber einen Fall von völlig gelungener Blasennaht, dessen Details bereits im Literaturverzeichniss angegeben, berichtet Swain (64).

Teevan (68) stellt nach Mittheilung eines Falles, in welchem ein 49j. Müller innerhalb 9 Jahren 2mal den Steinschnitt durch Cadge in Norwich zu erdulden hatte, und dann bei Recidiv des Steines nach 6 Jahren mittelst Lithotripsie von T. geheilt worden war, den sonderbar klingenden Satz auf: dass kein Kranker (Kinder ausgenommen) 2mal dem Steinschnitt unterworfen werden dürfte; denn diese Operation könnte nur durch die Nachlässigkeit von Seiten des Kranken oder des Arztes nothwendig werden. Da der Kranke, der 1mal den Steinschnitt überstanden, die Steinsymptome kennt, so sollte er bei Wiederkehr derselben sich sofort an den Arzt wenden, der alsdann den neuentstandenen Stein ohne Schwierigkeit mittelst Lithotripsie entfernen könnte.

Wenngleich die Bildung von Harnblasensteinen nach Schusswunden der Harnblase nicht zu den Seltenheiten gehört, so verdient doch der von Bannister (1) mitgetheilte Fall Erwähnung.

Der 30 Jahre alte Indianer erhielt in einem Gefecht einen Schuss, welcher, nachdem der hintere Sattelknopf getroffen, von hinten das Becken, Rectum und die Blase durchbohrt und unter dem linken Arcus pubis seinen Ausgang genommen hatte. Nach 19 Monate langen Leiden, wobei Holzsplitter (vom durchbohrten Sattel herrührend) und Knochensplitter durch die Harnröhre entleert worden, wurde die Sectio lateralis gemacht und ein triangulärer Phosphatstein von 1 Zoll Länge, ¾ Zoll Breite und 90 Gran Gewicht, sowie theilweise mit Phosphaten bedeckte, necrotische Knochenstücke, von denen das grösste 1½ Zoll lang und ⁵/₈ Zoll breit war, entfernt. In dem Phosphatstein konnte kein Kern aufgefunden werden. Trotzdem noch ein hinter der Symphyse eingemachter Stein zurückgelassen werden musste, genas der Kranke soweit, dass er zu seinem Stamm zurückkehren und sich verheirathen konnte.

Diesem Falle reiht sich der von Sympson in der British med. Association (65) mitgetheilte Fall an, wo der necrotische Knochenkern des mittelst Sectio lateralis entfernten Steines von einer vor 5 Jahren überstandenen Periostitis rheumatica der Beckenknochen herrührte. Noch merkwürdiger ist der Fall, welchen Wheelhouse bei dieser Gelegenheit erwähnte: Eine Frau litt an extrauteriner Schwangerschaft, welche mit Ausstossung aller fötalen Knochen per rectum endete; nur das eine Femur fehlte. Dieses wurde einige Jahre später, als die Frau wegen eines Blasensteines operirt worden, als Kern in diesem gefunden. (Vergl. Jahrb. pro 1878. II. S. 188.)

Van Imschoot (35) berichtet über einen Fall von enormem Prostatastein bei einem 29j. Manne, welcher 5 Jahre an Dysurie und in den letzten Jahren an Enuresis gelitten hatte. Der Kranke hatte mehrere Male kleine facettirte Steine mit dem Harn entleert. Durch die Sonde war nur ein charakteristisches Kratzen, aber kein Stein in der Harnblase zu constatiren, dagegen ergab die Rectaluntersuchung einen harten, höckerigen, schmerzhaften Tumor von der Grösse einer Kinderfaust. De Moerloose extrahirte aus der Prostatatasche die Steinmasse nicht durch den Mastdarm-, sondern durch den Dammschnitt; sie bestand aus 9 Steinen, von denen sich 8 um einen grösseren runden Stein mit facettirten Flächen gruppirt hatten. Sie waren grossentheils aus phosphorsaurem Kalk gebildet, dem sich eine kleinere Menge kohlensaurer Kalk und ein wenig Oxalat angereiht hatte, Urate fehlten, der Kranke wurde mit einer unbedeutenden Fistel entlassen. (Vergl. Jahresber. pro 1877. II. S. 240.)

(1) Perkowski, S., Urethro-Cystotomia: Entfernung zweier grosser Steine bei einer 78jährigen Frau; Heilung. Medycyna. No. 20. Polnisch. — 2) Obalinski, A., Ein Fall von hohem Steinschnitt. Ibid. No. 37. Polnisch.

Perkowski (1) plädirt für die von Reliquet anempfohlene und sehr oft mit bestem Erfolge ausgeführte Methode, die in Erweiterung der Urethra und zugleich in seichten, doch längs der ganzen Urethra und durch den Blasenhals ausgeführten Schnitten besteht. Wie ein von ihm operirter Fall beweist, liess sich auf die Art die Urethra bis zu 5 Ctm. Durchmesser erweitern, wobei zwei Steine sehr leicht extrahirt wurden, von denen der eine 4 Ctm. im Durchmesser hatte. Ein weiterer Vortheil ist der, dass zwischen Blase und Scheide keine Communication hergestellt wird. — Die Reaction der Blase war äusserst gering; Incontinentia urinae trat merkwürdigerweise gar nicht ein. Am 9. Tage nach der Operation konnte die 78jähr. Patientin das Bett verlassen.

Der Fall von Obalinski (2) gewinnt insofern an Interesse, als an ihm bewiesen wird, dass die Catgutnaht der angeschnittenen Blasenwand, wenn sie auch nicht in jedem Falle zur prima intentio führen muss, doch dadurch sehr nützlich ist, dass der Urin wenigstens mehrere Tage von der Wunde abgehalten wird und selbe sich unterdessen mit Granulationen bedeckt, die sie am besten gegen Urininfiltrationen schützen.

Dem 2½jährigen Patienten wurden gegen 100 Grm. warmen Wassers in die Blase injicirt und diese dadurch prominent gemacht. Die grössten Schwierigkeiten stellen sich beim Anlegen der Naht ein, da die Blase nach dem Schnitte zusammenfällt. — Der Eintritt der prima intentio war hier durch den Umstand verhindert worden, dass sich der kleine Patient den Verweilcatheter herausriss. Gänzliche Heilung nach 7 Wochen.

Obtułowicz (Krakau).]

V. Krankheiten der Prostata.

1) Browne, G. Buckston, Excision of obstruction at the neck of the bladder. Lancet. June 5. June 19. July 3. (Letters to the editor. Polemik, ob Mercier wirklich, wie Teevan in seinen Lettsommian Lectures behauptet, mehrere 100 mal die Excision resp. Incision der Valvula gemacht.) — 2) Dittel, Leop., Zum hohen Blasenstich. Oesterr. med. Jahrb. Heft 4. Discussion über Prostatahypertrophie. Anz. der k. k. Ges. der Aerzte in Wien No. 14. — 3) Foot, Myoma of the prostate gland; pyelonephritis parasitica (Klebs). Dubl. journ. for med. sc. July. p. 67. (Dublin pathol. soc. Bericht über einen gewöhnlichen Fall, einen 58jähr. Mann betreffend.) — 4) Godlee, Rickman J., A case of prostatic abscess. Lancet. Febr. 14. (48jähr. Mann; Abscess im linken Prostatalappen, vom Rectum aus geöffnet; Heilung. Es ist möglich, dass ein Steinchen, das kurz zuvor entleert worden war, die Veranlassung zu dem Abscess gegeben — wenn nicht eine Verwundung mit dem Catheter.) — 5) Gouley, John W. S., On the excision of obstruction at the neck of the bladder. Lancet. July 17. (Letter to the editor: s. o. Buckston Browne.) — 6) Guelliot, Oct., Hypertrophie de la prostate; valvule vésicale et replis sémilunaires de la muqueuse uréthrale, fausses routes; ponction de la vessie. (Bull. de la soc. anat.) Progrès méd. No. 35. (Aus der Gosselin'schen Klinik bei einem 78jähr. Mann.) — 7) Macleod, George H. B., Hypertrophy of the prostate gland and its treatment. Being summary of a paper read before the medico-chirurgical society of Glasgow on 16. April 1880. Glasgow med. journ. No. VII. July. (Bekanntes.) — 8) Mögling, J., Harnverhaltung durch Prostatahypertrophie. Memorabilien No. 12. (Zwei Fälle, der eine, einen 56jähr. Mann betreffend, mittelst Urethrot. externa behandelt; von der Wunde aus wurde der Weg durch die Prostata gefunden. Im zweiten Fall bei einem 63jähr. Mann forcirter Catheterismus und Durchbohrung der Prostata; nach 3 Tagen Durchführung eines elastischen Catheters, der in Permanenz getragen wird.) — 9) Monod, E., Hypertrophie de la prostate. — Saillie énorme du lobe moyen. Fausse route très-profonde à la base de ce lobe. — Essais infructueux du cathétérisme. Mort après 6 ponctions de la vessie. (Bull. de la soc. anatom.) Progrès méd. No. 26. (Aus der Guyon'schen Clinik bei einem 56j. Schlosser. Breite der Prostata 8 Ctm., Länge der Facies rectalis in der Mitte 4,3 Ctm., an den Seitenlappen 5,5 Ctm., Höhe 5,4 Ctm.) — 10) Derselbe, Hypertrophie de la lèvre postérieur du col de la vessie (valvule de Mercier). Ibid. (Aus der Guyon'schen Klinik.) — 11) Segond, Paul, Des abcès chauds de la prostate et du phlegmon périprostatique. Thèse. Paris. (Auch als besondere Brochure.) — 12) Smith, Thomas, Abstract of a clinical lecture on chronic enlargement of the prostate. Med. Times and Gaz. Dec. 18. p. 691. (Bekanntes.) — 13) Teevan, W. F., Excision of obstruction at the neck of the bladder. Lancet. June 12. June 26. July 10. (Letters to the editor; s. o. Buckston Browne.) — 14) Tüngel, K. (Hamburg), Zwei Fälle von acuter Phlegmone der Prostata. Berl. klin. Wochenschr. No. 18. (Der erste, bei einem 24j. Hausknecht, verlief günstig, nachdem ein grosser Abscess im Perineum von aussen incidirt worden; der zweite, bei einem 36j. Handelsmann, tödtlich durch eine weit verbreitete Verjauchung, nachdem die Fascia profunda perin. durchbrochen. Abscesse im Douglas'schen Raum, eiterige Peritonitis.)

Paul Segond (11) hat unter Guyon's Aegide eine gediegene, werthvolle Monographie über die acuten Abscesse der Prostata und die periprostatische Phlegmone veröffentlicht, welcher 115 Fälle zu Grunde liegen, unter denen etliche von ihm selber im Hôpital Necker beobachtet worden sind. Nicht mit einbegriffen sind hierbei die tuberculösen Schmelzungen der Prostata. Die häufigste Veranlassung der acuten Prostatitis geht direct von der Harnröhre aus; unter 98 genaueren Beobachtungen finden sich nur 5, wo kein Harnröhrenausfluss voranging. Die eitrige Prostatitis, an sich schon selten, kommt fast niemals bei Kindern vor, am häufigsten im Mannesalter, selten bei Greisen. In 86 Fällen, in denen das Alter der Kranken verzeichnet ist, war 17 mal senile Prostatahypertrophie und 69 mal mehr oder weniger alter Tripper beobachtet; der jüngste der letzteren Kranken war 19 Jahre alt. Selten veranlasst eine indirecte Ursache, eine Erkältung, Metastasen von Angina parotidea, Variola und Pyämie die Prostatitis. Ihre häufigste Ursache ist die directe: durch Trauma (17 mal unter 98 Fällen) seltener von aussen, meist von innen, wie durch ungeschickten Catheterismus, falsche Wege, Punctio vesicae hypogastrica, oder in der grossen Mehrzahl durch Propagation, seltener durch Contiguität von Entzündung benachbarter Organe (wie Rectum, Periprostatitis), gewöhnlich durch Continuität bei Kranken, die mit Harnröhrenverengerungen (23 mal) oder mit Tripper behaftet sind. Die von einigen Autoren angegebene directe Reizung der Prostata bis zur Abscessbildung durch caustische Injectionen, Gebrauch von Canthariden, Cubeben etc., durch Abusus in spiritu et venere lässt Verf. nur insofern gelten, als gleichzeitig die vorhandene Urethritis mitwirkt.

Pathologisch-anatomisch durchläuft die eitrige Prostatitis 3 Stadien: 1) als einfache, catarrhalische Prostatitis, die Drüsen sind dilatirt, aus ihren Mündungen lassen sich eitrige Tröpfchen herausdrücken; 2) das Parenchym ist mit zahlreichen isolirten Abscessen durchsetzt, welche in den Interstitien der Drüsengranula sitzen; 3) durch Confluiren derselben haben sich mit Verlust des Drüsenparenchyms Eitercavernen gebildet. Sie hat also zunächst ihren Sitz im Drüsenelement und später im interstitiellen Zellgewebe. Die Eiteransammlung in der Prostata communicirt fast immer mit der Harnröhre, durchbricht zuweilen die Capsel und bildet einen periprostatischen Abscess in dem lockeren, fettlosen Zellgewebe zwischen der Aponeurose prostato-peritoneale und Rectum. Oft aber ist auch der periprostatische Abscess das Primäre mit oder ohne wesentliche Theilnahme der

Prostata selbst. Ueber den Weg, welchen der Eiter des Abscesses nimmt, giebt die Analyse der 115 Fälle Auskunft:

13 mal fand sich bei der Section der Abscess geschlossen,
64 „ Communication mit der Harnröhre,
43 „ „ „ dem Rectum (3 mal spontan, 13 mal durch Incision),
15 „ „ mit dem Perinaeum (5 mal spontan, 10 mal durch Incision),
6 „ „ mit der Fossa ischio-rectalis,
3 „ „ mit der Regio inguinalis,
2 „ „ mit dem Foramen obturator.,
1 „ „ mit dem Nabel,
1 „ „ durch die Incisura ischiad. major,
1 „ „ nach dem Rand der falschen Rippen,
1 „ „ in das Peritoneum,
1 „ „ in die Cavitas praeperit. Retzii.

In Genesung endete die bei Weitem grösste Zahl der Fälle. Von den 115 Fällen ist in 1 der Ausgang nicht angegeben, 70 Kranke genasen, 34 starben (darunter 11 unabhängig von der Affection der Prostata an Erysipelas, Brustleiden etc.), bei 10 blieben Fisteln zurück. — Bezüglich der Therapie empfiehlt Verf. zu Anfang des Leidens reichliche Application von Blutegeln auf das Perinaeum (nicht innerhalb des Mastdarms), Ricinusöl, vorsichtige, gewaltlose Einführung des Catheters zur Beseitigung der Harnretention und, sobald sich Eiter gebildet hat, zeitige Entleerung desselben. Sehr häufig bohrt er sich spontan einen Ausgang in die Harnröhre. Welcher von den 3 Zugängen von der Harnröhre, vom Rectum oder vom Perinaeum künstlich zu wählen ist, muss sich in dem einzelnen Falle nach der Localität richten, wo zuerst die Zeichen der Eiteransammlung wahrgenommen werden können. Indessen sind die Indicationen für künstliche Eröffnung von der Harnröhre aus nur exceptionelle. — Zahlreiche, bisher noch nicht veröffentlichte Beobachtungen und einige Abbildungen von Präparaten erhöhen noch den Werth dieser sorgfältigen Dissertation, von der wir nur eine ungefähre Skizze geben konnten.

Dittel (2) hält die sichere Diagnose des mittleren Prostatalappens für viel schwieriger als allgemein angenommen wird. Per rectum sei sie nur in Ausnahmefällen, wo die Seitenlappen nicht oder nur wenig geschwollen, möglich; zeigen sich letztere, wie gewöhnlich, hypertrophirt, so reiche die Länge des Fingers nicht aus, um den mittleren Lappen zu umgreifen. In Bezug auf den diagnostischen Catheterismus bringt Dittel die verschiedenen Formen von Prostatahypertrophie in 4 Gruppen: 1) Die Hypertrophie ist bilateral oder total und der Mittellappen gefurcht; 2) die asymmetrische, bilaterale Hypertrophie; 3) die symmetrische, bilaterale Hypertrophie ist noch nicht so weit vorgeschritten, um den Sphincter zu verdrängen, welcher gewissermaassen ein Dach bildet, das dem Catheter ein Hinderniss entgegensetzt und leicht von diesem durchstossen wird. In diesen drei Fällen kann durch die Sondirung wohl auf Prostatahypertrophie, aber nicht auf Hypertrophie des mittleren Lappens diagnosticirt werden. Dieses ist wohl möglich in der 4. Gruppe, wo bei totaler Hypertrophie ein wirklicher mittlerer Lappen vorhanden ist, rechts und links von ihm sich eine Rinne gebildet hat, durch welche die Sonde passiren kann. Dieses diagnostische Zeichen der bilateralen Klappe verliert aber seinen Werth, wenn der Mittellappen mehr seitlich aufsitzt, wodurch solche Fälle leicht mit einer asymmetrischen, bilateralen Hypertrophie verwechselt werden können. (Vergl. oben unter Krankheiten der Harnblase.)

Im Anschluss an diesen in der k. k. Gesellschaft der Aerzte in Wien gemachten Vortrag bemerkte Billroth, dass nach seinen Untersuchungen bei Prostatahypertrophien es sich fast nie um Vergrösserung der Drüsenmasse (Adenom), sondern um Hypertrophie des Muskel- und Bindegewebes handele. Bezüglich eines operativen Eingriffes hat sich B. an der Leiche überzeugt, dass nicht genug lockeres Bindegewebe vorhanden ist, um die Prostata herauszulösen. (Partielle Exstirpationen sind gelegentlich der Steinoperation mit Erfolg von Fergusson u. a. ausgeführt worden, vorjährigen Bericht II., S. 222. Ref.) Schliesslich wiederholte Dittel seine schon früher (Jahrb. pro 1868, S. 173) ausgesprochene Ansicht, dass dem Alter nicht Hypertrophie, sondern Atrophie der Prostata zukömmlich sei. In Bezug auf die Heine'sche Jodinjectionsmethode erwähnte er, dass er sie wiederholt ohne Erfolg angewendet habe.

Der Fall von Blasenhalsklappe, welchen E. Monod (10) bei einem 60j., infolge eines falschen Weges an Pyaemie gestorbenen Pat. beschreibt, ist dadurch ausgezeichnet, dass die Prostata nicht vergrössert erschien. Die qu. Klappe war vielmehr ausschliesslich von hypertrophischen Muskelbündeln gebildet und stellte einen so scharfen Vorsprung dar, dass die Schleimhaut der Pars prost. urethr. wie ein Trommelfell gespannt war. Letztere, durch das Veru montanum in zwei Hälften getheilt, zeigte auf der linken einen falschen Weg, welcher an der hinteren Wand der Klappe blind endete.

[Santesson, C., Prostatastenar som kärnar i blåstenar, jämte anmärkningar öfver olika slag af stenbildning inom blåskörteln. Hygiea 1879. p. 521.

Die in der Prostata vorkommenden Concremente werden ausführlich besprochen. Sie sind theils von der Blase in die Prostata gelangt, theils in der Prostata entstandene Entzündungsproducte, worin Kalk abgelagert worden ist, theils die sogenannten Corpora amylacea prostatica. Die letztgenannten können, wenn sie zufällig, z. B. mit dem Catheter, in die Blase zurückgestossen werden, Kerne von Blasensteinen werden.

Bei einem 66j. Manne, der schon 14 Prostatasteine entleert hatte, wurde wegen Blasenstein eine Lithotripsie vorgenommen, nachdem wieder am vorigen Tage 3 Prostatasteine entleert waren. In der ersten Sitzung wurde der Stein 6 mal gefasst, grösster Diameter 9, kleinster Diameter 8 Pariser Linien. Am folgenden Tage wurden 3 Prostatasteine, Gries und 2 grössere Stücke des Blasensteines entleert. Das eine Stück enthielt einen Kern, der den Prostatasteinen ganz ähnlich war. Nach der dritten Sitzung erfolgte eine Epididymitis dextra und einen Monat später, obwohl die Lithotripsie nicht wiederholt wurde, eine Epididymitis si-

sinistra. Nach Entleerung von Prostatasteinen Besserung. — Ein anderer Mann hatte 3 Blasensteine. Lithotripter konnte nicht eingeführt werden, weil grosse Concremente in der Prostata vorhanden waren. Es wurde Lithotomie gemacht und die Prostata wurde ganz mit Concrementen gefüllt gefunden. Sie wurden entfernt. Die Blasensteine enthielten hier keinen prostatasteinähnlichen Kern. P. Bush Panum (Kopenhagen).]

VI. Krankheiten der Harnröhre.

1. Harnröhrenverengerung.

1) Arène, L., Considérations cliniques sur les lésions uréthrales consécutives aux contusions du périnée. Thèse. p. l. d. Paris. No. 237. — 2) Badaloni, Guid., La puntura capillare della vescica nella ritensione di urina per restringimenti uretrali insormontabili. Il Morgagni. Maggio. p. 350—352. (Gewöhnlicher Fall, einen 75jähr. Pat. betreffend.) — 3) Bancroft, C. P., Case of urethral Stricture treated by Otis' method. Boston med. and surg. Journ. Nov. 18. — 4) Bevan, Urethral stricture and its treatment by internal urethrotomy (Baltimore med. and surg. Soc.). New-York med. Rec. 4. Decbr. Discussion on urethral stricture. Ibidem. — 5) Collins, M., Pyaemia following gradual dilatation of stricture of the urethra: recovery. Brit. med. Journ. Dec. 25. (Bei einem 55jähr. Pat., bei welchem bereits No. 12 franz. eingeführt wurde. Bildung von Gelenkentzündungen und secundären Abscessen, deren Ausheilung fast ½ Jahr beanspruchte.) — 6) Delefosse, E., Leçons cliniques sur l'uréthrotomie interne, recueillies par E. Piogey, interne etc. Paris. 8. 111 pp. 7) Eldridge, Stuart, The „pathfinder" a new instrument for facilitating the diagnosis and treatment of strictures of small calibre. Amer. Journ. of med. sc. Vol. LXXXI. p. 194. (Ein an die Einfädelmaschine erinnernder Mechanismus, durch welchen die bekannte Heniqué'sche Methode, Einführung einer Reihe von dünnen Instrumenten nebeneinander, bis eins die Strictur entrirt, erleichtert werden soll.) — 8) Fallot, J. E., De l'uréthrotomie externe pratiquée au moyen du thermocautère. Thèse. p. l. d. Paris. No. 306. — 9) Mc Gann, T. J., Remarks on stricture of urethra in connexion with internal urethrotomy. Lancet. Nov. 6. (4 Fälle mit dem Teevan'schen Urethrotom behandelt.) — 10) Gillespie, James, Extensive extravasation of urine occuring to a patient, aet. 78, successfully treated. Med. Press and Circul. Septemb. 1. (Folge von Strictur.) — 11) Girou, Fracture du bassin par enfoncement. Rupture de l'urèthre. Infiltration d'urine. (Bulletin de la Soc. anatomique). Progrès méd. No. 12. — 12) Guyon, Traitement des rétrécissements de l'urèthre; dilatation temporaire. Gazette des hôpitaux. No. 86. — 13) Derselbe, Traitement des rétrécissements de l'urèthre; action des bougies; séance de dilatation; bougies metalliques. Ibidem. No. 101 et 102. — 14) Derselbe, Diagnostic des rétrécissements de l'urèthre. Ibid. No. 29 et 33. (Bekanntes. Klin. Vortrag.) — 15) Derselbe, Traitement des rétrécissements de l'urèthre par la dilatation permanente. Ibid. No. 78. — 16) Harrison, Reginald, The urethral irrigator for the treatment of gleet and the prevention of stricture. Brit. med. Journ. Nov. 6. p. 745. Cf. Lancet, May 15. (Ein Gummiball mit 2 Gummischläuchen an jedem Ende.) — 17) Derselbe, The immediate treatment of stricture of the urethra. Lancet. Oct. 9. p. 595. (Letter to the editor.) — 18) Heath, Christopher, The immediate treatment of stricture of the urethra. Ibid. Sept. 25. p. 516. (Letter to the editor.) — 19) Holt, Barnard, The immediate treatment of stricture of the urethra. Lancet, Sept. 18. p. 478, Sept. 25. p. 516. (Letter to the editor.) Brit. med. Journ. Sept. 25. p. 507. — 20) Hussey, E. L., Cases of retention of urine. Med. Times and Gaz. Dec. 25. (1. Retention of urine in a child. Adhesion of prepuce, division of prepuce, sudden discharge of urine. Symptoms of collapse. 2. Retention of urine. Stricture after injury to perineum. Puncture of bladder. 3. Retention of urine. Stricture after injury to perineum. Puncture of bladder. Permanent opening. 4. Retention of urine after injury to perineum. Puncture of bladder. Extravasation, death.) — 21) Jardin, Uréthrotome flexible à olive avec conducteur. Gaz. des hôp. No. 139. (Das nichts Besonderes bietende Instrument soll seit geraumer Zeit in der Klinik des bekannten Specialisten Malles angewendet werden.) — 22) Koenig, Aus der chirurg. Klinik in Göttingen. Ein Fall von traumatischer Strictur der Harnröhre nebst Bemerkungen über die Behandlung derselben. Berl. klin. Wochenschr. No. 15 und 16. — 23) Lancet, the, The modern treatment of stricture. Lancet, Aug. 21. p. 306. (Redactionsartikel betr. den Vortrag von Sir Henry Thompson und die diesem folgende Debatte über das gleiche Thema.) — 24) Lane, James R., The immediate treatment of stricture of the urethra. Lancet, Sept. 25. p. 517. (Letter to the editor.) — 25) Lefranc, E., Contribution à l'étude des rétrécissements traumatiques de l'urèthre. Thèse p. l. d. Paris No. 40. — 26) De Labordette (Nice). Observations on a case of urinary fistula. Lancet, Febr. 28. (Bei einer engen, seit über 6 Jahren bestehenden Strictur; Heilung durch allmälige graduelle Dilatation der Strictur und späteren Gebrauch von Metallcathetern zur jedesmaligen Harnentleerung.) 27) Macleod, George H., Remarks on the treatment of stricture of the urethra. Glasgow med. Journ. April. p. 285—293. — 28) Macnamara, R., The immediate treatment of stricture of the urethra. Lancet, Sept. 25. p. 516. (Letter to the editor.) — 29) Manders, Horace, The immediate treatment of stricture of the urethra. Lancet, Oct. 2. p. 557. (Letter to the editor.) — 30) Mathieu, Observation d'infiltration urinaire d'origine traumatique. Lyon méd. No. 8. p. 274 sq. — 31) Monod, Eugène, Etude clinique sur les indications de l'uréthrotomie externe. Thèse p. l. d. Paris. — 32) Marten (Hörde), Der Nélaton'sche Catheter. Dtsch. med. Wochenschr. No. 6. (M. berichtet 2 Fälle von Abspringen und Zerbrechen eines angeblich neuen Nélaton'schen Catheters und meint deshalb, dass man in Zukunft nicht mehr derartige Instrumente anwenden solle, eine Ansicht, die, so lange nichts Näheres über Qualität und Bezugsquelle der zerbrochenen Instrumente feststeht, wohl ziemlich vereinzelt bleiben wird, um so mehr, als die früheren sehr unvollkommenen vulkanisirten Catheter jetzt wohl allgemein durch Jacques' Patentinstrumente ersetzt sind.) — 33) Morris, Henry, The immediate treatment of stricture of the urethra. Lancet. Oct. 2. p. 556. (Letter to the editor.) — 34) Pierantonii, Francesco, Restringimenti uretrali moltipli — fistole uretro-rettale ed uretro-scrotale — uroemia — uretrotomia esterna — ascesso urinoso-purolento — guarigione. Il Morgagni. Marzo. p. 200. (Alte traumatische Strictur bei einem 65jähr. Geistlichen. Die Operation geschah ohne Leitungssonde; hinteres Urethralende nicht aufzufinden, daher freie Incision bis zum Blasenhalse. Zur Nachbehandlung anfangs Sonde à demeure von der Wunde, nach 7 Tagen vom Orif. ext. aus.) — 35) Rapport de la commission chargée d'apprécier les mémoires envoyés au concours relatif aux rétrécissements de l'urèthre. Bull. de l'acad. de méd. de Belgique. No. 7. (M. Galles, rapporteur.) — 36) Salt (Birmingham), New flexible silver female catheter. Brit. med. Journ. March 20. p. 443. (Mit 2 Ausflussmündungen versehene gegliederte vertebrated — Catheter.) — 37) Segond, Paul, Rétrécissement de l'urèthre — Valvule du col vésical — Rétention d'urine — Distension de la vessie avec hypertrophie de la tunique musculeuse et formation de cellules spacieuses. (Bull. de la Soc. anat.) Progrès méd. No. 26 u. 27. (Aus der Guyon'schen Abtheilung, einen 47jähr. Pat. betr.)

— 38) de Smet, Edouard, Des rétrécissements du canal de l'urèthre. Mémoire couronné par l'acad. de méd. de Belgique. Bruxelles et Paris. (Wie Gallez mit Recht in seinem „Rapport" (35) über diese Monographie hervorhebt, enthält dieselbe trotz ihres grossen — über 550 Druckseiten betragenden — Inhaltes keinerlei Berücksichtigung der deutschen Literatur, während englische und americanische Autoren nur dann erwähnt sind, wenn ihre Arbeiten zufällig ins Französische übersetzt sind. In der Therapie ist Verf. Anhänger des Cathétérisme rapide progressive nach Thiry. Ber. pro 1872, II, S. 184 u. 1877, II, S. 245.) — 39) Teevan, W. F., The immediate treatment of stricture of the urethra. Lancet. Oct. 2. p. 558 u. Oct. 23. p. 674. (Letter to the editor.) Brit. med. Journ. Oct. 2. — 40) Derselbe, Non-dilatable stricture of the urethra; internal urethrotomy; good result. Lancet. Jan. 10. (Hosp.-Ber. über 2 alte Stricturfälle bei einem 46jähr. resp. 64jähr. Pat.) — 41) Thiry, Rétrécissement du canal de l'urèthre, fausses routes, infiltration urineuse, phlegmon gangréneux, cystite chronique, dilatation et rétrécissement des urétères, pyelonéphrite. Presse méd. Belge. (Obs. recueillie par M. Froment, betr. einen 37jähr. Fleischer, der seit fast 20 Jahren an Harnbeschwerden litt. Die Therapie bestand in forcirtem Catheterismus.) — 42) Thompson, Sir Henry, Remarks on progress in the treatment of stricture of the urethra. Brit. med. Journ. Aug. 28. (Meeting of the Brit. med. Associat.) Discussion über den Vortrag. Ibid. — 43) Trélat, Rétrécissement de l'urèthre. Gaz. des hôp. No. 136. (Klin. Vorles. über einen Fall von „resilient stricture", in welchem die Urethrotom. int. nach Maisonneuve angewendet werden soll.) — 44) Verneuil, Sur le siège des rétrécissements de l'urèthre. Ibid. No. 5. (Es handelt sich nicht so sehr um die Localität der Verengerung, als um die Frage, ob organische, ob spasmodische Strictur. Cfr. Ber. pro 1867, II, S. 186.) — 45) Derselbe, Sur l'uréthrotomie externe avec le thermocautère. Bull. et Mém. de la Soc. de chir. p. 197. — 46) Watson, Eben, Clinical remarks on stricture of the urethra. Lancet. May 8. — 47) Derselbe, On the treatment of stricture of the urethra. (Read before the Med.-chir. Society of Glasgow.) Glasgow med. Journ. April. p. 273—284. — 48) Whitehead, Walter, The treatment of fine strictures. Brit. med. Journ. Dec. 25. (Einführung einer stärkeren Bougie in demselben Augenblicke, in welchem man die zuerst eingeführte filiforme Nummer zurückzieht. Man lässt dann beide Bougies liegen und kann ihnen nöthigenfalls noch eine dritte zufügen.)

Sir Henry Thompson (42) beleuchtete in einem vor dem Meeting der Brit. med. Association zu Cambridge gehaltenen Vortrage die sehr erheblichen Fortschritte, welche die Behandlung der Harnröhrenstrictur in den letzten 30 Jahren dadurch gemacht, dass die Cauterisation aus der Reihe der erlaubten Verfahren gestrichen und die missbräuchliche Anwendung der Syme'schen Operation bei permeablen Stricturen durch die Weiterentwickelung des inneren Harnröhrenschnittes beschränkt worden. Indem er sich gleichzeitig gegen die Methode der übertriebenen Ausdehnung aussprach, erwähnte er der eigentlichen brüsken Dilatation mit keinem Worte. Desto mehr geschah letzteres in der dem Vortrage folgenden Debatte und zwar wesentlich in einem verdammenden Sinne. Namentlich hoben Teevan und John Wood die durch zahlreiche Todesfälle ihrer Ansicht nach zweifellos erwiesene Gefährlichkeit der brüsken Dilatation hervor. Hiergegen reclamirte B. Holt (19) nachträglich zu Gunsten des bekannten von ihm in die Praxis eingeführten Modus procedendi (s. auch Bericht pro 1866, II. S. 159) und veranlasste hierdurch eine längere Polemik, an welcher sich ausser den bereits genannten Chirurgen (39) noch Chr. Heath (18), Macnamara (28), Lane (24), Morris (33), Manders (29) und Harrison (17), betheiligten, selbstverständlich ohne die Sache zu einem endgiltigen Abschluss zu bringen. Das einzige dabei erreichte Ergebniss ist die Mittheilung der Stricturstatistik des University Coll. Hosp. aus den letzten 9 Jahren durch Ch. Heath. In dem genannten Krankenhause waren in diesem Zeitraume behandelt:

Durch	(einfache) Dilatation	157	Fälle mit	†	13
-	innere Urethrotomie	130	- -	†	7
-	äussere - -	18	- -	†	4
-	Holt's Dilatator	32	- -	†	4
-	andere Dilatatoren	8	- -	†	2
	Summa	345		†	30

Zu bemerken ist dabei, dass die scheinbar besseren Resultate der inneren Urethrotomie gegenüber den sonstigen Methoden sich dadurch erklären, dass unter der Rubrik ersterer eine Reihe von einfachen Spaltungen des Orif. ext. urethr. enthalten ist. Von den 4 Todesfällen nach der Holt'schen Operation, welche fast ausschliesslich nur von Heath selbst in dem University Coll. Hosp. cultivirt wird, kamen je 2 auf Rechnung von falschen Wegen und Pyaemie.

Aus den Aeusserungen der beiden bekannten Glasgower Chirurgen E. Watson (46) und Macleod (27) über Stricturbehandlung ist zu erwähnen, dass der Erstere sich mehr für permanente Dilatation und bei Harnverhaltung für ausgiebige Versuche, die Strictur zu entriren ausspricht, während Macleod in letzterem Falle vor zu weit getriebenen Manipulationen mit dem Catheter warnt und andere Mittel, namentlich auch die aspiratorische Punction empfiehlt. Seine Maximen bei der Stricturbehandlung hat er in eine Reihe von Thesen zusammengefasst, aus welchen hervorzuheben ist, dass er die brüske Dilatation bei frischen, umschriebenen Verengerungen, die permanente Dilatation oder die Urethrotomia interna bei alten, knorpligen und sehr ausgedehnten Stricturen, in den Mittelfällen aber die innere Urethrotomie combinirt mit der brüsken Dilatation für indicirt hält. Für die Ausführung der Urethrotom. ext. räth er, den von Wheelhouse gegebenen Regeln Folge zu leisten (s. Ber. pro 1870, II. S. 190 und pro 1876, II. S. 248.)

In einer zweiten Mittheilung modificirt E. Watson (47) seine vorstehenden Ansichten insofern, als er sich ebenfalls für die aspiratorische Punction in Fällen von Retention bei nicht gangbarer Strictur erklärt, die gewöhnliche Punction unter allen Umständen verwerfend. Von den von ihm angeführten Beispielen permanenter Dilatation ist das eine insofern bemerkenswerth, als diese Methode wegen Verstopfung des Instrumentes misslang, und der Kranke 6 Tage später wegen Urininfiltration der Syme'schen Urethrotomie mit schnell tödtlichem Ausgange durch acute Septicämie erlag.

Aus den unter verschiedenen Titeln diesmal vorliegenden lehrreichen Vorlesungen von Guyon (12, 13) über die Stricturbehandlung ist hervorzuheben, dass derselbe bei der temporären Dilatation in ungefähr ¾ der Fälle nur ein ganz vorübergehendes Verweilen des Instrumentes für ausreichend hält. Er bedient sich dabei fast ganz cylindrischer, nur unbedeutend conischer, weicher Instrumente und bezeichnet als mittlere Grenze, bis zu welcher man die Erweiterung treiben dürfte, No. 21 Charrière. Nur die Minderzahl der Patienten erfordert eine Steigerung des Dilatationsprocesses bis auf No. 25. Was die Handhabung von Metallbougies betrifft, so soll man diese so einrichten, dass man immer nur Instrumente wählt, die eben noch leicht durch die Verengerung passiren. Guyon hält die Metallbougie in 2 Fällen für nützlich, nämlich 1) dort, wo man mit elastischen Instrumenten nicht weiter kommt und 2) behufs Sicherung des Endresultates der Erweiterungscur. Grossen Werth legt Guyon darauf, dass das letztere permanent sei. Wo dieses nicht erreicht werden kann, darf man trotz der Durchlässigkeit für relativ starke Instrumente nicht von einer dilatabelen Strictur reden und muss für deren Behandlung andere Verfahren in Bereitschaft halten. Die Dauer der Dilatationscur nach der progressiven Methode mittelst elastischer Instrumente berechnete Curtis auf Grund von 70 Fällen auf 28 Tage; nach einer neueren Zusammenstellung von 50 Fällen der Guyon'schen Abtheilung durch die Internen Segond und Monod, welche fast ausschliesslich mit metallenen Instrumenten behandelt wurden, verliefen 46 glatt, je 2 aber mit Fieberanfällen, welche den Uebergang zur Urethrotom. int. erheischten, und vorübergehender Incontinenz. Die Behandlungsdauer betrug hier in den glatt verlaufenden Fällen 18—24 Tage, und wurden die betreffenden Kranken erst entlassen, als ihre Verengerungen durchschnittlich No. 24 Charrière passiren liessen. Als Nachcur empfiehlt Guyon selbstverständlich die zeitweilige Einführung von Instrumenten, doch soll man dieselbe nicht übertreiben, indem sie häufig nur alle 14 Tage nöthig ist und nur ganz ausnahmsweise bei alten Stricturen mit Metallbougies zu geschehen hat. Für die permanente Dilatation reservirt er die Fälle, in denen die Verengerung eine grössere Resistenz von vornherein bietet. Während ihrer meist nicht über 3—4 Tage auszudehnenden Dauer gelangt man meist bis zu No. 12, doch ist absolute Bettruhe unerlässlich.

Bevan (4), welcher sich vollständig den Ansichten von Otis anschliesst, hält das Caliber der männlichen Harnröhre selten unter No. 26 und nie über No. 47 der französischen Scala befindlich. Bei den meisten Untersuchten entspricht dasselbe einer französischen Bougie No. 30. Bei 100 von ihm behandelten Patienten fand B. 225mal Abweichungen von nachstehenden Zahlen, und zwar betrafen von diesen 225 Stricturen nicht weniger als 186 oder 82 pCt. die ersten 4¼″ der Urethra. Alle diese Fälle wurden nach Otis (Hyperdilatation combinirt mit innerer Urethrotomie) behandelt und bei 27 Patienten, welche B. in einem zwischen ½ und 3 Jahren betragenden Intervall nach der Operation zu beobachten vermochte, liess sich kein Rückfall der Verengerung darthun. Ob durch eine andere Methode je eine Radicalcur einer Strictur erfolgt sei, bezweifelt B. Indessen ist die Radicalbehandlung der Strictur, wenn auch bis jetzt in Bevan's Händen ohne Todesfall, doch nicht ohne ein gewisses Risico geblieben. B. selbst registrirte als Complicationen der Nachbehandlung bei 10 Patienten Schüttelfröste, bei 1 einen Urethralabscess, bei 3 acute Urethritis, bei 1 Epididymitis und bei 1 Nierenabscess, der sich in die Blase öffnete. Trotzdem scheint es, dass diese Ansicht über die Otis'sche Methode sich den uneingeschränkten Beifall der Majorität der Baltimorer medicinischen Gesellschaft, in deren Schoosse Otis dieselbe vortrug, errang, denn eine einzelne oppositionelle Stimme wurde sofort als „reactionär" verschrieen. (Mit demselben Rechte könnte man die Ansichten von Otis mit diesem Epitheton belegen, da letztere, wie Sir Henry Thompson in seinem oben erwähnten Vortrag betont, bereits am Anfang dieses Jahrhunderts unter den Auspicien des Schweizers Mayor und des Engländers Pearson ihre Rolle gespielt haben.)

Dass die Methode der Hyperdilatation nach Otis ihre Schattenseiten hat, zeigt auch ein Fall Bancroft's (3), betr. eine dreifache Verengerung bei einem 45j. Manne. Hier hatte die regelmässige Einführung von Stahlbougies No. 25 der franz. Filière eine starke Cystitis zur Folge, und als B. sich nunmehr zur Anwendung von Otis' dilatirendem Urethrotom entschloss, um das Harnröhrencaliber auf die dem 3″ betragenden Penisumfang entsprechende No. 30 zu bringen, war der weitere Verlauf ein durch örtliche Schmerzen und Entzündungserscheinungen, vom 9. Tage sogar durch einen Schüttelfrost complicirter. Schliesslich hatte sich B. davon zu überzeugen, dass es auf die Dauer nicht einmal möglich war, eine freie Permeabilität der Urethra für eine so dicke Bougie wie No. 30 aufrecht zu erhalten, so dass der ganze Zweck der „Radical"-Operation, wenngleich der Pat. subjectiv besser erschien, als gescheitert angesehen werden musste (cfr. die Polemik von Sands im vor. Ber. II, S. 225).

Die fünf Vorlesungen von Delefosse (6) über den inneren Harnröhrenschnitt stellen in sehr klarer Weise den Standpunkt dar, auf welchem sich dieses Verfahren zur Zeit in Frankreich befindet. Dasselbe ist die Operation par excellence dort, wo man mit der Dilatation nicht auskommt; auch die äussere Urethrotomie mit Leitungssonde soll durch sie verdrängt werden, zumal da nach dieser „fast immer" eine Fistel zurückbleibt. Delefosse bedient sich des von hinten nach vorn schneidenden Civiale'schen, von Caudmont etwas modificirten Urethrotome à olive. Um die Stricturen für letzteres durchgängig zu machen, gebraucht er ein eigenthümliches Dilatatorium, dessen Spitze sich in zwei durch eine kleine, mittelst des Mandrins verschiebbare Olive öffnende Blätter theilt. Zur Nachbehandlung empfiehlt Delefosse die Sonde à demeure für die ersten Tage, dann soll man der Harnröhre eine Zeitlang Ruhe lassen und schliesslich die consecutive Dilatation mit Zinncathetern ausführen.

Die von Eugène Monod (31), einem Schüler Guyon's, geschriebene Inauguralabhandlung richtet sich wesentlich gegen die im vor. Ber. II., S. 326 referirte Monographie von Grégory. Monod beschränkt die Urethrotom. externa gleich wie den inneren Harnröhrenschnitt auf das Niveau eines vorübergehenden curativen Eingriffes und reservirt sie ausschliesslich auf die durch Traumen der Harnröhre bezw. auf die aus diesen hervorgegangenen sog. impermeabelen Stricturen. Selbstverständlich handelt es sich hier nur um Ausführung der Operation ohne Leitungssonde; mit Leitungssonde erscheint sie indicirt durch die Ausdehnung und Localität, sowie die Complicationen an sich permeabler Stricturen der Pars perineo-bulbosa urethrae. Bei gleichzeitigem Vorhandensein von Verengerungen in der Pars spongiosa im engeren Sinne oder Fortsetzung einer besonders langen Strictur auf diese, räth Monod nach dem Vorgange von Guyon die innere Urethrotomie mit dem äusseren Harnröhrenschnitt zu combiniren. Nachdem letzterer noch in den Fällen, in welchen Narbenstränge von aussen nach innen das Harnröhrenlumen verlegen, eine ausführliche Besprechung gefunden, gelangt Monod zu einer directen Parallele zwischen äusserer und innerer Urethrotomie. M. ist der Ansicht, dass die Gegner der inneren Urethrotomie dies nur aus Unkenntniss eines sorgfältigen Modus procedendi und der genauen Indicationen derselben wären. Indem er sich in Bezug auf ersteren im Wesentlichen auf die Vorschriften von Guyon beruft, hält er den inneren Harnröhrenschnitt vornehmlich dann für angezeigt, wenn ein Instrument die Harnröhre passiren kann, und es ausreicht, einen solchen Grad von Dilatabilität der stricturirten Stelle herzustellen, dass man für später mit einfacher Bougiebehandlung auskommt. M. erachtet daher die Urethrotom. int. häufig in Fällen für indicirt, die von anderen, speciell englischen Chirurgen, namentlich wegen Complication mit Fisteln und secundären Veränderungen am Damm, dem äusseren Schnitte mit der Leitungssonde unterworfen zu werden pflegen. Dass die nachträgliche Erweiterungsfähigkeit der Harnröhre genau ebenso wie durch die Urethrot. ext. auch durch den inneren Harnröhrenschnitt gewährleistet wird, meint M. durch eine Analyse von einschlägigen, meist der Guyon'schen Abtheilung entnommenen Fällen darthun zu können. Dagegen soll gerade in der Grégory'schen Statistik eine ungewöhnlich hohe Zahl incomplet geheilter oder nicht über Jahresfrist beobachteter äusserer Urethrotomien enthalten sein. Dass aber selbst bei der grössten Einschränkung des äusseren Harnröhrenschnittes mit Leitungssonde die Urethrotomia externa im Allgemeinen viel weiter gehenden Indicationen entspricht, als die innere Urethrotomie — diese von Grégory vertheidigte Ansicht dürfte durch die vorstehende Arbeit M.'s nicht erschüttert, sondern lediglich bestätigt werden.

Koenig (22) empfiehlt in traumatischen Stricturfällen, bei welchen die impermeable Strictur nach vorn vom Bulbus liegt oder sich im vordersten Theile der Pars nuda befindet, den Perineal-Schnitt, der immer leicht zu machen sei, wenn man an dem chloroformirten Kranken durch Ausdrücken der vollen Blase die Pars nuda füllt. Man habe dann wenigstens der Indication der Harnentleerung genügt und kann dann je nach Wahl den Strictur-Callus in der Linea mediana durchtrennen oder nach einem Einschnitt in das vordere Ende der Strictur von hier aus den feinen Gang finden. Liegt die Strictur ganz in der Nähe der Blase, so hält Koenig die gleichzeitige Eröffnung der Blase von oben und der Harnröhre vom Damm aus, und die Durchführung der Sonde von dem Blasenschnitte durch die Harnröhrenincision nach dem Perineum für angezeigt. Das von ihm angeführte Paradigma eines 13jähr. Knaben, bei welchem 2 Jahre nach einem Fall mit dem Damm auf eine Deichsel wegen der durch die traumatische Strictur bedingten Harnverhaltung die Punctio hypogastr. gemacht und zwischen dieser und dem späteren „Catheterismus posterior“ ein Zeitraum von 4 Monaten bestand, zeigt indessen die bekannten (cf. den 2. Fall von Ranke im Ber. pro 1876, II. S. 250) Schwierigkeiten in der Ausführung des letzteren bei leerer, beständig ausfliessender Blase. Die Blase war hier durch Adhäsionen nach rechts verzogen, und gelangte der von der Punctionsstelle eingeführte Catheter in einen neben der Harnröhre gelegenen Hohlraum. Die Blase musste daher durch einen besonderen, genau die Mittellinie treffenden Schnitt noch einmal eröffnet werden, ehe man mit einem dünnen Instrumente das Orif. vesicale urethr. entriren und dieses durch die Perinealwunde nach aussen leiten konnte.

Wie schädliche Folgen bei Harnverhaltung nach Verletzung der Dammgegend die Versäumung der Urethrotomia perinealis und statt ihrer die Anwendung des Blasenstiches haben kann, zeigt recht deutlich eine von Mathieu (30) berichtete Krankengeschichte aus dem Hôtel Dieu zu St. Etienne. — Der gleiche Vorwurf trifft den von Gires (11) referirten Fall. In diesem wie in jenem Fall fand übrigens in Bestätigung der bekannten Ollier-Poncet'schen Experimente (Jahrb. pro 1871 S. 192) eine Continuitätstrennung der Harnröhre an ihrer oberen Circumferenz an der Uebergangsstelle zwischen Pars membr. in Pars prost. statt, während der untere Urethraumfang intact blieb. Freilich lagen gleichzeitig bräuchliche Continuitätstrennungen des Deckengerüstes in Form von Splitterbrüchen vor.

Gegenüber der Ausdehnung, welche man neuerdings von einigen Seiten dem Blasenstich in Fällen von Harnverhaltung bei frischer Verletzung zu geben versucht, hat das Eingeständniss eines älteren Chirurgen, nur einmal in seinem Leben in solchem Falle die Punctio vesicae ausgeführt zu haben, einen gewissen Werth. Hussey's (20), des langjährigen Oberarztes der Radcliffe Infirmary zu Oxford, bereits in dem Literaturverzeichniss näher angeführter Fall ist aber deshalb noch besonders bemerkenswerth, weil dieser Chirurg sich erst zur Punctio vesicae entschloss, als er mit der Urethrotom. ext. behufs Auffindung des vesicalen Harnröhrenfragmentes nicht zu Stande gekommen war. Hinzuzufügen ist, dass auch Hussey's Vorgänger, Cleobury, in einer 37jähr. Hospitalpraxis nicht ein einzigste Mal Veranlassung fand, die Punctio vesicae zu verrichten.

Lefranc (25) hat aus der Literatur 53 Beobachtungen traumatischer Verengerung in einer tabellarischen Uebersicht zusammengestellt und gefunden, dass unter diesen 15 mal die Verengerung vor dem 3. Monat nach der Verletzung sich zeigte und zwar wurde 7 mal unter diesen 15 die Strictur als eine sehr enge, resp. impermeable constatirt. 16 weitere Fälle unter den 53 wurden in einem Zeitraum von 6 bis 24 Monaten nach der Verletzung, 8 etwas mehr als 2 Jahre nach dieser notirt, so dass also 39 von 53 traumatischen Verengerungen in einem Zeitraume von weniger als 25 Monaten nach der ursprünglichen Läsion bemerkt wurden. Dabei maass die Verengerung in mehr als der Hälfte dieser 39 Fälle entweder weniger als 1 Mm. im Durchschnitt oder war geradezu als eine impermeable zu bezeichnen. Was die übrigen 14 Beobachtungen von späterer als 2jähriger Entstehung der Verengerung post trauma angeht, so gehören eigentlich noch 4 in die Gruppe der acut sich entwickelnden Stricturen, da es sich hier im Durchschnitt nur um 3 Jahre gehandelt hat, um die Verengerung völlig impermeabel zu machen, ein Factum, welches Lefranc bei den gewöhnlichen blennorrhagischen Verengerungen niemals darthun konnte. Es bleiben mithin nur 10 oder weniger als ein Fünftel der vom Verf. gesammelten traumatischen Fälle, in denen eine ebenso langsame Progression wie bei diesen letzteren nachgewiesen werden konnte. — Ebenfalls betont Arène (1) die schnelle Entwickelung der traumatischen Stricturen. Dieselben seien schon nach 3—4 Tagen zu constatiren, nachdem man den Verweilcatheter vorzeitiger Weise, d. i. vor Ablauf der ersten 3 Wochen nach Contusion der Dammgegend entfernt hat.

Die Verwendung des Thermocauters statt des Messers bei der äusseren Urethrotomie durch Verneuil, wie sie von Fallet (8) auf Grund von 3 ausführlich mitgetheilten günstigen Fällen aus dem Hôpital de la Charité in seiner Inauguralabhandlung beschrieben wird, bietet nichts Besonderes. Dass auch bei dieser Methode die Auffindung des hinteren vesicalen Endes der Harnröhre, bezw. das Entriren der Strictur von der Wunde aus ihre Schwierigkeit hat, beweist die zweite Beobachtung Fallet's. Beachtung verdient dabei die Praxis Verneuil's, womöglich immer auf einer metallenen Leitungssonde zu incidiren und nach gelungener Operation einen Nélaton'schen Catheter vom Orif. ext. urethr. aus dauernd einzulegen. Uebrigens hat Verneuil (45), wie Berger in der Soc. de Chir. hervorhebt, bereits im Jahre 1876 den Thermocauter zur Ausführung der Urethrotom. ext. benutzt, allerdings nicht in einem Falle von Strictur, sondern zur Entfernung eines in der Urethra festgeklemmten Steinfragmentes.

2. Andere Krankheitszustände der Harnröhre und des Penis.

1) Anger, Th., Sur le traitement chirurgical de l'hypospadias et de l'épispadias. Bull. et mém. de la soc. de chir. p. 175. (Vorstellung eines Falles gelungener einzeitiger Operation der Hypospadie und Bericht über eine durch doppelte Lappenbildung geschlossene Extrophie der Blase.) — 2) Barbiglia, R., La circoncisione. Giorn. internaz. delle sc. med. 1879. No. 10/11. (Unwesentliche Modification der Ricord'schen Klemme.) — 3) Bloxam, Two cases of carcinoma of penis — amputation. Med. Times and Gaz. April 3. (Hosp.-Ber. über 2 gewöhnliche Fälle bei einem 64jähr. resp. 59jähr. Pat.; Amputation mit dem Messer in 2 Zeiten; Heilung.) — 4) Boyland, Geo. Halsted, Inflammations of the urethral membrane from a surgical standpoint. Philad. med. and surg. rep. Septb. 18. (Nur Bekanntes.) — 5) Dawosky, Ein seltener Fall von Hypospadie mit virulentem Harnröhrencatarrh. Deutsche med. Wochenschr. No. 42. (In der Eichel und vorderem Penis bestand ein normal mündender Blindsack von 3 Ctm.) — 6) Darget, E., De la gangrène totale du pénis. Thèse p. l. d. Paris. No. 336. (Nicht veröffentlichter Fall aus der Richet'schen Abtheilung, in welchem bei einem 79jähr. Pat. nach einer Erosion durch unbekannte Ursache feuchte Gangrän des Gliedes entstand, und diese durch circuläre Verschorfung mittelst des Paquelin'schen Thermocauters erfolgreich begrenzt wurde.) — 7) Demeans, Note relative au phimosis congénital et son traitement et sur un procédé fort simple pour l'amputation de la verge. Bull. et mém. de la soc. de chir. p. 580—582. (Empfehlung der Ligatur für die Phimosenoperation und des Serre-noeud zur Blutersparniss bei der Amputat. penis.) — 8) Dellinger, Julius, Doppelte Harnröhre im hängenden Theile des männlichen Gliedes und deren Operation. Mit 1 Taf. Pest. med.-chir. Presse No. 13 u. 14. (Auch als Sep.-Abd.) — 9) Duplay, Sur le traitement chirurgical de l'épispadias. Bull. et mém. de la soc. de chir. p. 169 sq. — 10) Derselbe, Sur le traitement chirurgical de l'hypospadias et de l'épispadias. Arch. génér. Mars. p. 257—274. (Mit Holzschnitten u. 2 Taf. Abbildungen.) — 11) Foster, O. H., Congenital phimosis with preputial calculus. Lancet. Mai 15. (3jähr. Knabe mit Sperlingsei-grossem, glatten Phosphatstein von 80 Gran Schwere im Präputialsack. Hosp.-Ber.) — 12) Guibal, R., Du spasme uréthral. Thèse pour l'aggrégation. Paris. (Auch als besonderes Werk. Aus der umfangreichen, wenngleich die deutsche Literatur fast gar nicht berücksichtigenden Monographie Guibal's über den Harnröhrenkrampf ist als wesentlich hervorzuheben, dass Verf. denselben ausschliesslich auf die Pars membr. urethr. localisirt. Nach dem Vorgange von Verneuil, Otis u. A. glaubt G. an einen krampfhaften Verschluss dieses Theiles der Harnröhre in Fällen, in denen das eigentliche [organische] Hinderniss weiter nach vorn gelegen ist; cfr. Jahresbericht pro 1879. II. S. 225.) — 13) Gould, A. Pearce, A case of melanotic epithelioma of the penis; amputation; remarks. Lancet. March 20. (Bei einem 75jähr. Manne; Urethra und Corpp. cavern. penis wurden jedes für sich getrennt, letztere mit dem Ecraseur. Die genaue microscopische Untersuchung zeigte, dass die von aussen sich einstülpenden Epithelialwucherungen, je tiefer sie gingen, desto mehr einen pigmentirten Character trugen. Das in braunen Körnern auftretende, mit der Vertheilung der Blutgefässe innig verbundene Pigment erschien sowohl in den Zellen als auch zwischen denselben, theils mehr vereinzelt, theils mehr in nesterähnlichen Haufen. Eigentliche Epidermoidalnester fanden sich nur wenige. Keine Drüsenaffection trotz 5jähriger Dauer des Leidens.) — 14) Maurel, E., Note sur une pince courbe pour l'opération du phimosis. Bull. gén. de thérap. Juin 30. (M. empfiehlt zum Fixiren der Vorhaut eine „pince courbe", damit man am Dorsum bei der Circumcision hinreichend vom inneren Vorhautblatt mit einem Scheerenschlage abschneiden kann, andererseits aber die A. frenuli geschont wird.) — 15) Maurice, Ch., Phleg-

meurs et abcès uréthro-périnéaux symptomatiques de la blennorrhagie. Gaz. des hôp. No. 20 et 21. (Klin. Vorlesung: Empfehlung der frühzeitigen Incision vom Damme aus.) — 16) Mathieu (fils), Porte-caustique uréthral présenté au nom de Mr. Langlebert par M. Béclard. Ibidem. No. 18. (Académie de Médecine.) — 17) Mitchell, Charles L., Local medication of the deep urethra. New-York med. Rec. Decbr. 25. (Ein am Ende offener, mit einer Scala versehener, gebogener Silbercatheter, dessen Mandrin auf seiner Spitze ein 1½" langes Urethral-Suppositorium aus Gallerte trägt. Nicht neu?) — 18) Otis, F. N., Hypospadias. Cure by a single operation. New-York med. Record. Aug. 21. (Betrifft eine grosse fistulöse Oeffnung der Harnröhre, von der Basis der Glans sich 1¼" nach hinten erstreckend, die durch einen phagedänischen Schanker entstanden war. Nach Dissection der an ¼" breiten Fläche bis auf einen kleinen Schleimhautlappen, genügend für den zu bildenden Boden der Harnröhre, wurde vom Meatus externus aus eine weite silberne Röhre bis über die Fistel hinweg eingelegt, die Haut nach vorn gezogen und an der Basis der Glans angeheftet. Durch die silberne Röhre wurde ein dünner Gummicatheter in die Blase geführt, der auch den Harn von der Wunde fernhielt. Schmale Pappenstreifen wurden ober- und unterhalb des Penis applicirt. Es erfolgte vollständige Heilung, nur musste nachträglich eine am hinteren Eingang der früheren Fistel befindliche Strictur noch durchschnitten werden, so dass der 34jähr. Mann heirathen konnte.) — 19) Paci, Agostino, Amputazione della verga. Giorn. intern. delle sc. med. 1879. No. 7. p. 697. (Mit der galvanocaustischen Schlinge bei einem 72j. Manne wegen eines 3 Ctm. im Durchmesser zeigenden Krebsgeschwüres.) — 20) Pauli, Carl (Cöln), Ein Beitrag zur Therapie gewisser krankhafter Zustände der männlichen Harnröhre. Memorabilien No. 5. — 21) Skinner, W. F., A case of laceration of the penis during coition involving complete severance of the urethra with infiltration of urine followed by abscess resulting in urinary fistula. Philad. med. Times. Apr. 10. (Betrifft eine incomplete „Fractur" bei einem 39jähr. Mann. Das Glied stand dauernd nach links, während in dem rechten Corp. cavern. pen. dicht vor dem Uebergang in das Scrotum eine deutliche Furche zu fühlen war. Multiple Incisionen und permanenter Catheterismus. Abscess und zurückbleibende Fistel, welche sich nach fortgesetztem Gebrauch eines Catheters beim jedesmaligen Uriniren schloss.) — 22) Singer, Hermann, Harnsteine in einem Präputialsacke. Wiener med. Presse No. 34. (Wie in Bidder's Fall [vgl. Ber. II. S. 223] benutzte der 36jähr. Pat. den enorm ausgedehnten Präputialsack als Reservoir, das er durch einen Holzstöpsel schloss und nach Bedürfniss öffnete. Erst als der Stöpsel einmal hineingerutscht war, wandte sich Pat. an S., der bei der Circumcision ausser dem incrustirten Stöpsel noch 32, im Ganzen 90 Grm. wiegende Steine, aus Harnsäure und Uraten, sowie etwas Phosphaten bestehend, entleerte. Die der Retention vorangegangene Phimose war übrigens hier nicht angeboren, sondern die Folge der durch wiederholte Passage von Nierensteinen bedingten Reizung.) — 23) Terrillon, Excroissances polypeuses de l'urèthre symptomatiques de la tuberculisation des organes urinaires chez la femme. Progrès méd. No. 6, 7 et 8. — 24) Zeisel, H., Ueber den Harnröhrenkrampf und dessen Behandlung. Allgem. Wiener med. Zeitg. No. 23 u. 24.

Zeisel (24) hält ebenso wie Esmarch, an dessen Darstellung (vgl. Bericht II., S. 225) er sich vielfach anschliesst, den Harnröhrenkrampf für ein recht häufiges Vorkommniss. Er meint, dass es spasmodische Harnröhrenverengerungen sind, welche es erklären, dass so oft in Harnröhren, die keine organischen Verengerungen tragen, dennoch bei unvorsichtiger Untersuchung falsche Wege gemacht werden. Weniger bekannt dürfte sein, dass der Harnröhrenkrampf sich nicht nur beim Einführen, sondern auch beim Herausziehen des Instrumentes, wie Zeisel in 2 näher mitgetheilten Fällen gesehen haben will, als Hinderniss geltend zu machen vermag. Ebenso mag als neu die Beobachtung Zeisel's, dass der Harnröhrenkrampf die „Ursache" von Pollutionen und Prostatorrhoe sei, hier eine besondere Erwähnung finden.

Terrillon (23) betrachtet die fungösen Excrescenzen der weiblichen Harnröhre sowohl hinsichtlich der durch sie selbst hervorgerufenen Symptome, als auch in Bezug auf die Erscheinungen der häufig mit ihnen verbundenen tuberculösen Urethritis und Cystitis. Auf Grund von 4 selbst beobachteten, ausführlichst mitgetheilten Fällen (2 durch eine Autopsie beglaubigt) gelangt er zu nachstehenden Schlussfolgerungen: Die polypösen Auswüchse an der Mündung der weiblichen Harnröhre können in ätiologischer Hinsicht von zweifach verschiedener Art sein. — Die einen sind idiopathisch oder nur von einer leichten Reizung herrührend, ihre Prognose ist gut, die Abtragung führt sofort zur Genesung. Sie kommen am häufigsten vor. — Die andere Art der Excrescenzen kann zwar die gleichen äusseren Charactere wie die erste haben, sie verläuft aber, sei es vor, sei es neben einer Cystitis oder Urethritis tuberculosa, für welche sie ein wichtiges Symptom bildet. Ihre Vorhersage ist eine ernste wegen der Allgemeinerkrankung; sie kann zur Diagnose der oft so schwer erkennbaren Tuberculose der weiblichen Harnorgane dienen. Die Therapie ist ihr gegenüber ohnmächtig, sie führt nie oder höchstens nur zu einer vorübergehenden Besserung.

Die von Dollinger (8) bei einem 20j. Israeliten beobachtete angeborene Nebenharnröhre begann am Rücken der Eichel erst als Halbcanal, welcher sich nach 3½ Ctm. langem Verlauf zu einem ebenfalls 3½ Ctm. langen, vollständigen, für Instrumente von No. 12 Stärke durchgängigen Rohre schloss. Die Einmündung des letzteren in die normale Harnröhre fand sich dicht vor der Schamfuge. Die Operation des Verf.'s bestand in: der Spaltung des Canals, soweit dieser nicht schon offen war, Exstirpation der ihn auskleidenden Schleimhaut bis auf einen kleinen Lappen, welcher zusammen mit einem zweiten mehr der oberen Wand des anomalen Canals entstammenden Lappen zum Verschluss der Mündung dieses in die normale Harnröhre benutzt wurde. Nachdem die der Schleimhaut entblösste, genau angefrischte Halbrinne überall zusammengefaltet und durch Carlsbader Nadeln in dieser Lage fixirt worden war, erfolgte Heilung der Abnormität unter Anwendung des Verweilcatheters innerhalb der ersten 8 Tage nach der Operation.

Duplay (9 u. 10) hat seine Operationsmethode der Hypospadie (s. Ber. pro 1874, II., S. 305) etwas modificirt. Von den beiden seitlichen Doppellappen des eigentlichen Urethralcanals macht er die inneren Lappen bedeutend kleiner als die äusseren, so dass der Boden des neu anzulegenden Urethralcanales nur an den Seiten von Epidermisflächen, in der Mitte aber von den aneinanderstehenden blutigen Rändern der grösseren Aussenlappen hergestellt wird. Hierbei ist die Spannung bedeutend geringer, besonders wenn man neben oberflächlichen Knopfnähten sich gleichzeitig der Zapfennaht bedient. Letztere führt D., bevor er sie festknotet, auf jeder Seite noch durch ein kurzes Stückchen elastischen Catheters, so dass der directe Druck der Suturen dadurch noch weiter herabgesetzt wird. D. findet diese Zapfennaht so vortheilhaft, dass er sie beim Operationsacte, Schluss der restirenden Penisfistel, ebenfalls gebraucht, bei welchem er ihr stets eine sehr breite Anfrischung voranschickt. Der Erfolg der vorstehenden Modificationen seiner Methode war hinsichtlich des glatten Verlaufs der einzelnen Fälle und namentlich des Gelingens des letzten Operationsactes ein vorzüglicher. D. verfügt (abgesehen von einer Reihe noch in Behandlung befindlicher Patienten) zur Zeit über 5 völlig geheilte Fälle von Hypospadie (darunter 4 perineale und 1 scrotaler), und sind seine Ergebnisse, was Grösse des Urinstrahles und Facultas coeundi betrifft, durchaus befriedigende.

Die von Duplay veröffentlichte Methode der Operation der Epispadie ist nur eine Verbesserung und Vereinfachung der Thiersch'schen (Ber. pro 1869, II., S. 179). Zunächst lässt D. die einleitende Boutonnière als nicht unbedenklich fort, er ersetzt sie theilweise, indem er behufs Ableitung des Harns während der ersten Acte der Operation von der hypospadischen Mündung der Urethra, während des Schlussactes aber vom neuformirten Orif. ext. eine Sonde à demeure einlegt. D. räth zu diesem Behufe letzteren nie früher vorzunehmen, als bis die betr. Pat. hinreichend erwachsen sind, um den Verweilcatheter zu dulden, wogegen man die übrigen Eingriffe so frühzeitig wie möglich ausführen solle. Die Eintheilung der verschiedenen Acte ist dabei völlig analog der bei der Hypospadias-Operation, nämlich: 1) in Bildung des Orif. ext., 2) in Anlegung des eigentlichen Harnröhrencanales bis auf eine kleine mehr oder weniger der Schaamfuge nahe Stelle und 3) in Schluss der letzteren. Der 1. Act geschieht durch einfache Anfrischung und Naht, gleichzeitig mit ihm trennt D. die Verwachsungen, welche die abnorme Krümmung des Gliedes nach oben bedingen. Selten ist dies so radical möglich wie bei der Hypospadie, der Effect dieser Maassnahme tritt meist erst später voll zu Tage, bei weiterem Wachsthum des Gliedes. Bei dem 2. Act frischt D. die Seitentheile des den Rücken des Penis einnehmenden Halbcanales streifenförmig an, um dann durch Zapfnähte die Wundflächen aneinander zu fixiren. Die schürzenförmige Vorhaut verwendet er dabei etwas anders als Thiersch, nämlich nur zur Verstärkung der Decke des neugebildeten Canales. Die vorstehende Methode hat D. bis jetzt bei 3 Patienten angewendet, bei einem (einem 15jährigen Knaben) mit so gutem Erfolge, dass er ihn über das von Thiersch bei seinem bekannten Kranken erreichte Resultat stellt. Bei einem zweiten Kranken, einem 14jährigen Knaben, ist noch eine Haarfistel zurückgeblieben, während bei dem dritten wegen seines zarten, nur 4 Jahre betragenden Alters der Schluss der ursprünglichen epispadischen Harnröhrenmündung noch verschoben ist. Ausgezeichnet ist bei allen drei Patienten die Wirkung der Operation auf die vorher vorhandene Incontinenz, wie D. glaubt, durch Anregung der Contractilität des vorher unthätigen Sphincters.

Der jüngere Mathieu (16) hat einen Porte-remède construirt, welcher aus einem mit Scala versehenen, elastischen Catheter und einem diesen um 2 Ctm. an Länge übertreffenden Mandrin besteht. Letzterer ist relativ stark, aus Elfenbein, an der Spitze mit einer Olive versehen, hinter welcher er sich verjüngt, so dass eine Rinne entsteht, welche mit Fäden befestigte Watte ausfüllt. Nach der auf dieselbe stattgehabten Application des Medicamentes wird der Catheter mit dem Mandrin so weit in die Harnröhre geschoben, dass seine Spitze (worüber die Scala Aufschluss giebt) 2 Ctm. vor die erkrankte Stelle gelangt, welche die Watte dann berührt, wenn eine gleichweite Verschiebung des Mandrin stattgefunden. Besondere Vortheile vor dem analogen Dittel'schen Arzneimittelträger dürfte indessen dieses neue Instrument, wie Pauli (20) meint, kaum haben.

VII. Krankheiten der Hoden.

1. Allgemeines.

Osborn, Samuel, Notes on diseases of the testis. London. (Enthält kurze Bemerkungen über die einzelnen Formen der Hodenerkrankungen mit Ausnahme der Hydrocele unter wesentlicher Bezugnahme auf eigene Erfahrungen. Das Hauptverdienst des 117 Seiten umfassenden Werkes besteht in der sorgfältigen Benutzung der einschlägigen in dem St.-Thomas' Hosp.-Museum enthaltenen Präparate, von denen einige der besonders werthvollen abgebildet sind.)

2. Krankheiten des Scrotum.

1) Partridge, S. B., Removal of scrotal tumor. Brit. med. Journ. June 19. (with 1 woodcut.) — 2) Unthoff, John C., Strangulated inguinal hernia simulated by blood in the scrotum. Brit. med. Journal. Jan. 10. (Das Blut, welches durch den weit offenen Leistencanal, der von einer beweglichen Hernie eingenommen war, nach dem Scrotum getreten, stammte von einer spontanen Ruptur eines Aneurysm. A. iliac. comm.)

An bereits früher berichtete Fälle von Entfernung einer colossalen Elephantiasis-Geschwulst des Hodensackes (s. Ber. pro 1877, II, S. 257) schliesst sich die von Partridge (1) bei einem 55jähr. Hindu ausgeführte Operation an. Die Geschwulst, welche bis auf 6'' über dem Erdboden herabreichte, und von ihrem Träger bei sitzender Stellung derselben als Schreibpult benutzt wurde, konnte mit Schonung des Hoden und des Penis unter Anwendung des blutleeren Verfahrens relativ leicht entfernt werden. Sie wog in frischem Zustande, abgesehen von dem ausgeflossenen Inhalt einer rechtsseitigen Hydrocele von colossalem Umfang, nicht weniger als 111½ Pfund, während das Gesammtgewicht des Pat. vor der Operation in toto 276 Pfund betrug. Dennoch war die Reaction infolge der Geringfügigkeit des Blutverlustes nach der Operation nur eine geringe, so dass Pat. nach noch nicht 3monatlichem Spitalaufenthalt als völlig geheilt entlassen werden konnte.

3. Ectopie des Hoden.

1) Bush, Alex. F., A case of retraction of both testicles. Glasgow med. Journ. June. (Wahrschein-

lich Einklemmung infolge Tripperentzündung der beiden auch schon bei früherer Gelegenheit in den Leistencanal hinaufgestiegenen Hoden.) — 2) Carver, Cases of undescended testicles. Brit. med. Journ. Apr. 3. p. 520. Cambridge med. Soc. (Bekanntes.) — 3) Cullingworth, Misplaced testicle. Brit. med. Journal. May 1. p. 662. Manchester med. Soc. (Nicht operirter Testis perinealis bei einem 10 Wochen alten Kinde.) — 4) Wood, J., Transplantation of testicle from groin to scrotum. Lancet. May 1. (Bei einem 15j. Knaben. Hosp.-Ber.) Ueber die Operation s. vorj. Ber. II, S. 221.

4. Orchitis.

1) Gosselin, Orchite et vaginalite. Gaz. des hôp. No. 150. (Bei einem Stricturkranken. Klin. Vortr.) — 2) Heller, Epidemische Orchitis. Berl. klinische Wochenschr. No. 38. — 3) White, Octavius A., Mechanical compression in orchitis. Boston med. and surg. Journal. Vol. CII. No. 5. Jan. 29.

Heller (2) berichtet über das Auftreten von Orchitis, welches er gelegentlich einer Mumpsepidemie vom 10. Januar bis Ende April 1876 auf der äusseren Station des Danziger Garnison-Lazareths beobachtet hat. Es kamen in dieser Zeit im Ganzen 29 Fälle von Orchitis zur Aufnahme, von diesen 3 infolge erlittener Contusion, die übrigen 26 aber mit den charakteristischen Symptomen der epidemischen Hodenentzündung. Nur bei 8 von diesen 26 war eine Parotitis vorhergegangen, bei 2 eine solche gleichzeitig vorhanden, so dass der Rest von 16 als reine Orchitis aufzufassen ist. Ein höchst characteristischer Symptomencomplex war vorhanden, nämlich trotz grosser Schmerzhaftigkeit war der Hode selbst relativ wenig vergrössert bei normaler Consistenz und bei normalem Nebenhoden. Auffällig war dabei die Betheiligung des Gesammtorganismus und das Zurückgehen des Krankheitsbildes bei ziemlich indifferenter Behandlung binnen kurzer Zeit, des Schmerzes und Fiebers schon nach 4—5 Tagen, der Schwellung nach 8—10. In Bezug auf den Ausgang der Orchitis parotidea in Atrophie vermochte Heller 10 Patienten nachträglich zu untersuchen mit dem Ergebniss, dass bei der Hälfte, nämlich bei 5, der früher ergriffene Hoden atrophisch, etwa $^1/_3$ so gross wie der gesunde und von weicherer Consistenz als dieser war. Dieser Zustand hatte sich bei einem der Untersuchten in 4 Jahren nach der Entzündung nur insofern geändert, als nachträglich noch eine Varicocele auf der erkrankten Seite sich nach einem Trauma entwickelt hatte. Die Entzündung (bezw. die Atrophie) war in der Regel einseitig, 14 mal links, 12 mal rechts. In 2 Fällen wurden beide Hoden ergriffen, aber immer der 2te erst nach Genesung des erstbefallenen.

White (3) empfiehlt zur Hodencompression bei Orchitis anstatt der umständlichen Pflastereinwickelung, eine eigene muschelartige Bandage von gehärtetem, sehr dünnen Gummi, welche aus 2 Hälften besteht, die mittelst elastischer Schnüre beliebig einander genähert werden können. Der geschwollene Hode muss zunächst von dem gesunden getrennt in die Schale gelegt und am Hodensackhals durch eine Rollbinde umschnürt werden, damit er nicht wieder entschlüpfen kann. Ausserdem wird die Bandage noch durch einen leichten, elastischen Gurt am Körper befestigt. Verf. hebt als Vorzüge derselben noch hervor, dass sie auch vom Kranken selbst wieder mit Leichtigkeit bei eintretenden heftigen Schmerzen entfernt werden kann, ferner ihr geringes Gewicht (8 Gramm) und endlich die Reinlichkeit, die bei ihrer Anwendung beobachtet werden kann. Er hat sie auch bei Varicocele, indolenter Sarcocele und Hodenneuralgie mit Erfolg applicirt.

5. Hydrocele. Haematocele.

1) Bassini, E., L'attuale modo di curare l'idrocele della vaginale del testicolo. Annali universali di Med. Ottbre. p. 292 sq. (Bericht über die Volkmann'sche Operationsmethode, sowie über einen nach dieser behandelten Fall, in welchem gleichzeitig die Radicaloperation einer eingeklemmten Leistenhernie durch Verschluss der Bruchpforte gemacht ist.) — 2) Houilly, G., Hématocèle ancienne de la tunique vaginale, enflammée et suppurée, avec production de gaz dans la poche. Alcoolisme; insuffisance mitrale; emphysème pulmonaire. Large excision de la paroi antérieure du scrotum à l'écraseur linéaire; cautérisation au thermocautère. Guérison rapide. Gaz. méd. de Paris No. 37. 11. Sept. (69j. kräftiger Mann; Beginn der Geschwulst vor 13 J.) — 3) Boursier, P. A., Etude sur les hydrocèles symptomatiques des tumeurs du testicule. Thèse p. l. d. Paris. No. 9. — 4) Clemens, Encysted hydrocele of the spermatic cord. (Ulster med. Soc.) Dublin Journ. for med. sc. March. p. 253. (Gewöhnlicher Fall bei einem 18jähr. Pat., durch einfache Function erfolglos behandelt.) — 5) Dubourg, Kyste de l'épididyme chez un vieillard de 65 ans. Bordeaux méd. 15. Août. — 6) Housé de l'Aulnoit, Alfred, Nouvelle méthode de la cure radicale de l'hydrocèle par l'injection de quelques gouttes d'une solution de fer au 16. avec une planche. Paris. — 7) Lucas, R. Clement, 1) Ruptured haematocele of the tunica vaginalis; incision; castration; recovery; remarks. 2) Encysted haematocele; incision; recovery. Lancet, Aug. 21. (Hosp.-Ber.) — 8) Osborn, Sam., Cases of congenital hydrocele of the testis cured by acupuncture. Ibid. Febr. 21. (3 Fälle bei einem ½jähr. resp. 2- und und 9jähr. Pat.) — 9) Richet (Bouillot), Des hydrocèles compliquées. Union méd. No. 14. (Klin. Vorlesung über 3 Fälle.) — 10) Richter, Ubbo, Operation der Hydrocele. Dtsch. med. Wochenschr. No. 52. (56jähr. Pat., durch Schnitt unter antiseptischen Cautelen geheilt.) — 11) Rol, L.-M., De l'hydrocèle vaginale simple et de son traitement par le procédé opératoire de Defer. Thèse. p. l. d. Paris. No. 155. (Ueber das Verfahren s. Jahresber. pro 1860, III., S. 282; 1869, II., S. 182; 1874, II., S. 310.) — 12) Rouxean, Hématocèle vaginale (Bull. de la Soc. anat.) Progrès méd. No. 50. (Aus der Guyon'schen Klinik: 60jähr. Pat., durch Castration geheilt. Cfr. Ber. pro 1873, II. S. 199 und 1874, II. S. 311.) — 13) Smet, Ed., de, Sur un cas de Kyste spermatique. Presse méd. Belge No. 23. (25 Grm. milchigen, Spermatozöen haltendes Contentum einer Samencyste im Niveau des linken Nebenhodenkopfes, mit Hydrocele simplex complicirt bei einem 45jähr. Pat.) — 14) Tillaux, Note sur l'anatomie de l'hydrocèle simple. (Bull. de la Soc. anatom.) Progrès méd. No. 26. (Demonstration der von Lannelongue — Ber. pro 1874, II, S. 309. — beschriebenen Aufrollung des Canal. epididym. bei einer grossen, alten Hydrocele.)

Boursier (3) bringt eine auf sorgfältige Benutzung der einschlägigen Literatur, insbesondere der Protocolle der anatomischen Gesellschaft zu Paris gestützte Monographie über die symptomatischen

Hydrocelen bei Hodengeschwülsten. Verlauf und Sitz der Geschwülste (im Hoden resp. Nebenhoden) sind von wesentlicherem Einfluss auf Art und Entstehung der Scheidenhautentzündung als die Beschaffenheit der Geschwülste selbst. Schnelles Wachsthum der letzteren bedingt aber eine adhäsive Vaginalitis sei es mit, sei es ohne freien Erguss. Sitz vorzugsweise im Nebenhoden, oder im Nebenhoden und Hoden erzeugt leichter eine Vaginalitis als Beschränkung der Tumoren auf die Substanz des Hodens allein. Den Hauptzweck der Arbeit Bourzier's bildet der genaue Nachweis, dass es kaum eine Form von Hodenneubildung giebt, welche nicht gelegentlich durch eine Hydrocele complicirt gewesen ist.

Dubourg (5) untersuchte gelegentlich der Autopsie eines 66jährigen Mannes eine birnengrosse cystische Geschwulst seines rechten Hodens von unbekannter Provenienz. Dieselbe zeigte sich aus einer oberen und unteren Abtheilung zusammengesetzt, von denen die obere alle Charactere einer Hydrocele cystica bot, die untere aber eine Tasche mit sehr verdichteten, verkalkten Wandungen und 40 Gramm trüben, viel Cholestearin haltenden Inhaltes bildete. Diese Tasche nahm die Stelle des Nebenhodens ein, während zwischen ihr und dem übrigen gesunden Hoden nach vorn 3 kleine seröse Cysten in völlig abgesonderter Weise bestanden. Dubourg glaubt, dass die cholestearinhaltige Tasche sich aus den Coni efferentes bezw. aus dem Canalis epididymidis selbst entwickelte, ihr Zustand zur Zeit der Autopsie aber ebenso wie der Schwund der Nebenhodensubstanz Product secundärer Veränderungen gewesen sei. Andererseits sollen die als Hydrocele cystica beschriebene obere Hälfte der Geschwulst sowie die kleinen getrennten Cysten Neubildungen aus den Lacunen des lockern Interstitialgewebes zwischen den Coni efferentes darstellen.

Das Verfahren des Liller Chirurgen Houzé de l'Aulnoit (6), durch Injection einer bis auf den 16ten Theil verdünnten Lösung des gewöhnlichen Liq. ferri sesquichlorati die Hydrocele radical zu heilen, besteht in folgenden Einzelheiten: 1) Vollständige Entleerung der Flüssigkeit; 2) Wiedereinspritzung von 30 Gramm der eben entleerten Flüssigkeit durch die Troicart-Röhre: 3) Injection von nur 3 Gramm der schwachen Lösung von Liq. ferri sesquichlor. in 2 Absätzen, wodurch eine Coagulation der Hydrocelenflüssigkeit hervorgerufen wird. Das Verfahren ist in seinen verschiedenen Acten völlig schmerzlos, der Patient fühlt nur 2—3 Minuten lang etwas Schwere längs des Funiculus oder in der Reg. lumbar. Die reactive Schwellung ist dabei eine geringe. Verf. erwähnt, dass durch dieses Verfahren die Radicalcur der Hydrocele so einfach wie eine gewöhnliche subcutane Injection wird, und dass ferner üble Zufälle, bedingt durch Austreten von Injectionsflüssigkeit in das Gewebe des Scrotum, unmöglich sind. Die Behandlungsdauer betrug in 13 Fällen im Mittel 22 Tage. Gewöhnlich stellt sich nachträglich eine neue Ausschwitzung ein, welche in der Regel von selbst schwindet. Ein eigentliches Recidiv wurde unter 13 Fällen nur 2 mal constatirt, und einmal eine einfache Punction, einmal eine solche mit Jodeinspritzung nöthig.

Von den beiden von Lucas (7) operirten Hämatocelefällen ist der eine, einen 63jähr., dem Trunke ergebenen Arbeiter betreffende insofern bemerkenswerth, als die sehr entartete Scheidenhaut, wahrscheinlich unter dem Einflusse einer Körperanstrengung, geplatzt war, so dass ihr unter die Scrotalhaut ergossener Inhalt eine etwa mannskopfgrosse Geschwulst bildete. Der glückliche Ausgang ist hier trotz der drohenden Gangraena scroti nicht zum wenigsten dem Entschlusse des Operateurs zu danken, nach Incision und vergeblichem Versuch, die erkrankten Stellen der Scheidenhaut zu entfernen, die Castration vorzunehmen. Heilung erfolgte hierauf unter antiseptischen Cautelen.

6. Varicocele.

1) Gould, A. Pearce, Varicocele with small testicles. Lancet. Decb. 4. (Clinical society. S. macht unter anderem auf das frühzeitige Vorkommen der Varicocele vor der Pubertät und die dadurch bedingte Entwickelungsstörung des Organes aufmerksam.) — 1a) Derselbe, Part of a clinical lecture on the radical cure of varicocele by the galvanic écraseur.. Ibid. July 17. p. 83. — 2) Osborn, S., The treatment of varicocele by acupressure of spermatic veins. Brit. med. journ. Jan. 10. (3 Fälle, von denen einer die rechte Seite betraf. Die Acupressurnadel blieb im Durchschnitt 4 bis 6 Tage liegen.) — 3) Will, J. C. Ogilvie, The influence of varicocele on the nutrition of the testicle. Lancet. May 5. (Aufführung der Ansichten der verschiedenen englischen Autoren.)

Gould (1a) hat zur Heilung der Varicocele die galvanocaustische Schlinge in 8 Fällen angewandt. Die beiden Enden der Schlinge werden durch eine und dieselbe Einstichöffnung um die erkrankte Vene mit Schonung des Vas deferens herumgeführt. Um eine Verbrennung der Scrotalhaut an dieser Oeffnung zu vermeiden, empfiehlt es sich, statt eines blossen Einstiches einen kleinen Einschnitt mit dem Bistouri zu machen und, während die Batterie geschlossen ist, kaltes Wasser überträufeln zu lassen. Die Blutung ist dabei, namentlich wenn man die Durchbrennung so schnell wie möglich vor sich gehen lässt, entweder fehlend oder ganz gering. Ebenso rühmt Gould Schmerzlosigkeit und Reactionslosigkeit der Procedur. Nur dann, wenn man die Tunica vaginalis mit der Drahtschlinge mitfasst, kann eine entzündliche Hydrocele entstehen, deren Bedeutung für den weiteren Verlauf aber nicht wesentlich ist.

7. Neubildungen des Hodens.

1) Abraham, Myoma of testicle. Brit. med. journ. No. 27. (Manchester med. society. Betr. einen 12jähr. Knaben, bei welchem die Geschwulst, seit frühester Jugend bestehend, zu enormer Grösse angewachsen war. Glatte Muskelfasern zeigten sich in allen Theilen des Tumors.) — 2) Hutflower, Sarcocele. Ibid. March 20. p. 443. (Manchester med. society. Kleinzelliges Sarcom, in frischem Zustand 2 Pfund schwer.) — 3) Desnos, Orchite tuberculeuse suppurée. — Psoïtis. — Infection purulente. Progrès méd. No. 30. (Bull. de la soc. anat. Betr. einen 42jähr. Pat. der le Dentu'schen Abtheilung. Bei dem unvollständigen Sectionsbericht, der den

angeblich nicht erkrankten Hoden der linken Seite, die Blase und die Ureteren gar nicht erwähnt, ist nicht mit Sicherheit festzustellen, ob die Peritonitis nicht die Folge des Durchbrechens eines perinephritischen Abscesses ist, wie man vermuthen könnte.) — 4) Desmarous (d'Huriel), Enchondrosarcome du testicule; castration; guérison. Gaz. des hôpit. No. 113. (2 Fäuste grosser, 1,265 Kgrm. schwerer Tumor, seit 6 Jahren bei einem 49jähr. Pat. bestehend.) — 5) Duplay, Fongus du testicule; fongus tuberculeux et fongus traumatique. Ibid. No. 32. (Klinische Vorlesung über je einen zur Zeit noch nicht abgeschlossenen Fall.) — 6) Frusci, F., Mixo-condro-sarcoma del testicolo in un bambino di 20 mesi. Giorn. internaz. delle scienz. med. 1879. No. 2. (Die angeblich seit dem 6. Lebensmonat bestehende rechtsseitige Geschwulst hatte vor der mit glücklichem Ausgange gemachten Castration ein über hühnereigrosses Volumen erreicht. Die sehr genaue Untersuchung im pathologischen Institut von Neapel bestätigte die vor der Operation gestellte Diagnose.) — 7) Gosselin, Tumeur encéphaloïde du testicule. Gaz. des hôpit. No. 131. (Typhöses Fieber als Zeichen der allgemeinen Infection mit Geschwulstmetastasen.) — 8) Kraske, P., Ein Fall von doppelseitigem Hodensarcom. Centralbl. für Chir. No. 3. (Aus der Volkmann'schen Klinik.) — 9) Lannelongue, Tumeur congénitale du scrotum para-testiculaire, sur laquelle on peut faire plusieurs hypothèses, parmi lesquelles les plus probables sont celles d'une tumeur formée par les vestiges du corps de Wolf ou celle d'une inclusion scrotale. Bull. et mém. de la soc. de chir. p. 431. (Vorstellung eines nicht operirten, 2jähr. Patienten.) — 10) Liégeard, Sarcome cystique du testicule gauche datant de 6 mois; castration; guérison. Gaz. des hôpit. No. 17. (Bei einem 35jähr. Patienten.) — 11) Monod, Charles, De la castration dans l'ectopie inguinale du testicule. Bull. et mém. de la soc. de chir. de Paris p. 45 sq. — 12) Monod et Terrillon, De la castration dans l'ectopie inguinale. Arch. gén. Févr. p. 129—149 et Mars. p. 297—307. — 13) Pilate (d'Orléans), Sur une inclusion testiculaire. Bull. et mém. de la soc. de chir. p. 685. — 14) Rendu, Tumeur du testicule. (Bull. de la soc. anat.) Progrès méd. No. 41. (Rapide Entwickelung einer faustgrossen, rechtsseitigen Hodengeschwulst bei einem 35jähr. Pat. Castration. Microscopische Untersuchung fehlt.) — 15) Thiry (Ed. de Smet), Orchite tuberculeuse, ses caractères et son traitement. Presse méd. Belge No. 42. (Hosp.-Ber. über einen 28jähr. Pat., gelegentlich dessen Th. sich gegen jedes Operiren bei Hodentuberculose ausspricht. Fall bei Entlassung nicht geheilt.) — 16) Trélat, Cancer du testicule. Gaz. des hôpit. No. 83. (Klin. Vorl. über den noch nicht abgelaufenen Fall eines 33jähr. Mannes, der bereits Metastasen in den Leistendrüsen und der Lebergegend zeigte.)

Der von Kraske (8) aus der Volkmann'schen Klinik berichtete Fall von Lymphosarcom des Hodens bei einem 42jähr. Patienten schliesst sich insofern an die Beobachtungen von Monod und Terrillon (vergl. Ber. II, S. 233) an, als die Erkrankung eine doppelseitige war, indem der eine Hoden so kurze Zeit nach dem anderen afficirt wurde, dass binnen 6 Monaten die Entfernung auch dieses nothwendig erschien. Als Aetiologie dieser Affection wurde eine vor 5 Jahren erlittene Quetschung des rechten Hodens angegeben, nach welcher eine nie ganz geschwundene Vergrösserung desselben zurückblieb; indessen befiel die sarcomatöse Entartung nicht zuerst diesen, sondern das andere linksseitige, bis dahin gesunde Organ, und zwar scheint die Zunahme des Umfanges hier bereits 1½ Jahre vor der Castration vom Patienten bemerkt worden zu sein. Die anatomische Untersuchung der Geschwülste ergab, dass durch dieselben die Substanz des Nebenhodens ganz, die des Hodens bis auf eine dünne, scharf umschriebene Schichte an der unteren und vorderen Circumferenz verdrängt war. Macroscopisch zeigte sich bereits gegenüber der grauröthlichen homogenen Peripherie des Tumors eine Verkäsung des Centrums. Microscopisch fand man zwischen grösseren Rundzellen zahlreiche kleinere, lymphoide Zellen, auf dem erhärteten Durchschnitt ausserdem ein feines, netzförmiges Gerüst, in dessen Maschen solche grössere Rundzellen zu je 1—2 lagen. — Bemerkenswerth hinsichtlich des weiteren Verlaufes ist, dass trotz der von den französischen Autoren hervorgehobenen Bösartigkeit der Lymphosarcome des Hodens in dem vorliegenden Falle 6 Monate nach der zweiten Operation weder ein locales Recidiv noch Metastasen darzuthun waren.

An die im Ber. p. 1878, II. S. 234 enthaltenen Fälle von angeborenem Dermoidcysten des Hodens schliesst sich eine von Pilate (13) der Soc. de Chirurgie mitgetheilte Beobachtung, einen 19jährigen Patienten betreffend, an.

Derselbe trug seit der Geburt eine Hodengeschwulst, welche, fortwährend wachsend, schliesslich einen 2 Fäuste grossen Umfang erreichte, welche aus einer voluminösen, fluctuirenden Masse mit einem kleineren, hühnereigrossen, festen Appendix bestand. Der angeborene Character der Geschwulst, ihr indolentes Wachsthum, sowie das Ergebniss einer Probepunction, durch welche eine gelbgraue, fadenziehende Gallerte entleert wurde, sicherten im Gegensatz zu früheren analogen Fällen schon vor der Castration die Diagnose. Der exstirpirte Tumor zeigte in seinem cystischen Theil eine Wandung aus geschichtetem Bindegewebe mit Pflasterepithel und Papillenbildung, sowie einzelnen Talgdrüsen und Haarfollikeln, an einzelnen Stellen waren unterhalb des Epitheliums atheromatöse Herde. Der Inhalt der Cyste ähnelte dem Corp. vitreum des Auges. Der solide Theil der Geschwulst enthielt ausser einigen kleinen Cysten und den Resten des aufgerollten Hodens und Nebenhodens nebst Vas deferens fibröse, knöcherne und knorpelige Stellen. Die Cysten glichen den proliferirenden Cysten des Ovariums, einige schlossen ausserdem kleine Haarbüschel ein. Was die knöchernen Bestandtheile angeht, so war dies hauptsächlich eine 6 Ctm. lange, 1—2 Ctm. breite, etwas gekrümmte Platte, welche, in einem gerüstartigen, fibrösen Gewebe liegend, von einzelnen Haarbälgen und einem Pigmentstreifen umgeben erschien. Die Zellen des letzteren glichen den gefärbten Elementen der Choroidea.

Charles Monod (11) berichtete der chirurgischen Gesellschaft in Paris über einen Fall von rechtsseitigem Leistenhoden, welcher, einen jungen Menschen betreffend, im Gefolge wiederholten Trippers in rapider Weise carcinomatös entartete und von Guyon als faustgrosse Geschwulst, 9 Monate nach der letzten Gonorrhoe entfernt werden musste. Im Anschluss an diese Beobachtung stellten Monod und Terillon (12) 42 Fälle von bösartiger Neubildung des Leistenhodens zusammen, in welchem die Entfernung des entarteten Organs unternommen worden war. Die Resultate derselben waren, wenn man von 7 frühzeitigen, von dem Eingriff als solchen unabhängigen, theilweise durch accidentelle Wundkrankheiten bedingten, tödtlichen Ausgängen abweicht, insofern ausserordentlich günstige zu nennen, als nur 3mal eine secundäre Peritonitis auftrat, darunter 1 mit Exitus letalis am 12. Tage nach der Operation bei einem Kranken v. Langenbeck's. Andererseits waren die Endergebnisse der Castration des Leistenhodens bei Entartung desselben überaus betrübender Natur. Bei 18 Patienten war der fernere Verlauf der Krankheit unbekannt geblieben, bei den übrigen aber nur bei 2 kein Recidiv constatirt, gegenüber von 15 ausgemachten Rückfällen und 2 nach 5 resp. 2 Monaten an intercurrenten Leiden Gestorbenen. Auffälliger Weise konnten im Ganzen nur 8 Fälle von Castration des Leistenhodens aus anderen Ursachen (Entzündung, wiederholte Einklemmung etc.), als wegen bösartiger Entartung des Organs von den Verff. beigebracht werden. Der durchaus günstige Verlauf dieser Fälle bestätigt im Wesentlichen, wie richtig Szymanowsky bereits die Ungefährlichkeit der Castration des Leistenhodens beurtheilt hatte. Aus den Schlussfolgerungen der Verff. sind folgende hervorzuheben: 1) Die Castration des Leistenhodens ist in der Mehrzahl der Fälle nicht von tödtlichem Ausgange begleitet. 2) Die angeblich als verhängnissvoll betrachtete secundäre Peritonitis ist selten beobachtet, unter 50 Fällen 3mal (mit † 1). 3) Die Anzeigen zur Castration des Leistenhodens differiren nicht von denen der Entfernung des normal gelegenen Organes. 4) Bei Neubildung des Leistenhodens handelt es sich meistens um Krebse und ist in allen Fällen das entartete Organ für die Function verloren. 5) Man darf und muss daher hier zur Vermeidung von Rückfällen möglichst früh operiren. 6) Die Castration des Leistenhodens ist aber ebenso angezeigt, wenn das Organ schmerzhaft oder Sitz wiederholter Entzündungen resp. Einklemmungen ist. 7) Die Operation der Castration des Leistenhodens ist eine einfache, die keine besonderen Maassnahmen erheischt.

VIII. Krankheiten der Samenwege.

1) Beard, George M., Nervous diseases connected with the male genital function. The natural history of continence — the nervus system as affected by castration — psychology of old — maidism and backelorism — sudden changes in sexual habits from excess to abstinence, and vice versa — late marriages — illustrative cases. (Bekannt.) — 2) Grünfeld, J., Weitere Beiträge zur endoscopischen Untersuchung des Colliculus seminalis. Anz. der k. k. Ges. der Aerzte in Wien No. 15. Wiener med. Blätter No. 10, 12, 13. — 3) Derselbe, Endoscopische Befunde bei Erkrankungen des Samenhügels. Allg. Wiener med. Zeitg. No. 46.

Durch die fortgesetzten Studien Grünfeld's (2) scheinen die bezüglich der endoscopischen Wahrnehmbarkeit des Colliculus seminalis noch bestandenen Beschränkungen jetzt völlig beseitigt zu sein. Nunmehr gelingt die endoscopische Exploration des Samenhügels auch bei einem kleinen Caliber der Harnröhre, auch können die Mündungen der Ductus ejaculatorii und prostatici wahrgenommen werden, so dass die Sondirung derselben ohne Schwierigkeit sich ausführen lässt. Die Untersuchung wird mit einem Hartcautschuktubus von 12 Ctm. Länge, von 6—8 Mm. Durchmesser vorgenommen, welcher auch ohne Conductor ohne Schaden für den Kranken, namentlich ohne die hindernde Blutung vorgeschoben werden kann. Die hellrothe Farbe des Samenhügels hebt sich gegen die dunkelrothe in Sichel-, Halbmond- oder Hufeisenform sich präsentirende obere Harnröhrenwand sehr deutlich ab. Neben der Färbung verdienen die Reflexbilder die Berücksichtigung, zu deren Beobachtung eine Locomotion des endoscopischen Tubus vorgenommen werden muss. Mit Hilfe der Reflexbilder constatirt man das eigentliche Caput gallinaginis, die knötchen- und bügelförmigen Erhabenheiten in der Medianlinie, sowie die Veränderungen der Ductus ejaculatorii und prostatici, zumeist solche mit centralen Defecten. Diese sind am Lebenden leichter wie an der Leiche zu eruiren. Auch pathologische Verhältnisse dieser Theile konnte G. durch das Endoscop wahrnehmen und Bepinselungen, Cauterisation und Scarification derselben vornehmen. Im Speciellen führt G. (3) die Hyperaemie und den Catarrh des Samenhügels als endoscopisch nachweisbar an, erstere durch die Farbenveränderung, letztere ausserdem durch die Schwellung und Lockerung, vor allem aber durch die reichliche Secretion glasigen Schleimes. In der Mehrzahl der Fälle sah G. diese catarrhalischen Veränderungen bei der Spermatorrhoe; bei längerer Dauer der Erkrankung kann an Stelle der Röthe der Schleimhaut eine mehr gelbrothe Nüance auftreten, in welchem Falle auch über Mangel an Potenz geklagt wurde. Relativ selten kam eine Hypertrophie des Samenhügels zur Anschauung, bei welcher das mehr blasse gelbrothe Organ ganz an den analogen Zustand der Tonsillen erinnerte.

GÜTERBOCK.

Acute und chronische constitutionelle Krankheiten

bearbeitet von

Dr. L. RIESS, Privatdocent an der Universität und Director des Städtischen Krankenhauses zu Berlin.

I. Leucaemie.

1) Gouilloux, E., Leucocythémie, sa symptomatologie. Thèse. Paris. (Zusammenstellung von Bekanntem über die Symptome der Leucaem. lienal. und lymphat.) — 2) Fleischer, R. und Penzoldt, F., Clinische, pathologisch-anatomische und chemische Beiträge zur Lehre von der lienal-myelogenen, sowie der lymphatischen Form der Leucaemie. Deutsch. Arch. f. clin. Med. Bd. 26. S. 368. — 3) Neumann, E., Ueber leucämische Knochenaffectionen. Berl. clinische Wochenschr. No. 20. — 4) Spilling, E., Ueber Blutuntersuchungen bei Leucämie. Diss. Berlin. — 5) Cavafy, J., Amoeboid movements of the colourless blood-corpuscles in Leuchaemia. Lancet. Nov. 12. (Dass. Brit. med. Journ. Nov. 13.) — 6) Chappelle, P. de, De la Leucocythémie dans ses rapports avec le Traumatisme. Thèse. Paris. — 7) Lodi, G., Contribuzione allo studio della Leucocitemia, del Linfoma maligno e della Anemia essenziale. Rivist. clin. di Bologna. Febbr. e Marzo. — 8) Mayet, Cas de Leucocythémie. Lyon médic. No. 3. (Unbedeutender Fall: Frau mit Leuc. lienal. seit 15 Monaten; Milz 25 Cent. lang; im Blut weisse Körp.: rothen = 1 : 5; keine octaedrischen Crystalle.) — 9) Potain, Leucocythémie splénique et ganglionnaire. Gaz. des hôpit. No. 63. (Clin. Vortrag über einen einfachen Fall von lienal-lymphat. Leucaemie. P. betont, dass die alte Unterscheidung Trousseau's zwischen Adenie und Leucaemie nicht streng aufrecht zu halten ist, namentlich eine in die andere übergehen kann.)

Fleischer und Penzoldt (2) theilen 2 Fälle von lienaler, einen von lymphatischer Leucämie mit:

1) 33jähr. Frau; früher Intermittens; Leber- und Milztumor; im Anfang der Erkrankung wird die Harnstoff-Ausscheidung auf durchschnittlich 27,7, die Harnsäure auf 1,54 pro die bestimmt; ab und zu treten Schmerzen im Sternum, einigen Rippen und der rechten Tibia auf. Kurz vor dem Tode wird die rechte Lumbalgegend aufgetrieben und schmerzhaft. — Section ergiebt (ausser Colossaltumor von Leber und Milz und Lymphomen der Nieren) eine Ruptur der rechten Nebenniere mit Hämorrhagie in das perinephrit. Zellgewebe.

2) 41jähr. Mann; keine Aetiologie; grosser Milztumor; colossale Vermehrung der weissen Blutkörperchen (grosse Form): im Mittel aus 57 genauen Zählungen ist das Verhältniss der weissen zu rothen Körp. = 115 : 100! — Behandlung mit Jodoform (äuss. und inn.); Milztumor nimmt in 14 Tagen um einige Ctm. ab. — Die spätere Beobachtung ergiebt das Verhältniss der Blutkörperchen = 43 : 100 und zeigt fast durchweg kleine, lymphatische Körperchen. Bei der Section findet sich leucämisches Knochenmark, Milztumor und Lymphdrüsenschwellung.

3) 47jähr. Mann; Erkrankung mit doppelseit. Halsdrüsenanschwellungen; Blut anfangs normal; erst nach 8monatlicher Krankheit Zunahme der weissen Blutkörperchen (bis 1 : 9); dieselben sind fast alle kleiner, als rothe Blutkörp. (4,3—6,0 μ.). Im Eiter eines Fussgeschwüres zeigen sich dagegen nur grosse weisse Blutkörp. (9,6 μ.). Schmerzhaftigkeit des Sternum; allgemeiner Hydrops. Eine Ascites-Punction entleert etwas trübes Serum, das sich am folgenden Tage wie rahmiger Eiter trübt (micros. nur kleine Kügelchen). — Section: Allgemeine Drüsenschwellung; Knochenmark normal. Pleura-Flüssigkeit eiterartig (micros. ebenfalls nur kleine Körnchen).

Folgende Punkte heben Verff. aus diesen Krankengeschichten als clinisch besonders interessant hervor: 1) den hohen Grad der Vermehrung der weissen Blutkörperchen in Fall 2, wie er mit Sicherheit (durch multiple Zählungen) nicht häufig constatirt ist. — 2) Die schnelle Abnahme des Milztumors ohne allgemeine Besserung in Fall 2, als wahrscheinliche Ursachen desselben können angesehen werden Diarrhöen und die Behandlung mit Jodoform. — 3) Die Nebennierenblutung in Fall 1. Aehnliche, wenn auch schwächere Affectionen der Nebennieren sind selten beschrieben; s. Vogel (Virch. Arch. Bd. 3.) und Schepelern (Jahresber. f. 1873, II., S. 298). — 4) Den Uebergang einer lymphatischen Pseudoleucämie nach mindestens 8 Monate langem Bestehen in Leucämie (Fall 3); dass dergleichen Beobachtungen so selten sind, beruht nach Verf. vielleicht darauf, dass die meisten Kranken in dem pseudoleucämischen Stadium sterben. — 5) Die Constatirung (Fall 3) von Eiterkörperchen, welche nur die Grösse der normalen weissen Blutkörperchen, nicht die der im Blut vermehrten kleinen lymphatischen Zellen zeigen, im Wundeiter. (Aehnliche Angaben bei Virchow und Neumann.) — 6) Das normale Verhalten des Knochenmarkes trotz in vita beobachteten Sternalschmerzes (Fall 3). — 7) Die eigenthümliche Trübung der Exsudate (Fall 3 in Periton. und Pleura), für welche die microscopische Untersuchung keine Deutung gab. — 8) In Fall 2: Die Abnahme der weissen Blutkörperchen und ihre Verwandlung aus der grossen lienalen in die kleine lymphatische Form, gleichzeitig mit allgemeiner Besserung.

Pathologisch-chemisch wurden genaue Stoffwechsel-Untersuchungen gemacht in Bezug auf Harnstoff (resp. Stickstoff), Harnsäure, Phosphorsäure und Schwefelsäure unter genauer Abwägung der Diät, Vergleich mit Controlpersonen und Bestimmung der Fäces: Eine 10tägige Versuchsreihe mit 2 Controlpersonen (Emphysem. und Gesund.) ergab Folgendes: Der Leucämiker schied die grösste Harnmenge aus. Die Harnstoffausscheidung schien ziemlich gleich zu sein:

Tagesmittel nach 10 Tagen	Leucaem.	43,93	= 20,51 N
	Emphys.	44,0	= 20,52
Tagesmittel nach 8 Tagen	Leucaem.	45,70	= 21,3
	Gesund	43,29	= 20,2

Doch hatte dabei der Leucämiker häufige Diarrhöen und ass weniger als die Controlpersonen, so dass eine relative Vermehrung der Harnstoffausscheidung zu schliessen ist. — Die Harnsäure zeigt sich deutlich vermehrt: Tagesmittel 1,211 gegen 0,502 (Emphysem.) und 1,293 gegen 0,659 (Gesund.) — Phosphorsäure und Schwefelsäure schwankten sehr, doch fanden sich die höchsten Tageswerthe auch hier bei dem Leucämiker.

Noch schlagender werden die Differenzen durch Hinzurechnung der Fäcal-Analysen; diese zeigten bei dem Leucämiker beträchtlich mehr N und Phosphorsäure als bei den Controlpersonen: Tagesmittel (aus 10 Tagen) bei N 2,900 gegen 1,318; bei Phosphorsäure 0,912 gegen 0,73. Für den aus Urin und Fäces zusammen berechneten N ergeben sich die Tagesmittel 23,41 gegen 21,58 (Emphysem.) und 24,9 gegen 21,5 (Gesund.).

Eine 2. Versuchsreihe gegenüber einer anderen Versuchsperson zeigte Aehnliches: Harnstoff 29,02 gegen 16,66; Harnsäure 1,23 gegen 0,2; Phosphorsäure 2,502 gegen 1,47; Schwefelsäure 2,464 gegen 1,514.

Somit ergaben die Untersuchungen mit Evidenz eine Stoffwechsel-Erhöhung bei dem Leucämiker.

Der Fall von Leucämie, den Neumann (3) mittheilt, zeichnet sich durch eine exquisite „pyoide" Veränderung des Knochenmarkes aus, die bei Lebzeiten nicht nur durch Schmerzhaftigkeit des Sternum, sondern durch über verschiedene Theile des Skelettes verbreitete Knochenschmerzen zu erkennen war:

41jähr. Mann: grosser Milztumor und Schwellung der Inguinal-, Cervical- und Cubitaldrüsen; in einer früheren Periode Schmerzen in linker Schulter und Sternum; im letzten Stadium quälende Schmerzen im recht. Oberschenkel. — Section ergab (ausser Milztumor, Drüsenhyperplasion und lymphat. Infiltration in Pleuren, Leber und Nieren) das Mark des Sternum und Humerus dunkelroth mit grünlichgelben, eiterähnlichen Einlagerungen; microsc. Ansammlung dichtgedrängter, den weissen Blutkörp. gleichen Rundzellen. Im Leichenblut keine kernhaltigen rothen Blutkörperchen; viel Charcot'sche Crystalle.

Bei einem anderen Falle, wo die Section ebenfalls in Sternum, Rippen und Humerus starke Markveränderung (pulpöse, schmutzigrothe Beschaffenheit mit viel kernhalt. rothen Blutkörp.) ergab, fehlten alle Knochenschmerzen, auch im Sternum.

N. betont wieder, dass er die Knochenmark-Veränderungen als die hauptsächlichste Ursache der Blutalteration bei Leucämie ansieht und bezweifelt die Möglichkeit, aus einer Krankengeschichte die Milzerkrankung als ältere zu beweisen (Mosler). Für den einzigen scheinbar gegen seine Ansicht sprechenden Fall hält er den von Heuck (Jahresber. f. 1879, II., S. 236) mitgetheilten von Osteosclerose bei Leucämie; doch möchte er annehmen, dass solch Zustand der Ausgang früherer hyperplastischer Knochenveränderungen sei; er sieht ferner den Befund von kernhaltigen rothen Blutkörperchen im Blute bei jenem Falle als beweisend für eine Betheiligung des Knochenmarkes an, indem er bestreitet, dass diese Elemente auch in leucämischer Milz gefunden werden.

Indem Spilling (4) hervorhebt, dass die Beschreibung der Blutbefunde bei Leucämie bis jetzt sehr unzureichend ist, theilt er die Resultate von Blutuntersuchungen mit, die er unter Ehrlich's Leitung mit dessen Tinctionsmethode (an Trockenpräparaten) bei einem Fall von Leucämie angestellt hat. Derselbe hatte sich anscheinend infolge chronischer Dysenterie entwickelt, und die Section zeigte (ausser der Dysenterie, ulceröser Endocarditis mit Infarcten in Leber, Nieren, Milz und Peritonit. purul. acut.) grossen Milztumor, allgemeine Drüsenhyperplasien und pyoide Veränderung des Knochenmarkes.

Das Blut (weisse: rothen Blutkörp. = 1:5) wurde mit basischen, sauren und neutralen Farbstoffen behandelt. Es enthielt (nach Ehrlich's Terminologie): 1) Polynucleäre Zellen, denen des normalen Blutes gleich; 2) mononucleäre Zellen, im Uebrigen auch denen des normalen Blutes gleich, aber dicht mit sog. ε-Körnung gefüllt (einer Körnung, die sonst nur in den polynucleären Elementen sich finden soll); 3) Uebergangsformen zwischen beiden; 4) kleine weisse Zellen, theils mono-, theils polynucleär; 5) eosinophile Zellen; 6) spärliche Mastzellen; 7) kernhaltige rothe Blutkörperchen in geringer Anzahl. — No. 1—3 entsprechen den lienalen, No. 4 den lymphatischen Blutkörperchen im Sinne Virchow's. Gerade die Formen 1—3 fanden sich aber dicht gedrängt (bes. No. 2) im Knochenmark, was gegen die Durchführbarkeit der Unterscheidung der Formen in Bezug auf ihre Abstammung spricht. — Bacterien fehlten im Blut, fanden sich aber massenhaft in der Milz (12 Stunden post mortem).

Bei einem Fall von lymphatischer Leucämie, der das letzte Halbjahr des Lebens in Beobachtung war, untersuchte Cavafy (5) das Blut darauf, wie viele der weissen Blutkörperchen amöboide Bewegungen zeigten. Er fand (analog früheren Beobachtungen), dass dies nur ein kleiner Theil der weissen Blutkörperchen war, und auch bei diesen die Bewegungen nur träge und unvollkommen ausfielen. Die Zahl der amöboiden Körperchen wechselte zwischen 4 und 24 pCt. und nahm gegen das Ende der Krankheit hin ab. Zum Vergleich untersuchte Anämien (2 Chlorosen, 1 Carcinom) zeigten normale amöboide Bewegung der Blutelemente. — Er schliesst: dass die weissen Blutkörperchen in der Leucämie absterben, daher unfähig sind, aus den Blutgefässen auszuwandern, dass hierdurch Coagulation und Thrombose begünstigt wird, und dass die secundären lymphatischen Knoten und Infiltrationen nicht durch Emigration, sondern durch Extravasation und wahrscheinlich durch Lymph-Anhäufung gebildet werden. — In der sich anschliessenden Debatte betont u. a. Silver, dass er in einem Fall von Leucämie normale amöboide Bewegung der weissen Blutkörperchen sah.

Chappelle (6) sammelt aus der Literatur eine Reihe von Fällen, die einen Zusammenhang von Trauma und Leucämie nachweisen sollen, und zwar: 1) 10 Fälle zum Beweis, dass ein Trauma Leucämie hervorrufen kann; darunter aber nur 4 eigentliche Traumen, übrigens je 2 mal Exstirpation der Tonsillen, Muskelanstrengung und Blutverluste. 2) Zum Beweis, wie schlecht Leucämiker Traumen vertragen: 17 Fälle von tödtlicher Blutung nach operativen Eingriffen bei Leucämie (10 mal Splenotomie; ausserdem Incisio renis, Steinschnitt, Achseltumor-Operation, Zahn-Extraction, Schröpfköpfe); ferner 2 Fälle mit schwer stillbarer Blutung (Blutegel, Zahn-Extraction). In 9 anderen tödtlichen Fällen (nach Splenotomie, Transfusion und anderen Eingriffen) beruhte die Todesursache in Peritonitis, Phlebitis, Septicämie und Collaps. — Nach Ch. ist daher bei einem Leucämiker jede Operation möglichst zu vermeiden.

Lodi (7) giebt eine Zusammenstellung der Krankengeschichten und anatomischen (besonders auch microscopischen) Befunde bei 3 Fällen von lymphatischer, 2 Fällen von lienaler Leucämie, einem Fall von malignem Lymphom und 3 Fällen von essentieller Anämie. — Die Fälle ergeben nichts von den bekannten Beobachtungen besonders Abweichendes. Von den histologischen Befunden heben wir das, was er über das Knochenmark in den verschiedenen Krankheiten aussagt, hervor. Er fand daselbst: 1) bei der lymphat. Leucämie Anwesenheit kleiner weisser Rundzellen und Verminderung oder selbst Verschwinden der Markzellen; keine Bildung von lymphatischem Gewebe; keine kernhaltigen rothen Blutkörperchen. 2) Bei der lienalen Leucämie weisse Rundzellen, ähnlich denen des Blutes; sehr wenig kernhaltige rothe Blutkörperchen; kein besonderes lymphatisches Reticulum. 3) Bei dem malignen Lymphom Infiltration weisser Rundzellen um die Blutgefässe herum nebst Bildung eines interstitiellen fibrösen Gewebes. 4) Bei der perniciösen Anämie viel typische Markzellen, viel kernhaltige rothe Blutkörperchen; einige weisse Blutkörperchen.

Das maligne Lymphom unterscheidet sich nach L. von der Leucämie durch den schnelleren Verlauf, die entschieden neoplastische Structur und das Vorhandensein secundärer heteroplastischer Producte; dem primären Lymphdrüsensarcom gegenüber betont er die Beschränkung des Processes auf die Lymphdrüsen und das relative Freibleiben des umgebenden Gewebes.

Als Anhang: Pseudo-Leucaemie (Lymphadenie, Hodgkin'sche Krankheit.)

1) Rothe, O., Ueber einen Fall von malignem Lymphosarcom (Pseudoleucaemie). Diss. Berlin. — 2) Baumel, L., Un cas d'Adénie à forme thoraco-abdominale. Montpellier médic. Juillet. — 3) Philippart, Observation de diathèse lymphogène, à formes cutanée, lénticulaire, ganglionnaire, hépatique et leucocythémique. Bull. de l'Acad. de Méd. de Belgique No. 4. — 4) Admiraal, D. J., Leukaemie of Pseudoleukaemie? Weekbl. van het Nederl. Tijdschr. voor Geneesk. No. 39. (37 jähr. Mann; circa 1 Jahr lang Unterleibscoliken, leichter Icterus, Leber- und Milzvergrösserung, häufige Epistaxis, normales Blut. Wahrscheinlichkeits-Diagnose: Hypertrophische Cirrhose. Die Section ergiebt als Wesen der Lebervergrösserung eine diffuse Infiltration des Gewebes mit Rundzellen, die A. als ausgewanderte Blutkörperchen ansieht. Er möchte hiernach den Fall als Pseudoleucaemie mit besonderer Localisirung in der Leber auffassen.) — 5) Berry, W., Notes of a case of Lymphadenoma. Lancet, Septemb. 4. (Unbedeutender Fall: 26 jähr. Mann; 5 Monate ante mort. Trauma mit Quetschung des Rückens; seitdem zunehmende Cachexie; Tumor in der linken Reg. iliaca palpabel; Inguinal- und Cervicaldrüsen geschwollen. Section: Ausser den Drüsenschwellungen grösserer Tumor vor den Lendenwirbeln und Lebervergrösserung.) — 6) Cunningham, H., Case of supposed Lymphadenoma treated with jodide of potassium. Glasgow med. Journ. June. (Unbedeutender Fall: Grosser Tumor der rechten Hals- und Thorax-Seite mit Betheiligung der thoracischen und axill. Lymphdrüsen, seit über zwei Jahren bestehend; zweifelhafter syphilit. Ursprung; günstige Behandlung mit Jodkalium.)

Rothe (1) theilt den Fall eines aus sehr elenden Verhältnissen stammenden Knaben von 1 Jahr 7 Monaten mit.

Hauptsymptome: Anämie, Oedeme, Hautblutungen, so dass die Diagnose Morb. Werlhof. gestellt wird; Blut nicht leucämisch. Section ergiebt colossale Vergrösserung von Leber und Nieren, im Magen eine grosse Anzahl kleiner, der Schleimhaut aufsitzender markiger Tumoren; dieselben in geringerer Anzahl auf der Darmschleimhaut. Alle diese Veränderungen beruhen auf lymphosarcomatöser Neubildung; dieselbe verhält sich in Leber und Nieren zum Theil interstitiell, zum Theil fliesst sie hier zu grösseren Knoten zusammen. Die Tumoren der Magen- und Darmschleimhaut zeigen ausser der lymphatischen Neubildung Wucherung der Magendrüsen resp. Zotten. Milz und Mesenterialdrüsen hyperplastisch. In Herzfleisch, Magenschleimhaut etc. viel kleine Blutungen. Knochenmark normal).

R. erklärt den Fall für eine Pseudoleucämie; er hält ihn für einen sehr guten Beweis dafür, dass Anämie (hier aus der schlechten Ernährung hervorgegangen) in den blutbildenden Organen Hyperplasie und lymphatische Neubildungen anregen kann. — Weiter giebt er seine Ansicht dahin ab, dass die Pseudoleucämie nichts als das erste Stadium der Leucämie sei und, wenn sie nicht durch intercurrente tödtliche Krankheiten in ihrer Entwickelung gehemmt wird, immer in Leucämie übergehe. Als Beweise hierfür führt er besonders an: 1) dass die Pseudoleucämien immer kürzer verlaufen, als die Leucämien; 2) dass in der Pseudoleucämie während des Verlaufes die weissen Blutkörperchen zunehmen (?). Für die perniciöse Anämie betont er, dass sie ein von der Leucämie vollständig verschiedener Process ist, dass beide in einem Individuum wohl gleichzeitig vorkommen können, aber die perniciöse Anämie niemals in Leucämie übergeht.

Im Anschluss an die einfache Krankengeschichte eines 23jähr. Soldaten, bei dem Drüsentumoren am Halse und im Abdomen bestanden, welche sich unter Gebrauch von Ol. jecoris bis zur fast völligen Heilung wieder besserten, behandelt Bammel (2) die sog. Adenie, ohne Neues zu bringen. Er betont, dass die Adenie eine specielle Drüsenerkrankung ist, die mit Leucämie nicht zusammenhängt; er stellt als ihre Hauptformen die abdominelle, auf die Mesenterialdrüsen beschränkte (für die er als characteristisches Symptom Kreuzschmerz angiebt) und die thoracische hin, d. h. Hyperplasie der Tracheal- und Bronchialdrüsen. Beide Formen können sich, wie im vorliegenden Fall, zur thoraco-abdominellen Form vereinigen. Er betont ferner, dass diese Erkrankung ohne starke Veränderung der oberflächlichen Drüsen bestehen kann. Die Prognose soll immer sehr schwer, wenn nicht letal sein; seinen Fall hält er für den einzigen geheilten. Zur Therapie empfiehlt er nach diesem Beispiel besonders Ol. jecoris.

Der von Philippart (3) mitgetheilte Fall betrifft eine 40jährige Frau, bei welcher seit 4 Jahren, ausgehend von einem kleinen Knoten vor dem rechten Ohr, eine Entwicklung von kirsch- bis eigrossen Tumoren in und unter der Haut der Kopfschwarte, Stirn, Augenlider, Nase, Backen und des Nackens stattfand, so dass der Kopf ganz den Anblick der Leontiasis bekam. Die Haut über den Tumoren blieb glatt, wurde aber rothbraun und zeigte zunehmende Gefässvascularisation; eine kleine Probepunction zeigte das Neoplasma ebenfalls sehr blutreich. Später kamen Tumoren der Schleimhaut von Nase, Gaumen, Zunge und Pharynx hinzu; dann wurden die Lymphdrüsen des Halses und Thorax und die Brustwarzen befallen; zuletzt vergrösserte sich der linke Leberlappen. — Kurz vor dem Tode wurden die Tumoren schlaff und blass. Sie erwiesen sich bei der Section von gleichmässig graugelbem Aussehen und zeigten microscop. adenoides Gewebe. Ph. erklärt sie als Tumoren, die sich unter einer „lymphogenen Diathese" entwickelt haben und betont besonders die bei Lebzeiten auffallende Aehnlichkeit mit der wirklichen Lupra, welche von Bazin u. a. auch „cutane Lymphadenie" genannt worden ist.

II. Anaemie. Chlorose. Hydrops.

1) Hunt, J. W., Observations on the blood in Anaemia. Lancet, July 17. (Empfiehlt die Blutkörperchen-Zählungen mit dem Gowers'schen Haemocytometer bei anämischen Zuständen. Als Beispiele der Anwendung werden besonders angeführt die Beobachtungen über Abnahme der Blutkörperchen-Zahl während der Menstruation in der Mehrzahl der Fälle und Zunahme der Blutkörp. bei einer Chlorotica während des Gebrauchs von Arsenik und Eisen.) — 2) Gabourin, Fr., Contribution à l'étude de l'Anémie en général. Du bruit de souffle anémo-spasmodique de l'artère pulmonaire. Thèse. Paris. — 3) Ehrlich, Ueber Regeneration und Degeneration der rothen Blutscheiben bei Anaemien. Berl. kl. Wochenschr. No. 28. — 4) Derselbe, Beobachtungen über einen Fall von perniciöser, progressiver Anaemie mit Sarcombildung. Beiträge zur Lehre von der acuten Herzinsufficienz. Charité-Annal. Jahrg. V. S. 198. — 5) Weigert, C., Perniciöse Anämie mit ausgedehnter Lymphangiectasie. Erfüllung der Lymphbahnen mit blutähnlicher Lymphe. Virch. Arch. Bd. 79. S. 391. — 6) Kahler, O., Beobachtungen über progressive perniciöse Anämie. Prag. medic. Wochenschr. No. 38—45. — 7) Finny, J. Magee, Clinical lecture on idiopathic Anaemia. Brit. med. Journ. Jan. 3. — 8) Hampeln, P., Ein Fall von perniciöser Anaemie. Petersburg. med. Wochenschr. No. 21. (Unbedeutender Fall eines 51jähr. Mannes mit anscheinend perniciöser Anämie: characterist. Blutveränderungen; an den Retinae Blutungen und kleine den Bright'schen ähnliche Plaques. — Es wird hervorgehoben, dass bisher nur sehr wenige und zweifelhafte Fälle für Russland vorliegen. Vgl. Jahresber. f. 1878 II. S. 261.) — 9) Brigidi, V. e Banti, G., Anemia perniciosa progressiva. Lo Sperimentale. Aprile. (Fall von perniciöser Anaemie bei einem 50jährigen Manne; Krankengeschichte ohne Besonderheiten; Sectionsbefund negativ mit Ausnahme des Pancreas, das atrophisch war und kleine blutreiche Herde mit leichter interstit. Bindegewebswucherung enthielt, und der Sympathicus-Ganglien (Halsganglien und Gangl. coeliac.), in denen ein Theil der Ganglienzellen Atrophie und Pigmentdegeneration zeigte und von kleinzelliger Infiltration umgeben war.) — 10) Little, H. W., Progressive pernicious Anaemia; a disease of the vasomotor system. New-York med. Record. March 20. (27jähr. Frau, unter den Symptomen der pernic. Anämie gestorben; von der Section wird parenchym. Nephrit., Milztumor und Weichheit der Knochen betont. — Im Anschluss spricht L. seine Auffassung dahin aus, dass die Krankheit als nervöse Störung, deren Hauptursache eine Reizung der vasomotorischen Nerven ist, angesehen werden muss.) — 11) Mivart, F. St. George, Idiopathic Anaemia; rapid improvement under arsenic. Brit. med. Journ. Septb. 25. (42jähr. Frau mit ausgesprochener pernic. Anaemie, besonders auch dem typischen Blutbefunde, die unter Gebrauch von Sol. Fowleri, unter Zunahme der rothen Blutkörp. und allmäligem Verschwinden ihrer Formveränderungen, vollständig heilte.) — 12) Eden, R. F., A case of idiopathic Anaemia; recovery under the use of arsenic (Fowler's solution). Boston med. and surg. Journ. Oct. 21. (41jähr. Mann; typische Blutveränderung etc. Unter Gebrauch von Sol. Fowleri schnelle Besserung wie beim vor. Fall. Die Zahl der rothen Blutkörp. steigt von 750,000 in 4 Wochen auf 2,500,000.) — 13) Thomas, T. Gaillard, Clinical lecture on Chlorosis. Ibid. (Kurze Vorlesung über eine 20jähr. Chlorotica. Hebt hervor, dass Eisen nicht den einzigen Hauptpunkt für die Therapie der Chlorose ausmacht, sondern daneben Wechsel des Aufenthaltes, geeignete Ernährung, körperliche Uebung etc.) — 14) Smidt, Ueber einen Fall von chylösem Ascites. Zeitsch. f. klin. Med. II. S. 199.

Neben allgemeinen Auslassungen über Symptomatologie und Therapie der Anämie betont Gabourin (2) besonders die anämischen Blasegeräusche. Dieselben entstehen an 3 Stellen: der Jugularis, der Pulmonalarterie und dem linken Ventrikel. Ersteres ist der häufigste (fast bei jeder Anämie), letzteres der seltenste Fall. An dem Pulmonalarterien-Geräusch, das immer systolisch ist, unterscheidet er mehrere Typen, je nachdem es nur an der

Stelle des Pulmonalarterien-Abganges (2. linker Intercostalraum neben dem Sternum) oder auch weiter nach oben und unten links vom Sternum zu hören ist. Durch Umstände, welche die Circulation in der A. pulm. verlangsamen (Anstrengung, forcirte Exspiration, aufrechte Stellung), wird es abgeschwächt. Es verbindet sich häufig mit Frémissement. Es besteht immer gleichzeitig mit Blasen über den Jugulares und verschwindet bei Besserung vor diesem. — Zur Erklärung des Geräusches muss man nach G. ausser der anämischen Blutbeschaffenheit einen Spasmus der Gefässe annehmen.

Ehrlich (3) unterscheidet (nach dem kurzen Excerpt eines Vortrages) von den kernhaltigen rothen Blutkörperchen je nach ihrer Grösse 3 Formen: Normoblasten, Megaloblasten und Micro- oder Poikiloblasten (letztere sehr selten). Bei den einfachen Anämien und der Leucämie fand er meist Normoblasten, bei der perniciösen Anämie meist Megaloblasten im Blut. Die Normoblasten stossen den Kern als entwickelungsfähiges Gebilde aus; bei den Megaloblasten verfällt derselbe einer eigenthümlichen Degeneration. — Ausserdem findet sich im anämischen Blut häufig Zerfallsdegeneration der rothen Blutkörperchen, sich zunächst durch Violettfärbung mit Eosin-Hämatoxylin-Lösung anzeigend.

Derselbe (4) giebt die Krankengeschichte des einen von Grawitz (Jahresber. f. 1879 II., S. 242) pathologisch-anatomisch beschriebenen Falles von perniciöser Anämie mit multiplen Knochensarcomen.

Die Symptome boten nichts Besonderes. Das Blut zeigte auffallende Poikilocytose; im Uebrigen betont E., dass trotz der Knochenmarks-Affection niemals Leucocytose, Vermehrung der eosinophilen Zellen, Auftreten von Zellen mit specifischen Granulationen oder kernhaltige rothe Blutkörperchen zu constatiren waren. Der Tod erfolgte schnell unter plötzlich eintretenden Symptomen von Dyspnoë und Herzinsufficienz. Als Grund hiervon ergab sich (ausser circumscripter Pericarditis und mässiger fettiger Degeneration der Herzmuskeln) an Schnitt- und Tinctions-Präparaten eine frische, entzündliche Affection des Herzfleisches, sich characterisirend als eine vom Epicard aus bis tief in die Musculatur eindringende Infiltration mit Eiterzellen.

Ausserdem fand sich an vielen Muskelfasern eine Vergrösserung der Kerne (zum Theil zu riesigen Platten), wie sie von verschiedenen Autoren als etwas Aussergewöhnliches beschrieben sind. E. findet diesen Zustand aber sehr häufig bei den verschiedensten Krankheitszuständen, hält ihn für das Zeichen eines einfach atrophischen Vorganges und legt ihm wenig clinische Bedeutung bei.

Weigert (5) macht eine kurze Mittheilung über die Section eines 53jähr. Mannes mit perniciöser Anämie, bei der (ausser den gewöhnlichen Befunden) die Lymphdrüsen an vielen Stellen sich zu röthlichen Massen geschwollen und mit einem Netz ectasirter und mit röthlicher Lymphe gefüllter Lymphgefässe umgeben fanden. Neben der Aorta ascendens lag ein reiches, mit dem Ductus thoracicus vielfach communicirendes Wundernetz von knotigen, ebenfalls mit röthlicher Flüssigkeit gefüllten Lymphgefässen. Microscopische Untersuchung ergab in diesen erweiterten Lymphgefässen und ebenso in den ectasirten Lymphsinus der Drüsen eine an rothen Blutkörperchen sehr reiche Lymphe. — W. ist geneigt, zur Erklärung an eine supplementäre Hämatopoese der Lymphdrüsen zu denken. — In einem 2. Falle von Anaem. pernic. fand sich nichts Aehnliches.

Kahler (6) theilt 5 in Prag beobachtete Fälle von perniciöser Anämie mit, die einen 12jähr. Knaben, zwei Männer von 29 und 34 Jahren und zwei Frauen von 48 und 62 Jahren betrafen. Die Fälle entsprechen im Ganzen dem gewöhnlichen Bilde; besondere Sorgfalt verwendete K. auf die Blutuntersuchung, und zwar sowohl Blutkörperchenzählung wie Bestimmung der Färbekraft des Blutes (mittelst der Hayem'schen Apparate).

Die Scheidung der pernic. Anämien in secundäre und primäre kann er nicht adoptiren, da auch bei den sog. secundären Formen die angeführten Ursachen (Schwangerschaft und Geburt, Verdauungsstörungen, Säfteverluste etc.) zur Erklärung der Intensität der Anämie nicht ausreichen. Von den 5 vorliegenden Fällen waren nur in einem schlechte äussere Verhältnisse anzuschuldigen, bei den übrigen die Entwickelung spontan. — Als das Hauptcharacteristicum der pernic. Anämie den gewöhnlichen Anämien gegenüber stellt er die Hochgradigkeit der Symptome hin und geht dies besonders sorgfältig in Bezug auf die Blutveränderungen durch:

Bei einer Reihe gewöhnlicher Anämien (nach Blutungen, Diarrhöen, bei Carcin., Tuberc. auch Leucämie etc.) fand er die Abnahme der rothen Blutkörperchen nicht excessiv: meist weit über 1 Million im Cubikmillimeter, oft 2—4 Millionen und mehr; dagegen die Färbekraft des Blutes sehr gering, so dass G (Färbekraft eines Blutkörperchens) weit unter 1,0, oft nur 0,5, ja bis 0,28 betrug. — Dem gegenüber ist bei perniciöser Anämie die Zahl der rothen Blutkörperchen viel kleiner: fast immer unter 1 Million, selbst bis gegen 200,000 fallend, die Färbekraft ist dagegen gross: meist über 1,0, oft bis 1,9. — Letzterer Punkt erklärt sich durch die Grössenzunahme der einzelnen rothen Blutkörperchen bei pernic. Anämie: Durchmesser von 9 μ waren sehr häufig, sie stiegen auch bis 13 und 14,5 μ, während bei gewöhnlichen Anämien nicht allzuschweren Grades die Durchmesser durchschnittlich 6—9 μ (wie normal) oder noch geringer sind. Die übrigen clinischen Symptome der vorliegenden Fälle boten nichts Auffallendes: in einem Fall war Sternalschmerz vorhanden, 3 mal Petechien der Haut; die Section ergab 3 mal (unter 4) Herzverfettung. — Eisentherapie war ohne Erfolg. In einem Fall wurde die Transfusion ohne nachhaltige Einwirkung gemacht: gleich nach der Operation waren die frischen Blutkörperchen im Blut deutlich nachweisbar; sehr rasch trat aber Blutkörperchenzerfall und Hämoglobinurie ein, und am folgenden Tage war bedeutend stärkere Verminderung der Blutkörperchen vorhanden, als vorher.

Von den 3 Fällen perniciöser Anämie, die Finny (7) aus dem City of Dublin Hospital mittheilt (27jähr. und 46jähr. M., 54jähr. W.), besserten sich 2 schnell unter Gebrauch von Arsenik. — Er bemerkt, dass aus Irland bisher nur 1 Fall (s. Jahresber. f. 1877 II., S. 261) mitgetheilt ist. — Als Hauptsymptom der Krankheit, für die er den Namen Idiopathische Anämie vorzieht, recapitulirt er: Blässe, Fehlen stärkerer Abmagerung, Tibialschmerzen (die er in allen 3 Fällen sah) Dyspepsie, unregelmässiges Fieber und die 3 characteristischen Blutveränderungen: Oligocythämie, Mangel an Farbstoff und Formveränderungen der Blutkörperchen. — Im Urin, dessen dunkle Farbe er hervorhebt, untersuchte er in einem Fall 2 mal auf Eisen und fand die 24 stündige Eisenmenge einmal (bei Ferrumgebrauch) 0,7485, das andere Mal 0,306. (Ueber Vermehrung des Fe in den Organen vgl. Jahresber. f. 1876 II., S. 264 und 1877 II., S. 261). — In der Therapie hält er Eisen für wirkungslos, dagegen mit Bramwell (Jahresber. f. 1877 II., S. 257) Arsenik für empfehlenswerth. (Vgl. auch No. 11 und 12.)

Es sei hier ein Fall von chylösem Ascites angeschlossen, den Smidt (14) mittheilt:

Knabe; im 8. Lebensjahre zuerst Anschwellung des Leibes, die in den folgenden zwei Jahren wiederholt verschwindet und wiederkehrt. Etwa 3 Jahre nach Anfang der Krankheit Punction von 6350 Ccm. einer milchweissen Flüssigkeit; spec. Gew. = 1022, neutral, starker Eiweiss- und Fettgehalt; microscopisch nur kleine Molekeln, die durch Zusatz von Aether zu Fetttropfen confluiren. — Nach der Punction zunächst Besserung; dann unter Fiebererscheinungen Eintritt von Kopf- und Nackenschmerzen, die über 14 Tage anhalten, und plötzlicher Tod. — Section ergiebt (ausser leichter Meningitis basal. und einem Abscess des linken Hinterhauptslappens) im Abdomen 2 Liter milchigen Ascites; Adhäsionen zwischen Netz, Därmen und Bauchwand; Chylusgefässe nirgends injicirt; Ductus thoracicus leer, sein Durchmesser 2—3 Mm., fast normal, ebenso die Lymphdrüsen. Im Magen und Dünndarm stellenweise Hypertrophie der Schleimhaut, besonders der Zotten im Duodenum und Jejun. — Die chemische Untersuchung der chylösen Flüssigkeit ergab 5,25 pCt. Fett und in dem von Fett befreiten Filtrat 3½ pCt. Serumalbumin.

Die Aetiologie des Falles ist dunkel, da Compression der Chylusgefässe oder ähnliches hier fehlt. Doch ist S. geneigt, aus den abdominellen Adhäsionen eine chron. Peritonitis, die in vita die Chylusbahnen wiederholt comprimirte, anzunehmen. Ausserdem zieht er zur Erklärung eine „abnorm vermehrte Chylusaufnahme" herbei, die sich in der partiellen Hypertrophie von Magen und Dünndarm, sowie in Veränderung der Leber, deren spec. Gew. 1,080 (normal 1,050—1,060) betrug, zeigen soll.

(1) Worm-Müller, Tilfälde af anaemia perniciosa. Norsk Magazin for Lägevid. R. 3. Bd. 9. Forhandl. p. 188. (Referirt einen Fall von progressiver Anämie, der mit Genesung endete, obgleich die Anzahl der rothen Blutkörperchen auf 360000 pro Cbmm. gesunken war.) — 2) Warfwinge, Tre Fall af perniciös progressiv anemi från Sabbatsberg sjukhus. Hygiea. p. 356. — 3) Hansen, Eiler, Et helbredet Tilfälde af saakaldet „progressiv perniciös Anämi" med nogle epikritiske Bemerkninger om denne Sygdom. Nordiskt Medicinskt Arkiv. Bd. XII. No. 1.

Warfwinge (2) liefert ausführliche Krankengeschichten von drei Fällen von progressiver perniciöser Anämie; ausser der Verringerung der Anzahl von rothen Blutkörperchen war Verf. die unregelmässige, theils ovale, theils geschwänzte, theils eingekerbte Form letzterer auffallend, auch hat er oft die von anderen Autoren beschriebenen kleineren rothen Körperchen gesehen. In allen Fällen war das Knochenmark verändert, die Fettzellen geschwunden und durch lymphoide, theilweise gefärbte Zellen ersetzt. Die perniciöse Anämie kann mit Chlorose verwechselt werden, doch zeigt sich diese Krankheit in einem anderen Alter, wird durch Eisen rasch influirt, welches dagegen gegen die perniciöse Anämie absolut unwirksam ist, und bei der Chlorose ist die Zahl der Blutkörperchen beiläufig normal, und man findet sehr viele der kleinen rothen Blutkörperchen; bei der perniciösen Anämie überwiegen dagegen die grösseren Blutkörperchen an Zahl. In einem Fall sah Verf. sehr guten Erfolg von Arsenbehandlung, während jedes Aussetzen der Medication von einer Verschlechterung der Zustände begleitet war. Während einer 9 wöchentlichen Behandlung hatte sich die Zahl der rothen Blutkörperchen 8 mal vermehrt. — Später kein Recidiv.

Hansen (3) berichtet über einen Fall von sogenannter perniciöser Anämie, der mit Genesung endigte.

Der Kranke, ein 62 jähriger Arbeiter, hatte einige Monate an Schmerzen in den Unterextremitäten, abnormen Sensationen und grosser Mattigkeit gelitten. Pat. war abusui spirituosorum deditus und hatte sich öfters grossen Temperaturschwankungen ausgesetzt. Er war sehr blass; bei der Blutzählung nach Malassez wurde die Anzahl der rothen Blutkörperchen auf 1,1 Million pro Cub.-Millimeter bestimmt, während die weissen Blutkörperchen in normaler Menge da waren, in der linken Retina wurde ein irregulärer, weisser Fleck gefunden. Später zeigten sich capilläre Blutungen in beiden Retinae und anderswo, und die Anzahl der rothen Blutkörperchen wurde immer geringer, zuletzt nur 0,425 Millionen pro Cbmm. Zugleich wurde das Befinden des Kranken immer schlechter; es traten gastrische Beschwerden ein. Nach einem halben Jahre trat aber eine plötzliche Besserung ein, die Anzahl der Blutkörperchen stieg schnell wieder, war nach einem Monate 1,6 Millionen, nach 2 Monaten 2,4 und nach 6 Monaten 5 Millionen pro Cbmm. Während dieser Zeit retablirte sich das Befinden des Kranken fast ganz. Die ganze Krankheit war fieberfrei gewesen.

Durch genaue Harnuntersuchungen hat Verf. constatirt, dass die Harnmenge während der ersten Periode der Krankheit am grössten (1500 Ccm.) war, das specifische Gewicht (1,012) und die Harnstoffmenge dagegen zur selben Zeit auf ein Minimum (19,65 Gramm) hinuntergingen; das Gegentheil fand in der letzten Periode der Krankheit während der Reconvalescenz statt.

Verf. hat mehrmals Retinalblutungen entstehen sehen, die später mit Hinterlassen von weisslichen Flecken schwanden, gewöhnlich hat er auch im Centrum den sogenannten „Manz'schen Kern" gesehen. — Verf. schliesst sich Lépine an in der Annahme, dass oft ernste Fälle von secundärer Anämie mit der idiopathischen Anämie verwechselt werden und meint, dass diese letztere nur durch die totale Abwesenheit von causalen Momenten, nicht aber durch Zählung der Blutkörperchen oder durch Constatirung von Retinalblutungen diagnosticirt werden kann. Auch in zwei

Fällen von Ulcus ventriculi mit Blutbrechen hat Verf. ganz ähnliche Retinalblutungen gesehen.

F. Levison (Kopenhagen).]

III. Muskelatrophie. Muskelhypertrophie.

1) Pavy, Progressive muscular Atrophy following injury. Med. Times, April 10. (37j. Mann, vor 17 J. Anstrengung des rechten Armes bei der Feldarbeit mit folgender Steifigkeit und Schmerzgefühl; vor 14 Jahren stärkere Steifigkeit in der rechten Schulter, später der linken; dann Abmagerung der Schultern, Oberarme, Hände, erst rechts, dann links. Die Atrophie betrifft jetzt besonders die Daumenmuskeln, Serrat. maj., den oberen Theil des Deltoid., Pectoral. maj., Cucullar. etc. Electrische Reizbarkeit an den atrophischen Muskeln in verschiedenem Grade herabgesetzt.) — 2) Moore, Milner, Report of the history of a family, three members of which are the subjects of pseudo-hypertrophic muscular paralysis. Lancet, June 19. — 3) Crux, J., Zur Casuistik der Muskelhypertrophie. Diss. Berlin.

Moore (2) macht Mittheilung über eine Familie, in welcher Pseudohypertrophie der Muskeln verbreitet ist; die Familie besteht aus 9 Mitgliedern, nämlich Vater, Mutter, 5 Söhnen und 2 Töchtern:

Vater, 36 Jahre, im Ganzen gesund. Seine Eltern spät gestorben, keine Erblichkeit. Mutter, 38 Jahre, anämisch; 9 Geburten und 1 Abort; 2 Kinder früh gestorben; 2 Schwestern phthisisch gestorben.

Von den Kindern sind 4 gesund; 3 zeigen die Krankheit: 1) 15j. Knabe, mit dem 8. Jahr Schwäche in den Beinen, seit 4 Jahren unfähig zu gehen. Höchst anämisch und emaciirt. Scoliose der Wirbelsäule, Ankylose der Fussgelenke; grosse Schwäche der Arme, die Flexoren der Finger noch ziemlich kräftig. 2) 10j. Knabe, seit dem 3. Jahre krank, noch gut genährt. Waden, Flexoren der Unterschenkel und Gesäss sehr stark und fest. Bewegungen mit Ausnahme von Erhebungen des Kopfes und der Hände unmöglich. Auffallende Röthung der Schenkelhaut bei Berührung. 3) 7j. Knabe, mit 2 Jahren schwach, kann noch gehen, wird aber leicht müde; kann nur mit Mühe von der Erde aufstehen und über ein Hinderniss steigen. Bessert sich unter Anwendung von Arsenik und constantem Strom.

Der von Crux (3) mitgetheilte Fall betrifft einen 11j. Knaben, als Kind rachitisch. Zu 9 Jahren nach gastrischem Fieber Verschlechterung des Gehens, häufiges Fallen; jetzt Gehen unmöglich, knickt beim Aufstellen ein. — Der Fall zeigt mehr das Bild allgemeiner Muskelatrophie als der Pseudohypertrophie; hypertrophisch ist nur der rechte Vastus extern. und in mässigem Grade beide Deltoidei, dagegen sammt die Muskeln der Beine, Oberarme, Brust, Scapulargegend etc. atrophisch. Körperbewegungen in verschiedenster Weise gehemmt. Knie-Sehnenreflexe aufgehoben. Faradische und galvanische Erregbarkeit überall normal. Als auffallendes Phänomen stellen sich nach intercurrenter leichter Scarlatina Contracturen in den Kniegelenken ein.

Hieran schliesst C. 2 bereits bekannte, unter Griesinger beobachtete Fälle der gewöhnlichen Form: Hypertrophie der Wadenmuskeln mit Atrophie vieler anderer Körperpartien, bei 2 Brüdern, die nach Masern im 12., resp. 10. Jahre die Krankheit acquirirten und bei denen als seltenes Symptom Zuckungen der Beine bestanden, übrigens der Zustand unter electrischer Behandlung Stillstand machte.

IV. Diabetes mellitus und insipidus.

1) Laffont, Recherches sur la vascularisation du foie et des viscères abdominaux, au point de vue de la production du Diabète par influence nerveuse. Gaz. médic. de Paris. No. 37. — 2) Bertolacci, J. Hewetson, A modified method of quantitatively estimating diabetic sugar by Fehling's volumetric solution, and a description of a new Urine-meter. St. George's Hosp. Rep. X. p. 643. — 3) Zimmer, K., Die Muskeln eine Quelle, Muskelarbeit ein Heilmittel bei Diabetes. Carlsbad. 76 Ss. — 4) Düring, A. von, Ursache und Heilung des Diabetes mellitus. 3. Aufl. Hannover. 112 Ss. (1. Aufl. 1868. 2. Aufl. 1874.) — 5) Luchsinger, B., Zur Symptomatologie des Diabetes mellitus. Arch. f. Physiol. Bd. 23. S. 309. — 6) Quincke, H., Ueber Coma diabeticum. Berl. clin. Wochenschr. No. 1. — 7) Jaksch, R. von, 1) Ein Fall von Coma diabeticum. 2) Ein Fall von sog. Acetonämie. Prag. med. Wochenschrift. No. 20 u. 21. — 8) Starr, L., Lipaemia and fat embolism in Diabetes mellitus. New-York medic. Record. May 1. — 9) Worms, J., Des névralgies symétriques dans le Diabète. Gaz. hebdom. de méd. et de Chir. No. 51. (Excerpte s. a. Bull. de l'Acad. de méd. No. 29 u. 43.) — 10) Lancereaux (Leçons recueillies par Lapierre, A.), Le Diabète maigre, ses symptomes, son évolution, son pronostic et son traitement; ses rapports avec les altérations du pancréas. — Étude comparative du Diabète maigre et du Diabète gras. — Coup d'oeil rétrospectif sur les Diabètes. L'Union méd. No. 13 u. 16. — 11) Grellety, Des principales complications du Diabète. Lyon médic. No. 15. (Geht die hauptsächlichsten Complicationen des Diabetes z. B. von Seiten der Haut, der Verdauungsorgane, Harn- und Geschlechtsorgane, Lungen, des Nervensystems etc. durch, ohne viel Neues zu bringen; betont schliesslich den guten Einfluss der Cur in Vichy.) — 12) Mackenzie, St., Two cases of Glycosuria. Remarks. Med. Times. June 5. (Notiz über 2 Fälle von starkem Diabetes von Personen, die bei grösstentheils Amylaceen enthaltender Nahrung lebten und durch Beschränkung der Diät auf Albuminate in kurzer Zeit geheilt wurden.) — 13) Holst, L. von, Ueber Diabetes. Petersburger medic. Wochenschrift. No. 3 und 4. — 14) Guttmann, P., Ueber Zuckerausscheidung bei Diabetes mellitus unter dem Gebrauche von Ammoniaksalzen. Zeitschrift für clin. Med. I. S. 610. — 15) Derselbe, Ueber den therapeutischen Werth der Ammoniaksalze und des Carlsbader Mühlbrunnens bei Diabetes mellitus. Berl. clin. Wochenschr. No. 32. — 16) Derselbe, Ueber den Einfluss der Ammoniaksalze auf die Zuckerausscheidung bei Diabetes. Zeitschr. für clin. Med. II. S. 473. — 17) Adamkiewicz, A., Ueber den Einfluss des Ammoniak auf die Ausscheidung des Zuckers bei Diabetes. Ebendas. S. 195. — 18) Bloch, L., Beobachtungen über die Einwirkung qualitativ verschiedener Kost, sowie über den Einfluss der Verdauung und die Resorption von Fett im Diabetes. Deutsch. Arch. für clin. Med. Bd. 25. S. 470. — 19) Kamen, L., Zur Behandlung des Diabetes mellitus mit salicylsaurem Natron. Prag. med. Wochenschr. No. 17 u. 18. — 20) Peters, J., Ueber Natron salicylicum beim Diabetes mellitus. Diss. Kiel. 38 Ss. — 21) Bertolacci, J. Hewetson, Notes of a case of Diabetes especially illustrating the effects of Codein, Carbolic acid and Salicylic acid. St. George's Hosp. Rep. X. p. 651. (Fall von Diabetes, der mit Codein [39 Tage], Carbolsäure [33 Tage] und Salicylsäure [9 Tage] behandelt wurde; keines der Mittel zeigte constante Einwirkung auf Zucker, Körpergewicht oder Allgemeinbefinden. Nebenbei wird erwähnt, dass im diabet. Urin in diesem wie in anderen Fällen Indican mit Aceton wechselt, so dass, wenn ersteres verschwindet, letzteres zunimmt.) — 22) Hoffer, L. v., Ein therapeutischer Versuch über die Anwendung

des Pilocarpin bei Diabetes. Mittheil. des Vereins der Aerzte in Steyerm. XVI. S. 113. (Dies. Wiener med. Wochenschr. No. 36 u. 37.) — 23) Grassini, G. H., Copper in the treatment of Diabetes. Med. press and circ. Octb. 20. (Wiederholung eines schon früher referirten Falles, s. Jahresb. für 1878. II. S. 268, über den günstigen Einfluss des Kupfers bei Diabetes; in 3 anderen Fällen soll es ebenso gut gewirkt haben.) — 24) Tosti, A., Il rame nel Diabete. Il Raccogl. med. 20.—30. Octob. (Wandte Kupfer [Rame porfirizzato] 0,01—0,05 pro die, welches übrigens ausser Grassini [s. vor. Nr.] auch ältere Autoren, z. B. P. Frank, empfohlen haben sollen, bei einem Fall von schwerem Diabetes mit angeblich guten Erfolgen in den ersten 20 Tagen an: die Urinmenge fiel von 11 Lit. auf 5 bis 6 Lit.; Zucker nahm ab; nachher wieder Zunahme.) — 25) Dahmen, Ueber ein neues Brod für Diabetiker nebst einigen Bemerkungen über die Behandlung des Diabetes mellitus. Berlin. clin. Wochenschr. No. 39. — 26) Russell, J., A case of Diabetes insipidus. Med. Times. Octb. 30. (Fall von Diabetes insipid. bei einer 30jähr. Frau, der sich dadurch auszeichnet, dass sein Anfang mit starken Kopfschmerzen zusammenfiel; gegen letztere wirkte Jodkalium gut; Syphilis war zweifelhaft. Acid. nitric. und Valeriana waren ohne Einfluss; eine Intermission der Polyurie trat bei Gebrauch von Belladonna und Ergotin ein. Die tägliche Harnstoffmenge schien unter der Norm zu liegen.) — 27) Bridge, N., Diabetes insipidus, with atrophy of optic nerve and extreme enlargement of the liver. New-York medic. rec. Sept. 25. (33jähr. Frau; früher Syphilis; seit einigen Jahren Diabet. insip.; dabei rasche Erblindung (Atroph. optici) auf einem Auge, stark vergrösserte Leber; häufiger Kopfschmerz. B. stellt die Diagnose auf ein syphilitisches Depositum in Nachbarschaft des 4. Ventrikels; von einer antisyphilitischen Therapie hofft er in solchen Fällen nicht viel.) — 28) Hugouard, Observation d'un cas de Diabète insipide. Lyon méd. No. 39 u. 40. — 29) Althaus, J., Diabetes insipidus treated by galvanisation of the medulla. Med. Times. Novb. 27. (In Rücksicht auf die Abhängigkeit der Nierensecretion von Centren in der Medulla oblong. wandte A. bei einem 37jähr. Manne mit lange bestehender Polyurie den constanten Strom am Occiput auf die Med. oblong. an, und schon die erste Sitzung schien guten Erfolg zu haben.)

Im Anschluss an Bernard's Auseinandersetzungen stellte Laffont (1) einige Versuchsreihen theils über den Einfluss der faradischen Reizung des 1. Dorsalnervenpaares auf die Leber-Circulation, theils über verwandte Verhältnisse an. Die Endschlüsse, zu denen er gelangt, sind folgende: 1) Die durch faradische Reizung der centralen Vagusenden (bei Hunden), der Nn. depressores (bei Kaninchen) und der sensiblen Nerven im Allgemeinen hervorgerufene Glycosurie (und Glycaemie) ist das Resultat eines durch diese Nerven dem intrabulbären vaso-dilatatorischen Centrum zugeführten Reizes; von dort aus laufen centrifugal Fasern im Rückenmark, die zwischen dem 1. und 3. Dorsalnerven aus dem Rückenmark zum Sympathicus und Splanchnicus treten. — Diese Untersuchungen geben die Erklärung für die Glycosurie, die man bei gewissen Krankheiten (Herzfehlern, Rheumatismus, Pleuritis, Typhus, Intermitt., Apoplexie etc.) findet. 2) Die Abtrennung der 2 oder 3 obersten Dorsalnerven unterdrückt den Einfluss der centralen Enden der Vagi und Nn. depressor. auf die Vascularisation (ebenso auch den Einfluss der Piqure). 3) Die Reizung der peripheren Enden des 1. Dorsalnervenpaares bewirkt ein Sinken des arteriellen Blutdruckes in den Unterleibsorganen und zeigt so die Existenz von gefässerweiternden Fasern in diesen Wurzeln an.

Bertolacci (2) empfiehlt, bei der Titrirung diabetischen Urins mit Fehling'scher Lösung es umgekehrt wie gewöhnlich zu machen, nämlich den (verdünnten) Urin zu kochen und die Fehling'sche Lösung aus der Bürette hinzuzutröpfeln. Als Vortheile dieser Modification führt er an: 1) Es ist dabei immer Ueberschuss von Zucker vorhanden, wodurch etwaige Nebenreductionen vermieden werden sollen. 2) Geringe Mengen Albumen stören nicht. 3) Die Endreaction soll schärfer sein. 4) Eine rohe Schätzung ist aus der Schnelligkeit der Kupferausscheidung, die mit der Zuckermenge zunimmt, möglich. 5) Die Berechnung ist besonders leicht: es ist, wenn 1 Ccm. Urin verwendet wurde, die Hälfte der verbrauchten CC Fehling'scher Lösung = den Zuckerprocenten.

Im Anschluss beschreibt B. ein Standgefäss (Urinometer), besonders für die Messung grosser diabetischer Urinmengen bestimmt, an dem 2 Scalenröhren zur bequemen und scharfen Ablesung der Mengen und eine Vorrichtung zur guten Mischung des Urins angebracht sind.

Zimmer (3) führt in neuer Form seine alte Anschauung aus (vgl. Jahresber. f. 1873. II. S. 310 und 1879. II. S. 245), dass der Diabetes nicht nur durch Betheiligung der Leber, sondern auch der Muskeln entstehe. Er setzt auseinander, dass Muskelanstrengung oft die Zuckerverluste bei Diabetes aufhebt, und führt hierfür 14 Krankengeschichten an, in denen Diabetiker der leichten Form, die nach Amylaceen-haltiger Mahlzeit in der Ruhe Zucker ausschieden, denselben unter gleichen Umständen nach stärkerer Anstrengung (Bergtour u. a.) verloren. Es erklärt sich dies aus der durch die Muskelanstrengung bewirkten Aenderung der Blutvertheilung, bei der die Leber weniger, die Muskeln viel mehr Blut als vorher erhalten. — Dass durch pathologische Umstände die Umwandlung des im arbeitenden Muskel gebildeten Zuckers gehemmt sein, und dadurch der Muskel direct die Quelle des Zuckers im Blut werden kann, zeigen experimentelle Untersuchungen (Strychnin-Tetanus etc.), Fälle von Tetanus mit Zuckerausscheidung und endlich Fälle von Diabetes, wo bei Fleischdiät in der Ruhe weniger, nach Anstrengung mehr Zucker ausgeschieden wird; hier ist der marastische Muskel nicht im Stande, den in grösserer Menge gebildeten Zucker zu zerstören. — Die schweren Fälle des Diabetes zwingen nach Z., eine Zerrüttung der Glycogen bildenden Function des Muskels anzunehmen. Aus der Wichtigkeit der Muskelfunction für die Glycämie erklären sich viele Ursachen des Diabetes, z. B. Altersmarasmus, Cachexie nach Typhus, körperliche und geistige Anstrengungen bei unzureichender Ernährung, Blutverluste (Anämie der Muskeln) etc. Hierher zieht Z. auch den Diabetes bei Motilitätsstörungen, nach Gelenk- und Muskelrheumatismus, bei Alcoholismus, sitzender Lebensweise etc.

Für die Behandlung ist es somit nach Z. klar, dass in der Muskelthätigkeit ein wichtiges therapeutisches Agens gegen Diabetes liegt. Bei der leichten Form wird Muskelanstrengung in den meisten Fällen den Zucker verringern; bei der schweren Form ist, wegen der bestehenden Störung der Muskelfunction, die Wirkung schwierig zu beurtheilen, hier kann Anstrengung indifferent bleiben oder den Zucker vermehren; doch giebt es auch schwere Formen, die durch sie in die leichte übergeführt werden können.

Die Kraftlosigkeit der Diabetiker, die oft schon früh eintritt, ist Luchsinger (5) geneigt, von centralen nervösen Ursachen abzuleiten. Einige zur Veranschaulichung hiervon an Fröschen angestellten Versuche zeigten Folgendes: die Thiere wurden in Lösungen von 10—15% Traubenzucker gesetzt, die so oft gewechselt wurden, dass sie neutral blieben. Am 3. Tage trat Coma ein, die Athmung wurde unregelmässig mit Stokes'schem Character; die Reflexe blieben noch längere Zeit gut. Die Herzen schlugen weiter und Muskel- und Nerven-Irritabilität blieb erhalten. Bei Hineinbringen in frisches Wasser erfolgte meist schnelle Erholung. Die Zuckerlösung zeigte übrigens keine Aceton-Reaction. — Die Ursache des Symptomenbildes ist nach L. wohl der Zucker selbst, wahrscheinlich durch Wasserentziehung.

Bei dem von Quincke (6) mitgetheilten Fall eines 16jähr. Mädchens mit hereditärem Diabetes, das unter den Erscheinungen des Coma diabeticum zu Grunde ging, ergab die Section sehr dicken Schädel, die Dura am Schädeldach adhärent, die Hirnwindungen sehr zahlreich und eine diffuse Sclerose des Gehirns. — Gleichzeitig mit Zucker zeigte der Urin constant die Acetessigätherreaction (Rothfärbung mit verdünnter Eisenchloridlösung). Durch Anlegung einer colorimetrischen Scala mittelst käuflichen Acetessigäthers konnte Q. die quantitative Bestimmung der Reaction machen; er fand sie im Durchschnitt 4 p. M. Acetessigäther, d. h. einer Tagesquantität von 6—8 Grm. entsprechend.

Aus mehreren Punkten, besonders dem, dass der Urin der Kranken nie nach Acetessigäther roch, im Gegentheil ein gewisses Quantum von letzterem zum Urin gesetzt worden konnte, ohne dass der Geruch blieb, ferner dass kein Autor ausser Rupstein Acetessigäther aus dem diabetischen Urin in Aether übergehen sah (vergl. unten No. 7), bezweifelt Q., dass die betreffende Substanz im Diabeturin immer einfach gelöster Acetessigäther sei.

Thierversuche (an Kaninchen, Katzen, Hunden) mit subcutaner und intravenöser Einspritzung von Acetessigäther ergeben nur einige Aehnlichkeit mit dem menschlichen Coma: Unruhe, manchmal Benommenheit, Dyspnoe, schliesslich Tod, letzterer bisweilen nur unter Collaps; dabei inconstante Glycosurie; der Acetessigäther war nur einige Male vorübergehend im Urin zu finden; die Exspirationsluft roch nie danach.

Hiernach schliesst Q., dass der im diabetischen Harn die Reaction mit $Fe_2 Cl_3$ gebende Stoff nicht Acetessigäther, sondern wahrscheinlich ein demselben nahe verwandter Körper ist. — Uebrigens macht er darauf aufmerksam, dass das Bild des Coma diabet. bei den verschiedenen Fällen wechselt (tiefe oder flache Respiration etc.), und dass dem entsprechend vielleicht mehrere Substanzen, die bei dem diabetischen Stoffwechsel entstehen, den Zustand hervorrufen.

Der von Jaksch (7) mitgetheilte Fall betrifft einen 13jähr. diabetischen Knaben, der angeblich erst am 5. Jan. erkrankt sein sollte, am 13. 7,5 pCt. Zucker zeigte, am 24. mit Kopfschmerz, Dyspnoe etc. stärker erkrankte, am 25. in Coma verfiel und am 27. mit 33,3° im Rect. starb. Die Section ergab feste, zähe Hirnsubstanz, sehr atrophischen Pancreas und dem Plexus solar. anliegend einige vergrösserte Lymphdrüsen.

Der Urin zeigte vom 24. an Rothfärbung mit Eisenchlorid; es gelang, den reagirenden Körper nach Eindampfen und Ansäuern in den Aetherextract überzuleiten (wie bei Rupstein). Dagegen ging er in das Aether-Destillat nicht über, was für seine grosse Zersetzlichkeit spricht; ein Punkt, der die verschiedenen Angaben über sein Verhalten erklärt.

Daran schliesst J. den Fall eines 15jähr. Knaben, der plötzlich mit wiederholten Krämpfen und Bewusstlosigkeit, Nackenstarre, leichtem Fieber, Cheyne-Stoke'schem Athmen und äther-ähnlichem Geruch der Exspirationsluft erkrankte: ein Zustand, der nach 2—3 Tagen vorüberging. Der Harn zeigte am 2. Tage der Erkrankung keinen Zucker, aber dunkel Bordeaux-rothe Färbung mit Eisenchlorid. J. hält den Fall für eine ausgesprochene Acetonaemie (Kaulich, Cantani). — Bei Meningitis und vielen anderen Krankheiten suchte er vergebens nach der Reaction; er fand sie nur einmal im Eruptionsstadium der Morbillen; hier ging der betreffende Körper ebenfalls in den Aetherextract über.

Starr (8) spricht sich gegen die Ableitung des Coma diabeticum von Acetonämie und mit Sanders und Hamilton (Jahresb. f. 1879 II, S. 246) für die Erklärung durch langsame Kohlensäure-Intoxication infolge von Fettembolie der Lungengefässe bei fetthaltigem Blut aus und führt zur Bestätigung einen neuen Fall an:

20jähr. Mann; seit ca. 2 Jahren diabetisch; starb unter Collaps, Lungenerscheinungen und 1—2 Tage bestehendem Bilde des Coma diabet. Wiederholte Blutuntersuchungen in vita zeigten dasselbe ziegelroth mit milchigen Beimengungen, und microscop. im Serum viel granulirte Massen, die nach Behandlung mit Aether zu Fetttropfen wurden. Das gesammelte Leichenblut setzte auf der Oberfläche eine trübe Schicht ab, in der viele Granulationen und Fetttropfen sich fanden. — Lungenschnitte, mit Ueberosmiumsäure behandelt, zeigten in den Capillaren und kleinen Arterien massenhafte Fettembolie; schwächer fand sich dieselbe in den kleinen Gefässen der Leber und Nieren. Sonstige Befunde waren noch interstitielle Hepatitis, Nephritis und Atrophie der Ganglienzellen der Medull. oblong. — Ausserdem hatte die ophthalmoscopische Untersuchung bei dem Kranken als auffallende Befunde ergeben: gleichmässig hell lachsfarbenes Aussehen des Blutes in den Gefässen der Retina; starke Verbreiterung der Arterien und Venen und auffallend helle Färbung des ganzen Augenhintergrundes. — Auch diese Symptome werden von der Lipaemie abgeleitet.

Bei 2 Diabetikern beobachtete Worms (9) das ungewöhnliche Symptom einer doppelseitigen symmetrischen Neuralgie:

Im ersten Falle (57jähr. Mann) trat nach Bestehen eines vieljährigen Diabetes und arthritischer Beschwerden doppelseitige quälende Ischias auf, die jeder nervinen Behandlung widerstand, aber mit dem Schwanken des Diabetes zu- und abnahm. — Das zweite Mal (63jähr. Mann mit Phthis. pulmon.) trat eine doppelseit. Neuralgie des N. alveolar. infer. auf; die daraufhin angestellte Untersuchung ergab einen wahrscheinlich schon alten Diabetes; die Neuralgie verschwand bei Herabsetzung des Zuckers durch antidiabetische Diät.

W. glaubt, dass solche symmetrische Neuralgien ein specifisches Symptom des Diabetes bilden können; als characteristisch führt er an, dass sie an Schmerz die gewöhnlichen Neuralgien übertreffen, der gewöhnlichen Behandlung (Chinin, Morph., Bromkal.) nicht weichen, dagegen mit dem Diabetes steigen und fallen. — In der Literatur findet er wenig Aehnliches. Die Erklärung lässt er zweifelhaft: er denkt an anatomische und functionelle Störungen der peripheren Nerven durch das zuckerhaltige Blut (ähnlich den Wirkungen der Harnsäure bei Arthritis etc.).

Lancereaux (10) giebt eine Wiederholung seiner Anschauungen über den „mageren Diabetes" (vgl. Jahresber. f. 1877, II. S. 266 etc.). Er führt 4 Krankengeschichten an, die sich sämmtlich durch brüsken Eintritt der Beschwerden, hohe Urin- und Zuckermenge, schnelle Abmagerung, körperlichen und geistigen Verfall und kurze Dauer (2—3 Jahr) auszeichnen, bei zweien der Fälle wurde die Section gemacht und Atrophie des Pancreas (durch Concrementbildung im Ausführungsgange) gefunden. Dem gegenüber zeigt der „fette Diabetes" langsamen und schleichenden Anfang und Verlauf, meist nur mässige Urin- und Zuckermenge, Fehlen der Abmagerung, oft im Gegentheil Fettsucht und unter günstigen Umständen lange Dauer; ferner pathologisch-anatomisch sehr inconstante Befunde (Nephritis, Affect. der Leber, Medull. oblong. etc.). — Die Prognose ist bei der fetten Form viel günstiger, als bei der mageren. Bei ersterer besteht Zusammenhang mit Gicht, bei letzterer nicht. In der Therapie ist die für den fetten Diabetes obenan stehende N Diät bei der mageren Form nicht angebracht; für diese empfiehlt L. besonders die innere Darreichung von Pancreatin.

Holst (13) sah von Glycerin bei Diabetes in 2 Fällen sehr gute Erfolge, welche die von Schultzen (s. Jahresber. f. 1874, II. S. 319) gerühmten noch übertrafen.

Beide Fälle (60jähr. Dame und 50jähr. Herr) zeigten sehr ähnlichen Entwicklungsgang. Erstere hatte viele Jahre an rheumatisch-gichtischen Affectionen mit Gelenkverdickungen etc., Letzterer an einer ebenfalls auf arthritischer Diathese beruhenden Ischias gelitten; beide bekamen später Anfälle von Angina pectoris mit den Zeichen schwacher Herzaction; hieran schlossen sich die Erscheinungen des Diabetes. Bei beiden verschwand unter Glycerin-Gebrauch neben geregelter Diät der Zucker in je 14 Tagen, ebenso ein Recidiv, das im ersten Fall wieder eintrat.

In den angeknüpften Betrachtungen betont H., dass die bisherige ätiologische Eintheilung des Diabetes, z. B. in neurogenen, hepatogenen und enterogenen, ungenügend sei. So fallen die vorliegenden Fälle in keine dieser Classen; sie wären am besten als Diab. arthriticus zu bezeichnen. Vor allem aber hebt er hervor, dass es nicht nur einen Diabetes gäbe, dass Diabetes ein Symptom wie Fieber etc. sei; er hofft, dass man in der Unterscheidung der verschiedenen Arten des Diabetes Fortschritte machen, und dass dies besonders auch der Therapie zu Gute kommen wird.

Im Hinblick auf die Angaben von Adamkiewicz (Jahresber. f. 1879, I. S. 301) gab Guttmann (14) bei einem stark phthisischen Diabetiker Salmiak (10,0 pro die) und Ammon. carbonic. (als Saturation bis 20,0 pro die), ohne die von A. geschilderte starke Herabsetzung des Zuckers zu sehen.

Es betrug vielmehr: in der Vorperiode (6 Tage) der Zucker im Durchschnitt 255,69; bei Salmiak (5 Tage) 409,86; in 4 freien Tagen 390,06; bei wiederholtem Salmiak (4 Tage) 303,16; an 4 freien Tagen 378,40; bei Ammon. carbon. 336,03. — Die Beweiskraft vorstehenden Falles weist Adamkiewicz (17) zurück, besonders im Hinblick auf die schwere Lungenkrankheit des Patienten. Er schliesst den Fall eines Herrn an, der bei gleich bleibender Diät 40 Tage Ammon. carbon. (20,0 pro die) gebrauchte; nach (allerdings nicht exacten) Selbstbestimmungen nahm hier der Zucker in der Ammoniak-Periode ab: vorher 8,5—4,3 pCt., während des Ammon. 3,5—4,0; nachher 4,1 pCt., so dass A. eine Zuckerersparniss von mindestens 355,0 Grm. Zucker für die ganze Zeit berechnet.

Als Erwiderung fügt Guttmann (15) einen neuen, schlagenderen Fall an, der einen uncomplicirten, in gutem Wohlbefinden stehenden Diabetes betrifft. Derselbe schied aus:

In einer 5tägigen Vorperiode durchschn. 231,65 Zucker;
„ „ 31tägigen Ammoniak-Periode (Ammon. carb. 20,0) . . . . 223,11 „
„ „ 31tägigen Nachperiode . . . . . 173,19 „

was wieder den negativen Einfluss des Ammoniak auf die Zuckermenge beweist.

Uebrigens stieg während einer hier angeschlossenen 60tägigen Behandlung mit Karlsbader Mühlbrunnen der Zucker auf durchschnittlich 206,83 (entsprechend früheren Angaben von Külz, Riess u. a.) — Eine 2. Versuchsreihe (16) mit Ammoniak bei demselben Patienten ergab wieder:

In einer freien (16tägig.) Vorperiode 249,62 Zucker;
„ „ (33tägig.) Ammoniak-Periode 257,36 „

An einer 33jährigen Diabetica stellte Block (18) unter strengster Controle quantitative Untersuchungen des Stoffwechsels bei wochenweise wechselnder Diät an.

Dieselbe erhielt in der

I. Woche gewöhnliche gemischte Krankenhausdiät,
II. „ nur animalische Diät,
III. „ gar keine animalischen Speisen,
IV. „ gemischte Diät mit Vorwiegen d. Amylaceen.

Eine Zusammenstellung der 24stündigen Mittel für die Hauptpunkte der Untersuchung ergiebt:

	I. Woche.	II. Woche.	III. Woche.	IV. Woche.
Einnahme im Ganzen	5348	4966	5768	5655
Ausgabe im Ganzen .	4376	4558	5101	4933
Ausgabe an Harn .	4158	4479	4849	4704
Ausscheidung an Zucker	381,64	252,0	414,0	405,0
Ausscheidung an Harnstoff	44,34	77,6	38,4	43,0
Körpergewicht (am Ende der Woche)	41615	39510	40615	41760

Die Kranke befand sich in der 2. Woche (animal. Diät) viel schlechter und matter, als in den übrigen. — Ein Versuch mit 24stündigem Fasten bei derselben Pat. und einem anderen Diabeticus ergab, dass der Zucker nicht verschwand; die Kranken schieden am Hungertage im Ganzen 284,0 Zucker und 37,9 Harnstoff, resp. 305,5 Zucker und 42,7 Harnstoff aus.

Das Hauptresultat ist: dass die animalische Diät dem Diabetiker nicht zum Heile gereicht, dass während derselben zwar der Zucker am meisten abnimmt, aber der Kranke sich weniger wohl fühlt, und sein Gewicht niedriger ist, als bei kohlenhydratreicher Kost und grösserer Zuckerausscheidung. — In Bezug auf die Fettverdauung bestätigt D. die Traube'sche Angabe, dass dieselbe beim Diabetes nicht darniederliegt. Er bestimmte den Fettgehalt der Fäces bei gewöhnlicher Diät auf 5,964 pCt. oder 9,542 pro die und bei starker Fettzulage (Leberthran, Speck und Butter) auf 6,387 pCt. und 8,949 pro die.

Kamen (19) wandte Natron salicylicum in grossen Dosen bei 5 schweren Fällen von Diabetes an; er schliesst daraus Folgendes: Es giebt schwere Fälle von Diabetes, bei denen grosse Dosen Natron salicylicum (12—15 Grm. pro die) keinen *Einfluss* auf den Zucker zeigen, dabei auch nur leicht gastrische Symptome verursachen. In anderen Fällen treten schwere gastrische und nervöse Allgemeinerscheinungen ein und dem parallel Herabsetzung des Zuckers. Diese scheint von der durch die Vergiftungserscheinungen bedingten geringeren Nahrungszufuhr abzuhängen. — Uebrigens fand in allen Fällen eine mässige Zunahme des Körpergewichts statt.

Dieselbe Behandlungsweise des Diabetes mit Natr. salicyl. empfiehlt Peters (20) nach 2 neuen Fällen. Er sammelt im Ganzen 14 mit dem Mittel behandelte Fälle; hiervon sieht er 6 als Heilungen an (allerdings sämmtlich frische Fälle); nur in einem Fall blieb das Mittel ohne Wirkung (Complicationen mit Phthise); in den übrigen 7 fand bedeutende Reduction des Zuckers mit Hebung des Allgemeinbefindens statt. — P. glaubt hiernach, dass Natr. salicyl. leichte und frische Fälle von Diabetes definitiv heilen, schwere bessern kann. Als Dose hält er bei den leichteren Fällen 8—10 pro die für ausreichend. — Die Wirkung des Mittels erklärt er durch Beeinflussung des in der Medull. oblong. gelegenen Centralorganes, welches die diabetische Stoffwechsel-Aenderung hervorruft.

Auf die Ueberlegung hin, dass der Einfluss des Pilocarpin auf die Erweiterung der kleinen peripheren Arterien derselbe ist, wie der des von Glax (Jahresb. f. 1877, II, S. 267) gegen Diabetes empfohlenen Trinkens von heissem Wasser, behandelte Hoffer (22) einen Fall von Diabetes mit subcutanen Pilocarpininjectionen, angeblich mit gutem Erfolge: unter 10 im Laufe von 6 Wochen gemachten Einspritzungen fiel der Zucker von 480 bis 786 auf 224 herab, ebenso die Urinmenge von 6—9000 auf 3500.

Nach einigen allgemeinen Bemerkungen über Behandlung des Diabetes, für die er als die 3 Hauptpunkte: frische Luft, viel Bewegung und geregelte Diät betont, und nachdem er die einseitige Diät, besonders exclusive Fleischdiät verworfen hat, behandelt Dahmen (25) die bekannten Ersatzmittel für das Brod. Die bisher dargestellten künstlichen Brode zeigen sämmtlich Nachtheile: grösstentheils erhalten sie zu viel Stärke; das sonst am meisten zu lobende Brod aus Weizenkleie reizt den Magen und wirkt abführend. — Letzteren Uebelstand vermeidet D. durch Bereitung eines Brodes aus Weizengries; letzterer enthält ebenso viel Kleber (10—14 pCt.) wie die Kleie, reizt aber den Darm nicht; durch Wasser wird ihm die Stärke möglichst entzogen und dann ein recht wohlschmeckendes Brod aus ihm bereitet, das der Analyse nach nur 5 pCt. Kohlenhydrate enthält.

Hugouard (28) theilt den Fall eines Diabetes insipidus mit, der bei einem 49 jähr. Mann, welcher früher Bleiintoxication und Intermittens durchmachte, seit vielen Jahren bestand.

Die chemische Untersuchung ergab, dass der Fall eine reine Hydrurie (nicht Azoturie und Phosphaturie) repräsentirte: Die Urinmenge schwankte zwischen 2000 und 8000, durchschnittlich 5½ Liter: N betrug im Maximum 17,1 Grm., durchschnittlich 8,85, Minimum 6,0 pro die; Phosphorsäure im Maximum 2,40, durchschnittl. 1,028; Chlorsalze durchschnittl. 20,10. — Die Maxima für die Ausscheidung von N und Phosphorsäure lagen der Tageszeit nach zwischen 9 und 3 Uhr des Tages, für Urinmenge und Chlor von 3 bis 9 Uhr Abends, die Minima für alle Ausscheidungen 3 bis 9 Uhr Morgens. — Constant fand sich Albuminurie, was H. als ungünstig für die Prognose ansieht.

[1) Bugge, Mosebröd (lichen islandicus) som Diätmedel i diabetes. Norsk Magaz. for Lägevid. R. 3. Bd. 9. Forh. p. 179. (Verf. hat Brod aus Lichen islandicus nach vorheriger Auslaugung des Bitterstoffes mit Pottasche backen lassen, es scheint von Diabetikern sehr wohl ertragen zu werden.) — 2) Kaurin, Polyuri og Polydipsi. Norsk Magazin for Lägevid. R. 3. Bd. 10. p. 453. (3 Fälle von Polyurie und Polydipsie; aus dem Bericht geht hervor, dass das eine Symptom zeitweise allein existiren kann, und dass eine Besserung oder Verschlechterung des einen Symptomes nicht immer von einer entsprechenden Aenderung des anderen begleitet ist; er meint daher, dass diese Symptome selbständige Krankheiten sind, deren Ursache in den Centralorganen sich findet.)

F. Levison (Kopenhagen).]

V. Acuter und chronischer Rheumatismus. Gicht.

1) Hutchinson, Lectures on some of the surgical aspects of Gout and Rheumatism. Med. Press and Circ. June 23. — 2) Pagenstecher, A., Gicht und Rheumatismus. 2. Aufl. Leipzig. 126 Ss. (1. Aufl. 1872. Kurze populäre Darstellung der Pathologie und Therapie der Gicht, sowie der rheumat. Erkrankungen: Muskelrheum., rheumat. Neuralgien, Lähmungen, Entzündungen etc., acuter und chronischer Gelenkrheumatismus und Arthritis deformans.) — 3) Letulle, M., Contribution à l'histoire du Rhumatisme viscéral. Sur certaines complications cardiaques du Rhumatisme aigu (Rhumatisme du coeur et de son plexus). Archiv. génér. de Méd. Mai et Juin. — 4) Fowler, J. Kingston, On the association of affections of the throat with acute Rheumatism. Lancet. Decemb. 11. (Hebt mit Garrod die Häufigkeit des Auftretens von acutem Rheumatismus nach acuten Halsaffectionen, einfachem Catarrh oder besonders

acuter Tonsillitis, hervor. Taxirt die Häufigkeit des Zusammentreffens auf 80 pCt. des acuten und subacuten Rheumatismus. — Die Pause zwischen beiden Affectionen schwankt von einigen Tagen bis zu einem Monat; bisweilen sind sie auch gleichzeitig. Scheint den Zusammenhang dem von Gelenkrheumatismus mit Infectionskrankheiten gleichzustellen.) — 5) Lasègue, Ch., Angine et néphrite rhumatismales. Arch. génér. de Méd. Juin. — 6) Sur les localisations rhumatismales dans le système vasculaire. Phlébite rhumatismale. Gaz. des hôpit. No. 121. (Es wird hervorgehoben, wie unbekannt die rheumatischen Complicationen von Seiten der Gefässe sind; selbst die rheumat. Phlebitis wird selten angegeben. Neuer Fall dieser Art: Leichter acuter Gelenkrheumatismus, am 4. Tage Entzündung und Thrombosirung der Ven. profund. hum.; schnelle Heilung.) — 7) Lambin, Ch., Essai sur le Rhumatisme aigu des voies digestives. Thèse. Paris. — 8) Dhomont, P., Du Rhumatisme aigu polymorphe. Thèse. Paris. — 9) Descosse, P., Des troubles nerveux locaux consécutifs aux Arthrites. Thèse. Paris. — 10) Didier, E. N., Des luxations pathologiques consécutives aux Arthrites rhumatismales aiguës. Thèse. Paris. — 11) Knoevenagel, Epileptiforme Anfälle im acuten Gelenkrheumatismus. Berl. clinische Wochenschr. No. 27. — 12) Éruption purpurine dans le Rhumatisme articulaire aigu. Gaz. des hôpit. No. 51. (Einfacher Fall von Purpura rheumat. bei einem Gelenkrheum., der in wirklich acuter Attacke auftritt.) — 13) Rhumatisme multiforme. Ibid. (Notiz über einen dunklen Fall, in dem auf die schmerzhafte Anschwellung eines Gelenkes eine Angina und Lumbalschmerz mit Hämaturie folgte.) — 14) Korte, W., Gelenkvereiterung nach acutem Gelenkrheumatismus. Berliner klinische Wochenschr. No. 4. — 15) Roustan, Lésions périarticulaires de nature rhumatismale. Montpellier médic. Mai. — 16) König, Ueber multiple Verkrümmung der Extremitäten zufolge von acuter multipler Gelenkentzündung mit typhösen Erscheinungen bei jugendlichen Individuen. Berliner klinische Wochenschr. No. 1. — 17) Woillez, Du Rhumatisme cérébral et de son traitement par les bains froids. Bull. de l'Acad. de Méd. No. 41. (Dass. Bull. génér. de thérap. 30. Oct. et 15. Nov.) — 18) Raynaud, M., Sur le traitement du Rhumatisme cérébral par la méthode réfrigérante. Ibid. No. 46 und 47. — 19) Hansen, J. v., Rheumatismus articulorum acutus, Endocarditis, Embolie der Arteria poplitea rechtsseitig. Amputation des Oberschenkels; 14 Tage später Embolie der Poplitea linksseitig; Tod. Memorabil. No. 4. (27 jährige Frau, schwerer Gelenkrheumatismus, Endo- und Pericarditis; schnell vorübergehende embolische Apoplexie mit Hemiplegie; im Anschluss daran die in der Ueberschrift genannten Zufälle. Section: Pericarditis, alte Mitral-Stenose und endocardit. Auflagerungen der Tricuspidal.) — 20) Tyson, J., Acute muscular Rheumatism of the abdominal muscles simulating nephritic colic and peritonitis in a child eight years old. Philadelph. med. Times. July 3. (Inhalt in der Ueberschrift. Die Diagnose Rheumatismus der Bauchdecken ergab sich aus dem schnellen Verschwinden der Schmerzen durch Umschläge und Opium und Nachfolgen von rheumatischen Gelenkschwellungen der Hände.) — 21) Hill, B. Bryden, Acute Rheumatism. Lancet. Febr. 7. (Einfacher Fall: Acuter Gelenkrheumatismus, mit Alkalien und Salicylsäure behandelt; nach kurzer Besserung unter hoher Temperatur und Coma Tod; keine Section.) — 22) Bussard, A case characterised by symptoms of acute Rheumatism, which terminated fatally on the tenth day. Med. Times. Jan. 24. (Unklarer Fall mit Cerebralerscheinungen und Gelenkschwellungen; Natr. salicyl. ohne Erfolg; zweifelhaft, ob acuter Gelenkrheumatismus oder Pyämie.) — 23) Carter, A case of Rheumatic fever, Ulcerative endocarditis, abscesses in wall of left ventricle. Ibidem. March 6. (14 jähriges Mädchen; Natr. salicyl., nach anfänglicher Besserung Tod unter steigender Temperatur und Delirien, keine auffallenden Herzsymptome. Section: ausser leichter Pericarditis eine ulceröse-endocardit. Stelle hinter einem Zipfel der Mitralis, 6 kleine Abscesse in der Wand des l. Ventrikels und eine Anzahl von Nierenabscessen.) — 24) Blachez (Leçon recueillie par Servant), Rhumatisme articulaire aigu; complications cardiaques; pleurésie purulente. Gaz. médic. de Paris. No. 11. (21 jähr. Mädchen mit acutem Gelenkrheumatismus, Endocarditis und Pleuritis, die sich bei der Punction als eiterig erweist. B. betont die Seltenheit der eiterigen Beschaffenheit einer acut rheumatischen Pleuritis hervor; empfiehlt nebenbei die Punctions-Behandlung der eiterigen Pleuritis, besonders bei Kindern.) — 25) Trélat, Arthrite rhumatismale du genou. Gaz. des hôpit. No. 123. (Unbedeutender Fall von Localisirung eines ursprünglich multiplen Gelenkrheumatismus auf das linke Knie mit Verdickung der unteren Epiphyse des Femur.) — 26) Derselbe, Arthrite rhumatismale fongueuse du coude. Ibid. No. 111. (Unbedeutender Fall: 38 jähr. Mann, früher Gelenkrheumatismus, schmerzhafte Anschwellung des einen Ellenbogengelenkes mit periarticulärer Eiterung.) — 27) Sinclair, E., The alkaline, Salicin and Salicylate of soda treatment of acute Rheumatism. Lancet. Febr. 7, 14 and 21. — 28) Greenhow, E. Headlam, Rheumatic fever treated with Salicin. Brit. med. Journ. May 29. (Dass. Med. Times. May 29 und Medic. Press and Circ. May 19.) — 29) Derselbe, Cases of Rheumatic fever treated with Salicylate of soda. Ibid. — 30) Young, Ch., Grove, Salicin, Salicylic acid and Salicylate of soda in rheumatic fever. Dublin Journ. of med. Science. Septb. 1. — 31) Robertson, W. H., „Salicin and the Salicylates in Rheumatic fever." Lancet. July 31. (Notiz, in der R. betont, dass er von Salicin und Salicylaten auch bei chronisch-rheumat. Fällen oft Gutes gesehen hat, dabei aber hervorhebt, dass man unter der antipyretischen und antiphlogistischen Behandlung der rheumatischen und gichtischen Leiden ja nicht die eliminirende Methode in Form von Salina, Diaphoretica, Diuretica, Aperientia etc. vernachlässigen soll.) — 32) Kersch, Ueber die Anwendung der Salicylsäure. Memorabil. No. 12. (Rühmt nach 11 Fällen das Natr. salicyl. bei acutem Gelenkrheumatismus, betont aber, dass grosse Dosen, 5,0 1—2 mal täglich, besonders antipyretisch, viel besser als die kleinen verzettelten wirken.) — 33) Jacob, E. H., To the Editor of the Lancet. Lancet. Febr. 14. (Kurze Empfehlung der Behandlung des acuten Gelenkrheumatismus mit Salicin und Salicylpräparaten nach circa 200 Fällen, bei denen Herzcomplicationen in 5,6 pCt. auftraten.) — 34) Flint, A., Acute articular Rheumatism; Salicylic acid and Alkalies. (Clinische Vorlesung über 3 unbedeutende Fälle von acut. Gelenkrheum., in der für die Behandlung hervorgehoben wird, dass die Salicylsäure-Therapie insofern hinter der Behandlung mit Alcalien zurücksteht, dass sie, soviel bisher bewiesen, Herzcomplicationen nicht verhindert, so dass beide Behandlungsweisen sich nicht ausschliessen, sondern mit Vortheil zu combiniren sind.) — 35) Maclagan, T. J., Note on the danger attending the use of salicylic acid in acute Rheumatism. Lancet. Febr. 28. (Notiz, in der M. betont, dass häufiger, als man glaubt, Myocarditis mit Erweichung des Herzmuskels beim acut. Gelenkrheum. besteht, und dass die deprimirende Wirkung, die Salicylsäure auf das Herz ausübt, hierbei gefährlich werden kann. In dem Fehlen dieser Wirkung soll der Vorzug des Salicin liegen.) — 36) Goodhart, Case of acute Rheumatism treated by Salicylic acid and terminating fatally. Med. Times. Jan. 24. (17 jähr. Mädchen; anscheinend einfacher acut. Gelenkrheum.; bekam bei hoher sinkender Temperatur Acid. salicylic. und starb nach 4 Dosen, im Ganzen 3,6, im Collaps. Section ergab nur leichte Pericardit. und Herzverfettung. — C. hält es für möglich, dass die Salicyls. die Todesursache war, um so mehr, als er 3 ähnliche Fälle gesehen hat. Warnt daher vor unvorsichtigem Gebrauch, besonders bei schlechter Herzaction.) — 37) Barton, G. K., Treatment of Rheumatism by iodide of potassium and opium. Lancet. Febr. 14. (Notiz, in der B. nach langer Erfahrung die Behandlung des acut. Gelenkrheum. mit Jodkalium als so erfolgreich hinstellt, dass man keiner Salicyls. bedürfe; betont besonders das schnelle Verschwinden der Exsudate und die Seltenheit der Herzcomplicationen; empfiehlt nebenbei auch die Opiumbehandlung.) — 38) Voigt, K., Chronischer Rheumatismus des Hand- und übrigen Apparates. Prag. med. Wochenschr. No. 7. — 39) Ebstein, W., Beiträge zur Lehre von der Gicht. Deutsch. Arch. f. klin. Med. Bd. 27. S. 1. — 40) Thomas, W. B., On irregular Gout, with remarks on the pathology of Gout. Lancet. Septemb. 25. (Betont die verschiedenen Formen, in denen sich statt der Gichtanfälle oder mit ihnen abwechselnd gichtische Diathese zeigen kann; hebt besonders hervor: Hautkrankheiten (Psoriasis, Eczem), Asthma, Nierensteine, Ischias, Albuminurie. — Als Ursachen der Gicht nimmt er, abgesehen von hereditärer Anlage, als constant ein Uebermaass von Essen und Trinken, Mangel an Bewegung, zugleich mit ungenügender Nierenfunction an.) — 41) Hadden, A., Treatment of subacute and chronic Gout. New-York medic. Record. April 17. — 42) Boyer, J., Guérison de la Goutte, du Rhumatisme et de l'Obésité à l'aide d'un traitement nouveau. Paris. 32 pp. (Unwissenschaftlich geschriebene Brochüre, in der B. behauptet, das Wesen von Gicht und Rheumatismus liege in einem Ueberschuss der Kalksalze und Mangel des Leimes im Blut (?). Gegen beide hat er eine „Solution gélatineuse" zum innerlichen Gebrauch und ein „Topique calmant" zur Bepinselung angegeben, und empfiehlt daneben auch das Wasser von Baron, auch gegen Fettleibigkeit.) — 43) Ord, W. M., Address on some of the conditions included under the general therm „Rheumatoid Arthritis". Brit. med. Journ. Jan. 31. — 44) De Giovanni, A., Sulla Artrite nuova. Annal. univers. di Medic. Settemb. — 45) Freise, W., Ueber einen Fall von Arthritis deformans des Schultergelenkes mit chronischem Hydrops und Luxation. Diss. (Berlin) Magdeburg 1879. — 46) Compagnon, J., De l'utilité du Salicylate de soude dans le traitement du Rhumatisme noueux. Thèse. Paris. (Empfiehlt das Natr. salicyl. gegen Arthrit. deformans zu 3,0—6,0 pro die; soll in vielen Fällen die Schmerzen lindern, den Verlauf aufhalten, unter Umständen auch die Beweglichkeit erhöhen, muss aber lange und wiederholt angewendet werden.)

Indem Hutchinson (1) die verschiedenen Bezeichnungen der rheumatisch-arthritischen Krankheiten durchgeht, hebt er hervor, dass Gicht, Rheumatismus und „Rheumatic Gout" (Arthritis deformans) nicht, wie gelehrt wird, scharf unterschiedene Krankheiten, sondern unter eine Diathese eingeschlossen sind, welche ererbt oder erworben und dann durch äussere Umstände modificirt wird. So fällt vieles von dem, was als Rheumatic Gout beschrieben wird, unter Rheumatismus. Die Bezeichnung Rheumatic Gout will H. besonders für die Formen anwenden, bei denen direct an den Gelenken gichtische Veränderungen mit osteophytischen Auflagerungen neben einander vorkommen; dies ist viel häufiger, als man annimmt: H. fand es unter 400 Fällen 38 mal. — Das angegebene Ueberwiegen des weiblichen Geschlechtes bei Arthrit. deform. hält er für falsch; ebenso die Lehre, dass Gicht erblich sei und Rheumatismus nicht; er hält Rheumatismus, besonders bei schweren deformirenden Formen, auch für eminent erblich, fand z. B. unter 90 Fällen 44 mal Familienanlage, darunter 12 mal gleichzeitige zu Gicht und Rheumatismus. — Für den Rheumatismus nimmt er einen engen Zusammenhang mit der catarrhalischen Diathese an und sucht dabei den Einfluss der Erkältung in einer Reflexnervenwirkung, wofür als Analoga die rheumatischen Affectionen dienen, welche durch Gonorrhoe und andere Urethritis, Dysenterie, uterine Störungen, bei Tabes etc. entstehen.

Ausser den Gelenkaffectionen berührt er die Iritis, deren arthritische Form in England sehr häufig sein soll; dieselbe zeichnet sich durch Einseitigkeit, häufiges Recidiviren etc. aus. Unter 66 Fällen von Iritis fand H. nur 3 mal keinen Zusammenhang mit arthritischen Affectionen. — In Bezug auf die Hautkrankheiten kann er dem Garrod'schen Satz, dass Eczem eine gichtische, Psoriasis eine rheumatische Affection sei, nach seinen Erfahrungen nicht zustimmen.

Leloir (3) führt einige Fälle an, in denen bei Kranken, welche nach früheren Rheumatismen Herzveränderungen zurückbehalten hatten, eine neue, wenn auch leichte rheumatische Attacke schwere Herzerscheinungen mit sich brachte. Wo pericarditische Veränderungen ausgeschlossen waren, können nach L. nur 2 Ursachen diese Herzstörungen verursachen: entweder acute Myocarditis oder eine rheumatische Affection der Herznerven (Plexus cardiac.), und er entscheidet sich (nach Peter) für letztere, wofür er die, besonders in einem der Fälle ausgesprochene Schmerzhaftigkeit im 2. linken Intercostalraum (in der Gegend des Plexus cardiacus) und an beiden Vagi, ferner gastrische Symptome und das schnelle Kommen und Verschwinden der Störungen als Belege hervorhebt. — Zum Beweise, dass dieselben Erscheinungen eines „Rheumatismus des Plexus cardiacus" auch ohne frühere Herzaffectionen eintreten können, führt er einen Fall (von Peter) an: wo im Verlauf eines acuten Gelenkrheumatismus in sehr stürmischer Weise eine Angina pectoris mit präcordialem Schmerz ohne Zeichen von Endocarditis oder Aehnliches eintrat.

Nach 2 Fällen, in denen sich Angina mit acuten rheumatischen Beschwerden combinirte, betont Lasègue (5) die den Gelenkrheumatismus begleitende „rheumatische Angina". Er glaubt 2 Formen derselben unterscheiden zu müssen: die eine tritt prodromal auf bei regelrecht verlaufendem, acutem Gelenkrheumatismus, die andere im Verlaufe von unregelmässigen subacuten Rheumatismen. Die Charactere der rheumatischen Angina giebt L. an als: Brüsker Eintritt, starke Trockenheit im Halse, Schlingbeschwerden, Schwerbeweglichkeit des Halses; er schildert sie als der scarlatinösen Angina ähnlich und hält ihr Auftreten für eine Bestätigung der Verwandtschaft von Rheumatismus und Scarlatina. (?) Die Therapie muss exspectativ sein; auch Kali chloric. ist zu vermeiden. — In einem Falle trat noch eine kurze nephritische Reizung mit Haematurie, die sich durch starke Lumbago ankündigte, hinzu.

Lambin (7) beschreibt die bisher wenig beachteten Localisirungen des acuten Rheumatismus auf dem Digestionstractus. Dieselben können alle Stellen desselben betreffen und z. B. im Oesophagus Dysphagie, im Magen Cardialgie und Erbrechen verursachen; ihr Lieblingssitz ist aber der Darm, und die Formen, in denen sich der Rheumatismus an diesem kennzeichnet, können sein: Colik (mit und ohne Diarrhoe), blosse Diarrhoe- und Dysenterie-ähnliche Enteritis. Diese Symptome können den übrigen rheumatischen Erscheinungen vorangehen, folgen oder mit ihnen alterniren. Characteristisch ist die Stärke der Schmerzen und der Zusammenhang mit Gelenkaffectionen. Heilung ist Regel.

Mit dem Namen „polymorpher acuter Rheumatismus" bezeichnet Dhomont (8) solche Fälle von acutem Rheumatismus, in denen die ausserhalb der Gelenke liegenden rheumatischen Affectionen bei einer Attacke in grosser Zahl, entweder nebeneinander oder sich folgend auftreten. Dieselben, für gewöhnlich gutartig, können tödtlich werden durch ein besonders schweres Symptom (Pericarditis, Meningitis etc.) oder durch Erschöpfung infolge der langwierigen Complicationen. Die Form befällt besonders schwache Constitutionen; die Therapie muss besonders tonisirend sein.

Descosse (9) demonstrirt an einer Reihe von Krankengeschichten die nervösen Localstörungen, die im Gefolge von acuten und chronischen Gelenkläsionen (traumatischen, rheumatischen etc.) eintreten können. Dieselben sind theils Störungen der Ernährung (Muskelhypertrophie, Hypertrophie des Unterhautfettgewebes, Atrophie der Haut, abnorme Haarentwickelung), theils der Motilität (Lähmung, Contracturen), oder der Sensibilität (Neuralgie, Hyperästhesie, Anästhesie). Die Pathogenese ist in einer Compression der Nervenendigungen des Gelenkes durch die entzündeten Gewebe und hierdurch angeregte Neuritis ascendens zu suchen. Für die Therapie sind Electricität (besonders const. Strom) und Massage die Hauptsache.

Didier (10) theilt 5 Fälle von Spontanluxation infolge von acuter, rheumat. Gelenkentzündung (3 mal im Hüftgelenk, 2 mal Kniegelenk mit Luxation der Tibia nach hinten) mit. Diese Fälle sind selten, viel seltener als Spontanluxation bei chronischem Tumor albus. Ihre Pathogenese liegt in einer Erweichung und Dehnung der fibrösen Gelenkapparate und Muskelcontractionen. Die Therapie hat zur Prophylaxe Immobilisirung des Gelenkes in guter Stellung, nach Eintritt der Luxation eine Reduction (meist allmälige) zu erstreben.

Knoevenagel (11) hebt an dem Fall eines 21 jähr. Soldaten mit langwierigem acutem Gelenkrheumatismus, der unter Gebrauch einer grossen Menge von Salicylsäure (im Ganzen 78,5 Grm.) schliesslich günstig verlief, ausser Zuckungen der Rückenmuskeln und Extremitäten, die er als Symptom einer Affection der Wirbelgelenke auffasst, folgende Complicationen hervor: 1) von Seiten des Herzens unregelmässige Action, leise unreine Herztöne mit unbestimmten Geräuschen, schwachem Choc, wechselnde Pulsfrequenz, Oppressionsgefühl etc., aus welchem Symptomcomplex K. eine Myocarditis diagnosticirt; 2) von Seiten des Nervensystems: vom 6. Tage ab Anfälle von Bewusstlosigkeit, oft nur wenige Minuten, oft länger anhaltend, die sich in 4 Wochen oft mehrmals täglich wiederholten, in der Regel mit Beklemmung in der Herzgegend beginnend. K. leitet sie von der Herzinsufficienz infolge der Myocarditis ab.

Während im Allgemeinen eine wirkliche Vereiterung eines Gelenkes nach acutem Gelenkrheumatismus für sehr selten gilt, theilt Kérté (14) 6 in Bethanien im Verlauf von ca. 2 Jahren beobachtete derartige Fälle mit.

Bei allen war anfangs ein acuter, multipler Gelenkrheumatismus vorhanden, der mit Salicylsäure behandelt wurde; die Affection blieb bei allen hartnäckig in einem Gelenk zurück, und es stellten sich hier allmälig die Zeichen eitriger Gelenkentzündung ein. 3 mal war das Fussgelenk, 3 mal das Knie befallen. Von den 3 Fussgelenksentzündungen, bei denen die Gelenkenden noch nicht tiefer verändert waren, wurden 2 durch Incision und Carbolausspülung geheilt, während die 3. partielle Resection nöthig machte. Die 3 Kniegelenks-Vereiterungen zeigten schon Usur der Knorpel und entzündliche Veränderung der Knochenenden und verlangten die Resection; die eine endete letal. Alle Fälle betrafen Frauen.

Reuslau (15) stellt das über periarticuläre rheumatische Affectionen Bekannte zusammen. Er unterscheidet deren acute, subacute und chronische Formen; erstere kommen selten, letztere sehr oft isolirt vor. Zur acuten Form gehören die bei acutem Gelenkrheumatismus fast immer vorhandene Betheiligung der die Gelenke umgebenden Weichtheile, Sehnenscheiden, auch Schleimbeutel und die dabei beschriebenen Knotenbildungen. — Der subacute periarticuläre Rheumatismus ist sehr häufig, sein Sitz besonders gern hinter den Malleolen, in den Sehnen der Finger- und Zehenmuskeln etc.; die Allgemeinerscheinungen sind dabei mässig, der Verlauf immer leicht. — Von der chronischen Form unterscheidet er 3 Unterarten: 1) Periarthritis beim chronischen, progressiven Rheumatismus. Diese Form bezieht sich auf den „Rhumatisme noueux" Charcot's und den „Rhumat. fibreux", den Jaccoud beschrieb. Die bekannten Deformirungen der Gelenke entstehen nach R. hier besonders durch die periarticuläre Entzündung und Schrumpfung, weniger durch die Muskelcontractur. 2) Localisirte chron. rheumatische Periarthritis des Handtellers, die bekannte Erkrankung mit progressiver Flexion der 3 letzten Finger; auch diese führt R. der Hauptsache nach auf chronische Entzündung der periarticulären Gebilde zurück. 3) Periarthritis in diffusen Plaques; R. deutet an, dass hierzu die Sclerodermie gehört.

König (16) stellt 3 sehr ähnliche Fälle von

17—18jähr. jungen Leuten zusammen, die (infolge von Erkältung oder Trauma) an einer fieberhaften typhusähnlichen Affection mit Delirien, Somnolenz etc. erkrankten, im Laufe deren sich multiple, mit Schmerzen und Anschwellung verlaufende Gelenkleiden, besonders der Unterextremitäten herausstellten. Die fieberhaften Symptome und die Gelenkschmerzen gingen allmälig zurück; es blieben aber multiple Ankylosen, Contracturen und Luxationsstellungen der Hüft-, Knie- und Fussgelenke zurück, welche die Kranken contract machten. — Für die acute Krankheit ist nach K. acuter Gelenkrheumatismus und Osteomyelitis auszuschliessen, dagegen eine der letzteren ähnliche, schwere Infectionskrankheit anzunehmen. — Die Ankylosen und andere Deformitäten der Beine erklärt er einfach als Folge der Lage. Theils orthopädische Behandlung, theils Resection und Osteotomie besserten 2 der Kranken; der 3. starb nach einer Resection an Gelenkvereiterung.

Woillez (17) behandelt, ohne neue Gesichtspunkte zu bringen, den Cerebral-Rheumatismus. Er versteht darunter nur diejenigen im Verlaufe des acuten Gelenkrheumatismus eintretenden Zustände, bei denen die 3 Symptome: Delirien, Verschwinden der Gelenkerscheinungen und Hyperthermie zusammentreffen. Diese Zustände waren nach ihm vor Einführung der kalten Bäder fast immer tödtlich; er hat aus jener Zeit nur 7 (nicht einmal stark ausgesprochene) Fälle mit Genesung sammeln können. Seit der Einführung der Abkühlungstherapie hält er dieselben aber für gut heilbar; er führt 5 neue, schwere Fälle an, die unter kalten Bädern heilten, während er in 2 anderen der Unterlassung der Bäder den Tod zuschreibt. — Er stellt hiernach die bestimmte Indication: dass im Gelenkrheumatismus bei Eintritt von Delirien und Temperatursteigerung bis 40° mit Zurücktreten der Gelenkaffectionen die kalten Bäder sofort anzuwenden sind; ebenso übrigens, wenn das Verschwinden der Gelenkerscheinungen fehlt; nur wenn auch die Hyperthermie fehlt, also reine Delirien neben den Gelenkaffectionen bestehen, sind die Bäder durch Revulsiva (Vesicant., Sinapism., Calomel etc.) zu ersetzen.

Im Anschluss an vorige Mittheilung giebt Raynaud (18) eine Uebersicht seiner Erfahrungen über die abkühlende Behandlungsmethode des Rheumat. cerebralis. Hauptindication für die Anwendung derselben ist ihm die Temperatursteigerung; die abkühlenden Bäder nimmt er von 16—24° C. wechselnd, unter Umständen auch zu 28—30° C. — Die Besserung betrifft ausser der Temperatur besonders die nervösen Symptome (unter denen er psychische und somatische unterscheidet), den Puls und die Respiration; bisweilen stellen sich mit der Besserung die Gelenkschmerzen wieder ein.

Von den mit kalten Bädern behandelten Fällen seiner Erfahrung sah R. nur 2 sterben, und zwar infolge einer Pneumonie und einer schweren Darmaffection. Er will nicht entscheiden, ob diese Affectionen rein rheumatische Complicationen darstellen oder durch die Bäder begünstigten Infectionen ihre Entstehung verdanken, und hält daran hin für schwierig zu bestimmen, wann bei Besserung der Hirnsymptome die Bäder ausgesetzt werden sollen. — In Bezug auf die Frage, bei welcher Temperatur die Badebehandlung indicirt sei, hebt R. hervor, dass keine absolute Höhe für die Gefährlichkeit der Temperatursteigerung anzugeben sei, dass aber bei dem Gelenkrheumatismus der Beginn der „Hyperthermie" ziemlich tief liege, und z. B. die von W. Fox angegebene Grenztemperatur 41,5° viel zu hoch gegriffen sei. Er erwähnt, dass eine Reihe von Gelenkrheumatismen ohne starke Temperaturerhöhung perniciös verläuft, und führt hierfür das Beispiel eines Knaben mit tödtlichem Gelenkrheumatismus an, bei dem 39,5° nicht überstiegen wurden. — Die Hauptwirkung der Badebehandlung setzt R. dahin, dass sie den Verlauf der tödtlich scheinenden Fälle von Gelenkrheumatismus verlängert und gleichzeitig dieselben ihrem Character nach in ein „rheumatisches Fieber" verwandelt. Die Berechtigung, neben dem Gelenkrheumatismus im engeren Sinne ein rheumatisches Fieber anzunehmen, findet er darin, dass das Fieber beim Gelenkrheumatismus den Gelenkaffectionen und anderen Hauptsymptomen nicht parallel geht, sowie dass es Fälle giebt, in denen die Temperatursteigerung das einzige Symptom des Rheumatismus ist. Für letztere setzt er das Wesen und die Ursache des rheumatischen Fiebers in eine, der Endocarditis analoge, rheumatische Arteriitis und führt als Beleg hierzu einen unklaren Fall von Aorten-Insufficienz mit intercurrenten rheumatischen Symptomen an (?).

In der sich anschliessenden Debatte betont Bouilland für die Pathogenese des Rheumatismus und seiner Symptome die Entstehung a frigore, ist übrigens einverstanden mit der Betonung der Gefässveränderung (Angiocarditis). In der Therapie sieht er die kalten Bäder als Fortsetzung der für die entzündlichen Formen des Rheumatismus seit alter Zeit gebräuchlichen antiphlogistischen Methode an.

Sinclair (27) resumirt die Erfahrungen betreffs der drei in neuerer Zeit gebräuchlichsten Behandlungsmethoden des acuten Gelenkrheumatismus: mit Alcalien, Salicin und Natr. salicyl. Die Alcalien-Therapie steht (nach Fuller u. a.) in Bezug auf die Seltenheit der Herzcomplicationen unerreicht da. — Betreffs der Salicin-Methode sprechen die Angaben von Maclagan u. a. zum Theil für, zum Theil gegen das Mittel. Er selbst sah von demselben neben sehr guten Einwirkungen auch Misserfolge; hebt übrigens für das Mittel den besseren Geschmack und die geringeren Beschwerden nach dem Einnehmen gegenüber dem Natr. salicyl. hervor. — Mit Natr. salicyl. behandelte er selbst 77 Fälle, bei denen die mittlere Dauer der rheumatischen Symptome 6,9 Tage, des Krankenhaus-Aufenthaltes 21,5 Tage betrugen. — Schliesslich betont S., dass keines auch der neueren Mittel den acuten Gelenkrheumatismus coupiren kann oder unfehlbar ist; er warnt vor übereilter Schätzung der Therapeutica bei dieser Krankheit und verlangt mit Recht, dass die Mittel, wo sie versucht werden, mit genügender Consequenz und in den nöthigen grossen Dosen gegeben werden.

Greenhow (28) behandelte 10 Fälle von acutem Gelenkrheumatismus mit Salicin ohne günstigen Erfolg: es trat keine Abkürzung des Verlaufes, dagegen häufige Recidive ein; von übelen Nebenwirkungen zeigte sich 1 mal Epistaxis, 4 mal Herzdepression und 2 mal Uebelkeit und Erbrechen. — Aehnlich ist sein Urtheil (29) über Natr. salicyl. nach 50 damit behandelten Fällen. Er hält das Mittel für kein Specificum, stellt seine antipyretische Wirkung obenan, sah äusserst häufige Recidive, unter 32 einzurechnenden Fällen 21 mal (!) und keine Verhütung von Complicationen: öfters trat Pericarditis, 3 mal Pneumonie, 4 mal Pleuritis dazu, dabei langsame Reconvalescenz (durchschnittliche Krankenhausbehandlung 57 Tage). In 2 Fällen trat tödtliche Hyperpyrexie ein. Er betont dabei die übelen Nebenwirkungen des Natr. salicyl.: Hirnsymptome, Erbrechen (22 mal) und Schwächung der Herzaction (Abschwächung des ersten Herztones).

Aus den bisherigen Erfahrungen schliesst Young (30), dass Salicin, Salicyls. und salicyls. Natr., deren Wirkung er gleichstellt, besonders gut wirken in uncomplicirten Fällen, die keine Neigung zu Herzerscheinungen haben, nicht zu hohe Temperatur zeigen und im ersten Anfall sind. Hier verschwinden Schmerz und Schwellung in 36 Stunden bis 6 Tagen; Reconvalescenz in 10—25 Tagen; wobei die Zeit der Krankheit vor der Behandlung gleichgiltig sein soll. — Bei Kranken in späteren Anfällen und mit Herzgeräuschen ist die symptomat. Wirkung gut, aber die Reconvalescenz langsam. Nutzlos ist die Behandlung bei Pericarditis und aussergewöhnlich hoher Temperatur.

Voigt (38) beschreibt als eigenthümliche Form des chron. Rheumatismus nach 4 Fällen eine Erkrankung, bei der nach Erkältungen langsam, ohne höheres Fieber und unter stärkeren Allgemeinsymptomen Schmerzen in multiplen Gelenken (besonders Hand-, Finger-, Ellenbogen- u. Kniegelenken) auftraten, und bei denen die Seitenbänder der betreffenden Gelenke beschränkte, derbe Anschwellung und schmerzhafte Spannung ergaben. Gleiche schmerzhafte Anschwellungen zeigten sich auch an anderen fibrösen Gebilden, besonders der Fascia pedis, Fasc. poplit., Zwischendornbändern und Galea aponeurot. Die Beschwerden widerstanden den übrigen Antirheum., namentlich der Salicylsäure, wogegen Kal. jodat. in grossen Dosen, in einem Fall auch Jodoform, schnelle Besserung bewirkte. — Verf. glaubt die Form nicht nur vom acuten Gelenkrheum., Gicht und Arthrit. deform., sondern auch vom gewöhnlichen chron. Gelenkrheum. trennen zu müssen.

Für die allgemeine Aetiologie der Gicht hebt Ebstein (39) kurz die Erblichkeit und die Bevorzugung des männlichen Geschlechtes hervor.

Zur Illustrirung der gichtischen Magen-Affectionen theilt er den Fall eines 31 jähr. Bierbrauers mit, der seit 4 Mon. an gastrischen Symptomen, seit 14 Tagen an Schmerzen im Epigastr. und Erbrechen litt. Dabei starke Anaemie; mässige Vergrösserung von Leber und Milz. Magen zeigt normale Grenzen; bei Füllung mit Kohlensäure entsteht über dem ganzen Abdomen acute Tympanie. Dann plötzlicher Anfall von Schmerz und Schwellung im Metatarso-phalang.-Gelenk der rechten grossen Zehe. Die dyspeptischen Beschwerden besserten sich, blieben aber noch lange bestehen; erhöhte Peristaltik des Darms, besonders nach Trinken, war auch später auffallend. Wiederholt traten neue gichtische Anfälle auf.

Der Verlauf des Falles beweist nach E., dass die Aetiologie der gastrischen Symptome hier in der Gicht lag. Als Haupterscheinungen betont er: die (nervöse) Incontinenz des Pylorus; die starke Dyspepsie, die er als Zeichen eines specifisch gichtischen Magencatarrhes auffasst; die Leberschwellung (wahrscheinlich chron. interstit. Hepatit.); und die schnelle allgemeine Ernährungsstörung.

In Bezug auf die Betheiligung der Nieren an der Gicht betont E.: 1) dass jede Nierenerkrankung bei der Gicht fehlen kann; und 2) dass in gichtischen Schrumpfnieren die Ablagerungen von Uraten fehlen können. — Zum Beweise, dass die gichtische Nephrit. ein secundärer Process ist, führt er einen Fall vor, bei dem die Section ausser Arthrit. urica der grossen Zehen eine gichtische Nephrit. mit Atrophie ergab. Microscopisch fielen multiple Herde in den Nierenpapillen auf, die mit einer homogenen Masse gefüllt waren, in welcher Reste untergegangener Harncanälchen sich zeigten. Die meisten dieser Herde enthielten Drusen- oder flockenförmige Ablagerungen nadelförmiger Uratcrystalle. — E. deutet die Affection als necrotische Herde, für deren Ursache er die Ablagerung einer Substanz, welche auch die Urate zur Auscrystallisirung bringt, annimmt. Die Herde waren umgeben von starker interstit. Wucherung; auch die Rinde zeigte allgemeine interstit. Nephrit., dabei keine Urate, jedoch viele kleine Kalkablagerungen. Ganz ähnliche, necrotische Herde fand E. in einer Gichtniere der Göttinger Sammlung, die nebenbei Amyloid zeigte (nach E. keine ganz seltene Complication der arthrit. Niere). Hier fand sich der Process auch in einzelnen Glomeruli, deren Capsel mit amorpher Masse, die Uratcrystalle enthielt, gefüllt war. Der beschriebene Nierenprocess, mit der, anscheinend secundären, interstit. Nephrit. ist übrigens nach E. im Stande, die alte Anschauung Garrod's, dass die Harnsäureanhäufung bei Gicht die Folge einer Secretionsanomalie der Niere sei, zu stützen. Für die tödtlichen Ausgänge der Gicht betont E. ulcerative Magen- und Darmaffectionen und führt den Fall eines Arthritikers an, bei dem die Section hämorrhagische Pleuritis, beginnende Pericarditis, Lungenabscesse, eitrige Prostatitis und interstit. Nephrit. mit obigen necrotisirenden Herden ergab. E. möchte die Lungen- und Pleuraaffectionen auch auf necrotisirende Processe beziehen.

Nachdem Ord (43) die vielen Synonyma der Arthritis deformans (deren bekannteste Rheumatoid arthritis und Rheumatic Gout) durchgenommen hat, behandelt er, als zu dieser Krankheitsform gehörig: die Gelenkveränderungen bei Tabes und ähnlichen centralen Nervenstörungen; ferner den Rheumat. gonorrhoic. oder urethritic., dessen Erklärung er im Nervenreflex sieht. — Ein Analogon dieser urethralen Arthritis der Männer bilden beim weiblichen Geschlecht eine Reihe von Gelenkaffectionen, die von uterinen Veränderungen ausgehen, und die O. als „Hystero-Arthritis“ bezeichnet. Er hat 33 Fälle beobachtet, wo Zeichen von Arthrit. deform. mit Störungen des Uterus und der Ovarien zusammenfielen; der Sitz der Arthrit. war dabei besonders oft in den Händen, vor allem in den Metacarpo-Phalang.-Gelenken. Bei 14 der Fälle gingen die arthrit. Schübe den menstruellen Perioden parallel. — Pathogenetisch hält O. es für unzweifelhaft, dass in diesen Fällen eine reflectorische Reizung des Rückenmarks die Gelenkaffectionen erzeugt. — Dieselbe Aetiologie ist bei der letzten Categorie der Arthrit. deform., welche O. anführt, vorhanden, nämlich der traumatischen, wo sich nach Traumen (z. B. Schnitt in den Finger, Fract. femor. etc.) symmetrische arthrit. Gelenkveränderungen durch Reflexreiz ausbilden.

Hadden (41) betont, dass die von den meisten Autoren gemachte Annahme, die Gicht werde durch eine reichlich albuminöse Diät begünstigt oder hervorgebracht, nicht bewiesen sei; er führt demgegenüber 4 Fälle von älteren Gichtkranken an, die sich sehr gut besserten unter einer Diät, welche vorzugsweise aus Fleisch und sonstigen Albuminaten und nur solchen Gemüsen, die wenig Stärke und Zucker enthalten, bestand. Besonders schwanden die harnsauren Sedimente bei dieser Diät schnell, um bei vegetabilischer Diät wiederzukehren. Als Analogie weist er auf die Thatsache hin, dass unter den Thieren gichtische Ablagerungen gerade bei Vögeln vorkommen, bei Fleischfressern ganz fehlen sollen.

In breiter Betrachtung und mit Ausführung von 4 Fällen spricht sich De-Giovanni (44) dahin aus, dass die Arthritis deformans nach Symptomen und Aetiologie als Manifestation einer gestörten spinalen Innervation zu betrachten sei. Die zu Grunde liegende Alteration des Rückenmarks hält er für dieselbe, die sich beim Alterszustande einstellt und besonders in Störung des Capillarkreislaufes und der Ernährung der Ganglienzellen besteht. Als Symptome der Arthrit. deform., welche auf die Abhängigkeit vom Rückenmark hinweisen, betont er Störungen der Ernährung, Motilität und Sensibilität.

So zeigte von den 4 ausgeführten Krankengeschichten z. B. die 1. Parese des Arms und fliegende Gelenkschmerzen, der Arthrit. deform. vorangehend; die 2. ebenso neuralgische Schmerzen der Extremitäten und des Rückens; die 3. allgemeine Schwäche und Gehstörung; die 4. Muskel-Atrophien und Paresen.

Die Hypothesen von der der Arthrit. deform. zu Grunde liegenden Diathese und ihrer rheumatischen Ursache sind hiernach einzuschränken; und als Bezeichnung hält D. nur „Arthritis myelitica“ für passend. — Mit der Gicht hat die Krankheit die Abhängigkeit von centralen Nervenstörungen gemeinsam. — Für die Therapie erwähnt er u. A. warme Schwefelbäder und für die acute Form Diuretica, Chinin, Belladonna, Ableitungen an die Wirbelsäule etc., für die chron. Form Jodkal., Tinct. jodi etc.

Fraise (45) theilt einen der seltenen Fälle von Arthritis deformans der Schulter (er fand nur 2 andere in der Literatur) mit:

Arbeiter; seit 5 Jahren Schwäche im linken Arm, seit 1 Jahr Unbrauchbarkeit desselben. Linkes Schultergelenk kugelig aufgetrieben; passive Erhebung des Armes nur bis zur Horizont. möglich. Im aufgetriebenen Gelenke fühlt man Fluctuation, den sehr kleinen Gelenkkopf nach unten und vorn luxirt und an der hinteren Seite des Gelenkes unregelmässige Knochenmassen. — Durch Resection wird ausser dem sehr verkleinerten und abgeflachten Gelenkkopf eine von der Capsel ausgehende, gestielte Knochenwucherung und eine in die Capsel eingelagerte Knochenschale (2 Cent. dick, 4½ breit, 6 lang) exstirpirt; letztere wird von mehreren Knorpelfugen durchzogen, und enthält eine neugebildete Pfanne für den dislocirten Gelenkkopf. — Die Knochenwucherungen bestanden aus spongiöser Knochensubstanz mit geschichtetem Knorpel überzogen; die chem. Untersuchung ergab in ihnen besonders phosphorsauren Kalk, wenig kohlens. Kalk, daneben Fett, keine harnsauren Salze.

[1) Petersen, Chr., Kasuistiske Bemerkninger om Cerebralrheumatisme og det salicylsure Natron. Ugeskrift for Læger. 4. R. 1. Bd. p. 77. — 2) Thoresen, Om den acute Leddereumatisme. Norsk Magazin for Lägevidensk. R. 3. Bd. 9. p. 327.

Thoresen (2) hat in den letzten 25 Jahren 277 Fälle von acutem Gelenkrheumatismus behandelt; er hat gefunden, dass die Häufigkeit dieser Krankheit in keiner Relation zu den meteorologischen Verhältnissen, der Kälte etc. steht, dass die Fälle dagegen häufiger sind, je mehr man sich dem Niveau des Meeres nähert, und mit der zunehmenden Elevation über dem Meere immer seltener werden. In der Höhe von 150 Fuss über dem Meeresspiegel des hochgelegenen Sees Mjösen hat er keinen Fall von Polyarthritis rheumatica febrilis gesehen. Er betrachtet daher die Krankheit als von infectiöser Natur und meint, dass sie, wie die Intermittens, den Ebenen angehört; nur in einem Falle meint er directe Ueberführung der Krankheit von einem Pat. gesehen zu haben.

F. Levison (Kopenhagen).

Kopff (Krakau), Beobachtungen über acuten Gelenkrheumatismus. Bericht über die im Lazarusspitale vom Jahre 1876 bis zum Jahre 1880 behandelten Fälle. Przegl. lekarski. No. 33, 39, 41, 42.

Auf der Abtheilung des Dr. Parénski wurden vom Jahre 1876 bis zur Mitte des Jahres 1880 116 Fälle behandelt, darunter 16 Männer und 55 Frauen. Dem Alter nach entfallen auf das 12. bis 20. Lebensjahr 25,9 pCt.; von 20—30 Jahren 34,5 pCt.; von 30 bis 40 Jahren 13,8 pCt.; von 40—50 Jahren 9,5 pCt.; von 50—60 Jahren 6,9 pCt.; über 60 Jahre nicht volle 6 pCt. — Bezüglich der Jahreszeit lieferte den grössten Zuwachs der Monat October (13 pCt.), im August 11,3 pCt.; die kleinste Zahl fällt auf Mai, 3,5 pCt. Die übrigen Monate erwiesen: Januar 7 pCt., Februar 9,6 pCt.; März 7,8 pCt., April 5 pCt., Juni 3,47 pCt., Juli 7 pCt., September 9,5 pCt., November 9,5 pCt., Dezember 9,43 pCt. In manchen Jahren verrieth die Häufigkeit der Fälle einen gewissermaassen epidemischen Charakter. So z. B. gelangten im Jahre 1877 39 Fälle zur Aufnahme, während in den Jahren 1876, 1878 und 1880 (bis Mai) die Zahl nicht über 23 stieg. In 12 pCt. der Gesammtzahl constatirte man Recidive. Bei 39 pCt. der Kranken fand man chronischen Milztumor vor, den der Verf. der von denselben bewohnten Malariagegend zuschreibt und dabei die Vermuthung ausspricht, ob derselbe nicht als disponirendes Moment in ätiologischen Zusammenhang mit dem Rheumatismus gebracht werden dürfe.

Das Leiden trat am häufigsten in den Kniegelenken auf, 56,9 pCt., nächstdem im Sprunggelenke, 53,6 pCt., dann in der Handwurzel, 14,6 pCt., im Schultergelenke 8,7 pCt., in der Hüfte 6 pCt., in den Schlüsselbeingelenken 3,5 pCt., in den Zehen 2,5 pCt., in dem Unterkiefergelenke 7 pCt., in den Wirbeln 1,7 pCt., in den Rippen 1,4 pCt. — Das Maximum der Körpertemperatur fiel gewöhnlich auf den Tag der Aufnahme ins Krankenhaus. Das Fieber hielt gewöhnlich gleichen Schritt mit den Gelenksveränderungen. Die Temperatur pflegte mit dem Ergriffenwerden eines neuen Gelenkes sich zu steigern. Dieselbe stieg auch vor dem Auftreten von Complicationen. Im Harne fand man die Urate vermehrt, die Chloride normal, nicht selten kleine Mengen von Eiweiss. Das letztere trat zuweilen unabhängig von der Temperatursteigerung auf und erhielt sich längere Zeit bei fast fieberlosem Zustande. Complication mit Nephritis, welche von Corne und Hartmann erwähnt wird, ist niemals wahrgenommen worden. Die Krankheitsdauer schwankte zwischen einigen Wochen und mehreren Monaten. — Complicationen traten unter den 116 Fällen 30 mal auf, also 25,8 pCt. Davon entfallen auf Endocarditis 4,3 pCt., Pericarditis 12 pCt. Endo- und Pericarditis 9,5 pCt. Sie befielen häufiger Frauen (18), als Männer (12). Dem Alter nach kommen 10 auf jugendliche Individuen bis zum 20. Lebensjahre, 9 auf das dritte Decennium, 4 auf das Alter von 30 bis 35 Jahren. In 6 Fällen konnte der Zeitpunkt des ersten Auftretens der Complication nicht ermittelt werden. Die Entwickelung der entzündlichen Herzerscheinungen stand in keinem Verhältnisse zur Menge der ergriffenen Gelenke. In einem Falle klagte der Pat. blos über einen Schmerz in der Schulter, bei näherer Untersuchung fand man daselbst ausser einer localen Temperatursteigerung und leichten Röthung der Haut nichts weiter vor, und trotzdem kam es zu Pericarditis. In Uebereinstimmung mit Reeves wurde die entzündliche Herzaffection am häufigsten bei Ergriffensein der oberen Extremitäten constatirt. In den 30 Complicationsfällen waren 8 mal ausschliesslich die Gelenke der oberen Extremitäten ergriffen, 10 mal überwiegend die Schulter-, Ellbogen- und Handwurzelgelenke, 6 mal gleichzeitig die Gelenke der oberen und unteren Extremitäten, 2 mal überwiegend die unteren und nur 4 mal die unteren allein. In manchen Jahren zeigte sich eine grössere Neigung zu Herzcomplicationen. Im Jahre 1876 kamen deren 5 auf 17 Fälle von Rheumatismus, im Jahre 1877 10 mal auf 39 Fälle, im Jahre 1878 auf 20 Kranke 5 Fälle und im Jahre 1879 10 auf 24. Unter 116 Fällen wurde nur einmal Pleuritis constatirt. Von Hautleiden wurde die Complication mit Miliaria rubra, crystallina, Erythema exsudativum, Herpes labialis, Urticaria und Purpura haemorrhagica beobachtet. Ein Fall mit vorausgehendem Erythema exsudativum wird ausführlicher beschrieben. Der Tod erfolgte bei drei Kranken, also in 2,59 pCt., und zwar in einem Falle infolge von Pericarditis und Decubitus, im 2. durch die Complication mit Pneumonia sinistra, im dritten durch Hinzutritt von Peri- und Endocarditis mit consecutiver Aortenklappen-Insufficienz.

Gebraucht wurden innerlich: Natrum aceticum; Kalium jodatum, Acidum salicylicum, Ammonium causticum, Natrum benzoicum und zuletzt subcutane Injectionen von 2 proc. Jodkali-Lösung, von welcher täglich 1 oder 2 mal eine volle Pravaz'sche Spritze in die Gegend des meist afficirten Gelenkes einverleibt wurde. Als Unterstützungsmittel dienten: Dampfbäder, die Massage, amobilisirender Verband. In mehr chronischen Fällen griff man auch zu kalten und warmen Umschlägen, zu Jodtincturbepinselungen u. dgl. Die Zahlenergebnisse der verschiedenen Behandlungsweisen werden aus der folgenden, am Schlusse beigefügten Tabelle ersichtlich:

	Natrum aceticum.	Ammonium causticum.	Kalium jodatum innerlich.	Acidum salicylicum.	Kalium jodatum-Injectio subcutanea.
Mit gutem Erfolge	21,8 pCt.	38,0 pCt.	33,3 pCt.	31,8 pCt.	71,3 pCt.
Ohne Erfolg . . .	78,2 -	62,0 -	66,7 -	68,2 -	28,7 -
Complicationen .	15,4 -	11,9 -	8,3 -	13,6 -	—
Dauer der Krankheit vom Spitaleintritt und vom Beginne der Cur in Tagen	19,9	15,9	25,3	10,9	10,0
Dauer d. Krankh. von ihrem Beginne in Tagen	81,3	48,5	72,7	61,85	47,0
Zahl der Kranken, bei denen das Heilmittel angewendet wurde .	20	44	15	25	12

Oettinger (Krakau).]

VI. Purpura. Haemophilie. Morbus maculosus. Scorbut.

1) Finny, J. Magee, Purpura haemorrhagica. Brit. med. Journ. May 29. — 2) Wolff, A., Ein rapid verlaufener Fall von Purpura mit tödtlichem Ausgang. Berl. clin. Wochenschr. No. 18. — 3) Purpura haemorrhagica et apoplexie. Gaz. des hôpit. No. 100. (Notiz über einen 25jähr. Mann, der plötzlich mit Epistaxis und Purpura der Beine erkrankte und bald darauf 2 mal nacheinander Attacken von Apoplexie zeigte.) — 4) Purpura haemorrhagica et apoplexies guéris par le seigle ergoté. Ibid. No. 103. (Derselbe Fall wie vorher; Heilung unter Gebrauch von Secale 1,0 pro die.) — 5) Duckworth, Dyce, A case of Purpura haemorrhagica. Med. Press and Circ. Octbr. 27. (Unbedeutender Fall: 44jähr. Mann; im Anschluss an gichtische Anfälle Purpura, Haematurie, Haemoptyse, Zahnfleischblutungen; Tod nach 5 Wochen. Section ergiebt noch Blutungen an Dura mater, Herz und Nierenbecken.) — 6) Allan, J., Case of Purpura haemorrhagica; death; necropsy. Lancet. Decmbr. 25. (Einfacher Fall: 21jähr. Frau mit Schmerzen im Bein, Purpura, Haemoptoe. Section: Ecchymosen der Serosen und in der Scheide des N. ischiadic.; leichte interstit. Nephrit.) — 7) Stillwell, W. C., Two examples of Purpura haemorrhagica from widely different primary causes. Philadelph. med. Times. Dec. 18. (Notiz über 2 Fälle von Purpura mit Epistaxis, der eine eintretend bei einem 8jähr. Knaben infolge 1stündl. Aufenthaltes in einer Dunggrube [Einathmen der Cloaken-Gase] und in ca. 10 Tagen vorübergehend; der zweite bei einem 9j. Mädchen mit tödtlichem Typhus am 10. Tage erscheinend, wohl infolge einer Resorption von Stoffen aus den erkrankten Peyer'schen Plaques in das Blut.) — 8) Lindeman, S. H., A case of haemorrhagic diathesis; haemorrhage from the mouth; death. Lancet. Septb. 4. (18jähr. Mann; hämorrh. Anlage bei 4 Verwandten; früher Haemoptoe; jetzt unstillbare Blutungen aus dem Zahnfleisch; anämischer Tod nach ca. 8 Tagen.) — 9) Harkin, A., Chlorate of

potash in the haemorrhagic diathesis. Brit. med. Journ. Oct. 30. — 10) Davies, S., A case of Haemophilia. Med. Press and Circ. Nov. 10. (Einfacher Fall: 32j. Mann; von Jugend auf Bluter; früher Haematurie; jetzt Suffusionen an den Beinen, um die Augen etc., Anschwellungen grosser Gelenke. Blut zeigt keine Abnahme der Blutkörperchen. Besserung.) — 11) Sorel, F., Maladie de Werlhof ayant pour origine probable un traumatisme de l'urèthre. Gaz. hebdom. de méd. et de chir. No. 26. (41jähr. Mann; Strictur, die er selbst sondirt; hierdurch Urethralblutung mit periurethral. Anschwellung; an demselben Tage Blutflecken-Exanthem des ganzen Körpers; Ulcerationen im Mund; unter Ferrum, Secale, Eis schnelle Heilung. — S. hält den Zusammenhang der Krankheit mit der Harnröhrenverletzung für wahrscheinlich.) — 12) Hindenlang, C., Pigmentinfiltration von Lymphdrüsen, Leber und anderen Organen in einem Fall von Morbus maculosus Werlhofii. Virchow's Arch. Bd. 79. S. 492. — 13) Kunkel, A., Notiz zu dem Aufsatz des Herrn Dr. Hindenlang: „Pigmentinfiltration etc." Ebendas. Bd. 81. S. 381. — 14) Santini, V., Un caso gravissimo di morbus Werlhofiano. Il Raccoglit. med. 10. Giugno. (60j. Mann; infolge eines Schwefelbades umfangreiche, subcutane Ecchymosen der Beine, des Rumpfes, der Arme und des Gesichtes mit Oedemen; dann Blutungen aus Mund, Nase, Augenlidern, Ohren, Blase und Rectum. Trotzdem Besserung der hämorrhag. Symptome; aber in tiefster Anämie Tod am 21. Tage; keine Section.) — 15) Kühn, A., Ueber leichte Scorbutformen. Deutsch. Arch. f. klin. Med. Bd. 25. S. 115. — 16) Hade, P., Scurvy in civil practice. Lancet. June 26. (4 leichte sporadische Scorbut-Fälle, durch Citronensaft u. ähnl. schnell geheilt; Ursache bei allen einseitige Nahrung, besonders ohne ausreichenden Gemüse.) — 17) Laboulbène, Du Scorbut. Gaz. des hôpit. No. 119. (Clin. Vorlesung, die nur Bekanntes bringt.) — 18) Orr, Scott, A case of Scorbutus and one of Purpura haemorrhagica contrasted. Glasgow med. Journ. June. (2 ähnliche Fälle: 1) 23jähr. Mann; Schwäche, Purpura der Beine, Epistaxis; Zahnfleisch normal. Aetiol.: Lebte vorwiegend von gesalzenem und präservirtem Fleisch. Unter Ferrum, Citronensaft etc. Besserung. 2) 20jähr. Mann; ebenfalls Schwäche, Purpura der Beine, Zahnfleisch-Blutungen, Epistaxis; lebte bei abwechselnder Diät. Tod im Collaps; Section: Allgemeine Anämie und multiple, interne, kleine Blutungen. — Der erste Fall wird für Scorbut, der zweite für Purpura haemorrhag. erklärt [?].) — 19) Duret, Recherches sur la pathogénie des Hémorrhoïdes. Arch. génér. de méd. Déc. 1879. Janv. et Févr.

Finny (1) theilt 3 Fälle von kleinfleckiger Purpura der Beine mit, welche sich im 1. Fall mit schmerzhafter Schwellung der Gelenke, im 2. mit Epistaxis, Zahnfleischblutungen und Darmblutung; im 3. mit grossen Suffusionen der Unterschenkel und Hände verband. Er umfasst alle solche Fälle gemeinschaftlich mit dem Namen Purpura haemorrhagica und hält die vielen verschiedenen Gruppirungen derselben für unzweckmässig. Das Wesen aller Purpura-Formen setzt er in eine primäre Erkrankung der vasomotorischen Nerven.

Der Fall von Wolff (2) betrifft einen 3½ Jahre alten Knaben; plötzliche Erkrankung, anscheinend nach Diätfehler (Schweinefleisch), mit Fiebersymptomen, Erbrechen; 6 Stdn. später Auftreten eines Exanthems von blaurothen, kleinen und grösseren (bis 6—7 Mm. Durchm.) Blutflecken auf Gesicht und Brust, sich in 4 Stdn. über den ganzen Körper verbreitend. Tod im Collaps 15 Stdn. nach Beginn. Section ergiebt kleine Ecchymosen in Magen, Darm, Endocard.; Milztumor und eine haemorrhagische Infiltration beider Nebennieren. — W. betont die Aehnlichkeit des Falles mit einem von Boerreif (Jahresber. f. 1878. II. S. 275.) mitgetheilten, der namentlich auch dieselbe Nebennieren-Aff. enthält. — Er ist geneigt, solche Fälle als in die Typhusfamilie gehörige Infectionskrankheiten zu betrachten, und weist auf die Aehnlichkeit der Section mit Typhus exanth. hin.

Harkin (9) hält das chlorsaure Kali, welchem er überhaupt eine grosse Bedeutung für die verschiedensten auf Oxydationsmangel beruhenden Krankheiten zuschreibt, auch für eines der besten hämostatischen Mittel bei hämorrhagischer Diathese, welches im Stande ist, das Blut leichter coagulabel zu machen und den kleinen Gefässen den Tonus wiederzugeben. — Als Belege führt er eine Reihe von Fällen mit verschiedenen Arten von Blutungen an, in denen eine Mixtur von Kal. chloric., meist mit Liq. ferr. zusammen, schnelle Besserung bewirkte, und zwar Fälle mit: Darmblutung, Epistaxis, Nierenblutung, Purp. haemorrhag., Menorrhag. und Metrorrhag. und gewissen Formen von Hämoptoe und Hämatemese.

Analog einigen mitgetheilten Fällen über Veränderung von Lymphdrüsen und anderen Organen durch Resorptionen traumatischer Blutergüsse theilt Hindenlang (12) einen Fall von Morb. maculos. Werlhof. mit, bei dem infolge innerer Blutungen massenhafte Anhäufungen von Blutpigment in den Lymphdrüsen, gleichmässige Pigmentinfiltration der Leber und geringe Pigmentanhäufungen in Nieren und Pancreas auftraten.

27jähr. Mann; früher häufige Epistaxis; erkrankt plötzlich mit schmerzhaften Schwellungen und hämorrhag. Suffusionen beider Beine, Zahnfleischblutungen etc. Tod unter starken Fieberbewegungen und Cachexie. — Section zeigt die Leber vergrössert, derb, gleichmässig braunroth, ebenso die Lymphdrüsen in der Nähe des Magens, die Lumbal- und Inguinaldrüsen; im Kopf des Pancreas eine rundliche, braunrothe Hämorrhagie. — Microsc. ergiebt sich in den Drüsen Einlagerung von Pigmentschollen, bisweilen so stark, dass von dem adenoiden Gewebe nichts zu sehen ist; ausserdem auch Ablagerung des Pigments längs der Lymph- und Blutgefäss-Bahnen. In der Leber sind dieselben Pigmentschollen der Hauptmasse nach im intraacinösen Gewebe angeordnet; in den Acini Einlagerung von Pigmentkörnchen in Gefässwände und Leberzellen. — In den Nieren mässige Einlagerung von Pigmentschollen in die Glomeruli. Reichliche Pigmentanhäufung im Pancreas. — Die Muskeln der Beine an den befallenen Stellen von rothen Blutkörperchen durchsetzt. — Die chem. Untersuchung ergab bedeutende Zunahme des Eisengehaltes in Leber, Drüsen und Pancreas.

Aehnliche Pigmentablagerung, wenn auch schwächer, fand sich in den Bronchialdrüsen eines mit hämorrhag. Pleuritis verstorbenen Mannes.

H. hält es für gewiss, dass diese Beobachtungen eine auf dem Wege der Lymphbahnen erfolgte Resorption von Blut, die durch Uebertragung in die Blutbahn zur Pigmentinfiltration gewisser Gewebe führt, beweisen. Die Fortleitung auf dem Wege der Blutbahn wird nach ihm besonders durch die Ausscheidungen in den Nierengefässen bewiesen. — Ausserdem fand er in einem Falle von perniciöser Anämie ähnliche Pigmentkörnchen in der Peripherie der Leberacini, und nimmt hier Ablagerung der im Blute untergehenden Bestandtheile an. — Von der Form, in welcher das Pigment im Kreislauf circulirt, glaubt er, dass dieselbe intracellulär sei.

Kunkel (13) untersuchte die Organe (Stücke von Leber, Drüsen und Pancreas) des vorigen Falles auf das in ihnen enthaltene Pigment und fand, dass dasselbe ganz aus Eisenoxydhydrat bestand, und daneben höchstens Spuren eines organischen Pigments vorhanden waren. Die quantitative Bestimmung ergab bei einer Drüse: 12,6 pCt. Eisenoxydhydrat der feuchten und 30,8 pCt. der trockenen Substanz. — Auch er glaubt, dass das Eisen nur aus verändertem Blutfarbstoff stammen kann.

Nachdem Kühn (15) betont hat, dass die meisten Purpurakrankheiten und ebenso die meisten Fälle von Stomacace zum Scorbut zu zählen seien, giebt er die Beobachtungsresultate einer Epidemie von Scorbut in Moringen, December 1875—Mai 1876, im Ganzen 253 Fälle, davon 70 pCt. in der Strafanstalt, die andern in der Privatbevölkerung. Die Entwickelung der Epidemie hing in der Anstalt von Ueberfüllung, gleichzeitig mit massenhaften atmosphärischen Niederschlägen ab; für die übrige Bevölkerung blos von letzteren. Die Kost war in jeder Beziehung ausreichend. Beschäftigung und Alter zeigten wenig Einfluss; dagegen war in der Anstalt das vorwiegende Erkranken erst nach kurzer Dauer der Haft auffallend. In der Symptomatologie wird hervorgehoben, dass eine grössere Anzahl von Fällen (52) unter dem Bilde acuter Anaemie verliefen; ferner intermittensähnliche Fieberbewegungen, fieberhafte Respirationskrankheiten, und von Hautkrankheiten Erytheme, Urticaria und Herpes häufig waren. Die Scorbutanämie kam als Hauptsymptom besonders in der Anstalt vor (44 von den 52 Fällen); die 8 übrigen Fälle betrafen meist Frauen, bei denen die Krankheit der Chlorose glich; der eine Fall starb unter dem Bilde einer perniciösen Anaemie. Am Zahnfleisch beobachtete K. schon vor dem Wulstigwerden und Bluten desselben die Entwickelung ectasirter Venennetze und sammetartiger Beschaffenheit desselben; ebenso an den Lippen. — Angina war bei den schweren Formen sehr häufig, bei den fieberhaften fast constant. — Mit fieberhaftem Beginn oder intercurrentem Fieber verliefen 22 Fälle, mit starken rheumatoiden Erscheinungen 13, darunter 6 mal Gelenkrheumatismus, gegen den sich Salicylsäure günstig erwies. — Unter den Respirationskrankheiten kam Pneumonie 46 mal und sehr häufig ein fixer, besonders linksseitiger Seitenschmerz vor. — 13 der leichten Fälle betrafen Säuglinge. Für die Uebertragbarkeit des Scorbut sprachen in der Anstalt die Erkrankungen von Nachbarbetten zweier Lazarethgehilfen und des Inspectors; besonders aber in der Stadt eine Anzahl von Hausepidemien und 2 Epidemien in kleinen Häusercomplexen, bei denen die Verbreitung nachweisbar war. — In 12 Fällen wurde anscheinend die Erkrankung durch die Milch kranker Mütter übertragen. Für das Wesen der Krankheit schliesst K. nach allem, dass durch Wohnungsüberfüllung und feuchtkaltes Wetter Scorbutformen entstehen können, die von dem Inanitionsscorbut zu trennen, als „infectiöser Scorbut" zu bezeichnen, und zu den miasmatisch-contagiösen Krankheiten zu zählen sind. Ihren Unterschied vom Inanitionsscorbut zeigen sie besonders in häufigen Anginen, Rheumatismen und bronchopneumonischen Symptomen; die bei ihnen vorkommenden croup. Pneumonien stimmen mit der contagiösen Pneumonie überein.

Duret (19) giebt eine sehr genaue Auseinandersetzung des anatomischen Verlaufes der Rectal- und Analgefässe (Vv. haemorrh. int., ext. und med.), die er durch Injectionen studirte; betrachtet den Einfluss der Thorax-Aspiration, der Zwerchfellbewegung und überhaupt der thoracischen und abdominellen Anstrengung auf die Circulation in der Pfortader, also auch in den Rectalvenen, und entwirft folgende Tabelle für die Ursachen, welche Haemorrhoiden begünstigen: A. Physiologische Ursachen (Steigerung des Blutdrucks in der V. port.). 1. Vermehrung der Vis a tergo (Herzhypertrophie). 2. Anstrengung: Defäcation, Harnentleerung, Entbindung. 3. Dilatation durch vasomotorische Reflexaction (Menstruation, Tafel-Excesse etc.). 4. Dilatation durch Contractur des Sphincter. B. Pathologische Ursachen (Hindernisse in der Circulation der V. port.). 1. Im Niveau der Capillaren (Erkrankungen in der Leber, der Milz, des Darms). 2. Compression des Stammes der V. port. (Tumoren). 3. Compression der Vv. mesenter. im Abdomen. 4. Compression der Vv. haemorrh. im kleinen Becken. C. Diathetische Ursachen: Zusammenhang der Hämorrhagie mit Gicht, Rheumatismus etc.

Die Schädlichkeit der Defäcation verlegt D. weniger in den Druck der Fäces, als in die Anstrengung der Bauchpresse und deren Einwirkung auf die Circulation der Pfortader. — Die Contractur des Sphincter (bei Fissuren, Abscessen etc. am Anus) wirkt durch Hemmung des Abflusses aus den Vv. haemorrh. int. in die ext., daher das Verschwinden der Hämorrhagie durch forcirte Dilatation des Sphincter.

In Bezug auf den Zusammenhang von Leberaffectionen und Hämorrhagie erwähnt D. ausser Fällen, wo Hämorrhagien in der bekannten Weise die Folge von Lebertumoren (z. B. nach Intermittens etc.) sind, auch umgekehrt einen Fall, wo durch alte hämorrh. Blutungen tiefe Anämie mit consecutivem Lebertumor eintrat. Dass bei der Cirrhose so selten Hämorrhagien entstehen, bezieht D. auf die Neubildung von Gefässen in Adhäsionen, namentlich nach dem Periton. diaphragmat. hin, die sich bei der Cirrhose bilden und den Abfluss aus der V. port. befördern.

(Heyman, Elias, Om skörbjuggens förekomst i Sveriges fängelser under de senare trettio åren och om orsakerna härtill. Hygiea. p. 1.)

Der Scorbut hat nach Heyman's Untersuchungen in den Gefängnissen Schwedens in den letzten 30 Jahren an Häufigkeit zwar bedeutend abgenommen, zeigt sich doch aber noch in hinlänglich grosser Zahl, um die Aufmerksamkeit der Autoritäten in Anspruch zu nehmen.

Nach den officiellen Berichten kamen in den Gefängnissen Schwedens in den drei Decennien: 1848 bis 1857, 1858—1867, 1868—1877 im jährlichen Durchschnitte auf 1000 Gefangene resp. 53,5, 39,9 und 17 Fälle von Scorbut vor. Diese Ziffern entsprechen aber nur den Krankheitsfällen, welche als in den Krankenabtheilungen behandelt, auf die Krankenlisten aufgenommen wurden, also den schwereren Fällen; ausser diesen kam aber eine nicht unbedeutende Zahl leichterer Fälle vor, welche die in den Listen aufgeführte Zahl 2 bis 5 mal und mehr übersteigen konnte.

Die allgemein herrschende Ansicht, dass die Ursache des Scorbuts ausschliesslich in fehlender Zufuhr gewisser vegetabilischer Nahrungsmittel zu suchen sei, und dass alle anderen angegebenen Ursachen, wie Kälte, Feuchtigkeit, Mangel frischen und zu reichlicher Genuss gesalzenen Fleisches u. s. w. nur als schwächende und dadurch für die Krankheit disponirende Einflüsse Bedeutung haben, sucht Verf. theils durch Citate der neueren Literatur, theils durch Untersuchungen der Kostverhältnisse in den Gefängnissen zu bestätigen. In den oben genannten 30 Jahren sind zwei Verpflegungsreglements geltend gewesen, das eine vor, das andere nach dem Jahre 1862; sie sind nicht sehr verschieden, und namentlich ist die Quantität der saftigen Vegetabilien in beiden wesentlich dieselbe: für eine Woche betrug sie im ersten Reglement 1/3 Kanne Kartoffeln, 1/3 Kanne Kohlrüben und 1/4 Kanne Sauerkraut, im letzten Reglement beträgt sie 1,05 Kanne Kartoffeln (eine schwedische Kanne = 2,6 Liter). Diese Pflanzenstoffe gehören aber nur im Winter zur Kost der Gefangenen, nicht aber in den Monaten April-September, zu welcher Zeit die vegetabilische Nahrung nur aus Brod, Mehl, Graupen und Erbsen besteht. Da nun fast alle Epidemien von Scorbut der letzten 30 Jahre im Sommer, die meisten im Spätsommer, angefangen und gegen das Ende des Jahres aufgehört haben, scheint der Zusammenhang zwischen der Kost und dem Auftreten des Scorbuts nicht zweifelhaft zu sein, um so weniger, als es aus den Berichten hervorgeht, dass das wirksamste Mittel gegen die Epidemien eine Zugabe von Kartoffeln zur Kostportion gewesen ist. Die Ursache der Abnahme der Krankheit in den letzten Jahren sucht Verf. ebenfalls in der reichlicheren Darbietung der genannten Vegetabilien ausser der festgesetzten Ration. Seit dem Jahre 1865 haben nämlich die Gefangenen in den Gemeingefängnissen Erlaubniss, für ihr Fleissgeld verschiedene Nahrungsmittel zu kaufen, unter denen in den Sommermonaten Kartoffeln sehr beliebt sind. Ausserdem ist es gewiss von Bedeutung, dass eine antiscorbutische Diät nun in grösserem Umfange als früher, schon bei den ersten Zeichen einer scorbutischen Diathese, angewandt wird. Endlich ist die im Decennium 1846—1857 häufiger auftretende Kartoffelkrankheit wahrscheinlich nicht ohne Einfluss bezüglich einer geminderten Darreichung von Kartoffeln und damit folgenden grösseren Frequenz des Scorbuts in demselben Zeitraume gewesen.

Joh. Möller (Kopenhagen).]

VII. Scrophulose. Tuberculose.

1) Cornil, V., Scrofule et Tuberculose. L'Union médic. No. 168. — 2) Damaschino, Rapports de la Scrofule et de la Tuberculose. Ibid. No. 169. — 3) Grancher, M. J., De la Scrophule. Gaz. médic. de Paris. No. 7—17. — 4) Calmen, J. C., De l'Étiologie de la Scrofule. Thèse. Paris. (Betont unter den krankhaften Zuständen, welche zur acquirirten Scrophulose führen können, vor allem den chronischen Darmcatarrh: wo er besteht, ist seine Entfernung erste Bedingung zur Behandlung der Scrophulose.) — 5) Touche, B., De la Étude sur quelques cas de Scrofule tardive. Thèse. Paris. — 6) Goerne, Ph., Zur Diagnostik der acuten Miliartuberculose. Dissert. Berlin.

In allgemeiner Betrachtung vergleicht Cornil (1) die Processe der Scrophulose und Tuberculose, und zwar zunächst vom histologischen Standpunkt aus. Hier zeigen sich die grössten Analogien zwischen beiden Processen, die er durch Gegenüberstellung von tuberculöser Angina und Lupus des Pharynx, von tuberculöser Pleuritis und fungöser Gelenkentzündung etc. illustrirt. Er führt aus, dass weder Riesenzellen, Verkäsung und fibröse Degeneration Characteristica für Tuberculose noch die Entwickelung des sog. Granulationsgewebes specifisch für Scrophulose ist. Trotzdem dürfen die scrophulösen Processe nicht zur Tuberculose gezogen werden; mit demselben Recht müsste dies dann mit den gummösen Processen der Syphilis geschehen. Man darf eben pathologische Vorgänge nicht nach histologischen Details allein beurtheilen, sondern muss auch die grob anatomischen Verhältnisse, wie Sitz, Ausdehnung, Entwickelung etc. ins Auge fassen. — Auch in Bezug auf Aetiologie ist nach C., wenn auch in vielen Fällen die Tuberculose durch ihre Contagiosität characterisirt zu sein scheint, in vielen anderen kein Unterschied zwischen beiden Processen zu finden. — Er resümirt, dass nur durch die Gesammtheit der ätiologischen, symptomatologischen und pathologisch-anatomischen Charactere die Scheidung zwischen tuberculösen und scrophulösen Krankheiten bestimmt werden kann.

In ähnlicher Weise, wie Cornil, spricht sich Damaschino (2) vom clinischen Standpunkt aus: Mag es auch schwierig sein, die histologischen Grenzen zwischen Scrophulose und Tuberculose zu ziehen, so muss die Clinik doch zwischen beiden Diathesen streng unterscheiden; dieselben verlaufen oft ganz getrennt für sich, und wenn die Tuberculose oft in den späteren Stadien zur Scrophulose tritt, so hat dies seinen Grund darin, dass die Scrophulose schnell zu allgemeinen Ernährungsstörungen, zur Cacochymie führt, und die Tuberculose eine der Hauptbedingungen ihrer Entstehung in solcher Cachexie findet.

Auch Grancher (3) tritt gegen die Auffassung der Scrophulose und Tuberculose vom rein histologischen Standpunkt auf und hebt ebenfalls hervor, dass die anatomischen Characteristica der Tuberculose (Riesenzellen, sog. tuberculöser Follikel) ebenso gut bei Scrophulose (und Syphilis) vorkommen, und dass auch die Ausgänge in Verkäsung und Induration beiden gemeinsam sind. Um die Verwirrung zu beschränken, schlägt er vor, die embryonalen, tuberculösen Producte, die sich reichlich bei der Scrophulose finden (sog. Granulationsgewebe, Virchow), primitiver Tuberkel (Köster) ilots strumeux (Cornil) als Scrophulose von den eigentlichen Tuberkeln zu trennen. Einer der Hauptunterschiede beider ist, dass das Scrophulom langsamer verkäst und leichter sclerosirt als der Tuberkel. — Ebenso wenig abgeschlossen ist nach G. der Begriff der Scrophulose gegenüber der Entzündung, was er durch das Beispiel einer einfachen und scrophulösen Conjunctivitis, die sich nur durch den Verlauf unterscheiden, belegt. Auch die Aehnlichkeit der scrophulösen Geschwülste mit manchen Formen des Epithelioms und besonders mit den syphilitischen Tumoren hebt er hervor. — Er schliesst mit der Betrachtung, dass Tuberculose, Scrophulose und Syphilis in den embryonalen Zuständen ihrer Producte sehr nahe stehen und als Gemeinsames eine allgemeine Ernährungsstörung (Dystrophie) zur Grundlage haben, so dass man die Anfangsstadien ihrer anatomischen Processe gemeinschaftlich als „dystrophische Embryome" bezeichnen kann.

Im Anschluss an 16 gesammelte Fälle mit scrophulösen Symptomen bei Individuen über 40 Jahren (besonders als Knochencaries, kalten Abscessen, Drüsenschwellungen, Synovitis, Tum. alb. etc. bestehend) hebt de la Touche (5) hervor, dass diese verspäteten Formen der Scrophulose häufiger sind, als man denkt, dass bei ca. 1/3 derselben keine Scrophulose in der Kindheit bestand, dass schlechte Hygiene und schwere, besonders fieberhafte Krankheiten als Aetiologie anzusehen sind, Traumen öfters die Gelegenheitsursache abgeben, und dass die Therapie local und allgemein sein muss.

Görne (6) hält für das einzige sichere Zeichen der acuten Miliartuberculose den Choroidealtuberkel. Er macht ferner auf die unter Umständen grosse Schwierigkeit der Differential-Diagnose zwischen schwerer acuter Bronchitis und acuter Miliartuberculose aufmerksam. Dies zeigt sich namentlich bei der schweren capill. Bronchitis der Kinder, wo die Cerebralsymptome, das Fieber etc. oft ebenso stark wie bei der acuten Tuberculose sind. Aber auch bei Erwachsenen kann ausnahmsweise, namentlich durch Complication von Emphysem mit acuter Bronchitis jenes Bild vorgetäuscht werden. Hierfür theilt er 2 Fälle mit, bei denen nur der schnelle Umschwung zur Besserung gegen die Diagnose der acuten Miliartuberculose sprach.

VIII. Rachitis.

Lawrence, B. Cripps. On the early diagnosis of Rickets. Med. Press and Circ. May 21.

L. macht nach 129 selbst beobachteten Fällen einige allgemeine Bemerkungen über die ersten Zeichen der Rachitis. Unter jenen Fällen waren 43 männl., 56 weibl., dem Alter nach lagen die meisten zwischen 1 und 3 Jahren. — Von den wichtigen Zeichen, aus denen am frühesten die Diagnose zu stellen ist, hebt er hervor: Die Verdickung der Rippenenden (Rosenkranz), Schwellung von Thymus- und Halsdrüsen, Laryngismus etc.

IX. Morbus Addisonii.

1) Two cases of Addison's disease. Med. Times, Novemb. 27: I. Sieveking, Addison's disease in a male patient. Necropsy. II. Jones, H., Addison's disease in a female patient. Necropsy. (2 einfache typische Fälle bei einem 49jähr. Mann und einer 53jähr. Frau.) — 2) Renton, J. Crawford, Notes on a case of Addison's disease. Glasgow med. Journ. March. (13jähr. Mädchen; gleichmässige, starke Broncirung; Magenbeschwerden mit hartnäckigem Erbrechen. Nebennieren knotig indurirt, theils fibrös und kalkig, theils fettig degenerirt. Die Plexus solar. zeigen Verdickung der Nervenscheiden und Verwachsung mit dem umgebenden Bindegewebe.) — 3) Burresi, S., Morbo dell' Addison. Lo Sperimental. Settemb. — 4) Poirier, A., Contribution à l'étude de la maladie d'Addison. Thèse. Paris. (Zusammenstellung des über Morb. Addis. Bekannten mit 4 eigenen Krankengeschichten und genauer anatomischer Beschreibung der Nebennieren und der ihnen benachbarten nervösen Plexus. Die sclerot. Veränderung des abdominal. Sympathic. hält er für secundäre Folge der Nebennieren-Alteration und eine Reizung des Sympathic. für die beste Erklärung der Erscheinungen.) 5) Hillairit. Case of general Melano-derma with lesion of the suprarenal capsule. Med. Press and Circ. Febr. 11. (Einfacher Fall; 56jähr. Frau; Nebennieren normal gross, aber im Innern käsig erweicht.) — 6) Wood, H. A. H., A case of Addison's disease. Brit. med Journ. June 12. (Typischer Fall bei einer 30jähr. Frau; Broncefärbung nur im Gesicht; cachectischer Tod. Käsig-fibröse Degeneration der stark vergrösserten Nebennieren.) — 7) Davies, S., An acute case of Addison's disease. Med. Press and Circ. Septemb. 29. (30jähr. Mann; allgemeine Broncirung; Verlauf der Krankheit in 6 Wochen; keine Section.) — 8) Marchand, F., Ueber eine eigenthümliche Erkrankung des Sympathicus, der Nebennieren und der peripherischen Nerven (ohne Broncehaut.) Virch. Arch. Bd. 81. S. 477.

Der von Burresi (3) mitgetheilte Fall ist bemerkenswerth durch den Nachweis einer Alteration im Rückenmark:

30j. Frau, ungleichmässige Broncirung des ganzen Körpers, cachectischer Tod. Section: Nebennieren fibröskäsig; die von ihnen zum Gangl. coeliac. führenden Nervenfasern ebenfalls fibrös. — Die Ganglien des Sympathicus sämmtlich normal. — Rückenmark zeigt Veränderungen, am stärksten im Halstheil, von da nach unten abnehmend. Starke Hyperämie sowohl der weissen, wie grauen Substanz; Centralcanal zum Theil obliterirt, um die grösseren Gefässe Einlagerung theils homogener, theils granulirter, theils kleine Rundzellen enthaltender Substanz. Ganglienzellen z. Th. vergrössert, z. Th. atrophisch und pigmentirt.

Marchand (8) theilt eine eigenthümliche Krankengeschichte mit, die zum Morb. Addisonii keinen directen Bezug hat, aber durch die Veränderungen des Plexus coeliac. und der Nebennieren zu seiner Deutung beiträgt.

37j. Postbar, leicht phthisisch erkrankt, 13 Monate vor dem Tode mit allmäliger Lähmung der rechten Körperhälfte. Die Lähmung des Beines geht zurück, die des Armes steigert sich unter heftigen Schmerzen in der Schulter und Abmagerung der Muskeln. Dazu kommt Anästhesie an Schulter und Brust; ferner Schmerzen in l. Schulter und Bein. Farad. und galv. Erregbarkeit der gelähmten Muskeln ist stark vermindert, stellenweise aufgehoben. Tod durch Erschöpfung. — Section ergiebt eine ausgedehnte Erkrankung des Nervensystems, und zwar vom Sympathicus hauptsächlich des r. oberen Halsganglion und Plex. coeliac., und von den periph. Nerven am stärksten des Plex. brachial. dextr. und linken N. ischiadic. Dabei beide Nebennieren in umfangreiche Geschwülste verwandelt, die microsc. ein engmaschiges Bindegewebsgerüst, mit kleinen Rundzellen gefüllt, keine Verkäsung zeigen.

Die Veränderungen der genannten Nerven bestanden macroscopisch in starker Verdickung, die am Ischiad. fast nur den Stamm betraf, an einigen Wurzeln des Plex. brachial. sich bis in die Dura mater verfolgen liess. Microscopisch fand sich hauptsächlich eine Einlagerung von Rundzellen, denen in den Nebennieren ähnlich; die Einlagerung ist besonders im Innern der Nervenbündel vorhanden und greift auf die Nervenfasern selbst über, die z. Th. die Rundzellen innerhalb der Schwann'schen Scheide zeigen. — M. bezeichnet den Process als Neuritis progressiva. — Centralnervensystem ganz normal.

Die Nebennieren-Tumoren vergleicht M. mit den von Virchow angegebenen gliomähnlichen Geschwülsten dieser Organe. Durch die Veränderungen des Plex. solar. und das Fehlen der Broncehaut ist der Fall dem von Hertz (Virch. Arch. Bd. 49) ähnlich. — Die Nervenalteration stimmt mit den wenigen bisher beschriebenen Fällen von idiopath. periph. Neuritis nicht ganz. — Als Ursache sowohl der periph. Nervenveränderung wie der Nebennierenaffection wird die Sympathicus-Erkrankung angesehen.

I. Morbus Basedowii.

1) Fischer, G., Morbus Basedowii mit Mellituria. Bair. ärztl. Intelligenzbl. No. 27. — 2) Eger, Beitrag zur Pathologie des Morbus Basedowii. Deutsche med. Wochenschr. No. 13. — 3) Debove, M., Note sur les accès d'asystolie survenant dans le cours du Goitre exophthalmique. L'Union médic. No. 80. — 4) Cornwell, H. G., A case of Basedow's disease terminating in total loss of sight from inflammation of the cornea. Americ. Journ. of med. Scienc. Oct. — 5) Da Costa, S. M., A case of Graves's disease (exophthalmic Goitre), with remarks upon its pathology, etiology and treatment. Boston med. and surg. Journ. No. 15. (Typischer Fall bei einem 26j. Mann; am Herzen Zeichen starker linksseitiger Hypertrophie. D. giebt zu, dass der Morb. Basedow. eine Nervenkrankheit ist; aber wo ihr Sitz anzunehmen [ob im Halssympath. oder anderswo] ist nach ihm noch unklar.) — 6) Abadie, Ch., Considérations sur certaines formes du Goître exophthalmique. L'Union méd. No. 157. (Macht auf die sog. formes frustes des Morb. Bas. aufmerksam, d. h. solche, wo einzelne der Hauptsymptome fehlen oder wenig ausgesprochen sind. Führt dann den Fall einer 28jähr. Frau mit einseit. Exophthalm. und Spasmus des Levat. palp. sup. an, bei der nur leichte Vergrösserung der Gland. thyreoid., am Herzen aber nichts Abnormes sich fand. Er vermuthet, dass diese rudimentären Formen auf einer eng begrenzten Alteration des Halssympath. beruhen.) — 7) Foot, A. W., Two cases of Graves' disease. Dublin Journ. of med. Scienc. Novemb. (Zwei typische Fälle bei einer 36j. und einer 22j. Frau, die nichts Neues lehren.) — 8) Derselbe, Exophthalmic goitre. Ibid. Decemb. (Sectionsresultate des 2. obiger Fälle, der am Typhus starb: Exophthalm. an der Leiche wenig auffallend; aber das Fettgewebe der Orbita vermehrt. Herz normal. Sympath. am Halse ohne Veränderungen.) — 9) Grancher, Goître exophthalmique. Gaz. des hôpit. No. 133. (Leichter typischer Fall bei einem 37j. Mann, unter Ferrum und Arsenik sich bessernd.)

Ausser einer Angabe Eulenburg's über das gleichzeitige Vorkommen von Morbus Basedowii und Diabetes will Fischer (1) in der Literatur keine ähnliche Beobachtung gefunden haben. Dabei ist bei der supponirten Abhängigkeit beider Krankheiten vom Einfluss des Hals-Sympathicus eine derartige Coincidenz nicht auffallend.

Als neue Beobachtung der Art theilt er den Fall eines 40jähr. Mannes mit, der die 3 Hauptsymptome des Morb. Based. (übrigens ohne das Gräfe'sche Symptom der oberen Augenlider), ferner starke Aengstlichkeit und Erregbarkeit, gesteigerte Haut- und Sehnenreflexe zeigte, und bei dem sich an einem Tage starker Zuckergehalt des Urins ergab.

Eger (2) theilt folgenden Fall mit:

32jähr. Frau; seit mehreren Jahren die 3 Hauptsymptome des Morb. Based.; nach einer Gemüthsbewegung Verschlimmerung mit vorübergehenden Hirnsymptomen; seitdem hartnäckiges Erbrechen, Icterus; Tod nach 5—6 Wochen. — Section: Verwachsung der Dura an der Convexität mit dem Schädel; zahlreiche intermening. Blutungen; Hypertrophie des linken Ventrikels; kleine Blutungen in Magen, Duodenum, Nierenbecken, Pleuren. Microscop.: beginnende Verfettung des Herzens, starke Verfettung der Nierenepithelien, Leberzellen und Magendrüsen. Hyperplasie der Schilddrüsenelemente; am Halstheil des Sympathicus nichts Abnormes.

E. betont clinisch besonders die Verschlimmerung durch Gemüthsbewegung, die Hirnsymptome und das Erbrechen; patholog.-anatomisch das Fehlen der Sympathicusveränderungen; er hebt hervor, dass die Central-Nervenorgane bisher zu wenig beachtet worden sind. Die Verfettungen leitet er von Inanition ab.

Nach 2 Fällen, die Debove (3) anführt, können bei dem Morb. Based. intercurrente Zufälle von Asystolie (unregelmässigem, aussetzendem Herzstoss, Dyspnoe, Oedemen etc.) auftreten, welche den Eindruck von tieferen Herzaffectionen machen, aber keine Klappengeräusche zeigen und für die Prognose günstig zu beurtheilen sind, weil sie (wie in den 2 vorliegenden Fällen) unter Digital. gut vorüberzugehen pflegen.

Cornwell (4) berichtet den seltenen Fall von Verlust des Sehvermögens bei Morb. Based. bei einem 20jähr. Mädchen, das von jeher prominente Bulbi hatte, bei der diese Prominenz aber nach einem Schreck rapide zunahm, so dass die Bulbi nicht mehr durch die Lider geschlossen werden konnten, und sich bald combinirte mit Schmerzhaftigkeit der Augen und Trübung der Cornea, die gelb und trocken wurde (acute Xerosis); das Sehvermögen erlosch ziemlich schnell. — Die Form der Keratitis ebenso wie die nervöse Natur des Morb. Based. sprechen dafür, dass die Augenaffection nicht blos eine Folge der äusseren Schädlichkeiten, die auf den entblössten Bulbus einwirkten, sondern eine trophische von Alteration des Trigeminus ausgehende Störung war. — Herzpalpitationen bestanden gleichzeitig, aber keine Struma.

[Bull, Morbus Basedowii. Norsk Mag. for Lägevid. R. 3. Bd. 10. p. 187.

Verf. referirt 6 Fälle von Morb. Basedowii; er meint, dass die Krankheit nicht in allen Fällen eine primäre Sympathicusaffection, sondern das primäre Leiden im Centralorgan zu suchen sei, oder dass vielleicht das primäre Sympathicusleiden sich später centripetal verbreite; besonders der oft complicirende Diabetes mellitus scheint ihm für ein cerebrales Mitleiden zu sprechen, wie auch die Menstruationsstörungen, die Anämie und die Temperaturerhöhungen, die sonst unerklärlich sind. F. Levison (Kopenhagen).

Gluzinski, Ueber Morbus Basedowii. (Aus der Clinik des Prof. Korczynski.) Przegl. lek. No. 51.

Unter 15 Fällen waren 3 Männer und 12 Frauen. Die jüngste Kranke war 18, die älteste 41, der jüngste Kranke 20, der älteste 38 Jahre alt. Die kleinere Hälfte entfiel auf Christen, die grössere auf Juden. In 2 Fällen waren oft nach einander folgende Geburten, in einem Falle eine Metrorrhagie bei der Geburt, in 2 Fällen Gebärmutterkrankheiten, in 2 Fällen Malariaintoxication, in 3 Fällen Schreck, in einem Falle anhaltende Diarrhoe, in den übrigen Anämie und Bleichsucht als nähere oder weitere ätiologische Momente anzunehmen. Fast in allen Fällen traten verschiedene nervöse Erscheinungen, als: Kopfschmerz, unruhiger Schlaf, allgemeine Aufregung als Vorboten der Krankheit auf. Unter 8 Fällen, in welchen man sich auf die Anamnese stützen konnte, war in 6 Fällen Herzklopfen, in einem Falle Struma und in einem Falle Exophthalmus das erste Symptom der Krankheit.

Als bemerkenswerthe Symptome sind anzuführen: Clonische Krämpfe in beiden oberen und der rechten Unterextremität bei einer Contractur der linken Unterextremität im Kniegelenk während der Anfälle eines heftigen Herzklopfens, bei einer 18jähr., seit 1½ Jahren kranken Frau. Ungleichmässige Temperatur zwischen beiden Körperhälften mit einem Unterschiede von 0,1 bis 0,7° C., wo die Erhöhung in 3 Fällen auf die rechte und in einem Falle auf die linke Hälfte fiel. Transitorische, fieberhafte Temperaturerhöhung in 2 Fällen, wo in einem derselben während einer 4monatlichen Beobachtung die Abendtemperatur auf 38° C. ein mal vor und das andere Mal nach dem Anfalle des Herzklopfens stieg, in dem anderen einige Tage vor dem Tode die Morgentemperatur 38,3° C., die Abendtemperatur 38,4° C. betrug. Einseitiger Exophthalmus in einem Falle auf das rechte Auge beschränkt. Die ophthalmoscopische Untersuchung erwies in 3 Fällen eine leichte und in einem Falle eine bedeutende Ausdehnung der Retinalvenen. Die Struma war in einem Falle eine parenchymatöse, in 5 Fällen aneurysmatisch, in den übrigen eine vasculöse. In dem nach 2jähriger Dauer tödtlich beendeten Falle bei einer 41jährigen Frau zeigte die Section neben einer allgemeinen Wassersucht eine bedeutende Dilatation beider Herzhälften nebst einer colloiden Degeneration des Herzmuskels, eine Muscatleber, Milztumor, Hyperämie der Darmschleimhaut mit Anschwellung der solitären und Peyerschen Follikel, bedeutende Ausdehnung der V. jugularis comm., und Hämorrhagien auf der Intima der Carotiden. Die Orbitalgefässe waren normal, das Fettgewebe copiös, die Augenmuskeln fettig infiltrirt. Der Halstheil des rechten Sympathicus fadendünn, das erste Ganglion stark vergrössert, das dritte stark verkleinert; der Halstheil des linken Sympathicus bedeutend verdickt, das erste Ganglion verkleinert, das dritte vergrössert. Die microscopische Untersuchung wies aber sowohl in dem Grenzstrang, als auch in den Ganglien gar keine bemerkenswerthen Veränderungen nach.

Oettinger (Krakau).]

ZWEITE ABTHEILUNG.

Aeussere Medicin.

Allgemeine Chirurgie

bearbeitet von

Prof. Dr. BARDELEBEN in Berlin.*)

I. Hand- und Lehrbücher.

1) Albert, E., Lehrbuch der Chirurgie und Operationslehre. Mit zahlreichen Holzschn. 30.—33. Heft. gr. 8. Wien. — 2) Derselbe, Lehrbuch der Chirurgie und Operationslehre. Mit zahlr. Holzschn. 34.—36. Heft (Schluss.) gr. 8. Wien. — 3) Derselbe, Lehrbuch der Chirurgie und Operationslehre. Mit zahlr. Holzschn. 2. Aufl. 1. u. 2. Heft. gr. 8. Wien. — 4) Bardeleben, A., Lehrbuch der Chirurgie und Operationslehre. Mit zahlr. Holzschn. 2. Bd. 8. Ausg. gr. 8. Berlin. — 5) Billroth, Th., Die allgemeine chirurgische Pathologie und Therapie in fünfzig Vorlesungen. 9. Aufl. Bearb. von A. v. Winiwarter. gr. 8. Berlin. — 6) Handbuch der allgemeinen und speciellen Chirurgie. Mit vielen Taf. u. Holzschn. Red. von Pitha u. Billroth. 2. Bd. 2. Abth. 3. Lief. 1. Hälfte und 3. Bd. 1. Abth. 7. Lief. 2. Hälfte. gr. 8. Stuttgart. — 7) Deutsche Chirurgie. Hrsg. von Billroth u. Luecke. Mit zahlr. Holzschn. u. Taf. gr. 8. Stuttgart. Lief. 5, 15, 30, 34, 41, 44, 48, 65. — 8) Dubreuil, A., Leçons de clinique chirurgicale, chirurgie, 2 fasc. 8. Paris. — 9) Follin, E. u. S. Duplay, Traité élémentaire de pathologie externe. Av. fig. T. 6. fasc. 2. gr. 8. Paris. — 10) Fort, J. A., Résumé de pathologie et clinique chirurgicales. 2. éd. Av. 122 fig. Paris. — 11) Heitzmann, C. u. J. Heitzmann, Compendium der Chirurgie. 1. Bd. 5. verb. Aufl. Mit 103 Holzschn. gr. 8. Wien. — 12) Hueter, C., Grundriss der Chirurgie. 1. Hälfte. Allg. Theil. Mit 176 Abbild. gr. 8. Leipzig. — 13) Hunt, W. and T. G. Morton, Surgery in Pennsylvania Hospital. Epitome of practice of Hospital since 1756. Also Papers by J. B. Roberts and F. Woodbury. 8. Philadelphia. — 14) Jamain et Terrier, Manuel de pathologie et de clinique chirurgicale. 3. éd. T. II. 2. et dern. Fasc. 18. Paris. — 15) Nepveu, G., Mémoires de chirurgie. gr. 8. Paris. — 16) Richard, A., Pratique journalière de la chirurgie. 2. éd., revue par le Dr. J. Crank. 8. Paris.

II. Hospitalberichte.

1) St. George's Hospital Rep. X. — 2) Patterson, One year's surgical operations in the western infirmary, Glasgow. Lancet. Jan. 10. — 3) Mollier, Service chirurgical de l'hôpital d'Anvers. Arch. méd. belges. Novb. — 4) Lebrun, Alfred, Hôpital Saint-Jean. Service de M. le docteur Van Hoeter. Revue trimestrielle (du 1. Janvier au 1. Avril 1880). Journ. de méd. de Bruxelles. Juillet. Aoûl. Septb. — 5) Horion, Ch., Clinique chirurgicale. Cancroïde de loup; restauration. Fistule branchiale; guérison; Ovariotomie; guérison. Lithothritie difficile et prolongée; guérison. Quatre cas d'infection purulente dont deux guérisons. Bull. de l'acad. de méd. de Belgique. — 6) Folier, C. A., Due anni di assistentato alla prima sezione chirurgica dello spedale maggiore di Bologna. Il Raccogl. med. Octob. 20, 30. Novb. 10. (Aufzählung und Beschreibung der hauptsächlichsten Operationen, welche F. als Assistent Ruggi's ausführen sah und kennen lernte. Auf die guten Erfolge der Lister'schen Wundbehandlung, der Esmarch'schen Blutleere und die häufige Anwendung der Galvanocaustik wird mit besonderer Betonung hingewiesen. Die Casuistik bietet nichts besonders Hervorragendes.) — 6a) Tépoli, St., Ricordi clinici. Gazz. med. Ital.-Lombard. No. 21, 22, 32, 49. (Unter den von T. mitgetheilten Heilerfolgen haben die an scrophulösen Wunden mit Jodoform erzielten und die Exstirpationen einiger Epitheliome an ungewöhnlichen Fundorten allgemeineres Interesse.) — 7) Socin

---

*) Die Herren Privatdocent Dr. Wernich, Dr. Beely, Dr. Schneider (Schönebeck) und Dr. Voelker (Braunschweig) haben mich bei Abfassung dieses Berichtes freundlichst unterstützt. Dr. Bardeleben.

(Burckhardt), Jahresbericht über die chirurgische Abtheilung des Spitals zu Basel während des Jahres 1879. Basel. 120 Ss. — 8) Esmarch, Jahresbericht über die chirurgische Clinik zu Kiel. 1878. — 9) Derselbe, Jahresbericht über die chirurgische Clinik zu Kiel im Jahre 1879. Kiel. — 10) Hueter, Statistischer Jahresbericht der königl. chirurg. Clinik der Universität Greifswald für die Jahre 1878—1880. — 11) Liévin, H. u. R. Falkson, Die chirurgische Universitätsclinik (Prof. Schoenborn) zu Königsberg i. Pr. in den Jahren 1878/79. Deutsche Zeitschr. für Chir. Bd. XIII. 5. u. 6. Heft. S. 378—431. — 12) Stetter, Erfahrungen im Gebiete der practischen Chirurgie. Bericht über die Thätigkeit der königl. chirurg. Poliklinik zu Königsberg i. Pr. im Jahre 1878. Ebendas. Bd. XIII. 3. u. 4. Heft. S. 228—300 u. 5. u. 6. Heft. S. 466 bis 518. — 13) Köhler, Bericht über die chirurgische Clinik des Geh. Raths Bardeleben pro 1877. Char.-Annal. IV. Jahrg. 1877. (1879.) S. 563—611. — 14) Kumar, Chirurgische Mittheilungen. Wiener medic. Blätter No. 40. — 15) Aschenborn, Bericht über die äussere Station von Bethanien im Jahre 1877. Arch. für clin. Chir. Bd. XXV. 1. Heft. S. 140—187. — 16) Körte, Bericht über die wichtigeren Ereignisse auf der chirurgischen Abtheilung des Krankenhauses Bethanien im Jahre 1878. Ebendas. Bd. XXV. 3. u. 4. Heft. S. 487—548 u. 815—858. — 17) Burgl, Jahresbericht der externen Abtheilung des Krankenhauses in Augsburg pro 1877. Münchener medic. Wochenschr. No. 18, 19, 21, 23. — 18) Helferich, Bericht über die chirurgische Poliklinik an der Universität München in der Zeit vom 1. April bis 31. Decb. 1879. Ebend. No. 10, 11, 14, 15, 16. — 19) Kiesselbach, Bericht über die in der chirurgischen Poliklinik vom 1. Octb. 1878 bis 1. Octb. 1880 behandelten Fälle von Ohren- und Nasenkrankheiten. Ebendas. No. 48. (Es wurden behandelt: 488 Personen mit 537 verschiedenen Krankheitsformen, davon bezieben sich 449 auf das Ohr, 88 auf Nase und Nasenrachenraum. Geheilt wurden 51,0 pCt., gebessert 24,3 pCt., es starben 1,1 pCt.) — 20) Güterbock, P., III. Bericht über die chirurgische Poliklinik Belle-Alliancestr. 4. — 21) Schmidt, B., Das chirurgisch-poliklinische Institut an der Universität Leipzig seit seiner Gründung am 1. März 1830. Mit 4 Taf. u. 1 Lichtdruck. gr. 8. Leipzig. — 22) Jahresbericht über die chirurgische Abtheilung des Ludwigspitals Charlottenhilfe in Stuttgart im Jahre 1878 von Dr. H. Burckhardt. gr. 8. Stuttgart. — 23) Borow, K., Mittheilungen aus der chirurgischen Privatklinik 1875 bis 1877. Mit 1 Taf. gr. 8. Leipzig.

Der Bericht über die chirurgische Abtheilung des St. George's Hospital von Bennett (1) ist in der üblichen Weise abgefasst. Die interessanteren Fälle sind mehr oder weniger eingehend beschrieben und sämmtliche Fälle in einer Tabelle zusammengestellt. Es wurden im Jahre aufgenommen 2155 Patienten. Davon männlich 1431, weiblich 724. Entlassen 2014. Es starben 116. Es verblieben 174. Die Mortalitätsziffer, inclusive 17 Todesfälle in den ersten 24 Stunden nach der Aufnahme, war 5,37 pCt. In diese Berechnung sind die Augenkranken eingeschlossen. Mit Erysipelas wurden aufgenommen 48 Patienten, 26 erkrankten daran im Hospitale. Pyämie kam 10 mal zur Beobachtung. V.

Patterson (2) giebt einen Bericht aus der Western Infirmary, Glasgow, als Antwort auf den Vorwurf Savory's, dass die Anhänger Lister's keine statistischen Berichte veröffentlichten.

Patienten wurden aufgenommen 280, Operationen ausgeführt 162, Gestorben 7, Mortalität in Procenten 4,3, Behandlungstage für den Einzelnen 24,7, auf jedes Bett durchschnittlich Operationen 8,7. Anzahl der Betten 19, Kosten für Wein und andere Spirituosen auf den Einzelnen und das Jahr berechnet $7^1/_2$ d.

Unter 13 Fracturen, welche Mullier (3) im Spital zu Antwerpen behandelte, befand sich ein Bruch des Olecranon, der mit Bildung einer fibrösen Zwischensubstanz heilte bei vollständig erhaltener Function des Armes. Die Verstauchungen wurden sämmtlich mit bestem Erfolge massirt. M. erklärte die günstige Wirkung der Massage in erster Linie durch die Beseitigung der Schmerzen, die Nerven werden dadurch abgestumpft und gefühllos gemacht. Erst in zweiter Linie steht die zertheilende, die Absorption begünstigende Wirkung der Massage. Mastdarmfisteln, die mehrfach verkamen, wurden gespalten. Das Ecrasement wendet M. nur bei hoch heraufgehenden Fisteln an. Die elastische Ligatur verwirft er als äusserst schmerzhaft, langsam und gefährlich. Wenn die Entkräftung nicht bereits zu weit vorgeschritten ist, so hält M. Phthise nicht für eine Gegenanzeige gegen die Operation. S.

Nach dem Bericht von Lebrun (4) wurden auf der Van Hoeter'schen Station des Hôpital Saint-Jean im ersten Trimester 1880 30 Fracturen aufgenommen, darunter 2 Kniescheibenbrüche, ein veralteter (von 1869) und ein frischer.

Complicirte Fracturen legt Van Hoeter in einen durch Zinkschienen hinten und an den Seiten verstärkten Kleisterverband. Die Schiene auf der Seite der Wunde ist brückenförmig ausgebogen, so dass man in genügender Ausdehnung zur Wunde gelangen kann. Die letztere wird nun mit $2^1/_2$ proc. Carbolwasser gewaschen und mit nassen Carbolwassercompressen bedeckt, darüber ein Guttaperchablatt und eine durchlöcherte Zinkplatte.

Der Bericht bringt ferner eine Hydrocelenoperation „nach Volkmann", deren Heilung durch mehrfache Anfälle von Wundrose hingezogen wurde. V. zieht den Schluss, dass man die Volkmann'sche Operation, durch die man den Patienten allen Gefahren der Operation, dem Erysipel, der Eitervergiftung etc. aussetze, nur dann machen sollte, wenn die ungefährliche (?) Punction mit Jodinjection sich als unzureichend erwiesen haben sollte. In dem vorliegenden Fall wurde der Hydrocelensack ausgebreitet, mit Carbolwasser ausgewaschen und nach Einlegung eines Drains die Wunde durch zahlreiche Nähte vereinigt. Der Wundverband bestand aus Compressen, die mit $2^1/_2$-procentigem Carbolwasser getränkt waren, und Watte. Volkmann würde in diesem Verfahren seine Methode des Hydrocelenschnittes nicht wiedererkennen. Die Wundbehandlung bestand im Auflegen feuchter Compressen; als Wundwässer dienten $2^1/_2$ proc. Carbolwasser, Campherspiritus, der seiner Schärfe und Schmerzhaftigkeit wegen weniger ausschliesslich zur Anwendung kam als früher, und neuerdings Eucalyptustinctur. S.

Als blinde innere Kiemenspaltenfistel, die auf dem Wege allmälig weitergreifender Entzündung zu einer offenen geworden, beschreibt Uerlen (5) den folgenden Fall:

Anfang Februar 1874 kommt eine 30jähr. Frau in Behandlung mit einer eiternden Fistel in der Gegend des Schildknorpels, die, als Fistel der Bursa thyreohyoidea angesehen, in der Richtung zum Zungenbein der ganzen Länge nach gespalten und gründlich mit Höllenstein geätzt wird. Die Anamnese ergiebt, dass die Frau häufigen Mandelentzündungen unterworfen gewesen ist; — dass sie im Alter von 16 Jahren eine Anschwellung unter dem Kinn bekommen hat, die nach Anwendung von Cataplasmen wieder verschwand; — dass sich endlich 11 Jahre später eine neue Anschwellung von der Grösse eines Taubeneis in der linken Zungenbeingegend bildete, die sich allmälig bis zum Schildknorpel senkte, dort nach Jahresfrist unter Entleerung einer Eiweiss ähnlichen Flüssigkeit aufbrach und die fragliche Fistel zurückliess.

Die Heilung der Fistel nimmt 6 Wochen in Anspruch. 3 Wochen später neue Anschwellung am oberen Ende der Narbe; es bilden sich 2 kleine Abscesse, die geöffnet werden. 4 Wochen darauf ein neuer Abscess an der gleichen Stelle. Er wird geöffnet und man gelangt in einen Gang, der bis in die Kinngegend führt. Unter Anwendung einer Jodsalbe Verschluss innerhalb 9 Wochen. Schon nach 9 Tagen wird die Narbe durch eine neue fluctuirende Geschwulst emporgehoben. Dieselbe wird in der ganzen Länge gespalten: Entleerung einer klebrigen, schleimig-eitrigen Flüssigkeit. Die halbkreisförmig gekrümmte Sonde dringt in der Wunde nach oben bis gegen das Kinn vor. Hier wird die Haut durchstossen und ein Drainrohr in den Gang eingeführt. Heftige Entzündung zwingt, das Drainrohr zu entfernen. Der Gang wird mit starken Höllensteinlösungen und mit Arsenikbougies vergeblich geätzt. Nachdem so weitere 6 Wochen verlaufen sind, spritzt H. Jodtinctur ein: Sofort schmeckt die Pat. das Jod im Halse. Acht Tage später dasselbe Ergebniss: Die Pat. wirft sofort nach der Einspritzung mit Jod gefärbte Sputa aus, ohne dass es möglich ist, die Stelle im Munde zu sehen, wo die Jodtinctur austritt. H. kommt nun zu der Ueberzeugung, dass er eine Kiemenspaltenfistel vor sich habe und beschränkt sich darauf, der Pat. reinigende Wassereinspritzungen und zeitweise eine Jodeinspritzung zu empfehlen. Nachdem die Behandlung in dieser Weise durch die Pat. selbst 6 Monate lang fortgesetzt ist, tritt endlich (nach 14monatlicher Behandlung) Heilung ein, deren Bestand H. noch drei Jahre später constatiren konnte. S.

Der Jahresbericht von Socin und Burckhardt (7) über die chirurgische Abtheilung des Spitals zu Basel umfasst 708 Patienten (493 M., 215 W.) der stationären Clinik und — in einer kurzen tabellarischen Zusammenstellung — 855 Patienten (739 M., 116 W.), die ambulatorisch behandelt wurden.

Wo es anging, wurde Lister's Verband angewendet, die Resultate waren dementsprechend gut. Es starben im Ganzen 25 Patienten (18 M., 7 W.) = 3,65 pCt. Erysipelas kam in 5 Fällen (2 M., 3 W.) zur Beobachtung. Delir. tremens bei 4 M., von denen einer starb. Bei 6 incarcer. Hernien (4 M., 2 W.) wurde die innere Herniotomie, 5 mal in Verbindung mit der Radicaloperation, ausgeführt, von diesen starb eine Patientin, bei der zugleich ein 12 Ctm. langes Darmstück resecirt wurde, 7 Stunden nach der Operation an Peritonitis infolge von Kothaustritt; bei 5 weiteren nicht eingeklemmten Hernien (4 M., 1 W.) wurde mit Erfolg die Radicaloperation ausgeführt. Bei einem 27jährigen Maler, der 9 M. hoch auf den Kopf gefallen war, gingen am folgenden Tage beim Schnäuzen mehrere Stecknadelkopf-grosse, weiche, weisse Klümpchen durch die Nase ab, die sich bei microscopischer Untersuchung (Prof. M. Roth) als aus Corticalsubstanz des Gehirns bestehend erwiesen. Die Heilung erfolgte ohne weitere Zufälle.

Aus Esmarch's (8) kurzem Jahresbericht ersehen wir, dass auf der chirurgischen Clinik zu Kiel im Jahre 1878 ambulant 878, stationär 601 Kranke behandelt wurden. Accidentelle Wundkrankheiten: Erysipelas 6, Pyämie 4, Septichämie 7. 8 mal entstanden accid. Wundkrankheiten im Hospitale, nämlich 4 Erysipele, 2 Pyämien, 2 Septichämien, und zwar entstanden eine gleiche Anzahl von jeder Krankheit bei antiseptischer wie bei anderer Behandlung. Es starben im Ganzen von diesen 17 Fällen 12. — Folgt kurzgefasste Aufzählung der einzelnen Fälle und Statistik der Amputationen und Resectionen.

Auf derselben Clinik — Esmarch (9) — wurden im Laufe des Jahres 1879 ambulant 777 Kranke behandelt, 676 stationär. Es wurden 642 grössere Operationen ausgeführt. Es starben von 676 behandelten Patienten 19 = 3 pCt., von 642 Operirten 16 = 2,5 pCt., von letzteren im directen Anschluss an die Operation 8 = 1,2 pCt. Von accidentellen Wundkrankheiten kamen vor: Erysipelas in 7 Fällen (6 mal im Hospital entstanden, 1 mal ausserhalb); Pyämie bei 2 Pat. (einmal ausserhalb, einmal bei nicht antiseptischer Behandlung entstanden), beide starben; Septichämie 5 mal (3 mal bei antiseptischer, 1 mal bei anderweitiger Behandlung entstanden, einmal ausserhalb), es starben 4 Pat.

Gelegentlich der Operation einer Magenfistel wurde bei einer Pat. ein handtellergrosses Stück der vorderen Magenwand resecirt, 17 Seidennähte vereinigten die Magenwände; die Heilung erfolgte unter einem Verband in 14 Tagen.

Bei der operativen Entfernung eines sarcomatösen Angioms des N. ulnaris musste ein 12 Ctm. langes Stück des Nerven resecirt werden. Die Heilung erfolgte in 5 Wochen unter mässiger Eiterung. Bei der Entlassung waren Motilität und Sensibilität im Gebiet der resecirten Nerven absolut normal.

In ähnlicher Form berichtet Hueter (10) über die chir. Clinik zu Greifswald. Vom 1. April 1879 bis 31. März 1880 wurden aufgenommen 591, behandelt 535, davon starben 23 — Mortalität 3,2 pCt. Accidentelle Wundkrankheiten: Erysipelas 7, davon im Hospital entstanden 6, bei antiseptischer Behandlung 4, Pyämia simplex 1. Ausserhalb entstanden: Septichämie 7, davon im Hospitale bei nicht antiseptischer Behandlung 4, ausserhalb entstanden 3, gestorben 5. — Poliklinisch wurden behandelt 2549.

Der Bericht von Liévin und Falkson (11) über die chirurgische Universitätsclinik zu Königsberg, der sich zum Theil mit dem von Stetter (12) ergänzt, umfasst den Zeitraum vom 1. Januar 1878 bis 31. December 1879. Es wurden während dieser

Zeit aufgenommen 699 Kranke, von denen 108 starben = 18,4 pCt. Von accidentellen Wundkrankheiten kamen 18 Fälle von Pyämie und Septichämie vor (im allerweitesten Sinne vom streng antiseptischen Standpunkt), von denen 11 im Hospital entstanden, 7 wurden septisch aufgenommen, einer der letzteren genas. An Erysipelas starben 3 Kranke, von denen einer mit einem gangränösen Erysipel in die Anstalt kam. Von Trismus und Tetanus kamen 2 Fälle in Behandlung, einer starb, ferner ein Fall von Blasendiphtheritis, die zum Tode führte. Stundenlange Versuche, den Catheter einzuführen, waren (auswärts) vorher gegangen. Unter den Todesfällen finden sich 31 diphtheritiskranke tracheotomirte Kinder. Ein Amputirter starb im epileptischen Anfall, ein Todesfall ist auf Carbolsäurevergiftung zurückzuführen (Hüftgelenkresection). Die Operationen wurden unter antiseptischen Cautelen ausgeführt mit 2 proc. Spray und Ausspülen der Wunden mit 2 proc. Carbollösung. Die Technik des Verbandes war die in der Volkmann'schen Clinik geübte. Die carbolisirte Gaze wurde in der Clinik selbst theils nach Lister'schen, theils nach Bruns-schen Vorschriften bereitet. Fast bei allen Operirten wurde Carbolharn beobachtet, constant bei solchen, bei denen Knochenoperationen vorgenommen waren. Die schwersten Vergiftungserscheinungen betrafen fast ausnahmslos Kranke, bei denen Hüft- oder Kniegelenkresectionen gemacht waren.

Der Bericht über die einzelnen Fälle folgt der Billroth'schen Eintheilung.

Der Jahresbericht von Stetter (12) über die königl. chirurgische Poliklinik zu Königsberg i. Pr. für das Jahr 1878 ist der erste Bericht, der von der Königsberger Clinik ausgeht. Es liegen der erste und zweite Theil desselben vor. Er ist nicht, wie man aus der Ueberschrift schliessen könnte, ein rein policlinischer, nur ambulante Kranke umfassender Bericht, indem eine eigenthümliche Einrichtung der Policlinik in Königsberg darin besteht, dass bei dem oftmaligen Mangel von disponiblen Betten in der Clinik sogenannte „Filialen" benutzt werden. Dieselben liegen in unmittelbarer Nähe der Clinik und haben zusammen ca. 25 Betten; sie sind bestimmt für reconvalescente Kranke aus der Clinik, für Kranke, die zwar clinisch operirt sind, für die aber in der Clinik kein Platz vorhanden ist, für policlinisch operirte auswärtige Kranke, für luetische Kranke, die auf die allgemeinen Stationen statutenmässig nicht aufgenommen werden dürfen. Diese Patienten erhalten das Verbandmaterial aus der Policlinik und stehen unter Leitung des Secundärarztes. Diesem liegt ausserdem noch die Behandlung derjenigen Patienten in der Stadt ob, denen es ihr Zustand nicht erlaubt, dass sie täglich zum Verbandwechsel nach der Policlinik kommen (z. B. Pat. mit Fracturen der unteren Extremitäten). Es bildet daher dieser Bericht zugleich eine Ergänzung des clinischen Berichtes von Liévin und Falkson für 1878/79 (Deutsche Ztschr. f. Chir., Bd. XIII. 5 u. 6. Heft, S. 379).

Bezüglich der Behandlung der Scoliosen sei erwähnt, dass in der Clinik Turngeräthe aufgestellt sind, die von den Patienten benutzt werden können. Sie kommen täglich zur Turnstunde in die Clinik und turnen unter Aufsicht eines Amanuensis.

Es wurden in den Journalen vermerkt und in dem Bericht verwerthet 4047 Patienten (pro Tag durchschnittlich 11,97 neue), dazu kommen noch ca. 2160 Zahnextractionen, so dass die Gesammtzahl der behandelten Kranken 6207 beträgt. Darunter sind Abscesse, Phlegmonen, Panaritien, Paronychie 473, Hautkrankheiten 434, Vulnera 296, Tumoren 286, Lues, Ulcera mollia, Bubo etc. 234, Ohrenkrankheiten 199, Contusionen 199, Fracturen und Infractionen 197, Gelenkkrankheiten 191, Krankheiten der männlichen Harn- und Geschlechtsorgane 174, Ulcera cruris 171, Pharyngitis, Angina, Ozaena 104, Hernien 116, Knochenentzündungen 115 u. s. w.

Das Material ist topographisch geordnet, möglichst vielseitig verwerthet, kurze Krankengeschichten der wichtigeren Fälle, zahlreiche Tabellen beigefügt.

Hinsichtlich einiger Details bei der Beschreibung der einzelnen Krankheitsgruppen hat sich S. an Krönlein's Bericht über die chirurg. Clinik und Policlinik von B. v. Langenbeck angeschlossen. (S. Supplem.-Bd. zum Arch. f. clin. Chir. Bd. XXI.)

Laut Köhler's (13) Bericht über die chirurgische Clinik Bardeleben's wurden im Jahre 1877 behandelt (d. h. entlassen) 830 Patienten, davon starben 66 = 7,95 pCt., an accidentellen Wundkrankheiten 28 = 3,37 pCt. Die Wundbehandlung war streng antiseptisch, als Verbandmaterial diente nasse Carbol-Jute, jedoch nicht mehr ausschliesslich in Scheibenform (Jutekuchen), sondern auch in oblonger (Jutematte); in schlimmen Fällen wurde permanente Irrigation angewendet, mit 2—3 proc. Carbolsäurelösung, schwefelsaurem Zink oder essigsaurer Thonerde (schon seit Jahren). Irrigirt wurde entweder tropfenweise auf die Wunde oder mittelst Schlauchspitze in die Wunde hinein; Operationen und Verbandwechsel wurden unter Spray ausgeführt. Leichte Carbolintoxicationen, namentlich bei geschwächten Individuen, kamen häufig vor, gingen aber ohne Gefahr vorüber. Esmarch's Methode der Blutsparung wurde in zahlreichen Fällen mit einer nach dem Anlegen angefeuchteten Leinwandbinde und Tourniquet ohne Pelotte ausgeführt.

Bei einem 16jähr. Patienten (Amput. femoris) mit Stenose der Mitralklappe und Insufficienz der Aortenklappen wurde zur Narcose Methylenbichlorid benutzt. Die Narcose verlief ohne Zufall.

Aus dem casuistischen Theil des Berichtes seien erwähnt: 9 Oberschenkelamputationen (6 M., 3 W.) mit 2 Todesfällen (22,2 pCt.), einer bei asept. Wunde durch Phthis. pulm., einer an Septhämie (amputirt im Stad. septico); 3 Oberschenkelexarticulationen (2 M., 1 W.), eine Pat. starb an Septo-Pyohämie (während der Operation war die Temperatur um 4° [33,7] gesunken), ein Pat. starb, nachdem er aus der mit Chloroform begonnenen, mit Aether fortgesetzten Narcose erwacht war, plötzlich kurz vor dem Anlegen des Verbandes; 10 Unterschenkelamputationen bei 9 Patienten, sämmtlich geheilt; 2 starben nach vollständiger Vernarbung der Wunde, einer an Phthis. pulm., einer an allgemeiner Carcinose; bei letzterem (49 Jahre alt) war die Amputation ausgeführt worden, weil nach anscheinender Caries der Tibia, Entfernung mehrerer kleiner Sequester, die üppig wuchernden Granulationen zerfielen und Pat. mehr und mehr herunterkam. In 25 Tagen heilte die Amputationswunde, 14 Tage später trat Schwellung der Inguinaldrüsen auf, ca. 3 Monate später starb Pat. 1 Handgelenkresection (Caries), geheilt; 4 Hüftgelenkresectionen (davon 1 geheilt, 1 gestorben); 1 Kniegelenkresection (mit Fisteln entlassen); 15 Luxationen verschiedener Gelenke, darunter 1 Luxation des Talus nach hinten; 12 compl. Fracturen der grösseren Röhrenknochen, sämmtlich geheilt (einer nach Amput. femoris wegen anderweitiger Verletzungen); 11 compl. Fracturen der kleinen Röhren- und der unregelmässigen Knochen mit 2 Todesfällen (1 Pat. starb am 5 Tage, 1 an Septhämie); 61 Phlegmonen (45 M., 16 W.) mit 8 Todesfällen, 6 an Pyämie resp. Septhämie (sämmtlich mit diesen Wundkrankheiten aufgenommen) 1 an Collaps, 1 an Phthis. pulm.; 14 Abscesse der Mamma (durchschnittliche Behandlungsdauer 17[?]/₂ Tage); 40 Abscesse an anderen Orten, mit 1 Todesfall. (Zahlreiche ausführliche Krankengeschichten.)

Kumar (14) berichtet über die II. chirurgische Abtheilung des Krankenhauses Wieden. 634 Kranke, 54 Todesfälle. Von 11 Amputirten starb einer und zwar an Perforativperitonitis. Die im Uebrigen unter Lister gut heilenden Amputationsfälle waren häufig durch geringe Lappengangrän complicirt, welche Verf. auf die elastische Constriction zurückführt. Bei offen behandelten Wunden trat öfter Erysipel auf.

Die Gesammtzahl der auf der äusseren Station von Bethanien im Jahre 1877 behandelten Patienten betrug nach dem Bericht von Aschenborn (15) 1462 (914 M., 548 W.), davon wurden geheilt 1075 (686 M., 389 W.), ungeheilt entlassen 62 (36 M. 26 W.), es starben 193 (109 M., 84 W.), es blieben Bestand 132 (83 M. 49 W.)

Wegen Diphtheritis wurden aufgenommen 126 (72 Kn. 54 M.), davon starben 73 (41 Kn. 32 M.); tracheotomirt wurden 89 (54 Kn. 35 M.), davon geheilt 36 (21 Kn. 15 M.) Mit incarcerirten Hernien kamen nach dem Hospital 36 Patienten (13 M. 23 W.), davon starben 12 (33,3 pCt.), 5 M. (38,4 pCt.), 7 W. (30,4 pCt.), bei 35 Fällen gelang die Reposition 8 mal, die Herniotomie war erforderlich 27 mal, bei 8 M. und 19 W., es starben 10 (37,0 pCt.), 4 M. (50,0 pCt.), 6 W. (31,5 pCt.) — Zu diagnostischen Irrthümern gaben Veranlassung: 1) Peritonitis e perforatione ilei orta (Patientin 37 J.). 2) Cystis ligam. uteri rotundi in canali dextro (Patientin 45 J.), 3) Cystis in annulo crurali sita (Patientin 42 J.). Von accidentellen Wundkrankheiten kamen vor: Erysipelas 60 mal; (25 M., 29 W., 3 Kn., 3 M.) mit 9 Todesfällen (15 pCt.); Septicämie und Pyämie 4 Todesfälle, Trismus und Tetanus: 2 Todesfälle, Oedema acutum purulentum 2 Todesfälle; Delirium tremens 11 mal, mit 3 Todesfällen. Ein Patient, 50 J. alt, Restaurateur und Potator, starb in der Narcose, kurz nach Einleitung derselben, vor der Operation (Cancroid der Unterlippe). Die Section wurde nicht gestattet. (1 Chloroformtod unter etwa 2000 Narcosen).

Die Wundbehandlung war bei der grössten Zahl der Fälle eine antiseptische, die Resultate zufriedenstellend, letztere sind seit 1874, seitdem die antiseptische Methode auch in Bethanien in grösserem Umfange in Gebrauch genogen worden, sowohl hinsichtlich der Art des Verlaufs als auch der Zeitdauer ausserordentlich viel besser geworden. Die Methode anlangend, so wurde hauptsächlich von der von Bardeleben angegebenen nassen Carboljute Gebrauch gemacht, bei Carbolintoxication der Carbolverband mit dem Salicylverband vertauscht, bei starker profuser Eiterung, septischen Processen Aqua chlori angewendet.

In dem Bericht von Körte (16) über die chirurgische Abtheilung des Krankenhauses Bethanien im Jahre 1878 sind nur die wichtigeren Fälle enthalten, auf einzelne Krankengeschichten ist so wenig wie möglich eingegangen, die zusammengehörenden Fälle sind in grossen Gruppen vereint gemeinsam besprochen. (Einzelne Capitel, z. B. Fracturen, Luxationen, Gelenkkrankheiten sind, um zu grossen Umfang zu vermeiden, ganz fortgelassen). Unter den näher besprochenen Capiteln enthalten: Cap. I, 31 Amputationen und Exarticulationen mit 6 Todesfällen, Cap. II, 41 Resectionen, Cap. III, 24 conservativ behandelte complic. Fracturen mit 1 Todesfall, Cap. IV u. V, 45 Tumoren der Mamma, (34 Carcinome, 2 Cystosarcome, 1 Mischgeschwulst, 6 Fibrome, 2 Adenome), Cap. VI, Beschreibung des von Wilms bei Rupturen des Dammes angewandten Operationsverfahrens (vergl. Güterbock, Arch. f. clin. Chir., XXIV, Heft 1, 1879, Jahresb. II, 381 (23)), Cap. VII, 149 Tracheotomien wegen Diphtheritis bei Kindern (geheilt wurden 34 = 22,8 pCt., und zwar vom 1. Januar bis 1. Juli 56 Fälle mit 17 = 30,3 pCt. Heilungen, vom 1. Juli bis 31. December 93 Fälle mit 17 Heilungen = 18,0 pCt.); Cap. X, 18 incarcerirte Hernien (12 Herniotomien mit 4 Todesfällen, bei einem 9 Monate alten Mädchen fand sich das Ovarium als Bruchinhalt), Cap. XIII, 177 Geschwülste (davon operirt 160, nach der Operation geheilt 145, gebessert 3, gestorben 12 = 7,5 pCt., nicht operirt 17); Cap. XVI, accidentelle Wundkrankheiten (19 Fälle von Erysipelas, 7 Fälle von Septicämie und Pyämie mit 7 Todesfällen, 6 Fälle von Delir. tremens mit 2 Todesfällen, 4 Fälle von Trismus und Tetanus mit 2 Todesfällen); Cap. XVII, Beschreibung der Verbandmethode. Es wurde unter Spray operirt; als Verbandmaterial diente im Beginn des Jahres Bardeleben's nasse Carboljute, in der zweiten Hälfte trockene Carboljute, zuerst nach Münnich's Angabe verfertigt, später etwas modificirt, dargestellt durch Imprägniren der Jute mit einer spirituösen Carbollösung unter Zusatz von etwas Ricinussöl (Kahnemann). Gewisse Uebelstände haften auch dieser Carboljute an, so dass sie immerhin nur als Surrogat des Lister'schen Verbandes zu betrachten ist. Die Aufsaugungsfähigkeit der trockenen Carboljute ist gering, die Verbände müssen oft gewechselt werden, sind schwieriger und zeitraubender anzulegen, als Carbolgazeverbände. An Stelle der Protective wurde Gummipapier, an Stelle des Macintosh gefirnisstes Seidenpapier (Esmarch) benutzt, bei Fällen, die nicht gelistert werden konnten, Compressen mit desinficirenden Lösungen, antisept. permanente Irrigation.

Auf der externen Abtheilung des Krankenhauses in Augsburg wurden, nach Burgl (17), aufgenommen 1195 Kranke, 902 Männer, 293 Weiber. Es kommen davon auf a) chirurg. Kranke 556 M., 203 W., b) Augenkranke 32 M., 19 W., c) Hautkranke 220 M., 26 W., d) Syphilitische 94 M., 41 W., e) Gebärende u. Wöchnerinnen 4; dazu kommen noch vom Vorjahre 50 M., 25 W. Es starben 39 Kranke, = 3,07 pCt.

Bei grösseren Operationen wurde die antiseptische Wundbehandlung streng nach Lister durchgeführt, bei den übrigen „aus Billigkeitsrücksichten" die Thiersch'sche Modification mit Salicylwatte. Spray (Hand- und Dampfspray) wurde stets angewendet. Von accidentellen Wundkrankheiten, im Spital entstanden, sind zu verzeichnen: ein Fall von Tetanus traum., 1 Fall von Septhaemie, 1 acut. purulentes Oedem, 1 Wunderysipel; bereits ausgebildet kamen in das Spital: 1 Fall von Tetanus traum., 1 F. von Pyohaemie, 1 Wunderysipelas. Alle diese Patienten starben bis auf 1 mit Erysipelas. Das Krankenmaterial ist topographisch geordnet.

Helferich's (18) Bericht über die chirurgische Policlinik an der Universität München umfasst die Zeit vom 1. April bis letzten Decbr. 1879. Es wurden 3408 neue Patienten in Behandlung genommen (darunter 300 Zahnkranke), 3279 wurden rein ambulatorisch behandelt, 89 in der eigenen Wohnung besucht, 40 in die „stationäre Abtheilung der chirurg. Policlinik" (2 Betten) aufgenommen. Die Kosten des Betriebs beliefen sich auf 3756,80 Mk., auf jeden Kranken kamen also ungefähr 1,10 Mk. Frische Wunden wurden, wenn es möglich war, streng antiseptisch behandelt (mit Carbolgaze nach Bruns), in den meisten übrigen Fällen ein feuchter Verband mit desinficirenden Lösungen verwendet und dazu für möglichste Immobilisation des kranken Theils durch Schienen u. s. w. gesorgt, z. B. auch bei Panaritien.

Das Krankenmaterial ist nach Billroth's Vorgang nach dem Sitz der Affection an den einzelnen Körpertheilen geordnet.

Bei einer 25jährigen Patientin mit *Elephantiasis antibrachii et manus dextri* wurde die Massage in der Weise ausgeführt, dass ein starker Gummischlauch in ausgedehntem gespanntem Zustande an der Peripherie des Gliedes aufgesetzt und energisch unter stetem Druck auf einen Theil des Umfanges des verdickten Gliedes aufwärts geschoben wurde, darauf Einwickelung mit einer elastischen Binde. In 10 Tagen erhebliche Besserung. Nach den ersten Versuchen stieg die Abendtemperatur auf 38,5°, wahrscheinlich infolge von Resorption der durch die Massage in die Lymphbahnen gedrängten Flüssigkeit. Erwähnenswerth ist ein Fall von tiefgreifenden und ausgedehnten Krebsgeschwüren in der Fersen- und Knöchelgegend, symmetrisch an beiden Füssen, bei einer 44 Jahr alten Patientin. Die microscopische Untersuchung nach dem Tode der Pat. ergab zweifellos Carcinom. Section der ganzen Leiche war nicht möglich.

Güterbock (20) behandelte in seiner chirurgischen Policlinik vom 1. Januar 1876 bis 30. Juni 1879 2360 Patienten und giebt ein systematisch geordnetes Verzeichniss der beobachteten Erkrankungen.

[1) Nicolaysen, Kliniske Meddelelser fra Rigshospitalets kirurgiske Afdeling A. Norsk Magaz. for Lägevid. R. 3. Bd. 9. p. 569—86. — 2) Hgeberg, Beretning fra Rigshospitalets kirurgiske Afd. A for 1876. Ibid. R. 3. Bd. 9. p. 889—951. — 3) Schultén, M. W. af, Oefversigt af sjukvarden på almänna sjukhusets i Helsingfors kirurgiska afdeling under år 1877. Finska läkaresällsk. handl. Bd. 21. p. 37. — 4) Svensson, J., Redogörelse för den kirurgiska afdelingen. Årsberättelse från Sabbatsbergs sjukhus i Stockholm för 1879. Stockholm. Cfr. Hygiea. p. 168.

Im Jahre 1879 wurden auf der chirurgischen Abtheilung des Sabbatsberger Hospitals (4) 610 Patienten behandelt und 208 Operationen ausgeführt. Die Operationen sind in einer Tabelle specificirt.

2 Colotomien sind genau besprochen:

1) Ein 29jähr. Mann litt an Cancer recti. Dr. Sv. hatte 3 Jahre und 4 Monate früher im Hospital zu Oskarshamn eine Resectio recti ausgeführt. Es wurde ein 3" langes Darmstück entfernt; der grösste Theil des Sphincter ani wurde erhalten. 1 Jahr später wurde er wieder im Hospitale aufgenommen und ein kleines Cancroid, welches sich am Analrande gebildet hatte, wurde leicht exstirpirt. Jetzt war er 2 Jahre lang gesund. September 1879 wurde er wegen eines ausgebreiteten Cancer recti ins Sabbatsberger Hospital aufgenommen und eine ausgedehnte Exstirpatio recti vorgenommen. Fast geheilt wurde Pat. entlassen, wurde aber wieder im November wegen Defäcationsschwierigkeiten aufgenommen. Im Rectum wurde keine Ulceration gefunden, aber im Umfange des Darmes eine harte, diffuse Induration. Colotomia iliaca wurde ausgeführt, und Pat. mit seinem Anus praeternaturalis entlassen.

2) Eine 53jährige Frau litt an einer Strictura recti und unfreiwilliger Entleerung der Excremente. Es wurde Colotomie mit glücklichem Erfolge gemacht.

P. Munch Paunn (Kopenhagen).

Bloch, O., Kirurgiska Aforisma fra det kgl. Frederiks Hosp. Poliklinik. (Verf., der in 2½ Jahren die sehr bedeutende Policlinik des Hospitals geleitet hat, theilt die Erfahrungen, welche er im Gebiete der Chirurgie gemacht hat, mit.) Edw. Ipsen (Kopenhagen).]

III. Verletzungen, Verbrennungen, Erfrierungen.

1) Ferratti, Raf., Ferita incisa larga e profonda nel terzo antero-inferiore dell' avambraccio destro e del carpo con recisione di tendini, porzione d'osso e del fascio nerveo-vascolare-radiale, guarito in 30 giorni per prima coalito. (Die durch einen mit voller Kraft geführten Schlag mit einer scharfen Sichel verursachte Wunde

erstreckte sich fast über die Hälfte des rechten Vorderarms, durchschlug das Handgelenk und verursachte enormen Blutverlust. Trotzdem fast sämmtliche Fascien dieser Theile und der Mittelhand verletzt waren, erfolgte unter Heftpflasterstreifen fast fieberlose Heilung in 30 Tagen.) — 2) Barwell, Punctured wounds into the pelvis and chest etc. — 3) Watson, Sp., A severe Laceration of the Hand, Wrist and Forearm, secondary Haemorrhage, antiseptic dressings, recovery with a useful Hand. Medic. Times and Gaz. May 22. p. 555. — 4) Bochard, Eugène. Des blessures causées par les substances explosibles d'invention moderne. Thèse de Paris. (Das pikrinsaure Kali, das Knall-Quecksilber, die Schiessbaumwolle und der Dynamit werden in ihren Wirkungen besprochen. Die Verwundungen zeichnen sich durch die Abwesenheit von Verbrennungen aus. Für dabei etwa nothwendig werdende Gliedabsetzungen ist der Umstand wichtig, dass anscheinend gesunde Weichtheilpartien in der Nähe der Verletzung oft nachträglich brandig werden. S.) — 5) Cappi, E., Ferita d'arma da fuoco penetrante nel cavo addominale con perforazione dell' intestino, ano artificiale, guarigione. Annal. univ. di med. Agosto. — 6) Sorbets, L., Plaie traumatique gangréneuse du pied gauche. Amputation. Gaz. des hôpit. No. 27. (Schrotschuss aus nächster Nähe durch den linken Mittelfuss mit Zertrümmerung sämmtlicher Mittelfussknochen. Gangrän der Zehen. Exarticulation nach Lisfranc nach 6 Tagen. S.) — 7) Picqué, De la non-intervention primitive de plaies par balles de revolver. Gaz. hebdomadaire de méd. et de chirurgie. No. 7 u. 8. — 8) Koerner, R., Ueber die in den letzten 8 Jahren auf der chirurgischen Clinik zu Leipzig behandelten Schussverletzungen. Deutsche Zeitschrift f. Chir. Bd. XII. 6. Hft. S. 524—541. — 9) Mosetig v. Moorhof, Zur Casuistik der Schusswunden. Wien. medic. Presse No 50. S. 1601. No. 51. S. 1639. (1. Schussfractur des Schädels. Gehirnabscess. Späte Trepanation. Heilung. 2. Revolverschuss in die Mundhöhle. Selbstmordversuch. Tod nach 2 Tagen. [Pat. 27 J.] 3. Revolverschuss durch das Schläfenbein. Tentamen suicidii. Tod am selben Tage. [Pat. 27 J.] 4. Schussverletzung der linken Lunge. Haematothorax. Heilung. [Pat. 27 J.]) — 10) Millikin, A case of unusual injury of the face. Philad. med. times. Nov. 6. (Schwere complicirte, multiple Fracturen des Unter- und Oberkiefers, der Nasen- und Gaumenbeine. Heilung.) — 11) Kartulis, Fall from a height of over seventy feet; recovery. Lancet. March 27. — 12) Munk, J., Ueber Maden in Wunden und Höhlen des menschlichen Körpers. Wien. med. Presse No. 13. S. 367. — 13) Constant, Ernest, Etude sur les épanchements traumatiques de sang dans le tissu cellulaire et leur traitement. Thèse de Paris 1879. (Spricht sich für die Punction grösserer Blutergüsse aus, die keine Neigung zur Resorption zeigen. S.) — 14) Rossignol, Henri, De l'épanchement traumatique primitif de sérosité. Ibid. 1879. (Wird hervorgerufen durch eine sehr schräg auftretende, quetschende Gewalt, ist verbunden mit einer bedeutenden Ablösung der Haut, characterisirt sich von einem Bluterguss durch ein sichtbares und fühlbares Flottiren, Zittern und Unduliren. Der Schmerz kann ganz fehlen. Die Resorption ist oft eine sehr träge. Alles schon von Morel-Lavallée beschrieben. S.) — 15) Piéchaud, T., Que doit-on entendre par l'expression de choc traumatique? Thèse présentée au concours pour l'agrégation. (Ist geneigt, die Fettembolie mit dem traumatischen Shock zu identificiren. S.) — 17) Ceppi. (Berichtet über einen 33jährigen Mann, dem man die Ladung einer Büchse alter Construction in den Unterleib geschossen hatte, so dass dieselbe über der Spina ant. sup. dextra in transversaler Richtung eingedrungen war. Urinverhaltung, peritonitische Symptome traten fast unmittelbar auf. Am 7. Tage Abgang von Flatus durch die Wunde, nachdem vorher 3 mal auf natürlichem Wege Entleerung erreicht war; vom 13. Tage ab Rückkehr zu dem natürlichen Verhältniss. Heilung der Bauchwunde nach weiteren 29 Tagen vollendet.) — 18) Schneider, Der Shock im Besondere nach Exarticulatio femoris. Inaug.-Diss. Berlin. — 19) Dunoyer, L., De l'influence des maladies intercurrentes sur les traumatismes. Thèse de Paris 1879. (Bespricht unter Aufführung von Beispielen der Reihe nach den Einfluss der Menstruation, der Verdauungsstörung, der Angina, Pneumonie, Pleuritis, Nephritis, Scarlatina, Morbilli, Variola und des Typhus auf den Heilungsverlauf von Verletzungen. S.) — 20) Mollière, Daniel, Influence des grands traumatismes sur les affections cardiaques latentes. L'Union médic. No. 128 und 131. — 21) Reynier, P. et Ch. Richet, Expériences relatives au choc péritonéal. Compt. rend. Vol. 90. No. 21. — 22) Boyland, On the nature and treatment of burns and frostbite. Philad. med. and surg. rep. July 3. — 23) Busch, Verbrennung durch hochgradig gespannte Dämpfe. Berliner klin. Wochenschrift No. 51. — 24) v. Lesser, Ueber die Todesursachen nach Verbrennungen. (Aus dem pathologischen Institute in Leipzig.) Archiv für pathologische Anatomie und Physiologie. 79. Bd. 2. Heft. S. 248 bis 311. — 25) Sonnenburg, Die Todesursachen nach Verbrennungen. Eine Erwiderung an Herrn Dr. L. v. Lesser. Ebend. 80. Bd. 2. Heft. S. 381. — 26) Lesser, L. von, Ueber die Todesursachen nach Verbrennungen. Offenes Antwortschreiben an Herrn Dr. Sonnenburg auf eine Erwiderung im 80. Bande dieses Archivs. Ebend. 81. Bd. 1. Heft. S. 189. — 27) Ponfick, Ueber die Todesursachen nach Verbrennungen. Centralblatt f. d. medicin. Wissensch. No. 11. — 28) v. Lesser, Entgegnung an Herrn Prof. Ponfick in Breslau über die Todesursachen nach Verbrennungen. Ebend. No. 13. — 29) Hutchinson, Gangrene of the arm following a scald of the hand amputation. Medic. Times and Gaz. Oct. 23. p. 485. — — 30) Fremmert, H., Beiträge zur Lehre von den Congelationen. Ein Bericht über c. 500 Fälle von partieller Erfrierung. Nach gemeinschaftlich mit Dr. A. Zeppian gesammelten Daten und Beobachtungen. Archiv f. klin. Chirurgie. Bd. XXV. 1. Heft. S. 1 bis 43. — 31) Depoorter, Victor, Considérations sur les gelures. Thèse de Paris. (Nichts Neues.) — 32) Raimbault, Jules, Contribution à l'étude des gelures. Thèse de Paris. (Nichts Neues.) — 33) Desprès, Des maladies chirurgicales causées par le froid; engelures, congélation, action du froid sur les inflammations, les plaies, les ulcères et les opérations. Gaz. des hôpit. No. 15. (Die Frostbeulen beruhen nicht auf einer scrophulösen Diathese, sie bilden eine durch den Frost eingeleitete chronische Entzündung der Cutis, gegen die alle Mittel unwirksam sind, die aber mit dem Nachlass des Frostwetters von selbst verschwindet. Das Ulceriren derselben ist lediglich auf schlechte Behandlung zurückzuführen. S.) — 34) Mépiain, F., Sur un cas de congélation traité par la pilocarpine. Bull. gén. de thérap. 30. Jan. (Allgemeine Frostasphyxie mit ähnlichen Erscheinungen, wie Starrkrampf auftretend, geheilt durch subcut. Einspritzung von 3 Cgrm. Pilocarp. muriaticum. S.)

Picqué (7) spricht sich entschieden dagegen aus, die Entfernung der kleinen Revolverkugeln gleich auf frischer That anzustreben, weil die Gefahren des Aufsuchens solcher Geschosse meist in keinem Verhältniss zu den kaum vorhandenen Gefahren ihres Einheilens stehen, und eine secundäre Entfernung jederzeit vorgenommen werden kann, wenn sich später Unbequemlichkeiten herausstellen sollten. S.

Körner (8) hat die in der Zeit von 1872 bis

September 1879 auf der chirurgischen Clinik zu Leipzig behandelten Schussverletzungen zusammengestellt, im Ganzen 47 Fälle. Es sind darunter 7 mittelst Schrot, von denen einer starb, 39 mittelst Kugel, und zwar 10 Schüsse in Kopf und Hals (7 Patienten geheilt, 3 gestorben), 23 Schüsse in Brust und Bauch (17 Patienten geheilt, 6 gestorben), 6 Schüsse in die Extremitäten (5 Patienten geheilt, 1 gestorben), endlich ein Schuss mittelst Wasser in den Mund (Patient geheilt). Die Behandlung war streng antiseptisch. Sondirung des Schusscanals wurde so viel als thunlich vermieden. Bei der Frage nach „der Gefährlichkeit der Revolverschüsse überhaupt" durfte erwähnt werden, dass keiner von denen, die mittelst eines kleinen Geschosses eine Schussverletzung der Lunge ohne Betheiligung des Herzens und der Gefässe erlitten hatten, gestorben ist.

Karlutis (11) behandelte ein 8jähriges Kind, welches über 70 Fuss hoch auf Steinpflaster gefallen war. Trotz Bruch des Ober- und Unterschenkels (letzterer complicirt), Bewusstlosigkeit, Delirien und Convulsionen, trat Heilung ein.

Anknüpfend an einen auf Bardeleben's Clinik vorgekommenen Todesfall nach Exarticulatio femoris bespricht Schneider (18) critisch die verschiedenen Theorien des Shock und sucht den Vorgang folgendermaassen zu erklären:

Durch den Reiz eines grossen operativen Eingriffes, der sich auch in der Narcose in dem reflectorischen Apparate geltend macht, entsteht eine Contraction und darauf eine Lähmung sämmtlicher Gefässe, das Blut befindet sich schliesslich fast gänzlich in den erweiterten Arterien und Venen, das Herz arbeitet umsonst. Es entsteht somit ein Zustand, wie er nach Falk und Sonnenburg infolge ausgedehnter Verbrennungen auftritt. V.

Mollière (20) theilt weitere Fälle mit, aus denen hervorgeht, dass schlummernde Herzaffectionen durch Verletzungen oder operative Eingriffe plötzlich wachgerufen werden können (s. Jahresber. f. 1877, II, 290).

Ein 62jähriger Mann mit Tumor albus genu, der im Uebrigen anscheinend gesund ist, wird im unteren Drittel der Oberschenkels amputirt. Bald darauf treten beträchtliche Circulationsstörungen auf, die zwar auf vorübergehende Darreichung von Digitalis zurücktreten; aber Pat. stirbt plötzlich am achten Tage nach der Operation. Die Section ergiebt Insufficienz der Mitralis und Stenose der Aorta. — Ein 57jähriger Fuhrmann, andauernd in seinem anstrengenden Berufe thätig, erleidet eine anscheinend leichte Quetschung des Unterschenkels. Den 2. Tag darnach deutliche Circulationsstörungen; Vergrösserung der Herzdämpfung wird nachgewiesen. An der gequetschten Stelle bildet sich ein Brandschorf, dann ein brandiges Geschwür. Die Circulationsstörungen nehmen stetig zu, und Pat. stirbt am Ende der 5. Woche. Man findet eine beträchtliche Herzerweiterung. M. glaubt, dass hier ein auf das Herz wirkender Reflex als Ursache angenommen werden müsse, da nach seinen Erfahrungen weder der Blutverlust noch das Fieber dafür verantwortlich gemacht werden können. Gegenüber der sonst gebräuchlichen Anschauung, dass die Narcose Herzkranker gefährlich sei, giebt er an, dass er bei der Aethernarcose Herzkranker nie üble Zufälle erlebt habe, eher scheint ihm ein sehr beträchtlicher Schmerz geeignet, den plötzlichen Tod Herzkranker herbeizuführen. Auch er empfiehlt die Anwendung der Digitalis; in einem Fall von complicirter Unterschenkelfractur, welche die Amputation des Unterschenkels nöthig machte, wurde der gleich darauf entdeckte Herzfehler durch energische Darreichung eines Digitalisaufgusses unschädlich gemacht und so dauernde Heilung erzielt. S.

Reynier und Richet (21) schreiben den „traumatischen Choc", welcher besonders bei Bauchfellverletzungen häufiger beobachtet wird, der durch übermässigen Reiz des Rückenmarks hervorgerufenen nervösen Erschöpfung zu. Es gelang ihnen durch Experimente an Kaninchen einige der Symptome des Choc hervorzurufen. Durch Einspritzungen von kleinen Mengen kochenden Wassers (5—25 Grm.) oder von 1 Grm. einer starken Eisenchloridlösung in die Bauchhöhle erzielten sie einen stetig zunehmenden Temperaturabfall im Mastdarm (bis zu 28°). Der Tod der Thiere erfolgte innerhalb 24 Stunden, beim Eisenchlorid innerhalb 12 Stunden lediglich unter den Erscheinungen der Entkräftung. Niemals fanden sich bei der Obduction Spuren von Bauchfellalterung. Das chloralisirte Kaninchen übersteht die Einspritzung länger, der Einfluss des Chlorals schiebt durch Herabsetzung der Rückenmarkserregung die nervöse Erschöpfung auf. Einstündige starke electrische Reizung des Bauchfells und des Darmes vermochte die Temperatur nicht herabzusetzen. S.

Busch (23) behandelte 8 schwer durch hochgespannte Dämpfe verbrühte Personen. Zwei davon starben in 7 Tagen bezw. in 7 Stunden nicht direct an den Verbrennungen. 6 kamen mit dem Leben davon, davon war einer unter 1/4, 3 1/4 und darüber, einer zur Hälfte, einer beinahe zu 3/4 der Körperoberfläche verbrannt. Die Verbrennungen waren meist ersten bis dritten Grades, im letzten Falle theilweise vierten Grades. — Behandlung bestand in Einwickelung der grollten Glieder in geöltes Guttaperchapapier, darüber Watte. Keine Antiseptik.

In seiner Arbeit „über die Todesursachen nach Verbrennungen" wendet sich Lesser (26) zuerst gegen die von Sonnenburg (Deutsche Ztschrft. f. Chir. Bd. IX.) aufgestellte „reflectorische Hypothese": „dass der Tod nach ausgedehnten Verbrennungen bedingt ist durch reflectorische Herabsetzung des Gefässtonus". Eine Reihe eigener (ausführlich mitgetheilter) Versuche, sowie eine Analyse der Experimente Sonnenburg's bestätigen ihm, dass der Erregung der nervösen Endapparate des Hautorgans eine wesentliche Bedeutung bei dem rasch eintretenden Tode nach Verbrennungen nicht zukommt. Die Veränderung der drüsigen Gebilde der Haut, die Aufhebung der „Hautperspiration" als Todesursache anzunehmen, ist ebenfalls unstatthaft; Untersuchungen an Verbrannten. Experimente an Thieren haben die Unhaltbarkeit dieser Erklärung nachgewiesen. L. unternahm es nun, zu prüfen, ob und in welcher Weise die Blutgefässe und deren Inhalt, das Blut, durch Einwirkung hoherer Temperaturen beeinflusst werden. Die Resultate seiner

Untersuchungen, denen eine grosse Zahl sorgfältigst ausgeführter Experimente zu Grunde liegen, und die er durch zahlreiche Controlversuche von vornherein gegen jeden möglichen Einwand sicher zu stellen versucht hat, können hier nur kurz angedeutet werden.

Die greifbarsten Veränderungen bei einer Hautverbrühung erleiden die rothen Blutscheiben, es treten wirkliche Mengen von gelöstem Hämoglobin im Serum auf, dabei ist die Zahl der rothen Blutkörperchen nicht wesentlich verändert, es muss also angenommen werden, dass die Verbrühung des Hautorgans auch in den ihrer Form nach scheinbar intacten Blutkörperchen tiefere Alterationen mit Beschränkung oder selbst Aufhebung ihrer Functionsfähigkeit setzt. Der Uebergang des Blutfarbstoffs in die Blutflüssigkeit beginnt sehr bald nach der Verbrühung oder mit derselben, erreicht in wenigen Stunden sein Maximum, um dann allmälig ganz aufzuhören. Die Ausscheidung des Hämoglobins beginnt etwa eine Stunde nach der Verbrennung und dauert 1—2 Tage, sie erfolgt wohl ausschliesslich durch den Harnapparat; Controlversuche, bei denen gesunden Thieren defibrinirtes und kurze Zeit einer Temperatur von ca. 70° C. ausgesetztes Blut in die Vena jugularis eingelassen wurde, bestätigten diese Ansicht. Die Frage, ob die Anwesenheit des freien Hämoglobins im Blute die Ursache des raschen Todes nach Verbrennungen ist, muss aber mit entschiedenem „Nein" beantwortet werden, ebenso berechtigen die an den Organen Verbrannter gefundenen Veränderungen, selbst diejenigen der Nieren in keiner Weise, in denselben die directe Ursache des raschen Todes nach Verbrennungen anzunehmen.

Bei Infusion überhitzten Blutes fand L. jedesmal nach einer plötzlichen Erniedrigung des Blutdrucks eine rasch folgende Erregung des Gefäss- und des Athemcentrums, die von einer ebenso raschen Lähmung beider gefolgt werden. Die Temperatur, bei welcher das Blut eingespritzt wird, ist dabei nicht von Belang.

Hieraus, so wie aus dem Umstand, dass eine Prüfung aller derjenigen Möglichkeiten, welche die Anhäufung schädlicher Stoffe im Blute bei Verbrannten zur Folge haben kann (die Bildung von Fibrinferment im Blute, der Uebergang einer grösseren Menge der Salze aus den afficirten oder zerfallenden Blutkörperchen), keine positiven Aufschlüsse über die Grundursache des Verbrennungstodes ergeben, zieht L. den Schluss, dass es bei Verbrennungen nur darauf ankommt, wie viele rothe Blutscheiben durch die Einwirkung der Hitze functionsunfähig geworden sind. Ist die Zahl der intact gebliebenen genügend gross, um der Respiration und dem Stoffwechsel zu dienen, so wird das verbrannte Individuum mit dem Leben davon kommen. Für die Intensität der Verbrennung kommt es darauf an, dass in den verbrühten Theilen die Circulation erhalten bleibt und immer neue Blutmassen die weit über die Norm erhitzten Haut- und Muskelbezirke durchströmen. Niedrigere Hitzegrade von längerer Einwirkung können daher gefährlicher sein als hohe, die die Circulation sofort aufheben.

Verschiedene chemische Substanzen, Nitrobenzol (Filehne), chlorsaures Kali (Marchand), Pyrogallussäure (Neisser), welche die Lebensfähigkeit der rothen Blutkörperchen aufheben, geben einen ähnlichen Symptomencomplex wie die Verbrennung eines grösseren Hautbezirks. Ebenso treffend ist der Vergleich mit Kohlenoxydgasvergiftung und Verblutung durch eine Reihe auf einander folgender Aderlässe; ja man kann den raschen Tod nach Verbrennungen bezeichnen als verursacht durch eine relative Anämie oder als eine acute Oligocythämie in functionellem Sinne.

Die Therapie ergiebt sich hieraus von selbst: Transfusion nach vorausgegangenem Aderlass (wie bei Kohlenoxydgasvergiftung). Alle ausgedehnten Verbrennungen sind ferner streng antiseptisch zu behandeln. Auch spätere Transfusionen sind theoretisch gerechtfertigt. Die experimentelle Prüfung seiner therapeutischen Vorschläge hat L. unterlassen: „Solche Experimente gehören ans Krankenbett, nachdem die wissenschaftliche Forschung durch Thierversuche ihre Berechtigung nachgewiesen hat."

Hutchinson's (29) 56 Jahre alter Patient hatte sich die Dorsalseite der linken Hand zwischen Daumen und Zeigefinger mit kochendem Wasser verbrannt, 2 Wochen später wurde die Haut an der verletzten Stelle gangränös, die Gangrän ging im Laufe der nächsten 3 Wochen bis zum Ellenbogen. Der Oberarm wurde nahe dem Collum chirurgicum amputirt. Die A. axill. war mit einem festen Gerinnsel verstopft bis etwa 1" oberhalb der Amputationsstelle. Heilung, nachdem noch ein Theil der Bedeckung des Stumpfes gangränös geworden. Herzdämpfung etwas vergrössert, Spitzenstoss links von der Mamillarlinie, systolisches Geräusch an der Spitze, ebenso an der Basis, hier auch undeutliches, diastolisches Geräusch.

In seinen Beiträgen zur Lehre von den Congelationen hat Fremmert (30) ein Material von 494 Fällen von partiellen Erfrierungen, die im Obuchow-Hospital zu St. Petersburg und zwar zum grössten Theil von ihm selbst behandelt wurden, möglichst allseitig verwerthet. Die Resultate seiner Untersuchungen und Zusammenstellungen, in zahlreichen Tabellen niedergelegt, lassen sich leider nicht in einen kurzen Auszug zusammenfassen, sie beziehen sich auf folgende Punkte: 1) Statistisches und Meteorologisches, das Verhältniss, in welchem die Häufigkeit der Erfrierungen zur jeweiligen Lufttemperatur und zur Witterung überhaupt steht; die wahrscheinliche Zahl der in ganz Petersburg vorkommenden partiellen und allgemeinen Erfrierungen etc. 2) Erfrierungstod und Erstarrungszustände; Pathologisch-Anatomisches. 3) Aetiologisches; die Momente, welche das Zustandekommen einer Erfrierung begünstigen können (Geschlecht, Stand, Beruf, Alter, passives Verhalten, Trunkenheit, Bekleidung, Dauer der Kälteeinwirkung). 4) Die Zeit der Erfrierung und des Eintritts ins Hospital (Datum der frühesten, spätesten und meisten Erfrierungen, Frequenz in den einzelnen Monaten etc.) 5) Die Häufigkeitsmaass der Erfrierungen für die einzelnen Körpertheile. 6) Das Krankheitsbild, die Folgezustände der Erfrierung (Werth einer Gradeintheilung, Würdigung der localen Symptome, Allgemeinbefinden, Zahlenangaben über Dimension und Schwere der Erfrierungen). 7) Dauer und Ausgang; Prognose. 8) Die Therapie; Uebersicht der ausgeführten Operationen. Besonders hervorgehoben verdient der interessante, wohl constatirte Fall zu werden, wo der baschkische Bauer Subhoff 12 Tage, vom 27. November bis zum 9. December 1850 im Schnee lag und doch am Leben blieb. Am 27. November genoss er noch 2 Weissbrode, hatte dann aber in seinem Schlitten, über dem sich eine feste Schneekruste zum Gewölbe formte, nur mit Schnee seinen Hunger und Durst gestillt und meist geschlafen. Als er gefunden wurde, antwortete er sogleich und konnte bis zur nächsten Hütte geführt werden. Das Gesicht war gelblich, der Körper sehr abgemagert und einige Zehen waren abgefroren, er genas aber vollkommen bis auf die Augen, an welchen nach 2 Monaten Obscurationen entstanden. (Von Dr. Radzabor im Journal der Reichsdomänen 1851 No. 10 veröffentlichter Bericht einer für diesen Fall ernannten Specialcommission.)

[Aman, L., Medel mot brännsår. Oestergötlands och Södermanlands läkareförenings förhandl. 1873—1878. p. 23. (Empfiehlt bei Brandwunden folgendes von Schwartz angegebenes Mittel: Sol. subacetatis plumb. Grm. 15, Vitelli ovi n:r 2, Ol. lini Grm. 120.)
P. Munck Fasum (Kopenhagen).

Likiernik, M., Ueber das Seifenwasser und den Seifenschaum als Mittel gegen Verbrennungen. Medycyna. No. 36. Polnisch.

Verf. empfiehlt die verbrannte oder verbrühte Stelle dick mit Seifenwasser und Seifenschaum zu bedecken, oder sogar (bei weitreichenden Verbrennungen) den Pat. in aufgehäuften Seifenschaum, wie in ein Bad hineinzulegen.

Ganz besonders hebt L. hervor, dass bei seiner Behandlungsweise der Schmerz fast augenblicklich nach der Application aufhört, als auch den Umstand, dass der Schaum sich sehr leicht an solchen Stellen, wie das Perineum, die Genitalien, die Achselhöhle u. s. w. appliciren lässt. Oettinger (Krakau).]

IV. Wundbehandlung.

1) Perreau, Maurice, Etude sur les antiseptiques, leurs avantages dans le traitement des plaies. Thèse de Paris. — 2) Lucas-Championnière, J., Chirurgie antiseptique. 2. édit. 12. Paris. — 3) Pöts, H., Ueber Wundheilung resp. Wundbehandlung. Mit 2 Holzsch. gr. 8. Jena. — 4) Rosenbach, Clinische Studien und Erfahrungen aus der chirurg. Clinik in Göttingen. Ueber einige fundamentale Fragen in der Lehre von den chirurgischen Infectionskrankheiten. Deutsche Zeitschr. f. Chir. Bd. XIII. 3. u. 4. Heft. S. 344—365. — 5) Edelberg, Clinische und experimentelle Untersuchungen über das Wundfieber bei der antiseptischen Behandlung. Ebendas. Bd. XIII. 1. u. 2. Heft. S. 62—114. — 6) Rosenberger, Ueber das Einheilen unter antiseptischen Cautelen und das Schicksal frischer und todter Gewebsstücke in serösen Höhlen. (Vorgetragen am 2. Sitzungstage des IX. Congresses der deutschen Gesellschaft f. Chirurgie.) Arch. f. clin. Chir. Bd. XXV. 4. Hft. S. 771—793. — 7) Neuber, G., Ueber Veränderungen decalcinirter Knochenröhren in Weichtheilwunden und fernere Mittheilungen über den antiseptischen Dauerverband. Ebendas. Bd. XXV. 1. Hft. S. 116—140. — 8) Bertel, Jean, Etude sur la résorption de quelques tissus organiques. Thèse de Paris. (Nichts Neues. B. ist noch der Meinung, dass Catgut aus Katzendarm gemacht wird. S.) — 9) Benison, Practical papers on the materials of the antiseptic method of treatment. Glasgow med. Journ. Jan., Febr., March, June, Sept., Nov. (Herstellung und Anwendung aller zur Lister'schen Methode gehörigen Artikel.) — 10) Jagiesel, Jean, De l'empoisonnement par l'acide phénique considéré surtout au point de vue chirurgical. Thèse de Paris 1879. (Empfiehlt subcutane Aetherinjectionen gegen Carbolsäurecollaps. S.) — 11) Tansini, Ign., Sul carbolismo in chirurgia. Gaz. med. Ital.-Lomb. No. 9—10. — 12) Bruns, Paul, Zur Antiseptik im Kriege. v. Langenbeck's Archiv. Bd. XXIV. Heft 2. — 13) Derselbe, Ueber die antiseptische Wirksamkeit der selbstbereiteten Carbolgaze. Berl. clin. Wochenschr. No. 9. — 14) Létiévant, Note sur le pansement antiseptique listérien à l'Hôtel-Dieu de Lyon. Lyon médical. No. 16. (Weitere Anerkennung des „echten" Listerverbandes, dem er vor seinem modificirten Listerverband — s. Jahresbericht f. 1877, II, p. 293 — den Vorzug giebt. S.) — 15) Richelot, L. G., Note sur les résultats du pansement de Lister. L'Union médicale. No. 41, 43 u. 45. — 16) Poinsot, G., Etudes statistiques sur la méthode antiseptique de Lister. Résultats fournis par cette méthode dans la pratique des grandes amputations. Journ. de méd. de Bordeaux. No. 5. (Fällt sehr zu Gunsten Lister's aus, zum Auszuge nicht geeignet. S.) — 17) Lusso, P., Della medicatura delle ferite aperte. Giorn. internaz. delle sc. med. 1879. No. 1. 2. 3. 4. (Zusammenstellung der Resultate neuerer deutscher Arbeiten über Primärheilung, Infection und Desinfection offener Wunden.) — 18) Teo, Note on the application of the antiseptic method of dressing to cranio-cerebral surgery. Brit. med. Assoc. Aug. 11. Brit. med. Journ. Aug. 28. — 19) Browne, Severe injury to foot; antiseptic treatment; rapid healing. Lancet. May 25. (Schwere complicirte Comminutiv-Fractur der Metatarsalknochen in 21 Tagen unter Carbolverband geheilt.) — 20) Holmes, Cases treated by the Lister method. service of Dr. Gay. Boston med. and surg. Journ. Vol. CII. No. 1. Jan. 1. — 21) Kölliker, Ein Fall von Sehnennaht. Aus der Volkmann'schen Clinik. Centralbl. für Chir. No. 6. — 22) Spence, Surgical statistics. Brit. med. Journ. Jan. 24. — 23) Lister, Mr. Spence on surgical statistics. Ibidem. Febr. 21. — 24) Spence, Surgical statistics. Ibidem. March 20. — 25) Formari, F., Sulla medicatura alla Lister. Il Raccogl. med. 10 bis 20. Septbr. (Bericht über 7 bedeutendere Verletzungen und Operationen, welche Verf. erfolgreich nicht nach streng Lister'scher, sondern in manchen Punkten abgeänderter, antiseptischer Methode behandelte, deren Einzelheiten ohne Interesse sind.) — 26) Marhoe, Trough Drainage in the treatment of open wounds. Amer. Journ. of med. sciences. April. — 27) Marshall, Wound treatment. Lancet. May 8. — 28) Bryant, Some notes on surgical fever after operations. Ibidem. June 5. — 29) Weljaminoff, Eine Modification des antiseptischen Verbandes. Centralbl. f. Chir. No. 41. — 30) Bruns, P., Der Carbol-Streupulververband. Berl. clin. Wochenschr. No. 9. — 31) Pinner, Die essigsaure Thonerde und ihre Verwendung bei der Lister'schen Wundbehandlungs-Methode. Aus der chir. Clin. des Herrn. Prof. Dr. Maas zu Freiburg i. Br. Ebendas. No. 12, 13. — 32) Bruns, V. v., Fort mit dem Spray! Ebendas. No. 43. — 33) Trendelen-

burg, Nachträgliche Notiz zu dem Aufsatz über die Bedeutung des Spray für antiseptische Wundbehandlung. (Arch. Bd. XXIV. S. 770.) Arch. f. klin. Chir. Bd. XXV. 2. Hft. S. 483. — 34) Mikulicz, J., Zur Sprayfrage. Ebendas. Bd. XXV. 4. Hft. S. 707—753. — 35) Tait, An instance of the mischievous effect which may arise from the Listerian precautions in abdominal section. Medic. Times and Gaz. July 31. p. 128. — 36) Watson, A contribution to the study of the action of the carbolized spray in the antiseptic treatment of wounds. Amer. journ. of med. sciences. Octobr. — 37) Suesserott, Whisky as an antiseptic dressing. Philad. med. times. Dec. 4. — 38) Greene, Boracic acid in surgery. Boston med. and surg. journ. Aug. 26. — 39) Schulz, H., Das Eucalyptusöl, ein ungünstiges Surrogat für die Carbolsäure. Centralblatt f. Chir. No. 4. — 40) Bassini, E., La medicazione antisettica con l'olio d'eucalipto. Ann. univ. d. med. Settbr. — 41) Siegen, Th., Das Eucalyptusöl zum antiseptischen Verbande. Deutsch. medic. Wochenschr. No. 20. — 42) Busch, W., Ueber die Anwendung des Eucalyptusöles als Verbandmittel. Niederrhein. Gesellsch. f. Natur- und Heilkunde in Bonn. Sitzung vom 15. März 1880. Berl. klin. Wochenschr. No. 39. — 43) Goulard, Prosper, Traitement des plaies par le baume du commandeur. Thèse de Paris. 1879. (Empfiehlt den auf der Station von Combalat in Marseille vielfach verwendeten Baume du commandeur als Verbandmittel: Charpiebäusche, in den Balsam getaucht, bedecken die Wunde und bleiben Tage lang unberührt darauf liegen, indem sie 3mal frisch mit dem Balsam getränkt werden. S.) — 44) Mosetig-Moorhof, v., Jodoform als Wundverbandmittel nach Operationen wegen fungöser Processe. Wien. medic. Wochenschr. No. 43, 44, 46, 49, 51. — 45) Mc Vail, Results of surgical treatment without antiseptics, in the Kilmarnock infirmary. Brit. med. journ. March 20. — 46) Derselbe, Ten years surgery in the Kilmarnock Infirmary. Brit. med. assoc. Aug. 11. Ibidem. Aug. 28. — 47) Gamgee, S., A Clinical Lecture on Absorbent and Antiseptic Surgical Dressings. With Engravings. 8. London. — 48) Derselbe, Absorbent and medicated surgical dressings. Lancet. Jan. 24. p. 127. (Die doch nicht mehr ganz neue Bruns'sche Verbandwatte scheint G. gänzlich unbekannt zu sein!) — 49) Derselbe, On the relative merits of different methods of wound-treatment. Brit. med. journ. 30. Octb. p. 695. (Absprechendes Urtheil über die antiseptische Methode.) — 49a) Derselbe, Clinical lecture on the essentials of wound treatment. Lancet. Sept. 4. — 50) Potts, Case of severe lacerated wound of right forearm treated by dry and infrequent dressing. Ibidem. April 3. — 51) Paniece, Ign., Contribuzione alla cura delle lesioni violente della mano e delle dita mercè il bagno permanente. Il Morgagni. 1879. Novbr. e Decbr. (Zerschmetterung der rechten Hand nach Explosion eines Pistols, durch 7tägige Anwendung des permanenten Wasserbades geheilt.)

Zur Beantwortung der Frage: „Giebt es Spaltpilze oder deren Keime in den Geweben, im Blute, Lymphe und den ursprünglichen Secretionen gesunder, lebender Menschen und Thiere?“ theilt Rosenbach (4) „eine überaus vollständige und vielleicht die Frage abschliessende Reihe überraschender Versuche des Prof. Meissner mit.“

Die bisher in dieser Hinsicht angestellten Untersuchungen von van den Broek, Pasteur, Gayon, Rindfleisch, Chauveau, Paschutin u. A. haben verschiedene, die Frage aber meist bejahende Resultate geliefert, die aber, weil Fehlerquellen bei den Experimenten nicht immer ausgeschlossen waren, nicht als beweiskräftig angesehen werden können.

Meissner gelang es, verschiedene Organe von Katzen und Kaninchen — ganze Nieren, Milzen, Pancreas, Leberstücke — ferner enthäutete Froschschenkel, frisch vom eben getödteten Thier entnommen, in Wasser oder theilweise unter Wasser, ohne irgend einen conservirenden Zusatz, und ohne dass die Präparate erhitzt worden waren, in freier Berührung mit (staubfreier) atmosphärischer Luft seit 2—3 J. wohlerhalten aufzubewahren ohne Fäulniss und ohne Entwickelung von Organismen. Ebenso Präparate von Blut verschiedener Säugethiere, theils für sich, theils ebenfalls mit Wasser vermischt; mehrere Portionen Harn von gesunden Menschen, endlich eine Reihe von Ziegenmilchpräparaten.

Bei sämmtlichen Versuchen war grundsätzlich gar nichts von desinficirenden Chemicalien angewendet und ebenso nichts geschehen, was auf Tödtung von etwa in thierischen Organen und Flüssigkeiten präexistirenden Keimen gerichtet gewesen wäre, es wurde nur für grösstmögliche Reinlichkeit und Sauberkeit des Wassers, der Glasgefässe und ihrer Verschlüsse, der Instrumente und überhaupt aller bei der Ausführung der Versuche in Betracht kommenden Momente gesorgt.

Misserfolge, die auch M. nicht fehlten, sind wohl meist auf Fehler in der Behandlung zurückzuführen, da mit grösserer Uebung und Erfahrung auch die Zahl der gelungenen Experimente zunahm.

Die vorher aufgestellte Frage muss also verneint werden; wenn es auch nicht unwahrscheinlich ist, dass von Lunge oder Darm etc. eingedrungene Bacterien in einem lebenden Menschen oder Thier einige Zeit in fermentativ wirksamem Zustand vorhanden sein können ohne überhaupt Krankheitssymptome zu bewirken oder nur so geringe, dass sie dem Kranken nicht auffallen, dass aber andererseits diese Bacterien doch event. ein Extravasat, ein subcutan gequetschtes Gewebe inficiren, eine Verjauchung bewirken können. Man wird aber ein solches, wenn auch symptomloses Vorkommen von Infectionskeimen im Blut als pathologisch bezeichnen müssen.

Hinsichtlich der Milchpräparate sei noch hervorgehoben, dass, wenn die von niederen Organismen freie Ziegenmilch frisch etwa eine Stunde lang auf 60 bis 70° C. (höhere Temperatur ist nicht erforderlich, 55 bis 60° zuweilen schon hinreichend) erhitzt wird, keine Gerinnung der Caseine und keine Säuerung eintritt, weder in Zimmertemperatur noch bei anhaltender Digestion in Brutwärme.

Da der von Wahl (Mittheilungen aus der Dorpater chirurg. Clinik. St. Petersburger med. Wochenschrift 1878 No. 51; Jahresbericht 1878 II. S. 279 (5) 280) aufgestellten Theorie, dass das auch bei strenger und erfolgreicher Asepsis auftretende Wundfieber auf Resorptionsvorgänge von Blutbestandtheilen von der Wunde aus zurückzuführen sei und als „Blutfermentintoxication“ zu betrachten, nur ein verhältnissmässig kleines Beobachtungsmaterial zu Grunde lag, hat

Edelberg (5) es unternommen, weitere Beobachtungen anzustellen und zugleich experimentell zu prüfen, ob nicht vielleicht auch anderen bei der Operation in Anwendung kommenden Factoren, der Chloroformnarcose, der Carbolsäure, der Abkühlung eine fiebererregende Wirkung zuzuschreiben sei, wie es in neuerer Zeit von verschiedener Seite (Sonnenburg, Küster, Credé) geschehen. Unter sorgsamster Auswahl geeigneter Fälle, — es wurden nur Patienten genommen, die streng aseptisch behandelt werden konnten, die vor der Operation nicht gefiebert hatten — wurden genaue Temperaturmessungen, 3 Mal täglich, angestellt, die Beschaffenheit der Wundsecrete beim Verbandwechsel, das Allgemeinbefinden, der Appetit, Stuhl, Harnentleerung, Hautfunction berücksichtigt. Das Ergebniss war frappante Uebereinstimmung mit dem von Billroth beschriebenen Verlauf des Wundfiebers. Unter 24 beobachteten Fällen trat bei 9 kein Fieber auf — theils schwere, theils leichtere Verletzungen —, in den 15 anderen dagegen mehr weniger intensives. Dasselbe begann allmälig ansteigend gleich nach der Operation, dauerte meistens nur einen und nie länger als 7 Tage. Alle späteren Temperatursteigerungen sind als Nachfieber anzusehen, auf Eiterung oder Verbandwechsel zurückzuführen. Die höchste Temperatur schwankte zwischen 39,0 und 39,7° C. Appetit und Allgemeinbefinden blieben, wie Volkmann und Genzmer hervorgehoben, stets „gut“.

Sepsis im Sinne Billroth's als Grund des Fiebers dürfte a priori auszuschliessen sein, gegen die von Credé aufgestellte Hypothese, das Wundfieber könnte eine Folge der mit der Operation verbundenen Erkältung und Abkühlung sein, spricht der Umstand, dass das Fieber unabhängig von grösserer oder geringerer Abkühlung bei der Operation auftrat, sowie die Erfahrungen von Jürgensen, Weleflog, Rosenberger, Liebermeister, welche zeigen, dass locale oder allgemeine Wärmeentziehungen nur Temperaturerhöhungen von einigen Zehnteln zur Folge haben.

Um die Wirkung der Chloroformnarcose zu prüfen, wurden an drei Hunden Versuche angestellt: sie ergaben, dass, selbst wenn durch die Narcose die Temperatur weit unter die Norm herabgedrückt wird, eine nachträgliche fieberhafte Temperatursteigerung nicht folgt. Es blieb nun noch die Frage übrig, ob die Carbolsäure eine fiebererregende Wirkung ausüben könne. Zu den Experimenten wurden Menschen, Hunde und Katzen benutzt. Was die Applicationsweise betrifft, so wurde zuerst äusserliche Einreibung angewandt, aber bald wieder aufgegeben (weil stets Eiterung und Fieber folgte), ebenso subcutane Injection, directe Infusion ins Blut, so dass nur zwei Methoden übrig blieben, per os und per Clysma. Das Resultat war, dass die Carbolsäure entschieden nicht fiebererregend auf den thierischen Organismus wirkt, im Gegentheil nach einer anfänglichen Temperaturerhöhung, welche aber nicht constant eintritt, immer eine Temperaturerniedrigung, oft sogar eine bedeutende, folgt. Man darf also wohl behaupten, dass das Wundfieber sich durch ein Carbolintoxicationsfieber nicht erklären lasse.

Nach Ausschluss aller anderen Factoren bleibt nur noch die von Wahl ausgesprochene Vermuthung zu erörtern, es könnte irgend ein Zusammenhang bestehen zwischen dem Wundfieber und dem in der Wunde angesammelten Blut. Unter Leitung von Prof. Schmidt hat E. Versuche über die Wirkung des „Fibrinferments“ angestellt und fand, dass starke Fermentlösungen durch plötzliche Gerinnung den Tod herbeiführen, dass bei hinreichend schwachen dagegen der Tod nicht eintritt, sich aber unter sehr bedeutender Temperatursteigerung ein Symptomencomplex entwickelt, der ungemein characteristisch für die Wirkung des Fermentes ist. Dieselbe Reihe von Symptomen wird aber auch hervorgerufen durch Injection von aus Blut gewonnenen Wasserextracten, welche kein freies Ferment enthalten. In solchen Fällen aber findet sich freies Ferment im Blut.

E. glaubt also den Satz hinstellen zu dürfen, dass der Grund zum Wundfieber besser in dem Vorhandensein von theils geronnenem, theils flüssigem Blute in der Wunde zu suchen sein wird, als in der Carbolsäure, der Abkühlung oder gar bei dem Fehlen jeder entzündlichen Reaction an der Wunde, in Sepsis, selbst wenn auch einige Tropfen Eiter gebildet worden sind.

Damit stimmt der Verlauf des Wundfiebers überein: die Temperatur erreicht ihr Maximum in den ersten Tagen, wo von septischen Processen noch nicht die Rede sein kann, wo die clinische Beobachtung fast nur Blut oder blutig gefärbtes Secret nachweist. Es stimmt ferner damit überein, dass bei subcutanen, mit Blutextravasat verbundenen Fracturen Fieber auftreten kann, und bei solchen Fracturen, die ohne Fieber verliefen, nach Anlegen eines Gypsverbandes, wobei leicht frische Blutextravasate entstehen, zuweilen Temperaturerhöhung folgt. (Zwei Beobachtungen dieser Art konnte E. an Patienten mit Unterschenkelfracturen machen.) Es lässt sich auf diese Weise auch manche Temperatursteigerung nach einfachem Verbandwechsel erklären.

Bei zwei Wundfieberkranken endlich, denen Blut zu diesem Zwecke entzogen wurde, konnte ein beträchtlicher Gehalt des Wasserextractes an freiem Ferment nachgewiesen werden, während normales Menschenblut wie jedes andere nur Spuren des freien Fermentes enthält.

Um die Frage zu entscheiden, ob die Einheilung von Gewebsstücken in den Körper stets in derselben Weise oder in verschiedener vor sich gehe, eine Frage, die trotz zahlreicher Arbeiten über diesen Gegenstand von Hallwachs, Maslowsky, Spiegelberg und Waldeyer, Hegar, Tillmanns u. a. noch nicht sicher beantwortet ist, brachte Rosenberger (6) frische und todte Gewebsstücke in die Körperhöhlen von Thieren, und zwar benutzte er zu diesem Zweck meist Muskel-, seltener Hautstücke, die von anderen Thieren derselben oder anderer Gattung entnommen waren. Ausser lebenden wurden auch todte Gewebsstücke, die mehrere Wochen oder Monate in Alcohol gelegen hatten, eingeführt. Die Operationen erfolgten stets unter streng aseptischen Cautelen. Von

40 Versuchsthieren, 4 Katzen, 9 Hunden, 27 Kaninchen gingen nur 7 Kaninchen an Peritonitis zu Grunde. Die Ergebnisse, zu denen R. gelangt, sind folgende: Unter antiseptischen Cautelen können lebende Gewebsstücke in die serösen Höhlen von Thieren entweder ganz ohne oder nur mit äusserst geringer Reaction eingeheilt werden. Nach einiger Zeit sind diese Stücke spurlos verschwunden. Die Einheilung kann auf dreierlei Art vor sich gehen: 1) Das Stück ist schon nach dem 3. bis 4. Tage von einer Capsel eingeschlossen, von der Zellen in das Stück einwandern und es zum Zerfall bringen. Zwischen Capsel und Fleischstück hat R. häufig Riesenzellen beobachtet, von denen er (mit Langhans) annehmen möchte, dass sie die Function von Resorptionsorganen haben. 2) Nach 5 bis 6 Tagen liegt das Stück, ohne eine Reizung in seiner Umgebung verursacht zu haben, entweder noch ganz ohne oder nur mit einer äusserst lockeren Verbindung mit der Umgebung in der Bauchhöhle. Diese lockere Verbindung wird allmälig zur festen Capsel, die mit dem Stück an der ganzen Oberfläche innigst verwächst und von der das Stück seine Nahrung erhält: es lebt fort. Auch derartig eingeheilte Gewebspartien verkleinern sich immer mehr und mehr. Das Muskelgewebe wird allmälig verdrängt und an seine Stelle tritt neugebildetes Bindegewebe. Diese Art der Einheilung findet man nur bei kleineren Stücken und ist R. nur bei derselben Thiergattung gelungen. 3) Das Gewebsstück verhält sich ganz wie bei dem Einheilen mit Fortleben, nur beim Einschneiden eines solchen Stückes findet man im Centrum einen Eiterherd, dem Umfang des Stückes entsprechend gross und scheinbar durch unzureichende Ernährung entstanden. Auf die Verschiedenartigkeit der Einheilung scheint neben der Grösse des Stücks auch noch die Oertlichkeit, wo dasselbe anheilt, von Bedeutung zu sein. So zeigte sich das grosse Netz am geeignetsten für die Einheilung mit Fortleben des Gewebes, während die Stücke, die an der Narbe im Peritoneum lagen oder mit ihm zusammenhingen, immer vereitert waren.

Die Resultate, die bei Einheilung todter Gewebsstücke erzielt wurden, sind identisch mit denen bei Einheilung frischer, nur kann todtes Gewebe nicht mehr zum Leben kommen, es kann aber ohne Eiterung einheilen und schwinden.

In allen Fällen, in denen Vereiterung eintrat, fanden sich niedere Organismen, Micrococcen und Stäbchenbacterien, im Eiter. Experimente machen es wahrscheinlich, dass diese Organismen nicht von aussen mit eingeführt wurden, sondern vom Körper aus an die genannten Gewebsmassen gelangt sind.

Neuber (7) vervollständigt seinen Bericht (Arch. f. clin. Chir. XXIV. Hft. 2, Jahresber. 1879, II., S. 263, (43), 268) über Versuche mit Drains aus entkalkten Knochenröhren an Stelle der früher gebräuchlichen Gummidrains. Die günstigen Resultate mit diesen resorbirbaren Drains, welche in vielen Fällen die Heilung unter einem Verbande (Dauerverband) möglich machten, haben weitere Prüfung dieses Gegenstandes veranlasst. Die Ergebnisse seiner Untersuchungen über die Veränderungen, welche decalcinirte Knochenröhren in Weichtheilswunden erfahren können, fasst N. in folgender Weise zusammen: 1) eine gelatinöse Aufquellung und unter Abstossung feinster Partikelchen eintretende Auflösung findet nur dann statt, wenn das Drainrohr in einem catarrhalischen oder eitrigen Wundsecret längere Zeit liegt; 2) gewöhnlich erfolgt die Resorption durch die allseitig andrängenden Granulationen; 3) unter necrotischen Gewebstheilen bleibt das Drainrohr lange Zeit unverändert; je nach dem verschiedenen Feuchtigkeitsgehalt der gangränösen Partie tritt früher oder später eine langsam fortschreitende Erweichung der oberflächlichen Schicht ein; 4) vollkommen unbeeinflusst betreffs seiner Consistenz und Gestalt bleibt das entkalkte Knochendrainrohr, wenn es allseitig von einem Blutcoagulum umgeben ist.

Sehr günstig waren die Resultate des Dauerverbandes (vergl. Esmarch: „Ueber ganz blutlose Operationen). Von April bis Februar wurden 191 Fälle mit demselben behandelt, davon heilten 143 unter einem Verbande ganz oder fast ganz. Die Technik des Dauerverbandes hat kleine Modificationen erlitten: Statt der Krüllgaze wird direct auf die Wunde ein antiseptisches Polster gelegt, in der Weise hergestellt, dass ein flacher, quadratisch oder rechteckig geformter Beutel aus carbolisirter Gaze gleichmässig mit Carboljute gefüllt wird. Der Verband wird sehr fest angelegt und durch eine das Ganze deckende, elastische Bindentour abgeschlossen, welche den antiseptischen Verband allseitig mindestens zwei Finger breit überragt. Die Binden werden aus vulcanisirten Cautschuckplatten von $^1/_2$ Mm. Dicke, in einer Länge von 3—5 Meter und 10—12 Ctm. Breite hergestellt. (Ueber Behandlung der Necrotomien vergl. Esmarch.)

Nach einem historischen Ueberblick der Anschauungen, wie sie sich über den Carbolismus allmälig entwickelt haben, theilt Tansini (11) eigene Experimente an Hunden mit, denen er Carbollösungen wechselnder Concentration auf verschiedene Weise einverleibte. Er beobachtete besonders die Temperatureinwirkung, die Alterationen der Verdauungsvorrichtungen, der Respiration, auch das Verhalten der Pupillen, Krämpfe, Dysphagie etc. und kommt zu dem Resultat, dass die Injectionen ins Peritoneum am leichtesten zu Carbolvergiftung führen, demnächst die subcutanen Einspritzungen, dann die Application per Clysma, demnächst die Waschungen der Haut mit Carbolsäurelösungen und zuletzt deren Einführung in Abscesse. — Weitere Experimente, durch welche er den antidotischen Einfluss der Schwefelsäure und des schwefelsauren Kalis (Baumann, Sonnenburg) constatiren wollte, fielen negativ aus, da die so behandelten Thiere schnell unter den gewöhnlichen Erscheinungen des ausgebildeten Carbolismus starben. Es muss weit sicherer erscheinen, beim ersten Zeichen von Carbolismus das Mittel durch andere Antiseptica zu ersetzen. W.

P. Bruns (12) lehrt die Bereitung einer Carbolgaze mittelst einer spirituösen Colophoniumlösung, welcher Carbolsäure und Ricinusöl zugesetzt wird. Statt Ricinusöl kann auch Glycerin oder Stearin verwandt werden.

Das Verhältniss der Stoffe zu einander ist folgendes: Auf 1 Kgrm. Gaze nimmt man 400 Grm. feinstgepulvertes Colophonium gelöst in 2 Liter Spiritus, 100 Grm. Carbolsäure, 80 Grm. Ricinusöl, oder 100 Grm. Glycerin, oder 100 Grm. geschmolzenes Stearin.

Die auf diese Art weit leichter und billiger als die Lister'sche herzustellende Gaze hält bei geeigneter Verpackung die Carbolsäure hinreichend fest, ist schmiegsamer als die alte, bewirkt keine Hautreizung. Ihre antiseptische Kraft ist dieselbe, wie diejenige der alten, ja noch höher, insofern man sie extemporirt für sofortigen Gebrauch herstellen kann. Sie eignet sich besonders aus letzterem Grunde für den Gebrauch im Felde und zwar besser als die Jute, da sie weniger Raum einnimmt. Die antiseptische Lösung kann für das Feld in einer Extractform hergestellt und in Büchsen mitgeführt werden. Die Vorschrift für diese concentrirte Mischung ist folgende: 400 Grm. feinst gepulvertes Colophonium, 100 Grm. Spiritus, ebensoviel Carbolsäure, 80 Grm. Ricinusöl oder 100 Grm. geschmolzenes Stearin werden so lange verrührt, bis die Masse eine gleichmässige, leicht krümelige Extractconsistenz annimmt. Beim Gebrauch werden 2 Liter Spiritus zugesetzt, und damit 1 Kgrm. Gaze getränkt.

V.

Seit P. Bruns (13) seine selbstbereitete Carbolgaze verwendet, ist bei mehreren hundert Operationen kein Todesfall an accidentellen Wundkrankheiten, 2 Fälle von Tetanus ausgenommen, zur Beobachtung gelangt. Um den bei der Bereitung unvermeidlichen Verlust zu compensiren, ist die Carbolsäure von 100 auf 125 vermehrt. Nach den über die Lister'sche Gaze, namentlich über die käufliche, gemachten Erfahrungen und Untersuchungen, ist die Selbstbereitung unerlässlich, wenn man sich eines zuverlässlichen Präparates vergewissern will. Bei längerer Aufbewahrung ist die Verpackung in Blechcapseln erforderlich.

V.

Richelot (15) hat während einer $3\frac{1}{2}$monatlichen Vertretung auf der Station Richet's im Hôtel-Dieu alle Fälle streng nach Lister behandelt, darunter 5 grosse Amputationen und 2 Resectionen. Da, wo das Verfahren vollkommen glückte, erzielte er primäre, wo dies nicht vollständig der Fall war, sehr schnelle und sichere secundäre Vereinigungen, und selbst in den missglückten Fällen, wo es zur Eiterung kam, war der Verlauf so gut, wie man es bei der gewöhnlichen Verbandweise nur unter Anwendung aller Sorgfalt erreicht. Er hatte keinen einzigen Misserfolg, keinen einzigen üblen Zufall während der Heilung zu beklagen. Nur eine partielle Unterkieferresection, bei welcher der strenge Abschluss inficirter Luft wegen Eröffnung der Mundhöhle unmöglich war, wurde durch ein leichtes Erysipel complicirt. Verf. bekennt sich nach alledem als einen warmen Anhänger des Listerverbandes; den Spray möchte er besonders beim Verbandwechsel nicht entbehren.

S.

Yeo (18) macht Mittheilung über Experimente an Affen, durch welche er die Wirksamkeit der Antiseptik bei der Trepanation festzustellen suchte. In keinem dieser Fälle trat bei Anwendung der Antiseptik Entzündung ein, während ohne dieselbe intensive Encephalitis entstand.

V.

Kölliker (21) theilt aus der Volkmann'schen Clinik einen Fall mit, in welchem durch Glassplitter durchschnitten waren: die Sehne des M. indicator, die Sehnen des Extens. comm. für den 2., 3., 4. Finger, die Sehnen vom Ext. comm. und propr. des kleinen Fingers. Ausserdem war die Sehne des M. extens. carpi rad. brevis zu Dreiviertheilen durchschnitten, die Sehnenscheide des M. ext. poll. long. und das Handgelenk eröffnet. Die durchschnittenen Sehnen wurden sämmtlich mit 1—2 feinen Catgutfäden genäht. Reactionslose Heilung per primam. Gute Function.

V.

Spence (22 u. 24) und Lister (23), als Vertreter der alten und der antiseptischen Wundbehandlung, welche schon seit längerer Zeit in Fehde lagen, setzen ihren Kampf immer erbitterter fort. Während früher die mehr summarisch gehaltenen Statistiken einander gegenüber gestellt wurden, analysiren jetzt die Gegner einzelne Fälle, wobei es nicht ohne ziemlich scharfe, persönliche Bemerkungen abgeht. — Neues ergiebt sich nicht aus diesen Debatten.

V.

Markoe (26) ist nicht einverstanden mit Lister's Theorie, hält darum dessen Verband in seiner strengen Form nicht für nöthig, behandelt die Wunden in der Weise, dass er sie zwar mit antiseptischen Stoffen bedeckt, die Drainröhren aber durch die ganze Wundhöhle mittelst Gegenöffnungen hindurch und aus dem Verbande herausragen lässt. Von Zeit zu Zeit wird Carbolsäure durch die Drains gespritzt. Nach seiner Ansicht ist es eben nur nöthig, um Störungen in dem Wundverlaufe zu verhüten, die Wundflächen stetig oder von Zeit zu Zeit mit Carbolsäure in Berührung zu bringen.

V.

Marshall (27) hält mit Holmes für die Hauptfactoren bei der Wundbehandlung Ruhe, Reinlichkeit und Drainage. Da diese drei am sichersten und vollkommensten in der Lister'schen Methode erreicht werden, so ist diese auch allen anderen vorzuziehen.

Bryant (28) giebt eine tabellarische Uebersicht über eine Reihe von Operationen mit eingehender Angabe über die Temperaturen, um zu beweisen, dass auch mit einer anderen, als der Lister'schen Methode, das Wundfieber hintan gehalten werden kann. Seine Behandlung besteht in primärer Desinfection der Operationswunden mit einer wässrigen Jodlösung von der Farbe des Sherry, mit welcher auch die Schwämme getränkt werden. Die Wunden werden reichlich drainirt und mit Terebene und Olivenöl (1 : 5) verbunden. Es ist nicht zu verwundern, wenn bei dieser entschieden antiseptischen Methode die Resultate, wie aus den Tabellen zu ersehen, sehr günstig sind.

Weljaminoff (29) benutzte zur Herstellung der Dauerverbände das bekannte Oacum, von welchem er glaubt, dass es infolge seines Theergehaltes an sich schon als antiseptisches Material angesehen werden könne.

Bruns (30) bereitet ein **Carbol-Streupulver** aus einer Mischung von 25 Theilen Carbolsäure, 60 Colophonium, 15 Stearin einerseits und der 7—8 fachen Menge Gyps-, Kreide-, Beinepulver oder am besten Calcaria praecipitata der Pharmacopoe andererseits. Anzuwenden ist dieses Streupulver entweder zur unmittelbaren Bestreuung von kleineren Wunden und Geschwüren, zur primären antiseptischen Occlusion bei complicirten Fracturen mit kleiner Hautwunde, bei atonischen Granulationen und torpiden Geschwüren, bei jauchenden Carcinomen oder zur Extemporirung des trockenen Carboljute-Verbandes. In letzterem Falle kann der Carbolgehalt um das Doppelte erhöht werden. Die Technik im ersten Falle ist folgende: Die Wundfläche wird mittelst einer Streubüchse mit dem Pulver bestreut, darüber kommt eine lockere Juteschicht, gleichfalls bestreut; wenn nöthig mehrere. Darüber wasserdichter Stoff. V.

Pinner (31) prüfte experimentell die **antiseptische Kraft** der auf der Clinik des Prof. **Maas** in ausgedehnter Weise verwandten **essigsauren Thonerde**. — Er fand, dass ein Procentgehalt von 0,8 Alum. acet. die Bacterienentwickelung in einer guten Nährlösung zu verhindern im Stande ist. Ein Gehalt von 2,4 pCt. unterdrückt die Fortpflanzungsfähigkeit der Bacterien. Die Anwendung beim antiseptischen Verbande ist folgende: Waschen des Operationsfeldes, Desinficiren der Instrumente mit 5proc. Carbolsäure. Spray mit 2,5proc. Alum. acet., Schwämme in derselben Lösung. Protective; Gaze-Compressen getränkt in 2,5proc. Alum. acet.; darüber Guttaperchapapier; Binde. Einen trockenen essigsaure Thonerde-Verband kann es nicht geben, da das Präparat als solches nur im feuchten Zustande existirt und beim Trocknen zu Thonerdehydrat wird.

V. v. **Bruns** (32) hat sich nie von der Nützlichkeit des **Spray** überzeugen können und die Arbeiten von **Naegeli** führten ihn dazu, allmälig den Spray fortzulassen. Seine seither gemachten Erfahrungen berechtigen ihn zu dem Ausspruche: Die Anwendung des Spray bei chirurgischen Operationen ist nicht nur eine unnöthige und überflüssige, sondern auch unangenehme und störende Zugabe und daher zu unterlassen. Er giebt eine Uebersicht über 144 Operationen, in welchen die Knochen in Frage kamen. Darunter kein Todesfall.

Trendelenburg (33) schildert die hygienisch ungünstigen Verhältnisse des **Rostocker Krankenhauses**, das in dieser Beziehung nicht besser situirt ist, als die meisten anderen älteren Krankenhäuser, um damit einer Bemerkung von **Maas** gelegentlich eines Referats (in No. 5 des Centralbl. f. Chir. 1880) über die oben citirte Arbeit entgegenzutreten, wonach man auf gute hygienische Verhältnisse der Rostocker Clinik schliessen und diesen die günstigen Resultate, trotz Weglassens des **Spray**, zuschreiben könnte.

Um Theorie und Praxis auch auf dem Gebiet der **Lister'schen Wundbehandlung** zu vereinen, hat **Mikulicz** (34) den von vielen Seiten angefochtenen Werth des **Spray** vom theoretischen Standpunkte aus analysirt.

Die Infection einer Wunde kann auf zwei Wegen zu Stande kommen, 1) durch directe Uebertragung mittelst Fingern, Schwämmen, Instrumenten, Verbandstoffen, 2) durch die in der Luft vorhandenen Keime. Da es der Spray nur mit den letzteren zu thun haben kann, so suchte M. zuerst die Bedeutung der Luftinfection zu bestimmen. Dieselbe steht sowohl quantitativ als qualitativ unendlich weit hinter allen anderen Infectionsquellen zurück. Nach einer Angabe **Buchner**'s enthält die Luft im pflanzenphysiologischen Institut in München etwa 10 Pilze pro Liter. Berechnet man danach die Menge der Pilzkeime eines geräumigen Kranken- oder Operationssaales, so bekommt man 10 bis 20 Millionen. Diese Zahl ist klein, wenn man bedenkt, dass die Menge der Bacterien in einem einzigen Tropfen Faulflüssigkeit nach 100 Millionen, ja nach Milliarden zählen kann. Die Luftkeime sind ferner ausschliesslich Trockenkeime, wenigstens unter gewöhnlichen Verhältnissen, sie bedürfen einer verhältnissmässig langen Zeit zum Aufkeimen, günstigerer physicalischer und chemischer Bedingungen als die feuchten. Sie zeichnen sich durch ihre ausserordentliche Leichtigkeit aus, werden daher an den Wunden nur ganz oberflächliche haften und durch Abspülen sich leicht wieder wegschwemmen lassen. Man wird daher, wo die Luft rein ist, in Privathäusern, in der Landpraxis von Cautelen gegen die Luftinfection absehen können, nur in Spitälern werden sie zu berücksichtigen sein.

Prüft man nun die Wirkung des Spray, so muss man den mechanischen und chemischen Effect desselben trennen. Der mechanische Effect, sowohl beim Handspray als Dampfspray besteht darin, dass überall, wo durch den Zerstäubungsapparat Flüssigkeit niederfällt, durch dieselbe auch Staub mitgerissen wird. Dabei ist die Menge des niedergeschlagenen Staubes an allen Stellen nur von der Menge des flüssigen Niederschlages abhängig und dieser direct proportional (durch Experimente zahlenmässig belegt). Der mechanische Act des Spray, wenn er in Rechnung kommen soll, kann also an und für sich der Wunde nicht nützen; sondern nur schaden, indem er die Luftkeime, die sonst nur spärlich zur Wunde gelangen, in grosser Menge niederschlägt. Nun könnten zweitens allerdings durch die auf der Wunde sich sammelnde und stetig abfliessende Flüssigkeit die Luftkeime wieder weggeschwemmt werden; dieser Zweck lässt sich aber ebenso leicht oder besser durch Irrigation ersetzen.

Die chemische Wirkung des Spray ist ebenfalls doppelter Art, erstens werden alle Luftkeime durch den Contact mit dem Antisepticum in ihrer Lebensfähigkeit an und für sich herabgesetzt, diese Wirkung tritt jedoch bei den niederen Concentrationsgraden der angewandten Lösungen sehr in den Hintergrund, zweitens wird die Wunde mit einer gewissen Menge des Antisepticums imprägnirt und dadurch zu einem ungünstigen Boden für die Entwickelung der Spaltpilze umgestaltet. Diesen letzten Dienst muss auch die einfache Irrigation leisten können. (Beim Dampfspray ergaben Untersuchungen, dass der Carbolgehalt desselben bisher allgemein unterschätzt wurde; nimmt man Carbollösung von 5 pCt., so berieselt man das Operationsfeld für die Distanz von 1/2 bis 1 Meter mit einer Lösung von 4 bis 4 1/2 pCt., um einen Dampfspray von 2 1/2 pCt. herzustellen, müsste man Lösung von 3 bis 3 1/2 pCt. nehmen.)

Der Gefahr einer leichteren Carbolintoxication bei der einfachen Irrigation als beim Spray kann man durch Vorsicht beim Irrigiren begegnen. Nachtheilig und gefährlich kann der Spray für die Kranken durch die starke Abkühlung werden.

Der Spray ist also durch die antiseptische Irrigation vollkommen zu ersetzen. M. kommt so auf theoretischem Wege und experimenteller Prüfung zu demselben Standpunkt, den Trendelenburg bereits lange eingenommen und dessen Berechtigung er durch seine practischen Erfolge, die sich den besten aller Chirurgen an die Seite stellen können, bewiesen hat.

M. verwirft aber den Spray keineswegs vollständig, als mechanisches Reinigungsmittel der Luft in inficirten Räumen, sei es zum Schutz der Lungen, sei es zum Schutz der Wunden, ist seine Wirkung nicht zu unterschätzen, nur soll er vor Blosslegung der Wunde und überall anders hin, nur nicht auf die Wunde selbst wirken.

Bei einer von Tait (35) gemachten Explorativincision der Bauchdecken (Tumor der r. Niere), bei der irrthümlicher Weise zum Spray (der einzigen angewandten Lister'schen Cautele) ungefähr 5 procent. Carbolsäurelösung genommen worden, traten sehr beunruhigende Symptome 4 Stunden nach der Operation auf, das Abdomen wurde aufgetrieben, die Temperatur stieg, erst am 3. Tage liessen die „peritonitischen" Erscheinungen nach. Septische Processe hält T. für ausgeschlossen, da zur Entwickelung derselben längere Zeit erforderlich ist, der Spray scheint ihm die einzige Ursache zu sein. (Urin?)

Watson (36) kommt durch seine Experimente, wegen deren Details wir auf das Original verweisen müssen, zu dem Schlusse, dass der Spray, vorausgesetzt, dass die dazu verwandte Carbollösung stark genug ist, in der That die in der Luft schwebenden Keime tödtet, und dass seine antiseptische Wirkung nicht allein darauf beruht, dass er auf die Wunden eine gewisse Menge des Antisepticums niederschlägt.

V.

Suessercott (37) empfiehlt den Whiskey resp. Alcohol als Verbandmittel. Wer fürchtet, dass derselbe nicht hinreichend antiseptisch wirke, mag ihn auf Carbolwatte geträufelt anwenden. V.

Greene (38) hat ausgiebigen Gebrauch von der Borsäure gemacht und gute Erfolge erzielt. Er wandte sie mit Nutzen an: Bei alten, indolenten Geschwüren nach Verbrennungen (sie macht die Granulationen sehr geeignet für Hautüberpflanzungen), bei frischen, offenen Wunden von grosser Ausdehnung (als Salbe), bei catarrhalischen Affectionen, namentlich auch der Blase, mit zersetztem Urine, bei Gonorrhöe, bei Diphtherie, bei Erythem und Erysipel, bei Eczem und Tinea. Innerlich gab er sie bei Dyspepsie mit Entwickelung fauliger Gase, bei chronischer Cystitis, bei Septichämie. Sie kann innerlich in sehr grossen Dosen gegeben werden. G. stieg bis auf 60 Grm. pro dosi, während seine gewöhnliche Dosis für einen Erwachsenen 20—30 Grm. in wässriger Lösung war.

V.

H. Schulz (39) empfiehlt, gestützt auf Thierversuche, das kräftig antiseptisch wirkende und dabei unschädliche Eucalyptus-Oel als Ersatz der giftigen Carbolsäure. Die Technik sei dieselbe wie beim originalen Lister'schen Verbande. Zur Irrigation bediene man sich einer Emulsion.

E. Bassini (40) publicirt 7 Fälle von Behandlung verschiedener Verletzungen mit Eucalyptus-Oel. Den meisten mit einer Mischung von 10 Th. des Oeles mit 100 Th. Wachs und Paraffin verbundenen Patienten war der penetrante Geruch unangenehm; beträchtliche Infiltrationen der Wundränder und nächsten Umgebungen entstanden unter diesem Verbande; die Antisepsis, selbst schon die Desodorisation war unvollständig; die vorerwähnten Infiltrationen der Wundränder führten bei fortgesetztem Gebrauche des Eucalyptus-Präparats zu unangenehmen und langwierigen Eczemen; bei einer Laparotomie entstand ein bedeutenderer Wärmeverlust unter der versuchten Medication. Verf. räth deshalb, bei der Carbolsäure zu bleiben und die ihr nachgesagten Schäden durch Wahl reiner Präparate, Vorsicht beim Ausspülen von Höhlenwunden, Verdünnung der Lösungen, wenn es sich um jugendliche Patienten handelt, und event. rechtzeitigen Uebergang zur Bor- und Salicylbehandlung zu vermeiden.

Siegen (41) empfiehlt folgendes antisept. Verbandmaterial: 3 Grm. Eucalyptusöl werden in 15 Grm. Alcohol gelöst, 150 Grm. Wasser zugesetzt und 1 Meter hydrophiler oder gut ausgewaschener Gaze damit getränkt. Die Gaze wird nass aufgelegt, mit Guttaperchapapier bedeckt, mit Binden befestigt. Auch empfindliche Haut wird nicht gereizt.

Busch (42) hat Versuche mit dem stark antiseptisch wirkenden Eucalyptus-Oel als Verbandmittel gemacht. Die directe Application desselben auf Wunden machte keinen Schmerz, beschränkte die Eiterung, verhütete Entzündung. Als es aber in Form des Lister'schen Verbandes angewandt wurde (Gaze mit Lösung oder Emulsion des Oeles getränkt), machte es beträchtliche Anätzung der Haut. Es ist deshalb in dieser Form nicht zu verwenden. V.

Mosetig (43) hat bei fungösen (local-tuberculösen) Processen ausserordentlich günstige Resultate durch Gebrauch von Jodoform als Verbandmaterial erzielt. Es wurde unvermischt in Pulverform in der Weise angewendet, dass die Wunden in ihrer Gesammtheit damit gründlich bestreut wurden; als Deckverband diente ausschliesslich entfettete Baumwolle und Guttaperchapapier. Ein Verbandwechsel wurde nur vorgenommen, wenn die Wundsecrete schon stark durchgeschlagen hatten. Da stets Sorge getragen wurde, den Verband durch Guttaperchapapier ausgiebig und möglichst luftdicht abzuschliessen, belästigte auch der Jodoformgeruch weder die Patienten selbst, noch deren Umgebung. Der Gesammtorganismus der Patienten nahm keinen Schaden, trotz der Resorption des Jod, welches stets im Urin nachgewiesen werden konnte. Bei fungösen Hohlgängen wurden bleifederdicke Röhren aus Hartkautschuk, in denen ein passender Stempel lief, mit Jodoformpulver gefüllt, eingeschoben (womöglich ohne Blutung zu erregen), und hierauf bei langsamem Zurückziehen der Röhre gleichzeitig mittelst des Stempels das Pulver hineingeschoben. (M. ist aber mit diesem Instrumente noch nicht sehr zufrieden.)

Höhlenwunden, wie beispielsweise nach Resectionen, wurden nicht drainirt, dafür aber die Höhlenpforte gar nicht oder nur z. Th. durch Nähte verengert.

Bei Amputationen wurde meist die Wunde durch blutige Nähte z. Th. geschlossen, und an den Winkeln dicke, aber nur ganz kurze Drainstücke eingelegt. Lange Drainrohre sind nicht empfehlenswerth. Die Operationen wurden stets ohne Spray ausgeführt, zum Auswaschen der Wunden diente kaltes Wasser ohne jede Zuthat. Die Operirten klagten nie über stärkeren Wundschmerz als unter dem Lister'schen Verbande. Wunderkrankungen oder Erysipele kamen nicht ein einziges mal vor, der Wundverlauf gestaltete sich fast stets afebril, die Wundsecretion war eine äusserst geringe und stets seröse, nie eitrig, der erste Verband konnte oft bis zur 2. oder 3. Woche liegen bleiben. Es folgen 16 Krankengeschichten.

Mc Vail (45a) giebt eine Statistik aus der Kilmarnock Infirmary. Es wurden aufgenommen in den Jahren 77, 78, 79: 543. Davon starben in den ersten 24 Stunden 7. Für den Rest berechnet sich die Mortalität auf 1,1 pCt., Operationen wurden gemacht 107 mit 3 Todesfällen oder 2,8 pCt. Mortalität. Diese Resultate wurden ohne Antiseptik erreicht.
V.

Derselbe (46) berichtet über die Erfahrungen, welche in den letzten 10 Jahren in dem Kilmarnock-Krankenhause bei der nicht-antiseptischen, trockenen Verbandmethode gemacht wurden. Bei 1488 Patienten war die Mortalitätsziffer 3,5 pCt., und lässt man diejenigen fort, welche innerhalb 48 Stunden nach der Aufnahme starben, nur 2,3 pCt. Er vergleicht diese Resultate mit denen aus antiseptisch arbeitenden Krankenhäusern und findet sie durchgehend besser als diese. Lister erkennt die guten Resultate an, meint aber, dass sie nicht überall so gut ohne Antiseptik erzielt werden könnten. Viele Chirurgen seien unbewusst Antiseptiker. Der trockene Verband sei auch gewissermaassen antiseptisch, da die Entwickelung der Bacterien in den eingedickten Wundsecreten schwer von Statten gehe. Bastian giebt zu, dass die Antiseptik etwas für sich habe, jedoch glaube er nicht an die Keimtheorie, auf die sie basirt sei. Auch Darby ist ungläubig. Erichsen erkennt zwar die Verdienste Lister's an, hält aber die strenge Antiseptik für überflüssig. Wichtiger ist ihm die Verbesserung der allgemeinen hygienischen Verhältnisse des Hospitals. Macleod ist Anhänger der Lister'schen Methode, verhält sich aber der Keimtheorie gegenüber reservirt.
V.

Gamgee (47—49a) führt mehrere Fälle vor, an denen er seine Methode des „trockenen, seltenen Verbandes" erläutert. Nach ihm sind die Hauptfactoren bei der Wundheilung: Ruhe, richtige Lagerung und Druck. Verbandmaterial ist hygroscopische Gaze und Watte. Drainage wird angewandt.

Potts (50) behandelte eine schwere Weichtheilsverletzung des Vorderarms nach der Methode von Gamgee mit trockenem und seltenem Verbande, und hält sie ihrer Einfachheit und Billigkeit halber für die Methode par excellence in der gewöhnlichen Praxis.

[Schultén, M. W. af, Fall af hufvudskada af ovanligt stora dimensioner. Finska läkaresällsk. handl. Bd. 21.

Ein 12jähr. Mädchen wurde am 26. August 1876 in der chirurgischen Clinik des Vf.'s aufgenommen. 4 Jahre früher war sie von einem Maschinenrad gepackt worden, wobei die ganze behaarte Kopfhaut und die Haut der Stirn mit den Augenbrauen abgerissen worden war. Es war jetzt eine Wunde vorhanden, die im Sagittaldiameter 15 Ctm., im Querdiameter 16 Ctm. maass; sie war mit schlecht aussehenden Granulationen bedeckt. Es wurde eine Reihe von Transplantationen nach Reverdin's Methode gemacht. Die transplantirte Haut wurde theils von der Patientin selbst, theils von amputirten Gliedern genommen. Die Wunde wurde mit Lister'scher Borsalbe verbunden. Nach 1½ Jahren vollständige Heilung.
F. Hauck Passau (Kopenhagen).]

V. Entzündung. Eiterung. Abscesse.

1) Kreitner, L., Ein Fall von ausgedehnter, jauchiger Zellgewebsvereiterung am Halse (Angina Ludowigii). Allgem. Wiener med. Zeitg. No. 27. (Patient, 34 Jahre alt, wurde nach ausgiebigen Incisionen geheilt, obgleich es bereits zur Perforation nach der Rachenhöhle gekommen war.) — 2) Labit, Henri, Des phlegmons diffus des membres provoqués par la déclivité. Thèse de Paris. 1879. (Bei der Ausübung von Gewerben, die dauerndes Stehen nöthig machen, kommt es, besonders bei Varicositäten, leicht zu Venenentzündung und diffuser Bindegewebsentzündung. Hochlagerung des leidenden Theiles ist ein sicheres Heilmittel dagegen. S.) — 3) Salbies, Phlegmon du bras, suite de vaccination. Flexion consécutive de l'avant-bras simulée pendant vingt mois; guérison. Mém. de méd. mil. No. 2. — 4) Kraske, Die Behandlung progredienter septischer Phlegmonen mit multiplen Incisionen und Scarificationen. Centralbl. für Chirurg. No. 17. — 5) Bracci, U., Carbonchio e chinino. Il Raccogl. med. 20—30. Decb. — 6) Vaille, Louis, Contribution à l'étude des anthrax de la face au point de vue de leurs complications. Thèse de Paris. (Die Complicationen seitens des Gehirns, meist eingeleitet durch eine Phlebitis facialis, die sich durch die V. ophthalmica den Sinus der Dura mittheilt, können ausnahmsweise auch durch eine Verbreitung der Phlebitis auf die Vv. jugulares oder auf die Vv. meningeae mediae hervorgerufen werden. — S.) — 7) Burrall, Carbuncle of the face. Amer. journ. of med. scienc. July. (Carbunkel der Oberlippe, schwere Allgemeinerscheinungen, Pleuritis, Heilung.) — 8) Kurz, Einige Fälle von Carbun-

kel. Memorab. No. 5. (5 Fälle. Antisept. Behandl.) — 9) Schüller, M., Zur antiseptischen Behandlung des Carbunkels. Deutsche med. Wochenschr. No. 17. — 10) Bimler, Alfred, Etude sur la coloration bleue des linges à pansement. Thèse de Paris. 1879. (Bestätigung der Angaben von Lücke und der späteren von Girard. — S.) — 11) Verneuil, De la suppuration orangée. Arch. génér. de médec. Déch. — 12) Chauvel, De la septicémie en chirurgie, infections ou intoxications chirurgicales. Rev. de mém. de méd. mil. Novb. Déch. — 13) Mourlion, Henri, Essai sur la pathogénie de la fièvre traumatique et de l'infection purulente. Thèse de Paris. — 14) Bech, Ein Fall von Pyämie. Inaug.-Diss. Berlin. — 15) Ouimont, Infection purulente dans le cours d'une thyroïdite suppurée non ouverte; mort. Gaz. hebdom. de méd. et de chir. No. 40. — 16) Venot, Phagédénisme. Erysipèle. Guérison. Journ. de méd. de Bordeaux. No. 50. (Durch Bubonenvereiterung entstandenes, fressendes Geschwür, anscheinend durch Dazwischenkunft eines schweren Erysipels zu schneller Heilung geführt. — S.) — 17) Jalaguier, Ad., De la lymphangite à forme gangréneuse. Thèse de Paris. — 18) Courty, Du traitement des ulcères désignés communément sous le nom de vieilles plaies de jambe. Journ. de thérap. No. 11. — 19) Bruns, Paul, Ueber die Martin'schen Cautschukbinden zur Behandlung chronischer Unterschenkelgeschwüre. Württemb. medic. Corresp.-Bl. Bd. XLIX. No. 27. — 20) Derselbe, Ueber die Anwendung der Martin'schen Gummibinden, namentlich bei chronischen Unterschenkelgeschwüren. Berliner klin. Wochenschr. No. 25, 26. — 21) Fiebig, Zur Behandlung von Geschwüren. Ebendas. No. 35. — 22) Aubert, De la réunion immédiate dans les adénites caséeuses et les abscès froids. Lyon médical No. 28. — 23) Nicholson, Br., Lead and other solid compression in wounds and ulcers. Med. Times and Gaz. March 20. p. 315. (Behandlung von Unterschenkelgeschwüren mit plattgeschlagenen Bleikugeln und Bindencompression erfolgreich.) — 24) Ogston, A., Ueber Abscesse. (Vorgetragen am 3. Sitzungstage des IX. Congr. der Deutsch. Ges. für Chir. Bd. XXV. 3. Heft. S. 583—601. — 25) Cheever, W., Deep abscess of the neck. Boston med. and surg. journ. Octb. 21. (Empfiehlt frühzeitige Entleerung des Eiters). — 26) Savory, Abscess of the neck which, in its course, destroyed a large portion of the carotid artery, jugular vein, and pneumogastric nerve. Med. Times and Gaz. Novb. 13. p. 577. (Pat. moribund aufgenommen.) — 27) Lannelongue, Les abscès froids tuberculeux du tissu cellulaire. Bull. de la soc. de chir. Séances du 18 Févr. et du 25 Févr. — 28) Laurent, Auguste Alexandre Marie, Des abscès multiples spontanés. Thèse de Paris. 1879. — 29) Bézy, Paul, Contribution à l'étude des abscès froids tuberculeux du tissu cellulaire. Thèse de Paris. (Giebt die Untersuchungen von Lannelongue wieder, welche der Letztere der Société de chirurgie in den Sitzungen vom 18. und 25. Februar mitgetheilt hat. — S.) — 30) Valadier, Th., Traitement des abscès froids symptomatiques par la méthode antiseptique de Lister. Thèse de Paris. 1879. — 31) Molé, Jules, Quelques considérations sur le traitement des bubons inguinaux. Thèse de Paris. 1879. (Unwesentlich.) — 32) Vielle, Dominique Albert, De l'hydarthrose dans la phlegmasia alba dolens. Thèse de Paris. 1879. (Mit der Phlebitis ist fast immer ein Gelenkerguss verbunden, der meist mit dem Oedem der Weichtheile verschwindet, sich zuweilen von neuem bildet und in ungünstigen Fällen sich in eine acute und selbst eiterige Gelenkentzündung verwandeln kann. — S.) — 33) Dieroncet, G., Ulcère variqueux et fistule lymphatique guérie par l'application de la pâte de Canquoin. L'union méd. — 34) Kraske, Ueber eine wahrscheinlich mykotische Affection der Kieferknochen. (Vorgetr. in der 1. Sitzung des IX. Congresses der Deutsch. Ges. für Chir.) Arch. für klin. Chir. Bd. XXV. 3. Heft. S. 701—706.

Kraske (4) empfiehlt die Behandlung septischer, progredienter Phlegmonen mittels multipler Incisionen und Scarificationen, Hand in Hand mit antiseptischen Maassnahmen. V.

Bracci (5) theilt 7 Fälle carbunkulöser Anschwellungen an solchen Stellen des Körpers — Gesicht, Hals etc. — mit, welche für den gewöhnlichen operativen Eingriff ungünstig erschienen und bei welchen er deshalb zur subcutanen Einverleibung grösserer Dosen von Chin. hydrochlor. seine Zuflucht nahm. Diese liessen ihn nie im Stich, besonders wenn sie in die Nachbarschaft gemacht wurden und führten verhältnissmässig schnell zur „erweichenden Suppuration". Er macht auf die Vortheile dieser Behandlung bei messerscheuen Patienten aufmerksam, sah bei ihr stets bessere Narben als nach Anwendung von Causticis sich bilden und hat Gründe, das salzsaure Präparat dem schwefelsauren vorzuziehen. V.

Schüller (9) empfiehlt kreuzweise Spaltung des Carbunkels; Auskratzen der unter dem Lappen befindlichen Bindegewebspfröpfe mittels eines scharfen Löffels, bis alles Erkrankte entfernt ist und eine relativ glatte blutende Wundfläche zurückbleibt, Ausspülen und Säubern mit 3 pCt. Carbol- oder 5 bis 8 pCt. Chlorzinklösung, darauf Anlegen eines antiseptischen Verbandes. Meist erfolgt Heilung unter sehr mässiger Eiterung ohne Fieber binnen wenigen Tagen.

Verneuil (11) stellt die selbst beobachteten und die ihm sonst bekannt gewordenen Fälle von orangefarbener Eiterung zusammen.

Danach beschrieb zuerst Delore in Lyon im Jahre 1854 3 Fälle, sämmtlich schwere Verletzungen; alle wurden pyämisch und starben. Dann machte Zeis der Société de biologie eine mehr theoretische Mittheilung über den gleichen Gegenstand. 1863 veröffentlicht Delore weitere Fälle; Weichtheilverletzungen mit günstigem Verlauf. 1870 hatte Verneuil selbst Gelegenheit, die Erscheinung in den Pariser Spitälern zu beobachten und die ungünstige Prognose, welche Delore damit verbindet, zu bestätigen. Im Jahre 1871, während der Commune, häufen sich die Fälle; fast alle verlaufen tödtlich. Seitdem sah V. den Orangeeiter nur noch in folgenden Fällen: 35jähriger Diabetiker mit Perforationsfractur des Unterschenkels. Langsame Heilung. 2) Neuralgie des N. radialis, der Pat. verbraucht durchschnittlich im Tage 12—15 Centigramm salzsaures Morphium. Resection des N. radialis. Watteverband, am 3. Tage wegen Fieber entfernt: acutes purulentes Oedem, reichliche Mengen orangefarbenen Eiters. Tod am 5. Tage. 3) Complicirte Fractur des Unterschenkels. Spuren orangefarbener Eiterung. V. constatirt Phosphaturie. Langsame Heilung. 4) Complicirte Unterschenkelfractur. Gangrän des Fusses. Orangeeiter. Es wird Diabetes nachgewiesen. 5) 34j. Maurer, Alcoholiker, Zermalmung beider Unterschenkel, grosser Bluterguss unter die Haut des Gesässes. Doppelamputation. „Offener antiseptischer" Verband. Die Blutbeule bricht auf, die Haut darüber wird brandig. Orangeeiter auf der brandigen Wunde am Gesäss und auf dem linken Amputationsstumpf. Tod am 4. Tage. 6) 55jähr. Alcoholiker, complicirte Unterschenkelfractur. Watteverband. Am 10. Tage Verbandwechsel: Orangefarbige Eiterung. Dieselbe verschwindet nach 4 Tagen unter Anwendung des „offenen antiseptischen" Verbandes. Langsame Heilung. 7) 34jährige Näherin, Lappenwunde der Kopfschwarte. Offener antiseptischer Verband. Am 3. Tage Orangeeiter. Es wird Phosphaturie nachgewiesen. Ohne Aenderung der Behandlung und ohne dass eine Störung der Wundheilung eingetreten wäre, verschwindet der Orangeeiter nach 5 Tagen. — Endlich sah V. den Orangeeiter noch in zwei Fällen ganz vorübergehend. — Die Orangefärbung des Eiters ist nach der übereinstimmenden Forschungen von Delore, Zeis, Robin und Nepveu auf die Anwesenheit von Hämatoidincrystallen zurückzuführen. Züchtungsversuche, welche Fitoca anstellte, in der Vermuthung eines Zusammenhanges mit der blauen Eiterung blieben erfolglos. V. glaubt heute nicht mehr an einen Zusammenhang zwischen der Orangeeiterung und der Pyämie, auch ist ihre Erscheinung prognostisch nur insofern bedenklich, als sie auf einen dyskrasischen Zustand des Pat. deutet. Denn nach Verwerfung verschiedener anderer Hypothesen hält V. sich heute zu der Annahme berechtigt, dass die Erscheinung des Orangeeiters stets durch einen dyskrasischen Zustand des Pat. bedingt sei. Alcoholismus, Morphinismus, Diabetes und Phosphaturie lagen in seinen Fällen der Erscheinung zu Grunde. Er zweifelt nicht daran, dass es auch bei Leber-, Nieren- und Malariakranken zur Bildung des Orangeeiters kommen könnte. S.

Chauvel (13) behandelt die Frage, ob die verschiedenen accidentellen Wundkrankheiten ihren Ursprung nur einem in verschiedenen Modificationen auftretenden kleinsten Organismus verdanken, oder ob man für jede Krankheit einen selbstständigen Pilz oder überhaupt keinen annehmen muss. Ohne Interesse, da Ch. seine Argumentation sich so leicht gemacht hat, dass man mit demselben Anspruch auf Wahrscheinlichkeit das Gegentheil beweisen könnte. Fremde, besonders deutsche Arbeiten werden wenig berücksichtigt: „l'Allemagne tient largement la tête par le nombre des chercheurs, bien plus que par la valeur des recherches".

Bech (14) beobachtete einen Fall von Pyämie, der erst durch die Section aufgeklärt wurde. Es fand sich ein Eiterherd in der linken Seite der Bauchwand, zwischen Muskeln und Peritoneum parietale, entstanden durch einen nachträglich erst zur Kenntniss gekommenen, 6 Wochen früher erfolgten Sturz vom Pferde, wobei der Musc. obliquus int. zerrissen war. V.

Oulmont (15) beobachtete im Verlaufe eines „menstruellen" Gesichtserysipels das Auftreten von Pyämie. Bei der Obduction fand sich Vereiterung einer orangegrossen Struma. Die Entstehung der Pyämie von einem geschlossenen Abscesse aus hält Oulmont für auffällig und glaubt, dass nicht das habituelle Erysipel die Ursache der Sepsis sei, sondern dass das Gift von dem menstruirenden Uterus aus eingedrungen sei. V.

Jalaguier (17) bespricht, an der Hand von 12 noch nicht veröffentlichten Fällen, die brandige Lymphangitis: Von einer unbedeutenden Verletzung der Haut aus entwickelt sich unter bedrohlichen Allgemeinerscheinungen eine Röthung der Haut. Auf dieser erhebt sich die Epidermis in grossen Blasen mit trübem, röthlichem Inhalt. Die Blasen hinterlassen flache Geschwüre mit missfarbigem Grunde, die sich bald in trockne Brandschorfe umwandeln. Inzwischen hat sich der Process im Verlaufe der Lymphgefässe nach der Wurzel des Gliedes weiter ausgebreitet, so dass man ihn gleichzeitig in allen seinen Stadien vor sich sieht. Die Krankheit charakterisirt sich als Lymphgefässentzündung, weil sie zunächst die Lymphbahnen ergreift und erst von diesen auf die Haut übergeht. In ihren anatomischen Veränderungen ist sie vom Erysipel nicht zu unterscheiden. Die Prognose ist schlecht, wenn nicht schnelle Hülfe gebracht wird. Tiefe Einschnitte sind eher schädlich als nützlich; am wirksamsten das Glüheisen. S.

Courty (18) behandelt chronische Unterschenkelgeschwüre mit dem besten Erfolge in nachstehender Weise. Nach sorgfältiger Reinigung kommt auf das Geschwür eine gefensterte Compresse, die mit rother Präcipitatsalbe (1 : 30—50) bestrichen ist, darüber trockene Charpie, dann eine dreifache genau anschliessende Bindenwicklung von den Zehen bis über das Geschwür. Zu unterst eine leinene Binde. Sind die Granulationen bis zur Höhe der Hornschicht emporgewachsen, so wird die Präcipitatsalbe durch ein austrocknendes, vernarbendes Medicament, mit Vorliebe durch das Collyrium von Lanfranc (ein aromatischer Wein mit einem Gehalt von Kupfersalzen und Arsenik) oder eine Höllensteinlösung, oder endlich eine Wachssalbe mit Zusatz von Laudanum ersetzt. Während dieser Behandlung gehen die Patienten selbst den anstrengendsten Beschäftigungen nach. S.

P. Bruns (20) wiederholt, auf Grund reicherer Erfahrungen seine Empfehlungen der Martin'schen Gummibinden, namentlich bei chronischen Unterschenkelgeschwüren. Ausserdem sind diese Binden anzuwenden: Bei chronischem Eczem des Unterschenkels, bei Varicen, bei Elephantiasis, bei Gelenkaffectionen, zur künstlichen Blutleere und zum antiseptischen Compressivverbande. V.

Bei gangränösen, unreinen Geschwüren lässt Fiebig (21) Tags über Carbolwasser auftröpfeln, Nachts Jodoformstreupulver. Nach Reinigung des Geschwürs möglichst festes Aufbinden einer dünnen Bleiplatte, wie sie zur Verpackung des Thee's benutzt werden. Diese Platte wird täglich ein- bis zweimal gewechselt. V.

Aubert (22) empfiehlt, die käsig entarteten Cervicaldrüsen unter antiseptischem Schutz mit einem Schnitt zu spalten, die käsige Masse aus der Drüsenkapsel sauber auszulöffeln und die Schnittwunde sorgfältig durch Nähte zu schliessen. In einem mitgetheilten Falle erzielte er unter dem Listerverbande primäre Vereinigung der so ausgeräumten Drüsenbälge. S.

Ogston (24) hat ein reiches, ihm zu Gebote stehendes Material benutzt, um Studien über Natur und Eigenschaften der Micrococcen anzustellen. Er entnahm dieselben dem Eiter frisch geöffneter Abscesse. Zur Diagnose wurden sie nach Koch mit Methylanilin violett gefärbt, bei Abbe'scher Beleuchtung mit Oelimmersionslinsen untersucht.

Unter 88 bisher nicht eröffneten Abscessen enthielten 70 acute Micrococcen, 4 chronische, nach Erysipelas, Abdominaltyphus, Rachenentzündung, Lungenschwindsucht entstanden, ebenfalls. 14 chronische, von käsigen Processen in Knochen und Lymphdrüsen ausgehende, waren frei von Micrococcen, auch fielen Züchtungsversuche negativ aus. Die Micrococcen zeigten stets Wachsthumserscheinungen, selten waren sie vereinzeln, meist in Ketten oder Gruppen: unter 64 Abscessen enthielten 31 die Micrococcen nur in Gruppen, 17 in Kettenform, in 2 existirten sie nur zu zweien, in 14 sowohl in Ketten als Gruppen. O. lässt es dahingestellt, ob dies verschiedene Arten von Micrococcen oder nur verschiedene Wachsthumsformen sind. Von anderen Organismen fanden sich (stets neben Micrococcen) 3mal Bacilli und Bacterien, 8mal Bacilli allein, 3mal Bacterien, Bacilli und Spirilla. Diese Abscesse, in der Nähe des Afters oder von cariösen Zähnen ausgehend, verbreiteten einen fötiden Geruch. Die Resultate einer grossen Zahl von Experimenten (an Meerschweinchen, Mäusen, Albino-Mäusen) zum Theil mit (in Eiern) gezüchteten Micrococcen ausgeführt, weitere Untersuchungen von eiternden Wunden, Vesikeln, Pusteln, Blutextravasaten u. s. w., auf die hier nicht näher eingegangen werden kann, lassen O. zu folgenden Schlüssen gelangen: 1) Die Micrococcen sind die häufigste Ursache der acuten Abscessbildung; 2) das Auftreten acuter Eiterung ist überall sehr rege mit der Gegenwart von Micrococcen vergesellschaftet; 3) Micrococcen können Blutvergiftung zu Stande bringen, und 4) die individuelle Constitution spielt eine grosse Rolle bei der Micrococcenvergiftung und beeinflusst mächtig die Intensität und Ausbreitung derselben.

Lannelongue (27) theilt eine Anzahl von Fällen mit, in welchen bald im Verlauf von chronischen Knochenleiden, bald unabhängig von solchen, sich kalte Abscesse entwickelten, die als tuberculöse bezeichnet werden mussten, und knüpft daran eine Besprechung des kalten, tuberculösen Abscesses. Danach bildet sich um einen primären tuberculösen Kern, welcher aus Granulationen oder dem käsigen Product dieser Granulationen besteht, eine Schicht embryonalen Gewebes, in welcher sich bald Capillargefässe entwickeln. Während sich der Kern mehr und mehr umformt zum Abscessinhalt, wird jene embryonale Schicht zur Abscessmembran. Nach der Abscesshöhle zu hat die Membran keine feste Grenze; sie besteht aus einer Anhäufung von embryonalen Zellen, die, allein durch ihre gegenseitige Adhäsion aneinander gebunden, eine reiche Quelle zur Vermehrung des eitrigen Inhaltes bilden. Die embryonalen Zellen sind von sehr weiten Capillargefässen durchzogen. Das Wichtigste aber in jener Abscessmembran ist die Anwesenheit von Zellanhäufungen, die, mit zahlreichen Riesenzellen vermischt, von L. als tuberculöse Follikel angesprochen werden. Die Abscessmembran kann eine Verdichtung erleiden und den tuberculösen Heerd einkapseln; für gewöhnlich entwickelt sie sich indessen weiter, und während von ihrer Innenfläche die Eiterkörperchen in Menge dem Inhalte zuströmen, wachsen nach aussen ihre Fortsätze in die umgebenden Gewebe hinein.

Nach den von L. angeführten Beispielen bilden sich die tuberculösen Abscesse meist im Gefolge von tuberculösen Entzündungen oberflächlich, d. h. den Lymphgefässnetzen nahe gelegener Knochen in dem entsprechenden Lymphgefässgebiet. In den Fällen, in welchen sie ausserhalb jenes Lymphgefässgebietes, oft weit von demselben entfernt, beobachtet sind, traten sie doch immer im Gefolge des Knochenleidens auf. In einer Anzahl von Fällen liessen sich Knochenleiden nicht nachweisen, in einigen davon wurden im Gefolge der primären, secundäre tuberculöse Abscesse oder tuberculöse Hautknoten (Gommata) beobachtet.

Therapeutisch giebt L. der antiseptischen Incision mit Vernichtung des Sackes den Vorzug, die er auch auf die sonst von seinen Betrachtungen ausgeschlossenen kalten, durch Knochenseiterung bedingten Senkungsabscesse ausdehnt, grade um die auch dort vorhandene pyogene Membran so schnell als möglich zu zerstören.

In der Besprechung dieses Vortrages traten Le Dentu, Verneuil und Desprès für das Temporisiren bei der Behandlung der Congestionsabscesse ein, während Nicaise und Lucas-Championnière sich für die frühzeitige antiseptische Eröffnung aussprechen. Sée hebt die Nothwendigkeit der schnellen Vernichtung und Entfernung des tuberculösen Herdes hervor, um einer Allgemeininfection vorzubeugen. (In keinem der von L. angeführten Fälle konnte bereits eine Erkrankung der Lunge nachgewiesen werden. R.)
S.

Laurent (28) theilt als Beispiele von „spontaner purulenter Diathese“ 3 Krankengeschichten mit, die wir hier kurz wiedergeben:

1) Frau von 57 Jahren, früher stets gesund, nach einer heftigen Aufregung erkrankt dieselbe an allgemeinem Unbehagen. Es entwickelt sich bald ein Abscess am linken Ellenbogen, dem im Verlauf von zwölf Wochen 56 weitere Abscesse folgen, so dass die Gesammtzahl sich auf 57 beläuft. Von der Grösse einer Wallnuss bis zu der eines kleinen Hühnereies hatten sie sämmtlich ihren Sitz im Unterhautbindegewebe. Allgemeinerscheinungen gering, ausser dass die Patientin sehr heruntergekommen war und einen entschiedenen Mangel an farbigen Blutkörperchen zeigte (1 farblosen auf 63 farbige). Fieber nur vorübergehend. Sämmtliche Organe gesund.

2) Frau von 37 Jahren, Phthisis pulmonum in extremis: innerhalb des letzten Lebensjahres, und zwar besonders innerhalb der ersten 7 Monaten desselben bilden sich 26, meist subcutane Abscesse, dieselben fast immer durch einen Schüttelfrost eingeleitet.

3) Mann von 42 Jahren, wird in einem typhösen Zustand eingebracht. Es entwickeln sich innerhalb 4 Wochen 9 Abscesse. Der Fall ist noch nicht abgeschlossen. Alle Organe gesund.
S.

Valadier (30) empfiehlt, gestützt auf 16 Beobachtungen aus der Station von Panas, die Eröffnung der kalten, symptomatischen Abscesse unter strengem antiseptischen Schutz als durchaus ungefährlich.
S.

Krache (34) berichtet über eine vielleicht noch nicht beschriebene, wahrscheinlich mykotische Erkrankung der Alveolarfortsätze der Kiefer.

Das Leiden hatte sich bei dem 73jähr. Patienten im Laufe etwa eines Jahres, nach Verlust sämmtlicher Zähne an Caries entwickelt. Die freien Ränder der Alveolarfortsätze beider Kiefer ragten in ihrer ganzen Ausdehnung aus dem Zahnfleische hervor, letzteres war stellenweis 1 Ctm. weit abgelöst. Die entblössten Alveolarränder waren intensiv blaugrün, das Zahnfleisch leicht abzulösen, nirgends eine Demarcation zwischen gesundem und krankem Knochen. Der Uebergang allmälig, indem die Verfärbung abnahm und hie und da kleine Stellen röthlich gefärbten blutenden Knochengewebes auftreten, die mit zunehmender Entfernung vom Kieferrand an Umfang und Zahl zunehmen.

Mit Knochenzange und Meissel wurde der kranke Knochen schichtweise abgetragen; mehrere Sitzungen waren nothwendig, da trotz energischer Anwendung von antiseptischen Lösungen Recidive in Gestalt neu entstehender grünlicher Flecke auftraten. Beide Highmorshöhlen wurden eröffnet. Mit granulirenden Wunden wurde der Patient entlassen.

Microscopischer Befund: In den am intensivsten erkrankten Partien fehlen die zelligen Elemente des Knochengewebes ganz, in den Markräumen und den Havers'schen Canälchen ist nichts von Markzellen und Gefässen zu erblicken. Hingegen sind alle Hohlräume des Knochens mit Microorganismen vollständig ausgestopft. Dieselben treten als Fäden, welche an manchen Stellen ein dicht verschlungenes Geflecht bilden, so dass sie mitunter als feingekörnte chagrinirte Masse erscheinen, und Körner auf. Die Fäden sind meistens homogen, manchmal scheint es, als ob einzelne aus einer Reihe perlenschnurartig aneinander gereihter Körnchen zusammengesetzt wären. Fäden und Körner nehmen in Bismarkbraun die Färbung lebhaft an, mit Jod und Schwefelsäure färben sie sich blau oder violet.

Von den in der Mundhöhle vorkommenden Pilzelementen zeigen sie in Form, Grösse und Anordnung vollkommene Uebereinstimmung mit Leptothrix buccalis.

[Porkowski: Ein Fall von geheilter Pyaemie. Medycyna No. 40. Polnisch. Oettinger (Krakau).]

VI. Brand. — Milzbrand.

1) Roser, W., Diabetes und Sepsis. Deutsche med. Wochenschr. No. 1 u. 2. — 2) Kolaczek, Zur Behandlung septischer Gangrän. Breslauer ärztl. Zeitschr. No. 6. — 3) Meola, F., La gangrena spontanea con due osservazioni al proposito. Giorn. internaz. delle sc. med. 1879. No. 5. — 4) Rondot, Edouard, Des gangrènes spontanées. Thèse présentée au concours pour l'agrégation. (Nichts Neues. S.) — 5) Davaine, C., Recherches sur les maladies charbonneuses chez l'homme. Bull. de l'Acad. de Méd. No. 30. — 6) Chipault, Pustule maligne de l'avant-bras droit sur une femme enceinte de six mois; méthode antivirulente; injections sous-cutanées faites avec la solution iodée au ¹⁄₁₀₀; la même solution donnée en boisson; guérison. Bull. de la Soc. de Chir. No. 8. — 7) Raimbert, René, Des nouvelles acquisitions sur les maladies charbonneuses. Thèse de Paris. (Zusammenstellung des Bekannten.) — 8) Fromont, Ed., Oedème malin des paupières; nécropsie. Presse méd. belge. No. 26. — 9) Prosperi, Vitt., Osservazioni cliniche sull' edema carbonchioso. Il Morgagni. VI—VII.

Roser (1) erinnert an den häufigen Zusammenhang zwischen septisch-entzündlichen Processen und Diabetes, der in Deutschland, im Gegensatz zu Frankreich zu wenig beachtet wird. „Wenn ein sonst gesund erscheinender Mann eine progressive, brandige oder ulceröse Zerstörung, z. B. von Fuss oder Hand, wahrnehmen lässt, wenn man sich keine inficirende Ursache dabei denken kann, wenn alle Irrigationen mit Carbolsäure u. s. w. vergeblich sind, so ist es hohe Zeit, an Diabetes zu denken. Der Diabetes erzeugt nur allzuhäufig solche bisher schwer begreifliche septische Processe und diese erfordern zu ihrer Heilung nicht sowohl die Desinfection mit Carbolsäure, sondern die entsprechende Diät, das Weglassen der Amylon enthaltenden Nahrungsmittel. Es ist von grösstem Werth, dass in den Fällen solcher Art die Diagnose zu rechter Zeit gemacht werde, denn mancher Kranke kann noch gerettet werden, wenn frühzeitig genug die richtige Diät angeordnet wird."

In den letzten 2 Jahren sind R. fünf Amputations-Consultationen bei Diabeteskranken vorgekommen, während in allen fünf Fällen die consultirenden Collegen noch nicht an Diabetes gedacht hatten. Auch bei Affectionen unschuldigerer Art, Erythemen, Eczemen u. s. w., soll man nach Marchal den Urin auf Zucker prüfen. Bei der Diagnose wird man nicht vergessen dürfen, dass schon mehrtägiges Fasten den Zucker aus dem Harn verschwinden machen kann.

Kolaczek (2) theilt, anknüpfend an den von Köster (Centralbl. f. Chir. 1879, No. 32) veröffentlichten Fall von Gangraena acutissima, drei Fälle der Art mit, welche er durch Excision der brandigen Gewebe mit nachfolgender Desinfection der Wunden zur Heilung brachte. — Der pathologisch anatomische Befund war in allen drei Fällen ein und derselbe. Das interstitielle Zellgewebe der Haut enthielt ein solides, trüb-gelbliches Infiltrat und erschien dadurch, auf Kosten der Fetttränbchen verbreitert. Die innerhalb dieses Bezirkes gelegenen Blutgefässe waren thrombosirt. Microscopisch entsprach dem Infiltrat eine dichte Anhäufung wohlerhaltener Eiterkörperchen. — Vom clinischen Standpunkte erscheint bemerkenswerth, dass der Process im ersten Falle unter dem Bilde einer Lymphangitis, in den beiden anderen als Phlegmone erschien. V.

Der erste der von Meola (3) mitgetheilten Fälle von spontaner Hautgangrän — 42jähr., früher syphilitischer und malariakranker Mann, plötzliches Auftreten von Verfärbung, Spannungsgefühl, Anästhesie an der Beugeseite des linken Vorderarms, Abstossung einer 8 Ctm. langen und 6 Ctm. breiten Hautstückes, endete nach ca. 30 Tagen in vollständige Genesung. Der andere, an einem 73jähr., schlecht ernährten Greise beobachtete, in welchem es sich um das Gangränescireu der Haut des Intrascapularraumes handelte, führte in 4 Tagen zum Tode. Verf. ist der Meinung, dass der Ausgang des ersten Falles durch Anwendung von Chinin und locale Behandlung mit Carbollösung wesentlich gefördert worden sei. W.

Davaine (5) ist der Ansicht, dass die Diagnose auf Milzbrand sich aus dem microscopischen Nachweise von der Anwesenheit oder dem Fehlen von Milzbrandbacterien mit voller Sicherheit stellen oder verneinen lasse. Anfangs befinden sich die Bacterien nur in der Milzbrandpustel. Im zweiten Stadium, welches durch Bildung des Milzbrandödems gekennzeichnet ist, trifft man die Bacterien in diesem Oedem, aber noch nicht im Blute. Im dritten Stadium findet man sie im Blut. Im ersten Stadium führen alle Behandlungen zum Ziel, welche die Pustel zerstören. Bezüglich der Behandlung des zweiten Stadium hat D. Versuche mit der subcutanen Anwendung des Jod, des Sublimat und des Nussblättersaftes in äusserst verdünnter Lösung gemacht. Diese Versuche wurden in folgender Weise angestellt: Ausgehend von der Thatsache, dass ein einziger Tropfen des zehntausendfach mit Wasser verdünnten Milzbrandblutes genügt, um, unter die Haut eines Meerschweinchens gebracht, das Thier zu tödten, nahm Davaine Milzbrandblut von einem von Pasteur's milzbrandigen Hühnern, stellte durch Wasserzusatz tausend- bis zehntausendfache Verdünnungen dieses Blutes her, setzte denselben die auf ihre antiseptische Kraft zu prüfenden Jodlösungen zu, und injicirte eine Stunde darauf von der jodirten Blutlösung 1—4 Tropfen unter die Haut eines Meerschweinchens. Es ergab sich, dass das Jod erst in Verdünnungen von 1 : 170000 aufhört, das tausend- bis zehntausendfach verdünnte Milzbrandblut genügend zu desinficiren. Für Sublimat liegt die Grenze der antiseptischen Kraft gegenüber der gleichen Blutlösung bei einer Verdünnung von 1 : 150000. Die Nussblätter wurden mit verdünntem Milzbrandblut verrieben und eine halbe Stunde darauf einige Tropfen des so gewonnenen Saftes eingespritzt: das Thier blieb vollständig gesund. Gestützt auf diese Versuche und die weiter unten kurz anzuführenden Beobachtungen an Menschen, kommt D. zu dem Schluss, dass die Jodbehandlung als alleiniges Heilmittel im ersten und zweiten Stadium des Milzbrandes mit sicherem Erfolg angewendet werden kann; dass Sublimat eine ähnliche Verwendung zulassen würde, wenn man nicht seine Giftigkeit zu fürchten brauchte, dass endlich die Nussblätter, besonders da, wo andere Hilfe fehlt, mit Nutzen zur Bedeckung der kranken Stellen verwendet werden können, wie dies von Raphaël empfohlen ist. In welcher Weise das Jod am Besten angewendet wird, muss weitere Erfahrung lehren. Die Fälle von Milzbrand des Menschen, in welchen es sich bisher erfolgreich zeigte, sind die folgenden:

1) Weissgerber, 25 Jahre alt. Die Krankheit beginnt mit einer Anschwellung des rechten oberen Augenlides, die sich bald weiter verbreitet. Am dritten Tage wird die Diagnose auf Milzbrand gestellt. Am 4. Tage wird das obere Augenlid mit dem Glüheisen gebrannt. Das Oedem schreitet bis zur Brust fort. Davaine telegraphisch consultirt räth: Jod 0,25, Jodkalium 0,50, Wasser 1000,0 als Getränk und subcutan. Die nun eingeleitete und 3 Tage fortgesetzte Jodbehandlung bringt den Process zum Stehen und zur Heilung; sie besteht in Darreichung der Davaine'schen Lösung subcutan und innerlich per os und per anum, und in Bepinselungen bald mit Jodglycerin, bald mit Jodtinctur. Am letzten Tage enthielt das Getränk 1 Jod auf 2000 Wasser und die Lösung zur Injection wurde auf 1 : 500 verstärkt. (Beobachtung von Stanis Cézard).

2) Fellhändlerin, 23 J. alt, im 7. Monat schwanger. Pustula maligna auf der rechten Backe. Milzbrandbacterien. Am 2. Tage Brandschorf mit dem Messer entfernt, ein Stück Sublimat in die Wunde. Am 3. und 4. Tage je 4 Einspritzungen von je ½ Spritze einer Jodlösung von 1 : 500. Am 5. Tage zwei Einspritzungen von je einer ganzen Spritze. Wesentliche Besserung. Am 9. Tage Abortus. Metrorrhagie. Tod am 11. Tage in Folge der Fehlgeburt. (Raimbert.)

3) 22 Jahre alter Mann, von einem milzbrandkranken Schwein in den rechten Zeigefinger gebissen. Milzbrandbacterien im Blut nachgewiesen. Jodtinctur 2 auf 100 Wasser innerlich halbstündlich, Wunde mit einer 1 pCt. Jod-Jodkalilösung verbunden. Heilung in 6 Tagen. (Baladoni.)

4) Weissgerber, 18 Jahre alt. Pustula maligna auf der Stirn. Pustel ausgeschnitten, mit Wiener Aetzpaste ausgebrannt. Carbolwasser als Getränk. Tags darauf einmalige Einspritzungen der Davaine'schen Jodlösungen. Heilung. (Rémy.)

5) Pustula maligna des rechten Unterarms bei einer Schwangeren im 6. Monat. Ein abgeimpftes Meerschweinchen stirbt nach 36 Stunden: Zahlreiche Bacterien in Milz, Leber und Lungen. Umschläge von 2 pCt. Carbolwasser. Innerlich und subcutan die Davaine'sche Jodlösung. Zwei Tage nach Einleitung der Behandlung bleibt die Abimpfung eines Meerschweinchens bereits erfolglos. Heilung ohne Unterbrechung der Schwangerschaft. (Chipault.)

6) Wollarbeiter. Pustula maligna des rechten Unterarms. Zu Umschlägen, subcutan und innerlich: Jod 0,30, Jodkalium 1,0, Wasser 1000,0. Schnelle Heilung. (Chipault.)

In der über den Vortrag eingeleiteten Besprechung wenden Jules Guérin und Lancereaux ein, dass die Versuche Davaine's nicht beweisend seien, weil ihnen die nöthige Controlle fehle. Guérin will, dass das Thier erst inficirt und dann der Einwirkung des Antisepticum unterworfen werde, Lancereaux, dass neben der Injection jodirter Blutlösung, anderen Thieren zur Controlle die reine Blutlösung injicirt werde. S.

Fromont (8) theilt den nachfolgenden Fall aus der Clinik des Professor Thiry mit, in welchem die Milzbrandvergiftung als malignes Oedem der Augenlider auftrat und schnell zum Tode führte:

Ein 12jähr. Mädchen hatte unweit des linken äusseren Augenwinkels einen Pickel gehabt, den sie abkratzte. Am nächstfolgenden Tage schwellen die Augenlider stark an, so dass man das Kind ins Krankenhaus schafft. Beide Lider sind stark geschwollen, dunkelroth, das obere am Wimperrand schiefergrau. Zwischen beiden tropft ein trübes Serum hervor. Unterhalb der Hornhaut auf der Conjunctiva bulbi eine dunkelrothe Ecchymose. Hohes Fieber. 140 Pulse. Leichte Delirien. Behandlung: Beizung der Pustel mit Höllenstein. Umschläge von 1proc. Carbolwasser. Innerlich Chinin. — Am Abend furibunde Delirien, welche die Zwangsjacke nöthig machen. Profuser Schweiss. — Am folgenden Morgen typhöser Zustand. Um 2 Uhr Nachm. (26 Stunden nach der Aufnahme) Tod. Die Obduction ergiebt ausser den Spuren einer „Meningealreizung", die Residuen einer frischen, trockenen Pericarditis. S.

Prosperi (9) erschliesst aus 3 Beobachtungen von Milzbrandödem, dass bei vollkommener Identität seiner inneren Eigenschaften und ausgesprochener Specificität das Milzbrandgift einmal von sehr compacter Oberhaut überhaupt ganz abgewiesen werde (Vola manus), in anderen Fällen nach einigem Widerstande in die Haut eindringe und so den circumscripten Carbunkel erzeuge; endlich aber, an den zartesten Hautstellen sehr schnell und bereitwillig aufgenommen, flächenhafte continuirliche Anschwellungen erzeuge.

Er beschreibt drei Entwickelungsstadien der letzteren und legt bei der Behandlung neben dem innerlichen Gebrauch des Chinins auf Scarificationen und die Behandlung derselben mit Carbollösung und Cataplasmen den meisten Werth. W.

VII. Geschwülste.

(Vergl. „Krankheiten der Gefässe und Nerven".)

1) Gurlt, E., Beiträge zur chirurgischen Statistik. I. Zur Statistik der Geschwülste. Arch. f. clin. Chir. Bd. XXV. 3. Heft. S. 421—467. — 2) Maas, Zur Aetiologie der Geschwülste. Berl. clin. Wochenschrift. No. 47. — 3) Bryk, A., Einiges über Geräusche und Pulsationen in den Geschwülsten. Wien. med. Wochenschrift. No. 13, 14, 17, 18, 21, 22. — 4) Derselbe, Zur Casuistik der Geschwülste. (Auszugsweise mitgetheilt am 3. Sitzungstage des Congresses der Deutschen Ges. f. Chir.) Arch. f. clin. Chir. Bd. XXV. 4. Hft. S. 793—815. — 5) Demay, François-Léon, Etude clinique et histologique de certaines tumeurs de la main. Thèse de Paris. (Zusammenstellung der in den Weichtheilen der Hand und Finger vorkommenden Geschwülste, als: Warze, Epithelialhorn, Lipom [sehr selten], Sarcom [verhältnissmässig mit am häufigsten], Fibrom, Neurom, Carcinom [sehr selten], Cancroid und Polyadenom, wie Broca die gleichzeitige Hypertrophie einer grossen Zahl nahe bei einander stehender, kleiner Drüsen bezeichnet. — S.) — 6) Snow, Herbert, The etiology of Cancer: Statistics and Remarks. Lancet. Decbr. 25. — 7) Smith, Stephen, The treatment of cancerous ulcers and growths not removable by the knife. New-York med. record. Febr. 14. — 8) Clay, Notes on Chian turpentine, and its use in cancer. Lancet. Oct. 2. — 9) Beneke, Zur Behandlung der Carcinome. Berl. clin. Wochenschr. No. 11. — 10) Garretson, An operation after Tagliacozzi for the radical cure of epithelioma. (Reported by W. C. Foulk.) Philad. med. times. Sept. 25. — 11) Bellamy, Epithelioma of the Vagina, occlusion of the common iliac vein, Pyaemia. Med. times and gaz. Oct. 30. p. 510. — 12) King's College Hospital. Cases of cancer of the serous membranes. Brit. medic. journ. Sept. 25. (4 Fälle von Krebs mit secundären Knoten auf serösen Häuten.) — 13) Salomon, G., Carcinom des Pancreas mit Metastasen in Leber und Lunge, daneben Echinococcus der Leber und der Lunge. Icterus und Magendilatation, durch das primäre Carcinom verursacht. Tod durch Darmblutung. Charité-Annalen. IV. Jahrgang. 1877. (1879.) S. 144—149. (Pat. war 46 Jahre alt. Clinische Diagnose: Ulcerirendes Magencarcinom, in der Gegend des Pylorus, Magenerweiterung, metastatische, möglicherweise im Centrum zerfallene Krebsknoten in der Leber.) — 14) Millard, Diathèse sarcomateuse: Vaste sarcome du foie datant de trois ans, avec tumeurs sarcomateuses multiples du tissu cellulaire souscutané. Administration de la teinture d'iode, amélioration notable. L'Union médicale. No. 122, 123. — 15) Kolaczek, Mittheilungen aus der königl. chir. Clinik zu Breslau. Acht neue Fälle von Angio-Sarcoma. Deutsche Zeitschr. für Chir. Bd. XIII. 1. u. 2. Heft. S. 1—24. — 16) Verneuil, Double fibrome sousischiatique. Bull. de la Soc. de Chir. 1879. No. 10. (Symmetrisch. Das grössere Fibrom wog 200, das kleinere 50 Grm.) — 17) Marquis, Jules, Contribution à l'étude des fibromes sous-cutanés douloureux. Thèse de Paris. (Die subcutanen, schmerzhaften Fibrome enthalten keine nervösen Elemente. Gleich wie sie, sind nicht blos eine grosse Anzahl von Geschwülsten, sondern eingekapselte Fremdkörper im Stande, derartige Schmerzen hervorzurufen. Die Schmerzen gehen zwar von den umgebenden Nerven aus, ihre wirkliche Ursache scheint jedoch in einer nervösen Idiosyncrasie zu liegen. S.) — 18) Gluck, Beitrag zur Casuistik der gelappten Fibrome. (Königl. chir. Univ.-Clinik zu Berlin.) Arch. für clin. Chirurgie. Bd. XXV. 2. Hft. S. 385—390. — 19) Thiriar, J., Tumeur osseuse développée dans le muscle premier adducteur de la cuisse. Ablation. Guérison. La Presse méd. belge. No. 22. (Die Knochengeschwulst erschien vor der Exstirpation 5 Ctm. lang, hatte sich nach einer heftigen Zerrung bei einer starken Anstrengung gebildet und scheint in der Ansatzsehne des Adductor longus entstanden zu sein. S.) — 20) Delmeulle, Enchondrome à l'index droit. Opération. Arch. méd. belges. Novembre. (Haselnussgrosses Enchondrom am Aussenrande des 2. Phalanx des rechten Index, dessen Ausschälung von einer oberflächlichen Gangrän der gespannten Haut des Fingers gefolgt ist. Zusammenhang nicht aufgeklärt. S.) — 21) Körte, Mittheilungen aus der chirurgischen Abtheilung des Krankenhauses Bethanien zu Berlin. II. Zwei Fälle von Knochencysten im Oberschenkel. Deutsche Zeitschr. f. Chir. Bd. XIII. 1. u. 2. Hft. S. 42—51. — 22) Schuster, Elephantiasis der Nase, combinirt mit plexiformem Neurom und allgemeiner Neuromatose. Prager med. Wochenschrift. No. 21, 22, 23. — 23) Meuier, Jules, De la cure des végétations par l'usage à l'intérieur de la teinture de Thuya occidentalis. Thèse de Paris. 1879. — 24) Rump, C., Ein Fall multipler Neurome. Archiv für pathol. Anat. u. Phys. 80. Bd. 1. Hft. S. 177—182. (Auszug aus der Würzburger Inaug.-Diss. R.'s: „Ein Fall von multiplen Neuromen". 1879. Der Fall gehört zu den Fibroiden der Nerven, den multiplen, „falschen Neuromen" Virchow's.) — 25) Bichet, Tumeurs gommeuses du triceps fémoral. Gaz. des hôp. No. 113. p. 897. — 26) De Briganti, C., Linfomi inguinali guariti con l'uso del Liquore arsenicale. Lettera diretta al Prof. G. Marcacci. Lo Sperimentale. Marzo. (Fall von mächtigen Lymphomen in unmittelbarer Nähe der Art. femoralis. Injectionen von 4 Tropfen Fowler'scher Lösung, steigend auf 20 Tropfen, dann wieder allmälig herabgesetzt. Bald merkbare Verkleinerung des Tumors, der nach 60tägiger Behandlung verschwunden ist.) — 27) Ceccherelli, A., Un caso di linfoma curato con gli arsenicali. Lo Sperimentale. Febbr. (Bei einem viel mit Malaria behaftet gewesenen, 25jähr. Manne nahm ein 49 Ctm. hohes, 50 Ctm. am Halse und 33 Ctm. in der Supraclaviculargegend breites Lymphom beiderseitig den Hals und die Oberbrustgegend ein. An Operation konnte nicht gedacht werden. Unter Arsenikinjectionen trat sichtliche Verkleinerung ein. Pat. entzog sich jedoch nach 18 Tagen der Behandlung.) — 28) Mori, Gior., Caso di linfosarcoma al collo con neuromi multipli nei nervi periferici. Annal. univ. di med. Ottbr. (Einem 16jähr. Knaben entfernte M. einen die ganze linke Seite des Halses einnehmenden Tumor, der im grössten Umfange 46 Ctm. mass und sich als Lymphom der Halsdrüsen auswies. Trotzdem bei der Ablösung von der Trachea, den grossen Halsgefässen und den Nerven eine eigentliche Schwierigkeit kaum hervorgetreten war, collabirte Pat. unmittelbar nach dem Erwachen aus der Chloroformnarcose und starb sofort. W.) — 29) Pinner, Ein Fall von Lymphangioma cystoides der Brust. Ctrlbl. f. Chir. No. 12. — 30) Israel, Vorstellung eines Falles von Heilung maligner Lymphome durch Arsenik. Berl. clin. Wochenschr. No 52. — 31) Hillairet, De la lymphadénite cutanée. Bull. de l'Acad. de méd. No. 49. (Zahlreiche, blassrothe, weichliche Geschwülste, halbkugelig oder eiförmig, von verschiedener Grösse, bis zu der einer halben Castanie an Rumpf und Extremitäten eines Mannes, der, syphilitisch belastet, vier Jahre früher an Urticaria der gleichen Hautstellen erkrankt war, und seitdem unausgesetzt an Hautjucken gelitten hatte. Unter dem Microscop zeigt eine der herausgeschnittenen Geschwülste den Bau der follikelhaltigen Rindenschicht der Lymph-

drüsen. S.) — 32) Zeller, Ueber einen Fall von Lymphangiectasia congenita colli. Inaug.-Diss. Berlin. — 33) Körte, Mittheilungen aus der chirurgischen Abtheilung des Krankenhauses Bethanien zu Berlin. I. Beitrag zur Lehre vom Angioma arteriale racemosum. Deutsche Ztschr. für Chir. Bd. XIII. 1. und 2. Heft. S. 24—42. — 34) Schucht, Ueber cavernöse Haemato-angiome bei Erwachsenen. Inaug.-Diss. Berlin. — 35) Sédillot, Georges, Etude sur les hémorrhoïdes interne et leur traitement par la constipation provoquée. Thèse de Paris. 1879. — 36) Spaak, Le traitement américain des hémorrhoïdes. Journal de médecine de Bruxelles. Septembre. — 37) Junqué, A. M., Du traitement des hémorrhoïdes par la dilatation forcée. Thèse de Paris. 1879. (Empfiehlt die gewaltsame Dehnung der Sphincteren nach Verneuil mittelst des Speculum, nicht nur, wo eine Contractur derselben nachzuweisen ist, sondern in allen Fällen, wo durch die Hämorrhoiden schwerere Störungen hervorgerufen werden, und nicht directe Gegenanzeigen gegen die gewaltsame Dehnung vorliegen. S.) — 38) Bizet, Observations de drainage avec les crins. Gaz. des hôp. No. 72. — 39) Coosemans, A propos d'un nouveau procédé d'extirpation de certains kystes. Presse méd. belge. No. 12. — 40) Gornard-Chantereau, Louis-Auguste, Des injections interstitielles caustiques de chlorure de zinc dans le traitement de certaines tumeurs kystiques. Thèse de Paris. (Die Einspritzung von einigen Tropfen Chlorzink, wie es an der Luft zerflossen ist, oder in 2 oder 10 Theilen Wasser gelöst, ruft nur eine mässige Reaction hervor, ohne Eiterung und ohne Gefahr des Recidivs und hat bis jetzt nie üble Zufälle nach sich gezogen. Sie ist mit Vortheil verwendet unter anderem gegen Kopfcysten, Ranula und Cysten der Bartholini'schen Drüsen. S.) — 41) Parrot, Tumeur du cou chez un nouveau-né, simulant l'hydrocèle congénitale du cou. Gaz. médic. de Paris. No. 48. — 41a) Derselbe, Tumeur sarcomateuse du cou. Gaz. des hôp. No. 108. (Angeborenes Cystosarcom. In den Erläuterungen nichts Neues.) — 42) Martinet, Henri, Difficultés du diagnostic des Kystes hydatiques externes. Thèse de Paris. (Es werden nur die Echinococcen des Binde- und Muskelgewebes besprochen und darauf hingewiesen, dass nur das Hydatidenschwirren, das oft fehlt, pathognomonisch für dieselben ist, dass selbst die Probepunction nicht immer genügende Klarheit giebt. S.) — 43) Notta, Tumeur kystique de la parotide. Bull. de la Soc. de Chir. No. 8. — 44) Daulas, Jules, De l'influence du traumatisme accidentel considéré comme cause occasionnelle des kystes hydatiques en général. Thèse de Paris. 1879. (Der Umstand, dass Hydatidencysten sich oft an Stellen entwickeln, an denen ein Trauma eingewirkt hat, kann nur so erklärt werden, dass das Trauma durch Gefässruptur oder durch die nachfolgende Entzündung dem Echinococcenkeim Gelegenheit zur Fixirung bietet. S.)

Gurlt (1) hat durch Benutzung der jährlichen Berichte aus den drei grossen Wiener Krankenhäusern, dem Allgemeinen Krankenhaus (1855—1878), dem Wiedener Krankenhaus (1855—1878), der Krankenanstalt Rudolph-Stiftung (1864—1878), eine Statistik der Geschwülste zusammengestellt, die die bisher wohl unerreichte Zahl von mehr als 16,600 Fällen in sich begreift. Das Material hat dabei den Vorzug weder einseitig chirurgisch oder gynäkologisch oder anatomisch-pathologisch zu sein, umfasst vielmehr alle unter einer gewissen Classe der Bevölkerung beobachteten bedeutenderen, durch eine poliklinische oder ambulante Behandlung nicht zu beseitigenden Geschwülste. Durch ambulante Behandlung leicht zu entfernende Geschwülste sind dagegen in unverhältnissmässig geringer Zahl vertreten.

Die erste der fünf grösseren Tabellen enthält eine „Generalübersicht" über 16,637 in den drei Krankenhäusern beobachtete Geschwülste, und zwar 1) gutartige Geschwülste 3536 (919 M., 2583 W., 34 ?), Lipome, Chondrome, Osteome u. s. w.; 2) zweifelhafte Geschwülste: 1970 (875 M., 1078 W., 17 ?), Lymphome, Adenome, Myxome, Sarcome; 3) Carcinome: 11131 (2964 M., 7479 W., 706 ?), letztere noch besonders nach ihrem Sitz an den verschiedenen Körperregionen geordnet.

Es ergiebt sich ein erheblich grösseres Befallensein weiblicher Individuen als männlicher (70,16 pCt. Weiber, 29,84 pCt. Männer). Dieser Unterschied, welcher am auffälligsten bei den gutartigen, geringer bei den bösartigen, nur sehr wenig hervortretend bei den Geschwülsten zweifelhaften Characters ist, findet seine Erklärung lediglich in dem viel häufigeren Befallenwerden der weiblichen Geschlechtsorgane und Brustdrüsen. Was das Verhältniss der gutartigen, zweifelhaften und carcinomatösen Geschwülste zu- und untereinander betrifft, so zeigen dieselben folgende Procentverhältnisse, nämlich resp. 11,84, — 21,25, — 66,90 pCt., d. h.: Unter der Gesammtsumme bilden die gutartigen und zweifelhaften Geschwülste zusammen fast genau $^1/_3$, die bösartigen $^2/_3$.

Es folgen nun zu weiterer Erläuterung der Tabelle I für die gutartigen, zweifelhaften und carcinomatösen Geschwülste Angaben hinsichtlich ihrer Form, ihres Sitzes, des Alters der Patienten u. s. w., soweit sich die Berichte in dieser Beziehung verwerthen lassen, so wie Vergleiche mit den Resultaten anderer Forscher.

Tabelle II zeigt die Vertheilung von 14630 gutartigen, zweifelhaften und carcinomatösen Geschwülsten auf die verschiedenen Organe und Körpertheile. (Allgemeines Krankenhaus, Rudolph-Stiftung).

Es nehmen die erste Stelle ein die weiblichen Geschlechtsorgane, Uterus und Vagina, mit 5029 Tumoren (1399 gutartige Geschw., 229 zweifelhafte Geschw., 3401 Carcinome), dann folgen in abnehmender Häufigkeit: der Kopf, d. h. Schädel, Gehirn, Gesicht, Kiefer, Auge, Gehörorgan, Nasen-, Nasen-Rachenhöhle mit 2917 Tum. (588 g. G., 611 zw. G., 1718 Carc.); der Tractus der Digestionsorgane in der Unterleibshöhle, d. h. Magen, Darmkanal, Mesenterium, Omentum, Leber, Peritoneum, Retroperitonealdrüsen, mit 1876 Tum. (17 g. G., 18 zw. G., 1841 Carc.); die Brustdrüse mit 1509 Tum. (15 g. G., 180 zw. G., 1314 Carc.); der Hals nebst Nacken, Kehlkopf, Luftröhre, Schilddrüse mit 1057 Tum. (503 g. G., 380 zw. G., 174 Carc.); die Zunge nebst weichem Gaumen, Tonsillen, Pharynx, Oesophagus mit 424 Tum. (43 g. G., 24 zw. G., 357 Carc.); die untere Extremität mit 365 Tum. (133 g. G., 98 zw. G., 134 Carc.); die obere Extremität nebst Schulter und Schulterblattgegend, Schlüsselbein, Achselhöhle, mit 345 Tum.

(157 g. G., 91 zw. G., 87 Carc.); der **Thorax** nebst Rücken-, Lendengegend, Bauch, Wirbel, mit 320 Tum. (158 g. G., 93 zw. G., 69 Carc.); die **männlichen Geschlechtsorgane** mit 248 Tum. (10 g. G., 59 zw. G., 179 Carc.); mit **multiplem Sitz**, nicht näher localisirt 243 Tum. (133 g. G., 21 zw. G., 89 Carc.); **Becken- und Hüftgegend**, Glutäen, Perinäum, Inguinalgegend mit 200 Tum. (51 g. G., 44 zw. G., 105 Carc.); die **Nieren** nebst Harnblase und weiblicher Harnröhre mit 82 Tum. (7 g. G., 6 zw. G., 69 Carc.); schliesslich **Mediastinum** und **Lunge** mit 15 Tum. (8 zw. G., 7 Carc.).

Tabelle III enthält die **Vertheilung von 3422 Carcinomen nach ihren einzelnen Formen auf die verschiedenen Organe und Körpertheile.** (Allgemeines Krankenhaus). Es seien hier nur die Procentverhältnisse der einzelnen Krebsformen wiedergegeben: Carcinoma epitheliale 40,23 pCt., C. medullare 45,41 pCt., C. fibrosum 10,81 pCt., C. fasciculatum, reticulare, lenticulare, racemosum 1,72 pCt., C. villosum 0,55 pCt., C. gelatiniforme 0,29 pCt., cysticum 0,40 pCt., C. melanodes 0,62 pCt.

Tabelle IV berücksichtigt das **Lebensalter von 4769 Carcinomkranken** (Allgemeines Krankenhaus). Es kommen auf die Zeit von 2—8 Jahren 0,10 pCt. (nur Carc. des Gesichts), von 13—20 J. 0,29 pCt., von 21—30 J. 4,23 pCt., von 31—40 J. 19,08 pCt., von 41—50 J. 31,68 pCt., von 51—60 J. 26,44 pCt., von 61—70 J. 13,94 pCt., von 71—80 J. 3,77 pCt., von 81—90 J. 0,46 pCt. Kein Lebensalter bleibt vom Krebs ganz verschont, in den mittleren Jahren (40—60) hat er im allgemeinen seine weiteste Verbreitung.

Tabelle V, das **Lebensalter von 115 (unter 5279) Carcinomkranken bis zu 25 und über 80 Jahre** (Allgemeines Krankenhaus) enthaltend, ergiebt, dass unter 5279 Kranken sich nur 89 = 1,68 pCt. im Alter bis zu 25 J., 26 = 0,49 pCt. im Alter von 81—89 J. befanden.

Für die Gesammtsumme der Carcinome findet von dem Alter von 31 Jahren an ein allmäliges Ansteigen bis zum Lustrum von 46—50 J. statt, von da an erfolgt wiederum eine Abnahme. Dasselbe Lustrum (46—50 J.) bildet jedoch unter den einzelnen Carcinomcategorien nur für die Krebse der Mamma und des Darmcanals den Höhepunct, dieser fällt dagegen für die Carcinome der weiblichen Genitalien schon in das vorhergehende Lustrum (41—45 J.), für Magen und Leber aber in das folgende (51—55 J.), für Gesicht, Kiefer und Zunge endlich sogar erst in das nächstfolgende Lustrum (56—60 J.) Hiernach würde für jede Categorie der Carcinome eine besondere Altersscala aufzustellen sein.

In Bezug auf weitere interessante Einzelheiten, sowie auf Unterschiede in den Resultaten dieser und anderer Statistiken muss auf das Original verwiesen werden.

Haas (2) operirte bei einem 9 Mon. alten Kinde ein **angeborenes Sarcom**, welches die ganze Breite der linken Achselhöhle einnahm und von der 2.—7. Rippe reichte. Die Auslösung gelang mit geringem Blutverluste; das Kind genas. Die Geschwulst war von den Lymphdrüsen ausgegangen. H. beobachtete von 1877—80 278 Fälle von Geschwülsten. Darunter eine ganze Reihe, welche als von angeborenen Keimen ausgegangen angesehen werden müsste. 26 kamen bei Kindern vor. Bei einigen war Trauma als Ursache angegeben. Das Trauma kann Veranlassung zum Wachsthum embryonaler Keime geben. So wuchs ein kleines Angiom bei einem 21jähr. Individuum nach einer Verwundung zum Aneurysma racemosum aus.

Bryk (3) giebt Krankengeschichten und Besprechung folgender Fälle: 1) Colossales **Hämatom** des Oberschenkels, clinisch als Sarcom der Fascia lata diagnosticirt, nur einmal während einer mehrtägigen Beobachtung ein systolisches Blasegeräusch daselbst wahrnehmbar, diagnostischer Einschnitt ohne Resultat für die Rectification der Diagnose; Amputation des Oberschenkels; Heilung. (Patient 24 J.) 2) **Aneurysma der A. femor.** in der Gegend des Adductorenschlitzes. Intermittirende Digitalcompression des Gefässes im Scarpaschen Dreieck; Heilung. (Patient 42 J. alt.) 3) Kindskopfgrosses **Hämatom** der Achselhöhle; Exstirpation; Heilung. (Patient 28 J. alt.) 4) **Aneurysma spurium** consecut. der A. cubitalis nach einem Aderlass. Operation nach Antyllus. Heilung. (Patient 32 J.) 5) Kindskopfgrosse nur clinisch beobachtete **Nackengeschwulst**, wahrscheinlich ein von den obersten Halswirbeln ausgehendes **Sarcom**. (Patient 50 J.) 6) Mannskopfgrosses cavernöses **Spindelzellensarcom** der breiten Schenkelbinde in der Mitte des Oberschenkels den Cruralgefässen aufliegend. Exstirp., Heilung; nach einigen Monaten Recidiv. (Patientin 36 J.) 7) Grosses **Rundzellensarcom** im oberen Drittel des Schenkels. Exstirp.; Tod an Pyämie. (Patient 24 J.) 8) Myelogenes **Knochensarcom** des Humerus. Exarticulation im Schultergelenk; Tod. (Patient 24 J.) In Fall 5, 6, 7 und 8 waren Geräusche und Pulsationen in der ganzen Ausdehnung der Tumoren wahrnehmbar.

Bryk (4) beschreibt in seinem Beitrag zur Casuistik der **Geschwülste** folgende drei Fälle:

1) **Ein proliferirendes folliculäres Zahncystom des Unterkiefers.** Patient, 82 J., Bauer, hatte im 6. Lebensjahr eine Fractur des Unterkiefers erlitten, die Veranlassung zur Entwicklung des Tumors wurde. Derselbe hatte in der Höhe der Mundspalte den enormen Umfang von 55 Ctm. (gleich dem Umfang des Kopfes an der Basis). Der Unterkiefer wurde beiderseits bis zur Höhe der Incisurae semilunares entfernt. Erysipelas, Gangrän eines Theiles der Hautlappen, Heilung. Das Resultat war relativ gut, Pat. konnte festweiche Speisen kauen, die Mundspalte hinlänglich öffnen und vollständig schliessen, deutlich sprechen. Die microscop. Untersuchung der in frischem Zustand 1,5 Kgrm. schweren Geschwulst ergab, dass die meisten, vielleicht alle Anlagen bleibender Zähne sich an dem cystoiden Degenerationsprocesse betheiligt hatten.

2) **Multiple atheromhaltige Hygrome der Gesässgegend.** Bei der 42 J. alten Patientin hatten sich binnen 12 J. sämmtliche im normalen Zustand vorhandene Schleimbeutel der Gesässgegend in cystische Hygrome umgewandelt: die Bursa mucosa trochanterica, ein Schleimbeutel unter dem Glutaeus minimus, einer unter dem Obturator internus. Exstirpation am 7. Juni 1878; Eitersenkung, Necrose am Femur; definitive Heilung erfolgte mit Ankylose im Hüftgelenk erst Juli 1879.

3) **Eine petrificirte Brustdrüse.** Der gänseeigrosse Tumor war bei der 67jähr. Pat. mit 11 Mon.

bemerkt worden. Insufficienz der Aortenklappen, Hypertrophie des l. Ventrikels. Exstirpation des Tumors, Heilung in 4 Wochen fast vollendet, plötzlich Oedeme der unteren Extremitäten, Eiweiss, Blutkörperchen, Cylinder im Urin, 8 Tage später starb Pat. Der Tumor, für Carcinom gehalten, erwies sich als Kalkconcrement von Hühnereigrösse. Die Kalkablagerungen hatten in das interglanduläre Bindegewebe der Mamma stattgefunden.

Snow (6) liefert einen statistischen Beitrag zur Aetiologie der Carcinome. Nach seinen Untersuchungen spielt die Erblichkeit eine so geringe Rolle, dass sie bei der practischen Diagnose ignorirt werden kann; bei 146 Fällen von Carcin. uteri liess sie sich bei 8,21 pCt. nachweisen, unter 205 Fällen von Carcin. mammae bei 13,17 pCt., bei strenger Sichtung (Ausschluss von Carc., die nicht die Mamma betrafen) sogar nur bei 7,31 pCt. Traumatische Ursachen konnten angenommen werden bei 22.37 pCt. (143 Carcin. mammae); die hervorragendste Stelle unter den directen und unmittelbaren Ursachen nehmen Gram, Kummer und Noth, harte Arbeit (psychische und physische Depression) ein, unter 103 Carcin. des Uterus liessen sich 63,1 pCt., unter 38 Carcin. der Mamma 73,68 pCt. auf dieses ätiologische Moment zurückführen.

Smith (7) wendet bei nicht mehr mit dem Messer zu operirenden Carcinomen das durch Erhitzen seines Crystallwassers beraubte Zinksulfat an, welches von Simpson empfohlen wurde. Er rühmt seine Wirksamkeit. Da es die Epidermis nicht zerstört, kann es die gesunde Umgebung nicht anätzen. Ist das Carcinom noch nicht aufgebrochen, so mischt er das Salz, um die Epidermis zu zerstören, mit concentrirter Schwefelsäure, so dass eine Paste entsteht. Das Aetzmittel kann dreist gebraucht werden, wo unter dem Carcinome wichtige Theile liegen, da man, nach Belieben, auch sehr dünne Schörfe erzielen kann und eine reactive Entzündung die unterliegenden Theile schützt (?). V.

Clay (8) tritt nochmals für die mehrerseits angezweifelte, von ihm behauptete Wirksamkeit des Chios-Terpentins gegen Krebs ein. Er betont, dass nur das schwer zu habende, echte und reine Chios-Terpentin diese Wirkung äussere. Das Mittel muss längere Zeit genommen werden. Ein Fall von Heilung wird mitgetheilt. Besserung öfters verzeichnet. V.

Beneke (9) präcisirt seine durch Esmarch in weiteren Kreisen bekannt gewordene diätetische Behandlung der Carcinome dahin, dass er eine an Stickstoff und phosphorsauren Salzen (Alcalien sowohl als Erden) arme Kost, eine stickstoffarme, vorzugsweise vegetabilische Nahrung empfiehlt. V.

Garretson (10) benutzte in dem mitgetheilten Falle zur partiellen Cheiloplastik einen Lappen aus dem Thenar. Er sieht in der Einpflanzung eines Lappens nach Exstirpation eines Carcinoms einen Schutz gegen Recidiv. V.

Bellamy's (11) 58jähr. Patientin starb, nachdem die l. untere Extremität stark angeschwollen, unter septischen Erscheinungen. Die Section ergab ein Epitheliom der hinteren Wand der Vagina, der Cervix uteri war nur wenig afficirt, der Uterus sonst gesund, das Rectum in einer Ausdehnung von etwa 3" erkrankt. Im Abdomen infiltrirte und geschwollene Drüsen, besonders links, welche die V. iliaca comm. comprimirten.

Millard (14) theilt zwei Fälle mit, in welchen bei Frauen gegen Ende der dreissiger und anscheinend im Zusammenhange mit einer frühzeitigen Cessatio mensium sich ein primärer Lebertumor entwickelte, dem sich nach längerer Zeit, — in dem einen Falle nach 18 Monaten — eine Anzahl kleiner, rundlicher Geschwülste im Unterhautbindegewebe hinzugesellte. Diese secundären Gewebe waren unempfindlich wie der Lebertumor; sie fühlten sich gleich diesem derb an, etwa wie Fibrome. Ihre Grösse schwankte zwischen der einer Linse und der einer Nuss. Ihr Sitz war lediglich am Rumpf und auf oder in der Schilddrüse. Die microscopische Untersuchung je 2er herausgeschnittener Unterhautgeschwülste liess dieselben als Spindelzellensarcome erkennen. Es wird besonders in dem ersten Falle hervorgehoben, dass die regionären Lymphdrüsen gesund waren. Beide Patientinnen hatten Anfälle von trockner Pleuritis und Pericarditis zu überstehen, was eine subseröse Entwicklung ähnlicher Tumoren andeuten könnte. Nach längerer, vergeblicher Behandlung mit Jodkalium (bis zu 6,00 Grm. pro die) schritt M. zur innerlichen Darreichung von Jodtinctur, von 1 Tropfen im Tage allmälig steigend bis auf 15 Tropfen, und fand insofern eine Besserung, als unter Hebung des Allgemeinbefindens eine Art Schrumpfung der Lebergeschwulst wie der alten Unterhautgeschwülste eintrat, während die Neubildung weiterer Unterhautgeschwülste durch die Jodtinctur nicht verhindert wurde. S.

Vor etwa 2 Jahren hat Kolaczek (15) im 9. Bande der Deutschen Zeitschrift f. Chir. (Jahresber. 1878 I. S. 271 (4)) eine Reihe von Angio-Sarcomen beschrieben, die er in Breslau zu beobachten Gelegenheit hatte. Während er seit dieser Zeit in der Literatur nur zwei bez. Publicationen begegnete (Gangnillet — 2 Fälle — und Maurer — 3 Fälle —), hat er selbst acht weitere Tumoren dieser Gattung gesehen. In 6 Fällen hatten die Geschwülste eine besondere Capsel, nur in 2 Fällen liess sich wenigstens eine allseitige Abgrenzung nicht constatiren. Die Consistenz war wechselnd, auch im Bereich ein und derselben Geschwulst; es fanden sich mehrfach kleinere und grössere Cysten. Alveolarer Bau vorherrschend, das Aussehen auf der Schnittfläche meist bunt zufolge starken Blutgehalts, doch kam auch das gerade Gegentheil vor, grosse Armuth an Blutgefässen. (In microscopischer Beziehung s. die erste Arbeit und Referat.)

Das mittlere Lebensalter (18—40) stellte das grösste Contingent; das Wachsthum brauchte nur einmal 13 J., verlief sonst in der Zeit von ½—4 Jahren. Das Volumen übertraf meist die Durchschnittsgrösse eines Apfels. Keine Tendenz zur Verlöthung mit der Haut und zum Durchbruch, die Oberfläche gewöhnlich glatt. Metastasen und Recidive in der Hälfte der Fälle zu verzeichnen.

Gluck (18) berichtet über drei Fälle von gelappten Fibromen. 1) Faustgrosses Fibrom, welches die Haut der Gegend des r. M. delt. einnahm und sich microscopisch als sehr reich an braunem, scholligen

Pigment erwies. 2) Champignonähnliche Geschwulst an der Hinterseite des r. Oberschenkels, von dem 59J. alten Pat. im 22. Lebensjahr bemerkt. Oper. Septbr. 1845 in Kiel. Starke Blutung, Heilung durch Granulationen. Der gefässreiche Tumor zeigt gelappten Bau, einzelne Cystenräume mit klarer Flüssigkeit gefüllt; feine, klein geschlängelt verlaufende, sich vielfach durchkreuzende Fasern bilden die Hauptmasse. Zahlreiche Pigmentkörnchen. 3) Die Entwickelung des jetzt faustgrossen Tumors begann im 8. Lebensjahr des Patienten, eines j. Mannes (wie alt?), aus einem pigmentirten Naevus auf dem Proc. xiphoideus. Oper. Novbr. 1879. Starke Blutung. Pat. wird mit granulirender Wunde entlassen. Der gelappte Tumor besteht aus verästeltem, mehr wenig lockerem faserigen Bindegewebe mit mässig zahlreichen zelligen Elementen. Die Einschnürungen zeigen körnig-scholliges Pigment in mässiger Ausdehnung.

O. glaubt, dass im Wesentlichen Lappung sowohl als Pigmentirung lediglich traumatischen Einflüssen ihre Entstehung verdanken.

Körte (21) beschreibt zwei Fälle von Enchondromen langer Röhrenknochen, die zu Cystenbildung geführt hatten. Beide Fälle kamen zur Section.

1) Patientin, ein 29jähr. Mädchen, hatte vor 18J. eine Fractur des l. Oberschenkels erlitten, seit dieser Zeit nur mit Hülfe eines Stockes und fast nie ohne Schmerzen an der Bruchstelle gehen können. Acht Wochen vor ihrer Aufnahme in Bethanien hatten sich nach einem Fehltritt die Schmerzen erheblich gesteigert. Diagnose: Veraltete Oberschenkelfractur mit difformem Callus und Pseudarthrose; 11 Ctm. Verkürzung des l. Oberschenkels. Bei der am 25. April 1878 versuchten keilförmigen Resection des Callus gelangte man in eine Cyste. Dieselbe wurde ausgeschabt, ein Theil der Wandung fortgenommen. Die Wunde heilte, die Pseudarthrose blieb jedoch bestehen, das obere Ende des Femur schwoll an (Recidiv), und es wurde daher am 22. März 1879 der Oberschenkel im Hüftgelenk exarticulirt. Drei Stunden später collabirte die Patientin und starb. Autopsie: An der früheren Operationsstelle lockere Pseudarthrose, am oberen Ende des Femur Enchondrome mit Cystenbildung. Die Grundsubstanz des Tumors ist derbes, faseriges Gewebe, mit spärlichen, ungleich vertheilten Zellen, welches dem Faserknorpel am meisten gleicht. Dazwischen Knochenbälkchen und Reste fetthaltigen Markgewebes. Die Innenwand der Cyste besteht aus Faserknorpelgewebe, Epithelauskleidung fehlt. 2) Patientin, 40J., kyphoskoliotisch, wurde am 12. Nov. 1878 mit allen Zeichen einer rechtss. Schenkelhalsfractur aufgenommen; am 24. Novbr., beim Umdrehen im Bett, Fractur des l. Oberschenkels dicht unter dem Troch. maj.; am 24 Decbr. Tod an Erschöpfung.

Autopsie. R. Oberach.: Noch nicht geheilte Fractur des Schenkelhalses, im Schenkelkopf eine längsovale Höhle (1,5 Ctm. Durchmesser), mit glatter, knorpelähnlicher Membran ausgekleidet: Faserknorpel, keine epitheliale Auskleidung. Ein zweiter Hohlraum im grossen Trochanter, ein dritter im oberen Theil der Diaphyse. Vorspringende Falten und Fäden zerlegen das Innere in mehrere Abtheilungen und bilden an einzelnen Stellen ein leicht zerreissliches, maschiges Gewebe. L. Oberach.: Infraction in dem Winkel des Halses mit dem Schaft. Dicht unter der Fracturstelle eine cystische Degeneration im Knochen, von derselben Beschaffenheit wie im r. Schaft.

Die im Schenkelkopf liegende Cyste sieht R. als Enchondromcyste an, ebenso glaubt er, dass, wenn auch Reste einer festen Geschwulst nicht mehr nachzuweisen sind, auch die Cysten im Schaft beider Femora aus enchondromartigen Geschwülsten mit überraschender Neigung zu centralem Zerfall und Cystenbildung entstanden sind.

Schneter (22) beschreibt einen von Gussenbauer operirten Fall von Neuro-fibroma plexiforme nasi mit gleichzeitig bestehenden multiplen plexiformen Neuromen. Die beträchtlich vergrösserte Nase wurde durch Keilexcisionen verkleinert. Für die Nasengeschwulst ist als ätiologisches Moment wiederholtes Trauma in früher Jugend heranzuziehen.

Aus der Literatur stellt er 23 Fälle dieser Geschwulstform zusammen. V.

Menier (23) hat durch den innerlichen Gebrauch der Tinctura Thuyae, 30 Tropfen bis 8 Grm. pro die, gute Erfolge gegen die spitzen Condylome (Vegetationen) an den Geschlechtstheilen und um den After gesehen und fordert zur Nachahmung auf, wie zu erneuter Prüfung der in vergangenen Zeiten geübten örtlichen Anwendung der Tinctur gegen die Vegetationen. S.

Nach Pinner's (29) Bericht heilte Maas ein sehr grosses an der linken Brustseite eines 4jährigen Knaben sitzendes Lymphangioma cystoides durch mehrfache antiseptische Punction und Ausspülung mit 3procentiger Chlorzinklösung. Das Chlorzink empfiehlt sich zu solchen Zwecken, da es keine giftigen Nebenwirkungen äussert. V.

Israel (30) heilte eine an malignen Lymphomen leidende 65jährige Patientin durch Arsenik, welches theils durch subcutane Injection, theils in Verbindung mit Eisen innerlich einverleibt wurde. Die Cur dauerte 9 Wochen und hatte die Heilung schon 5 Monate ohne jede Medication angehalten. V.

Zeller (32) sah bei einem Kinde einen angeborenen, faustgrossen, mit kleiner Basis am Halse an der Ohrgegend aufsitzenden, bis auf die Schulter herabhängenden Tumor, welcher sich als Lymphangiectasie darstellte. Nach vergeblichen Versuchen, die Geschwulst durch Punction zu beseitigen, wurde die partielle Excision gemacht. Das Kind starb, — wahrscheinlich an Carbolintoxication. V.

Ein sehr characteristischer Fall von Angioma arter. racem. des Ohres und der Umgegend, den Körte (33) Gelegenheit hatte in Bethanien zu beobachten, veranlasste ihn, die seit 1869 in der Literatur beschriebenen Fälle zusammenzustellen und so eine Fortsetzung der Heine'schen Arbeit (Prager Vierteljahrsschrift 1869, No. 3, Jahresber. 1869, II., S. 291 [2], 292) zu liefern. Er konnte 26 Beobachtungen sammeln, darunter zwei, die aus der Zeit vor 1869 stammen, jedoch später veröffentlicht wurden, und einen, den Heine nicht aufgenommen, weil derselbe nur die Angiome des Kopfes berücksichtigte. Die 26 Beobachtungen sind zum Schluss in einer Tabelle zusammengestellt. Der Sitz der Geschwulst war bei 24 Patienten der Kopf, bei einem die Kniescheibengegend, bei einem das Gesäss.

Im Allgemeinen werden die Angaben Heine's bestätigt, nur in Betreff der Therapie haben sich allmälig andere Anschauungen Bahn gebrochen.

Die günstige Prognose, die H. der Galvanopunctur auf Grund eines Falles (Nélaton) gestellt, ist insofern eingetroffen, als sich unter den 26 Fällen 9 befanden, bei denen sie zur Anwendung kam. Sie führte niemals, ‚wie dies bei Eingriffen anderer Art nicht selten der Fall, irgendwie üble Zufälle herbei. In 6 Fällen bewirkte sie völlige Heilung, bei einem Pat. musste sie nach Jahresfrist wiederholt werden, weil der Tumor wieder wuchs. Die erneute Anwendung der Galvanopunctur führte ihn auf das alte Volumen zurück. Bei zwei Kranken wurde erhebliche Besserung erreicht, d. h. die vorher stark pulsirende Geschwulst schrumpfte, wurde fester und bot alle Aussicht auf völlige Heilung, als die Patienten mit dem erreichten Resultat zufrieden waren und sich der Behandlung entzogen.

Bei der von K. beobachteten Patientin wurde in 9 Sitzungen Heilung erzielt. Die Patientin war 24 Jahre alt, das Leiden hatte sich im Laufe von 12 Jahren, nach einer leichten, nicht weiter beobachteten Erfrierung des Ohres entwickelt.

In Betreff der Ausführung der Galvanopunctur sei erwähnt, dass in K.'s Fall die Gerinnung des Blutes am kräftigsten folgte, wenn (bei 20—30 Elementen der Remak'schen Batterie) für beide Pole Stahlnadeln angewendet wurden. Die Oxydation der mit dem positiven Pol verbundenen Nadel erschwerte etwas das Herausziehen, brachte aber nie Nachtheile; es wurden 4—6 Nadeln, die Hälfte mit dem positiven, die Hälfte mit dem negativen Pol verbunden, 15—20 Minuten angewendet.

Bei kleinen Angiomen kann die Excision mit der Galvanopunctur concurriren, weil sie das schnellste Resultat liefert, sonst ist wohl allgemein der Galvanopunctur der Vorzug zu geben.

Nach Schacht (34) ist bei den an Erwachsenen entstandenen Hämatoangiomen zu unterscheiden, ob sie an weiblichen oder männlichen Individuen vorkommen. In ersterer Categorie sind zwei Unterabtheilungen zu machen, je nachdem die Geschwülste in der Pubertätszeit oder in der Schwangerschaft erschienen sind. Es werden drei entsprechende Fälle mitgetheilt.

Sédillot (35) empfiehlt das von Desprès gegen innere Hämorrhoiden mit Erfolg angewendete Verfahren der künstlichen Obstipation: durch tägliche Darreichung von Opiaten und stopfenden Clystieren wird der Stuhlgang 6—7 Tage lang angehalten, an jedem 7. Tage wird durch ein salinisches Abführmittel und ein Oelclystier ein leichter Stuhlgang erzielt und sodann die Obstruction bis zur vollkommenen Heilung wieder eingeleitet. S.

Spaak (36) empfiehlt, Hämorrhoidalgeschwülste durch Einspritzung eines Gemisches aus gleichen Theilen flüssiger Carbolsäure und Glycerin zu behandeln. Er selbst will durch einmalige Einspritzung von 6 Tropfen der Mischung Hämorrhoiden von der Grösse eines kleinen Hühnereis innerhalb 24 Stunden zum spurlosen Verschwinden gebracht haben (!). S.

Rizet (38) behandelt cystische Geschwülste mittels eines aus Pferdehaaren hergestellten Setaceums, welches mit Hülfe des Probetroiquarts durchgezogen wird. In den mitgetheilten Fällen (Hygroma praepatellare, accidenteller Schleimbeutel am Fussrücken, Hydrocele) erfolgte die Heilung rasch und fast reactionslos. Die Entfernung des Setaceums geschieht allmälig durch successives Ausziehen der einzelnen Haare.

Nach dem Vorschlage von Possi, den flüssigen Inhalt dünnwandiger Cysten behufs leichterer Entfernung durch eine feste Masse zu ersetzen, füllte Coosemans (39) eine nussgrosse Cyste neben dem linken äusseren Augenwinkel nach Entleerung ihres halbflüssigen Inhaltes mit geschmolzenem Wallrath, und konnte nach dessen Erhärtung die ganze Cyste mit Leichtigkeit ausschälen.

Nolta (43) behandelte eine 31jährige Frau an einer Geschwulst in der Gegend der rechten Parotis, welche innerhalb 4 Jahren erst langsamer und dann schneller bis zur Grösse einer halben Apfelsine herangewachsen, und, ohne Schmerzen zu verursachen, durch ihre Grösse lästig wurde. N. glaubte ein Lipom vor sich zu haben. Er exstirpirte die Geschwulst, die sich als ein traubenartiges Conglomerat von Cysten mit schwarz blutigem Inhalt darstellte. Heilung ohne Zwischenfall bis auf eine zurückbleibende Facialparalyse. Der Facialis war bei der Operation durchschnitten worden. Bei der Discussion wird diese Geschwulst von den Einen für ein cavernöses Angiom, von den Anderen für eine Parotiscyste erklärt. S.

[Petrone, Aug., Ematoma (con tavola). Il Morgagni. 1879. Nov. Dec.

Unter externen Hämatomen begreift Petrone das falsche externe Cephalhämatom (Caput succedaneum) und das wahre (bei uns speciell so genannte) Cephalhämatom; ferner das Othämatom und die Muskelhämatome. Als innere fasst er das interne Cephalhämatom (d. h. das zwischen Tabula vitrea int. und Dura mater), das Hämatom der Dura mater selbst, die periuterine Hämatocele und die Hämatome der Herzklappen auf. Die hieran geknüpften allgemeinen Bemerkungen entsprechen an Werth der Willkürlichkeit der auf reinen Aeusserlichkeiten beruhenden Anschauung. Wernich (Berlin).

Santesson, C. och Axel Key, Fall af recidiverande, atrofierande sarkom. Hygiea. Svenska Läkaresällsk. förhandl. p. 48.

Die 54jähr. Patientin wurde zum ersten Mal am 23. Dech. 1878 in dem Serafimerlasarett operirt. An der Aussenseite des linken Oberschenkels, ungefähr in dessen Mitte, hatte sie seit einem Jahre eine Geschwulst, die 4½ Ctm. im Diameter mass. Die Geschwulst war ziemlich fest, excoriirt und erhob sich wie ein Pilz über die Haut. 2 Zoll unterhalb dieser Geschwulst war eine kleinere Geschwulst, so gross wie das Ende des Daumens; sie war weich, elastisch, verschiebbar, die Haut gesund. Die Geschwülste wurden mit einem breiten Ring der umgebenden Haut entfernt. Die grosse Geschwulst war ein Sarcoma cutaneum, die kleine ein Lipom. Die Wunde heilte. Im März 1880 wurde Pat. wieder aufgenommen. Sie erzählte, dass 10 Monate nach der Operation eine neue Geschwulst sich von dem untersten Theil der Narbe zu entwickeln anfing. Nachher entwickelten sich noch 3 Geschwülste, eine in der linken Schenkelbeuge, eine an der Vorderseite des Oberschenkels, eine gerade oberhalb des Condylus internus femoris. Sie wurden alle exstirpirt. Heilung gut, aber noch nicht vollendet, als der Fall mitgetheilt wurde. Bei der microscopischen Untersuchung wurden alle die Geschwülste als Rundzellensarcome erkannt. In den älteren Partien wurden durchscheinende Stellen gefunden, die aus Bindegewebe mit zahlreichen, fettig degenerirten Zellresten bestanden.

P. Hauch Panum (Kopenhagen).]

Reisz og Saxtorph, To Tilfælde of usædvanlige Svulstformer som Bidrag til Svulsternes kliniske Optræden. Hospitalstidende. 3. R. VII. p. 841 og 861.

Bericht über zwei Fälle von seltenen Geschwulstformen, beide von Prof. Reisz beobachtet.

1) Eine 50jähr. Dame war bis zum 45. Jahre immer gesund, Menses blieben mit dem 42. Jahre aus. Im 45. Jahre litt sie an einer später nicht genau eruirbaren Krankheit des Unterleibes, während welcher Pat. eine kleine Geschwulst in der linken Regio iliaca gefühlt haben will. Pat. wurde in den nächsten 3—4 Jahren nach und nach stärker, doch verursachte der Umfang des Unterleibes erst im Sommer 1877 bedeutende Beschwerden; damals wurde von einem Arzte, der eine Umbilicalhernie reponirte, keine Geschwulst im Unterleibe gefühlt. Pat. litt jetzt an Schmerzen, die in das linke Bein und in die rechte Regio inguinalis ausstrahlten, und wurde mager. October 1877 wurde eine Untersuchung, theilweise in Chloroformnarcose, gemacht. Der Unterleib hatte einen Umfang von 120 Ctm., war hängend, Annulus umbilicalis war offen, für einen kleinen Finger passirbar; die Haut natürlich. Am Nabel links wurde eine Geschwulst, 4 Zoll lang, 3 Zoll breit, gefühlt; die Geschwulst war an die vordere Bauchwand fest angelöthet und schien von dem subperitonealen Zellgewebe auszugehen, während sie zu den Baucheingeweiden in keiner Beziehung stand; sie war von unebener, knotiger Oberfläche, hart und ziemlich indolent. Die Bauchwand war ziemlich dick, obgleich die Fettschicht nur gering war. Die Organe des Unterleibes und der Brusthöhle wurden normal gefunden, die Lymphdrüsen waren nicht geschwollen. Durch eine Punctur und Aspiration der Geschwulst wurden einige Gewebspartikelchen ausgezogen, die theils aus runden, kernhaltigen Zellen bestanden, die ohne Stroma dicht aneinander gedrängt waren, theils von verästelten, anastomosirenden Zellen mit einer hellen, structurlosen Zwischensubstanz, in welcher einzelne Fasern von Bindegewebe und zahlreiche Gefässe sich fanden, gebildet waren. Die Zwischensubstanz gab deutliche Mucinreaction. Die Diagnose wurde somit auf Myxosarcom im Peritoneum und subperitonealen Gewebe gestellt. Im Verlauf der Jahren entwickelte sich die Geschwulst dermassen, dass sie in der ganzen linken Hälfte des Unterleibes gefühlt wurde und rechts bis zur Mitte der Crista ilei sich erstreckte; während die Geschwulst sich so verbreitete und auch in die Peritonealhöhle wucherte, wo sie das Diaphragma in die Höhe schob und lappige Geschwulstmassen um die Organe des kleinen Beckens bildete, durchbrach sie nicht die Muskeln der vorderen Bauchwand, ja wahrscheinlich nicht einmal die Fascia transversa, und ihre Oberfläche war deshalb glatt. Erst April 1878 schwollen die Axillardrüsen und eine Drüse am linken Schlüsselbein, im Monate Mai trat der Tod ein.

Section verweigert. Die Therapie war ganz symptomatisch gewesen.

Die Myxosarcome der vorderen Bauchwand sind selten, während andere Formen von Sarcom hier häufiger gefunden werden.

2) Ein 17jähr. Mädchen, das einige Zeit an Schmerzen um das linke Auge gelitten hatte, wurde in das Friedrichs-Spital am 1. Septb. 1879 aufgenommen; es wurde damals eine kleine Geschwulst an der linken Seite der Nase und eine ähnliche im Meatus narium sin. gefunden. Während ihres beinahe 2monatlichen Aufenthaltes im Spital kamen nach und nach 30 bis 40 Geschwülste von Nuss- bis Thalergrösse an den verschiedensten Partien des Körpers zum Vorschein; sie waren im subcutanen Bindegewebe gelegen, wohl mit Ausnahme einzelner, die unmittelbar auf einem Knochen lagen. Die Haut über den Geschwülsten war anfänglich normal, wurde später dunkelbläulich, die Tumoren waren schmerzhaft und verursachten auch spontane Schmerzen; Pat. fieberte fortwährend, Temperatur 40—41,5, sie wurde später typhös, litt an Diarrhoe; es bildete sich Decubitus aus und sie starb am 24. Octb. Die Entwickelung der Geschwülste war ziemlich variabel; an einigen exfoliirte die Epidermis von der Spitze, die Tumoren schrumpften ein und verwandelten sich zu einer braunrothen Cruste, von deren Rand eine blutige Flüssigkeit hervorsickerte; andere Geschwülste wurden ebenfalls bläulich decolorirt, schwanden dann und hinterliessen nur einen dunkel gefärbten Fleck, der von Epidermisschuppen bedeckt war; es fanden sich aber auch solche, die in einigen Tagen sich vergrösserten, dann aber wieder schwanden, ohne irgend eine Spur nachzulassen. Nur eine Geschwulst am Condylus int. femoris ulcerirte vielleicht infolge von Decubitus; es bildete sich eine Eschara und ein kraterförmiges Ulcus das ziemlich heftig blutete.

Die Section ergab marantische Thromben in beiden Unterextremitäten, Anämie aller Organe, leichte Pachymeningitis interna, keine Geschwulstbildung der inneren Organe. An der Haut fanden sich die beschriebenen Geschwülste und Reste von solchen; unter ihnen war das subcutane Gewebe blutig infiltrirt, und unter den mehr prominenten Tumoren fand sich eine braune, weiche, theilweise zerfallende, mit entfärbten Thromben gemischte Masse. In der rechten Regio temporalis wurde unter der Haut ein Abscess gefunden. Auf der linken Scapula wurden zwei flache Knoten von Markgrösse gefunden; sie waren von normaler Haut bedeckt, von einer medullären, gefässreichen Masse gebildet, die nach Erhärtung in Chromsäure microscopisch untersucht wurde und aus Rundzellen mit einem oder mehreren Kernen bestand, welche etwas grösser als weisse Blutkörperchen und theilweise fettig degenerirt waren. Es wurden zahlreiche Gefässe, aber kein Stroma gesehen. Die Diagnose war somit: multiples Hautsarcom, wahrscheinlich von primärer Natur. Kein inneres Organ war afficirt, auch die Lymphdrüsen waren normal.

Das primäre Hautsarcom ist eine sehr seltene Krankheit und ist in Dänemark nicht früher beschrieben worden.

F. Levison (Kopenhagen).

Herrera, M., Un quiste dermoide en la cavidad abdominal. La Escuela de Medicina. Tomo I. No. 19. Mexico.

Ein 18jähr. kräftiger Indianer kam ins Hospital mit einem stark eiternden Hohlgange in der linken Lendengegend; der Gang führte in eine tief gelegene Höhle, in der man mit der Sonde rauhen Knochen fand. Der Kranke starb an Pyämie. Die Autopsie zeigte eine Dermoidcyste mit talgigem Inhalt, grösser als der Kopf eines erwachsenen Menschen, im grössten Durchmesser von oben nach unten gelagert, verwachsen mit dem Zwerchfell, den Muskeln und Eingeweiden, der 5., 6. und 7. Lendenwirbel cariös, Niere und Milz nach unten und innen verdrängt. Aus der Höhle führte eine (wahrscheinlich) kürzlich entstandene Oeffnung in den Darm.

Semeleder (Mexico).

Kalfakowski, Lymphosarcoma. Temperatursteigerung auf der dem Neugebilde entsprechenden Seite. Medycyna No. 48 u. 49. (Polnisch.)

Der Fall betraf einen 27jähr. Mann, der seit seiner Jugend an vergrösserten Lymphdrüsen litt. Seit einem Jahre wuchsen dieselben in der linken Achselhöhle bis zur enormen Grösse heran, und konnte ohne Schwierigkeit die Diagnose auf Lymphosarcoma gestellt werden, was auch durch die nachherige Section bestätigt wurde. Der Verlauf dieses Falles ist aus doppelten Rücksichten bemerkenswerth: 1) dass Pat. überhaupt eine Fiebertemperatur aufwies, trotzdem im Tumor weder bei Lebzeiten noch nach dem Tode Eiter oder sonstige Zerfallherde aufgefunden werden konnten, was zur Bekräftigung der beiden von Verneuil beobachteten Fälle von Osteosarcoma dienen kann; 2) noch bemerkenswerther erschien dem Verf. die schon von Estlander berichtete Thatsache, dass auf der Seite des Gewächses stabil die Temperatur um 0,2—1,0° C. höher war.

Oettinger (Krakau).]

VIII. Operationen und Verbände.

(Vgl. „Wundbehandlung".)

1) Albert, E., Beiträge zur operativen Chirurgie. 2. Hft. Mit Holzschn. gr. 8. Wien. — 2) Drummond, D., Cases illustrating the advantages attending the use of the hypodermic syringe in medical diagnosis. Dublin Journ. of med. Sc. January. — 3) Durel, Léon, Considérations sur les avantages et les dangers de la temporisation en chirurgie. Thèse de Paris 1879. — 4) Verneuil, Alcoolisme latent, débridement de trajets fistuleux, chloroformisation difficile. — Vomissements réitérés. Dépôt rosé dans les urines. Hémorrhagie secondaire précoce. Gaz. méd. de Paris. No. 51. — 5) Domeo, D., Considérations sur les causes de revers dans les opérations. Rapport réciproque entre les états constitutionels et les traumatismes chirurgicaux mis en présence de la doctrine Montpelliéraine. Arch. gén. de Méd. Aout. Sept. (Langathmige, von Gemeinplätzen strotzende Abhandlung, welche sich abmüht, Beobachtungen über die Wechselwirkung zwischen Constitution und chirurgischer Krankheit, denen Verneuil seit einigen Jahren mit Vorliebe nachgeht, zu einer mächtigen Revolution der gesammten neueren Chirurgie aufzubauschen. S.) — 6) Sancerotte, Tony, Note sur l'emploi de la congélation artificielle en chirurgie. Gaz. hebdom. de méd. et de chir. No. 23. — 7) Zimberlin, Emploi de la congélation artificielle en chirurgie. Ibid. No. 29. — 8) Bossis, S., Essai sur l'analgésie chirurgicale obtenue par l'action combinée de la morphine et du chloroforme. Thèse de Paris. 1879. — 9) Durel, H., Des contre-indications à l'anesthésie chirurgicale. Thèse présentée au concours pour l'aggrégation. (Für ein eingehendes Referat nicht geeignet. D. meint, dass man nur in einer sehr kleinen Zahl von Fällen dem Pat. die Wohlthat der Anästhesie verweigern müsse. Aus den Jahren 1865 bis 1880 sind 135 Fälle von Chloroformtod zusammengestellt. S.) — 10) Vogt, P., Ueber die Behandlung von Neubildungen durch Imbibition mit Wickersheimerscher Flüssigkeit. (Vorgetragen in der 1. Sitzung des IX. Congr. d. Deutschen Ges. f. Chir.) Arch. f. clin. Chir. Bd. XXV. 3. Hft. S. 695—701. — 11) Hofmokl, Die Esmarchsche Methode zur Erzeugung der Blutleere als Hilfsmittel bei der Extraction fremder Körper. Wien. medic. Presse No. 28. S. 902. (Hebt die Vortheile hervor, die die Esmarchsche Methode bei dem Aufsuchen von Fremdkörpern gewährt.) — 12) Reclus, Paul, Des mesures propres à ménager le sang pendant les opérations chirurgicales. Thèse présentée au concours pour l'agrégation. (Zusammenstellung des Bekannten. S.) — 13) De Lagorge, De la méthode d'Esmarch et en particulier de l'hémorrhagie capillaire consécutive. Thèse de Paris 1879. — 14) Esmarch, Ueber ganz blutlose Operationen. (Vortrag, gehalten am 1. Sitzungstage des IX. Congresses der Deutschen Ges. f. Chir.) Arch. f. clin. Chir. Bd. XXV. 3. Hft. S. 691—695. — 15) Smith, Stephen, On the value of partial intoxication in the prevention of Shok during operations. New-York med. Rec. Debr. 25. Vol. XVIII. No. 26. — 16) Simon, Adrien Olivier Charles, Etude sur la ligature élastique. Thèse de Paris 1879. (Die elastische Ligatur gehört zu den besten Trennungsmitteln; sie ist besonders zu empfehlen zur Behandlung der Mastdarmfisteln, der Neubildungen an der Zunge und der Inversio uteri. S.) — 17) Jurasz, Ueber die subcutane Galvanocaustik. Deutsche Zeitschr. f. Chir. Bd. XIII. 1. u. 2. Hft. S. 51—62. — 18) Kocher, Ueber Radicalheilung des Krebses. Ebendas. 1. und 2. Hft. S. 134—167. — 19) Caselli, A., Estirpazione completa della laringe, faringe, base della lingua, velopendolo e tonsille eseguita colla galvano-caustica termica. Gaz. med. Ital. Lomb. No. 21. — 20) Maclean, Large tumour in the right temporal region; removal; recovery; remarks. Lancet July 31. — 21) Packard, J. H., On some important advantage to be secured by oblique section of the skin in surgical operations. New-York med. record. May 29. — 22) Jepper, The anatomy and surgery of the peritoneum. Lancet. Sept. 25. — 23) Lallement, Louis Alfred, Des plaies par arrachement du pouce. Thèse de Paris. (Vorschlag, durch Isolirung des ersten Metacarpus einen Ersatz für den abgerissenen Daumen zu schaffen. S.) — 24) Bruns, V. v., Meine verbesserte Wundnadel. Centralbl. f. Chir. No. 6. — 25) Weakes, A new instrument for the introduction of stitches in operations for cleft palate, and other deeply-seated localities. Lancet. July 24. — 26) Nicoladoni, C., Ein Vorschlag zur Sehnennaht. Wiener med. Wochenschrift. No. 52. — 27) Mapother, On contraction of the mouth. Med. press and circ. Febr. 25. — 28) Badolle, Désarticulation de la cuisse pour un sarcome du fémur. Lyon médical No. 9. — 29) Gross, Cystofibro-sarcome du muscle triceps fémoral. Désarticulation coxo-fémorale; mort six mois après par généralisation de la néoplasie. Bull. de la Soc. de Chir. No. 1. — 30) Warlomont, Ciseaux et pinces hémostatiques. Gaz. hebdom. de méd. et de chir. No. 35. — 30a) Derselbe, Ciseaux hémostatiques. Bull. de l'Acad. de Méd. de Belgique No. 7. — 31) Hewson, On substitutes for adhesive plaster. Boston med. and surg. Journ. Oct. 7. — 32) Hermant, Note sur les nouvelles attelles métalliques articulées adoptées pour les sacs d'ambulance. Arch. méd. belges. Nov. (Dreigliedrige Schiene aus leicht zu biegendem Blech von 40 + 40 + 20 Ctm. Länge, 7 Ctm. Breite und 150 Grm. Gewicht. S.) — 33) Macewen, The method of preparing paraffin splints. Glasgow med. Journ. August. — 34) v. Langenbeck, Ueber Tripolith-Verbände. Berliner clin. Wochenschr. No. 46. — 35) Droulon, Cyrille, Du plâtre en chirurgie et de quelques modifications apportées aux appareils gypso-ouatés à l'Hôtel-Dieu de Caen. Thèse de Paris.

Drummond (2) illustrirt durch drei Fälle den Werth der Pravaz'schen Spritze für die Diagnose.

Im 1. Falle bewies die Anwendung der Spritze das Nichtvorhandensein eines pleuritischen Ergusses, auf welchen die übrigen physicalischen Erscheinungen bei einem an Aneurysma des Aortenbogens leidenden Pat. schliessen liessen. Die Obduction ergab eine in Verkäsung übergehende Infiltration der Lunge. Im 2. gelang die Diagnose eines sonst zweifelhaften Lebercarcinoms. Im 3. zeigte die Punction Eiteransammlung in der Niere bei einem Patienten, der an Blasenbeschwerden litt. V.

Wiederholtes Erbrechen nach der Chloroformnarcose ist nach Verneuil (4) auf eine schon bestehende Verdauungsstörung oder auf die Erkrankung eines Eingeweides, vorzüglich der Leber, zurückzuführen. Ein gleichzeitiges, starkes, röthliches Harnsediment macht die Leberaffection noch wahrscheinlicher. Sie wird zweifellos, wenn sich schliesslich eine reichliche capilläre Nachblutung hinzugesellt; denn die Erkrankungen der Leber disponiren gleich denen des Herzens zu Nachblutungen. V. diagnosticirt aus den angegebenen Zeichen, verbunden mit einer sehr unruhigen Chloroformnarcose, eine Lebererkrankung auf alcoholischer Basis!

Sancerotte (6) sah durch die 15 Secunden lang fortgesetzte Einwirkung des mit Schwefeläther gefüllten Richardson'schen Zerstäubers eine oberflächliche Erfrierung entstehen, die trotz langanhaltender Reibungen mit Eis und Schnee zur Blasenbildung führte. Er räth deshalb, die Aetherzerstäubung nur so lange fortzusetzen, bis der weisse Fleck auf der Haut sichtbar wird, dann sei auch die Anästhesie eine genügende. Die vorstehende Beobachtung veranlasst ihn des Weiteren die „künstliche Erfrierung" als neues Operationsverfahren zur Behandlung gestielter Geschwülste, mancher Arten von Aneurysmen und sonst nicht angreifbarer Krebsmassen zu empfehlen.

Im Anschluss an den Vorschlag Sancerotte's theilt Zimberlin (7) einen Fall von Milzbrandpustel mit, in welchem er durch künstliche Erfrierung mittelst der Zerstäubung von 100 Grm. Aether schnelle Heilung erzielte. Der Frostschorf stiess sich am 6. Tage ab. Eine Narbe blieb nicht zurück. S.

Nach Bossis (8) erreicht man durch den (in Deutschland längst bekannten) combinirten Gebrauch des Morphiums und des Chloroforms einen Zustand vollkommener Empfindungslosigkeit gegen Schmerzen bei gleichzeitiger theilweiser Erhaltung der Besinnung, des Gehörs, Gesichts, des Tastgefühls und der willkürlichen Bewegung. B. bezeichnet diesen Zustand, der verschieden ist von der oberflächlichen Chloroformnarcose, da ihm weder eine heftige Excitation noch eine Steigerung der Disposition zu Reflexparalyse des Herzens vorausgeht, als „chirurgische Analgesie. S.

P. Vogt (10) versuchte bei malignen Tumoren Injectionen von Wickersheimer'scher Flüssigkeit, um dieselben dadurch im Status quo zu erhalten, einen Zerfall zu verhüten und durch Imprägnation der Grenzschichten die Proliferation zu coupiren. Nach Experimenten an Thieren, nach Berechnung, dass in 1 Grm. Flüssigkeit ca. 4 Mgrm. Arsen enthalten sind, also erst mit 2—3 Grm. die für 24 Stunden gestattete Maximaldosis erreicht ist, wurden 1) bei einem Mastdarmcarcinom, 2) einem Peniscarcinom, 3) einem recidivirten Mammasarcom und 4) einem Unterkiefercarcinom Versuche gemacht. Die Applicationsweise war verschieden, theils Injection von $^1/_2$ Grm. in die Geschwulst und Basis, theils Bepinselung, Auflegen durchtränkter Lintstreifen, Durchziehen imprägnirter Baumwollfäden. Heilung ist nicht erreicht worden, wohl aber rasche Sistirung des Zerfalls, Coupirung der Weiterwucherung und bei dem Mammasarcom messbare Schrumpfung des Umfangs.

Durch Verbesserung der Verbandtechnik ist Esmarch (14) dahin gelangt, die meisten Operationen an den Extremitäten im strengsten Sinne des Wortes ganz ohne Blutverlust auszuführen, nicht nur während der Operation durch Anlegen der elastischen Binde, sondern auch nach Lösen derselben.

Das Verfahren ist folgendes: 1) Bei Amputationen. Alle sichtbaren Gefässe werden unterbunden, sodann die ganze Wunde durch eine mit Catgut angelegte tiefgreifende Kürschnernaht vereinigt. An dem abhängigsten Theil der Wunde wird ein kurzes resorbirbares Drainrohr eingelegt. Darüber ein comprimirender Dauerverband (Neuber.) Dann wird der Stumpf vertical in die Höhe gerichtet und nun erst der Schlauch gelöst. Der Patient wird ins Bett gebracht und so gelagert, dass der Stumpf noch eine halbe Stunde lang nach oben gerichtet bleibt; dann wird auch dieser horizontal gelagert.

12 Amputationen sind in dieser Weise ohne Nachblutung geheilt, der erste Verband konnte bis zum 14. Tage liegen bleiben.

2) Bei Resectionen. Unterbindung, Vereinigung der Wunde, Verband wie vorher. Dann wird das ganze Glied vertical emporgehoben und nun der Schlauch gelöst. In dieser Stellung wird die Extremität auf einer Schiene festgewickelt, der Patient in sein Bett transportirt und erst nach einer halben Stunde das Glied in eine mehr horizontale Lage gebracht.

Seit 1878 sind 56 Resectionen (Knie, Ellenbogen, Fuss- und Handgelenk) in dieser Weise ausgeführt worden; keine Nachblutung, kein tödtlicher Ausgang; in 33 Fällen blieb der Verband 3 bis 4 Wochen liegen; der Verlauf war vollkommen aseptisch.

Auch 12 Necrotomien sind seit Ostern 1879 in gleicher Weise, ohne die früher stets angewandte Tamponnade der Knochenhöhle behandelt worden. Nie war frühzeitige Erneuerung des Verbandes wegen Durchsickern von Blut nothwendig. In mehreren Fällen kam es zu Heilung der ganzen Wunde per primam intentionem.

Gegen Shock, d. h. gegen plötzlichen Collaps während der Operation, empfiehlt Smith (15) prophylactische Trunkenheit. Er giebt Alcohol in der Form des Milchpunsches (aus Whiskey); etwa 5 bis 6 Stunden vor der Operation beginnend, 30 bis 60 bis 90 Grm. stündlich, je nach den früheren Gewohnheiten und der Constitution der Patienten, bis dieselben in das Stadium leichter Erregtheit, Schwatzhaftigkeit u. s. w. gelangt sind. Es ist dieses Mittel dem Chinin, Opium u. s. w. zu gleichen Zwecken vorzuziehen. Der sonst aufgeregte Patient erwartet die Operation mit Ruhe, der Puls ist voll und langsam, die Respiration ungestört, der Aether wird ruhig inhalirt, es wird verhältnissmässig wenig gebraucht, das Excitationsstadium ist kurz oder kaum vorhanden. Während der Operation verändert sich der Puls nur wenig, mit Ausnahme bei starkem Blutverlust, und auch dann behält er genügende Kraft, um die Vollendung der Operation zu gestatten. Auch nach der Operation bleibt er stark, es ist nur geringe Reaction vorhanden, die Temperatur ist in den ersten 24 Stunden fast normal.

Die von Jurasz (17) angegebene und beschriebene „subcutane Galvanocaustik“ zielt darauf ab, ein unter der Haut gelegenes Gebilde mit der galvanischen Glühhitze zu zerstören, ohne dabei die Haut zu verbrennen oder überhaupt erheblich zu verletzen. Sie kann in zweifacher Weise angewendet werden, entweder linear oder in Flächenausdehnung. Bei ersterer wird ein Platindraht durch den betreffenden Tumor geführt, die beiden Drathenden werden in zwei kupferne Hohlnadeln eingeführt und die Nadeln mit ihren Spitzen so weit in der Richtung des Platindrahtes vorgeschoben, dass sie in die Gewebsmasse zu stecken kommt. Wird der galvanische Strom mit den kupfernen Nadeln in Verbindung gebracht, so verglüht das Stück Platindraht in der Gewebsmasse, während die Haut durch die kupfernen Nadeln vor jeder Läsion geschützt wird. Nach vollendeter Anwendung werden zuerst die Nadeln, dann der Platindraht herausgezogen.

Bei Verbrennung in einer Flächenausdehnung wird mittelst einer krummen Nadel der Platindraht in das Gewebe in einer kreisförmigen Richtung eingeführt, so dass der Draht unter der Haut eine Schlinge bildet. Beide Enden des Platindrahtes stehen dann dicht neben einander hervor und werden wie vorher mit kupfernen Nadeln armirt. Die Drahtenden müssen aber über die Nadeln etwas hinausragen, um sie an einem Schlingenschnürer befestigen und während des Erglühens die Schlinge zusammenziehen zu können.

J. hat bei 4 Patienten (2 Angiome, 2 chron. entzündliche Drüsenanschwellungen) sein Verfahren erprobt; die Resultate waren günstig, der Verlauf ähnlich wie bei der gewöhnlichen Art der galvanocaustischen Anwendung des Platindrahtes, mit dem Unterschied, dass um die Einstichspunkte der Nadeln sich keine Brandschorfe der Haut bildeten. Nach den meisten Punctionen kam es zu Eiterung; der Eiter entleerte sich jedoch durch die Stichöffnungen ohne Nachtheil. Da einige Male jede Eiterung fehlte, liesse sich dieselbe vielleicht stets vermeiden, wenn man mit aseptischen Cautelen — was J. nicht that — operirte.

Kocher (18) hat bei 5 Fällen von partieller Pharyngotomie, 14 Fällen von Zungenexstirpation und 10 Fällen von Excision des Mastdarms wegen Carcinom, im Ganzen also 29 Fällen, 4 infolge der Operation verloren, und zwar 3 an Sepsis (1 nach Exstirpatio pharyngis, 2 nach Exst. recti), einen an einer Nachblutung (nach Exstirp. linguae); von den übrigen 25 können 9 als radical geheilt betrachtet werden (5 nach Exstirp. linguae — bei 4 Patienten ist die Heilung nach $1\frac{1}{2}$, 5, 5 und $6\frac{1}{2}$ Jahren constatirt —, 4 nach Exstirp. recti). Es ist also bei prognostisch ungünstigen Fällen eine Mortalität von bloss 13,8 pCt., eine Radicalheilung von 31,0 pCt. das Resultat gewesen.

Die geringe Mortalität erklärt sich dadurch, dass stets eine strenge Durchführung der Antisepsis erstrebt wurde, die Radicalheilung findet ihre Erklärung darin, dass in der Regel — wie bei Carcinoma mammae die gesammten Drüsen der Achselhöhle — diejenigen Organe und Gewebe principiell mit entfernt wurden, die gewöhnlich Sitz secundärer Krebsablagerung werden. Diese beiden Punkte bestimmten die Methode der Operation und Nachbehandlung.

Bei der Exstirpatio pharyngis wurde stets die Tracheotomie und Tamponade der Trachea (Trendelenburg) oder des Aditus laryngis vorausgeschickt. Der Operationsschnitt ist eine Combination des von B. v. Langenbeck und Gussenbauer angegebenen; die Gland. submaxillaris mit den Lymphdrüsen wird stets entfernt, häufig auch der untere Theil der Parotis. Nach der Operation bleibt in der Trachea eine gew. Canüle liegen, der Aditus laryngis wird von der Wunde aus mit einem Schwamm oder Krüllgaze (zweckmässig Borgaze) tamponirt, die Wunde in ganzer Ausdehnung offen erhalten und mit Carbolgaze ausgestopft. Der Verband wird täglich zweimal gewechselt, dabei die Schlundsonde eingeführt und Nahrung verabfolgt (unter Spray).

Sehr ähnlich ist die Schnittführung und Nachbehandlung bei der Exstirpatio linguae. Die nach der Exstirp. recti radical Geheilten sind mit dem von Simon empfohlenen, von K. modificirten „hinteren Rectalschnitt“ (modif. „hinterer Längsschnitt“) operirt, (s. Centralbl. f. Chir. 6. Juni 1874). Der Operationsschnitt wird vom Anus in der Gesässspalte rückwärts, entweder bis zur Spitze des Steissbeins gemacht, oder bis zur Kreuz-Steissbein-Verbindung, und das Steissbein ganz oder theilweise excidirt. Sehr sorgfältige Vorbereitung: 14 Tage flüssige Diät, täglich Irrigationen des Darms, die letzten 3 Tage mit Salicyl- oder Borwasser, regelrechte Antisepsis während der Operation, Sorge für Secretabfluss nach derselben.

Grund der Exstirpation des Larynx, Pharynx, der Zungenwurzel, des Gaumensegels und der Tonsillen, welche Caselli (19) an einem 19jähr. Mädchen ausführte, war ein weitverbreitetes Epitheliom der genannten Theile. Die Operation wurde in 4 Perioden ausgeführt: Eröffnung der Trachea und Einführung der Trendelenburg'schen Canüle — Galvanocaustische Entfernung der Kehlkopfknorpel, der Glandula thyr., der degenerirten Theile des Pharynx und der Zungenwurzel von unten — Wegnahme der noch erkrankten Schlundpartien und der Tonsillen vom Munde aus — Einführung der Schlundsonde. Die

Heilung verlief ohne Störung; die Kranke schlachte in einer Versammlung der medicinisch-chirurgischen Gesellschaft zu Bologna feste und flüssige Nahrungsmittel.

Maclean (20) entfernte bei einem Fellah von der rechten Schläfengegend einen 4 Pfund schweren Tumor. Die Blutung war beträchtlich. Nach 5 Tagen entstand eine schwere parenchymatöse Nachblutung, welche durch Liquor ferri gestillt wurde. Heilung. — Patient, bei der Operation nicht anästhesirt, bekam eine Anwandlung von Ohnmacht und erbrach. Nach der Nachblutung wiederholte sich das Erbrechen. Dies giebt dem Verf. Anlass, die Möglichkeit hervorzuheben, dass manches auf das Chloroform geschobene Erbrechen Folge des Shoks und des Blutverlustes sei. V.

Packard (21) empfiehlt, bei Operationen die Haut möglichst schräg zu durchschneiden. Die Narbe werde dadurch schmaler, infolge dessen seien solche Narben seltener der Sitz von Schmerzen und von Keloiden. Prima intentio wird dadurch begünstigt. V.

V. Bruns (24) veröffentlicht eine neue Modification seiner Nadel, die an das v. Langenbeck'sche Instrument für die Gaumennaht erinnert. Wie bei diesem, tritt hier nahe der Spitze aus dem hohlen Schafte der Nadel, durch Vorschieben eines am Griffe befindlichen Knopfes, ein feines Häkchen hervor, welches beim Zurückziehen den Faden mit in die Röhre hineinnimmt. Um die Röhre zu reinigen, führt man einen Wollfaden hindurch, indem man den Schieber ganz aus dem Hefte herauszieht. V.

Woakes (25) hat ein Nähinstrument für Höhlennähte construirt. Dasselbe hat Pincettenform. Das eine Blatt trägt nahe der Spitze eine kurze grade Nadel, welche auf einen kleinen, rechtwinklig zur Branche stehenden Stift aufgesetzt wird. Von dem Oehr dieser Nadel läuft der Seidenfaden, durch einen Kerb der Spitze der betreffenden Branche, an letzterer herab über einen Knopf, auf welchem er durch den Daumen fixirt wird. Die andere Branche hat einen federnden Schlitz, welcher beim Zusammendrücken des Instrumentes die Nadel, nachdem sie die Weichtheile passirt hat, fängt und von dem kleinen Stifte abzieht, wenn man die Pincette öffnet. V.

Nicoladoni (26) schlägt für die Vereinigung von durchschnittenen Sehnen, die in ihren Sehnenscheiden sich weit zurückgezogen haben, folgendes Verfahren vor, das auch er in dem nächsten sich darbietenden Falle befolgen will: Man zieht zuerst mit einem kleinen, scharfen Häkchen das centrale Ende der Sehne aus der Sehnenscheide hervor, wobei man die Sehnenscheide aber nur im äussersten Nothfalle spalten soll, und befestigt etwa 2 Zoll von der Verletzung die Sehne fest an die Umgebung. Hierzu kann man vernickelte oder vergoldete Acupuncturnadeln benutzen, die durch Sehne und Umgebung gestochen werden und liegen bleiben, oder Zapfennähte (Plattennaht).

Die Sehnenstümpfe dürfen nur durch sehr zarten Nähmaterial, mit geringem Zuge und mit sorgsamster Vermeidung jeder Compression in sanfter Berührung aneinander gehalten werden.

Mapother (27) bringt einen Fall von Mundklemme infolge von behindertem Durchbruch der unteren Weisheitszähne. Die letzteren wurden in der Narcose extrahirt.

Derselbe behandelte eine durch Lupus entstandene narbige Verengerung der Mundspalte. Auf der einen Seite bildete er einen häutigen Canal in der Wange und verband denselben mit der vorhandenen Mundöffnung, auf der anderen Seite operirte er mit Schleimhautumsäumung nach Dieffenbach oder, wie er will, nach Werneck, der die Methode schon 1817 geübt hat. V.

Bondet (28) theilt der medicinischen Gesellschaft zu Lyon einen Fall von Sarcom des linken Oberschenkels mit, das sich bei einem 14jährigen Knaben, anscheinend infolge mehrfacher Verletzungen von der unteren Grenze der Diaphyse aus entwickelte und in 5 Monaten das ganze Femur bis zum Trochanter hinauf ergriff. Die regionären Lymphdrüsen blieben frei, secundäre Ablagerungen waren nirgends nachzuweisen. Poncet exarticulirte den Oberschenkel und bediente sich dabei, um dem sehr heruntergekommenen Patienten möglichst viel Blut zu sparen, des folgenden Verfahrens: Er stach ein zweischneidiges Messer wie zur Bildung eines vorderen Lappens vor dem Hüftgelenk durch den Oberschenkel, führte sodann auf der Klinge dieses Messers einen starken Stahlspiess durch den Stichcanal, comprimirte die Weichtheile über dem Spiess mittelst eines in Achtertouren um seine Enden geführten elastischen Bandes und bildete nun mit dem Messer den so an seiner Basis comprimirten Lappen ohne Blutverlust. In gleicher Weise wurde nach Anlegung der nöthigen Ligaturen und nach gründlicher Eröffnung des Hüftgelenkes der hintere Lappen blutlos gebildet. Der Pat. starb 11 Tage darauf an Pyämie. Die Obduction bestätigte das Fehlen jeder anderweitigen sarcomatösen Ablagerung. Die Blutstillungsvorrichtung anlangend hebt Mollière in der Discussion hervor, dass von einem englischen Chirurgen einige Jahre früher die Compression der Lappen zwischen 2 Metallklingen mittelst Schrauben vorgeschlagen sei. S.

Gross (29) exarticulirte einem 40jährigen Landmann den linken Oberschenkel wegen eines mächtigen Sarcomrecidivs nach dem von Verneuil (S. Jahresber. für 1877, II., S. 357) angegebenen Verfahren. Obschon G. die Operation mit der Unterbindung der A. femoralis 1 Ctm. unter dem Poupart'schen Bande begonnen hatte, so entstand doch bei dem weiteren Vordringen in die Tiefe vorübergehend eine heftige Blutung, weil die Profunda femoris oberhalb der Ligatur ihren Ursprung hatte. Im weiteren Verlauf war G. durch die Unförmlichkeit der Geschwulst genöthigt, zunächst das Femur dicht unter dem Trochanter zu durchsägen, und, nachdem er sich so freie Hand geschafft, die Exarticulation zu vollenden. Die Geschwulst, welche einen Umfang von 53 Ctm. hatte, lag vollständig im Triceps femoris, dessen Muskelfasern fettig degenerirt und atrophirt waren; sie hatte ihren Ausgang vom interstitiellen Bindegewebe des Muskels genommen. Ihrer Natur nach ein Sarcom aus Rund- und Spindelzellen zeigte sie in ihrer unteren Hälfte eine grosse Höhle, die etwa 1 Liter einer braunen, klebrigen Flüssigkeit enthielt. Der Ursprung des Tumors datirt ungefähr 2 Jahre zurück, wo der bis dahin ganz gesunde Mann in der oberen Zwischdrittellinie des Oberschenkels vorn unter der Haut ein schmerzloses Knötchen von Erbsengrösse bemerkt hatte, das ein Jahr lang allmälig zunahm, dann aber anfing schnell zu wachsen und dem Pat. Schmerzen zu verursachen. Am 4. December 1877, d. h. reichlich $1\frac{1}{2}$ Jahre nach der Entdeckung, wird der damals faustgrosse Tumor bei ungetrübtem Allgemeinbefinden des Pat. entfernt. Er besteht aus Spindelzellen, denen einige Rundzellen beigemischt sind, in einer centralen Höhle enthält er etwa 50 Grm. chocoladenfarbiger Flüssigkeit. Schon im März 1878 Recidiv von schnellem Wachsthum. Exarticulation durch G. am 3. September; es besteht um diese Zeit noch kein Zeichen einer Verallgemeinerung der Krankheit. Schon nach 11 Tagen, d. h. am 14. September, Recidiv an dem einen Wundwinkel; vergebliche Anwendung der Canquoin'schen Paste. Deutliche Zeichen der Verallgemeinerung der Neubildung. Tod am 17. März 1879, $6\frac{1}{2}$ Monate nach der Exarticulation. Sarcomknoten in den Lungen, unter der Pleura costalis, in den Rippen, in der Leber, der Wirbelsäule, den Schädel- und Beckenknochen in grosser Zahl. S.

Warlomont (30) giebt eine blutstillende Zangenscheere unter dem Namen Ciseaux et pinces hémostatiques oder kurzweg als Ciseaux hémostatiques an, welche bei der Abtragung gestielter Geschwülste, bei der Durchtrennung blutreicher Adhäsionen (Ovariotomie) und auch sonst wohl öfters zweckmässige Verwendung finden möchte. Die Scheere trägt unter den Scheerenblättern eine Zange mit breitem Gebiss; wenn man sie schliesst, begegnen sich zunächst die beiden Zangentheile und fassen die Adhäsion; bei stärkerem Druck pressen sie dieselbe fest zusammen, und während nun die Scheerenblätter zur Wirkung kommen, wird die blutstillende Zange durch das Ineinandergreifen zweier Krallen dauernd geschlossen. Eine Schiebervorrichtung lässt die Scheere von der liegenbleibenden blutstillenden Zange leicht trennen und entfernen. Die Vorrichtung ist einfach: Die Scheere, die jede Form und Grösse haben kann, trägt auf ihrer Unterseite in der Nähe der Griffe je einen gestielten Knopf, ihre Schlossschraube ist durchbohrt. Die Zange hat kurze, gabelig auslaufende Griffe, welche unter die Knöpfe an den Scheerengriffen geschoben werden, während ein Fortsatz an der Schlossschraube der Zange durch das Loch im Scheerenschloss hindurchtritt und in dieser Stellung durch einen gabelförmigen Schieber wie bei gewissen Arterienpincetten festgehalten wird. Ein einfaches Zurückziehen dieses Schiebers löst die Scheere von der Zange. Die Gebisstheile der Zange sind geriffelt, 1—3 Ctm. lang und parallel gestellt. An den Zangengriffen befindet sich jederseits eine Kralle; bei starkem Zusammendrücken der Zange greifen diese Krallen übereinander und erhalten die Zange dauernd geschlossen. S.

Howson (31) empfiehlt als Ersatz des Heftpflasters eine Mischung von gewöhnlichem Tischlerleim und einer 25proc. Essigsäure im Verhältniss von 1 : 4. Diese Mischung trocknet rasch, wenn sie nur dünn aufgetragen wird, und besitzt eine beträchtliche Klebekraft, so dass sie besonders gut bei Extensionsverbänden zu brauchen ist. V.

Macewen (32) hat schon, Lancet. Aug. 31. 1878, Paraffin-Gazeschienen empfohlen. Nach weiteren Versuchen empfiehlt er jetzt als Vehikel für das Paraffin rohe, ungebleichte Baumwolle. V.

v. Langenbeck (33) hat Versuche gemacht, den Gyps durch Tripolith zu ersetzen. Dies ist ein graues Pulver, besteht aus Calcium, Silicium und kleinen Mengen von Eisenoxydul. Mit Wasser angerührt, erhärtet er wie Gyps. Seine Anwendung ist dieselbe wie die des Gypses. Vorzüge: Tripolith zieht weniger leicht Wasser aus der Luft an, ist daher haltbarer. Die Verbände sind leichter (5 : 6) und erhärten schneller (3—5 Min.). Einmal erhärtet, nimmt er kein Wasser wieder auf, man kann daher die Patienten mit Tripolithverbänden baden lassen. Tripolith ist (das Kilogramm um etwa 4 Pf.) billiger als Gyps. V.

Nach Dronion (34) bedient sich Denis-Dumont im Hôtel Dieu zu Caen bei der Behandlung der geschlossenen und offenen Knochenbrüche eines durch gypsdurchtränkte Gazebinden hergestellten Streckverbandes, den er als appareil à double traction bezeichnet. Derselbe besteht aus einem extendirenden Theil, hergestellt durch eine lange 1fache, mit Gypsbrei getränkte Gazebinde, deren Mitte einen Steigbügel unter dem unteren Ende des gebrochenen Gliedes bildet, während die Enden der Binde das gebrochene Glied bis zum Bruch hinauf in Achtertouren umfassen; — und aus einem contraextendirenden Theil, der, aus demselben Material hergestellt, das gebrochene Glied oberhalb des Bruches umfasst und dann in zwei freien Schienen zu jeder Seite des Gliedes und bis über dieses hinaus herabsteigt. Ein Querstück vereinigt die beiden freien Seitenschienen, die durch Einschaltung von Holzstücken verstärkt sind. Der contraextendirende Theil bildet so einen das ganze kranke Glied umfassenden Extensionsrahmen. Indem man den Steigbügel des extendirenden Theiles gegen diesen Rahmen mittelst eines Bindenstreifens anzieht, wird die Bruchstelle extendirt. Druckbrand soll bei sorgfältiger Wattepolsterung durch das extendirende Stück nicht hervorgerufen werden.

Chirurgische Krankheiten der Gefässe und Nerven

bearbeitet von

Prof. Dr. BARDELEBEN in Berlin.*)

I. Aneurysmen.

(Vergl. „Geschwülste".)

1) Rivington, Cases of aneurysm illustrating difficulty in diagnosis, and the use of Esmarch's bandage. Lancet. Oct. 16. — 2) Pize, L., Du traitement des anévrysmes par la compression digitale. Bull. gén. de thérap. 15. Avril, 30. Avril, 15. Mai, 30. Mai. — 3) Arnaud, J.-François, Contribution à l'étude de la ligature dans le traitement des anévrysmes. Thèse de Paris. — 4) Pereira Guimaraès, José, Anévrysme artérioso-veineux du pli du coude. Bull. de la Soc. de Chir. Séance du 3. mars. (Arteriell-venöses Aneurysma durch einen Abscess entstanden und durch directe und indirecte Fingercompression geheilt. S.) — 5) Bonora, C., Anomalia dell' arteria omerale ed aneurisma della piegatura dell braccio. Il Raccogl. med. 29. Febb. (Aneurysma arterio-venosum in der Ellenbeuge, durch Aderlass entstanden, vergeblich durch Compression behandelt, durch Unterbindung der A. brach. geheilt. W.) — 6) Czerny, Zwei Beobachtungen von Aneurysmen. (Vortrag mit Demonstrationen am 3. Sitzungstage des IX. Cong. d. Deutschen Ges. f. Chir.) Arch. f. clin. Chir. Bd. XXV. 4. Hft. S. 943. — 7) Morris, A case of aneurism of the external carotid, in which, after failure of the ligature of the common carotid, the old operation was performed successfully. Brit. med. Journ. Oct. 30. Med. Times. Nov. 13. — 8) Platten, Ein Fall von Aneurysma der A. ophthalmica und Carotis int. geheilt durch Ligatur der Carotis communis. Inaug. Diss. Berlin. — 9) Jones, H., Aneurism of the first of the arch of the Aorta communicating with the right ventricle. Medic. Times and Gaz. Mai 1. p. 477. — 10) Ledisrd, Aneurism of the arch of the Aorta: ligature of the carotid and subclavian arteries. Brit. med. Journ. Dec. 4. — 11) Palmer, Aneurism of the aorta and innominata artery; successful simultaneous ligature of right subclavian and right common carotid arteries. Ibid. Dec. 4. — 12) Ransohoff, Aneurism of the innominata and aorta. Ligature of the carotid and subclavian arteries; death on the 7th day. Americ. journ. of med. sciences. Octbr. — 13) Stimson, On simultaneous ligation of the common carotid and of the subclavian in its third portion in the treatment of supposed aneurism of the arteria innominata, with a case. Ibid. July. — 14) King, Aneurism at root of neck: ligature of right carotid and subclavian arteries. Brit. med. Journ. Dec. 4. — 15) Heath, Ch., Case of Aneurism of the Subclavian Artery treated by Amputation at the Shoulder-Joint and the Introduction of Needles into the Sac. Med.-chir. transact. Vol. 36. Brit. med. Journ. Feb. 7. Medic. Times and Gaz. Febr. 7. p. 163. — 16) Rose, Aneurism of the subclavian artery; amputation at the shoulder-joint. Brit. med. Journ. June 19. — 17. Arnison, Case of axillary aneurism cured by ligature of the subclavian artery. Ibid. Dec. 4. — 18) Gringoire, R. C., Des anévrysmes traumatiques de la région axillaire. Thèse de Paris 1879. — 19) Pozzi, Anévrysme traumatique de l'arcade palmaire superficielle. Echec de la compression mécanique et de la compression digitale; opération par la méthode d'Antyllus; ecrasement d'une collatérale; guérison après une lymphangite légère. Gaz. méd. de Paris. No. 41. — 20) Richter, M., Aneurism of External Iliac. Ligation of Common Iliac. (German-Hospital.) (Read before the San Francisco County Medical Society by Prof. Ellinwood.) Pacific Medic. and Surg. Journ. Vol XXIII. April 1881, No. 11. — 21) Holmes, Clinical lectures delivered at St. George's Hospital. St. George's hosp. rep. X. — 22) v. Putiatycki, Aneurysma der A. fem. in der linken Leistenbeuge mit Eröffnung des Hüftgelenkes. Inaug. Diss. Berlin. — 23) Norton, Double popliteal Aneurism, aneurism in right Scarpa's triangle, double aortic bruit, ligature of left femoral artery, recovery, rupture of femoral artery near seat of ligature four weeks after operation, amputation, inability to arrest hämorrhage, death. Med. Press and Circ. Jan. 12. — 24) Poinsot, Anévrysme de l'artère fémorale. Application de la bande d'Esmarch, suivant la méthode de Reid, à deux reprises, avec résultat incomplet. Insuccès de la compression indirecte. Ligature antiseptique. Guérison. Bull. de la Soc. de Chir. No. 10. — 25) Derselbe, Considérations sur les procédés nouveaux mis en usage dans le traitement des anévrysmes artériels. Journ. de méd. de Bord. No. 14, 15, 16 und 17. — 26) Clutton, Aneurism of femoral artery cured by compression: subsequent death from rupture of an aortic aneurism. Brit. med. Journ. March 20. — 27) Holmes, Substance of a clinical lecture on a case of femoro-popliteal aneurism, which had been laid open by mistake, and in which the old operation (that of Antyllus) was performed. Ibid. Jan. 10. — 28) Buchanan, Remarks on aneurism of common femoral artery extending into the iliac fossa: simultaneous ligature of the external iliac, superficial femoral, and

*) Auch für dieses Referat gilt die Note auf der ersten Seite des Referates über „Allgemeine Chirurgie". Dr. Bardeleben.

profunda arteriae; cure. Ibid. Dec. 4. — 29) Hutchinson, A case of recurrent femoral aneurism treated with success by catgut ligature of the external iliac; returns of the aneurism after four and a half years; cure by laying open the sac. Americ Journ. of med. sciences. Octbr. — 30) Derselbe, Opening the sac in popliteal aneurism. New-York med. record. May 8. — 31) Hayes, Case of popliteal aneurism treated by ligature of the superficial femoral artery. Med. Press and Circ. Aug. 11. — 32) Newnham, Popliteal aneurism: treatment by flexion; cure. Lancet. May 22. — 33) Pilkington, Ligature of the common femoral artery. Ibid. Jan. 3. — 34) Croft, Constitutional syphilis: popliteal aneurism: treatment by jodide of potassium, rest and interrupted elastic bandages; recovery; subsequent aneurism of Innominate artery; death. Brit. med. Journ. July 3. — 35) Mac Swiney, Aneurism of posterior tibial artery, laid open by mistake: attempt to tie the artery; amputation. Ibid. Jan. 24. — 36) Annandale, Case of popliteal aneurism recurring seven years after successful ligature of the femoral artery; rupture of the sac; old operation; cure. Ibid. April 17. — 37) Delafield, On aneurisms. Philad. med. and surg. rep. May 29. (Clinischer Vortrag.)

Rivington (1) bringt Fälle von Aneurysmen, welche der Diagnose besondere Schwierigkeiten bereiteten.

Im ersten handelt es sich um Aneurysma der Tibialis antica, welches für einen Abscess gehalten und geöffnet war. Pat. verweigerte jede Operation und R. konnte nichts thun, als die Esmarch'sche Binde anlegen, worauf das Aneurysma consolidirte. Jedoch trat Gangrän auf und Pat., der die Amputation verweigerte, starb. Im zweiten Falle fand sich ein Aneurysma der Poplitea in der Grube über dem inneren Condylus des Oberschenkels, wo dasselbe eher für eine Cyste hätte gelten können. Auch dieses wurde durch die Esmarch'sche Binde geheilt. Der dritte ist ein Fall von Aneurysma in der Ellenbeuge, bei welchem die Diagnose lange Zeit schwankte; erst im weiteren Verlaufe fand man die characteristischen Zeichen: Pulsation und Geräusch. Digitalcompression der Art. brachialis brachte das Aneurysma zur Heilung, aber Pat. erlag seinem Herzleiden.

Die Application der Esmarch'schen Binde betreffend, bemerkt Verf., dass er es für besser hält, nach Anlegung des Schlauches die Binde zu entfernen, als nur mit der Binde zu arbeiten, weil man bei der ersteren Methode die Geschwulst und die Vorgänge an derselben controlliren kann. Indess sind Manipulationen an derselben zu vermeiden. Legt man die Binde auch nur lose über das Aneurysma, so wird stets ein Theil des Blutes herausgedrückt. Versagt die Einwickelung, unterstützt durch Digitalcompression, so dürfte es sich empfehlen, bei erneuter Application Liquor ferri einzuspritzen. V.

Nach Pise (2) wäre bei der Digitalcompression stets die totale Compression auszuüben und zwar die ersten 24, ja 48 Stunden lang ununterbrochen, von da ab, wenn ein ausreichender Erfolg noch nicht erzielt ist, mit Unterbrechung der Nacht. Eine besondere Vorbereitungscur ist nicht nöthig. Ausgeführt wurde die Digitalcompression bisher an der A. iliaca externa, der A. femoralis, der A. dorsalis pedis, der Carotis communis — an dieser 15 mal, davon 11 mal mit Erfolg. Die Compression der Carotis muss immer intermittirend sein, man fasst das Gefäss am Besten zwischen Daumen und 3 Fingern, indem man um den vorderen und hinteren Rand des Kopfnickers herumgreift (Rouge). — Ferner an der A. maxillaris externa, der Temporalis, der Subclavia ausserhalb der Scaleni, der Axillaris — nur einmal und ohne Erfolg — endlich an den Arterien der Oberextremität, von denen die der Brachialis in allen Fällen am meisten zu empfehlen ist. S.

Nach Versuchen, die Arnaud (3) an Hunden angestellt hat, kommt er zu dem Schluss, dass die Catgutligatur wie jede andere Ligatur, durch Trennung der beiden inneren Arterienhäute und Bildung eines verstopfenden Blutpfropfs den Verschluss des Gefässes bewirke, dass die Arterienhäute aber auch ohne Bildung eines Blutpfropfs mit einander verwachsen könnten, wie denn überhaupt die Arterienwand das Wesentliche zum dauernden Verschluss des Gefässrohres leiste. Indem vom Endothel, wie von den anderen Schichten der Gefässwand aus, eine entzündliche Durchwucherung des Blutpfropfes stattfinde. A. ist geneigt, einen ähnlichen Heilungsvorgang bei dem Verschluss des aneurysmatischen Sackes anzunehmen, und die grossen Verschiedenheiten, die hier im Heilungsverlauf beobachtet werden, durch die mannigfachen Verschiedenheiten der Wandung und des Inhaltes der einzelnen aneurysmatischen Geschwülste zu erklären. Die äussere Arterienwand fand A. niemals vollständig von dem Catgutfaden durchschnitten. Bei allen Unterbindungswunden sah er ohne besondere antiseptische Maassregeln primäre Heilung, wenn er diese nicht absichtlich verhindert hatte.

Die 3 der Arbeit beigegebenen Beobachtungen von Unterbindung oberhalb des Aneurysma aus dem Hôtel Dieu zu Marseille haben das gemeinsam, dass es in allen dreien nachträglich zur Vereiterung des aneurysmatischen Sackes kam.

In dem ersten Falle wurde einem 51 jähr. Manne, nachdem eine Zeit lang vergeblich Digital- und Instrumentalcompression, sowie forcirte Beugung angewendet war, wegen rechtsseitigem Poplitealaneurysma die Femoralis mit einem gewichsten Seidenfaden unterbunden. Das zweite Mal handelte es sich um ein traumatisches Aneurysma der Femoralis bei einem 18jähr. Koch infolge eines Messerstichs. Auch hier waren die Compressionsversuche vergeblich gewesen, und auch in diesem Falle wurde mit Seide unterbunden. Als bei der nachträglichen Vereiterung des Sackes derselbe gespalten wurde, entstand eine so heftige Blutung, dass die Arterie noch dicht ober- und unterhalb des Sackes unterbunden werden musste. Im dritten Falle endlich wurde die Iliaca externa wegen eines Aneurysma ilio-femorale dextrum mit Catgut unter antiseptischem Schutz bei einem 36 jähr., an Arterienatherom leidenden Manne unterbunden. In allen drei Fällen wurden die Patienten geheilt entlassen. S.

Czerny (6) demonstrirte auf dem 9. Congress der deutschen Ges. f. Chir. zwei Präparate von Aneurysmen:

1) Aneurysma arterioso-venosum der Art. temporalis. Der 30jähr. Pat. hatte vor 25 Jahren mit einem kleinen Federmesser einen Stich unterhalb des rechten Jochbogens erhalten, der durch Compression zur Heilung gebracht wurde. Es entwickelten sich Varicen im ganzen Bereich der rechten Kopfhälfte, bis zum Scheitel hinauf. Wenn man die Stelle der Communication zwischen Art. und Ven. comprimirte, collabirte die Geschwulst. Oper.: Freilegen der Communicationsstelle,

Unterbindung und Resection der benachbarten Theile der Art. und V. tempor. Heilung.

2) Aneurysma der A. poplitea. Der 39 Jahre alte Pat. starb 1½ Jahre nach Heilung des Aneurysma durch Unterbindung der A. femor. an den Folgen eines Vitium cordis. Der dattelgrosse aneurysmatische Sack war mit Fibrin gefüllt, die Art. schien hier obliterirt zu sein.

Morris (7) unterband wegen eines Aneurysma der Carotis externa die Carotis communis ohne Erfolg. Es bildete sich ein Abscess über dem Sacke, welcher geöffnet wurde. Es blieb hier eine Fistel, das Aneurysma vergrösserte sich plötzlich und drohte mit Aufbruch. Nach vorgängiger Unterbindung der Art. facialis und thyreoidea superior wurde der Sack geöffnet. Blutung aus dem peripherischen Ende desselben (Art. occipitalis?). Unterbindung des Gefässes. Keine Blutung aus der Carotis interna. Heilung. — Verf. meint, dass man in solchem Falle nach Ausführung der Hunter'schen Unterbindung sofort die zugänglichen Aeste der Carotis externa ligiren solle. Ein Zufluss aus der Carotis interna sei nicht zu erwarten. — In der Debatte tadelt Cripps die Unterbindung der Carotis communis, weil zu gefährlich. Es hätte müssen die Carotis externa unterbunden werden. Die Unterbindung der Collateralen hält er in diesem Falle für nutzlos, da ja doch eine Blutung aus dem peripherischen Ende des Sackes stattfand. Will man die collaterale Blutzufuhr abschneiden, so unterbinde man die Carotis der anderen Seite. — Heath meint, dass wenn man nicht alle Aeste der Carotis externa unterbinden könne, was wohl schwer auszuführen, der Vorschlag von Morris nutzlos sein würde. Man solle nach Unterbindung der Carotis communis Electrolyse oder Injection von Liquor ferri versuchen. Letzteres hält Hulke für gefährlich, wenn man nicht zu beiden Seiten des Sackes die Compression ausüben könne. V.

Flatten's (8) Fall von Aneurysma der Art. ophthalm. und Carotis int. wurde auf der v. Langenbeck'schen Clinik beobachtet, und durch Ligatur der Carotis communis zur Heilung gebracht. Auf gleichzeitiges Bestehen eines Aneurysma der Carotis int. wurde geschlossen aus der grossen Ausdehnung, in welcher das Geräusch gehört wurde, aus dem somnolenten Zustande und dem ausserordentlich heftigem Kopfschmerze. Nach der Unterbindung der Carotis trat vorübergehend Lähmung des Laryngeus inf. auf, obschon derselbe nicht verletzt war. Eine angefügte Tabelle umfasst 84 Fälle von Aneur. art. ophth. V.

Jones (9) hatte Gelegenheit, bei einem Manne die Section zu machen, bei dem ein Aneurysma des ersten Theils des Aortenbogens mit dem rechten Ventrikel communicirte.

Der 30 Jahre alte Pat. war nach mehrjährigem Leiden gestorben. Bei seiner Aufnahme in das Hospital, 15 Tage vor seinem Tode, fühlte man den hebenden Spitzenstoss im 5. Intercostalraum nach aussen von der Mammillarlinie, zugleich ein systolisches Reiben, die Auscultation ergab: in der Mitte des Sternum ein fast continuirliches „bruit de diable". Herztöne nicht getrennt zu unterscheiden; dasselbe Geräusch an der Herzspitze und über dem Proc. ensiformis, abgeschwächt auch auf dem Rücken links. Die linke V. jugularis strotzend gefüllt, die Herzdämpfung reichte nach oben bis zum 3. linken Intercostalraum, seitlich von der Medianlinie bis nach aussen vom Spitzenstoss, kein Geräusch über den Carotiden, aber im 2. Intercostalraum beiderseits ein diastolisches Geräusch, der Puls klein und weich, 100 Schläge in der Minute.

Sectionsbefund: Das Herz 21 Unzen schwer, der rechte Vorhof dilatirt und etwas hypertrophisch, die V. tricuspidalis insufficient, ihr Umfang 4⅞", der rechte Ventrikel dilatirt und hypertrophisch. Beim Beginn des Conus arteriosus, gerade hinter der grossen Klappe der Tricuspidalis, befindet sich eine nahezu kreisförmige Oeffnung in der Ventrikelwand mit $^{7}/_{16}$ resp. $^{9}/_{16}$" Durchmesser. Die Ränder derselben glatt, rund, verdickt. Die Oeffnung führt in eine aneurysmatische Erweiterung der Aorta, das For. ovale ist geschlossen. Die Mitralklappen etwas verdickt, insufficient. Semilunarklappen der Aorta normal. Aneurysma des ersten Theils des Aortenbogens, gerade im Anfangstheil desselben, nach rechts hinten und unter die rechte Aortenklappe sich erstreckend. Das Aneurysma communicirt mit der Aorta durch eine unregelmässig dreieckige Oeffnung, es hat die Grösse einer (Tangerine) Orange, seine vordere Wand wird durch die hintere Seite des Conus arter. gebildet, an seiner Spitze befindet sich die Oeffnung, die in den rechten Ventrikel führt. Das Orificium der A. pulmon. ist kleiner als normal, es hat etwa $2^{5}/_{8}$" Umfang. Die Wand des linken Ventrikels ist $^{7}/_{8}$" stark.

Lediard (10) erzielte bei einem Aneurysma arcus aortae vollkommene, nach 7 Monaten noch constatirte Heilung durch Ligatur der Carotis comm. und der Subclavia dextr. Die Ligatur wurde mit dem Materiale Barwell's ausgeführt. V.

Palmer (11) machte die gleichzeitige Unterbindung der rechten Subclavia und Carotis communis wegen eines Aneurysma der Aorta und Innominata. Der Tumor verkleinerte sich. Patientin lebte 125 Tage nach der Operation, gebessert, 11 Tage vor dem Tode trat Husten auf, dann eine Lungenblutung, und eine solche aus der alten Narbe über der Carotis. Sie erlag einer erneuten Hämoptoë. Alle Blutungen schienen venös. Die Obduction ergab, dass das Aneurysma verödet war. Auf der hintern und linken Seite der Innominata fand sich eine Oeffnung, welche mit der linken Vena innominata communicirte, welche wiederum eine Oeffnung nach der rechten Lunge und nach der Trachea besass.

Ransohoff (12) unterband die Carotis und Subclavia dextra wegen eines Aneurysma der Innominata und Aorta. Die Wunden heilten theilweise per primam. Tod. Die Autopsie ergab Eiterung an den unterbundenen Gefässen und Lungeninfiltration. V.

Stimson (13) unterband in einem Falle von supponirtem Aneurysma der Innominata die Carotis und Subclavia gleichzeitig. Die bis dahin vorhandenen Schmerzen in Schulter und Hals verschwanden, der Tumor verkleinerte sich beträchtlich. Die Diagnose des Ausgangspunktes und der Ausdehnung des Aneurysma, welches hinter dem rechten Sternoclaviculargelenke erscheint und sich nach dem Halse zu ausdehnt, ist oft unmöglich. Jedoch kann, angesichts der Erfolge von Holmes und Heath, bei Aortenaneurysmen mit der bezüglichen Operation, diese Schwierigkeit keine Contraindication für die gleichzeitige Unterbindung der Carotis und Subclavia abgeben. Die Consolidation erfolgt so langsam, dass die

Operation nicht angezeigt ist, wo Entzündung des Aneurysma vorhanden ist oder Berstung droht. — 16 Fälle aus der Literatur zusammengestellt. V.

King (14) erzielte bei einem Aneurysma „an der Wurzel des Halses" Abnahme der Geschwulst und Besserung der Beschwerden durch Ligatur der Carotis comm. und Subclavia dextra. V.

Heath (15) machte nach dem Vorschlage von Fergusson, welcher bisher dreimal, von Spence, Lutter, Holden und Henry Smith, ausgeführt ist, die Exarticulation des gelähmten Oberarmes behufs Heilung eines Aneurysma der Subclavia bei einem 48jährigen Patienten, der am 12. September 1875 eine Fractur der linken Clavicula und einiger Rippen (unter denen die erste), erlitten und bei dem sich im Laufe des nächsten Monats ein schnell wachsendes Aneurysma der Art. subclavia zeigte; am 10. Tage kam es zu einer Nachblutung (4 Unzen), sonst war der Heilungsverlauf normal. Das Aneurysma wuchs jedoch weiter, am 1. Januar wurden 3 Paar feine Nähnadeln eingeführt, die bis zum 5. Tage liegen blieben. Das Aneurysma wurde fest, der Patient starb aber am 18. Januar an Bronchitis. Bei der Section fand sich zwischen dem mit festen Fibrinmassen fast gefüllten Aneurysma und der Art. subclavia eine kleine Communicationsstelle nahe der fracturirten Rippe. (Auch die früheren Fälle endeten tödtlich.)

Wegen eines Aneurysma der Subclavia dextra machte Hose (16) zugleich die Unterbindung der Carotis communis dextra und Exarticulation des völlig unbrauchbaren Armes. Der Operation folgte eine rechtsseitige Facialparalyse und Lähmung der linken Seite und der Sphincteren. Nach drei Wochen hatte das Aneurysma sich auf ein Drittel seiner früheren Grösse verkleinert, die Bewegung in den Extremitäten waren in geringerem Grade wiedergekehrt, Sphincteren noch gelähmt. V.

Arnison (17) heilte ein Aneurysma der Art. axillaris, dicht unter der Mitte der linken Clavicula gelegen, durch Unterbindung der Subclavia. Zweimal rissen starke Catgutfäden, und er musste zur Seidenligatur greifen. Alle drei Fäden heilten ein. V.

Gringoire (18) theilt in seiner These die nachstehenden drei Fälle von traumatischem Aneurysma der „A. axillaris" mit:

1) 33jähr. Schneider. Messerstich in den oberen, inneren Theil des linken Armes. Sehr heftige Blutung, durch Zukleben der Wunde gestillt. Mehrere Nachblutungen. Pat. kommt 17 Tage darauf in das Hôtel Dieu zu Rennes: Er ist sehr anämisch. In der linken Achselhöhle eine deutlich pulsirende, und bei jedem Pulsschlag sich erweiternde Geschwulst. Die Umgebung bis zum Halse herauf blutunterlaufen. Arm geschwollen. — In den nächsten Tagen mehrere Nachblutungen. In Folge dessen am 19. Tage Ligatur der A. subclavia bei ihrem Austritt aus den Scalenis. Die ersten 4 Tage nach der Unterbindung ist das Befinden leidlich. Am 5. Tage kommt es zur Perforation des Pleurasackes (die Entstehung dieser Complication ist nicht ganz klar, R.) und zur Entwickelung eines anscheinend umschriebenen Pneumothorax. Tags darauf Nachblutung, die erst durch Compression beherrscht, 2 Tage später zum Tode führt. Bei der Obduction findet man eine beträchtliche Infiltration in der Achselhöhle und am Oberarm, eine 8 Mm. breite, doppelte Wunde in der Axillaris und ein unregelmässiges, für die Sonde durchgängiges Loch oben in der Pleura, das subpleurale Gewebe zum Theil von Blut infiltrirt (Duval).

2) 25jähr. Arbeiter. Schrägbruch des Humerus am Ansatz des Deltoideus. Fixirender Verband 40 Tage lang. Nach Entfernung desselben in der Höhe des Bruches eine hühnereigrosse Geschwulst. Da die Geschwulst wächst, tritt Pat. in das Hôtel-Dieu zu Rennes, wo der „oben vorn und innen" am Arm sitzende, pulsirende Tumor als ein Aneurysma erkannt und zunächst ohne Erfolg durch directe und indirecte Compression behandelt wird. Sodann unterbindet Aubrée die Axillaris „im oberen Theil der Achselhöhle" und nachher, da 7 Tage darauf unter Ausstossung der Ligatur eine Nachblutung entsteht, die Subclavia über dem Schlüsselbein, wodurch er definitive Heilung erzielt.

3) 58jähr. Arbeiter. Fall auf die linke Schulter. Verrenkung des Schultergelenks. Sofortige, schwierige Reposition. In der 3. Woche nach der Verletzung führen Schmerzen im Unter- und Oberarm und Oedem des Handrückens zur Entdeckung eines hühnereigrossen, pulsirenden Tumors in der Achselhöhle. Mächtige Vergrösserung der Geschwulst innerhalb 8 Tagen. Trotz atheromatöser Entartung der Arterien macht Lefeuvre die Unterbindung der Subclavia ausserhalb der Scaleni. Dieselbe ist wegen der Tiefe der Wunde äusserst schwierig. Die Ligatur schneidet sofort durch, so dass nach Durchtrennung des Scalenus anticus die Arterie noch einmal 2 Ctm. oberhalb unterbunden werden muss. Fieber, Frostanfälle. Tod nach 4 Tagen. — Metastatische Abscesse in den Lungen. A. axillaris intact vor dem aneurysmatischen Sack und durch denselben platt gedrückt. Das Aneurysma geht aus von der A. subscapularis, die dicht an ihrem Ursprung zerrissen ist. S.

Pozzi (19) eröffnete unter künstlicher Blutleere ein wallnussgrosses traumatisches Aneurysma des linken Arcus volaris sublimis, das sich in der Folge einer Glassplitterverletzung entwickelte und allen Compressionsversuchen widerstanden hatte. Obschon die Ulnaris, der abführende Zweig des Arcus sublimis und eine seitlich in den aneurysmatischen Sack mündende Arterie unterbunden wurden, entsteht doch nach Lösung des Schnürschlauches aus dem Sacke arterielle Blutung, die sich in den starren Wänden des Sackes durch directe Unterbindung nicht stillen lässt. P. sticht nun eine leicht gebogene dicke Stecknadel durch die blutende Stelle und legt unter diese eine Ligatur, worauf die Blutung steht. Die Spitze der Nadel wird abgekniffen und die Nadel 3 Tage liegen gelassen. P. empfiehlt diese Form der „Acupressur" für ähnliche Fälle, wird aber die Nadel bei kleineren Arterien künftig nur 24 Stunden liegen lassen. S.

Richter (20) hat bei einem Aneurysma der Iliaca ext. die Iliaca comm. mit wenigstens theilweisen Erfolg unterbunden.

Der Pat., ein 30jähr. Kellner, willigte erst dann in die Operation, als das etwa 7 Monate bestehende, kindskopfgrosse Aneurysma der rechten Iliaca ext. zu starkem Oedem des rechten Beines und Zeichen beginnender Gangrän geführt hatte. Unterbindung der rechten Iliaca communis am 19. Februar: Der Schnitt, wegen der Grösse des Tumors auf der linken Seite ausgeführt, 6" lang, begann einen Finger breit unter dem Lig. Poupartii, nach aussen von der Iliaca ext., erstreckte sich nach oben bis eben so weit von der Spin. ant. sup. oss. ilei. Nachdem die Iliaca ext. sin.

freigelegt, konnte der Finger mit Leichtigkeit bis zur Bifurcation der Aorta und der Iliaca comm. d. gelangen. Die Art. wurde etwas mehr als ½ Zoll von der Bifurcation entfernt, mit Seide unterbunden, die Wunde geschlossen. Es folgte kein Fieber, das Aneurysma collabirte, aber die Gangrän der Extremität schritt in den nächsten 2 Tagen bis zum Knie. Am 3. Tage nach der Ligatur Amputation des Oberschenkels. Die grossen Art. waren mit frischem Blutgerinnsel verstopft. Nach Entfernung der elastischen Binde machte eine mehr als capillare Hämorrhagie die Anlegung von 20 bis 30 Ligaturen nothwendig. Die Wunde wurde mit Catgut geschlossen. Aseptische Cautelen. Kein Fieber. Am 9. Tage oberflächliche Gangrän des Stumpfes. Application von Chlorzink. Nach dem 11. Tage üppige Granulationen auf der ganzen Wunde. Am 15. Tage Entleerung einer geringen Quantität Eiter aus einem Abscess zwischen den Bauchmuskeln. Am 23. Tage: Allgemeinbefinden gut, die Heilung erscheint gesichert.

Holmes (21) berichtet über ein Aneurysma ilio-femorale. Compression resultatlos. Unterbindung der Iliaca externa mit der animalischen Ligatur Barwell's (bestehend aus der Media der Aorta eines Rindes) nachdem schon Brand des Unterschenkels eingetreten. Amputation des Unterschenkels, dann des Oberschenkels. Doppelseitige Pleuritis und Thrombose des gesunden Beines. Heilung. V.

v. Puliatychi (22) erläutert einen Fall von Aneurysma der Art. fem. in der linken Schenkelbeuge mit Eröffnung des Hüftgelenkes, welcher auf der von Langenbeck'schen Clinik zur Beobachtung kam.

Der 31 jähr. Pat. zeigte zuerst nur Drüsenschwellung in der linken Leistenbeuge, bald darauf einen pulsirenden Tumor. Als Ursache gab er einen Stoss gegen eine Tischkante an. Er verweigerte die Operation. Während der daraufhin angewandten Digital- und Instrumental-Compression wuchs der Tumor. Unterbindung der Iliaca ext. hatte keinen Einfluss auf das Aneurysma. Operation nach Antyllus. Schlitz in der Femoralis. Unterbindung auch der Profunda. Nachblutung. Bei der Stillung derselben wird eine Eröffnung des Hüftgelenkes durch das Aneurysma entdeckt. Decubitus am Kreuzbein und am Köpfchen der Fibula. Resection des Hüftgelenkes. Gangrän des Beines: hohe Amputation des Oberschenkels; Tod. — Die Gangrän ist wahrscheinlich entstanden durch Thrombose der Vena femoralis, infolge eines Druckes bei der Resection, welche durch die vorhandene Oeffnung hindurch gemacht war. V.

Norton (23) machte bei einem Patienten, welcher beiderseits ein Popliteal-Aneurysma und ein Aneurysma im Scarpa'schen Dreieck rechterseits hatte, die Unterbindung der linken A. femoralis. 4 Wochen nachher erfolgte eine profuse Blutung aus der Operationswunde. Hohe Oberschenkel-Amputation, wobei einige zwanzig Unterbindungen nöthig wurden. Trotzdem erfolgte Nachblutung aus unzähligen kleinen Gefässen, welcher der Kranke erlag. Die Gefässe zeigten Veränderungen „wie bei Syphilis", jedoch hatte der Kranke zwar Schanker, doch keine sonstigen Allgemeinerscheinungen gehabt. V.

Den 20 von Petit (s. Jahresbericht f. 1878, II, S. 371) zusammengestellten Fällen, in denen Aneurysmen nach Reid mit Esmarch'scher Einwickelung und nachfolgender indirecter Compression behandelt wurden, fügt Poinsot (24, 25) 27 weitere Fälle aus der neuesten englischen und americanischen Literatur an und einen 28. eigenen Fall hinzu und knüpft daran eine ausführliche Besprechung des Verfahrens, das er in folgender Weise skizzirt:

Die elastische Binde wird vom Ende des Gliedes ab bis zur Geschwulst, wie zur Erhaltung der künstlichen Blutleere angelegt, über die Geschwulst locker hinweggeführt, dann, nachdem der aneurysmatische Sack durch Senken des Gliedes möglichst stark gefüllt ist, oberhalb desselben wieder ganz fest weiter um das Glied gewickelt und schliesslich mittelst des Schnürschlauches an der Wurzel des Gliedes befestigt. In dieser Weise bleibt die Circulation 1—3 Stunden lang unterbrochen (unter Zuhilfenahme der Anästhesie. R.), sodann wird bei gleichzeitiger Digitalcompression der Hauptarterie der ganze Esmarch'sche Apparat entfernt, und nun noch 2 bis 3 Tage lang die indirecte Compression theils mit dem Finger, theils mit Compressorien ausgeübt, während der Patient mit hochgelagertem Gliede im Bett erhalten wird. Unwesentlich ist es, vor Anlegung der Gummibinde das Glied mit einer Flanellbinde einzuwickeln oder die Gummibinde gleich nach Anlegung des Schnürschlauches wieder zu entfernen, oder sich des Schnürschlauches überhaupt nicht zu bedienen. Die nachträgliche indirecte Compression dagegen ist ein integrirender Theil des Reid'schen Verfahrens. Ist trotz derselben durch eine einmalige Circulationshemmung ein Erfolg nicht erreicht, so muss die Esmarch'sche Einwickelung noch ein 2. Mal angewendet werden. Hat die 2. Einwickelung ebenfalls keinen Erfolg, so scheint auch durch weitere Wiederholungen derselben ein solcher nicht erreichbar. Die Dauer der Einwickelung ist in einem Falle ohne Schaden 4 Stunden lang fortgesetzt worden; dies möchte die äusserste Grenze für eine erlaubte Circulationsstörung sein. Weir, der sie auf nahezu 7 Stunden ausdehnte, verlor wenigstens seinen Patienten 27 Stunden darauf.

Das Reid'sche Verfahren eignet sich vorzüglich für Aneurysmen, die vom Rumpf entfernt an den Extremitäten sitzen; verbunden mit der indirecten Compression der Iliaca communis ist es auch bei 2 Aneurysmen, welche unter oder dicht am Poupart'schen Bande sassen, von Erfolg gewesen, während es sich bei der Behandlung eines Aneurysma der Axillaris ohnmächtig erwies.

Die Statistik von Petit und Poinsot zusammengenommen ergiebt für das Reid'sche Verfahren nach Ausscheidung der nicht zu verwerthenden Fälle 76 pCt. Heilungen. Die traumatischen Aneurysmen wurden alle geheilt, die spontanen (d. h. die nicht traumatischen) zu 68 pCt. In 77 pCt. der Fälle fand die Heilung nach einmaliger elastischer Einwickelung statt. Dass das Arterienatherom bei den Misserfolgen von Bedeutung sei, konnte Poinsot nicht bestätigen. In dem von ihm selbst beobachteten Fall fehlte jede Spur von Atherom. Er ist kurz folgender:

Ein 36j. gesunder Mann empfindet bei einer heftigen Anstrengung einen starken Schmerz im rechten Oberschenkel. 4 Tage darauf bildet sich eine nussgrosse Geschwulst an der Spitze des Scarpa'schen Dreiecks, die schnell wächst und, als Aneurysma erkannt, 8 Wochen nach der Verletzung nach Reid mit künstlicher Blutleere behandelt wird. Dauer der Blutleere 55 Minuten; 1 Ctgrm. Morphium subcutan gegen den Schmerz. Im Anschluss daran 3 Stunden lang indirecte Digital- und Instrumentalcompression. Elf Tage lang indirecte Compression mit Unterbrechung fortgesetzt, ohne genügenden Erfolg. Am 12. Tage 2. Einwickelung in der Narcose 75 Minuten lang. Im Anschluss daran 6 stündige indirecte Compression. Am Tage darauf hören die Pulsationen vorübergehend auf. 6 Tage später eine zweite anscheinende Heilung. Pulsationen kehren wieder und werden wie vorher durch intermittirende indirecte Compression bekämpft. In den nächsten 3 Wochen zwei weitere vorübergehende

Heilungen bei fortgesetzter Compression, die letzte dauert 11 Stunden. Da auch sie nicht von Bestand, wird die Femoralis antiseptisch unterbunden, 8 Ctm. unter dem Poupartschen Bande. Danach schnelle Heilung.

Die von Oersony in die Aneurysmenbehandlung eingeführte intermittirende Ischämie, bei welcher der Esmarch'sche Apparat neben der indirecten Compression täglich für kurze Zeit zur Verwendung kommt, hält P. dem Reid'schen Verfahren gegenüber nicht für empfehlenswerth. S.

Clutton (26) heilte ein Aneurysma der linken Femoralis durch Compression der Arterie oberhalb des Poupart'schen Bandes mittelst eines Tourniquets und Einwickelung des Beines bis zur Geschwulst hinauf mit der Esmarch'schen Binde. Patient starb später infolge Ruptur eines Aneurysma der Aorta. V.

Holmes (27) operirte nach Antyllus ein Femoropopliteal-Aneurysma, welches nicht pulsirte, deshalb verkannt und geöffnet war. Es trat Gangrän des Fusses ein. Amputation im oberen Drittel des Unterschenkels und, da sich die Muskeln weiter ergriffen fanden als die Haut, sofort Exarticulatio genu. Brandigwerden der Lappen, spätere Entfernung des vorstehenden Knochens. Heilung. V.

Buchanan (28), gewarnt durch einen Fall, in welchem nach Ligatur der Iliaca ext. die Pulsation in dem Aneurysma der Femoralis communis wiederkehrte und eine Berstung des Sackes den Tod herbeiführte, verfuhr in einem ähnlichen folgendermassen:

Zuerst Ligatur der Femor. superficialis unterhalb des Sackes, darauf Ligatur der Iliaca externa, endlich Eröffnung des Sackes, wobei es sich herausstellte, dass ausser dem eigentlichen Aneurysma noch durch Berstung des Sackes ein Aneur. spurium vorhanden war, Ablösung seiner hintern Wand und Unterbindung der Fem. profunda. Heilung unter Antiseptik. V.

Hutchinson (29) öffnete ein Popliteal-Aneurysma. Die Blutung, welche trotz Aortencompression sehr erheblich war, wurde durch Einführung eines Gummi-Bougie in die Arterie während der Operation beherrscht. Das Aneurysma war zuvor vergeblich mit der Hunter'schen Ligatur und durch Injectionen behandelt. V.

Derselbe (30) heilte ein Aneurysma dicht unter dem Poupart'schen Bande durch Ligatur der Iliaca externa geheilt. Vier ein halb Jahr später war das Aneurysma wiedergekehrt und er eröffnete den Sack und unterband das zuführende Gefäss, wahrscheinlich die Circumflexa interna, hier regelwidrig von der Femoralis selbst entspringend. Trotz Aortencompression und Abschneiden des rückläufigen Blutstromes durch Einwickelung des Beines mit der Gummibinde blutete das Gefäss beträchtlich. Als provisorische Blutstillung bewährte sich die Einführung eines Gummi-Bougie's in das Lumen. Die V. saphena wurde angerissen und doppelt unterbunden. Heilung.

Hayes (31) unterband die Femoralis superficialis in der Spitze des Scarpa'schen Dreieckes wegen eines Popliteal-Aneurysma. Heilung. V.

Newnham (32) heilte durch Flexion ein hühnereigrosses Popliteal-Aneurysma, welches seit 3 Wochen bestand. V.

Pilkington (33) unterband wegen eines Popliteal-Aneurysma bei einem Neger die Femoralis superficialis in ihrem oberen Drittel. Bei der Operation wurde die Profunda verletzt. Es wurde deshalb die Femoralis communis ligirt und, als die Blutung darauf nicht stand, auch die Femoralis profunda. Heilung. V.

Croft (34) heilte bei einem Syphilitischen ein Popliteal-Aneurysma durch Jodkali, Ruhe und elastische Einwickelung (am Aneurysma unterbrochen). Der Pat. bekam später ein Aneurysma der Innominata und starb 7 Monate nach der Heilung des ersten Aneurysma's. V.

Mac Swinney (35) fand bei einem Manne eine Geschwulst der Wade, nach Trauma entstanden, welche nicht pulsirte, dagegen alle Erscheinungen eines Abscesses bot, welcher im Begriff ist, aufzubrechen. Eine Incision zeigte, dass es sich um ein Aneurysma der Tibialis postica handelte. Die Unterbindung des Gefässes gelang nicht, und da die Tibia sich gänzlich erweicht zeigte, wurde der Unterschenkel nahe unter dem Knie amputirt. Pat. misshandelte im Delirium seinen Stumpf derart, dass er nach wiederholten Nachblutungen 2 Tage nach der Operation starb. V.

Annandale (36) operirte ein Popliteal-Aneurysma, welches 7 Jahr nach der Unterbindung der Femoralis recidivirt war, nach der Methode des Antyllus. Das Aneurysma pulsirte nicht, so dass die Diagnose nicht klar war. Der Nerv lag über der Geschwulst und wurde durch dieselbe gezerrt. Es fand sich bei der Operation ein kleiner aneurysmatischer Sack, der geplatzt war. Die A. poplitaea wurde doppelt unterbunden. Der dazu benutzte Catgutfaden hatte das Gefäss trotz starkem Anziehen nicht verschlossen, es erfolgte eine Blutung aus dem peripherischen Ende. Ein zweiter Catgutfaden versagte gleichfalls und es wurde deshalb ein Seidenfaden genommen, welcher die Blutung stillte. Heilung. V.

II. Andere Krankheiten und Verletzungen der Gefässe.

(Vergl. „Wundbehandlung".)

1) **Kirmisson**, De l'anémie consécutive aux hémorrhagies traumatiques. 8. Paris. — 2) **Tauflieb**, Léon, Etude sur les hémorrhagies internes consécutives à la ponction de quelques cavités closes. Thèse de Paris. 1879. — 3) **Doegehold**, Ueber Arrosion grösserer Gefässstämme in acuten und Congestions-Abscessen. Berl. clin. Wochenschr. No. 33. — 4) **Caule**, Gustave, Des blessures des artères athéromateuses. Thèse de Paris. 1879. — 5) **Zigliara**, François, Recherches sur l'hémostase par l'élévation des membres combinée avec la compression. Thèse de Paris. 1879. (Das Verfahren wird, besonders für arterielle Wunden der Hand und des Unterarmes, empfohlen. — S.) — 6) **Stoull**, Médard, Essai historique et critique sur l'hémostase chirurgicale. Thèse de Paris. 1879. (Nichts Neues. Verf. erwähnt nicht die antiseptische Ligatur, und scheint auch die zur Verhinderung der Blutung nach Lösung der Constriction angegebenen Modificationen des Es-

march'schen Verfahrens nicht zu kennen. — S.) — 7) Decaye, Paul Charles, Des plaies artérielles par écrasement sans lésions des téguments. Thèse de Paris. 1879. — 8) Zenker, Ein Verfahren, die Arteria brachialis zu comprimiren. Berliner clin. Wochenschr. No. 42. — 9) Weil, Ueber die Unterbindung grosser Gefässstämme in der Continuität. Prager med. Wochenschr. No. 13, 14, 15, 16, 17. — 10) Kraske, Schussverletzung der A. und V. cruralis oberhalb der Vasa profunda. Unterbindung beider Gefässe. Gangrän des Beines. Tod. Centralbl. für Chir. No. 43. — 11) Boeckel, Eugène, De l'emploi du catgut pour les ligatures d'artères dans la continuité. Gaz. hebdom. de méd. et de chirurg. No. 9 u. 10. — 12) Lo Grasso, S., Due casi di ligatura della carotide primitiva. Gazz. clin. di Palermo. 1879. Fasc. X—XII. (1. Messerstich in den Hals, gleichzeitige Verletzung der Carotis comm. und der Trachea an der linken Seite, nicht-antiseptische Unterbindung, Fieber, Eiterung, nachträgliche Hämorrhagie, Tod durch Sepsis. 2. Gleiche Verwundung an derselben Stelle, Unterbindung ohne antiseptische Cautelen, aber am nächsten Tage „la prima medicatura col metodo di Lister". Ebenfalls tödtlicher Ausgang. — W.) — 13) Attilio, P., Storia d'una ferita della carotide e della giugulare nel lato sinistro prodotta da arma tagliente e guarita colla sola compressione. Il Raccoglit. med. 30. Gennajo. (Pat., mit einem Taschenmesser in die linke Halsseite gestochen, hatte einen so grossen Blutverlust erlitten, dass die Unterbindung der Carotis nicht möglich schien und einstweilen durch eine Compressivvorrichtung ersetzt wurde. Unter derselben hatte am nächsten Tage die Heilung der Wunde solche Fortschritte gemacht, dass man mittelst eines an den Wundrändern befestigten Holzcylinders weiter comprimirte und dadurch in ca. 7 Tagen vollkommene Heilung erzielte. — W.) — 14) Demons, Albert, Observation de ligature des deux carotides. Bull. de la soc. de chir. No. 6. — 15) Bowcock, Successful ligation of the subclavian artery in the subclavicular triangle, for wound of the axillary. Philad. med. and surg. report. Febr. 14. Vol. XLII. No. 7. (Stichverletzung an der vorderen Seite der linken Schulter. B. stillte, da er ohne Assistenz war, zuerst die Blutung provisorisch durch Liq. ferr. sesquichl., dann unterband er, nachdem Assistenz angekommen, die Axillaris unterhalb der Clavicula. Im Verlaufe der Heilung trat ein Erysipelas hinzu, das 5 Tage dauerte. Am 18. Tage stiess sich die Lig. ab.) — 16) Farabeuf, Sur la ligature de l'artère axillaire au-dessous de la clavicule. Bull. de la soc. de chir. 6. Octb., 13 Octb. — 17) Delattre, Léon, De la compression dans les hémorrhagies traumatiques de la paume de la main. Thèse de Paris. — 18) Fourrier, Du traitement des plaies de la main par le froid et la position. Bull. gén. de thér. 30 Mai. (Sehr hartnäckige Nachblutungen aus der rechten ulnaren Daumenarterie, welche gelegentlich der queren Eröffnung eines Panaritium durchtrennt worden. Vergebliche Unterbindungen erst der Radialis, später der Ulnaris. Endgiltige Beseitigung der Blutung durch 6 Tage lang fortgesetzte Erhebung des Armes bei offener Wunde im kalten Zimmer. — S.) — 19) Desprès, Armand, Du traitement de quelques blessures des artères de la main par la compression, la position et le repos au lit. Ibid. 30 Janv. — 20) Fleury, Quelques considérations sur les ligatures des artères et en particulier, sur celle de l'artère tibiale antérieure. Bull. de la soc. de chir. No. 6. — 21) Petit, R., Sur les varices du membre supérieur. L'union méd. No. 24, 27, 31, 46 u. 48. — 22) Fournot, J., Considérations sur les varices du membre supérieur. Thèse de Paris. 1879. — 23) Thomson, Case of extensive varix. Dubl. journ. of med. sc. April. — 24) Fatin, O., Considérations sur le traitement des varices. Thèse de Paris. (Empfiehlt Injectionen von Eisenchloridlösung in die Varicen als ungefährlich und perivenöse Injectionen von Alcohol oder Eisenchloridlösung gegen variköse Geschwülste, die Gerinnsel enthalten. — S.) — 25) Chabert, George, Des varices des membres inférieurs, de leur traitement et particulièrement des injections périveineuses. Thèse de Paris. 1879. (Kommt zu den gleichen Schlüssen wie Fatin. — S.) — 26) Lagarrigue, Eugène, Contribution à l'étude du traitement des tumeurs variqueuses par injections coagulantes. Thèse de Paris. (Extravenöse Einspritzungen von Alcohol sind unsicher gegen die Venenerweiterungen der Beine, haben bei Varicocele und Hämorrhoidalknoten befriedigende Erfolge. Ebenso wirksam sind intravenöse Einspritzungen von Eisenchloridlösung. — S.) — 27) Lüttemüller, Ueber Venenexcisionen bei Unterschenkelgeschwüren. Inaugur.-Dissert. Berlin. — 28) Vance, The painless cure of internal hemorrhoids. Philad. med. and surg. rep. May 8. — 29) Hodenhamer, W., The ligation of hemorrhoidal tumors. New-York med. rec. Aug. 7. — 30) Pollock, Observations on the treatment of haemorrhoids by „crushing". Lancet. July 8. — 31) Smith, Clinical remarks on the use of the clamp and cautery in the treatment of haemorrhoids and prolapsus. Ibid. March 13. — 32) Blackwood, Treatment of haemorrhoids by injection. New-York med. record. Octb. 2. — 33) Negretto, Ang., Contribuzione allo studio delle varici degli arti inferiori. Annali univ. di med. e chir. Vol. 253. fasc. 757. Luglio. (Nach einer weitschweifigen Zusammenstellung des über Unterschenkelvaricen Bekannten empfiehlt N., auf Grund von 7 mitgetheilten Beobachtungen, zur Heilung derselben intravenöse Injectionen von Chloralhydrat 0,5 mehrere Male in einer Lösung von 1:3. — W.) — 34) Gray, Phlebitis of the lower extremities a secondary complication of injuries of the head. Medic. press and circ. Febr. 25. — 35) Levrat, Des embolies veineuses d'origine traumatique. 8. Paris.

Taufflieb (2) bespricht die nach Punction des Thorax, des Abdomen, der Ovarialcysten und der Kropfcysten beobachteten Blutungen, ohne neue Gesichtspunkte zu bringen, und theilt dabei folgende noch nicht veröffentlichte Fälle mit:

1) 34jähr., mit Klappenfehler behafteter Goldschmied, wegen Ascites punctirt: Entleerung von 15 Liter einer serösen Flüssigkeit. Zwei Monat später 2. Punction: nachdem etwa 10 Liter abgeflossen sind, wird die Flüssigkeit röthlich, dann blutroth und rein blutig. Die Canüle wird entfernt, auf den Leib ein Druckverband gelegt, doch schon nach 3 Stunden erfolgt der Tod. Obduction verweigert (Tillaux). 2) Herzkranke Weinhändlerin, wegen Ascites punctirt: 25 Liter einer citronengelben Flüssigkeit sind ausgeflossen, da färbt sich die Flüssigkeit und bald fliesst reines Blut aus. Canüle entfernt. Die bedrohlichen Symptome gehen glücklich vorüber (Millard). 3) Frau von 40 Jahren wegen multiloculärer Ovarialcyste im September 1874 von Koeberle punctirt. 27. April 1875 neue Punction auf der rechten Bauchseite. 8 Liter einer klaren Flüssigkeit sind ausgeflossen, als dieselbe blutig wird. Obschon reines Blut ausfliesst, wird Lugol'sche Lösung eingespritzt. Nachdem diese Flüssigkeit 10 Minuten in der Cyste verweilt hat, wird sie wieder entfernt. Die Cyste füllt sich zusehends wieder. Zeichen einer inneren Verblutung. Tod 3 Stunden nach der Operation (Dauplez). 4) Frau mit Kropfcyste des Isthmus. Tillaux punctirt dieselbe: Entleerung einer schwarzbraunen Flüssigkeit. Heftige Blutung, welche die Cyste über ihren früheren Umfang ausdehnt und in eine Blutcyste umwandelt. S.

Hoegebold (3) bringt einige Fälle von tödtlichen Blutungen aus chirurgisch geöffneten kalten Abscessen infolge von Arrosion grösserer Gefässstämme.

Diese Blutungen entstehen durch Aufhebung des bisher vorhandenen Druckes oder durch „brüskes" Berühren der morschen Gefässwand mit dem explorirenden Finger oder Instrument. Man lasse den Eiter langsam aus kleiner Oeffnung ohne Druck und nicht sofort gänzlich abfliessen, weitere Massnahmen verspare man auf spätere Zeit, wo man Aussicht hat, dass reparatorische Vorgänge das Gefässrohr widerstandsfähiger gemacht haben. V.

Decaye (7) theilt folgenden Fall aus der Stellen von Nicaise mit:

Ein 30jähriger gesunder Mann wird von einem schwer beladenen Karren über den rechten Oberschenkel gefahren; gleich darauf schwillt das Bein beträchtlich an und wird bis zu den Zehen herab gefühllos. Weder an der Dorsalis pedis, noch an der Tibialis postica ist der Puls zu fühlen. In der Annahme, dass es sich um Zerreissung der Femoralis mit diffusem Bluterguss in den Oberschenkel handle, wird die Amputation vorgeschlagen und, nachdem diese zurückgewiesen, die A. femoralis unter dem Poupart'schen Bande unterbunden. Nach 17 Tagen werden die brandigen Weichtheile abgetragen und das Knie exarticulirt. Die Untersuchung ergiebt: Abwesenheit jeder Spur eines Blutergusses, die A. und V. femoralis sind in der Ausdehnung von 10 Ctm. in einen festen Strang verwandelt, in welchem nirgends mehr eine Gefässlichtung zu erkennen ist. Es hat demnach durch die Last ohne Verletzung der Hautdecken oder des Knochens eine vollständige Zermalmung der zu- und abführenden Hauptgefässe stattgefunden. Nachdem der Pat. sich weiter gekräftigt hat, wird der Oberschenkelknochen abgesetzt. Heilung. S.

Zenker (8) theilt ein Verfahren, die A. brachialis zu comprimiren, mit, welches er „Costal-Compression" oder genauer „Humero-costal Compression" der A. brachialis nennt. Hält man den Oberarm in der Axillarlinie, den Ellenbogen gebeugt, den Vorderarm supinirt, so genügt ein verhältnissmässig leichter Druck gegen den Condylus externus, um den Radialpuls verschwinden zu machen. Lehnt man sich mit der zu comprimirenden Seite gegen eine Wand, oder legt man sich auf den in oben angegebener Stellung befindlichen Oberarm, so tritt derselbe Effect ein. V.

Weil (9) veröffentlicht eine längere Reihe von Beobachtungen über Unterbindung grosser Gefässstämme, welche wir nicht alle im Auszuge wiedergeben können. Von besonderem Interesse ist ein Fall von gleichzeitiger Unterbindung der Arteria und Vena femoralis communis, aus denen bei der Operation eines Sarcoms der rechten Inguinalgegend 5 Ctm. lange Stücke excidirt werden mussten. Am nächsten Tage beginnende Gangrän der Zehen, welche mit Eintritt von Septichämie rascher fortschritt. Tod. Verf. führt Beobachtungen aus der Literatur an, aus denen hervorgeht, dass die Lehre von Braune, nach welcher die Unterbindung der V. femoralis communis Gangrän des Beines zur Folge haben müsste, nicht für alle Fälle zutrifft. Auch für seinen Fall ist sie nicht gültig, da 24 Stunden lang die Circulation im Gange war und erst nach Schwächung des Herzens durch das septische Gift der Kreislauf stockte. — Ueber die Unterbindung der A. und V. fem. in ihrem weiteren Verlaufe hat er drei Beobachtungen, worunter zweimal infolge Verletzung bei Necrotomie, einmal wegen Aneurysma arterioso-venosum. Auf Application concentrirter Chlorzinklösung auf die grossen Halsgefässe, welche in carcinöse Drüsenpackete eingeschlossen waren, erfolgte ausgedehnte Thrombose und Embolie. V.

Kraske (10) berichtet über einen Pistolenschuss dicht unter der Inguinalfalte. Arteria ganz, Vene zur Hälfte ihres Umfanges getrennt. Die Venenwunde konnte nicht sofort gefunden werden. Eine periphere Unterbindung hemmte die Blutung nicht, darum Ligatur oberhalb des Poupart'schen Bandes. Gangrän des Unterschenkels. Während der Kreislauf in der Haut des Oberschenkels sich wiederherstellte, necrotisirten die Muskeln an der Vorder- und Innenseite bis zur Wunde, hinten bis zur Mitte des Oberschenkels. Tod. — Der Fall spricht für die Lehre Braune's. — Bei Exstirpation langsam gewachsener Geschwülste hat die Unterbindung der Vene nicht zur Gangrän geführt. Es müssen sich dabei in Folge der allmäligen Compression des Hauptgefässes Collateralen ausgebildet haben. — Die Unterbindung der Arterie beeinflusst die Circulation nach Ligatur der Vene günstig, dagegen stillt dieselbe nicht (wie v. Langenbeck angab und Ref. sofort bestritt) die Blutung aus der zugehörigen Vene. — Bemerkenswerth ist die isolirte Nekrose der Muskeln. Sie zeigt, dass letztere ein ziemlich unabhängiges Gefässsystem besitzen. V.

Boeckel (11) giebt dem Catgut, wenn dasselbe aus sicherer Quelle bezogen werden kann, vor anderem Unterbindungsmaterial, besonders Seide, den Vorzug. Man darf nicht unterlassen, den Catgutfaden vor dem Gebrauch mit einem Leinwandläppchen abzutrocknen und in 5procent. wässrige Carbolsäurelösung einzutauchen, stets ist der chirurgische Knoten anzuwenden. Vf. führte 8 mal Unterbindungen grösserer Arterien in der Continuität streng antiseptisch mit Catgut No. 2 aus und erzielte in jedem Falle festen Verschluss der Wunde in 3—4 Tagen. In einem Fall von Ligatur der Art. brachialis wurde der Patient schon 3 Tage nach der Operation entlassen. Ein 79jähriger Mann konnte bereits 10 Tage nach Unterbindung der Femoralis das Bett verlassen. Die antiseptische Catgutligatur ist für den Patienten kaum beschwerlicher als die Digitalcompression. Die Bemühungen, das Catgut durch etwas Anderes zu ersetzen, hält B. für überflüssig, da die Catgutligatur, obschon sie nach wenigen Tagen aufgesogen wird, doch einen dauerhaften Verschluss des Gefässes bewirkt. Von B.'s 8 Fällen sind die folgenden noch nicht veröffentlicht:

1) 55jähr. Weinbauer. Aneurysma der A. axillaris dextra, welches sich innerhalb dreier Jahre entwickelt hat, und sich darstellt als ein derber, eigrosser Tumor in der Achselhöhle und eine mehr diffuse, weichere Geschwulst von 10 Ctm. Breite unter der Clavicula, mit einem Fortsatz in die Supraclaviculargrube bis auf 2 Ctm. an die Scaleni heran. Am 11. Juni 1879 Unterbindung der Subclavia beim Austritt aus den Scalenis unter Carbolspray mit Catgut No. 2. Wunde mit Carbolwasser ausgewaschen, durch Metallnähte geschlossen, nachdem ein kleines Drainrohr eingelegt.

Carbolgazeverband. 13. Juni Verbandwechsel, Drain entfernt. 15. Juni Nähte entfernt. 3. Juli geheilt entlassen. Von dem Aneurysma bleibt nur eine kleine, harte Geschwulst tief in der Achselhöhle, die Regio infraclavicularis fühlt sich noch etwas härter an als links. Puls rechts nicht fühlbar.

2) 79jähr. Mann. Apfelgrosses Aneurysma der rechten A. poplitea in 3 Monaten entstanden. 3 Tage lang fortgesetzter Fingerdruck wird nicht ertragen, ebensowenig die in den nächsten 3 Tagen angewendete forcirte Beugung. Am 17. October 1789 antiseptische Unterbindung der Femoralis in der Mitte des Oberschenkels wie bei No. 1, kein Drain. Wundverschluss durch Nadeln und 1 Metallnaht. Erfolgreiche Anwendung centripetaler Massage gegen wiederholte Kreislaufstörungen jenseit der Unterbindung. 19. Oct. Verbandwechsel; Nadeln entfernt. 23. October 3. und letzter Verband, Metallnaht entfernt. 27. October, Pat. steht auf. Er wird am 6. Nov. geheilt entlassen; das Aneurysma hat die Grösse einer Apricose, ist fest und pulsirt nicht. S.

Einem Pat., welcher sich mit einem Revolver in den rechten äusseren Gehörgang geschossen, unterband Demons (14), wegen wiederholter, heftiger Nachblutungen, die Carotis communis dextra. Keine Störungen, weder im Gebiete der Motilität, noch der Sensibilität, noch der Intelligenz, aber drei heftige Nachblutungen, so dass D. sich genöthigt sieht, 7 Tage nach der ersten Unterbindung auch noch die linke Carotis communis zu unterbinden. Der Pat. zeigt danach nur eine gewisse Stumpfheit, aber keinerlei Innervationsstörungen, ist jedoch sehr schwach und stirbt 15 Stunden nach der Operation. S.

Wegen der Gefahren und Schwierigkeiten der Unterbindung der Art. axillaris in der Achselhöhle „inmitten der zahlreichen Gefässabzweigungen zu Schulter und Thorax", empfiehlt Farabeuf (16) die Unterbindung der Arterie unter dem Schlüsselbein. Der Patient soll mit der kranken Schulter hohl liegen, damit diese möglichst nach hinten und oben gedrängt und das Gefässbündel in der Unterschlüsselbeingrube möglichst der Haut genähert werden kann. Der Schnitt verläuft dem Schlüsselbein entlang und 1 Ctm. tiefer, erreicht jedoch nicht den Proc. coracoideus. Er dringt durch Haut und Platysma, trennt den Pectoralis major hart am Schlüsselbein ab und öffnet die Fascie des Subclavius. Durch das hintere Blatt dieser Fascie ist die Arterie zu fühlen und wird mit stumpfen Instrumenten so weit nöthig frei gemacht. F. legt ein Hauptgewicht darauf, sich fern vom oberen inneren Rande des Pectoralis minor zu halten, um oberhalb der Einmündungsstelle der V. cephalica zu bleiben. In der hierauf folgenden Debatte der pariser chirurg. Gesellschaft sprechen sich Sée und Verneuil dahin aus, dass die antiseptische Chirurgie es gleichgültig mache, ob man in der Nähe oder fern von Seitenästen unterbinde, während Desprès den alten Grundsatz, sich möglichst fern von den Abzweigungen zu halten, auch heute noch für richtig erkennt. Er zieht der Unterbindung unter dem Schlüsselbein die beim Austritt aus den Scalenis vor, weil nach dieser weit seltener Gangrän einträte. Tillaux will ebenfalls, um die Seitenäste zu vermeiden, nahe am Schlüsselbein unterbinden, für ihn ist aber der obere Rand des Pectoralis minor der Wegweiser, er beginnt deshalb seinen Schnitt am Pr. coracoideus und hält es für unbedenklich, die V. cephalica, wenn man ihr begegnet, zwischen zwei Ligaturen zu durchschneiden. S.

Delattre (17) kommt zu dem Schlusse, dass die gleichzeitig direct und indirect ausgeführte Compression, unterstützt durch Hochlagerung oder kühles Localbad, eins der besten Blutstillungsmittel bei arteriellen Blutungen des Handtellers sei. Er fügt zwei noch nicht veröffentlichte Fälle von Verletzung des Arcus volaris profundus bei, die durch die Compression geheilt wurden. In dem einen derselben entwickelte sich eine Lymphgefäss-Entzündung und eine langwierige Abscedirung an der Stelle, an welcher die indirecte Compression der A. radialis mittelst eines Korkes ausgeübt worden war. S.

Desprès (19) theilt zwei Fälle von Verletzung des Arcus volaris sublimis durch Glassplitter mit, welche, der eine 14, der andere 8 Tage nach der Verletzung ins Hospital kamen, nachdem durch wiederholte Versuche, direct zu comprimiren, ein bleibender Erfolg nicht erzielt worden war. D. beschränkte sich trotzdem in beiden Fällen auf die Compression, legte aber die Patienten 17 Tage lang ins Bett mit in erhobener Stellung fixirtem Arm (der Oberarm rechtwinklig gegen den Rumpf, der Unterarm rechtwinklig gegen den Oberarm auf Kissen gelagert), und erzielte dadurch Heilung. D. legt grosses Gewicht auf die Bettruhe bei derartigen Verletzungen, weil dadurch die stärksten Menschen in wenigen Tagen entkräftet würden, und glaubt, dass die so erzeugte „Bettanämie" in den vorliegenden Fällen die Compression auf das Wirksamste unterstützt habe. Wenn er auch im Allgemeinen für die Unterbindung der verletzten Arterie in der Wunde selbst ist, so räth er doch, bei kleiner Hautwunde und voraussichtlich auch kleiner Gefässwunde, zunächst die Compression mit Bettruhe und Hochlagerung zu versuchen. S.

Fleury (20) unterband einem Knaben, der sich drei Wochen vorher die Dorsalis pedis durchschnitten hatte, wegen traumatischen Aneurysmas die A. tibialis antica im unteren Viertel. Nach 2 Tagen Pulsationen im Aneurysma wieder ebenso stark als vor der Unterbindung. F. schickt sich an, die Pediaea zu unterbinden, als er durch eine am 5. Tage entstehende Nachblutung aus der Unterbindungswunde der Tibialis zur Ligatur der Femoralis gezwungen wird. Heftige Eiterung im Bereich der Strecksehnen der Zehen, deren Leistungsfähigkeit in Frage gestellt wird. Die aus der Wunde vorspringende Sehne des Tibialis anticus wird brandig. F. verwirft auf Grund dieser Erfahrung die Unterbindung der A. tibialis antica im unteren Viertel vollständig (!) und stellt die Regel auf, man solle, sobald auf dem Fussrücken oder der Fusssohle irgend ein Gefäss blute, sofort die Femoralis im Scarpa'schen Dreieck unterbinden. Desprès hebt dagegen hervor, dass man heut zu Tage die Arterien in der Wunde selbst oder dicht dabei zu unterbinden pflege, und dass man sich sehr wohl dabei befinde. S.

Petit (21) kommt in seiner Arbeit über die

Venenerweiterungen an der oberen Extremität zu folgenden Schlüssen:

Die an sich seltenen Varicositäten an den oberen Gliedmaassen sind häufiger beobachtet worden, als man gemeiniglich annimmt. Meist entstehen sie spontan, sie haben dann eine Neigung zu wachsen, besonders nach der Pubertät, und sich auf die Haut wie auf die Muskeln zu verbreiten. Daraus entwickelt sich eine ausgeprägte functionelle Schwäche. Ausser der Muskelkraft sind auch die Hautwärme und die Sensibilität herabgesetzt. Die traumatischen Varicen sind meist begrenzt und nicht zur weiteren Verbreitung geneigt. — Es ist weder eine Heilung constatirt, noch ein tödtlicher Ausgang. — Die Palliativbehandlung besteht im Anlegen einer Druckbinde; Heilung kann durch Einspritzungen von Eisenchlorid angestrebt werden.
S.

Nach **Fournot** (22) sind die **Varicositäten der oberen Extremität** häufig angeboren und haben die Neigung, die angrenzenden Gewebe cavernös umzuformen. Der von F. auf der Clinik von **Verneuil** beobachtete Fall ist folgender:

Mann von 34 Jahren. Sehr ausgedehnte Varicositäten im gesammten Gebiet der sehr stark und zahlreich entwickelten Hautvenen der rechten Oberextremität von den Fingern bis zur Achselhöhle, übergreifend auf Thorax und Hals, wo sie allmälig schwächer ausgeprägt, an der Mittellinie des Körpers ganz verschwinden, ebenso schwinden sie unterhalb der rechten Brustwarze. Bei starker Fülle des Venennetzes empfindet der Pat. eine Art Lähmung und Schmerzen, die ihn arbeitsunfähig machen. Die Hautwärme, die Muskelkraft und die Electricitätsempfindung sind subnormal, sie sinken mit der stärkeren Füllung der Varicen. Die Varicositäten scheinen angeboren zu sein, haben sich aber erst stärker entwickelt und sind lästig geworden, als Pat. mit dem 12. Lebensjahre anfing, schwere Feldarbeit zu verrichten. Pat. bekommt einen elastischen Aermel.
S.

Thomson (23) beschreibt einen Fall von ausgedehnten **Varicositäten** an beiden Beinen und dem Bauche, wahrscheinlich durch **Verschluss der V. cava** unterhalb der Nierengefässe bedingt. Ursache dunkel. Patient will ziemlich plötzlich mit Schmerzen im Rücken und Schwäche erkrankt sein, worauf Anschwellung der Beine und allmälig die Varicen auftraten.
V.

Lütkemüller (27) bespricht das auf der **Starke**schen Abtheilung in der **Charité** geübte Verfahren, durch Beseitigung der über einem Ulcus cruris vorhandenen **Varicen**, welche Blutstauung im Geschwür bedingend, ein Hinderniss der Heilung abgeben, letztere herbei zu führen. Dies geschieht durch Excision von Stücken aus der betreffenden Vene.

Nach **Vance's** (28) Angabe hat **Bodenhamer** (New-York) nachgewiesen, dass die Spitzen der **inneren Hämorrhoidalknoten** gefühllos sind. Darauf hin räth er zur schmerzlosen Cur derselben durch diese ihre gefühllose Spitze eine Ligatur zu legen, nachdem man durch heisse Wasserclystiere einen Prolaps hervorgerufen hat. Die Ligatur bewirkt, wie ein Haarseil, ein Geschwür, worauf die Knoten schrumpfen.
V.

Bodenhamer (29) hat im Laufe der letzten 2 Jahre 5 Patienten zu Gesicht bekommen, bei denen nach **Carbolsäureinjectionen**, wie sie in America von Quacksalbern vielfach gegen **Hämorrhoidalknoten** angewendet werden, Fisteln, Fissuren und Abscesse entstanden waren; wenn er auch nicht die Möglichkeit bestreiten will, durch derartige Injectionen Hämorrhoidaltumoren zum Schwinden zu bringen, so glaubt er doch bei der Sicherheit und Gefahrlosigkeit der Ligatur, besonders seiner „verbesserten" Methode, derselben stets den Vorzug geben zu müssen. Eine kurze Beschreibung dieser verbesserten Methode ist vielleicht gerechtfertigt, da B. dabei mit ungemeiner Sorgsamkeit und Genauigkeit vorgeht, weder Zeit noch Mühe sparend.

Der Hämorrhoidalknoten wird nie mit Zange oder Haken hervorgezogen, um nicht einen Theil normaler Schleimhaut in die Ligatur zu fassen, die Patienten drängen den Tumor selbst hervor, mit oder ohne Hülfe von Evacuantien; gelingt es nicht, den Knoten zu Gesicht zu bekommen, so führt B. ein zweiblätteriges Speculum ein, zwischen dessen Branchen die Ligatur mit passenden Instrumenten angelegt werden kann. Selten unterbindet B. mehr als einen Tumor auf einmal, er benutzt stets weiche, fast ungedrehte sogen. Flossseide, wie sie auch von den Zahnärzten angewendet wird, zieht die Ligatur nur gerade so fest an, dass die Circulation vor derselben aufhört. Es wird nicht der ganze Knoten abgebunden, ein kleiner Rest kann stehen bleiben, derselbe schwindet später von selbst. Grössere Knoten werden in verschiedenen Theilen abgebunden, eine gebogene Nadel mit doppeltem Faden wird etwas oberhalb der Basis des Tumors durchgeführt, wenn erforderlich, an einer anderen Stelle wieder zurück, jede Ligatur für sich geknüpft. Haut oder muco-cutanes Gewebe über dem Tumor wird dort, wo die Ligatur liegen soll, durchschnitten, wodurch die Ligatur weniger schmerzhaft wird. In manchen Fällen, wenn die Patienten die Durchtrennung der Haut nicht zulassen, unterbindet B. subcutan. Bei inneren Knoten, weichem und saftigem Gewebe wendet B. mitunter die „temporäre" Ligatur an, dieselbe bleibt 15—20 Min. liegen, wird dann entfernt. Nach 5—8 Tagen ist der Tumor verschwunden. Gereizte und entzündete Knoten dürfen nicht unterbunden werden, zuerst ist die Entzündung zu bekämpfen.

Pollock (30) klemmt die Basis der **Hämorrhoidalknoten** in besondere Zangen ein, welche, mittelst Schraube geschlossen, eine gewaltige Quetschung der gefassten Gewebe ermöglichen. Ueber der gequetschten Linie werden die Knoten abgetragen. Die Zange bleibt $\frac{1}{2}$—1 Minute liegen. Sehr selten ist noch ein Gefäss zu unterbinden. Die Schmerzen nach der Operation sind gering.
V.

Smith (31) operirt **Hämorrhoidalknoten** und Prolapsus ani in der Weise, dass er den zu entfernenden Theil in eine Klammer fasst, mit der Scheere abträgt und die Wundfläche mit dem Glüheisen cauterisirt.

Blackwood (32) behandelt die **Hämorrhoidalknoten** mit Injection von concentrirter **Carbolsäure**.

Zu crystallisirter Carbolsäure wird nur soviel Glyerin (wenige Tropfen) zugemischt, dass sie sterilisirt. Davon werden in das Centrum des Tumors mittelst einer Pravaz'schen Spritze 3—6 Tropfen injicirt, nachdem die Umgebung eingeölt ist, um Anätzungen zu vermeiden. Der nachfolgende, meist unbedeutende Schmerz wird durch Morphiuminjection gelindert, Fieber mit Aconit und Chinin behandelt. Die Knoten schrumpfen. V.

Gray (34) beobachtete in 2 Fällen von Kopfverletzung (1. Basisbruch mit Blutung aus dem Ohre, 2. schwere Weichtheilwunde mit Commotio cerebri), $4\frac{1}{2}$ bezw. 3 Wochen nach dem Unfalle das Auftreten von Phlebitis der unteren Extremitäten. V.

[Lidén, H., Underbindning af A. carotis sin. för blödning efter kiotomi. Hygiea. p. 356.

Wegen Hypertrophie entfernte L. die Tonsillen mittelst Hakenzange und Messer. Die Blutung, die anfangs unbedeutend war, nahm nach und nach zu, obwohl kaltes Wasser und Aufpinseln von Chloretum ferricum angewendet wurde. Als die Blutung, die ganz parenchymatös war, immer zunahm und die Kräfte der Patientin sehr abnahmen, wurde 3 Stunden später die Unterbindung der Carotis communis vorgenommen. Die Blutung hörte jetzt auf. Pat. genas. Die Ligatur wurde erst nach 3 Monaten entfernt. Pat. war schwächlich, chlorotisch, litt an Herzklopfen und hatte oft eine starke Pulsation an der linken Seite des Halses gefühlt. In der Familie war kein Fall von Hämophilie bekannt. Verf. meint, dass bei der Exstirpation ein Angiom lädirt worden ist.

P. Hauch Panum (Kopenhagen).

1) Maisonade, A., Herida de la A. axilar, ligatura de la subclavia, Curacion. Inrado médico-farmaceutico. Madrid. No. 21 u. 22. (Verletzung der Axillaris, Unterbindung der Subclavia, Heilung.) — 2) Derselbe, Herida de la A. axilar; ligatura de la Subclavia, Curacion. El siglo médico. No. 1399. (Stichwunde der r. Axill.; vollständige Trennung, starke Retraction der Enden, Unmöglichkeit, dieselben in der Wunde aufzufinden. Unterbindung der Subclavia ausserhalb der Scaleni. Heilung.) — 3) Bogero, F., Aneurisma traumático de la axilar derecha etc. Cronica medico-quirurgica de la Habana No. 3. (Traumatisches [Dolchstich] Aneurysma der r. Axillaris. Versuch, die Subclavia ausserhalb der Scaleni zu unterbinden, 24 Tage nach der Verletzung, misslang. Blutungen, Tetanie. Tod des 20j. Mannes 17 Stunden nach der Operation. Warum die Arterie nicht gefunden werden konnte, wird durch die Autopsie nicht aufgeklärt.)

Semeleder (Mexico).]

III. Krankheiten der Nerven.

1) Fürst, C., Ueber partielle Facialislähmungen nach Exstirpation sub- und retromaxillarer Lymphome. Arch. f. clin. Chir. Bd. XXV. 2. Hft. S. 243—255. — 2) Lücke, Entfernung des N. vagus mit einer Halsgeschwulst. Heilung. Centralbl. f. Chir. No. 36. — 3) Lawrie, Gunshot wound of the median nerve. Lancet. Oct. 9. — 4) v. Langenbeck, Ueber Nervennaht mit Vorstellung eines Falles von secundärer Naht des N. radialis. Berl. clin. Wochenschr. No. 8. — 5) Kraussold, Ueber Nerven- und Sehnennaht. Centralbl. f. Chir. No. 47. — 6) Wolberg, Nadel zur Nervennaht. Ebendas. No. 44. — 7) Gluck, Th., Ueber Neuroplastik auf dem Wege der Transplantation. (Vortrag, gehalten am 2. Sitzungstage des IX. Congr. d. Deutschen Ges. f. Chir.) Arch. f. clin. Chir. Bd. XV. 3. Hft. S. 606—617. — 8) Sirena, S., Ricerche sperimentale sulla riproduzione dei nervi. Il Morgagni, Agosto. (Auf Grund noch nicht mitgetheilter Experimente und Untersuchungen kam S. zu einigen Auffassungen bezüglich der feineren microscopischen Vorgänge bei der Nerven-Regeneration, die von dem bisher bekannten abweichen, ohne genauere Mittheilungen und Abbildungen indess weder verständlich, noch mit anderen vergleichbar sind. W.) — 9) Arezon, Jean-Charles, De quelques phénomènes consécutifs aux contusions des troncs nerveux du bras et à des lésions diverses des branches nerveuses digitales. Thèse de Paris 1879. — 10) Bouilly, G., De la contusion du nerf sciatique et de ses conséquences. Arch. génér. de médecine. — 11) Weinlechner, Chirurgische Mittheilungen aus der I. chir. Abth. d. k. k. Rudolf-Stiftung. Wiener med. Blätter. No. 48. — 12) Heath, Ch., Tetanus following injury to the hand-nerve, stretching, death. Med. Times and Gaz. Oct. 23. p. 484. — 13) Laborde, Altérations de l'oeil determinées expérimentalement par une section partielle du nerf trijumeau, dans l'intérieur du crâne, à l'aide d'un procédé nouveau. — 14) Nicaise, Hypertrophie collatérale partielle du membre supérieur; ostéophytes du coude; paralysie des rameaux cutanés du musculo-cutané, du radial et du médian. Bull. de la Société de Chir. Séance du 3 mars. (Neben den im Titel angegebenen Sensibilitätsstörungen besteht eine Hypertrophie des linken Unterarms in allen seinen Theilen, besonders auf der Ulnarseite. Ob ein Fall auf den Ellenbogen ätiologisch dafür zu verwerthen, bleibt unentschieden. S.) — 15) Pieqné, Des amyotrophies en chirurgie. Gaz. hebdom. de Paris. No. 29. (20 u. 35.) — 16) Bouilly, G. et A. Mathieu, Sarcome du sciatique, résection du nerf, mal perforant, variole. Arch. génér. de méd. Juin. — 17) Lablanchérie, Ovide, De l'enlavement du nerf radial dans le col de l'humérus. Thèse de Paris. — 18) Boinet, Edouard, Contribution à l'étude de la compression des nerfs. Ibid. (Enthält die Beschreibung eines sinnreichen Apparates, den François-Franck angegeben hat, um einen Nerven einem ganz allmälig steigenden Druck auszusetzen — appareil pour la compression graduée des nerfs. S.) — 19) Albert, Beiträge zur operativen Chirurgie. XXV weitere Neurotomien. Wien. med. Presse No. 44. S. 1398. No. 46. S. 1457. — 20) Salomon, G., Multiple Neurome bei einem schwachsinnigen Individuum. Fortschreiten der Neurombildung während der Dauer der Beobachtung. Exstirpation u. microscopische Untersuchung eines Neuroms. Charité-Annalen. IV. Jahrg. 1877. (1879.) S. 133—145. — 21) Findley, Neuroma involving the ulnar nerve; excision with entire relief of pain. Amer. journ. of med. sciences. January. — 22) Garretson, Excision of the inferior dental nerve by means of the dental engine, for the relief of obstinate neuralgia. New-York med. record. Oct. 23. (Eröffnung des Unterkiefercanales mittelst einer durch die „zahnärztliche Bohrmaschine" in Bewegung gesetzten kleinen Kreissäge.) — 23) Pooley, Nerve stretching. Ibid. Aug. 14. — 24) Brown, A severe case of facial neuralgia cured by a new surgical operation. Brit. med. journ. Nov. 6. — 25) Kleef, Ein Fall von Dehnung der Intercostalnerven. Wien. med. Wochenschr. No. 40. 41. 42. — 26) Hildebrandt, Beitrag zur Nervendehnung. Deutsche med. Wochenschr. No. 36. (Zwei Fälle: 1) Dehnung des N. ischiadicus in der Fossa poplitea wegen lange Zeit erfolglos behandelter Ischias bei einer 32j. Pat. Heilung, Aufnahme der Arbeit in 8 Tagen. 2) Dehnung des Plexus brachialis d. wegen einer nach starker Durchnässung aufgetretenen, 6 Wochen bestehenden Neuritis bei einem 32 Jahre alten Patienten. Heilung.) — 27) Golding-Bird, A case of stretching and subsequent section of the great sciatic nerve. Brit. med. journ. June 26. — 28) Omboni, V., Contribuzione allo stiramento e strigliamento dei nervi quale nuovo mezzo terapeutico. Ann. univ. di med. Gennajo. (Fälle von

Nervendehnung: 1) Chronische Perineuritis des Plexus brachialis mit diffuser Neuralgie im linken Arm bei einer 39jähr. Frau. — 2) Fall von Tetanus traumaticus, verursacht durch Einreissen eines Holzsplitters in den rechten Fuss bei einem 7j. Kinde. Im ersten Falle bewirkte die Dehnung des Plex. brach. sofort Heilung, im anderen erfolgte nach der Dehnung des betr. Ischiadicus nur vorübergehende Besserung, baldige Wiederkehr der Spasmen und Contracturen, Tod. W.) — 19) Sturge and Godlee, Stretching of facial nerve for the relief of spasm of facial muscles. (Clinical soc. of London.) Lancet. Nr. 20.

Féret (1) hat als eine besondere „typische“ Gruppe von Lähmungen im Bereich des mimischen Gesichtsnerven diejenigen zusammengestellt und beschrieben, welche nach Exstirpation sub- und retromaxillarer Lymphome am Halse zurückbleiben. An 19 Fällen sind im Laufe von 2 Jahren in Billroth's Clinik derartige Lähmungen beobachtet worden.

Gelähmt waren in allen Fällen (mit Ausnahme eines einzigen, bei welchem auch eine Risoriuslähmung bestand) von den mimischen Muskeln nur jene flachen, mit der Haut und Schleimhaut innig verwebten Bündel, die als Herabzieher der Unterlippe und des Mundwinkels fungiren. Die Symptome bestanden in leichteren Fällen darin, dass die innere Partie der entsprechenden Unterlippenhälfte weniger herabgezogen und ectropionirt werden kann. Ist die Lähmung stärker, dann betrifft sie auch den äusseren Theil der Unterlippe, so dass der Mundwinkel derselben Seite weniger herabgezogen werden kann, während der innere Theil der Unterlippenhälfte gleichzeitig mehr oder weniger vollständig paralytisch erscheint.

Die Prognose ist günstig, die leichteren Paresen verschwanden in 12 Tagen bis 3 Wochen, die stärkeren Lähmungen, wenn die Wunde rasch und vollständig heilte, in $1\frac{1}{2}$ bis 4 Monaten. Heilte die Wunde auf dem Wege der Eiterung und bestand diese Eiterung in der Nähe des Nerven, dann trat Heilung der Lähmung erst nach Heilung der Wunde ein. Eine electro-therapeutische Behandlung erscheint in der Regel überflüssig, prophylactisch hätte man bei Exstirpation von Drüsen unter dem Kieferrand den Schnitt möglichst tief und dem Kieferrand parallel auszuführen. Die beste Prophylaxe aber ist Heilung per primam intentionem.

Lücke (2) entfernte mit einem hyalinen Cancroid den M. sternocleido-mastoideus, die Jugularvene und ein 12 Ctm. langes Stück des Vagus. Heilung ohne irgend welche Störung. Später zeigte sich eine leicht erregbare Respiration, Druck auf die Narbe löste Hustenanfälle aus, die entsprechende Gesichtshälfte hypertrophisch, wahrscheinlich infolge des Ausfalles der Jugularvene. V.

Lawrie (3) beobachtete folgenden Fall von Schussverletzung des N. medianus.

Schuss mit feinem Schrot in die Gegend des rechten Ellenbogens. Mehrere Körner werden aus der Haut entfernt. Lähmung des Vorderarmes und der Hand, mit Schmerzen, welche nach derselben Seite des Halses und Körpers ausstrahlten. Verdickung des Medianus in der Mitte des Oberarmes. Mit der Absicht, ihn zu dehnen, wird der Nerv freigelegt, wobei sich ein Schrotkorn in demselben vorfindet. Nach der Entfernung des Kornes völlige Heilung. Die Operation geschah etwa 3 Monate nach der Verletzung. V.

v. Langenbeck (4) machte die secundäre Naht des N. radialis fast drei Monate nach der Verletzung mit ausserordentlich glücklichem Erfolge, fast vollständiger Wiederherstellung der Function. Es war infolge von Quetschung an der Aussenseite des Oberarms ein Stück des Nerven exfoliirt. Die Nervenenden standen 2 Ctm. von einander ab, waren nicht kolbig. Der Anfrischungsschnitt hatte keine Nervensubstanz getroffen, die Catgutnaht konnte nur mit grosser Spannung die Enden zur Berührung bringen. Heilung per primam. Am 23. November war die Operation ausgeführt, am 14. December zeigten sich Spuren von Reaction auf electrische Reizung. Die Function besserte sich unter electrischer Behandlung immer mehr. Am 19. Tage nach der Naht zeigte sich Wiederherstellung der willkürlichen Motilität. V.

Einen interessanten Fall von Nerven- und Sehnennaht veröffentlicht Kraussold (5).

Bei einem Selbstmordversuche hatte ein 24jähriges Frauenzimmer 2—3 Finger breit über dem Handgelenke durchschnitten: Links: A. radialis, A. ulnaris, N. radialis, N. ulnaris ganz, N. medianus über drei Viertel, weiter die Sehnen des M. flexor digit. subl. vollständig, die des Profundus nur angeschnitten. — M. pron. quadratus angeschnitten, aus seiner Substanz spritzt eine Arterie, vielleicht die Interossea. Rechts: Sämmtliche Arterien und Nerven, die Sehnen des M. flexor digit. subl. und prof., des M. flexor poll. long. — Unterbindung der Arterien, Naht sämmtlicher Nerven und Sehnen. Die total erloschene Sensibilität zeigte sich schon am 2. Tage und stellte sich vollkommen wieder her. Die Sehnen verheilten per primam. Die Circulation kehrte prompt wieder, es kam nur zu einem kleinen Brandschorfe am rechten Kleinfingerballen. Die Epidermis schuppte ab, das Wachsthum der Nägel stand still. Vollkommene Wiederherstellung der Function. V.

Wolberg (6) weist nach, dass die gewöhnliche chirurgische Nadel beim Durchstechen eines Nerven stets eine Summe von Fasern durchschneidet resp. quetscht. Er hat deshalb Nadeln angewandt, welche über die Kante gebogen sind. Durch solche Nadeln werden die Nervenfasern nur auseinandergedrängt, nicht durchschnitten. V.

Gluck (7) hat erfolgreich versucht, Nervenstücke eines Thieres an Stelle eines resecirten Stücks bei einem anderen Thier zu transplantiren. Er resecirte bei einem Huhn ein ca. 3 Ctm. langes Stück des N. ischiadicus, legte bei einem Kaninchen den N. ischiad. frei, zog an zwei, etwa $3\frac{1}{2}$ Ctm. abstehenden Punkten je eine feinste Nadel mit Seide durch, durchschnitt mit glatten Scheerenschnitten jenseits der beiden Suturstellen den Nerv und that das resecirte Stück in NaCl-Lösung. Dann wurde dasselbe in den Defect des Hühnerischiadicus gelegt, die Schnittflächen sorgfältig mit einander vernäht. Jede Spannung war dadurch vermieden, dass das transplantirte Stück Kaninchennerv grösser war als das Stück Hühner-Ischiadicus. Aseptischer Verband. 11 Tage nach der Operation wurde die prima intentione geheilte Wunde geöffnet, das transplantirte Stück Kaninchennerv sah normal aus, war an beiden Suturstellen mit dem Hühnerischiadicus verschmolzen. Der N. ischiadicus wurde isolirt, central der oberen Sutur mit einer Pincette energisch gereizt und löste Muskelcontractionen aus. „Nach totaler Durchschneidung des Nerven (jenseits der oberen Sutur) und Reizen des Stumpfes wurden ebenfalls so heftige Muskelcontractionen durch den Kaninchennerv hindurch ausgelöst, dass das Thier getödtet werden musste, um das Präparat intact gewinnen zu können.“ In ähnlicher Weise wurde bei 18 Thieren verfahren und bald mehr bald weniger günstige Resultate erzielt. Es ergab sich aus diesen Versuchen, dass ein gemischter Nerv nicht nur bei verwandten Individuen, sondern bei einer fremden Species so prima intent. einheilen kann, dass er schon nach 11 Tagen die Leitung für mechanische Reize zu übernehmen fähig ist. Es ist dabei gleichgültig, ob das transplantirte Nervenstück mit dem peripheren Ende nach oben (central) oder nach unten (peripher) eingenäht wird. Eine histologische prima intentio der Nervenenden (durch „specifische Nervengranulationen“) ist aber conditio sine qua non. (Vergl. Gluck, Experimentelles zur Frage der Nervennaht und Nervenregeneration. Virch. Arch. Bd. 72. Jahresber. 1878, I. S. 251 (10) 253.) Sie ist immerhin ein seltenes Ergebniss, eine experimentell-chirurgische Kunstleistung. Ist sie total oder partiell eingetreten, dann werden nach frühestens 80—96 Stunden mechanische Reize oberhalb der Suturstelle Muskelcontractionen auslösen, aber dies involvirt noch keine Restitutio ad integrum der Function, diese kann erst nach längerer Zeit zu Stande kommen.

Die prima intentio liefert von Anfang an in Bezug auf Function nur ein partielles Resultat.

So bestand bei einem Huhn, bei dem vor 26 Tagen eine ausgedehnte Plastik ausgeführt und Heilung prima intent. zu Stande gekommen war, noch Parese der Extensoren des Unterschenkels und es konnte wegen Ueberwiegen der Flexoren nicht wie gesunde Hühner mit völlig gespreizten Zehen auftreten. Doch gingen Hühner, bei denen Nervendefecte von 3—4 Ctm. durch ein transplantirtes Stück Kaninchennerv ersetzt waren, ebenso gut wie Thiere, welchen vor gleich langer Zeit die Nervennaht angelegt war; Hühner, bei denen einfach ein Stück des Ischiadicus resecirt war, boten nach 8—10 Wochen die Symptome einer totalen Ischiadicusparalyse.

Avezou (9) kommt in seiner Arbeit zu dem Schluss, dass die Quetschung eines der Hauptnerven des Armes vielfache secundäre Erscheinungen theils im Gebiete des gequetschten Nerven, theils in den angrenzenden Nervengebieten im Gefolge haben kann, darunter besonders Ernährungsstörungen der Gelenke und der Haut nebst Adnexis. Gleiche Folgen können Verletzungen der Nervenzweige der Fingerspitzen, Panaritien, Erfrierungen und Verbrennungen der Finger nach sich ziehen. Bezüglich der Vertheilung der sensiblen Aeste der verschiedenen Nervenstämme in der Haut der Finger fand A. verschiedentlich Unregelmässigkeiten in der Versorgung der Rückenflächen des letzten Daumengliedes und der beiden letzten Glieder des Ringfingers wie des kleinen Fingers. S.

Die Quetschung des N. ischiadicus ruft nach Benilly (10) sofort vollständige oder theilweise Functionsunfähigkeit des betreffenden Beines hervor, während eine Störung der Sensibilität nicht beobachtet wird. Die Pat. befinden sich in der Rückenlage unfähig, den Hacken zu erheben. Doch konnte B. die von Bérard angegebene Verlängerung der betroffenen Extremität nicht nachweisen. Die electrische Reizbarkeit der Muskeln ist erhalten, die Reflexerregbarkeit sehr erhöht. Bald gesellt sich eine sehr ausgeprägte Atrophie der Muskeln hinzu, die sich nicht auf die vom Ischiadicus versorgten Gebiete beschränkt, sondern ebenso die Gesässmuskeln und die Unterschenkelstrecker ergreift. Andere trophische Störungen: Oedem um die Knöchel, venöse Stauung, Verschwärungen an den Zehen sind weniger beständig. Schmerz besteht von Anfang an, wird dann dumpfer, um zeitweise zu exacerbiren. Er strahlt häufig in das Gebiet des Cruralis aus. Durch eine einfache Neuritis des gequetschten Nerven erklären sich wohl die Erscheinungen im Bereich desselben, um indess die Erscheinungen, besonders die atrophischen, in den Gebieten benachbarter Nerven, die von der Quetschung nicht getroffen sind, zu erklären, muss eine Art Reflexneuritis angenommen werden. S.

Weinlechner (11) berichtet über einen Fall von Tetanus, nach Quetschung der Weichtheile des r. kl. Fingers am 16. Tage aufgetreten. Enucleation des Fingers hielt die Weiterentwickelung des Leidens nicht auf. Genesung nach 27 Tagen nach Verbrauch von 118 Grm. Chloralhydrat. V.

Der Patient von Heath (12), 24 J. alt, hatte sich einen Holzsplitter in die r. Vola manus eingestossen. Derselbe liess sich nach einer kleinen Incision nicht extrahiren und es wurden Umschläge verordnet. In den nächsten Tagen wurde ein Theil des Splitters vom Pat. selbst entfernt. Am 10. Tage nach der Verletzung Trismus, die Wunde wurde erweitert und der Rest des Splitters gefunden. Vier Tage später Dehnung des Ulnaris, ohne besonderen Einfluss auf den inzwischen vollständig ausgebildeten Tetanus. Nach weiteren 3 Tagen starb Patient.

Durch ein besonderes Verfahren gelang es Laborde (13), bei Kaninchen die zum Auge gehenden Fasern des Trigeminus innerhalb des Schädels isolirt zu durchschneiden. Die Folge davon war Gefühllosigkeit der Cornea, Hyperämie des Auges, Eiteransammlung in der vorderen Augenkammer, Durchbruch der Hornhaut von hinten nach vorn; dann Heilung des Durchbruchs unter allmäliger Wiederherstellung des Gefühls. Aus alledem geht hervor, dass bei Trigeminusverletzungen die Ernährungsstörungen der Hornhaut erst secundär auftreten, dass sie also nicht der durch die Gefühllosigkeit bedingten leichteren Verletzbarkeit derselben zugeschrieben werden können. B.

Picqué (15) fasst seine Ansichten in folgenden Sätzen zusammen: 1) Atrophie der Muskeln kann selbst oberflächlichen Verletzungen der Gewebe folgen; 2) dazu gehören auch Verletzungen des Tegum. ext. und des Periosts; 3) wenn auch in einzelnen Fällen durch locale Ursachen bedingt, entsteht sie doch gewöhnlich durch Vermittelung des Nervensystems; 4) in gewissen Fällen entsteht die Atrophie entfernt von dem Puncte der Verletzung, solche Fälle können der Beobachtung entgehen; 5) die functionelle Unthätigkeit ist nur ein secundärer Factor, die Generalisirung derselben als pathogenetische Ursache ist in ihren therapeutischen Consequenzen zu beklagen (déplorable).

Bouilly (16) exstirpirte bei einem 31jährigen Manne ein Sarcom von 12 Ctm. Länge und 4 Ctm. Dicke, welches sich unter den Erscheinungen einer heftigen Ischias in der Axe des linken N. ischiadicus in 9 Monaten entwickelt hatte. Unmittelbar nach dem Eingriff hatte Pt. einen leichten Anfall von Variola. Durch die Operation war der Nerv in der Ausdehnung von 12 Ctm. entfernt worden. Gleich darauf: Lähmung sämmtlicher Muskeln unterhalb des Knies, und der Muskeln hinten am Oberschenkel (die letzteren erlangen später ihre Motilität wieder). Gefühllosigkeit im Gebiete der sensiblen Fasern des Ischiadicus. Allmälig tritt eine brettartige Hypertrophie der Haut, neben Schwund und fibröser Entartung sämmtlicher Muskeln unterhalb des Knies ein. Es entwickeln sich brandige Geschwüre, ganz nach Art des Mal perforant an der Spitze der grossen Zehe, am linken und am fünften Metacarpusköpfchen, das letztere führt zur Blosslegung des Knochens und zum Durchbruch nach dem Fussrücken und besteht noch im 11. Monat nach der Operation. Die Operationswunde selbst braucht 8 Monate bis zur vollständigen Heilung. Pt. kann, wie es scheint, mit Hülfe eines orthopädischen Schuhes sein Bein gebrauchen (die Sache ist nicht ganz klar; 4 Monat nach der Operation heisst es: Pt. geht mit Krücken, indem er sich kaum auf die Fussspitze stützt. Rf.) Die Gefühlsstörung beginnt am Jahresschluss vom Knie herab zu schwinden, und die Beobachtung schliesst mit der Bemerkung, dass Aussicht auf volle Genesung sei.

Mathieu verwerthet die vorstehende Beobachtung zum Beweise, dass das Mal perforant auf Nervenlähmung zurückzuführen und dass auf diese gegenüber einem in dem vorliegenden Falle ganz auszuschliessenden äusseren Reiz der Hauptton zu legen sei. S.

Lablancherie (17) spricht sich für die blutige Auslösung des im Knochencallus gefangenen Nerven aus, sobald die Diagnose sicher ist, indem er folgende neue Beobachtungen veröffentlicht:

1) Fall von Tillaux: Comminutivbruch des rechten Oberarms. Nach der Heilung Lähmung im Gebiete des Radialis. T. legt den N. radialis frei, findet ihn in einer durch Bindegewebe geschlossenen Knochenrinne eingezwängt, löst ihn aus, trägt die Rinne ab und verschliesst die Wunde. Secunda intentio. Die Lähmungserscheinungen beginnen schon nach 3 Tagen zu schwinden. Im Laufe der Zeit vollständige Heilung.

2) Fall von Delens: Bruch des rechten Humerus im unteren Viertel. Heilung nach 5 Wochen mit Radialparalyse an Hand und Vorderarm. Electrisirung des N. radialis oberhalb des Bruches erzeugt keine Contractionen in dem gelähmten Gebiet. Nach längerer, vergeblicher Anwendung der Electricität wird der Nerv blossgelegt. Die Aufsuchung ist schwierig wegen einer Deviation des Nerven. Er liegt in einem nach hinten und oben offenen Bogen fest in einer von Bindegewebe überbrückten Knochenrinne, aus der er selbst nach Durchschneidung des Bindegewebes nicht herausgehoben werden kann. Es gelingt dies erst, nachdem ein Knochenstück von 5 Mm. Dicke und 15 Mm. Länge fortgemeisselt ist. Der Nerv ist abgeplattet und sichtlich dünner; das Knochengewebe ist mit nadelförmigen Fortsätzen in denselben hineingewachsen, zu deren Beseitigung Delens mit der Scheere etwa die Hälfte der Dicke des Nerven abträgt. Schon nach 2 Tagen Bewegungen im gelähmten Gebiet, die jedoch nur langsam fortschreiten und nach Dazwischenkunft einer Vaccinationsphlegmone am linken Arm vollständig wieder verschwinden. S.

Albert (19) liefert die Geschichte von 7 Neurectomien, von denen No. 1, 4, 5 bereits unter No. 10 dieser Beiträge veröffentlicht sind, hier aber wieder angeführt werden, weil Recidive auftraten und operirt wurden. 1) Neuralgie des 2. Astes seit 11 J.; Erste Neurectomie des Infraorb. am 2. Juli 1875. Stillstand der Neuralgie bis Herbst 1878. Neurectomie am 14. März 1879. 4) Nrlg. des 1. Astes seit 6 J. Erste Neurect. im Aug. 1876. Zweite Neurect. am 1. Juli 1877. 5) Nrlg. des 1. Astes seit 2 J. Erste Neurect. am 10. Septbr. 1876. Zweite Nrct. am 16. Octbr. 1878. Dritte Nrct. am 31. Juli 1880. Hierauf Resection des 2. Astes am 6. Aug. 1880. 7) Nrlg. des 1. Astes seit 2 J. Nrct. Entzündung des retrobulbären Zellgewebes. Erysipel. Heilung der Anfälle. (Patient 51 J.) 8) Nrlg. des Infraorbitalis. Gleichzeitiges Wiederauftreten von seit vielen Jahren geheilter Epilepsie. Nrct. Heilung. Recidiv auf der anderen Seite. (Patientin 52 J.) 9) Nrlg. des Mandibularis. Neurotomie desselben mittelst des hinteren Schnittes. Heilung. (Patientin 72 J.) 10) Neuralgische Anfälle in allen drei Aesten des Trigeminus. Resection des 1. Astes, hierauf des 3., endlich des 2. Astes. Aufhören der Anfälle erst nach der letzten Operation. (Patientin 42 J.)

Der Patient, über welchen Salomon (20) berichtet, war 21 J. alt; die Tumoren gehörten zu den multiplen fibromatösen Neuromen des peripheren Nervensystems. Auffallend war das Auftreten spontaner Schmerzen, sowie eine zum Theil geradezu enorme Druckempfindlichkeit. Zahlreiche neue Tumoren entwickelten sich während des Aufenthaltes des Patienten im Krankenhaus und zwar z. Th. im Verlauf weniger Tage, zum Theil mehr schleichend. Fast immer traten bald nach der Bildung neuer Knoten an der symmetrisch gelegenen Stelle der anderen Körperhälfte ebenfalls Neurome auf. In den letzten 2 Monaten cessirte das Wachsen der Neubildung. Am l. Oberschenkel befanden sich neben den Neuromen zwei Lipome.

Findley (21) operirte ein über dem Condylus internus humeri sinistri gelegenes, nach einer Schnittwunde entstandenes Neurom des N. ulnaris. Seine Idee war, das Neurom zu excidiren, die Nervenenden zu strecken und dann zu vereinigen. Nach Freilegung der Geschwulst sah er, dass an eine Vereinigung der Nervenenden wegen zu grosser Ausdehnung der Geschwulst nicht gedacht werden konnte. Zwei oder drei Faserzüge waren noch nicht in der Geschwulst untergegangen. Diese sollten geschont werden. Um den übrigen Theil des Neuroms wurden elastische Ligaturen gelegt. Da dieselben zu langsam durchschnitten, entfernte F. am 6. Tage die eine, am 12. die andere Hälfte der Geschwulst. Es entstand nur leichte Parese. Die vorher intensiven Schmerzen verschwanden. V.

Pooley (23) dehnte wegen einer hartnäckigen, bereits mehrfach recidivirten Ischias den Nerv. ischiadicus. Nach der Operation gab der Kranke an, dass die alten Schmerzen verschwunden seien, indess war das Bein schmerzhaft bei Bewegungen, hyperästhetisch an seiner Aussenseite, nirgend anästhetisch, die vorhandene Parese etwas vermehrt. Allmälige Besserung. Vollkommene Heilung nach einem Monate. Die Literatur wird angeführt und besprochen. V.

Brown (24) heilte eine lange bestehende, schwere Gesichts-Neuralgie, deren Anfälle ihren Anfang nahmen im Nerv. mentalis, durch Zerstörung des Nerv. maxill. infer., im Canale des Unterkiefers, mittelst eines rothglühenden Drahtes, welcher vom Foramen mentale aus eingeführt wurde. V.

Kleef (25) hat bei einer 35 Jahre alten Patientin wegen neuralgischer Schmerzen (Neuritis chronica ascendens), die nach Exstirpation eines spontan und auf Druck sehr empfindlichen Tumors der r. Mamma (partielle Hypertrophie) auftraten, nachdem vergeblich galvanische und interne Behandlung angewendet, die Brustdrüse nebenan gelöst und schliesslich amputirt war, mit Erfolg den 4., 5. und 6. Intercostalnerven gedehnt. Der Operationsschnitt wurde an der lateralen Grenze des M. latissimus dorsi geführt.

Golding-Bird (27) machte in einem schweren Falle von Neuralgie in einem Oberschenkel-Amputationsstumpfe die Dehnung des Ischiadicus und, als dies ebensowenig half, als die bereits vorhergegangene Exstirpation der Nervenenden, und die Reamputation, excidirte er ein zolllanges Stück aus demselben Nerven. Die heftigen Schmerzen hörten danach auf, indess hatte Patient immer noch das Gefühl, „als hätte er einen Fuss". V.

Sturge und Godlee (29) führten die Dehnung des rechten Nervus facialis wegen Krampf der Gesichtsmuskeln aus. Es folgte eine 2 Monate dauernde Lähmung im Gebiete des Nerven, während welcher Zeit heftige Schmerzparoxysmen an der rechten Gesichtshälfte und am Kopfe auftraten, wie sie sich schon unmittelbar nach der Operation gezeigt hatten. Von da ab stellte sich stetige Besserung ein. Die Wirkung der Nervendehnung sucht er in einer „Alteration des Nervencentrums". In der Discussion bemerkt Buzzard, dass ein Druck auf einen Nervenast des Quintus den mimischen Gesichtskrampf hemmen und die Durchschneidung desselben ihn beseitigen könne. Walsham meint, dass durch die Lösung der Scheide gewisse nutritive Veränderungen in dem gedehnten Nerven gesetzt würden, wogegen Godlee einwendet, dass bei der Operation gewöhnlich keine Lösung der Nervenscheide ausgeführt werden könne. V.

[1) Wolberg, L. (Warschau), Ueber Nervennaht, Regeneration und Nervendehnung. Medycyna. No. 35, 36, 38, 39. Polnisch. — 2) Parkowski, Durchschneidung der Aeste des Nervus auriculo-temporalis als Heilmittel gegen die Unterkieferneuralgie. Ibidem. No. 40. Polnisch.

Mit Hinweis auf den bekannten Fall Richet's, der sich überzeugte, dass das von dem in der „rue des Fèves" wohnenden Kupferschmied geheilten Unterkieferneuralgikern nur oberflächliche Aeste des Auriculo-temporalis durchschnitten wurden, bediente sich Parkowski (2) dieses Mittels bei einem 67jähr., seit 5 Jahren von epileptiformer Neuralgie des Unterkiefers geplagten Arbeiter, bei dem verschiedene äusserlich und innerlich angewandte Mittel sich fruchtlos erwiesen hatten. Sofortiges Aufhören der Schmerzen. Der Schnitt wird parallel mit der A. temporalis zwischen dem Gelenkfortsatz des Unterkiefers und dem Antitragus mit einem feinen Messer ausgeführt, wobei Verf. den Kranken den Mund aufzumachen räth, da durch diesen Act der genannte Zwischenraum breiter wird.

Seifinger (Krakau).]

Kriegschirurgie

bearbeitet von

Prof. Dr. E. GURLT in Berlin.

I. Die Kriegs-Projectile und ihre Wirkungen.

Bornhaupt, T., Ueber den Mechanismus der Schussfracturen der grossen Röhrenknochen. Archiv f. clin. Chir. Bd. 25. S. 617. Verhandlungen der Deutschen Gesellsch. für Chirurgie. Neunter Congress. I. S. 44., II. S. 83.

Bornhaupt hielt über den **Mechanismus der Schussfracturen der grossen Röhrenknochen** auf dem 9. Chirurgencongress einen Vortrag. Auf Grundlage des reichhaltigen Materials von Schussverletzungen der grossen Röhrenknochen, welches Dr. C. **Reyher** während der letzten Russisch-Türkischen Campagne im Kaukasus gesammelt hat, hat B. in Petersburg experimentelle Studien gemacht über den Mechanismus dieser Schussverletzung, sowie über die rückwirkende und Biegungsfestigkeit der menschlichen Röhrenknochen als Ganzes. Aus einer grösseren Arbeit über dieses Thema, die in russischer Sprache erschienen ist, legt er die Schlussresultate in Kürze vor. — Bei dem einfachsten Falle, wenn die Kugel den Röhrenknochen unter rechtem Winkel trifft, in einer Flugebene, welche die Längsachse des Knochens schneidet, so erzeugt sie wohl niemals einen reinen Lochschuss, weder an der Diaphyse noch an der Epiphyse. Die Röhrenknochen scheinen an der Diaphyse zu hart, an der Epiphyse zu dick zu sein, als dass so grosse Projectile, wie die jetzt gebräuchlichen, die Festigkeit der unmittelbar getroffenen Stelle überwinden könnten, ohne gleichzeitig die Festigkeit der ganzen Knochenröhre mehr oder weniger zu beeinträchtigen, — wenigstens hat B. unter 600 Präparaten von Schussverletzungen der grossen Röhrenknochen aus den letzten europäischen Kriegen keinen einzigen reinen Lochschuss gesehen. Es entstehen somit, nach seiner Meinung, bei allen Schussverletzungen der grossen Röhrenknochen, abgesehen vom Splitterbruche, immer auch noch Fissuren. In Betreff der Ursache der Entstehung von Fissuren bei Schussverletzungen der Knochen im Allgemeinen nimmt man gewöhnlich an, dass der Knochen bei jeder Schussverletzung in der Umgebung des Schusscanales in einem Umfange erschüttert werde, welcher der Wucht der Kugel umgekehrt proportional sei, und zieht aus dieser theilweise richtigen Prämisse den, wie B. glaubt, falschen Schluss, dass die Fissuren ihre Entstehung dieser Erschütterung danken, sich stützend auf die Erfahrung, dass die Zahl der Fissuren gemeiniglich gleichfalls im umgekehrten Verhältnisse zur Wucht der Kugel steht. Man denkt sich den Vorgang ähnlich, wie die Entstehung der Klangfiguren; die Risse sollen dort zu Stande kommen, wo die Schwingungen Knoten bilden oder reflectirt werden. Bei der Schussverletzung ist die Wirkung der Kugel so zu sagen eine momentane: ihre Gewalt übertrifft in Fällen, wo es zu Fracturen kommt, nicht allein den Elasticitäts-, sondern auch den Festigkeitscoëfficienten des Knochens; es ist daher von vorne herein höchst wahrscheinlich, dass Commotionsfissuren bei Schussverletzungen der Knochen nur in weiter Entfernung vom Schusscanal vorkommen, an solchen Stellen, die durch ihre Gestalt oder physicalische Beschaffenheit zu derartigen Continuitätstrennungen prädisponiren; die unmittelbar vom Schusscanal ausgehenden Risse verdanken ihre Entstehung offenbar viel einfacheren, mechanischen Momenten. Diese letzteren zu präcisiren ist das Ziel von B.'s Arbeit gewesen.

Am leichtesten verständlich ist in dieser Beziehung die **Keilwirkung** der modernen Geschosse; am Besten ist dieselbe zu studiren an den sog. Lochschüssen der Epiphysen. Die Kugel drängt gleichsam die Wände des Schusscanales auseinander; die Epiphyse platzt, entsprechend ihrem architectonischen Baue, in ihrer ganzen Dicke. Daher haben diese Spalten an den das Kniegelenk constituirenden Epiphysen immer eine senkrechte Richtung und verlaufen am unteren Humerusende bald quer, bald schräg. Haben die Spalten eine senkrechte Richtung, so erstrecken sie sich meist nach der einen Richtung bis an die Diaphysenperipherie, nach der anderen bis ins Gelenk, wobei gewöhnlich das Gelenk nicht eröffnet wird, weil der Knorpelüberzug heil bleibt. Derartige Spalten, oft mehrere an Zahl, beobachtet man nur in Fällen, wo der Schusscanal eine beträchtliche Länge hat, insbesondere wenn derselbe durch eine Kugel von grossem Caliber erzeugt wurde, bei kurzen Anbohrungen fehlen sie meist; es ist schon hieraus ersichtlich, dass diese Spalten der Keilwirkung der Kugel und nicht der Erschütterung ihre Entstehung danken. — Schwerer fällt es, die

Entstehung der Risse auf einfachere, mechanische Momente zurückzuführen in solchen Fällen, wo die Diaphyse von der Kugel getroffen wurde. Es ist zunächst an die Möglichkeit zu denken, ob die Risse nicht durch die Gestaltveränderung bedingt werden dürften, welche die Knochenröhre als Ganzes durch das aufschlagende Projectil erfährt. Diese Gestaltveränderung lässt sich nun als eine zweifache denken: entweder die Knochenröhre verhält sich der Kugel gegenüber wie ein Stab, der in seiner Längsachse geknickt wird, es müsste zum Querbruche kommen, oder aber der Röhrenknochen verhält sich der Kugel gegenüber wie ein Ring, der zusammengepresst wird. B.'s Präparate machen es wahrscheinlich, dass unter Umständen beide Mechanismen bei Schussverletzungen der grossen Röhrenknochen gesondert zur Erscheinung kommen können. Die Kugel unterscheidet sich von anderen knochenbrechenden Gewalten nur durch grössere Geschwindigkeit bei geringerer Contactfläche. Matte, mit breiter Fläche aufschlagende Projectile unterscheiden sich durch nichts von gewöhnlichen Gewalten, die bei directer Einwirkung auf den Röhrenknochen (Stoss) meist Querbrüche erzeugen. Es ist aus diesem Grunde leicht verständlich, wie Querbrüche der grossen Röhrenknochen häufiger durch Granatsplitter, als durch Flintenkugeln erzeugt werden; gleichwohl ist B. der Meinung, dass Querbrüche, durch Flintenkugeln erzeugt, häufiger vorkommen, als beobachtet worden, was er ganz besonders für das Femur in Anspruch nehmen möchte, an dem sich die Kugeln so häufig platt schlagen. — Unter Umständen verhält sich die Knochenröhre der Kugel gegenüber aber auch wie ein Ring, den man von entgegengesetzten Seiten aus zusammenpresst. Bekanntlich springen solche Ringe, der Vertheilung von Druck- und Zugspannung entsprechend, in vier gleich grosse Stücke. Ueberträgt man dieses Verhältniss auf einen Hohlcylinder, so müsste derselbe, dem Querdrucke unterworfen, in vier symmetrisch angeordneten Längsrissen auseinander platzen. Mit Benutzung eines Apparates von Prof. Nördlinger in Hohenheim zur Bestimmung der Festigkeit des Holzes, hat B. frische, menschliche Röhrenknochen auf ihre rückwirkende Festigkeit beim Querdrucke geprüft und gefunden, dass dieselben, je nach der Configuration der gepressten Stelle, in 2, 3, meist aber in 4 Längsrissen auseinander platzten. Zu vier, isolirten, symmetrisch angeordneten Längsrissen kam es allemal, wenn die dem Querdrucke unterworfene Stelle deutlich ausgesprochene Cylinderform besass. In einem Präparat hatte die Kugel die getroffene Wand durchbohrt und war dann im Marke stecken geblieben; ausserdem sieht man an demselben vier isolirte, symmetrisch angeordnete Längsrisse, als Ausdruck für den durch die Kugel erzeugten Querdruck des Knochencylinders. Derartige isolirte Längsrisse trifft man im Allgemeinen bei Schussverletzungen der Röhrenknochen selten an, gewöhnlich nur in Fällen, wo die Uebergangsstelle von der Diaphyse zur Epiphyse von der Kugel getroffen wurde. — Wurde die Diaphyse mehr oder weniger in ihrer Mitte getroffen, so combiniren sich meist beide Mechanismen, die Knochenröhre wird sowohl in ihrer Längsachse geknickt, als auch in querer Richtung zusammengepresst, und als Ausdruck für diese complicirtere Gestaltveränderung kommt es zu einer Bruchform, die man bei Schussverletzungen der Diaphysen so häufig beobachtet, dass man sie mit vollem Rechte als Typus der Diaphysenschussverletzung bezeichnen kann: Die Diaphyse ist in vier Stücke gebrochen; die Bruchenden sind einfach abgeschrägt und bilden einen zum Ausschusse offenen Winkel; zwischen beiden Bruchenden befinden sich zwei dreieckige Splitter, die mit ihren breiten Basen dem Einschusse gegenüber sich berühren, die von B. sogenannte hintere Längsfissur bildend. Die typische Diaphysenschussfractur setzt sich demnach zusammen aus einer hinteren Längsfissur und zweien in der Einschussöffnung sich kreuzenden, schraubenlinienförmig verlaufenden Einschussfissuren; darnach hätte man einiges Recht, diese Bruchform als schraubenlinienförmigen Längsbruch zu bezeichnen, eine Bezeichnung, die ganz besonders zutreffend ist für die höchst seltenen Fälle, wo nur die eine von den beiden Einschussfissuren in typischer Weise entwickelt ist. Es ist nun sehr wichtig, zu wissen, dass diese typische Bruchform auch in solchen Fällen beobachtet wird, wo die Kugel die getroffene Wand, wie in dem letzten Falle, gar nicht durchbohrt hat und daher auch gar nicht in die Markhöhle eingedrungen ist. Aus dieser Thatsache ergeben sich zwei Consequenzen: Es wird einmal hiernach sehr wahrscheinlich, dass diese Bruchform ihre Entstehung der Gestaltveränderung dankt, welche die Knochenröhre als Ganzes durch das aufschlagende Projectil erfährt, und wird andererseits von vornherein höchst unwahrscheinlich, dass der hydraulische Druck für das Zustandekommen dieser Bruchform von Bedeutung ist. Da die hintere Längsfissur schon vorhanden ist, bevor noch die Kugel die getroffene Wand durchbohrt hat, so findet das Knochenmark schon einen Ausweg aus der Knochenhöhle, wenn die Kugel in letztere gelangt. Selbst indirect hat, nach B.'s Meinung, der hydraulische Druck keinen Einfluss auf das Zustandekommen der hinteren Längsfissur; denn es ist ihm immer gelungen, an hohlen Holz- und Glascylindern derartige Fissuren künstlich zu erzeugen, indem er Druckbolzen mit cylindro-conischem Ende durch eine Wand des Cylinders hindurchtrieb. Andererseits ist es eben so wichtig, zu wissen, dass diese typische Bruchform auch in solchen Fällen zur Beobachtung kommt, wo die Kugel den Röhrenknochen in seiner ganzen Dicke durchbohrt hat, wobei es durchaus nicht nothwendig ist, dass die Kugel mit der Knochenwand ein zweites Mal in Berührung kam. Durch die hintere Längsfissur wird der Kugel gleichsam das Thor zum Austritte aus der Knochenhöhle geöffnet, durch den hydraulischen Druck werden die Splitter auseinander getrieben, so dass die Kugel durch die hintere Längsspalte hindurchgeht, ohne die Knochenwand ein zweites Mal zu berühren, oder die Ränder der hinteren Splitter nur oberflächlich streifend.

In vielen Fällen, wo die Kugel notorisch das ganze Glied durchbohrt hat, gelingt es, die Continuität des Knochens bis auf den Einschussdefect völlig wiederherzustellen. Es unterliegt keinem Zweifel, dass die typische Diaphysenschussfractur selbst am Femur zur Ausheilung kommen kann; B. hat etwa 8—9 derartige Präparate vom Femur gesehen, wo völlige Consolidation eingetreten war, und 2 Präparate von völliger Ausheilung. Gewöhnlich heilen aber diese Brüche nicht aus; bei unzweckmässiger Behandlung gleiten die dreieckigen Splitter an dem unteren Bruchende wie auf schiefen Ebenen nach unten und aussen, bis sie die Haut des Unterschenkels im unteren Drittel durchbohren und so den Bruch zum complicirten machen. — Bei den beträchtlichen Dimensionen, welche die dreieckigen Splitter in der Regel besitzen, wird man im Allgemeinen gut thun, Splitterextractionen zu vermeiden. Wenn man die Ausdehnung der hinteren Längsfissur an verschiedenen Präparaten von Schussverletzungen der grossen Röhrenknochen betrachtet, so wird man gewiss berechtigte Bedenken darüber haben, ob sich diese Fälle für ein primäres Débridement im Kriege eignen. Um das Verletzte in seiner ganzen Ausdehnung zu entfernen, müsste man meist die halbe, oft zwei Drittel der Diaphyse wegnehmen. Dadurch entsteht in der Achse des Gliedes eine weitreichende Höhle, d. h. man schafft sich Wundverhältnisse, die, abgesehen von der Gefahr einer Pseudarthrosenbildung, bekanntlich schwer zu behandeln sind und daher, um glücklich zu verlaufen, sehr günstige therapeutische Verhältnisse voraussetzen, wie man sie eben im Kriege auf längere Dauer wohl nur ausnahmsweise antrifft. B. ist überhaupt der Meinung, dass das zum Princip erhobene primäre Débridement im Kriege bei den Schussverletzungen der Extremitäten keine Zukunft hat, und zwar aus folgendem Grunde: Wenn man sehr viele durchschossene Knochen macerirt, sehr viele extrahirte Kugeln reinigt, so ist man erstaunt über die grosse Zahl von Fremdkörpern, die man sowohl im Knochen als an der Kugel haftend findet, und man gewinnt die Ueberzeugung, dass es wohl nur ausnahmsweise vorkommen dürfte, dass eine Kugel den menschlichen Körper durchdringt, ohne Begleitung von Fremdkörpern. Andererseits steht die Thatsache fest, dass heutzutage sehr viele Schussverletzungen der Extremitäten unter dem Schorfe ausheilen. Stellt man diese beiden Thatsachen einander gegenüber, so muss man zu dem Schlusse gelangen, dass der Ammunitionsfetzen an und für sich noch keine Infection bedingt. Es muss ein zweites Agens, das B. in der Atmosphäre sucht, hinzukommen, damit derselbe seine verhängnissvollen Eigenschaften erhält. Das primäre Débridement wird im Kriege, nach B.'s Meinung, immer nur seine speciellen Indicationen finden, und der Kriegschirurg bei Schussverletzungen der Extremitäten als Regel die Schorfheilung anzustreben haben. — Andererseits sind die typischen Einschussfissuren bei der Diaphysenschussverletzung nicht immer so ausgiebig, dass durch dieselben die Continuität des Knochens von vornherein unterbrochen wird, die Kugel kommt ein zweites Mal mit der Knochenwand in Berührung und erzeugt Ausschussfissuren. Es kommt zu einer sehr complicirten Splitterung, welche sich immer auf mehr als die halbe Diaphysenlänge erstreckt. Die Diaphyse ist in 40 bis 60 Splitter zertrümmert. Von dieser Bruchform hat B. am Femur niemals Präparate von Consolidation oder Ausheilung gesehen. Die Bruchenden sind doppelt abgeschrägt, weil Ein- und Ausschussfissuren entgegengesetzte Richtung haben. Die seitlichen Risse sind um so stärker gekrümmt, je näher sie den Berührungspuncten der Kugel liegen, und da sie ihre Convexität dem Ein- und Ausschusse zukehren, so haben die seitlichen Splitter immer Spindelform, was schon Pirogoff beobachtet hat. Ganz dieselben Bruchlinien kann man künstlich erzeugen, wenn man Druckbolzen mit cylindro-conischem Ende in hohle Glascylinder hineintreibt; mit grosser Regelmässigkeit erhält man immer wieder dieselben Bruchlinien. — Alles bis dahin über den Mechanismus von Schussverletzungen Gesagte bezog sich vorzugsweise auf solche Fälle, wo scharfe Kugeln Knochenpartien trafen, die durch ihre Härte und Festigkeit einen beträchtlichen Widerstand entgegensetzen, also vorzugsweise auf das Femur. Anders gestaltet sich die Sache, wenn matte Kugeln Knochenpartien treffen, die geringe Festigkeit und grosse Sprödigkeit besitzen. Hier zeigen die Einschussfissuren schon gleich ein viel complicirteres Bild, das wiederum nicht auf Erschütterung zurückzuführen ist, sondern auf die Druckwirkung, welche die Kugel auf die Umgebung der unmittelbar getroffenen Stelle ausübt; gewölbte Oberflächen werden flach gelegt, ebene Flächen eingedrückt. Die Richtung der Fissuren hängt in vielen Fällen von Schussverletzungen der grossen Röhrenknochen, ganz wie bei Glaskörpern, von der Luftfigur des getroffenen Gegenstandes ab; nichtsdestoweniger wäre es ganz falsch, wollte man aus dieser Thatsache die Schlussfolgerung ziehen, dass sich der Röhrenknochen mechanischen Gewalten gegenüber genau so verhalte, wie das Glas, und dass die Richtung der Fissuren bei Schussverletzungen der Röhrenknochen nur von der äusseren Gestalt und gar nicht von der inneren Structur bedingt werde. Presst man Glascylinder im Nördlinger'schen Apparate in querer Richtung zusammen, so platzt der Glascylinder in lauter gekrümmten Rissen, die, von beiden Druckpuncten ausgehend, sich seitlich schneiden; unterwirft man dagegen Holzcylinder dem Querdrucke im Nördlinger'schen Apparate, so springt derselbe regelmässig in vier isolirten, symmetrisch angeordneten Längsrissen genau so, wie die menschlichen Röhrenknochen. Hieraus ist ersichtlich, dass sich die letzteren mechanischen Gewalten gegenüber verhalten bald wie Glas und bald wie Holz. Diese scheinbar paradoxe Annahme stimmt sehr gut überein mit dem histologischen Baue der Spongiosa, die sich aus leimgebenden, also elastischen Fibrillen, und einer anorganischen, also spröden Kittsubstanz zusammensetzt, daher es verständlich ist, wie die Knochensubstanz gleichzeitig eine Sprödigkeit wie Glas und eine Spaltbarkeit wie

Holz besitzen kann. Von der Art (Geschwindigkeit) der einwirkenden Gewalt scheint es wesentlich abzuhängen, ob im gegebenen Falle mehr die Sprödigkeit oder mehr die Spaltbarkeit beansprucht wird; auch ist es in dieser Hinsicht von Bedeutung, dass das Verhältniss, in welchem elastische und spröde Elemente im Knochengewebe zu einander stehen, nach Alter und Individualität grossen Schwankungen unterworfen ist.

Was die sog. Spiralfracturen betrifft, so muss man zwei Arten von schraubenlinienförmigen Brüchen und Rissen unterscheiden. Zunächst handelt es sich um Bruchlinien, die nur am Humerus und Femur vorkommen, wenig steil verlaufen, sich meist auf die ganze Diaphysenlänge erstrecken und sehr steile Schrägbrüche machen, die wahren „Fractures en bec de flûte". Künstlich kann man diese Bruchform erzeugen, wenn man einen gewöhnlichen Meissel in die Mitte der Femurdiaphyse, der Längsaxe entsprechend, hineintreibt, unter Umständen auch, wenn man die Femur- oder Humerusdiaphyse einem Querdrucke unterwirft. In diesen Fällen scheint die Richtung der Fissuren von der Anordnung der die Spaltbarkeit des Knochens bedingenden Elemente abzuhängen, wobei zu erinnern ist, dass die ursprüngliche Anlage vom Femur und Humerus während des embryonalen Lebens eine Torsion erfährt, die auch gewissen knochenbildenden Elementen eine schraubenlinienförmige Lagerung zu geben scheint, welche dauernden Bestand hat. Die zweite Art von schraubenlinienförmigen Rissen beobachtet man an allen Röhrenknochen, bei Kriegs- und Friedensfracturen. Die Schraublinie verläuft sehr steil, umkreist die Knochenperipherie nicht nur einmal, sondern oft noch ein zweites Mal, die Schraubengänge verbindet eine senkrechte oder schräge Gerade. Diese Bruchform verdankt ihre Entstehung offenbar der Torsion, wie Koch und Filehne experimentell nachzuweisen bemüht gewesen sind. Beide Arten von schraubenlinienförmigen Rissen und Brüchen beobachtet man, ganz abgesehen von der früher besprochenen typischen Diaphysenschussfractur, sehr häufig bei Schussverletzungen der grossen Röhrenknochen und auffallenderweise vorwiegend in solchen Fällen, wo die Trochanteren, Tuberkel, Malleolen, seltener wo die Condylen des Femur oder Humerus von der Kugel getroffen wurden.

Das Gesetz in der Richtung der Fissuren bei Schussverletzungen der grossen Röhrenknochen glaubt B. darin gefunden zu haben, dass diese Risse ihre Entstehung nicht sowohl der Erschütterung danken, als vielmehr einfacheren mechanischen Momenten, d. h. der Keilwirkung der Kugel, ihrer Druckwirkung auf die Umgebung der unmittelbar getroffenen Stelle und endlich der Gestalt- und Lagenänderung, welche die Knochenröhre als Ganzes durch das aufschlagende Projectil erfährt. Wenn schon die Combination dieser verschiedenen Momente hinreicht, die complicirteste Splitterung zu erklären, so ist thatsächlich der Mechanismus in vielen Fällen noch weit verwickelter. Zunächst erfährt die Kugel ebenso eine Splitterung an sich, als wie sie den Knochen splittert, was namentlich von Hohlgeschossen aus weichem Blei gilt. Grosse und kleine Bleipartikel werden durch die Rotation der Kugel in der Tangente fortgeschleudert und erzeugen in der Umgebung des Schusscanals selbständige atypische Risse und Spalten, können selbst in letztere mitgerissene Ammunitionsfetzen hineinpressen und so in weiter Entfernung vom Schusscanal schwer diagnosticirbare Infectionsherde erzeugen. Oftmals wird auch die Zerstörung durch mechanische Nebenmomente vergrössert, wie durch das Körpergewicht oder durch Sturz des Verwundeten. Wurde die Diaphyse nicht genau in ihrer Mitte, sondern mehr oder weniger seitlich getroffen, so finden sich die typischen Risse nur auf einer Seitenhälfte völlig ausgesprochen, auf der anderen aber findet man einen einfachen Querriss, offenbar dadurch entstanden, dass der in seiner Dicke auf die Hälfte reducirte Knochen nicht mehr im Stande war, das Körpergewicht zu tragen und daher an der dünnsten Stelle brach; derselbe Vorgang kann auch durch Sturz des Verwundeten bedingt werden. B. ist der Meinung, dass die primären typischen Splitter durch derartige mechanische Nebenmomente oftmals noch secundär gebrochen werden, ja die Splitter können selbst zu Werkzeugen der Zerstörung werden; so sah B. in einem Falle die Fibula von einem Splitter der Tibia wie mit einem Messer durchschnitten. Mit genauer Würdigung aller dieser mechanischen Haupt- und Nebenmomente wird es in der Mehrzahl der Fälle gelingen, für jede Fissur der complicirtesten Splitterung die Ursache ihrer Entstehung anzugeben, und nur ausnahmsweise wird man gezwungen sein, auf die Erschütterung zu recurriren, freilich nur, wenn vollständige Präparate von frischen Verletzungen vorliegen, nicht aber an den Präparaten, wie man sie gewöhnlich in den Sammlungen vorfindet.

Aus der Discussion über Bornhaupt's Vortrag, die sich vorzugsweise um das Débridement und die Splitter-Extraction drehte, heben wir nur die Erfahrungen hervor, die Schmidt (Grodno) aus dem russisch-türkischen Kriege mittheilte. Nach denselben handelt es sich bezüglich der Splitter-Extraction nicht um die Verletzung des Knochens, es ist gleichgiltig, ob 10, 20 oder 50 Splitter da sind, sondern nur um die Sepsis. Ist Asepsis da, so ist kein einziges Mal — S. hat 8 Schussfracturen im Oberschenkel, im Ganzen gegen 40 Knochenfracturen, die aseptisch verlaufen sind — die Splitterextraction nöthig gewesen. Es kamen Fälle vor, wo verwundete Türken mit verjauchten Oberschenkelfracturen 8 Tage nach der Verwundung in S.'s Behandlung kamen. Führte man den Finger ein, so kam man in einen Knochenbrei hinein, so dass man glaubte, es wäre nur die Amputation noch möglich. Die Menge der Patienten liess nicht viel Zeit, sich mit einzelnen Patienten lange abzugeben, und S. gab sich damals die Mühe, die Wunde zunächst einigermassen aseptisch zu machen, und war nicht wenig erstaunt, dass, wenn es ihm gelang — und es gelang — die Wunde aseptisch zu machen, fast nirgend mehr eine Extraction nothwendig war. S. erinnert sich namentlich eines Türken, bei dem er glaubte, er würde ihn nächstens amputiren müssen oder wenigstens eine Menge Splitter extrahiren und siehe da, er hatte nicht einen einzigen zu extrahiren. Die Literatur von dem Kriege 1870/71 kam ja zu dem Resultat, dass es ohne Splitterextraction in solchen Fällen nicht abgehen würde, und er zog auch in den Krieg mit der Meinung, dass wenigstens die losen Splitter extrahirt werden müssten. Auch die Behandlung der offenen Fracturen im Frieden, wie sie auch jetzt noch üblich ist, veranlasste ihn, als er in den Krieg zog, sich im Voraus das Princip zu stellen, dass er in solchen Fällen die losen Splitter würde extrahiren müssen. Die Erfahrung ergab, dass es ihm nicht möglich war, alle losen Splitter zu extrahiren, es waren zu viele Kranke, und er ist allmälig vollständig davon abgekommen. Gelingt es, die Wunde aseptisch zu machen, so ist eine Splitterextraction nicht nöthig, auch bei grossen Splitterfracturen des Oberschenkels, und er würde der Meinung sein, wenn er auf dem Verbandplatz auch die grösste Verletzung des Knochens finde, er das Débridement nicht machen solle. Es ist das auch von practischem Werthe. Wäre es nothwendig, auf dem Verbandplatze das Débridement zu machen, so hiesse das, die antiseptische Behandlung aus der Kriegschirurgie ausschliessen. Es ist dies, wie S. glaubt, aber nicht nöthig, und die Thätigkeit auf dem Verbandplatze würde darin bestehen, die Wunde aseptisch zu machen und dazu genügt die Reinigung der äusseren Wunde und ein äusserlicher Verband, etwa wie er von Esmarch vorgeschlagen ist; S. würde allerdings Carbolpräparate mehr vorziehen. Mit der Wunde dagegen würde er sich nichts zu schaffen machen, sondern sie in Ruhe lassen, selbst auf die Gefahr hin, dass etliche septische Stoffe in dieselbe hineingekommen sind, also sei es auch in der schlechten Luft einer belagerten Festung. Man bringe nur die Wunde in Verhältnisse, wo sich die Sepsis nicht weiter entwickelt, dann geht es ganz gut; S. hat in den verpesteten Hospitälern Bulgariens solche Patienten behandelt, und es entwickelte sich eben nicht Sepsis in der Wunde. So ist auch die Splitterextraction nicht nöthig gewesen und der ganze Wundverlauf war wie bei subcutanen Wunden. — Esmarch wird durch das Gehörte wesentlich in der Anschauung bestärkt, die er schon wiederholt vertreten hat, dass man jede derartige Wunde, die nicht offenbar die unmittelbare Amputation nöthig macht, seien die Splitter auch noch so zahlreich, Anfangs mit möglichst antiseptischem Occlusionsverbande und Immobilisirung behandeln solle. Wenn aber die Forderung aufgestellt wird, dass man bei sehr starken Splitterbrüchen noch das Débridement machen und primär die Splitter herausziehen solle, so müsste man die Wunden wieder auf dem Schlachtfelde mit dem Finger untersuchen, und das ist, nach E.'s Ansicht, für frische Wunden gefährlicher, als alles Andere; denn ohne Untersuchung mit dem Finger wird man doch nicht im Stande sein, zu ermitteln, ob man es mit einer sehr bedeutenden Menge von Splittern zu thun hat, oder mit einer geringeren Zahl. Wenn man einmal den Finger in die Wunde einführt, dann ist man auch verpflichtet, die ganze Wunde aseptisch zu machen, so weit man dazu im Stande ist. Dazu gehört, dass man die Fracturstelle freilegt, dass man alle Splitter, die gelöst sind, herauszieht, dass man nach fremden Körpern sucht und dieselben entfernt, dass man die Blutcoagula ausräumt u. s. w., wie man es jetzt im Hospital bei complicirten Fracturen thut. Das wird man auf dem Schlachtfelde nicht können und wird deshalb immer so lange auf eine genaue Diagnose verzichten müssen, bis man im Stande ist, der Untersuchung mit dem Finger auch sofort eine gründliche Desinficirung der Wunde folgen zu lassen.

II. Kriegschirurgische Diagnostik und Therapie im Allgemeinen (Verband, Transport, Wundbehandlung u. s. w.).

1) Comte, J., De l'hémostase temporaire dans les blessures de guerre, de l'artériographie ou application du tatouage à la chirurgie d'armée. Thèse de Paris. No. 107. (Nach Besprechung der Wundblutungen bei Kriegsverletzungen und der Mittel zu ihrer temporären Stillung, macht Verf. den sonderbaren Vorschlag, bei den Soldaten die Stellen, an welchen die Hauptarterien comprimirt werden können, durch Tätowiren zu markiren, damit auch selbst Unkundige theils mit den Fingern, theils mit irgend einer Compressions-Vorrichtung die Zusammendrückung ausführen können.) — 2) Port, Das Aufschneiden der Gypsverbände mittelst Drahtsäge. Centralblatt für Chirurgie. No. 28. S. 452. — 3) Derselbe, Ueber gekerbte Blechverbände und Drahtrollbinden. Deutsche militärärztliche Zeitschrift S. 119. — 4) Münnich, J., Untersuchungen über den Werth der gebräuchlichsten antiseptischen Materialien für militärärztliche Zwecke. Ebendas. S. 47. — 5) Port, Zur Antiseptik im Kriege. Ebendas. S. 176. — 6) Unterberger, S., Der Neuber-Lister'sche Dauerverband auf dem Verbandplatze. St. Petersburger medicin. Wochenschrift. No. 45. S. 367. (Verf. glaubt nach den günstigen Erfahrungen, die er mit demselben in dem Lager-Hospital zu Krassnoje-Selo gemacht hat, dem Verbande für die Kriegschirurgie und speciell für den Verbandplatz eine grosse Zukunft verheissen zu können.) — 7) Tirsch, Josef (Budapest), Die Antiseptik im Kriege. Wiener medic. Wochenschrift No. 43, 45, 47, 50. (Bespricht die mit der Antiseptik bisher im Kriege gemachten Erfahrungen, die einzelnen für die Antiseptik angewendeten Verbandarten und zieht daraus die für künftige Kriege zu entnehmenden Lehren mit besonderer Rücksicht auf die Verhältnisse der österreichischen Armee.)

Bei den Schwierigkeiten, welche namentlich in der Kriegschirurgie die Abnahme eines Gypsverbandes macht, empfiehlt Port (2), sich einer Drahtsäge zu bedienen, die man sich durch zusammengedrehten Stahldraht (ungefähr No. 20—22) improvisirt, und die sowohl Gyps- als Wasserglasverbände mit grosser Leichtigkeit durchschneidet. Legt man eine solche Drahtsäge bei Application des Verbandes zwischen die Unterlage- und Gypsbinde, so kann man später den Verband wie mit einer Kettensäge von innen heraus durchsägen. Man hat nur auf 2 Puncte Rücksicht zu nehmen: 1) dass das Rosten und Einkitten der Säge verhütet wird; 2) dass die Erhitzung der Säge beim Aufschneiden dem Kranken nicht zur Empfindung kommt. Beiden Rücksichten kann man dadurch gerecht werden, dass man die eingefettete Drahtsäge mit einer losen Papierscheide umhüllt, welche so eingerichtet ist, dass sie auf der dem Glied zugewendeten Seite aus mehrfachen Papierlagen, auf der Gypsseite dagegen nur aus einer einzigen Papierlage besteht. Bei der Werthlosigkeit des Materials empfiehlt es sich, statt einer einzigen Drahtsäge deren zwei zwischen Unterlage- und Gypsbinde einzulegen, die in einem ungefähren Abstand von 5 Ctm. parallel neben einander laufen. Man kann dann aus dem fertigen Gypsverbande einen 5 Ctm. breiten Streifen herausschneiden und ihn dadurch in einen Rinnenverband verwandeln. Auch die Bildung von Fenstern kann mit kleinen Drahtsägen sehr gut ausgeführt werden. Man braucht nur die der Längsachse des Gliedes parallel laufenden Ränder des Fensters von innen her mit der Säge zu bilden, die senkrecht zur Längsachse stehenden Ränder werden zweckmässiger von aussen nach innen gesägt.

In einer Mittheilung über gefensterte Blechverbände und Drahtrollbinden führt Port (3) an, er habe gefunden, dass an den Schoen'schen Rinnenverbänden wegen ihrer glatten Oberfläche sich sowohl das Glied als die darüber geführte Rollbinde leicht verschieben, und hat diesen Fehler durch Verbände zu beseitigen gesucht, die zwar äusserlich den Schoen'schen wenig ähnlich sind, die aber nur eine weitere Ausführung der Schoen'schen Ideen darstellen. P. versuchte zunächst nicht nur die stärkeren Zinkblechsorten, sondern auch das Weiss- und Schwarzblech, das als einer der alltäglichsten Bedarfsartikel überall zu finden ist, verwendbar zu machen. Die grössere Starrheit dieser Materialien verbietet ihre Verwendung in zusammenhängenden Stücken und lässt sie nur in Form von Längsstreifen, die der Quere nach aneinander befestigt werden, zu Verbänden geeignet erscheinen. Da eine unmittelbare Berührung der zu einem Verbande gehörigen Längsstreifen durchaus nicht nothwendig ist, ja sogar aus Rücksicht auf die Gewichtsverminderung zu vermeiden schien, so entstanden aus den von einander abgerückten Längsstreifen und einigen die Verbindung derselben herstellenden Querstreifen sogenannte à jour- oder gefensterte Verbände. Um den Blechstreifen grössere Resistenz zu geben, wurden sie, je nach der Stärke der benutzten Blechsorte, an einem oder an beiden Rändern umgeschlagen. Die Verbindung der Längsstreifen mit den Querstreifen geschah durch Nietnägel. Die Schmiegsamkeit und Festigkeit dieser Verbände lässt nichts zu wünschen übrig. Die Ränder der Fenster bieten nicht nur dem Gliede, sondern auch der Rollbinde zahlreiche Haftpunkte und verhindern somit deren Verschiebung. Es dürfte also durch die Herstellung von gefensterten Blechverbänden die Beseitigung der Uebelstände gefunden sein, welche den Schoen'schen Schienen anhängen. P. hat auf diese Weise einen Unterschenkelverband hergestellt, der bis über die Mitte des Oberschenkels, und einen Oberschenkelverband, der bis über das Knie reicht, so dass sich also beide eine ziemliche Strecke weit decken. Auch ein Verband für die obere Extremität wurde angefertigt. Mit diesen drei Verbandstücken, die zusammen nur wenig Raum einnehmen und die für beide Seiten verwendbar sind, lassen sich alle Fracturen, die an den Extremitäten vorkommen, immobilisiren. Sie sind ebenso einfach in ihrer Verwendung als in ihrer Herstellung und dürften daher als richtige Schlachtfeldverbände anzuerkennen sein. Statt aus Blechstreifen, können sie auch aus Bandeisen gefertigt werden. — P. empfiehlt aber auch Drahtgewebe in Form von Rollbinden, die er sich selbst herstellt. Dieselben, in Gestalt von 4—5 Meter langen Drahtbändern, lassen sich wie eine Rollbinde aufwickeln und werden zum Schutz gegen Rost mit Eisenlack angestrichen (Asphaltlack oder schwarzes Pech mit etwas Theer zusammengeschmolzen und mit Terpentinöl verdünnt). Andere Verbände hat P. noch ausserdem aus Stroh, Weiden, Pappdeckel u. s. w. unter Zuhülfenahme von Drahtgerüsten angefertigt. Aus der Combination von Draht und Pappdeckeln, indem man den Draht auf letzteren aufnäht, lassen sich sehr nette Verbände erzielen; ferner wird Pappdeckel durch Tränken mit Leinölfirniss zu einer fast lederartigen Masse, die sich zu Verbandcapseln sehr gut eignet. — Um diese oder sonst geeignete Verbände auch im Felde mit Leichtigkeit herstellen zu können, genügt es nicht, dass sich die Aerzte selbst mit den erforderlichen Technicismen bekannt machen. Von höchster Wichtigkeit wäre es vielmehr, derartige Uebungen in den Unterricht der Lazarethgehülfen-Lehrlinge aufzunehmen; denn es ist offenbar zu spät, diese Leute erst im Felde dazu abrichten zu wollen. P. hat bei den Versuchen, sich der Hülfe von Soldaten zu Verbandarbeiten zu benützen, sich geradezu wundern müssen, mit welchem Interesse und Verständniss die meisten derselben die Sache angreifen, auch wenn sie keine Professionisten sind; von den letzteren werden die Lehrer gewöhnlich in kurzer Zeit an Kunstfertigkeit überflügelt. Durch derartige Einrichtungen liesse sich zweierlei erreichen: 1) die Heranbildung eines Hülfspersonals, das im Felde gleich selbst weiss, wo es anzugreifen hat; 2) die Aufspeicherung eines reichen Verbandmaterials, aus dem bei einer Mobilisirung die Ausrüstung sämmtlicher Sanitätsanstalten bestritten werden könnte. — Für die Arbeiten im Felde möchte P. den Gedanken anregen, in dringenden Fällen auf requirirten Wagen fahrende Werkstätten einzurichten.

Münnich (4) hat infolge einer Aufforderung der Militär-Medicinal-Abtheilung des Preuss. Kriegsministeriums, seine weiteren Erfahrungen über die von ihm angegebene trockene Carboljute darzulegen, Untersuchungen über den Werth der gebräuchlichsten antiseptischen Verbandmaterialien für Militärärztliche Zwecke angestellt. Die Erfordernisse, die nach M. an ein brauchbares antiseptisches Verbandmaterial von Militärärztlicher Seite gestellt werden müssen, sind folgende: 1) Zweckmässigkeit des gebrauchten Rohstoffes, 2) genügende antiseptische Wirksamkeit und möglichste Dauerhaftigkeit derselben, 3) Abwesenheit störender Nebeneigenschaften, 4) nicht zu hoher Preis, 5) leichte und schnelle Bereitbarkeit.

Von einem guten antiseptischen Verbandmaterial verlangt M., dass es nicht nur die eindringenden Secrete vor Zersetzung schützt, sondern auch die zur Wundfläche tretende atmosphärische Luft, die er als „Verbandluft" bezeichnet, unschädlich macht, d. h. von den in derselben vorhandenen inficirenden Stoffen befreit. Selbstverständlich ist es hierzu nicht nöthig, dass das Verbandmaterial selbst ein völlig aseptisches sei. Man glaube ja nicht, dass dies bei mit nicht flüchtigen Antisepticis imprägnirten Stoffen stets noch der Fall ist, falls sie längere Zeit aufbewahrt wurden. Zumal gilt dies von denjenigen, bei denen sich das angewendete Mittel nach der Imprägnation pulverförmig oder selbst crystallinisch ausscheidet. So hat man z. B. bei älterem Borsäurelint durchaus keine Garantie, ob sich in demselben nicht wieder zwischen den Crystallblättchen septische Keime eingenistet haben. Fast ebenso wichtig als die Desinficirung der Secrete ist auch die der Verbandluft. Diese kann sowohl auf chemischem als auf mechanischem Wege erreicht werden. Auf letztere Art, d. h. durch Filtration, leistet dies in sehr vollkommener Weise bekanntlich die Baumwolle, doch besitzt dieselbe leider manche andere Eigenschaften, die ihrer allgemeineren Verwendung als kriegschirurgisches Verbandmaterial entgegenstehen. Chemisch kann dies Postulat selbstverständlich nur ein flüchtiges Antisepticum erfüllen, das, wie Lister sich ausdrückt, die ganze Wundfläche und ihre nächste Umgebung in einen antiseptischen Dunst hüllt. Er legt hierauf ein ganz besonderes Gewicht, worin M. ihm nach seinen Erfahrungen nur beistimmen kann. Er hält demgemäss auch die Flüchtigkeit des gebräuchlichsten Desinficiens, der Carbolsäure, für die meisten Fälle nicht für einen Fehler, sondern gerade für einen Vorzug, und hat die Verbandtechnik bei derartigen Stoffen nur dahin zu streben, sie so zu fixiren, dass ihre Verdunstung nur ganz allmälig vor sich geht. — Die neueren Beobachtungen scheinen zwar ergeben zu haben, dass die Wundinfection hauptsächlich von den im Wasser befindlichen und von den an festen Gegenständen (schmutzigen Händen, Instrumenten etc.) haftenden Fäulnisserregern ausgeht, dass dagegen die Luft im Allgemeinen viel unschädlicher ist, als man früher geglaubt hat, indem dieselbe, wenn auch reich an gewöhnlichen Schimmelsporen, doch verhältnissmässig arm an den hauptsächlich interessirenden Schizomyceten ist. Aus diesem Grunde haben sogar namhafte Chirurgen sich für berechtigt gehalten, für viele Fälle vom Spray völlig Abstand zu nehmen; auch dürfte aus diesem Verhalten der Luft theoretisch sich erklären lassen, dass die offene Wundbehandlung neben der antiseptischen unzweifelhaft die besten Erfolge erzielt. Nach M.'s Ansicht ist jedoch bei letzterer Thatsache ebensowohl zu berücksichtigen, dass eine der Luft frei ausgesetzte frische Wundfläche sich sehr bald mit einer aus geronnener Lymphe gebildeten Kruste bedeckt, die gerade in den ersten Tagen nach dem operativen Eingriff einen wesentlichen Schutz vor jeder Infection bildet; sowie dass später bei dieser Behandlungsweise den Secreten dauernd ein völlig ungehinderter Abfluss geboten wird. Diese relative Unschädlichkeit der Atmosphäre hat auch eine sehr bedingungsweise Geltung, nämlich nur so lange, als die Patienten sich unter sehr günstigen äusseren Verhältnissen befinden. Im Kriege steht man dagegen meist den allerungünstigsten gegenüber. M. möchte hier den Spray nicht entbehren; auch bedarf man eines kriegschirurgischen Verbandmaterials, das ein gewisses Plus von desinficirender Kraft besitzt, mithin nicht nur die Secrete, sondern auch die Verbandluft dauernd unschädlich zu machen im Stande ist. M. betrachtet nach einander, indem er als Eintheilungsprincip die benutzten Rohmaterialien zu Grunde legt, hauptsächlich drei Stoffe: Watte, Jute und Gaze.

I. Watteverbände. Sie besitzen in ihrer Weichheit, Schmiegsamkeit, Adaptionsfähigkeit und einer gewissen Elasticität, die jedoch vielfach überschätzt wird, grosse Vorzüge; ihr Hauptvortheil liegt aber in ihrer Eigenschaft, dass ihr feines Maschenwerk, wie bekannt, das beste Filter für alle in der Luft suspendirten microscopischen belebten und unbelebten Materien ist. Die Baumwolle wirkt somit schon an und für sich antiseptisch, und sie bedarf deshalb, falls sie genügend gereinigt und entfettet ist, eigentlich gar keines desinficirenden Zusatzes. Man kann deshalb auch, was ja auch schon lange bekannt ist, nicht inficirte Wunden unter dieser Bedeckung völlig aseptisch erhalten. Es ist jedoch hierzu erforderlich, dass einestheils durch den Verband auch seitlich ein völliger Abschluss der Wunde gesichert ist, sowie dass andererseits die Secrete sparsam und nicht zu dicklich sind, da dieselben sonst das feine Maschenwerk der Watte nicht mehr durchdringen können und so durch Retention zu entzündlichen Processen und Zersetzungen Veranlassung geben. Die Watte allein gewährt daher für Kriegsverhältnisse genügende Sicherheit, zumal man es hier, bei der Uncontrolirbarkeit der Infection, fast nie mit Bestimmtheit wissen kann, ob auch die zum Erfolge nöthige Asepsis in der That erzielt ist. Wenn man daher bei der Watte eines flüchtigen Desinficiens entbehren kann, so bedarf man doch jedenfalls eines fixen zur Unschädlichmachung der Secrete. — 1) Salicylwatte. Die damit erzielten guten Erfolge finden in dem eben Gesagten ihre Erklärung; die Watte selbst wirkt filtrirend auf die Verbandluft, während die Salicylsäure eine Zersetzung der in dieselbe eindringenden Secrete verhütet, was jedoch nur stattfindet, so lange dieselben mehr serös bleiben. Die im Handel käufliche Salicylwatte hat dabei aber den sehr grossen Nachtheil, dass sie ein völlig unbeständiges Präparat ist, indem nach Wichel (Hamburg) selbst aus renommirten Fabriken bezogene Verbandwatten oft kaum 1/3 der angegebenen Salicylsäuremenge enthielten, indem warme wässerige Salicylsäurelösungen beim Verdunsten weit über die Hälfte ihres Gehaltes verlieren können, so dass sich daher zur Imprägnation der Salicylwatte eine alcoholische oder noch besser eine ätherische Lösung empfiehlt, wobei dies eigenthümlicherweise nicht stattfindet. Hierdurch würde aber der schon an und für sich hohe Preis der Salicylwatte noch mehr gesteigert werden, so dass dieselbe, so brauchbar sie auch für viele Fälle der Civilpraxis sein mag, im Felde selten eine ausgedehntere Anwendung finden dürfte. — 2) **Chlorzinkwatte** dürfte eher als Präparat für bestimmte kriegschirurgische Zwecke eine gewisse Berücksichtigung verdienen, wie weiter unten bei der Chlorzinkjute näher erörtert werden soll. — 3) **Borsäurewatte**, wenn auch etwas billiger, als die Salicylwatte, besitzt doch noch in höherem Grade den Nachtheil jener, nämlich die ungenaue Vertheilung des Desinficiens, so dass man nach längerer Aufbewahrung bei ihr nie sicher sein kann, ob das Verbandmittel nicht aufs Neue Infectionsstoffe in sich aufgenommen hat.

II. **Juteverbände.** Die Jute empfiehlt sich vornehmlich ihrer Billigkeit wegen, steht aber der Watte wesentlich an Weichheit, Schmiegsamkeit und Elasticität nach. Auch ihre infiltrirende Eigenschaft ist eine wesentliche geringere, da ihre Fasern auch im wirren Zustande nicht so dicht mit einander, wie bei der Watte verfilzt sind, ein Nachtheil, den man nur theilweise durch Anwendung sehr grosser Verbandmassen compensiren kann. Da nun auch andererseits die Juteverbände sich sehr leicht lockern, so eignet sich die Jute im Allgemeinen wenig zur Imprägnation mit fixen Antisepticis und verdienen hier die flüchtigen entschieden den Vorzug. Es haben deshalb auch vornehmlich nur die **Carboljutepräparate** eine weitere Anwendung gefunden und zwar in verschiedener Form, nämlich als 1) **nasse Carboljute**, über deren geringe Brauchbarkeit für kriegschirurgische Zwecke M. sich schon früher (Jahresber. f. 1877 II. S. 325) ausgesprochen hat; 2) **fixirte trockene Carboljute**, die M. damals an Stelle der nassen Carboljute empfahl, wird nach den von M. inzwischen gemachten Erfahrungen im Grossen und Ganzen nach den früheren Vorschriften hergestellt; jedoch war in derselben der Stearinzusatz, den M. sonst recht bewährt gefunden hat, zu hoch gegriffen und kann sehr wohl auf die Hälfte herabgemindert werden, d. h. auf 25 Grm. für 1 Pfd. Rohjute. Ebenso ist es vortheilhaft, die Spiritusmenge zu verringern; je weniger man davon gebraucht, desto besser ist es. 1/2 Liter (415 Grm.) incl. der 250 Grm. Glycerin sind völlig ausreichend, um damit 1 Pfd. Jute gleichmässig zu durchtränken. Zum Trocknen genügen nach M.'s jetzigen Erfahrungen im Winter ca. 5, im Sommer sogar bei der geringeren Spiritusmenge nur 2—3 Stunden, indem dann die Jute, falls sie häufiger umgewendet wird, schon so weit abgedunstet ist, um aufbewahrt oder auch verwandt werden zu können. Fest verpackt resp. gepresst darf sie allerdings erst nach 12—24 Stunden werden, da sie sonst schwer ganz austrocknet, und aus dem lange zurückgehaltenen Alcohol sogar Zersetzungsproducte sich bilden können. Von Versuchen, das Glycerin durch Ricinusöl nach **Bruns'** Vorgange zu ersetzen, musste bald Abstand genommen werden, da, abgesehen von anderen Uebelständen, stets nur ein unangenehm klebriges Präparat erzielt wurde. — Schon seit längerer Zeit wird diese Jute im Grossen in weit einfacherer Form, als früher angegeben, hergestellt, wobei auch eine weit schwächere Tränkungsflüssigkeit zur Verwendung kommt. Dieselbe besteht nämlich für ein Kilogramm Jute aus: Acid. carbol., Colophonii āā 100,0 Grm., Spiritus 1200,0 Grm. Es wird hiermit die Jute übergossen und möglichst gleichmässig durchtränkt. Das Auszupfen fällt fort, da bei dem geringen Harzgehalt die Fasern gar nicht zusammenkleben. Die Jute wird nur zum Trocknen gelockert und ist nach etwa einer halben Stunde zur Aufbewahrung resp. Verwendung fertig. Ein sehr brauchbares derartiges Präparat erhält man, wenn statt der gewöhnlichen Jute gereinigte und gebleichte verwendet wird, die meist schon in Tafelform, ähnlich wie die Watte, verarbeitet ist. Diese ist zwar theurer als das wirre oder nur in Strähnen gelegte Rohmaterial (erstere stellt sich auf 45, letztere auf 27 M. pro Ctr.), jedoch werden die Mehrkosten durch den geringeren Preis der Tränkungsflüssigkeit theilweise wieder aufgewogen. In einzelnen Fabriken werden diese Jutetafeln mittelst der sogenannten **Lister'schen** Spritze, einer grossen Zinnspritze mit siebförmigem Endstück, einfach bespritzt und dann sofort, lose aufeinandergelegt, in Blechkästen verpackt, jedoch möchte M. diese Herstellungsweise weniger empfehlen, da hier die Durchtränkung keine so gleichmässige wird, auch die Flüssigkeit ohne Anwendung von Druck schwer in die Jutefasern selbst eindringt. Wenn auch anzunehmen ist, dass die so fixirte Jute nicht ganz so haltbar wie M.'s ist, so haben doch schon einige von ihm angestellte Versuche dargethan, dass sie ein recht brauchbares Präparat darstellt. Da sie dabei den grossen Vortheil der leichten und schnellen Bereitbarkeit besitzt und man bei Verwendung der Jutetafeln ein viel reineres, handlicheres und bequemer zu verwendendes Grundmaterial besitzt, so dürfte die geschilderte Modification der Bereitung den Vorzug vor der M.'s verdienen, wenigstens für alle die Fälle, wo es sich nicht um sehr lange Aufbewahrung handelt. Nach Versuchen von M. ergab sich, dass seine Jute nach dem Trocknen durchschnittlich 8 pCt. Carbolsäure hat, und dass der allmälige Verdunstungsverlust bei der Aufbewahrung ein relativ sehr geringer ist, indem er bei einfacher Verpackung in Pergamentpapier nach 1/4 Jahr nur 2 pCt. und nach 1/2 Jahr nur 4 1/2 pCt. betrug. Ein angeblicher Nachtheil der fixirten Jute, dass sie dem Untergrund anhafte, ist dahin zu präcisiren, dass das Ankleben zwar an der mit trockener Epidermis bedeckten Haut stattfindet, nie aber an secernirenden Flächen. In ersterem sieht M. aber durchaus keinen Nachtheil, vielmehr einen Vortheil, da dadurch der seitliche Abschluss der Wunde nur befördert wird, was gerade für die Juteverbände sonst nicht immer ganz exact zu erreichen ist. Dieses Anhaften wird übrigens durch den oben angegebenen geringen Stearinzusatz zum Harze wesentlich gemildert, kann aber auch ganz vermieden werden, wenn man die der Wundfläche benachbarte Hautpartie mit etwas Carbolöl oder mit der Lister'schen Borsalbe oder besser einer 5proc. Carbolvaseline bestreicht. Dass die trockene fixirte Carboljute die Wundflächen reize und zeitweise selbst zu Eczemen Veranlassung gebe, wird von M. absolut verneint; er hat vielfach jedes Protectiv weggelassen, und die Jute direct auf die Wundflächen applicirt, ohne jemals einen merklichen Nachtheil davon beobachtet zu haben. — Eine nicht angenehme Eigenschaft der Carboljute ist es aber, dass die Secrete, so lange sie sehr dünnflüssig sind, relativ schnell die Oberfläche des Verbandes erreichen, so dass man gezwungen ist, häufiger den Verband zu erneuern, oder doch durch neue Jutekuchen zu vermehren. Es liegt dies daran, dass die Fasern guter antiseptischer Gaze die Flüssigkeit nicht imbibiren, so dass die Secrete nur bei einem gewissen Druck durch die Maschen derselben hindurchtreten, wodurch jene eben gezwungen werden, sich zunächst den einzelnen Gewebslagen entsprechend auszubreiten. Bei der wirren Anordnung der Jutefasern findet dies natürlich nicht statt, zumal dieselben hydrophil sind, falls man sie aber völlig impermeabel machen würde, leicht Secrete retinirt werden würden. Neutralisirt wird übrigens der genannte Uebelstand zum grossen Theil dadurch, dass man zu den Juteverbänden überhaupt stets dickere Schichten als von der Gaze nimmt, was vielfach auch den Nutzen hat, dass dem verletzten Theile dadurch eine Polsterung und weit grösserer Halt gewährt wird, als es mit der Gaze zu ermöglichen ist. Eine fernere Unannehmlichkeit des Juteverbandes ist, dass derselbe sich verhältnissmässig leicht lockert und somit der Luft seitlichen Zutritt zur Wunde gestattet. Es beruht dies darauf, dass die Jute sich sehr comprimirt, in sich aber keine genügende Elasticität besitzt, dies wieder auszugleichen. Man muss deshalb zunächst von vornherein die fixirenden Binden möglichst fest anziehen; auch comprimiren sich präformirte Jutekuchen weniger als ungeordnete Massen. Ferner ist es zur Erzielung eines festliegenden Verbandes nöthig, entweder appretirte Gazebinden anzuwenden, deren Touren infolge ihres Stärkegehaltes conglutiniren und so eine nicht nachgebende Umhüllung bilden, oder auch trockene antiseptische Binden, da einfache nasse Binden sich nachträglich stets wieder lockern.

3) Einfache Carboljute. Die Herstellung des Präparats ist eine sehr einfache. Nachdem die Jute von ihren groben Unreinlichkeiten befreit ist, wird sie mit einer Lösung von 50 Grm. Carbolsäure in 0,651 Spiritus, etwa 550 Grm. auf 1 Pfund, möglichst gleichmässig durchtränkt. Dann wird sie aufgelockert — ein wirkliches Auszupfen ist nicht nöthig — auf einem Tisch ausgebreitet und ist nun das Trocknen je nach der Jahreszeit in $\frac{1}{2}$—2 Stunden soweit vollendet, dass das Material verwendet resp. verpackt werden kann. Nach dem Trocknen besitzt diese Jute nach M.'s Erfahrungen infolge der kürzeren Trockenzeit meist sogar einen etwas höheren Carbolgehalt, als die fixirte Jute, nämlich durchschnittlich 6,5 pCt. In Bezug auf die Haltbarkeit hat er mit dieser Jute ähnliche Versuche wie mit der fixirten angestellt. Diese ergaben, dass die einfache Carboljute, selbst bloss in Pergament-Papier verpackt, sich circa 12 Tage völlig leistungsfähig erhält, obgleich der Verlust im Ganzen erheblich höher ausfällt, als bei der fixirten Carboljute, denn eine solche mit einer ursprünglichen Stärke von 8,2 pCt. zeigte bei einer gleichen Versuchsreihe, in Pergament-Papier verpackt, nach 8 Wochen noch einen Procentgehalt von 7,2 pCt., die einfache Carboljute aber nur 3,6 pCt. Beide Verbandstoffe sind in Bezug auf den Kostenpunkt als gleichwerthig zu erklären. Wenn nun zwar die fixirte Jute in Bezug auf ihre Wirksamkeit und Haltbarkeit entschieden den Vorzug verdient, so glaubt M. doch, dass die einfache Carboljute trotz des gleich hohen Preises wegen ihrer leichten Darstellungsweise für einzelne Theile der kriegschirurgischen Thätigkeit, wo gleichzeitig eine häufigere Erneuerung des Verbandmaterials zu ermöglichen ist, zu empfehlen ist. Sollte es sich aber durch die weiteren Beobachtungen herausstellen, dass die nach der modificirten Methode hergestellte fixirte Jute, wie wohl vorauszusetzen ist, eine bessere Haltbarkeit und grössere antiseptische Wirksamkeit besitzt, als die einfache Jute, so würde allerdings, da bei beiden die Bereitungsweise ganz gleich bequem und der Preis derselbe ist, kaum noch ein Grund zur Beibehaltung der letzteren vorliegen.

4) Salicyljute und 5) Borsäurejute sind als sehr unsichere Verbandmittel ausser Betracht zu lassen.

6) Chlorzinkjute, von Bardeleben in die Praxis eingeführt, wird so dargestellt, dass man sich eine 10procent. Chlorzinklösung, jedoch ohne jeden Säurezusatz, macht und damit die gleiche Gewichtsmenge Jute durchtränkt, worauf sie einfach zum Trocknen ausgebreitet wird. Abgesehen von einigen Mängeln, die sich bei der Zubereitung herausstellen können, findet ein Ausstäuben der Chlorzinkjute nicht statt, da dies Salz infolge seiner grossen Hygroscopicität die unangenehme Eigenschaft so vieler anderer fixer Salze, sich wieder crystallinisch auszuscheiden, nicht besitzt. Das vollständige Austrocknen vollzieht sich in etwa 36—48 Stunden; man erhält sogar ein in wenig Stunden trocknendes Präparat, falls man das Wasser mehr oder weniger durch Spiritus ersetzt, wobei es sich aber dann auch empfiehlt etwas Glycerin zuzufügen, da hierdurch die durch das Salz etwas brüchig gewordenen Fasern ihre normale Biegsamkeit behalten. Bardeleben wendet die Chlorzinkjute so an, dass zunächst ein grösseres Stück Protectiv auf die Wundfläche gelegt, darüber noch eine Carbolcompresse und, damit ja keine Verschiebung stattfindet, beides noch durch eine Gazebinde fixirt wird, und dann erst die Chlorzinkjutekuchen darauf gepackt werden. In dieser Weise stellt der Verband aber nicht einen primären Occlusionsverband, sondern einen gewöhnlichen antiseptischen Verband dar. Für einen solchen möchte M. aber den Chlorzinkjuteverband wenigstens für die kriegschirurgischen Zwecke nicht gerade besonders empfehlen, da er die Jute nach Imprägnation mit fixen Antisepticis für wenig befähigt hält, die Wunden vor dem Eindringen von den in der Luft suspendirten In-

fectionskeimen zu schützen. Es fehlen bis jetzt noch ausgedehntere Erfahrungen über die Wirksamkeit der Chlorzinkjute. Vor Allem dürfte es aber wünschenswerth sein, wenn zumal über ihre Anwendungsweise als antiseptisches Occlusionsverbandmaterial bei geeigneten frischen Verletzungen weitere Beobachtungen gemacht werden könnten. Es würde hierbei hauptsächlich festzustellen sein, wie stark der Chlorzinkgehalt sein darf resp. sein muss, um die Asepsis zu erzielen, ferner wie lange dieselbe unter gewöhnlichen Verhältnissen anhält und ob irgend sonst welche Nachtheile durch den Verband bedingt werden.

III. Gaseverbände. 1) Eigentliche Listersche Carbolgaze. Die Sicherheit der antiseptischen Wirksamkeit guter frisch bereiteter Lister-Gase ist wohl ausser allen Zweifel gestellt, dagegen haben sich in der Neuzeit vielfach Stimmen gegen ihre Haltbarkeit erhoben. Der ganze Modus ihrer Bereitung schliesst sehr grosse Gefahren für die Constanz des Präparates in sich, da bei allen Herstellungsmethoden carbolisirter Verbandmaterialien, die einen höheren Hitzegrad erfordern, die Verdunstungsgrösse an Phenol auch bei grosser Sorgfalt sehr verschieden ausfallen wird. Die mehrfach veröffentlichten ungünstigen Befunde an Stücken Listerscher Gaze schon kurz nach ihrer Fabrication finden demgemäss hauptsächlich hierin ihre Erklärung. Da das Material ausserdem relativ theuer ist und complicirte Apparate erfordert, so müssen die Militärärzte von ihm als kriegschirurgisches Verbandmaterial Abstand nehmen. — 2) Selbstbereitete antiseptische Gaze. M. stellte Versuche mit der nach seiner Vorschrift, und den nach P. Bruns (s. Jahresber. f. 1879 II. S. 305) bereiteten Gazeverbänden bezüglich ihrer Haltbarkeit an, indem er vergleichend Ricinusöl-, Glycerin-, Stearin-Gaze untersuchte; diese Untersuchungen fielen entschieden zu Gunsten der Stearin-Gaze aus. Er prüfte aber auch vergleichend die Haltbarkeit der Brunsschen Ricinusöl-Gaze und der frischen und einfachen Carboljute, wobei sich ergab, dass die fixirte Jute sich sowohl bei der Aufbewahrung als auch bei den Verbänden wesentlich günstiger als die Brunssche Gaze stellte. Letztere scheint hiernach im Ganzen kaum eine grössere Haltbarkeit zu besitzen, als die einfache Carboljute. Bei dieser tritt der Carbolverlust bei der Aufbewahrung allerdings viel schneller ein, ist aber nach 8 Wochen kaum noch wesentlich von dem der Gaze verschieden. Durch Pressung lässt sich die Haltbarkeit der Brunsschen Gaze gewiss erheblich erhöhen, doch ist dies bei anderen Verbandmaterialien in gleicher Weise der Fall, auch ist eine solche im Kriege selbst kaum zu ermöglichen, wenn auch das erste Ausrüstungsmaterial im gepressten Zustande mitgegeben wird. Die Brunssche Ricinusölgaze hat aber auch noch einen anderen Nachtheil, nämlich den, dass dieselbe wenigstens im Sommer aus dem Oel leicht nicht unbedeutende Fettsäuremengen entwickelt. M. hält deshalb den Ersatz des Glycerins durch das Ricinusöl nicht für zweckentsprechend. Aber auch dem Glycerin möchte M. nach seinen jetzigen Anschauungen nicht mehr das Wort reden; die mit demselben behandelte Gaze ist nämlich infolge dieses Zusatzes hydrophil. In Folge dessen vertheilen sich die Secrete im Verbande nicht gleichmässig, sondern dringen von den Absonderungsstellen schnell an die Oberfläche, während sie in den nicht hydrophilen Gazen zwischen den einzelnen Lagen sich erst flächenartig ausbreiten, ehe dies geschieht. Aus diesen Gründen möchte M. vor den übrigen der Stearingaze das Wort reden. Sie scheint nämlich am haltbarsten zu sein, ist auch wasserundurchlässig, und falls man ein reines Material verwendet, frei von weitergehenden chemischen Zersetzungen. Dagegen hat sie allerdings den Nachtheil, dass sie etwas schwieriger zu bereiten ist, indem zu ihrer Lösung eine leichte Anwärmung des Spiritus erforderlich wird.

Um für den Feldgebrauch die Bereitung der Carbolgaze möglichst zu erleichtern, haben Bruns und Starcke ein fertiges antiseptisches Extract vorgelegt, das mit Ausnahme des grösseren Theiles des Spiritus alle Bestandtheile der Tränkungsflüssigkeit für die Ricinusölgaze einschl. der Carbolsäure enthält. Abgesehen aber davon, dass gerade die Ricinusölmischung sich am wenigsten zur längeren Aufbewahrung eignen dürfte, muss diese Mixtur nothwendigerweise, um ihren Carbolgehalt zu bewahren, in zugelötheten Blechbüchsen aufbewahrt werden, wodurch die Kosten nicht unerheblich erhöht werden.

Auf Grund der bisherigen Betrachtungen stellen sich die Vor- und Nachtheile der verschiedenen Verbandmittel folgendermassen: In Bezug auf den Carbolgehalt nach der Präparation dürfte sich im frischen Zustande kein wesentlicher Unterschied zwischen den in Rede stehenden Materialien finden. Anders steht es aber mit ihrer Haltbarkeit und, was damit eng verbunden ist, ihrer antiseptischen Sicherheit. Die fixirte Jute übertrifft in diesem Puncte unzweifelhaft nicht nur die einfache Carboljute, sondern auch die antiseptische Gaze, während letztere beiden hierin nicht wesentlich von einander abweichen. Was die Leichtigkeit der Präparation betrifft, so nimmt allerdings die nach M.'s früherer Methode bereitete fixirte Jute die meiste Zeit und Mühe in Anspruch, während sich am günstigsten nach dieser Seite hin entschieden die Gaze stellt. Die Präparation der einfachen, sowie modificirten fixirten Jute erfordert dagegen auch nur unbedeutende Arbeit, und wird die etwas längere Zeit der Herstellung nur durch den langsamer vor sich gehenden Trockenprocess bedingt. Die etwas längere Bereitungszeit bei einem oder dem anderen Verbandmittel ist jedoch nicht so besonders zu urgiren, da es zu einer Präparation von Carbolgaze oder -Jute auf dem Schlachtfelde selbst, die Bruns meist vor Augen hat, wohl kaum kommen dürfte, da man nach M.'s Kriegserfahrungen hierzu wohl nie genügende Zeit und Ruhe findet. Einen sehr grossen Vorzug besitzt dagegen die Gaze unzweifelhaft durch ihre Leichtigkeit und Transportabilität. Sie nimmt entschieden ein wesentlich kleineres Volumen ein, so dass in demselben Raume viermal so viel Carbolgaze als Carboljuteverbände unterzubringen sind, was für die Feldverhältnisse gewiss von nicht zu unterschätzender Wichtigkeit ist. Auch nach Seiten der Verbandtechnik besitzt die Gaze nicht zu verkennende Vorzüge. Der Gazeverband ist sehr reinlich, schnell anzulegen, auch verschiebt er sich nicht so leicht, wie die Juteverbände, während letztere besser zur Polsterung dienen und dem verletzten Gliede mehr Festigkeit geben. Für gewisse Körpergegenden, wie Bauch, Brust, theilweise auch Hüfte wird man der Gaze stets den Vorzug geben müssen, da daselbst sehr schwer gut sitzende und den Patienten nicht genirende Verbände mit Jute anzulegen sind, falls letztere wenigstens nicht ebenfalls in Tafelform gebracht ist. Nach alledem dürfte es schwer sein, für alle militärischen Verhältnisse zunächst einem bestimmten Verbandmittel den absoluten Vorzug zu geben, vielmehr muss man bis jetzt nach den verschiedenen Zwecken, die erfüllt werden sollen, die Wahl treffen. Für Friedensverhältnisse würde M. im Allgemeinen der Billigkeit wegen die einfache Carboljute oder die modificirte fixirte Jute benutzen. Die antiseptische Gaze würde M. jedoch auch hier ungern ganz entbehren, sowohl um sie für einzelne Verbände verwenden zu können, als auch, um den Gehülfen Gelegenheit zu geben, mit ihrer Bereitung sich vertraut zu machen. Bei der Wahl der antiseptischen Verbandmaterialien für die Kriegschirurgie sind vor Allem die besonderen Postulate, die die speciellen Verhältnisse erfordern, zu berücksichtigen. Was zunächst das den Soldaten mitzugebende Verbandmaterial betrifft, so würde M. vor Allem dem Chlorzink den Vorzug geben. Es ist nämlich fix, nicht zu Zersetzungen geneigt, und stäubt bei seiner Hygroscopicität nicht aus. Zur Imprägnirung würde er Watte, oder was vielleicht noch besser ist, Jutecharpie wählen, da beide Materialien einen kleinen Raum einnehmen und eine fast gleiche luftfiltrirende Kraft besitzen. Auch in den Händen der Truppenärzte dürfte die Chlorzinkjutecharpie oder -watte das passendste Material sein, da es sich bei ihrer Thätigkeit gleichfalls fast nur um einen primären Occlusionsverband handeln kann. — Was die Sanitätsdetachements betrifft, so hält M. dieselbe ebenfalls als das den Krankenträgern mit auf das Schlachtfeld zu gebende beste Verbandmaterial. Er hält es für alle diese Fälle für nöthig, dass die Chlorzinkwatte direct ohne jedes Protectiv auf die Wunden applicirt und nur nach oben mit einem undurchlässigen Stoff, etwa Firnisspapier, bedeckt wird. Das Ganze wäre dann durch ein dreieckiges Tuch möglichst gut zu fixiren. Die entsprechenden Verbände müssten selbstverständlich schon völlig präformirt von den Krankenträgern auf das Schlachtfeld mitgenommen werden. Auch auf dem Hauptverbandplatze ist zunächst noch auch von Seiten der Aerzte vornehmlich die primäre antiseptische Occlusion anzustreben. Er stimmt in Bezug auf diesen Punct Bruberger völlig bei, dass es für die grössere Mehrzahl der Kriegsverletzungen zu widerrathen ist, das strenge antiseptische Verfahren in allen Einzelheiten eher durchzuführen, bis der Verbleib der Verwundeten wenigstens auf kurze Zeit gesichert ist. Die nothwendig hierbei hervorgerufenen stärkeren Wundsecretionen erfordern anfänglich eine weit genauere Ueberwachung und häufigere Erneuerung der Verbände, als sie während eines Transportes gewährleistet werden können. Wenn demgemäss auch hier zunächst noch hauptsächlich der Chlorzinkverband seine Anwendung finden dürfte, so müsste doch ausserdem den Sanitätsdetachements für alle die Fälle, wo der Occlusionsverband nicht passt oder unzureichend erscheint, eine grössere Menge eines möglichst kräftigen anderen fertigen antiseptischen Materials zu Gebote stehen. Hierzu dürfte sich am besten die nach M.'s Methode dargestellte fixirte Carboljute eignen. Diese empfiehlt sich, abgesehen von ihrer grossen Sicherheit und Haltbarkeit, auch insofern am meisten, als sie sich vornehmlich gut zu Transportverbänden verwenden lässt, da mit einem Paar darüber gelegter, in Carbollösung getauchter, appretirter Gazebinden dem verletzten Gliede für viele Fälle eine völlig hinreichende Fixirung gegeben werden kann. Die fixirte Carboljute ist selbstverständlich erst vor dem Ausrücken der Detachements frisch zu präpariren. Für einzelne Verletzungen wäre es jedoch wünschenswerth, wenn die Detachements auch kleinere Mengen fertiger Carbolgaze mit sich führten und zwar wegen ihrer geringeren Haltbarkeit wo möglich in Blechkästen. — Was die Feldlazarethe betrifft, so bedürfen dieselben ebenfalls eines gewissen Quantums vorräthigen antiseptischen Verbandmaterials, um dem ersten Anprall nach einer grösseren Action kriegsbereit gegenüber zu stehen. Zu diesem Zwecke erscheint die fixirte Jute gleicherweise brauchbar und wäre ihre Vorrath stets wieder nach Bedürfniss zu ergänzen. Sind die Lazarethe bereits völlig etablirt, so möchte M. dagegen die Anwendung der modificirten, fixirten Jute oder selbst der einfachen Carboljute befürworten und würde es völlig genügen, etwa alle 8 Tage das erforderliche Quantum herzustellen, da so lange selbst die einfache Jute völlig leistungsfähig bleibt. Selbstverständlich würde dabei der Gebrauch einer antiseptischen Gaze nicht ausgeschlossen sein.

Ein einheitliches antiseptisches Präparat kann man leider bis jetzt noch nicht aufstellen, da es trotz mannigfacher Bemühungen noch nicht gelungen ist, ein derartiges zu finden, das den so verschiedenen Anforderungen der Kriegschirurgie allseitig genügt.

Port (5) erklärt in seinen Mittheilungen über Antiseptik im Kriege den antiseptischen Verband in der gegenwärtig bekannten Form als noch nicht vollkommen kriegstauglich, weil 1) wegen der Flüchtigkeit der Carbolsäure man nicht wagen darf, alle die zur Ausrüstung eines Sanitäts-Detachements des Feldlazareths gehörigen Verbandstoffe schon vor dem Ausmarsch zu imprägniren; 2) weil man den der Imprägnirung unterworfenen Theil der Verbandstoffe zur Vermeidung von Carbolsäureverlusten kaum anders als in Blechbüchsen mitführen kann; 3) weil man für denjenigen Theil der Verbandstoffe, der im nicht imprägnirten Zustande verpackt wird, die Imprägnirungs-Materialien entweder mitnehmen oder draussen sich zu verschaffen suchen muss. Für P. liegt die Besorgniss, dass es nicht jedem Lazareth oder Sanitätsdetachement bei eintretendem Bedarf im Felde gelingen wird, die für die Imprägnirung seiner roh mitgenommenen Verbandstoffe erforderlichen Quantitäten von Glycerin, Spiritus u. s. w. aufzutreiben, und dass daher die antiseptische Wundbehandlung den grössten Störungen ausgesetzt sein möchte, sehr nahe. Die Idee von Bruns, die Imprägnirungs-Materialien in Form von Conserven mit ins Feld zu führen, ist an sich eine ganz vorzügliche, nur darf man nicht daran denken, diese 30 Büchsen jedem Sanitätsdetachement und Feldlazareth mitgeben zu wollen. Da die imprägnirten Verbandstoffe nicht mehr Raum einnehmen, als die rohen, so kann wenigstens hier, wo mit jedem Cubikzoll Raum gegeizt werden muss, den Imprägnirungs-Materialien schlechterdings kein besonderer Platz eingeräumt werden. Dagegen würden die antiseptischen Conserven einen passenden Ausrüstungsgegenstand der Lazareth-Reserve-Depots bilden, aus denen wenigstens die zunächst gelegenen Lazarethe sich verproviantiren könnten; jedoch wird wenigstens für die Sanitätsdetachements die rechtzeitige Heranziehung der Conserven immer eine precäre Sache bleiben, umsomehr, als ausser den letzteren auch noch grosse Quantitäten Weingeist erforderlich sind (2 Liter pro Büchse), deren fassweise Beschaffung nur unter besonders günstigen Umständen möglich sein wird. Wer von der Ueberzeugung durchdrungen ist, dass andere Verbände als antiseptische nicht gemacht werden dürfen, der wird sich im Mobilisirungsfalle nicht eher zufrieden geben, als bis er alle verfügbaren Räume mit direct verwendbarem antiseptischen Material vollgestopft weiss. Die Vertröstung auf spätere gelegentliche Imprägnirung ist eine Speculation auf's Ungewisse, und wenn die bisherigen Präparationsmethoden eine Imprägnirung der gesammten Verbandvorräthe auf einmal nicht zulässig erscheinen lassen, so wird nichts Anderes übrig bleiben, als die Methoden zu ändern. Es wird ohnehin nothwendig sein, im Felde von Zeit zu Zeit neue antiseptische Stoffe zu präpariren, da der Verbrauch an solchen ziemlich grossartige Dimensionen annehmen dürfte; um so mehr muss zu Hause noch Alles geschehen, was irgend geschehen kann, und muss wenigstens die erste antiseptische Ausrüstung eine ganz complete sein.

Das Verfahren Bergmann's im russisch-türkischen Kriege der reichlichen Bedeckung der Wunden mit trocknen antiseptischen Verbandstoffen würde zunächst möglichst getreu nachzuahmen sein; man muss erstreben, dass, ebenso wie es bei Bergmann der Fall war, bei einem Verwundeten der erste Verband 8 Tage und länger unberührt liegen bleiben kann. Keine Antisepsis, die nur auf ein- oder zweimal 24 Stunden berechnet ist, keine provisorischen Verbände auf dem Schlachtfelde, die bei der Ankunft im Lazareth alsbald wieder abgenommen werden müssen, sondern Dauerverbände, die 8 Tage und darüber liegen bleiben können, die es den Lazarethärzten möglich machen, in den ersten Tagen nach einer Schlacht, mit Ausnahme der unverschieblichen Operationen die Chirurgie ruhen zu lassen, und sich vorzugsweise mit der Unterbringung und Verpflegung der Verwundeten, überhaupt mit Verwaltungsgeschäften abzugeben. Mit solchen Verbänden kann es dahin kommen, dass die Tage der Bedrängniss, die bisher nach grossen Schlachten in den Lazarethen herrschten, den Aerzten und Verwundeten erspart bleiben, und dass ein ruhiger, geordneter Dienst vom ersten Tage der Etablirung an besteht. Solche Aussichten eröffnet die Antiseptik, wenn sie mit vollen Händen ausgeübt wird, wenn man es dahin bringt, die Verwundeten auf dem Schlachtfelde mit genügend reichlichen Deckverbänden zu versehen. Das Bestreben der Militärärzte muss daher darauf gerichtet sein, stets soviel fertiges antiseptisches Verbandmaterial bei sich zu führen, als nur immer in den Wagen, Tornistern und Verbandtaschen untergebracht werden kann.

Zu diesem Zwecke muss die Antiseptik den Kriegsverhältnissen besser angepasst werden, und zwar dadurch, dass 1) an die Stelle des flüchtigen ein fixes Antisepticum gesetzt, 2) der schwer zu beschaffende Weingeist durch Wasser ersetzt wird. Noch feldmässiger würde sich die Antiseptik gestalten, wenn gleich eine ganze Reihe von antiseptischen Stoffen aufgestellt werden könnte, die zur Tränkung von Verbänden sich eignen, und zwar womöglich von solchen Stoffen, die zu gewerblichen Zwecken verwendet werden und daher leicht aufzutreiben sind, oder die sich wenigstens aus häufig vorkommenden Materialien ohne allzu grosse Mühe herstellen lassen. Von diesem Ideengange geleitet machte P. sich an die Prüfung einer Reihe von Stoffen, indem er Fleisch damit zu conserviren versuchte. Bei den 3 am häufigsten angewandten antiseptischen Mitteln, indem Fleischstücke mit frisch bereiteter Lister'scher Carbolgaze, mit Salicylwatte und Carboljute eingehüllt wurden, war das Resultat der Versuche ein sehr frappantes. Während unter dem Lister'schen Verbande das Fleisch intact blieb, keine Spur von Spalt- oder Sprosspilzen erkennen liess und selbst nach Monaten keine andere Veränderung zeigte, als eine allmälig zunehmende Eintrocknung, obwohl die Präparate unzählige Male ohne alle weiteren Cautelen enthüllt und nachgesehen wurden, trat unter 4 pCt. Salicylwatte schon nach 2 Tagen, unter 10 pCt. Salicylwatte nach durchschnittlich 8 Tagen entschiedene Fäulniss auf. In 25 pCt. Borjute wurde Fäulniss dauernd verhütet, während Schimmelbildung darin nach einiger Zeit regelmässig auftrat. Es sind daher von den erwähnten drei Mitteln Carbol- und Borsäure zuverlässige Antiseptica, Salicylsäure dagegen unzuverlässig. Die Wirksamkeit der Carbolsäure hat sich als eine ganz staunenswerthe herausgestellt. Sie wirkt nicht nur bei directer Berührung mit dem zu conservirenden Körper, sondern auch auf Distanz. Wenn man ein Stück Fleisch unter einer Glasglocke aufhängt und unter dem Boden des Behältnisses wenige Tropfen einer spirituösen Carbollösung bringt, so bleibt das darüber hängende Fleisch vollständig unversehrt, es tritt weder Spaltpilz-

noch Schimmelbildung auf, wenn die Glocke auch oftmals ohne Erneuerung der Carbolsäure gelüftet wird. Das Fleisch imprägnirt sich dabei mit Carbolsäure in solchem Grade, dass es ungeniessbar wird. Diese ausserordentliche Wirksamkeit der Carbolsäure, die wohl von keinem anderen Mittel übertroffen wird, lässt ihre Wahl zu antiseptischen Verbänden als eine sehr begründete erscheinen, und man kann sich nur darüber wundern, dass von einzelnen Chirurgen immer noch behauptet wird, das Wirksame am Listerverbande sei eigentlich nur die scrupulöse Reinlichkeit. Bei der reinlichsten Umhüllung des Fleisches mit nicht imprägnirten Verbandstoffen zeigt dasselbe nach längstens 48 Stunden eclatante Fäulniss. Der Lister'sche Verband stellt sich also als eine bewusste oder unbewusste Nachahmung der Fleischconservirung durch Räucherung heraus.

Die ausnehmende antiseptische Wirksamkeit der Carbolsäure, die aus den erwähnten Versuchen sich ergab, liess unter den Salzen besonders die carbolsauren Salze und speciell den carbolsauren Kalk einer Prüfung werth erscheinen. Versetzt man unter Umrühren eine 5 pCt. wässrige Carbolsäurelösung mit Aetzkalk und lässt absetzen, so hat man in der klaren Flüssigkeit eine 6 pCt. Lösung von carbolsaurem Kalk. Da 100 trockene Jute oder Charpie ungefähr 200 Flüssigkeit zur Durchtränkung erfordern, so bekommt man beim Eintauchen derselben in obige Lösung von carbolsaurem Kalk 10 pCt. Charpie. Versuche mit Fleisch in der früher angegebenen Weise ergaben, dass schon 5 pCt. Charpie ziemlich wirksam die Fäulniss verhindert, dass aber die 10 pCt. Charpie eine Zuverlässigkeit der Wirkung hat, die nichts mehr zu wünschen übrig lässt. Sowohl Spaltpilz- als Schimmelbildung wird mit Sicherheit hintangehalten. Gleichzeitig ist die Neigung des carbolsauren Kalks zum Ausstäuben eine äusserst geringe. — Mit diesen Erfahrungen ist die Frage nach der zweckmässigsten Herstellung antiseptischer Kriegsverbände um einen Schritt vorwärts gebracht. Der carbolsaure Kalk lässt sich jeden Augenblick mit den einfachsten Mitteln ex tempore herstellen, er ist nicht flüchtig und gestattet daher, alle zur Feldausrüstung gehörigen Verbandstoffe auf einmal zu imprägniren und dieselben ohne die lästige Beigabe von Blechbüchsen in den Wagen u. s. w. unterzubringen. Die Erneuerung der Verbandvorräthe im Felde wird auf verhältnissmässig geringe Schwierigkeiten stossen, weil man ausser Carbolsäure nur Kalk und Wasser nöthig hat. Man ist also eines grossen Theiles der Sorgen, die sich bisher an die Frage der Antiseptik im Kriege knüpften, enthoben. Im Vergleiche zu dem Münnich-Bruns'schen Verfahren hat die neue Methode nur den einen Nachtheil, dass das zur Lösung des Antisepticums verwendete Wasser weniger rasch verdunstet als der Weingeist. Aber dieser Nachtheil ist gewiss nicht sehr erheblich, denn man kann ja, wenn die Zeit zum Austrocknen gebricht, die Verbandstoffe im Nothfall auch feucht verpacken und das Trocknen bei einer späteren Gelegenheit fortsetzen. Durch indifferente Pulver verdünnt, wird sich der carbolsaure Kalk auch zum Bestreuen der Wunden vollkommen eignen. Beiläufig erwähnt P., dass ihm als die weitaus bequemste Streubüchse ein gewöhnliches Medicinglas erscheint, weil man selbst bei einhändiger Verwendung desselben durch Klopfen mit dem Zeigefinger das Pulver ganz genau dosiren und localisiren kann und weil sich seine Oeffnung nicht verstopft. Als indifferentes Pulver dürfte sich für die Kriegspraxis scharf gebrannter pulverisirter Lehm empfehlen, da er leicht zu beschaffen und ausserordentlich saugfähig ist, mithin die Bildung eines fest anhaftenden Schorfes erleichtert. — Von den durch P. sonst noch geprüften Körpern zeigten Alaun, Salpeter und chlorsaures Kali keine antiseptische Wirkung; unterchlorigsaures und schwefligsaures Natron, sowie essigsaure Thonerde erwiesen sich selbst in hohen Procentverhältnissen als unsicher; gleichfalls unzuverlässig zeigten sich die Sulfate des Eisens, nicht viel besser das des Kupfers, während schwefelsaure Thonerde bei 25 pCt. und schwefelsaures Zink bei 30 pCt. Verwendung volle antiseptische Wirkung haben. Desgleichen haben sämmtliche aufgezählte Chloride eine ausgesprochene Wirksamkeit und zeichnen sich ferner mit Ausnahme des Kochsalzes dadurch aus, dass sie als hygroskopische Körper durchaus nicht ausstäuben. Die Chloride des Eisens (sowohl Ferro- als Ferr-), des Aluminiums und Mangans wirken schon bei 10 pCt. Verwendung vorzüglich fäulnisswidrig, während von Zink-, Kupfer- und Magnesiumchlorid 12—15 pCt., von Chlorcalcium und Chlornatrium 25 pCt. erforderlich sind. Die Schimmelbildung verhindern alle diese Salze nicht. — Es befindet sich also unter den Sulfaten und besonders unter den Chloriden der Metalle eine ziemliche Anzahl von Körpern, auf die man als Ersatzmittel der Carbolsäure und ihrer Salze reflectiren könnte. Unter den ersteren hat besonders das Aluminiumsulfat eine ausgebreitete technische Verwendung. Unter den Chloriden sind die des Calciums und Natriums am zugänglichsten. Manganchlorid wird in bedeutenden Quantitäten als Nebenproduct bei der Chlorkalkfabrication gewonnen. Die übrigen Chloride finden keine nennenswerthe gewerbliche Benutzung, doch sind sie sämmtlich theils aus den Metallen, theils aus leicht zugänglichen Verbindungen derselben ohne Mühe herzustellen. — Ein nicht zu verachtendes und im Ganzen recht leicht zugängliches Auskunftsmittel für Nothfälle ist endlich der Theer. In spirituöser Lösung auf Charpie oder Jute aufgetragen, vermag er Fleisch vorzüglich zu conserviren. Mit körnigen Gegenständen, wie Sand oder Gyps, auch mit Sägespänen, Kleie u. s. w., lässt er sich sehr gut vermengen und würde, derartigen Körpern einverleibt, in Form eines Cataplasma sich gut appliciren lassen. Die Theerpulver conserviren so gut, dass sich kleinere Thiere wie Hunde, Katzen, Kaninchen in toto darin aufbewahren lassen. Wo Seife zu bekommen ist, empfiehlt sich deren Mischung mit Theer zu gleichen Theilen, entweder kalt und ohne Beimischung zusammengerieben oder mit etwas Spiritus-zusatz in der Wärme gelöst. Man erhält eine pflasterartige, leicht streichbare Masse, die in Wasser, also auch in den Wundsecreten löslich ist. Eine mehrfache Lage mit Theerseife bestrichener Compressen giebt, nach P.'s Fleischversuchen zu schliessen, einen ganz zuverlässigen antiseptischen Verband.

Zum Schlusse seiner Mittheilung entwickelt P. noch seine Gedanken über die Organisation der antiseptischen Wundbehandlung im Kriege, die man im Original nachsehen möge, und constatirt in einer Nachschrift die Meinungsverschiedenheit, in der er sich zu Münnich's vorstehenden Mittheilungen befindet.

III. Kriegschirurgische Statistik, Berichte und gesammelte Beobachtungen.

Krieg in Bosnien und der Herzegowina.

Jahn, August, Bericht über das Verwundetenspital auf Schloss Persenbeug. Der Militärarzt S. 163, 171, 179, 188, 197.

Jahn's Bericht betrifft die in dem Schlosse Persenbeug bei Ybbs an der Donau in dem vom Erzherzog Karl Ludwig errichteten Spital unter Leitung von v. Mosetig-Moorhof vom 16. September bis 30. Novbr. 1878 behandelten Verwundeten: 2 Officiere, 39 Mann. Die Pflege hatten barmherzige Schwestern; die Wundbehandlung war auf antiseptischer Basis. Es handelte sich um 19 Verletzungen der Weichtheile (darunter 11 Haarseilschüsse) und 20 Schussfracturen (1 Schädel-, 1 Ober-, 1 Unterkiefer-, 1 Darmbein-, 2 Schulterblatt-, 1 Oberarm-, 1 Ellenbogengelenk-, 1 Ulna-, 1 Mittelhand-, 1 Finger-, 4 Oberschenkel-, 1 Kniegelenks-, 1 Schien-, 1 Wadenbein-, 1 Mittelfussschuss). — Es wurde dabei ausgeführt eine Trepanation mit Meissel und Hammer zur Eröffnung eines Hirnabscesses, 2 Oberschenkel-Amputationen bei den Kniegelenks- und Tibiaschüssen, Splitter-Extractionen, Necrosen, Operationen u. s. w.

IV. Einzelne Verwundungen und kriegschirurgische Operationen.

1) Wolzendorf, Ueber Verletzungen, insbesondere Schussverletzungen, des Oesophagus mit besonderer Würdigung der aus ihren Folgezuständen sich ergebenden Indicationen zur Oesophagotomie. Deutsche militärärztliche Zeitschr. S. 477, 547. — 2) Fix, Albert Victor, Considérations historiques et critiques sur les complications des plaies de la vessie par armes à feu. Thèse de Paris. — 3) Powell, Junius L. (Fort Griffin, Texas), Gunshot wound; ball entering left side of the neck, passing through spinal column at seventh cervical and first dorsal vertebrae and lodging in right trapezius muscle. Peculiar feature of the lungs found on post-mortem. American Journal of the med. sciences. April p. 434. (Schuss mit einer Taschenpistole; Tod 21 Stunden danach. Die bei der Section gefundene eigenthümliche Beschaffenheit beider Lungen bestand in der Anwesenheit von umschriebenen Congestionen in allen Theilen derselben, die von einander durch Stellen von gesundem Lungengewebe von ungefähr derselben Grösse getrennt waren.) — 4) Bixby, George H. (Boston), A case of shot wound of the bladder. Boston Medical and Surg. Journal. Vol. 103. p. 521. (45jähr. Mann, Schussverletzung der Blase im Amerikanischen Secessions-Kriege von der Glutäengegend her; am 39. Tage aus dem wieder etwas erweiterten Schusscanal ein 2 Zoll langes, 1½ Zoll dickes Granatenstück ausgezogen. Heilung 6 Wochen später.) — 5) Zeissl, M. (Wien), Schussfractur des rechten Oberarmes. Wiener medicinische Blätter No. 1. S. 6. (Ein in Bosnien verwundeter Soldat 11 Tage später in v. Dumreicher's Clinik gebracht, nach 4 Monaten mit Steifigkeit im Ellenbogengelenk entlassen.) — 6) Cahier, Léon, Des divers modes de traitement applicables aux blessures du genou par projectiles de guerre. Thèse de Paris. (Bietet in den Conclusionen nichts Neues.) — 7) Vgl. Salzmann, Gritti'sche Operationsmethoden in dem Abschnitt „Amputationen, Exarticulationen, Resectionen". — 8) Le Fort, Léon, De la valeur des resections articulaires dans les plaies par armes à feu. Bulletin général de Thérapeut. 15. Mars. p. 193. (Ist eine ausführliche Besprechung und Analyse der Schrift des Referenten „Die Gelenk-Resectionen nach Schussverletzungen", vgl. Jahresber. f. 1879. II. S. 321.) — 9) Mac Cormac, William, On the final result of a case in which the shoulder and elbow-joints of the right arm were excised for gun-shot injury. British Medical Journ. Vol. I. p. 763.

Wolzendorf (1) giebt von einer grossen Arbeit über die Verletzungen besonders die Schussverletzungen und deren Folgen das nachstehende Résumé: Schnittwunden treffen nie, Stich- und Schusswunden nur ausnahmsweise die Speiseröhre ohne gleichzeitige Verletzung der Luftröhre. Wirbelsäule und Rückenmark werden nur bei Stich- und Schussverletzungen getroffen. Unter 145 Verwundungen des Pharynx und Oesophagus findet sich die der Jugularis externa 8 mal; die der Jugularis interna 1 mal; die der Carotis 5 mal. Der Vagus ist 1-, die Medulla resp. Wirbelsäule 8-, der Plexus brachialis 3 mal durch Schussverletzungen getroffen. Von 3 Unterbindungen der Carotis communis endeten 2 tödlich; die 7 mal bei drohender Erstickung vorgenommene, künstliche Eröffnung der Luftröhre vermochte in 1 Falle das Leben zu retten.

Perniciöse Eiterungen, jauchige Infiltrationen des peri-oesophagealen Bindegewebes hängen vorzugsweise ab von der Durchbohrung der hintern Speiseröhrenwand und sind daher bei Schnitt- und Schusswunden sehr selten; unter 80 von jenen und 52 von diesen kam nur je 1 tödlich verlaufender Fall vor; und noch eine Schussverletzung endete unter dem Bilde der Pyämie. Pneumonie trat überhaupt nur 8 mal auf; 6 Fälle endeten tödlich; bei einem derselben fand sich ein Knorpelstück in einem Bronchus.

Die Schusswunden haben eine doppelt so grosse Mortalität wie die Schnittwunden (44.2 pCt. : 22.5 pCt.). Den Schusswunden folgen Stricturen häufiger, Fisteln seltener als den Schnittwunden. Die Mortalität der Stichwunden am Halstheile der Speiseröhre ist der der Schusswunden gleich. — Die Grösse der Schnittwunde der Speiseröhre übt auf Verlauf und Ausgang keinen merklichen Einfluss; nur die gänzliche Continuitätstrennung macht eine Ausnahme, denn ihre Mortalität ist um 38.4 pCt., das heisst fast um das zweifache grösser, als die der nicht gänzlichen Durchtrennungen. — Unter allen gleichzeitigen Luft- und Speiseröhrenwunden haben die mit Verletzung des Schildknorpels einhergehenden die schlechteste Prognose: von 20 starben 14. — Die häufigsten Todesarten, mehr als die Hälfte aller, sind Erstickung und

Erschöpfung, welche mit Emphysem des Mediastinums, Schwellung des Kehlkopfeinganges, Eintritt von Flüssigkeiten in die Luftwege, Blutungen, Vaguslähmung, mangelnde Ernährung u. A. herbeigeführt werden.

Die locale Behandlung der Oesophaguswunden hat neben sorgfältiger Blutstillung gleichzeitig die Sicherung der Respiration, des Secretabflusses und der Ernährung im Auge zu halten. Keines der bisher geübten Verfahren befriedigt. Der völlige Verschluss der äusseren Wunde und der Trachea, für sich allein, ist unter allen Umständen zu verwerfen. Die Oesophagus-Naht ist stets zu versuchen; aber um die Spannung zu verringern, muss mit derselben, wenn irgend möglich, die Naht der Trachea Hand in Hand gehen. Beides ist nur zulässig, wenn durch Drain und Canüle Abfluss der Secrete und Freiheit des Athmens garantirt ist. Erscheint die Spannung der Oesophaguswunden zu gross, so genügt es, dieselben, eventuell nach ihrer Loslösung, durch Schlingen zu nähern.

Für die Ernährung lassen sich bestimmt formulirte, immer passende Vorschriften nicht geben; doch ist im Allgemeinen zunächst an der ausschliesslichen Ernährung durch Clystiere festzuhalten, da durch Beispiele erwiesen ist, dass Oesophaguswunden in 4—6 Tagen geheilt sein können. Die Dauer dieses Verfahrens wird allerdings von dem Kräftezustande des Kranken abhängen, und man hat die Klippen zu vermeiden, einerseits den Kranken zu sehr herunterkommen zu lassen und andererseits durch zu frühe Sondeneinführung die Wunde zu irritiren und die Vernarbung zu stören. Die Sonde wird, wo sie nothwendig erscheint, durch den Mund eingeführt und bleibt etliche Tage liegen, wofern sie ertragen wird. Gelingt bei grossen, nicht vereinigten Wunden die nothwendig erscheinende Sondeneinführung vom Munde aus nicht, so darf dieselbe für kurze Zeit unbedenklich durch die Wunde geschehen. Schusswunden pflegen die Ernährung weniger zu stören als Schnittwunden. Ist dieselbe von oben her behindert, so geschieht sie auch hier vom Rectum aus, bis Pharynx und Oesophagus passirbar sind.

Die durch Verletzungen bedingten Folgezustände sind vorübergehende und dauernde. Zu den ersteren gehört Schwellung des Pharynx und Blutung des Oesophagus. Ist durch Zerreissung resp. Schwellung des Pharynx das Schlucken und die Einführung der Sonde unmöglich, die Ernährung per rectum unzureichend, so dass der Tod durch Inanition droht, dann ist die Eröffnung der Speiseröhre unterhalb der Schwellung gestattet. Blutungen aus der Wand des Oesophagus können (wie 1 Fall zeigt) das Aufsuchen der Wunde und Unterbindung des blutenden Gefässes fordern, doch werden beide Zustände nur in seltenen Fällen als Anzeigen für die Oesophagotomie auftreten.

Zu den chronischen Folgezuständen gehören Fisteln, Stricturen und Divertikel. Die Fistel fordert zu ihrer Heilung eine besondere Operation. Divertikel kommen nach Schnitt- und Schussverletzungen gar nicht, Stricturen nur sehr selten und wohl nie so hochgradig vor, dass sie den Speiseröhrenschnitt rechtfertigten. Die weithin häufigste Ursache narbiger Verengerungen ist die Verletzung durch ätzende Substanzen, die am wenigsten häufige die durch Fremdkörper. Unter 91 narbigen Stricturen waren 7 durch Fremdkörper hervorgebracht und nur einmal war eine Stauungsdilatation vorhanden. Von 75 mit narbigen Stricturen Behafteten gingen 23, d. h. 32 pCt., an denselben zu Grunde.

Die Oesophagotomie hat den Zweck, bei impermeablen Stricturen 1) die Ernährung, 2) die directe Behandlung (durch Dilatation, In- und Excision) zu ermöglichen. Die Operation eignet sich nur für solche Verengerungen, welche am Hals- oder oberen Brusttheil des Oesophagus gelegen und örtlich nicht zu sehr ausgedehnt sind. Die durch Trauma bedingten Pulsionsdivertikel führten stets zum Tode; daher ist, ganz abgesehen von einer Radicaloperation, die Anlegung einer Oesophagusfistel nothwendig. Die Oesophagotomie darf nie bis zum Verfall der Kräfte hinausgeschoben werden. Wird sie bei noch gutem Ernährungszustande ausgeführt, dann, aber auch nur dann, ist die Prognose günstig. Die Mortalität der Oesophagotomie bei Fremdkörpern und die Mortalität bei Schnittwunden am Halstheil des Oesophagus beträgt circa 20 pCt.

Die Conclusionen, zu denen Fix (2) in seiner Arbeit über die Complicationen der Blasen-Schussverletzungen kommt, sind folgende: I. Die Schwere der Blasenwunden hat ihren Grund 1) in der gleichzeitigen Verletzung der umgebenden Theile, und zwar der Knochen, Gelenke, Gefässe, Nerven, des Perineums, Rectums, der Harnorgane (Ureteren, Prostata, Urethra); 2) den Complicationen, die nach der Verwundung auftreten und die theils allgemeiner Natur (Erysipelas, Phlegmonen, Hospitalbrand, Septicämie, Pyämie, Tetanus, Gangrän etc.), theils den Blasenwunden eigenthümlich sein können (intravesicale Blutungen und Harnverhaltung, secundäre Peritonitis, diffuse Phlegmone des Beckens, urinöse Phlegmonen, Urin-Infiltrationen, Urin-Fieber, Vereiterung des Beckenzellgewebes, Fremdkörper); 3) den späteren Zufällen oder consecutiven Infirmitäten (Urintaschen, Blasenhernien, Harnfisteln, Fremdkörper, adhärente Narben, einfache chronische oder Stein-Cystitis, Nierenerkrankungen etc.). — II. Die Todesursachen sind: 1) Peritonitis, 2) Pyämie, 3) urinöse Septicämie, 4) putride Infection infolge von Vereiterung des Beckenzellgewebes, 5) Urin-Fieber. — III. Die Peritonitis ist nicht in allen Fällen tödtlich. — IV. Die urinöse Septicämie hat ihren Grund: 1) in der Infiltration oder dem Ergusse von Urin in das Bindegewebe; 2) der Resorption dieser Flüssigkeit. Um dieselbe zu verhüten, muss man daher 1) die Infiltration oder den Erguss von Urin verhüten, 2) die Infection der Wunde verhindern. — V. Die präventive Behandlung der Infiltration ist nach Sitz und Ausdehnung der Wunde verschieden. Bei den Wunden der vorderen und oberen Wand ist der Verweil-Catheter anzuwenden, wenn er nicht eine Reizung der Blase veranlasst. —

Bei allen anderen Wunden und selbst bei den vorderen Wunden, wenn die Blase reizbar ist, muss man Drainröhren anwenden, jedoch nicht zu lange, um nicht den Wundcanal in eine mehr oder weniger rebellische Fistel zu verwandeln. — Bei den hinteren Wunden und bei denen, die gleichzeitig das Perineum betreffen, wenn der Canal geradelinig und wenig eng ist, kann man die Heilung der Natur überlassen. — Die Boutonnière ist nur angezeigt, wenn die Infiltration trotz Anwendung der vorstehenden Mittel eintritt. — Zur Absorption der aus der Wunde abfliessenden Flüssigkeiten ist unter dem Verwundeten eine Schicht Gyps auszubreiten.

Mac Cormac (9) berichtet, fast 10 Jahre nach der von ihm an einem französischen Soldaten im Lazareth zu Sedan ausgeführten gleichzeitigen Resection des Schulter- und Ellenbogengelenkes des rechten Armes, über den definitiven Zustand desselben, nachdem er zu wiederholten Malen (Jahresbericht für 1872, II, S. 429; für 1876, II, S. 357) von dem zeitigen Zustande seines Operirten sich in Kenntniss gesetzt und darüber berichtet hatte. Das Schluss-Resultat ist ein äusserst günstiges. Die Verkürzung des Oberarms beträgt 4, die des Vorderarms 5, die des ganzen Armes 9½ Ctm., der Umfang des r. Oberarmes ist um 3,4 Ctm. geringer als der des l., die r. Hand ist etwas atrophisch, die Fähigkeit, den Arm zu abduciren, äusserst beschränkt. Der Patient berichtet über sich selbst, dass er Billard spielen, in seinem Garten graben und hacken, ferner hobeln und sägen, Vögel schiessen, an der Drehbank arbeiten, einen grossen Eimer voll Wasser mit dem Arme tragen könne und in demselben gar keine Beschwerden verspüre.

Krankheiten des Bewegungsapparates (Knochen, Gelenke, Muskeln), Orthopaedie, Gymnastik

bearbeitet von

Prof. Dr. SCHÖNBORN in Königsberg i./Pr.*)

I. Krankheiten der Knochen.

A. Fracturen.

Allgemeines: 1) Gurlt, E., Beiträge zur chirurgischen Statistik. Zur Statistik der Knochenbrüche. v. Langenbeck's Arch. Bd. 25. S. 467 u. f. (Verf. berichtet über 51,838 Fracturen, die im London-Hospital zu London beobachtet sind [in 36 Jahren], und kommt fast zu denselben Resultaten, die er 1862 in der Arbeit: „Eine Normalstatistik für die relative Frequenz der Knochenbrüche", v. Langenbeck's Arch. Bd. 3, erhalten hat.) — 2) Caswell, Edward T., Fractures of the Rhode Island Hospital. Boston med. and surgic. journ. May 27. (Enthält eine Uebersicht von 185 Fracturen, welche im genannten Hospital an 167 Patienten behandelt sind, excl. der Fuss- und Handfracturen. Die Frequenzscala ist danach folgende: Unterschenkel, Oberschenkel, Vorderarm, Oberarm, Rippen, Schlüsselbein, Schädel, Wirbel, Schulterblatt. — Die Hälfte nahezu kommt auf die untere Extremität —, von 167 Kranken starben 25 = 15 pCt., 15 an Shok. Eine ausführliche Uebersicht bespricht die Fälle nach Namen, Alter, Ursache, Behandlung etc.) — 3) Chauvin, P. M., Quelques considérations sur les fractures spontanées et particulièrement sur les fractures spontanées des côtes en dehors de la grossesse et pendant la grossesse. Thèse. Paris. — 4) Messerer, O., Ueber Elasticität und Festigkeit der menschlichen Knochen (aus der v. Nussbaum'schen Clinik). Stuttgart. — 5) Lataste, J., De l'état des membres fracturés après la consolidation. Thèse. Paris. — 5) Dugas, L. A., On the diagnosis of fractures and dislocations. Amer. journ. of med. sc. April. (Verf. endigt den 1½ Seiten langen Aufsatz mit folgenden Schlusssätzen: 1. Fracturen bringen dort Beweglichkeit hervor, wo früher keine bestand [!]. 2. Verrenkungen verringern die Beweglichkeit, wo sie früher bestand. 3. Verstauchungen und Contusionen veranlassen weder Zu- noch Abnahme der Beweglichkeit.) — 6) Greenish, A. W., A case of hereditary tendency to fragilitas ossium. The brit. med. journ. June 26. — 7) Laurens, H., Des embolies graisseuses dans les fractures. Thèse. Paris. (2 eigene Beobachtungen unter Gosselin, ausführliche Angabe der fast nur deutschen Literatur.) — 8) Clerville, A. J. de, Contribution à l'étude de la résorption osseuse. Thèse. Paris. (Verf.

spricht über Pseudarthrosen und Knochenresorption bei diesen und an Amputationsstümpfen. Die Ursachen sind hauptsächlich in constitutionellen Krankheiten, Nerveneinflüssen und in der Inactivität zu suchen.) — 9) Rigal, MM. et Vignal, W., Sur la formation du cal. Compt. rend. Vol. 90. No. 21. p. 1218 u. f. — 10) Bergmann, E. v., Aus der chirurgischen Clinik des Julius-Hospitals. Zur Behandlung complicirter Fracturen. Bayr. ärztl. Intelligenzbl. No. 37. (Verf. hat in 8 Fällen von Fract. compl., bei denen nur eine kleine Hautwunde infolge von Durchspiessen eines Fracturendes bestand, nur sorgfältige Reinigung vorgenommen und einen Lister'schen Verband angelegt, Dilatation der Wunde und Digitaluntersuchung sind unterblieben. Natürlich durfte noch keine Reaction auf die Verletzung eingetreten sein. Auf diese Weise trat Heilung unter dem Schorf ein; der Verband blieb bis 8 Wochen liegen.) — 11) Zeissl, M., Ein Beitrag zur chirurgischen Praxis. Wiener med. Presse 4–6. (Mittheilung von 4 Fällen operativ behandelter Splitterbrüche des Unterschenkels und im Anschluss daran eines Falles von doppelseitigem Genu valg., nach der Schede'schen Methode operirt und geheilt.) — 12) Lo Grasso, Salvatore, Il methodo di Lister nella cura della fratture complicate. Gazz. clin. 79. Fasc. X—XII. — 13) Dubreuil, Du traitement abrégé des fractures. Gaz. méd. de Paris No. 49. — 14) Derselbe, Sur la durée du traitement des fractures. Bull. de la soc. de chir. p. 461—481.

Wirbelsäule: 15) Betz, Friedr., Zur Casuistik der Brüche des Atlas. Memorab. No. 10. — 16) Wilson, J. H., Fracture of spine from diving into shallow water. The Lancet. April 10. (18jähr. Pat. zog sich diese Verletzung beim Tauchen in ein 3—4 Fuss tiefes Wasser zu. Knochenverschiebung war nicht zu constatiren, dagegen partielle Paralyse der oberen Extremitäten, Retentio urinae, Priapismus, diaphragmat. Athmung. Tod 23 Wochen nach der Verletzung. Autopsie ergab Fractur des 5. Halswirbels in senkrechter Richtung. Medulla spinalis war auf einen ganz dünnen Faden reducirt.) — 17) Falkenstein, Ueber die traumatischen Beschädigungen der Wirbelsäule und des Rückenmarkes. Deutsche militairärztliche Ztschr. No. 5 u. 6. (Nichts Neues.) — 18) Deghilage, Fracture de la colonne vertébrale et compression de la moelle. Arch. méd. belg. Juin. (Fractur des 5. und 6. Halswirbels bei einem 26jähr. Soldaten, der von bedeutender Höhe auf die Füsse gesprungen war; Lähmung der unteren Extremitäten etc., Anästhesie bis in den Bereich des Plex. cervical. Tod am 3. Tage. Autopsie ergab Dislocation des einen Fragments in den Wirbelcanal.) — 19) Destrée, M. K., Fracture de la colonne vertébrale, mort, Autopsie. La presse méd. Belge No. 31. (Fractur des Proc. spin. des 6. und 7. Brustwirbels, des Körpers des 6. Brustwirbels mit Einkeilung in den 5ten bei einer 42jähr. Frau infolge eines Falles von dem 2. Stock, daher Lähmung bis zum unteren Sternalende mit subnormalen Temperaturen (35,2—36,8 in den Kniekehlen gemessen), sichtbare winkelige Dislocation. Tod am 12. Tage an Hirnödem (daher Convulsionen) mit Fettkörnchendegeneration der Medulla.) — 20) Wagner, W., Zur Behandlung der Fracturen der Wirbelsäule mit dem Sayre'schen Gypscorset. Centralbl. für Chirurg. No. 46. — 21) Koenig, Fr., Der Thoraxgypsverband bei Fracturen der Wirbelsäule. Ebendas. No. 7.

Clavicula: 22) Mario, Gio. Battista, Un caso di frattura simultanea delle due clavicole. Ann. univ. di med. Giugno. p. 503. (Bei einem 40jähr. Facchino, der, eine schwere Last auf den Schultern tragend, zu Falle kam, brachen beide Schlüsselbeine, das rechte in der Mitte der Quere nach ohne besondere Prominenz der Fragmente, das linke ca. 3 Querfinger breit von der Articulat. sterno-clavicul. etwas schräg mit leichter Protrusion des medialen Fragmentes. Heilung unter dem doppelten Sayre'schen Verbande binnen 30 Tagen. In der Epicrise macht M. auf die Seltenheit beiderseitiger, meist unter Begünstigung einer congenitalen Anomalie vorkommender Schlüsselbeinbrüche aufmerksam, indem Gurlt in seinem bekannten Werke nur 15 einschlägige Beobachtungen zu sammeln vermocht. Meist erfolgte nur die Fractur der einen Clavicula durch directe Gewalt, die andere brach in der Regel durch „Contrecoup“, wie er z. B. bei Schlüsselbeinbruch durch Fall auf die Schulter stattfindet. Paul Güterbock.)

Humerus: 23) Mc Graw, Th. A., Fracture of the humeral epiphysis in old dislocations of the elbow. The New-York med. rec. Jan. 17. (Kurze Krankengeschichte, die Fractur verhinderte die Reposition der Luxation.) — 23a) Deleus, M., Sur le dégagement du nerf radial droit enclavé dans un cal de l'humerus. Bull. de la soc. de chir. 21. Avril. (Der N. radialis wurde durch Aufmeisselung des Callus befreit, worauf in wenigen Tagen eine mässige Herstellung der Functionen bemerklich wurde, Electricität besserte nicht mehr den Zustand.)

Unterarm: 24) Extensive laceration of both forearms with fracture of the bones; recovery. The Lancet. Decb. (Kurze Krankengeschichte.)

Radius: 25) Gillet, A., Contribution à l'étude des fractures de l'extrémité inférieure du radius. Thèse. Paris. (1 Fall, nichts Neues.) — 26) Duplay, M., Fractures de l'extrémité inférieure du radius. Gaz. des hôp. No. 139. (Nichts Neues.) — 27) Bruns, Paul, Die Fractur des Radiusköpfchens. Centralbl. für Chir. No. 22.

Ulna: 28) Scherer, Ueber indirecte Fracturen der Ulna. Militärärztl. Ztschr. No. 1. (Ein Soldat zog sich eine solche Fractur bei den Voltigirübungen zu. Verf. denkt dieselbe sich zu Stande gekommen durch plötzlichen Uebergang von Pronation in Supination mit gleichzeitiger Verlegung des Körpergewichtes auf die Ulna, dazu kommt die durch die kräftige Muskelaction bedingte Stosswirkung.)

Acetabulum: 29) Busch, Fracturen im Hüftgelenk. Referat von der niederrhein. Gesellschaft für Natur- und Heilkunde in Bonn. Berl. clin. Wochschr. No. 51.

Oberschenkel, Allgemeines: 30) Lentze, Zur Behandlung der Oberschenkelfracturen bei kleinen Kindern. Berl. klin. Wochschr. No. 52.

Schenkelhals: 31) Brochin, Revue clinique hebd. Quelques cas de fractures présentant des circonstances particulières. Fractures en deux temps. Fracture spontanée. Gaz. des hôpit. No. 132. (Ein 84jähr. Mann zog sich direct durch einen Fall eine extracaps. Fr. coll. fem. zu; ein 64jähr. Mann eine intracaps., die anfangs nur als Infraction bestand und erst nach 8 Tagen bei der Arbeit ohne erneuten Fall zu einer vollständigen wurde; ein 36jähr. Mann brach sich den Schenkelhals ohne Trauma beim Gehen, als Ursache war eine chronische Ostitis der oberen Femurepiphyse constatirt. Ausser diesen berichtet Verf. noch über je 1 Fall eines extra- und intracaps. Schenkelhalsbruches, wo die am Lebenden gestellte Diagnose durch die Section bestätigt wurde.) — 32) Notta, M., Quelques réflexions sur le diagnostic des fractures du col du fémur. L'union méd. No. 20. (Verf. vertheidigt die Möglichkeit einer Differentialdiagnose der intra- und extracapsulären Brüche, er fügt zu den bekannten Cooper'schen Unterscheidungsmerkmalen das hinzu, dass bei intracapsulären Brüchen die Rotation nach aussen corrigirt werden kann, bei extracapsul. nicht (?!). — 33) Houffart, Fracture ancienne du col du fémur. Formation d'une Pseudarthrose. Mort. Autopsie. La presse méd. belge No. 16. (Bei einem 50jähr. Mann war eine Schenkelhalsfractur mit Pseudarthrose geheilt, an der man deutlich einen Kopf und Gelenkpfanne constatiren konnte; in diesem neuen Gelenk trat eine Luxation ein, deren Reposition leicht, Retention aber gar nicht gelang. Tod nach 8 Tagen an Bronchitis. Die Diagnose konnte erst an der Leiche gestellt werden.)

Femur-Schaft: 34) Nicoladoni, C., Zur Casuistik der Oberschenkelfracturen. Wiener medic. Presse No. 32—34. (25jähr. Mann mit Fract. fem. dicht unter dem Trochanter minor ohne Verkürzung mit leichter Auswärtsrollung. Die Diagnose konnte erst im Verlaufe gestellt werden.) — 35) Douglas, Justyn G. D., Fracture of the femur, lacerated wound of the perineum causing temporary paralysis of the bowel. The Lancet. Febr. 26. (Kurze Krankengeschichte.) — 36) Lupton, Gunshot wound of left kneejoint, with longitudinal and transverse fracture of femur; amputation. Ibid. May 29. (Ein Student war bei einer Kaninchenjagd angeschossen worden, der Schuss hatte die genannte Fractur und eine Verletzung der A. poplitea zur Folge, es musste daher Amputation vorgenommen werden; im Verlauf trat Necrosis femor. partial. ein; Heilung.) — 37) Gritti, A., Della cura della frattura del femore mediante l'apparecchio a trazione col pesi applicato sopra bambini e fanciulli fino all' et à di sette anni. — 38) Sonrier, M. E., Fractures du fémur, extension spontanée automatique; guérison sans raccourcissement, sans déviation et sans claudication. Gaz. des hôpit. No. 20. (Verf. hat mit Glück 5 Fälle von Oberschenkelfractur durch Extension mittelst des eigenen Körpergewichts behandelt, das Fussende des Bettes wurde nur 16—20 Ctm. [Planum inclinatum simplex] erhöht, durch einen Scultetschen Apparat wurde die Dislocatio ad axin verhindert und schliesslich das Bein am Fussende fixirt.) — 39) Vallin, E., Fracture du fémur par effort musculaire. Gaz. hebdom. de méd. et de chir. No. 37. p. 596. (Eine 16—18jähr. Femina publica zog sich beim Aufsteigen auf den Untersuchungsstuhl die Fractur zu.)

Patella: 40) Tinoco, F. E., Contribution à l'étude de la fracture transversale simultanée de deux rotules. Thèse. Paris. (Eine eigene und 6 citirte Beobachtungen.) — 41) Coriveaud, Observation de fracture simultanée des deux rotules. Journ. de méd. de Bordeaux. p. 535. 6. (62jähriger Mann, erlitt beim Treppensteigen eine doppelseitige Patellarfractur. Verf. schliesst daraus, dass sich dies nur bei einer noch zu ergründenden pathologischen Knochenbeschaffenheit ereignen kann.) — 42) Dujardin-Beaumetz, M., Quelques réflexions sur les fractures de la rotule. Appareil simple pouvant permettre la déambulation. Bull. gén. de chirurg. 30 Avril. (Ohne Bedeutung.) — 43) Richet, M., Fracture de rotule; récidive. Gaz. des hôpit. No. 49. (Eine Krankengeschichte ohne besonderes Interesse.) — 44) Hocher, Zur Behandlung der Patellarfractur. Centralbl. für Chir. No. 20. — 45) Volkmann, R., Die Sehnennaht bei Querbrüchen der Kniescheibe. Ebendas. No. 24. — 46) Metzler, A., Querbruch der Kniescheibe durch die Knochennaht geheilt. St. Petersb. med. Wochenschr. No. 2. — 47) Wight, J. S., Three cases of fracture of patella treated on single inclined plane, with sand bag and extending weights. Philad. med. and surg. rep. Sept. 25. (Nichts Neues.) — 48) Holmes, T., On a case in which an old fracture of the patella was reunited with wire sutures by the antiseptic method, after rupture of previously existing ligamenting union. St. hosp. rep. X. (Vollständige Vereinigung in 5 Wochen, nach 7 Wochen konnte der Pat. das Bett verlassen.) — 48a) Socin. Correspondenzblatt für schweiz. Aerzte No. 8. (Berichtet sub 3 über einen Fall von Patellarfractur, wo er wegen Lufteintritt ins Gelenk bei der Punction sofort das Gelenk eröffnete und Knochennaht anlegte.)

Unterschenkel: 49) Martin de Saint-Semmera, G., Traitement des fractures de la jambe par les appareils plâtrés et en particulier par l'attelle plâtrée immédiate. Thèse. Paris. — 50) Marcacci, Giorgio, Le fistole nella frattura della gamba. Lo Sperimentale. Decbr. (M. erklärt die bei Unterschenkelfracturen auch ohne Gangrän auftretenden, Serum haltenden Blasen und Bläschen, welche er einige Male gesehen, auf dem Wege der Neuroparalyse in Folge Läsion der Hauptnervenstämme des Gliedes. Paul Guterbock.) — 50a) Guérin, M., Déformation et raccourcissement considérable de la jambe chez une petite fille. Saillie angulaire énorme du tibia en avant. Bull. de la soc. de chir. 13 Octb. Présent. de malades. (Vorstellung eines 7jähr. Mädchens mit einer winkeligen Verbiegung der linken Tibia von 108°, wahrscheinlich infolge einer unerkannt gebliebenen Fractur.) — 51) Buffet-Delmas, M., Des fractures du tibia seul sans déplacement. Thèse. Paris. (Nichts Neues.) — 52) Zeissl, M., Splitterbruch der linken Tibia (aus Prof. v. Dumreicher's Clinik). Wiener med. Bl. No. 1. (Fall von complicirter Fractur der Tibia bei einem 27jähr. Kutscher.) — 53) Thomson, W., Dupuytrens fracture of the fibula. The brit. med. journ. June 19. (Beschreibung der genannten Fractur bei einem 65jähr. Manne und Vergleichung mit Museumspräparaten. Zeichnungen.) — 54) Duplay, M., Fracture par arrachement de la tête du péroné. Bull. de la soc. de chir. 24 Mars. (Theilt 2 derartige Fälle mit: 48jähr. und 60jähr. Mann, durch Maschinenverletzung war bei beiden ausser anderen Traumen diese Fractur unter gewaltsamer Adduction des Unterschenkels entstanden, gleichzeitig bestand Peroneuslähmung.) — 55) Tisserand, A., De la fracture par arrachement de la tête du péroné et de ses conséquences. Thèse. Paris. (Nichts Bemerkenswerthes.) — 56) Le Dentu, Fracture de l'extrémité inférieure du péroné et de la malléole interne datant de 3 mois et demi. Double cal vicieux. Rupture au moyen de l'appareil Collin pour le genu valgum. Modifications de cet appareil nécessitées par son adaptation à ce cas spécial. Bull. de la soc. de chir. (Ein 65jähr. Kranker, der die oben genannte Fractur acquirirt hatte, die in fehlerhafter Stellung consolidirt war, wurde mit dem Apparat behandelt, d. h. Reinfraction vorgenommen. Verf. modificirte den Collinschen Apparat zum Redressement des Genu valgum dahin, dass er für den Rand und Rücken des Fusses nach einem Abguss eine Pelotte construirte, die auf einem Zapfen ruhte, der je nach dem Grad der Difformität volle Wirkung gestattete; am Unterschenkel war die 2. Pelotte angebracht.) — 57) Mercier, L., Contribution à l'étude des fractures indirectrices du péroné avec luxation antéro-interne et de leur traitement par la pointe métallique. Thèse. Paris. — 57a) Ferrier, M. (F. theilt im Anschluss an eine Mittheilung von Duplay einen Fall mit [Bull. de la soc. de chirurg. 31 Mars] von Fract. fib. am unteren Ende und dicht unter dem Capitul. fib. mit Peroneuslähmung bei einem 25jähr. Studenten, bei dem sich eine Neuritis traumatica entwickelte, die durch Massage, Electricität, Schwefelbäder etc. nicht beseitigt wurde. Pat. wurde schliesslich Morphinist.)

Fuss: 58) Mollière, D., Etude sur quelques symptomes des fractures de l'astragale. Lyon méd. No. 42. — 59) Paskonski, V., De la fracture du calcaneum par écrasement et des déformations consécutives. Thèse. Paris. (6 Beobachtungen, davon 2 eigene mit 3 sehr schlechten Holzschnitten.) — 60) Bennett, E. H., Fracture of the os calcis. Dubl. journ. of med. science. Decb. (B. demonstrirt eine Communitivfractur des Calcaneus, eine Fractur „par écrasement, Malgaigne". — Pat., Maurer, fiel während eines heftigen Sturmwetters, mit der Reparatur eines Schornsteins beschäftigt, auf das Steinpflaster und zog sich neben anderen schweren Verletzungen auch die genannte Fractur zu.) — 61) Hall, C. H., Fracture of os calcis. Dubl. journ. of med. sc. Decb. (H. demonstrirt ein Präparat von durch Umknickung entstandener Calcaneusfractur. Der Pat. ging 5 Jahre später durch Ueberfahren einer Locomotive zu Grunde. Es bestand eine Pseudarthrose von 1½ Zoll Länge.) — 62) Abraham, P. S., Fracture of the calcis.

Ibid. Decb. (Fract. calc. par écrasement.) — 62) Kowalk, B., Die Fracturen des Calcaneus. Dissertation. Berlin.

Fracturen mehrerer Knochen: 63) Mauser (under the care of), Foster, J., Case of compound comminuted fracture of the external condyle of the femur and patella, implicating the knee-joint; produced by a fragment of gunbarrel; recovery; remarks. The Lancet. Jan. 24. (Verletzung durch Platzen eines Flintenlaufes, conservative Behandlung.) — 64) Green, J. S., A case of a compound and comminuted fracture of the arm and forearm. The New-York med. rec. May 15. (Ein 48jähr. Eigenthümer zog sich 3 Fracturen des Vorderarmes, davon 2 complicirte, und 1 des Oberarmes, nahe dem Collum chirurg., zu. Heilung unter einem vollständigen Heftpflasterverband (vergl. Abbildung), welcher 2 Stunden nach der Verletzung angelegt und am 6. Tage noch durch Stillmanns cable splint [Schiene aus Stricken?] unterstützt wurde.) — 65) Kuma, Alb., Chirurgische Mittheilungen. Wiener med. Bl. No. 41.

Ueber die **Elasticität und Festigkeit der menschlichen Knochen** sind von Messerer (4) sehr umfassende Untersuchungen, zum grössten Theil mit Hilfe der Werder'schen Festigkeitsmaschine, angestellt.

Die zu den Versuchen benutzten Knochen waren stets frisch aus der Leiche entnommen, meist mit dem Periost in Zusammenhang belassen und wurden bei einer Temperatur von 20—25° C. geprüft, ausserdem wurden nur normale Knochen von Individuen, die nur ein kurzes Krankenlager durchgemacht hatten, gewählt. Die Festigkeit des **Schädels** prüft Verf. durch Druck zwischen 2 ebenen Flächen in querer und sagittaler Richtung (25 Versuche). Er fand, dass die Formveränderung bei Querdruck grösser als bei sagittalem Druck ist. Bei Querdruck war die Veränderung in dem senkrecht zur Druckachse stehenden Durchmesser bald in dem einen, bald in dem anderen grösser, bei Längsdruck meist in dem queren. Veränderungsmaximum bis zum Bruch war 8,8 Mm., Elasticitätsgrenze ca. 4,5 Mm.; in einem der senkrechten Durchmesser bis zum Bruch 0,54 Mm., bis zur Elasticitätsgrenze 0,4 Mm. In sagittaler Richtung erträgt der Schädel eine Belastung von im Mittel 650 (400 bis 1200) Kgrm., in querer 520 (350 bis 800). Diese Resultate erklären sich aus der ovoiden Form des Schädels. Die Brüche bildeten bei diesen Versuchen constant einen die Schädelbasis halbirenden Riss, und zwar parallel zur Druckrichtung, meist brach die Basis cranii als der schwächste Theil (die am stärksten gedehnte Partie). — Verf. untersucht nun ferner die Wirkung des Druckes der Wirbelsäule, indem er den Schädel mit 3—4 Wirbeln zwischen die Platten spannte, und fand, dass hier eine geringere Belastung (270 Kgrm. i. M.) genügt, ohne Veränderung der Durchmesser wurden hier die Condyl. occip. mit der Sella turc., mit einem der beiden Felsenbeine eingetrieben. — Bei Druck mit Druckbolzen (Cylinderform, 17 Mm. Durchmesser) trat einfache Durchlochung ein: die Festigkeit des Schädels hängt dabei nicht von der absoluten Dicke, sondern von der Dicke der compacten Knochensubstanz ab. Bei Druck auf die Spin. occip. ext. trat Längsbruch der Basis ein.

Der **Unterkiefer** ertrug stärkeren Druck bei Angriff auf die Kinnspitze (190 Kgrm., Bruch am Collum), als bei seitlicher Belastung (60 Kgrm., Fract. corp. mand.). Bis zum Bruch konnten die Kieferäste um 10 Mm. einander genähert werden, und bis 12,8 Mm. auseinander gespannt werden.

Die **Wirbelkörper** von den Hals- bis zu den Lendenwirbeln annehmend stärkere Belastung mit kleinen Schwankungen, die Druckfestigkeit schwankte zwischen 22—92 Kgrm.

Am **Thorax** liess sich nach Herausnahme der Eingeweide und Muskeln das Sternum der Wirbelsäule bei jugendlichen Individuen anlegen (80—100 Kgrm.), bei älteren Individuen trat Bruch einer oder mehrerer Rippen bei Annäherung um 1—8 Ctm. ein. Bei querer Compression trat bei Verminderung des Querdurchmessers um ⅓ Bruch ein.

Das **Becken** fracturirte in den Oss. pub. meist symmetrisch bei Druck auf die Symph. pub. und 360 Kgrm. Belastung. — Querdruck auf die Crista ilei brachte bei 180 Kgrm. Diastase einer Symph. sacroil. zu Stande, auf die Acetabula bei 290 Kgrm. Malgaigne's doppelte Verticalfractur.

Die **langen Röhrenknochen** wurden in Bezug auf Zug-, Druck- und Strebfestigkeit, Biegungselasticität und Festigkeit, Torsionselasticität und Festigkeit geprüft; zu letzterer wurde vom Verf. ein eigener Apparat construirt (cfr. Beschreibung und Abbildung). — Am Humerus betrug die Zugfestigkeit (25jähr. Mädchen) 800, am Femur 1550 Kgrm. Seitlicher Druck bewirkt Plattdrücken der Knochen und Längsfissuren, zur vollständigen Continuitätstrennung sind enorme Belastungen erforderlich. Bei Prüfung der Strebfestigkeit fand Verf., dass der Bruch nicht in der Mitte stattfindet, sondern an dem einen oder andern Gelenkende; hierbei zeigte sich die Fibula am schwächsten (61 im Mittel bei Männern), Tibia stärker als Femur (1650 Maximum, 750 Mittel bei Männern). Die Biegungsfähigkeit (Druck in der Mitte, Unterstützung von ⅓ der Länge) war am geringsten wieder an der Fibula, am stärksten am Femur (400 bei Männern). (Die Zahlen sind aus den ausführlichen Tabellen zur Klarlegung herausgegriffen. Ref.) Sie betrug 1040—198 Kgrm. pro Qu.-Ctm. bei den Knochen verschiedener Personen, und war am grössten im mittleren Alter. — Die Elasticitätsgrenze für Biegung der langen Röhrenknochen betrug ca. die Hälfte des erforderlichen Gewichtes. Den Elasticitätsmodul fand Verf. an den Knochen eines 33jähr. Mannes = 150000 bis 180000 Kgrm. pro Qu.-Ctm. Die normale Form eines Biegungsbruches ist die eines 3fachen Bruches (cfr. Abbild.), d. h. Aussprengung eines Keils aus der Mitte, die Basis der Druckrichtung zugekehrt. — Bei Prüfung der Torsionsfähigkeit wurde (ausser den anderen Resultaten) für das Femur eines 29jähr. Mannes 570 und 580 Kgrm. pro Qu.-Ctm. gefunden; der Elasticitätsmodul für Torsion war ca. ⅓ des für Biegung.

Bei Torsion entstehen constant spiralige Brüche.

Die Festigkeit der Knochen ist bei beiden Geschlechtern gleich, Unterschiede sind nur auf die Differenzen der Dimensionen zu beziehen. Zwischen rechts und links ist meist kein Unterschied.

Verf. glaubt, dass seine Versuche denen an lebenden Knochen entsprechen dürften. Untersuchungen mit dem Rizzoli'schen Osteoklasten könnten vielleicht über die Frage entscheiden. Den Einfluss der Weichtheile konnte Verf. bei seinen Experimenten nicht prüfen, bei Stoss und Zug sind dieselben wohl von sehr wesentlicher Bedeutung, andererseits kann die Muskelaction aber auch die Fractur begünstigen.

Einen sehr interessanten Beitrag zur Frage über die **Erblichkeit der Osteopsathyrosis** liefert Greenish (6).

In einer Familie war der Grossvater Invalide infolge zahlreicher Fracturen; er hatte 3 Söhne: der eine hatte eine Fractur erlitten und von dessen Kindern hatte eins 13, das andere 2; der 2. Sohn hatte 2 Brüche und von dessen Kindern hatten 3 je 4, eins 6 und eins 8 Fracturen acquirirt; der 3. Sohn und 2 Töchter, wie ihre Nachkommen blieben verschont.

M. Rigal und W. Vignal (9) wiederholten die die schon früher von Ranvier angestellten Experimente über die Bildung des Callus, sie konnten die Ranvier'schen Resultate bestätigen und erhielten ausserdem noch folgende: 1) auch bei einfachen Fracturen wird der centrale Callus direct knöchern; 2) wenn man einen Theil des Knochens abschabt, wird die Narbe selbst bei prima intentio stets direct knöchern; 3) bei complicirten Fracturen, bei denen die Verhütung der Eiterung gelingt, macht der Callus stets ein knorpeliges Stadium durch; 4) tritt Eiterung ein, so ist nur da diese Metamorphose zu constatiren, wo der Knochen von Eiterung verschont bleibt. Dies Verhalten erklären sich die Verff. aus der Zerstörung des Periost oder des subperiostalen Gewebes durch die Eiterung. Die Versuche sind an Lapins angestellt, denen Periosttransplantationen, Periostabschabungen gemacht waren.

Lo Grasso (12) berichtet unter ausführlicher Erzählung der betr. Krankengeschichten über die Anwendung, welche die Lister'sche Methode auf der unter Leitung Albanese's stehenden chirurgischen Clinik in Palermo bei complicirten Fracturen gefunden. Es handelte sich im Ganzen um 25 in der Zeit von 1877—1879 behandelte einschlägige Fälle und unterschied sich die Handhabung des antiseptischen Verfahrens hier nur in unbedeutenden Einzelheiten von der heut zu Tage in Deutschland üblichen. Es scheint, dass Albanese besonderen Werth auf den Spray legt und ferner Carbolöl von ihm etwas häufiger Verwendung findet, als es bei uns der Fall ist. Von den qu. 25 Fällen waren 18 durch directe zum Theil sehr bedeutende Gewalteinwirkungen verursacht, wobei es in 2 Fällen nicht zu völliger Continuitätstrennung, sondern nur zur Absprengung von Splittern kam; in den übrigen 5 Fällen war die Wunde die Folge der Hautdurchbohrung Seitens der Fragmente. In keinem Falle trat ein tödtlicher Ausgang ein, dagegen musste einmal wegen gangränöser Phlegmone der Unterschenkel secundär am Orte der Wahl amputirt werden. Als Unterstützung der antiseptischen Behandlung wurden gefensterte Gypsverbände und Lagerungsschienen gebraucht. Auf die einzelnen Extremitätenabschnitte vertheilen sich die 25 complicirten Fracturen wie folgt:

1 compl. Fract. des Oberarms
4 „ „ des Vorderarms (2 des Radius, 2 der Ulna)
2 „ „ der Handknochen
2 „ „ des Oberschenkels
11 „ „ des Unterschenk. (9 beider Knoch., 2 der Tibia)
3 „ „ der Fussknochen.

Grosse Gelenke waren 8 mal gleichzeitig eröffnet, nämlich 1 mal das Knie (bei Schussfractur der Oberschenkelcondylen), 3 mal der Ellenbogen und je 2 mal die Articulat. tib.-tarsal. und verschiedene der Gelenke der Handwurzel. Von diesen heilte die Kniegelenksverletzung, bei der eine Phlegmone den Wundverlauf complicirte, mit Anchylose in extendirter Stellung, dagegen hinterliessen die übrigen Gelenkeröffnungen mit Ausnahme einer das Tibio-tarsal-Gelenk betreffenden fast völlige Beweglichkeit. Ueber den Wundverlauf im Allgemeinen ist zu bemerken, dass die Durchschnittsdauer des Hospitalaufenthaltes zwischen 35 bis 60 Tagen schwankte, nur einzelne Patienten wurden theils durch die Grösse der Verletzung der Weichtheile oder durch Wundcomplicationen (Phlegmone, secundäre Blutung, Necrose von Splittern etc.) länger zurückgehalten. Eine Temperatur von mehr denn 38.5° C. betrachtet Albanese namentlich in den ersten Tagen als Zeichen ungenügender Application des antiseptischen Verbandes. Zu betonen ist, dass 3 mal die Fracturkranken nicht frisch zur Behandlung kamen, indem in den betr. Fällen 2, resp. 3 und 8 Tage seit der Verletzung verflossen waren.

Paul Göterbock.

Ueber einen seltenen Fall von Bruch des Atlas berichtet uns Betz (15):

Ein 14jähr. Mädchen fiel in einen Kellerraum, wobei sie mit dem Nacken auf ein Geländer schlug. Pat. blieb eine Stunde lang bewusstlos, beim Erwachen klagte sie über Schmerzen im linken Ohr und Nacken.

Im Verlauf stellten sich der Reihe nach folgende Erscheinungen ein: Erbrechen, Klingen im linken Ohr, Nasenbluten, später Entleerung von Eiter aus der Nase, Pelzigsein der Zunge, linksseitiger Haarschwund, Frostgefühl, allmälige Zunahme der Haltlosigkeit des Kopfes, psychotische Erscheinungen mit Incontinentia urinae und Dilatation der Pupillen, im weiteren Verlauf wurde das Sensorium wieder freier, zwischen Occiput und 1. Proc. spin. wurde eine Lücke fühlbar, danach Abnahme des Gesichts und Gehörs mit Lichtscheu, Acetongeruch des Urins (viel Uroglaucin), Krämpfe am Hals, Nackenschmerz und -steifigkeit, Contracturen der Finger, Abnahme der Respirationsfrequenz, Cheyne-Stokes'sches Phaenomen, aufsteigende Paralyse, persistirender Schmerz in der Gegend des Atlas etc. — Am 39. Tage trat der Tod infolge allgemeiner Paralyse ein. Die Section ergab Absprengung eines ½ Ctm. grossen Stückes des Arcus post. atl. mit Eintreibung gegen die Medulla.

Als Hauptsymptom hebt Vf. hervor: 1) das aetiologische Moment, 2) Haltlosigkeit des Kopfes, 3) die fühlbare Lücke, 4) ein persistirender Schmerz.

Mit verschiedenem Glücke wandten W. Wagner (20) und Koenig (21) den circulären Gipsverband (Sayres Gipscorsets) bei Wirbelfractur an. Ersterer sah bei 2 Patienten entschieden ungünstige Wirkung eintreten, die er 1) daraus erklärt, dass mehr minder losgesprengte Stücke in den Wirbelcanal hineingedrückt werden können, 2) dass der Bluterguss vermehrt wird und 3) dass die Bänder und Nn. sinuvertebrales gezerrt werden. Die Krankengeschichten sind kurz folgende:

I. Fractur des 11. Brustwirbels bei einem 38jähr. Bergmann, vorübergehende Blasenlähmung, keine sonstigen Störungen; Tags darauf Gypscorset; bei der Suspension gleicht sich der Gibbus aus, es treten aber ausstrahlende Schmerzen ein, die in den nächsten 24 Stunden so stark werden, dass der Verband entfernt werden muss; Heilung ohne Verband. II) Fractur des 10. Brustwirbels bei einem 25jährigen Bergmann, keine nervöse Störungen. Nach Anlegung des Gypscorsets tritt Parese der Beine ein, daher Abnahme des Verbandes; nach 14 Tagen ist die Parese ausgeglichen, nach 4 Wochen wird, weil Pat. beim Gehen Schmerzen in der Wirbelsäule hat, ein neuer Gypsverband angelegt, den Pat. 8 Monate trägt.

Koenig referirt über 3 Fälle: I. 20jähr. Maurer, Fractur des 6. Brustwirbels ohne deutliche Lähmungserscheinungen, Pat. konnte weder gehen noch stehen. Rückenlage und Gypsverband brachten den Pat. so weit, dass er nach 3 Wochen ohne böse Folgen aufstand, nach 4½ Wochen wurde der Verband abgenommen und Heilung constatirt. II. 23jähr. Maurer, Fractur des 1. Lendenwirbels mit Kyphose, heftige Formicationen in den unteren Extremitäten mit Herabsetzung der Sensibilität, nach 30 Tagen ging Pat. umher, nach 5½ Wochen Abnahme des Verbandes und Heilung. III. 38jähr. Brauer. Fractur des 9. und 10. Brustwirbels, Fractur der 8.—10. Rippe mit Haemopneumothorax. Nach 8 Tagen trat links Cruralneuralgie ein, der 2 Tage später Lähmung folgt. Da die Brusterscheinungen bereits rückgängig, wurde zum Gypsverband geschritten, schon Tags darauf schwanden die nervösen Erscheinungen (Pat. z. Z. des Berichtes noch in Behandlung).

Zur Abnahme aus der Suspension empfiehlt Verf. ein langes, festes, horizontales Brett, an dem senkrecht oder stumpfwinklig ein 2. Brett angebracht ist (nach Dr. Sachs, Kairo †.)

P. Bruns (27) versteht unter Fractur des Radiusköpfchens einen intraarticulären Schräg- oder Längsbruch, der ein Segment des Köpfchens abtrennt. Der Bruch kann unvollkommen sein mit mehr minder grossem Klaffen, ferner können mehrfache Fissuren bestehen z. B. eine T-Fissur (Verneuil). Der vollständige Bruch kann rein intraarticulär oder zum Theil extraarticulär sein, kann allein vorkommen oder mit andern Fracturen resp. Luxationen complicirt, direct und indirect sein; eine indirecte Fractur ist bei Beugung, auch Streckung im Ellenbogengelenk möglich. Die Diagnose ist schwierig, aber nicht unmöglich. Heilung meist mit Difformität oder Verwachsung mit dem Proc. coron. uln. oder endlich Verwandlung des Fragments in einen Gelenkkörper (Hueter). Vf. stützt sich auf Experimente und 7 Beobachtungen (eine eigene: Präparat von einem 40jähr. Manne).

Die Fracturen der Pfanne theilt W. Busch (29) ein in 1) solche mit allgemeiner Beckenfractur, 2) mit Hüftgelenksluxation, 3) isolirte. Letztere bieten dieselben Symptome, wie intracapsuläre Schenkelhalsbrüche. Vf. theilt einen ad 3) gehörigen Fall mit, der anfangs für eine Fract. coll. fem. gehalten wurde (80jähr. Herr) und mit beschränkter Beweglichkeit und 1 Ctm. Verkürzung heilte, später entwickelten sich von der Spina il. ant. infer. nach hinten unten Knochenauftreibungen, die den Fall klar legten.

Zur Behandlung der Oberschenkelfracturen bei kleinen Kindern empfiehlt Lentze (30) die Heftpflasterextension in verticaler Richtung (an einem 2½jähr. Kinde erprobt), das Kind übt selbst mit seinem Körpergewicht energische Contractionen aus, während das Gewicht so stark gewählt wird, dass das Gesäss des Kindes leicht abgehoben wird. Durchnässung des Verbandes wird so vollständig vermieden, Defäcation sehr erleichtert. Zur Vermeidung der Dislocatio ad peripheriam empfiehlt L. einen circulären Gipsverband für den unteren Theil des Unterschenkels und den Fuss, in dem an der Achillessehne ein prismatisches Holz eingegypst ist, das zwischen 2 an jeder Seite befindlichen ähnlichen Hölzern (nach Art des Volkmannschen Schlittens), welche an dem die Extensionsrolle tragenden Gestell befestigt sind, hin und her gleitet (in vorgeschriebener Ebene).

Gritti (37) hat in der Infermeria Carcano in Mailand, in welcher nur Kinder unter 7 Jahren recipirt werden, von 40 im Jahre 1879 aufgenommenen Fällen von Fractura femoris 38 (25 Knaben und 13 Mädchen) mit der permanenten Gewichtsextension behandelt. Um die kleinen Patienten zur ruhigen Lage zu zwingen, verbindet G. die Extensionsmethode mit der Application einer von der Crista ilei bis zum Fusse reichenden (Listonschen Ref.) äusseren Schiene, im Uebrigen beschränkt er sich auf Anwendung von Gewichten von 1½—4 Kilo, je nach dem Alter des Kindes. Von den 38 Fällen wurde bei 33 (21 Knaben und 12 Mädchen) die Extension bis zur völligen Heilung der Fractur durchgeführt, bei 4 (3 Knaben und 1 Mädchen) fand eine Unterbrechung wegen Auftretens von Infectionskrankheiten statt und 1 Knabe starb vorher an Paralyse. Die Consolidation erfolgte in allen Fällen bis auf 7 in 3 Wochen und zwar je jünger das Kind war, desto früher, z. B. bei einem noch nicht ganz 1jähr. Kinde bereits in 12 Tagen. Die Fälle von länger als 3 Wochen betragender Callusbildung betrafen rachitische oder anderweitig in ihrer Ernährung beeinträchtigte Individuen. Dass in der That die Callusbildung innerhalb 3 Wochen in den ersten Lebensjahren bei Anwendung der permanenten Extension in vollkommenster Weise sich vollenden kann, bewies die Autopsie eines am 21. Tage nach Acquisition der Fractur nach 18tägiger Anwendung der permanenten Extension an Diphtheritis verstorbenen Knaben von 2½ Jahren. Nur in 2 Fällen wurde eine Verkürzung von 1 resp. 2 Ctm. ausdrücklich constatirt, dabei waren unter den 38 Oberschenkelbrüchen, 11 durch directe Gewalt erzeugte und daher complete, 27 indirecte und meist incomplete Continuitätstrennungen des Knochens. Dem Sitze nach handelte es sich um 9 Brüche des oberen Drittels (excl. Collum femoris), 22 der Mitte und 11 des unteren Drittels. Paul Güterbock.

Kocher empfiehlt (41) bei frischen Patellarfracturen*) sofortige Punction des Hämarthros und Durchführen eines starken doppelten Silberdrahtes unter den Fragmenten, oben und unten wird die Haut 2 Ctm. lang incidirt, dicht am Rande der Patella ein- und ausgestochen; die Enden werden über einer Gazerolle zusammengedreht und können 1—2 mal fester angezogen werden, zum ersten Mal nach 2 mal 24 St.; natürlich sind dabei die antiseptischen Cautelen streng zu beachten. Zur Sicherung einer secundären knöchernen Heilung empfiehlt K. einen Apparat, der nach einem Abguss gefertigt wird und aus einer von hinten das Knie umschliessenden Stahlspange besteht, die vorn auf beiden Seiten der Patella je einen dieselbe genau umschliessenden Bügel trägt, dessen Enden oben

*) Durch ein Versehen steht im Jahresbericht 1879 S. 331, 5. Zeile von oben (Mosetig-Moorhof: Zur Behandlung der Patellarfracturen) „Planum inclinatum duplex", es soll natürlich „simplex" heissen.

durch quer verlaufende Rinnen an einander gezogen werden können.

Volkmann (45) bezeichnet die Kocher'sche Naht als Sehnennaht, er legt dieselbe in der Weise an, dass er die Fäden nicht durch das Gelenk unterhalb der Kniescheibe zieht, sondern eine Schlinge durch die Quadricepssehne, eine durch das Lig. pat. legt und beide über der Patella zusammenknotet, er hat schon früher (cf. kritisch. Zusatz in diesem Jahresbericht 1868, Bd. II., S. 364) diese Methode geübt. Damals nahm er Fadenschlingen und entfernte dieselben nach dem Festwerden des Gypsverbandes, jetzt empfiehlt er Silberdraht und Liegenlassen der Feder unter Lister'schen Maassnahmen.

Metzler (46) nähte bei einer 4 Tage alten Patellarfractur (26jähriger Mann) die Patellarenden nach freier Eröffnung des Gelenkes in der Fracturebene blutig zusammen, er verwandte carbolisirte japanesische Seide als Nähmaterial, die er einheilen liess. Heilung in $7\frac{1}{2}$ Wochen. (Dies Verfahren war ich auch kürzlich genöthigt anzuwenden, weil in dem betreffenden Falle das Blut sich nur unvollkommen aus dem Gelenk entleeren liess und wegen sehr erheblicher Diastase an eine Heilung auf anderem Wege nicht zu denken war; das Endresultat war ein sehr zufriedenstellendes. Ref.) Von einer gleichen Operation berichtet auch Socin (48a).

Von Mollière (59) wird über einen Fall von Fractur des Talus im Niveau des Collum mit Dislocation des Kopfes berichtet, bei dem gleichzeitig eine complicirte Unterschenkelfractur bestand.

Die Reposition des Taluskörpchens gelang leicht, Heilung gelang unter einem Wasserglasverband. Nach 2 Jahren sah M. den Pat. wieder und zwar mit einem ausgesprochenen Pes varo-equinus und Hohlfuss, was durch Massage, Tenotomie, streckende Verbände und Klumpfussmaschinen glücklich beseitigt wurde. Im Anschluss an diesen Fall werden noch 2 andere, ganz analoge mitgetheilt.

Verf. giebt zum Schluss folgende Sätze: 1) Der Talus bricht am häufigsten im Collum. 2) das vordere Fragment kann allein dislociren, 3) ein Hauptsymptom ist die Verkürzung des inneren Fussrandes, 4) die Prognose ist dubia wegen der später möglichen Klumpfussbildung, 5) gegen letztere empfehlen sich Tenotomie, Massage, Maschinen, 6) in Folge kann eine eitrige Fussgelenksentzündung eintreten, wenn das vordere Fragment vollständig aus seinen Verbindungen getrennt ist und necrotisirt.

An einem Fall von offener Comminutivfractur des rechten Oberschenkels, complicirt mit einer gleichen Fractur des Unterschenkels derselben Seite und des linken Vorderarms, die primäre Hochamputation des Oberschenkels und Oberarms nothwendig machten, stellte Kuma (65) Vergleiche an zwischen Lister'scher und offener Wundbehandlung: Der Oberschenkel wurde wegen ausgedehnter intermusculärer Blutergüsse offen behandelt, der Oberarm gelistert. Heilung bei vollkommen fieberlosem Verlauf. Danach hält Verf. beide Verfahren für gleichwerthig (?).

(Helin, W., Fractura patellae, behandlad med massage. Eira. p. 59.

Ein 31jähr., grosser, starker Mann erhielt durch einen Fall eine transversielle Fractura patellae und wurde gleich ins Hospital zu Varberg aufgenommen. Der Abstand der Bruchenden von einander war so gross, dass der Zeigefinger zwischen die Fragmente eingelegt werden konnte. Die Schmerzhaftigkeit und Geschwulst war beträchtlich. Er wurde mit Massage gleich von Anfang behandelt. Es war Pat. erlaubt, an einem Stock gestützt zu gehen, er hatte nur eine einfache Binde um das Knie. Nach 17 Tagen ging Pat. so gut, dass er das Hospital verliess. Der Erguss im Gelenk war verschwunden. Das Endresultat nicht erwähnt. F. Busch Fasen (Kopenhagen).)

B. Entzündungen.

Allgemeines: 1) Luecke, Die Aetiologie der chronischen Ostitis und Periostitis. Deutsche Zeitschr. f. Chir. Bd. 13. — 2) Bouchet, M., De l'ostéomyélite et des abscès sous-périostiques chez les enfants. (Ohne Bedeutung.) — 3) Lannelongue, L'ostéomyélite aiguë pendant la croissance. Paris 1879. (Im vorigen Jahre wurde über chronische Osteomyelitis von demselben Verf. berichtet. L. führt im ersten Capitel eine Menge von Synonyma alter und moderner Zeit an, und spricht dann über die acute Osteomyelitis, ihre directen Folgen, wie Necrose, ihre secundären, wie Epiphysenlösung, Gelenkentzündung, bespricht die Affection bei den Röhrenknochen und spongiösen Knochen, die verschiedenen Behandlungsweisen, ohne etwas Neues zu bieten. Zum Schluss werden 24 Beobachtungen mitgetheilt.) — 4) Parrot, M., Du spina ventosa (recueillie par H. Martin). Gaz. des hôp. No. 50—53. (Nichts Neues.) — 5) Gourlan, Th., Sur une forme d'ostéite chronique ou ostéite cavitaire. Thèse. Paris. (G. versteht darunter eine centrale Ostitis mit Einschmelzung des Knochens und Bildung eines Hohlraumes, von schwerer Prognose. Verf. hat selbst an dieser Ostitis gelitten. Sie ist identisch mit der, wie es scheint, dem Verf. nicht bekannten centralen tuberculösen Ostitis nach Volkmann etc.) — 6) Lagrange, F. F., Contribution à l'étude des abscès osseux consécutifs à l'ostéomyélite des adolescents. Thèse. Paris. (Nichts Neues.) — 7) Sur les abscès osseux médullaires (séance de nov. 1879 extrait des comptes rendus de l'Académie des sciences). Bull. de la Soc. de Chir. 18. Févr. (Nichts Neues.) — 8) Steiger, Vier Fälle von circumscripter Ostitis und Osteomyelitis, geheilt durch Trepanation des Knochens. — 9) Patschn, Ueber deformirende Ostitis. Berlin. Dissert. (Ostitis mit Erweichung, Brüchigkeit des Knochens und Ausgang in Sclerose, 2 Fälle aus der Praxis des Dr. Jul. Wolff.)

Behandlung. 10) Pien, P., Parallèle des différentes interventions chirurgicales dans l'ostéomyélite aiguë. Paris. Thèse. — 11) Péant, J. K., Du Drainage des os appliqué au traitement de la nécrose centrale des os longs. Thèse. Paris. (Drainage quer durch den Knochen für lange Zeit wird besonders empfohlen.) — 12) Poinsot, G., De la méthode de Lister dans les résections pathologiques des os et les abscès ossifluens. Journ. de méd. de Bordeaux. No. 48 und 49. (P. empfiehlt bei Knochenoperationen, bei denen Abscesse eröffnet sind, Ausspülungen mit Chlorzink und Lister'schen Verband.) — 13) Tabouet, Léon, Étude sur le traitement des abscès sous-périostiques aigus de l'adolescence. Thèse. Paris. (Auch als Monographie erschienen.)

Vermischtes: 14) Bantock, Geo Granville, Neuber's bone drainage-tubes. The Lancet. Sept. 25. (Nach B. können die Neuber'schen Drains ohne unmittelbaren Nachtheil gebraucht werden in Fällen, bei welches sie nur die ersten wenigen Stunden nothwendig sind; denn für die Prima intentio ist es ein Nachtheil, dass sie zu lange unresorbirt bleiben [von mehr Belang ist wohl zu schnelle Resorption, wie ich sie in einzelnen Fällen sah. B.])

Specielles. Wirbelsäule: 15) Monache, G., Tuberculose périostique généralisée. Abcès pelvien consécutif à la carie tuberculeuse des vertèbres lombaires. Mort par thrombose des veines du membre inférieure. Journal de médecine de Bordeaux. No. 1. Aug. (Ausführliche Krankengeschichte eines 25jähr. Soldaten.) — 16) Cadeillan, A., De l'ostéomyélite aiguë des corps vertébraux comme cause de mal de Pott. Thèse Paris. (Nichts Neues.) — 17) Boyer, P. X., Essai sur la pathologie des gibbeux. Thèse. Paris. (Bespricht die Pathologie und Therapie der Wirbelverkrümmungen ohne die orthopädische Behandlung.)

Sternum: 18) Salomon, B., Ueber einen unter dem Bilde einer Febris perniciosa intermittens verlaufenden Fall von Osteomyelitis sterni. Deutsche med. Wochenschr. No. 52.

Oberschenkel: 19) Koenig, Heilung einer jauchigen Osteomyelitis des Oberschenkels und desinficirende Ausräumung der Markhöhle. Centralbl. f. Chir. No. 14. (Fall von Sepsis nach Resectio genu, der Amputat. fem. erforderte; Auslöffelung der Markhöhle und Ausspülen mit Chlorzink.) — 20) Houillet, Périostite phlegmoneuse diffuse survenue dans le cours d'une fièvre avec bronchite vulgairement dite grippe. L'union méd. No. 76. (Eine 30j. Frau erkrankte unter den Erscheinungen einer Grippe, nach 7 Tagen plötzlich (?) Schmerzen im rechten Oberschenkel, 5 Tage später wurde ein grosser periostit. Abscess des Femur constatirt, sofort mit dem Thermocauter incidirt und drainirt; Tod an Erysipelas gangraenosum.) — 21) Lannelongue, M., Sur trois cas d'ostéomyélite aiguë ayant necessité l'amputation de la cuisse. Particularités relatives à la pyohémie d'origine osseuse et à l'action préservatrice d'un pansement phéniqué sur l'éruption variolique dans la région, où le pansement est appliqué. Bull. de la Soc. de Chir. No. 5. — 22) Post, Geo. E., Necrosis of popliteal plate of femur. Suppuration of Knee-joint; passage of drainage-tube through to joint; recovery with motion of joint. New-York medic. record. Juli 17. (Kurze Krankengeschichte.) — 22a) Pandolfo, Nicola, Necrosi d'ambo i femori per frattura complicata seguita da guarigione completa. Giorn. internazionale delle scienze mediche 1879. No. 8. (Bei einem 13jährigen Knaben nach Fall aus einem dritten Stockwerk. Es scheint, dass keine besondere Wundbehandlung stattgefunden, sondern ein Wasserglasverband direct über den offenen Bruch gelegt worden. Verlauf und Behandlung bieten unter Berücksichtigung dieses Umstandes nichts Besonderes. Paul Güterbock.) — 23) Revue clinique chirurgicale. Hôpitale Lariboisière, service de M. Duplay: Périostite externe rheumatismale (périostite albumineuse d'Ollier). Arch. gén. de méd. Debr.

Unterschenkel. 24) Mill (under the care of Mr. A. F. Norton), Periostitis of shaft of tibia. Implication of the Knee-joint; complete exposure of the cavity of the Knee-joint by incision below and around patella, formation of abscesses in the cellular tissues of the tigh, recovery with anchylosis of Knee-joint. The med. press and circ. Oct. (Kurze Krankengeschichte der 28jähr. Patientin.) — 25) Delens, M., Ostéite hypertrophique de l'extrémité supérieure du tibia droit. Abcès enkysté. Trépanation. Cessation des douleurs. Bull. de Chir. No. 6. (Fall von circumscripter Ostitis der oberen Tibiaepiphyse, durch Trepanation und Aufmeisselung des Knochens wurde ein Hohlraum (Knochencaverne) blossgelegt; nach der Operation hörten die Schmerzen vollständig auf (Publication 4 Tage post operationem!).) — 26) Wheeler, Caries of the tibia. Dubl. journ. of med. Sci. Oct. (Verf. erzählt einen Fall von Caries der Tibia mit Fractur bei einem 19j. Arbeiter, der im Alter von 12 Jahren eine Gonitis acquirirt und später Senkungsabscesse bekam. Nichts Neues.) — 26a) Alessandrini, Osteomyelite dell' epifisi superiore tibiale destra. Annali med. Maggio. (Das Bemerkenswertheste ist das Alter der Kranken, welches 53 Jahre betrug, und der äusserst chronische Verlauf des ohne äusseren Aufbruch schliesslich in das Kniegelenk perforirenden Entzündungsprocesses. Heilung durch Amputat. femor. Nach 8 Monaten Recidiv der Osteomyelitis im Stumpfe. Keine Necrose. Heilung. Paul Güterbock.)

Fuss. 27) Nepion, De quelques conséquences de l'extension forcée et permanente des orteils et en particulier de l'Atrophie de la masse fibro-graisseuse sousmétatarso-phalangienne. Arch. gén. de méd. Janv. — 28) Duplay, M., De l'ostéite épiphysaire des os longs (de la main) du pied. Ibid. Juillet. (Die Krankheit ist nicht mit der Spina ventosa identisch, sondern besteht in einer, wenigstens primär auf die Epiphyse beschränkten Ostitis. D. citirt 7 Fälle, die mit Resection der Epiphyse, resp. des ganzen Knochens behandelt sind.) — 29) Love, J., Organisation des hôpitaux Maritimes. Conclusions générales tirées de la statistique des manifestations de la scrofule sur le squelette du pied, traitées à l'hôpital de Berck depuis sa fondation. Thèse. Paris. (Handelt von den scrophulösen Knochenerkrankungen des Fusses, in spec. der Spina ventosa im gen. Hospital; in demselben sind in 10 Jahren 3984 scrophulöse Fälle behandelt, davon 347 Knochenaffectionen, durchschnittliche Behandlungsdauer betrug 676 Tage; zum Schluss wird über den Nutzen der Seebäder, der Seeluft und die Ursache der Scrophulose gesprochen, aber nichts Neues geboten.)

Die Tuberculose, die bei der jetzt herrschenden Strömung als die wesentlichste Ursache der chronischen Periostitis und Ostitis angesehen wird, ist es nach Lücke (1) nicht in dem ausgedehnten Maasse, sondern sehr verschiedene andere Ursachen können ebenfalls diese Affectionen herbeiführen und lassen eine viel günstigere Prognose zu. L. beurtheilt die Fälle, in denen wirklich histologisch nachweisbare Localtuberculose besteht, auch nach der Individualität, indem er Kranke mit ausgesprochener Scrophulose, hereditärer Belastung etc. in der Prognose wohl von solchen unterscheidet, bei denen ausser dem histologischen Tuberkel die Körperconstitution eine gute und Heredität ausgeschlossen ist. — Für die Aetiologie der genannten Krankheiten stellt er folgendes Schema auf: A. hereditäre und acquirirte Tuberculose und Scrophulose; B. hereditäre und acquirirte Lues; C. vorausgegangene Infectionskrankheiten, wie: Pyämie, Osteomyelit. infect., Typhus, Scarlatina, Morbilli, Gonorrhoe, Variola, Diphtheritis, Malaria, Pertussis, Erysipel; D. Trauma; E. Gicht.

Pieo (10) bespricht statistisch die Behandlung der acuten Osteomyelitis mit Trepanation, Incision, Evidement und Amputation und gelangt durch Vergleich zu folgenden Schlüssen: 1) ohne chirurgische Behandlung ist die Osteomyelitis fast unvermeidlich letal; 2) Incision ist fast stets ungenügend und nur von diagnostischem Werth; 3) Trepanation soll immer angewendet werden, in späteren Fällen mit Evidement; 4) Resection giebt meist ein mangelhaftes Resultat und ist nur dann anzuwenden, wenn 3) fehlschlägt; 5) Amputation ist indicirt, wenn die Entzündung auf ein grosses Gelenk übergegangen ist; 6) Exarticulation ist das äusserste Mittel und wenig aussichtsvoll.

Ueber einen seltenen Fall von Osteomyelitis sterni berichtet Salomon (18):

Ein 21jähr. Mann erkrankte unter den Symptomen einer fieberhaften Angina, am Abend desselben Tages trat unter Schüttelfrost Temperatur von 41,6 ein. Der Verlauf war nun der, dass das Fieber anfangs intermittirend, dann remittirend auftrat, es stellte sich eine Milzanschwellung ein, grosse Chinindosen blieben völlig erfolglos. Unter Lungenerscheinungen erfolgte am 10. Tage der Exitus letalis. Die Autopsie ergab Osteomyelitis acuta sterni mit Perforation des rechten Sternoclaviculargelenkes, Mediastinitis antica, rechts Pneumonie und keilförmige Infarcte, links Pleuritis und Abscesse in der Lunge (also eine typische Pyaemie. Ref.).

Eine eigenthümliche Wirkung des Listerschen Verbandes beobachtete Lannelongue (21). Er theilt 3 Fälle von acuter Osteomyelitis mit, die in einem Zustand ins Hospital gebracht wurden, der absolut die Amputation erforderte, alle 3 waren septisch; 2 blieben am Leben (Amputatio femoris), einer starb (Exarticulatio coxae). Bei dem einen Patienten, dessen Oberschenkel amputirt wurde, brach während der Heilung Variola aus, von der der vom Lister'schen Verband bedeckte Körpertheil allein frei blieb. Aehnliches sah L. bei einem Kinde von 11—14 Jahren, das an Rubeola litt.

Im Anschluss an einen Krankheitsfall lässt sich Duplay (23) über die „Périostite albumineuse" Ollier's aus. Er glaubt sich zu folgenden Schlüssen berechtigt: 1) die Périostite albumineuse ist keine neue Form von Periostitis, sondern nur eine im serösen Stadium stehen gebliebene Knochenhautentzündung, die 2) besonders in den Aussenschichten des Periosts ihren Sitz hat, 3) die Ursache dieser Affection ist in einer rheumatischen Diathese zu suchen. Die bezügliche Krankengeschichte ist kurz folgende:

Ein 27jähr. Zuckerbäcker, hereditär nicht belastet, hat als 12jähr. Knabe acuten Gelenkrheumatismus durchgemacht, später eine 5 Monate dauernde Gonorrhoe gehabt. Die gegenwärtige Krankheit besteht seit 2 Jahren, während der Zeit arbeitete Pat., immer im Wasser stehend, bei einem Conditor. Bei seinem Eintritt in die Anstalt hat er eine Fistel am Oberschenkel, durch die man mit der Sonde zum Trochanter major kommt, der nicht entblösst und etwas verdickt erscheint, das Bein ist atrophisch, das Hüftgelenk frei, aus der Fistel entleert sich ein seröses, eiweissreiches Secret. Pat. ist stark abgemagert, aber fieberfrei.

Das Secret ist ähnlich dem Inhalt von Ovarialcysten zusammengesetzt: 956,65 Wasser, 36,05 organische Substanz, 7,30 unorganische. Im Verlauf traten rheumatische Schmerzen in einem Schulter-, Knie- und Handgelenk auf. Erweiterung der Fistel ergab, dass das Periost nirgends abgehoben war (Périoste externe). Das Secret wurde im Verlauf abwechselnd serös, viscid, serös-eitrig, eitrig. Nach 4 Monaten trat vollständige Heilung ein.

Nepion bespricht (37) an der Hand von 5 Beobachtungen die von Verneuil unter dem Namen „Atrophie du talon antérieur du pied" beschriebene Affection; dieselbe besteht in Atrophie der Haut und des Unterhautzellgewebes an der Fusssohle über einzelnen Metatarsalköpfchen und ist durch Hyperextension der betreffenden Zehen veranlasst. Die Affection ist schmerzhaft und hindert den Patienten beim Gehen. Ursache der Extensionscontractur kann starke Anstrengung sein, die zunächst zu Pes planus geführt hat, ferner Narbencontractur und Gelenkaffectionen. Ein Schuh, der die Metatarsalköpfchen vor Druck schützt, Electricität der Flexoren, Tenotomie der Extensoren bilden den therapeutischen Apparat.

[Maar, L., Tilfälde af „mal perforant du pied". Hospitals-Tidende. R. 2. Bd. 7. p. 11 u. 31. (Eine Beschreibung von 2 Fällen von Malum perforans pedis.)
P. Heeb Panum (Kopenhagen).]

C. Neubildungen und Missbildungen.

Allgemeines: 1) Schwartz, Des ostéosarcomes des membres. Thèse de concours pour l'agrégation.

Wirbelsäule: 2) Bianchi, Aurelio, Sopra un caso di sarcoma molle del periostio vertebrale. Lo Sperimentale. Agosto. p. 124. (Bei einem 35jähr. Schneider. Der colossalen, in der relativ kurzen Zeit von ca. einem Jahre sich entwickelnden Geschwulst gingen Schmerzen und Reizerscheinungen seitens der Wirbelsäule und des Rückenmarkes voraus. Das erste Auftreten einer Dämpfung in der linken Lumbargegend, das spätere Erscheinen von Hämaturie sprachen für die linke Niere oder allenfalls eine der in deren nächsten Umgebung befindlichen Lymphdrüsen als Ausgangspunkt des Tumors. Thatsächlich entsprang derselbe dem linksseitigen Periosto der 3 letzten Brust- und 3 ersten Lendenwirbel, deren Körper ebenfalls mehr oder weniger infiltrirt waren, während von retroperitonealen Drüsen nur eine einzige in Grösse einer kleinen Nuss erkrankt erschien. Microscopische Untersuchung dieser wie der Hauptgeschwulst fehlt. Paul Gueterbock.)

Obere Extremität: 3) Oster, C., Schalenartiges, primäres, myelogenes Cylinderzellen-Carcinom des Humerus. (Aus der Klinik des Prof. Maas.) Breslauer ärztl. Zeitschrift. No. 23. — 4) Morelli, Pasquale, Angioma cavernoso della estremità inferiore del radio e del cubito. Il Morgagni. April. (I. Sarcoma mielogeno della tibia sinistra. Amputazione della coscia. Guarigione. Bei einem 53jähr. Kaufmann binnen 3 Jahren unter Einfluss wiederholter Traumen entstanden; keine nähere Untersuchung der Geschwulst. — II. Tumore mieloide dei condili del femore destro. Amputazione della coscia. Guarigione. Bei einem 37jährigen Manne, 3jähriges Wachsthum der im grössten Durchmesser 42 Ctm. betragenden Geschwulst. „Il tumore non fu diviso per metà". — III. Angioma cavernoso dell' estremità inferiore del radio e del cubito bei einem 17jährigen Mädchen. Die genauere anatomische Beschreibung dieser Geschwulst ist schon 1877 im Mov. in. med. chir. Napoli, p. 177 von Angelo Maffucci veröffentlicht worden. Dieselbe war durch die Persistenz einer knöchernen Schale ausgezeichnet, so dass es sich im Wesentlichen um eine an der Ulna am weitesten entwickelte Hyperplasie der Markgefässräume gehandelt. Nichts desto weniger hält M. eine ursprüngliche Entstehung aus dem Lig. inteross. für möglich. Paul Gueterbock.) — 5) Kraske, P., Subunguales Sarcom des linken Mittelfingers. Centralbl. f. Chir. No. 33. (Aus der Volkmann'schen Clinik.) (Angiosarcom bei einer 42jähr. Frau, durch Nichts gekennzeichnet als durch intensive Schmerzhaftigkeit und einen linsengrossen, bläulichen Fleck in der Mitte des Nagels. Amputation der Nagelphalanx dicht unter dem Nagel.)

Untere Extremität: 6) Koerte, Mittheilungen aus der chirurgischen Abtheilung des Krankenhauses Bethanien zu Berlin. Deutsche Zeitschr. f. Chirurgie. Bd. 13. S. 43—60. (2 Fälle von Knochencysten im

Oberschenkel.) — 7) Gluck, Th., Ein Osteoma spongioso-medullosum genu nach Tumor albus chronicus. Langenbecks Archiv. Bd. 25. S. 890 etc. (Die nach der Amputat. femor. untersuchte Geschwulst bestand aus spongiöser Knochensubstanz mit zahlreichen Markhöhlen, in ein gröberes Balkensystem compacter Knochensubstanz war ein ganz atypisch angeordnetes Knochenbälkchennetz mit eingelagerten Markmassen eingebettet.) — 8) Morelli, Pasquale, Tumore mieloide dei condili del femore destro. Amputazione della coscia. Guarigione. Il Morgagni. Aprile. — 9) Derselbe, Sarcoma mielogeno della tibia sinistra. Amputazione della coscia. Guarigione. Ibidem. Marzo.

Spina bifida: 9) M'Watt, John, Notes on two cases of spina bifida in the cervical region. Edinb. med. Journ. Octbr. (3 Wochen altes Mädchen und gleichaltriger Knabe mit gen. Leiden am 2.—3. Halswirbel. Behandlung mit Punction und Injection von Jodglycerinlösung; das Mädchen wurde gebessert, starb aber an Hydrocephalus, der Knabe blieb am Leben.)

Wie im vergangenen Jahre von englischer Seite (cf. Gross, I. C. 4) ist diesmal von einem französischen Autor eine grössere, ausführliche Arbeit über die Osteosarcome publicirt. Schwartz (1) bespricht dieselben in anatomischer, histologischer und clinischer Beziehung, mit ausgedehntem Gebrauch der vorhandenen Literatur, der 22 neue Beobachtungen hinzugefügt werden. Er beschränkt sich auf die Osteosarcome der Extremitäten und widmet daher auch der Clavicula, Scapula und dem Os ilei nur wenige Zeilen. — Von 206 Fällen gehörten nur 11 den kurzen Knochen an, 2 der Patella, 4 dem Calcaneus, 2 dem Os naviculare, 2 dem Os cuboideum, 1 dem Os triquetr. Am häufigsten wird der Oberschenkel betroffen, dann die Tibia, dann der Humerus etc. und, wenn man die einzelnen Fuss- und Handknochen als eins rechnet, am seltensten die Patella. Verf. giebt verschiedene Tabellen in Bezug auf Häufigkeit mit Berücksichtigung des centralen oder periostalen Ursprungs, der Structur, der gleichzeitigen Gelenkaffection, Spontanfracturen etc., geht auf die Aetiologie ein, das Verhältniss zum Alter, die Entwickelung der subjectiven und objectiven Symptome, die Symptomatologie im Allgemeinen, Recidive, Metastasen etc. mit grösster Genauigkeit, weshalb die Details hier nicht Platz finden dürften.

Osler (3) beschreibt einen seltenen Fall von secundärem myelogenen Cylinderzellen-Carcinom des Humerus:

Ein 48jähr. Bäcker kam wegen dieses Leidens zur Exarticulatio humeri, die 42 Ctm. im Umfang messende Geschwulst des Oberarms wurde für einen primären Tumor gehalten, da die Erscheinungen, die das in Wahrheit primäre Leiden, ein Oesophaguscarcinom macht, nur zeitweise seit mehreren Wochen aufgetreten waren. Erst am 6. Tage nach der Operation stellt sich wieder Erbrechen ein und zwar, nach der Beschaffenheit der erbrochenen Massen zu urtheilen, ein einfaches Regurgitiren. Pat. starb 42 Tage nach der Operation. Der Tumor am Arm bestand aus einem netzförmigen Stroma fibröser Balken, in das zahlreiche, verschieden grosse Hohlräume eingebettet waren. Letztere waren von drüsenschlauchähnlicher Bildung, ihre Wände mit Cylinderepithel ausgekleidet, ihre Lumina mit kleinen, runden resp. ovalen, meist fettig degenerirten epithelioiden Zellen ausgefüllt.

Koerte (6) beschreibt 2 Fälle von aus Enchondromen hervorgegangenen Knochencysten:

1) Cyste aus einem Enchondrom entwickelt an der Fracturstelle eines Oberschenkelbruchs, der schief geheilt und nicht vollständig consolidirt war, bei einem 29jähr. Mädchen. Der Difformität wegen wurde keilförmige Osteotomie gemacht, dabei eine Cyste eröffnet. Da nach 1 Jahr keine Consolidation eintrat, wurde ein Recidiv angenommen und die Exarticulatio femoris gemacht. Tod 3 Stunden post operationem. Die Cyste hatte keine Epithelbekleidung der Wandung, im abgesetzten Bein fand sich noch eine zweite Cyste und Knorpelgeschwulstmassen bis zum Collum femoris vor.

2) Multiple Cysten in beiden Oberschenkeln eines 40jähr. Mädchens, die rechts zu Fractura colli, links zu Fractura subtrochanterica führten. Auch diese Cysten sind wahrscheinlich auf eingeschmolzene Enchondrombildungen zurückzuführen. Patientin starb an Erschöpfung (Magen- und Darmcatarrh, Kyphose etc.).

II. Krankheiten der Gelenke.

A. Luxationen.

Allgemeines: 1) Bajardi, Daniele, Sulla formazione delle nearthrosi nelle luxazioni traumatiche. Arch. per le scienze med. Vol. 14. No. 11.

Wirbelsäule: 2) Thomson, Complete Luxation of the spine. Dubl. journ. of med. Soc. Octbr.

Sternum: 3) Bagnit, G., Des Luxations en avant du corps du sternum. Thèse. Paris. (Nichts Neues, 2 eigene Beobachtungen und 25 fremde, zum grössten Theil schon von Maisonneuve zusammengestellte.)

Schlüsselbein: 4) Wright, Th. R., Dislocation of the sternal end of the clavicle in a child ten months old. Bost med. and surg. journ. No. 14. (Die Luxation war durch einen Fall aus dem Bett auf die rechte Schulter entstanden, Reposition gelang leicht in der Narcose, durch einen aus graduirten Compressen, Binden in Achtertouren und Heftpflasterstreifen bestehenden Verband wurde Heilung ohne Difformität erzielt.)

Oberarm: 5) Joessel, Ueber die Recidive der Humerusluxationen. D. Zeitschr. f. Chir. Bd. 13. S. 167 u. f. — 6) Duplay, E. (Hôpital Lariboisière), Troubles nerveux consécutifs aux luxations de l'épaule, contusion du plexus brachial et periarthrite. (Berichtet über 2 Fälle, in denen nach der Reposition und 18tägiger resp. 3wöchentlicher Fixirung des Armes Lähmungen, sowie trophische Störungen [Atrophie, vermehrtes Haarwachsthum, Hautdesquamationen, dicke Nägel, Oedeme etc.] auftraten. Diese Symptome führt D. auf Contusion des Plex. brach. und Periarthritis traumat. zurück. Prognose ist relativ günstig, Restitution in 3 bis 6 Mon. bei Behandlung mit Electricität, Massage, warme Douchen etc.) — 7) Renaut, M., Observation de réduction d'une luxation scapulo-humérale pendant la troisième d'une attaque d'épilepsie. Mém. de méd. milit. No. 2. p. 174. (Reposition im Coma nach einem epileptischen Anfall.) — 8) Sands, H. B., Dislocation of the shoulder-joint; rupture of a blood-vessel. The New-York med. rec. (Zerreissung der A. axillaris bei der Reposition.) — 9) Eve, Frederic S., A case of subcoracoid dislocation of the humerus, with the formation of an indentation on the posterior surface of the head, the joint being unopened; with remarks on the mode of production of fracture of the anatomical neck, with dislocation. Med.-chir. transact. Vol. 36. (Nichts Neues.) — 10) Soyez, Edm., De la luxation traumatique de l'épaule en arrière. Thèse. Paris. (Bespricht die Luxat. subacromialis und -spinalis. 1 eigene und 2 fremde Krankengeschichten.)

Vorderarm und Hand: 11) Després. Bull. de la Soc. de Chir. 21 Avril. (D. stellt einen 13jährigen

Knaben vor mit Luxation beider Vorderarmknochen nach hinten und mehrfachem Bruch der Oberarmcondylen. Die Behandlung bestand in Cataplasmen ohne Contentivverband und frühzeitigen passiven Bewegungen; zufriedenstellendes Resultat.) — 12) Moore, M. E., Three cases illustrating Luxation of the ulna in connection with colles' fracture. The New-York med. rec. Nov. 20. (Mit Zeichnungen der betheiligten Knochen und des Verbandes.) — 13) Daly, W. H., Dislocation of the radius and ulna backward with fracture of the coronoid and olecranon processes, unreduced until eight weeks after the accident, good results obtained. Phil. med. and surg. Report. Jul. 24. — 14) Mason, Erskine, Four cases of unusual dislocation at the elbow-joint. The New-York med. rec. Apr. 10. (2 Fälle von Luxationen des Radius und der Ulna nach aussen; 1 Lux. des Rad. nach vorn und aussen, der Ulna nach hinten, 1 Lux. des Rad. und der Uln. nach hinten mit secundärer Lux. des Rad. nach hinten aussen, kurz nach der Reposition beider Knochen.) — 15) Holl, M., Verrenkung des linken Ellenbogengelenkes mit Zerreissung der A. ulnar. und der Nn. medianus und ulnaris. Heilung. Collateral-Kreislauf. Oesterr. med. Jahrbücher. Heft 1 und 2. — 16) Mc Donald, Geo. E., Case of compound dislocation of lower articular end of humerus; with fracture of interne condyle. The New-York med. and surg. rec. Septbr. 18. (8 Jahre alter Knabe war durch einen Hufschlag getroffen. Das obere Ende des Humerus sprang durch die Weichtheile der Innenseite des Armes deutlich hervor. Reposition, 2 Suturen. Nach 10 Tagen wurde mit passiven Bewegungen begonnen.) — 17) Sprengel, O., Ueber die seitlichen, unvollständigen Ellenbogengelenksluxationen (aus der Volkmann'schen Clinik). Centralbl f. Chir. No. 9. — 18) Minich, Angelo, Sulla lussazione divergente antero-posteriore del cubito. Lo Sperimentale Giugno. — 19) Nicolich, Giorgio, Sulla lussazione divergente antero-posteriore del cubito. Ibidem. Agosto. — 20) Hamilton, F. G., Dislocation of the wrist. The brit. med. journ. April 3. — 21) Anderton, R., Dislocation of the wrist-joint. Ibid. March 13. — 22) Servier, Observation d'une luxation du poignet. Gaz. hebd. de Méd. et de Chir. No. 13 und 14. — 23) Smith, Noble E., Dislocation of the wrist-joint. The brit. med. journ. March 20. — 24) Dentre, M., Observation d'arrachement de la troisième phalange de l'indicateur de la main gauche. Mém. de méd. milit. No. 2. (Einem Cürassier wurde beim Anbinden des Pferdes an den Mauerring im Stall, wobei er mit dem Zeigefinger den Zaum durch den Ring hindurchzog, das Nagelglied derart abgerissen, dass das Gelenk vollständig offen stand und die Phalanx nur noch an Hautfetzen hing. Conservative Behandlung, Pappschiene. Heilung mit geringer Difformität und Beweglichkeit.)

Oberschenkel: 25) Bayer, H., Zur Casuistik der veralteten Hüftgelenksluxationen. Prager med. Woch. No. 30—32. (a. 3 Mt. alte Luxat. obturat., mehrere forcirte Extensionsversuche, zuerst mit dem Schneider-Mennel'schen Apparat, blieben erfolglos. Es wurde daher durch Hyperflexion, Einwärtsrollung, Streckung und Adduction die Luxat. in eine iliaca umgewandelt, die nun leicht durch die Flexionsmethode reponirt wurde. b. 4 Woch. alte L. iliaca. Reposition gelang sofort durch spitzwinklige Flex., Abduct., Rotat. nach innen mit nachfolgender Streckung und Adduct. c. 14 Tg. alte Lux. ischiadica; Reposition durch dieselbe Methode.) — 26) Schinzinger, Ueber Oberschenkelluxationen. Wien. med. Presse No. 3. (4 Fälle an 3 Individuen: 2 Lux. iliacae, 1 pubica, 1 ischiadica, ein Fall kam infolge von gleichzeitiger Leberruptur zur Autopsie.) — 27) Richet, M., Luxation spontanée de la tête du fémur dans l'échancrure sciatique. Gaz. des hôp. No. 6. (Fall von Distensionsluxation bei einem Bankboten [Alter?], der mit seinem Hydarthros weite Gänge machte, bis die Luxation eintrat. Bei der Reposition trat Fract. colli ein, die, weil keine grosse Kraft angewandt war, nur durch eine Erkrankung des Caput und Collum femoris zu erklären war. Behandlung mit Gypsrinne und Extension.) — 28) Bouillet, Des Luxations ischiatiques. L'union méd. No. 21 und 26. (Ausser dem Fall von Richet [cf. No. 27] wird eine traumat. Lux. bei einem 35 jähr. Mann mitgetheilt. Die Reposition gelang nach dem Verfahren von Gerdy: durch Abduction und Zug in Bauchlage. Da gleichzeitig Fract. des inneren Pfannenrandes bestand, wurde ein circulärer Gypsverband um beide Trochanteren gelegt und das Bein in eine Rinne gelagert.) — 29) Downes, H., Dislocations of the hip-joint. The Lancet. Oct. 23. (5 Fälle: 3 veraltete Dorsalluxationen, 2 frische in das Foram. obturator.) — 30) Eve, Frederic S., Description of two cases of direct dislocation backwards of the femur with fracture of the rim of the acetabulum, with remarks on the mode of production of dislocations backwards. Med. chirg. transact. Vol. 36. (2 Fälle: Luxat. iliaca und ischiadica; mit Benutzung mehrerer Präparate aus dem London-Museum gelangt er zu folgenden, nicht gerade neuen Schlüssen: 1) die directe Lux. nach hinten kann auch ohne Bruch des Pfannenrandes erfolgen, 2) sie ist verhältnissmässig häufig und oft mit der gen. Fractur complicirt, 3) die directe Luxat. „über die Sehne" kann durch Flex. und Circumduct. reponirt werden.) — 31) Lediard, Dislocations of the head of the femur into the foramen ovale; reduction by manipulation after four days. The Lancet. Sept. 14. (50 jähr. Frau; Reposit. durch Flex. und Rotat. nach aussen.) — 32) Stokes, W., On suprapubic luxation of the femur. The brit. med. journ. Decbr. 11. (Bei einem 27 jähr. Manne; die Reposition gelang in 2 Absätzen: durch starke Flexion, Abduction und Rotation nach innen glitt der Kopf in das For. oval., und bei danach folgender Rotat. nach aussen schlüpfte der Kopf in die Pfanne.) — 33) Croly, H. Gray, A case of dislocation of the head of the right femur on the pubis of thirty-nine days duration reduced by manipulation. The med. press. and circul. Jan. 28. (Bei einem 40 jähr. Arbeiter, Reposition wie bei dem vorigen Falle.) — 34) Stokes, Dislocation of the femur forwards on the pubes. Dubl. journ. of med. Soc. Octbr. (Ein 27 jähr. Arbeiter hatte sich die Luxat. zugezogen, am 2. Tage erkrankte er an Pneumonie, trotzdem wurde er narcotisirt und die Luxat. reponirt, fünf Min. darauf trat Exitus let. ein [Chloroformtod?]. Bei der Section zeigte sich der Kopf nach oben ins Becken dislocirt: ein Theil des Os pub. zersplittert, ein grosser Kapselriss vorn innen, das Lig. ileofem. erhalten.)

Unterschenkel und Fuss incl. Kniescheibe: 35) Lannelongue, M., Sur un cas de luxation congénitale de la rotule. Bull. de la Soc. de Chir. 7. avril. — 36) Le Dentu, M., Luxation simultanée des deux genoux. Tiraillement du nerf sciatique droit, douleurs neuralgiques, troubles trophiques et paralysie incomplète. Ibid. No. 10. (Ein 27 jähr. Mann war in eine Maschine gerathen und hatte sich links eine unvollkommene Lux. tibiae nach hinten, rechts eine vollständige Luxat. nach vorn mit Rotation zugezogen. Reposition gelang leicht. Infolge einer Trophoneurose des N. ischiad. trat im Verlauf noch mehrfach decubitusartige Gangränescenz an der Wade und Achillessehne auf.) — 37) Guéniot, M., Sur la luxation congénitale du genou. Ibid. Séance de 7. juillet. p. 442 u. f. — 38) Sulzenbacher, A., Rotationsluxat. im Kniegelenk. Wien. med. Presse. No. 8. (Luxat. der Tibia nach hinten aussen mit Rotation nach aussen. Reposition leicht, Retention schwierig, da wegen der erheblichen Schwellung erst nach 14 Tagen ein circulärer Verband angelegt werden konnte [Gypsschiene hätte von vornherein genügend fixirt R.]. Heilung mit Peroneusparese.) — 39) Cnrub, H., Zur completen

Luxation der Tibia nach vorn. Deutsche med. Woch. No. 24. — 40) Lemoine, G., De la rupture du ligament latéral interne du genou. Thèse, Paris. (Ohne Bedeutung.) — 41) Alessi. Pompeo Conti, Slogatura della cartilagine semilunare del ginocchio. Raccoglitore medico. 20. Guigno. (Eine 40jähr. gesunde Pat. war mit der rechten unteren Extremität durch die Sitzfläche eines Stuhles durchgebrochen und nach hinten übergeschlagen. Stellung des Knies in unbeweglicher Flexion bei normalen Contouren des Gelenkes. Sofortige Wiederherstellung der normalen Function durch einfache Manipulation. Paul Güterbock.) — 42) Gay, Inward compound dislocation at the ankle-joint with fracture. Lancet. Dehr. (Luxat. des rechten Fussgelenks mit Schrägfractur der Tibia, Comminutivfractur des linken Beines bei einem 21jähr. Mann.) — 43) Brinton, John H., The treatment of compound dislocation of the ankle-joint. Phil. med. Times. Aug. 28. (Entweder conservative Behandlung oder primäre Amputation.) — 44) Angarde, Observation de luxation du pied. Mém. de méd. milit. No. 3. (Luxat. des Fusses nach vorn mit Doppelbruch des Malleol. int.; Reposition durch Zug; Heilung in 50 Tagen.) — 45) Vast, Note pour servir à la statistique des luxations tibio-tarsiennes compliquées de plaies. Bull. de la Soc. de Chir. No. 10. 1879. (a. Luxat. des Fusses nach innen mit Fract. des Malleol. int. und grosser Wunde bei einem 8jähr. Mädchen, b. Luxat. des Fusses nach aussen mit Fibularfractur und grosser Wunde bei einem 30jähr. Manne. Heilung bei conservativer Behandlung.) — 46) Derline, M., Entorse du pied; massage; considerations. Arch. med. Belg. Mai. p. 285 u. f. (Ohne Bedeutung.) — 47) Nanet, P. E., Contribution à l'étude des luxations sous-astragaliennes. (Nichts Neues.)

Balardi (1) hat unter Bizzozero's Leitung die Bildung der Nearthrose nach Hüftverrenkung auf Grund von Thierexperimenten untersucht. Es wurden die betreffenden Gelenke bei Kaninchen 3, 10, 15, 19, 27, 33, 41, 49, 110 und 130 Tage nach der Verletzung genau macroscopisch wie microscopisch durchforscht und gelangte B. zu folgenden Schlüssen: 1) Die Kapsel, welche von vorher existirenden Weichtheilen wie von neuformirtem Bindegewebe gebildet ist, wird mit der Zeit eine wahre fibröse Kapsel, ausgekleidet mit einer Endothelschicht. 2) Die neue Gelenkpfanne, in die der Gelenkkopf dislocirt ist, ist das Ergebniss einer Neubildung von Knorpel und Knochen. Die Neubildung des Knorpels erfolgt vom Periost des Knochens, auf welchen der luxirte Kopf einen Reiz ausübt, und vom Bindegewebe der neuen Kapsel. Die Neubildung des Knochens erfolgt entweder durch directe Ossification vom Periost oder durch mittelbare Ossification vom Knorpel aus. 3) Die neue Pfanne hat einen völlig mit grösstentheils hyalinem Knorpel bekleideten Rand, ihre Höhlung ist von fibrösem Knorpel und fibrösem Bindegewebe ausgekleidet. Der Knorpel des Randes ist ein Rest desjenigen, welcher fast ausschliesslich die normale Umgrenzung des Cap. femoris zu bilden pflegt, der fibröse Knorpel und das Bindegewebe der Höhlung der Pfanne dagegen eine Neubildung, ausgegangen vom Bindegewebe der Knochencanäle des Os ilei. 4) In der Nearthrose kommt es schon nach kurzer Zeit zur Ausscheidung einer Synovia ähnlichen Flüssigkeit. Als Anhang beschreibt B. ein pathologisches Präparat von Nearthrose des Femur dexter des Menschen das Resultat einer osteomyelitischen Epiphysentrennung. Paul Güterbock.

Thomson (2) demonstrirte in der Dubliner medicinischen Gesellschaft das Präparat einer vollständigen Luxation im Lendentheil der Wirbelsäule (zwischen dem letzten Brust- und ersten Lendenwirbel) mit Fractur der Proc. spinosi. — Die Aorta abdominalis und das Rückenmark waren vollständig durchtrennt.

Joessel (5) hatte Gelegenheit, 9 Fälle von habituellen Humerusluxationen anatomisch zu untersuchen, von denen 4 intra vitam beobachtet waren, 5 zufällig auf dem Präparirboden gefunden wurden, ausserdem 1 frische Verrenkung. Nach den Befunden kommt J. zu folgenden Schlüssen: dass die Prädisposition zu Recidiven 1) durch Abreissen von Muskeln, die nicht wieder an das obere Humerusende anwachsen, und 2) durch eine wahrscheinlich constant eintretende Vergrösserung der Capsel bewirkt wird.

Holl (15) beschreibt den anatomischen Befund am Arm eines Mannes von mittleren Jahren mit Ankylose im Ellenbogengelenk, Fractur des oberen Endes der Ulna mit seitlicher Luxation, ferner Luxation des Radius nach vorn, Zerreissung der Art. ulnaris an ihrem Ursprung etc. (cf. Titel).

Die Gefässe wurden durch Injection mit Wachsmasse präparirt, und so konnte Verf. zu einer genaueren Untersuchung des Collateralkreislaufes gelangen; die Gefässe und Nerven waren augenscheinlich ausser durch die primäre Verletzung durch entzündliche Processe weiterhin zerstört:

Die Vasa nervorum waren mächtig dilatirt, die ersten ⅔ der A. ulnaris mit dem Stamme der A. interossea commun. waren zu Grunde gegangen. Der Collateralkreislauf begann mit Dilatation der A. radialis, von welcher das Blut durch die Arcus volares in die peripheren Ulnarisabschnitte gelangte, ausserdem war der Kreislauf durch das Rete articulare cubiti gesichert, trotzdem waren noch die Vasa comm. nerv. median. und ulnar. zur Sicherung des Blutstromes colossal erweitert. Diese Vasa nervorum hält Verf. für constant zur Bildung des Collateralkreislaufes.

Sprengel (17) theilt 2 Fälle von seitlichen unvollständigen Ellenbogengelenksluxationen, die in der Volkmann'schen Clinik zur Behandlung kamen, mit:

1) Eine veraltete Lateralluxation nach innen mit Ankylose bei einem 25jähr. Mädchen. Nach 7 Monate post laesionem war die Diagnose durch manuelle Untersuchung möglich. Ankylose war in Flexionsstellung von 120° und Pronation eingetreten. Durch die Resection wurde noch eine Abreissungsfractur der Spitze des Epicondylus int. constatirt. — Heilung per primam mit gutem Endresultat.

2) Ein 7jähr. Mädchen war 5 Wochen vor der Vorstellung gefallen; es war die Diagnose auf Fractur gestellt und ein Gypsverband angelegt. Unter dem Verband war symptomlos ein markstückgrosser Dekubitus über dem Cond. int. hum. entstanden. Die Diagnose war leicht, der Vorderarm stand in halber Flexion und Pronation. Nach starker Abduction, „wobei das Gelenk weit klafft", wurde reponirt. Drainage des Gelenkes, antisept. Verband, gefensterter Gypsverband. Langsame Wiederherstellung der Beweglichkeit durch passive Bewegungen.

Von 1878—1879 sind in Halle im Ganzen 32 derartige Luxationen beobachtet, 20 nach innen, 12 nach aussen, davon 15 frische (7 nach innen, 8 nach aussen), 15 veraltet (11 nach innen, 4 nach aussen), dann die 2 obigen Fälle. Die Reposition gelang in allen frischen Fällen und abgesehen von den genannten bei einer veralteten Luxation, die übrigen Patienten wurden mit Sprengung der Adhäsionen und passiven Bewegungen behandelt.

Minnich (18) sah bei einem 30jähr. Lastträger, welcher, mit einem schweren Balken auf der rechten Schulter zur Erde fallend, einen plötzlichen Schmerz im rechten Ellenbogen fühlte, während er mit der rechten Hand seinen Kopf zu schützen suchte, eine Luxatio divergens antero-posterior des rechten Ellenbogens. Die Verschiebung des Olecranon wurde leicht wieder beseitigt, an Stelle des Capit. rad. fühlte man aber in der Ellenbogenbeuge eine Vertiefung, und das Capit. rad. selbst innen vom Epicondyl. extern. als harten Körper unter der Bicepssehne. Bei Reductionsversuchen trat auch wieder die Luxation des Olecranon nach hinten ein. Erst durch kräftige Extension und Contraextension in der Narcose mit nachfolgender Flexion und directem Druck auf das Radiusköpfchen erfolgte definitive Reduction der Luxation.

Wie aus einer Zusammenstellung der einschlägigen Literatur hervorgeht, ist die Luxatio divergens mit Verschiebung des Radius nach vorn und der Ulna nach hinten von dem zwischen beide eingekeilten Humerus eine der seltensten Verrenkungen des Ellenbogens. Malgaigne kannte nur 5 hierhergehörige Fälle, und Minnich vermochte incl. seines eigenen nur 10 zu sammeln, von denen aber 1, betreffend eine Beobachtung Pitha's, wegen der zahlreichen Nebenverletzungen eigentlich nicht weiter zu berücksichtigen ist. Eine genaue Analyse der übrigen 9 Fälle zeigt nämlich, dass die Dislocation der beiden Vorderarmknochen nicht immer genau nach hinten, resp. nach vorn stattfindet. Am häufigsten steht das Olecranon nach oben und hinten, der Radius direct nach vorn oder nach vorn und aussen oder vorn und innen. Der Theorie nach glaubt Minnich an einen Mechanismus dieser Luxation durch forcirte Pronation und Drehung der Ulna um ihre Achse, so dass in ausgebildeten Fällen der Vorderarm semiflectirt und völlig pronirt erscheint. Es muss dabei infolge der forcirten Drehung der Ulna immer eine Zerreissung des Lig. annul. rad. stattfinden, anders ist wenigstens eine so bedeutende Verschiebung des Radiuskopfes nach vorn nicht zu erklären. Die Kranken geben als Ursache einen Fall auf den Ellenbogen bei Entfernung dieses vom Rumpfe an. Die Hebelbewegung bei der Erhebung des Oberarmes in der Schulter pflanzt sich hierbei auf die innere Fläche des Ellenbogens fort, eröffnet von innen das Gelenk desselben und keilt das Humerusende zwischen die beiden Vorderarmknochen ein. Diese Hebelbewegung entspricht dann in ihrer Wirkung der forcirten Drehung des Vorderarms nach innen. Symptome und Diagnose sind nach dieser Entstehungserklärung der Lux. divergens ant.-post. sehr leicht zu verstehen. Dieselben sind eigentlich nur in nicht frischen Fällen, in denen die Schwellung das Bild der ursprünglichen Verletzung verwischt, einigermaassen dunkel. Aehnliches gilt von der Reduction, bei der man stets im Auge behalten muss, dass man durch die gewöhnlichen Reductionsmanöver nur die Dislocation des Olecranon beseitigt. Man hat immer mit letzteren directen Druck auf die dislocirten Knochen zu verbinden. In veralteten Fällen gelingt die Reduction aber auch auf diese Weise nicht immer vollständig, dagegen bildete in einem Falle vorhandene und erst nachträglich erkannte Fractur der Epitrochlea (Epicond. int.) kein wesentliches Reductionshinderniss.

Nicolich (19) erinnert, dass von dem verstorbenen Triestiner Chirurgen Camino bereits 1853 ein Fall von veralteter Luxatio cubiti divergens antero-posterior veröffentlicht worden sei. Hier gelang trotz 3½ Monate langen Bestehens der Verletzung die Reduction, nachdem durch wiederholte, forcirte, allmälig gesteigerte Extension die Adhäsionen, welche die Gelenkenden in der fehlerhaften Stellung festhielten, zerrissen worden waren.

Paul Güterbock.

Ueber Handgelenksluxationen liegen uns 4 Publicationen vor, 3 englische und eine französische:

1) Hamilton (20) berichtet über eine dorsale Luxation des Carpus bei einem 14jährigen Knaben:

Die Hand war stark dorsalwärts verschoben, die Finger halb flectirt, beide Proc. styl. waren flach zu fühlen und unbeweglich, ebenso waren die Convexität des Carpalgelenkes und die Radio-ulnar-Concavität gut palpabel, die Hand selbst leicht ulnarwärts verschoben. Die Diagnose war unzweifelhaft (?). Die Reposition gelang ohne jede Schwierigkeit durch einfache Extension, die Difformität stellt sich nicht wieder her.

2) Eine gleiche Luxation beobachtete Anderson (21).

Pat., ein Arbeiter in einem Kohlenbergwerk, wurde, auf einem unterirdischen Waggon reitend, mit solcher Macht hingeworfen, dass er sich eine Fractur der linken Clavicula, des rechten Femur, des Unterschenkels dicht über dem Fussgelenk, eine grosse Scalpwunde und eine vollständige Luxation des rechten Handgelenks auf die dorsale Fläche des Unterarmes zuzog. Die Dislocation war leicht beseitigt; Schienenverband. Als nach 7 Tagen die Schiene abgenommen wurde, waren Schmerzen und Geschwulst fast ganz verschwunden und die Hand im Gelenk leidlich beweglich. Nach 14 Tagen war die Hand wieder vollständig gebrauchsfähig.

3) Smith (23) behandelte einen Patienten mit gleicher Affection, der vor 17 Jahren von einer Höhe von 50 Fuss herabgefallen war.

Die Hand stand in der Stellung der Fract. rad. typic. Volkmann. Die Behandlung bestand im starken Zuge an der Hand mit Druck auf das Os scaphoideum, in wenigen Minuten wich das letztere zurück und das Handgelenk erhielt sein ganz normales Aussehen wieder.

4) Servier (22) konnte eine Luxation im Handgelenk durch die Autopsie bestätigen:

Ein 25jähriger Mann war bei einem Brande von bedeutender Höhe gestürzt und hatte sich ausser mehreren anderen Verletzungen, denen er denselben Tag erlag, eine dorsale Handgelenksluxation zugezogen. Die Luxation war der Art, dass die unteren Enden der Vorderarmknochen noch mit dem Os lunatum zusammenhingen und von dem übrigen Carpus vollständig getrennt waren, das Os naviculare war ausserdem von allen seinen Verbindungen isolirt.

Lannelongue (36) referirt über ein 7jähriges Kind, das den Tag nach der Geburt eine Patellarluxation zeigte.

Das afficirte Bein war von je her dünner als das gesunde, das Kind lernte sehr langsam gehen, die Musculatur atrophisch, die Knochen schwächer als auf der gesunden Seite, ebenso war die sehr bewegliche Patella abnorm klein und sass auf dem Cond. ext. fem.

Von den sehr seltenen congenitalen Kniegelenksluxationen sah Guéniot (37) 2 Fälle, bei einem der Fälle bestand um das kranke Bein eine Nabelschnurumschlingung, bei beiden handelt es sich um eine Luxation der Tibia nach vorn. Aus diesen und sieben aus der Literatur gesammelten Fällen glaubt Verf. schliessen zu können, dass die Luxation 1) durch die Wirkung der Extensoren, 2) durch anomale Uteruscontractionen, 3) durch Trauma in graviditate zu Stande kommt.

Unruh (39) theilt einen Fall von completer Luxation der Tibia nach vorn mit:

Ein 23jähr. Mann war aus einer Höhe von 4—5 Metern auf das ausgestreckte Bein (wahrscheinlich mit Rotation nach innen im Kniegelenk) gefallen, infolge dessen trat die genannte Luxation, complicirt mit Peroneuslähmung, ein. Die Reposition gelang leicht durch Flexion mit nachfolgender Extension und Druck auf die Femurcondylen; das Lig. lateral. int. war zweifellos nicht vollständig zerrissen.

Im Anschluss an diesen Fall hat Verf. Experimente am Cadaver gemacht, die folgende Resultate hatten: Die Luxatio completa tibiae nach vorn ist ohne Zerreissung der Seitenbänder nur dann möglich, wenn im Knie genau in der Axe des Gliedes hyperextendirt und nachher flectirt wird; kommt Rotation nach innen und Adduction hinzu, so wird das Lig. lateral. ext. zerrissen. Eine Zerreissung nur des Lig. lateral. int. ist nur dann möglich, wenn nach Sprengung der hinteren Capselwand das Lig. lateral. int. durch kräftige, aber vorsichtige Abduction des Unterschenkels zerrissen wird. Bei den im Leben vorkommenden Fällen ist der Mechanismus gewöhnlich so complicirt, dass in den meisten Fällen beide Lig. lateralia zerreissen.

D. Entzündungen.

Allgemeines. 1) Descosse, P., Des troubles nerveux locaux consécutifs aux arthrites. Thèse Paris. 1881. — 2) Schüller, M., Experimentelle und histologische Untersuchungen über die Entstehung und Ursachen der scrophulösen und tuberculösen Gelenkleiden nebst Studien über die tuberculöse Infection und therapeutischen Versuchen. Stuttgart. — 3) Kaufmann, C., Die Gelenktuberculose. Correspondenzbl. f. schweiz. Aerzte. No. 18 u. 19. (Nichts Neues; stellt die verschiedenen modernen Anschauungen zusammen.) — 4) Bachnisch, Ueber Arthritis tuberculosa. Dissert. Berlin. — 5) Brochin, Revue clinique hebd. Troubles nerveux locaux consécutifs aux arthrites. Gaz. de hôp. No. 132. (Referat über 1.) — 6) Boustan, Du périarthrites. Montpellier médic. Juillet. (Nichts von Bedeutung.) — 7) de Santi, M. L., Sur les épanchements articulaires consécutifs à des traumatismes à distance. Rec. de mém. de méd. milit. No. 3. p. 279—282. (Theilt einen Fall von Muskelruptur [Adductor] am Oberschenkel mit, der mit starkem Hydarthros complicirt war; derselbe trat erst am 3. Tage ein und nahm bis zum 7. Tage zu. Nach der Ansicht von Gosselin, der sich der Verf. anschliesst, ist der Erguss auf eine periarticuläre Blutinfiltration zurückzuführen [?], dies gilt nicht nur für den concreten Fall, sondern für alle analogen Fälle.) — 7a) Lo Cascio, Gaudiano, Lesioni patologiche articolari dei bambini. Gazetta clin. di Palermo Fasc. I—II, p. 1—11. (Unter 36 in den Jahren 1871 bis 1874 im Ospedale di S. Francesco Saverio zu Palermo behandelten einschlägigen Fällen, von denen 17 nur die Tunica synovialis, 19 aber auch die knöchernen Gelenkenden betrafen, starben 8, vollständig geheilt wurden nur 4, die übrigen aber entweder als gebessert, als in der Cur entlassen oder in der Cur verblieben aufgeführt. Die sonstigen Betrachtungen Verf.'s bieten nichts Bemerkenswerthes. Paul Güterbock.)

Behandlung. 8) Seidel, A., Therapeutische Versuche an künstlich erzeugten Gelenkentzündungen. (Zugleich Dissertat.) Archiv f. experim. Pathol. und Pharmacol. Bd. 12. Heft 3. S. 191 ff. (Verf. theilt seine unter Max Schüller angestellten Experimente und deren Resultate mit, die wir grösstentheils in Schüller's Arbeit über scrophul. und tubercul. Gelenkentzündung [cfr. Referat über No. 2] wiederfinden.) — 9) Stillmann, Charles F., Extension and a new method for its production. The New-York med. rec. 11. Dec. — 10) Rydygier, Zur antiseptischen Gelenkresection mit besonderer Berücksichtigung der Kniegelenkresectionen bei Gelenktuberculose. Deutsche Zeitschr. f. Chir. Bd. 13. S. 309 etc. — 11) Discussion sur la mobilisation dans les maladies articulaires. Bull. de la Soc. de Chir. 1879 (19. Nov.) bis 1880. 11. Febr. (An der Discussion betheiligen sich Desprès, Le Fort, Marjolin etc.; für deutsche Leser nichts Neues.) — 12) Laprade, R. de, Traitement de l'arthrite fongueuse par l'abrasion intra-articulaire. (Incision, Exstirpation eines Kapselstückes, Ausschaben, Naht, Drainage und Listerscher Verband.) — 13) Provenas, J. P., De l'extension continuée dans les affections articulaires aigues. Thèse Paris. (Nichts Neues.) — 14) Prêchand, T., De la ponction et de l'incision dans les maladies articulaires. Thèse Paris. (Ausserdem als Monographie.) — 15) Dietlen, Ueber die Punction der Gelenke, speciell des Kniegelenks mit folgender Carbolausspülung. Dissert. Berlin. (Punction zu empfehlen bei Synovitis serosa, chron., acuta, catarrhalis und fungosa mit starkem Erguss, ferner Arthritis urica, endlich Haemarthros; Incision und Drainage aber bei eitrigen Ergüssen.)

Specielles: Mehrere Gelenke. 16) Wood, J., Remarks on the employement of double extension in cases of disease and injuries of the spine and pelvic joint. The British med. journ. 5. Juni.

Wirbelsäule vacat.

Schultergelenk vacat.

Ellenbogengelenk. 17) Leisrink, H., Chirurgische Mittheilungen. 2. Totale Resection des Ellenbogengelenks und Entfernung der Ulna bis zur Handgelenksepiphyse. Heilung. Gutes Resultat. Deutsche Zeitschr. f. Chir. Bd. 13. S. 367—369. (Eitrige Ellenbogengelenksentzündung in Folge eines Falles bei einem 6jährigen Knaben. Resection mit Fortnahme der Ulna wegen totaler Necrose; Heilung nach 3 Monaten. Drei Jahre später konnte vollständige Regeneration des Knochens constatirt werden, Ulna nur etwas dünner, Oberarm kleiner, ebenso die Hand; Pro- und Supination activ unmöglich, passiv wenig ausführbar. Streckung und Beugung nicht vollkommen normal.) — 18) Ritscher, Schwere Verletzung des Ellenbogengelenkes. Wiederherstellung der Function durch frühzeitige passive Bewegungen. Deutsche med. Wochenschrift No. 29. (Complicirte Gelenkfractur, Incision, Splitterextraction etc. Frühe passive Bewegungen in einem Apparat, der aus je einer 2klappigen Hülse für Unter- und Oberarm bestand, die mit Stahlschienen mit Gelenken verbunden waren. Die in der Höhe des

Ellenbogengelenkes befindlichen Gelenke waren in verschiedenen Flexionsstellungen durch eine Schraube festzustellen.) — 19) Bidder, Ein Schienenapparat zur allmäligen Streckung contrahirter Ellenbogengelenke. Centralbl. f. Chir. No. 50. — 20) Lejeune, De la tumeur blanche de l'articulation radio-cubitale inférieure. Thèse. Paris. (2 Beobachtungen unter Broca, ohne weiteres Interesse.)

Handgelenk varat.

Hüftgelenk. 21) Benoit, P., Étude sur les déformations apparentes membres inférieurs dans la coxalgie. Thèse. Paris. (Auch als Monographie erschienen.) — 22) Le Fort, Léon, Coxalgie suppurée suraigue. Bull. de la Soc. de Chir. No. 1. (Fall von acuter Coxitis mit Ausgang in Sepsis, der tödtlich endete.) — 23) Stokes, Coxo-femoral arthritis. Dubl. journ. of med. Soc. Octbr. (Demonstration eines Präparates von Coxitis mit Necrose des Oberschenkels.) — 24) Bradford, E. H., The treatment of hip-disease. Bost. med. and surg. journ. Nov. 1. (27 Krankengeschichten u. Auseinandersetzung der nicht gerade neuen Vorzüge der permanenten Extension.) — 25) Willard, F. and E. O. Shakespeare, Hip-joint disease; death in early-stage from tubercular meningitis. Microscopical appearances, with cuts. Ibid. Nov. 4. (Krankengeschichte eines 4j. Kindes; die microscopische Untersuchung der das Gelenk constituirenden Theile ergab nirgends Ulceration, sondern nur Verfettung.) — 26) Judson, A. B., Notes of four cases of hip-joint disease in the third stage. The New-York med. rec. Mai 1. (Verf. illustrirt durch seine Fälle die Erfolge der mechanischen Behandlung der Coxitis im 3. Stadium, ohne irgend Neues zu bringen; im Anschluss daran zeigt C. F. Taylor noch 4 gleiche Fälle vor.) — 27) Glanville, Rusk. G., Hip-joint operation. Phil. med. and surg. Rep. Nov. 6. (Exarticulatio femoris wegen eines Tumor.) — 28) Volkmann, R., Osteotomia subtrochanterica und Meisselresection des Hüftgelenks. Centralbl. f. Chir. No. 5. — 29) Socin, Correspondenzblatt für Schweizer Aerzte. No. 8. (S. berichtet ad 2 über eine Osteotomia subtrochanterica [cfr. unten].)

Kniegelenk. 30) Schwartz, Ed., Contribution à l'étude de la synoviale du genou et de son cul de sac sous-tricipital. — 31) Gatsch, L., Drei Fälle von Gelenkaffectionen. v. Langenbeck's Archiv. Bd. 25. S. 945 u. f. (Verf. beschreibt ad 2 die Präparate einer multiplen Arthritis deformans von einer 70jähr. Frau; ad 3 Präparate von Wachsthumshemmung einer Unterextremität nach Gonitis [der Leiche eines 75jähr. Mannes entnommen]. Femur und Tibia waren hochgradig verkürzt, Fibula gering, dafür aber säbelartig gekrümmt, die Tibia hochgradig seitlich luxirt, das Kniegelenk fast vollständig obliterirt. Die Kniegelenksentzündung war in der Kindheit abgelaufen.) — 32) Barber, J., Contused wound of knee-joint; suppuration. recovery. Lancet. Sptbr. 4. (Incision, Drainage, Heilung mit brauchbarem Gelenk.) — 33) Christin, O., De la paralysie et de l'atrophie des muscles de la cuisse dans quelques affections du genou. Thèse. Paris. (Ohne Bedeutung.) — 34) Grattan, N., Description of a splint for treatment of contracted knee-joint. Lancet. Jun. 19. (Der Apparat besteht aus zwei concaven Schienen, eine für den Ober-, die andere für den Unterschenkel, beide sind durch Strippen mit einander verbunden und haben entsprechend dem Kniegelenk ein Charnier. Unter den Schienen befindet sich die Extensionsvorrichtung. cf. Original mit Zeichnungen.) — 35) Delamare, De l'épanchement intra-articulaire du genou, consécutif aux fractures du fémur. Gaz. des hôp. No. 26. (Die Ergüsse entstehen durch directe Contusion des Gelenkes und durch Transsudation aus dem Blut.) — 36) Wolberg, L., Penetrirende Kniegelenkswunde. Heilung per primam (aus der chirurg. Hospitalclinik in Warschau). Berliner clin. Woch. No. 47. (Eröffnung des Kniegelenks im oberen äusseren Recessus durch Ueberfahren. Lister'scher Verband, Drainage mit decalcinirten Knochendrains.) — 37) Socin, Correspondenzblatt für Schweiz. Aerzte. No. 8. (S. berichtet ad 1 über eine Resection mit Hammer und Meissel aus dem ankylotischen Kniegelenk eines 16jähr. Knaben. Gutes Resultat, Heilung per primam.) — 38) Gant, Frederic James, Compound fracture of the femur twenty years after excision of the knee-joint for disease the line of fracture being transversely one inch above the long union. Med. chir. transact. Vol. 66. (Die Kranke zog sich im Alter von 33 Jahren [1853] eine acute Synovitis des rechten Kniegelenks zu, die chronisch wurde und 6 Jahre später zur Resection führte. Die Heilung erfolgte ohne Störung. Zehn Jahre nachher starb die Patientin infolge einer Verletzung mit Fractura femoris. Die Section ergab [cf. Zeichnung] eine feste Synostose der Resectionsflächen.) — 39) Norton, Acute suppuration of knee-joint. Application of drain-tube, Listerian treatment being adopted. Recovery, with good use of the joint. Clinic records. Jan. 7. (Gonitis suppurativa bei einem 21jähr. Arbeiter, durch Incision und Drainage geheilt.) — 40) Barber, J., Knee-joint disease; excision; recovery. Lancet. Sept. 4. (Resectio genu bei einem 20jähr. Mädchen. Heilung in 4½ Monaten [!] mit geringer Beweglichkeit.) — 41) Lambros, Ueber die spitzwinklige Ankylose im Kniegelenk und deren Streckung durch die Abmeisselung der Patella. Dissert. Berlin. (Nichts Neues.)

Hydrops u. Haemarthros genu. 42) Pietzer, H., Hydrops genu intermittens. Deutsche med. Woch. No. 37. — 43) Seeligmüller, A., Hydrops articularis intermittens. Ebendas. No. 5 u. 6. — 44) Volkmann, R., Zur Punction des Haemarthros. Centralbl. f. Chir. No. 10. — 45) Zielewicz, Traumatischer Haemarthros des Kniegelenks bei einem Bluter, Incision und Drainage des Gelenkes. Tod durch Verblutung. Ebendas. No. 16. (11jähr. Knabe, starb den Morgen post operationem an Nachblutung. Section negativ.)

Gelenkkörper. 46) Schüssler, H., Fall von Gelenkmaus im Knie. Berliner clin. Woch. No. 39. (Gestielte Gelenkmaus an der Innenseite des Lig. patellae bei einem 25jähr. Mann, dem schon früher in New-York Gelenkmäuse extrahirt waren. Durch Druck und forcirte Extension wurde der Körper in 12 Sitzungen frei beweglich gemacht, dann durch Schnitte unter Listerschen Cautelen entfernt; Naht; Heilung per primam.) — 47) Gutsch, L., Drei Fälle von Gelenkaffectionen. v. Langenbeck's Archiv. Bd. 25. S. 945 u. f. (ad 1 beschreibt Verf. 5 freie Gelenkkörper aus dem Kniegelenke eines 24jähr. Arbeiters, wahrscheinlich durch Trauma entstanden.) — 48) Houzel, G., Corps étranger du genou; extraction directe; guérison. Rapport par Nepien. Bull. de la Soc. de Chir. 28. juillet. (2 Corpora mobilia von 37 und 30 Mm. Länge und 15 Mm. Dicke bei einem 70jähr. Manne durch Schnitt unter Lister entfernt.) — 49) Burckhardt, Zur Casuistik der freien Gelenkkörper im Kniegelenk (aus der Clinik des Prof. Socin). Correspondenzblatt für Schweiz. Aerzte. No. 7. (2 Fälle: a. Gelenkmaus durch Absprengung entstanden mit einer knöchernen, rauhen Fläche, sonst knorpelig, 31 Mm. lang, 18 breit, 9 dick bei einem 30jähr. Manne; b. 4 Gelenkkörper bei einem 25jähr. Mann, davon das grösste 2,4 Ctm. lang, 1,3 breit, 0,8 dick. In beiden Fällen reactionsloser Verlauf und Heilung.)

Genu valgum. 50) Ueber die Behandlung des Genu valgum und die Ogston'sche Operation. Wiener med. Woch. No. 30. S. 841—849. (Nichts Neues, im wesentlichen Literaturzusammenstellung.) — 51) Küstner, O., Ueber einen Fall von hochgradigem angeborenen Genu valgum an einem sonst wohlgebildeten Kinde. v. Langenbecks Archiv. Bd. 25. S. 601 u. f. — 52) Poore, Charles F., A case of condylotomy for genu valgum. New-York med. rec. April 10. (Erfolgreiche Operation bei einem 4½jähr. rachitischen Kinde.) — 53) Brodhurst, B. E., Observations on the nature and treatment of genu valgum. Brit. med. Journ. Novbr. 13. (Nichts Neues) — 54) Derselbe, Dasselbe. Lancet. Med. and surg. Soc. Nov. (Dasselbe.) — 55) Grünbaum, P., Zur operativen Behandlung des Genu valgum nach der Methode von Ogston. Berlin. Dissert. (3 Operationen nach Ogston an 2 Individuen aus der Bardeleben'schen Clinik.)

Fussgelenk. 56) Satterthwaite, T. E., Report on the various methods of treating caries of the ankle-joint, the result of chronic disease: whether by excision, gouging (chiselling or spooning), extension, rest or the expectant plan. (Rede in der 9. Sitzung der Therapeutical society of New-York.) New-York med. Journ. April. — 57) Derselbe, Suppurative disease of the ankle in children and young adults. New-York med. Record. Aug. 21.

Ueber die Aetiologie der fungösen Gelenkerkrankungen hat Schueller (2) ausgedehnte microscopische und experimentelle Untersuchungen angestellt und die Gesammtresultate in einer Monographie zusammengestellt, in der auch seine früheren, schon publicirten Versuche (cf. Bericht 1879, S. 346) Aufnahme gefunden haben. Da es sich hier um ein abgeschlossenes Ganzes handelt, erscheint ein genaueres Referat von Wichtigkeit.

Sch. wünscht die Bezeichnung „Tumor albus" gänzlich gestrichen und schlägt dafür die Bezeichnung Arthritis scrofulosa sive tuberculosa für die in Betracht kommenden Leiden vor, event. fungosa. Die genannte Entzündung gehört zu der Hueter'schen Arthritis hyperplastica granulosa, ist mit ihr aber nicht vollständig zu identificiren.

Die erste Reihe seiner Experimente besteht darin, dass er durch Einführung inficirender Stoffe in die Lungen (tubercul. Sputa, tubercul. Lungengewebe, käsige Lymphdrüsen, tubercul. Synovialgranulationen, Lupusgewebe) und gleichzeitige Gelenkcontusion tuberculöse Gelenkentzündung hervorrief, die auf diese Weise behandelten Kaninchen acquirirten so eine Gelenkentzündung, die der scrophulösen und tuberculösen beim Menschen ähnlich war. Einfache Contusionen hatten nur den Effect einer gewöhnlichen, leicht rückgängigen Entzündung, die bei Hunden weniger intensiv wird als bei Kaninchen. Lebten die einfach contundirten Thiere mit tuberculösen zusammen, so genügte dies in einzelnen Fällen zur Infection. Infection durch die Athmungsluft scheint dabei die Hauptrolle zu spielen, dann auch die Aufnahme inficirter Secrete.

In zweiter Reihe experimentirte Verf. über die Ursache der genannten Gelenkentzündung bei tuberculös inficirten Thieren. Durch Ueberimpfung des Blutes tuberculöser Thiere fand Sch., dass die inficirenden Stoffe in das Blut übergehen und dass das tuberculöse Blut durch Ueberimpfung inficiren kann. Bei der Infection localisirt sich die Entzündung nun mit Vorliebe in contundirten Gelenken, die Disposition rührt wahrscheinlich von dem Umstand her, dass in den Blutergüssen Localisationsherde der inficirenden Substanzen geschaffen werden, was auch die Infusion von Farbstoffpartikelchen in das Blut resp. die Lungen bestätigt. Impfungsversuche mit Culturen aus tuberculösen Lungen, Lupusgewebe etc. ergaben regelmässig Eintreten von Tuberculose der Lungen und anderen Organe, wobei die Microorganismen eine wesentliche Rolle spielten.

In einer dritten Reihe prüfte Sch. den Einfluss directer Injection von Culturflüssigkeiten in die Gelenke. — Injection von Hämatoxylin, Zinnober, Alcohol, Chlorzink, faulem Blut ergaben mehr oder minder heftige Entzündungen, aber keine tuberculöse; letztere kommt leicht zu Stande, wenn sie bei tuberculösen oder mit tuberculösen zusammenlebenden Thieren vorgenommen wird. Tuberculöse Culturen erzeugten, direct injicirt, prompt tuberculöse Arthritis.

Verf. bespricht dann weiterhin die Veränderung des Körpergewichts und des Blutes der inficirten Thiere (Platten oder Ballen zusammenhängender, glänzender Körnchen), die Verbreitung und Histologie der Tuberkel in den Versuchsthieren, Veränderung der Gewebe, die ausser der Tuberculose vorwiegend chronische Entzündungsform zeigen, mit käsigem Zerfall, der wesentlich von den tuberculös inficirenden Micrococcen abhängt.

Dieselben Bedingungen, wie bei Thieren, können auch bei Menschen für die Entstehung der tuberculösen Gelenkentzündung gelten und so sind auch Infectionen durch die Athmungsluft, durch Impfung beim Menschen durchaus möglich. Scrophulose und Tuberculose fallen zusammen. Inhalationsversuche mit Natr. benzoic., Aq. kreosot., Guajacolis, Extr. guajaci ergaben vollständige Erfolge bei Infection durch directe Injection in ein Gelenk (die Inhalationen geschahen im sogen. Inhalationskasten). Injection von Chlorzink in die durch directe Injection inficirten Gelenke, vernichtete die Infectionskeime und verhinderte die Allgemeininfection. Von günstiger Wirkung waren auch subcutane Pilocarpininjectionen (Steigerung der Ausfuhr).

Schliesslich werden die Heilungsvorgänge an den inneren Organen und Gelenken besprochen. Beim Menschen hat nach den Versuchen die intraarticuläre Carbolinjection ihre Berechtigung und ausserordentlichen Werth (?), durch Resection gelingt es nicht immer alles Erkrankte zu entfernen und so die localen und allgemeinen Störungen sicher zu verhüten, daher ist noch eine zweckmässige Allgemeinbehandlung erforderlich: Consequente Inhalationen genannter Mittel, die bekannten diätetischen Maassregeln, Soolbäder; von noch grösserer Wichtigkeit ist die Prophylaxe gegen die tuberculöse Ansteckung.

Stillmann (9) geht bei seinen Betrachtungen über die Behandlung der Gelenkerkrankungen von der Ansicht aus, dass zugleich bei der Extension die absoluteste Ruhe nothwendig sei. Die ausgesprochenste Ruhe finden wir bei der Leiche und es fragt sich, welche Factoren beim Lebenden zu diesem (dead joint) „todten Gelenk" fehlen: 1) das Verschwinden der contractilen Kraft der Muskeln und 2) die Entfernung des auf dem Gelenk lastenden Gewichts. Verf. hat nach diesen Principien einen „Sector splint" construirt, dessen Einzelheiten in dem mit Zeichnungen versehenen Original einzusehen sind. Bei demselben ist, ohne ihn vom Bein zu entfernen, Folgendes möglich: a) Extension mit Beweglichkeit, b) Extension mit Fixation, c) Entblössung der ganzen Oberfläche um das Gelenk, um eventuell kalte Umschläge, Compression, Blasenpflaster, Verbände etc. anzulegen. d) Hervorbringung passiver Bewegungen. e) Hervorbringung elastischer Extension mit Bewegung. f) Allmälige Reduction von Difformitäten und Ankylosen.

An der Hand von 9 Kniegelenksresectionen, 2 Fuss-, 3 Schulter-, 1 Ellenbogengelenksresection (in einem Falle von Kniegelenksresection Tod an Osteomyelitis, in einem zweiten Falle nachträgliche Oberschenkelamputation) und mit Hinzuzählung der 114 Resectionsfälle der Sack'schen Dissertation, die zusammen 16 pCt. Todesfälle geben, sowie der einschlägigen Literatur tritt Rydygier (10) der König'schen Ansicht (cf. neunter Chirurgencongress) von ungünstigem Erfolge der Gelenkresectionen gegenüber der allgemeinen tuberculösen Infection entgegen, indem er beweist, dass Koenig bei der Aufstellung seiner Statistik, ebensowenig wie Sack die Nebenumstände berücksichtigt, und plaidirt für die Resection direct als Prophylacticum gegen die allgemeine Tuberculose und für die Frühresection. (Nicht berücksichtigt sind die Todesfälle der nicht antiseptisch operirten Fälle, cf. Heyfelder, ferner die Ausdehnung der Localerkrankung und der Nebenerkrankungen.)

Bidder (19) beschreibt einen Schienenapparat zur allmäligen Streckung contrahirter Ellenbogengelenke, derselbe ist analog der von ihm bei Gelegenheit des neunten Chirurgencongresses in Berlin beschriebenen Maschine zur Streckung des Kniegelenkes.

Er besteht aus einer hinteren Halbrinne aus Eisenblech für den Oberarm, die am unteren Ende sich etwas abhebt und nicht ganz bis zu den Condylen reichen darf, einer Halbrinne für die Volarfläche des Vorderarmes, die mit der ersteren durch Stahlschienen verbunden ist, und zwar durch ein Schraubencharnier, das etwas über und hinter den Epicondylen zu liegen kommt. Mit der Oberarmrinne steht noch eine kurze, mit einem Ausschnitt für den Pectoralis major und Latissimus dorsi versehene Rinne an der medialen Fläche des Oberarmes in Verbindung, die einfach an der ersteren festgehakt wird.

Benoit (21) bespricht die bekannten Stellungsanomalien der unteren Extremität, der Wirbelsäule und des Beckens bei Coxitis, sowohl die primären als die compensatorischen, indem er zuerst an der Hand von geometrischen Zeichnungen die verschiedenen Stellungsveränderungen und ihren Zusammenhang unter einander erläutert; dann auf die pathologischen Ursachen eingeht, ohne im Wesentlichen andere Erklärungen zu geben, als wir sie von Bonnet, Hueter, Volkmann u. A. überkommen haben. Zum Schluss stellt er als Gesetz folgendes auf: a) jede Coxitis mit intacter Capsel bewirkt bei gleichzeitigem Erguss im Gelenk Abduction, bei fehlendem oder sehr geringem Erguss Adduction; b) bei Eröffnung des Gelenks d. h. perforirter Capsel entsteht Adduction, wenn nicht die Abductoren hinderlich in den Weg treten.

Volkmann (28) hat bei winkliger Ankylose im Hüftgelenk 12 Osteotomien (subtrochant.) gemacht, mit gutem Wundverlauf und Endresultat. Der Uebelstand dieser Operation ist der, dass die Ankylose bestehen bleibt, die Patienten also nicht gut sitzen können, daher empfiehlt er für einzelne Fälle die Meisselresection in die Stelle zu setzen. Letztere ist von ihm 6 mal mit gutem Erfolg ausgeführt.

Zur Operation wird der Langenbeck'sche Längsschnitt gewählt, das Femur 1" unter der Trochanterspitze durchmeisselt, die Schnittfläche durch Meissel und Knochenzange soviel verkleinert, dass sie ungefähr dem Querschnitt des Femur gleichkommt, und abgerundet, die Verkleinerung geschieht durch Fortnahme an der Innenseite. Die Entfernung des Schenkelkopfes zur Bildung einer möglichst tiefen Pfanne geschieht stückweise mit dem Hohlmeissel. Die Deformität ist gewöhnlich nicht sogleich ausgeglichen, aber wohl zu beseitigen durch Nachbehandlung mit Extension von 15—30 Pfund. Die Resection ist deshalb nicht von sehr glänzendem Erfolg, weil die Extremität meist sehr erheblich durch Atrophie, Narben etc. an Brauchbarkeit eingebüsst hat, daher ist im Allgemeinen die Osteotomie vorzuziehen. Ausschliesslich erscheint die Resection indicirt: 1) wenn beide Hüftgelenke ankylosirt sind; hier macht man an einer Seite Osteotomie, an der anderen Resection, besonders wenn 2) der Process im Gelenk möglicherweise noch nicht vollständig erloschen ist. 3) Bei starker Dislocation des Kopfes nach oben und aussen, wo es sich nach vorangegangener Osteotomie herausgestellt hat, dass die Knochenenden bei der Geraderichtung von einander entfernt werden. Ueber eine mit Glück ausgeführte keilförmige Osteotomia subtrochanterica (Keil von 2 Ctm. Basis) berichtet Socin (29). Er machte die Operation bei einem 24jährigen Mädchen. Zur vollständigen Correction war die subcutane Tenotomie des Adductor magnus nothwendig. — Die Heilung trat in 24 Tagen ein, am 27. Tage stand die Patientin auf und ging mit einem erhöhten Schuh. Die Verkürzung des Beines betrug 9 Ctm.

Auf Grund anatomischer Untersuchungen und des Studium der vorhandenen Literatur über die Bursa unter der Quadricepssehne (alias oberen Recessus des Kniegelenks) kommt Schwartz (30) zu folgenden Schlüssen: 1) der grosse seröse Sack unter der Quadricepssehne entwickelt sich aus einer serösen Bursa, die mit dem Gelenke communicirt oder auch nicht, im ersten Fall bildet sich die Communication durch Resorption einer präformirten Scheidewand. 2) Das Verhalten ist dabei nicht symmetrisch, auf einer Seite kann weite Communication bestehen, auf der anderen vollständiger Abschluss. 3) Bei Kindern ist die Communication in 7/10, bei Erwachsenen in ca. 8/10 der Fälle nachzuweisen. 4) Die Entwickelung der serösen Bursa geschieht meist schon im utero, kann aber auch erst später stattfinden, und ist um so weniger ausgeprägt, je jünger das Kind ist. 5) Die

Communication scheint häufiger beim Weibe als beim Manne zu fehlen.

Im Anschluss an diese Betrachtungen und Untersuchungen hat Vf. Experimente in Bezug auf die Perforation der Kniegelenkskapsel bei Ergüssen angestellt.

In der ersten Versuchsreihe wurde unter erhöhtem Druck Oel in das Gelenk injicirt durch ein in die Patella gebohrtes Loch, und zwar unter Manometercontrole. Bei Druck von 40—90 Ctm. trat Ruptur ein; bei der Section fand sich immer eine Zerreissung des Cul-de-sac soustricipital an seinem oberen Ende in einer Weise, die für den Zeigefinger bequem durchgängig war; die Flüssigkeit war zwischen die Muskeln gedrungen. Alter und Geschlecht (12 Experimente der Art) schienen ohne Einfluss.

War der Druck nicht brüsk, sondern continuirlich, so genügte in einem Falle eine Steigerung von 7 Ctm. nachdem eine halbe Stunde lang ein Druck von 30 Ctm. gewirkt hatte. In 2 Fällen, wo Verf. eine geschlossene Bursa serosa fand, trat bei 25 Ctm. Druck Perforation der Gelenkkapsel ein.

Seeligmüller (43) und Pletzer (42) theilen uns je einen Fall von Hydrops genu intermittens mit:

Ein 49jähr. Mann, der seit 27 Jahren an dieser Affection litt, bekam ziemlich regelmässig alle 12 Tage (43) Anfälle von Schwellungen der Hüftgelenke und des linken Kniegelenks, die Dauer schwankte zwischen 4 und 6 Tagen. Therapeutische Versuche (Chinin, Arsen, Ferrum, Gummibinde, Teplitzer Bäder etc.) sind bei dem allerdings nicht sehr consequenten Patienten ohne wesentlichen Erfolg gewesen. Im Anschluss an diese Krankengeschichte referirte S. kurz über die 12 bisher beobachteten Fälle.

Pletzer (42) berichtet über einen gleichen Krankheitsfall, der eine 40jährige Frau betraf.

Dieselbe litt seit 12 Jahren an einem periodisch wiederkehrenden Hydrops des rechten Kniegelenks. Anfangs war der 3monatliche Typus vorherrschend, später der 11tägige, einmal fand eine Unterbrechung von 4 Monaten durch Morbus Basedowii statt, nach dessen Beseitigung sich die Krankheit wieder einstellte, dann zuletzt durch Schwangerschaft mit nach der Entbindung recidivirendem Morbus Basedowii. Auch nach dieser langen Pause ist, wie wir aus einer Randbemerkung des Verf. erfahren, die Krankheit von neuem ausgebrochen. Medicamente, Electricität, Bäder etc. blieben ohne merklichen Erfolg.

Der Haemarthros wird von Volkmann (44) erst seit der antiseptischen Wundbehandlung regelmässig punctirt. Das Blut kann lange flüssig bleiben und ist es auch in den meisten Fällen, in einzelnen Fällen tritt jedoch sehr bald fast vollständige Gerinnung ein. Endlich kann das Blut sich auch organisiren und zur Bildung einer Ankylose führen.

Kuestner (51) hatte Gelegenheit, ein hochgradiges Genu valgum bei einer todtgeborenen, ausgetragenen, sonst wohlgebildeten Frucht zu beobachten. Er denkt sich hier das Genu valgum zu Stande gekommen aus einer abnormen Stellung des linken Beines in utero; dasselbe war im Knie hyperextendirt, lag an der linken Rumpfseite, der Fuss in der linken Achselhöhle in hochgradiger Pes calcaneo-valgus-Stellung; zwischen Rumpf und Bein lag die Nabelschnur.

Satterthwaite (56. 57) spricht sich unter Anführung von 26 Fällen für die exspectative Behandlung bei eitrigen Entzündungen im Fussgelenke in der Kindheit resp. den Pubertätsjahren, d. h. also bei tuberculöser Fussgelenksentzündung aus. Man möge von einer operativen Behandlung so lange absehen, bis man mit der exspectativen Methode vollkommene und ausgedehnte Versuche gemacht hat. Von den 24 Fällen, über welche S. referirt, bestand in 22 unzweifelhaft Eiterung, Caries, Necrose beider Knochen oder der Fibula oder Tibia allein resp. combinirt. — Von diesen Patienten starben 2 während der Behandlung, einer an einer unbekannten, plötzlichen Attaque ohne Zusammenhang mit der Gelenkerkrankung und einer an Septicämie; in 4 Fällen stand die Eiterung still; 14 Fälle wurden exspectativ behandelt und hatten alle brauchbare Gelenke. — Die Dauer der Eiterung variirte von 5 bis 6 Monaten bis zu $5^1/_2$ Jahren. — Von den beiden übrigbleibenden Fällen wurde einer mit Extension behandelt, das Endresultat war ein brauchbares Gelenk nach ca. 2 Jahren, bei dem anderen wurde ein Theil des Gelenkes entfernt, auch hier trat schliesslich Heilung ein (in wie langer Zeit?).

[Nyström, N. E., Om neuroser i höftleden och inflammationer i knä- och höftlederna, behandlade med extension. Ostergötlands och Södermanlands läkareförenings förhandl. 1873—1878. p. 11.

Bei Neurosen im Hüftgelenk und Entzündungen im Knie- und Hüftgelenke benutzt Verf. lieber Extension als immobilisirende Verbände. Er erwähnt mehrere Fälle, wo die Extension mit glücklichem Erfolge benutzt wurde, einige Male schon nach 1—2 Wochen. Er beginnt mit einem Gewicht von 3 Pfund und steigt, doch nicht zu mehr als 5 Pfund.

F. Munck Panum (Kopenhagen).

Sacher, O., Haemarthros genu og Behandlingen deraf med Punktur. Hosp. Tid. R. 2. B. VII. p. 501.

Der Verfasser bespricht zuerst die Zusammensetzung und Beschaffenheit der acuten Ansammlungen, welche nach Contusionen des Kniegelenkes entstehen, und er meint, dass eine rein seröse Ansammlung ohne Mischung mit Blut zu den Ausnahmen gehört; sodann erwähnt er die Veränderungen, welche das Blut eingeht, ehe es absorbirt wird. Während der ersten Tage bleibt das Blut gewöhnlich flüssig, was wohl von den coagulationshindernden Eigenschaften der Synovialmembran herrührt: 4 bis 5 Tage später entsteht gewöhnlich dagegen eine bedeutende Coagulation. Ein Theil des Blutes wird gewiss ziemlich schnell als flüssend absorbirt, ein nicht geringer Theil dagegen erst, nachdem die Coagulation eine langwierige, complicirte Reparationsarbeit durchgemacht hat. Der mehr oder weniger protrahirende Verlauf des Resorptionsprocesses kann für die Integrität der Articulation und zukünftige Functionsvermögen unglückliche Folgen haben. — Die freien Coagula, welche in der Capsel liegen, sollen zu einer vergrösserten Secretion Veranlassung geben in Verbindung mit einer verringerten Resorption, und das Resultat würde dann, wenn die Coagula endlich resorbirt waren, ein chronischer Hydarthros. Die Coagula, welche man an der inneren Seite der Capsel fest angeheftet findet, sollen diese Veränderung in den Secretionsverhältnissen veranlassen, dass eine verkleinerte Ausscheidung von Synovia stattfand; eine hierdurch verursachte starke Zusammenklebung der Knochen würde die Gestaltung von fibrösen Adhärenzen zwischen den Gelenken und Verdickung der Capsel zur Folge haben, und das clinische Bild hiervon würde dann Steifigkeit und eingeschränkte Beweglichkeit der Articulation sein. Was die Causa proxima zu einer mangelhaften Resorption des Blutes ist, ist vorläufig unentschieden. — Für einen glücklichen Erfolg der Operation (Punction) ist Hauptbedingung die antiseptische Ausführung der Operation, die in solchen Fällen zu einem gefahrlosen und nützlichen Eingriff wird. Der Verfasser referirt 17 Fälle von uncomplicirtem Haemarthros genu mit Punctur behandelt von der 5. Abtheilung des Communenhospitals. Die grösste Anzahl von diesen Fällen waren sehr ernste Affectionen. Die längste Zeit für die Behandlung war 26 Tage, die kürzeste 7 Tage und die Durchschnittszeit 16,4 Tage. Bei einem Pat. wurde nichts entleert. — 14 Pat. wurden geheilt, 2 nur unvollständig. Der eine wurde schnell nach der Entlassung restituirt, der zweite verlangte entlassen zu werden, als der Gang ungehindert war, während eine unbedeutende Ansammlung zurückblieb, die wahrscheinlich nicht viele Tage erfordert hätte, um zu verschwinden. Keiner von den Pat. wurde wieder in die Abtheilung mit Folgen von der Läsion aufgenommen.

Edw. Ipsen (Kopenhagen).

Perkowski (Warschau), Heilung einer Kniegelenkschusswunde unter Lister'schem Verbande. Medycyna. No. 47. Polnisch.

Ein 27jähr. Soldat bekam einen Revolverschuss aus der Nähe von 4 Schritten ins linke Kniegelenk und wurde alsogleich mit trockener Charpie verbunden. P. sah den Pat. erst am anderen Tage. Die Einschusswunde, 1½ Ctm. im Durchmesser, kraterförmig, mit nach innen gewendeten Rändern, befand sich mehrere Centimeter oberhalb und nach innen von der Patella; die Ausschussöffnung auf der äusseren Seite gleich oberhalb des Fibularkopfes. Aus ersterer kam Blut und Synovia heraus, letztere war mit Gerinnseln verklebt. Sowohl die ganze Kniegegend, als auch der Wundcanal wurden mit 8proc. Carbolwasser ausgewaschen und darauf ein Lister'scher Verband angelegt und die ganze Extremität mit einem Gypsverband immobilisirt. Nach 5 Tagen zeigte das Thermometer 39,8 als Maximum im ganzen Verlauf, darum schnitt P. ein Fenster im Gypsverbande aus, wechselte den antiseptischen Verband, wobei ein Blutcoagulum mit Knochensplittern aus der Einschussöffnung entfernt wurde. Seit der Zeit wurde nur der Gypsverband wegen Lockerung gewechselt, der Lister'sche nicht mehr. Nach 6 Wochen war alles geheilt und konnte Pat. normale Bewegungen im Kniegelenk ausführen.

Oettinger (Krakau).]

III. Muskeln und Sehnen.

1) Weill, M., Observation de hernie musculaire du premier adducteur de la cuisse gauche. Rec. de mém. de méd. milit. Nov. u. Decbr. — 2) Régeard, Amédée, Etude sur les ruptures musculaires. Thèse. Paris. (Beschreibt 5 selbst beobachtete Fälle von Muskelzerreissungen: 1 Deltoideus-, 1 Psoas- und 3 Fälle von Sacrolumbariszerreissung, stellt ausserdem in einer Tabelle die ihm aus der Literatur bekannt gewordenen 132 analogen Fälle zusammen, von denen 11 eine besondere Berücksichtigung gefunden haben. Im Wesentlichen nichts Neues.) — 3) Dubreuil, M., Un cas de contracture réflexe consécutive à un traumatisme articulaire. (Analog einem im Mai 1875 mitgetheilten Fall.) Bull. de la Soc. de Chir. 27. Mars. p. 210—212. — 4) Gyselyn, E. M., Observations recueillies à l'hôpital militaire de Gand dans le service du médecin principal de 1. classe Lecocq. (Berichtet ausser über einen gewöhnlichen Fall von Fractura baseos cranii über einen Fall von Sehnenscheidenentzündung bei einem Chasseur mit Ausgang in chronische Phlegmone und Caries der Handwurzelknochen [!]. Es wurde die Vorderarmamputation erforderlich und unter antiseptischen Maassregeln ausgeführt, Heilung erfolgte in 6 Wochen, durch putride [!] Eiterung verzögert.) — 5) Guérin, J., Note sur la rupture partielle du tendon du triceps fémoral et sur une système d'appareil propre à combattre l'infirmité résultant de cette lésion à l'état chronique. Bull. de l'Acad. de méd. No. 11. (Fall von Ruptur der Quadricepssehne bei einer Dame, die seit 3 Jahren bestand und nicht zur Heilung gekommen war. Der angelegte Verband bestand aus dicken Cautschukstreifen, die zu beiden Seiten und an der Vorderfläche der Patella angebracht waren und durch eine mit 2 seitlichen Streifen von Degenstahl verstärkte elastische Binde fixirt wurden. Durch diesen Apparat wird das Einknicken des Beins verhindert, der Druck ist ausserdem bei ihm nicht circumscript, sondern fast auf die ganze Extremität vertheilt.) — 6) Heath, Rupture of central portion of extensor tendon of right thigh, just above patella, the lateral expansions from the vasti muscles being intact and the knee-joint unopened. The Lancet. Decbr. (Kurze Krankengeschichte.) — 7) Fieber, C., Ueber den sogenannten schnellenden Finger (doigt à ressort). Wien. med. Blätter. No. 14—17. — 8) Bayer, Carl (aus Prof. Gussenbauer's Klinik), Granulom der Achillessehne, Excision, Ersatz des Defectes durch einen Hautlappen aus der Gesässgegend. Prager med. Wochenschr. No. 50. — 9) Pessar, O. de, Contribution à l'étude des tumeurs solides des gaines synoviales. Thèse. Paris. (Ausser einer Zusammenstellung bisher publicirter Fälle und einer nichts Neues enthaltenden Besprechung der Histologie, Prognose und Behandlung giebt Verf. einen unter Verneuil beobachteten Fall von Sarcom der Sehnenscheide des Flexor dig. IV und V bei einem 29jähr. Weinreisenden.)

Weill (1) publicirt einen Fall von Muskelhernie im Scarpa'schen Dreieck, wahrscheinlich des Adductor magnus, die ein 19jähriger Artillerist beim Aufheben eines Munitionskastens acquirirte. Der Fall wurde mit einem bruchbandartigen Apparat behandelt, kam aber nicht zur Heilung.

Dubreuil (3) berichtet über einen Fall von Krampf der Fingerextensoren, der sich im Anschluss an einen Fall auf die dorsalflectirte Hand entwickelte:

Ein 15jähriger Knabe fiel beim Schlittschuhlaufen mit der Vola manus aufs Eis; die Hand stellte sich in starke Dorsalflexion, die nur durch energischen Zug beseitigt werden konnte, danach traten starke Anschwellung und Sugillationen mit heftigen Schmerzen bei Bewegungen auf, die Anschwellung wurde Tags darauf stärker, die Bewegungen wurden unmöglich. Unter Cataplasmen nahm die Schwellung allmälig ab, active Bewegungen blieben aber unmöglich, das Handgelenk und die Finger blieben gestreckt, passive Bewegungen waren äusserst schmerzhaft und schwer ausführbar. (Eine Radiusfractur bestand sicher nicht.) Nach einiger Zeit wurden passive Bewegungen verordnet; danach trat keine Besserung, sondern Verschlimmerung ein, es wurde also ein Krampf der Extensoren angenommen, da die Finger vollkommen gestreckt und übereinander geschlagen, der Daumen unter die Volarfläche des Index eingeschlagen waren. Auf die Anwendung von Bromkali, Vesicantien auf die Wirbelsäule und Faradisation der betreffenden Muskeln trat innerhalb 3 Wochen, d. h. 7 Wochen nach Einwirkung des Trauma Heilung ein.

Eine längere Abhandlung über den „schnellenden Finger“ veröffentlicht Fieber (7). Auf Grund dreier selbst beobachteter und der bisher publicirten Fälle, die er in einer Tabelle zusammenstellt (mit Berücksichtigung der bekannten verschiedenen Theorien), plaidirt Verf. für die Hyrtl-Menzel'sche Theorie über die Natur und Entstehung des Doigt à ressort, die ja auch die meisten Anhänger zählt. Die 3 Fälle sind folgende:

a) Ein 71jähriger Mann hatte das genannte Leiden am Mittelfinger der linken Hand. In 8 Monaten wurde durch Jodtinctur, Bäder und Tragen einer kleinen, röhrenförmigen Schiene Heilung erreicht. Patient war Kutscher und ist die Entstehung der Affection wohl auf den wiederholten Druck der Riemenschlinge des Zaumes zurückzuführen.

b) Bei einer 52jährigen Frau etablirte sich der schnellende Finger am rechten Daumen nach einem Fall. Nur langsam trat bei gleicher Behandlung Besserung ein. Patientin entzog sich vor der Heilung einer weiteren Behandlung.

c) Der 3. Fall betraf einen 58jährigen Mann, der das Leiden wahrscheinlich dem Clavierspiel zu verdanken hatte. Heilung in kurzer Zeit.

Ueber eine eigenthümliche Plastik der Achillessehne, die Gussenbauer ausführte, berichtet uns Bayer (8):

Eine 33 J. alte Frau hatte über der Achillessehne ein 5 Ctm. langes, 7 breites und 4 dickes ulcerirtes Granulom, das seine Entstehung einer 7 Jahre früher durch einen unpassenden Stiefel veranlassten Excoriation zu verdanken hatte. Die Geschwulst hatte die Achillessehne durchsetzt und fast in ihrer ganzen Ausdehnung zur Necrose gebracht. — Nach der Exstirpation blieb ein Defect von 6 Ctm. Länge und 7 Ctm. Breite. Als die Wunde mit guten Granulationen bedeckt war, wurde aus dem Gesäss derselben Seite ein Lappen gebildet und zu ⅔ in den Defect eingenäht, das Bein wurde gegen das Gesäss durch einen antiseptischen Verband fixirt. Patientin konnte in dieser Stellung natürlich nur Bauch- oder Seitenlage einnehmen, der Verbandwechsel erfolgte nach den gewöhnlichen Regeln. Zur Erleichterung der Lage, die 25 Tage eingenommen werden musste, wurden Narcotica dargereicht. Nach 8 Tagen wurden die Suturen entfernt, nach 14 Tagen wurde mit der allmäligen Durchtrennung des Stieles begonnen; dieselbe geschah in 3 Portionen mittelst Silberdraht und war innerhalb von 10 Tagen vollendet, 8 Tage später war vollkommene Vernarbung eingetreten. Das Resultat war ein äusserst zufriedenstellendes, Patientin erhielt vollkommene Gebrauchsfähigkeit des Fusses mit spitzwinkliger Dorsalflexion.

IV. Schleimbeutel.

1) Dudew, S., Des traitements de l'hygroma chronique. Thèse. Paris. (Bespricht die üblichen Behandlungsweisen: als Compression, Punction, Incision, Exstirpation und theilt 12 Beobachtungen mit, davon 9 eigene.) — 2) Ramonet, Epanchement traumatique de sérosité dans la synoviale sous-tricipitale sans communications avec l'articulation du genou. Rec. de mém. de méd. milit. Nvbr. Debr. — 3) Bisot, M., Bourse séreuse accidentelle située sur le dos du pied droit, traitée par le séton en crins de cheval; suppuration tardive, guérison sans aucune complication. Gaz. des hôp. No. 110. (Accidenteller Schleimbeutel in der Gegend des Gelenkes zwischen Os metatars. I. und cuneiforme I. ohne Zusammenhang mit der Sehne. Die Behandlung bestand in dem Durchlegen eines Haarseiles aus Pferdehaaren, die Verf. für diese Zwecke als ungefährlich bezeichnet, obgleich in dem angeführten Falle Eiterung, Röthung [Erysipel], Oedem und Fieber nicht fehlten [! Ref.].) — 4) Schaefer, Fr., Grosses, breit mit dem Hüftgelenk communicirendes Hygrom der Bursa iliaca; Incision; Drainage. Rasche Heilung mit beweglichem Gelenk. (Aus der Volkmann'schen Clinik.) Centralbl. f. Chir. No. 27. — 5) Schwalbe, C., Heilung des Hygroma cysticum praepatellare durch parenchymatöse Injectionen. Correspondenzbl. des allg. ärztl. Vereins von Thüringen. No. 3.

Ramonet (2) hatte Gelegenheit, folgenden Krankheitsfall zu beobachten:

Ein kräftiger gesunder Mann bekommt einen Maulthierhufschlag über die rechte Patella, es tritt sofort eine sehr starke, abgegrenzte Schwellung ohne Hautverfärbung von 8 Ctm. Länge auf, die Geschwulst ist schmerzlos und undeutlich fluctuirend, sie fühlt sich an, wie eine straff gefüllte Tasche. Die Bewegungen im Knie sind behindert, aber schmerzlos, es besteht kein Gelenkerguss. Zehn Tage bleibt die Geschwulst in gleicher Grösse, nimmt dann allmälig ab, um nach fast 6 Wochen vollständig resorbirt zu sein. Die Behandlung bestand in Compression, Jod, Kälte und Massage. Die Fluctuation wurde allmälig deutlich, anstatt zu verschwinden und einem Crepitiren Platz zu machen, wie man es von einem Haematom hätte erwarten müssen.

R. schliesst an diesen Fall anatomische Betrachtungen und folgert endlich, dass 1) der grosse Blindsack unter der Quadricepssehne (der sonst auch als „oberer Recessus des Kniegelenks“ bezeichnet wird), der gewöhnlich frei mit dem Kniegelenke communicirt, durch eine vollständig unabhängige Bursa ersetzt sein, 2) diese Bursa Sitz eines Ergusses sein kann, der wieder, wenn erheblich, eventuell in das Kniegelenk durchbricht, dass 3) die Kenntniss dieses Factums von grosser clinischer Bedeutung ist.

In der Hallenser Clinik wurde, wie Schaefer (4) referirt, ein Fall von Bursa iliaca mit weiter Communication mit dem Hüftgelenk mit Glück durch Incision und Drainage zur Heilung gebracht, die Krankengeschichte ist kurz folgende:

Ein 48jähr. Arbeiter litt an einer grossen Geschwulst von Kindskopfgrösse in der rechten Schenkelbeuge, mit der ein apfelgrosser Tumor dicht hinter der Spitze des Trochanter major communicirte, beide Tumoren erschienen fibromartig hart bei der Extension im Hüftgelenke, schlaff bei Flexion. Unter strengster Antisepsis wurde an der vorderen äusseren Seite des Oberschenkels eine Incision gemacht, durch die eine synoviaartige Flüssigkeit von 600 Ccm. Menge entleert wurde. Ueber dem Trochanter major und nach innen vom Lig. ileofemorale bestand eine weite Communication mit dem Hüftgelenk. Die Wunde wurde vernäht nach Ausspülen der Höhle mit 5proc. Carbolsäurelösung und drainirt; Lister'scher Verband; Gewichtsextension. Die Heilung erfolgte prompt per primam ohne Störung der Beweglichkeit im Hüftgelenk.

Schwalbe (5) empfiehlt zur Behandlung des Hygroma cysticum praepatellare Injection von 10 bis 15 proc. Alcohol oder 2 bis 3 proc. Chlorcalciumlösung, die eventuell in Zwischenräumen von 3 bis 7 Tagen wiederholt werden müssen. Er hat 5 Fälle auf diese Art mit vollkommenem Erfolg behandelt.

V. Orthopädie.

Allgemeines: 1) Haward, W., Report of the orthopaedic department for 1879. St. George's Hosp. rep. X. (Bericht über 367 neue Fälle.) — 2) Zimmermann, W., Orthopädische Praxis. Frankfurt a. M. (Ohne Bedeutung.) — 3) Morisani, Domenico, Di un nuovo goniometro ad uso chirurgico. Giorn. internaz. delle scienze mediche. 1879. No. 10—12. — 4) Strasser, H., Zur principiellen Einigung in Sachen der Gelenkmechanik. Deutsche Zeitschr. für Chir. Bd. 13. S. 208 u. f. — 5) Vogt, P., Beitrag zur orthopädischen Technik. I. Die mechanische Behandlung der Kyphose. II. Zur Behandlung des angeborenen Klumpfusses. Arch. für Kinderheilk. I. Heft. 5—8. — 6) Sikorski, L., Ueber die Veränderungen der Form und Structur der Knochen unter veränderter Belastung. Dissert. Greifswald. — 7) Hueter, C., Ueber die Bedeutung des Studiums der physiologischen Skeletentwickelung für die Erkenntniss und Behandlung der Skeletverkrümmungen. Allgem. Wiener medic. Zeitg. No. 1—3. — 8) Zielewitz, J., Ueber die chirurgische Behandlung rachitischer Verkrümmungen langer Röhrenknochen im Kindesalter. Berl. clin. Wochenschr. No. 6 u. 7.

Wirbelsäule: 9) Wittelshoefer, R., Die Behandlung der Verkrümmungen der Wirbelsäule mittelst starrer Verbände. Wiener med. Wochenschr. No. 21. S. 560—564. (Nichts Neues; 50 Verbände an 24 Patienten; Beschreibung des allgemein bekannten Verbandes.) — 10) Bradford, E. H., The treatment of Pott's disease by the plaster of Paris jacket. Bost. med. and surg. journ. May 13. — 11) Hunter, C. T., The leather jacket in the treatment of spinal curvature. Ibid. June 17. (Das Lederjacket trägt, ähnlich einer Minerva, einen Stahlbügel, welcher über den Kopf ragt und zur Suspension eines Halsgurtes mit Kinnausschnitt dient.) — 12) Adams, Wm., On the treatment of lateral curvature of the spine by steel supports, plaster of Paris jacket. The brit. med. journ. May 29. (Nichts Neues.) — 13) Busch, F., Die Belastungsdeformitäten der Gelenke. III. Die Scoliose (Fortsetzung von 1879. No. 33). Berl. clin. Wochenschr. No. 8. (Verf. bespricht die üblichen Theorien in recht ansprechender Weise und kommt am Ende der kurzen Abhandlung zu dem Schlusse: die Ursache der habituellen Scoliose ist „die Fixirung einer fehlerhaften, durch Gewohnheit, Ermüdung oder einseitige Belastung angenommenen Haltung".) — 14) Koenig, Ueber die Fortschritte in der Behandlung der Pott'schen Kyphose. Ebendas. (Bespricht die Behandlung des Malum Pottii mit dem Sayre'schen Gypsverband und empfiehlt die Eröffnung jedes progressiven Congestionsabscesses, und zwar Incisionen im concreten Fall unter dem Lig. Poupart., am Innenrand der Spin. il. ant. sup. und von da aus unter Leitung einer Sonde in der Reg. lumbalis; die letzte Incision wird die eigentliche Fistel, durch die der Eiter auf dem kürzesten Wege Abfluss erhält.) — 15) Jacobson, L., Ueber die Behandlung der Spondylitis mittelst des Gypscorsets. Dissert. Berlin. (Literatur und 10 Beobachtungen.) — 16) Beely, F., Beitrag zur orthopädischen Chirurgie. Ueber Anfertigung articulirter 2- und 3 theiliger Gypsverbände zur Behandlung von Erkrankungen der Wirbelsäule. Berliner clin. Wochenschr. No. 15 u. 16. — 17) Barthey, E., Contribution à l'étude du traitement du mal de Pott. Thèse. Paris. (Spricht über den Sayre'schen Verband, seine Technik, seine Vortheile, Indicationen und Contraindicationen nur bekannte Dinge; als Contraindication stellt er feste Consolidation, d. h. eingetretene Heilung auf.) — 18) Regnier, S. B., Contribution à l'étude de la cambrure et de la lordose et au traitement de la lordose. Thèse. Paris. (Behandelt die Lordose der Lendenwirbel und unteren Brustwirbel, die Bewegungsstörungen durch dieselbe und die allgemeine Haltung des Körpers; giebt die Krankengeschichten von sich und drei Freunden und bespricht endlich die verschiedenen Turnübungen der schwedischen Heilgymnastik nach Nischo und mehrere Uebungsvorrichtungen [z. B. Stuhl nach Andry], die im Original selbst eingesehen werden müssen, aber kaum von Bedeutung sind.)

Fuss: 19) Holl, M., Beiträge zur chirurgischen Osteologie des Fusses. v. Langenbeck's Arch. Bd. 20. S. 211 u. f. — 20) Derselbe, Zur Aetiologie des angeborenen Plattfusses. Ebendas. Bd. 25. S. 975 etc. — 21) Kuestner, O., Ueber die Häufigkeit des angeborenen Plattfusses mit Bemerkungen über die Gestalt des Fusses der Neugeborenen überhaupt. Ebend. Bd. 25. S. 396 u. f. — 22) Ried, E., Ueber die Behandlung hochgradiger Klumpfüsse durch Resectionen am Fussgerüste. Deutsche Zeitschr. für Chir. Bd. 13. S. 112 u. f. — 23) Stillmann, Charles J., Report of a case of talipes equino-varus. New-York medic. rec. p. 396. (Die kleine Arbeit muss der beigegebenen Figuren wegen selbst eingesehen werden. Verf. empfiehlt sehr die von ihm construirte Maschine.) — 24) Guérin, Pied bot varus équin. Nécessité de la section du jambier postérieur. Bull. de l'acad. de méd. No. 49. (Vorstellung eines Kindes mit doppelseitigem Klumpfuss, eine früher vorgenommene Tenotomie der Achillessehne hatte keine Besserung herbeigeführt, durch dieselbe allein ist auch seines Wissens bisher nie vollständige Heilung erreicht, weil die Adductionsstellung durch den M. tibial. posticus festgehalten wird, es ist daher eine Durchtrennung des letzteren eine zum Zustandekommen der Heilung nothwendige Bedingung.)

Die Zahl der Arbeiten aus dem Gebiete der Orthopädie ist in diesem Jahre (1880) eine sehr kleine im Verhältniss zu dem vorigen und entspricht dies auch dem Factum, dass die Orthopädie in letzter Zeit nicht die Fortschritte gemacht hat, die man von ihr nach dem Aufschwung, der sich an das Sayre'sche Gypscorset und die Poroplastic-Filzverbände knüpfte, zu erwarten berechtigt war. Indessen sind auch in der kleinen Zahl der vorliegenden Publicationen eine Reihe von Abhandlungen, die eine besondere Berücksichtigung beanspruchen dürfen.

Strasser (4) bespricht die Mechanik des Hüft- und Schultergelenks, ausgehend von der Zerlegung der Bewegungen des Humerus, resp. Femur in Radialbewegung und Rotation um die Längsachse.

Als Grundstellung bezeichnet er die Stellung der Längsachse des Gliedes parallel der Medianebene des Körpers, aus der das Glied durch Hebung in jede beliebige Stellung gebracht werden kann. Die Bewegungen des Gliedes beschreiben eine Kugel, die St. Excursionskugel nennt. Die reine Hebung wird gemessen: α) durch Angabe der Nummer des Meridians dieser Kugel, β) der Zahl der Winkelgrade der Hebung, — γ) kommt der Grad der Drehung in Betracht, die in jeder Phase der Hebung vor sich gehen kann, ohne an dem Resultat etwas zu ändern. Zur Demonstration der Bewegungen ist ein Apparat zweckmässig, der aus (zur Veranschaulichung der Methode des Verf.'s, zu der von Fick müsste der Meridianrahmen um eine frontale Axe drehbar sein) einem um eine verticale Axe drehbaren, graduirten Meridianrahmen besteht, der fixirt ist an einem der Sagittalebene entsprechend stehenden Rahmenwerk; in der Mitte des Meridianrahmens befindet sich der zu denkende Gelenkmittelpunkt, von dem ein die Längsaxe des Gliedes vorstellender Hebelarm ausgeht, an dessen Ende wiederum sich ein die Verbindungslinie der Epicondylen vertretender, querverlaufender Stift befindet; oben und unten ist eine zur Orientirung über die Drehung um die Längsaxe dienende, in Grade eingetheilte Kreisscheibe angebracht.

Graphisch kann man die Extension des Oberarmes oder Femur einfach auf einer in Meridian- und Parallelkreise eingetheilten Kugel (oder vielmehr ihrer Projection) darstellen. Zur Veranschaulichung der Drehung um die Längsaxe ist es nun erforderlich, sich nicht nur den Endpunkt der Längsaxe, sondern beide Endpunkte der Epicondylenverbindungslinie auf der Kugeloberfläche bewegt zu denken.

Die Radialbewegung des Gliedes kann man ferner auffassen als Combination einer Hebung resp. Senkung in einem verticalen Meridian und einer Ablenkung aus diesem verticalen Meridian gegen einen Pol der Hebungsaxe. Zur Illustration dieses Princips dient eine in Meridian- und Parallelkreise eingetheilte Kugel, die mit einem drehbaren verticalen Meridianring versehen ist, mit dem ein halber, senkrecht zu ihm stehender Meridianring fest, ausserdem ein halber, um eine senkrecht zur Axe des ersteren stehender 3. Meridianring drehbar in Verbindung steht. Inbetreff der weiteren Details muss auf das Original verwiesen werden.

Vogt (5) giebt eine Uebersicht der früher und jetzt gebräuchlichen Methoden bei der Behandlung der Kyphose mit besonderer Berücksichtigung der Corsets aus poroplastischem Filz, das er nach einem Papiermodell vor der Anlegung zuschneidet; der Filz wird seit der Publication von P. Bruns nach der von demselben angegebenen Methode präparirt. Er bespricht die verschiedenen Arten von Kyphose nach ihrem Sitz und warnt vor Einseitigkeit in der Behandlung mit Stützapparaten, indem für viele Fälle die Lagerung die Hauptrolle spielen muss; bei der Lagerung verdienen die Rauchfuss'sche Schwebe, die Rollkissenlagerung nach Maas und die Volkmann'sche Gewichtsextension mit Schiefstellung des Bettes (besonders bei Cervicalkyphose) die grösste Berücksichtigung.

Ferner empfiehlt er die von Hueter angegebenen Carbolinjectionen (?) in die Nähe des Krankheitsherdes; Massage und Faradisation spielen bei der mechanischen Behandlung ebenfalls eine wichtige Rolle.

In dem zweiten Theil seiner Arbeit macht Vogt darauf aufmerksam, dass, wie ja allgemein bekannt, eine möglichst frühzeitige Behandlung des Klumpfusses (sofort nach der Geburt) am zweckmässigsten und erfolgreichsten sei. Er wendet einen Apparat aus plastischem Filz an, der aus einer Hohlrinne für den Unterschenkel mit rechtwinklig abgebogenem Fussstück, Fersenausschnitt und einer Seitenleiste mit einem quer über den Fussrücken verlaufenden elastischen Gurte besteht. Der Apparat kann auch beim Gehen benutzt werden. Die Tenotomie der Achillessehne ist überall vorzunehmen, wo sie einen wesentlichen Erfolg verspricht.

Redressement forcé mit nachheriger Fixation ist ebenfalls in vielen Fällen von gutem Erfolge.

Bei veralteten Klumpfüssen Erwachsener ist die keilförmige Osteotomie das hervorragendste Mittel.

Sikorski (6) untersuchte 3 Präparate, die „über die Veränderung der Form und Structur der Knochen unter veränderter Belastung" einigen Aufschluss geben, und zwar: 1) eine mit Dislocation geheilte Unterschenkelfractur, 2) eine Clavicula bei Caput obstipum, 3) einen alten hochgradigen Pes valgus mit Prominenz des Os naviculare und Caput tali. Durch dauernden Zug kommt eine messbare Expansion des Knochens mit Vermehrung der spongiösen Substanz infolge der periostalen Reizung und vermehrter Vascularisation zu Stande, durch abnormen Druck entsteht eine Volumensabnahme mit Verdichtung des Knochengewebes.

In einer kürzeren Abhandlung stellt C. Hueter (7) seine Ansichten über die Entstehung des Genu valgum, Pes planus und varus und der Scoliose zusammen.

Das Genu valgum lässt H. dadurch entstehen, dass sich durch ungleiche Belastung in der Wachsthumsperiode die normal vorhandene Grube des Condylus ext. fem. (an der convexen Gelenkfläche) mittelst des Meniscus extern. abnorm vertieft und der entsprechende Condyl. tibiae im Wachsthum zurückbleibt.

Der Pes planus entsteht durch Vergrösserung des unteren und inneren Abschnittes des Collum tali in sagittaler Richtung und Verkümmerung des oberen äusseren Abschnittes unter dem Einfluss einer Zunahme der normalen Pronationsstellung des Fusses beim Gehen und Stehen, wodurch das Fussgewölbe zusammensinkt. Schliesslich kommt es durch einen der Arthritis deformans ähnlichen Process zu einer dauernden Pronationsstellung (Pronationscontractur).

Die statische Form dieser Missbildungen entsteht durch abnorme Belastung der normalen Knochen, die rachitische durch normale Belastung der abnormen Knochen. Aehnliche Verhältnisse liegen beim Pes varus vor.

Auch die Scoliose ist durch analoge Vorgänge gekennzeichnet, die an den Rippen und Wirbeln abspielen (ungleiche Belastung, Rachitis der Epiphysenknorpel an den Wurzeln der Wirbelkörper). Die rachitische Scoliose entsteht durch Veränderungen an den mittleren Brustwirbeln, die statische in den Lendenwirbeln, die bei der ersteren nur eine secundäre Verbiegung erleiden, bei derselben kommt sie analog dem schräg verengten Becken durch asymmetrisches Wachsthum zu Stande.

Die Behandlung muss in Anwendung passender Druckwirkungen bestehen, die das Wachsthum der zurückbleibenden Knochentheile befördert.

Zielewitz (8) behandelte eine Reihe von rachitischen Verkrümmungen langer Röhrenknochen bei Kindern mit gutem Erfolg nach der verschiedenen üblichen Methoden: 5 Fälle wurden durch das einfache Redressement in einer resp. mehreren Sitzungen geheilt; in 6 Fällen wurde der künstliche Bruch mit der Hand ausgeführt, die Möglichkeit dieses Eingriffs ist jedoch von der Lage der Curvatur und Festigkeit der Knochen abhängig. Ist der Bruch mit der Hand nicht ausführbar, so verdient der Rizzoli'sche Osteoclast am meisten Verwendung, dessen Dimensionen den kindlichen Formen entsprechend verändert werden müssen. Verf. führt 2 mit ihm behandelte Fälle an: a) Verkrümmung beider Unterschenkel im unteren Drittel bei einem 3½jährigen Knaben; b) einfache Oberschenkel- und doppelte Unterschenkelkrümmung bei einem 4 Jahre alten Mädchen. Als Ultimum refugium kommt endlich die Osteotomie in Betracht, die Z. 2mal ausführte und zwar an den Unterschenkeln eines 6½jährigen Knaben, bei dem der Rizzoli'sche Osteoclast vergebens angewandt war. Die Osteotomie geschah nach der Billroth'schen Methode unter Lister'schen Cautelen.

Ueber die Behandlung der Pott'schen Krankheit spricht sich Bradford (10) an der Hand eigener Erfahrungen folgendermassen aus: 1) Die Jackets sind bei der Behandlung des Malum Potti von Nutzen, wenn die Caries unterhalb der Mitte der Scapula ihren Sitz hat. 2) Die Wirksamkeit hängt weder von der Fixation noch von der Extension im eigentlichen Sinne des Wortes ab, sondern von der Fixation in einer verbesserten Stellung. 3) Die Behandlung mit dem Corset erfordert grosse Sorgfalt beim Anlegen des Verbandes. — Ein schlechtes Corset schadet und täuscht den Patienten, wie den Arzt.

Eine sehr zweckmässige und hübsche Modification des Sayre'schen Gypscorsets hat Beely (16) ersonnen, das Verfahren, das sowohl für den Patienten, als für den Arzt seine grossen Vorzüge hat, ist (ich habe auf die Beely'sche Art seit über 2 Jahren, d. h. also seitdem es Beely selbst gethan hat, Corsets angelegt und habe alle Ursache, mit den damit in meiner Clinik erreichten Resultaten durchaus zufrieden zu sein; der Vorwurf, der neuerdings diesem Verfahren gemacht wurde, dass die Patienten leichter sich des Corsets, wenn es ihnen nicht mehr behagt, entledigen können, ist zwar theoretisch richtig, in praxi aber ziemlich irrelevant, da derartige Patienten sich auch nicht vor der etwas mühsameren Arbeit scheuen, den inamoviblen Verband bei Seite zu schaffen, eine Erfahrung, die man bei jedem circulären Gypsverbande machen kann, Ref.) etwa folgendes:

Zur Suspension wird ein dem von Schneider-Hennel ganz analoges Gestell benutzt, an dessen horizontalem Balken ein Flaschenzug für den Kopf und je eine Rolle für die Arme angebracht sind. Die Arme werden an von Leinewand gebildeten Schlingen ebenfalls suspendirt und stark emporgezogen (cf. Zeichnung). Der Patient sitzt senkrecht unter dem Flaschenzuge auf einem Tischchen, fixirt durch einen über die Oberschenkel gehenden Gurt und wird soweit in die Höhe gezogen, als es dieser Gurt gestattet (d. h. bis das Gesäss eben von der Tischplatte abgehoben ist). Die Spinae und Cristae ilei, die Gibbosität, Mammae etc. werden passend durch Filzstücke geschützt. — Sobald der Verband genügend erhärtet ist, wird er in der Mittellinie vorn unter Leitung einer Schnur aufgeschnitten, dann abgenommen und getrocknet. Bei Scoliosen werden durch Ausklopfen des Gypses hinten im Verlauf der Wirbelsäule (mit einem Hammer), bei Kyphosen an beiden Seiten Charniere gebildet; an die Achseln müssen nachträglich, da die Methode es gestattet den Verband sehr weit hinauf anzulegen, halbkreisförmige Stücke herausgeschnitten werden; vorn wird zu beiden Seiten der Mittellinie je eine Reihe von auf Leinewandstreifen genähten Haken in einiger Entfernung vom Rande des (Schnittrande) Verbandes mit Gummilösung aufgeklebt, die durch eine elastische Schnur gegen einander angezogen werden.

M. Holl (19) theilt 2 Fälle von abnormer Coalition der Fusswurzelknochen mit, die für die operative Chirurgie von einiger Wichtigkeit sind:

1. Eine congenitale knöcherne Coalition des Os naviculare mit dem Fersenbein am linken Fusse. Der Calcaneus bildet mit dem Os navicul. einen einzigen Knochen, der Winkel, den die beiden Knochen vorn und aussen für den hinteren medialen Theil des Os cuboid. bilden, ist verloren gegangen, statt dessen bilden beide vorn eine einzige Gelenkfläche, die das Os cuboid. und die 3 Ossa cuneif. aufnimmt. Die Gelenklinie, die an dem normalen Skelet 2mal gebrochen ist, zieht hier gerade von vorn innen nach hinten aussen. Die Gelenkfläche zeigt 4 Facetten entsprechend den 4 Knochen. Das Os navic. ist ausserdem nach vorn etwas abgewichen, wodurch eine Lageveränderung des Talus bedingt ist. — Die Gelenkfläche des Calcaneus sieht fast vollständig nach vorn, der Boden des Sinus tarsi ist tief ausgehöhlt und zur Gelenkfläche geworden, das Sustentaculum tali kehrt seine Gelenkfläche nach vorn, der Sulcus interarticularis (Henle) fehlt fast vollständig; der Talus ist nach vorn unten und innen theilweise luxirt. — Diese Abnormitäten hatten eine hochgradige Plattfussstellung zur Folge (also ein angeborener Plattfuss); die Chopart'sche Exarticulation wäre hier mit dem Messer allein unmöglich gewesen.

2. Eine Coalition der 2 Ossa cuneiform. mit dem Os naviculare am linken Fuss (Plattfuss geringeren Grades), durch eine in Folge von Entzündungsprocessen entstandene Knochensubstanz, die eine rauhe Oberfläche und einzelne Zacken und Lücken von nicht palpabler Grösse zeigt, nur eine Exostose am äusseren Rande des Os naviculare hätte am Lebenden auf pathologische Verhältnisse vorbereiten können. Ausserdem sind noch Os navicul., cuneiform. II und III und cuboideum durch straffe, derbe Bindegewebsmassen ankylotisch verbunden. Diese Abnormitäten hätten der Exstirpation des Kahnbeins, Keilbeins etc. grosse, mit dem Messer allein nicht überwindliche Schwierigkeiten entgegengesetzt.

In einem zweiten Aufsatze berichtet Holl (20) über einen dem sd. 1 referirten ganz analogen Fall von Pes planus congenitus. Der angeborene Plattfuss kann auch durch andere Coalitionen bedingt sein, so des Calcaneus und Talus. 4 schon von Zuckerkandl (Allg. Wien. med. Zeit. 1877 und Medic. Jahrb. f. 1880) publicirte, hierher gehörige Fälle aus dem Wiener Museum sind von Holl mit Rücksicht auf die Plattfussstellung untersucht worden, in allen 4 Fällen war dieselbe exquisit vorhanden. Pes planus e coalitione wäre demnach eine neue ätiologische Bezeichnung.

Von O. Kuestner (21) sind an 150 Neugeborenen Untersuchungen über die Häufigkeit des angeborenen Plattfusses angestellt worden. Unter diesen hatten 13 Kinder Plattfüsse = 8,6 pCt., nur bei 2 Kindern war der Plattfuss doppelseitig, so dass auf 300 Füsse 5 pCt. Plattfüsse kommen würden. Abdrücke, die K. auf berussten Platten von den Kinderfüssen nahm, gaben stets, auch bei Kindern mit sehr wohlgebildeten Füssen, Plattfusszeichnung, daher ist diese Methode zur Diagnostik bei Neugeborenen nicht zu verwerthen. Zur Diagnose des Pes calcaneo-valgus beansprucht demnach Verf.: 1) eine ausgesprochene Convexität der Sohle, 2) Concavität des Fussrückens mit meist anomal reicher Faltenbildung der Haut, 3) eine tiefe Delle an der Aussenseite des Unterschenkels, in die der Fuss hineinpasst, 4) eine kurze, tiefere Delle hart vor dem Malleolus ext., 5) starke Pronation, Abduction und Dorsalflexion. — Anatomisch lässt sich ein starker Einknick im Calcaneus, Schrägliegen und Tiefstand des Gelenkovales des Talus nachweisen. Die Gelenkfläche des Calcaneus für den Talus stellt einen Kegelmantel dar, dessen Spitze innen, dessen Bogen aussen liegt, während sonst beim Fötus ersteres vorn innen, letztere hinten aussen liegt. — Diese Veränderungen sind auch auf intrauterinen Druck zurückzuführen, der durchaus nicht Druckspuren (Schwielen) zu hinterlassen braucht; die Veränderungen entstehen um so leichter, da die physiologische Pronationsfähigkeit des foetalen Fusses gering, sie erhalten sich in das extrauterine Leben hinein und verschlimmern sich mit eintretender Belastung des Fusses, weshalb sie früh einer orthopädischen Behandlung zu unterziehen sind.

Ried (22) berichtet über eine Reihe von Resectionen am Fussgerüste wegen hochgradiger acquirirter (durch suppurative Processe) und congenitaler Klumpfüsse.

Zunächst beschreibt er 2 Fälle von Pes varo-equinus acquisitus mit Ankylose im Fussgelenk. — Die Operation wurde in der Weise gemacht, dass mit der Raimbaud'schen Stichsäge von Bohrlöchern oberhalb und unterhalb der Gelenklinie aus ein möglichst kleiner Keil ausgesägt wurde und zwar so, dass die Enden der Tibia und Fibula eine convexe, der Talus eine concave Sägefläche erhielten. Der Talus wurde, um einen möglichst kleinen Defect zu bekommen, von innen (Malleol. int.) nach aussen durchbohrt, die Unterschenkelknochen von aussen her. Die Hautschnitte verliefen ähnlich wie bei der Resection des Fussgelenks in der Längsaxe des Unterschenkels. — In beiden Fällen trat Heilung durch Ankylose ein. — Die Richtung der Bohrlöcher kann annähernd parallel sein, nur in hochgradigen Fällen convergent nach innen.

Im Anschluss daran werden 3 Fälle von Osteotomie bei congenitalen Klumpfüssen mitgetheilt.

In 2 Fällen (4- und 4½jähriges Kind) wurde der Talus exstirpirt von einem um den Malleol. ext. verlaufenden Bogenschnitt aus mit sofortiger Eröffnung des Fussgelenkes, im letzten Falle mit einem longitudinalen Hilfsschnitt. In einem Falle (5jähr. Knabe) bestanden knöcherne Verwachsungen zwischen Talus und Calcaneus, daher musste von der Exstirpation des Talus Abstand genommen und eine keilförmige Excision aus dem Tarsus gemacht werden. Zu dem Ende wurde dem angegebenen Schnitt ein nach vorn und unten gehender Hilfsschnitt hinzugefügt. Der Keil bestand aus dem Caput tali, der vorderen Gelenkfläche des Calcaneus, einem grossen Theil des Os cuboideum und einem kleinen Stück naviculare. — In allen 3 Fällen trat die erwünschte Heilung in guter Stellung ein.

[Modrzejowski (Warschau), Ueber die Sayre'sche Behandlungsmethode der Rückgratverkrümmungen und Fracturen. Medycyna. No. 33 u. 34. Polnisch.

Oettinger (Krakau).]

Amputationen, Exarticulationen, Resectionen

bearbeitet von

Prof. Dr. E. GURLT in Berlin.

I. Amputationen und Exarticulationen.

A. Allgemeines.

Technik, Methoden, Nachbehandlung, Statistik, gesammelte Casuistik, Verhalten der Amputationsstümpfe.

1) Richet (Houillet), Sur les dangers des amputations immédiates et les avantages des amputations secondaires. Union méd. No. 67. p. 38. (Clinischer Vortrag, anknüpfend an einen Fall von primärer Oberschenkelamputation bei einem 16jähr. Knaben, der mit seinem Bein in Radspeichen gekommen war; Tod am folgenden Tage.) — 2) Oberst, Max, Der Einfluss des Alters auf den Verlauf der Amputationen. Aus der Volkmann'schen Clinik. Centralbl. für Chir. No. 2. S. 17. — 3) Leroux, Charles, Des amputations et des

résections chez les phthisiques. Thèse de Paris. — 4) Baudon, De la valeur relative des amputations et des résections dans les tumeurs blanches. Recueil de mém. de méd. etc. milit. p. 193, 338. (Trotz des Umfanges der Arbeit sind die darin enthaltenen statistischen Daten, auf die sie basirt ist, so unzuverlässig, dass wir Anstand nehmen, daraus die geringsten Mittheilungen zu machen.) — 5) Barker, Arthur E. J. (London), On the dry cotton-wool permanent dressing in amputation. Brit. med. Journ. Vol. I. p. 8. (Verbreitet sich weitläufig über Alph. Guérin's Watteverband, mit dem 4 Amputationen im University College Hosp. behandelt worden waren.) — 6) Poinsot, G. (Bordeaux), Études statistiques sur la méthode antiseptique de Lister. Résultats fournis par cette méthode dans la pratique des grandes opérations. Journ. de méd. de Bordeaux. 9 année. No. 40, 41. 10 année. No. 3, 4, 6. — 7) Lo Grasso, Salv., Sopra i risultamenti ottenuti colla medicazione antisettica nelle amputazioni (Clinica del prof. Albanese). Gazz. clin. di Palermo. Fasc. I, II. p. 13. — 8) Bruns, V. v., Zur Statistik der Amputationen. Deutsche Zeitschr. für Chir. Bd. 12. S. 369. — 9) Pick, T. Pickering, Clinical lecture on the treatment of wounds after amputation during the last 25 years. St. George's Hosp. rep. X. p. 507. (Vergleichender Rückblick auf die Behandlung der Amputationswunden innerhalb der letzten 25 Jahre.) — 10) Sheen, Alfred, Five year's surgical work in the Cardiff Infirmary. Amputations. Lancet. Vol. II. p. 615, 659. (35 wegen Verletzung, 11 wegen pathologischer Zustände ausgeführte Amputationen, mit 7 † bei den ersteren, darunter 3mal Doppelamputationen am Ober- und Unterschenkel.) — 11) Güterbock, Paul (Berlin), Experimentelle Untersuchungen über einige Formen des Amputationsstumpfes. Archiv für klin. Chir. Bd. 25. S. 187. — 12) Richet, Névromes du moignon consécutifs à une amputation de la jambe. Gaz. des hôpit. No. 149. p. 1185. (Reamputation des Unterschenkels wegen Neurome an einem langen Unterschenkelstumpfe; 48jähr. Mann.) — 13) Cripps, Harrison, Secondary haemorrhage from the stump of the thigh. Med. Times and Gaz. Vol. I. p. 542. (64jähr. Mann, Amputation des Unterschenkels wegen eines grossen Geschwüres; dabei liessen sich die verkalkten Arterien weder unterbinden noch torquiren; deshalb sogleich Amputation im unteren Drittel des Oberschenkels, Unterbindung der A. femoral. Am 28. Tage Nachblutung aus derselben; daher Ligatur in der Continuität, auch hier nach 30 Tagen Nachblutung; Tod an Erschöpfung 1 Monat später.)

Oberst (2) bespricht die über den Einfluss des Alters auf den Verlauf der Amputationen in der Volkmann'schen Clinik gemachten Erfahrungen. Nach den bisherigen Annahmen sollte die Mortalität nach Amputationen im hohen Grade durch das Alter der Operirten beeinflusst werden und Amputationen bei Leuten in höherem Alter viel ungünstiger verlaufen, als bei Individuen, die in den Jahren der Blüthe und Kraft ständen. Die Fettlosigkeit, Lockerheit und Trockenheit des subcutanen Zellgewebes sollte zu Phlegmonen disponiren, durch die in höherem Alter ungünstigen Circulationsverhältnisse sollte Gangrän der Lappen und durch diese wieder Fäulniss hervorgerufen werden etc.; die verringerte Widerstandsfähigkeit, die grosse „Vulnerabilität“ im höheren Alter sollte eine Contra-Indication für die Operation sein. Erst die antiseptische Wundbehandlung hat das Irrthümliche dieser Ansicht dargethan und gezeigt, dass das Alter des Kranken ohne jeden Einfluss auf den Verlauf und den Ausgang der Amputationen ist, vorausgesetzt, dass zwei Dinge mit Sicherheit vermieden werden — septische Processe und das durch dieselben bedingte septische Fieber, sowie grösserer Blutverlust. Bei einer Vergleichung antiseptisch behandelter Amputirter, ohne Rücksicht auf das Alter, mit solchen, die in höherem Alter (über 50 Jahre) standen, ergiebt sich, dass von 220 in der chirurgischen Clinik zu Halle seit März 1874 Amputirten starben 9 = 4,1 pCt.; von 48 Kranken, die über 50 Jahre alt waren, 2 = 4,17 pCt. oder mit anderen Worten: die Resultate der Amputationen (quoad vitam) wurden durch das Alter nicht beeinflusst. Von den genannten 48 Kranken standen 30 in dem Alter zwischen 51 und 60, 13 zwischen 61 und 70, 4 zwischen 71 und 80 Jahren; 1 am Oberschenkel amputirte und geheilte Kranke war 84 Jahre alt. Auf die einzelnen Abschnitte der Extremitäten vertheilen sich diese 48 Amputationen folgendermassen: 7 Vorderarm-, 6 Oberarmamputationen, 1 Exarticulation des Oberarms, 7 partielle Fuss-, 13 Unterschenkel- (mit 2 †) und 14 Oberschenkel-Amputationen. In dem einen der letal verlaufenen Fälle, 74jähr. Mann mit seniler Gangrän, Unterschenkelamputation, war der Tod bedingt durch Tetanus; der 2. Todesfall betraf einen durch übermässigen Alcoholgenuss geschwächten 56jähr. Mann mit Verletzung. Unterschenkelamputation; derselbe starb bei vollständig normalem Verhalten der Wunde 60 Stunden nach der Operation, ohne wieder vollständig aus der Narcose erwacht zu sein. Der Wundverlauf war in allen Fällen ein durchaus reactionsloser; niemals traten phlegmonöse Processe, Knocheneiterung oder Phlebitis auf. In der Hälfte der Fälle erfolgte absolute prima intentio. In den übrigen wurde die Heilung theils durch kleine aseptische Randgangrän der Hautlappen verzögert, theils bestand längere oder kürzere Zeit geringe fistulöse Eiterung. — Bei dieser Zusammenstellung sind die complicirten Fälle, die bei bestehender Sepsis Amputirten, die Amputationen bei gleichzeitig vorhandenen anderweitigen schweren Verletzungen, die Doppelamputationen, so wie die Fälle, in denen die Amputirten vor vollendeter Heilung an Krankheiten starben, die mit der Amputationswunde sicher in keinem Zusammenhang standen, endlich die Hüftgelenks-Exarticulationen aus leicht begreiflichen Gründen ausgeschlossen.

Leroux (3) hat seiner fleissigen These über die Amputationen und Resectionen bei Phthisischen 95 der Literatur entnommene Beobachtungen (44 Amputationen, 50 Resectionen) zu Grunde gelegt. Bei den 44 Amputationen fanden sich 27 Todesfälle, 12 complete und 5 incomplete Heilungen, bei den 50 Resectionen dagegen 36 Todesfälle, 9 complete und 5 incomplete Heilungen. Das Resultat seiner Untersuchungen fasst er in folgenden Conclusionen zusammen: 1. Bis jetzt sind die Erfolge der chirurgischen Eingriffe bei Phthisikern schlechte gewesen, indem man wohl operative Erfolge erzielt hat, therapeutisch aber der Misserfolg die Regel, der Erfolg die

Ausnahme war. II. Die Amputationen haben eine geringere Mortalität ergeben als die Resectionen. III. Die Amputationen, wenn sie tödtlich verlaufen, tödten in der Regel schnell, während umgekehrt die Resectionen langsam, aber sicher tödten. Der Grund davon liegt in der plötzlichen Entfernung eines Eiterherdes, eines Kauteriums. Hieraus ist zu schliessen, dass man die Amputation der Resection vorziehen soll, dass, wenn man sich zur Amputation entschliesst, man auf alle Fälle eine energische Revulsion von der Brust etabliren soll, was eine allgemeine Behandlung nicht ausschliesst, und dass man unter diesen Verhältnissen Verbände anwendet, welche schnell die Eiterung beseitigen und die Amputationswunde so schnell und sicher als möglich heilen. IV. Bei den Amputationen wird eine vollständige Vernarbung in einer gewissen Zahl von Fällen beobachtet, bei den Resectionen nur ausnahmsweise. Am Häufigsten wird eine vollständige Vernarbung nicht erreicht; die Eiterung dauert bis zum Tode des Operirten fort. Es ist fraglich, ob local Tuberkel vorhanden sind, welche die Eiterung unterhalten. Die beobachteten Complicationen waren: Conicität des Stumpfes, Perforation des Lappens durch das entblösste, necrotische Knochenende, seltener Gangrän der Lappen, Blutung. Die entzündlichen Complicationen, Erysipelas, Lymphangitis etc. sind selten, das traumatische Fieber ist schwach oder kann ganz fehlen. V. Bei der primären tuberculösen Gelenkentzündung ist der chirurgische Eingriff nicht sogleich indicirt, die secundäre Infection ist nicht tödtlich, die Heilung möglich. VI. Die operativen Misserfolge hängen vorzugsweise von dem allgemeinen schlechten Zustand und dem Zustande der Eingeweide des Individuums ab; die therapeutischen Misserfolge aber besonders von schlechten hygienischen Zuständen in der Folge. VII. Die Mittel, die Resultate zu verbessern, sind theils präventive, theils therapeutische. Zu den präventiven Mitteln rechnet L. die energische Behandlung der Scrofeln, um die Bildung von Tumores albi zu verhüten, durch entsprechende hygienische Maassregeln (Nahrung, Kleidung, Seeluft, südliche Curorte, Asyle etc.). VIII. Selbst unter diesen Verhältnissen ist die eine Indication zu einem Eingriffe, nämlich excessive nicht zu beseitigende Schmerzhaftigkeit, nicht von der Hand zu weisen. IX. Wenn die vorstehende Therapie nicht angewendet werden kann, ist die Enthaltsamkeit von einem Eingriffe weniger geboten. Man wird um so bessere Aussichten auf Erfolg haben, je mehr die Operation beschleunigt wird; durch Beseitigung des Eiterherdes beseitigt man die Ursachen der Erschöpfung. Man muss sich dabei an die unter III. gegebenen Regeln halten. Unter diesen Bedingungen ist die Operation stets nur eine palliative.

Poinsot (ö) rectificirt in einer grösseren, in dem angeführten Journal auszugsweise mitgetheilten Arbeit über die Lister'sche Wundbehandlung bei den grossen Amputationen, um einen Vergleichspunkt zu gewinnen, zunächst eine von Azam, seinem Collegen in Bordeaux, gegebene Amputations-Statistik (1870—77), nach welcher unter 80 Fällen nur 8 † (= 12,50 pCt.) vorhanden sein sollen, indem er gefunden hat, dass unter 64 demselben angehörigen Fällen (die übrigen waren von Azam's Collegen operirt) 28 † (= 43,75 pCt.) zu verzeichnen sind, und zwar unter 30 pathologischen Amputationen auffälligerweise 14 † (= 46,66 pCt.), unter 34 traumatischen dagegen nur 14 † (= 41,17 pCt.). Die ungünstige Mortalität bei den pathologischen Amputationen rührt von einer exceptionell hohen Mortalität bei den kleinen Amputationen her; eliminirt man diese, so werden die Verhältnisse wieder normal:

Amputation des	Traumatische	Pathologische
	Sa. mit † = pCt.	Sa. mit † = pCt.
Oberschenkels . . .	7 mit 7 = 100,0	12 mit 4 = 33,3
Unterschenkels . .	5 „ 4 = 80,0	10 „ 5 = 50,0

Nach Durchsicht der Todten-Register des Hôp. Saint-André in Bordeaux hat P. gefunden, dass von den 28 Todten unter 80 Amputirten 3 durch Shok verstorben sind, 1 fast geheilt an einem Decubitus zu Grunde ging, wogegen bei 24 der Tod im nächsten Zusammenhange mit der Operation steht, indem er 13 mal an Pyämie oder Septicämie, 3 mal an einem phlegmonösen Erysipelas, je 1 mal an Gangrän und Hospitalbrand, 6 mal aus einer nicht bekannten Ursache erfolgte; es ist daher Pyämie und Septicämie mit 54,6 pCt. vertreten. — P. zeigt ferner, dass sich die Resultate der in demselben Hospital von 1862 bis 1870 ausgeführten Amputationen ziemlich ähnlich den späteren, eben erwähnten verhielten, so dass die Gesammtheit der von 1862—1877 daselbst gemachten Amputationen eine Mortalität von 44,4 pCt. hatte, bei welcher die Pyämie mehr als die Hälfte der Todten lieferte. — P. führt sodann englische und deutsche Amputations-Statistiken, besonders ausführlich die von Volkmann an und hat die antiseptischen Amputationen von 23 Chirurgen (darunter nur von 2 Franzosen Le Dentu und Guyon), die fast ausnahmslos der germanischen Rasse angehören, zusammengestellt. Unter 1115 Amputationen fanden sich 205 Todesfälle, von denen indessen 54 dem Tode durch Shok in den ersten 48 Stunden, 55 einer vorher bereits bestehenden (Tuberculose, Bright'sche Krankheit) oder intercurrenten Krankheit (Pneumonie, Meningitis, profuse Diarrhoe) zuzuschreiben sind, während er 6 mal durch Tetanus, 7 mal durch Gangrän, 3 mal durch Erysipelas, 5 mal durch Nachblutungen, 50 mal durch Pyämie (die sich 21 mal erst nach der Amputation entwickelt hatte) erfolgte. Die 53 Fälle von Erysipelas und Pyämie (accidentelle Wundkrankheiten) machten unter den 1115 Amputirten 4,75 pCt. und unter 205 Todten 25,85 pCt. aus. — Den von P. zwischen den Erfolgen der alten und der antiseptischen Methode angestellten statistischen Vergleich übergehen wir, da die für die erstere zusammengebrachten Zahlen genügender Sicherheit entbehren.

Nach Lo Grasso (7) waren in Albanese's Clinik im Ospedale della Concezione zu Palermo bis zum Jahre 1876 infolge von Pyämie, Septicämie, Erysipelas, Hospitalbrand, acutem purulentem Oedem die Resultate so ungünstige, dass auf A.'s Antrag gegen Ende gedachten Jahres die Clinik, Behufs allgemeiner Desinfection, durch die Hospital-Verwaltung für längere Zeit geschlossen und auf Kosten des Unterrichtsministeriums im Garten des Hospitals eine Baracke zu 12 Betten erbaut wurde, wodurch übrigens der sehr ungünstige hygienische Zustand des Hospitals nur unwesentlich verbessert wurde, da die Localitäten des letzteren dieselben blieben und nur verhältnissmässig Wenige von den im Hospital stets zahlreich vorhandenen, durch blanke oder Schusswaffen Verwundeten in der Baracke behandelt werden konnten. Seit dem April 1877 nun, seit welchem die Lister'sche Behandlung streng durchgeführt wird, bis zum December 1879 ist kein Fall von Pyämie daselbst vorgekommen, das Erysipelas ist fast verschwunden, trotzdem die Zahl der Operationen, die sonst im Jahre etwa 80 betrug, sich auf mehr als 150 gesteigert hat, mit einer Mortalität, die 5 pCt. nicht erreicht. — Nachdem Lo Grasso im vorigen Jahre 23 Fälle von offenen Fracturen, die mit dem besten Erfolge antiseptisch behandelt worden waren, publicirt hat, bespricht er jetzt die 36 seit jener Zeit ausgeführten und ebenso behandelten Amputationen. Die 36 Amputationen betrafen 35 Individuen und waren folgende: 3 Exarticulationen im Schultergelenk, 1 Amputation des Oberarmes, 8 des Vorderarmes, 6 der Hand, 12 des Oberschenkels (2 †), darunter 5 im oberen, 3 im mittleren, 4 im unteren Drittel, 5 des Unterschenkels, davon 3 an der Wahlstelle, 2 supramalleoläre, 1 Pirogoff, 1 Syme, 4 Zehen-Amputationen; also im Ganzen 13 an den Ober-, 23 an den Unterextremitäten, 27 in der Continuität, 9 in der Contiguität. Die 2 Todesfälle bei den 36 Amputationen waren die Folge von Collapsus bei den erlittenen schweren Verletzungen; in 1 Falle trat Gangrän des Unterschenkelstumpfes infolge von zu starker Spannung des Lappens durch angehäufte Blutgerinnsel ein; es wurde darauf mit Erfolg die Amputation im unteren Drittel des Oberschenkels ausgeführt. — Die Operation war 15mal eine primäre (mit 2 †); die Ursachen waren 21mal Traumatismen (7 Schussverletzungen mit 1 †, 8 Maschinenverletzungen mit 1 †, 6mal Auffallen schwerer Massen) und 14mal pathologische Zustände (7mal Neoplasmen, 7mal fungöse Gelenkentzündungen).

V. v. Bruns (8) führt in einer zur Statistik der Amputationen betitelten Mittheilung an, dass er, nachdem er im Laufe des Jahres 1879 9 Amputationen des Oberschenkels ohne einen einzigen Todesfall gemacht, die Zahl der in den letzten 5 Jahren in seiner Clinik ausgeführten einfachen Oberschenkel-Amputationen auf die Zahl von 39 mit nur 3 Todesfällen gestiegen sei. Hiernach verhielten sich die Amputationen der grossen Gliedmassen in der chirurgischen Clinik zu Tübingen in den Jahren 1875—79 folgendermassen:

	Oberarm.		Vorderarm.		Oberschenkel.		Unterschenkel.		Summa	
	Summa	davon †	Summa	davon †	Summa	davon †	Summa	davon †	Summa	davon †
1875	2	—	—	—	4	—	10	2	16	2
1876	2	1	1	—	8	1	4	—	15	2
1877	2	—	2	—	3	—	11	4	18	4
1878	1	—	2	1	15	2	8	1	26	4
1879	1	—	2	—	9	—	13	—	25	—
1875–79	8	1	7	1	39	3	46	7	100	12

B. bemerkt zu dieser Tabelle noch Folgendes: 1) Ausgeschlossen aus derselben sind die Doppelamputationen, wie diese auch von R. Volkmann, Schede u. A. von den einfachen Amputationen und zwar mit Recht getrennt werden. Im J. 1879 sind 4 Doppel-Amputationen in seiner Clinik gemacht worden und zwar sämmtlich mit tödtlichem Ausgange. 2) Dagegen ist unter die 9 Oberschenkel-Amputationen des Jahres 1879 eine Exarticulation des Oberschenkels aus dem Hüftgelenke aufgenommen, welche in der Weise ausgeführt wurde, dass nach vorangeschickter Unterbindung der A. cruralis dicht unter dem Lig. Poupartii ein grosser vorderer Hautlappen gebildet, dann die übrigen Weichtheile durch Cirkelschnitt getrennt, der Knochen in der Trochanterpartie quer durchsägt und schliesslich der Schenkelkopf nebst Hals aus der Pfanne mit Messer und Pinçette ausgelöst wurde. Es ist dieses Verfahren der Auslösung des Schenkels aus der Hüftpfanne im Wesentlichen das gleiche Verfahren, welches B. bei seiner ersten derartigen Operation im Juli 1844 befolgt und 1847 veröffentlicht hat. Die im J. 1844 wegen eines grossen Osteosarcoms Operirte ward nach nahezu 5 Monaten, der 1879 wegen multipler Sarcombildung in dem Oberschenkelknochen Operirte nach 5 Wochen vollständig geheilt aus der Clinik entlassen. 3) Die Todesursachen der in der Tabelle aufgeführten 12 Fälle mit tödtlichem Ende waren, nach den Jahren angeordnet, folgende: 1875: Erschöpfung, Pyämie, beide bei Amp. cruris. 1876: 2mal Pyämie bei Amp. hum. und fem. 1877: Erschöpfung, Gehirnerweichung, Pyämie, Erschöpfung bei Amp. cruris. 1878: Erschöpfung durch Diarrhoe bei Amp. fem., Pyämie bei Amp. cruris, Herzfehler und Thrombose bei Amp. fem., Fettherz, Morb. Addisonii bei Amp. antibrachii. — 1879 ist das erste Jahr, in welchem kein einziger Todesfall an Pyämie oder Septicämie in B.'s Clinik vorgekommen ist, weder nach Operationen noch bei sonstigen Erkrankungen. Die Gesammtzahl der in diesem Jahre in der Clinik behandelten Kranken betrug 600, die Zahl der vorgenommenen grösseren blutigen Operationen mehr als 200. 4) Operation und Nachbehandlung bei allen Amputationen sind, wie in seiner 1879 erschienenen Schrift (vergl. Jahresber. f. 1879, II. S. 359) näher erörtert ist, streng nach antiseptischen Grundsätzen ausgeführt worden, nur mit der Abweichung, dass in den früheren Jahren in einzelnen

Fällen, seit dem Frühjahr 1879 aber durchgehends der Carbolspray bei den Operationen und bei dem Verbande grundsätzlich weggelassen und durch temporäre Berieselung des Operationsfeldes mit 2—3procentigem Carbolwasser aus einem gläsernen Heberirrigator ersetzt worden ist.

Bei experimentellen Untersuchungen über einige Formen des Amputationsstumpfes hat Gueterbock (11) im Anschlusse an frühere Arbeiten (Jahresber. f. 1873. II. S. 441. 1874. II. S. 513) seine Aufmerksamkeit auf das Mitwachsen der Amputationsstümpfe jugendlicher Individuen gerichtet. Er erklärt zunächst, dass die Ausdrücke „Mitwachsen" und „Nichtmitwachsen" lediglich auf die Verhältnisse der knöchernen Theile in den amputirten Gliedern bezogen werden sollen, da von den weichen Bedeckungen vorausgesetzt wird, dass sie sich für gewöhnlich nach den Knochen richten. In den Arbeiten von Ollier und Humphry wird sowohl mittelst des Thierexperiments wie auch durch die Beobachtung am Menschen versucht, factisch darzuthun, dass ein höherer Grad von Nichtmitwachsen der Knochenstümpfe existirt, dass er aber in Folge des wechselnden Einflusses der beiden Knochenepiphysen auf das Längenwachsthum der verschiedenen Röhrenknochen an den einzelnen Extremitätenabschnitten in sehr verschiedenem Maasse sich geltend macht, an der unteren Extremität z. B. in umgekehrtem Verhältnisse wie an der oberen. G. hielt es für gerechtfertigt, die Wirksamkeit dieses Gesetzes in Bezug auf die Amputationsstümpfe noch einmal einer näheren Prüfung zu unterziehen. Es kam ihm dabei hauptsächlich darauf an, diejenigen Fehler zu vermeiden, welche er früher an den Versuchen von Ollier und Humphry auszusetzen hatte und welche im Wesentlichen darin bestanden, dass nicht immer die Stelle der Amputation genau genug bezeichnet war, und dass ferner bestimmte Angaben, ob die betr. Gliederabsetzungen mit oder ohne Erhaltung einer Periostmanchette gemacht waren, sowohl bei Ollier wie bei Humphry fehlten. Was den Einfluss der Erhaltung einer Periostmanchette auf das Mitwachsen von Amputationsstümpfen jugendlicher Individuen betrifft, so konnte ein solcher von G. in keinem einzigen seiner Experimente irgend wie constatirt werden. G.'s Versuche wurden promiscue sowohl mit als auch ohne Erhaltung, sei es einer vollständigen Periostmanchette, sei es eines aus Beinhaut im Zusammenhang mit Musculatur bestehenden Periostlappens, theils bei Kaninchen, theils bei Hühnern angestellt. Das Ergebniss war dabei in beiden Fällen nahezu identisch, und es verdient namentlich hervorgehoben zu werden, dass die mit Erhaltung des Periostes gebildeten Stümpfe sich durch keinen wesentlich höheren Grad des Wachsthums oder der Knochenneubildung vor den anderen ausgezeichnet haben. Wenn daher die Frage nach Bedeutung der Erhaltung einer Periostmanchette bei Seite gelassen werden kann, so hat G. über einige, sowohl mit wie auch ohne Periostmanchettenbildung ausgeführte Experimente zu berichten, welche die Ollier-Humphry'sche Ansicht vom Nichtmitwachsen der Knochenstümpfe jugendlicher Individuen lediglich zu bestätigen schienen. Es handelte sich um Amputationen im Bereiche der Diaphysen von Ulna und Radius 3—6 Wochen alter Hühner. Etwaiges Nichtmitwachsen der Stümpfe musste hier um so mehr hervortreten, als die unteren Enden auf die Entwicklung dieser beiden Knochen einen bedeutend grösseren Einfluss besitzen, wie die oberen. In den zwei als Beispiele angeführten Fällen betrug 63 Tage nach der Amputation das Zurückbleiben des Stumpfes im Längenwachsthum 0,2 Ctm., in dem anderen Falle, 112 Tage nach der Amputation, 0,4 Ctm.

Je länger indessen G. seine Versuche fortsetzte, desto mehr Bedenken machten sich ihm sowohl gegen die Richtigkeit der von ihm ausgeführten Messungen, als auch gegen die aus denselben abgeleiteten Wachsthumsdifferenzen zwischen den Knochenstümpfen und den entsprechenden normalen Extremitätenabschnitten der gesunden Seite geltend, Bedenken, welche sich sehr bald in gleicher Weise auch auf die von Humphry und Ollier gebrachten Zahlenangaben ausdehnen mussten, indem die in vivo ausgeführten Messungen der Längen sowohl von ganzen Knochen, wie auch von Amputationsstümpfen niemals ganz genau sein konnten, wie der Vergleich mit denjenigen Verhältnissen, welche sie post mortem im skelettirten Zustande darboten, ergab. Auch erhielt G., wie schon früher Humphry, trotz aller Sorgfalt und trotz der in der grossen Mehrzahl der Fälle bis zur completen Heilung durchgeführten antiseptischen Wundbehandlung, in der Regel „pathologische" Stümpfe. Unter fast 60, die Vorderarmknochen von Hühnern betreffenden Experimenten hat er 19 als durch besonders guten Wundverlauf sowie durch längere, im Durchschnitte sich auf 103 Tage belaufende Dauer des Versuchs ausgezeichnete ausgewählt und dennoch in keinem Falle Amputationsstümpfe von irgend welchen völlig „homologen" Contouren gefunden. Ein näheres Studium der Stumpfpräparate zeigte jedoch, dass dieselben trotz ihrer mannigfachen Anomalien sich sehr wohl, wenngleich in einem negativen Sinne, für die Wachsthumsfrage verwerthen liessen. Schon eine oberflächliche Betrachtung der vorliegenden Präparate wies darauf hin, dass die pathologischen Veränderungen derselben nicht lediglich accidenteller Natur waren, sondern sich unter zwei Gesichtspunkte unterordnen liessen, je nachdem sie nämlich die Form und die Grössenverhältnisse des Knochens betrafen. Was 1) die Anomalien der Grösse des Knochenstumpfes betrifft, so fand sich, ausser den beim Menschen vorkommenden exostotischen und hyperostotischen Formen, welche unter den obigen 19 Fällen bei 13 (mit einer durchschnittlichen Versuchsdauer von 83 Tagen) beobachtet wurden, bei den Thierversuchen eine an den vom Menschen stammenden Präparaten bisher weniger berücksichtigte Massenzunahme des amputirten Knochens, ein abnormes Wachsthum des Stumpfes in der Dicken- und Breitendimension. — Nach den beim Menschen gemachten Erfahrungen war es voraussusehen, dass ein atrophisches Verhalten des amputirten Knochens sich nach Thierversuchen noch erheblich seltener vorfinden würde, als man es beim Menschen sieht. In der That hat G. nach seinen zahlreichen Amputationsversuchen bei Hühnern nur 6 mal einen mehr ausgebildeten Grad der Stumpfatrophie gesehen; bei Kaninchen ist er demselben niemals begegnet und hat hier derartig exquisit atrophische Stümpfe, wie sie Humphry abbildet, selbst bei beträchtlicher Ausdehnung der Versuchsdauer nie beobachtet. In den dahin gehörigen 6, den Vorderarm junger Hühner betreffenden Fällen (mit einer Durchschnittsdauer des Versuches von 148 Tagen) beobachtete G. fast regelmässig ein ungleichartiges Wachsthum der beiden amputirten Knochen, und zwar bestand dasselbe 5 mal in einer bald stärkeren, bald geringeren abnormen Verlängerung des Radius, und nur 1 mal in einer solchen der Ulna. Die Gestalt der Knochenenden war in der Regel wohl eine zugespitzte, aber nie eine schön kegelförmige; häufig fanden sich in der Nähe der Sägeflächen kleine Osteophyten oder Exostosenbildungen, zuweilen auch leichtere oder schwerere Verkrümmungen des ganzen Knochens. 2) Anomalien der Form des Knochenstumpfes. Wenn man von den bisher erwähnten atrophischen und hypertrophischen Störungen absieht, bietet jeder Amputationsstumpf eine Reihe eigenthümlicher Formveränderungen, welche ebenfalls mit seinen Wachsthumserscheinungen, wenngleich in indirecter Weise, Einiges zu thun zu haben pflegen. Es sind dies namentlich Veränderungen des Bandapparates und der Musculatur, bei ersterem in dem theilweisen Ersatz der interossealen und fascialen Ligamente durch Narbengewebe und in deren Verknöcherung bestehend, bei der Musculatur in dem von Ollier so genannten „Allongement atrophique". Auch G. nimmt als Ursache der eigenthümlichen Deformirung der amputirten Knochen, welche er in der grossen Mehrzahl seiner Versuche antraf und die daher, ebenso wie die Dickenzunahme, als eine mehr dauernde und definitive Störung anzusehen ist, gleich wie Ollier, zunächst das Verhalten der Musculatur in Anspruch. Die Atrophie, welche für gewisse Muskelgruppen infolge der Amputation, sei es infolge Verlustes ihrer Insertionsstellen, sei es unter Einwirkung der Bewegungsbeschränkung des verkürzten Gliedes eintritt, bedingt, dass die Vorsprünge, welche den Muskeln zum Ansatz dienen, an dem amputirten Knochen sich mit der Zeit immer weniger markiren, und dass die Contouren desselben auch im Uebrigen nicht mehr dem Einflusse der physiologischen Zusammenziehung in dem gleichen Grade, wie unter normalen Verhältnissen ausgesetzt sind. Ausserdem sind für die eigenthümliche Configuration des amputirten Knochens statische Momente verantwortlich zu machen, und zwar muss man letztere nicht bloss in der gestörten Function, sondern auch in der veränderten Belastung des amputirten Gliedes suchen. Namentlich dürfte hier ein Hauptfactor das Fehlen der peripheren Theile an der verstümmelten Extremität bilden.

B. Specielle Amputationen und Exarticulationen.

1. Amputationen und Exarticulationen an den oberen Extremitäten.

1) Trequart, E., Fracture compliquée du membre supérieur. Désarticulation de l'épaule. Pansement de Lister, Guérison. Journ. de méd. de Bordeaux. 10. Année. No. 6. p. 52. (44jähr. Mann. Zermalmung des Armes durch einen Treibriemen. Primäre Exarticulation im Schultergelenk unter antiseptischen Cautelen. Heilung in etwa 5 Wochen.) — 2) Sachse, Ein Fall von Exarticulation im rechten Schultergelenk nebst Bemerkungen über permanente Irrigation mit essigsaurer Thonerde, über Chlorzink-Juteverbände und über das Wanderysipel. Deutsche militärztl. Zeitschr. S. 11. (Exart. hum. bei einer 30jähr. Frau wegen einer nach septischer Infection eines Fingers entstandenen diffusen Phlegmone des Armes. Ausführung der Operation mit hoher Oberarm-Amputation und nachträglicher Ausschälung des Kopfes. — Der Schwerpunkt der Mittheilung liegt in den in dieses Referat nicht gehörenden, vorstehend angedeuteten Bemerkungen.) — 3) Singer, Heinr. (Miskolcz), Enucleation des Oberarmes wegen eines ungewöhnlich grossen Cystosarcoms. Wiener med. Presse. S. 1464. (40jähr. Taglöhnerin. Geschwulst um das Ellenbogengelenk herum in 8 Jahren entstanden [der exarticulirte Arm mit der Geschwulst wog 21 Kgrm.]; glücklich verlaufene antiseptische Exarticulation, gutes Befinden 9 Tage lang, Tod am 13. Tage an einer auch nicht durch die Section zu ermittelnden Ursache.) — 4) Guillery, H. (Brüssel), De la conservation du pisiforme dans la désarticulation du poignet. Bull. de l'Acad. de méd. de Belgique. No. 6. p. 472. Presse méd. belge. No. 29. p. 227. (G. empfiehlt zu besserer Abrundung des Stumpfes bei Exart. manus das Os pisiforme zurückzulassen, wie er es in einem Falle von Verletzung der Hand that.)

[Collett, En ny Arbeidshlo. Norsk. Magaz. for Lägevid. R. 3. Bd. 9. p. 727—730.

C. hat eine künstliche Hand construirt, die von der gewöhnlich gebrauchten etwas abweicht; sie ist genau beschrieben und abgebildet. Zwei Bewegungen sind möglich, eine um die Längsaxe und eine von der einen zur anderen Seite. Diese Hand soll billiger und dauerhafter sein als die gewöhnliche.

P. Bonck Panum (Kopenhagen).]

2. Exarticulationen im Hüftgelenk.

1) Schneider, Max, Der Shok insbesondere nach Exarticulatio femoris. Inaugural-Dissertat. Berlin. 8. (Fleissige Abhandlung über den Shok mit einem als Paradigma dienenden Falle davon nach Exart. femor. bei einem 17jährigen Dienstmädchen wegen einer Geschwulst am Oberschenkel mit Fractur des Knochens, in der Berliner Charité beobachtet.) — 2) Marshall, Lewis W. (Nottingham), Two cases of amputation of hip-joint by Furneaux Jordan's method. Lancet. Vol. I. p. 57. (2 Exarticulationen im Hüftgelenk nach Jordan's Methode — s. Jahresbericht für 1873. II. S. 363 — bei zwei 7jähr. Kindern wegen Coxitis nach vorausgegangener vergeblicher Resection des Schenkelkopfes ausgeführt, 1 geheilt, 1 gestorben.) — 3) Damiani, C., Dell' amputazione della coscia nella sua contiguità. Raccoglitore medico. 20. Marzo. p. 257. (Exart. femor. bei einem 35jähr., von einer Locomotive überfahrenen Manne; Tod 40 Minuten nach Ausführung der Operation.) — 4) Gross, S. D. (Philadelphia), Successful amputation of the hip-joint for sarcoma of the thigh. Philadelphia medical Times. July 17. p. 517. (47jähr. Geistlicher, bei dem bereits 8 mal am Oberschenkel Geschwülste exstirpirt worden waren. Ex-

articulation bei Esmarch'scher Blutleere mit Anwendung von Pancoast's Aortencompressorium; zur Bedeckung fast nur Haut benutzt; ausser der A. femor. nur 3 Arterien unterbunden; Nachbehandlung in der alten Weise. Nach 3 Monaten Pat. an die See geschickt; 6 Monate später, bei ausgezeichnetem Gesundheitszustande, örtlich noch eine Fistel vorhanden. — Es handelte sich um 3 faustgrosse, im intermusculären Bindegewebe sitzende Spindelzellen-Sarcome.) — 5) Lannelongue, Sur deux cas d'ostéosarcome, dont l'un a nécessité la désarticulation de la hanche et a été suivi de guérison. Bulletin et Mém. de la Soc. de Chir. No. 6. p. 369. (Exart. fem. bei einem 9jähr. Mädchen wegen eines Osteosarcoms; Lister-Verband; Heilung in 16 Tagen; Abfall der Ligatur der A. fem. 6 Tage früher.) — 6) O'Grady, E. Stamer (Mercer's Hosp., Dublin), Disarticulation of the hip-joint (two cases). Medical Press and Circular. June 30. p. 539. (1. 15jähr. Knabe. Exarticulation wegen Caries; Heilung des Stumpfes bis auf einige Fisteln; jedoch Tod 52 Tage nach der Operation an acuter Miliartuberculose. — 2. 45jähr. Mann. Exart. wegen Gelenkentzündung; Tod 7 Stunden nach der Operation an „Shok".) — 7) Stokes, William (Dublin), Amputation through the hip-joint. Medical Times and Gaz. Vol. I. p. 541. (S. führte mit Erfolg bei einem 42jähr. Manne eine antiseptische Exarticulation im Hüftgelenk wegen einer vorgeschrittenen Entzündung desselben mit Benutzung von Davy's Mastdarmhebel zur Arterien-Compression, aus. Heilung in 3½ Monaten.)

3. Amputationen des Oberschenkels.

1) Holmes, T., Amputation for rapidly growing malignant subperiosteal tumour of the femur. British medical Journal. Vol. II. p. 81. (Das Bemerkenswerthe an diesem Falle ist, dass der 23jähr. Mann, bei welchem wegen eines sehr schnell gewachsenen, vom Periost des Oberschenkels ausgehenden — microscopisch aber nicht genau untersuchten — zeitweise pulsirenden Tumors von Lightfoot im Cottage Hospital zu Chesham die Amputation des Oberschenkels ungefähr 2½ Zoll unter dem Trochanter ausgeführt worden war, nicht nur die Heilung schnell eintrat, sondern dass der Pat. jetzt, nach 8 Jahren, noch am Leben und in guter Gesundheit war.) — 2) Levis, R. J., Amputation of the thigh for sarcoma of the head of the tibia: bromide of ethyl as an anaesthetic in capital operations. New-York med. Rec. March 6. p. 251. (20jähr. Mädchen. Amputation unter der Mitte des Oberschenkels; Verbrauch von 10 Fluid.-Drachmen Aethyl-Bromid in 33 Minuten.) — 3) Kraske, P., Ueber die Carden'sche (transcondyläre) Amputation des Oberschenkels. Aus der Volkmann'schen Clinik. Centralbl. f. Chirurgie. No. 35. S. 561. — 4) Salzmann (Potsdam), Die Gritti'sche Operationsmethode und ihre Verwerthung in der Kriegschirurgie. Archiv für clinische Chirurgie. Bd. 25. S. 631.

Kraske (3) bespricht die Carden'sche (transcondyläre) Amputation des Oberschenkels. Während in der vorantiseptischen Zeit der Hauptvortheil dieser Amputationsmethode darin lag, dass bei der Durchsägung des Knochens die Markhöhle nicht eröffnet und damit die Gefahr der Verjauchung des Markcylinders wesentlich herabgesetzt wurde, fällt heute dieser Umstand bei der Beurtheilung ihres Werthes kaum noch ins Gewicht. Immerhin bleibt sie auch heute noch die vorzüglichste Oberschenkelamputation, die wir haben; keine vermag so gute functionelle Resultate zu liefern, wie sie. Die Amputirten gewinnen nicht nur in Folge der bedeutenden Länge des Stumpfes eine relativ grosse Kraft und Sicherheit in der Führung der Prothese, sondern sie lernen es auch in recht vielen Fällen, sich beim Stehen und Gehen auf ihren Stumpf zu stützen. Das untere Ende desselben ist, entsprechend der Durchsägung des Femur innerhalb der Condylen, sehr breit, die Sägefläche des Knochens ist, wenn keine Störungen im Wundverlauf eintreten, mit intacter Haut gepolstert, und die Narbe liegt vollkommen an der Hinterseite, wo sie vor jeglichem Drucke sicher geschützt ist. Dass eine derartige Beschaffenheit des Stumpfes, welche ihn zu einer directen Stütze für das Körpergewicht geeignet macht, als ein ausserordentlicher Vorzug der Methode betrachtet werden muss, liegt auf der Hand. — Auch auf der Volkmann'schen Klinik sind in dieser Beziehung mit der Carden'schen Methode gute Resultate erzielt worden. Seit Einführung der antiseptischen Behandlung ist bei 32 Kranken dieselbe ausgeführt, und in einer Reihe von Fällen Stümpfe erzielt worden, die, was Brauchbarkeit anlangt, auch den weitgehendsten Ansprüchen genügen mussten. In einzelnen Fällen konnten die Amputirten, ihr ganzes Körpergewicht auf den Stumpf stützend, Stunden lang marschiren oder den ganzen Tag über stehend ihre Berufsarbeit verrichten, ohne die geringsten Beschwerden zu empfinden. Allerdings wurde ein so vollkommenes Resultat nicht ausnahmslos erreicht; eine Anzahl der Operirten hat nicht dahin kommen können, sich direct auf ihren Stumpf in der Prothese aufzustützen. Ein derartiger Misserfolg war fast immer die Folge einer Mortification am vorderen Lappen, die leider nicht so selten, besonders bei alten und heruntergekommenen Leuten vorkommt, da der Lappen wegen seiner beträchtlichen Länge und weil die zuführenden Articulararterien durchschnitten sind, nicht unter den günstigsten Ernährungsbedingungen steht. Meist beschränkt sich die Necrose allerdings auf den äussersten Saum des Lappens, und dann ist sie, zumal da durch die antiseptische Behandlung eine Fäulniss der abgestorbenen Partien vermieden und eine primäre Flächenverklebung der erhaltenen Theile doch sicher erreicht werden kann, ein für die spätere Brauchbarkeit des Stumpfes bedeutungsloses Ereigniss. Geht aber der Lappen in seiner grössten Ausdehnung oder gar vollständig verloren, so entstehen breite, dem Knochen adhärente Narben, die den Stumpf vollkommen untauglich machen, auch nur leisen Druck ertragen und in schlimmen Fällen eine Nachresection des Knochens erfordern können. Es muss die Gefahr der Mortification des vorderen Lappens als ein Uebelstand der Carden'schen Amputation bezeichnet werden, aber es würde nicht zu rechtfertigen sein, wenn man darum dieselbe ganz aufgeben wollte. Zwar vermeidet man bei einer höheren Amputation die Lappengangrän viel sicherer. Indessen verzichtet man dann von vorn herein auf einen zum Aufstützen geeigneten Stumpf; denn selbst durch die supracondyläre Amputation, bei der die Sägefläche des Knochens noch in den Bereich der verbreiterten Epiphyse fällt und die sich deshalb noch am ehesten mit der Carden'schen Operation messen könnte, ist in V.'s Clinik bislang noch nie ein Stumpf gewonnen worden, auf dem die Kranken das ganze Körpergewicht hätten ruhen lassen können. Höchstens sah man in einzelnen Fällen, dass supracondylär Amputirte ihre Stümpfe theilweise zur Stütze zu benutzen im Stande waren; aber auch derartige Resultate blieben doch nur Ausnahmen. Gewöhnlich war der Stumpf nach einer supracondylären Amputation unfähig, sich auch nur wenig aufzustützen; seine Stützfläche ist nicht breit genug, der Druck, den sie auszuhalten hat, kann sich nicht genügend vertheilen. — Viel eher, als die supracondyläre Amputation könnte deshalb, sollte man meinen, die Kniegelenks-Exarticulation geeignet sein, die Carden'sche Amputation zu ersetzen. Hier geben die Condylen eine Stützfläche ab, wie sie breiter nicht verlangt werden kann; aber es spricht doch, wenn man beide Operationen mit einander vergleicht, sofort ein Umstand zu Ungunsten der Exarticulation. Für sie gilt gerade das, was der Carden'schen Amputation zum Vorwurf gemacht werden musste, nämlich die Gefahr der Lappengangrän, in noch viel ausgedehnterem Maasse, da, um die voluminösen Condylen zu decken, der vordere Lappen ganz ausserordentlich lang sein, ja so weit reichen muss, dass wohl meistens noch die hohe Unterschenkelamputation ausführbar wäre. Uebrigens kann man der Gefahr der Lappennecrose bis zu einem gewissen Grade mit Erfolg begegnen, wenn man bei der Ausführung der Carden'schen Amputation einen recht reichlichen hinteren Lappen aus der Kniekehle nimmt und dafür den vorderen Lappen, der nach der gewöhnlichen Vorschrift mit seiner Spitze bis an die Tuberositas tibiae reichen soll, in seiner Länge etwas beschränkt. Wenn irgend möglich, macht Volkmann den hinteren Lappen so lang, dass seine Spitze in die Höhe des Capitulum fibulae fällt; vermöge der starken Retraction der Weichtheile in der Kniekehle ziehen sich Nahtlinie und Narbe doch so weit an der Hinterseite des Stumpfes hinauf, dass sie in eine vollkommen geschützte Lage kommen. — Was sonst die Technik der Amputation anlangt, so wird in folgender Weise verfahren. Nachdem die Lappen, zu deren Bildung nur die Haut verwendet wird, zurückpräparirt sind, wird zunächst der Unterschenkel aus dem Kniegelenk gelöst, darauf die Patella zugleich mit der Bursa extensorum exstirpirt, der Knochen an der breitesten Stelle der Epiphyse senkrecht zur Längsachse durchgesägt und die scharfen Knochenränder, namentlich der vordere, mit der schneidenden Zange geglättet und abgerundet. Reicht die Bursa extensorum, resp. die Tasche, die nach der Exstirpation derselben zurückbleibt, ungewöhnlich weit hinauf, so wird am Ende derselben eine kleine Incision gemacht, die dazu bestimmt ist, ein Drainrohr aufzunehmen. Für gewöhnlich begnügt man sich im Uebrigen mit 2 Drains, von denen je eins in einen Winkel der durch die Naht vereinigten Wunde eingelegt wird. In allen Fällen wird streng darauf gesehen, dass die Drainröhren nicht auf die Sägefläche des Knochens zu liegen kommen, um eine vollständige Verklebung des Lappens mit der Knochenwundfläche in keiner Weise zu verhindern. — Die Wundbehandlung war in allen Fällen eine streng antiseptische, und auch hier hat dieselbe geleistet, was man billig von ihr verlangen kann. Zwar ist eine Anzahl der Kranken gestorben, aber bei ihnen handelte es sich theils um schwere multiple Verletzungen, theils um anderweitige Complicationen, (s. später), ein acuter, progredienter, septischer Process, eine Phlegmone, eine Eitersenkung oder ein Erysipel sind unter dem Lister'schen Verbande niemals vorgekommen. Zwar erfolgte wegen Lappengangrän nicht immer vollkommene prima intentio, wohl aber vermochte es der antiseptische Occlusivverband, in einzelnen, besonders schweren Fällen, in denen eine Necrose des vorderen Lappens eingetreten war, die abgestorbenen Theile bis zu ihrer Losstossung, die infolge der sehr geringen demarkirenden Entzündung ausserordentlich langsam erfolgte, absolut geruchlos zu erhalten. — War die Heilung so weit vorgeschritten, dass eine Prothese angelegt werden konnte, so übten sich die Kranken zunächst, mit einem gewöhnlichen Stelzfusse zu gehen, der am Tuber ischii seinen Stützpunkt hatte und in dessen Hülse der Stumpf frei schwebte. Nur selten vermag ein Amputirter gleich bei den ersten Gehversuchen sein Körpergewicht auf dem Stumpfe ruhen zu lassen, auch wenn derselbe auf Druck oder Schlag mit der Hand vollkommen unempfindlich ist. Erst allmälig, oft nach vielen Versuchen, gewöhnt sich die Stützfläche an stärkeren Druck. Man verfährt dann am Zweckmässigsten so, dass man den Boden der Hülse des Stelzfusses durch einen Wattebausch oder ein eigens zu diesem Zwecke gefertigtes Lederpolster zunächst so weit erhöht, dass der Stumpf gerade den Contact der Einlage fühlt. Sehr bald legt man einen zweiten Wattebausch oder ein stärkeres Polster ein und erhöht nach und nach den Boden so lange, bis der Stumpf in der Prothese fest aufsteht und die ganze Körperlast trägt. Je nach der Empfindlichkeit, der Ausdauer und dem Geschicke des Amputirten wird dieses Ziel früher oder später erreicht. Einzelne Kranke lernen es nie, sich fest aufzustützen. Aber selbst wenn das Körpergewicht zumeist auf den Tuber sich stützen muss, und nur ein Theil auf dem Stumpfe ruht, ist das ein grosser Vortheil. Ja selbst wenn der Kranke nur fühlt, dass der Stumpf in der Prothese aufstösst, so erhöht das wesentlich die Sicherheit des Ganges. Von grosser Wichtigkeit ist es in jedem Falle, dass der Amputirte früh seine Gehübungen beginnt und möglichst bald dazu kommt, seinen Stumpf als Stütze zu benutzen, denn durch die Arbeit, die der Stumpf dann zu leisten hat, wird am Sichersten eine nachträgliche Atrophie des Knochens verhütet. Sie stellt sich unfehlbar ein, wenn der Knochen nicht in Activität tritt, und wenn sie erst höhere Grade erreicht hat, so ist für den Kranken jede Aussicht auf Gehfähigkeit des Stumpfes verloren.

Von den im Original näher referirten 32 Fällen sind 25 geheilt und 7 gestorben; unter den letzteren handelte es sich 3 mal um ausserordentlich schwere multiple Verletzungen, bei denen Doppelamputationen nöthig wurden und die wenige Stunden nach der Operation, vor Beginn der Reaction, zum Tode führten; 1 Kranke ging an Tetanus zu Grunde und 2 starben an Erschöpfung; der eine der letzteren, ein durch mehrwöchentliche Eiterung und Albuminurie heruntergekommener Knabe, starb bei gut aussehender Wunde 34 Stunden nach der Amputation, die andere, eine ältere Frau mit einem Herzfehler, die wegen embolischer Gangrän amputirt wurde, und bei der es wegen Lappengangrän zur Prima intentio nicht gekommen war, starb nach 5½ Woche bei bereits granulirender Wunde. Der letzte der Gestorbenen, bei dem wegen septischer Gangrän amputirt werden musste, erlag einer Blutung aus der Hauptarterie, deren Wand durch eine alle Gewebstheile betreffende Gangrän am Stumpfe arrodirt wurde. Unter den Amputirten, die geheilt wurden, befanden sich 9 im Alter von 50—84 Jahren, die den Eingriff ausserordentlich gut vertragen haben, ausserdem 2, die nach schlecht verlaufenden complicirten Fracturen bei hohem Fieber amputirt wurden. Bei beiden fiel die Temperatur sofort ab, und der Verlauf der Wunde war ein aseptischer.

Salzmann (4) hat in einer ausführlichen Arbeit über die Gritti'sche Operationsmethode mit besonderer Verwerthung derselben in der Kriegschirurgie an Operationsfällen aus Russland, Deutschland, Oesterreich, England, Amerika und Italien, einschliesslich der Kriegsoperationen, 106 Fälle zusammengebracht. Davon sind geheilt 50 = 48,1 pCt., gestorben 53 = 51,4 pCt., in Behandlung geblieben 1, Ausgang unbekannt 2. Unter den 50 geheilten Fällen sind 2, wo die Amputation im unteren Drittel und die transcondyläre Amputation für die begonnene Gritti'sche Operation substituirt werden musste und welche nur unter den 106 Fällen mit aufgenommen sind, weil sie in der Literatur als Gritti'sche Operationen angeführt sind. Von 3 Nachamputationen endeten 2 tödtlich. Von den 106 Fällen waren 60 Gritti'sche Operationen aus traumatischer Veranlassung mit 22 Heilungen, 36 †, 2 Ausg. unbekannt, Mortalität = 62 pCt., 2 dafür substituirte Amputationen mit 2 Heilungen, 44 Operationen aus patholog. Veranlassung mit 26 Heilungen, 17 †, 1 in Behandlung geblieben, Mortalität = 39,5 pCt.; im Ganzen also 106 Operationen (incl. 2 Amputationen) mit 50 Heilungen, 53 †, 2 Ausgang unbekannt, 1 in Behandlung geblieben. Davon für Gritti'sche Operationen 48 Heilungen = 47,5 pCt., 53 † = 52,4 pCt. Für 72 Friedensoperationen mit 30 †, 1 in Behandlung geblieben (incl. 1 Amputation) betrug die Mortalität = 42,8 pCt.: a) für 27 Operationen aus traumatischer Veranlassung mit 14 Heilungen (55,5 pCt.), 13 † = 48,0 pCt.; dazu 1 Amputation mit 1 Heilung; b) für 44 Operationen aus patholog. Veranlassung mit 26 Heilungen, 17 †, 1 in Behandlung geblieben, also im Ganzen 72 Operationen (incl. 2 Amputationen) mit 41 Heilungen (58,5 pCt.), 30 † (42,8 pCt.), 1 in Behandlung geblieben. Mit Hinzurechnung von 40 ohne nähere Details über ihrem Ausgange nach bekannten Fällen (mit 15 †) ergiebt sich für 141 Operationen (mit 68 †) eine Mortalität von 48,0 pCt.

Was die Behandlungsdauer anbetrifft, so war dieselbe im Vergleich zu den concurrirenden Operationen eine verhältnissmässig lange; sie betrug, für 28 Friedensoperationen berechnet, im Durchschnitt 99,6 Tage, die kürzeste 29, die längste 273 Tage. — Ueber die functionellen Resultate konnte, abgesehen von den in der Literatur mitgetheilten Ergebnissen (17 Fälle), nur in 5 weiteren Fällen von den jetzt noch lebenden Operirten Auskunft erhalten werden. Von den Betreffenden, 2 Dienstmägden, 1 Kesselschmied und 2 Invaliden aus dem Feldzuge 1870/71, können sich 3 beständig und ohne Beschwerden, der 4. nur zeitweise auf den Stumpf aufstützen und ihrer Beschäftigung nachgehen; 3 bedienen sich eines gewöhnlichen Stelzfusses, der 4. eines künstlichen Beines mit Knie- und Fussgelenk, bei welchem eine im Schaft festliegende gepolsterte Messingplatte die Stützfläche für den Stumpf bildet. Bei dem 5., wo nachträglich eine Verkleinerung des Stumpfes eingetreten ist, gestattet die noch immer vorhandene Schmerzhaftigkeit der Stützfläche nur den Gebrauch eines Stelzfusses mit gepolstertem Trichter und Beckenstützpunkt.

In der Kriegschirurgie wurde die Gritti'sche Methode zuerst in dem Amerikanischen Secessionskriege in 1 Falle (†) 1862 in Anwendung gebracht; 1864 im zweiten Schleswig-Holsteinischen Kriege 10 mal mit 8 † = 80 pCt.; 1866 im Kriege gegen Oesterreich 8 mal mit 6 † = 75,0 pCt.; im Französischen Kriege 1870/71: a) in Preussischen Lazarethen 8 mal mit 5 † = 62,5 pCt.; b) in Bayerischen Lazarethen 6 mal mit 3 †, 2 unbekannt, Mortalität = 75,0 pCt. Zusammen in 33 Fällen mit 8 Heilungen, 23 † = 69,6 pCt., 2 mal mit unbekanntem Ausgange. Unter den 33 Operationen waren 28 mit näherer Angabe der Zeit und betrug die Mortalität bei innerhalb der ersten 24 Stunden ausgeführten Operationen 77 pCt., für die Operationen vom 2.—6. Tage 50,0, für die vom 7.—24. Tage 76,9, für die vom 35. Tage bis 8. Monat 50,0 pCt. Es ergaben hiernach die in den ersten Tagen nach der Verwundung ausgeführten und die späteren Operationen die günstigsten Resultate. Zum Vergleich liegen nur 12 Friedensoperationen aus traumatischer Veranlassung mit näheren Angaben vor, von welchen unter 6 am 1. und 2. Tage nach der Verletzung ausgeführten 3, und 6 späteren Operationen vom 6.—30. Tage 4 Todesfälle waren. Die durchschnittliche Behandlungsdauer der kriegschirurgischen Operationen betrug für 8 Fälle mit näherer Angabe 120 Tage, die kürzeste 27, die längste 230 Tage, während sie für 13 analoge Friedensoperationen 101,2 Tage betrug. Aus dem Kriege 1866 sind ausserdem noch 8 in Deutschland ausgeführte Operationen mit tödtlichem Ausgange bekannt, so dass mit Hinzurechnung dieser Fälle die Mortalität für die 41 Kriegsoperationen (mit 31 †, 8 Heilungen, 2 unbekannten

Ausgängen) 79,5 pCt. betrug. Hiernach ergiebt die Gritti'sche Methode in der Kriegschirurgie die ungünstigsten Resultate mit einer Mortalität von 74,2 bis 79 pCt. Sie würde also in der Mortalitätsscala zwischen und über den Oberschenkelamputationen stehen.

Die concurrirenden Operationsmethoden. Nimmt man für die mit der Gritti'schen Operation allein in Vergleich kommende Amputation im unteren Drittel des Oberschenkels einen Durchschnittsprocentsatz von 65—70 pCt. an, so wird die Mortalitätsziffer der Gritti'schen Operation noch immer nicht erreicht, und berücksichtigt man dabei, dass in denjenigen Fällen von Heilung, wo die Stumpffläche zur Körperstütze nicht verwandt werden kann, dieselbe Prothese wie für den Amputationsstumpf erforderlich wird, so erscheint der Vortheil der osteoplastischen Amputation vor der im unteren Drittel ein sehr zweifelhafter. — Die Exarticulation im Kniegelenk dagegen ist im Stande, ohne Knochenwunde einen in Bezug auf Prothese und Gebrauchsfähigkeit ausserordentlich günstigen Stumpf zu liefern, der selbst dem Unbemittelten den Gebrauch eines billigen Stelzfusses gestattet. Allein sie bringt die Gefahren langwieriger Eiterungen und Eitersenkungen und der Retraction der bedeckenden Haut mit sich. Wenn nun auch diesem Uebelstande nach den neueren Erfahrungen meistentheils durch die antiseptische Behandlung abgeholfen werden kann, so fällt ihm gegenüber für die als Vergleichsoperation in Betracht kommende transcondyläre Amputation die bessere Fixation und Vereinigung des vorderen Lappens mit der Sägefläche des Femur erheblich ins Gewicht. Volkmann, welcher die Operation in den Jahren 1870—73 27mal ausgeführt hat, hebt die vorzügliche Stumpfbildung als einen besonderen Vortheil der Methode hervor, welche hinsichtlich der Gebrauchsfähigkeit ein Resultat von 54,0 pCt. ergab. — Die supracondyläre Amputation kann, wenn die Zertrümmerung der Condylen des Femur mit nicht zu hoch hinaufgehenden Fissuren des Schaftes complicirt sind, ebenfalls in Anwendung kommen. Heineke (Erlangen) hatte bei 36 Operationen aus meist pathologischer Veranlassung eine Mortalität von 30,55 pCt. Die durchschnittliche Behandlungsdauer für die Geheilten betrug bei den supracondylären Amputationen 54, bei den transcondylären 48 Tage, die kürzeste bei letzteren 16, die längste 288 Tage. Nach der Statistik von Brinton zeigt sich dagegen in den Resultaten der supra- und transcondylären Amputation kein erheblicher Unterschied; die Mortalität betrug bei 79 transcondylären Amputationen 27,84, bei 82 supracondylären Amputationen 28,27 pCt.

In der Kriegschirurgie stellen sich die Resultate dieser concurrirenden Operationen bedeutend ungünstiger. Brinton berechnet für 211 im amerikanischen Secessionskriege vorgekommene Exarticulationen, unter welchen indessen auch transcondyläre Amputationen sind, eine Mortalität von 50 pCt. In den Kriegen 1864, 1866 und 1870/71 sind nur wenig Exarticulationen ausgeführt, in den früheren Kriegen ihre Resultate so ungleichmässige, dass nur durch eine Zusammenstellung der in den verschiedenen Kriegen ausgeführten Operationen ein annähernd richtiges Resultat gewonnen werden kann, als welches sich eine Mortalität von 55 pCt. ergiebt. Hiermit verglichen, ist die der supra- und transcondylären Amputationen im Nachtheil, indem die Mortalität bei 75 während dem Kriege 1870/71 in preussischen Lazarethen ausgeführten derartigen Amputationen 66 pCt. betrug, und zwar für supracondyläre (primäre und secundäre) gleichmässig 58, für transcondyläre 78 und 73 pCt. Auf dem Schlachtfelde kann noch neben der Amputation und conservirend-exspectativen Methode in denjenigen zweifelhaften Fällen, wo bei Eröffnung des Kniegelenks nicht zu weit gehende Zerstörungen der Gelenkflächen vorliegen, die Resection in Frage kommen.

Vergleicht man die Resultate der concurrirenden Operationsmethoden, so ergiebt sich für die Exarticulation die günstigste Mortalität mit 50—55 pCt., demnächst folgt die supracondyläre Amputation mit 58 pCt., die transcondyläre mit 60—73 pCt. und die Amputation im unteren Drittel mit 64—75 pCt., die Resection mit 60—84 und schliesslich die Gritti'sche Operation mit 74—79 pCt. Salzmann kommt darnach zu folgendem Resultat: Berücksichtigt man neben der hohen Mortalität noch die Nachtheile der complicirten, eine gewisse Geschicklichkeit und eine Zeit von mindestens 36 Minuten erfordernden Operationstechnik, — die leicht verletzbare, zum Transport wenig geeignete Stumpfbildung, bei welcher Verschiebungen der Patella und Blutungen aus der dicht unter den Wundrändern liegenden, dem Druck ausgesetzten Arteria poplitea entstehen können, — ferner die langwierige Heilungsdauer und deren unsichere Resultate, so gelangt man zu dem Schlusse, dass die Gritti'sche Methode sich weder auf dem Schlachtfelde, noch in den Feldlazarethen zur practischen Verwendung besonders eignet, mithin als kriegschirurgische Operation keinen besonderen Werth zu besitzen scheint.

4. Amputationen des Unterschenkels, Amputationen und Exarticulationen im Fussgelenk und am Fusse.

1) Hussey, E. L. (Oxford), Cases of secondary amputation of the leg. Medical Times and Gaz. Vol. I. p. 259, 316. (Beschreibt 7 secundäre Unterschenkel-Amputationen, von denen 3 tödtlich verliefen, ebenso wie drei primäre Amputationen.) — 2) Bardeleben, Vorstellung von Operirten mit besonderem Bezug auf Chloralinverbände. (Pirogoff'sche, Lisfranc'sche Fussabsetzungen etc.) Verhandlungen der Deutschen Gesellschaft für Chirurgie. Neunter Congress. I. S. 81 ff. — 3) Briddon, Caries of tarsus, gouging followed by amputation through ankle. New-York Medical Record. Febr. 7. p. 155. (24jähr. Frau mit Caries des Tarsus, vergebliches Evidement, Amputation nach Syme.) — 4) Ashhurst, John (Wm. H. Morrison) (Philadelphia), Subastragaloid amputation of the foot. Philadelphia Med. and Surg. Reporter. Nov. 27. p. 471. (Wurde wegen eines in der Krankheit acquirirten sehr üblen Klumpfusses mit bestem Erfolge und einem zum Gehen ausgezeichneten Stumpfe aus-

geführt.) — 5) Farabeuf, Bericht über zwei Denkschriften von Larger (Maisons-Laffitte): 1) Sur les causes de la déformation du moignon à la suite des amputations du pied en général. 2) Recherches anatomiques et statistiques sur les amputations du pied. Bull. et Mém. de la Soc. de Chirurgie. No. 1. p. 71. — 6) Sonrier, E., Gangrène sénile du pied; amputation de Chopart modifiée, guérison sans équinisme. Gaz. des Hôpitaux. No. 123. p. 971. — 7) Heath, (London), Crush of foot followed by gangrene. Amputation of metatarsus. Medical Times and Gaz. Vol. II. p. 99. (31 jähr. Mann, Quetschung des Fusses mit Risswunde durch ein auffallendes Piano; Absetzung des Fusses am 11. Tage; Heilung bei Abstattung des Berichtes noch nicht ganz vollendet.)

Bardeleben (2) stellte dem 9. Chirurgen-Congress einen nach Pirogoff, wegen Gangrän der Weichtheile auf beiden Seiten Operirten vor. Am r. Fusse wurde die Achillessehne durchschnitten und durch eine absichtlich angelegte Wunde in dieser Gegend ein Drain durchgelegt; am l. Fuss ist die Achillessehne nicht durchschnitten und ein Drain nur durch den äusseren Winkel eingelegt. Die Heilung ist auf beiden Seiten ganz gleich von Statten gegangen und irgend eine Differenz an den Stümpfen nicht zu bemerken. Der Pat. geht nicht bloss mit der Gehmaschine, die einer der Wärter gemacht und die sich sehr gut bewährt hat, sondern auch ganz frei, ohne Schuhe und selbst ohne Verband. Nach der Operation ist an beiden Füssen eine Knochennaht gemacht. Am r. Fusse wurde mit dickem Catgut genäht: diese Naht hat so gut wie gar nicht gehalten. Wenn sie gut hält, ist gewiss die Knochennaht ein Auxilium majus; aber es geht auch ohne das. Ein Steigbügel aus carbolisirtem Heftpflaster thut gute Dienste.

Starcke (Berlin) bemerkte hinsichtlich der Ausführung der Pirogoff'schen Operation, dass, wenn man bei derselben das sehr stark entwickelte Fettgewebe, das oberhalb des Proc. poster. calcanei zwischen der Achillessehne und Tibia liegt, entfernt, das resecirte Stück des Calcaneus so beweglich wird, dass man die Tenotomie der Achillessehne niemals zu machen braucht. Er hat die Coaptation der Knochenflächen nach der Ausräumung des Fettes so vollständig erzielt, dass keine Knochennaht, ja überhaupt keine Naht nöthig war. Die Cohäsion der Knochenplatten ist unter den genannten Umständen so gross, dass eine gewisse Kraft dazu nöthig ist, um die beiden Knochenflächen wieder von einander zu reissen.

Bardeleben stellte einen anderen Patienten vor, bei dem beiderseits die Lisfranc'sche Operation vorgenommen wurde, auch wegen Frostgangrän. Am r. Fuss ist das hervorragende Capitulum ossis metatarsi primi abgesägt worden, da es sonst nur mit nachtheiliger Spannung der Haut hätte bedeckt werden können. An dem anderen Bein war es nicht nöthig, dagegen war an demselben der Frostbrand auf dem Fussrücken so weit nach hinten vorgeschritten, dass man viel mehr von den dorsalen Weichtheilen fortnehmen musste, als man sonst fortzunehmen pflegt, und dass die Deckung von der Fusssohle nach oben hinaufgeklappt werden musste. Auch hier hat sich die Lage der Narbe inzwischen schon so verändert, dass man nach Jahr und Tag kaum eine Differenz wird nachweisen können. Pat. tritt ganz gut auf.

Den beiden Denkschriften von Larger (5), über welche ein Bericht vorliegt, zu Folge, sind die Deformitäten des Fusses, die nach partiellen Fussamputationen, namentlich der Chopart'schen beobachtet werden, nicht auf mechanische Ursachen zurückzuführen, sondern auf eine Muskel-Atrophie, die ihrerseits hauptsächlich die Folge einer acuten oder chronischen Entzündung verschiedener Gewebe, wie der Synovialhaut, der Sehnenscheiden, des Bindegewebes, der Knochen und Nerven ist. Als präventive und curative Behandlung schlägt L. vor, nach der Operation, sobald es der Zustand der Narbe gestattet, alle Mittel anzuwenden, welche die Thätigkeit der Muskeln und Gelenke anregen, wie Bäder, Frictionen, Massage, Electricität, ferner den Stumpf nur bis zu vollendeter Vernarbung zu immobilisiren, dann aber alle gegenwärtig gebrauchten Apparate zu verwerfen, die den Stumpf vollständig unbeweglich halten, sich dem freien Spiel der Gelenke und Muskeln widersetzen und so die Atrophie der Muskeln, die Ursache der Deformität des Stumpfes, begünstigen. — Für die Ausführung der Operation empfiehlt er einen sehr langen und an seiner Basis sehr dicken, die dortigen Weichtheile conservirenden Plantar- und einen sehr kurzen Dorsal-Lappen, Vermeidung der Eröffnung der Sehnenscheiden, genaue oberflächliche und tiefe Wundnaht, Compression der Muskeln, um sie zu immobilisiren u. s. w. — Von grösserem Interesse als die vorstehenden theoretischen Erwägungen, die auch in der chirurgischen Gesellschaft, wo sie vorgetragen wurden, keinen grossen Anklang fanden, sind die statistischen Untersuchungen L.'s aus den, wie er anführt, „schlecht gehaltenen" Registern über die grossen Operationen in den 10 grossen Pariser Hospitälern (Pitié, Hôtel-Dieu, Lariboisière, Beaujon, Necker, Saint-Louis, Charité, Clinique, Cochin, Saint-Antoine) bis zum 1. Januar 1878 (von einem unbestimmten, für die einzelnen Hospitäler von 1836 bis 1875 variirenden Anfange an), insbesondere über die ausgeführten Fussabsetzungen, bei denen die totalen und partiellen unterschieden werden.

A. Totale Fuss-Amputationen (näher specificirt oder nicht).

Supramalleoläre	122 mit	63 Hlg.,	47 †	u. 12	Calamit.*)
Tibiotarsale	38 „	28 „	11 „	„ 1	„
Amp. d. Fusses	111 „	64 „	39 „	„ 8	„

Summa: 271 mit 118 † = 43,54 pCt. oder nach Abzug der 21 Calamitäten = 34,44 pCt.

B. Partielle Fuss-Amputationen (näher angegeben oder nicht).

Sub astragalo	21 mit	16 Hlg.,	5 †	und 2	Calamitäten
Chopart	38 „	24 „	7 „	„ 7	„
Lisfranc	7 „	5 „	1 „	„ 1	„
im Metatarsus	3 „	2 „	— „	„ 1	„
unbestimmt	11 „	10 „	1 „	„ —	„

Summa: 80 mit 23 † = 28,75 pCt. Mortalität, oder 17,39 pCt. nach Abzug der Calamitäten.

Der Fall von Sonrier's (6) Chopart'scher Exarticulation ist in mehreren Beziehungen bemerkenswerth:

---

*) Calamitäten nennt L. diejenigen Todesfälle, die der Operation selbst nicht zuzuschreiben sind, also bei Krebs, Tuberculose, multipler Verletzung, intercurrenten Krankheiten u. s. w.

Bei einem 64jähr. Landmann war nach der Operation eines eingewachsenen Nagels der linken grossen Zehe eine Gangrän derselben aufgetreten, wonach eine Exarticulation derselben nebst dem Metatarsalknochen ausgeführt wurde; die Gangrän ging indessen weiter und wurde die Chopart'sche Exarticulation mit einem grossen Plantarlappen ausgeführt, Vereinigung der Wunde mit Nähten und Collodiumstreifen; Erhebung und Haltung des Fussstumpfes unter einem rechten Winkel bis zur Heilung durch steigbügelartige Pflasterstreifen, deren Enden über der Wade befestigt wurden. Heilung in 3 Monaten vollendet. Pat. ging danach mit dem Stumpfe in einem runden, gepolsterten Schuh, einer Art von Stelzfuss, sehr gut und lange, ohne Ermüdung und Schmerz. Er konnte später die schwersten ländlichen Arbeiten verrichten, in einem Tage 30 Kilometer ohne Stock gehen; die Unterschenkelmuskeln waren nicht atrophisch, keine Stellungsveränderung des Fusses, keine Ankylose vorhanden.

S. schreibt mit Recht der langen Lappenbildung und der Erhaltung des Fusses in rechtwinkeliger Stellung durch seinen Verband das günstige functionelle Resultat zu.

II. Resectionen.

1. Allgemeines. Gesammelte Casuistik und Endresultate der Resectionen.

1) Péan, Des opérations sur les os. (Polytritour.) Gaz. des hôpit. No. 44. p. 345. — 2) Poinsot, G. (Bordeaux), De la méthode de Lister dans les résections pathologiques des os et les abcès ossifluents. Journ. de méd. de Bordeaux No. 48, 49. (Bespricht das genannte Verfahren unter Anführung einiger Operationsfälle.) — 3) Marsh, Howard (London), On the treatment of chronic inflammatory affections of the joints in childhood, with especial reference to excision. Lancet. Vol. II. p. 167. (Clinischer Vortrag; nichts von Belang.) — 4) König, F. (Göttingen), Die Erfolge der Resectionen bei tuberculösen Erkrankungen der Knochen und Gelenke unter dem Einfluss des antiseptischen Verfahrens. Arch. für clin. Chir. Bd. 25. S. 580. Verhandlungen der deutschen Gesellschaft für Chirurgie. Neunter Congress. II. S. 1. — 5) Mathe, Jacob, Aus der chirurgischen Clinik des Hofr. Prof. v. Dumreicher. Resectionen. Wiener med. Blätter No. 26, 27. — 6) Pradignac, Paul, Etude sur l'ostéotomie, son indication, ses résultats. Thèse de Paris. (Anwendung der Osteotomie bei rachitischen Verkrümmungen, Ankylosen, fehlerhaftem Callus und Genu valgum. Bietet für deutsche Chirurgen nur Bekanntes.)

Nach den Angaben von Péan (1) ist von Mathieu ein Polytritour genannter Apparat construirt worden, der hauptsächlich für Operationen an den Knochen bestimmt ist. Er besteht aus einem mit einer Curbel in Bewegung zu setzenden Räderwerk, das mittelst eines Schraubstocks an einer Bett- oder Stuhllehne befestigt wird, ferner aus einem mehrere Fuss langen biegsamen Transmissions-Kabel, das zu einem Handgriff führt, in welchem Einsatzstücke von der verschiedensten Form und zur Ausführung der verschiedensten Manipulationen befestigt werden können, also Kreissägen, Trepankrone, diverse Bohrer u. s. w. Ohne Ermüdung für den Chirurgen kann derselbe damit Knochenstücke von beliebiger Form aussägen, Löcher bohren, das Evidement ausführen u. s. w.

König (4) bespricht die Erfolge der Resectionen bei tuberculösen Erkrankungen der Knochen und Gelenke unter dem Einfluss des antiseptischen Verfahrens. Mit der Einführung des antiseptischen Verfahrens, durch welches man einen Theil der ungünstigen Erfolge, die durch accidentelle Wundkrankheiten herbeigeführt waren, mehr und mehr auf ein Minimum zu reduciren lernte, brach sich auch die Hoffnung Bahn, man werde durch die frühzeitige Entfernung der als locale Tuberculose erkannten Krankheit die Gefahren beseitigen, welche ihren Trägern aus dem langen Bestehen insofern erwachsen müssen, als der locale Process sich verallgemeinerte. So bildete sich allmälig bei Vielen die Meinung aus, dass man unter dem Schutze des antiseptischen Verfahrens von nun an weit mehr brauchbare Glieder erhalten und mehr Menschen vor dem Tode an accidentellen Wundkrankheiten nicht nur, sondern auch an allgemeiner Tuberculose schützen würde. K. hat nun über die von ihm gemachten Erfahrungen einen vorläufigen Ueberblick in dieser Beziehung zu gewinnen versucht. Dieselben beziehen sich auf im Ganzen 117 Resectionen, welche in einem mit dem Herbst 1879 abschliessenden Zeitraum von etwa $3\frac{1}{2}$ Jahren ausgeführt und bis zum April 1880 in ihren Geschicken ziemlich genau verfolgt worden sind. Diese 117 Operationen vertheilen sich auf die einzelnen Extremitäten-Abschnitte folgendermaassen:

Untere Extremität 89.		Obere Extremität 28.	
Knie . . .	43	Schulter . .	5
Fuss . . .	25	Ellenbogen	17
Hüfte . .	21	Hand	6
	89		28

Von den 117 sind: gestorben . . 25
gebeilt . . . 74
ungeheilt . . 18

Davon später durch Amputation geheilt 14.

Indem sich K. zunächst den geheilten Kranken zuwendet, giebt er die Erklärung ab, dass er unter Heilung einer Gelenkoperation den Vorgang verstehe, bei welchem nicht nur die Weichtheilwunde geschlossen ist, sondern auch die Gelenkenden sich in dem Zustande der Reparation befinden, dass sie wieder gebraucht werden können; die Heilungsdauer ist demnach die Zeit von der Stunde der Verletzung bis zu dem Moment, in welchem der Kranke sein Glied zu gebrauchen beginnt. Primärheilung bedeutet dann das Ideal der Heilungsvorgänge, das Zusammenwachsen der ganzen, der Weichtheil- und Knochenwunde, ohne Eiterung und die ungestörte Reparation der für die Resection wichtigsten Theile der Gelenkenden bis zu dem Moment, in welchem das Glied gebraucht werden kann. In diesem Sinne hatte er nun bei tuberculösen Gelenkresectionen leider nur sehr wenige Primärheilungen zu verzeichnen. Freilich, wenn man die Zusammenstellungen recht früh, nach den ersten 3—4 Wochen macht, dann würde man eine recht erklecklische Anzahl primärer Heilungen zu verzeichnen vermögen. Solche Fälle, wie der, dass eine Kniegelenksresection ohne Eiterung sammt den Drainlöchern zuheilte, der scheinbar Geheilte sogar im Gypsverband herumlief und in der 7. Woche die Tuberculose wieder aus der ganzen vernarbten Schnittlinie herauskam und nicht endete, bis zum Tode des Kranken an allgemeiner Tuberculose, sind sehr belehrend für diese Frage. Zum Glück sind sie nicht so häufig, als die Fälle, in welchen es nicht so lange dauert. Die ganze Wunde geht primär zu, es sieht Alles wunderschön aus, etwa bis zur 3., 4. Woche, dann kommt plötzlich wieder Granulation, sei es aus dem alten Drainloch oder aus einem Nadelstich oder aus der Narbenlinie. Die Granulation nimmt tuberculösen Character an, sie bleibt beschränkt, oder sie nimmt allmälig wieder einen grossen Theil der Nahtlinie ein. Es etablirt sich also an dem resecirten Glied wieder in der Narbe eine aus der Tiefe kommende Localtuberculose, welche in manchen Fällen bald, in manchen spät, in manchen gar nicht ausheilt. — Scheidet man alle diese Fälle, deren gewiss zwanglos 30 bis 40 aufgezählt werden könnten, aus, so bleiben wirklich primär geheilte Gelenke in K.'s Sinne nur 4; es waren 2 Kniegelenke, welche im späten Stadium der Tuberculose resecirt wurden, und 2 resecirte Metatarsi. Ausser diesen 4 Fällen heilten alle übrigen, wenn sie auch, wie oben ausgeführt wurde, zu einem grossen Theil Anfangs ganz ohne Eiterung blieben, in der Folge und der Rest gleich von vornherein auf dem Wege der partiellen Secundärheilung, und zwar in der Regel auf dem Wege der tuberculösen Granulationsbildung. Aus diesem Grunde war denn auch bei ihnen, selbst wenn keine anderweitigen Complicationen (Abscess, Sägerandnecrose, beide selten) sich hinzugesellten, die Heilung eine sehr viel protrahirtere, als die bei den gleichen Verletzungen nicht tuberculöser Gelenke. K. hat bei 60 Fällen die Heilungsdauer annähernd feststellen können. Wenn man dabei im Allgemeinen als Desiderate der Heilung Brauchbarkeit des Gliedes und Zuheilung der Fisteln aufstellt, so will K. die Verantwortung dafür nicht übernehmen, dass das zweite Desiderat, die Zuheilung des letzten kleinen Fistelchens, gerade bei allen Fällen genau festgestellt gewesen wäre. Fasst man unter diesem Vorbehalt die Fälle so zusammen, welche bis zu $^1/_2$, bis zu 1, bis zu $1^1/_2$, bis zu 2 Jahren, und die, welche auch nach dieser Zeit noch nicht heil waren, so gestaltet sich das Ergebniss folgendermaassen:

Heilungsdauer.

Primär geheilt	4
Nach ½ Jahre	34
" 1 "	17
" 1½ "	4
" 2 "	7
" längerer Zeit	4
Unbekannt	4
	74

Mit Rücksicht auf die Heilungsdauer resecirter tuberculöser Gelenke aus früherer Zeit, für die K. zwar keine genauen Zahlen anzuführen vermag, hat er aber doch entschieden den Eindruck, dass, wenn man berücksichtigt, dass 38 aller Operirten, also über 50 pCt., innerhalb eines halben Jahres ausgeheilt waren, die Heilungsdauer eine kürzere geworden ist. — Betrachtet man aber die Misserfolge, die sich aus den Fällen, bei welchen eine Heilung überhaupt nicht, oder erst nach Entfernung des Gliedes zu Stande kam, und aus den Todesfällen summiren, so gehören der ersten Gruppe an 18; bei 4 von ihnen kam eine Ausheilung der tuberculösen Resectionswunde überhaupt nicht zu Stande, sie entzogen sich weiterer Behandlung, waren zum Theil auch bei ihrer Entlassung bereits anderweit tuberculös. Bei 14 Fällen wurde, meist nachdem auch wiederholte nachträgliche Operationen (Auskratzung etc.) die Heilung nicht zu Wege zu bringen vermochten, amputirt, in der Regel, weil man glaubte, die Verantwortung in Beziehung auf Entwickelung allgemeiner Tuberculose nicht länger tragen zu dürfen. Ausser 1 Patienten, welcher von einem gangränösen Decubitus aus septicämisch wurde, kamen die Amputirten sämmtlich zur Heilung. Auch diese Gruppe liefert den Beweis von der Unzulänglichkeit des antiseptischen Verfahrens in Beziehung auf Beseitigung der Localtuberculose. Die Zahl 18 entspricht gewiss einem verhältnissmässig hohen Procentsatz in der gedachten Richtung (16 pCt.). In Betreff der Todesfälle wird jetzt ohne Weiteres zugegeben sein, dass die Eingriffe, welche man jetzt unter antiseptischem Regime an solchen Gelenken vornimmt, in einer Richtung einen sehr viel günstigeren Verlauf nehmen, als dies früher der Fall war. Dafür sprechen auch K.'s Zahlen, obwohl sich gerade bei den Resectionen dieses Zeitraums einige Unglücksfälle cumulirt haben, welche das Gesammtergebniss in nicht ganz berechtigter Weise verschieben. Es sind dies die 2 Fälle von Tetanus, welche bei 2 ganz aseptisch verlaufenden Operationen zum Tode führten. Mit ihnen zusammen ergiebt sich, da 3 Kranke an Sepsis erlagen, ein Procentsatz der Mortalität von 4,5; rechnet man sie ab, so bleiben ca. 2,4. Aber noch eine weitere Zahl verschlechtert die Mortalitäts-Statistik. Es sind 2 Fälle von Carbolintoxication, welche sich ebenfalls bei Knieresectionen ereignet haben; es sind überhaupt die einzig sicher constatirten Fälle aus der Berichtszeit; sie belasten allerdings direct das antiseptische Verfahren. Wenn man diese 7 Todesfälle von den 25 absieht, so bleiben noch 18 übrig; sie sämmtlich fallen der Verallgemeinerung der Tuberculose zur Last. Somit waren bereits bis jetzt 16,3 pCt. sämmtlicher wegen Localtuberculose operirter Personen der allgemeinen Tuberculose zum Opfer gefallen. Die Zahl der Opfer ist aber damit offenbar noch lange nicht geschlossen. Denn K. weiss jetzt bereits, dass weitere 9 Personen an unheilbarer Tuberculose, die meisten an tuberculöser Lungenphthise, laboriren. Zählt man diese Kranken zu den bereits Gestorbenen hinzu, so ergiebt sich die traurige Thatsache, dass bereits 4 Jahre nach den ersten Operationen 21,5 pCt. sämmtlicher Operirten tuberculös geworden sind.

Wenn auch zugegeben werden muss, dass die ganze Zahl der Operirten zu klein ist, um sichere Schlüsse daraus zu ziehen, und wenn es mehr als ein unglücklicher Zufall angesehen werden muss, unter 21 Hüftresecirten 10 durch allgemeine Tuberculose zu verlieren, so scheint doch das aus den Beobachtungen hervorzugehen: ein wesentlicher Einfluss auf den Gang der Krankheit selbst ist bis jetzt durch die antiseptische Operation nicht erzielt worden.

Die von Mathe (5) beschriebenen Resectionen aus v. Dumreicher's Clinik betrafen 15 männliche und 14 weibliche Personen. Es wurden ausgeführt: 2 Resectionen des Oberkiefers, 2 Männer, wegen Carcinom und Phosphor-Necrose (†); 4 Resectionen am Unterkiefer (3 M., 1 W.), nämlich 3mal wegen Phosphor-Necrose, darunter eine Totalresection des Unterkiefers und 1mal (Mittelstück) wegen Epitheliom (†); 1 Resection des Oberarmkopfes wegen Carcinom (M.); 6 Resectionen im Ellenbogengelenk (1 M., 5 W.) wegen Caries; 3 Resectionen von Phalangen (1 M., 2 W.) wegen Caries und Necrose; 1 Resection im Hüftgelenk (W.) wegen Caries; 3 Resectionen im Kniegelenk (2 M., 1 W.) wegen Tumor albus, Contractur, Gonitis (†); 2 Resectionen im Fussgelenk (W.) wegen Caries; 7 Resectionen an den Metatarsalknochen und Phalangen der Zehen (5 M., 2 W.) wegen Caries und Necrose.

2. Resectionen am Schulterblatt und Schlüsselbein.

1) Gies, Th., Beiträge zu den Operationen an der Scapula. Deutsche Zeitschr. für Chirurg. Jahrg. XII. S. 551. — 2) Bellamy, Edward (London), On a case of excision of the scapula. Lancet. Vol. II. p. 889. — 3) Hill, Berkeley (London), Sarcoma of the scapula; removal of the growth, together with the body of the scapula; death from septicaemia. Brit. med. journ. Vol. I. p. 478. (25jähr. schwächlicher Mann; Durchsägung der Scapula am Collum; Dauer der Operation 1 Stunde; grosser Collapsus; 30 Stunden nach der Operation Bluttransfusion, 45 Stunden nach ersterer Tod.) — 4) Lund, Edward (Manchester), On a case in which one-third of the clavicle, the whole of the scapula, and the upper extremity were removed for sarcomatous growth around the shoulder-joint. Ibid. Vol. II. p. 617. — 5) Mc Gill, A. F. (Leeds), Note on a case of amputation of the arm with scapula and part of clavicle. Ibid. p. 709.

Gies (1) berichtet im Eingange einer grösseren Arbeit über die Operationen an der Scapula zunächst über zwei von ihm an derselben ausgeführte Resectionen:

32jähr. Hauptmann, der 1866 einen Schuss durch das l. Schulterblatt und Schultergelenk erhalten, aber trotz fortwährender Eiterung der unter dem Schlüsselbein gelegenen Austrittsöffnung den Feldzug von 1870 bis 1871 als Compagnie-Chef mitgemacht hatte, bekam 1876 nach einem Sturz mit dem Pferde einen grossen Abscess in der l. Fossa infraspinata, der mehrere Wochen zur Ausheilung bedurfte. In demselben Jahre neue Bildung eines Abscesses an derselben Stelle und an der Hinterfläche des l. Oberarms. Die Exploration ergab Necrose eines Theiles der Scapula. Durch einen ⌐-Schnitt und Elevatorien wurde die Fossa infraspinata freigelegt und dieselbe mit Meissel, Hammer und Lüer'scher Hohlmeisselzange nebst dem medialen Stück der Spina scap. fortgenommen. Schnelle Heilung unter Lister-Verband mit vollständiger Erhaltung der früheren, eine Erhebung des Armes nur bis 45° ermöglichenden Functionen.

14jähr. Knabe, vor 2 Jahren von einem Baume gefallen, zeigte an der l. Fossa infraspinata 3 Fisteln und Necrose des Schulterblattkörpers. Resection jenes Knochentheils mittelst derselben Schnittführung wie im vorigen Falle. Lister-Verband; Heilung in 6 Wochen. Pat. nach 1 Jahr an Miliar-Tuberculose gestorben.

Nach einer Uebersicht über die vorhandene Literatur und die Ansichten verschiedener Chirurgen über die Operationen am Schulterblatt führt G. aus der gesammten von ihm gesammelten, 205 Fälle umfassenden Casuistik 80 totale Exstirpationen der Scapula an, nämlich 21 mit gleichzeitiger Entfernung der oberen Extremität, 9 nach vorausgegangener ebensolcher, 37 einfache Total-Exstirpationen, 11 mit gleichzeitiger und 2 nach vorausgegangener Resection des Oberarmkopfes. — Die Krankheiten, welche zu diesen Operationen Veranlassung gaben, vertheilen sich wie folgt: Carcinom 21, Sarcom 8, Enchondrom 6, nicht näher bezeichneter Tumor 4, Necrosis 6, Caries 3, Schussverletzung 16, Fractura commin. 3, Maschinenverletzung 4, Osteophyte 1, fraglich 8. Todesfälle, die in directem Zusammenhang mit der Operation standen, sind 12 zu verzeichnen: je 2 an Erschöpfung 7 Tage und innerhalb der ersten 24 Stunden nach der Operation, je 1 an chronischer Chloroformvergiftung, Erysipel, Hämorrhagie, gleich nach der Operation, Gangrän, Eitersenkung, am 4. Tage, an Bronchitis. Bei 2 ist die Ursache des Todes nicht näher angegeben; 1 Todesfall an Marasmus. 17mal recidivirten die Neoplasmen und führten Exit. let. herbei. Lange entfernte man, wenn die Exarticulat. bum. nicht schon vorher gegangen war, gleichzeitig mit dem Schulterblatt den ganzen Arm, da man wahrscheinlich von dem Glauben ausging, dass der Oberarm, ohne die Cavit. glenoid. scap. ein unnützes, vielleicht überflüssiges Appendix des Körpers sei. — Von den 21 Exstirpationen der Scapula mit gleichzeitiger Entfernung der oberen Extremität wurden ausgeführt: 5 wegen Carcinom (davon 3 † an Recidiv, 1 Heilung, 1 Ausgang fraglich), 3 wegen Sarcom (1 Heilung, 1 † an Collaps, 1 an Hämorrhagie), 2 wegen Enchondrom (1 Heilung, 1 † am 4. Tage), 6 wegen Schussverletzung (sämmtlich geheilt), 4 wegen Maschinenverletzung (3 Heilungen, 1 † an Erschöpfung), 1 nicht angegebene Ursache, † nach einigen Monaten an Recidiv. Von den Exstirpationen der Scapula nach vorausgegangener Entfernung der oberen Extremität wurden ausgeführt: 3 wegen Carcinom (2 Heilungen, 1 † an Recidiv), 3 wegen Sarcom (2 Heilungen, 1 † an Recidiv), 1 wegen Caries (Heilung), 2 wegen nicht näher angegebener Neoplasmen (2 † an Recidiv). B. v. Langenbeck war 1850 der Erste, welcher die Totalexstirpation der Scapula mit Zurücklassung der oberen Extremität, sowie des Proc. coracoid. wegen eines erweichten Enchondroms ausführte. Ihm folgte 1853 v. Bruns, gleichfalls mit Erhaltung des Proc. coracoid. und des Acromion. Im J. 1855 entfernte v. Langenbeck das Schulterblatt im Zusammenhang mit allen seinen Fortsätzen und einem Theil der Clavicula. — Von 37 Totalexstirpationen wurden ausgeführt: 12

wegen Carcinom (davon 3 Heilungen, 9 † an Recidiv), 2 wegen Sarcom (1 Heilung, 1 † an Recidiv), 2 wegen Enchondrom (1 † an Erschöpfung, 1 an chronischer Chloroformvergiftung), 1 wegen Osteophyten (Heilung), 4 wegen Necrosis (sämmtlich Heilungen), 1 wegen Fractur († innerhalb der ersten 24 Stunden), 2 wegen nicht genauer angegebener Tumoren (1 Heilung, 1 † an Bronchitis), 4 wegen nicht angegebener Ursachen (davon 3 Heilungen, 1 nicht angegeben), 9 wegen Schussverletzungen (davon 6 Heilungen, 1 † an Erysipel, 2 nicht präcisirt). — Was die Functionsfähigkeit anbelangt, so war dieselbe in 4 Fällen als sehr gut zu bezeichnen, in 4 Fällen gut, in 4 Fällen brauchbarer Arm, in 5 Fällen ziemlich gut, in 2 Fällen erträglich, in 1 Fall nicht invalide (nach Otis), in 4 Fällen unbrauchbar, also hatten von 24 20 den Gebrauch des Gliedes nicht eingebüsst. — Mit gleichzeitiger Resectio cap. hum., 11 Fälle; davon wurde 1 wegen Carcinom (Heilung), 2 wegen Enchondrom (1 vorzügliche Heilung, 1 Erfolg unbekannt), 2 wegen Necrosis (2 Heilungen), 2 wegen Fractur (1 Heilung, 1 † gleich nach der Operation), 1 wegen Schussverletzung († an Gangrän), 1 wegen Caries († an Eitersenkung), 2 Ursache nicht angegeben (1 Erfolg unbekannt, 1 † an Recidiv) ausgeführt. Die Functionsfähigkeit des Armes war je 1 mal sehr gut, gut, ziemlich gut, in 2 Fällen nicht angegeben. — Totalexstirpation nach Resect. cap. hum. 2 Fälle, 1 wegen Caries necrot. (Heilung, gebrauchsfähiger Arm), 1 Ursache nicht angegeben (Heilung erfolgreich).

Die Ausführung der Schulterblatt-Exstirpation wird in den Fällen, in welchen zugleich der Arm mit exarticulirt werden muss, auf nicht allzu grosse technische Schwierigkeiten stossen, indem man nach dem Vorschlage von Roser zuerst die äussere Schlüsselbeinhälfte reseciren und dann die Art. subclavia unterbinden muss, da hierdurch das Schulterblatt bedeutend mobiler und einem allzu grossen Blutverluste vorgebeugt wird. Auf diese Art hat auch Esmarch operirt; dann ist gleichfalls dem Vorgange desselben gemäss, nach Durchschneidung des Pectoralis vor der Achselhöhle, Bildung eines grossen vorderen Lappens am besten. Hierauf schreitet man zur Ausschneidung eines grossen hintern Lappens, welchen man durch Lospräpariren der Haut bis zur Basis scap. erhält. Jetzt werden die das Schulterblatt mit dem Rumpf verbindenden Mm. trapezius, rhomboid. maj. et min., levat. ang. scap., serrat. antic. maj. durchtrennt, das Schulterblatt an seinem unteren Winkel gefasst, nach oben vom Rumpf abgezogen und der Subscapularis entweder wo es die Krankheitsursache erlaubt, belassen, oder wo nicht, mit fortgenommen. Zuletzt wird der den Proc. coracoid. mit den Rippen in Verbindung setzende Pector. min. durchtrennt. Die Art. subscapul., als das hauptsächlichste Gefäss, muss bei dem vorletzten Acte der Operation natürlich berücksichtigt werden. Bei dieser Art der Schnittführung, wie sie Esmarch angegeben, nach vorheriger Unterbindung nach Roser, bluten nur wenige und unbedeutende Muskeläste. — Ob man den Arm gleichzeitig mit exarticuliren muss, oder ob die Resect. cap. hum. schon genügt, wird sich ohne Zweifel bei Eröffnung des Schultergelenks herausstellen. — Hat man durch die eine oder andere der zahlreich vorgeschlagenen Schnittführungen den Körper des Schulterblatts blossgelegt, so gilt es jetzt, die die Scapula mit dem Arm und Rücken in Verbindung setzenden Muskeln zu durchtrennen, je nach den geführten Schnitten wird man, vom inneren Rande oder von der Spina aus beginnend, die Scapula wieder an ihrem unteren Winkel fassen, vom Rumpf abheben und durch seichte Messerzüge vom Subscapularis lostrennen. Hierauf wird die Verbindung des Acromion mit der Clavicula getrennt, oder, wo nöthig, das äussere Ende der letzteren mit resecirt, sodann die Gelenkkapsel hart am Cap. hum. eingeschnitten. Stellt sich nun heraus, dass der Gelenkkopf des Humerus mit participirt an der Erkrankung der Scapula, so kann derselbe resecirt werden. Wie bei der Exstirp. scap. mit gleichzeitiger Exarticul. hum. die Lostrennung der Muskeln vom Process. coracoid. den Schluss bildet, so auch hier. Ist das Acromion nicht mit erkrankt und stellt die Zurücklassung desselben ein Recidiv nicht in Aussicht, so ist es nach Fergusson für die Erhaltung der Schulterform und die spätere Gebrauchsfähigkeit des Arms von grossem Nutzen und Wichtigkeit, dies zu erhalten. Wird dasselbe hingegen mit fortgenommen, so geht der Rath von Roser dahin, auch das äussere Ende der Clavicula zu reseciren, da sonst dieser vorspringende Knochen bei der Vernarbung sehr hinderlich wird. Scrupulöseste Unterbindung der Blutgefässe und ein lege artis angelegter Lister'scher Verband, welcher den Arm zum grössten Theil einschliesst und an den Thorax befestigt, sind erforderlich.

Von Amputationen der Scapula hat G. 34 Fälle verzeichnet, welche in Folge nachstehender Krankheitsursachen vollzogen wurden: Carcinom 10, Sarcom 6, Enchondrom 3, Caries 3, Schussverletzung 4, Necrose 4, Myxoma ossificans 1, Maschinenverletzung 1, fragliche Ursache 2. Von diesen 34 Operirten starben 8 bald nach der Operation, und zwar: 3 an Pyämie nach 21—24 Tagen p. operat., 3 an Collaps nach 1 resp. 7—24 Stunden, 1 an Erschöpfung durch Eiterung, 1 an Hämorrhagie, 4 erlagen einem Recidiv, bei 1 ist die Todesursache nicht angegeben. Was den Ausgang der Operationen anbelangt, die in Folge von Carcinomen unternommen sind, so wurden 3 definitiv geheilt, 4 recidivirten, 1 nach 6 Wochen, 1 nach 12 Monaten, 1 erst nach 4 Jahren, das vierte Recidiv machte Exstirp. scap. nöthig. Die drei restirenden endeten tödtlich, 2 davon an Collaps, die Todesursache des dritten ist unbekannt. Bei den Sarcomen sind 4 Heilungen beobachtet, 1 Todesfall an Pyämie nach 24 Tagen, 1 an Erschöpfung nach 7 Stunden. Von den 3 Enchondromen wurden 2 geheilt, 1 nach 4 Wochen unter Lister, der dritte starb an Pyämie nach 3 Wochen. Von den 3 wegen Caries Operirten starben 2 in Folge Recidiv (Tuberculose?), 1 wurde geheilt. Unter den 4 Schussverletzungen heilten 2, 1 starb an Pyämie nach 24 Tagen, 1 an Hämorrhagie. Die 4 Necrosen genasen insgesammt. Myxoma ossificans sowie Maschinenverletzungen heilten. Von den 2 durch nicht bezeichnete Ursachen veranlassten Operationen hatte die eine einen günstigen Ausgang, die andere tödtlichen durch Erschöpfung an Eiterung. Die Gebrauchsfähigkeit der Extremität war in 15 Fällen eine vollkommen gute zu nennen, in 2 ziemlich gut, in 1 Fall wurde der Arm gänzlich unbrauchbar, bei dreien ist nichts darüber angegeben. Die Weichtheilschnitte, wie wir sie oben für die Exstirp. scap. angegeben, werden bei der Amputation im Grossen und Ganzen ihre Geltung wiederfinden, nur hier vielleicht etwas weniger ausgiebig. Zur Durchtrennung des Collum scap. braucht man weder das Osteotom, noch die Kettensäge, sondern man kommt einfach und ebenso sicher zum Ziele, wenn man die Langenbeck'sche Stichsäge, die Liston'sche Knochenscheere oder einige gute Hohlmeissel zur Hand hat. Man wird stets gut thun, die Durchtrennung des Knochens als den schwierigsten und mitraubensten Act der Operation zuerst vorzunehmen, weil sich dies leichter ausführen lässt, so lange die Scapula noch fixirt ist. Es dürfte sich daher empfehlen, vor allen Dingen die Spina am Acromion zu durchtrennen und dann nach Durchschneidung der Mm. supra- et infraspinat., wo sie das Collum decken, unter Leitung des Fingers das freigelegte Collum zu durchsägen. Ist das Blatt von seinen Fortsätzen getrennt, so werden die Muskeln vom inneren und äusseren Rande durchschnitten, dasselbe vom Rumpf nach oben abgehoben und vom Subscapularis losgelöst. Ein Lister'scher Verband wird den Oberarm am Thorax befestigen und beide umschliessen.

Von den Resectionen der Gruben wurde 20 mal die Fossa infraspin., 3 mal die Fossa supraspin. excidirt, bei 4 Fällen ist nichts angegeben. Indicationen waren folgende: Carcinom 2, Sarcom 5, Enchondrom 3, Schussverletzung 7, Necrose 4, Exostose 2, Maschinenverletzung 1, Fract. comm. 1, fraglich 2. Von diesen starben 4 bald nach der Operation und zwar: 2 an Hämorrhagie nach 48 Stunden und 4 Tagen, 2. am 9. und 12. Tage. Bei 1 entwickelte sich Recidiv nach 1 Jahre, bei 1 Tuberculose nach 1½ Jahren, bei 1 Metastasen in den Lungen nach 14 Tagen, bei 1 ist die Todesursache nicht angegeben. Die beiden Carcinome wurden geheilt. Von den 5 Sarcomen wurde 1 geheilt, in 1 Fall trat nach 1 Jahr Recidiv auf, in einem anderen erforderte das auftretende Recidiv Exstirp. scap., der 4. endete nach 12 Tagen tödtlich, über den Ausgang des 5. verlautet nichts. Von 3 Enchondromen endeten 2 tödtlich, 1 an Hämorrhagie nach 48 Stunden, 1 an Metastasen in den Lungen, das 3. wurde geheilt. Die 2 Exostosen genasen. Unter den 7 Schussverletzungen kamen 5 Heilungen vor, die 6. endete tödtlich durch Hämorrhagie am 4. Tage, die 7. am 9. Tage. Die 4 Necrosen genasen alle, ein Fall endete an Tuberculose nach 1½ Jahren. Die Maschinenverletzungen sowie die Fractur wurden geheilt. Von den 2 Fällen, deren Operationsursache nicht angegeben ist, wurde der eine geheilt, der andere starb. Was die Gebrauchsfähigkeit des Gliedes anbelangt, so war dieselbe in 6 Fällen als vollkommen zu bezeichnen, in 2 Fällen beschränkt, in je 1 Fall schlecht, sehr schlecht, vollkommene Ankylose, Gebrauchsfähigkeit wie vor der Operation, in 7 Fällen ist nichts angegeben.

Resectionen eines Winkels oder Randes wurden 12 mal ausgeführt, und zwar 8 mal der Ang. inf., 2 mal Ang. sup. int., 1 mal Ang. sup. ext., 1 mal ist nichts angegeben. Veranlassung zu diesen Operationen gaben: Tumor 1, Exostose 3, Schussverletzung 3, Caries 3, Necrose 1, fraglich 1; bald nach der Operation starben 2, 1 an Verjauchung, 1 an Pyämie. 3 Heilungen sind verzeichnet, ein Ausgang unbekannt. Die Gebrauchsfähigkeit war: in 8 Fällen vollkommen, in 1 Falle etwas behindert, in 1 Falle nichts bekannt. — Der anzulegende Schnitt muss sich nach der Ausdehnung der Erkrankung des Randes, welcher resecirt werden soll, richten; für die meisten Fälle wird ein gerader oder gebogener, halbmondförmiger oder auch Ankerschnitt genügen: wenn nicht, kann man sehr leicht einen Kreuz-, H oder Lappenschnitt machen. Wo es möglich, wird man stets bestrebt sein, das Periost zu erhalten, um eine Regeneration des excidirten Knochenstücks nicht hintanzuhalten. Für diese Operation werden Bewegungen der oberen Extremität, welche den betreffenden Rand für die Instrumente leichter zugänglich machen, natürlich sehr am Platze sein. 31 mal wurde Resection der Spina ausgeführt und zwar wegen Sarcom 1, Enchondrom 1, Caries 7, Necrose 3, Periostitis 1, Schussverletzung 16, nicht angegeben 2. In 3 Fällen trat bald nach der Operation der Tod ein und zwar 2 an Pyämie am 4. und 20 Tage und 1 an Gangrän. Ueber 4 Todesfälle verlautet weiter nichts. Betreffs des Schicksals von 6 Operirten bleibt man gänzlich im Unklaren. Von den 7 Caries wurden 3 geheilt, 1 ging am 20. Tage an Pyämie zu Grunde, 1 an Gangrän, über den 7. Fall ist nichts angegeben. Von den 3 Necrosen starb einer am 4. Tage an Pyämie, bei 1 ist die Ursache nicht angegeben, über den dritten ist gar nichts gesagt. Das eine Sarcom, ebenso Enchondrom genasen. Von den 16 Schussverletzungen heilten 11, von 2 ist nichts bekannt und von den 3 Todesfällen ist die Ursache nicht angegeben. Bei den 2 ohne angegebene Ursache Operirten trat Heilung ein. Ueber den Fall von Periostitis ist ebenfalls nichts bekannt. Die Gebrauchsfähigkeit des Gliedes war: 4 mal gut, 5 mal beeinträchtigt, 3 mal trat Ankylose ein, 12 mal ist nichts darüber angegeben. — Der Operationsact ist in diesem Falle sehr leicht, indem ein einfacher Längsschnitt auf der Höhe der Spina genügt. Mittelst Elevatorien oder Raspatorien kann man die Mm. supra- und infraspinatus von der Schultergräte ablösen und nun durch Meissel oder Knochenzange die Spina selbst oder das betreffende erkrankte Stück aus derselben entfernen.

In 20 Fällen wurde das Acromion excidirt und zwar wegen Schussverletzung 17, Necrose 1, fraglich 2. 5 mal trat bald nach der Operation der

Tod ein, 1 mal durch Exhaustion, 2 mal durch Septicämie, 2 mal durch unbekannte Ursachen. Von den Schussverletzungen heilten 15, über 2 ist nichts angegeben. Die 1 Necrose heilte ebenfalls, von den 2 fraglichen genas der eine, über den anderen ist nichts bekannt. Die Gebrauchsfähigkeit war: 3 mal vollkommen, 1 mal leicht gehindert, 3 mal nicht invalide (nach Otis), 1 mal Schultergelenk geschwächt, 1 mal der Arm atrophisch, 1 mal nichts gesagt, 1 mal Ankylose. Um das Acromion zu excidiren, kann man sich eines Halbmond-förmigen oder eines Lappenschnittes bedienen. Den Lappen präparirt man zurück, schneidet die Muskelansätze durch, durchsägt den Hals des Acromion und löst dasselbe aus seiner Claviculararverbindung, indem man es luxirt oder nach aussen drängt.

Einmal wurde von B. Heine der Process. coracoid. excidirt.

Stellt man die Resultate der Totalexstirpationen denen der Amputationen gegenüber, so sind unter 37 Totalexstirpationen nur 2 Todesfälle, welche der Operation als solcher beigemessen werden können. Es ist dies ein Fall von Enchondrom und ein Fall von Fractur, letzterer vielleicht auch infolge anderweitiger innerer Verletzungen. Nehmen wir an, die 2 Todesfälle, über die nichts angegeben, seien auch der Operation zuzuschreiben, so sind es im Ganzen erst 4 auf die Gesammtsumme von 37. Tod an Hämorrhagie ist nicht verzeichnet. — Definitive Heilungen sind 19 zu notiren, also fast die Hälfte. Sieht man sich nach der Brauchbarkeit der Extremität um, so war, wie oben angegeben, nur in 4 Fällen der Arm unbrauchbar zu nennen. — Die kürzeste Zeit, bis zu welcher das Recidiv sich wieder entwickelte, war der Zeitraum von 4 Monaten, die längste 1 Jahr.

Wenn man nun die Erfolge der Amputatio scap. ins Auge fasst, so starben von 34 Operirten 8, also 2 mal so viel, wie von den 37 Totalexstirpationen und zwar 3 an Pyämie, 3 an Collaps, 1 an Hämorrhagie, 1 an Erschöpfung durch Eiterung. Gewiss eine ansehnliche Differenz und zwar um so mehr, als unter den Exstirpationen kein Todesfall auf Rechnung der Pyämie zu setzen, keiner durch Hämorrhagie erfolgt ist. — Definitiv geheilt wurden 19; was die Gebrauchsfähigkeit anbelangt (s. oben), so ist dieselbe in 2 Fällen ziemlich gut, in einem sehr schlecht zu nennen. Die kürzeste Frist, nach welcher ein Recidiv auftrat, waren 6 Wochen, die längste 4 Jahre.

Aus den Ergebnissen der Statistik, wonach die gleiche Brauchbarkeit des Arms nach totaler Exstirpation, als nach Amputation der Scapula resultirt, accidentelle Wundkrankheiten, wie Pyämie, im Gefolge von totaler Exstirpation gar nicht beobachtet wurden, dagegen nach Amputation 3 mal, ebenso wenig Tod infolge von Hämorrhagie bei den ersteren, hingegen 1 mal bei den Amputationen, scheint es, nach dem Vorgehen von Rogers, Schneider, Mazzoni u. A., ganz und gar gerechtfertigt, wenn man an Stelle der Amputation meistens die Totalexstirpation setzt und dies um so mehr, als man doch bedeutend grössere Chancen hat, auch die Geschwulst rein und sauber zu exstirpiren, wenn man sich von vorne herein die Grenzen seines Handelns und Eingreifens nicht allzu enge gesteckt hat.

Bellamy (2) exstirpirte bei einem 14jähr. Knaben die Scapula wegen eines Tumors, der in 2 Monaten Kindskopfgrösse erreicht und den Humerus von der Scapula abgedrängt hatte, so dass der Anschein einer Luxation vorhanden war. Zunächst wurde ein Schnitt über der A. subclavia gemacht und diese gegen die 1. Rippe comprimirt, ebenso bei ausgestrecktem Arme hoch oben in der Achselhöhle die A. subscapularis, die, da sie durch den Tumor verschoben war, sich leicht fühlen liess; es wurde hierdurch ein jeder grosse Blutverlust verhütet. Die erste Incision erstreckte sich von der Spitze des Acromion zur Basis der Spina scapulae und die zweite längs des Randes derselben; es wurde darauf das Acromion durchtrennt, die Muskeln von der Spina scapulae abgelöst und der Humerus unter dem getrennten Acromion mit dem Messer exarticulirt und nach Abtrennung der übrigen Muskeln die ganze Scapula sammt der Geschwulst in wenigen Minuten bei strenger Antisepsis entfernt. Heilung der Wunde per prim. int.; nach wenigen Tagen jedoch bereits an der Stelle des Acromion ein Recidiv sichtbar, deshalb dasselbe 26 Tage nach der ersten Operation entfernt. Es fand sich, dass die Erkrankung abwärts in der Achselhöhle, alle Gewebe infiltrirend, weiter sich erstreckte. Der Tumor war ein Rundzellen-Sarcom. — Pat. hatte vollständige Macht über den Ober- und Vorderarm, und schienen die getrennten Schulterblatt-Muskeln schon wieder einige Befestigungen erhalten zu haben.

Lund (4) führte eine sehr ausgedehnte Operation, die Resection von [1] [illegible] des Schlüsselbeines, die Exstirpation der ganzen Scapula und der ganzen Oberextremität wegen einer die ganze Schultergegend einnehmenden sarcomatösen Geschwulst aus.

Es handelte sich um einen 20jähr., blühend aussehenden Weber, bei dem die Geschwulst der l. Schulter in 18 Wochen entstanden war, während er seit der Krankheit infolge eines Unfalles an einer gestreckten Ankylose des r. Ellenbogen- und einer leichten Steifigkeit des rechten Kniegelenkes litt. Der Umfang der Geschwulst unter der Achselfalte war 18 Zoll; es fand sich eine abnorme Beweglichkeit unterhalb des Schultergelenkes (herrührend von einer, wie ein tiefer exploratirer Einschnitt und später die Section des Gliedes ergab, Erweichung und Zerstörung des oberen Theiles des Os humeri durch die sarcomatöse Geschwulst). Durch einen horizontalen Einschnitt, parallel dem Schlüsselbein, wurde dieses mit Raspatorien freigelegt und der Knochen auf einem daruntergeführten Elfenbeinspatel durchsägt. Durch einen von der Mitte des ersten nach unten geführten Schnitt wurde die A. subclavia an ihrem Austritt zwischen den Mm. scaleni freigelegt und, ebenso wie die Vene, doppelt unterbunden und durchschnitten, auch alle Axillarnerven mit der Scheere durchtrennt. Von einem vertical nach oben und hinten (von dem ersten Schnitte aus) geführten Schnitte aus wurde der M. trapezius an der Spina scapulae abgetrennt, ebenso die anderen am Schulterblatt sich ansetzenden Muskeln, und durch einen letzten verticalen, längs des inneren Drittels der Scapula und nach vorne nach der Achselhöhle verlaufenden Schnitt das Schulterblatt sammt der ganzen Oberextremität abgelöst. In der Achselhöhle waren nur einige vergrösserte Drüsen zu entfernen. — Die grosse Wunde liess sich vollkommen gut mit Haut bedecken und wurde durch 24 Nähte vereinigt; Drainage, antiseptischer Verband, befestigt durch eine Gummibinde. — Unmittelbar nach der Operation und noch 3mal, mit 4—5 Stunden Zwischenraum, wiederholt, erhielt der etwas erschöpfte Pat. ein Clystier aus 5 Gran Chinin in ½ Unze Tr. camphor. compos. aufgelöst, vermischt mit 1½ Unzen Stärke. — Pat. nach 36 Tagen aus dem Hospital geheilt entlassen.

Mc Gill (5) knüpft daran die Beschreibung einer ähnlichen, ebenfalls unter antiseptischen Cautelen bei einer 68jähr. Frau ausgeführten Operation. Es wurden in dem Falle ugf. 4 Quadratzoll Haut brandig und Pat. verstarb am 6. Tage.

[Caries de la extremidad articular superior del húmero y de la cavidad glenoidea del omóplato, derechos, etc., á consecuencia de heridas de arma de fuego. Reseccion sub-cápsulo-perióstica. Método de White con una modificacion del operador. Curacion. Gaceta de Sanidad militar, Madrid. Febrero. (Caries der Gelenkflächen des Oberarmes und Schulterblattes u. s. w. nach Schusswunde. Resection, nach der Methode von White, modificirt.) Sanchez (Mexico).]

8. Resectionen im Ellenbogen- und Handgelenk.

1) Völker, O. (Braunschweig), Osteoplastische Resection des Ellenbogengelenkes. Deutsche Zeitschrift für Chirurgie. Jahrg. XII. S. 541. — 2) Trendelenburg, F., Ueber die temporäre Resection des Olecranon und ihre Benutzung zur Reposition der veralteten Luxation beider Vorderarmknochen nach hinten. Centralblatt für Chirurgie. No. 52. S. 833. — 3) Fritz, Richard, Ueber Resection des Ellenbogengelenkes nebst Mittheilungen über die auf der chirurgischen Clinik zu Kiel in den Jahren 1868—80 vorgekommenen Fälle. Inaug.-Dissert. Kiel. 8. — 4) Polaillon, Resection du coude pour une arthrite fongueuse suppurée. Conservation des mouvements. Bulletin de la Chirurgie. No. 6. p. 354. (43jähr. Mann, subperiostale Resection; Wiederherstellung einer fast normalen Beweglichkeit.) — 5) Williams, W. Roger (Wigan), An improved method for excising the wrist-joint. Lancet. Vol. II. p. 932. (Empfiehlt zu besserem Schutz der Strecksehnen einen Schnitt, der vom Ulnarrande der Hand über dem Capit. ulnae anfängt und bis zur Mitte des 5. Metacarpalknochens reicht; wenn irgend möglich, soll das Os multangulum majus ebenso wie das Os pisiforme und hamatum zurückgelassen werden.) — 6) Hinsch, Heinrich, Ueber Handgelenkresectionen nebst Mittheilungen über derartige auf der Kieler chirurg. Clinik in den Jahren 1854—1880 vorgekommenen Fälle. Inaug.-Dissert. Kiel. 4. — 7) Heath (London), A case of excision of the wrist-joint. Medical Times and Gaz. Vol. I. p. 663. (23jähr. Mann, Res. wegen Caries unter Esmarch's Blutleere nach Lister's Methode. Mehrere Eitersenkungen zu eröffnen, Heilung mit ziemlich gutem Gebrauche der Hand.)

Eine „osteoplastische" Resection des Ellenbogengelenks führte Völker (1) bei einem 13jähr. Knaben wegen veralteter unvollständiger, seit ½ Jahre bestehender Luxation des l. Ellenbogengelenks nach aussen aus. Es war gleichzeitig eine Sensibilitäts- und Motilitätsstörung im Gebiete des N. ulnaris vorhanden. Nach vergeblichen Repositionsversuchen wurde, unter Esmarch'scher Blutleere, durch einen ⊔-Schnitt, dessen äusserer Schenkel über den Cond. extern. hum. abwärts, dessen horizontaler genau in der Höhe der Gelenkfläche des Radius über das Olecranon verlief, und dessen innerer sich am ulnaren Rande des Olecranon haltend, den Ulnarnerven nach innen liegen liess, das Olecranon so weit freigelegt, dass es von der Radialseite her, genau im Niveau der Gelenkfläche des Radius, mit der Stichsäge durchsägt werden konnte. Nachdem dies geschehen, klaffte weder das Gelenk, noch zog die Tricepssehne das genau an seiner Basis abgetrennte Olecranon nach oben. Es mussten zunächst die strangförmigen Adhäsionen, welche an verschiedenen Punkten die Gelenkenden miteinander verbanden, durchschnitten werden, bis das Gelenk klaffte. In der Capsel- und Narbensubstanz dicht am Ulnarnerven wurden zwei kleine Knochenstückchen entdeckt. Jetzt gelang es den Vorderarm in die richtige Stellung, d. h. Fossa sigmoidea auf Trochlea, Radius auf Eminentia capitata zu bringen, jedoch kehrte er, sich selbst überlassen, in seine pathologische Stellung zurück. Auch in der Fossa humeri posterior, in welche sich das Olecranon durchaus nicht hineindrängen lassen wollte, fand sich ein kleiner Knochensplitter, noch deutliche, aber nicht mehr rauhe Bruchflächen zeigend, im unteren Theile der Grube durch periostale Auflagerungen eingewachsen. Er wurde mit dem Meissel entfernt und die neugebildete Knochensubstanz mit dem scharfen Löffel aus der ganzen Grube ausgekratzt. Jetzt liess sich das Olecranon auf seinen Platz bringen und wurde, nachdem auch die Knochensplitter am N. ulnaris exstirpirt worden waren, durch eine Knochennaht mit Hülfe einer starken Nadel der Singer-Nähmaschine und zwei Silkworm-gut-Fäden genau vereinigt, auch, da das Capit. radii den Vorder- vom Oberarm abgehebelt hielt, dessen Gelenkfläche abgetragen. Nasser Carbol-Jute-Verband, blecherne Halbrinne mit weit ausgebogenen Drähten, an der Innenseite des Armes angelegt. — Sehr günstiger Verlauf; nach 3 Wochen das Olecranon fest verwachsen, nach 4 ausgiebigere passive und active Bewegungen begonnen. — Vollständige Wiederherstellung der Form; Streckung des Armes fast bis zur Graden, Beugung bis zu einem spitzen Winkel, Rotation des Vorderarmes ganz frei; vollständige Wiederherstellung der Function des N. ulnaris.

Von Trendelenburg (2) wurde die temporäre Resection des Olecranon zum Zweck intraarticulärer Operationen am Ellenbogengelenk zum ersten Mal im März 1878 und zum 2. Male im Januar 1879 angewandt. Beide Fälle sind in seinem Aufsatz: „Ueber die Bedeutung des Spray für die antiseptische Wundbehandlung" (Arch. für klin. Chirurgie 1879. Bd. XXIV Hft. 4) erwähnt, und zum Schluss desselben ist auf die Bedeutung des Verfahrens für die partielle Resection des Ellenbogengelenks in Fällen, wo nicht Caries die Indication zur Resection darbietet, hingewiesen. Einige Monate später beschrieb Völker (s. oben), ohne von T.'s Mittheilung Kenntniss genommen zu haben, dasselbe Verfahren unter dem Namen der osteoplastischen Resection des Ellenbogengelenks. Die Operation von Völker weicht von der T.'s in einigen nicht ganz unwesentlichen Punkten etwas ab, im Princip ist sie dieselbe. Völker benutzte das Verfahren mit Erfolg zur Reposition einer veralteten unvollständigen Luxation des Ellenbogengelenks nach aussen (März 1879) und empfiehlt dasselbe ebenfalls für die partielle Ellenbogengelenksresection in traumatischen Fällen. Eine Gelegenheit, die temporäre Resection des Olecranon bei einer veralteten vollständigen Luxation nach hinten erproben zu können, bot sich T. erst vor Kurzem im nachstehenden Falle dar; das Verfahren bewährte sich dabei vollständig.

15jähr. Mädchen mit einer vor 8 Wochen durch Fall auf die linke Hand bei gestrecktem Vorderarm erlittenen vollständigen Luxation beider Vorderarmknochen nach hinten. Trotz 4maliger Repositionsversuche (3mal in der Chloroformnarcose) war die Einrichtung nicht gelungen. Das Bild des luxirten Gelenkes war das gewöhnliche, nur bemerkte man hinter und über dem Radiusköpfchen, der Delle desselben anliegend, einen abnormen Knochenvorsprung, augenscheinlich von einem etwa erbsen- bis bohnengrossen abgesprengten Knochenstückchen herrührend. Das Gelenk war in der Mittelstellung zwischen vollständiger Streckung und rechtwinkliger Beugung fixirt, konnte activ gar nicht, und passiv, ohne grössere Gewalt, nur in ganz geringem Grade bewegt werden. Die activen Bewegungen der Hand und der Finger waren sehr schwach, die Tastempfindung in den Fingern beeinträchtigt, anscheinlich in Folge des Druckes der Humerusepiphyse auf den Medianus. — Operation: Ueber die Streckseite des Gelenks von einem Epicondylus zum anderen ein nach oben convexer Bogenschnitt durch die Haut und das Unterhautfettgewebe, der so umschriebene breite und kurze Hautlappen von der Tricepsfascie und dem Olecranon abpräparirt und nach unten zurückgeschlagen; sodann die Weichtheile von der inneren Seite des Olecranon mit Ausschluss des Periostes stumpf abgelöst und der darunter liegende Theil der Gelenkkapsel mit dem Resectionsmesser bis in das Gelenk hinein quer gespalten; das Olecranon wurde durch 2 oder 3 Meisselschläge von der Ulna quer abgetrennt und in derselben Linie der Anconaeus quartus und der nach aussen vom Olecranon gelegene Theil der Gelenkcapsel bis in das Gelenk hinein quer durchschnitten. Das Gelenk war so in seiner ganzen Breite von hinten eröffnet, und nachdem das Olecranon seitlich noch etwas mobil gemacht und in die Höhe geklappt war, lag bei Beugung des Vorderarms, die jetzt ganz leicht ausgeführt werden konnte, das Capitulum radii, der Proc. coron. mit dem vorderen Theil der Cavitas sigm. und mehr im Hintergrunde das Gelenkende des Humerus frei zu Tage. Der Knorpelüberzug sah überall noch glatt und unverändert aus. Der Gelenkfläche des Radiusköpfchens anliegend fand sich das erwähnte, wie es schien vom Condylus externus abgesprengte Knochenstückchen; dasselbe wurde ausgeschält und entfernt. Durch Zug an der Hand bei stark flectirtem Vorderarm liess sich nun der Proc. coron. und das Radiusköpfchen ohne grosse Schwierigkeit über das Gelenkende des Humerus hinüberhebeln, womit also die Luxation reponirt war. Nach Lösung der Esmarch'schen Binde Stillung der Blutung (3 Ligaturen); da die Wiederanheftung des Olecranon, der Rigidität des Triceps wegen, nur bei gestrecktem Gelenk möglich war, so führte der Assistent den Vorderarm vorsichtig und ohne die Luxation sich wieder herstellen zu lassen, in die Streckung zurück. Sodann wurden mit einem gewöhnlichen Pfriemen je 2 Löcher schräg durch das Olecranon und die Ulna gebohrt und 2 Knochennähte mit feinem Stahldraht angelegt; Silberdraht erwies sich als zu brüchig. Endlich der Hautlappen wieder über das Olecranon heraufgeschlagen und durch Seidennähte fixirt; in beide Wundwinkel kurze Drainröhrchen eingelegt. Antiseptisches Verfahren ohne Spray, das Gelenk aber vor und nach der Reposition der Luxation und schliesslich noch einmal vor Schluss der Operation mit 3proc. Carbollösung gründlich irrigirt. Listerverband. Lagerung auf einer Resectionsschiene bei fast vollständiger Streckung. — Heilungsverlauf vollständig reactionslos. Am 19. Tage Heilung vollendet. Drei Wochen nach der Operation verliess Pat. das Bett, den Arm in der Mitella. Bei jedem Verbandwechsel wurde das Gelenk etwas weiter flectirt. Vier Wochen nach der Operation war das Olecranon unbeweglich mit der Ulna vereinigt, das Gelenk stand im rechten Winkel flectirt, passive Bewegungen waren bis zu einem Winkel von etwa 145° ohne Schmerz auszuführen, Beugung über den rechten Winkel hinaus noch nicht möglich, Schwellung am Gelenk kaum zu bemerken. Die Gegend der Vereinigungsstelle des Olecranon mit der Ulna war auf Druck nur wenig empfindlich. Es unterlag nach T. wohl keinem Zweifel, dass die Drähte einheilen, und dass die Function des Gelenks allmälig eine nahezu normale werden würde. Die activen Bewegungen der Hand und der Finger konnten mit grösserer Kraft ausgeführt werden als früher; die Anästhesie war beseitigt.

In Bezug auf das Operationsverfahren erwähnt T. noch, dass er auf den nach oben convexen Bogenschnitt und die Bildung eines Hautlappens einiges Gewicht legt. Die Heilung wird sicherer aseptisch verlaufen, wenn Capsel-Knochenwunde und Hautwunde nicht in einer Linie liegen, vielmehr die erstere durch den Hautlappen überdeckt ist. Die Gelenk- und Knochenwunde wird dadurch annähernd zu einer subcutanen, und es werden ähnliche Verhältnisse hergestellt, wie bei der gewöhnlichen nicht complicirten Fractura olecrani. Nur in der Gegend der Epicondylen liegen Gelenkwunde und Hautwunde über einander, und dies sind also die gegebenen Punkte für die Drainage. Denselben Bogenschnitt mit Drainage in beiden Winkeln wandte T. bei der blutigen Vereinigung der Patellafractur an; die Drähte heilten unter dem Hautlappen ohne Weiteres ein. — Das Abmeisseln des Olecranon ist viel bequemer als das Absägen mit der Stichsäge, wie Völker es ausführte; nur muss man einen recht scharfen breiten Meissel haben. Will man das Olecranon vor dem Meisseln flach ansägen, so kann man dazu die Bogensäge benutzen. So hat T. die Resection in seinen früheren Fällen und bei zahlreichen Versuchen an der Leiche gewöhnlich ausgeführt. — Der N. ulnaris kann bei vorsichtigem Operiren nicht verletzt werden, er braucht eben so wenig zu Gesicht zu kommen wie bei der totalen Gelenkresection. — Ausser für veraltete Luxationen nach hinten sei die temporäre Resection des Olecranon auch nochmals als Voroperation für anderweitige intraarticuläre Operationen und für die Resection der Humerus-Epiphyse in frischen und alten traumatischen Fällen bestens empfohlen.

Fritz (3) berichtet in seiner Inaugural-Dissertation über Resection des Ellenbogengelenkes, nachdem er eine Reihe von Anführungen aus der Literatur gemacht, über 46 in den Jahren 1868—80 in der Kieler chirurgischen Clinik ausgeführte derartige Operationen. Bei denselben handelte es sich in 38 Fällen um eine idiopathische, ohne nachweisbaren Grund entstandene Gelenkentzündung, in 2 um eine Fractur im Gelenk, in 2 um eine complicirte Fractur, in 1 um eine Luxation, in 3 um Luxation und Fractur, in 1 um einen Schuss in's Gelenk. — Unter den 46 Operationen waren 32 Total- und 14 Partial-

Resectionen; das Periost wurde in allen so weit als möglich geschont. — Die Methode war 18mal die v. Langenbeck'sche, 9mal der Hueter'sche Bilateralschnitt, 3mal der Liston'sche T Schnitt; in 3 Fällen wurde das Olecranon durchsägt und nachher durch die Knochennaht wieder mit der Ulna vereinigt (v. Bruns, Neuber); in den übrigen 13 Fällen wurde der Schnitt meist den Fisteln, Verletzungen oder schon früher gemachten Incisionen angepasst. — Der Ausgang war 3mal ein tödtlicher, darunter 1mal an Septicämie, 35 Patienten wurden geheilt oder in der Heilung, 5 ungeheilt entlassen, bei 2 wurde eine Amputatio, bei 1 eine Exart. humeri erforderlich. — Das functionelle Resultat war bei 14 (10 total, 4 part.) gute Gebrauchsfähigkeit, bei 14 (8 tot., 6 part.) beschränkte Beweglichkeit, bei 10 (7 tot., 3 part.) Ankylose, bei 2 (tot.) Schlottergelenk. — Das Endresultat, nach Jahren, war bei 15 Fällen unbekannt; von den übrigen 25 waren 5 gestorben, 1 an Nephritis parenchymat., 8 Tage nach der Entlassung aus dem Hospital, 1 an Phthisis, 1 infolge eines Unglücksfalles, 2 an unbekannten Ursachen. In 1 Falle war eine nachträgliche Amput. humeri nöthig geworden. — Ein gutes Resultat war in 15 Fällen vorhanden, darunter bei 7, bei welchen schon zur Zeit der Entlassung die Function eine gute gewesen war, in den andern 8 hatte sich dieselbe mit der Zeit gebildet. Geringe Beweglichkeit bestand bei 2 (wie zur Zeit der Entlassung), Ankylose bei 1 Falle (geringe Beweglichkeit bei der Entlassung), der 1 Fall von Schlottergelenk zeigte gute Function bei Gebrauch der Bidder'schen Maschine. — Von Fall 14—46 (1875 bis 1880) wurde stets unter strenger Antiseptik nach Lister, ohne einen einzigen Todesfall, operirt; nur 1 Amput. hum. wurde, da sich keine Tendenz zur Heilung zeigte, nothwendig. Unter den ersten 13 Resectionen befanden sich die 3 Todesfälle, 1 Amput., 1 Exart. humeri. — Das Alter der Operirten war 21mal 16—30 Jahre, 14 waren jünger, 6 waren 31—45 J. alt, 5 darüber hinaus. — Die Heilungsdauer betrug in den ersten 36 Fällen: 5—10 Wochen 7 (2 tot., 5 part.), 11—20 Wochen 14 (11 tot., 3 part.), 21—40 Wochen 6 (5 tot., 1 part.), ca. 1 Jahr 2 (tot.). Günstiger gestaltete sich dieselbe in den letzten 10 Fällen bei Anwendung des Neuber'schen Dauerverbandes, nämlich: 5 Wochen 5 (tot.), 7 Wochen 2 (1 tot., 1 part.), 10 Wochen 1 (part.), 16 Wochen 1 (tot.), 30 Wochen 1 (tot.). — Die Nachbehandlung bestand, bis zur Einführung des Lister-Verbandes, in den ersten 13 Fällen, in der Anwendung einer gebogenen Drahtschiene, auf welcher der Arm mit Gypsbinden befestigt wurde. Nach Einführung der Antiseptik wurden mehrere Methoden gebraucht: Der einfache gefensterte Gypsverband, die Esmarch'sche Resectionsschiene, die Gypsschwebeschiene, der Brückengypsverband mit Bandeisenbügeln, die Beely'sche Gypshanfschiene, die dorsale Gypsschiene von Roser. In den letzten 2 Jahren wurde nur der dieselbe Festigkeit wie ein Gypsverband gebende einfache Lister-Dauerverband nach Neuber angelegt, bei entsprechender weiterer Behandlung, sobald die Wunde geheilt war.

Hinsch (6) führt in seiner Dissertation über Handgelenks-Resection die ihm aus der Literatur bekannt gewordenen Fälle und demnächst ausführlicher die folgenden 17 in der Zeit von 1854—1880 in der Kieler chirurgischen Clinik vorgekommenen Handgelenks-Resectionen (14 totale, 3 partielle) an:

1) (1857). 26jähr. Müller, Caries, Res. von [illegible] Zoll der unteren Enden beider Vorderarmknochen der linken Seite durch Bilateralschnitt; Pat. nach 5 Monaten entlassen: Handgelenk vollkommen ankylotisch, Zeige- und Mittelfinger activ, übrige Finger passiv beweglich; zwischen Daumen und Zeigefinger konnten Gegenstände mit beträchtlicher Kraft festgehalten werden. Späterer Zustand unbekannt.

2) (1860). 27jähr. Arbeitsmann, Phlegmone diffusa et Necrosis artic. manus dext.; Res. der Gelenkenden beider Vorderarmknochen durch Bilateralschnitt, die in der Höhle vorhandenen blaurothen, traubenförmigen, leicht blutenden Zotten mit der Polypenzange entfernt. Heilung in 2 Monaten, Bewegungen im Handgelenk und mit den Fingern möglich; späterer Zustand unbekannt.

3) (1862). 24jähr. Mädchen, Entzündung des linken Handgelenks; Res. des Proc. styl. ulnae durch einen ulnaren Längsschnitt. Die cariösen Knochen Os hamat., triquetr., lunat. und Theil des Os capit. mit der Kornzange herausbefördert. Entlassung nach 5 Monaten, Hand und Finger haben ihre Beweglichkeit nicht eingebüsst; späterer Zustand unbekannt.

4) (1865). 40jähr. Landmann, Entzündung des rechten Handgelenks mit Fisteln; Res. des unteren Endes von Rad. und Ulna und einer Anzahl von Handwurzelknochen, so ziemlich der ersten Reihe entsprechend; Nachblutung, vom 18. Tage an Schüttelfröste, Hämaturie, Abscess unter dem rechten Schlüsselbein, in den Armvenen Gerinnungen. Tod nach 45 Tagen.

5) (1874). Briefträger, chronische Entzündung des rechten Handgelenks; Total-Res. desselben (ohne nähere Angaben); nach 5 Monaten entlassen. Zustand nach ungefähr 6 Jahren: Die Hand ist functionsunfähig geblieben; zwar ist eine geringe passive Beweglichkeit des Handgelenkes und der Finger vorhanden, aber nicht die geringste active Bewegung auch nur eines Fingers möglich. Die Musculatur der Hand ist vollständig verödet und verfettet.

6) (1875). 40jähr. Schmidt, Entzündung des rechten Handgelenks; Res. desselben nach v. Langenbeck, alle Handwurzelknochen ausser Os mult. maj. und pisiforme entfernt, unter Spray; Listerverband. Heilung in 3 Monaten. — Zustand nach ungefähr 5 Jahren: Ziemlich ausgiebige active und passive Bewegungen in den Fingergelenken und im Handgelenk. Pat. schreibt ohne Schwierigkeit und vermag Gewichte von über 10 Pfd. zu heben. Musculatur des rechten Vorderarmes gleich der des linken.

7) (1876). 18jähr. Lehrling, Entzündung des rechten Handgelenks. Total-Res. desselben nach v. Langenbeck unter Lister. Entlassung nach 5 Monaten mit geringer Gebrauchsfähigkeit der Hand. An Stelle der exstirpirten Handwurzelknochen einige derbere Knoten durchzufühlen, wahrscheinlich Ossificationscentren. — Zustand nach ungefähr 4 Jahren recht befriedigend. Pat. ist im Stande, mit seiner rechten Hand geringe Schreiberdienste zu versehen und schreibt überraschend gut und sicher; dagegen reichen die Kräfte zu körperlichen Arbeiten nicht aus.

8) Junges Mädchen, 16 Tage nach der Res. an tuberculöser Meningitis gestorben (keine Details).

9) (1878). 27jähr. Cigarrenmacher, Entzündung des rechten Handgelenkes. Res. desselben nach v. Langenbeck, unter künstlicher Blutleere, ohne Spray, Entfernung sämmtlicher Handwurzel- und der Gelenkenden

der Vorderarmknochen. Lister-Verband. Nach Monaten noch Anwendung des Thermocauter, Extraction von Sequestern der Metacarpalknochen. Entlassung nach 5 Monaten. — Zustand nach ungefähr 2 Jahren: Pat. konnte schon bald nach der Operation seine Hand wieder gebrauchen und sein Geschäft als Cigarrenarbeiter wieder aufnehmen, in welcher Eigenschaft er noch jetzt noch fungirt.

10) (1878). 33jähr. Schiffer, Entzündung des linken Handgelenkes. Ausräumung der sämmtlichen Handwurzelknochen durch einen 6 Ctm. langen Schnitt, bis auf das Os pisiforme, Absägung der Köpfe der Metacarpalknochen. Nach 2 Monaten, da keine Heilung eintrat, bei ungünstigem Allgemeinbefinden, Ablatio manus; Heilung.

11) (1878). 21jähr. Landmann, Entzündung des linken Handgelenkes. Subperiostale Entfernung der einzelnen cariösen Carpalknochen nach v. Langenbeck, Absägung der cariösen Gelenkenden des Vorderarmes scheinbar im Gesunden. Nach ½ Jahre noch 3—4 lose Sequester der Sägefläche des Radius ausgezogen und mit Meissel und scharfem Löffel der kranke Knochen entfernt. — Zustand nach ungefähr 3 Jahren: Starke Prominenz des unteren Endes der Ulna; die Hand ist nach der Radialseite hin abgeknickt. Im Handgelenk ziemlich gute active Beweglichkeit, Beugung in den Metacarpo-Phalangealgelenken sehr minimal, so dass Pat. die ihm dargebotene Hand nicht zu drücken vermag. Zwischen Daumen und Zeigefinger können Gegenstände festgehalten werden; Musculatur des linken Vorderarmes atrophisch.

12) (1878). 15jähr. Mädchen, Entzündung des rechten Handgelenks, mit gleichzeitig mehrfachen anderen Knochenaffectionen. Zuerst die Basen des 4. und 5. Metacarpalknochens resecirt und Os capit. und hamat. vollständig, Os pyramid. und lunat. zur Hälfte entfernt, nach 8 Monaten auch noch die übrigen Carpalknochen, sowie Res. der Gelenkenden von Radius und Ulna. 3 Monate später Pat. noch nicht geheilt. Jetziger Zustand unbekannt.

13) (1878). 31jähr. Mann, Entzündung des rechten Handgelenks; Entfernung der necrotischen Ossa lunat. und triquetr. Entlassung nach 1 Monat, noch nicht geheilt. Jetziger Zustand unbekannt.

14) (1879). 17jähr. Mann, Entzündung des linken Handgelenkes. Total-Res. desselben mit Dorsalschnitt. Heilung noch nicht vollendet, active Bewegungen noch nicht auszuführen.

15) (1879). 54jähr. Arbeiter; Extraction der vollständig abgestorbenen Ossa pyramid., lunat., scaphoid., Res. eines 1 Ctm. grossen Stückes vom Radius. Entlassung des Pat. nach 2 Monaten. Geringe active Bewegungen im Handgelenk und den Fingern möglich.

16) (1879). 20jähr. Frau, Entzündung des rechten Handgelenks. Fortnahme des kranken 5. Metacarpalknochens und dann auch des 5. Fingers selbst; Entfernung sämmtlicher Handwurzelknochen und Abkneipen der Basen der Metacarpalknochen. Heilung nach 3 Monaten noch nicht vollendet.

17) (1875). 23jähr. Mädchen, Entzündung des linken Handgelenkes; Res. desselben nach v. Langenbeck, Res. des 2. und 3. Metacarpus, sowie von Rad. und Ulna; nur das Os pisiforme zurückgelassen; später noch wiederholte Nachoperationen. Nach der letzten derselben sehr heftige Nachblutung mit beträchtlichem Blutverlust, Amputation im mittleren Drittel des Vorderarmes, Heilung.

Von den 14 Total-Resectionen wurden 6 (No. 3, 6, 7, 9, 11, 16) mit activer, 3 (No. 5, 14, 15) mit passiver Beweglichkeit der Hand und Finger entlassen; eine nachträgliche Ablatio manus wurde bei 2 (No. 10, 17) nothwendig; ungeheilt entlassen wurde 1 (No. 12); es starben 2 (No. 4, 8). Von den 3 partiellen Resectionen wurden mit activer Beweglichkeit der Hand und Finger entlassen 1 (No. 1), mit activer Beweglichkeit einzelner Finger 1 (No. 2), ungeheilt 1 (No. 13). Die Entstehung der Handgelenksentzündungen erfolgte 7mal (No. 3, 4. 5, 9, 11, 12, 16) auf chronischem Wege, 3mal (No. 6, 13, 17) plötzlich ohne bekannte Ursache, 2mal (No. 7, 15) auf traumatischem Wege, 2mal (No. 2, 10) auf acutem, vielleicht traumatischem Wege. 2mal (No. 1, 14) auf secundärem Wege (resp. nach einem Panaritium und einer Entzündung des Vorderarmes). — Die Operation wurde ausgeführt bei 2 ca. 6 Wochen, bei 5 ca. 5—7 Monate, bei 4 ca. 8—12 Monate, bei 3 ca. 1½ Jahre, bei 2 ca. 2 bis 2½ Jahre nach der Erkrankung. Die meisten Patienten standen im Alter von 20—30, 3 in dem von 17 bis 20 Jahren, 4 waren 30—40, 1 über 50 Jahre alt. — Die Endresultate sind, wo sie constatirt werden konnten, angeführt.

4. Resectionen und Osteotomien im und am Hüftgelenk und am Oberschenkel.

1) Driessen, Jan, Ueber die Resection des Hüftgelenkes bei acuter infectiöser Osteomyelitis. Nebst einigen Bemerkungen über die verschiedenen Formen der bei Osteomyelitis acuta infectiosa vorkommenden Gelenkentzündungen. (Aus der Volkmann'schen Clinik.) Centralbl. für Chir. No. 42. S. 673. — 2) Boudon, Résultats constatés dans trois résections de la hanche quatre ans et demi après ces opérations. Bull. de la soc. de chir. 1879. No. 10. p. 907. (1. 8j. Mädchen, mit 1 Fistel entlassen, hat jetzt 3 grosse Fisteln, die auf den Knochen führen, also Recidiv. 2. 20j. Mann, durch die Operation nicht gebessert, ist 4 Jahre nach derselben an Lungenschwindsucht gestorben. 3. 9j. Knabe, geht ohne Stock, obgleich bei jedem Schritt der neugebildete Schenkelkopf ungefähr 3 Ctm. weit hinaufsteigt und der Gang wie bei angeborener Hüftgelenksluxation ist.) — 3) Croft (Clinical Society of London), Forty-five cases of excision of the hip-joint. Brit. med. journ. Vol. I. p. 15. (Analyse der 45 von ihm ausgeführten Hüftgelenks-Resectionen.) — 4) Parker, R. W., A new method of excising the hip-joint, with remarks on the pathology and treatment of hip-disease. Ibid. p. 16. (Die „neue" Methode besteht in Anwendung eines vorderen Längsschnittes. — An die beiden vorstehenden Mittheilungen knüpft sich in der Gesellschaft eine längere Discussion.) — 5) Hahn, Eug. (Berlin), Vorstellung eines Falles von doppelseitiger Hüftgelenks-Resection. Verhandlungen der deutschen Gesellschaft für Chirurgie. Neunter Congress. I. S. 67. — 6) Holmes, Timothy, Address in Surgery. (British medical Association.) Fergusson and conservative surgery. Excision of the knee and of the hip. Brit. med. journ. Vol. II. p. 252. Med. Times and Gaz. Vol. II. p. 201. Lancet. Vol. II. p. 251. — 7) Hahn, Eugen (Berlin), Zur Illustration der Osteotomia subtrochanterica. Verhandlungen der deutschen Gesellschaft für Chirurgie. Neunter Congress. I. S. 68. — 8) Poinsot, G. (Bordeaux), Pseudarthrose du fémur remontant à 28 mois. Résection et suture des fragments. Guérison, mais insuccès. Amputation de la cuisse. Guérison. Journ. de méd. de Bordeaux. No. 45. p. 487. (34jähr. Mann, verschiedene Versuche, die Pseudarthrose zu heilen, zuletzt Resection und Knochennaht. Ausbleiben der Consolidation; deshalb nach 3½ Mon. Amputation des Oberschenkels; Heilung.)

Driessen (1) giebt in seiner Dissertation, aus welcher der vorliegende Abschnitt entlehnt ist, Volkmann's Ansichten über die Resection des Hüftgelenkes bei acuter infectiöser Osteomyelitis wieder. Man kann folgende Formen von osteomyelitischen Affectionen der Gelenke unterscheiden: 1) die frühzeitig auftretenden, 2) die später auftretenden. 1) Die ersteren treten auf entweder a) als eine starke Reizung des Gelenks mit leichtem serösem Erguss bei der ersten Localisirung der Krankheit, wenn der osteomyelitische Process bis in eine grössere Nähe an das Gelenk heranreicht, — Zustände, welche in den ersten Tagen am Häufigsten zur Verwechselung mit acutem Gelenkrheumatismus führen, besonders wenn die Osteomyelitis von Anfang an multipel auftritt. Es sind dies durchaus unschuldige Formen, welche wieder zurückgehen, wenn der osteomyelitische Process sich abgrenzt; oder das wenig eitrige Exsudat wird später resorbirt; der Verlauf kann dann namentlich am Hüftgelenke sehr ähnlich sein wie bei Coxitis typhosa, und es ist gar nicht selten, dass infolge der Ansammlung eines reichlicheren Exsudates und der durch dasselbe bedingten Dehnung der Gelenkcapsel eine spontane Luxation des Hüftgelenkes eintritt. Wie beim Typhus kann die Gelenkentzündung dann rasch rückgängig werden, ohne dass eine Zerstörung des Gelenkes und Verlust der Knorpel stattfände, und findet man dann später den Gelenkkopf unter den Glutaeen sehr beweglich, so dass die functionelle Störung, abgesehen von der Verkürzung des Beines, nur eine mässige ist. Vielleicht dass es in einzelnen solchen Fällen möglich sein würde, den Gelenkkopf zu reponiren, wie es wiederholt schon bei Typhus gelungen ist; doch ist bisher in der Volkmann'schen Clinik noch kein Fall so frisch in Behandlung gekommen, dass Repositionsversuche gerechtfertigt gewesen wären. — b) Oder aber es handelt sich um ganz maligne und diffuse Formen der jauchigen Osteomyelitis, wobei gleich in den ersten Tagen die Epiphyse mit verjaucht und nun sofort eine acute jauchige Gelenkentzündung entsteht. Gerade am Hüftgelenk kommt dies nicht selten vor, theils bei jauchiger Osteomyelitis, die sich von der Trochantergegend bis in den Schenkelhals hinein erstreckt, theils bei acuter jauchiger Osteomyelitis des Beckens. Der Verlauf ist hier meist ein so acuter, und es tritt so frühzeitig tödtliche Septicämie ein, dass man keine Zeit zu einem operativen Eingriffe und besonders zu einer Resection des Hüftgelenkes findet.

2) Bei den später auftretenden Formen der osteomyelitischen Gelenkaffectionen kann man folgende Formen unterscheiden: a) Chronische, obliterirende Gelenkentzündungen, mit geringen Symptomen verlaufend. Es bildet sich eine bindegewebige, pannöse Ueberwucherung der Gelenkknorpel, diese verwachsen mit einander, die Synovialsäcke obliteriren vollständig, und das Schlussresultat ist knorpelige Ankylose mit totalem, bleibendem Verlust der Gelenkbewegungen, aus der nach langen Jahren, nach vollständiger Atrophie der Knorpel, eine vollständige Synostose hervorgehen kann. Diese obliterirenden, zu totalen Ankylosen führenden osteomyelitischen Gelenkentzündungen sind namentlich im Fussgelenke nach acuter Osteomyelitis in den unteren Partien der Tibia sehr häufig, kommen aber auch in einigen anderen Gelenken, besonders auch im Hüftgelenke vor. — b) Subacut oder chronisch verlaufende, eitrige oder serös-eitrige Gelenkentzündungen mit relativ gutartigem Verlauf, Affectionen, wie man sie als catarrhalische Gelenkeiterungen oder Blennorrhoen der Gelenke beschrieben hat. Trotz Ansammlung beträchtlicherer Eitermassen kommt es in Folge des relativ blanden (wenig septischen) Characters des Eiters nicht zur Zerstörung der Gelenkknorpel, und ist daher nach dem spontanen Aufbruch oder nach der Incision, besonders bei antiseptischer Behandlung, Drainage und Auswaschung mit Carbolsäure, Heilung mit vollständiger oder partieller Erhaltung der Bewegung des Gelenkes möglich. Diese Formen der osteomyelitischen Gelenkeiterung entstehen, wie die im Folgenden sub c) zu beschreibenden, meist in der 4. bis 6. Woche nach Beginn der Erkrankung, wenn die osteomyelitische Eiterung im Knochen sich über die Epiphysenknorpellinie ausgebreitet hat, und gehen denselben nicht selten die Symptome der Lösung der Epiphyse von der Diaphyse unmittelbar voraus. c) Chronisch oder subacut verlaufende eitrige Gelenkentzündungen schwereren Characters, bei welchen es zu ulcerativer Zerstörung der Gelenkknorpel und Blosslegung der knöchernen Gelenkflächen unter dem Bilde der sogenannten Caries kommt; hier machen sich dann die nachtheiligen Einflüsse des gegenseitigen Druckes der Epiphysen (ulceröser Decubitus der Gelenkenden), der gegenseitigen Infection der sich berührenden vereiternden Knochenflächen und der Stagnation und Zersetzung des Eiters in der Gelenkspalte und in den eröffneten Markräumen der Epiphyse in hohem Maasse geltend, und sind dies die Formen, bei denen die Resection des Gelenks unter Umständen durchaus nothwendig wird. Die localen Verhältnisse des Hüftgelenks machen es erklärlich, warum diese Nothwendigkeit gerade nach osteomyelitischer Vereiterung desselben am Häufigsten und am Zwingendsten eintritt. Der Schenkelkopf und Schenkelhals sind tief in den Synovialsack eingestülpt, und wenn daher eine acute Osteomyelitis am oberen Ende des Femur bis in den Schenkelhals hineinreicht, so liegt der osteomyelitische Herd von Anfang an intra-articulär, der infectiöse Eiter und die Jauche gelangen sofort in das Gelenk, und keineswegs selten erstreckt sich sogar die Necrose bis auf den Schenkelhals. An anderen Gelenken, z. B. dem Kniegelenk, ist letzteres ausserordentlich selten. Am Hüftgelenk nun erfordern die Acuität und Massenhaftigkeit der Eiterung, die tiefe Lage der letzteren, die Schnelligkeit und die Ausdehnung, mit der es hier zur Zerstörung der Knorpel kommt, die tiefen Eitersenkungen zwischen die Adductoren und unter die Glutaeen, die Höhe des Fiebers und die Gefahr des Zustandes nicht selten die Resection als Indicatio vitalis; auch überzeugt man sich regelmässig, wenn man in solchen schweren Fällen die Resection macht, dass nur durch diese der Kranke eventuell noch zu retten

ist. Man findet vielleicht den Kopf schon abgelöst frei im Gelenke liegend, oder den nach vollständiger Zerstörung des Knorpels beträchtlich verkleinerten, cariösen Kopf luxirt oder subluxirt, die knorpligen Fugen der Pfanne zerstört, einen Abscess oder wenigstens schon Eiter an der Rückseite der Pfanne in der Fossa iliaca. Von dem infectiösen osteomyelitischen Eiter benetzt erweichen Knorpel und Knochengewebe so sehr, dass durch Druckusur rasch die ausgedehntesten Zerstörungen entstehen, und ist man oft überrascht, wie gross die Defecte sind, die sich bereits wenige Wochen nach Beginn der Erkrankung hier vorfinden. Die Resection hat nur den Zweck, das Gelenk weit zu öffnen, die Stagnation des Eiters und der Jauche unmöglich zu machen, eine regelmässige Auswaschung des Gelenks und der mit ihm zusammenhängenden Abscesse und Eitersenkungen zu ermöglichen und die schädlichen Wirkungen des gegenseitigen Druckes der articulirenden Flächen — der sich, wie schon erwähnt, hier ganz besonders geltend macht — aufzuheben. Finden sich schlechte, verjauchte Granulationen im Gelenk und in den Abscessen, so wird man dieselben allerdings mit dem Löffel herauskratzen und mit halb trocknen carbolisirten Schwämmen ausreiben, um eine möglichst reine Wunde zu erhalten; aber man darf bei der Resection, so weit es sich um Frühresectionen oder wenigstens um frühe Resectionen handelt — und nur von diesen sprechen wir jetzt — nicht etwa den späteren Necrotomien vorgreifen wollen. Findet man also bei der Resection, die auch hier stets im grossen Trochanter gemacht wird, dass man mitten durch necrotisirendes resp. necrotisches Knochengewebe hindurch gesägt hat, so lässt man das necrotische Knochengewebe, dessen Abstossung ja noch nicht vollendet und für das noch gar kein oder nicht in hinreichender Menge regenerirtes Knochengewebe vorhanden ist, ruhig stehen, und überlässt die Entfernung der später sich ablösenden Sequester späteren besonderen Operationen. Höchstens wird man von der Sägefläche aus verjauchtes Mark noch mit dem Löffel aus der Markhöhle heraus kratzen, vielleicht auch einmal, wenn es sich um eine Hüftresection in den ersten Tagen einer infectiösen Osteomyelitis handelt, noch unterhalb des Trochanters den Schaft der Diaphyse anmeisseln oder anbohren, um den Secreten Abfluss zu gehen, auch hier das Mark ausräumen und den Knochen direct mit Gummiröhren zu drainiren.

Die ganz acut verlaufenden und in den ersten Tagen nach Beginn der Erkrankung entstehenden Hüftgelenksverjauchungen (s. oben) kommen meist gar nicht in die Spitäler oder wenigstens erst so spät und bei bereits derartig ausgebildeter Septicämie, dass die Resection des Hüftgelenks selten im Stande ist, lebensrettend einzutreten. Am schlimmsten sind die Fälle, wo es sich um eine acute diffuse Osteomyelitis des Beckens handelt. Volkmann sah einen solchen Fall, der am 8. Tage an Septicämie tödtlich endete; die ganze l. Darmbeinschaufel war mortificirt, die Synchondrosis sacro-iliaca und das l. Hüftgelenk verjaucht. Desto besser ist die Prognose, wenn es sich um Kranke handelt, welche die erste, acuteste Periode einer infectiösen Oberschenkelosteomyelitis überwunden haben, und bei denen vielleicht auch die Hüftgelenksaffection mehr schleichend eingetreten ist, und die uns nach 4, 8 Wochen, oder selbst noch später mit vollständig zerstörtem, eventuell luxirtem Gelenk und grossen Abscessen in Behandlung kommen. Volkmann hat fast alle diese Kranken durchgebracht, falls die Resection ausgeführt wurde, wenn die Patienten auch noch so hoch fieberten, zum Skelet abgemagert oder in hohem Grade wassersüchtig waren, ja selbst dann, wenn der Urin bedeutende Mengen Eiweiss enthielt. Die Prognose ist hier entschieden günstiger, als bei den schwersten Formen fungöser Entzündung. Wunden und Fisteln werden eben nicht später wieder fungös, Cariesrecidive, Tuberculose innerer Organe sind nicht zu fürchten, die septische Nephritis geht wieder zurück und die auf das Aeusserste heruntergekommenen Kranken erholen sich, sobald das hohe Fieber nachlässt.

Ausser bei florider Osteomyelitis sind in der chirurgischen Clinik zu Halle auch öfters Resectionen des Hüftgelenks gemacht worden, wegen der nach dieser Krankheit zurückgebliebenen Folgezustände. Es handelte sich dann immer um schwere Contracturen mit festen, meist knöchernen Ankylosen.

Hahn (5) führte bei einem Kinde wegen Coxarthrocace die Resection beider Hüftgelenke und eines Theiles des rechten Darmbeines aus. Pat. war unter den Erscheinungen der Osteomyelitis acuta multiplex mit sehr heftigem Fieber (41°), Delirien, den heftigsten Schmerzen u. s. w. erkrankt. Es trat Vereiterung des rechten Hüft-, Knie- und Fussgelenkes, des linken Hüftgelenkes und der beiden Ellenbogengelenke ein. Die Vereiterung der Ellenbogengelenke und des rechten Kniegelenkes ist wohl nur als eine catarrhalische anzusehen; denn die Function ist, nachdem an diesen Gelenken die Punction unter antiseptischen Cautelen gemacht war, vollständig wieder hergestellt. Wegen eingetretener Necrose des Darmbeines musste ein Theil desselben entfernt werden, und beide Hüftgelenke wegen anhaltender profuser Eiterung in einer Sitzung resecirt werden. Am r. Fussgelenk wurde die Drainage angewandt. Der Pat. bekam nachher einen grossen Decubitus und in Folge von Nephritis sehr starke Oedeme an den Beinen, so dass die Extension bei der Nachbehandlung nicht angewandt werden konnte. H. machte die Resection durch den Langenbeck'schen Schnitt, decapitirte die beiden Oberschenkelköpfe und suchte die Abduction so gut zu erreichen, wie es ohne Extension durch einfache Lagerung möglich war. Leider ist in einem Hüftgelenk eine vollkommene Ankylose zurückgeblieben; die Beweglichkeit der Ellenbogengelenke, sowie des r. Kniegelenkes ist fast normal. Im r. Fussgelenk ist eine Ankylose in dem Talo-Tibial-Gelenk eingetreten.

In diesem Falle, wie in mehreren anderen, hat H. nach der einfachen Decapitation mit Zurücklassung des Schenkelhalses Ankylose eintreten sehen. Es scheinen ihm diese Fälle doch dafür zu sprechen, — namentlich wenn die Untersuchungen und Beobachtungen von Holmes richtig sind, dass die Wegnahme der oberen Epiphysenlinie in späteren Jahren keine Wachsthumsbehinderung ist —, dass man gut thun wird, immer unterhalb des Trochanters die Resection anzuführen, weil dann sicher nicht so leicht eine Ankylose zurückbleiben kann, und später auch keine Störung im Wachsthum des Femur zu erwarten ist, was man früher immer befürchtet hat.

Die von Holmes (6) bei Gelegenheit der Jahresversammlung der British Medical Association zu Cambridge (12. August) gehaltene Rede aus dem Fache der Chirurgie hatte zum Gegenstande Fergusson's Verdienste um die conservative Chirurgie und gab einen Beitrag zur Beurtheilung der Resultate von zwei conservativen Operationen, die ihm viel zu danken haben, nämlich der Resectionen im Knie- und Hüftgelenk, welche sich in den 5 Jahren, die mit dem Jahre 1878 endigen, in 7 grossen englischen Hospitälern, nämlich 5 in London (King's College, St. Bartholomew's, Guy's, St. George's, St. Thomas') und je 1 in Manchester und Leeds ergeben haben.

Resectionen im Kniegelenk kamen vor 245, davon tödtlich verlaufen 21, Misserfolge 47 (davon 36 amputirt) und 4 nicht näher bekannte, Heilungen 173; es handelte sich in allen Fällen theils um Kinder, theils um Erwachsene.

Resectionen im Hüftgelenk waren es 215 mit 40 Todesfällen, 57 Misserfolgen und 118 Heilungen.

Da die obigen Statistiken keineswegs fehlerfrei sind, gehen wir nicht weiter auf die daran geknüpften Schlussfolgerungen und Betrachtungen ein.

Hahn (7) führte die Osteotomia subtrochanterica vor 2 Jahren wegen einer Ankylose im l. Hüftgelenk in rechtwinkeliger Stellung aus. Er nahm unterhalb des Trochanters einen Keil heraus und hat, da der Mann Schneider ist und deshalb viel sitzen muss, nicht eine ganz gestreckte Stellung erreichen wollen. Pat. kann jetzt gehen, grosse Fusstouren machen, kann aber schlechter sitzen, was bei noch gestreckterer Stellung noch schwieriger gewesen wäre, weshalb es sehr gut, dass keine vollkommen gestreckte Stellung erreicht ist. Die Verkürzung beträgt 3—4 Ctm.

Das Vollkommenste wäre ja, wenn man das Gelenk sich künstlich herstellen könnte; die Knochen waren aber hier so elfenbeinhart, dass H. froh war, dass er überhaupt einen Keil herausreseciren konnte. H. glaubt aber, dass man sich ein künstliches Gelenk auf folgende Art wird leicht bilden können: Man durchsägt, wie Rhea Barton, zwischen Trochanter major und minor den Oberschenkel, meisselt dann den Troch. maj. vom Schenkelhals ab und bildet sich durch Ausbohrung vermittelst eines Fraisebohrers von der Grösse des Gelenkkopfes ein künstliches Gelenk aus dem zurückgebliebenen Kopfe.

[Rossander, Fall af osteotomi på os femoris. Hygiea 1879. Svenska läkaresällsk. förhandl. p. 230.

Es giebt Ankylosen in einer solchen Stellung, dass der Gebrauch einer Extremität dadurch zum Theil oder ganz aufgehoben ist. Eine solche Stellung ist für den Oberschenkel die flectirte. Wenn das Redressement nicht gelingt, so versucht man erst eine künstliche, subcutane Fractur des Collum femoris oder des oberen Theils des Corpus femoris zu erzeugen. Wenn der Knochen jedoch zu stark ist, muss die Osteotomie gemacht werden. Mittelst der antiseptischen Methode ist die Operation ganz ohne Gefahr. Die Winkelstellung der Fragmente, die durch die Gradstellung des unteren Stücks nothwendig entstehen muss, und die man früher durch Aussägung eines keilförmigen Stückes zu vermeiden suchte, hat ihre Bedenklichkeit verloren, und eine solche Fractur heilt fast eben so schnell wie eine andere Fractur.

Ein 19jähriger Mann litt mit 8 Jahren an einer Coxitis mit Exfoliirung kleiner Knochenstücke. Seit einem Jahr war die Fistel geheilt. Der Winkel der Ankylose betrug 80 Grad. Es wurde versucht das Collum femoris zu fracturiren, aber ohne Erfolg. Dann wurde unterhalb des Trochanter major eine Osteotomie gemacht. Die Winkelstellung, die durch die Gradstellung des Beines entstand, war zwischen den Fragmenten so gross, dass ein Finger in den nach vorn offenen Raum gelegt werden konnte. Die Wunde heilte per primam, nur das Loch, wo das Drainagerohr gelegen hatte, schloss sich etwas später, jedoch fast ohne Suppuration. Die Fractur heilte ebenso schnell wie eine gewöhnliche Fractur. Nach 6 Wochen konnte er erst mit, dann ohne Krücken gehen. Er geht jetzt fast ohne zu hinken. Er kann sich ohne Beschwerde niedersetzen. Die Verkürzung ist durch die Senkung des Beckens maskirt, und kann durch eine höhere Sohle noch mehr verdeckt werden. F. Borch Panum (Kopenhagen).]

5. Resectionen und Osteotomien im und am Kniegelenk und am Unterschenkel.

1) Wright, G. A. (Manchester), On a new method of excising the knee-joint. Lancet. Vol. I. p. 621. (Empfiehlt ein bis jetzt nur an der Leiche versuchtes neues Verfahren, bei welchem trotz eines gemachten Querschnitts das Lig. patellae nicht getrennt wird, von den seitlichen Eröffnungen des Gelenkes aber eine Resection der Gelenkenden mit Butcher's Säge, eine Absägung der hinteren Fläche der Patella wie bei Gritti und ein Wundmachen entsprechender Flächen an Femur und Tibia mit dem Meissel ausgeführt wird.) — 2) Smith, Thomas (London), On some points connected with the operation of resection of the knee-joint and on fracture of the base of the skull. Med. Times and Gaz. Vol. I. p. 29. — 3) Riedel, B. (Göttingen), Resultate der Querdurchsägung der Patella bei der Kniegelenks-Resection. Centralbl. f. Chirurgie. No. 4. S. 52. — 4) Derselbe, Die Resultate der in der Göttinger Clinik von Ostern 1875 bis Michaelis 1879 unter antiseptischen Cautelen ausgeführten Kniegelenks-Resectionen. Ebendas. No. 17. S. 369. — 5) Coppinger, Charles (Dublin), Antiseptic excision of the knee-joint. Dublin Journ. of med. sc. July. p. 1. (Beschreibt 3 von ihm mit Erfolg bei Personen von 24, 26, 32 Jahren ausgeführte Kniegelenks-Resectionen, unter Benutzung einer neuen Resectionsschiene und von Drainröhren, welche an ihrem vorderen Ende einen breiten Ansatz [wie eine Tracheotomie-Canüle] haben, der das Hineinschlüpfen in die Wunde verhütet.) — 6) O'Grady, E. Stamer (Dublin), Excision of the knee with subsequent amputation of thigh. Case complicated with bad „bed-sores". Medic. Press and Circular. Febr. 4. p. 85. (18jähr. Mensch, sehr heruntergekommen, Resection des Gelenkes wegen langer Erkrankung desselben, keine Heilung, dagegen schlimmer Decubitus, deshalb 75 Tage nach der Resection Amputation des Oberschenkels, starke Blutung aus dem Markcanal, durch zusammengerolltes Catgut gestillt; antiseptischer Verband, Heilung des Stumpfes in weniger als 14 Tagen, des Decubitus dagegen erst sehr spät.) — 7) Ashhurst, John (Wm. H. Morrison, Philadelphia), Excision of the knee-joint for gelatinous arthritis. Philadelphia med. and surg. Reporter. Nov. 27. p. 470. (6jähr. Mädchen, Resection;

nach 3 Wochen die Femoral-Epiphyse durch die wieder sich öffnende Wunde ausgestossen; intercurrente Pneumonie, Tod am 29. Tage.) — 8) Bridden, Strumous arthritis; resection of knee-joint. New-York medical Record. Febr. 7. p. 156. (5jähr. Kind.) — 9) Gant, Frederick J. (London), Excision of the knee-joint for synovial disease of fourteen year's duration; with dislocation of the tibia backwards and retraction of the leg to a right angle. British medical Journ. Vol. I. p. 766. (34jähr. Mann, parallele Absägung der Gelenkenden, Exstirpation der verdickten Synovialhaut ohne Antiseptik; Schienenverband; nach 2 Monaten das Bein fest.) — 10) Péan, Ankylose du genou, section des ligaments et résection des surfaces osseuses, redressement. Gaz. des hôpit. No. 122. p. 970. (Operation bei einem Manne in den Dreissigern; Ausgang unbekannt.) — 11) Kilgarriff, Malachy J. (Dublin), A case of osseous ankylosis of the knee, operated on by Barton's method. Dublin Journ. of med. sc. March. p. 189. (Sehr kräftiges 30jähr. Mädchen, rechtwinkelige knöcherne Ankylose, das Knie von einer dünnen, schieferfarbenen Narbe bedeckt. Ein dreieckiger Lappen, mit der Basis nach aussen, über dem Knie gebildet, aus dem Femur ein Keil mit vorderer, $^3/_4$ Zoll breiter Basis vollständig ausgesägt; Lagerung in einer Beinlade mit sehr stumpfem Winkel am Knie; Heilung des Beines in dieser Stellung in 3 Monaten, elastischer Gang.) — 12) Bruns, Paul (Tübingen), Die supracondyläre Osteotomie des Femur bei Genu valgum. Centralbl. f. Chirurgie. No. 34. S. 545. — 13) Beauregard (Hâvre), Ostéotomie sous-cutanée de l'extrémité inférieure du fémur pour redresser un genou valgum chez un jeune homme de 18 ans. Suivie de guérison. Bulletin de la Soc. de chirurgie. 1879. No. 10. p. 968. Rapport de M. Terrillon. (Durchtrennung des Femur zu $^3/_4$ mit dem Meissel, dann Durchbrechen unter antiseptischen Cautelen; Heilung in weniger als 50 Tagen.) — 14) Swan, R. L. (Dublin), The treatment of genu valgum by condylotomy, with the chisel. Dublin Journ. of med. sc. Decmbr. p. 465. — 15) Ruffo, C., Osteotomia del condilo interno di ambo i femori per ginocchi valghi; morte 23 ore dopo la operazione. Lo Sperimentale. Agosto. p. 140. (15jähr. Knabe mit beiderseitigem beträchtlichem Genu valgum. Ogston'sche Operation, jedoch mit Anwendung von Meissel und Hammer und behufs Geradrichtung der Beine subcutane Tenotomie der Bicepssehne und der Fascia lata; doppelter Gypsverband; Dauer der Narkose 2 Stunden mit Verbrauch von 190 Grm. Chloroform. Tod 28 Stunden nach der Operation in nicht aufgeklärter Weise. Bei der Section Blut-Extravasate an beiden Beinen längs des Sartorius im Betrage von zusammen ungefähr 40—50 Gramm.) — 16) Bardeleben, Vorstellung von Operirten mit besonderem Bezug auf Chlorzink-Verbände (Knie-, Ellenbogengelenks-Resectionen, Ogston's Operation bei Genu valgum). Verhandlungen der Deutschen Gesellschaft f. Chirurgie. Neunter Congress. I. S. 75. — 17) Peyrot, Essai de l'appareil Collin pour redresser le genou valgum sur le cadavre d'un enfant de 14 ans et quelques mois, bien conformé. Rapport de M. Farabeuf. Bulletin de la Soc. de chir. 1879. No. 10. p. 967. (Präparate von der mittelst Flaschenzug bewirkten Abreissung der unteren Epiphysen beider Oberschenkel, behufs Geraderichtung des Genu valgum.) — 18) Boeckel, Jules (Strassburg), Traitement du genou valgum chez l'adulte par l'ostéotomie extra-articulaire. Bulletin de l'Acad. de médecine. No. 21. p. 519. Bulletin général de thérapeut. 15. Août. p. 117. — 19) Macewen, William (Glasgow), On the results of antiseptic osteotomy for genu valgum, varum, and other osseous deformities of the lower limb. Lancet. Vol. II. p. 450. — 20) König (Göttingen), Fall von Osteotomie beider Tibiae wegen Genu valgum. Verhandlungen der Deutschen Gesellsch. f. Chirurgie. Neunter Congress. I. S. 12. — 21) Boeckel, J., Nouvelles considérations sur l'ostéotomie dans les incurvations rachitiques des membres. Paris. 8. — 22) Hartung, Hugo, Die Osteotomie rachitisch verkrümmter Röhrenknochen. Inaug.-Dissert. Berlin. 8. (Anführung von 4 derartigen Operationen bei 6—7jähr. Kindern durch v. Langenbeck; Anmeisselung des Knochens durch eine gemachte Wunde, nach Heilung derselben Geraderichtung der Glieder.) — 23) Hofmokl (Wien), Ueber Osteoklase, Osteotomie und Osteoectomie bei rachitischen Knochenverkrümmungen der Kinder. Wiener medicin. Presse. S. 1329, 1361, 1431, 1499. (Beschreibt die von ihm im Leopoldstädter Kinderspital bei 6 Kindern wegen beträchtlicher rachitischer Unterschenkelverkrümmungen ausgeführten 6 Osteoklasen, 5 subcutanen linearen Osteotomien und 1 keilförmige Excision; die Osteoklasen wurden mit den blossen Händen, die Osteotomien mit dem Meissel und unter antiseptischen Cautelen ausgeführt. Von einem an Varicellen mit nachfolgenden septischen Morbillen verstorbenen Kinde wurden interessante [abgebildete] Knochen-Präparate von beiden Operationsmethoden gewonnen.) — 24) v. Lesser (Leipzig). Berliner clinische Wochenschrift. S. 41. (Berichtet der Medicin. Gesellschaft zu Leipzig über 8 von ihm poliklinisch und ambulant ausgeführte Osteotomien der Tibia bei Kindern von $2^3/_4$ bis $6^3/_4$ Jahren. Er hob besonders auch die Durchführbarkeit der antiseptischen Behandlung in der poliklinischen Praxis hervor.) — 25) Gervais (Bordeaux), Note sur un cas de fracture non consolidée de tibia, traitée avec succès par la résection suivie de suture osseuse. Journ. de méd. de Bordeaux. No. 43. p. 458. (9jähr. Knabe mit complicirter vernachlässigter Unterschenkelfractur; 3 Wochen nach der Verletzung Resection des hervorstehenden Knochenendes, Reposition der Fragmente, Knochennaht; Heilung in 4 Monaten mit geringer Verkürzung.) — 26) Duplay, Cal vicieux de la jambe. Résection cunéiforme du tibia. Guérison. Bulletin de la Soc. de Chirurgie. No. 6. p. 352. (22jähr. Mann, im Winkel geheilte Unterschenkelfractur mit starker Auswärtsdrehung des Fusses. Gehen ohne Krücken unmöglich, Stehen schmerzhaft. — Vergeblicher Versuch, den sehr harten Callus mit einem Meissel zu durchdringen und mit einer Maschine zu zerbrechen, trotz Durchtrennung der Fibula. Darauf Aussägung eines Keiles mittelst der Kettensäge; leichte Reposition. Nach 4 Monaten die ersten Gehversuche; Bein ganz gerade, kaum 2 Ctm. verkürzt.) — 27) Holmes, On a case of successful subperiosteal resection of tibia, in which the ankle-joint was also implicated. St. George's Hospital Reports. Vol. X. p. 500.

Smith (2) stellte bei einem klinischen Vortrage im St. Barthalom. Hosp. drei Patienten im Alter von 20, 18 und 16 Jahren vor, bei denen vor Jahren das Kniegelenk resecirt worden war, die alle ihr Bein in vorzüglicher Weise hatten gebrauchen können, bei denen aber, trotz knöcherner Ankylose, nach und nach eine Biegung in der Verbindung oder sonst wie eingetreten war.

Der erste Patient, jetzt 20 Jahre, vor 3 Jahren nach der Res. genu mit Verkürzung von 2½ Zoll geheilt, mit einem dicken Schuh entlassen, wählte das Geschäft eines Bierausträgers (Potman), wobei er den ganzen Tag auf den Beinen sein musste. Er hatte auch neuerdings den Weg von Portsmouth nach London in 2½ Tagen zurückgelegt. Trotzdem keine bedeutende Verkürzung vorhanden war, war das Bein leicht nach aussen gebogen und Pat. klagte über Schmerzen, wenn er es einige Zeit gebrauchte. Er war übrigens nicht des Beines wegen, sondern wegen Lungenschwindsucht in das Hospital gekommen.

Der zweite Patient, im Alter von 11 Jahren, also

vor vollendetem Wachsthum operirt, wurde mit knöcherner Ankylose entlassen, übernahm das Geschäft der Schellfischhöker (haddock-curing) und war im Stande, 10 (engl.) Meilen zu gehen. Ungefähr 5 Jahre nach der Operation kam er wieder in das Hospital, mit nach vorne gebogenem Bein und einer vom Femur bis zum Fusse sich erstreckenden allgemeinen Krümmung unter einem Winkel von 45° (?), wobei nicht nur an der Resectionsstelle, sondern auch an den Knochen eine Verbiegung stattgefunden hatte. Es wurde ein Meissel zwischen Femur und Tibia getrieben, die alte Verbindung getrennt und das Bein gerade gestreckt.

Bei dem dritten Patienten, im Alter von 4—5 Jahren operirt, war das Bein an der unteren Epiphyse des Femur und der oberen der Tibia gänzlich im Wachsthum zurückgeblieben und gebogen, trotzdem war das (nur 7½ Zoll lange) Bein durchaus kräftig, der Pat. war im Stande, ein Dutzend (engl.) Meilen an einem Tage zu gehen.

Nach Riedel (3), welcher die Resultate der queren Durchsägung der Patella bei der Resection des Kniegelenkes bespricht, mussten von 20 Patienten, die wegen Fungus in der Göttinger chir. Klinik operirt worden waren, 8 im Oberschenkel amputirt werden, 1 starb an allgemeiner Tuberculose. Dadurch kam man in den Besitz von 4 Patellae, die 2—3 Monate vorher durchsägt und vernäht waren. Bei 2 waren die Sägeflächen vollständig knöchern mit einander verwachsen (12jähr. Knabe, der ausserdem an Fungus manus litt, 66 Tage post resect., 22jähr. Mann, 94 Tage p. resect. amputirt, beide wegen fortschreitender Weichtheil-Tuberculose mit Abscessbildung). An der in der Längsrichtung durchsägten Patella suchte man vergebens nach der Schnittlinie durch den Knochen, nur durch Druck mit dem Nagel liess sich nachweisen, dass die Knochennarbe eine etwas geringere Resistenz besass, als der alte Knochen. Zwischen Patella und Femur bestand dagegen nur eine bindegewebige Verlöthung. — In den beiden anderen Patellae (25jähr. Mann 73 Tage post resect. amputirt wegen Blutung aus der A. poplit. nach Wadenabscess; 17jähr. Mann, † 60 Tage post res.) waren die Sägeflächen nur dicht unter dem Periost, das scheinbar ganz intact den Knochen überzog, durch eine knöcherne Brücke mit einander verbunden, während nach dem Femur zu die Sägeflächen sich eng, aber ohne Zwischensubstanz gegenüber standen. Hier kann man wohl den Kräfteverfall in Folge des Wadenabscesses resp. der allgemeinen Tuberculose anschuldigen, dass die vom Periost ausgehende Verknöcherung nicht durch die ganze Schnittlinie hindurchgegangen war. So viel lässt sich aber wohl aus diesen wenigen Befunden schliessen, dass die Patella durchaus nicht die ihr sonst zugeschriebene Tendenz zur Pseudarthrosenbildung hat, dass diese letztere auch bei subcutanen Fracturen ohne Zweifel viel mehr auf Rechnung der mangelhaften Coaptation der Fragmente kommt, als auf die etwa geringere Leistungsfähigkeit des Periostes der Patella; dieses lässt augenscheinlich nichts zu wünschen übrig. Tibia und Femur, beim Erwachsenen nach der Resection gewöhnlich nur durch Bindegewebe mit einander vereinigt, erhalten durch die Knochennarbe der Patella, die wiederum fest mit dem Femur verlöthet ist, eine weitere energische Fixation.

Riedel (4) berichtet über die in $4\frac{1}{2}$ Jahren in der Göttinger chirurgischen Clinik von König unter antiseptischen Cautelen ausgeführten Kniegelenks-Resectionen. Die Operation wurde 47mal ausgeführt, und zwar 45mal wegen Fungus, meist in floridem, selten im abgelaufenen Stadium, 1mal wegen Arthritis deformans, 1mal wegen Deformität nach schwerem Gelenk-Rheumatismus. Der Zeit nach vertheilten sich die Fälle folgendermaassen: 1875: 2, 1876: 2, 1877: 9, 1878: 15, 1879: 19. — Die einzelnen Altersstufen waren in folgender Weise vertreten: 1) 3—10 Jahr: 7 Fälle, davon 1 † an chronischer Pneumonie, 3 völlig fest geheilt, 3 fest geheilt mit Fisteln. 2) 11—20 Jahr: 24 Fälle, davon 5 †, 1 an Tetanus, 1 an Carbolintoxication, 3 an Tuberculose 8 resp. 7 resp. 13 Monate post resectionem, 2 amputirt und geheilt; 17 fest geheilt, 8 ohne, 9 mit Fisteln. 3) 21—30 Jahr: 7 Fälle, davon 1 † an Carbolintoxication, 2 amputirt und geheilt, 1 von Neuem in Behandlung, 3 geheilt ohne Fistel, 2 fest, 1 etwas beweglich. 4) 31—40 Jahr: 5 Fälle, davon 1 amputirt, davon 1 geheilt, 1 † $1\frac{1}{2}$ Jahr später an Tuberculose, 3 ziemlich beweglich geheilt mit Fisteln (einer mit neugebildeter Patella). 5) 41—50 Jahr: 2 Fälle, davon beide †, 1 an Sepsis von Wunde und Decubitus (1876), 1 an Septicämie von putridem Blasencatarrh aus. 6) 51—60 Jahr: 2 Fälle, davon 1 † an Tetanus, 1 geheilt beweglich mit Fisteln. — Bis zum Sommer 1878 wurde der vordere Bogenschnitt als Operationsmethode benutzt, bald mit, bald ohne Entfernung der Patella, Synovialmembran exstirpirt, Lagerung in der von König angegebenen Schiene, die im Sommer 1878 zum Theil durch den gefensterten Gypsverband ersetzt wurde, bei Operationen wegen Deformität nach wenigstens scheinbar abgelaufenem Fungus. Für floride Fälle trat dann Winter 1878—79 quere Durchtrennung der Patella und Behandlung mit grossen Lister'schen Verbänden in T-Schienen in Gebrauch, da gleichzeitig so viele Resecirte auf der Abtheilung lagen, dass nicht für alle passende dreitheilige Schienen beschafft werden konnten. Die Vortheile eines sehr grossen von der Hüfte bis zum Fuss reichenden Lister'schen Verbandes liessen dann auch in der Folge meist auf die Annehmlichkeit im Verbandwechsel, welche durch die dreigliederige Schiene herbeigeführt wird, verzichten. — Im Ganzen sind von den 47 Patienten 11 gestorben: 2 an Tetanus, 2 an Carbolvergiftung, 2 an Sepsis, 5 an Tuberculose resp. chronischer Pneumonie, 1 bezw. 3, 7, 18, 18 Monate post operationem; 5 sind amputirt, 1 ungeheilt — 17 Misserfolge gegenüber 30 Erfolgen, d. h. 36 pCt. : 64 pCt. Diese Zusammenstellung ist hinsichtlich der Mortalität ausserordentlich ungünstig, zunächst durch 4 Todesfälle, welche man an sich nicht gerade der Kniegelenks-Resection zutheilen kann; vor Allem die beiden Fälle von Tetanus, welche beide Male bei ganz antiseptisch verlaufenden Operationen eintraten; ferner die beiden Fälle von

Carbolintoxication. Es bleiben also nur 2 Fälle von Sepsis, von welchen der eine der vor der Operation übersehenen putriden Affection der Blase, der zweite mit mehr Recht einem brandigen Decubitus als der Amputation zuzurechnen ist, welche nöthig war, weil keine Heilung bei der 48jährigen, schlecht genährten Patientin eintreten wollte. Die übrigen Todesfälle sind die Consequenzen eines Allgemeinleidens, das in 2 Fällen schon bei der Operation in seinen ersten Anfängen zu bestehen schien, ohne dass jedoch eine sichere Diagnose möglich war. In 3 Fällen entwickelte es sich ziemlich sicher erst nach der Operation; die Entfernung des supponirten Infectionsherdes war also ohne Erfolg. — Die nachträgliche Amputation von 5 Patienten war nöthig, weil keine Heilung eintrat, die Weichtheile von Neuem von Tuberculose ergriffen wurden; in dem einen Falle wurde sie dann noch plötzlich indicirt wegen einer vom tuberculösen Geschwür in der Kniekehle ausgehenden Arrosion der Poplitea mit folgender schwerer Blutung. — An den Misserfolgen sind in hervorragender Weise die erwachsenen Personen betheiligt, die theilweise in einem Alter standen, dass man früher nie die Resection gewagt haben würde. Theilt man die Patienten in zwei Gruppen: 3—20, 21—60 Jahre, so ergeben sich für die ersteren 8 Misserfolge gegenüber 23 Erfolgen, d. h. 26 : 74 pCt., für die letzteren 9 Misserfolge gegenüber 7 Erfolgen, d. h. 56 : 44 pCt. Complicationen verschiedenen Characters vereinigten sich mit ausbleibender Heilung, um die relativ hohe Zahl der Misserfolge bei Erwachsenen zu Stande kommen zu lassen. — Was die 30 Erfolge der Resectionen anlangt, so sind 25 fest geheilt, 5 mit geringer Beweglichkeit, ohne Schlottergelenke zu sein; diese 5 Operirten haben allein das 25. Lebensjahr überschritten. 14 sind völlig geheilt, haben keine Wunde mehr, 13 fest und einer beweglich (26 J. alt); 16 haben noch Fisteln, davon 12 bei fester Ankylose, 4 bei geringer Beweglichkeit. Während bei jenen 12 die Ausheilung, falls sie sich nicht der Behandlung entziehen, ohne Zweifel noch zu hoffen ist, da sie sämmtlich unter 20 Jahre alt sind und zum grössten Theile (7) aus dem letzten Jahre stammen, ist das Schicksal der 4 älteren Leute mit beweglichem Gelenke und Fisteln noch zweifelhaft; doch gehen alle 4 schmerzlos im Stützapparate umher, 3 können ziemlich schwere Arbeiten verrichten, der 4., ein 54jähriger Mann, nur leichte. — Ueber die Heilungsdauer ist schwer zu berichten, da die Ansichten darüber, wann ein resecirtes Knie als geheilt zu betrachten sei, sehr variiren. Den höchsten Anforderungen: Heilung der Hautwunde und feste, höchstens leicht federnde Ankylose innerhalb 6—8 Wochen, entsprechen 4 Fälle, 3 resecirte wegen desform geheilten Fungus, 1 wegen Rheumatismus; dann kommt eine Serie von 12, bei welchen nach ca. 8—10 Wochen Ankylose erzielt wurde, es blieben jedoch Fisteln an den Drainlöchern bestehen, die sich erst nach längerer Zeit zum Theil schlossen; die übrigen Fälle zogen sich in beiden angedeuteten Richtungen noch mehr in die Länge. Dass hieran der Lister'sche Verband Schuld ist, wie mehrfach behauptet wird, soll erst noch bewiesen werden. Im Gegentheil, er bewirkt gerade so überraschend schnelle Heilungen bei Kniegelenksresectionen, wie bei complicirten Fracturen, und wenn jene eben so wenig als diese bei einzelnen Individuen rasch heilen, so liegt das, abgesehen vom Alter, in der Constitution des Betreffenden begründet, die ja auch bei subcutanen Fracturen oft so räthselhafte Differenzen in der Heilungsdauer schafft.

Bruns (12) bespricht die in Deutschland bisher wenig beachtete, zuerst von Chiene und Macewen ausgeführte Osteotomie des Femur oberhalb der Condylen. Diese extra-articuläre Osteotomie ist frei von den Nachtheilen der Ogston'schen Operation; der Eingriff ist weniger schwer und viel sicherer zu überwachen; das Kniegelenk bleibt unangetastet und läuft daher keine Gefahr, durch unmittelbar oder nachträglich herbeigeführte Störungen seine Functionsfähigkeit einzubüssen; vielmehr kehrt der Gebrauch des Gliedes bald zur Norm zurück. Zugleich ist aber dieses Verfahren das einzig rationelle, den anatomischen Verhältnissen entsprechende, da es den Sitz der Verkrümmung selbst angreift. — Von den beiden in Frage kommenden Operationen, der Osteotomie des Femur und der Tibia, ist in Deutschland fast ausschliesslich die Osteotomie der Tibia ausgeführt worden, während einige englische Chirurgen ebenso ausschliesslich die des Femur vorgezogen haben. Diese Thatsache stimmt offenbar insofern nicht mit den anatomischen Verhältnissen des Genu valgum überein, als die Verkrümmung bald vorzugsweise im Diaphysenende des Femur, bald in dem der Tibia ihren Sitz hat. B. ist deshalb der Ansicht, man dürfe nicht für alle Fälle der einen oder anderen Methode den Vorzug geben, sondern müsse im Einzelfalle, je nachdem die Verkrümmung vorzugsweise an dem Femur oder der Tibia sitzt, die Osteotomie des Femur oder der Tibia wählen. Dass dieser Grundsatz bisher nicht galt, lässt sich einmal daraus erklären, dass früher (vor Mikulicz's Arbeit über das Genu valgum) überhaupt nicht die richtige Vorstellung über das Wesen desselben herrschte, so wie daraus, dass man noch heute die Osteotomie des Femur für technisch schwerer ausführbar und zugleich gefährlicher als die Osteotomie der Tibia hält. Letztere Bedenken sind aber entschieden nicht gerechtfertigt. Die Operation ist zuerst, und zwar fast gleichzeitig von Chiene und Macewen im Jahre 1877 ausgeführt worden. Ersterer berichtete über 7 Fälle von Keilexcision, welche sämmtlich innerhalb eines Monates ohne Steifheit im Knie geheilt waren. Letzterer im Ganzen über 30 eigene erfolgreiche Fälle sowie über eben so viele von anderen Glasgower Chirurgen ausgeführte Operationen. Von deutschen Chirurgen ist das Verfahren bisher nur von Billroth, Kocher, Czerny geübt und in der Tübinger chirurgischen Klinik ist von 1878—80 die Methode 6 Mal mit bestem Erfolge ausgeführt worden, darunter 2 Mal von V. v. Bruns sen. und 4 Mal von P. Bruns jun. Die operirten Kranken standen im

Alter von 15—21 Jahren. Die Osteotomie des Femur ist, nach B.'s Erachten, bei allen hohen Graden von Genu valgum indicirt, in welchen der Hauptantheil der Verkrümmung das untere Femurende betrifft. Die Entscheidung hierüber ist nach den Mikulicz'schen Vorschriften leicht zu treffen, wenn man den Winkel der Kniebasis (Linie durch die tiefsten Punkte der Femurcondylen) zum Schafte des Femur und der Tibia bestimmt. Ersterer schwankt unter normalen Verhältnissen zwischen 76 und 84° und verkleinert sich dem Grade des Genu valgum entsprechend um 10—20°. In diesen Fällen ist allein durch die Osteotomie des Femur ein vollständiger functioneller und cosmetischer Erfolg zu erzielen, während nach der Osteotomie der Tibia zwar die Function wiederhergestellt wird, dagegen, wie Mikulicz zugiebt, „der Erfolg insofern kein vollkommener ist, als die Verkrümmung des Femur durch Compensation an der Tibia ausgeglichen wird; es kommt dadurch eine mehr oder weniger auffällige Bajonettform des Beines zu Stande". Die Operation kann mittels des Meissels entweder als keilförmige oder lineäre Osteotomie ausgeführt werden. Wie Macewen bei seinen ersten Operationen und eben so auch Chiene und Hueber, hat B. in seinen 3 ersten Fällen die Keilexcision geübt, im 4. Falle die lineäre Durchmeisselung. Erstere entspricht allerdings den anatomischen Verhältnissen am meisten und ist daher für ganz schwere Fälle zu reserviren. Dagegen ist für die grosse Mehrzahl der Fälle die einfache lineäre Durchmeisselung als das leichtere und weniger eingreifende Verfahren vorzuziehen und daher im Allgemeinen als das typische zu bezeichnen. Hierbei klafft allerdings zunächst nach der Geraderichtung die Trennungsspalte im Knochen nach der äusseren Seite hin, und zwar in einem der vorherigen Difformität entsprechenden Grade, jedoch wird die Spalte ohne wesentliche Verzögerung der Heilung mit Callus ausgefüllt und das Eintreten einer Pseudarthrose ist an dieser Stelle nicht zu befürchten. Die Technik ist kurz folgende: Der 4 bis 5 Ctm. lange Hautschnitt wird an der inneren Seite des unteren Endes des Oberschenkels mitten über dem Knochen in der Längsrichtung angelegt und endigt nach abwärts etwa 4 bis 5 Querfinger breit über der Linea interarticularis, er wird sodann durch den Vastus internus direct bis auf den Knochen vertieft und hierbei wird eine Verletzung der seitlichen Wand der Synovialkapsel sicher vermieden, da sich letztere an der Seitenfläche der Condylen im Maximum nur 4 Ctm. über die Gelenkfläche erhebt (Lauschka). Der Knochen wird mit dem Meissel so weit durchtrennt, bis die Geraderichtung durch Fracturirung der stehengebliebenen Knochenbrücke ohne grössere Gewalt gelingt. Schliesslich Drainage und Naht der Weichtheilwunde, antiseptischer Verband. Die Fixirung des Gliedes in gerader Richtung geschieht entweder mittelst eines geschlossenen Gypsverbandes oder einer geeigneten Schiene. In den von B. operirten Fällen wurde eine Schiene aus plastischem Filz verwendet, welche an der äusseren Seite des Gliedes von der Hüfte bis zu dem Knöchel reichte und in den Listerverband eingeschlossen wurde. — Der Verlauf und Erfolg in B.'s 6 Fällen war kurz folgender. In dem einen Fall von subcutaner linearer Osteotomie heilte die Weichtheilwunde (ohne Drainage und Naht) ganz per primam und fand sich bei der ersten Abnahme des Verbandes nach 3 Wochen geschlossen. Der hierauf angelegte einfache Gypsverband blieb weitere 3 Wochen liegen, worauf sich die Trennungsstelle des Knochens in völlig gerader Richtung consolidirt zeigte; nach 8 wöchentlichen Gehübungen war das Kniegelenk wieder ganz beweglich. In den anderen 5 Fällen, in denen die Keilexcision ausgeführt worden war, trat nur in einem Falle eine vorübergehende Störung der Wundheilung auf, indem aus unbekannter Ursache ein schmaler Streifen der beiden Wundränder sich necrotisch abstiess, worauf nach $4\frac{1}{2}$ Wochen die Wunde geheilt und die Bruchstelle consolidirt war. In den übrigen 4 Fällen erfolgte die Heilung völlig reactionslos und per primam, so dass bei der 1. Abnahme des Verbandes nach 2 bis 8 Wochen die Wunde bis auf den Draincanal geschlossen war. Die Consolidation der Knochentrennung erfolgte innerhalb 5—7 Wochen. In 4 Fällen wurde durch die Nachuntersuchung nach $\frac{1}{2}$—2 Jahren constatirt, dass die operirte Extremität vollkommen gerade war und die Beweglichkeit des Kniegelenks so wie die Gebrauchsfähigkeit des Gliedes sich ganz wieder hergestellt hatte. — Von besonderem Interesse ist das Resultat der Nachuntersuchung in einem Falle von doppelseitigem Genu valgum, in welchem auf der r. Seite die Ogston'sche Operation auf der l. die supracondyläre Keilexcision gemacht worden war. Nach Ablauf von $1\frac{1}{4}$ Jahr hatten beide Extremitäten eine ganz gerade Richtung, das l. Bein war im Kniegelenk frei beweglich und normal gebrauchsfähig, während an der r. Seite bei längerem Stehen und Gehen Schmerzen im Knie auftraten, die Beweglichkeit im Gelenke sehr beschränkt war und damitbei bei Bewegungen deutliches Knarren wahrgenommen wurde.

Aus der Mittheilung von Swan (14) über Condylotomie mit dem Meissel bei Genu valgum geht zunächst hervor, dass Reeves, der diese Operation, die er „extraarticuläre Condylotomie" nennt, zuerst ausgeführt hat, sie bereits in 71 Fällen, davon 85 doppelseitig, wo meistens beide Knieen gleichzeitig in Anspruch genommen wurden, gemacht hat, und zwar nur 8mal mit Listerismus, den er für nicht nothwendig hält. Er legt für 1 Woche oder 10 Tage einen Gypsverband an, lässt dann die Patienten das Bein beliebig halb beugen und macht täglich passive Bewegungen. — Swan dagegen, der bisher in 20 Fällen und zwar stets bei jungen Kindern von 3—5 Jahren operirt hat, wendet streng das Lister'sche Verfahren an, bedient sich, wie Reeves, eines mit Maassstrichen versehenen Meissels mit kugeligem Handgriff, ohne dabei einen Hammer anzuwenden. Bei Esmarch'scher Blutleere wird am inneren Rande des Oberschenkels ein Einschnitt gemacht, der Meissel in der erforderlichen schiefen Richtung eingeführt, fest erfasst, mit sägenden Bewegungen in der angegebenen Richtung vorwärts getrieben und die vollständige Absprengung des Condylus durch Hebelbewegungen des Meissels erreicht, dann das Bein gewaltsam gestreckt, wobei man den Cond. int. aufwärts gleiten fühlt, nach Bedürfniss auch die Bicepssehne oder Stränge der Fascia lata durchschnitten und endlich eine gerade Aussenschiene angelegt.

Bardeleben (16) stellte dem 8. Chirurgen-Congress ein junges Mädchen vor, bei dem vor etwa 3½ Jahren die Resection im Kniegelenk gemacht worden. Der Fall ist in zweifacher Beziehung bemerkenswerth: einmal wegen des guten Ganges — es ist sehr schwer zu sehen, dass an den Beinen etwas fehlt — und dann, weil die Patientin mit einem beweglichen Kniegelenk entlassen wurde, so beweglich, dass sie eine Biegung von nahezu 30° machen konnte. Diese Beweglichkeit hat sie lange Zeit gehabt und jetzt ist absolute Unbeweglichkeit eingetreten. Die Resection ist mit dem Hufeisenschnitt gemacht. Es handelte sich um einen grossen Gummiknoten im Kopf der Tibia, natürlich mit Eiterung im Gelenke und earlier Zerstörung der Gelenkflächen des Femur. Der Gummiknoten ging so weit in die Tibia hinein, dass es nothwendig war, einen grossen Theil mit dem Hohlmeissel herauszuschälen. Der dadurch in der Tibia gebildete Schacht ist völlig ausgeheilt. Der Fall ist beachtenswerth, weil bei beweglichen Kniegelenken in der Regel zu befürchten ist, dass sie nachher noch beweglicher werden und eine pathologische Beweglichkeit bekommen. Der Fall ist ja auch schon beobachtet, dass sie nachher fester werden; in diesem Falle ist die Solidität eine grosse.

Boeckel (18) hat wegen Genu valgum und varum mehrere Osteotomien ausgeführt.

1) und 2) 23j. Mann, ohne Zeichen von Rachitis mit linkseitigem Genu valgum unter einem Winkel von 140° und rechtseitigem Genu varum; der Körper ist beim Stehen stark nach links geneigt, die l. Spina ilii anter. super. einige Ctm. tiefer stehend; sehr schwankender Gang, nicht weiter als ¼ Lieue ohne Ermüdung möglich. Ausmeisselung eines Keiles von 3 Ctm. Basis von der Innenseite der Tibia, leichte Geraderichtung des Unterschenkels ohne Durchtrennung der Fibula; Hohlschiene, Lister-Verband, 3 mal erneuert, Vernarbung der Wunde in 11 Tagen, dann Gypsverband. — 13 Tage nach der ersten Operation lineäre Durchtrennung der r. Tibia, Vernarbung der Wunde in 8 Tagen, Gypsverband, Consolidation in 3 Monaten. Vollständige Geraderichtung, das Schwanken beim Gange ist verschwunden, Hinken kaum merklich, Beweglichkeit der Kniegelenke frei, links jedoch nicht über einen rechten Winkel hinaus.

3) 28j. Erdarbeiter mit Genu valgum, Keil-Osteotomie aus der Tibia, vollständige Geraderichtung in 7 Wochen.

Die unbestritten grösste Zahl von antiseptischen Osteotomien hat wohl Macewen (19) aufzuweisen, der bis jetzt bei 330 Patienten, an 557 Gliedern, 835 Osteotomien gemacht hat, darunter 220 Patienten (367 Glieder) mit Genu valgum, 40 Patienten (80 Glieder) mit vorderen oder anderen Tibia-Verletzungen, 6 Patienten mit knöcherner Ankylose (1 des Hüft-, 5 des Kniegelenkes). Obgleich nur an 557 Gliedern operirt wurde, betrug die Zahl der Osteotomien doch 835, weil in vielen Fällen an einem Gliede mehrere der letzteren ausgeführt werden mussten, z. B. bei Genu valgum wegen gleichzeitiger anderer Krümmungen des Unterschenkels, ausser einer Durchtrennung des Femur auch noch je 1 Osteotomie an Tibia und Fibula, bisweilen auch mit Durchtrennung der Tibia und Fibula an zwei Stellen, so dass manchmal an einem Gliede 5, also bei einem Patienten 10 Osteotomien nöthig waren. — Beide Glieder wurden, mit wenigen Ausnahmen, gleichzeitig in einer Sitzung operirt, und demnach bisweilen 10 Osteotomien bei einem Pat. zugleich gemacht, durch Wunden von ¾—1½ Zoll Länge. Zur Beseitigung vorderer Unterschenkel-Verkrümmungen waren jedoch Keilresectionen durch grössere Wunden erforderlich; in einigen Fällen, bei sehr starker Verkrümmung, wurden die Knochen an 3—4 Stellen von besonderen Wunden aus getrennt. — Nach Ausführung der Osteotomie wurde aus jeder Wunde mit der Scheere das überschüssige Fettgewebe entfernt, weil sonst die Wundheilung verzögert wird; grössere Wunden wurden mit einigen Catgutnähten vereinigt; sofortiger Schienenverband. — Mit Ausnahme von 8 Fällen bei den 557 Gliedern und 835 Osteotomien erfolgte die Heilung stets durch „Vitalisation" des Blutgerinnsels in der Wunde, ohne einen Tropfen Eiter; in allen Fällen, in denen dies nicht geschah, liess sich eine bestimmte Ursache für die Entstehung der Eiterung nachweisen; in allen diesen Fällen jedoch, mit 1 Ausnahme, erfolgte Heilung, wenn auch nach einiger Verzögerung. — Von den Operirten starben 3 nach der Operation, jedoch keiner in Folge derselben; nämlich 1 in Folge von Pneumonie, die er vor der Operation acquirirt hatte (ohne dass bei der sehr eilig auszuführenden Operation die Symptome derselben bereits hervorgetreten waren), 1 an tuberculöser Meningitis am 15. Tage nach der Operation, nachdem die Wunden geheilt waren, 1 am 12. Tage an Diphtheria. — Die auch bei sehr schwächlichen Kindern ausgeführten Operationen dienten wesentlich dazu, ihre Constitution zu verbessern, indem ihnen dadurch freiere Bewegung in der Luft ermöglicht wurde. — Die mittlere Zeitdauer, bis erwachsene Patienten im Stande sind, ohne künstliche Unterstützung zu gehen, ist etwa 10 Wochen, nämlich 6 Wochen in Schienen, 14 Tage Gehen mit Krücken, dann Gehenlernen ohne solche; Kinder lernen viel eher gehen.

König (20) führte wegen Genu valgum eine Osteotomie beider Tibiae bei einem 17j. Menschen aus, der in Folge jener Difformität, bei welcher die Kniee einander überragten und in Folge colossal entwickelter Plattfüsse so ungeschickt und schlecht ging, dass er höchstens 10 Minuten anhaltend auf unebenem Boden sich bewegen konnte und dann sich niedersetzen musste. Indem K. von der Ausführung der Ogston'schen Operation absah, von der er glaubt, dass sie besonders leicht die Entstehung einer Arthritis deformans begünstige, ganz abgesehen von der Möglichkeit des Missglückens der Antisepsis bei ihrer Ausführung, wendete er die Keil-Osteotomie und zwar an beiden Beinen in einer Sitzung an. Die Heilung erfolgte ohne einen Tropfen Eiter in 6 Wochen und Patient konnte von da an ausserordentlich viel besser gehen, nachdem auch der Zustand der Plattfüsse sich corrigirt hatte.

Das Operationsverfahren, welches K. jetzt bei diesen Osteotomien einschlägt, ist folgendes: Er führt einen Längsschnitt an dem medialen Rande der Tibia und auf diesem Längsschnitt einen senkrechten, legt die dreieckigen Lappen, die dadurch entstehen, sammt dem Periost zur Seite, meisselt das ganze Gebiet so lange ab und schlägt den Keil soweit aus, bis die Correctur gelingt. Er beschränkt aber die Knochenoperationen stets auf die Tibia, legt indessen den Keil vollkommen durchgehend an, so dass gar nichts durchgebrochen, sondern so lange gemeisselt wird, bis die fehlerhafte Stellung sich ohne jeden erheblichen Druck beseitigen lässt. Das ist denn auch in den schlimmsten Fällen gelungen. Um den aseptischen Verlauf vollständig möglich zu machen, legt er das Drainloch auf der hintern Wand des Unterschenkels an, indem er ein Knopfloch durch die Weichtheile der Wade macht. Es fliesst ohne allen Zwang das Secret heraus, und so sind K.'s letzte Fälle ganz aseptisch verlaufen. In der sich an diese Mittheilung knüpfenden Discussion wurde von mehreren Operationen zur Beseitigung des Genu valgum berichtet.

Czerny (Heidelberg) hat bei einem Falle, wo auf der einen Seite Genu valgum, auf der anderen Genu varum vorhanden war, die einfache lineäre Trennung des Oberschenkels ohne Keilexcision beiderseits von der Aussenseite gemacht. Die Verhältnisse scheinen für das Genu valgum günstiger zu liegen, als für das Genu varum. Es hat sich nichtsdestoweniger die Correctur auf beiden Seiten ganz gut machen lassen und auch die Ausheilung ist ganz prompt ohne Eiterung erfolgt. — von Langenbeck hat sich aus ähnlichen Gründen, wie König, veranlasst gesehen, die Ogston'sche Operation nicht auszuführen, besonders aber infolge der Beobachtung von Thiersch, dass nach dieser Operation die Heilung der Knorpelfläche des resecirten Condylus ausbleiben kann, indem die Wundränder des Diarthrodialknorpels sich nicht vereinigen, sondern sich aufrollen und klaffend bleiben. Bei Kindern hat er ohne Ausnahme das Genu valgum orthopädisch behandelt, d. h. die Distraction mit Gewichten angewandt, während ein zweites Gewicht das verkrümmte Gelenk nach aussen zieht. In unglaublich kurzer Zeit, in einigen Wochen kann man bei Kindern sehr hochgradige Genua valga gerade richten. Man muss dann natürlich einen Gypsverband anlegen oder eine Maschine; aber bei Kindern erreicht man ohne Operation Alles, was man nur wünschen kann, mit Ausnahme der Wiederherstellung des Plattfusses. v. L. glaubt, dass der Plattfuss bei Kranken, die hochgradige Genua valga haben, sehr schwer zu beseitigen ist. — Kolaczek (Breslau) hat vor zwei Jahren der Gesellschaft einen an beiden Knieen nach Ogston Operirten vorgestellt, bei dem schon damals, 9 Wochen nach der Operation, das functionelle Resultat ein entschieden zufriedenstellendes war. Dieser sein erster nach Ogston behandelter Fall war auch einer der ersten in Deutschland überhaupt in dieser Weise operirten Genua valga und ist daher von Belang wegen etwa später eingetretener Nachwehen einer so eingreifenden Operation, wie sie mehrfach befürchtet worden sind. In dieser Beziehung kann K. aber mittheilen, dass der Patient, K.'s Rathe entgegen, zur Bäckerei zurückgekehrt ist und diesem seinem Berufe mit ganz normal functionirendem Kniegelenke ohne eine Spur von Recidiv oder irgend welche Störung bis heute obliegt. Seitdem sind in der chirurgischen Clinik zu Breslau gegen 20 Genua valga adolescentium in Ogston'scher Weise operirt worden. Niemals war auch nur die leiseste Störung der Wundverlaufes zu beklagen. Nur eine Differenz der Zeitdauer, nach welcher das Functionsresultat wieder ein normales geworden ist, musste constatirt werden; aber immer trat es, abgesehen von den Jüngsten, ein definitives Urtheil noch nicht gestattenden Fällen in gewünschter Vollständigkeit ein, sogar nach einer sehr hochgradigen Deformität, wie sie bei einem 19jähr. Schmied mit Genu valgum sin. vorlag. Da trotz der operativen Correctur ein geringer Grad davon zurückgeblieben war, wurde Pat. 6 Wochen später mit einem entsprechenden Stützapparat entlassen, den er aber schon nach 4 Wochen zurückbrachte, weil er nunmehr auch ohne einen solchen einen Weg von drei Meilen bequem zurücklegen könnte. In der That war auch die Flexion im operirten Kniegelenk sogar um etwas vollständiger, als im gesunden. K. kann nach seinen Erfahrungen nur die Erklärung abgeben, dass er die Ogston'sche Operation bei Beobachtung der antiseptischen Cautelen für absolut ungefährlich und das functionelle Resultat wenigstens bei den Operationsfällen von Genu valgum adolescentium älteren Datums für ein gutes hält. Er möchte dafür halten, dass seine zwei Jahre und darüber alten Fälle die Befürchtungen bezüglich nachfolgender Wachsthumsstörungen und etwaiger chronischer Gelenkentzündungen mindestens sehr abzuschwächen im Stande sind. Nach Gräfe (Leipzig) hat Thiersch vor 2 Jahren einen Fall bei einem jungen Manne von 16 Jahren, einem Hausdiener, operirt, und nach 8 Wochen wurde der Mann entlassen mit einer Beweglichkeit des Kniegelenkes, welche etwa die Hälfte der normalen ausmachte. Der Mann ging ohne Schiene fort, hat sofort seinen Dienst als Hausknecht wieder angenommen und vor 4 Wochen suchte er die Leipziger Clinik auf mit der Bitte, ihm ein Attest auszustellen, weil er fürchtete, beim Militär eingestellt zu werden. Der Mann hat jetzt eine vollständig normale Beweglichkeit im Kniegelenk, hat nie Schmerzen und Beschwerden gehabt, und es konnte nicht constatirt werden, dass der Oberschenkel verkürzt wäre. — Sonnenburg (Strassburg i. E.) kann aus den Erfahrungen in der Strassburger Clinik hinzufügen, dass allerdings in einem Falle von Operation nach Ogston auch eine schwere Eiterung eingetreten ist. Es war dies ein Fall, bei welchem durch den operativen Eingriff eine ziemliche Blutung im Gelenk selbst stattfand, wie sie in den übrigen Fällen nicht zu beobachten war. Der Fall verlief insofern nicht sehr günstig, weil die Eiterung sich ziemlich weit am Unter- und Oberschenkel erstreckte und mehrfache Incisionen nöthig machte. Nach vielen Wochen hörte der eitrige Process auf und der Fall heilte, allerdings mit Ankylose im Gelenk. Einen anderen Fall, bei dem auch die Operation nach Ogston gemacht wurde, hat er längere Zeit zu beobachten Gelegenheit gehabt. Bei diesem Individuum war eine nicht vollständige Beweglichkeit im Gelenk nachzuweisen. Die Bewegung im operirten Gelenk war entschieden nicht so ausgiebig, wie im anderen normalen Gelenk, und ausserdem konnte eine kleine Differenz der Länge der beiden Oberschenkel des betreffenden Individuums constatirt werden insofern, als an dem operirten Beine entschieden eine Verlängerung eingetreten war. Es war ein jüngeres Individuum, bei dem das Wachsthum noch nicht vollständig aufgehört hatte. — Schönborn (Königsberg) hält es für seine Pflicht, zu erwähnen, dass er einmal bei einem Patienten, bei dem er auf beiden Seiten die Ogston'sche Operation machte, trotz aller Vorsicht eine Eiterung im Kniegelenk mit nachfolgender knöcherner Ankylose bekommen hat. Was sonst den unmittelbaren Verlauf nach der Operation anlangt, so muss er sagen, dass er nach der Methode von Reeves, nach welcher er in der letzten Zeit operirte, seine Kranken schneller zum Gehen gebracht habe, als nach der oben besprochenen.

Bardeleben stellte einen 19jähr. jungen Mann vor, bei dem im vorigen Jahre wegen Genu valgum die Ogston'sche Operation gemacht worden war. B. hat kein einziges functionell schlechtes Resultat mit denselben bisher gehabt; eine Störung während des Heilungsverlaufes ist nicht eingetreten bis auf ein Erysipelas, welches dieser Patient gehabt hat, das aber nicht von der Operationsstelle am Knie ausging, sondern von der Nasenspitze. Der Kranke beugt auf Aufforderung das Knie bis zum rechten Winkel, geht hin und her und steigt auf den Tisch. Das operirte Knie steht und fungirt ganz gut; das andere Knie, welches einen geringeren Grad von Genu valgum darbietet, ist garnicht behandelt worden.

Bei einem von Bardeleben vorgelegten Präparat, welches für die Resection im Kniegelenk in mehrfacher Beziehung von Interesse ist, handelte es sich um einen Fall von langjähriger Osteomyelitis im r. Oberschenkel mit Kniegelenksentzündung. Schliesslich hatte sich eine spitzwinkelige Ankylose ausgebildet. Pat. wollte durchaus sein Bein los sein und bat um die Amputation. B. versuchte durch Resection eine gerade Stellung des Beines zu erreichen. Bei der Resection, resp. Osteotomie, zeigte sich aber, dass ostitische Herde noch weithin das Femur einnahmen. B. entschloss sich also, nahezu die Hälfte des Oberschenkels zu entfernen, in der Ausdehnung von 20 Ctm. Von der Tibia nahm er gar nichts fort. Das schmale Diaphysenstück, das überdies unregelmässig war, wurde auf die breite Tibiafläche applicirt und in dieser Stellung erhalten. Die Eigenthümlichkeit besteht darin, dass trotzdem eine feste knöcherne Vereinigung eingetreten ist. Der Pat. ist im Stande, mit einem erhöhten Schuh sehr gut sich zu bewegen, indem er durch Senkung des Beckens der starken Verkürzung abzuhelfen bemüht ist.

Kolaczek (Breslau) erwähnte, im Anschluss an diesen Resectionsfall, mit Rücksicht auf die Möglichkeit einer knöchernen Consolidation selbst nach Wegnahme übermässiger Stücke der Gelenkenden, einen in dieser Richtung sehr lehrreichen Fall. Im Januar wurde in der Breslauer chirurgischen Clinik bei einem 25jähr. Manne, der im Mai 1877, etwa ein Jahr nach einer heftigen Contusion des rechten Knies beim Manöver, plötzlich an einer Osteomyelitis femor. dext. mit Fistelbildung erkrankte und seitdem die Extremität in spitzwinkliger Ankylose des Kniegelenkes trug, zur Correctur der Stellung eine Osteotomie vorgenommen. Trotzdem man früher schon mehrfach Sequester entfernt hatte, zeigte sich das untere Femurstück noch immer so hoch hinauf erkrankt, dass es in der Länge von circa 18 Ctm. fortgenommen werden musste; die Tibia blieb intact. Demungeachtet trat in der Folge eine so vollständige Consolidation ein, dass Pat. nunmehr geraden Beines mit hohem Stiefel und Zuhilfenahme einer mässigen Beckensenkung fest auftreten kann.

Holmes (27) führte in dem folgenden Falle eine subperiostale Resection der Tibia aus:

14jähr. Knabe, mit einer im Verlaufe von 4 Wochen entstandenen ausgedehnten, zahlreiche Incisionen erfordernden Vereiterung des Unterschenkels, mit beträchtlicher Entblössung der Tibia, besonders in ihrem hinteren Theile. Da sich auch das Fussgelenk eröffnet fand, der Pat. durch das Fieber sehr heruntergekommen war, wurde durch Vereinigung der verschiedenen Schnitte die Tibia blossgelegt, wobei sich fand, dass das Periost am Knochen nur ungefähr 1 Zoll weit am oberen Ende festsass. Der Knochen wurde mit der Kettensäge durchsägt, das untere Ende der Diaphyse ohne alle Gewalt von der unteren Epiphyse abgetrennt und letztere zurückgelassen. Da das obere Ende nicht beweglich war, wurde es ungefähr 1 Zoll unterhalb der oberen Epiphyse durchsägt, nachdem hierzu das Periost etwas zurückgestreift worden war. Das entfernte Stück war 8 Zoll lang, befand sich in seinem unteren Theile in einem krümeligen, entzündeten Zustande und war daselbst vollständig von blutig gefärbtem Eiter infiltrirt. Höher oben war die Substanz beträchtlich dichter, schwerer als im Normalzustande und von Elfenbeinhärte. — Lagerung des Gliedes in Amesbury's Beinlade. — Nach der Operation sofortiger Abfall des Fiebers. Allmäliges Auftreten von Verknöcherungen in den Granulationen, sowie in dem zurückgestreiften Periost. Die Knochenregeneration war in 7 Monaten eine vollständige, das Bein 1½ Zoll verkürzt, das obere Ende der Fibula stärker als gewöhnlich prominirend, das Fussgelenk beweglich.

H. erblickt eine Eigenthümlichkeit dieses Falles in dem Umstande, dass nicht die ganze Diaphyse entfernt, sondern eine Durchsägung unterhalb der oberen Epiphyse ausgeführt wurde, und dass der Knochenabscess schon vor der Operation das Fussgelenk eröffnet hatte. Er erinnert an eine ähnliche von ihm 1866 ausgeführte Operation, wahrscheinlich die erste derartige in England, bei welcher jedoch die ganze Diaphyse entfernt wurde.

6. Resectionen im Fussgelenk und am Fusse.

1) Benthin, Otto, Ueber Resection des Fussgelenks nebst Veröffentlichung einschlägiger Fälle aus der Kieler chirurgischen Clinik. Inaug.-Dissert. Kiel. 8. — 2) Pemard, Résection sous-périostée de l'extrémité inférieure du tibia. Bull. de la soc. de chir. p. 327. (Resection von 14½ Ctm. — unnöthig viel nach Verf. — vom unteren Ende der Tibia wegen eines Knochenabscesses bei einem 41jähr. Manne im Jahre 1870.) — 3) Ceccherelli, A., Il vuotamento delle ossa. Lo Sperimentale. Marzo. p. 250. (Evidement wegen centraler Caries des Calcaneus bei einem 31jähr. Manne, Heilung in 3 Monaten.) — 4) Ollier (Lyon), Résection sous-périostée du calcaneum. Lyon méd. No. 24. p. 241. (17jähr. junger Mensch mit diffuser Osteo-Periostitis des Calcaneus und multiplen Fisteln. Subperiostale Exstirpation nach O.'s Verfahren; schnelle Heilung. Die Regeneration des Knochens ist nicht ganz vollkommen, aber die Herstellung der Function vortrefflich. Pat. kann 7—8 Kilometer ohne besondere Fussbekleidung gehen, er kann sich auf die Zehenspitzen wie am anderen Fusse erheben, die Wadenmuskeln wirken mit derselben Kraft wie bei diesem.) — 5) Meusel, F. (Gotha), Keilförmige Resection zur Heilung eines alten Klumpfusses. Corresp.-Bl. des allgem. ärztl. Vereins von Thüringen No. 1. Centralbl. für Chir. No. 11. S. 167. — 6) Rupprecht, P. (Dresden), Fünf Fälle von Keilresection aus der Fusswurzel wegen angeborenen Klumpfusses. Ebendas. No. 11. S. 161. — 7) König (Göttingen), Die Behandlung des Klumpfusses durch Ausschneidung eines Knochenkeils aus dem Fussrücken. Ebendas. No. 13. S. 193. — 8) Poinsot, Georges (Bordeaux), De la résection du tarse, ou tarsotomie, dans le pied-bot varus ancien. Bull. de la soc. de chir. p. 455.

Die Inaugural-Dissertation von Benthin (1) über Resection des Fussgelenkes enthält, nach Anführungen aus der bezüglichen Literatur, eine ausführlichere Wiedergabe der nachstehend kurz skizzirten 20 Fussgelenksresectionen (14 totale, 6 partielle), die von 1866—1880 in der chirurgischen Clinik zu Kiel (nach v. Langenbeck's Verfahren) ausgeführt wurden, 4 davon bereits in der Dissertation von Bench beschrieben.

1) (1866). 18jähr. Mädchen, Gelenkentzündung; entfernt wurde: unteres Ende der Tibia und Fibula, oberste Kuppe des Talus. Heilung, active und passive Bewegungen sehr gut. Der Stangenstiefel wurde nicht

gut ertragen. — Zustand nach ungefähr 14 Jahren: geringe active und bedeutende passive Beweglichkeit; Fuss in normaler Stellung; das Bein, nur in geringem Grade verkürzt, kann von der Pat. den ganzen Tag hindurch gebraucht werden.

2) (1868). 17jähr. Mädchen, Res. der Gelenkenden des Unterschenkels, des Talus und eines oberflächlichen Stückes des Calcaneus; sehr langsame Heilung, noch nach 2 Jahren waren Fisteln vorhanden. (Pat. soll jetzt — ca. 10 Jahre später — vollständig geheilt sein und auf einer hohen Sohle so gut gehen, dass man ein Hinken kaum wahrnimmt; sehr lange war das Auftreten schmerzhaft.)

3) (1874). $5^{3}/_{4}$jähr. Knabe, Caries der Fusswurzel; entfernt wurde: Os navic., Talus, ein Theil der übrigen Fusswurzelknochen; Heilung in 9—10 Monaten, der operirte Fuss ebenso gebrauchsfähig wie der andere; alle Bewegungen frei; Verkürzung kaum ½ Ctm.

4) (1874). 14jähr. Mädchen, Entfernung eines 5 Ctm. langen Stückes der Unterschenkelknochen, des Talus, Calcaneus, Os naviculare und cuboideum. Nach 8 Monaten noch 2 Fistelöffnungen vorhanden, Verkürzung 5 Ctm., am unteren Ende der Unterschenkelknochen neugebildete Knochenmasse wahrnehmbar, der Fuss noch sehr wackelig. — Jetzt — ca. 5 Jahre später — geht Pat. mit dem Stangenstiefel sehr gut.

5) (1875). 16jähr. Knabe; subperiostale Res. des unteren Gelenkendes der Tibia und Fib.; ersteres enorm verdickt, im Innern ein über taubeneigrosser, mittelst feiner Oeffnung mit dem Gelenke communicirender Abscess; Talus intact. Pat. nach 4 Monaten mit erhöhtem Maschinenstiefel, mit dem er ziemlich gut gehen kann, entlassen. — Zustand nach ungefähr 5 Jahren: Die Stellung des Fusses ist gut, das Bein 4 Ctm. verkürzt; Pat. kann weite Strecken gehen und anhaltend arbeiten.

6) (1875). 17jähr. Mädchen; subperiostale Res. von 6 Ctm. der Tibia und 5 Ctm. der Fib., Auskratzung der Gelenkfläche des Talus. Lister-Verband. Noch einige Nachoperationen. Erst nach 2½ Jahren Pat. geheilt entlassen. — Zustand ungefähr 3 Jahre später: An der Innenseite des Fussgelenkes besteht noch eine spärlich secernirende Fistel; der Fuss steht in leichter Equinusstellung, doch lässt er sich passiv und activ annähernd rechtwinkelig zum Unterschenkel stellen. Pro- und Supination nur passiv ausführbar. Verkürzung des Beines 3 Ctm. Pat. kann mit einem Stangenstiefel ohne Krücke und Stock ziemlich gut gehen.

7) (1875). 21jähr. Knabe, subperiostale Entfernung der Gelenkenden von Tib. und Fib. Lister-Verband. Tod am 3. Tage; allgemeine Anämie etc.

8) (1876). 15jähr. Knabe; subperiostale Res. von Tib. und Fib. dicht über dem Gelenk, Herausnahme des Talus, Auskratzung des kranken Theiles des Calcaneus; Lister-Verband. Da nach 8 Monaten keine Heilung eingetreten war, Amput. cruris mit günstigem Ausgange.

9) (1876). 17jähr. Mädchen; Res. des unteren Endes von Tib. und Fib., Abtragung der gewölbten Partie des Talus. Lister-Verband. Nach 10 Monaten geheilt entlassen, mit sehr gutem Resultat: Fuss in durchaus normaler Stellung zum Unterschenkel, gute active Beweglichkeit vorhanden und eine gute Gebrauchsfähigkeit als Endresultat zu erhoffen. Letzteres leider unbekannt.

10) (1876). 16jähr. Knabe: Exstirpation des Talus, Auskratzung der Knorpel der Tibia und des Calcaneus. Lister-Verband. Nach 2 Monaten mit Stützapparat, bei abnorm grosser, besonders seitlicher Beweglichkeit des Gelenkes entlassen. — 7 Monate später die Gebrauchsfähigkeit des Fusses sehr gut, Pat. kann weite Strecken gehen; selbst active Beweglichkeit des Fusses ist vorhanden. Geringe Varusstellung des letzteren. Pat. soll einen Schuh mit seitlichen Schienenstrangen weiter tragen; die Feder, welche die Dorsalflexion beschränkt, wird fortgelassen. — Jetziger Zustand nicht zu ermitteln, nur constatirt, dass Pat. noch am Leben ist.

11) (1877). 11jähr. Knabe; Res. von 5 Ctm. von Tib. und Fib., Entfernung von Talus und Calcaneus. Lister-Verband. Pat. nach 11 Monaten mit einer Fistel entlassen. — Zustand ungefähr 2 Jahre später: Der Fuss ist geheilt; seine active Beweglichkeit soll ebenso gross sein, wie die des gesunden; bedeutende Verkürzung des Fusses und des Beines; Pat. kann mit Hülfe von zwei Krücken gut gehen.

12) (1877). 17jähr. Knabe; Res. von 10 Ctm. der Fib. und von 6,5 Ctm. der Tibia, sowie der Gelenkfläche des Talus. Lister-Verband. Nach 7 Wochen Erysipelas, gegen dasselbe Sprec. Carbolinjectionen am Oberschenkel, darauf Abscess daselbst. Nach 13 Monaten mit noch nicht ganz verheilten Wunden entlassen. Späterer Zustand unbekannt.

13) (1877). 11jähr. Mädchen; Res. von Tib. und Fib. 2 Ctm. über der Epiphysengrenze, Entfernung des Talus und Calcaneus. Lister-Verband. Heilung keine Fortschritte machend, nach 4 Monaten grosser Abscess an der Wade eröffnet, nach 6 Monaten Amputation in der Mitte des Unterschenkels, Heilung.

14) (1877). 7jähr. Mädchen; Res. von Tib. und Fib. oberhalb der Epiphysengrenze, Entfernung von Talus und Calcaneus, letzterer durch einen Schnitt um die Hacke. Lister-Verband. Nach 6 Monaten mit einer Fistel entlassen. — Zustand nach ungefähr 3 Jahren: Der Fuss ist vollständig nach aussen luxirt; an der Innenseite reichliche Knochenproduction, an der Fibula weit weniger, so dass letztere durch den luxirten Fuss fast verdeckt wird. Pat. geht auf dem Innenrande des Fusses, der sich bei längerem Gehen röthet und zu Beschwerden Anlass giebt. Im Fussgelenk ist geringe active Dorsalflexion möglich, passive Beweglichkeit nach allen Richtungen sehr ausgiebig, namentlich seitwärts. Das Bein um 6 Ctm. verkürzt, seine Musculatur stark atrophisch.

15) (1878). 34jähr. Mann; Entfernung beider Malleolen und des Talus. Lister-Verband. Heilung nicht fortschreitend, Hinzutreten einer Kniegelenks-Entzündung, daher ½ Jahr nach der Resection Amputatio femoris, Heilung.

16) (1878). 19jähr. Mann mit inveterirter Luxation des Talus; 4 Monate nach dem Unfall der Talus exstirpirt; abnormer Wundverlauf, Eiteransammlungen am Fusse entleert. Nach ungefähr 6 Monaten durch Schnitt der ganze Mittelfussknochen-Apparat blossgelegt und sämmtliche noch restirende Mittelfussknochen, die in hohem Grade erweicht waren, entfernt, mit Zurücklassung der Corticalis. Heilung in 2 Monaten. — Zustand ungefähr 1 Jahr später: Der Fuss, welcher zum Unterschenkel im normalen Winkel steht, zeigt ziemlich ausgiebige active Beweglichkeit. Pat. kann mit einem Schienenstiefel ziemlich rasch und gut gehen; die Verkürzung des Beines ist gering.

17) (1879). 6jähr. Mädchen; die von einer vorhergegangenen Ignipunctur herrührenden Granulationsgänge durch beide Malleolen ausgeschabt, die Synovialis des Fussgelenks, das Caput tali, theilweise mit dem scharfen Löffel entfernt (ist keine eigentliche Resection. Ref.). Antiseptischer Dauerverband. Heilung in 4 Monaten. Jetziger Zustand: Der Fuss zeigt geringe active, etwas grössere passive Beweglichkeit. Das Bein ist ca. 2 Ctm. verkürzt. Pat. trägt einen entsprechend erhöhten Stiefel und kann damit gut gehen, ohne sich dauernd eines Stockes zu bedienen. Der Fuss steht in geringer Valgus-Stellung.

18) (1880). 16jähr. Knabe, Resection von 6 Ctm. von Tib. und Fib., vom Talus das Krankhafte ausgelöffelt. Antiseptischer Dauerverband. Heilung noch nicht vollendet, gutes Resultat zu erwarten.

19) (1879). 18jähr. Mädchen; Resection von Tib. und Fibula, Entfernung des ganzen Talus und Calcaneus. Antiseptischer Dauerverband. Nach 10 Monaten

Pat. geheilt entlassen. Stellung und Functionsfähigkeit des Fusses sehr gut; Verkürzung des Beines 2½—3 Ctm.

20) (1880). 8jähr. Knabe; das untere Ende von Tib. und Fib., sowie der ganze Talus entfernt. Dauerverband. Heilung in 4 Monaten. — Jetziger Zustand: Der Fuss steht in geringer Equinusstellung, active Beweglichkeit ist nicht, passive in geringem Grade vorhanden. Verkürzung des Beines 4½ Ctm. Die Verbindung zwischen Unterschenkel und Fuss ist bereits so fest, dass die Functionsfähigkeit des letzteren voraussichtlich eine gute wird.

Unter den 20 Fussgelenksresectionen (14 totalen, 6 partiellen) trat bei 15 Heilung ein, bei 1 (No. 12) ist dieselbe nachträglich nicht bekannt geworden; die Amputation musste in 3 Fällen (No. 8, 13, 15) gemacht werden, tödtlich verlief 1 Fall (No. 7), die Mortalität war also nur ca. 5 pCt. — In Betreff der Resultate zeigten eine sehr gute Functionsfähigkeit des Fusses, 6 Fälle (No. 1, 2, 3, 4, 5, 10), eine solche war voraussichtlich zu erwarten bei 3 (No. 9, 18, 19), ein gutes Resultat boten 4 (No. 11, 16, 17, 20), eine leidliche Functionsfähigkeit 2 (No. 6, 14), unbekannt war das Resultat bei 1 (No. 12). — Die Stellung des Fusses war nicht ganz normal in 5 Fällen, nämlich 2mal (No. 6, 20) leichte Equinus-, 1mal (No. 10) leichte, 1mal (No. 14) hochgradige und 1mal (No. 17) geringe Valgusstellung. Eine Verkürzung des Beines von über 3 Ctm. war bekannt bei 6 (No. 4, 5, 6, 11, 14, 20), von unter 3 Ctm. bei 5 Fällen (No. 3, 16, 17, 18, 19), das Resultat in dieser Beziehung unbekannt war bei 5 (No. 1, 2, 9, 10, 12). — Die Ursache der Resection war mit 1 Ausnahme (veraltete Luxation) stets Caries. — Der Zeitpunkt der Ausführung der Operation nach Entstehung der Erkrankung war 1 ca. 3, 4 ca. 6, 4 ca. 8—10 Monate, 3 ca. 1, 4 ca. 1½ bis 2, 2 ca. 3—4, 2 ca. 6 Jahre nach der Entstehung. — Das Alter der Operirten war, mit Ausnahme des einzigen Gestorbenen, von 2½ Jahren, bei allen übrigen 5—19 Jahre. — Die Verbandmethode war bei No. 1—4 die nicht antiseptische, bei 5—16 der gewöhnliche Lister'sche Gazeverband bei 17—20 der antiseptische Dauerverband. — Abgesehen von 8 Fällen, in denen Erkundigungen nicht eingezogen werden konnten, war bis dahin keiner der Operirten an Tuberculose zu Grunde gegangen.

Meusel (5), der die Keilresection aus der Fusswurzel bei altem Klumpfuss zuerst in Deutschland ausgeführt hat, hat diese Operation bis jetzt im Ganzen 5 mal und stets mit günstigem Erfolge gemacht. Im letzten Falle handelte es sich um ein 11jähriges Mädchen, das mit 7 Monaten tenotomirt war, zur Zeit aber ganz entwickelte Klumpfüsse zeigte, auf dem mit dicken Schwielen bedeckten äusseren Theile des Fussrückens ging u. s. w. In einem Zwischenraum von 4 Wochen wurde zuerst am r., dann am l. Fusse die Osteotomie ausgeführt und bereits nach 8 Wochen konnte das Kind auf beiden Füssen mit voller Sohle stehen u. s. w.

Rupprecht (6) beschreibt 5 Operationen dieser Art bei 3 Kindern von resp. 4½, 9 und 4 Jahren, indem die 2 letztgenannten an beiderseitigem Klumpfuss litten; in den beiden ersten Fällen war früher tenotomirt und eine Nachbehandlung mit Gypsverbänden veranstaltet worden. Der Erfolg war in allen Fällen ein günstiger, ein viel besserer in dem nicht früher tenotomirten letzten Falle. R. fragt sich daher zum Schluss, ob man jemals wieder beim angeborenen Klumpfuss eine Achillessehne durchschneiden solle. Bei Neugeborenen hat er mittelst Guttaperchaschienen stets normale Füsse ohne Tenotomie erzielt, ehe die Kinder laufen lernten. Ist das 1. Lebensjahr unbenutzt verstrichen und trotzt ein Klumpfuss 1, 2 Jahre lang einer consequenten Gypsbehandlung (wobei der Sayre'sche Heftpflasterstreifen der beste Assistent ist), so würde R. in Zukunft lieber zur Resection im Tarsus, als zur Tenotomie greifen, deren geringer Nutzen schon von Volkmann und Hueter betont ist. Er war erschrocken über die Schädlichkeit der Tenotomie, während er irgend einen Nachtheil der Knochenoperation bis jetzt nicht entdecken konnte. Die Wirksamkeit der Operation bei vernachlässigten Klumpfüssen Erwachsener zu prüfen, hatte er bisher keine Gelegenheit.

König (7) führte die Operation bei 3 Personen aus, bei einem 12jährigen Knaben mit einem seit etwa 4 Jahren bestehenden paralytischen beiderseitigen Equinovarus, bei einem 13jährigen Mädchen mit beiderseitigem angeborenen Klumpfuss (starb bei geheilter Wunde am 10. Tage nach der Operation unter Symptomen von Collaps, an einem alten schweren Herzleiden und daraus resultirenden Lungenveränderungen) und bei einem 19jährigen kräftigen Schuhmachergesellen, mit einem seit seinem 5. Jahre bestehenden, angeblich nach dem Auffallen eines schweren Eisenstückes entstandenen hochgradigen Pes equinovarus. — K. zieht aus seinen Operationsfällen folgende Schlüsse: 1) Der Keilausschnitt aus dem Fussrücken ist die sicherste und die ungefährlichste Methode der Correctur für die total vernachlässigten, zum Gehen unbrauchbaren Klumpfüsse, und zwar sowohl für die congenitalen, als auch für die paralytischen Formen. Die Amputation solcher Füsse erscheint jetzt wohl kaum noch gerechtfertigt. K. hält die Methode für sicherer, als die von ihm früher vielfach geübte und empfohlene Methode der gewaltsamen Streckung, welche doch andererseits auch nur mit Auswahl möglich war und immerhin, falls man den Gypsverband sofort der gewaltsamen Streckung folgen liess, ihre Gefahren (Brand der Extremität) hatte. Dem gegenüber ist die Keilexcision leichter ausführbar und gestattet, auch die schlimmsten paralytischen Füsse zu relativ brauchbaren Gliedern umzuformen (Fall 2). K. hält die Methode unter antiseptischen Kautelen für ungefährlich, wenn auch der 2. mitgetheilte Fall tödtlich endigte. 2) Die Keilexcision muss so auf dem Rücken des Fusses ausgeführt werden, dass, entsprechend der Adduction des Vorfusses einerseits und entsprechend der Spitzfussstellung andererseits der Keil mit seiner Basis an die äussere und dorsale, sowie auf die dorsale Seite gelegt wird. Im Allgemeinen nimmt man ihn da heraus, wo der Scheitel des

Knickungswinkels auf dem Dorsum liegt. Für den congenitalen Klumpfuss wird meist der Hals und das Caput tali, sowie das Os cuboides, und für die Umbiegung des Fusses nach der Richtung der Plantarflexion das Schiffbein in Frage kommen. Bei den paralytischen Fällen wird der Keil meist etwas mehr nach vorn gelegt werden müssen, als bei den congenitalen, nicht paralytischen. Man nimmt zunächst einen kleinen Keil aus der Aussenseite, wo es geht mit dem Messer, wo dies nicht geht mit dem Meissel; später nimmt man die Knochentheile aus der Mitte des Fussrückens weg. Zur Geradrichtung schneidet man schliesslich die Knochentheile ab, welche sich beim Versuch der Correctur derselben noch hindernd in den Weg stellen. Von den Gelenken respectire man womöglich nur das Tibio-Tarsalgelenk; um die übrigen Gelenke darf man sich bei der Correctur nicht bekümmern, da dies die Ausführung sehr erschwert, ja unmöglich macht. — 3) Als Hautschnitte wähle man im Allgemeinen Längsschnitte, welche über die stärkste Prominenz, den Scheitel des Knickungswinkels geführt werden. Die Querschnitte geben vielleicht mehr Raum, verbürgen aber weniger sicher die Integrität der Sehnen und begünstigten bei sehr verdünnter, schlecht ernährter Haut paralytischer Füsse Necrose der Haut (Beob. I.). Genügt ein Hautschnitt nicht, so macht man diesem parallel einen zweiten. Von diesen Schnitten aus löst man hart an den Knochen und Gelenken mit Messer und Pincette und mit dem Elevatorium die Weichtheile und lässt sie zur Seite halten. Zuweilen ist es bei starkem, vom Sprunggelenk abhängigen Pes equinus*) günstig, wenn man eine Durchschneidung der Achillessehne vornimmt. Auch die Plantar-Aponeurose muss zuweilen durchschnitten werden, wie dies beim 1. Fall nothwendig war. — 4) Es ist gut, wenn man die Correctur gleich so vornimmt, dass sich die Verkrümmung sofort vollkommen und ohne gewaltsamen Verband beseitigen lässt. Der Listerverband genügt dann zum Erhalten der Stellung vollkommen. Gelingt die Correctur nicht sofort vollkommen, so ist es übrigens leicht, sobald die Wunde geheilt ist, durch corrigirende Gypsverbände das Fehlende nachzuholen. Das antiseptische Regime muss selbstverständlich auf das strengste gehandhabt werden. Die Operation geht reinlicher und rascher von Statten, wenn man das Glied blutleer macht. Bei paralytischen und schlecht genährten Gliedern ist jedoch die Gefahr der Hautnecrose, zumal bei queren Schnitten, wie es scheint, dann ziemlich gross (Beob. I).

Poinsot (8) hat eine grössere Arbeit, mit sorgfältiger Benutzung der einschlägigen Literatur, über die Behandlung der Klumpfüsse mit Osteotomie geliefert, indem er zugleich auf das Geschichtliche dieser Operationen eingeht. Er erinnert an die schon 1854 von Solly auf Little's Rath ausgeführte Extraction des ganzen Os cuboideum, eine 1866 von Otto Weber (Heidelberg) bei einem Equino-varus gemachte Keil-Resection aus dem Os cuboideum und Calcaneus (Patient starb an Hospitalbrand), an die von Richard Davy (London, Westminster-Hosp.) 1876 in 3 Fällen bei Equino-varus ausgeführte Exstirpation des Os cuboideum, und die von Davies Colley (London, Guy's Hosp.) in demselben Jahre gemachte Keil-Resection aus der ganzen Breite des Tarsus. Von da an wurde letztere Operation in England von Thomas Smith, Wood und besonders Davy, der dieselbe der blossen Exstirpation des Os cuboideum vorzog, ferner von Bryant, West, Barwell etc., in Deutschland zuerst von Hensel, Schede u. A., in der Schweiz von v. Muralt ausgeführt, während die bei Equino-varus von Lund (Manchester) vorgeschlagene und ausgeführte Exstirpation des Astragalus in Maunder (England), Erskine Mason (Amerika) und Verebely (Ungarn) Nachahmer fand. In Frankreich ist eine ähnliche Operation bisher nur 1 mal, nämlich von dem Verf. der Abhandlung, Poinsot, bestehend in der Exstirpation des Os cuboideum bei einem 12jähr. Mädchen mit einseitigem Equino-varus mit gutem Erfolge ausgeführt worden. — Diese 3 bisher bei Klumpfüssen gemachten Knochenoperationen: 1) die Exstirpation des Astragalus, 2) die des Os cuboideum, 3) die Keilresection des Tarsus schlägt P. vor, mit dem Namen Tarsotomie zu bezeichnen und dabei eine anterior und eine posterior zu unterscheiden, von denen die erstere wieder in 2 Unterarten, eine partielle, wenn nur ein Knochen entfernt wird, und eine totale, wenn die Resection sich auf die ganze Breite des Tarsus erstreckt, zu trennen ist.

P. hat 45 Tarsotomien, ausgeführt bei 38 Individuen, gesammelt, die er folgendermaassen gruppirt: A. Tarsotomia anterior partialis (totale oder fast totale Exstirpation des Os cuboideum). Fälle von Solly (1854), Davy (1874—75), 3 Patienten mit 5 Operationen, Stephen Smith, Poinsot (1878), ferner der Fall von O. Weber (Resection von Stücken des Os cuboideum und Calcaneus in Keilform, mit tödtlichem Ausgange), im Ganzen 9 Operationen bei 7 Individuen von resp. 9, 12, 14, 15 (2), 22 Jahren, 1 Erwachsener, mit 1 †, sonst aber 4 mal mit gutem Erfolge, 2 unvollkommenen Resultaten, 1 Misserfolg (später Amputation nothwendig). — B. Tarsotomia anterior totalis (Keilaussägung aus der ganzen Breite des Tarsus): Bei 28 Individuen, der Mehrzahl nach im kindlichen Alter bis zu 16 Jahren, aber auch bei 3 Erwachsenen von 19—23 Jahren, wurden durch Davies Colley, Davy (6), Thomas Smith, Howse, Wood, Hensel (5), Schede (3), West, Barwell, Bryant, v. Muralt, Rupprecht (3), König (3), so weit angegeben ist,

*) In einer Note zu obiger Mittheilung bemerkt R. Volkmann, er habe bei zwei Kranken mit paralytischem Klumpfuss, wo die hochgradige Equinusstellung die Hauptdeformität bildete, mit ganz ausgezeichnetem Erfolge die Meisselresection des Sprunggelenkes ausgeführt. Der Talus lag hier ganz vor der Tibia und der Fuss bildete mit dem Unterschenkel einen nach hinten offenen Winkel, aber Adductionsstellung und Aushöhlung der Planta waren nur in geringem Maasse vorhanden.

35 Keilresectionen, d. h. bei 7 Individuen beiderseitig, ausgeführt, darunter 2 † (1 von Davy 1877 an Septicämie, und der obige Fall von König an einer Herzaffection). — C. Tarsotomia posterior (Exstirpation des Astragalus): 3 Fälle, von Lund, Erskine Mason, Verbelyi. — Die mittlere Heilungsdauer war bei der Keilresection etwas mehr als 9 Wochen, ungefähr $2^1/_2$ Monate, wonach sich der Patient eines gewöhnlichen Schuhes bediente oder mittelst eines einfachen Apparates gehen konnte. — Poinsot verfuhr zur Exstirpation des Os cuboideum nach Davy bei Esmarch'scher Blutleere, indem er zunächst durch einen an der Aussenseite des Fusses gemachten T-Schnitt den Knochen freilegte, mit einer Knochenzange oder Tire-fonds fasste und die Bänder mit dem Messer trennte. Diese Operation kann auch den Versuch für die totale Tarsotomie bilden; für die letztere, die Keil-Resection, sind die von König (s. oben) gegebenen Vorschriften maassgebend. — Als Indicationen für die 3 Operationen stellt P. auf: Die Exstirpation des Astragalus für die Fälle, wo die Equinusstellung vorwiegend ist, die Exstirpation des Os cuboideum für die reinen Varusfälle, die Keilresection, wo nach der letztgenannten Operation nicht die sofortige und vollständige Geraderichtung des Fusses gelingt.

Chirurgische Krankheiten an Kopf, Hals und Brust

bearbeitet von

Prof. Dr. F. TRENDELENBURG in Rostock.

I. Kopf.

1. Schädel. Gehirn.

a. Verletzungen.

1) Gosselin, M., Grade de commotion cérébrale. Gaz. des hôp. No. 93. — 2) Poncet, M., Méningo-encéphalite traumatique. Ibid. No. 12. — 3) Gussenbauer, C., Ueber den Mechanismus der Gehirnerschütterung. Prager med. Wochenschr. No. 1, 2, 3. (Vortrag, eine Auseinandersetzung der Duret'schen Theorie der Hirnerschütterung enthaltend.) — 4) Lejeune, Commotion cérébrale suivie de surdité. Arch. méd. belg. Avril. — 5) Nancrede, M. D., The etiology of fractures of the cranial base, and the anatomico-pathological reasons for their fatality. Philadelphia med. Times. Oct. 23. — 6) Servier, Fracture de la base du crâne, luxation ovalaire du fémur droit chez le même sujet. Gaz. hebdom. de méd. et de chir. 26. Nov. — 7) Berger, Fracture du crâne avec hernie du cerveau. Bull. de la Soc. de chir. Avril. (Heilung mit Ueberhäutung des Defectes.) — 8) Lidell, J. A., Fractures of the cranial bones. Americ. Journal of med. sciences. Jan. (Casuistik von 27 Fällen mit epikritischen Bemerkungen.) — 9) Gant, Compound fracture of skull with depression: trephining. Brit. med. Journ. March 27. (Tod.) — 10) Elean, A. L., Case of intensive injury of the skull, abscess of the brain, right hemiplegia, aphasia, recovery. Amer. Journ. of med. sc. April. — 11) Lannelongue, Enfoncement des os du crâne; lésions cérébrales. Bullet. de la Soc. de chir. 1879. No. 10. (Fractur mit Depression des Stirnbeins bei einem 8jähr. Knaben. Innere Tafel ganz abgelöst und in das Hirn eingetrieben. Tod an eitriger Meningitis.) — 12) Bergmann, E. v., Indirecte Schussfracturen der Schädelbasis. Centralbl. f. Chir. No. 6. — 13) Tilling, G., Eine indirecte Schädelfissur. St. Petersb. med. Wochenschr. Dec. 13. — 14) Croft, J., Compound fracture of skull: laceration and removal of brain: antiseptic dressing: rapid and complete recovery. Brit. med. Journal. June 5. — 15) Merlin, W. J., A case of compound comminuted fracture of the skull. The Lancet. Jan. 19. — 16) Glogowski, Fractur des Schädels, Verletzung des Gehirns, Heilung. Berliner clin. Wochenschr. No. 49. — 17) Gamgee, Sampson, Extraction of a revolver bullet from the skull. Lancet. Oct. 2. Oct. 9. (Revolverschuss ins rechte Ohr. Nachweis der Kugel im inneren Ohr durch die Nélaton'sche Sonde. Extraction derselben mit dem Elevatorium.) — 18) Desnot, Contribution à l'étude des plaies de l'encéphale. Thèse. Paris. — 19) Webb, J. Kelly, Two cases of trephining, recovery. New-York med. Record. July 17. (2 erfolgreiche Trepanationen.) — 20) Bellamy u. Barwell, A group of cases of injuries to the head. Med. Times. Sept. 4. II. 267. Sept. 18. II. 316. — 21) Bryant, A group of cases of injuries to the head. Ibid. Febr. 21. 28. II. 204 u. 233. (Wenig genauer Bericht über 10 Fälle.) — 22) v. Bergmann, Ueber die Behandlung der Kopfverletzungen. Bayr. ärztl. Intelligenzblatt. No. 7. 8. — 23) Lutz, Chr., Schädelfractur mit Impression. Anfangs Verlust, später Verlangsamung der Sprache; vollständige Heilung unter Anwendung des Lister'schen Verbandes. Ebendas. No. 23. — 24) Elliot, R., A rare case of bullet in the brain for sixty-five years. Edinb. med. Journ. Decbr. (80jähr. Invalide, bei Waterloo durch Schuss in die Orbita verwundet. Subjectives Gefühl von Anwesenheit der Kugel im Schädelinnern bei Bewegungen des Kopfes. Hirnfunctionen intact. Keine Section, das Ganze also ziemlich zweifel-

haft.) — 25) André, Plaie du cuir chevelu, Fracture de la voute du crâne. Mise à nu du cerveau. Guérison. Arch. méd. belg. Dec. — 26) Févrler, Ch., Fracture par contrecoup de la base du crâne, disjonction des sutures pariéto-temporales droite et gauche et pariéto-occipitale gauche. Rec. de mém. de méd. milit. Nov. Dec. — 27) Lupton, H., Case of fracture through the base of the skull; recovery. Lancet. March 6. p. 363. — 28) Rickman, J. Godlee, Two cases of fracture of the skull, in one of which trephining was followed by complete recovery. Ibid. II. 806. Nov. 20. (1. 25jähr. Mann. Fractur des rechten Scheitelbeins mit Splitterung der inneren Tafel. Dura durch Bluterguss vom Schädel abgedrängt. Unterbindung einer die Blutung liefernden Vene der Dura in der Trepanationsöffnung. Heilung. 2. Zerreissung der A. meningea media. Zunehmende Druckerscheinungen. Ungleichheit der Pupille, sonst keine einseitigen Lähmungen. Trepanation verschoben. Tod.) — 29) Beger, A., Zur Casuistik der Kopfverletzungen. Deutsche Ztschr. f. Chir. XII. S. 509.

Elcan (10) berichtet folgenden Fall von ausgedehnter Schädelfractur mit consecutivem Hirnabscess bei einem 5jähr. Knaben.

Der Knabe hatte einen Hufschlag gegen das linke Stirnbein bekommen, Hirnmasse floss aus. Als nach einigen Tagen Hemiplegie, Aphasie und Coma eintrat, wurde die Fractur freigelegt und die Elevation mehrerer deprimirter Knochenstücke ausgeführt. Darauf bildete sich ein ausgedehnter Prolapsus cerebri, die Hemiplegie und Aphasie wurden vollständig, während das Bewusstsein intact blieb, und da die Knochenstücke sich wieder dislocirt und ganz gelöst hatten, so wurde die Fractur 4 Wochen nach der ersten Operation aufs Neue freigelegt und die losen Stücke entfernt. Dabei entdeckte E. einen grossen Hirnabscess, der 6—8 Unzen Eiter entleerte und an dessen Grunde man angeblich die Schädelbasis fühlen konnte. 48 Stunden nach der Operation begann das Gehirn wieder zu prolabiren, doch liess es sich jetzt mit Heftpflaster zurückhalten, die Lähmung und Aphasie verschwanden allmälig und 18 Monate nach dem Unfall war der Knabe nach E.'s Angabe geistig und körperlich wieder ganz gesund.

v. Bergmann (12) brachte aus dem russisch-türkischen Kriege 6 Schädel mit, die von je einer Kugel fern von den Orbitalplatten getroffen wurden, und bei denen allen das Dach der Orbita gebrochen ist. Alle Schüsse waren Streifschüsse, in 3 Fällen betrafen die Schüsse die Scheitelgegend und bewegten sich in der Richtung von vorn nach hinten, also in einer von den Orbitaldächern abgewandten Direction. Die Bruchfragmente an dem Orbitaldach sind von innen nach aussen dislocirt, trotzdem lassen sich die Fracturen an den Orbitaldächern nach v. B. nicht im Sinne der Busch-Heppner'schen Theorie (Auseinanderschleudern der Hirnmasse) erklären, da es sich, wie gesagt, um Streifschüsse handelt und v. B. sieht daher die Existenz von Contrafissuren durch die Präparate als erwiesen an.

Ebenso fand Tilling (13) bei einem Selbstmörder, der sich eine Kugel quer durch den Kopf gejagt hatte, einen langen Riss quer durch beide Orbitaldächer, den er nur als indirecte Fissur ansehen konnte. Nach den von Bornhaupt für die Schussfracturen der Röhrenknochen aufgestellten Gesetzen hatte T. schon vor Oeffnung des Schädels das Vorhandensein dieser Fissur mit Sicherheit angenommen.

Der Einschuss lag ca. 1½ Ctm. vor und 3 Ctm. über dem knöchernen Rande des Meat. audit. ext. dext. in der Squama, der Ausschuss ca. 4 Ctm. hinter und 3½ Ctm. über dem linken Meatus audit. ext. im Os parietale.

Beger (29) berichtet über 5 Fälle von Kopfverletzung, welche im Leipziger Krankenhause zu einer Zeit zur Beobachtung kamen, in der Meningitis cerebrospinalis endemisch herrschte. Alle Fälle zeichneten sich dadurch aus, dass im Verlaufe derselben Herpes labialis und meningitische Erscheinungen auftraten, welche nach des Verfassers Ansicht nicht wohl als directe Folge der Kopfverletzung angesehen werden konnten. Verf. glaubt daher annehmen zu müssen, dass der Verlauf durch den herrschenden Genius epidemicus wesentlich beeinflusst worden sei.

Ein 22j. Mann bekam einen Schlag gegen die Stirn. Leichte Abschürfung der Haut. Keine Blutung aus Ohr und Nase. Vorübergehende Bewusstlosigkeit, dann nur mässige Kopfschmerzen bis zum 8. Tage. Dann Schüttelfrost; Fieber, zunächst mit unregelmässigen Remissionen, dann intermittirend, nach 4 Wochen ziemlich plötzlich aufhörend. Während der Krankheitsperiode heftige Kopfschmerzen, spontane Kreuzschmerzen, Nackenstarre und Steifigkeit der Wirbelsäule, Schmerzhaftigkeit derselben auf Druck, Opisthotonus, Polyurie. 5 Wochen nach dem Schüttelfrost sind alle Erscheinungen wieder verschwunden.

Die übrigen 4 Fälle scheinen dem Ref. zu wenig characteristisch zu sein, um daraus einigermassen sichere Schlüsse ziehen zu können.

Ein 6. von B. berichteter Fall ist für die Localisationsfrage von Interesse.

Bei einem 30j. Manne, der nach einem Schlag auf den Kopf vor 8 Jahren von schwerer Epilepsie befallen war, machte Thiersch, an die Möglichkeit eines Hirnabscesses glaubend, zu beiden Seiten der Pfeilnaht, 2,5 Ctm. nach hinten von einer Linie, welche man sich von Ohr zu Ohr in einer Ebene senkrecht zur Sagittalachse gezogen denkt, mit dem Trepan je eine Oeffnung in den Schädel und durch die Oeffnung eine Probeincision in das Gehirn, 2 Ctm. tief, ohne Eiter zu finden. „In den nächsten Tagen klagt Patient, er habe ein Gefühl, als besässe er beide Beine nicht mehr, auch könnte er dieselben nicht mehr bewegen. In der That ist er nicht im Stande, wenn er in Rückenlage im Bett liegt, ein Bein zu bewegen. Wenn man aber die Bettdecke fortnimmt und dem Pat. den Kopf hebt, so dass er die Beine sehen kann, bewegt er sie in völlig normaler Weise; mit Kraft und ohne Ataxie. Sensibilität normal." Es ist zu bemerken, dass diese Erscheinungen am 4. Tage schon wieder verschwunden waren, und dass der Kranke schon seit längerer Zeit geistesschwach war. Die Epilepsie wurde für kurze Zeit etwas gebessert. Nach Versuchen an Leichen entsprach die Trepanationsöffnung jederseits dem Gyrus praecentralis und postcentralis (vgl. Hitzig u. Fritsch).

v. Bergmann (22) erläutert an der Hand von 36 Krankheitsfällen die Bedeutung der antiseptischen Wundbehandlung für die Kopfverletzungen und schildert im Einzelnen die verschiedenen antiseptischen Maassnahmen, welche er bei Kopfverletzten zu treffen pflegt. Allgemeinere Erörterungen über Antisepsis und über Schädelverletzungen sind eingefügt. Indem in Bezug auf dieselben sowie in Bezug auf sonstige Details auf das Original verwiesen wird, sei hier nur erwähnt, dass B. statt der Carbolgaze, der grossen Flüchtigkeit der Carbolsäure wegen, **Sublimatgaze** anwendete. (7,5—10 Sublimat auf 3000 einer Mischung von Alkohol, Wasser u. Glycerin.)

[1) Gallal, Ricardo, Frattura del parietale destro con depressione, complicata da ferita delle parte molli. Lo sperimentale. Agosto. p. 153. (Heilung bei einem 16 j. Pat. unter exspectativer Behandlung und unter Abstossung eines kleinen Knochensplitters binnen 4 Monaten. Gehirnsymptome waren nur unmittelbar nach der Verletzung vorhanden.) — 2) Barrochini, E., Vasta frattura con depressione del parietale destra. Ibid. p. 45 sq. (Nach einem Steinwurfe bei einem 11 j. Mädchen mit äusserer Wunde von 5 Ctm. Länge und pulsirender Blutgeschwulst complicirt. Sutur; Heilung ohne Zwischenfall. Die auf die Compression zurückzuführenden Hirnsymptome, ebenso wie eine gleichzeitig bestehende linkseitige Lähmung, namentlich der unteren Extremität, gingen schon in den ersten Tagen nach der Verletzung zurück.)

Paul Güterbock (Berlin).]

b. Entzündungen. Geschwülste.

1) Ranney, A. L., The practical points afforded by the anatomy of some of the surgical regions of the head. New-York med. Record. Novbr. 27. — 2) Volkmann, R., Die perforirende Tuberculose der Knochen des Schädeldaches. Centralbl. f. Chir. No. 1. — 3) Kraske, P., Notiz, betr. die Tuberculose der Schädelknochen. Ebendas. No. 19. — 4) Lütkemüller, J., Keilbeincaries mit Amaurose. Wiener med. Bl. No. 1, 2, 3. — 5) Borel-Laurer, F., Sur la symptomatologie des caries cachées dans la profondeur de la face. Correspondenzbl. für Schweizer Aerzte. No. 3. — 6) Koller, C., Ein weiterer Beitrag zur Casuistik der Schläfenbeinnecrose. Berl. klin. Wochenschr. No. 44. (Extraction eines aus dem rechten Warzentheil mit Resten der Schläfenbein- und Hinterhauptsschuppe bestehenden Sequesters bei einem 2 j. Kinde. Folge von Otitis.) — 7) Berthon, E., Essai sur les abscès et hydropisies des sinus frontaux. Thèse, Paris. — 8) Urlichs, R., Ein Beitrag zur Resection am Schädelgewölbe mit nachfolgendem plastischem Verschluss des Defectes. Bayr. ärztl. Intelligenzblatt. No. 15. — 9) Bonillet, Fibrome cranien. L'union médicale. Oct. 12. — 10 Rochelt, Ueber Cephalocele. Wiener medic. Wochenschr. 39. (Fall von Hydroencephalocele occipitalis bei einem Neugeborenen. Tod nach Abbinden der Geschwulst durch einen anderen Operateur. R. empfiehlt Freilegen und Vernähen der Dura unter antiseptischen Cautelen.)

Volkmann (2) macht auf das nicht seltene Vorkommen von **verkäsender Knochentuberculose am Schädeldach** aufmerksam. Derselbe beobachtete 12 Fälle, die sämmtlich das Stirnbein oder die Scheitelbeine betrafen. In allen Fällen handelte es sich um „räumlich ausserordentlich begränzte Erkrankungen einer einzigen Stelle des Schädels, in allen ging der Process der Verkäsung und der auf diese folgenden eitrigen Einschmelzung und Necrosirung durch die ganze Dicke der Schädelknochen, so dass innen die Dura mater, aussen das Periost eitrig abgelöst und der Schädel an einer kleinen Stelle perforirt wurde". Fast immer bildete sich aussen am Schädel ein schlaff gefüllter Abscess, der käsigen Eiter enthielt und dessen Innenfläche mit fungösen, zahlreiche Miliartuberkel enthaltenden Granulationen bedeckt war. Oft fand sich ein erbsen- bis bohnengrosser Sequester, der aus der ganzen Dicke des Knochens bestand. Die Sequester wurden entfernt, die fungösen Granulationen ausgeschabt, in 4 Fällen wurde bei noch nicht vollständiger Demarcation des Sequesters die Trepanation ausgeführt. 6 Fälle werden genauer beschrieben. (Vergl. das Original.)

Kraske (3) fügt hinzu dass ähnliche Fälle schon früher, besonders von **Ried** beschrieben worden sind und hebt hervor, dass die **Knochentuberculose am Schädel**, wie es scheint, besonders bei Individuen vorkommt, die unter dem Einfluss einer ganz besonders intensiven Infection stehen.

Lütkemüller (4) beschreibt einen Fall von **tuberculöser Caries des Keilbeins** bei einem 20jährigen Manne, bei dem nach monatelangen heftigen Kopfschmerzen mit eitrigem Ausfluss aus dem rechten Ohre Amaurose beider Augen auftrat.

Unter meningitischen Erscheinungen trat der Tod ein. Bei der Obduction fand sich Folgendes: „Die Sehnervenkreuzung sammt dem Trigonum olfactorium beiderseits und dem Tuber cinereum von einer conglomerirten Masse graulich-gelber, von einer röthlich vascularisirten Schichte zusammengehaltener, häufig aussehender Knötchen bedeckt und durchwachsen; in dieser Masse verloren sich die Tractus optici. — Nach unten zu hing die Masse mit einer kleinen, die Sattelgrube völlig ausfüllenden, gleichfalls aus solchen Knötchen zusammengesetzten Geschwulst zusammen, welche zum Theil auch die Sattellehne und die Wandungen der Sattelgrube überhaupt besetzt hatte, so dass sowohl der Sattelknopf, wie zum Theil die kleinen Keilbeinflügel von Periost entkleidet, auch mit dem Messer zu durchschneiden waren und die oberflächlichen Partien fehlten. — —".

Nach L. lässt sich auf Caries des Keilbeins schliessen, wenn bei länger bestehender Otorrhoe sich eine Basilarmeningitis mit directer Einwirkung auf die Sehnerven entwickelt.

Nach **Borel-Laurer** (5) führt **versteckte Caries des Sieb- und Keilbeins** nicht selten neben Sehstörungen **psychische Alterationen**, Gedächtnissschwäche und besonders Melancholie herbei. Verf. berichtet über 2 Fälle, in denen nach Entfernung der cariösen Knochen die Erscheinungen wieder verschwanden und fordert Cliniker und Irrenärzte auf, auf diesen eigenthümlichen, im Einzelnen dunkelen Zusammenhang zu achten.

Berthon (7) stellt 22 Fälle von **Hydrops und Empyem der Sinus frontales** zusammen. Eine Beobachtung ist neu.

Ein 41 jähriger Mann hatte sehr zahlreiche Anfälle von Schnupfen und seit 10 Jahren Schmerzen in der rechten Stirngegend gehabt, seit 2 Jahren war auf der rechten Seite der Stirn allmälig eine Anschwellung aufgetreten, welche sich von der Nasenwurzel bis nach der Schläfe herüberzog und die untere Hälfte des Stirnbeins einnahm. Das rechte Auge stand um 1 Ctm. tiefer als das andere und war um 1 Ctm. aus der Orbita herausgedrängt. Auf der Höhe der Geschwulst fühlte man einen 1½ Ctm. breiten Knochendefect und daselbst Fluctuation. Nach der Incision an dieser Stelle entleerte sich ein Weinglas voll chocoladebrauner, Faden ziehender Flüssigkeit, eine Menge von Cholestearinplättchen enthaltend. Die Flüssigkeit floss isochron dem Pulse stossweise ab. Die Ursache dieser Erscheinung lag darin, dass das Orbitaldach sehr dünn und erweicht war und die Pulsationen in der Orbita sich daher der Flüssigkeit mittheilten. Drainage nach der Nasenhöhle zu. Heilung.

Bouillet (9) exstirpirte bei einer Frau ein im Lauf von 6 Jahren herangewachsenes derbes halbkugelig gestaltetes Fibrom aus der Stirngegend. Die Geschwulst sass unterhalb des M. frontalis und war über dem Knochen etwas verschieblich. Sie hing mit dem Pericranium zusammen und sass auf einer unregelmässigen, flachen Exostose. Mit dem Inneren des Schädels und der Diploe stand sie in keiner Beziehung. Erysipel nach einem (gewiss recht unzweckmässigen) Verband mit Eisenchlorid. Heilung.

v. Bergmann (8) entfernte ein mit dem Stirnbein verwachsenes, Fünfmarkstück-grosses, flaches Carcinom der Stirnhaut bei einer 58jähr. Frau in der Weise, dass er ein Markstück-grosses Stück des Stirnbeins mit heraus meisselte. Die Dura wurde dabei an zwei Stellen verletzt. Der Hautdefect wurde durch zwei von den Seiten her entnommene Lappen (wie bei der Jaesche'schen Cheiloplastik) gedeckt. Strenge Antisepsis. Anwendung der Bergmann'schen Sublimatgaze. Heilung.

[Jablonski, Sarcom der harten Hirnhaut. Operation. Heilung. Przegl. lek. No. 52. Polo.

Eine 32jähr. Bäuerin klagt über enorme Schmerzen in der rechten Stirnhälfte, wo sie vor einem halben Jahre einen derben Stoss erlitten haben sollte und wo man jetzt einen faustgrossen, nicht scharf begrenzten, mit normaler, nicht beweglicher Haut bedeckten Tumor constatirte. Da bei Druck keine Hirnsymptome auftraten, kein Pergamentknistern und keine Pulsation, noch Geräusche beobachtet wurden, so diagnosticirte man einen kalten Abscess, der auch alsogleich geöffnet wurde, doch kam dabei kein Eiter, dagegen viel dunkles Blut heraus. Nachdem nun die Diagnose auf ein aus dem Knochen heraus wachsendes Sarcom rectificirt wurde, schritt man zur Exstirpation desselben; doch wurde es bald klar, dass der Tumor aus dem inneren Schädelraume durch eine Oeffnung im Knochen herauswachse. Da der äussere Theil pilzartig sich verbreiterte und den Zugang zur Oeffnung verdeckte, so trug man denselben ab, worauf sich der Stiel der Geschwulst leicht von der unversehrten Hirnhaut entfernen liess. Antiseptischer Verband. Nach 14 Tagen als Reconvalescentin entlassen. — Nach 10 Monaten stellte sich die Pat. in blühendem Zustande vor. An der Operationsstelle sah man eine rosarothe Narbe, die über 1 Ctm. vertieft war. Keine Schmerzen mehr; keine Pulsation fühlbar.

Oettinger (Krakau).]

2. Weichtheile des Schädels.

1) Kumar, Zur Casuistik der Kopfverletzungen. Wien. med. Presse. No. 40. (Tödtlich verlaufene Phlegmone des Kopfes nach festem Zunähen einer grossen Wunde der Kopfschwarte mit Zurücklassung von Strassenkoth etc. in der Wunde, mit Recht als warnendes Beispiel veröffentlicht.) — 2) Cochrane, J., Case of severe burning of the head and shoulder: recovery. The british medic. journ. Nov. 20.

3. Gesicht. Allgemeines.

1) Morris, a Group of cases of malignant disease affecting the face and neck. Med. times. June 26. I. p. 690. July 3. II. p. 7. July 10. p. 36. (1. Carcinom der Wange. 2. Lippencarcinom mit Recidiv in der Narbe und im Unterkiefer. 3. Fibrosarcom des Oberkiefers. Metastase am Halse. 4. Lymphosarcom am Halse. 5. Sarcom in der Regio parotidea.) — 2) Richet, Tumeur ganglionnaire de la région parotidienne. Gazette des hopitaux. No. 116. — 3) Jorry, A., Sur l'anesthésie dans les opérations de la face qui exposent à l'entrée du sang dans les voies aériennes. Thèse, Paris. (Nach Verneuil möglichste Blutersparniss und Chloralnarcose bei der Operation empfohlen.) — 4) Berger, Blepharoplastie par la méthode italienne. Bull. de la soc. de Chir. p. 203. (Sehr hochgradiges Ectropium des unteren Augenlides in Folge von Lupus. Lappen aus dem Arm transplantirt, der Arm 21 Tage durch Heftpflasterstreifen am Kopf fixirt, gutes Resultat. Die Sensibilität im Lappen stellt sich langsam von der Peripherie nach dem Centrum zu wieder her.) — 5) Bulhoës, O., Cheiloplastia por transplantação, Rhinoplastia pelo methodo indiano, e Uranoplastia pelo processo de Langenbeck. Archiv. de Med., Cirurg. e Pharm. no Brasil. No. 2. (Die 3 Operationen nach einander an demselben Individuum ausgeführt, wegen Defecten durch Trauma. Gutes Resultat.)

[1) Baggi, Antigono, Caso die enfisema palpebrale instantaneo. Riv. clin. di Bologna. No. 4. (Dunkler Fall von Entstehung des Emphysems des rechten oberen Augenlides nach einfachem Nasenschnauben bei einem 70jähr. Epileptiker. B. hält als Ursache die Zerreissung des Sacc. lacrymalis und Verbreitung der Luft aus der Nasenhöhle durch die Rissstelle in das Zellgewebe des Lides für das Wahrscheinlichste.) — 2) Paci, Agostino, Angiomi. Giorn. internaz. delle Sc. med. 1879. No. 12. p. 1345.

Aus den verschiedenen Fällen von Angiom, über welche Paci (2) berichtet, ist der erste hervorzuheben. Derselbe betraf ein 23jähr. Mädchen und giebt durch seine Ausdehnung Zeugniss für die in den niederen Volksclassen nicht seltene Vernachlässigung derartiger angeborner Leiden. Es handelte sich um eine förmliche Rüsselbildung durch eine bis 11 Ctm. lange cavernöse Geschwulst, und waren in gleicher Weise auch die Unterlippe, die rechte Gesichtshälfte, die innere Wangenschleimhaut und das untere Augenlid erkrankt. Wiederholte operative Eingriffe verschafften der Patientin ein leidliches Aussehen, so dass nur noch etwas Verdickung der rechten Wange zurückblieb, und zwar wurde im Ganzen 175 mal das conische galvanische Glüheisen, 55 mal der Paquelin'sche Thermocauter, 10 mal Injectionen von Liq. ferri sesquichlor. und 24 mal solche von Chloralhydrat angewandt.

Paul Güterbock (Berlin).

3) Bulhoës, O., Cheiloplastia por transplantação, Rhinoplastia pelo methodo indiano, e Uranoplastia pelo processo de Langenbeck. Archivos de Medicina, Cirugia e Pharmacia no Brazil. Rio de Janeiro. (Ein 36jähr. Mann hatte durch einen Hufschlag so ausgebreitete Verletzungen erlitten, dass die erwähnten Operationen nöthig wurden, die insgesammt einen günstigen Erfolg hatten.)

Brandeis (Mexico).]

4. Nase. Nasenrachenraum.

1) Weir, R. F., On the relief of the deformity of a broken nose by some new methods. New-York med. record. March 18. — 2) Post, Rhino-cheiloplasty. Ibid. July 3. — 3) Blumm, Ersatz einer verlorenen Nase durch Celluloid. Bayr. ärztl. Intelligenzblatt. No. 32. — 4) Jorissenne, G., Note sur les corps étrangers dans les fosses nasales et leur expulsion par l'irrigation de Weber. Bull. gén. de thérap. Octobr. 15. — 5) Thornton, Pugin, The treatment of ozaena. Brit. med. journ. March 27. — 6) Hoser, Ueber Verkrümmung der Nasenscheidewand. Berl. clin.

Wochenschr. No. 45. — 7) Ingels, R. C., Observations relatives à l'emploi des injections interstitielles de chlorure de zinc dans le traitement des polypes nasaux et naso-pharyngiens. Ann. de la société de Méd. de Gand. Juillet. — 8) Zander, Zur Operation der Nasenpolypen. Deutsche med. Wochenschrift No. 7. (2 Fälle: Absägen des Polypen durch eine um seinen Stiel gelegte Seidenschlinge, während der Polyp mittelst eines zweiten durch ihn durchgezogenen Fadens gespannt gehalten wird.) — 9) Duplay et Barthélemy, Deux observations de polypes naso-pharyngiens traités par les injections interstitielles de chlorure de zinc. Arch. gén. de Méd. Mars. — 10) Rochard, M., Sur les polypes naso-pharyngiens. Bull. de la soc. de Chir. 1878. No. 10. (Derselbe Fall wie bei Duplay und Barthélemy.) — 11) Duplay, Lupus des fosses nasales. Gaz. des hôp. No. 123. — 12) Voltolini, Ueber Nasenpolypen und deren Operation. Allg. Wiener med. Zeitung. No. 13—16. — 13) Weil, C., Haselnussgrosser Rhinolith. Hyperostotische Verengerung der rechten Nasenhöhle, und Polypen an der unteren Muschel. Prager med. Wochenschr. No. 45. — 14) Roth, Entfernung einer über taubeneigrossen Geschwulst aus dem Nasenrachenraum. Wien. med. Wochenschr. 30. (Fibrom vom unteren Rande der linken Choane herabhängend, mit der galvanocaustischen Schlinge entfernt.) — 15) Justi, Indicationen und Anwendung des scharfen Löffels bei Geschwülsten der Nasenhöhle und des Nasenrachenraumes. Ebendas. No. 38. — 16) Derselbe, Die Verwendung des Quellmeissels bei Erkrankungen der Nasenhöhle und des Nasenrachenraumes. Ebend. No. 29.

Weir (1) berichtet über Versuche, Deformitäten der Nase, durch Fractur entstanden, auf operativem Wege zu beseitigen.

Das Verfahren von Adams, von welchem er dabei ausgeht, befriedigte ihn nicht ganz, die Adams'sche Zange erwies sich als zu dick, um sie gehörig in die Nase einschieben zu können und die brechende Kraft als zu gering, wenn er sie nach Adams zu beiden Seiten des Septum einschob. Er liess daher die entsprechend veränderte Zange in der Weise wirken, dass er eine Branche von innen und die andere von aussen angreifen liess und in anderen Fällen machte er aussen eine kleine Incision und trennte die difformen Knochen mit dem Meissel. Bei zugleich stark in die Höhe gestülpter, resp. verkürzter Nase wurde eine Verlängerung der Nase durch Einpflanzen zweier von den Wangen entnommener Lappen zwischen die Spitze und den Rückentheil der Nase erreicht.

Jorissenne (4) empfiehlt zur Herausbeförderung von Fremdkörpern aus der Nase die Weber'sche Nasendouche. Der Kranke sitzt mit vornübergebeugtem Kopfe aufrecht, man setzt die Spitze des Schlauches in die Nasenhöhle ein, in welcher der Fremdkörper nicht steckt und lässt Salzwasser mit einer Druckkraft von 1—2 Mtr. Höhe einfliessen. Die Flüssigkeit fliesst durch den Nasenrachenraum von hinten in die andere Nasenhöhle ein und treibt den Fremdkörper nach vorne heraus.

Duplay und Barthélemy (9) berichten über die Behandlung von Nasenrachenpolypen mit Injectionen von Chlorzink nach vorheriger Spaltung des Velum.

In dem ersten Fall bei einem 14jährigen Knaben, bei dem der Tumor mit dem Ecraseur und Thermocauter nicht ganz hatte entfernt werden können, wurden 12 mal Injectionen von je 12 Tropfen einer gesättigten Chlorzinklösung mittelst einer, der Pravaz'schen ähnlichen Spritze in das Gewebe gemacht. Die Geschwulst verschwand fast ganz, doch wurde der Fall nicht bis zu Ende beobachtet.

Bei einem anderen 14jährigen Knaben wurde ebenfalls der grösste Theil der Geschwulst mit dem Ecraseur entfernt und dann durch das vorher gespaltene Velum neue Injectionen von je höchstens 5 Tropfen Chlorzink in die Geschwulst gemacht. Die dadurch hervorgerufenen Schorfe stiessen sich ohne Blutung und meist ganz unbemerkt ab. Der Tumor wurde kleiner, war aber zur Zeit der Veröffentlichung auch noch nicht ganz verschwunden.

Ingels (7) wandte die Chlorzinkinjectionen auch bei Schleimpolypen an; der betr. Kranke klagte über heftige Schmerzen und kam nach der zweiten Injection nicht wieder. In einem anderen Falle, bei einem 30jährigen Manne, der eine kleine, welche, äusserst gefässreiche polypöse Geschwulst in der linken Nasenhöhle hatte, traten nach der Injection sehr heftige bedrohliche Erscheinungen auf, Gefühl von Ohnmacht, kalte Extremitäten, fadenförmiger Puls etc. An der Stirn links über dem Auge nahm die Haut eine blaue cyanotische Farbe an, welche mehrere Tage lang bestehen blieb. Verf. glaubt, dass die Injectionslösung von der Geschwulst aus in die Gefässe des Gesichts eingedrungen war und daselbst Thrombosen hervorgerufen hatte.

Voltolini (12) verwirft für die Mehrzahl der Fälle von Nasenpolypen die Benutzung der Zange vollständig. Statt derselben ist die Drahtschlinge anzuwenden, wo die kalte Drahtschlinge nicht ausreicht, muss die Galvanocaustik zu Hülfe genommen werden. In letzterem Falle ist Vorsicht geboten, da das Aussägen des Periostes zu heftiger Entzündung und Erysipel führen kann (1 Todesfall erwähnt). Bei Anwendung der Drahtschlinge reicht der grade Schlingenträger oft nicht aus, und es sind gebogene Instrumente daher nicht zu entbehren.

Justi (16) wendet bei chronischer Schwellung der Nasenschleimhaut und bei dem Bestehen adenoider Wucherungen im Nasenrachenraum mit Erfolg den Quellmeissel an, theils um durch Erweiterung der Nasenhöhle die erkrankte Partie freizulegen, theils um durch den Druck direct therapeutisch einzuwirken. Es wird zunächst ein Laminariastift eingelegt, der bis zu 30 Stunden liegen bleiben kann, sodann ein Pressschwamm für weitere 15—20 Stunden. Eine Krankengeschichte illustrirt das Verfahren.

5. Wangen und Lippen.

1) Wheeler, W. J., On the operative treatment of hare-lip. Dublin Journ. of med. science. Januar. 1. (Bericht über 14 Fälle von Hasenschartenoperationen mit Illustrationen, die trotz eleganter Ausstattung doch nur sehr schematisch gehalten sind. Zur Operation wird die Zeit von 3 Wochen bis 3 Monate nach der Geburt als die geeignetste empfohlen. Das Mittelstück, welches in England noch häufig entfernt wird, will W. möglichst geschont wissen. Weiteres im Original.) — 2 Le Fort, Léon, Bec de lièvre avec saillie de l'os incisif. Bull. de la société de Chir. No. 1. (Bei doppelseitiger Hasenscharte mit Prominenz des Mittelstückes entfernt Le Fort das Mittelstück mit

Erhaltung des Schleimhautüberzuges, welcher in einer ohne Abbildung nicht deutlich verständlichen Weise mit dem Filtrum vernäht wird.) — 3) Le Monant des Chesnais, Opération du bec de lièvre. Anesthésie par le chloral. Gaz. des hôp. No. 91. — 4) Trélat, Sur l'opération du bec de lièvre. Bull. de la Soc. de Chir. No. 6. — 5) Wolff, Jul., Die von Langenbeck'sche Lippensaumverziehung als Methode der Hasenscharten-Operation. Arch. f. klin. Chir. XXV. S. 899. m. — 6) Verrier, P., Du procédé Mirault (d'Angers) dans le traitement du bec de lièvre unilatéral simple. Thèse. Paris. — 7) Peillon, A., Du cancroide des lèvres et de son traitement. Paris. — 8) Stokes, Labial epithelioma; Zeiss' Cheiloplastic operation. Med. Press and circul. Febr. 18.

Wolff (5) operirte an zwei Erwachsenen, bei denen früher eine doppelte Hasenscharte durch Operation geheilt war, aber ein entstellender Lippensaumdefect entsprechend der unteren Kante des Mittelstückes zurückgeblieben war, in der Weise, dass er den Lippensaum von beiden Seitenstücken der Oberlippe ablöste, nach v. Langenbeck nach der Mitte zu verzog und so wieder annähte, dass in der Mittellinie ein den normalen Verhältnissen entsprechender kleiner zapfenförmiger Vorsprung entstand.

Gutes Resultat. W. verwandte dasselbe Verfahren ferner bei der Operation unvollständiger einseitiger Hasenscharten bei Kindern, wo es dann dem bekannten Nélaton'schen Verfahren nicht gleich aber sehr ähnlich wird (vgl. Original).

[Moberg, W., Operation af dubbel, komplicerad harläpp. Med tafla. Ostergötland och Södermanlands läkareförenings förhandl. 1873—1878. p. 87. (2 Fälle von complicirtem Labium leporinum nach Simons Methode mit glücklichem Erfolge operirt. Os intermaxillare wurde nach und nach durch den neugebildeten Lappen zwischen den Proc. alveolares eingedrückt. P. Hauch Panum (Kopenhagen.)

6. Speicheldrüsen.

1) Mason, E., A case of fistula of Steno's duct following gunshot wound, successfully treated by dissecting up the posterior extremity of the duct and conducting it into the mouth, after the method of Langenbeck, withe some remarks upon the treatment of salivary fistulae. Amer. journ. of med. sc. July. — 2) Terrier, M., Sur la rétention de la salive parotidienne. Bullet. de la Soc. de chir. No. 5. — 3) Kleczkowski, S., Essai sur les calculs salivaires du canal de Warthon. Thèse. Paris. — 4) Bouillet, Sur deux cas de grenouillette aigue par obstruction du conduit de Warthon. L'union médicale. No. 65.

Terrier (2) berichtet über einen Fall von plötzlich entstandener Retention von Speichel in der Parotis:

Ein 25 jähriger Mann bemerkte beim Frühstück eine allmälig zunehmende Anschwellung in der Gegend der rechten Parotis. Bei der Untersuchung der Mundhöhle fand sich an der Ausmündungsstelle des Ductus Stenonianus eine kleine Aphthe der Schleimhaut. Es gelang, eine Sonde über einen Ctm. weit in den Ductus Sten. einzuschieben, und beim Herausziehen strömte eine grosse Menge zurückgehaltenen Speichels aus, worauf die Geschwulst im Lauf einer Stunde fast ganz wieder verschwand.

Verneuil hebt in der Discussion über diesen Fall hervor, dass es sich um einen Krampf der den Canal umgebenden Muskelfasern gehandelt haben könne, in ähnlicher Weise durch die aphthöse Entzündung bedingt, wie Contractur anderer Sphincteren durch Ulcerationen in ihrer Nachbarschaft hervorgerufen werden kann.

In mancher Beziehung ähnlich sind zwei Beobachtungen von Bouillet (4).

Ein 25jähriger Mann empfand beim Essen einen Stich in der Zunge. Gleich darauf trat eine Schwellung der Unterkinngegend ein und dieselbe nahm in 4 Tagen eine solche Ausdehnung an, dass der Kranke kaum noch sprechen konnte und von Erstickungsangst befallen wurde. An der Ausmündungsstelle des Ductus Warthonianus fand sich eine kleine Pseudomembran, nach deren Entfernung die Sonde sich einige Mm. weit einschieben liess, worauf etwas dicker Speichel abfloss. Der Catheterismus wurde öfter wiederholt, die Geschwulst nahm ab, ohne indessen vollständig zu verschwinden. Nach 14 Tagen wurde aus dem Ductus Warthonianus ein 1½ Ctm. langes Stückchen Stroh extrahirt.

In dem zweiten Falle handelte es sich um eine junge Frau, welche infolge einer Zahncaries und Periostitis am Eckzahn eine entzündliche Infiltration des ganzen Mundbodens bekommen hatte. Auch hier fand sich eine kleine Pseudomembran über der Ausmündung des Ductus Warthonian. und eine entzündliche Schwellung der Glandula submaxill. mit Speichelverhaltung.

7. Kiefer.

1) Dauvé, P., Sarcome myeloide à marche rapide développé dans la paroi antérieure du sinus maxillaire droit; ablation de la tumeur avec résection partielle du maxillaire; récidive dans la fosse ptérygo-maxillaire du même côté un mois après la cautérisation; mort par oedème pulmonaire cachectique. Gaz. des hôp. No. 76 u. 78. (44jähr. Mann.) — 2) Arnal, H., Etudes cliniques sur la résection et les tumeurs du maxillaire supérieur. Thèse. Paris. — 3) Post, Osteo-sarcoma of superior maxillary bones. New-York med. record. July 5. (52jähr. Frau. Operation nach vorhergehender Tracheotomie und Tamponnade der Fauces mit einem Schwamm.) — 4) Heath, Christopher, Thirty-five years history of a maxillary tumour. The med. press and circ. May 17. — 5) Pancoast, Preservation of the malar bone in operations on the antrum. Philadelph. med. and surg. rep. No. 16. — 6) Boissarie, Tumeur sanguine développée dans le sinus maxillaire. Bull. de la soc. de chir. 1879. No. 10. — 7) Trémoureux, V., Pathogénie des abscès du sinus maxillaire. Thèse. Paris. — 8) Port, Beschreibung eines neuen Verfahrens von Neppel zur Behandlung von Unterkieferbrüchen und zum Verschluss von Zahnlücken bei Blutungen. Bayr. ärztl. Intelligenzbl. No. 10. — 9) Gosselin, Fracture double du maxillaire inférieur, traitement par la bande élastique. Gaz. médic. de Paris. 8. Juillet. (Empfehlung eines Verbandes mittelst Gummiladen und einer 4—5 Cm. breiten Gummibinde darüber.) — 10) Vernier, L., Essai sur la nécrose des maxillaires considérée au point de vue pathogénique et thérapeutique. Thèse. Paris. — 11) Duncan, W. F., Abscess of the antrum, with chronic discharge. New-York med. rec. April 17. — 12) Poinsot, Tumeur encéphaloide du maxillaire inférieur. Résection de la moitié correspondante de cet os. Guérison. Journ. de méd. de Bordeaux. 12. Dec.

Heath (4) bringt die sehr interessante, sich auf

35 Jahre umfassende Krankengeschichte eines Falles von Unterkiefertumor.

Der Kranke, der 1880 im Alter von 70 Jahren starb, hatte schon so lange, wie er denken konnte, an einer Schwellung der rechten Hälfte des Unterkiefers gelitten. 1845 hatte die Geschwulst rasch zugenommen und 1847 war sie von Fergusson durch eine Resection, welche sich von dem rechten Eckzahn bis nach dem rechten aufsteigenden Aste erstreckte, zum ersten Mal entfernt worden. 15 Jahre blieb der Kranke gesund, dann bemerkte er die Bildung einer Cyste in der Nähe der Schneidezähne, welche von Fergusson mehrmals durch Punction entleert wurde. 1877 fand H. eine cystische Entartung der linken Hälfte des Körpers des Unterkiefers, zog alle Zähne aus, öffnete die Cysten und entfernte mit dem Hohlmeissel einige solide Massen aus denselben. Noch in demselben Jahre musste eine neue in der Schneidezahngegend entstandene Cyste ebenso behandelt werden, auch musste im nächsten Jahre wegen neu entstandener Cysten operirt werden. November 1879 erschien der Kranke wieder mit einem grossen soliden Tumor, welcher die linke Hälfte des Unterkieferkörpers einnahm und auch schon auf die Haut übergegriffen hatte. H. entfernte denselben durch Resection. Wenige Monate darauf fand sich ein Recidiv in der Wunde und ein Tumor von Orangengrösse unter dem rechten Deltoideus, sowie ein zweiter metastatischer Tumor an den Beckenknochen. Der Kranke starb, die Section konnte leider nicht gemacht werden. Die Untersuchung der von H. durch Resection entfernten Geschwulst ergab, dass es sich um ein Rundzellensarcom handelte. Der früher von F. exstirpirte Tumor, soweit er sich noch untersuchen liess, schien ein Fibrosarcom oder Spindelzellensarcom zu sein.

Boissarie (6) beschreibt einen Fall von Blutgeschwulst des Antrums bei einem 50jährigen Manne.

Patient hatte zuerst vor anderthalb Jahren an einer Verstopfung der rechten Nasenhöhle gelitten, dann war eine Auftreibung des ganzen rechten Oberkiefers hervorgetreten. Die Wange war hervorgetrieben, das Auge in die Höhe gedrängt und der harte Gaumen nach der Mundhöhle zu vorgewölbt, Zähne und Zahnfleisch waren gesund. B., in der Diagnose zweifelnd, machte eine Incision am unteren Rande der Orbita, und da er in der Tiefe Fluctuation bemerkte, einen Einstich mit dem Bistouri, worauf sich ein Blutstrom aus dem Antrum entleerte. Mit dem eingeführten Finger liess sich constatiren, dass das ganze Antrum mit Blut gefüllt und nach allen Seiten stark ausgedehnt war. Sobald der Finger zurückgezogen war, sprudelte das Blut wieder hervor. B. dachte schon an die Unterbindung der Carotis, half sich aber schliesslich dadurch, dass er die ganze Höhle mit Charpietampons, die mit Eisenchlorid getränkt waren, ausstopfte. Die Tampons blieben 6 Tage liegen, dann wurden sie extrahirt. Es kam keine Blutung mehr, die Heilung erfolgte nach längerer Eiterung; nach der Heilung war der Sinus mit normaler Schleimhaut ausgekleidet.

B. erinnert an ähnliche Fälle von Bermond, Jourdain, Dupuytren, Velpeau. Aber in allen diesen Fällen war eine Contusion der Blutansammlung vorgegangen. Hier war dies nicht der Fall. B. nimmt daher an, dass es sich um eine Schleimcyste gehandelt habe, welche sich im Innern des Antrums entwickelt habe und dass die Hämorrhagieen eigentlich in das Innere der Cyste hinein stattgefunden haben. Er stützt diese Ansicht durch die Thatsache, dass der erwähnte Kranke vor 3 Jahren eine Flüssigkeitsansammlung im rechten Sinus front. gehabt hatte, welche sich dann plötzlich in die Nasenhöhle entleerte, woraus nach B. auf das Vorhandensein einer Schleimcyste (Polypen) im Sinus front. zu schliessen ist. (Referent macht auf den von Billroth beobachteten und von Steiner [Archiv f. clin. Chir. XIII, 1] beschriebenen Fall von Ausdehnung der einen Stirnhöhle durch Ansammlung von Blut aufmerksam. Auch in dem Billroth'schen Fall sollte eine Contusion vorhergegangen sein, im übrigen hatte er mit dem Boissarie'schen mutatis mutandis grosse Aehnlichkeit.)

Port (8) empfiehlt zur Behandlung der Unterkieferfracturen Schienen aus Zinnguss (statt aus Hartkautschuck) die mit Hülfe einer Wachsform und eines Gypsmodells leicht herzustellen sind. Ebenso lassen sich Stöpsel aus Zinnguss zum Verstopfen der Zahnalveole bei Blutungen nach der Zahnextraction anfertigen. (Beide Verfahren sind von dem Zahnarzt Neppel ersonnen.)

8. Zunge. Unterzungengegend.

1) De Saint-Germain, Fixateur linguomaxillaire. Bull. de Thérap. No. 6. (Instrument von Mathieu, Zungenspatel, welcher mit einer unter dem Kinn sich aufstützenden Platte verbunden ist. Das Instrument klemmt sich von selbst fest und macht so einen Assistenten entbehrlich. Durch Anschrauben zweier seitlicher Branchen kann man das Instrument zugleich in ein Speculum umwandeln. S. Abbildung im Original.) — 2) Baker, Morrant, On removal of the tongue by median division or splitting. Lancet. Apr. 10. — 3) Buchanan, G., Excision of one lateral half of the tongue. Lancet. Oct. 23. — 4) Levis, R. J., Ablation of the tongue. Philad. med. and surg. Report May 22. — 5) Verneuil, Inutilité et dangers du traitement pharmaceutique et topique dans l'épithélioma lingual. Bull. de la soc. de Chirurg. No. 10. — 6) Cruveilhier, Epithélioma du plancher de la bouche et de la langue. Section du maxillaire inférieur sur la ligne médiane; ablation de tout le plancher de la bouche et de la partie de la langue qui est en avant du V. lingual. Suture métallique du maxillaire inférieur. Réunion. Ibid. No. 6. — 7) Gaillard, L., De l'application de la ligature élastique à l'amputation totale ou partielle de la langue. Thèse. Paris. — 8) Després, Epithélioma diffus de la langue; ablation avec l'écraseur linéaire; adénite salivaire, guérison. Gaz. des hôp. No. 47. p. 371. — 9) Gosselin, Forme insolite de grenouillette sublinguale et subhyoïdienne. Ibid. No. 73. — 10) Krabbel, Zur Operation der Ranula. Centralbl. f. Chir. No. 37. (Die über Hühnerei grosse Geschwulst wurde vom Halse und vom Munde aus freigelegt und incidirt, die Wundränder der Cystenwand wurden mit den Rändern der Haut- resp. Schleimhautwunde vernäht. Drainage. Heilung.) — 11) Wheeler, W. J., Epitomised account of a case of large ranula, accompanied by a tumour which occupied the whole floor of the mouth. Med. press and circ. March 10. — 12) Lannelongue, Grenouillette congénitale due à la dilatation du canal de Wharton imperforé. Bull. de la soc. de Chir. 1879. No. 10. — 13) Rabere, Grenouillette. Excision du kyste et cautérisation répétée de la surface interne avec le nitrate d'argent. Guérison. Journ. de Méd. de Bord. No. 35. — 14) Buffard, O., Sur deux cas de grenouillette aiguë observés à l'Hôtel-Dieu dans le service de M. le prof. Richet. Thèse. Paris. — 15) Le Dentu, traitement de la grenouillette par les injections de chlorure de Zinc. Gaz. des hôp. No. 60. (½ bis 2 Tropfen einer concentrirten Lösung; nicht mehr! Starke entzündliche Reaction, dann Schrumpfung der Geschwulst.)

Lannelongue (12) beobachtete eine angeborene **Ranula** bei einem 15 Tage alten Knaben. Nach vorn, innen und oben, nach der Ausmündungsstelle des Ductus Warthon. zu lief die Geschwulst in einen conischen Fortsatz aus, welcher wie die ganze Geschwulst mit einer durchscheinenden Flüssigkeit gefüllt war und wie eine Papille in die Mundhöhle hineinragte. Von der Ausmündungsstelle des Ductus Warthon. war bei genauester Untersuchung nichts zu entdecken, während dieselbe auf der anderen Seite leicht zu erkennen war. L. eröffnete die Geschwulst auf der Spitze der Papille und konnte mit der Sonde 4—5 Ctm. weit nach dem Halse zu eindringen. Derselbe sieht den Fall als Beweis dafür an, dass die angeborne Ranula durch Verschluss und Dilatation des Ductus Warthonianus entstehen kann.

Buchanan (3) berichtet kurz über eine Frau, bei der er 1865 wegen **Epithelialcarcinoms** die eine Hälfte der **Zunge** nach Durchsägung des Kiefers in der Mittellinie entfernt hatte. Die Frau ist jetzt, 15 Jahre nach der Operation, vollständig gesund und ist keine Spur von Recidiv nachzuweisen. Sie kann ganz verständlich sprechen und ohne alle Beschwerden schlucken.

[**Gallozzi**, C., Esame dei principali methodi e processi operativi per l'amputazione della lingua. Il Morgagni. Aprile. p. 262 sq. (G. bevorzugt seit 15 Jahren die Galvanocaustik. Unter den 13 theilweise sehr cursorisch mitgetheilten Fällen wandte er je 1 Mal das Ecrasement linéaire und das Paquelin'sche Thermocauterium an und bekam jedes Mal eine primäre Blutung aus der A. lingual., deren er sich durch die Ligatur nachträglich noch versichern musste.)

Paul Güterbock (Berlin).]

9. Gaumen. Mandeln.

1) **Wolff**, J., Zur Operation der angeborenen Gaumenspalte. Arch. f. klin. Chir. XXV. S. 887 ff. — 2) **Falkson**, R., Beitrag zur Functionslehre des weichen Gaumens und des Pharynx. Arch. f. pathol. Anat. Bd. 79. S. 477 ff. — 3) **Billeter**, M. J., Ueber den mechanischen Verschluss angeborener Gaumendefecte. Correspondenzbl. f. Schweiz. Aerzte. No. 8. (Empfehlung des Obturator von Süersen.) — 4) **Rawdon**, H. G., The operative treatment of cleft palate in children. The brit. med. jour. June 19. — 5) **Froelich**, L., Ueber Tonsillarpolypen und Geschwülste des weichen Gaumens. Göttingen. — 6) **Ott**, J., Contribution à l'étude des tumeurs du voile du palais. Thèse. Paris. (Casuistik, unter anderem ein Fall von hühnereigrossem Lipom des Velum, beobachtet von Riebet.) — 7) **Schwäbisch**, P., De l'adhérence du voile du palais au pharynx. Thèse. Paris. — 8) **Gensmer**, Vorstellung eines Kranken, dem vor $2^1/_2$ Jahren bisher ohne Recidiv mit Hilfe der v. **Langenbeck**schen Kieferdurchsägung ein grosses Tonsillensarcom exstirpirt ist. Verhandl. d. Congresses d. deutsch. Ges. f. Chir. 1879. S. 22.

An einer Kranken, der von **Schönborn** ein die rechte Orbita und ihre nächsten Umgebungen einnehmendes Carcinom exstirpirt worden war, stellte **Falkson** (2) **interessante Untersuchungen über die Bewegungen des weichen Gaumens und des Pharynx beim Sprechen und Schlucken** an. F. wandte dabei einen ähnlichen Hebelapparat an, wie früher **Gentzen** (Beobachtungen am weichen Gaumen etc. Königsberg, 1876) und liess das Velum auf demselben Curven aufzeichnen. In Bezug auf die Resultate, die theils mittelst dieser Methode, theils durch directe Inspection des Velum durch den grossen Gesichtsdefect gewonnen wurden, muss auf die Originalarbeit verwiesen werden. Es sei nur erwähnt, dass nach F. der Abschluss des Nasenrachenraums vom Cavum pharyngolaryngeum beim Sprechen niemals ein ganz vollständiger sei und nur beim Schlucken vollständig wird, ein Resultat zu dem auch **Voltolini** gekommen war.

Wolff (1) stellte dem Deutschen Chirurgencongress eine 19jähr. Kranke vor, an der er vor 6 Jahren die **Uranoplastik und Staphylorrhaphie** wegen angeborener Spalte ausgeführt hatte. Die Sprache der Kranken war trotz Heilung der Spalte stark näselnd geblieben. W. liess durch den Zahnarzt **Schiltsky** einen Obturator anfertigen, der so construirt ist, dass man ihn einlegen kann, ohne das verheilte Velum vorher wieder zu trennen. Ausserdem hat er die Eigenthümlichkeit, dass der dem Suersen'schen „Kloss" entsprechende Theil aus vulkanisirtem **Weichgummi** besteht, hohl ist und ein gewisses, durch eine verschliessbare kleine Oeffnung zu regulirendes Quantum Luft enthält. Die Bewegungen des Velum beim Sprechen theilen sich diesem der hinteren Fläche des Velum anliegenden elastischen „Klosse" in der Weise mit, dass sich beim Andrücken des Velum besonders die hinteren und die seitlichen Wandungen des Klosses hervorwölben, wodurch dann der Abschluss des Nasenrachenraumes ein sehr vollständiger wird. W. ist nach dem sehr günstigen functionellen Resultat (das Ref. nach eigener Beobachtung an W.'s Kranken vollständig bestätigen kann) der Ansicht, dass man in Zukunft sich nicht mehr mit dem Suersen'schen Obturator zufrieden geben müsse, vielmehr alle Gaumenspalten zu operiren habe, um sie, wenn erforderlich, nach der Heilung mit einem solchen elastischen Obturator zu versehen.

Rawdon (4) berichtet über seine Erfahrungen **bei dem operativen Verschluss von Gaumenspalten bei Kindern** (6 Fälle). Er empfiehlt zunächst nur die unteren zwei Drittel bis drei Viertel des Velum zu vereinigen und den Verschluss der übrigen Spalte für später zu verschieben, da die Spalte durch den Zug des vereinigten Velum von selbst schmaler wird. Im Uebrigen folgt er der Methode von **Smith**, macht bei der Uranoplastik die Seitenincisionen möglichst kurz, höchstens einen halben Zoll lang, in der Mitte zwischen dem Rande der Spalte und dem Alveolarfortsatz des ersten Backzahnes. Die Ablösung der Lappen geschieht mittelst eines feinen Elevatoriums und einer von der Spalte aus ihm entgegengeführten Aneurysmanadel. Die quere Ablösung der Lappen an der Grenze zwischen hartem und weichem Gaumen wird mit einer winklig gebogenen Scheere vorgenommen. Die Nähte, zu denen R. Silberdraht benutzt, bleiben 2—3 Wochen liegen. In Bezug auf die Verbesserung der Sprache durch die Operation sind die Beobachtungen nicht ausreichend.

Froelich (5) bringt eine Zusammenstellung der **am Gaumen und an den Tonsillen beobachteten Geschwülste** im Anschluss an einen Fall von Tonsillarpolyp aus der Schrötter'schen Clinik.

Ein 40jähr. Arbeiter hatte seit mehreren Jahren Schlingbeschwerden gehabt und einige Male Blut ausgeworfen. Es fand sich eine Röthung der Schleimhaut am weichen Gaumen und Rachen und eine Schwellung beider Tonsillen. Von der rechten Tonsille hing ein rundlicher, erbsengrosser Tumor gegen den Zungengrund herab. Derselbe war von gleicher Farbe wie die Tonsille und zeigte eine feinwarzige, blumenkohlartige Oberfläche. Die Untersuchung des mit der Scheere entfernten Geschwülstchens erwies, dass die Geschwulst Lymphfollikel enthielt wie die Tonsille. Verf. sieht sie daher als eine umschriebene Neubildung von adenoidem Gewebe an und bezeichnet sie als lymphadenoiden Polypen. Ein analoger Fall wurde von Frühwald (vgl. Jahresber. f. 1879. S. 398) beschrieben. — Abbildung im Original nachzusehen.

Gensmer (8) stellte einen Kranken vor, bei dem er vor fast 3 Jahren ein hühnereigrosses Sarcom der rechten Tonsille mit Hülfe der v. Langenbeck'schen seitlichen Kieferdurchsägung exstirpirt hatte. Mit der Geschwulst mussten ungefähr zwei Drittel des weichen Gaumens und der hinteren Rachenwand mit weggenommen werden. Der durchsägte Knochen consolidirte erst nach einem Jahre, nachdem einige Sequester von den Sägeflächen abgestossen waren. Die v. Langenbeck'sche Durchsägung des Kiefers wurde in der Hallenser Klinik im Ganzen 12 mal ausgeführt und wird von G. sehr empfohlen. Unangenehm ist es nur, dass die Consolidation des Knochens meist nur sehr langsam zu Stande kommt.

II. Hals.

1. Pharynx. Larynx. Trachea.

1) Thevenot, Accidents insolites causés par un corps étranger du pharynx. L'union méd. No. 84. (Chronische Abscessbildung am Halse, angeblich nach Verletzung des Pharynx beim Verschlucken einer Gräte. Abscesshöhle communicirt mit dem Pharynx, geheilt durch Drainage. Vielleicht Divertikel? Ref.) — 2) Hanley, T. H., Infra-hyoid bronchotomy. Philad. med. a. surg. reporter. Aug. 21. p. 159 u. New-York med. record. June 19. (46jähr. Mann hatte durch Verschlucken von 12 Unzen Wasser mit ungelöschtem Kalk darin acutes Glottisödem bekommen. H. machte in der Eile, da er die Tracheotomie nicht ohne Assistenz auszuführen wagte, einen Querschnitt unterhalb des Zungenbeins und legte eine Canüle zwischen die Stimmbänder. Heilung.) — 3) Krishaber, Extraction de corps étrangers du larynx. Gaz. des hôp. No. 147. — 4) Raoul, Hippol., Plaies du larynx. Thèse. Paris. — 5) Löri, E., Beobachtungen und Operationen von Larynxpolypen im Budapester Armen-Kinderspitale. Jahrbuch f. Kinderheilkunde. XV. 124. (3 Fälle von multiplen recidivirenden Papillomen des Kehlkopfes bei Kindern. 1 Fall endete tödtlich durch Suffocation, in zwei Fällen wurden die Papillome mittelst eines Catheters mit scharfrandigen Augen herausbefördert.) — 6) Navratil, E., Beitrag zur Pathologie und Therapie des Larynxpapilloms. Berliner klin. Wochenschrift No. 42. — 7) Augiéras, Sur la trachéotomie dans le cancer du larynx. Thèse. Paris. — 8) Peltzer, C., Ueber Kehlkopffracturen. Dissertation. Berlin. (Ein Fall berichtet. 17jähr. Tischlerlehrling, mit der vorderen Halsfläche gegen eine Radspeiche gefallen. Fractur der linken Schildknorpelplatte. Keine Tracheotomie. Anfälle von Dyspnoe durch Scarificationen des Kehlkopfinnern beseitigt. Perichondritischer Abscess am Halse. Heilung.) — 9) Coloni, Abcès du cou consécutifs aux altérations du larynx. Thèse. Paris. — 10) Macewen, Clin. observ. on the introduction of tracheal tubes by the mouth instead of performing tracheotomy or laryngotomy. Brit. med. journ. July 24. p. 122. July 31. p. 163. — 11) Rossbach, Eine neue Anästhesirungsmethode des Kehlkopfes. Wiener medicin. Presse. No. 40. — 12) Lange, F., Extirpation of the larynx and anterior wall of the oesophagus. Recovery. Archives of laryngology. I and New-York med. Record. Febr. 28. — 13) Caselli, Estirpazione della laringe (laryngectomia). Gaz. hebdom. No. 40. — 14) Wagner, W., Fall von Verbrühung des Kehlkopfs, nachträgliche Vereiterung beider Giessbecken-Ringknorpelgelenke, Tracheotomie, Tod durch Lungengangrän. Deutsche medic. Wochenschrift 36. (34jähriger Arbeiter durch Platzen eines Dampfrohres verbrannt, Heiserkeit, Röthung des Kehlkopfeinganges. Am 19. Tage plötzlich Dyspnoe, Tracheotomie, Tod am 28. Tage. Section. Vereiterung der bezeichneten Gelenke mit Perforation der Abscesse in den Kehlkopf.) — 15) Bruns, P., Die Resection des Kehlkopfs bei Stenose. Berliner klin. Wochenschrift No. 38. — 16) Malinowski, M., Ueber Thyreotomie zur Entfernung intralaryngealer Neubildungen. Breslau. — 17) Rossbach, M. J., Eine neue subcutane Operationsmethode zur Entfernung von Neubildungen im Innern des Kehlkopfs. Berliner klinische Wochenschrift No. 5. — 18) Stone, impaction of part of a walnut-shell in the larynx. Removal by thyrotomy. Med. times. Nov. 6. II. p. 536. (15jähriger Knabe. Zunächst Cricotracheotomie zur Beseitigung der Dyspnoe. — Entdeckung der Nussschale im Kehlkopf. — Am 26. Tage nach dem Unfall: Spaltung des Schildknorpels von der Fistel aus, Extraction des Fremdkörpers. Angaben über späteres Verhalten der Stimme fehlen.) — 19) Langenbuch, C., Die Laryngotomia subhyoidea vera s. subepiglottica. Berliner klinische Wochenschrift No. 5. — 20) Schrötter, Ueber die Operation von Kehlkopfpolypen mittelst eines Schwammes von Voltolini. Wiener med. Wochenschr. No. 43 u. 44. (S. giebt die Möglichkeit zu, geeignete weiche Neubildungen mit dem Schwamm zu entfernen, bestreitet aber, dass das Verfahren die Kranken weniger belästigt, als andere Methoden, und dass es für alle Fälle anwendbar ist.) — 21) Braun, H., Heilung einer Stenose des Larynx und der Trachea durch Dilatation mittelst Gummitampons. Centralbl. f. Chirurgie. No. 51. — 22) Ganghofner, F., Neuere Erfahrungen über die Verwerthbarkeit des Catheterismus und der Hohlbougies bei Kehlkopfstenosen. Prager medicin. Wochenschr. No. 37, 38. (5 eigene Beobachtungen, zwei Fälle von Stenose durch Lupus und Syphilis, 3 Fälle von Laryngitis hypertrophica subchordalis, besonders in letzteren sehr guter Erfolg.) — 23) Ripley, John H., Tracheotomy in croup. New-York med. record. July 31. — 24) Astier, C., Les indications de la trachéotomie. Thèse. Paris. — 25) Mouveroux, Fr., Compression des nerfs récurrents. Trachéotomie. Thèse. Paris. — 26) Fort, Nouveaux moyens propres à éviter l'introduction du sang dans les voies digestives et aériennes pendant les opérations qui se pratiquent sur les parois de la bouche des malades anesthésiés. Gaz. des hôp. No. 144. — 27) Hartecher, Statistischer Beitrag zur Tracheotomie. Deutsche med. Wochenschrift No. 3 u. 4. (Von 1856—1878 wegen Diphtheritis ausgeführte 72 Tracheotomien mit 30 Heilungen. Nachbehandlung: zum Theil Einträufelung von Chlorwasser, z. Th. Inhalationen, unter and. von Natr. benzoic.) — 28) Rothe, C. G., Tracheotomie ohne Canüle. Memorabil. No. 4. — 29) Derselbe, Tracheotomy without the tube. New-York med. record. April 10. p. 411. (Empfehlung eines im Original abgebildeten, an den Enden der Branchen mit stumpfen Querbalken versehenen Sperrhakens statt der Canüle

zum Offenhalten der Trachealwunde.) — 30) Corley, A. H., Tracheotomy in croup in Ireland. Brit. med. journ. April 10. — 31) Parker, R. W., Tracheotomy in croup. Ibid. — 32) Thomson, Will., Tracheotomy in croup. Ibid. — 33) Buchanan, George, Tracheotomy in diphtheria and croup. Ibid. (50 Tracheotomien mit 31 Todesfällen, davon 17 wegen Croup mit 10 Todesfällen und 33 wegen Diphtheritis mit 21 Todesfällen.) — 34) North, A., Laryngotomy for membranous croup. New-York med. record. 4. Decbr. p. 625. — 35) Stamer, O'Grady, Tracheotomy (two cases). Med. Press and circ. Oct. 6. — 36) Steinmeyer, H., Tracheotomie mit Erfolg ausgeführt bei einem 9 Wochen alten Säugling. Berliner klin. Wochenschrift No. 40. (Tracheotomie wegen hochgradiger Dyspnoe durch einen Abscess am Halse bedingt, welcher die Trachea bedeutend nach links verschoben hatte. Am vierten Tage Entleerung des Abscesses, am 14. Entfernung der Canüle. Heilung.) — 37) Wagner, W., Fall von Zerreissung der Trachea durch indirecte Gewalt. Heilung. Deutsche medicin. Wochenschrift No. 36. (19jähriger Mann bei stark nach hinten übergebogenem Kopf von einem Wagen geschleift, Distorsion der Halswirbelsäule und Zerreissung der Trachea 2 Finger breit oberhalb der Sternalincisur. Daselbst Druckempfindlichkeit, Emphysem am Halse, sich allmälig auf Gesicht und Brust ausbreitend, Heilung.)

Lange (12) exstirpirte mit Erfolg den ganzen Kehlkopf und die vordere Wand des Oesophagus bei einem 74jährigen Manne wegen eines Fibrosarcoms.

Zu Beginn der Operation wurde die Trachea tamponirt und zwar mit einer Canüle, welche mit mehreren Lagen Zunder umwickelt war. Verfasser empfiehlt diese Art der Tamponcanüle als sehr sicher und zweckmässig, sie kann Wochen lang in der Trachea getragen werden, wenn man nur den Zunder, der bald anfängt, übelen Geruch anzunehmen, häufig erneuert. Am 6. Tage war der Kranke sehr schwach infolge einer Phlegmone, welche am Sternocleidomastoideus entlang entstanden war. Dann erholte der Kranke sich und in der fünften Woche konnte ein künstlicher Kehlkopf eingesetzt werden, an dem zugleich eine Platte zum Ersatz der fehlenden vorderen Wand des Oesophagus angebracht war. Fünf Monate nach der Operation war das Befinden noch vollständig befriedigend. Der Patient benutzte den künstl. Kehlkopf nicht sehr viel, sondern machte sich lieber durch Aufschreiben auf eine Tafel verständlich. Für künftige Fälle schlägt Verf. vor, wenn ein Theil der Oesophaguswand entfernt werden muss, denselben durch einen Hautlappen zu ersetzen, dessen Basis in der Nähe des Zungenbeines liegt. Ein genauerer Bericht über den microscopischen Befund bei der exstirpirten Geschwulst steht aus.

Caselli (13) exstirpirte bei einem 19jährigen Mädchen ein Epithelialcarcinom, welches sich vom Kehlkopf auf den Pharynx, das Gaumensegel, die Mandeln und die Zungenwurzel erstreckte und in seiner grössten Ausdehnung schon ulcerirt war. Die Operation, der die Tamponade der Trachea vorausgeschickt war, dauerte über 3 Stunden. Trotzdem alle die genannten Theile, soweit sie erkrankt waren, entfernt wurden, ging das Schlucken nach der Heilung sehr gut von Statten. C. construirte einen, von dem Gussenbauer'schen etwas verschiedenen künstlichen Kehlkopf, dessen genauere Beschreibung übrigens nicht gegeben wird. (vgl. unten, pag. 400. 2.)

Bruns (15) bespricht die chirurgische Behandlung der narbigen Larynxstenosen und empfiehlt für schwere Fälle, in denen die Dilatation mittelst Bolzen und Bougies nicht zum Ziele führt, die Spaltung der Strictur durch äusseren Schnitt, wonach gleich ein Larynxrohr von entsprechendem Caliber eingelegt wird, oder wenn auch dieses nicht zum Ziele führt, die partielle Resection des Kehlkopfes nach Heine. Letztere Operation ist besonders da angezeigt, wo das Gerüst des Kehlkopfs durch nekrotische Ausstossung von Knorpelstücken zusammengesunken ist, oder die Kehlkopfwände durch massenhafte Gewebsproduction stark verdickt sind. Sowohl die Spaltung der Strictur als auch die partielle Resection kann mit Hülfe der Tamponcanüle in tiefer Narcose ausgeführt werden. Bei der Resection wird, nach Spaltung des Kehlkopfs in der Mitte, vom Schildknorpel und Ringknorpel jederseits ein 1 Ctm. breites Stück mit Schonung des Perichondriums weggeschnitten (im Nothfall mit der Stichsäge oder Knochenscheere), so dass der Larynx in Form einer nach vorn offenen Halbrinne frei zu Tage liegt. Sodann wird eine der Riedel'schen ähnliche Schornsteincanüle eingelegt und die Wunde darüber zugenäht. Die Athmung durch den Mund (bei geschlossener Canüle) ist damit wiederhergestellt. Später kann zum Ersatz der Stimmbänder an dem oberen Ende des Canülenschornsteins ein Phonationsansatz angebracht werden, der nach dem Princip des Bruns'schen künstlichen Kehlkopfes construirt ist. Weitere Details, Abbildungen der Canülen und Krankengeschichte sind im Original nachzusehen.

Braun (21) beseitigte eine Stenose des Larynx und der Trachea durch Dilatation mittelst Gummitampons.

Der Fall betraf eine 30jähr. Frau, bei der Czerny früher eine Struma accessoria posterior exstirpirt hatte (vgl. Jahresber. für 1878. p. 411). Vor der Exstirpation der Struma war die Kranke im Lig. conoideum tracheotomirt worden, die Canüle hatte seitdem nicht wieder entfernt werden können. Abermalige Tracheotomie an einer tieferen Stelle der Trachea blieb ohne Erfolg. Nach Spaltung der Narbe im Ligam. conoideum ergab sich später, dass Larynx und Trachea, sowohl im Bereich dieser Narbe, als auch im Bereich des Ringknorpels und der oberen Trachealringe erheblich verengert war. Ein Catheter von 6 Mm. Durchmesser liess sich nur mit Mühe durchschieben. Die durch die letzte Operation gesetzte Wunde wurde nun künstlich offen gehalten und B. benutzte dieselbe später, um T förmige Gummitampons in die Stenose einzuführen, die sich mittelst einer Spritze durch den einen langen, in der Fistel liegenden Schenkel aufblasen liessen, während die anderen beiden kürzeren Schenkel im Larynx und in der Trachea lagen. Nach etwa 6wöchentlicher Behandlung konnte die Kranke mit verschlossener Canüle athmen; die Athmung durch den Larynx blieb seitdem frei, so dass die Canüle 9 Monate später definitiv entfernt werden konnte. — B. ist der Ansicht, dass die Stenose der Luftröhre durch Druckatrophie der Knorpel infolge der Struma zu Stande gekommen war.

Die von Rossbach (17) angegebene subcutane Operationsmethode zur Entfernung von Neubildungen im Inneren des Kehlkopfes ist der von Eysell früher beschriebenen ähnlich. Einige Mm. unter dem unteren Winkel der Incisura thyreoidea sup. gerade in der Mittellinie wird durch die Lamina mediana cartilaginis thyreoideae ein schmales lanzenförmiges Messerchen (Abbildung im Original) eingestochen und in der Sagittallinie nach hinten geführt. Die Bewegungen der Spitze dieses Messerchens werden mit dem Kehlkopfspiegel vom Munde aus controlirt und es lassen sich so mit grosser Sicherheit Excisionen und Durchstechungen von Geschwülsten ausführen. Bei den beiden Fällen, in denen R. dieses Verfahren anwandte, handelte es sich um die Eröffnung einer im vorderen Vereinigungswinkel der Stimmbänder gelegenen Cyste und die Entfernung eines am Rande des linken Stimmbandes gelegenen Polypen. Ausser dem Hautschmerz beim Einstechen soll der Kranke nichts empfinden.

Langenbuch (19) wandte zur Freilegung und Entfernung eines kleinen erbsengrossen Polypen an der vorderen Stimmbändercommissur bei einem 30jährigen Arbeiter folgende Operation an: „Chloroformnarkose, transversaler Hautschnitt. Ablösung der Muskeln vom Zungenbein und quere Abtrennung der Membrana hyothyreoidea längs dem oberen Rande des Schildknorpels, mediane Spaltung des in der Incisura thyreoidea sup. gelegenen ligamentösen Dreiecks, sowie des oberen Drittels des Knorpels. Von dort aus quere Durchschneidung der Epiglottiswurzel." Entfernung des Tumors mit der Scheere. Heilung mit vollständiger Wiederherstellung der Stimme. Nach L. ist das Verfahren 1851 von Roser an Thieren studirt.

Zur Anaesthesirung des Kehlkopfes empfiehlt Rossbach (11) entsprechend der Stelle, wo der N. laryng. sup. durch die Membrana hyothyreod. geht, eine subcutane Injection von 0,005 Morphium zu machen oder an derselben Stelle den Aetherspray von Richardson einwirken zu lassen.

Macewen (10) bespricht den Catheterismus der Trachea als Ersatz der Tracheotomie in geeigneten Fällen, z. B. bei Glottisödem, Glottiskrampf und zur Tamponade der Trachea.

Zu dem letztgenannten Zweck benutzte M. das Verfahren bei der Exstirpation eines Zungen- und Pharynxcarcinoms (mit Hülfe der Unterkieferdurchsägung) bei einem 55jähr. Manne. Der Larynxeingang wurde in der Umgebung der in die Trachea eingeschobenen Schlundsonde mit Schwämmen verstopft. Durch die Sonde wurde chloroformirt. Das Verfahren bewährte sich. Heilung.

In einem zweiten Fall handelte es sich um ein acutes Glottisödem bei einem Erwachsenen, durch Verbrennung des Schlundes entstanden. Als Dyspnoe entstand, wurde die Sonde eingelegt und dieselbe blieb mit kurzen Unterbrechungen 36 Stunden lang liegen. Heilung. Ebenso bewährte sich das Einlegen der Sonde bei Glottisödem infolge von Ulceration der Larynxschleimhaut bei einer 38jährigen Frau. In einem vierten Fall, bei einem älteren Potator mit chronischer Bronchitis trat plötzlicher Tod ein, ehe die Operation (Krebsexstirpation), wegen deren die Trachea tamponirt werden sollte, begonnen war. Die Sonde war auf Wunsch des Kranken beim Beginn des Chloroformirens wieder entfernt worden, der Collaps erfolgte erst einige Zeit nachher, stand also mit dem Einführen der Sonde in keinem Zusammenhang.

Weitere Details, sowie historische Angaben über das Verfahren sind im Original nachzusehen.

Fort (26) bespricht die Tamponade der Trachea, wie sie von Verneuil in einem Fall von Oberkieferresection nach dem Vorgehen von Krishaber angewandt wurde. Statt die Tracheotomie auszuführen und durch die Wunde die Tamponcanüle des Referenten einzuführen, wird vom Munde aus ein Rohr in den Larynx eingeführt, das mit dem Gummitampon umgeben ist. Referent muss bemerken, dass er diese Variation schon in seinen ersten Veröffentlichungen erwähnt hat und dass Schüller, Macewen u. a. später dieselbe Idee verfolgt haben. Obgleich das Verneuil'sche Verfahren also weder ganz neu noch eine specifisch französische Erfindung ist, hält Fort es für richtig, die Methode des Referenten mit folgenden Worten zu verurtheilen: „Les Allemands, le peuple le plus féroce et le plus cruel lorsqu'il s'agit de mutilations à faire sur les malades, n'hésitent pas à préserver les voies aériennes en pratiquant la trachéotomie et en introduisant dans la trachée une immense canule qui empêche la descente du sang dans les voies aériennes. J'avoue que ce moyen me répugne, et j'ai été heureux d'entendre M. Verneuil le repousser".

(1) Paci, Agostino, Su di un raro polipo faringeo estirpato colla galvanocaustica. Giorn. internaz. delle sc. med. 1879. No. 6. p. 596. — 2) Caselli, A., Estirpazione completa della laringe, faringe, base della lingua, velopendolo e tonsille. Guarigione con ripristinamento completo naturale della deglutizione ed artificiale della loquela. Bull. delle sc. med. S. VI. Vol. V. — 3) Derselbe, Estirpazione di fibro-encondroma mixomatoso enorme dell' osso ioide e della laringe. Annali univ. di Med. Decembre. p. 504.

Der bei einem 26j. Landmann bei der späteren microscopischen Untersuchung als Spindelzellensarcom erkannte Pharynxpolyp war durch seine beträchtliche Grösse ausgezeichnet, indem er nach der Operation noch 8,2 Ctm. breit, 5,6 Ctm. lang und 4,5 Ctm. dick war. Trotz dieses erheblichen Umfanges gelang es dennoch Paci (1) einen Platindraht, welchen er mit Hilfe eines Bellocq'schen Röhrchens durch die Choane in den Rachen geführt, mittelst eines besonders dazu construirten gabelartigen Instrumentes um die Basis der Geschwulst zu führen und diese mit dem galvanocaustischen Schlingenschnürer binnen 3 Minuten durchzubrennen. Reaction war unbedeutend, nach 1 bis 2 Jahren noch kein Recidiv zu constatiren.

Die von Caselli (3) behufs Exstirpation eines colossalen, fast die ganze Vorderfläche des Halses einnehmenden Tumors bei einem 27j. Manne ausgeführte Operation ist dadurch ausgezeichnet, dass C. die prophylactische Tracheotomie nicht vor dem Beginn der eigentlichen Exstirpation, sondern erst während dieser vornahm. Die Grösse der Geschwulst hinderte die Ausführung der Tracheotomie, ehe nicht wenigstens ein Theil derselben entfernt war. Die Tamponade der Trachea geschah hierauf in gewöhnlicher Weise durch die Trendelenburg'sche Tamponcanüle und konnte der Larynx mit dem Pharynx partiell entfernt werden, ohne dass Blut in die Luftröhre floss. Wenigstens zeigte sich, als der Kranke 36 Stunden nach der Operation der Erschöpfung erlegen war, nichts von Gerinnseln in den Bronchien bei der Autopsie.

Der im vor. Ber. erwähnte Fall Caselli's (2) von Exstirpation des Kehlkopfes und Pharynx bei einer 19jähr. Pat. hat insofern seinen Abschluss gefunden, als es nach vielem Bemühen gelang, der Kranken einen künstlichen Kehlkopf einzulegen. Derselbe unterscheidet sich in einigen Einzelheiten von den bisher angewandten, namentlich aber von dem

Gussenbauer'schen Apparats und zwar insofern, als die obere sehr stark gekrümmte Canüle in ihrer Mitte gegliedert ist (wie Squire's celebrated Prostatacatheter) und ihr oberes Ende, welches nach vorn zu liegen kommt, sich soweit verjüngt, dass ihr Umfang hier nur halb so gross wie ursprünglich ist. Wird diese obere Canüle durch ein an der oberen Circumferenz befindliches Loch der unteren Canüle eingeführt, so schliesst der Luftstrom bei der Ausathmung zunächst ein vorn an ihr befindliches Klappenventil, um dafür eine an ihrem oberen Ende innen anliegende, Ton gebende Zungenpfeife in Bewegung zu setzen. Will die Kranke Nahrung zu sich nehmen, so nimmt sie die obere Canüle heraus und führt statt dessen eine gewöhnliche, innere, ungefensterte Tracheotomiecanüle ein. C. rühmt der Canüle folgende Vortheile nach: 1) Genaue Trennung der Inspiration von der Exspiration. 2) Unmöglichkeit der Verstopfung des oberen Endes der tongebenden Canüle durch herabfliessenden Schleim oder Speichel. 3) Hinausbeförderung dennoch eingedrungener Fremdkörper durch automatisches Husten. 4) Ersatz der tiefen Grabesstimme der Gussenbauer'schen Canüle durch eine gleichmässige hellere Sprache. **Paul Güterbock** (Berlin).

1) Bull, K., Fremmed Legeme i fauces. Norsk Magaz. for Lägevid. R. 3. Bd. 9. Forhandl. p. 69. — 2) Lindh, A., Om främmande kroppar i luftvägarna. Kira. p. 65.

Bull (1) referirt einen Fall, wo ein fremder Körper, eine Schnalle, $2^{1}/_{4}$ Ctm. und $1^{3}/_{4}$ Ctm. gross, durch den Mund in den Fornix pharyngis eingedrungen war. Pat. hatte an Athmungs- und Schlingbeschwerden, an blutigem Ausfluss durch Nase und Mund und zuletzt an blutig-eitrigem Ausfluss durch die Nase gelitten. 4 Wochen später, als Pat. zu B. kam, wurde die Schnalle mittelst des Zeigefingers entfernt.

Lindh (2) berichtet 3 Fälle von fremden Körpern in den Luftwegen.

1) Ein 40j. Mann wurde im Winter 1870—71 im Seraffimerlasaret wegen einer Angina, die mit Heiserkeit und Athmungsbeschwerden verbunden war, aufgenommen. Die Athmungsbeschwerden nahmen zu, weshalb Cricotracheotomie gemacht wurde. Während der Operation hörte er auf zu athmen, begann aber wieder, nachdem eine halbe Stunde lang künstliche Respiration ausgeführt war und die Inductionselectricität über den N. phrenicus applicirt worden war. Die Stenose blieb unverändert, so dass ein jeder Versuch, die Canüle zu entfernen, misslang. Mittels der Laryngoscopie wurde kein fremder Körper entdeckt. 6 bis 8 Wochen später starb Pat. an Cerebralmeningitis. Bei der Obduction wurde an der Innenseite des Larynx nach hinten eine kleine Oeffnung gefunden, wodurch man in eine Abscesshöhle kam, in welcher ein necrotisirter Arytaenoidalknorpel gefunden wurde.

2) Ein 8 Monate alter Knabe bekam, während ihm Kalbfleisch zum Essen gereicht wurde, einen Suffocationsanfall. Es wurde Tracheotomie gemacht, aber kein fremder Körper gefunden. Das Kind starb am folgenden Tage. Bei der Section wurde ein $1^{3}/_{4}$ Ctm. langes, $^{3}/_{4}$ Ctm. breites Knochenstück in der Bifurcation der Trachea gefunden.

3) Ein 8j. Knabe war kränklich und hustete viel. 6 Jahre früher war ihm ein unbekannter fremder Körper in den Larynx eingedrungen. Nachdem er mehrere Monate ohne Erfolg behandelt war, hustete er einen ca. 1" langen Wachholderbaumzweig aus. Er genas.

P. Heuch Panum (Kopenhagen).]

2. Oesophagus.

1) Dyce, Duckworth, Oesophageal obstruction. Med. press and circ. Septb. 15. 216. — 2) Bille, Ein Fremdkörper im Oesophagus. Oesophagotomie. Berliner clin. Wochenschr. No. 38. (23jähr. Mädchen. Kastanie im Oesophagus. Extraction derselben, nach vergeblichen anderweitigen Versuchen, durch die Oesophagotomie. Heilung ohne Störung.) — 3) Kurz, E., Fremdkörper im Oesophagus. Memorabil. No. 1. (Halbjähr. Kind. Ein Stück Stearinkerze im Oesophagus. Mit der Sonde hinuntergestossen. Heilung.) — 4) Lannelongue, M., Sur dix-huit cas de corps étrangers de l'oesophage chez les enfants, suivie d'une observation chez l'adulte. Considérations qui découlent de ces faits. Bull. de la soc. de chir. No. 5. (Casuistik von 16 Fällen. 13 Geldstückchen, ein Knopf, ein kleines Rad, 2 kleine Tellerchen und ein kleines Fläschchen, letztere Gegenstände sämmtlich Kinderspielzeug.) — 5) Girard, Zur Anwendung der Narcose bei Untersuchung des Oesophagus. Centralbl. für Chir. No. 31. (Empfehlung der Rose'schen Lagerung mit mässig hängendem Kopf. Die Lagerung macht die Untersuchung sehr bequem und macht auch die Anwendung von geraden Instrumenten zulässig.) — 6) Wolzendorf, Ueber Verletzungen, insbesondere Schussverletzungen des Oesophagus mit besonderer Würdigung der aus ihren Folgezuständen sich ergebenden Indicationen zur Oesophagotomie. Deutsche militairärztl. Zeitschr. Heft 10. (Ausführliche Zusammenstellung alles über den Gegenstand Bekannten aus der Literatur. Reiche Casuistik. Zu einem kurzen Referat nicht geeignet.) — 7) Weinlechner, Ueber Verengerung, Divertikelbildung und Fremdkörper in Schlund und Speiseröhre und deren Behandlung mittelst Erweiterung resp. Extraction und Fistelbildung an Speiseröhre und Magen. Wiener med. Wochenschr. 2—5. 8. 9. 12. 15. 26. 27. (Im Original zu lesen; enthält eine Reihe neuer eigener Beobachtungen.)

3. Schilddrüse.

1) Deutsch, Ueber die Exstirpation von Strumen nebst einem Fall von vollkommener Heilung durch Totalexstirpation. Diss. Berlin. (Darin ein Fall von Bardeleben. Nach der Operation länger dauernde Heiserkeit infolge von rechtsseitiger Stimmbandlähmung durch Imbibition des N. vagus mit Carbolsäure erklärt.) — 2) Boursier, A., De l'intervention chirurgicale dans les tumeurs du corps thyroide. Thèse. Paris. (Sehr fleissige Arbeit über Strumen und ihre Behandlung.) — 3) Derbes, A., Contribution à l'étude des kystes sanguins du corps thyroide et de leur traitement par la ponction simple. Thèse. Paris. (Punction event. mit Jodinjection, bei dicker Cystenwandung Incision mit dem Thermocauter empfohlen.) — 4) Simon, M. D., Contribution à l'étude de l'inflammation aigue de la glande thyroide. Thèse. Paris. — 5) Purcell, F. A., Removal of the right lobe of the thyroid. Lancet. Aug. 27. — 6) Vedrènes, Goitre suffocant trilobé. Bull. de la soc. de chir. No. 1. — 7) Terrillon, Goitre suffocant. Trachéotomie. Fixation du goitre aux aponevroses du cou; difficulté pour enlever la canule à cause de la suffocation persistante. Ibid. No 5. — 8) Tillaux, Thyroidectomie pour un goitre exophthalmique. Guérison. Bullet. de l'acad. de méd. No. 17. — 9) Mosetig v. Moorhof, Strumitis suppurativa. Wiener med. Presse. 1879. No. 38. — 10) Maas, H., Zur Frage von der Asphyxie bei Struma. Breslauer ärztl. Zeitschr. No. 13. — 11) Brochin (Péan), Deux cas d'ablation de tumeurs thyroidiennes: goitre solide; abcès du médiastine; péricardite hémorrhagique; mort. Kyste sanguin du corps thyroide, ablation de la glande thyroide; guérison. Gaz. des hôpit. No. 25. — 12) Hoegehold, Zwei Fälle von Strumitis metastatica. Deutsche medic. Wochenschr.

No. 12. — 13) Albert, Weitere Localexstirpationen der Schilddrüse. Wiener med. Presse No. 27. — 14) Le Dentu, Tumeur maligne du lobe droit du corps thyroide. Bull. de la soc. de chir. No. 5. (Exstirpation eines Carcinoms, welches angeblich nicht von der Schilddrüse, sondern von den benachbarten Lymphdrüsen ausgegangen war. Unterbindung der Jugularis int. Tod.) — 15) Bocchat, Le traitement du goitre par l'iodoforme. Corresp.-Bl. für schweiz. Aerzte No. 1. (Mischung von Jodoform und Glycerin in die Haut des Kropfes eingerieben; guter Erfolg bei frischen Kröpfen. Auch kann Jodoform innerlich bis zu 0,10 pro die in Pillen gegeben werden.)

Terrillon (7) beschreibt einen Fall von Kropf bei einem 17jähr. jungen Manne, bei welchem 24 Stunden nach einem Excesse in Baccho plötzliche Asphyxie eintrat. Die beiden Lappen der Schilddrüse waren nicht sehr stark vergrössert, erstreckten sich aber bis hinter das Sternum. T. machte sofort die Tracheotomie mit dem Thermocauter, indem er sich zwischen den beiden Lappen im Bindegewebe in die Tiefe hineinarbeitete. Später suchte er die hinter dem Sternum gelegenen Theile des Kropfes möglichst hervorzuheben und mittelst eingestochener Troicarts an die Aponeurosen und Muskeln des Halses anzuheften. Trotzdem dies angeblich gelang, musste der Kranke die Canüle weiter tragen.

Tillaux (8) exstirpirte einen grossen Kropf bei einer 29jähr. Näherin, welche an Dyspnoe, an Herzklopfen, Schwachsichtigkeit und Melancholie litt. Das Herz war vergrössert und T. rechnet den Fall daher als Fall von Basedow'scher Krankheit. Exophthalmus war indessen nicht vorhanden und die Diagnose bleibt daher nach Ansicht des Referenten entschieden zweifelhaft. Die Heilung wurde nur durch Blutungen aus der linken A. cricothyreoidea gestört, sämmtliche Krankheitserscheinungen verschwanden. Bei der Untersuchung der entfernten Struma fand man darin eine grosse mit Blut gefüllte Cyste, deren Wandungen etwa 1 Ctm. dick waren. (Auch dies dürfte nicht zur Diagnose der Basedow'schen Krankheit passen.)

Die Fälle, in denen Albert (13) die Totalexstirpation der Schilddrüse ausführte, sind ganz kurz folgende: 1) 18jähr. Mädchen, plötzlicher Tod, wenige Stunden nach beendeter Exstirpation. 2) 37jähr. Frau, Kropf mit Cystenbildung, Jodinjectionen, Verjauchung, Exstirpation, Tod an Pyämie. 3) 15jähr. Mädchen, grosser Kropf, starke Athemnoth, Kranke bei der Operation beinahe erstickt. Der Erstickung durch schnelles Abreissen des Kropfes von der Trachea vorgebeugt. Linksseitige Pneumonie, dann Heilung. 4) 29jähr. Mann. Am 4. Tage nach der Exstirpation beginnt die Wunde zu jauchen (vermeintlich weil kein Spray angewandt wurde.) Schüttelfrost, Pneumonie, Erysipel, trotzdem Heilung.

Bergebold (12) beschreibt 2 Fälle von Abscessbildung in Strumen, welche augenscheinlich bedingt war durch septische Infection von einem an einer anderen Stelle des Körpers gelegenen Herde aus. (Vergl. Kocher im Jahresbericht für 1878.)

1) 39jähr. Frau mit Endometritis und Parametritis infolge der Entbindung. Entwickelung eines jauchigen Abscesses in einer seit einem Jahre bestehenden Struma. Eröffnung des Abscesses, als die Kranke schon beinahe erstickt war. Heilung. 2) 30jähr. Arbeiter, mit apfelgrosser Struma, erkrankt nach einer Fingerverletzung unter pyämischen Erscheinungen und stirbt am 20. Tage. Bei der Section finden sich 2 wallnussgrosse Abscesse in dem hinteren Theile der colloiden Struma, sonst keine Metastasen.

Der Fall von Mosetig von Moorhof (9), über den schon im vorigen Jahre referirt worden ist, ist hier noch einmal aufgeführt worden, um auf einen den Sinn verändernden Druckfehler in dem vorjährigen Berichte aufmerksam zu machen. Es heisst in demselben irrthümlich, dass M. die Jugularis communis bei Eröffnung des Abscesses mit dem Thermocauter verletzt habe, während es sich um die Jugul. externa gehandelt hat.

Maas (10) bespricht die Frage von der Asphyxie bei Struma und kommt zu dem Resultat, dass dieselbe sowohl durch Umknicken der Trachea nach dem von Rose beschriebenen Mechanismus, als auch dadurch entstehen kann, dass dickere, durch gleichzeitige Lungenaffectionen gelieferte Schleimmassen an der Stelle stecken bleiben, wo die Struma die Trachea durch Compression verengert. Mehrere eigene Beobachtungen, welche im Original nachzusehen sind, darunter auch ein Sectionsbefund von Compressionsstenose, erläutern die Angaben des Verfassers.

III. Brust.

1. Brustwand. Brusthöhle.

1) Notta, M., Note sur un cas de bruit de moulin observé à la suite d'un traumatisme de la poitrine. L'union médicale. p. 614. — 2) Cowling, R. O., A case of perforating gunshot wound of the chest. Recovery. New-York med. Record. May 8. p. 509. — 3) Sabola, Blessure par arme à feu, plaie pénétrante de la poitrine; lésion pulmonaire. Gaz. des hôpit. No. 55. — 4) Reynier, P., Recherches cliniques et expérimentales sur le bruit de moulin dans les traumatismes de la poitrine. Thèse. Paris.

Notta (1) beschreibt einen Fall von schwerer Contusion des Thorax ohne Rippenfractur, bei dem das von Morel-Lavallée zuerst für die chirurgische Diagnostik verwendete Bruit de moulin oder Bruit de roue hydraulique nachzuweisen war.

Ein 18jähr. Mann war verschüttet worden und war dabei gewaltsam vornübergebeugt worden. Der Stoss hatte hauptsächlich den Rücken getroffen. Mehrere Stunden danach empfand er einen lebhaften Schmerz in der linken Brustseite und der Wärter bemerkte ein merkwürdiges plätscherndes Geräusch. Die Auscultation wies nach, dass es sich um das eigenthümliche bruit de moulin handelte. Da das Geräusch bei aufrechter Stellung weniger deutlich zu hören war, als im Liegen, da der Puls regelmässig blieb und der ganze Zustand sich rasch besserte, so glaubt Verf., dass es sich um einen extrapericardialen Bluterguss gehandelt habe und dass das Geräusch also nicht, wie Morel-Lavallée behauptete, ein pathognomonisches Zeichen für Ruptur des Herzbeutels ist.

Auch Reynier (4), der denselben Gegenstand behandelt, kommt zu dem Resultat, dass das Bruit de moulin, welches als ein Symptom eines intra- oder extrapericardialen Blutergusses mit Luftbeimischung anzusehen ist, eine Zerreissung des Herzbeutels nicht nothwendig voraussetzt. Ist der Erguss intrapericardial, so ist das Geräusch lauter, dauert länger und verändert sich weniger je nach der Körperlage. Bei extrapericardialem Erguss ist die Erscheinung gewöhnlich nur wenige Stunden nachzuweisen. Zur Differentialdiagnose muss ausserdem das Verhalten des Pulses, der Circulation, der Respiration u. s. w. mit zu Hülfe gezogen werden.

[Meola, Felice, La commozione toracica. Giorn. internaz. delle sc. med. 1879. No. 9. p. 923 sq.

Obschon die Verhältnisse der Brusteingeweide andere sind, als die des Gehirnes, indem erstere elastische, mit den verschiedenen Phasen der Respiration und Circulation ihr Volumen wechselnde Parenchyme in einem von elastischen Wandungen umschlossenen Raume vorstellen, glaubt Meola dennoch auf Grund von Thierversuchen eine „Commotio thoracis" annehmen zu müssen. M. geht hierbei davon aus, dass bei dieser „Commotio thoracis" jede materielle Veränderung der im Brustkorbe eingeschlossenen Organe von vornherein fehlt, eine solche Veränderung besteht vielmehr nur in den Kreislaufsverhältnissen der Nervencentren, und ist hier durch vielleicht nur moleculare Vorgänge in den motorischen Theilen des Vagus und Sympathicus, sei es durch Erregung des ersteren, sei es durch gleichzeitige Lähmung des letzteren, bedingt. Als Beweis hierfür betont M. den Goltz'schen Klopfversuch, bei welchem ebenfalls keinerlei primäre Läsionen der Unterleibsorgane bestehen. Wenn dennoch in weiterer Folge als abhängig von der „Commotio thoracis" Krankheitserscheinungen in den Brustorganen, wie z. B. Ecchymosen, Entzündungen etc. sich darthun lassen, so stellen diese eben keine primären Veränderungen dar, sondern Ernährungsstörungen, welche M. sich theilweise auf vasomotorischem Wege ausgelöst denkt. Die pathologische Anatomie der „Commotio thoracis" ist im Uebrigen vielmehr völlig analog der der Commotio abdominis und in den leichteren Formen von Veränderungen in den Brustorganen nur dann die Rede, wenn eine Complication mit „Contusio thoracis" vorliegt. In Folge letzterer können oberflächliche und subpleurale Ecchymosen und im Lungenparenchym dunkelrothe Stippchen (gleichfalls die Consequenzen von Blutaustretungen) vorhanden sein, die sich bis zu grossen hämorrhagischen Infarcten zu steigern vermögen. Den vorangegangenen Ausführungen entsprechend können aber auch ohne die Existenz der Complication mit Contusion, besonders bei nicht sehr energischen, nur auf bestimmte Stellen (Scrobiculum cordis) beschränkten Gewalteinwirkungen entzündliche Veränderungen sich entwickeln, welche M. als Uebergangsformen zwischen catarrhalischer und fibrinöser (croupöser) Pneumonie beschreibt. Die schwereren Fälle von „Commotio thoracis" zeichnen sich durch grosse Blutleere der Parenchyme aus, dagegen sind die Lungenvenen überfüllt, so dass sich in ihrer Nachbarschaft zuweilen Blutaustretungen finden. Ebenso sind die Herzhöhlen von frischen Gerinnseln strotzend. Genau derselbe Zustand von Blässe der Gewebe und Ueberfüllung der venösen Gefässe zeigt sich im Gehirn. Ob eine stärkere oder geringere Commotio thoracis erfolgt, hängt weniger von der Extensität als der Energie der ursächlichen Gewalteinwirkung ab, da beschränkte Verletzungen, wie z. B. Steinwürfe, Stockschläge, bei dazu disponirten Individuen oft von viel ernsterer Bedeutung sind als grobe Quetschungen Seitens stumpfer Körper. Symptomatologisch ist bei den leichteren Formen immer eine Schwächung der Athmungs- und Kreislaufsbewegungen, kleiner aussetzender Puls bei kühlen Extremitäten, heftiger Schmerz am Orte der Gewalteinwirkung während eines von wenigen Minuten bis zu 3—4 Tagen schwankenden Zeitraumes hervorzuheben; in den schlimmsten Fällen der schwereren Formen dagegen ist die Schwächung der Athmung bis zum plötzlichen Stillstand (meist im Stadium exspirationis) gewöhnlich mit schnell tödtlichem Ausgange gesteigert. Paul Güterbock (Berlin).

Sandberg, C. R., Prolaps af lung delar genom ett skuret sar. Göteborgs-Dals läkare-och apotekare-förenings förhandl. b. 6. 1879. p. 64.

Ein 10jähr. Knabe fiel auf die linke Seite. Ein Messer, welches er in der Westentasche trug, drang ungefähr 1" in die Brust ein. Die Lage der Wunde war in der linken Axillarlinie in der Höhe des Proc. xyphoideus. Die Hautwunde mass ca. $^3/_4$", in der Tiefe wurde die Wunde enger. Ein Stück der Lunge, $1^1/_2$" lang, $^1/_2$" breit, $^1/_4$" dick, prolabirte durch die Wunde. Das Lungenläppchen war in der Wunde zu einem federspuldicken Stiel zusammengeschnürt. 5 Stunden später wurde die Reposition mit einiger Schwierigkeit vorgenommen. Heilung zum grössten Theile per primam.

F. Hauch Panum (Kopenhagen).]

2. Mamma.

1) Korteweg, J. A., Die operative Behandlung des Brustkrebses. Arch. f. klin. Chir. XXV. S. 767 ss. (Einige kurze critische Bemerkungen zu den statistischen Arbeiten von Winiwarter, Oldekop und Henry.) — 2) Török, G. v. und Wittelshöfer, R., Zur Statistik des Mamma-Carcinoms. Ebendas. XXV. S. 873 ss. (Statistische Bearbeitung von 366 Carcinomfällen unter 12000 Sectionen des Wiener pathol. Instituts. Die Ergebnisse dienen zur Ergänzung der clinischen Statistik von Winiwarter.) — 3) Leisrink, H., Ueber unblutige Amputation der weiblichen Brust. Centralblatt f. Chir. No. 30. — 4) Szuman, L., Amputatio mammae auf unblutigem Wege. Centralbl. f. Chir. No. 40. — 5) Stukowenkoff, Zur unblutigen Amputation der weiblichen Brust. Ebendas. — 6) Pelz, Behandlung eines Mammacarcinoms mittelst Chiosterpenthins. Berl. clin. Wochenschr. No. 43. (Recidivknoten in der Narbe nach Exstirpation des Mamma-Carcinoms bei 53jähr. Frau. Theilweises Verschwinden der Knoten nach internem Gebrauch von ächtem Chiosterpenthin [nach Clay] 3 mal täglich $^1/_4$ Grm. Schliesslich Tod durch metastatische Lebertumoren.) — 7) Gross, S. W., A clinical lecture on some points in the life and diagnosis of carcinoma of the mammary gland, based upon a study of one hundred cases. Boston med. and surg. journ. No. 13. — 8) Desprès, Squirrhe rayonné du sein, pronostic des carcinomes du sein. Gaz. des hôp. No. 64. — 9) Gosselin, Tumeur squirrheuse du sein, ablation. Ibidem. No. 99. — 10) Snow, H. J., On a neglected symptom in breast-cancer. Lancet. June 12. — 11) Richet, Tumeur rare du sein. Sarcome kystique. Gaz. des hôp. No. 70. — 12) Derselbe, Kysto-sarcome du sein. Ibidem. No. 146. — 13) Welply, J. J., Paget's disease of the nipple, followed by cancer of the breast. Brit. med. journ. April 10. — 14) Morris, H., On two cases of carcinoma of the breast, preceded by so-called eczema of the nipple and areola. Med. chir. transact. Vol. 36. p. 37. — 15) Thiriar, Cystosarcome volumineux du sein droit. Ablation. Presse méd. Belg. No. 17. — 16) Frühwald, Cystengeschwulst der rechten Brustdrüse. Wien. med. Presse. No. 31. — 17) Gross, S. W., A practical treatise on tumours of the mammary gland, embracing history, pathology etc. London.

Bei Hängebrüsten machten Leisrink (3) und Stahewenkoff (5) die unblutige Amputation in der Weise, dass sie bei möglichst vom Thorax abgezogener Brust oberhalb derselben ein aus 2 Metallleisten bestehendes Compressorium anlegten, welches durch Schraubenwirkung die Hautduplicatur bis zum vollständigen Verschluss der Gefässe comprimirt.

Szumann (4) erreicht denselben Zweck bei jeder gehörig prominenten Brust durch Abbinden derselben an ihrer Basis mittelst eines 4 Ellen langen starken Seidenfadens, welcher mittelst einer parallel zur Oberfläche des Thorax eingestochenen langen Nadel 3 mal unter der Geschwulst hergeführt wird, so dass die hinter der Drüse liegenden Weichtheile (ähnlich wie bei der Unterbindung dicker Ovarialstiele) fest umschnürt werden.

Morris (14) veröffentlicht zwei neue Beispiele der interessanten Carcinomform, welche von Paget zuerst beschrieben ist und welche sich dadurch auszeichnet, dass das Carcinom der Brustdrüse nach längerem Bestehen eines Eczems und einer Ulceration an der Warze auftritt.

Eine 40jähr. Frau, Mutter von 7 Kindern, bemerkte vor 8 Jahren auf der Kuppe der linken Brustwarze ein kleines Bläschen und bald darauf ein Rothwerden und Nässen der Warze. Die Warze verschwand allmälig durch Ulceration mehr und mehr und vor 4 Jahren bestand an Stelle derselben eine flache Depression und rings herum ein nässendes Eczem. Vor 8 Monaten wurde das Loch plötzlich grösser und umgab sich mit einem prominirenden Wall. Bei der Untersuchung fand M. jetzt an Stelle der Brustwarze ein vertieftes und unreines Geschwür mit unregelmässigen, buchtigen Rändern. Der obere Rand desselben war hart und prominent, rings herum 1½ Zoll weit nach allen Richtungen war die Haut purpurroth gefärbt und nässte. In der Brust selbst fühlte man in der Tiefe eine undeutliche Härte, eine Achseldrüse war deutlich vergrössert. M. entfernte die ganze Brust und die Drüse im August 1876. Im October 1877 bemerkte die Kranke einen Knoten im Bauch in der Regio epigastrica, im Januar 1878 bekam sie Gelbsucht, deutliche Leberknoten liessen sich durchfühlen und bald darauf starb die Kranke. Bei der Section ergab sich ausgedehnte Carcinose der Leber und des Peritoneums. Die microscopische Untersuchung der entfernten Brust wies in der Drüse, welche im Uebrigen stark atrophisch war, unzweifelhaftes Drüsencarcinom nach. In den Ausführungsgängen fand sich eine abnorme Anhäufung von Epithel. Näheres im Original.

Bei einer 33jährigen unverheiratheten Plätterin, welche zweimal geboren hatte und beide Male mit beiden Brüsten gesäugt hatte, hatte sich vor 4—5 Jahren eine Abschuppung auf der Höhe der linken Brustwarze gezeigt. Die sich bildende trockene Kruste fiel öfters ab, liess eine feuchte Fläche zurück und bildete sich dann immer wieder neu. Die Warze wurde dabei immer flacher, so dass sie schon vor 2 Jahren in gleichem Niveau mit dem Warzenhofe war. Um diese Zeit bildete sich ein nässender, eczematöser Hof im Bereich der ganzen Areola. Schliesslich fand sich, wie in dem vorigen Falle an Stelle der Brustwarze eine von dünner Narbe überzogene Depression, welche den Mittelpunct des runden, eczematösen Hofes bildete. Letzterer mass 1½ Zoll im Durchmesser, der Grund desselben war indurirt, so dass das Ganze eine etwas erhabene Scheibe bildete. Die kranke Gegend war auf Druck unempfindlich. Nach oben und innen von der Stelle der Brustwarze fühlte man in der Substanz der Brustdrüse einen kleinen harten Knoten und einen zweiten etwas unterhalb der Areola; der letztere hing mit der unteren Fläche der vorher erwähnten Scheibe direct zusammen; zwischen dem erstgenannten Knoten und der Scheibe liess sich ein linearer Zug von verdichtetem Gewebe in der Drüse nachweisen. Eine Drüse in der Achselhöhle war vergrössert. M. entfernte die Brust und in einer zweiten Operation bald darauf mehrere Achseldrüsen. Acht Wochen darauf starb die Kranke an Bronchopneumonie, nachdem vorher noch eine deutliche Vergrösserung der Leber nachzuweisen gewesen war. Bei der Section fanden sich metastatische Knoten in der Lunge, Leber und den Nebennieren. Die microscopische Untersuchung der Brust ergab, dass der Knoten im oberen inneren Abschnitte der Drüse sich wie ein gewöhnlicher Scirrhus verhielt. Querschnitte durch die Reste der Warze liessen eine Anfüllung der Ausführungsgänge mit Epithelzellen erkennen, denen der Untersucher, Dr. Thin, einen pathologischen Character zuspricht. Die Hautaffection in der Umgebung der Warze erwies sich als eine oberflächliche chronische, destructive Entzündung, die Achseldrüsen waren carcinomatös.

M. macht auf folgende Eigenthümlichkeiten seiner beiden Fälle gegenüber den von Paget beobachteten aufmerksam. 1) In dem einen Falle ging das Eczem über die Grenze des Warzenhofes hinaus und in beiden kam dazu eine tiefere Ulceration. 2) Nach P. soll das Carcinom spätestens 2 Jahre nach dem Eczem auftreten, hier handelte es sich um einen Zwischenraum von 4—5 Jahren. 3) Nach P. liegt zwischen der erkrankten Hautstelle und dem Krebsknoten in der Brust deutlich gesundes Gewebe, hier fand sich ein deutlicher Zusammenhang zwischen beiden Theilen entlang den Milchgängen. 4) Die Kranken von P. waren 40 bis 60 Jahre alt, hier trat das Eczem bei einer 29jähr. und einer 35jähr. Patientin auf.

Es sind dies die beiden ersten Fälle dieser eigenthümlichen Carcinomform, welche M. unter 305 Fällen beobachtet hat. (Vergl. die Abbildungen im Original.) Ref. beobachtete kürzlich einen ganz analogen Fall bei einer 65jähr. Dame; derselbe wird nächstens veröffentlicht werden.

[Santesson, S., och Axel Key, Myofibrom i mamma hos en man. Hygiea. Svenska läkaresällskapets förhandl. p. 51.

Ein 41jähr. Mann wurde mit einem Tumor mammae im Seraphimerlasarett aufgenommen. 7—8 Monate früher hatte er einen kleinen, ganz beweglichen Knoten bemerkt. Bei der Aufnahme mass die Geschwulst an der oberen Grenze 6 Ctm., an der unteren 10—11 Ctm., in der Länge reichte sie vom zweiten Intercostalraume bis zum untersten Rande der 5. Rippe. Sie prominirte 3 Ctm. über die umgebende Haut. Die Haut war an der Geschwulst festgewachsen und eingezogen, welches nur mit der Papille nicht der Fall war. Die Papille und die Areola waren von dem Tumor ganz unterminirt. Das Allgemeinbefinden des Pat. war schlecht. Diagnose: Cancer mammae. Bei der Operation wurde gefunden, dass die Geschwulst in den M. pectoralis major eingedrungen war. Bei der microscopischen Untersuchung wurde die Geschwulst als ein Myofibrom erkannt. P. Hensch Panum (Kopenhagen).]

Chirurgische Krankheiten am Unterleib

bearbeitet von

Prof. Dr. F. TRENDELENBURG in Rostock.

I. Bauchwand und Bauchhöhle. Allgemeines. Verletzungen. Entzündung. Geschwülste.

1) v. Nussbaum, Ueber Enterotomie, Gastrotomie und Leberdrainage. Bayr. ärztl. Intelligenzbl. No. 1. (Allgemein gehaltene Betrachtungen über die Erfolge der neueren Chirurgie auf diesem Gebiete.) — 2) Schetelig, Toleranz des Darmes bei perforirender Bauch- und Darmverwundung. Berl. clin. Woch. 15. Nov. — 3) Fournier, E., Plaie pénétrante de l'abdomen, hernie du foie. Gaz. des hôpit. No. 4. — 4) Thiron, C., Plaies pénétrant dans la cavité péritonéale avec ou sans issue de l'épiploon. Thèse. Paris. — 5) Mordret, Abcès de la cavité ischio-rectale et fistule ano-rectale ayant son orifice supérieur à une hauteur de plus de 10 centimètres. Guérison. Bullet. de la soc. de chir. 1879. No. 10. (Augenscheinlich infolge einer Klystierverletzung entstanden, Ref.) — 6) Mundé, P. F., Diagnosis and treatment of obscure pelvic abscess, with remarks on the differential diagnosis between pelvic peritonitis and pelvic cellulitis. New-York med. Rec. 4. Dec. — 7) Bannerot, C., Du phlegmon pelvi-rectal inférieur et de la fistule à l'anus consécutive causés par la constipation. Thèse. Paris. — 8) Bouilly, G., Les tumeurs aigues et chroniques de la cavité prévésicale (cavité de Retzius). Thèse. Paris. (Ueber phlegmonöse Abscesse, Haematome, Cysten, Fibrome, Sarcome, Enchondrome und Fremdkörper im praevesicalen Bindegewebsraume mit Casuistik.) — 9) Weiss, G. Th., Etude sur la trépanation de l'os iliaque appliquée au traitement de certaines lésions de la fosse iliaque interne. Thèse. Paris. (Die Trepanation der Darmbeinschaufel oder unter Umständen auch eine Resection derselben an der Crista nach Verneuil zur Entfernung von Fremdkörpern bei Schusswunden und zur Eröffnung von Abscessen der Fossa iliaca empfohlen.) — 10) Tillaux, M., Phlegmon prévésical; opération. Gaz. des hôp. No. 41. — 11) Pauzat, R., Contribution à l'étude de la région prévésicale et des phlegmons dont elle est le siège. Gaz. méd. de Paris. No. 35, 38, 39, 42 u. 44. — 12) Slawjansky, R., Ein Fall von Echinococcus der Bauchhöhle, geheilt durch Laparo-Echinococcotomie. Centralbl. für Gynaecologie. No. 20. — 13) Banz, J., Considérations sur quelques tumeurs de l'abdomen formées par le tissu adipeux. Thèse. Paris. (Subseröse Lipome, Fettansammlung im Epiploon, Pseudolipome nach Verneuil.) — 14) Raoult, P., Du traitement du pédicule des tumeurs intra-abdominales après la gastrotomie. Thèse. Paris. — 15) Rokitansky, Exstirpation eines Fibroms der vorderen Bauchwand. Wien. med. Presse. No. 4, 5. — 16) Ebner, L., Grosses Fibrom der Bauchdecken. Exstirpation mit Eröffnung der Bauchhöhle. Heilung. Berl. clin. Wochenschr. No. 37. — 17) Neelsen, F., Ein Fall von tuberösem Fibrosarcom der Inguinalhaut. Chéloide inguinale spontanée von Verneuil. Arch. f. clin. Chir. XXIV. S. 843. — 18) Buckler, On the inaptness of the peritoneum to inflame, and on the importance, for medical, surgical, and diagnostic purposes, of having free access to the abdominal cavity. Boston med. and surg. Journ. Oct. 28. — 19) Péan, J., Diagnostic et traitement des tumeurs de l'abdomen et du bassin. Paris. — 20) Desmarous, Psoïtis suppurée. Ponction exploratrice et incision à la région lombaire. Drainage. Guérison. Gaz. méd. de Paris. Supplém. au No. 52. — 21) Bell, J., Notes of a case of abscess in the abdominal cavity. Edinb. med. Journ. Oct. (Grosser acut entstandener Abscess im Douglasschen Raum bei einem Mann. Erscheinungen von Ileus. Entleerung des Abscesses vom Mastdarm aus, mittelst des Dieulafoy'schen Aspirators. Heilung.)

Schetelig (2) beschreibt folgenden Fall von Bauchverletzung:

Ein 60jähr. Mann wurde mit einem Messer in der linken Inguinalgegend verletzt. Aus der Bauchwunde fielen 60 Ctm. Dickdarm vor, am Darm fand sich eine 2 Ctm. lange Wunde. Als S. 9 Stunden später hinzu kam, war der Darm stark abgekühlt, livide und mit Erde und Koth bedeckt. Nach Reinigung des Darms mit warmer Carbollösung wurde die Darmwunde mit Catgut genäht, der Darm reponirt und die Bauchwunde durch Seidennähte geschlossen. Heilung per primam.

Fournier (3) behandelte einen Fall von Bauchwunde mit Prolaps eines Theiles der Leber, der bei exspectativem Verfahren glücklich endete.

Ein 4jähr. Knabe zog sich durch eine beim Fallen zerbrechende Flasche eine 1 Ctm. lange Bauchwunde zu, die 5 Ctm. oberhalb des Nabels und 1 Ctm. nach rechts von der Mittellinie gelegen war. Aus der Wunde trat ein 5 Ctm. langer, 1—2 Ctm. dicker, weicher, rother Tumor hervor. Durch microscopische und chemische Untersuchung wurde nachgewiesen, dass es sich um einen Prolaps der Leber handelte. Einfacher Verband, Ruhe. 5 Tage später wird das prolabirte Stück abgeschnitten, wobei fast gar keine Blutung erfolgt. Heilung.

Pauzat (11) studirte die Phlegmonen der Regio praevesicalis in anatomischer und clinischer Beziehung und kommt zu folgenden Resultaten: Man muss 2 Varietäten von Phlegmonen unterscheiden, die submusculären Phlegmonen, welche oberhalb der Schambeine gelegen sind, und die eigentlichen prävesicalen, hinter den Schambeinen gelegenen.

In den meisten Fällen fällt dieser Unterschied mit einem ätiologischen zusammen, die ersteren sind idiopathischer Natur, die anderen secundäre Phlegmone, ausgegangen von entzündlichen Affectionen eines der Beckenorgane. Die submusculäre, von einem Bluterguss an der hinteren Seite der Recti ausgegangene Phlegmone erstreckt sich von den Schambeinen nach oben nach dem Nabel zu, setzt sich jedoch nicht in das kleine Becken hinein fort. Auch macht sie keine oder nur geringe Blasenbeschwerden; die eigentliche prävesicale Phlegmone bildet eine, vom Rectum aus nachweisbare Geschwulst im kleinen Becken, macht erhebliche Blasenbeschwerden und der sich bildende Abscess bricht sehr häufig in die Urethra, die Vagina oder das Rectum durch.

Slavjansky (12) fand bei einer 35jähr. Frau, welche ihm zur Ovariotomie zugeschickt war, im unteren Abschnitte der Bauchhöhle eine kuglige, nicht deutlich fluctuirende Geschwulst von Mannskopfgrösse, welche zwar nach den Seiten ziemlich frei beweglich, aber doch mit der vorderen Bauchwand deutlich verbunden war. Ein Zusammenhang mit dem Uterus liess sich nicht auffinden. Dass es sich um einen Ovarientumor handele, war daher unwahrscheinlich. Nachdem die Bauchwand oberhalb der Symphyse gespalten und durch Punction der Geschwulst festgestellt war, dass es sich um eine Echinococcuscyste handele, deren bindegewebige Kapsel mit der vorderen Bauchwand in enger Beziehung stand, wurden alle Blasen entleert, (wobei der Eintritt von Flüssigkeit durch die am unteren Wundwinkel befindliche Oeffnung in die Peritonealhöhle sorgfältig vermieden wurde) und die Wände des eröffneten Sackes an die Wandränder der vorderen Bauchwand mit Kürschnernath befestigt. Heilung.

Rokitansky (15) exstirpirte bei einer 52 Jahre alten Frau, welche 6 mal entbunden war und seit 6 Jahren eine Anschwellung des Bauches bemerkt hatte, ein 17 Kgr. schweres, bis zu den Knieen herabhängendes derbes, subseröses Fibrom der vorderen Bauchwand, (Vergl. Abbild. im Original) welches R. irrthümlicher Weise für ein Ovariencystoid gehalten hatte. Ein bretthartes, straffes Oedem der Haut hatte die äussere Untersuchung erschwert, bei der inneren Untersuchung hatte sich der Uterus retrovertirt, sonst nichts Abnormes gefunden. Der eigentliche Sachverhalt stellte sich erst während der Operation heraus. Der Tumor war an einer handgrossen Stelle mit dem Peritoneum verwachsen, der im Peritoneum entstandene Defect wurde durch Catgutnähte, die äussere Wunde durch Seide geschlossen. Die Kranke starb am nächsten Tage durch eine Blutung in die Bauchhöhle.

Einen analogen, nur nicht lange so grossen Tumor, exstirpirte von Rechnaczek (16) bei einem 23jähr. Mädchen, welches einmal vor 5 Jahren geboren hatte. Der Tumor lag in der Bauchwand in der Mitte zwischen Symphyse und Nabel und wurde von der Linea alba in 2 fast gleich grosse Hälften getheilt. Rechts und links wurde er von den auseinandergewichenen Musculi recti begrenzt. Auch in diesem Falle mussten 150 Qctm. Peritoneum sowie ein Theil des linken M. rectus mit entfernt werden. Bei antiseptischer Behandlung trat Heilung ein. Die Geschwulst war ein gewöhnliches Fibrom, 13 Ctm. breit, 16 Ctm. hoch und bis 9 Ctm. dick. Der Berichterstatter Ebner bezieht sich auf eine Zusammenstellung ähnlicher Fälle von Grätzer (die bindegewebigen Neubildungen der Bauchwand. Bresl. 1879) und beschreibt des genaueren einen Fall von Baker Brown, einen anderen von Cameron. Ref. muss bemerken, dass der Fall von Cameron augenscheinlich nicht hierher gehört, derselbe vielmehr ein Beispiel der eigenthümlichen Geschwulstform ist, welche von Verneuil als Chéloïde inguinale spontanée (Jahresber. f. 1878. II. S. 415) beschrieben ist (vergl. d. folgende Referat).

Neelsen (17) beschreibt einen auf der Clinik des Referenten beobachteten Fall von Fibrosarcom der Inguinalhaut, der sich den im Bericht von 1878 erwähnten Fällen von Verneuil (Dissert. von Liron) anreiht.

Eine 44jähr. Frau bemerkte zuerst vor 30 Jahren in der Haut der linken Inguinalgegend 2 Knötchen, welche vor 7 Jahren anfingen, sich allmälig zu vergrössern, während sich zugleich in der Umgebung neue Knötchen bildeten. Bei ihrem Eintritt in die Clinik fand sich in der Regio hypogastr. und iliaca sinistra eine diffuse, scheibenförmige Geschwulst der Haut von elliptischer Gestalt und unregelmässig höckeriger Oberfläche, von den darunter liegenden Theilen der Bauchwandung leicht abzuheben. Die Geschwulst begann einen Zoll oberhalb der Spina ant. sup. und erstreckte sich 3 bis 4 Querfinger breit der Richtung des Poupart'schen Bandes entsprechend bis zum Tuberculum pubis. Die Oberfläche, welche, wie gesagt, stark höckerig war und eine Menge isolirter, bis haselnussgrosser Knoten erkennen liess, war zum grossen Theil stark pigmentirt. Hier und da fanden sich kleine verschorfte Erosionen. Exstirpation, Entlassung der Kranken mit noch nicht ganz vernarbter Granulationsfläche. Nach der microscopischen Untersuchung der Geschwulst durch Dr. Neelsen handelte es sich um ein von den tiefen Schichten des Corium ausgehendes Fibrosarcom, die Verneuil'sche Bezeichnung der Geschwulst als Chéloïde weist N. zurück. (Details vergl. im Original.)

II. Organe der Bauchhöhle.

a. Leber.

1) Tait, Lawson, Case of cholecystotomy performed for dropsy of the gall-bladder due to impaction of a gall-stone. Med. and chir. transact. Vol. 36. (Schon im vorjährigen Bericht referirt.) — 2) Landau, L., Zur operativen Behandlung der Echinococcen in der Bauchhöhle. Berl. clin. Wochenschrift No. 7, 8, 23. — 3) Kirchner, A., Zur operativen Behandlung der Leber-Echinococcen. Ebendas. No. 22. — 4) Teissier, Sur le traitement des kystes hydatiques du foie. Lyon médical No. 22. (T. empfiehlt wiederholte Punctionen mit Aspiration für kleinere Cysten mit klarem Inhalt, für grössere Cysten mit blutigem oder eitrigem Inhalt aber das Récamier'sche Verfahren.) — 5) Ricord, Sur le traitement de la rupture, dans le péritoine, des kystes hydatiques. L'union méd. No. 79. — 6) Boger, Essai critique sur le traitement des kystes hydatiques du foie. Bull. gén. de Thérapeut. March 30. — 7) Bochard, J., Traitement des abcès du foie par l'ouverture large et directe combinée avec la méthode antiseptique. Bull. gén. de Thérap. Novembre 15 und Bull. de l'acad. de Méd. No. 43. — 8) Guérin, J., Abcès compliqué du foie guéri par la méthode sous-cutanée. Bull. de l'acad. de Médic. No. 46. — 9) Fayrer, J., Liver abscess and antiseptic paracentesis. Lancet April 24, May 1, May 8. — 10) Macleod, Neil, Hepatic abscess opened antiseptically: death. The brit. med. journ. Nov. 27. (39jähriger Mann, Leberabscess mit grossem Troicart punctirt.

Punctionsstelle mit dem Messer erweitert, Tod an Erschöpfung. Der einzige tödtliche Fall in Shanghai unter 7 antiseptisch behandelten Fällen.) — 11) Labrousse, J., Essai sur les plaies de la face inférieure du foie par instruments piquants et tranchants. Thèse. Paris. — 12) Uhde, C. W. F., Zerreissung eines Gallenganges mit glücklichem Ausgange. Arch. f. clin. Chir. XXV. S. 485. ss. (Eisenbahnarbeiter, zwischen zwei Puffer gerathen. Peritonitische Erscheinungen; allmälige Ansammlung eines beträchtlichen Ergusses im Abdomen. Am 23. Tage Paracentese des Abdomen und Entleerung von 14 Kgr. galliger Flüssigkeit. 14 Tage später abermalige Entleerung von 9 Kgr. Heilung.)

Landau (3) wandte in einem Falle von Leberechinococcus das Operationsverfahren von Lindemann (vergl. den vorjähr. Ber.) mit gutem Erfolge an. Die Cyste war noch von einer 1 Ctm. dicken Schicht Leberparenchym bedeckt. Die Blutung aus der Leber wurde durch Nähte gestillt, welche die Leber zugleich an die Bauchwunde fixirten. Drainage, Listerverband, Heilung. Die Bemerkungen von Kirchner zu dem Landau'schen Fall und die Erwiderung von Landau mögen im Original nachgesehen werden.

Mit Rücksicht auf eine Arbeit von Féréol (Union méd. 1880. Juin 5., 8., 10) über die Behandlung von Fällen, in denen eine Echinococcuscyste in der Bauchhöhle geplatzt ist, erinnert Ricord (5) an einen vor 40 Jahren von ihm behandelten Fall. Nach einer Explorativpunction des Echinococcus war eine heftige Peritonitis aufgetreten. Der Kranke schien verloren, da machte R. eine 3—4 Zoll lange Incision unterhalb der 12. Rippe rechts, eine Unmenge von Blasentrümmern mit eitrigem Serum vermischt floss heraus, einigen Darmschlingen prolabirten. Nach Entleerung der Bauchhöhle wurden die Schlingen reponirt und die Wunde ohne Nähte durch einen Verband geschlossen. Es trat Heilung ein.

Roger (6) punctirte einen grossen Leberechinococcus bei einer 37jähr. Frau mittelst eines grossen Troicarts, entleerte 1½ Liter Flüssigkeit mit membranösen Fetzen und liess die Canüle einen Monat lang liegen. Durch dieselbe wurden Injectionen von Jod-Jodkaliumlösung gemacht. Verf. hält diese alte Methode bei grossen Cysten für die sicherste.

Fayrer (9) bringt einen interessanten Aufsatz über Leberabscesse, besonders in diagnostischer und therapeutischer Beziehung. Statistische Angaben über die Häufigkeit der Leberabscesse bei den englischen Truppen in Indien und Westindien, (wo Leberabscess viel seltener vorkommt) sowie der Bericht über 11 von ihm beobachtete Fälle sind im Original nachzusehen. Die Fälle veranschaulichen die verschiedenen Wege, auf denen ein Leberabscess sich spontan entleeren kann (durch die Lungen, den Darm, durch die Brust und Bauchwand mit Necrose der Rippen etc.) sowie die Schwierigkeit der Diagnose in zweifelhaften Fällen. Was die Behandlung anbetrifft, so ist nach F. in zweifelhaften Fällen die Explorativpunction mit feinem Troicart zu machen. Dieselbe wird auch von Palmer in Calcutta sehr häufig ausgeführt und derselbe sah niemals Nachtheile davon, im Gegentheil fühlen die Kranken sich erleichtert, auch wenn kein Eiter entleert wird. Kann man sicher auf Vorhandensein eines Abscesses rechnen, so macht man besser die Punction mit einem dicken Troicart und lässt die Canüle liegen. Ist ein ganz oder ziemlich oberflächlicher Abscess deutlich nachweisbar, so ist nach F. die freie Incision unter antiseptischen Vorsichtsmassregeln am meisten zu empfehlen, da eine Verwachsung mit der Bauchwand sicher zu erwarten ist. F. berichtet über einen Fall, den er mit Lister zusammen in der letztgenannten Weise behandelte.

Bei einem 23jähr. Officier, welcher kürzlich aus Indien zurückgekehrt war und bei welchem Fröste und Nachtschweisse aufgetreten waren, fand sich bei leichtem Icterus eine Vergrösserung der ganzen Leber und ein leichtes Oedem und undeutliche Fluctuation im 7. Intercostalraum zwischen der Mammar- und Axillarlinie. Von Lister wurde unter Spray etc. an der Stelle der grössten Prominenz im Intercostalraum eine tiefe Incision gemacht. Nachdem eine Schicht Lebersubstanz unter beträchtlicher Blutung durchschnitten war, flossen ungefähr 21 Unzen blutigen Eiters ab. Drainrohr, antiseptischer Verband. Aseptische Heilung unter Abfluss von serösem Secret.

Rochard (7) berichtet über das Verfahren der englischen Aerzte in Shanghai bei Leberabscessen, indem er sich auf die Erfahrungen des Hospitalarztes Louis Stromeyer Little stützt und hebt besonders den günstigen Einfluss der antiseptischen Behandlung hervor. 20 mit dem Dieulafoy'schen Apparat ohne antiseptische Cautelen punctirte Kranken waren mit Ausnahme eines Einzigen gestorben, drei mit freier Incision und antiseptisch Behandelte heilten. Das Verfahren besteht darin, dass die Probepunction gemacht wird und zwar, wenn der Abscess an der Convexität der Leber sitzt (in 7 von 10 Fällen; Dämpfung mit nach oben convexer Grenze in der Höhe der Brustwarze, Respirationsbeschwerden, Husten etc.) im 8. oder 9. Intercostalraume in der Axillarlinie, wenn jedoch der Abscess mehr an der concaven Seite sitzt, (Ausdehnung der Leber nach unten, ausstrahlende Schmerzen nach der Fossa iliaca zu, Erbrechen, Icterus) unterhalb der Rippen an der auf Druck schmerzhaftesten Stelle. Die Hohlnadel ist etwa 3 mm. stark. Sobald Eiter ausfliesst, wird mit Hülfe eines langen, an der Nadel entlang eingeschobenen Bistouris eine weite Oeffnung parallel den Rippen durch die ganze Brust- resp. Bauchwand gemacht; dem Abfluss des Eiters wird durch Druck auf die Bauchwand nachgeholfen. Die Höhle wird mit Carbollösung ausgespült, ein ganz dickes Drainrohr eingeschoben und der Listerverband angelegt. In den 3 Fällen, über welche R. berichtet, trat die Heilung in weniger als einem Monat ein.

Guérin (8) beobachtete einen Leberabscess bei einem 37jährigen Mann. Die Leber war stark vergrössert, der untere Rand 3 Finger breit unter den Rand der falschen Rippen heruntergerückt, im Bereich der ganzen Leber war tiefe Fluctuation nachweisbar. G. punctirte den Abscess mit einem starken, platten Troicart, aspirirte mit einer Spritze etwa einen Liter stinkenden Eiter, wusch die Höhle mit Carbollösung aus und führte über einem Draht als Conductor ein Cautschukrohr in die Oeffnung ein. Das Rohr wurde 3 Wochen später entfernt, die Fistel war beinahe geheilt, als nach neuen Schmerzanfällen ein erbsengrosser Gallenstein durch die Fistel herauskam. Einige Monate später kam ein zweiter, ähnlicher Stein durch die Fistel zum Vorschein und nun heilte dieselbe zu.

b. Milz.

1) Gérin-Roze, Kyste hydatique de la rate ouvert par le thermo-cautère, après que des applications répétées de pâte de Vienne eurent fait adhérer la tumeur à la peau. (40jähr. Frau. Blutungen in Magen und Darm, Vereiterung der Cyste nach wiederholten Punctionen. Operation nach Récamier. Tod an Erschöpfung nach 2 Monaten. Section: Die Cyste sitzt der Oberfläche der Milz an und hat Verbindungen mit dem Magen, der linken Niere und dem linken Leberlappen eingegangen. Die Cyste, deren Wandung sehr rigide ist, misst im Durchmesser 18 und 8 Ctm.)

c. Niere.

1) Czerny, V., Zur Exstirpation retroperitonealer Geschwülste. Arch. für klin. Chir. XXV. S. 858. sq. — 2) Lossen, H., Exstirpation der sarcomatösen rechten Niere (Angiosarcom) bei einer Gravida im dritten Monat. Deutsche Zeitschr. für Chir. XIII. S. 199. — 3) Knowsley, Thornton, Antiseptic nephrectomy for hydronephrosis of the left kidney in a young child. Recovery. Lancet. June 5. p. 870. (7jähr. Mädchen. Grosser, frei beweglicher Tumor zwischen Symphyse und Nabel am stärksten prominirend. Urin normal. Diagnose durch Punction festgestellt. Exstirpation. Heilung. Genauere Beschreibung des Tumors in Transact. of pathol. soc.) — 4) Couper, John, Nephrectomy by lumbar section. Med. press and circ. Novb. 24. — 5) Derselbe, Case of nephrectomy by lumbar section. Med. Times. Novb. 20. — 6) Derselbe, Brit. med. journ. Nov. 27. — 7) Barker, A. E., Nephrectomy by abdominal section. Med. and chir. transact. Vol. 36. — 8) Derselbe, Discussion. Lancet. March 13. — 9) Derselbe, Brit. med. journ. March 13 und Med. Times. April 3. I. 382. — 10) Savage, Thomas, Hydronephrosis, nephrotomy etc. Lancet. April 17. — 11) Le Fort, Léon, Exstirpation du rein etc. Bull. de l'acad. de méd. No. 45. Bull. gén. de thér. Novb. 30. Gaz. des hôp. Novb. 27. — 12) Müller, Exstirpation einer Steinniere. Berl. klin. Wochenschr. No. 24. — 13) Holl, M., Die Bedeutung der zwölften Rippe bei Nephrotomie. Arch. für klin. Chir. XXV. S. 224 sq. — 14) Pusey, Chaney, A case of abscess of the kidney, in which nephrotomy with subsequent free drainage was attended with satisfactory results. Lancet. Feb. 7. — 15) Stokes, A., A case of nephrolithotomy. Brit. med. journ. Decb. 11. (Niere bei Verdacht auf Nierenstein von Golding-Bird durch lumbale Incision freigelegt und abgetastet. Kein Stein gefunden. Heilung der Wunde.) — 16) Hooper, May., A case of lithonephrotomy. Lancet. July 3. — 17) Morris, Nephro-lithotomy. Med. Times Novb. 6. II. 539. (Maulbeerstein, 31 Gran schwer, aus der Niere selbst durch Incision entfernt. Nierenbecken normal. Heilung.) — 18) Rosenberger, Beiträge zur Diagnose und Operation der Unterleibsgeschwülste. Berl. klin. Wochschr. No. 19. — 19) Petersen, Ein Fall von Pyonephrosis calculosa mit günstigem Ausgang nach operativer Behandlung. Ebendas. No. 14. — 20) Dumarest, M., Contusion et suppuration du rein. Lyon méd. No. 51. (Vereiterung der Niere durch Contusion bei einem Sturze ohne äussere Verletzung.) — 21) Cullingworth, Renal abscess caused by a fragment of carious vertebra ulcerating into the kidney and forming the nucleus of a renal calculus; operation; death; autopsy; remarks. Lancet. Jan. 3. p. 14. (Lumbare Incision.) — 22) Buschmann, F., Exstirpation eines sehr grossen retroperitonealen Fibroms und der damit verwachsenen, im Becken gelegenen linken Niere (Billroth). Wiener med. Wochenschr. No. 28. (35j. Frau. 18 Kgrm. schweres Myofibrom, ohne Stiel, zwischen den Blättern des Ligamentum latum liegend, ohne Zusammenhang mit Uterus und Ovarien. Linke Niere und Nebenniere adhäriren fest an dem Tumor und werden deshalb mit exstirpirt. Tod an Peritonitis am 4. Tage.) — 23) Lange, Ferd., Exstirpation of kidney. Death on the fourth day after the operation. New-York med. record. Aug. 7.

Czerny (1) fügt seinen früher veröffentlichten beiden Fällen von Nierenexstirpation 5 neue hinzu.

In 3 Fällen kam ohne Störung Heilung zu Stande, bei einer 37jährigen Frau mit beweglicher Hydronephrose (Laparotomie), einem 23jährigen Mann mit Steinniere und einem 27jährigen Mädchen mit Harnleiterscheidenfistel (Lumbarschnitt). In 2 Fällen trat der Tod ein, der eine betraf einen 38jährigen Phthisiker, bei dem eine wahrscheinlich angeborene Hydronephrose mit Spindelzellensarcomknoten in der Wandung derselben bestand. Der Tod erfolgte gleich nach beendeter Operation an Collaps. In dem zweiten tödtlichen Fall (40jährige Frau) wurde die rechte ziemlich bewegliche Niere wegen einer cystösen Degeneration des unteren Poles derselben exstirpirt. Tod durch Pyämie, nach Cz.'s Ansicht in Folge einer in der zweiten Woche aufgetretenen eitrigen Parotitis.

Cz. hält nach seinen Erfahrungen beide Methoden der Nierenexstirpation, die extraperitoneale wie die intraperitoneale, für voll berechtigt, und die erstere caeteris paribus für die weniger eingreifende. Sie passt für die Fälle, in denen die Niere fixirt und nicht zu stark vergrössert ist, bei beweglichen Tumoren ist die Laparotomie am Platz.

Von besonderem Interesse ist der Fall von Exstirpation der Steinniere. Vor 12 Jahren war ein erbsengrosser Stein entleert, der Urin enthielt Blut und die Quantität der blutigen Beimischung nahm nach längerem Gehen regelmässig zu; ebenso die Schmerzen, welche immer die linke Seite einhielten. Die Diagnose auf Stein in der linken Niere fusste lediglich auf diesen Thatsachen. In der exstirpirten 275 Grm. schweren Niere fand sich an der Uebergangsstelle von dem etwas erweiterten Nierenbecken zum Ureter ein maulbeerförmiger Stein, nur 1,08 schwer und von der Grösse einer Vogelkirsche.

In 2 weiteren Fällen wurden mit der Niere nicht zusammenhängende Geschwülste aus dem retroperitonealen Raume mit Glück exstirpirt (grosses Sarcom, paranephritische Cyste). Näheres im Original.

Lossen (2) exstirpirte die Niere mit einer Geschwulst in folgendem Fall:

Bei einer 37jährigen Frau hatte sich im Laufe eines Jahres an der rechten Seite des Bauches (Regio epigastr.) ein kindskopfgrosser rundlicher Tumor gebildet, der im Becken mit einem Stiel implantirt zu sein schien, im Uebrigen sehr beweglich war und von L. für einen Ovarialtumor gehalten wurde. Daneben Schwangerschaft im dritten Monat. — Schnitt in der Linea alba. Tumor erweist sich als retroperitoneal gelegen. Spaltung des Peritonealüberzuges, Herausbeförderung der Geschwulst, mit der die Niere in innigem Zusammenhang steht. Beim Abtragen der Niere mitsammt der Geschwulst beträchtliche Blutung aus der A. renalis, mit Hegar'scher Pincette und Spencer-Wells'scher Klammer gestillt. — Abortus, Endometritis, Heilung. — Die Geschwulst erwies sich als ein der gesunden Niere auf ihrem convexen Rande aufsitzendes Angiosarcom. Die Urinmenge erreichte in 9 Tagen wieder die Norm, nachdem sie gleich nach der Operation etwa die Hälfte betragen hatte.

Barker (7) stellt aus der Literatur 26 Fälle von Nephrectomie tabellarisch zusammen. 14 davon kamen zur Heilung, 14 verliefen tödtlich. In 6 Fällen wurde die Operation mehr oder weniger unbeabsichtigt bei falscher Diagnose gemacht. Zieht man diese Fälle ab, so ergeben sich 13 Heilungen und 9 Todesfälle. Sodann beschreibt B. einen eigenen Fall von Exstirpation einer Wanderniere, in der sich ein Sarcom entwickelt hatte.

Die Kranke war ein 21 jähriges Dienstmädchen, die dislocirte und vergrösserte Niere war die rechte, sie lag der vorderen Bauchwand dicht oberhalb der Spina sup. ant. oss. ilei an. Bei der Exstirpation, welche von einem Schnitt unterhalb des Nabels von der Linea alba aus unternommen wurde, wurde zunächst der peritoneale Ueberzug vorsichtig durchgerissen und der weiche Tumor langsam herausgeschält. Der Stiel wurde en masse und dann noch die A. renalis besonders unterbunden. Die Kranke starb 45 Stunden nach der Operation, wie die Section nachwies, durch Thrombose der Lungenarterie. Der Tumor war ein Rundzellensarcom, in den Lungen fanden sich kleine metastatische Knoten.

Lange (23) entfernte die rechte Niere bei einer 47 jährigen Frau wegen Pyonephrose und cystischer Entartung (Lumbarschnitt). Nach der Operation trat vollständige Anurie ein, und Patientin starb am 4 Tage. Bei der Section zeigte es sich, dass die linke, für gesund gehaltene Niere, ebenfalls cystisch entartet und ihr Becken mit dem Ureter vollständig obliterirt war. Für die Diagnose einer Erkrankung der linken Niere hatte die längere Beobachtung der Kranken durchaus keinen Anhalt geboten. Vor 3 Jahren waren zuerst heftige Nierenkoliken aufgetreten, dieselben hatten immer die rechte Seite eingehalten. Der Urin enthielt viel Eiter, während der Anfälle verschwand der Eiter und stellte sich nach Beendigung derselben wieder ein. Die rechte Niere war in eine kindskopfgrosse, deutlich durchzufühlende höckrige Geschwulst verwandelt. (Hypertrophie des Nierengewebes. Abscesse. Cysten.) — Die Sondirung des linken Ureters, welche über den Zustand der linken Niere vielleicht einigen Aufschluss hätte geben können, war von L. zu seinem Bedauern nicht ausgeführt worden. L. glaubt, dass ein diagnostischer Einschnitt auf die linke Niere gerechtfertigt gewesen wäre.

Bei einem 40 j. Seemann, der seit 12 Jahren an Strictur der Urethra litt und in Folge dessen eine rechtsseitige Pyonephrose bekommen hatte, versuchte Chaney Pusey (14) die Exstirpation der kranken Niere. Wegen fester Adhaerenz des Nierenbeckens mit den Nachbarorganen stand er davon ab und beschränkte sich darauf, das Nierenbecken zu drainiren. Später beabsichtigte er die Niere zur Verödung zu bringen. Patient starb aber bald an Bronchopneumonie. Bei der Section fand sich ausserdem amyloide Degeneration der Leber.

Auch Savage (10) kam in seinem Fall mit der beabsichtigten Nierenexstirpation nicht ganz zu Stande.

Es handelte sich um eine kindskopfgrosse, ziemlich bewegliche, in der rechten Lumbal- und Umbilicalgegend liegende Hydronephrose bei einer 46 j. Frau. Nach der Laparotomie zeigte es sich, dass die Anheftung der Geschwulst nach hinten zu breit und zu fest und die Gefässe der Niere zu kurz waren, als dass die Exstirpation des Ganzen rathsam gewesen wäre. Die Cyste wurde daher punctirt, in der Mitte eine Drahtklammer angelegt und die vordere Portion der Geschwulst entfernt, während der Rest mit der Klammer in die Bauchwunde eingefügt wurde. Es trat Heilung ein bis auf eine Fistel, aus der täglich ein Thee- bis Esslöffel voll klarer Flüssigkeit abfloss.

Le Fort (11) führte die erste Nephrectomie in Frankreich aus.

Ein Schuster von 23 Jahren verwundete sich mit einem Messer rechts unterhalb der falschen Rippen, 4 Ctm. von der Mittellinie entfernt. Unter Fiebererscheinungen bildete sich ein Abscess in der Lumbalgegend. Bei der Incision entleert sich Eiter und Urin. Durch wiederholte Untersuchungen kommt Le Fort zu der Diagnose einer Verletzung des rechten Ureter und einer consecutiven intra-abdominalen Phlegmone. Er beschliesst die Exstirpation der Niere. Dieselbe lässt sich wegen Verdickung der Capsel und entzündlicher Infiltration der ganzen Umgebung nur mit Schwierigkeit ausführen. Die Capsel wird schliesslich zurückgelassen. Sofort nach der Operation Erbrechen, Schmerzen, Collaps, wenig Urinsecretion, Tod am zweiten Tage. Bei der Section finden sich zwei subperitoneale Abscesse.

Einen glücklicheren Erfolg bei der Nephrectomie wegen Pyonephrose hatte Cooper (5).

Die rechte Niere war in eine grosse fluctuirende Geschwulst verwandelt, welche von dem Rippenrande bis fast nach dem Poupartschen Bande herunterreichte. Es wurde zunächst eine Probeincision in der Lumbalgegend gemacht, der Tumor am Rande des Quadratus lumb. punctirt und eine Menge stinkenden Eiters entleert. Sodann wurde gleich an die Ausschälung der Geschwulst gegangen. Dabei entstand ein Loch im Peritoneum und etwas Jauche floss in die Peritonealhöhle, ehe dasselbe geschlossen werden konnte. Trotzdem kam die Heilung ohne Störung zu Stande.

Der Fall von Nierenexstirpation, über welchen Müller (Oldenburg), [12] berichtet, ist kurz folgender:

Bei einem 21 jähr. Füsilier hatte sich unter Fiebererscheinungen in der linken Hälfte des Bauches eine von den falschen Rippen bis zum Darmbein herab sich erstreckende, deutlich fluctuirende Geschwulst gebildet. M. stellte die Diagnose auf perirenalen Abscess, eröffnete die Geschwulst an der Spitze der 11. Rippe und kam mit dem Finger in eine grosse glattwandige Höhle, welche eine chocoladenfarbige, geruchlose Flüssigkeit enthielt. Einige Tage nachher wurde in der Lumbalgegend eine Gegenöffnung angelegt. Bald zeigte es sich, dass die sich entleerende Flüssigkeit Harnsäurecrystalle enthielt, und M. beschloss nun, die ganze Niere zu exstirpiren. Bei der Operation, deren Einzelheiten im Original nachzusehen sind, zeigte es sich, dass das Nierenbecken selbst enorm ausgedehnt war und ausserdem ein grosser jauchiger Abscess hinter dem Peritoneum bis ins kleine Becken hinabging. Nach längerem Krankenlager trat vollständige Heilung ein.

Ueber Extraction von Steinen aus dem Nierenbecken berichten Hooper May und Petersen.

Hooper May (16) fand bei einer 55 jähr. Frau einen grossen Tumor in der rechten Seite des Bauches, den Raum zwischen letzter Rippe und Crista ilium einnehmend. Allen Symptomen nach konnte es sich nur um Pyonephrose handeln. In der Linea axillaris wurden zuerst nach Simon 4 Troicarts eingestossen, 8 Tage darauf wurde zwischen denselben incidirt und eine Menge stinkender Eiter entleert. In der Tiefe fühlte der Verfasser einen grossen Stein, dessen Extraction nach vergeblichen Versuchen erst gelang, nachdem er mit Hilfe einer eigens construirten schneidenden Zange zerkleinert worden war. Der Stein wog 630 Gran, leider starb die Kranke 4 Wochen nachher an Nephritis der anderen Niere.

Petersen (19) entfernte bei einer 59jähr. Frau mehrere zum Theil über taubeneigrosse, in Summa 30 Grm. schwere Steine durch eine in der Lumbalgegend angelegte Fistel. Nachdem schon seit 8 Jahren zeitweise heftige Schmerzen im rechten Hypochondrium bestanden hatten, war in der rechten Nierengegend ein mannskopfgrosser, undeutlich fluctuirender Tumor aufgetreten. Die durch Punction entleerte Flüssigkeit enthielt Harnsäurecrystalle. P. entleerte mit dem Dieulafoy'schen Apparat 1 Liter eitriger Flüssigkeit, liess den Troicart mit geschlossenem Hahne liegen, legte dann neben der Canüle nach einander mehrere Laminariastifte ein und erweiterte die Fistel so weit, dass er einen Finger einführen und mit demselben die in der Höhle entdeckten Steine extrahiren konnte. Nach Extraction derselben wurde die Fistel noch längerer Zeit durch Drains offen gehalten und entleerte täglich einige Tropfen Eiter. Das Befinden der Patientin war anderthalb Jahre nach der Operation sehr gut, der Ureter war durchgängig.

Rosenberger (18) bespricht im Anschluss an einen Fall von Hydronephrose, der nach der Probepunction tödtlich verlief, die Differentialdiagnose von Hydronephrose und Ovarientumor und macht auf die Gefahren der Punction bei Hydronephrose aufmerksam. Eine dünne, blutige oder gar urinöse Flüssigkeit gelange leichter durch die Einstichsöffnung in die Peritonealhöhle und rufe leichter Peritonitis hervor, als eine dicke, fadenziehende Flüssigkeit. Die Punction dürfe bei Hydronephrose nur als Voroperation zum Simon'schen Schnitt gemacht werden.

Holl (13) stellte Untersuchungen an über Anomalien der 12. Rippe und das Verhalten von Zwerchfell und Pleura bei solchen Anomalien.

Den Anstoss zu diesen Untersuchungen gab eine von v. Dumreicher ausgeführte Nephrotomie (nach Simon), welche infolge von Verletzung der Pleura letal endete. Es fand sich, dass die 12. Rippe in diesem Fall nur $3^1/_2$ Ctm. lang war und bei der Operation die 11. Rippe für die 12. gehalten worden war (vgl. die Krankengeschichte im Original). — Die Untersuchung von 60 Skeleten ergab, dass vollständiges Fehlen und abnorme Kürze der 12. Rippe häufiger bei Männern vorkommt, als bei Frauen und rechts häufiger als links. An den Wirbeln können dabei Abnormitäten vorhanden sein oder fehlen. Der Höhenstand des Zwerchfells ändert sich beim Fehlen und bei abnormer Kürze der 12. Rippe nicht; wenn die 12. Rippe fehlt oder abnorm kurz ist, ist ein Theil des Zwerchfells und der Pleura daher ungedeckt und kann leicht verletzt werden, sobald der Schnitt bis an den Rand der 11. Rippe in die Höhe geführt wird. Man zähle also vor der Nephrotomie jedesmal die Rippen und führe den Schnitt bei fehlender 12. Rippe nicht höher hinauf, als bis zum Niveau des unteren Randes des Processus spinosus des 12. Rückenwirbels.

d. Magen.

1) Lücke, Case of gastrotomy for carcinoma of the oesophagus, followed by death. Medical times. Aug. 14. II. p. 187. — 2) Anger, Rétrécissement cancéreux de l'oesophage; gastrotomie. Gaz. des hôp. No. 31. p. 163. — 3) Escher, Th., Ein Fall von Gastrotomie wegen impermeablem Krebses der Cardia. Centralbl. f. Chir. No. 39. — 4) Bille, Ein Fremdkörper im Magen. Oesophagotomie und Gastrotomie. Berl. klin. Wochenschr. No. 38. (58jähr. Mann hatte einen 31 Ctm. langen Neusilberdraht mit Pinsel und Schwamm daran verschluckt. Oesophagotomie ohne Erfolg. Gastrotomie mit Annähen des Magens. Extraction des Fremdkörpers. — Tod am 6. Tage. Peritonitis?) — 5) Elias, C., Ueber Gastrotomie zur Anlegung einer Magenfistel. Deutsch. med. Wochenschr. No. 25. — 6) Weinlechner, Anlegung einer Magenfistel. Wien. med. Blätter. No. 47. (17jähr. Schuhmacherlehrling. Strictur durch Aetzung mit Lauge. Gastrotomie $2\frac{1}{2}$ Jahr nach dem Unfalle bei vollständig impermeabler Strictur. Tod an Peritonitis.) — 7) Bailly, Blessures pénétrantes de l'estomac considérés au point de vue de la symptomatologie, de la curabilité et du traitement. Thèse. Paris.

Escher (3) machte bei einem 36jährigen Manne die Gastrotomie wegen Carcinoms an der Cardia. Der Magen wurde in ähnlicher Weise an die Bauchwand angenäht wie M. Müller (vergl. d. vorj. Ber. II. S. 419) den Darm bei der Enterotomie annäht. Erst nach 5 Tagen wurde der Magen eröffnet. Zum Verschluss der Fistel diente ein der Tampon-canüle nachgebildeter Obturator.

Der von Elias (5) operirte Kranke mit Oesophaguscarcinom war ein 46jähr. Mann. Der Magen wurde, wie im vorigen Falle, erst am 5. Tage eröffnet (unnöthige Vorsicht. Ref.), am 12. Tage konnte der Kranke schon ausfahren und 3 Treppen steigen.

Bailly (7) veröffentlicht einen Fall von Stichverletzung des Magens durch ein Schlächtermesser bei einem 11jähr. Knaben, bei dem nach Verschluss der äusseren Wunde mit Pflaster Heilung eintrat. Die Diagnose auf Magenverletzung liess sich mit Sicherheit daraus stellen, dass Mageninhalt durch die Wunde abfloss. Im Anschluss daran bespricht B. die Diagnose der Magenwunden, empfiehlt chirurgisches Eingreifen nur in den Fällen, wo ein Prolaps des Magens besteht oder der Magen vernäht werden kann, ohne die äussere Wunde zu erweitern, während in allen anderen Fällen nach seiner resp. Le Fort's Ansicht ein exspectatives Verhalten das beste sein soll. Zum Schluss stellt er 91 Fälle von Magenverletzungen aus der Literatur tabellarisch zusammen.

[Pascucci, G., Ferita dello stomaco, guarigione. Raccoglitore med. 30. Luglio et 10. Agosto. (26jähr. Mann mit dreieckiger, 6 Ctm. langer, 4 Ctm. breiter Schnittwunde im linken Epigastrium und Vorfall des eröffneten Magens, sowie Entleerung von dessen Inhalt nach aussen; Schluss der Magenwunde durch drei Nähte; Reposition des Magens; Heilung ohne jeden Zwischenfall, nachdem die Nähte sich per 6. und 12. Tag nach aussen abgestossen. Keine antiseptische Behandlung. Paul Güterbock (Berlin).

Møller, Ove Ludvig, Gastrotomien. Afhdl. for den med. Doktorgrad. 268 pp. Kbhvn.
Edv. Lund (Kopenhagen).]

e. Darm.

1) Czerny, Zur Darmresection. Berl. klin. Woch. No. 45, 46. — 2) Albert, Enterorrhaphie zur Heilung von Kothfisteln. Wien. med. Presse. No. 14. (2 Fälle von Darmfisteln, nicht Anus praeternaturalis, als Folge

brandiger Cruralhernie. Incision oberhalb des Poupart'schen Bandes. Schlinge gelöst, vorgezogen, Loch im Darm sorgfältig mit Catgut vernäht. Heilung.) — 3) Gussenbauer, C., Zur operativen Behandlung der Carcinome des S. Romanum. Prager Zeitschr. f. Heilk. 3 u. 4. — 4) Georgandopoulo, M., Étude sur les résections de l'intestin. Thèse. Paris. (Resection eines Carcinoms des S. romanum [6 Ctm.] bei einem 70jähr. sehr heruntergekommenen Manne, der seit 28 Tagen keine Oeffnung gehabt hatte, durch Guyon. Darmnaht. Tod nach wenigen Stunden.) — 5) Nicaise, M., Rétrécissement de l'intestin-grêle par adhérence des deux portions d'une anse. Symptômes d'occlusion à la suite d'un purgatif. Entérotomie. Mort. Bullet. de la soc. de chir. No. 10 m. (An die Mittheilung von N. schliesst sich eine längere Discussion über innere Einklemmungen und Darmverschluss, in der von allen Seiten hervorgehoben wird, dass es auf möglichst frühzeitiges Operiren ankommt. Sée, Terrier, Berger, Trélat bringen eine Reihe von einschlägigen Beobachtungen, welche im Original nachzusehen sind.) — 6) Boeckel, J., Occlusion intestinale occasionnée par une bride épiploique. Gastrotomie. Guérison au bout de neuf jours. Ibid. No. 6. — 7) Labbé, L., Des indications de la création d'un anus contre nature et principalement d'un anus lombaire. Gaz. hebdom. de méd. et de chir. No. 23, 25. — 8) Harvey, Th. W., Carcinomatous stricture of the rectum. Lumbar colotomy. New-York med. record. Febr. 27. — 9) Downes, E., Obstruction of the bowels caused by large worms; Amussat's operation; death. Lancet. Dec. 4. — 10) Campbell, M., Case of disease of rectum (syphilitic?): stricture; colotomy; death, after six weeks, from exhaustion. Ibid. Nov. 6. — 11) Duplay, Rétrécissement cancéreux de l'intestin; entérotomie. Gaz. des hôp. No. 1. (Carcinom am Uebergang vom Colon ascendens zum Colon transversum, lumbare Colotomie rechts, Tod durch Erschöpfung.) — 12) Barker, A. E., A suggested improvement in Dupuytren's operation for artificial anus, and a successful case treated by it. Lancet. Dec. 18. — 13) Hunt, Case of lumbo-colotomy illustrating the benefits of the operation. New-York med. rec. Febr. 14. (Operation wegen Rectumcarcinoms unternommen. Ein Jahr lang vollständig gutes Befinden constatirt.)

Czerny (1) berichtet über 3 Fälle von Darmresection, bei zwei Kranken gab drohende Gangrän der eingeklemmten Darmschlinge die Indication ab, bei einem Krebs an zwei Stellen des Dickdarms. — Was die Resectionen bei Gangrän durch Einklemmung betrifft, so ist C. der Ansicht, dass bei schon vollständiger Gangrän der Schlinge und entzündlicher Infiltration des Zellgewebes in der Umgebung des Bruchsacks die blosse Oeffnung des Bruchsacks zur Etablirung eines künstlichen Afters in der bisher üblichen Weise sicherer ist, als die Resection, eine Ansicht, der Ref. vollständig beistimmt; dagegen ist die Resection indicirt in zweifelhaften Fällen, wo die Gangrän noch nicht vollständig ist, aber Erscheinungen von vollständiger Stase mit schwarzrother Verfärbung des Darmes und kleinen schiefergrauen Fleckchen das Zustandekommen der Gangrän auch nach Reposition der Schlinge wahrscheinlich machen.

In zwei solchen zweifelhaften Fällen, bei einer 48- und einer 49jähr. Frau, wurde ein 10 resp. 5—6 Ctm. langes Stück Darm resecirt. Im ersten Falle trat Heilung ein, ohne jede Störung, im zweiten Tod durch Eintritt von fäculenten Massen in die Trachea beim Erbrechen. (In der Clinik des Ref. wurde neuerdings in 3 ähnlichen Fällen eine ausgedehnte Darmresection mit vollständig günstigem Erfolge ausgeführt.)

Der Fall von Darmresection wegen Dickdarmcarcinoms betraf eine 47jähr. Frau, bei der sich in der linken Seitenbauchgegend, ebenso weit vom Rippenbogen wie von der Crista ilei entfernt und handbreit nach aussen von der Linea alba eine hühnereigrosse, derbe Geschwulst fand. C. vermuthete ein Carcinom an der Uebergangsstelle des Colon descendens zur Flexur. Nach Eröffnung der Bauchhöhle mittelst eines 12 Ctm. langen, den Fasern des Obliquus ext. entsprechenden Schnittes stellte es sich heraus, dass die Geschwulst dem herabgedrängten Colon transvers. angehörte und mit ihrer unteren Fläche mit der Flexura sigmoid. verwachsen war. Nachdem central und peripher von der Geschwulst um das Colon und die Flexur mit rabenfederkieldicken Cautschukfäden 4 provisorische Ligaturen umgelegt waren, resecirte Verf. ein 7 Ctm. langes Stück (mit dem Tumor) aus der Flexur, nähte die Enden zusammen und verfuhr dann ebenso mit dem Colon transversum (11½ Ctm.). Reinigung der Bauchhöhle, Schluss der Bauchwunde mit Einführung eines Drainrohrs, Listerverband. Entfernung einiger Nähte und des Drainrohrs am 6. Tage, am 8. Tage findet sich etwas Koth unter dem Verbande, Entfernung der Nähte. Abfluss von Koth aus der Wunde vom 8. bis 26. Tage. Entleerung von geformten Kothmassen aus dem Mastdarm am 10. und 13. Tage, von da ab täglich spontane Entleerung. Die zum Theil wieder klaffende Wunde heilt durch Granulationen. 4 Monate nach der Operation ist die Fistel geschlossen. Leider stellte sich bald ein deutliches Recidiv des Darmcarcinoms ein und 8½ Monat nach der Operation starb die Kranke. Es fanden sich eine Menge kleiner Carcinomknoten im Netz, in der Leber, in den mesenterischen und retroperitonealen Lymphdrüsen „und in der Nähe der Flexur eine kraterförmige Höhle, in welche die Lumina des Colon, des Rectum und einer wahrscheinlich ausgeschalteten Dickdarmschlinge mündeten".

C. legt zwei Reihen Nähte an. Die erste Reihe vereinigt die Wundränder, die zweite Reihe gleicht der Lembert'schen Naht. Als Nähmaterial benutzt er Seide, welche in 5 proc. Carbollösung gekocht ist.

Gussenbauer (3) berichtet über einen Fall von Resection eines carcinomatösen Stücks aus dem S. romanum.

Er führte die Operation bei einem 46jähr. Manne zusammen mit dem verstorbenen Martini in Hamburg aus. Bei dem Kranken, der schon seit Jahren an hartnäckiger Obstipation gelitten hatte, fühlte man in der Bauchhöhle im linken Hypogastrium entsprechend dem Uebergang der Regio inguinalis in die Regio pubis 2 Querfinger breit unter der Linie, welche die beiden Spinae anteriores ilei verbindet, eine Geschwulst von der Grösse eines Enteneies. Vom Rectum aus liess sich der untere Rand der Geschwulst abtasten, wenn dieselbe von der Bauchwand aus abwärts gedrängt wurde. Es bestand so gut wie kein Meteorismus. Nach Eröffnung der Bauchhöhle durch einen über den Tumor laufenden Schnitt in der linken Seite des Hypogastrium lag der an der grössten Convexität der Flexura sigmoidea befindliche, mit den Nachbartheilen nirgends verwachsene Tumor frei zu Tage. Im Mesocolon waren mehrere kleine Geschwulstknoten zu fühlen. Das S romanum wurde an seinem Uebergang in das Rectum mit Seide doppelt unterbunden und der Darm zwischen beiden Ligaturen durchgeschnitten. Das Mesocolon wurde an seinem Uebergang in das Peritoneum abgetragen, der Darm oberhalb des Tumors mit einer von Martini construirten Klammer comprimirt und dann 2 Finger breit oberhalb des Tumors durchgeschnitten, womit die Exstirpation beendet war. Bei einem Versuch, die beiden Darmenden einander zu nähern, zeigte es sich, dass dieses nicht möglich war. Es wurde daher das periphere Darmende invaginirt und durch Nähte geschlossen und das obere Darmende in den oberen Wundwinkel eingenäht. Keine Reaction von Seiten des Peritoneum. Am 8. Tage Entfernung der Nähte. Der Kranke erholte sich bald und konnte mit Hilfe einer Bandage seine Beschäftigung wieder aufnehmen. Nach 10 Monaten noch kein Recidiv nachzuweisen.

Boeckel (6) beseitigte mit gutem Erfolg eine innere Incarceration auf operativem Wege nach vorausgegangener Laparotomie.

Ein 37jähr. Landmann, welcher 8 Wochen vorher Perityphlitis und Peritonitis gehabt hatte, bekam plötzlich heftige Colikschmerzen mit Obstipation und bot bald alle Erscheinungen des Ileus dar. Der Leib war aufgetrieben, besonders in der Gegend des Epigastrium. Durch Untersuchung vom Rectum aus liess sich nichts nachweisen, Peritonitis war auszuschliessen. Da Clystiere keinen Erfolg hatten, so incidirte B. die Bauchhöhle in der Mittellinie zwischen Nabel und Symphyse. Stark gespannte Darmschlingen, welche sich aus der Wunde hervordrängten, wurden mit Hilfe einer Carbolcompresse möglichst geschützt. Der eingeführte Finger fühlte in der Tiefe von 8 Ctm. einen festen, stark gespannten Strang, der sich nach Erweiterung der Wunde als Ursache der Einklemmung erkennen und zwischen 2 Catgutligaturen leicht trennen liess. Der Strang ging in senkrechter Richtung herunter, war 10 Ctm. lang, 6 bis 8 Mm. dick und auf Kosten des Netzes gebildet, welches sich rechts in der Tiefe fand. Unten adhärirte der Strang am Mesenterium. Der durch den Strang abgeklemmte Darmtheil schien die erste Portion des Ileum zu sein. Reposition der vorgefallenen Darmschlingen, Bauchnaht, Listerverband, Heilung. Erster Stuhlgang am 6. Tage.

Labbé (7) empfiehlt mit Hinweis auf 2 Krankengeschichten die Colotomie mit Bildung eines Anus praeternaturalis bei Carcinoma recti auch in Fällen, wo eine dringende Indication wegen vollständiger Obstipation nicht vorliegt. In England und Amerika wird die Colotomie in solchen Fällen bekanntlich häufig ausgeführt, um palliative Hilfe zu bringen und das Carcinom vor dem schädlichen Einfluss der Fäces zu schützen. In Frankreich ist sie nach L. gar nicht in Gebrauch. Labbé zieht die Amussat'sche Methode der Littré'schen vor.

Barker (12) behandelte einen 25jähr. Arbeiter mit Kothfistel, durch Gangrän einer Hernie entstanden. Da die Fistel von selbst nicht heilen wollte, obgleich die Passage des Darminhalts niemals ganz aufgehoben war, so beseitigte B. zunächst den mit dem eingeführten Finger deutlich nachweisbaren „Sporn" durch mehrfaches Anlegen einer Wells'schen Arterienzange, welche liegen blieb und den Sporn durch Gangrän zerstörte, wie die Dupuytren'sche Darmscheere. Sodann führte er durch die Fistel in den Darm eine kleine Gummiplatte ein, welche er mit Nähten so befestigte, dass sie den Eingang von dem Darm nach der Fistel hin wie eine Klappe verlegte. Da die Fistel sich nach 8 Tagen wieder zu vergrössern schien und Darminhalt trotz der Gummiplatte abfloss, wurde dieselbe wieder entfernt, worauf die Fistel nach einigen Cauterisationen heilte.

[Rossié, M. N., Gastro-enterotomia in un caso di occlusione intestinale. Gaz. med. Ital.-Lomb. No. 23. (Bei einer unter den Erscheinungen eines Darmverschlusses erkrankten 24jähr. Mulattin legte Rossié nach 3 Tage fortgesetzten Abführversuchen mittelst eines längs der Crista iliaca dextr. geführten 8 Ctm. langen Schnittes einen künstlichen After in der Höhe der Bauhinischen Klappe an. Bereits nach 15 Tagen begann die Fäcalentleerung auf dem natürlichen Wege, erlitt jedoch noch eine Störung, welche durch Clystiere bekämpft werden musste. Nach etwa 15 Wochen wurde der künstliche After durch eine plastische Operation nach Malgaigne'scher Vorschrift geschlossen und verursachte per pr. int.) Wernich (Berlin).

1) Rizzoli, Francesco, Studi isto-fisio-anatomo-patologici e clinici sull' ano preternaturale accidentale. Estratto dalla Serie IV. delle Memorie dell'Accad. delle Scienze dell'Ist. di Bologna. IV. 37 pp. — 2) Donora, Celso, Ano contro natura dello scroto. Appunti clinici. Il Raccoglit. med. 10—20. Maggio. — 3) Folkerema, A. Th., Ene inwendige beklemming door laparotomie genezen. Weekbl. van het Nederl. Tijdschr. voor Geneesk. No. 85.

Die von dem nunmehr auch heimgegangenen Bologneser Chirurgen Rizzoli (1) vorliegende Arbeit über den Anus praeter naturam enthält höchst bemerkenswerthe Beobachtungen von geheilten Fällen dieses Leidens, welche später an einer accidentellen anderweitigen Krankheit zu Grunde gingen und dadurch Material über den Heilungsmodus zu liefern vermochten. Rizzoli bemerkt, dass letzterer nicht immer auf dem Wege der Verziehung und Adhäsionsbildung vor sich geht, vielmehr findet zuweilen auch ohne diese ein directer Verschluss des oft nicht unbeträchtlichen Defectes von den Darmwandungen selbst her statt. Wie controllirende Thierversuche des Näheren darthun, erfolgt hier eine Einstülpung der Wundränder der Darmwand, so dass die Stelle des Defectes später eine gewisse Verdickung zeigt und unter dem Microscop eine höchst characteristische Veränderung der Richtung der Muskelfasern, welche theilweise verdünnt und gleichsam ausgezogen erscheinen, zu bieten pflegt. Es versteht sich von selbst, dass in solchen Fällen der Darm nach beendeter Heilung völlig frei und beweglich ist; anders ist dieses freilich unter complicirteren Verhältnissen, wo die beiden Darmenden durch Adhäsionen von einander getrennt sind und sich womöglich zwischen ihnen ein mehr oder minder grosser Kothabscess bildet. Solche Vorkommnisse werden nicht nur nach gangränösen Hernien, sondern auch nach anderweitigen, nach aussen perforirenden Verschwärungen der Darmwandungen gebildet und Rizzoli ist in der Lage, den durch einen Sectionsbefund unterstützten Beweis beizubringen, dass auch unter derartigen überaus ungünstigen Umständen eine die Lücke im Darmrohr schliessende Neubildung von Bindegewebe lediglich von den Darmwandungen selbst, nicht mit Hilfe von Adhäsionen oder Verlagerung seitens anderer Darmschlingen zu Stande kommen kann. Die einzig empfehlenswerthe Therapie ist nach Rizzoli bei derartigen Abscessen, welche mit Darm und Bauchwand gleichzeitig communiciren und mit Koth gemischte Jauche enthalten, ausgiebige Eröffnung und Sicherung leichten Abflusses des Inhaltes, so dass man je nach dem Falle Spaltungen von Fistelgängen, Anlegung von Gegenöffnungen u. dgl. m. auszuführen hat. In denjenigen Fällen von Kothfisteln, welche auf directen penetrirenden Wunden beruhen und bei denen sich oft ungeheure Abscedirungen infolge mangelnden Parallelismus oder zu früher Vereinigung der äusseren Verletzung der Bauchwände bilden, ist die ausgedehnteste Erweiterung der ursprünglichen Wunde dasjenige, was die Kranken am Leben zu erhalten im Stande ist.

Bonora (2) hatte es mit einem seit Jahr und Tag bestehenden Fall von Anus praeternaturalis scrotalis zu thun, in welchem die anomale Kothentleerung bei dem 45jähr. Pat. hauptsächlich in aufrechter Stellung, wenn sich gleichzeitig eine Darmschlinge durch den Leistencanal in den Bruchsack nach unten drängte, stattzufinden pflegte. B. erachtete dabei die Anlegung des Enterotoms wegen der Gefahr, etwas von dieser Schlinge mitfassen zu können, für unthunlich und wandte eine Autoplastik an, bestehend in Anfrischung durch Exstirpation des reichlich vorhandenen Narbengewebes, Naht und Entspannungsschnitten. Heilung erfolgte in 1 Monat mit Zurücklassung einer kleinen, nur gelegentlich Durchtritt von Darmgas und flüssigem Koth gewährenden Haarfistel.

Die von Folkersma (3) bei einem 69j. Pat. durch Laparotomie nach fast 7tägigem Bestehen geheilte innere Einklemmung ist dadurch ausgezeichnet, dass es gelang, die Darmschlinge aus dem wahrscheinlich durch einen Netzstrang gebildeten einklemmenden Ring durch einfachen Zug zu befreien. Die Genesung trat hierauf, nachdem am 2. Tage post operationem mit Hilfe eines Clysma Stuhlgang erfolgte, ohne Zwischenfall ein. Paul Gueterbock (Berlin).

Studsgaard, C., Kolotomien. Hosp. Tid. R. 2. Bd. VII. p. 462.

Nach einer historischen Einleitung bespricht Verf. die verschiedenen Operationsmethoden, durch welche das Colon geöffnet werden kann, und giebt eine Critik von Colotomia anter. s., Laparo-Colotomia und Colotomia post. s. Lumbo-Colotomia. Der Verf. giebt der ersten, der sog. Littré'schen Methode, den Vorrang, namentlich nachdem die Antisepsis so bedeutend die Gefahr gemindert hat, das Peritoneum zu öffnen. Danach giebt er eine ausführliche Beschreibung der Operationstechnik. Den Rath Cestallat's, die Operation in zwei Tempos auszuführen, so dass der Darm am ersten geöffnet wird einige Tage, nachdem die Incision gemacht ist, um auf diese Weise die Wundränder von der Bauchwand granuliren zu lassen, ehe sie mit den Excrementen in Berührung gekommen sind, und dabei die Gefahr von diffuser Phlegmone zu mindern, hält der Verf. für rationell, wenn nicht Ileusfälle eilige Hilfe fordern, dagegen hält er es unnöthig, den Darm mittelst eines Aetzmittels statt des Messers zu öffnen. Ein Aetzen der Wunde mit 10proc. Chlorzinklösung ist hinlänglich, die Infection zu meiden, gerade weil man Entleerung der Excremente während der ersten Tage nur selten sieht. — Der Verf. macht die Incision von $1\frac{1}{4}$'' Länge, nicht kleiner, damit die Excremente passiren können, und auch nicht grösser, weil die Darmschleimhaut sonst prolabirt; doch hängt es von den Indicationen der Operation ab, welche Oeffnung man dem Darm geben soll. Der Verf. hat in den Fällen, wo es wünschenswerth wäre, eine bleibende Function der Fisteln zu sichern, folgende Modification der Suturirung des Darmes gemacht. Er sticht die untersten Suturen durch den Darm so, dass eine grosse Partie von diesem frei liegt zwischen zwei gegen einander sitzenden Suturen, während diese durch den Darm in der Nähe des Mesenteriums dichter aneinander gehen. Dabei wird am untersten Winkel eine Art Sporn gebildet, welcher nach unten das Absteigen von Excrementen ins Rectum hindert.

Danach wird die Indication der Operation besprochen und schliesslich theilt der Verf. 7 Fälle von Colotomia anter. mit, die von ihm an der 5. Abtheilung des Communhospitals operirt sind. Von diesen starben 2, 5 wurden geheilt. Der eine von diesen starb nach einem halben Jahre nach der Entlassung an metastasirendem Cancer.

Edv. Ipsen (Kopenhagen).]

f. Mastdarm. Anus.

1) Walzer, Ein seltsamer Fremdkörper im Rectum. Allgemeine Wiener medicin. Zeitung. S. 372. No. 35. (40jähr. Mann, Hammerstiel, 25 Ctm. lang, 2—2½ Ctm. dick, im Rectum. Extraction am 3. Tage in der Narcose.) — 2) Boustan, A., Corps étranger du rectum. Extraction au moyen des pinces ordinaires à pansement. Bullet. de la soc. de Chir. No. 10. (25 Ctm. langes Stearinlicht am 8. Tage aus dem Rectum eines 62jährigen Mannes extrahirt.) — 3) Verneuil, Corps étranger volumineux introduit par l'anus, arrêté et solidement fixé à la partie supérieure du rectum. Laparotomie médiane permettant de mobiliser le corps étranger et de le pousser de haut en bas. Extraction par l'anus, d'abord très laborieuse mais facilitée par la rectotomie linéaire. Plaie de l'abdomen réunie par première intention, et recouverte du pansement de Lister-Guérin. Plaies rectales traitées par les injections antiseptiques réitérées. Guérison sans accident. Ibid. No. 5. (45jähriger Mann, der früher an Dysenterie erkrankt gewesen war und in Folge dessen an Incontinentia alvi litt, schob sich einen 8 Ctm. langen und 6 Ctm. dicken Holzpflock als Obturator in das Rectum ein. Extraction nach vieler Mühe in der im Titel angegebenen Weise.) — 4) Macleod, Neil, Case of imperforate rectum, with a suggestion for a new method of treatement. Brit. med. journ. Octob. 23. — 5) Troquart, R., Atrésie rectale. Mort sans opération. Nécropsie. Journ. de méd. Bordeaux. No. 36. (Sectionsbefund bei Atresia recti.) — 6) Stoker, Thornley W., On a remarkable case of congenital malformation of the rectum. The med. press and circul. March 10. — 7) Walbaum, Ein Fall von Atresia ani mit Proctoplastik. Berl. klin. Wochenschr. No. 46. (Von der Gegend, wo der Anus liegen sollte, wird durch Incision eine Höhle eröffnet, die den Finger 6 Ctm. weit einführen lässt und von W. für das Rectum gehalten wird. Trotzdem keine Darmentleerung. Littré'sche Operation. Meconium fliesst durch Bauchwunde ab, baldiger Tod. W. vermuthet den seltenen Fall einer doppelten Unterbrechung des Darms (? Ref.).) — 8) Stillman, Charles F., A method for the radical cure of hemorrhoids without operation. New-York medical record. Febr. 14. (S. empfiehlt, die herausgetretenen Hämorrhoidalknoten in der Knie-Brustlage zu reponiren und dann ein birnförmiges Suppositorium aus Gummi tragen zu lassen, welches in das Rectum eingeschoben und mit einer T-Binde fixirt werden soll.) — 9) Kehrer, Eine neue Methode der operativen Behandlung des Mastdarmvorfalles. Deutsche med. Wochenschr. No. 33. — 10) Détourbe, F., Du traitement du prolapsus rectal et de la procidence hémorrhoïdale par les injections hypodermiques d'Ergotine. Thèse. Paris. (Empfehlung der Ergotininjectionen, gestützt auf 13 eigene Beobachtungen.) — 11) Vidal, E., Traitement du prolapsus rectal par les injections hypodermiques d'Ergotine. Gazette hebdom. de médec. et de chir. No. 7. (Drei Fälle von Heilung von Prolapsus recti durch Ergotininjectionen 5 Min. vom

Analrande entfernt. Es wurden 15—20 Tropfen einer Lösung von Extr. ergotini in 5 Th. Aqua laurocerasi angewandt. 6—11 Injectionen genügten zur Heilung.) — 12) Richet (Ber. von Bouillot), Fissure anale. L'union médic. No. 1. (Empfehlung des Brisement des Sphincters [gewaltsame Dilatation] mit den Fingern.) — 13) Génereau, G., Sur le traitement de la fissure à l'anus. Bullet. gén. de Thérap. Septbr. 30. (Empfehlung von localen Dampfbädern von Belladonnadecoct, sowie Belladonnasalbe.) — 14) Vance, Reuben A., A case of obscure disease of the rectum. Philadelph. med. and surg. rep. August 14. — 15) Jacbs, Edward W., A lecture of Coccygodynia. New-York méd. record April 17. — 16) Hedges, R. M., Pilonidal sinus. Boston med. and surg. journ. Nov. 17. — 17) Farcy, E., Des avantages de l'emploie du thermo-cautère dans le traitement de la fistule à l'anus. Thèse. Paris. — 18) Allen, O. P., Fistula in ano. On results of incision in 36 cases. Boston med. and surg. journ. July 29. — 19) Primet, G., Etude clinique sur les ulcerations tuberculeuses de l'anus. Thèse. Paris. — 20) Kelsey, Cancer of the rectum. Amer. journ. of med. scienc. October. — 21) Roberts, John B., Early excision in cases of rectal cancer. Philad. med. and surg. Rep. Octbr. 23. — 22) Cripps, W. H., Cancer of the rectum. Its Pathology, Diagnosis and Treatment. London. — 23) Byrd, W. A., Exstirpation of rectum, without destroying the sphincter ani muscle. Philad. med. and surg. reporter. Dec. 11. — 24) Poinsot, Rétrécissement cancéreux du rectum. Rectotomie linéaire. Soulagement très momentané. Mort. Journ. de méd. de Bordeaux. Dec. 12.

Macleod (4) bekam ein neugeborenes Kind mit Atresia recti zu behandeln. Es gelang nicht, von dem analen Blindsack aus den oberen Theil des Rectum zu erreichen. M. machte daher die Littré'sche Operation. Tod nach 15 Stunden. Keine Peritonitis. Bei Untersuchung der Leiche fand sich an Stelle des Rectum ein dünnes, fibröses Band, welches sich vom blind endenden Colon descendens nach der hinteren Vaginalwand herunterzog. M. schlägt für ähnliche Fälle vor, wenn es nicht gelingt, das blinde Ende des Rectum vom Anus her zu finden, die Laparotomie unterhalb des Nabel zu machen, mit dem eingeführten Zeigefinger das Peritoneum der Wunde am Damm entgegenzuführen, das Peritoneum von unten her zu eröffnen, mit den Fingern das blinde Ende des Darmes durch dieses Loch herauszuholen und an der Dammwunde anzunähen.

Stoker (6) entdeckte bei einem 21jähr. Mädchen, welches wegen einer grossen, die linke Seite des Bauches einnehmenden länglichen Geschwulst in seine Behandlung gekommen war, dass es sich um nichts anderes handelte, als um einen Fall von Atresia ani vaginalis mit enormer Ausdehnung des Rectum und Colon descendens durch angesammelte Kothmassen und Gas. Der Anus fehlte vollständig, und das Mädchen, welches von frühester Kindheit an an Verstopfung gelitten hatte, schien von dem Bestehen der Missbildung keine Ahnung zu haben. Die Mündung des Rectum in die Vagina lag etwa 1½ Zoll oberhalb der Schamspalte, war rund und so gross, dass ein Finger sehr bequem hineinging. Stuhlgang war nur 1 oder 2 mal in der Woche erfolgt. Durch Abführmittel und Clysmata wurden die angesammelten Faeces entleert. Zu einer Operation wollte sich das Mädchen nicht verstehen.

Reuben A. Vance (14) untersuchte den Anus eines 18jähr. jungen Mädchens, welches lange Zeit an heftigen Schmerzen gelitten, die auf eine Fissura ani hindeuteten, ohne dass es bisher gelungen war, irgend etwas Abnormes zu entdecken. V. fand endlich nach langsamer Erweiterung des Anus ein Geschwür, welches in einem der zwischen den Morgagnischen Columnen gelegenen Schleimhauttaschen (sacculi) sich befand und bei der Berührung äusserst empfindlich war. Dasselbe wurde mit dem Messer gespalten und eine Menge von retinirten Faeces entleert, worauf die Symptome verschwunden waren.

Kehrer (9) machte bei einer 43jähr. Frau, bei welcher ein 12 Ctm. langes und 6 Ctm. breites Stück Mastdarm vorgefallen war, folgende Operation: Nach Reposition des Prolapses wurde aus dem hinteren Umfang der Mastdarmschleimhaut ein 6 Ctm. breites, 3 Ctm. hohes Dreieck ausgeschnitten, dessen Basis am Afterrande und dessen Spitze im Rectum lag. Nach Entfernung des dreieckigen Schleimhautstückes lag die Innenfläche des Sphincter extern. frei. Das freiliegende Stück desselben wurde nun mit Haken stark nach hinten gezogen, so dass es in 2 Schenkel zusammengeklappt war. Während der hintere Theil des Sphincter in dieser Stellung gehalten wurde, wurden nun 6 den Sphincter und die Afterhaut umfassende Catgutnähte, sowie 2 Schleimhautnähte angelegt. Heilung. gutes Resultat. Das Princip der Operation beruht darauf, dass der Sphincter in ähnlicher Weise verengert werden soll, wie man einen zu weit gewordenen Kautschukring durch seitliches Abbinden eines Theils desselben verengert.

Hedges (16) macht darauf aufmerksam, dass bei Männern mit starkem Haarwuchs, besonders wenn sie unreinlich sind, eine Eiterung in der kleinen Hautvertiefung entstehen kann, welche in der Spalte zwischen den Nates dicht vor der Spitze des Coccyx gelegen ist. Unter Umständen soll sich hier eine bis zollliefe Fistel bilden können, nach deren Eröffnung Eiter und Haare entleert werden. H. glaubt, dass es sich in solchen Fällen nicht um eine angeborene Dermoidcyste handele, sondern vielmehr um eine Entzündung und Perforation der Haut infolge von Retention von Haaren und Schmutz in der erwähnten kleinen Hautvertiefung.

[Romel, Enrico, Di un adenoma poliposo congenito del retto. Lo Sperimentale, Settbr. p. 279. (Die von dem 4jährigen Knaben spontan beim Stuhlgang entleerte Geschwulst zeichnete sich durch ihre relative Grösse — die Länge betrug noch 2,5, die Breite 1,7 und die Dicke 1,5 Ctm. im blutleeren Zustande — aus. Auf dem Durchschnitt zeigte sich microscopisch der Tumor aus Bindegewebe und Gruppen von 4—5 Lieberkühn'schen Drüsen zusammengesetzt, seine Oberfläche aber von einem Cylinderepithel überkleidet.)
Paul Güterbock (Berlin).]

Holmer, Behandlingen af Carcinoma recti ved Exstirpation. Hosp. Tid. R. 2., Bd. VII. p. 241, 261. 281.

Verfasser meint, dass nach den von ihm gemachten Erfahrungen die Exstirpation des Rectums bei Carcinom eine sowohl zulässige als nützliche Operation ist, wenn sie nur frühzeitig und gründlich gemacht wird. Er bespricht die Hauptgefahren der Operation, nämlich die Hämorrhagien und die septischen und progredienten Phlegmonen im Beckenbindegewebe. Diese beiden Gefahren sind bei der Antiseptik und den mit dieser eingeführten Ligaturen perdues mit Catgut bedeutend vermindert geworden. — Weiter erwähnt er ausführlich seine Operationstechnik, die im Ganzen der von Volkmann beschriebenen entspricht. Sodann erwähnt er die Indicationen der Operation, nämlich wie viel man vom Rectum entfernen darf. Man muss Rücksicht nehmen nicht nur auf die technische Möglichkeit der Ausführung, ohne gerade das Leben des Pat. zu gefährden, man muss aber auch seinen zukünftigen Zustand mit Rücksicht auf die Darmfunction und die Aussicht zu Recidiv bedenken. Nachdem er die verschiedenen Verhältnisse, die bei der Operation in Betracht kommen können, sowohl die Frage von der Lädirung des Peritoneum — die Reinigung von dem periproctalen Bindegewebe und das Verhältniss bei dem Zusammenwachsen der Neubildung mit den verschiedenen Beckenorganen besprochen und erwähnt hat, wie die Operateure sich verschieden dieser Frage gegenüber verhalten haben, erwähnt der Verfasser seine Ansicht von der Exstirpation des Rectum bei der jetzigen Stellung der Chirurgie.

Er sagt, dass man, um ein günstiges Resultat zu erreichen, gewiss folgende practische Regel geben kann: So lange der explorirende Finger über die oberste Grenze der kranken Partie reichen kann, und die kranke Partie des Darmes beweglich gegen die Umgebungen ist, ist die Exstirpation indicirt. Die Höhe, wozu man gewöhnlich mit dem Zeigefinger reichen kann, kann man gewiss auf 8—9 Ctm. ansetzen, und ein Cancer, der sich mit dem Finger gut umgehen lässt, wird wohl kaum eine höher hinaufreichende Ausdehnung als 7 bis 8 Ctm. haben. Dann braucht der Operateur nicht einen Conflict mit dem Peritoneum zu fürchten, er kann ein schleimhautbekleidetes Darmrohr bis am Anus bekommen, vielleicht wird der Sphincter tertius bewahrt werden können, wie er auch erwarten kann, was krank ist, radical zu entfernen. — Die Prognose der Exstirpation von Carcinoma recti in der erwähnten Ausdehnung stellt sich nach den verschiedenen Verfassern relativ günstig, wenn sie frühzeitig vorgenommen wird. — Ist dagegen die Neubildung weiter vorgeschritten, so entsteht die Frage, wann man zur Colotomie seine Zuflucht nehmen soll, und im Folgenden discutirt Verfasser dieses und zieht die Grenzen zwischen den Indicationen für die Exstirpation des Rectum und die Colotomie.

Schliesslich referirt der Verfasser ausführlich 5 von ihm ausgeführte und vom Hospital entlassene Fälle und 2, die noch in Behandlung sind. Nur in einem Falle starb Pat., wahrscheinlich weil seine Kräfte, die vorher schon gering waren, durch die Operation erschöpft wurden. Die 4 anderen Fälle gaben gutes Resultat, wie auch die zwei, die noch in Behandlung waren, bei dem Schlusse der Abhandlung einen glücklichen Ausfall zu versprechen scheinen.

Edw. Ipsen (Kopenhagen).]

Hernien

bearbeitet von

Prof. Dr. F. BUSCH in Berlin.

I. Allgemeines.

a. Freie Hernien. Radicalbehandlung. Irreponible Hernien und deren Operation.

1) Hoppe, Das Schraubendruckbruchband. Memorabilien. No. 7. — 2) Le Dentu, Des bandages herniaires. Gaz. des hôp. No. 2, 24, 26. — 3) Montaz, Léon, Note sur la cure radicale des hernies. Lyon médicale. No. 5. — 4) Barker, F. C., Woods operation for radical cure of scrotal hernia. Complete cure. Lancet. Febr. 14. — 5) Annandale, Th., On the radical treatment of hernia with the aid of cat-gut and Listerian antiseptics. Edinb. med. Journal. Dec. p. 485. — 6) Aly, Ueber 11 Radicaloperationen von Hernien. Deutsche med. Wochenschr. No. 42. — 7) Loose, A. G., Zur Radicaloperation von Hernien. Wiener medicin. Wochenschr. No. 4. — 8) Tilanus, Zur Radicalbehandlung freier Hernien. Allg. Wiener med. Zeitung. No. 44, 45. — 9) Whyte, George, The radical cure of hernia. Brit. med. Journ. Dec. 25. — 10) De Garmo, The Heatonian operation for the cure of hernia. New-York med. rec. Febr. 7. — 11) Warren, Joseph H., Cases of hernia operated on for radical cure by injecting the hernial rings. Med. and surg. report. No. 18. — 12) Derselbe, Zur radicalen Heilung freier Hernien durch Injectionen. Allg. Wiener med. Zeitung. No. 19, 20. — 13) Warren, Collins, The treatment of irreducible hernia. Bost. med. and surg. Journ. No. 12. — 14) Heckel, Compendium der Unterleibshernien. Stuttgart.

Hoppe (1) beschreibt ein Bruchband, bei welchem er in die Pelotte eine Schraube eingelegt hat, um durch schärferes oder schwächeres Anziehen dieser Schraube den Druck reguliren und direct von vorne nach hinten richten zu können. Im Uebrigen betont er, dass die Feder genau nach dem Körper des Pat. gearbeitet sein muss, dass sie auch auf der anderen

Seite das Darmbein umgreifen und dass das freie Ende der Feder etwas abstehen soll, um behufs seiner Verbindung mit der Pelotte mittelst des Zwischenriemens einen federnden Widerstand zu leisten.

Le Dentu (2) liefert eine klinische Vorlesung über die verschiedenen Arten der Hernien und die verschiedenen bisher zur Anwendung gebrachten Bandagen, um dieselben zurückzuhalten.

Montaz (3) berichtet 2 Fälle, in welchen bei der Exstirpation eines erkrankten Hodens ein gleichzeitig bestehender Leistenbruch eröffnet wurde, so dass die Därme prolabirten. Dieselben wurden reponirt und der Bruchsackhals unterbunden, die Hautwunde genäht und drainirt. In beiden Fällen, in welchen mit strenger Befolgung der Lister'schen Vorschriften operirt wurde, kam die Heilung schnell zu Stande.

Barker (4) berichtet die glückliche Radicaloperation eines frei beweglichen Leistenbruchs bei einem 20jähr. Hinde nach der Wood'schen Methode.

Annandale (5) theilt die Methoden der Radicalbehandlung der Hernien bei freier Incision unter antiseptischen Cautelen in folgende 4 Classen ein. 1) Unterbindung des Bruchsackhalses allein. 2) Unterbindung des Bruchsackhalses und Invagination des Bruchsacks in die Peritonealhöhle. 3) Unterbindung des Bruchsackhalses und Exstirpation des Bruchsackes. 4) Unterbindung des Bruchsackhalses, Exstirpation des Bruchsackes und Verschluss der Bruchpforte durch die Naht. Die ersten beiden Methoden erklärt er für nicht empfehlenswerth, da oft brandige Abstossung des Bruchsackes auf dieselben folge, und von den letzteren beiden Methoden giebt er der 4. den Vorzug. Nach dieser Methode operirte er zwei Fälle von eingeklemmten Schenkelhernien. In dem ersten bei einer 70jährigen Frau unterband er nur den Bruchsackhals, in dem zweiten bei einer 32jährigen Frau unterband er den Bruchsackhals und befestigte den Stumpf mit einigen Suturen am Lig. Poupartí. Er operirte ferner auf diese Weise mit Glück 3 Fälle von irreponiblen Hernien, 2 Schenkelbrüche bei Frauen und einen Leistenbruch bei einem Manne. In allen 3 Fällen bestand das Hinderniss der Reduction in adhärenten Netzklumpen. Ein 4. Fall mit sehr grosser Leistenhernie endete tödtlich in Folge von Darmverschluss, welcher durch die Reposition der grossen Menge von Därmen herbeigeführt war. Für reponible Brüche empfiehlt A. die Radicaloperation nur wenn die Retention derselben durch ein Bruchband auf Schwierigkeiten stösst. Vier reponible Hernien, welche A. aus diesem Grunde der Radicaloperation unterwarf, endeten in schnelle Genesung.

Aly (6) berichtet aus dem städtischen Krankenhaus in Barmen über 11 Fälle, in welchen die Radicaloperation von Brüchen zur Ausführung kam. Zwei von diesen Fällen, in welchen Einklemmungen mit Gangrän des Darms vorlagen, starben. Unter den übrigen 9 Fällen war 5 mal die Operation an incarcerirten und 4 mal an freien Hernien vorgenommen worden. Die Methode der Operation bestand in Abbindung des Bruchsackhalses, Exstirpation des Bruchsackes, Anfrischung der Bruchpforte und Naht derselben mit Cat-gut, Naht der Hautwunde und sehr exacter Listerverband. Bei den freien Hernien wurde der Bruchsack nicht eröffnet, sondern nach Freilegung desselben der Inhalt reponirt, dann der Bruchsackhals möglichst hoch oben unterbunden und nun das oben erwähnte weitere Verfahren eingeleitet. Was die Dauer der Heilung betrifft, so zeigte sich in dem ältesten Falle, in welchem 2 Jahre seit der Operation verflossen waren, wieder der erste Beginn einer Hernie. Die anderen Patienten dagegen waren bisher von einem Recidiv frei, obgleich sie theilweise aus Bequemlichkeit kein Bruchband tragen.

Loose (7) beschreibt einen Fall, in welchem er bei einer alten adhärenten mit Darmperforation verbundenen Schenkelhernie die Radicaloperation ausführte. Er fand ein mit dem Bruchsack verwachsenes, an der Spitze perforirtes Darmdivertikel, welches er an der Basis abtrennte und die Oeffnung durch die Darmnaht verschloss. Unter dem Lister'schen Verbande erfolgte schnelle Heilung.

Tilanus (8) fasst die Resultate einer kritischen Prüfung der Radicaloperation der Hernien in folgende Schlusssätze zusammen: 1) die Radicalbehandlung der Hernien durch die neue Methode: Verschluss des Halses, Exstirpation des Sackes und Vernähung der Bruchpforte hat zufriedenstellende Resultate geliefert. Bei rigoröser Einhaltung der antiseptischen Cautelen ist die Gefahr für die Kranken eine mässige und in der grossen Mehrzahl der Fälle war das Resultat ein Verschluss des Bruchrings. Um diesen Verschluss aufrecht zu erhalten, wird man mehrere Jahre eine Bandage tragen lassen. 2) Die Operation erscheint nur dann angezeigt, wenn eine frische Hernie nicht durch eine Bandage zurückgehalten werden kann. 3) Nach der Herniotomie wegen Incarceration ist die Methode indicirt, um eine Radicalheilung der Hernien zu erzielen.

Whyte (9) beschreibt einen Fall, in welchem er bei einem Knaben mit doppelseitiger angeborener grosser Leistenhernie auf subcutanem Wege Ligaturen von carbolisirter Seide durch die Schenkel des äusseren Leistenrings hindurchlegte, um dieselben durch Anziehen der Fäden einander zu nähern. Es gelang ihm auf diese Weise die Brüche soweit zu bessern, dass sie durch ein Bruchband gut zurückgehalten werden konnten.

De Garmo (10) empfiehlt die Heaton'sche Methode der Radicalbehandlung von Hernien durch Injection von Eichenrindenextract in den Bruchcanal. Nach der Injection wird eine Compresse auf die Bruchpforte gelegt, und durch eine feste Bandage angedrückt. Der Schmerz, welcher der Operation folgt, sei gering und schwinde nach einigen Stunden. G. hat dieses Verfahren vollkommen adoptirt und unterscheidet sich in der Nachbehandlung nur in der Beziehung von den Heaton'schen Vorschriften, dass er in den ersten 6 Monaten nach der Injection noch ein leichtes Bruchband tragen lässt.

Warren (11) tritt gleichfalls als warmer Vertheidiger der Heaton'schen Methode auf, weicht jedoch in der Wahl der Flüssigkeit nicht unerheblich von Heaton ab, indem er dem Eichenrindenextract verschiedene Mengen Aether u. Alcohol zusetzt. Er dosirt seine Injectionsflüssigkeit für die verschiedenen

Fälle folgendermassen. Für Kinder unter 5 Jahren wählt W. bis zur Consistenz von Glycerin eingedickten Eichenrindenextract, für Kinder von 5—15 Jahren setzt er 10 Tropfen Schwefeläther auf 4 Grm. dieser Flüssigkeit hinzu. Für alte Hernien bei Erwachsenen fügt er auf 12 Grm. eingedickten Eichenrindenextracts 4 Grm. absoluten Alcohol und 4 Grm. Schwefeläther hinzu, nebst 0.05—0.1 Morphium. Das zu jeder Injection verwandte Flüssigkeitsquantum beträgt 10 bis 20 Tropfen. W. gebraucht ferner zur Injection ein besonderes Instrument, dessen Abbildung er giebt. Das Wesentliche daran ist eine spiral gewundene Nadel mit abgerundeter Spitze, zu deren Seiten sich die Ausflussöffnung befinden. W. berichtet über 8 Fälle, in welchen er durch Anwendung dieser Methode dauernde Heilung von theilweise sehr schweren und alten Brüchen erzielte. In einigen Fällen war es nöthig später eine zweite Injection zu machen, da die Bruchpforte nicht vollständig verschlossen war. Was die verschiedenen Arten der Hernien betrifft, so erklärt Verf. die Operation der Nabelhernie für die sicherste, nächst dem die der Leistenhernie und am meisten Gefahren biete die Schenkelhernie. Letztere Hernie solle nur von Aerzten operirt werden, welche die Methode bereits vollkommen beherrschen.

Warren (12) giebt an dieser Stelle im Wesentlichen eine Wiederholung der unter No. 11 gegebenen Vorschriften in Bezug auf die Radicalbehandlung der Hernien durch Injectionen.

Um die Reduction irreponibler Hernien zu bewirken, empfiehlt Collins Warren (13) die Rückenlage, bei welcher das Fussende des Bettes so weit erhöht ist, dass der Bruchsackhals den höchstgelegenen Theil des Abdomen bildet, damit die Schwere die ausgetretenen Brucheingeweide zurückziehen könne.

In zwei Fällen grosser irreponibler Leistenhernien führte diese Methode ohne jede andere Beihülfe in einer Woche zum Ziel. In einem dritten Fall, in welchem eine sehr grosse, seit 25 Jahren nicht reponirte Hernie vorlag, genügte jedoch die erhöhte Fusslage allein nicht. Hier war es nöthig, Manipulationen und den Druck eines Sandsackes hinzuzunehmen. Am Ende der 8. Woche war die Hernie durch diese Mittel auf ein Drittheil ihres Anfangsvolumens reducirt. Der letzte Rest wurde folgendermaassen zurückgebracht. Es wurde ein Beutel aus Gummi von der Grösse der Hernie gearbeitet. Dieser Beutel hatte eine doppelte Wand, die äussere Wand war starr, die innere dehnbar. Mit diesem Beutel wurde die Hernie bedeckt und nun wurde Wasser in den Raum zwischen beiden Wänden gepumpt. Nachdem auf diese Weise 15 Stunden lang ein ziemlich starker, constanter Druck ausgeübt war, war auch der letzte Rest der Hernie reponirt und es konnte jetzt ein Bruchband mit sehr grosser Pelotte angelegt werden, mit dessen Hülfe Pat. dann selbst schwere Arbeit vollbringen konnte.

(1) Svensson, P., Fall af radikaloperation för bråk. Hygiea 1879. Svenska läkaresällsk. förhandl. p. 227. — 2) Hårdh, A., Två Fall af radikal operation för ingvinalbråck. Finska läkaresällsk. handl. Bd. 21. p. 54.

Svensson (1) berichtet von einer Patientin, welche wegen einer incarcerirten Hernie einer Radicaloperation am Sabbatsberger-Hospital unterworfen wurde. Die Operation ist nicht beschrieben. Pat. genas. 2 Monate später starb sie: die Ursache ist nicht angegeben. Bei der Section wurde eine Schlinge des Gekrösdarmes ungefähr 2 Meter oberhalb des Coecums durch ältere Adhärenzen am Peritoneum angelöthet gefunden an einer Stelle, die der Fossa cruralis entsprach. Ein festes sehniges Bindegewebe vereinigte die Fossa cruralis mit einer sehnenartigen Narbe, die dem Annulus cruralis entsprach. Es wurde keine Einsenkung oder Höhle hier gefunden.

Hårdh (2) berichtet: Ein 26jähriger Mann litt an doppelseitigem mobilen Leistenbruch, der mittelst des Bruchbandes nicht reponirt gehalten werden konnte. Die Operation wurde derart vorgenommen: Der Bruchsack wurde lospräparirt, der Inhalt desselben wurde reponirt, darauf wurde der Bruchsackshals mit einem mehrfachen Catgutfaden umschnürt, der Bruchsack wurde abgeschnitten und die Wunde jetzt suturirt. Die Operation hatte Fieber und partielle Gangrän des Scrotums zur Folge. Nach 7 Wochen wurde Pat. entlassen. 11 Monate später wurde die Operation auf der anderen Seite vorgenommen. Die Wunde wurde nach der Lister'schen Methode verbunden und heilte sehr schnell. Nach 11 Monaten wurde constatirt, dass die Bruchpforte des erst operirten Bruches durch ein festes Gewebe geschlossen war. Der Bruch wurde vollständig reponirt gehalten. Vorsichts wegen trug der Pat. doch fortwährend ein doppeltes Bruchband.

P. Henk Paaen (Kopenhagen).

Ortès, J. P., Cura radical de las hernias con inyecciones subcutaneas. Revista de medicina y Cirujia practicas. Madrid No. 87. (4 Leistenbrüche, 1 bis 4 Einspritzungen (36° Alcohol) theils in den Canal, theils ins Zellgewebe um den Leistenring. Alle geheilt; einmal Abscess an den Einspritzungsstellen.

Semeleder (Mexico).]

b. Einklemmung, Herniotomie, Massenreposition, Anus praeternaturalis.

1) Olliver, James, Aspiration for strangulated hernia. New-York med. rec. April 10. — 2) Dirska, Zur Darmeinklemmung. Berl. clin. Wochenschr. No. 35, 36. — 3) Kocher, Die Methode der Darmresection bei eingeklemmter gangränöser Hernie. Centralbl. für Chir. No 29. — 4) Bourguet, E., De l'étranglement dans les hernies compliquées d'adhérences anciennes et d'irréductibilité. Bull. de la soc. de chir. Août 11. — 5) Polaillon, De l'étranglement herniaire suivi d'anus contre nature, de gangrène d'un pied et d'aphasie. Bull. de l'acad. de méd. No. 40. — 6) Cowell, George, Cases of strangulated hernia. Lancet. Decb. 4. — 7) Hulke, Cases of hernia. Brit. med. journ. No. 27. — 8) Browne, Walton, Notes upon a few cases of hernia. Dubl. journ. of med. sciences. July. — 9) Cortey, A. H., Haemorrhage in herniotomy. Brit. med. journ. June 5. — 10) Lapeyre, E., Des accidents nerveux que l'on observe dans l'étranglement herniaire. Thèse. — 11) Watson, A., Sur le traitement des hernies étranglées inguinales et crurales vulgaires. Thèse. — 12) Beck, Carl, Ueber die Behandlung gangränöser Hernien. Arch. für clin. Chir. Bd. 25. S. 73. — 13) Krönlein, Weitere Mittheilungen über Hernia inguino-properitonealis. Ebendas. Bd. 25. S. 548.

Olliver (1). Reposition einer eingeklemmten Hernie, nachdem die Darmgase durch eine eingestochene Hohlnadel entleert waren.

Dirska (2) giebt ein kurzes Resumé über 10 Brucheinklemmungen (3 Leisten- und 7 Schenkelhernien).

In einem Falle machte Verf. bei einem frisch eingeklemmten Schenkelbruch eine Morphiuminjection in der Nähe der Bruchpforte. Darauf hörten Erbrechen und Leibschmerz auf, der Bruch wurde weich und es gelang die Reposition desselben. In den anderen 9 Fällen musste die Herniotomie ausgeführt werden. In Fall 2 war bei einem 64 Jahre alten Mann die Massenreposition eines kleinen Leistenbruches ausgeführt. Erst am 9. Tage der Einklemmung wurde die Operation von Seiten des Patienten zugegeben. Auffallender Weise befand sich der Darm noch in ziemlich gutem Zustande, dagegen war er in grosser Ausdehnung mit dem Bruchsack verwachsen. Nach Spaltung des einschnürenden Bruchsackhalses und sorgfältiger Lösung der Verwachsungen wurde der Darm reponirt und es erfolgte schnelle Heilung.

Kocher (3) fügt seinen bereits früher beschriebenen 2 Fällen von Resection eines brandigen Darmstücks einen neuen dritten Fall hinzu. Während die früheren beiden Fälle einen günstigen Ausgang nahmen, endete dieser Fall tödtlich.

Es handelte sich um eine kleine Schenkelhernie bei einer 55jähr. Frau. Da das vorliegende Darmstück brandig war, so zog K. nach ausgiebiger Dilatation der Bruchpforte beide Darmenden hervor und resecirte ein 11 Ctm. langes Darmstück, worauf er die Schnittflächen mittelst 8 Darmnähten vereinigte. Anfangs war der Verlauf günstig, am 2. Tage trat jedoch der Tod ein. Die Section ergab Gangrän des Darmes bis 10 Ctm. oberhalb der Naht.

K. sieht den Grund für den unglücklichen Ausgang des Falles darin, dass er von dem oberen Darmstück nicht noch mehr fortgenommen habe. Am untern Darmstück gehe die Erkrankung nicht über die Schnürfurche hinaus, am oberen dagegen erstrecke sich blutige Suffusion oft hoch hinauf. Es sei nöthig, bei der Excision bis über die Grenze dieser Erkrankung hinaus zu dringen, um die Sicherheit einer ungestörten Wundheilung zu erlangen.

Bourget (4) beobachtete 2 Fälle, in welchen grosse, seit langer Zeit irreponibel gewesene Hernien einer heftigen Einklemmung unterlagen, welche die Herniotomie nothwendig machte. Er stellt ferner 14 Fälle aus der Literatur zusammen, bei denen dasselbe Verhalten statt hatte. Er spricht sich demnach dahin aus, dass Entzündung des Sackes und Bruchinhalts bei alten irreponiblen Hernien zwar oft Einklemmungen vortäusche, dass dagegen an der Möglichkeit wahrer Einklemmungen unter diesen Verhältnissen nicht zu zweifeln sei, wenn dieselben auch nur selten vorkämen. Als sichere Zeichen einer wirklich erfolgten Einklemmung betrachtet B. die dauernde Verstopfung, die Abwesenheit der Flatus, die Auftreibung des Leibes, fäcales Erbrechen, die Veränderung der Gesichtszüge und die Kälte des Körpers. Sind diese Zeichen vorhanden, so dürfe man nicht mit antiphlogistischen und erweichenden Mitteln die Zeit verlieren, sondern müsse, wenn ein mässiger Taxisversuch in der Chloroformnarcose misslingt, sofort zur Operation schreiten.

Poinillon (5) theilt die Beobachtung des Dr. Mignot mit, in welcher eine eingeklemmte Leistenhernie bei einem 12jährigen Knaben in Gangrän überging und 3 Tage darauf nach einem Ohnmachtsanfall mit Kältegefühl und krampfhaftem Verschluss der Kinnladen plötzlich Aphasie eintrat ohne Störung der Intelligenz. Gleichzeitig bildete sich eine Verziehung des Mundes nach links und es trat Gangrän des linken Fusses ein. Der gangränöse Fuss stiess sich ab, die Facialislähmung bildete sich zurück, die Aphasie verschwand sehr langsam, so dass noch nach Jahren einzelne Worte nicht ausgesprochen werden konnten, und auch der Anus praeternaturalis wurde nach mehreren Jahren geheilt. Ob eine gemeinsame Veranlassung für diese verschiedenen Erkrankungen bestand, liess sich nicht feststellen.

Cowell (6): Eingeklemmte linkseitige Leistenhernie, bei deren Operation sich eine kleine Darmschlinge und ein grosser Netzklumpen ergiebt. Der Verlauf der Heilung wird dadurch gestört, dass sich eine kleine Nabelhernie einklemmt, nach deren Reposition schnelle Genesung erfolgt.

Holke (7). Fall 1. Eingeklemmter Leistenbruch bei einem alten Mann. Die Herniotomie ergiebt nur Omentum, welches reponirt wird. Das fäcale Erbrechen dauert fort, in Folge dessen wird die Wunde von Neuem eröffnet, das Netz vorgezogen, unterbunden und abgeschnitten. Jetzt lassen die Einklemmungserscheinungen nach und es erfolgt Heilung. — Fall 2. Kleine irreponible Schenkelhernie bei einer 46j. Frau mit Einklemmungserscheinungen. Die Herniotomie ergiebt nur dunkles Serum und verhärtetes Omentum. Letzteres wird unterbunden und abgeschnitten, worauf die Einklemmungserscheinungen nachlassen und Heilung erfolgt. Fall 3. Kleine irreponible, schmerzhafte Schenkelhernie bei einer 58jähr. Frau. Obgleich keine dringenden Einklemmungs-Erscheinungen vorhanden waren, wurde die Hernie freigelegt. Der Sack enthielt nur etwas hellen Serum und zwei kleine, gestielte Cysten, welche als degenerirte Netzstücke aufzufassen sind. Der Bruchsackhals war vollkommen obliterirt.

Browne (8) giebt einen Ueberblick über die 20 Fälle von eingeklemmten Hernien, welche er als Chirurg des Belfast-Hospitals seit 1876 zu operiren Gelegenheit hatte. Darunter waren 12 Leistenbrüche, 7 Schenkelbrüche und 1 Nabelbruch. Es starben 11 Patienten, doch erklärt sich diese hohe Sterblichkeit dadurch, dass in 6 Fällen bereits in den letzten verzweifelten Stadien operirt wurde. Von den 99 Fällen eingeklemmter Hernien, welche seit dem 1. Januar 1850 bis jetzt im Belfast-Hospital operirt wurden, sind 36 gestorben. Zum Schluss giebt Verf. eine kurze Beschreibung derjenigen 8 Fälle, die am meisten hervorgehoben zu werden verdienen.

Corley (9) beschreibt ein Bruchmesser, welches dazu bestimmt ist, mit Sicherheit die Verletzung der Art. obturatoria zu vermeiden.

Lapeyre (10) bespricht die nervösen Störungen, welche sich bisweilen als Begleiterscheinungen acuter Einklemmungen vorfinden. Das bekannte Krankheitsbild, welches acute Einklemmungen hervorrufen, ist von Malgaigne mit dem Namen der „Cholera herniaire" benannt. Zu diesem Symptomenbilde gesellen sich am häufigsten schmerzhafte Muskelzusammenziehungen, die sich hauptsächlich an den unteren Extremitäten und bes. an den Wadenmuskeln einstellen, in seltenen Fällen aber auch an den oberen Extremitäten vorkommen. Eclamptische Anfälle und Delirien finden sich selten mit Brucheinklemmungen vergesellschaftet. Noch seltener finden sich Hemiplegien, welche im Verlauf der Einklemmung oder selbst nach glücklich beendeter Operation auftreten. Für diese verschiedenen Complicationen hat Verf. eine Anzahl zugehöriger Fälle aus der Literatur zusammengestellt. Das Auftreten solcher nervöser Complicationen verschlechtert stets die Prognose ganz erheblich. Zum Schluss versucht Verf. eine Erklärung für die Combination der Brucheinklemmungen mit diesen schweren nervösen Störungen zu geben. Er nimmt an, dass die Reizung der Enden des Bauchsympathicus durch die Einschnürung des Darmstücks sich auf den Plexus solaris übertrage und von da auf die nervösen Centralorgane, glaubt jedoch derselben eine Blutveränderung hinzufügen zu müssen, welche dadurch entsteht, dass von Seiten des Peritoneums toxische Substanzen resorbirt und der Blutmasse zugeführt werden.

Watson (11) giebt eine sehr sorgfältig gearbeitete academische Abhandlung über das Verfahren, welches bei Einklemmungen von Leisten- und Schenkelhernien je nach der Lage der vorliegenden Verhältnisse zu beobachten ist und berührt dabei alle wichtigeren Vorkommnisse, welche sich im Laufe dieser Einklemmungen ereignen können. Am Schluss seiner These giebt Verf. die Beschreibung von 10 Fällen von Brucheinklemmungen, welche er theils selbst beobachtet hat, theils ihm von seinen Freunden mitgetheilt worden sind.

Beck (12) beginnt seine Arbeit mit einer historischen Uebersicht über die verschiedenen Verfahren, welche in denjenigen Fällen eingeschlagen wurden, in welchen die Herniotomie Gangrän des eingeklemmten Darmstücks ergab, und weist nach, dass das in diesen Fällen beobachtete Verfahren früher fast ausschliesslich in Anlegung eines künstlichen Afters bestand, wogegen erst in den letzten Jahren bisweilen die Excision der brandigen Darmschlinge und die Vereinigung der getrennten Darmstücke zur Ausführung kam. Um die Frage, welche von diesen beiden Methoden die gefährlichere sei, zu lösen, wandte sich B. dem Experiment zu. Er operirte an Katzen und verfuhr so, dass er zuerst nach Eröffnung der Bauchhöhle durch einen um eine Darmschlinge gelegten Seidenfaden eine künstliche Einklemmung hervorrief. Nach Ablauf von 1—2 Tagen wurde die Bauchhöhle von Neuem eröffnet und in der ersten Experimentalreihe die Excision der eingeklemmten Schlinge ausgeführt, in der zweiten Experimentalreihe der künstliche After angelegt. Die Operationen führte Verf. unter strenger Einhaltung der antiseptischen Vorschriften aus. Die erste Reihe besteht aus 21, die zweite Reihe aus 20 Versuchen. Das Endergebniss war, dass Verf. unter 21 Darmresectionen 14 Heilungen erzielte, während die 20 Fälle von Anus praeternaturalis nur 9 Erfolge gaben, von denen 3 noch als in hohem Grade zweifelhaft betrachtet werden müssen. In diesem experimentellen Resultat sieht Verf. die Bekräftigung seiner Annahme, dass auch beim Menschen die Darmresection bei brandigen Brüchen keine gefährlicheren Folgen nach sich ziehen könne, als die Bildung eines widernatürlichen Afters, welche allerdings da, wo tiefgreifende Gangrän und Phlegmone der Umgebung sich vorfindet, doch wohl das einzige, freilich traurige Auskunftsmittel bleibe.

Mit dem Namen der Hernia inguinalis properitonealis bezeichnet Krönlein (13) jene eigenthümliche Unterart der Leistenbrüche, welche durch einen aus 2 Fächern bestehenden Bruchsack ausgezeichnet ist, von denen das eine sich durch den Leistencanal nach aussen erstreckt und nach Art der gewöhnlichen Leistenhernien die äussere Geschwulst bildet, während das andere hinter der Bruchpforte doch vor dem parietalen Bauchfell und mit diesem verwachsen die Hülle der inneren Bruchgeschwulst bildet. In ganz seltenen Fällen kommt eine ähnliche Combination auch bei der Schenkelhernie vor als Hernia cruro-properitonealis. K. giebt darauf aus der Literatur eine Zusammenstellung von 23 Fällen von H. inguino-properitonealis, welcher nur 1 Fall von H. cruro-properitonealis gegenübersteht. Nur in einem Fall war es möglich, während des Lebens die richtige Diagnose zu stellen, und zwar gelang dies K. selbst bei einer beweglichen Leistenhernie. In allen anderen Fällen lagen Einklemmungen vor, welche, da das richtige Verhalten nicht erkannt wurde, sämmtlich zum Tode führten, und erst die Section klärte den Thatbestand auf. Die Ausbildung der H. ing. prop. steht in naher Beziehung zum Descensus testis und findet sich besonders häufig bei verzögertem Descensus. Dadurch erklärt es sich, dass von jenen 23 Fällen 22 bei Männern vorkamen, und nur 1 bei einer Frau. Die Beschreibung der Symptome, der Prognose und der Behandlung der H. properitonealis bilden den Schluss der Arbeit.

[(1) Allessandrini, Fed. (Direttore dell'ospitale civile di Chiari), Annotazioni sulle ernie e sulle erniotomie. Parte 3. Del migliore procedimento nelle erniotomie per epiplocele o entero-epiplocele strozzato. Annali univ. di Med. Novbr. p. 335—408. (Weitläufige Empfehlung, das Netz ohne Ligatur draussen zu lassen und eine theilweise offene Wundbehandlung anzuwenden.) — 2) Bourgues, Dell' immobilizzazione dell' ansa intestinale in alcune gravi operazioni d'ernia strozzata. L'imparziale No. 6. (cf. Arch. génér. de Méd. et Chir. 1879. p. 536.) — 3) Frusci, F., Ernia congenita in un bambino di 48 giorni. Giorn. internaz. delle sc. med. 1879. No. 1. p. 81. (Herniotomie noch am Tage der Einklemmung († nach 6 Tagen an Erysipel; keine Autopsie.)

Paul Güterbock (Berlin).]

II. Specielle Brucharten.

a. Leistenhernien.

1) Dartigolles, Hernie inguinale congénitale étranglée chez un enfant de dix-sept mois. Mort. Autopsie. Journal de Méd. d. Bordeaux. No. 24. — 2) Habère, Hernie vaginale. Jeune homme de dix-huit ans. Étranglement de six jours. Kélotomie, guérison. Ibid. No. 26, 27. — 3) Adams, Jos., Strangulated inguinal hernia with rupture of sac and intestine. Closure of wound in intestine with continued suture. Reduction. Recovery. The Lancet. Jan. 31. p. 167. — 4) Kleiner, Ermöglichung der Reposition des eingeklemmten Leistenbruchs durch Punction des Bruchsacks. Berl. clinische Wochenschrift. N. 9. — 5) Terrier, Observation de hernie inguinale étranglée opérée le 4 jour. Bull. de la Soc. de Chir. No. 5. — 6) Manser, Case of large incarcerated congenital inguinal hernia of large intestine in a child four month old. Operation. Recovery. The Lancet. Febr. 21. — 7) Pick, Case of strangu-

lated vermiform appendix. Operation, death, remarks. Ibid. May 29. — 8) Richet, Sur un cas rare de hernie inguinale étranglée. L'Union médic. Août 17. — 9) Montagno, W. Ball, A case of strangulated congenital hernia in a child four month old. Operation. Recovery. The Lancet. Oct. 9. — 10) Massa, Hernie inguinale irréductible. Archives médic. Belges. Nov. — 11) Goiard, Remarques sur deux cas de hernie inguinale étranglée. Recueil de mémoires de méd. milit. Sept. et Oct. — 12) Blum, Hernie inguino-interstitielle, étranglement, laparotomie, guérison. Bull. d. la Société de Chir. No. 10. — 13) Myshrall, Strangulated inguinal hernia, Operation, intestinal fistula and death. Boston med. a. surgic. journal. Dec. 16. — 14) Moreau, H., Hernie inguinale étranglée. Opération, guérison. Journal de Méd. de Bordeaux. Oct. 24. — 15) Rivière, M., Hernie inguinale étranglée. Kélotomie accidents imprévus, guérison. Ibid. Dec. 12. — 16) Dunnett-Spanton, The immediate cure of inguinal hernia by a new instrument. Brit. med. Journ. Dec. 11. et Dec. 25. — 17) Patin, De la hernie inguinale chez la femme. Thèse. — 17) Law, Roberts, Case of inguinal hernia with bone in the intestine. Death, remarks: The Lancet. April 24. p. 643. — 19) Hughes, T., Strangulated inguinal hernia. Ibidem. Dec. 18. p. 974. — 20) Lorinser, Aug., Ein Fall von Oophorocele inguinalis sinistra. Wiener medic. Wochenschrift. No. 4. — 21) Uhthoff, Strangulated inguinal hernia simulated by blood in the scrotum. Brit. med. Journ. Jan. 10. p. 52. — 22) Adams, Strangulated inguinal hernia, rupture of the gut, herniotomy, recovery. Med. times and gazette Jan. 3. p. 7.

Adams (3): Grosse Leistenhernie bei einem 36jähr. Mann, welche unter dem Bruchband hervortritt und sich sofort einklemmt. Es wurden mehrere Taxis-Versuche gemacht, darunter ein sehr heftiger von dem Patienten selbst. Kurze Zeit darauf tritt starke Schwellung des Abdomen mit Collapserscheinungen auf. Die Freilegung des Bruches ergiebt Ruptur des Bruchsackes dicht über dem Bruchsackhals und einen queren Riss im Darm. Verschluss der Darmwunde mit fortlaufender Catgut-Naht. Reposition. Heilung.

Elstner (4) punctirte einen eingeklemmten linksseitigen Leistenbruch am 8. Tage der Einklemmung mit dem Probetroicart und entleerte einige Esslöffel einer blutig serösen Flüssigkeit, worauf sich der Bruch leicht zurückbringen liess.

Terrier (5) theilt eine Beobachtung des Dr. Cabadé mit, welcher bei einer grossen eingeklemmten Leistenhernie nach 4tägigen vergeblichen Repositionsversuchen sich zur Herniotomie entschloss, die einen glücklichen Ausgang nahm. Im Anschluss an diese Mittheilung entwickelt sich in der Soc. d. Chir. eine kurze Discussion über den geeigneten Zeitpunkt für die Herniotomie.

Pich (7) fand bei einer am 5. Tage der Einklemmung ausgeführten Herniotomie als alleinigen Bruchinhalt den Pr. vermiformis, der an seiner Basis von einem sehr engen, einschnürenden Ring umgeben war.

Nach Spaltung dieses Ringes wurde der Darm reponirt und der Bruchsack exstirpirt; Pat. starb jedoch 5 Stunden darauf. Die Section ergab eine Schnürfurche der Ansatzstelle des Pr. vermiformis an das Coecum, aber keine Perforation, sowie überhaupt keine Peritonitis. Auch zeigte kein anderer Darmtheil Spuren davon, dass er den Inhalt des Bruches gebildet hatte.

P. macht auf die grosse Seltenheit dieses Vorkommens aufmerksam und hebt hervor, wie schwer man es sich vorstellen könne, auf welche Weise die Einklemmung des Pr. vermiformis allein zu so schweren Erscheinungen Veranlassung geben könne.

Richet (8) operirte auf seiner Klinik einen eingeklemmten rechtsseitigen Leistenbruch, welcher sich als Entero-epiplocele mit Adhäsionen des Netzes am Hoden erwies. Die kleine Darmschlinge liess sich nach der Spaltung des inneren Leistenrings nicht reponiren, da oberhalb desselben ein zweiter einklemmender Ring sass, welcher aus einer Ruptur des Netzes hervorgegangen war. Nachdem auch dieser Ring gespalten war, gelang die Reposition leicht und erfolgte die Genesung des Patienten.

Massa (10) beschreibt einen Fall, in welchem bei einem 38jähr. Soldaten eine lange Zeit durch ein Bruchband zurückgehaltene Leistenhernie plötzlich hervortrat. Alle Versuche, dieselbe zu reponiren, misslangen, dennoch trat auffallender Weise keine Einklemmung ein, sondern bei ruhiger Bettlage verminderte sich allmälig das Volumen der Hernie auf ½ der früheren Grösse und Pat. verliess mit derselben das Krankenhaus.

Gilette theilt der Soc. d. Chir. einen von Blum (12) beobachteten Fall mit, in welchem bei einem 15jähr. Knaben nach einer starken Anstrengung ein rechtsseitiger Leistenbruch hervortrat. Obgleich die Reposition desselben anscheinend gelang, bestanden die Einklemmungserscheinungen fort und B. vermuthete daher das Fortbestehen einer inneren Einklemmung. Um dieselbe zu heben, eröffnete er die Bauchhöhle in der Mittellinie und löste mit der eingeführten Hand eine an der inneren Oeffnung des Leistencanals adhärente Darmschlinge. Schnelle Genesung.

Myshrall (13) operirte einen eingeklemmten Bruch bei einem 60jähr. Manne, und obgleich der Darm noch in ziemlich gutem Zustande zu sein schien, so trat doch am 5. Tage nach der Operation Fäcalaustritt durch die Wunde auf. Während 20 Tagen floss dann der gesammte Darminhalt durch die Wunde ab. Hierauf verringerte sich der Ausfluss und die Wunde heilte. Pat. unterzog sich darauf einigen körperlichen Anstrengungen und infolge dessen trat Eiterbildung unter der Narbe auf und nach Entleerung des Eiters flossen von Neuem die Fäcalmassen aus. Dieser Ausfluss war jetzt nicht mehr zu hemmen und Pat. ging langsam an Entkräftung zu Grunde am 171. Tage nach der Operation.

Rivière (15). Bei einem 41jähr. Manne erfolgte acute Einklemmung einer rechtsseitigen Leistenhernie mit schweren Erscheinungen. Die Freilegung der Hernie zeigte einen grossen Netzklumpen ohne Darm. Das Netz wird unterbunden und abgetragen, die Wunde mit dem Lister'schen Verbande bedeckt und heilt ohne Zwischenfall. Wenige Stunden nach der Operation erfolgt eine blutige Darmentleerung, dann fäculentes Erbrechen mit schwerem Collaps, bis es endlich gelingt, freie Darmentleerungen herbeizuführen, worauf sich der Zustand allmälig bessert.

Dunnet-Spanton beschreibt seine neue Methode der Radicalbehandlung reponibler Leistenbrüche. Zu diesem Zweck führt er ein pfropfenzieherartiges Instrument dicht bei der äusseren Apertur des Leistencanals durch die Haut, durchgreift dann mit der Spitze desselben den äusseren und inneren Schenkel des äusseren Leistenrings und führt das Instrument in spiraler Drehung weiter, bis die Spitze desselben aus der Scrotalhaut hervortritt (die nähere Beschreibung sowie die Abbildung des Instrumentes siehe im Original).

Das Instrument bleibt etwa eine Woche liegen, während welcher Zeit es eine ziemlich heftige Reaction hervorruft. Alsdann wird es entfernt, worauf die kleinen Stichwunden schnell heilen. Nachdem die Abschwellung der Leistengegend erfolgt ist, kann der Patient vorsichtshalber ein Bruchband tragen, aber in den meisten Fällen hat Verf. dies nicht für nöthig befunden. Der Zweck der Operation ist, die Pfeiler des äusseren Leistenrings zusammen zu bringen und den Bruchcanal durch feste Adhäsionen zu verschliessen. Zum Schluss giebt Verf. die Beschreibung von 13 Fällen, in welchen er bei Kindern und Erwachsenen auf diese Weise operirte. In allen Fällen soll ein fester und zuverlässiger Verschluss der Bruchpforte erfolgt sein.

Patin (17) bespricht in seiner These den Leistenbruch bei Frauen mit sorgfältiger Verwendung des vorliegenden anatomischen und statistischen Materials, ohne jedoch diesem Thema neue Seiten abgewinnen zu können. Acht eigene Beobachtungen von Leistenbrüchen bei Frauen finden sich in der Arbeit vertheilt.

Law (18). Einklemmung einer linksseitigen Leistenhernie bei einem 74jähr. Manne. Bei der Operation fand sich ein dünnes 2 Zoll langes Knochenstück, welches die Darmwand an 2 Stellen durchbohrt hatte. Dasselbe wurde extrahirt, der einklemmende Ring incidirt und der Bruchinhalt an Ort und Stelle liegen gelassen. Drainage und antiseptischer Verband. Nach der Operation hörten die Einklemmungserscheinungen nicht auf; der Pat. collabirte und starb nach 77 Stunden. Die Section ergab, dass ein Theil der Circumferenz des Colon in der Nähe der Flexura sigmoidea den Bruchinhalt bildete. Die oberhalb der Einklemmungsstelle gelegenen Darmtheile waren stark durch Gasansammlung aufgebläht und dunkel injicirt. In der Höhle des Peritoneum fand sich keine freie Flüssigkeit.

Lorinser (20) reponirte ein eingeklemmtes Ovarium aus einer linksseitigen Leistenhernie, worauf sofort die bis dahin heftigen Schmerzen nachliessen.

Uhthoff (21). Ein 61jähriger Mann erkrankte plötzlich mit heftigen Leibschmerzen und einer starken irreponiblen Anschwellung der linken Scrotalhälfte und starb kurze Zeit darauf. Die Section ergab, dass ein Aneurysma der A. iliaca communis gerissen war und eine grosse Menge Blut in den retroperitonealen Raum ergossen hatte, von wo das Blut durch den infolge einer alten linksseitigen Leistenhernie offenen Leistencanal in das Scrotum herabgetreten war und hier die starke Anschwellung gebildet hatte.

Adams (22) fand bei einer grossen Leistenhernie, welche seit 2 Tagen eingeklemmt war, bei der Operation den Darm an einer Stelle gerissen. Er nähte die Wunde mit Catgut und reponirte den Darm. Obgleich anfangs Erscheinungen von Peritonitis auftraten, verlief der Fall doch glücklich.

b. Schenkelbrüche.

1) Ross, A., Strangulated femoral hernia of five days duration; operation; recovery. Lancet. Febr. 28. — 2) O'Reilly, F. J., Case of strangulated femoral hernia; operation, opening of the sac, recovery. Med. press and circ. March 31. — 3) Grimm, Al., Doppelseitige Herniotomie, bedingt durch Hernia cruralis incarcerata lateris utriusque. Prager med. Wochenschr. No. 23. — 4) Guillaume, Sur une opération de hernie crurale étranglée. Bull. de la soc. de chir. No. 8. — 5) Young, Arthur, Case of concealed hernia. New-York med. record. Septb. 11. — 6) Thompson, R., Case of strangulated femoral hernia. Operation without opening of the sac. Rapid recovery. Lancet. Sept. 25. — 7) Eustache, Hernie crurale étranglée, kélotomie, persistance de l'arrêt des matières fécales malgré le débridement et l'introduction du doigt et des sondes dans l'intestin, mort. Bull. de la soc. de chir. 1879. No. 10. — 8) Two cases of herniotomy fatal in consequence of haemorrhage from abnormally distributed obturator arteries. Brit. med. journ. May 8. — 9) Salesses, M., Hernie crurale étranglée. Recueil de mém. de méd. milit. Septb.-Octb. — 10) Strahan, Case of strangulated femoral hernia in an insane patient. Lancet. Novb. 27. p. 843.

Grimm (3) behandelte eine 61jährige Frau, welche in der linken Schenkelbeuge seit 16 Jahren einen frei beweglichen Bruch hatte. Infolge einer Anstrengung, bei welcher die Patientin diesen Bruch mit der Hand zurückhielt, trat plötzlich ein rechtsseitiger Schenkelbruch hervor, welcher sich auch sofort einklemmte.

Da die Taxis nicht gelang, wurde der Bruchschnitt mit Eröffnung des Sackes gemacht und eine Darmschlinge reponirt. Die Wunde heilte unter Umschlägen von 2proc. Carbolsäure. Acht Tage nach vollendeter Heilung machte die Pat. von neuem eine körperliche Anstrengung und jetzt trat der alte linksseitige Schenkelbruch hervor und klemmte sich ein. Auch dieses Mal musste die Herniotomie gemacht werden, welche eine Dünndarmschlinge und adhärentes Netz ergab. Ersteres wurde reponirt, letzteres blieb in der Wunde liegen. Auch diese Wunde heilte.

Guillaume (4): Herniotomie an einer seit 8 Tagen bestehenden Schenkelhernie bei einer 52jähr. Frau. Eine kleine Perforationsstelle des Darmes wird mit Catgut genäht und die Schlinge hierauf reponirt. Glücklicher Verlauf.

Young (5) beobachtete bei einem alten Herrn, welcher an Einklemmungserscheinungen gestorben war, in der Gegend des linken Schenkelcanals eine geschwulstartige Masse, welche während des Lebens nicht für eine Hernie gehalten war. Die anatomische Dissection ergab ein Convolut verwachsener Lymphdrüsen und in der Mitte derselben einen Bruchsack, welcher eine kleine eingeklemmte Darmschlinge umschloss.

Thompson (6): Operation einer frisch eingeklemmten kleinen Schenkelhernie bei einem 55j. Manne ohne Eröffnung des Bruchsackes. — Schnelle Heilung.

Berger theilt der Soc. d. chir. eine Beobachtung von Eustache (7) mit, in welcher eine am 5. Tage der Einklemmung operirte Schenkelhernie bei einem 55jährigen Manne gangränöse Perforation des Darmes ergab. E. spaltete den einklemmenden Ring und legte einen künstlichen After an. Es flossen jedoch keine Fäcalmassen aus, trotzdem lange Gummiröhren in die Darmenden eingeführt wurden und der Patient starb unter den Erscheinungen fortbestehender Einklemmung. E., welcher die Section machte, glaubt, dass eine intraabdominelle Abschnürung bestanden habe, Berger dagegen vermuthet einen genügenden Anhaltspunkt für diese Annahme und glaubt in Anbetracht der späten Operation allgemeine Darmparalyse für den Mangel an Abfluss in Anspruch nehmen zu müssen.

Aus dem Sussex County hospital (8.) sind folgende 2 Fälle beschrieben:

Fall I. Die Incision des Lig. Gimbernati bei der Operation einer eingeklemmten Schenkelhernie führte zu erheblicher Blutung, welche sich in den nächsten Tagen wiederholte und äusserlich durch Compression gestillt wurde, nach innen hin aber bis zum Tode des Patienten fortdauerte. Die Section ergab als Veranlassung der Blutung quere Durchtrennung der A. obturatoria, welche mit der A. epigastrica gemeinsam aus der A. iliaca ext. entsprang, dann quer nach innen verlief und hart am Innenrande des Schenkelringes herabstieg. Fall II. Operation einer kleinen eingeklemmten Schenkelhernie, bei welcher nur ein kleiner Einschnitt in das Lig. Gimbernati nothwendig war. Es erfolgte bei der Operation keine Blutung, und auch später floss nach aussen kein Blut, aber die Patientin collabirte und starb am folgenden Tage. Die Section ergab starke Blutinfiltration des subperitonealen Zellgewebes in der Umgebung des Schenkelringes, und als Quelle der Blutung ergab sich eine theilweise Durchtrennung der A. obturatoria, welche auch hier in einem mit der A. epigastrica gemeinsamen Stamm entsprang und den Schenkelring nach oben und innen umgab. Die A. obturatoria der anderen Seite verlief normal.

Salesses (9) operirte mit Glück eine eingeklemmte Schenkelhernie am 6. Tage der Einklemmung.

Der Verlauf war durchaus normal, bis am 17. Tage ein Spulwurm durch die Wunde hervortrat, und zwar ohne dass bis dahin das geringste Zeichen von Darmperforation vorhanden gewesen wäre. Auf Darreichung von Santonin entleerten sich noch 5 Spulwürmer durch den After und 4 durch die Wunde, jedoch ohne dass sich Fäcalausfluss bemerkbar machte. Hierauf erfolgte schnelle Vernarbung und Patient verliess geheilt das Hospital.

Strahan (10) berichtet über die Operation einer kleinen eingeklemmten Schenkelhernie bei einem 51jährigen Geisteskranken. Obgleich kurz nach der Operation die Symptome einer ziemlich heftigen Peritonitis einsetzten, verlief der Fall doch glücklich in Genesung.

c. Nabelbrüche.

1) Mahlack, G., Ueber irreponible Nabelbrüche. Diss. inaug. — 2) Schmidt, Benno, Eigenthümliches Zustandekommen einer Darmeinklemmung bei einem grossen Nabelbruch. Centralblatt f. Chirurgie No. 32. — 3) Polaillon, Deux observations de hernie ombilicale étranglée. Kélotomie, guérison. L'Union médicale Sept. 5. — 4) Loupie, A., De l'opération dans la hernie ombilicale étranglée. Thèse. — 5) Goupil, De l'opération dans la hernie ombilicale étranglée. Paris.

Mahlack (1) beschreibt einen Fall von irreponiblem Nabelbruch bei einem 62jährigen fettleibigen Herrn, der in der Bardeleben'schen Clinik zur Beobachtung kam.

Durch anhaltende Rückenlage, Application eines Eisbeutels, knappe Diät, leichte Abführmittel und öfters wiederholte Repositionsversuche gelang es, den Bruch bis auf ein kleines Netzstück zu reponiren, worauf der Patient mit einem eigens für ihn construirten Nabelbruchband, dessen Abbildung beigefügt ist, die Clinik verliess.

Schmidt (2) beobachtete die Einklemmung eines Nabelbruchs bei einer alten sehr fettleibigen Dame mit tödtlichem Ausgange.

Bei der Section stellte sich heraus, dass ausser einem Stück des grossen Netzes zahlreiche Darmschlingen den Inhalt des Bruches bildeten, welche jedoch durchaus nicht die Zeichen der Einklemmung darboten. Auch war die Bruchpforte so weit, dass man neben den Eingeweiden noch einen Finger durch dieselbe hindurchschieben konnte. Aus dem Bruche war nun eine 60 Ctm. lange Darmschlinge in die Bauchhöhle zurückgefallen und diese Darmschlinge zeigte im höchsten Grade Einklemmungserscheinungen. Durch die Bruchpforte verliefen also 4 Darmrohre, nämlich ausser dem zuführenden und abführenden Darmrohr noch die beiden Enden der in die Bauchhöhle zurückgefallenen Schlinge. Die Einklemmung an dieser Schlinge war wahrscheinlich durch Abknickung zu Stande gekommen.

Polaillon (3) berichtet über 2 glücklich operirte Fälle von eingeklemmten Nabelhernien bei einer 41jähr. und 44jähr. Frau. P. hebt hervor, dass es die Anwendung des Lister'schen Verbandes sei, welche die Operation der eingeklemmten Nabelhernie aus einer sehr gefährlichen zu einer verhältnissmässig ungefährlichen Operation gemacht habe.

Loupie (4) kommt in seiner Thèse zu dem Resultat, dass der eingeklemmte Nabelbruch ebenso dem Bruchschnitt unterworfen werden müsse, wie die anderen eingeklemmten Brüche, besonders seitdem die Gefahr des Bruchschnittes bei Nabelbrüchen durch die Anwendung des Lister'schen Verfahrens so erheblich geringer geworden sei. Was die Methode der Operation betrifft, so empfiehlt es sich die überflüssige Haut zu beiden Seiten der Wunde abzutragen und den Bruchsack zu excidiren, um jede Veranlassung für die Eiterung zu beseitigen und die Wunde zu einer linearen zu machen. Hierauf müsse man entweder die Bruchpforte durch tiefe Suturen und die Hautwunde durch oberflächliche Suturen schliessen oder, was einfacher sei, die Suturen durch die ganze Dicke der Bauchwand (Haut und Bruchpforte) hindurchlegen. Ob die Suturen auch durch das Peritoneum gelegt werden scheine nicht von hervorragender Bedeutung zu sein. Die Anlegung eines exacten Lister'schen Verbandes schütze vor Eiterung und führe die prima intentio herbei. Zur Begründung dieser Anschauungen giebt Verf. am Schluss seiner Thèse die Zusammenstellung von 30 Beobachtungen, in welchen eingeklemmte Nabelbrüche mit glücklichem Erfolg operirt wurden. Unter diesen Fällen ist nur einer (Obs. 25 M. Tillaux) bisher nicht veröffentlicht.

d. Zwerchfellbrüche.

1) Thiriar, Sur la rupture du diaphragme et la hernie diaphragmatique consécutive. La Presse médic. belge No. 38. — 2) Adams, A. Jas., Diaphragmatic hernia. The Glasgow medic. Journal Nov. — 3) Leeber, L., Ueber Zwerchfellhernien. Deutsches Archiv f. clin. Medicin. Bd. 27. S. 268.

Thirlar (1) beobachtete bei der Section eines 39jährigen, an Delirium tremens verstorbenen Mannes eine H. diaphragmatica.

Der Mann hatte vor einem halben Jahre einen schweren Fall gethan, bei welchem er die 4. und 5. linke Rippe brach. Patient erholte sich in 8 Wochen so weit, dass er die Arbeit wieder aufnehmen konnte, klagte aber seit jener Zeit über einen tiefen Schmerz in der linken Thoraxhälfte. Die Section ergab in der linken Hälfte des Zwerchfells einen Riss von 12 Ctm. Länge, der von einem derben callösen Rande umgeben war. Durch diesen Riss waren 3,5 Meter Dünndarm, 45 Ctm. Dickdarm und der ganze Magen in die linke Pleurahöhle hindurchgetreten und hatten die linke Lunge nach hinten und oben verdrängt.

Adams (2) beobachtete an der Leiche eines 49-jährigen Mannes, über dessen Vorleben keinerlei Nachrichten erlangt werden konnten, einen grossen Tumor, welcher in der linken Pleurahöhle bis zur 4. Rippe in die Höhe reichte und die Lunge nach hinten und oben verdrängt hatte.

Bei näherer Präparation ergab sich, dass dieser Tumor aus der Bauchhöhle heraufstieg und das Zwerchfell durchbrochen hatte. Der Tumor hatte eine sehr feste Consistenz, weisse Farbe, höckerige Oberfläche und war durch und durch von Kalkeinlagerungen durchsetzt. Seinen Ausgangspunkt hatte derselbe von der verdickten Milzkapsel genommen, die Milz selbst war nicht betheiligt und lag an ihrer normalen Stelle im Abdomen. Die Oeffnung im Zwerchfell hatte einen dünnen scharfen Rand und bewirkte eine tiefe Impression an der Basis des Tumors.

Lacher (3) beschreibt 3 selbstbeobachtete Fälle von Zwerchfellbrüchen und zwar einen traumatischen Fall, in welchem nach Stichverletzung des Zwerchfells Unterleibsorgane in die linke Pleurahöhle gedrungen waren und der Tod am 3. Tage erfolgte und 2 Fälle congenitaler Zwerchfellhernien bei Kindern, von denen das eine ein Jahr lang gelebt hatte, das zweite sofort bei der Geburt verstarb. Im Anschluss an diese Fälle hat Verf. aus der Literatur 266 Fälle von Zwerchfellhernien der verschiedenen Art zusammengestellt, deren ausführliche Analyse er giebt. Im Anschluss an Cruveilhier theilt Verf. die Zwerchfellhernien in congenitale und acquisite ein. Die congenitalen Fälle zerfallen: a) in solche, bei welchen das Kind mit der Hernie geboren wird, und b) in solche, bei welchen nur die Disposition zur Hernie bei der Geburt vorhanden ist, die Hernie selbst sich aber erst später bei irgend einer Gelegenheitsursache allmälig entwickelt. Die acquisiten Fälle zerfallen gleichfalls in 2 Gruppen, nämlich in diejenigen, a) bei welchen irgend eine Verletzung des Zwerchfells nachweisbar ist und b) diejenigen, bei welchen bei vorhandener Disposition durch eine Gelegenheitsursache, z. B. übermässige Anstrengung des Diaphragma beim Brechact, bei den Geburtswehen, sich plötzlich eine Hernie gebildet hat, wobei der letale Ausgang entweder sofort oder in allernächster Zeit eintrat.

[Cuervo y Serrano, Ernia diaframmatica probabilmente congenita. Gaz. med. Ital.-Lomb. No. 31.

C. y Serrano theilt den Fall eines Zuckerplantagennegers mit, der sein Lebelang einer der besten und kräftigsten Arbeiter war und eines Tages eine penetrirende Brustwunde (wie und wodurch ist nicht angegeben) im linken 6. Intercostalraum — Lin. axill. ant. — erhielt. Sofort trat ein weicher, blutig aussehender Körper aus der Wunde heraus; nach 5 Tagen erfolgte unter unstillbarem Erbrechen der Tod. Man fand im Zwerchfell eine grosse Oeffnung mit intacten Rändern, durch welche der Magen, ein Theil des Colon transversum und descendens, sowie der linke Leberlappen in den Thoraxraum getreten und an der Pleura costalis theilweise adhärent geworden waren. Die linke Lunge war unverletzt. Wernich (Berlin).]

e. Hernia perinealis.

Henne, M. A., Hernie périnéale. Archives méd. belges. Juin. p. 380.

Henne: Ein 23jähr. Soldat fällt aus erheblicher Höhe herab und schlägt mit dem Perineum auf. Vier bis fünf Tage darauf bemerkt derselbe eine Anschwellung zwischen dem rechten Sitzbeinhöcker und dem Anus. Diese Anschwellung vergrössert sich im Laufe der Zeit. Bei der ärztlichen Untersuchung findet sich an der genannten Stelle eine elastische, irreponible Geschwulst, welche beim Husten sowie bei Anstrengungen an Grösse zunimmt. Beschwerden hat der Pat. bisher von dieser Geschwulst nicht gehabt, nur nach längerem Gehen treten geringe Schmerzen auf. Da sich ein Senkungsabscess sowie eine Cystocele ausschliessen lassen, so stellt H. die Diagnose auf H. perinealis.

f. Hernia foraminis ovalis.

Starke, H., Ein durch Herniotomie geheilter Fall von eingeklemmter Hernie des eiförmigen Loches. Berl. klin. Wochenschrift. No. 36.

Starke untersuchte eine 34 Jahre alte Patientin, welche seit 4 Tagen intensive Brucheinklemmungserscheinungen darbot. Da beide Leistencanäle sowie die Schenkelcanäle leer gefunden wurden, so achtete S. besonders auf die selteneren Bruchpforten und entdeckte nun, dass in der Gegend des linken For. obtur. eine Anschwellung nachweisbar war. Druck auf diese Stelle war schmerzhaft, ebenso wie active und passive Bewegungen des linken Beins. Auch bei der Untersuchung p. vaginam wurde ein nach dem linken For. obturat. hinziehender Strang gefühlt. Die am nächsten Tage ausgeführte Operation ergab nach Durchtrennung der Haut, der Fascie und des M. pectineus eine vom Bruchsack umhüllte Bruchgeschwulst, und als nun mittelst des Fingers das For. obturat. erweitert wurde, trat die gesammte Geschwulst incl. Bruchsack in die Beckenhöhle zurück. Die Einklemmungserscheinungen hörten auf und der Verlauf war ein günstiger.

g. Hernia lumbalis.

Wolff, J., Bemerkungen über einen Fall von Lumbalhernie nebst verschiedenen Residuen einer primären infectiösen Osteomyelitis. Archiv für klin. Chirurgie. Bd. 25. S. 903.

Wolff beschreibt eine Hernia lumbalis, welche sich allmälig bei einem Manne entwickelt hatte, der in seinem 13. Lebensjahre an multiplen osteomyelitischen

Affectionen gelitten hatte. Ausser anderen Stellen war auch das rechte Darmbein damals erkrankt, es bildete sich an demselben ein Abscess, welcher sich spontan entleerte und nach seiner langsamen Vernarbung in der Mitte der Crista oss. ilium einen 4 Ctm. breiten Knochenausschnitt und eine Verdünnung der Bauchwandung dicht oberhalb dieses Ausschnittes hinterliess. An dieser Stelle entwickelte sich nun allmälig eine Hernie, welche die Grösse eines Gänseeis erreicht hat und bei geringem Druck mit gurrendem Geräusch zurückgeht. Die dann leere Bruchpforte hat die Grösse eines Markstücks. Eine einfache Pelotte mit elastischem Bande genügt, um die Hernie zurückzuhalten.

b. Hernia ventralis.

Pye, Walter, Case of ventral hernia with extensive gangrene of intestine. Removal of gangrenous part, death 26 days after Operation. Necropsy. The Lancet. Jan. 17. p. 90.

Pye beobachtete die acute Einklemmung einer Hernia ventralis in der linken Regio iliaca bei einer 40jährigen Frau.

Die am 4. Tage der Einklemmung ausgeführte Operation ergab Gangrän einer 8 Zoll langen Darmschlinge. Diese Schlinge wurde excidirt und die beiden Darmenden durch die Naht vereinigt. Am nächsten Morgen zeigte sich Fäcalaustritt aus der Wunde und die Patientin starb an Peritonitis am 26. Tage nach der Operation. Die Section ergab, dass die Hernie oberhalb des Leistencanals durch die Bauchwand getreten war, in der Bauchhöhle fanden sich die Erscheinungen einer subacuten Peritonitis und ein festes, mesenteriales Band hatte das obere Darmende so zurückgezogen, dass der Darm an dieser Stelle geknickt war.

III. Innere Einklemmung.

Burtscher, Innere Darmeinklemmung bei gleichzeitiger Anwesenheit einer Cruralhernie. Correspondenzblatt der Schweizer Aerzte. No. 5.

Burtscher beobachtete eine 40jährige Frau, welche nach einer körperlichen Anstrengung acute Einklemmungserscheinungen bekam. Da in der rechten Schenkelbeuge ein irreponibler Bruch fühlbar war, so wurde angenommen, derselbe sei eingeklemmt.

Die Operation ergab jedoch nur verdickten Bruchsack, welcher seröse Flüssigkeit enthielt. Da somit die Einklemmung sich als eine innere documentirte, so eröffnete B. die Bauchhöhle und fand nach kurzem Suchen eine Darmschlinge, welche mit der Bauchwand verklebt war und nach Trennung dieser Verklebung eine Perforation darbot. Die Ränder dieses Lochs wurden umschnitten und durch Catgut-Nähte sorgfältig vereinigt. Der Verlauf war anfangs ein günstiger, am 5. Tage jedoch, als die Patientin sich im Bett erhob, erfolgte plötzlich der Tod. Die Section zeigte die genähte Stelle des Darms fest verheilt, jedoch an einer zweiten Darmstelle brandigen Durchbruch mit Austritt von Darminhalt in die Bauchhöhle.

[Martens, Indvendig Incarcerationer. Norsk. Magaz. for Lägevid. R. 3. B. 9. Forh. p. 88.

F. Levison (Kopenhagen).]

Augenkrankheiten

bearbeitet von

Prof. Dr. H. SCHMIDT-RIMPLER in Marburg.

I. Allgemeines.

1) Annales d'oculistique, fondées par Cunier, continuées par Hairion et Warlomont. T. LXXXIII et LXXXIV. Bruxelles. — 2) Annali di Ottalmologia diretti dal professore Quaglino. Anno IX. Fasc. 1—4. Milano. — 3) Annual Report of the Massachusetts charitable eye and ear infirmary for the year 1879. Boston. — 4) Alt, Lectures on the human eye in its normal and pathological conditions. New-York. — 5) Archiv für Augenheilkunde unter Mitwirkung von Arnold, Becker etc. Herausgeg. v. H. Knapp u. J. Hirschberg. IX. Bd. 1—4. Heft u. X. Bd. 1. Heft. — 6) Archives d'ophthalmologie par F. Panas, E. Landolt et F. Poncet. Paris. Tome I. No. 1. Nov.—Déc. (Cf. Ref. in Annal. d'ocul. T. 84. p. 246.) — 7) Archivo ophthalmotherapico de Lisboa. Editor L. da Fonseca. — 8) Badal, Les maladies des yeux à Bordeaux et à Paris. Aperçus cliniques sur les 500 premiers malades traités au dispensaire de l'hôpital Saint-André. Journal de méd. de Bordeaux. No. 33. (Contagiöse Augen-Erkrankungen und solche, die mit Ueberanstrengung zusammenhangen, sind in Paris häufiger als in Bordeaux.) — 9) Derselbe, Contribution à l'histoire des manifestations oculaires de la syphilis. Ibid. No. 32. — 10) Berthold, Ein Fall von Trophoneurose im ersten Aste des Quintus. 52. Naturforscher-Versammlung. Clin. Monatsschr. f. Augenheilk. S. 494. (Blässe u. Gefühlsschwäche.) — 11) Centralblatt für practische Augenheilkunde. Herausgeg. von J. Hirschberg. 4. Jahrg. Leipzig. — 12) Congrès périodique international d'ophthalmologie. 6. Session. Milan. Annal. d'ocul. T. 84. p. 149. Compte rendu par Poncet. — 13) Cienfuegos, Ueber die senilen Veränderungen des menschlichen Auges. Dissertation. Berlin. (Einige in Rede stehende Verhältnisse werden mit Berücksichtigung ihrer ophthalmologischen Bedeutung besprochen, ohne dass gerade viel Neues geboten

wird.) — 14) Deutschmann, Ueber Vererbung von erworbenen Augenaffectionen bei Kaninchen. Clin. Monatsbl. f. Augenheilk. S. 507. (Von 6 Jungen hat eins einen phthisischen Bulbus, ein anderes Chorio-retinitis. An je einem Auge der Eltern waren experimentelle Studien gemacht worden. — Bei einem andern Wurf zeigte ein Kaninchen ein Iris- und Choroideal-Colobom.) — 15) Donders, Een-en-twintigste jaarlijksch verslag, betrekkelijk de verpleging en het onderwijs in het Nederlandsch Gasthuis voor Ooglijders. (2073 policlinische Kranke, 447 clinische.) — 16) Dransart, Rapports pathologiques entre l'oeil et l'oreille. Annal. d'oculist. T. 84. p. 275. — 17) Emmert, E., Dritter Bericht über die Wirksamkeit der Privatpoliklinik für Augenheilkunde. Bern. — 18) Derselbe, Auge und Schädel. Ophthalmol. Untersuchungen. Mit 6 Tfln. gr. 8. Berlin. — 19) Fialkowsky, Die scorbutischen Augenerkrankungen. Centralbl. f. pract. Augenheilk. S. 247. — 20) Georgeon, Rapports pathologiques de l'oeil et des organes génitaux. Thèse. Paris. (Bei recht vielen augenleidenden Frauen finden sich Unregelmässigkeiten in den Genital-Functionen oder -Organen; doch dürfte der Zusammenhang etwas seltener nachweisbar sein als der Autor annimmt.) — 21) Giornale delle malattie degli occhi. publicato dal Dr. Francesco Morano. Anno III. Napoli. — 22) v. Graefe's Archiv für Ophthalmologie. Herausgeg. v. Arlt, Donders u. Leber. 26. Band. Heft 1—3. — 23) Graber, Urtheile von Augenärzten über das Liniennetz-, Punctnetz- und Stickmusterzeichnen (Stuhlmann'sche Methode). Abdruck aus der Zeitschr. des Vereins deutscher Zeichenlehrer. Heft 15. — 24) Heidenhain, R., und P. Grützner, Halbseitiger Hypnotismus. Hypnotische Aphasie. Farbenblindheit und Mangel des Temperatursinnes bei Hypnotischen. Bresl. ärztl. Zeitschr. No. 4. — 25) Hersing, Der Ausdruck im Auge. Vortrag. — 26) Higgens, Ophthalmic cases. Brit. med. Journ. April 24. (Ein Fall von hochgradigem Accommodationsspasmus; zwei Operationen von Keratoconus durch Abtragen der Spitze, nur eine hatte guten Erfolg.) — 27) Hirschberg, Ueber puerperale septische Embolie des Auges. Arch. f. Augenheilk. Bd. IX. S. 299. — 28) Derselbe, Was heisst und zu welchem Zweck studirt man Augenheilkunde? Centralbl. f. pract. Augenheilk. S. 1. — 29) Horner, Die Krankheiten des Auges im Kindesalter. Handb. der Kinderkrankh., herausgeg. v. Gerhardt. V. Bd. 2. Abth. — 30) Hosch, Ueber embolische Panophthalmitis im Puerperium. v. Graefe's Archiv f. Ophthalmol. Bd. 26. Abth. 1. S. 177. — 31) Hotz, Clinische Beobachtungen. Arch. f. Augenheilk. Bd. X. S. 32. (1. Stahlsplitter, der durch die Hornhaut ins Auge dringt und in der Nähe des Sehnerven durch die Sclerotica wieder herausfährt. 2. Irido-choroiditis rheumatica und Iritis syphilitica mit fibrinösem Exsudat. 3. Tonischer Lidkrampf von 5monatlicher Dauer durch eine einzige Application von Jodtinctur geheilt etc.) — 32) Jacobson, J. (unter Mitwirkung der Assistenzärzte Treitel u. Barbe), Mittheilungen aus der Königsberger Universitäts-Augenklinik 1877—79. gr. 8. Berlin. — 33) Jahresbericht über die Leistungen und Fortschritte im Gebiete der Ophthalmologie, begründet von A. Nagel. Fortgesetzt im Verein mit mehreren Fachgenossen und redigirt von J. Michel. 8. (Bericht 1877) und 9. Jahrg. (Bericht 1878.) — 34) Jany, Fünfzehnter Jahresbericht über die Wirksamkeit seiner Augenklinik in Breslau. (3000 Augenkranke. Statistische Uebersicht.) — 35) Just, Neuester Bericht über seine Augenheilanstalt in Zittau für die Jahre 1878 u. 1879. (5725 Kranke; 119 Linear-Extractionen.) — 36) Kerschbaumer, R. u. F., Augenheilanstalt in Salzburg. Bericht über das Jahr 1878. gr. 8. Salzburg. — 37) Königshöfer, Erster Bericht über seine Augen-Heilanstalt in Stuttgart. (In 1½ Jahren 1450 poliklinische Kranke. Statistische Uebersicht.) — 38) Knapp, H., Bericht über die am 22. und 23. Juli 1880 in New-York abgehaltene Versammlung der americanischen ophthalmol. Gesellschaft. Arch. f. Augenheilk. Bd. X. S. 96. — 39) Landesberg, Zur Kenntniss vasomotorischer Neurosen des Auges. Clin. Monatsbl. f. Augenheilk. S. 467. — 40) Landesberg, M., On affections of the eye consequent upon whooping-cough. Philad. med. and surg. Reporter. Sept. 18. — 41) The Royal London Ophthalmic Hospital Reports. Vol. X. p. 1. — 42) Magnus, H., und A. Nieden, Bericht über die Leistungen und Fortschritte der Augenheilkunde im Jahre 1879. Arch. f. Augenheilk. Bd. IX. — 43) M'Hardy, Macdonald, Report of the ophthalmic out-patient practice in 1879. St. George's Hosp. reports. X. p. 401. (Statistische Zusammenstellung nach Krankheitsform, Alter, Geschlecht etc. von 792 Augen-Patienten.) — 44) Meyer, Ed., Traité pratique des maladies des yeux. 2. édit. Paris. — 45) Mauthner, L., Vorträge aus dem Gesammtgebiete der Augenheilkunde. 4. u. 5. Hft. gr. 8. Wiesbaden. (Durch Uebersichtlichkeit, Kritik und Originalität empfehlen sich die bisher erschienenen M.'schen Vorträge.) — 46) Kurzer Bericht über den 6. internationalen ophthalmologischen Congress zu Mailand. Clin. Monatsbl. für Augenheilk. S. 472. — 47) Mecker, Die Rheinische Provinzial-Blindenanstalt zu Düren. Düsseldorf. — 48) Mooren u. Rumpf, Ueber Gefässreflexe am Auge. Centralbl. f. die medic. Wissenschaften. No. 19. (Die Versuche, welche eine Hyperämie resp. Anämie des zweiten Auges bei verschiedenartigen Reizungen des einen ergeben, werden zur Deutung der sympathischen Ophthalmien verwerthet.) — 49) Nagel, Mittheilungen aus der ophthalmiatrischen Clinik in Tübingen. I. u. 2. Hft. Tübingen. (Enthält Arbeiten von N. und seinen Assistenten. Cf. die bezüglichen Abschnitte.) — 50) Derselbe, Ueber die Stuhlmann'sche Zeichenmethode. 53. Versammlung der Naturforscher. Ref. in clin. Monatsbl. f. Augenheilk. S. 494. — 51) Nettleship, Cases of spontaneous panophthalmitis in children. Medical Times and Gaz. Jan. 17. — 52) 52. Versammlung der Naturforscher u. Aerzte in Danzig. Ophthalmologische Section. Ref. in clin. Monatsbl. f. Augenheilk. S. 488. — 53) Pflüger, Augenclinik in Bern. Bericht üb. d. J. 1879. gr. 8. Bern. — 54) Power, Henry, The diseases of the eye occurring in connection with pregnancy. Lancet. p. 759 u. p. 839. — 55) Rampoldi, Rapporti morbosi esistenti tra gli organi digerenti e l'organo della vista. Annali di Ottalmologia p. 121 u. 233. — 56) Roeder, Ueber die gemeinschaftlichen Ursachen von Glaucom, Myopie, Astigmatismus und den meisten Cataracten. Arch. f. Augenheilk. Bd. IX. S. 164 u. S. 256. — 57) Real-Encyclopädie der gesammten Heilkunde. Medicinisch-chirurgisches Handwörterbuch für pract. Aerzte. Herausgeg. v. A. Eulenburg. — 58) Revue clinique d'oculistique du Sud-Ouest, paraissant le 15 de chaque mois. Fondée et publiée par H. Armaignac avec le concours de MM. Sichel et Ed. Meyer. Bordeaux. 1. année. — 59) Roosa, John, The cure of constitutional diseases by the use of glasses. Oct. 9. (R. spricht sich gegen die Uebertreibung aus, dass Chorea, Hystero-Epilepsie etc. häufig durch Correction der Ametropie oder Muskel-Insufficienz geheilt sei.) — 60) Riva, Delle alterazioni del pigmento coroideo negli alienati. Annali di Ottalmologia. IX. p. 161. — 61) Schell, Weak eyes. Philad. med. and surg. Reporter. July 17. (Systematische Zusammenstellung der Ursachen von Augenschwäche.) — 62) Schiess-Gemuseus Augenheilanstalt in Basel. 16. Jahresbericht. (Policlinisch 1177 Kranke, clinisch 881.) — 63) Schmidt-Rimpler, H., Ueber Blindsein. Sep.-Abdruck aus „Nord u. Süd“. Decemberheft. Breslau. — 64) Schubert, P., Die syphilitischen Augenkrankheiten. Berlin 1881. (Eine von casuistischen und statistischen Beiträgen, die dem Material von H. Cohn's Augenclinik entnommen sind, reiche und übersichtlich geordnete Arbeit.) — 65) Schöler. Jahresbericht über die Wirksamkeit der früher Ewers'schen Augenclinik zu Berlin im Jahre 1879. Berlin. (3542 poliklinische Kranke.) — 66) Schuermanns, Maladies oculaires traitées dans le service de M. Coppez pendant l'année 1879. Considérations pratiques sur le traitements de quelques-unes de ces affections. La Presse méd. Belge. No. 24 p. 35. (4995 Augenkrankheiten. 25 Sclerotomien bei Glaucom ohne genauere Angaben.) — 67) Schweigger, C., Handbuch der Augenheilkunde. 4. Aufl. Mit 39 Holzschn. gr. 8. Berlin. — 68) Sesto Congresso oftalmologico internazionale tenuto in Milano. Dal 1° al di 4 di settembre 1880. Il Morgagni. Ottobre. p. 755. — 69) Sichel, A., Traité élémentaire d'ophthalmologie. T. I. av. 3 pl. et 104 fig. 8. Paris. — 70) Steer, Uebersichtliche Zusammenstellung der im Jahre 1879 behandelten Augenkrankheiten. Regensburg. (1131 Patienten.) — 71) Steffan, Achtzehnter Jahresbericht seiner Augenheilanstalt in Frankfurt a. M. (4787 Kranke.) — 72) Transactions of the American Ophthalmological Society 1876—1878; 1879 analysé par Dr. O. Elvers, Annal. d'ocul. T. 83. p. 257 u. T. 84. p. 80. — 73) Wecker, L. de, et E. Landolt, Traité complet d'ophthalmologie. T. I. gr. 8. Paris. — 74) Wicherkiewicz, Zweiter Jahresbericht über die Wirksamkeit der Augenheilanstalt für Arme in Posen für das Jahr 1879. (3039 Kranke. Populäre Abhandlung über die ägyptische Augenkrankheit.) — 75) Wolfe, J. R., Lectures on ophthalmology. Med. Times and Gaz. Sept. 4. 18. Nov. 6. 20. Dec. 11. (Clinische Vorträge.) — 76) Dreiundzwanzigster Jahresbericht der Augenheilanstalt zu Wiesbaden. (Begründet von Dr. Alexander Pagenstecher, fortgeführt von Dr. Herm. Pagenstecher.) — 77) Galezowski et Cuignet, Recueil d'Ophthalmologie paraissant tous les mois. Paris. — 78) Clinische Monatsblätter für Augenheilkunde. Herausgeg. v. W. Zehender. 18. Jahrg. — 79) Handbuch der gesammten Augenheilkunde. Red. von Alfr. Graefe u. Th. Saemisch. 6. Bd. 3 Hefte. M. 50 Holzschn. gr. 8. General-Register. Leipzig.

Das von Graefe und Saemisch redigirte Handbuch der gesammten Augenheilkunde (79) hat nunmehr mit den Krankheiten der Orbita, von Berlin und Sattler bearbeitet, und den Anomalien der Refraction und Accommodation des Auges von A. Nagel seinen Abschluss gefunden. Das letztere Capitel enthält nur den allgemeinen Theil, der specielle soll in einem Supplementheft nachgeliefert werden. Die Ophthalmologie kann stolz auf ein Werk sein, das neben der vollständigen Aufnahme unseres Wissensbesitzes fast in jedem Capitel Erweiterung und neuen Gewinn gebracht hat.

In der von Eulenburg herausgegebenen Realencyclopädie der gesammten Heilkunde (57) sind auch in diesem Jahre eine Reihe interessanter ophthalmologischer Abhandlungen enthalten, von denen ich die grösseren hervorhebe. Im 2. Bande: Blepharadenitis und Blepharoplastik von Reuss, Blepharospasmus von Schirmer, Blindenstatistik von H. Cohn, Brillen von S. Klein; im 3. Bande: Cataracta von Hock, Chorioiditis von S. Klein, Ciliarneuralgie von Schmidt-Rimpler, Coloboma iridis et chorioideae von Schirmer, Conjunctivitis von Reuss, Cyclitis von S. Klein, Cysticercus im Auge von Hirschberg, Dacryoadenitis von Hock; im 4. Bande: Ectropium und Entropium von Reuss, Enucleatio bulbi von Schirmer; im 5. Bande: Exophthalmie von Hock, Exophthalmometer von H. Cohn, Farbenblindheit von Schirmer.

Auf dem internationalen Ophthalmologencongress zu Mailand (46) wurden unter anderen folgende Fragen behandelt. Galezowski betont den schädlichen Einfluss, den Syphilis oder Gicht bisweilen auf den Verlauf der Augenoperationen übe. Landolt sprach über Behandlung der Krankheiten der Thränenwege; bei Eiterung incidirt er nicht die Wand des Sackes, sondern spaltet beide Thränenröhrchen und verbindet in der Mitte die Schnitte; danach touchirt er mit Lapis. — Nach dem Vortrage Meyer's über Neurotomia optico-ciliaris (s. Abth. 4) werden von verschiedenen Seiten Beobachtungen vom Wiederauftreten von Schmerzen in dem neurotomirten Bulbus mitgetheilt. Poncet hat das Zusammenwachsen von Opticus- und von Ciliarnerven nach der Durchschneidung bei Kaninchen mit Redard histologisch verfolgt. Boucheron erklärt sich mit Berücksichtigung dessen jetzt für das Herausschneiden eines Nervenstückes. — Secondi verbindet bei Netzhautablösung mit der Punction eine allgemeine Behandlung (Pilocarpin, Mercurialinunction, Rückenlage) und hat gute Erfolge zu verzeichnen. Stilling legte Präparate über das Chiasma vor, die durch Nadelzerreissung gemacht waren, und für Halb-Kreuzung sprechen. Poncet giebt anatomische Untersuchungen von Pterygia, Morano Präparate der Conjunctiva. Bei Gelegenheit eines Vortrages über Blennorrhoebehandlung kommt auch die Critchett'sche senkrechte Durchschneidung des Lides zur Sprache, findet aber keine Billigung. — Dor berichtet über eine glückliche Operation doppelseitiger congenitaler Cataracta. Als das erste Auge geheilt war, zeigte sich anfänglich die stets constatirte Unkenntniss in Wahrnehmung der Entfernung etc. Als eine Woche später das zweite Auge operirt worden war, erkannte dieses sofort die Distanzen. — Loring legt ein Instrument zur Messung der Hornhautkrümmung vor. — Dor spricht über Daltonismus, der nach ihm aus einem Mangel centraler (cerebraler) Empfindung hervorgeht. — Landolt veranlasst den Congress, die in Amsterdam und Cambridge angenommenen Thesen über den Daltonismus (Untersuchung der Eisenbahnbeamten und Seeleute, gleichmässiges Signalsystem, Commission zur Feststellung eines Reglements auf Farbenuntersuchung) ebenfalls zu den seinigen zu machen. — Pflueger hat mit dem Manometer an Kaninchen den Einfluss des Atropins, Eserins und des constanten Stroms auf den intraocularen Druck bestimmt. Demnach setzte Atropin denselben herab, Eserin erhöhte ihn. Der Einfluss des constanten Stromes ist wechselnd. Die Cathode steigert die Tension, ohne dass bei Änderung der Richtung eine Verminderung eintritt. — Der nächste Congress soll in Madrid abgehalten werden und dort gleichzeitig versucht werden, eine dauernde Vereinigung mit dem internationalen medicinischen Congress anzubahnen.

Aus Knapp's (38) Bericht über die Versammlung der amerikanischen ophthalmologischen

Gesellschaft hebe ich nachstehende Vorträge hervor: Webster, elf Fälle von sympathischer Ophthalmie nach Staaroperationen; ähnliche Fälle werden von anderen Seiten berichtet. Discussion über Transplantation mit stiellosen Lappen. Knapp, zwei Fälle von diabetischer Retinitis. Wadsworth, drei Fälle von Neuritis nach Masern. Knapp, acht Sclerotomien bei Glaucom. Green, Retinitis haemorrh. durch Einträufelung eines Tropfens Atropin in Glaucom übergeführt. Williams, zwei seröse Iriscysten. Agnew meint, dass die ophthalmoscopische Refractionsbestimmung in den meisten Fällen von Ametropie unzuverlässig sei.

Emmert (16) hat durch zahlreiche Messungen die Verhältnisse zwischen Augen und Schädel festgestellt und gleichzeitig daraus gewisse Folgerungen für die Entstehung der Refractionsanomalien zu ziehen gesucht. Aus dem reichen Inhalte hebe ich hervor: die Messungen der Pupillendistanz zwischen beiden Augen zeigen keine sicheren Beziehungen dieser Distanz zu den einzelnen Refractionszuständen. Von der Entfernung des äusseren Orbitalrandes der einen Seite von dem der anderen Seite gilt dasselbe. Die Entfernung des Pupillencentrums von der äusseren Orbitalwand, selbst für verschiedene Altersclassen, ist constant (c. 13,5 mm.). Die Pupillenweite scheint nach den Untersuchungen, die Individuen vom 6. bis 18. Lebensjahre betrafen, weder zum Alter noch zur Refraction in bestimmter Beziehung zu stehen. Als Durchschnittsmaass fand sich für Hypermetropie 3,6 mm., für E. 4.0 mm., für M. 3,9 mm. — Weiter wurden an Schädeln die Augenhöhlen gemessen; es ergab sich, dass die Distanzen zwischen den beiden Orbitae bei langen Schädeln absolut kleiner sind als bei kurzen. — In einem 3. Theile werden die Ursachen der Myopie, der Insufficienz der Interni, des Strabismus convergens behandelt. Um die wichtigen Vorgänge des Anlegungs-, Abrollungs- und Aufrollungswinkel der Muskel, die Muskelverkürzung und Verlängerung, die Berührung des Sehnerven durch den M. r. internus oder externus und den Kraftverbrauch derselben bei Convergenz- und Divergenzdrehung des Auges zu studiren, hat Verf. sich einen neuen Apparat (Ophthalmophantomatrop) construirt, der einen Horizontalschnitt durch die Orbita repräsentirt. In diesem sind, den Maassverhältnissen der Wirklichkeit entsprechend, ein um einen Drehpunct rotirender Horizontalschnitt des Auges enthalten, welcher gewechselt werden kann, um ein emmetropes, myopisches und hyperopisches Auge darzustellen, ferner der Sehnerv und die R. externi und interni mit normalem Ursprungs- und Anheftungspunct. Durch seine hiermit angestellten Untersuchungen kommt Verf. zu der Anschauung, dass die Berührung des Sehnervens durch die Recti — wenn auch indirect — für die Aetiologie der Myopie von besonderer Bedeutung ist. Bei Convergenz drückt der Externus auf den Opticus und sucht ihn nach einwärts zu verdrängen. Sämmtliche an der Aussenseite des Nervendes angehefteten Membranen werden durch den medianwärts gedrückten Nerven nachgezogen. So entsteht der dreieckige Raum zwischen den Opticusscheiden, indem die äussere Scheide sich von der inneren ablöst, während die fester am Nerv und der Choroidea angeheftete innere Scheide der Verschiebung folgt; mit letzterer aber erfährt die Choroidea ebenfalls eine starke Streckung und Dehnung und darin liegt wohl der Grund der Conl resp. Dehnungsatrophie der Choroidea und Sclera bei Myopen.

Jacobson's (32) Mittheilungen aus der Königsberger Universitäts-Augenklinik enthalten zuerst eine grössere Arbeit „zur Entwickelung der Glaucomlehre seit Graefe," die in wärmster Weise die Verdienste Graefe's um diese Lehre betont und dann Stellung nimmt zu den verschiedenen weiteren Erklärungsversuchen von Jäger, Schnabel, Mauthner, Knies und Weber. — Der zweite Theil enthält Mittheilungen über die Errichtung der Klinik, allgemeine Sanitätsverhältnisse und Einiges über Augenoperationen und Nachbehandlung. Jacobson führt sämmtliche Operationen in der Chloroform-Narcose aus; unter mindestens 10000 Narcosen hat er keinen unglücklichen Verlauf erlebt. Delirien durch anhaltenden Verschluss beider Augen erzeugt wurden am zweiten Tage bei einer Staar-Operirten beobachtet. Bei Strabotomien legt J. regelmässig eine deckende Conjunctivalnaht an und vermeidet so die „Wundknöpfe."

Zur Staar-Extraction wurde Graefe's modificirter Linearschnitt angewandt. — 916 Kranke fanden 1877—1879 in der Klinik Behandlung. Drei mal wurde bei Ectropium mit Transplantation kleiner Hautstückchen (Reverdin) Erfolg erzielt. Interessante Krankheits-Fälle und Verletzungen werden ausführlicher berichtet; der Behandlung der traumatischen Cataracten ist ein besonderer Abschnitt gewidmet. Unter 92 nicht complicirten Cataracten waren vier Verluste, zweimal durch Suppuratio corneae. Durch Graefe's Linear-Extraction wird die Zahl der Hornhautvereiterungen gegenüber der alten Lappenextraction erheblich vermindert. Im Ganzen hat J. den Eindruck gehabt — gegenüber den früher von ihm geübten Methoden —, dass Glaskörperverlust sowohl als Verlust des Auges seit Einführung der linearen Extraction sich erheblich vermindert habe. Von Glaucom wurden 21 Fälle beobachtet; sehr bemerkenswerth ist darunter einer, bei dem mehre Male nach Atropineinträufelung ein acuter Anfall auftrat. Poliklinische Kranke wurden 3792 behandelt; eine tabellarische Zusammenstellung der bezüglichen Krankheiten schliesst das inhaltreiche Werk.

Roeder (36) findet die gemeinschaftliche Ursache von Glaucom, Myopie, Astigmatismus und den meisten Cataracten in der durch Anspannung der Zonula veranlassten Zerrung des Ciliarkörpers und der Ciliarfortsätze, die wiederum vermehrte Secretion zur Folge hat. Frühere ophthalmometrische Messungen haben ihm gezeigt, dass nach Durchschneidung der Capsel nach vollzogener Staaroperation die Hornhautkrümmung sich oft in hohem Grade verringert; es muss demnach vorher eine abnorme Anspannung der Capsel und Zonula bestanden haben. Bei Glaucom wird durch die Anspannung eine

Kelzung der Gefässnerven des Corp. ciliare und so eine vermehrte Ausscheidung zelliger Elemente veranlasst, die zu einem allmäligen Verschluss des Fontana'schen Raumes, der hinteren Augenkammer und Undurchgängigkeit der Zonula führt. Cataract kann ebenfalls die Folge sein, indem sich die Reizungsproducte besonders auf dem Aequator und zwar dem Gesetz der Schwere folgend mehr auf der unteren Hälfte der Linsenkapsel ablagern und so die regelmässige Weiterentwicklung der Linsenfasern hindern und zu einem Zerfall führen. Letzterer wird noch befördert, indem durch den Zug der Zonula die zerfallenen Theile des Aequators der Linse auseinander gezogen werden. Die Entwicklung des Staares bildet andererseits ein Sicherheitsventil gegen längere Andauer der Zonula-Spannung und so auch gegen Glaucom. Iridectomie und Sclerotomie wirken günstig gegen Glaucom, wenn durch die Operation eine Continuitätstrennung in der Zonula bewirkt und die freie Communication zwischen vorderem und hinterem Bulbusabschnitt wieder hergestellt wird. Vrf. hat danach in einigen Fällen mit Erfolg eine Durchschneidung der Zonula gemacht. Myopie und Astigmatismus sind nicht angeboren, sondern Folge der Convergenzbestrebungen und Accommodation; Astigmatismus bildet meist das Uebergangsstadium von H. in E. oder E. in M. Der Bulbus pflegt sich durch Wirkung der R. interni und externi hierbei vorzugsweise in verticaler Richtung auszudehnen. Die vorkommenden physiologischen Excavationen sind Folge intraocularer Drucksteigerung und so scheint eine Verwandtschaft glaucomatöser Processe mit Myopie zu bestehen.

Hirschberg (27) hatte Gelegenheit, in 6 Fällen eine puerperale septische Embolie des Auges zu beobachten. Es ist das von früheren Autoren bereits beschriebene Bild der Chorioiditis metastatica. Die Sehkraft ist sofort herabgesetzt, der Augenhintergrund getrübt. In einem ausführlicher mitgetheilten Falle konnte H. in diesem Stadium eine mittelgrosse Blutung mit grauweissem Hof constatiren. Sehr bald ergreift die Entzündung den ganzen Uvealtractus und tritt namentlich in der vorderen Kammer durch Pupillarexsudation und Hypopyon deutlich zu Tage. Dann Chemose und Protrusion des Bulbus. Hornhautverschwärung oder Scleralperforation führen schliesslich zur Schrumpfung des Augapfels. Wenn man früher vorzugsweise die Aderhaut als ursprünglichen Sitz der Entzündung betrachtete, so erscheint es nach den neueren Untersuchungen unzweifelhaft, dass ebenso auch die Netzhaut und gelegentlich selbst die Iris der Primärsitz der septischen Embolien sein kann. Ein Fall wurde klinisch und anatomisch ausführlich berichtet.

Hosch (30) stellt 13 Fälle von embolischer Panophthalmitis bei Puerperalfieber aus der Literatur zusammen. Ein von ihm selbst beobachteter weiterer Fall wird ausführlich mitgetheilt.

Hervorzuheben sind die microscopischen Untersuchungsergebnisse. Im Glaskörper des linken Auges fanden sich an vielen Stellen dichte Filze feiner Fäden, die nach dem Zerzupfen und bei stärkerer Vergrösserung aus kleinen rosenkranzartig aneinander gereihten, gleichgrossen Körnchen bestanden. Auf Zusatz von verdünnter Natronlauge verschwanden dieselben nicht. Gleiche Gebilde erfüllten umschriebene Partien der linken Netzhautgefässe, welche sich als varikös erweiterte Schläuche in der eitrig degenerirten Retina präsentirten. Verf. spricht auch diese Gebilde als Kugelbacterien an wegen ihres chemischen Verhaltens und wegen der im Glaskörper gefundenen, als höhere Entwicklungsstufen aufzufassenden Micrococcenform. Die Embolie durch Pilze könne allein die in Frage kommende stürmisch verlaufende Panophthalmitis erklären, indem der reizende Einfluss des infectiösen Stoffes auf die Gefässwände die stürmische Blutung hervorrufe, wie dies schon von Wecker ausgesprochen ist.

Nettleship (51) erzählt drei Fälle, wo Kinder nach Allgemeinerkrankungen ein Auge verloren hatten.

1) Ein 4j. Kind, das beim Aufstehen aus dem Bett umgefallen war und gebrochen hatte, wird 8 Tage später mit einer Irido-Cyclitis zur Anstalt gebracht. Weiter wurden Knie- und Fussgelenkanschwellungen constatirt. Heilung. Das Auge blass, aber weich; Linse getrübt. 2) Bei einem 10 Monate alten Kinde zeigte sich die vordere Kammer des linken Auges verengt; die Iris vorgetrieben, gelber Reflex aus dem Glaskörper. Die Anamnese, dass das Auge zwei Monat vorher während einer Bronchitis entzündet gewesen, sichert gegen Annahme eines Glioms. 3) Ein 9j. Knabe bekam beim Scharlach eine Entzündung des Orbital-Fettzellgewebes des rechten Auges, in Folge deren eine partielle Sehnerven-Atrophie eintrat.

Landesberg (40) theilt vier Fälle mit, bei denen durch Stickhustenanfälle schwerere Augenaffectionen verursacht wurden. In dem ersten bestanden blutige Infiltrationen der Lider und Neuritis optica, im zweiten ein vollständiger Exophthalmus des rechten Auges durch Blutung, im dritten Hämorrhagien in Opticus und Netzhaut und im letzten Linsenluxation.

Fialkowsky (19) beobachtete im Dünaburger Militärhospital bei Scorbut am häufigsten Affectionen der Conj. bulbi, nächst dieser des subconjunctivalen Zellgewebes, seltener der Lidhaut und am seltensten der Hornhaut und Iris. Meist handelt es sich um einen gesättigt dunkelviolettten Bluterguss, dem in der Regel leichte occasionelle Veranlassungen (leichter Schlag, Druck etc.) vorausgehen. Die scorbutische Keratitis tritt als diffuse parenchymatöse Infiltration auf. In 6—7 Wochen erfolgt gewöhnlich Heilung. Bisweilen fand sich bei Scorbut auch Hemeralopie.

Rampoldi (55) giebt eine sehr ausführliche Abhandlung über die Beziehungen, welche zwischen Erkrankungen des Digestionsapparates und des Auges bestehen. Er beginnt mit Zahnaffectionen und endet mit Helminthiasis. Neben reichlichster Benutzung der Literatur findet man neue Beobachtungen aus Quaglino's Clinik.

Power (54) bespricht Augenaffectionen (Retin. albuminur., Erblindungen mit secundärer Atrophie etc.), die in der Schwangerschaft vorkommen und damit im Zusammenhang stehen.

Dransart (16) beobachtete bei einzelnen Augenaffectionen Schwerhörigkeit und bringt beide mit einander in Verbindung, indem er an eine Reizübertragung durch die Fasern des Trigeminus denkt.

In zwei Fällen bestand Keratitis diffusa; hierbei ist schon öfter Gehörleiden beobachtet. Bei einigen anderen Kranken sollte mit Besserung des Augenleidens (Granulationen, Conjunctivitis) auch eine Besserung im Hören eingetreten sein. Genaue Bestimmungen über den Grad dieser Besserung etc. fehlen; die Abhängigkeit des Gehörleidens von dem Augenleiden scheint Ref. nicht bewiesen.

Rivs (60) hat 117 Geisteskranke ophthalmoscopirt und bei 30 von ihnen eine mehr oder weniger ausgeprägte Entfärbung der Chorioidea und des Pigmentepithels neben leichter Trübung der Netzhaut constatirt. Es waren neben Pellagrakranken besonders solche, deren Geisteskrankheit einen zwischen Paroxysmen und Ruhe wechselnden Verlauf zeigte. Wie Hyperämie in der Pia mater, so solle auch Hyperämie in der Chorioidea bestehen und zur Pigmentatrophie führen. Allerdings muss auch wie bei den Pellagrösen Anämie zu ähnlichem Effect führen. Verf. hält die Befunde nicht für in die Grenze des Physiologischen fallend, weil sie bei Geistesgesunden nicht so deutlich und characteristisch auftreten. (Gerade die Färbung der Chorioidea und des Pigmentepithels zeigt physiologisch so viele Verschiedenheiten, dass Ref., der viele Geisteskranke untersucht hat, sich auch nach den Schilderungen des Verfassers nicht davon überzeugen kann, dass der Befund eine pathologische Bedeutung hat.)

R. Heidenhain und P. Grützner (24) konnten hypnotisirend durch leises Streichen über eine Stirnhälfte und Scheitelgegend einen halbseitigen, lähmungsartigen Zustand der Gesichtsmuskeln und Extremitäten erzielen. Bei zwei Versuchspersonen befiel der cataleptische Zustand dieselbe Körperhälfte, bei anderen die entgegengesetzte. Bisweilen war gleichzeitig Aphasie und Verlust des Farbensinnes in dem Auge der cataleptischen Seite vorhanden. Gelbe und blaue Töne, ebenso Rosa und Grün, mit Wollproben geprüft, wurden verwechselt. (cf. auch Abschnitt VII.)

Landesberg (39) berichtet zwei interessante Fälle vasomotorischer Neurosen des Auges. In dem einen war nach einer Verletzung des Auges durch Kratzen mit einem Fingernagel (anscheinbarer Epithelialverlust der Cornea) heftige Schmerzhaftigkeit, Injection und Hypotonie eingetreten. Am 2. Tage darauf war bereits der Bulbus verkleinert; dies nahm noch zu, die Rect. externi und interni verursachten starke Abplattung: Finger konnten nur in 4' Entfernung gesehen werden. Die entsprechende Gesichtshälfte ist gedunsen und geröthet. Am 6. Tage nach der Verletzung tritt Besserung ein; am 18. Tage ist die Heilung vollendet. Das Auge zeigt normale Gestalt und Spannung. S = $^{2}/_{3}$. An Stelle der Hornhaut-Verletzung leichte Nubecula. — Der zweite Fall betrifft eine Ophthalmomalacie des rechten Auges, die nach einer schweren Krankheit zuerst beobachtet wurde.

Schöler (63) hat, wie er in seinem Jahresbericht mittheilt, 1879 in 16 Fällen neurotomirt. In einem Falle schritt er später zur Enucleation, da am gesunden Auge leichte pericorneale Injection, Thränenträufeln und Lichtscheu auftrat. „Wenn sich auch später eine Sensibilität der Hornhaut in vereinzelten Fällen partiell eingestellt hat, so ist doch nie eine Fortleitung entzündlicher Reize auf das andere Auge constatirt worden, wo die Nerven sorgfältig durchschnitten waren.“ Um eine Wiederzusammenheilung zu verhüten, schlägt Sch. vor, durch Verlagerung eines M. rect. in horizontaler Bahn eine starke Deviation des durchschnittenen Nerven zu bewirken. — Weiter theilt Sch. Fälle von Scleritis mit, wo er nach Adamück mit Erfolg die Incision und Abschabung geübt hat; sind die Herde tief schiefergrau, im Centrum fast bläulich, darf man nicht wagen zu incidiren, da die sehr verdünnte Sclera hierbei leicht perforirt werden kann. — Um die von Raehlmann zur Erklärung der Netzhautablösung herbeigezogenen Filtrations- und Diffusionsvorgänge zu studiren, hat Sch. entsprechende Versuche gemacht. Es wurde ein Stück Sclera von frischen Augen abgeschnitten, die sich vorbuchtende Chorioidea resp. Retina tauchte er in eine concentrirte Kochsalzlösung oder in Aqua destillat.; in den Glaskörper wurde die zu untersuchende Flüssigkeit gespritzt. Gefärbte Lösungen (Carmin, Ferrocyankalium) und Eiweisslösungen wurden zu den Versuchen benutzt und diffundirten. Danach modificirt Sch. die Raehlmann'schen Hypothesen so, dass 1) nicht ein verändertes quantitatives Verhältniss zwischen dem Eiweiss- resp. Salzgehalt des Glaskörpers und dem Blutserum, sondern die Ansammlung einer allotropen, nicht diffusionsfähigen Modification des Eiweiss (Fibrin?) hinter der Netzhaut resp. Aderhaut oder 2) eine krankhafte, die Diffusion verhindernde Beschaffenheit der Netzhaut die veranlassende Ursache zur Ablösung bilde. Bezüglich der Prognose der Netzhaut-Ablösungen kennt Verf., abgesehen von den Fällen traumatischen Ursprungs, aus seiner Erfahrung nur 4 mit dauernder Wiederanlegung. Sie waren alle centralen Sitzes. Einige weitere Fälle werden von dem Assistenten Dr. Uhthoff mitgetheilt, bei denen aus dem ophthalmoscopischen Befunde auf das frühere Bestehen einer Netzhautablösung geschlossen wurde. — Bezüglich der Behandlung der Netzhautablösungen spricht Sch. die Idee aus, eine Annähung mittelst Catgut-Fäden zu versuchen. Vorversuche am Kaninchen haben die Reizlosigkeit der Operation und eine langsame Resorption der Fäden erwiesen.

Badal (6) sah unter 700 Augenerkrankungen im Hospital Saint-André 22 syphilitischen Ursprungs. Unter letzteren waren 14 Fälle, wo der Sehnerv allein oder mit anderen Nerven zugleich afficirt war.

Joy Jeffries (3) giebt in seinem Jahresbericht eine Statistik über 105 Cataract-Operationen. Nach 83 Graefe'schen Linear-Extractionen war 2 mal kein Erfolg, 6 mal nur quantitative Lichtempfindung. Nach 20 mittelst Suction operirten Staaren war 4 mal kein Erfolg, 2 mal quantitative.

Schiess-Gemuseus (62) theilt eine Reihe ungewöhnlicher Krankheitsfälle mit. So ein recidivirendes Sarcoma conjunctivae, nach Trauma bei einem 12jährigen Knaben zuerst bemerkt; 5 Jahre später operirt. Ferner Herpes ophthalmicus; Iridochorioiditis mit Knochenneubildung; rasche Totalerblindung mit Neuroretinitis und allmälige Wiederherstellung des Sehvermögens; 3 Fälle von Staar-Extraction bei bestehender Netzhautablösung, 2mal wurde Besserung im Sehen erzielt; Luxatio lentis congenita etc.

Pflüger (53) berichtet über die Berner Augenclinik. Es kamen zu stationärer Behandlung 289 Kranke, zu policlinischer 699. Die Krankheiten sind tabellarisch geordnet. 9 Extractionen, von denen eine vereiterte. Eine Reihe von Krankengeschichten mit gelegentlichen therapeutischen Bemerkungen sind angeschlossen. Verf. musste einen neurotomirten Bulbus wegen drohender sympatischer Affection später enucleiren; er macht jetzt nur die Neurectomie und zwar allein bei Individuen, die volle Garantie einer gehörigen Selbstbeobachtung bieten.

[1) Philipsen, H., Dioptrisk Indledning til Studiet af Öiets Refractionsanomalier. Hosp. Tid. R. 2. Bd. 7. p. 981 u. 1001. (Elementare Darstellung der Dioptrik des Auges, hauptsächlich nach Helmholtz, doch mit einigen Aenderungen.) — 2) Derselbe, Fremstilling af flere Sygdomme. 2 Udg. 3 Hefte. Kjbh. 191 pp. — 3) Derselbe, Korrespondance. Hosp. Tid. R. 2. Bd. 7. p. 251. — 4) Prints, K. F., Redogörelse for sjukvarden på allmänna sjukhusets i Helsingfors oftalmologiska afdelning under åren 1876, 77, 78. Finska läkaresällsk. handl. Bd. 21. p. 31.

Krenchel (Kopenhagen).

1) Markiewicz, Jodko, Neunter Jahresbericht des ophthalmologischen Instituts in Warschau für das Jahr 1879. Gazeta lekarska No. 1—4. — 2) Talko (Warschau), Ueber die Augenkrankheiten der Garnison des Warschauer Militärbezirkes im Jahre 1879. Ibid. No. 25. (Im Jahre 1879 brachen 2 Epidemien aus; die eine in der Festung Modlin, die andere in Piotrkow. Die Ursache war theils eine unzweckmässige enge Einquartirung, theils eine schlechte Verpflegung. Auf 122535 Soldaten kamen 5713 Augenkranke. Von letzteren genasen 5126, unvollständig geheilt wurden 124, ein Auge verloren 49, beide Augen 13. Rellinger (Krakau).]

II. Diagnostik.

1) Adams, A new instrument for illuminating and magnifying the anterior portions of the eyeball. Lancet. p. 206. (Mit Abbildung. An einem Kopfriemen befinden sich zwei Halter, die Convexlinsen zur Beleuchtung und zur Lupenuntersuchung des Auges tragen.) — 2) Albini, Alcune riflessioni sulle scale tipografiche per le prove ottiche. Giorn. internaz. delle scienze mediche. 1879. No. 1, 3 u. 4. (Nach den verschiedenen üblichen Sehproben gemessen, kommen sehr verschiedene Grade von S heraus.) — 3) Derselbe, Sull' ortoscopia in sostituzione dell' oftalmoscopia. Ibid. No. 7. (Verf. hat die Stilling'sche Orthoscopie des Augengrundes, welche die verbesserte Brücke'sche Methode darstellt, nachgemacht, doch ist sie für Myopen und Emmetropen nicht geeignet.) — 4) Anderson, Tempest, New instrument for estimating astigmatism. Lancet. Septb. 18. — 5) Badal, Détermination expérimentale du point d'intersection des lignes de visée. Instrument nouveau. Annal. d'oculist. T. 84. p. 217. — 6) Derselbe, Études d'optique physiologique. Influence du diamètre de la pupille et des cercles de diffusion sur l'acuité visuelle. Ibid. T. 83. p. 21, 103 u. 205. (Die Ausführungen, auf mathematische Rechnung gestützt, sind im Original nachzusehen.) — 7) Derselbe, Études d'optique physiologique. Angle visuel. Point d'intersection des lignes de visée. Journ. de méd. de Bordeaux. p. 218. — 8) Derselbe, Échiquier pour l'examen de la vision des couleurs. Ibid. p. 41. (Eine schachbrettartig durchbrochene Platte zur Aufnahme von Farben.) — 9) Berthélemy, Du diagnostic de la cataracte. Thèse. Paris. — 10) Bertelé, Note sur une modification à la boite de Flees. Rec. de mém. de méd. milit. No. 3. (Ein Kasten, an dessen einem Ende die Schriftprobe, an dessen anderem zwei Oeffnungen für die hineinsehenden Augen sich befinden. In der Mitte des Kastens ist ein Diaphragma mit centralem Loch, wodurch bewirkt wird, dass das rechte Auge nur die linke Seite der Schriftprobe und das linke nur die rechte sehen kann.) — 11) Cowper, John, Ein neues Refractions-Ophthalmoscop. Ophthalmia. Hosp. Rep. X. p. 1, 56. — 12) Johannides, Demetrius P., Die gefässlose Stelle der menschlichen Retina und deren Verwerthung zur Bestimmung der Ausdehnung der Macula lutea. v. Graefe's Arch. für Ophthalmologie. Bd. 26. Abth. 2. S. 111. — 12a) Lober, Bemerkungen über das Gefässsystem der Netzhaut in der Gegend der Macula lutea. Ebendas. S. 127. — 13) Emmert, Ein neues Ophthalmophantom. Clin. Monatsbl. für Augenheilk. S. 405. (Mit Abbildung.) — 14) Galezowski, Echelles portatives des caractères et des couleurs, pour mesurer l'acuité visuelle. 34 planches. 32. Paris. — 15) Giraud-Teulon, The Graphoscop as an instrument for the diagnosis of asthenopia. Med. press and circ. p. 475 u. 495. — 16) Grossmann, Ueber die Messung der Schärfe des Farbensinnes. Diss. Greifswald. (Prüfungen mit Benutzung der Dor'schen Tafeln.) — 17) Hintry, Proposition d'un nouveau procédé d'optométrie ophthalmoscopique à l'image renversée. Mém. de méd. milit. No. 1. — 18) Horstmann, Vorzeigung eines Universalbrillenprobirgestelles, eines Refractions-Augenspiegels, eines Maasses für die Distance der Augen etc. 52. Naturforscherversammel. Clin. Monatsbl. für Augenheilkde. S. 492. — 19) Joy, Jeffries, Congenital colour-blindness incurable. Lancet. Decb. 4. (J. spricht sich entschieden gegen Favre's Ansicht aus, dass Farbenblindheit durch Uebung zu heilen sei.) — 20) Lawson, G., Einfaches Mittel, bei Kindern die Sehschärfe zu bestimmen. Ophthalm. Hosp. report. X. part. 1. p. 79. (Durch Aussuchen eines bestimmten Samenkorns aus einer grösseren Menge verschiedenartiger.) — 21) Landolt, A lecture on the enlargement of ophthalmoscopic images. Brit. med. journ. Jan. 3. (Cf. Landolt, Le grossissement des images ophthalmoscopiques. Paris 1879.) — 22) Litten, Forbes, Une forme nouvelle d'oeil artificiel. Associat. méd. Britannique. Annal. d'oculist. T. 84. p. 245. — 23) Loiseau, Optométrie métrique. Bruxelles. 83 pp. — 24) Manolescu (de Bucharest), Recherches relatives à l'étude de l'acuité visuelle; condition de la visibilité des lignes et des points. Gaz. méd. de Paris No. 16 u. 17. — 25) Derselbe, Conditions de la visibilité des points et des lignes. Annal. d'oculist. T. 83. p. 35. — 26) Nagel, Die optischen Vergrösserungen durch Linsen und einfache Linsencombinationen mit Rücksicht auf Brillenwirkung und ophthalmoscopische Vergrösserung. In Nagel's Mittheilungen aus der ophthalmol. Clinik in Tübingen. S. 1. (Ausführlichere Entwickelung der im Graefe-Saemisch'schen Handbuch von demselben Autor gebrachten Darstellung.) — 27) Pflüger, Tafeln zur Bestimmung der Farbenblindheit. Bern. (Pf. benutzt den Flor-Contrast; farbige Buchstaben auf andern farbigen Grunde werden durch verschieden zahlreiche Lagen von Seidenpapier gesehen.) — 28) Pieba, Ueber die Nummerirung der Brillen nach Dioptrien. Allg. med. Zeitg. No. 4. („Es wäre schon besser, die alte Nummerirung der Brillen zu behalten.") — 29) Pooley, Thomas R., Der Nachweis und die Localisation von Stahl- und Eisenpartikeln im Auge durch die Indicationen der Magnetnadel. Arch. für Augenheilk. Bd. X. S. 9. — 30) Ravà, Di una modificazione nella costru-

zione dell' apparecchio di Fléss e di un nuovo modo di utilizzarlo per iscoprire la simulazione dell' amaurosi monocolare. Annali di Ottalmologia. p. 281. — 31) v. Reuss, Ophthalmometrische Mittheilungen. v. Graefe's Arch. für Ophthalmologie. Bd. 26. Abth. 3. S. 1. — 32) Schnabel, Zur Lehre von der ophthalmoscopischen Vergrösserung. Arch. für Augenheilkde. Bd. IX. S. 287. — 33) Schneller, Ueber eine practische Methode, Sehschärfe und Gesichtsfeld bei herabgesetztem Licht zu prüfen. 52. Naturforscherversamml. Clin. Monatsbl. für Augenheilk. S. 488. (Benutzt zur Prüfung des Lichtsinnes Snelle-Glass: eine Methode, die bereits auf der Hamburger Naturforscherversammlung vom Ref. empfohlen wurde.) — 34) Teale, Bridgin, Détermination rapide du degré de l'hypermétropie à l'aide de l'ophthalmoscope. Association médic. Britannique. Annal. d'ocul. T. 84. p. 242. (Vor das Auge selbst wird die Convexlinse gelegt: diejenige, welche dem Beobachter, der mit dem Spiegel 14 Zoll entfernt ist, das Auge wie ein emmetropisches erscheinen lässt, giebt den Grad der H.) — 35) Warlomont, Optométrie et milliec. Ibid. T. 83. p. 5. — 36) Derselbe et Moeller, Examen de la vision du personnel attaché au chemin de fer. Rapport adressé à M. le Ministre des bureaux publics de Belgique le 10 Juin 1880. Ibid. T. 84. p. 105.

Hinlay (7) bestimmt mit einem dem Schmidt-Rimpler'schen ähnlichen Instrument ophthalmoscopisch die Refraction im umgekehrten Bilde. Er macht sich durch Hineinlegen eines Convexglases hinter dem Augenspiegel künstlich kurzsichtig und sucht dann die Entfernung, in der er ein scharfes Bild des untersuchten Augenhintergrundes, bei eigener Accommodationserschlaffung, erhält. Durch eine einfache Formel, deren Resultat das Instrument selbst anzeigt, ist damit die Refraction gefunden. Das ganze Verfahren ist bereits von Burchardt angegeben. Neu ist ein operngucker artiges Instrument zu dieser Refractionsbestimmung, das dem Auge des zu Untersuchenden angesetzt wird und die nöthigen Theile (Augenspiegel, Linsen) enthält und sich durch Ein- und Ausschieben verkürzt und verlängert.

Anderson (4) sucht im aufrechten ophthalmoscopischen Bilde den Grad des Astigmatismus festzustellen, indem er mit dem Spiegel einen im Radius getheilten Lichtkreis auf die Netzhaut wirft und die Differenz in der Schärfe der gesehenen Schattenradien beachtet. Er benutzt dazu ein Instrument, welches auf einem seitlichen Horizontalbalken die Lampe mit daran befindlichem getheilten Kreis trägt; der Augenspiegel selbst steht unter einem Winkel von 45° dagegen und wirft das Schattenbild in das untersuchte Auge. Hinter ihm befindet sich eine Scheibe mit Linsen, wie bei den Refractions-Ophthalmoscopen.

Schnabel (32) behandelt die ophthalmoscopische Vergrösserung. Er giebt eine einfache Formel, nach der sich die Vergrösserung berechnen lässt, in welcher dem Emmetropen das Bild des untersuchten Augenhintergrundes erscheint: $V = \frac{l^1}{F} \cdot \frac{P}{F_1}$ Es ist l^1 = dem Abstand des Fernpunktes vom ersten Brennpunkt; F = der Brennweite des Correctionsglases; F_1 = erste Hauptbrennweite; P = der vom Mittelpunkt des Correctionsglases gerechneten Distanz, in welcher der Untersucher das virtuelle Bild projicirt. Wird letztere = 225 Mm. gesetzt, so ist, so lange $F_1 = 15$ Mm., $\frac{P}{F_1} = 15$ und $V = 15 \frac{l^1}{F}$. Diese Formel ermöglicht die Berechnung der Vergrösserung für die meisten emmetropischen und für alle rein axenametropischen Augen, sobald der Fernpunktsabstand des Auges und die Brennweite des verwendeten Correctionsglases gegeben sind. So ist $\frac{l^1}{F} = 1$ und somit V = 15 bei den meisten emmetropischen Augen und in allen Fällen reiner Axenametropie, die durch ein in dem ersten Brennpunkte gesetztes Correctionsglas corrigirt sind. Anders verhält es sich, wenn das Correctionsglas ausserhalb des Brennpunktes steht. Hierfür werden Zahlenbeispiele angeführt. (Bei denen der Myopie ist durch einen Druckfehler 15,60 statt 15 × 60 etc. gesetzt). Im weiteren Verlauf seiner Arbeit vertheidigt Verf. die Methode der Berechnung der ophthalmoscop. Vergrösserung, bei der die Grösse des in eine bestimmte Distanz projicirten virtuellen Bildes mit der Grösse des Objectes verglichen wird, gegen die Angriffe Mauthner's.

v. Reuss (31) hat im Anschluss an seine frühere Arbeit (v. Graefes Archiv, 23 Bd.) neue ophthalmometrische Messungen an 10 Augen angestellt. Von diesen waren 2 atropinisirt, und zwar ein myopisches und ein hypermetropisches Auge. Das myopische Auge zeigte eine extrem geringe Wölbung der Linsenflächen: der vordere Linsenradius betrug 16,88 Mm., der hintere 9,84 Mm. Darnach war die Linsenbrennweite 81,9 Mm., während v. R. Messungen bei Myopen bisher nur Werthe von 59,26—73,63 Mm. ergaben. Bei dem hyperopischen Auge wurde ebenfalls eine ungewöhnliche grosse Linsenbrennweite gefunden (fast 70 Mm. bei H. 5,5), die es bewirkt hatte, dass das Auge, dessen Axenlänge eine mittlere war (23,43 Mm.), eine hochgradige Hyperopie zeigte. Die ungestrengte Accommodation hatte demnach in diesem Falle keine bleibende Vermehrung der Linsenkrümmung hervorgebracht. — Die übrigen 8 Augen gehören 4 Individuen an, von denen 3 emmetropisch waren. Es handelt sich hier um Erledigung der Frage, ob bei isometropischen Augen desselben Individuums Differenzen im Bau und der optischen Construction vorliegen. Die Axenlängen beider Augen waren gleich bei einer Person, bei den anderen bestanden geringere oder grössere Differenzen. Ueber alle bezüglichen Zahlen finden sich im Original sehr genaue Zusammenstellungen.

Mendelssen (24) stellte Versuche an über die Entfernung, in der Punkte und Linien, die, in eine Metallplatte geschnitten und mit Papier bedeckt, von hinten her durch Gasflammen beleuchtet waren, erkannt werden konnten und weiter über das Verhältniss der Sehweite zu der Beleuchtung. Er kommt zu folgenden Sätzen: 1) Bei gleichbleibender Beleuchtung ist die Erkennbarkeit von Punkten proportional dem Quadrat ihres Durchmessers. 2) Bei wechselnder Entfernung der Lichtflamme bleibt das Product der Sehweite gleichgrosser Punkte und der Entfernung der Lichtquelle von ihnen constant. Dasselbe gilt von

Linien. Die beigefügten Experimente geben in ihren Zahlenwerthen nur eine annähernde Stütze für diese Sätze.

Warlomont (35) theilt die belgische Militär-Bestimmung vom 11. Januar 1880 bezüglich der Behandlung der Ametropen und Amblyopen mit. Ausgeschlossen sind Myopen und Hypermetropen, deren rechtes Auge einen höheren Grad als 6,0 D. bei gelähmter Accommodation hat. Das linke Auge kann event. noch höhergradig ametropisch sein, ohne vom Militärdienst zu befreien. Vollständige Blindheit oder Verlust eines Auges oder seines Gebrauches, soweit er unmittelbar durch organische Veränderungen erkennbar ist, befreit. Ebenso eine Sehschärfe des rechten Auges, die geringer ist als $^1/_2$. Ferner Strabismus mit beträchtlicher Verengerung des Gesichtsfeldes. — Bei der Untersuchung wird officiell das Loiseausche Optometer benutzt. Die oben angeführten Bestimmungen sind auf Grund der Berathungen des internationalen Ophthalmologen-Congresses vom Jahre 1875 und einer später ad hoc einberufenen Commission gegeben werden.

Warlomont und Moeller (36) geben in ihrem Bericht an das Belgische Ministerium bezüglich der Untersuchung des Eisenbahn-Personals eine genaue Anleitung. Es ist nicht nur der Farbensinn, sondern auch die Refraction, die Sehschärfe und die sonstige Beschaffenheit der Augen zu prüfen. Nach den Ergebnissen werden die Beamten in vier Categorien eingetheilt: bei der ersten ist die Anstellung als Maschinist, Heizer und Chef-garde gestattet, in der zweiten als Terrain-Beamter (Bahnwärter, Stations-Chefs etc.), bei der dritten als Bureau-Beamter etc.). Die in der vierten Categorie befindlichen sind für den Bahndienst unbrauchbar.

Pooley (29) stellte Experimente an, um zu erforschen, ob im Auge befindliche Stahl- und Eisenpartikel eine über oder in der Nähe des Auges befindliche Magnetnadel ablenken, und so ein zur Diagnose verwendbares Verfahren gewonnen werden könne. Die Stahl- oder Eisenpartikel selbst wurden durch einen in die Nähe des Auges gebrachten Magneten magnetisirt. Die Versuche an ausgeschnittenen Augen, sowie an Augen lebender Kaninchen haben ein befriedigendes Resultat ergeben.

Ravà (30) hat eine Verbesserung des Flées'schen Apparates zur Entdeckung einseitiger Simulation dahin gemacht, dass die zusammenstossenden schräggerichteten Spiegel durch eine Schraube unter verschiedenen Winkeln zu einander gestellt werden können. Beide Spiegel befinden sich in dem Flées'schen Apparat in einem Kasten den Oeffnungen für die Augen gegenüber und sind unter einem solchen Winkel gestellt, dass die Sehobjecte, welche am Vordertheil nach aussen von den Augenöffnungen schräg angebracht sind, im Spiegelbilde sich überkreuzen, das rechte wird mit dem linken Auge gesehen und umgekehrt. Um Simulanten, die mit der Einrichtung vertraut sind, zu täuschen, benutzt R. als Sehobjecte Vierecke von verschiedener Farbe, die in ihrer Mitte runde Scheiben von ebenfalls verschiedener Farbe haben. Bei entsprechender Stellung der Spiegel entsteht dann für den Binocular-Sehenden eine Art Mischbild.

[Blix, Magnus, Oftalmometriska Studier. I. Upsala Läkareförenings förhandl. Bd. 15. No. 6. Auch als sonderm. Dissertation.

Blix beschreibt vorläufig sein neues Ophthalmometer.

Während Helmholtz bekanntlich die Grösse des Reflexbildes der Hornhaut misst und aus dieser Grösse den Hornhautradius berechnet, führt B. eine unmittelbare Messung von diesem Radius aus, indem er die Entfernung der Oberfläche vom Centrum der Hornhaut bestimmt. Nur in zwei Fällen wird das von einem sphärischen Spiegel entworfene Bild eines Lichtpunktes ebendaselbst gebildet, wo der Lichtpunkt sich findet: Erstens wenn dieser in der Spiegelfläche seine Lage hat, zweitens wenn er im Centrum des Spiegels liegt. Kommt das Licht von dem Huygens'schen Ocular eines zusammengesetzten Microscops, und zwar von dem Punkte, wo das Bild des Objectes vom Objectivsystem entworfen wird, dem Orte des Ocularmicrometers, und ist dieses Microscop für die Hornhautfläche oder das Hornhautcentrum genau eingestellt, dann sieht man, wie leicht zu verstehen ist, in dem Microscop ein deutliches Bild des Lichtpunktes, weil die Strahlen von diesem, von der Hornhaut reflectirt, eben von dem Einstellungspunkte des Microscops zu kommen scheinen; bei jeder anderen Einstellung sieht man kein deutliches Bild des Lichtpunktes, weil ein solches nicht in dem Einstellungspunkte des Microscops sich bildet. Ist das Microscop mit passenden Messungseinrichtungen versehen, braucht man also nur auf jene zwei Bilder genau einzustellen und die Entfernung zwischen beiden zu messen, um den Hornhautradius unmittelbar zu bestimmen. — In dieser Weise versuchte B. zuerst das Problem zu lösen; es kam aber zu viel fremdes Licht ins Auge des Beobachters, weil die Linsen des Objectivsystems das Licht sehr stark reflectirten. Um diesen Uebelstand zu umgehen, benutzte er statt eines einzigen Microscops zwei Microscope, die auf denselben Punkt eingestellt werden konnten, und von welchen das eine die Lichtquelle leitete, während das andere das Bild aufnahm. Durch eine besondere Vorrichtung konnten diese Microscope in geeigneter Weise mit einander und gegen einander mit gleicher Schnelligkeit bewegt werden, und es gelang so, die Messungen in sehr befriedigender Weise auszuführen. Bei dieser Modification haben die Strahlen eine schräge Richtung gegen die Hornhaut; um den Gang der Strahlen zu verstehen, kann nach B. am besten die mathematische Entwickelung von Hermann (Gratulationsschrift u. s. w., Zürich 1874) benutzt werden. Zum Theil aus dieser Ursache gelingt es mit dem Instrument von Blix auch leicht das Bild der hinteren Cornealfläche zu sehen und so die Dicke der Hornhaut im Leben zu berechnen: B. findet bei seinen (bis jetzt nur wenigen) Messungen die Dicke der Hornhaut nur 0,5 Mm. oder sehr wenig mehr. — Noch ist hervorzuheben, dass B. mit seinem Instrument sehr gut in einem mit diffusem Tageslicht beleuchteten Raume arbeitet, und dass aus verschiedenen, von B. eingehend besprochenen Ursachen minimale Bewegungen des beobachteten Auges keinen so grossen Einfluss auf die Messungsresultate haben, wie a priori zu erwarten wäre. — Ueber die ausgeführten Messungen, besonders die Messungen der Linsenkrümmung, sind weitere Angaben abzuwarten.

Krenchel (Kopenhagen).]

III. Pathologische Anatomie.

1) Adamük, Zur Frage über die Kreuzung der Nervenfasern im Chiasma nervor. opticorum des Menschen. v. Graefe's Archiv für Ophthalmolg. Bd. 26. Abth. 2. S. 187. (Zwei Präparate, wo nach Atrophie des einen Opticus beide Tractus sich verkleinert zeigten.) — 2) Brailey, Glaucom. Ophthalmic hosp. Rep. Vol. X. part. 1. p. 94. (Pathologisch-anatomische Unter-

suchungen von 88 glaucomatösen Bulbi. Die Ergebnisse nach sechs Gruppen (1. primäres Glaucom, 2. primäres Glaucom mit Netzhautblutungen, 3. Glaucom nach Trauma, 4. Glaucom nach Hornhaut-Perforation, 5. Hydrophthalmus, 6. Irit. serosa) zusammengestellt. — 3) Brailey und Edmunds, Veränderungen des Sehnerven, Corp. ciliare und der Iris im Glaucom. Ophthalm. Hosp. Rep. Vol. X. part 1. p. 86. — 4) Dieselben, Veränderungen an den Blutgefässen bei Augenkrankheiten. Ibid. Vol. X. part 1. p. 131. — 5) Baraba scheff, Intra- u. extraoculares Endothelioma. Arch. für Augenheilk. Bd. I. S. 418. (Ursprünglich in Retina, Opticus und der Sclera auftretend; eine Verletzung war vorausgegangen.) — 6) Baumgarten, Ueber die tubulösen Drüsen und die Lymphfollikel in der Lidconjunctiva des Menschen. v. Graefe's Archiv f. Ophthalmol. Bd. 26. Abth. 1. S. 122. — 7) Herzog Carl in Baiern, Zur Kenntniss der beim Menschen vorkommenden Bacillen. Centralbl. f. pract. Augenheilk. S. 345. — 8) Deutschmann, Zur Impftuberculose des Auges. v. Graefe's Arch. für Ophthalmol. Bd. 26. Abth. 3. S. 100. — 9) Derselbe, Untersuchungen zur Pathogenese der Cataract. Ebendas. Bd. 26. Abth. 1. S. 135. — 10) Dor, 1) Quelques détails anatomo-pathologiques sur un cas de cataracte congénitale. 2) Sur les nerfs ciliaires. Lyon médical No. 11. (D. führt bezüglich der Neurotomia optico-ciliaris andere Autoren an, die von Ciliarnerven sprechen, die nicht unmittelbar am hinteren Pole in das Auge treten.) — 11) Falcobi, Effetti de pus injettato nell'occhio specialmente sulla retina e sulla coroidea. Atti della R. Academia delle scienze. Torino. — 12) Gayet, Communication sur un point d'histologie de la cataracte capsulaire. Lyon médical No. 1. — 13) Goldzieher, Die Verknöcherungen im Auge. Arch. f. Augenheilk. Bd. IX. S. 372. — 14) Heisrath, Ueber die Abflusswege des Humor aqueus mit besonderer Berücksichtigung des sogenannten Fontana'schen u. Schlemm'schen Canals. v. Graefe's Archiv für Ophthalmol. Bd. 26. Abth. 1. S. 202. — 15) Hirschberg, Fragmente über die bösartigen Geschwülste des Augapfels. Arch. f. Augenheilkunde. Bd. X. S. 40. — 16) Hocquard, Anatomie et physiologie pathologique des staphylomes. Annal. d'oculist. T. 83. p. 41, 215 et T. 84. p. 45. — 17) Kahler, Ueber septische Netzhautaffectionen. Prager Zeitschrift f. Augenheilk. 2. Heft. — 18) Keyser, Congenital band of the iris dividing the pupil into equal halves. Philadelphia med. and surg. Reporter. July 10. — 19) Knapp, Two cases of melano-sarcoma of the ciliary body and choroid. The New York medical Record. Febr. 7. — 20) Knies, Beiträge zur Kenntniss der Uvealerkrankungen. Arch. für Augenheilkunde. Bd. IX. 1. Heft. S. 1. 1879. — 21) Derselbe, Pathologisch-anatomische Mittheilungen. 1. Argyria oculi. 2. Cancroid von der Corneo-Scleralgrenze. 3. Vordere Polarcataract und Cataracta Morgagniana. Clin. Monatsbl. für Augenheilk. S. 165. — 22) Lundy, Ossification of the ciliary body and choroid. The New-York medical record. March 6. — 23) Litton-Forbes, Ueber Keratoscopie. Ophthalm. hosp. Rep. X. part. 1. p. 62. (Die Cuignet'sche Methode zur Bestimmung der Refraction.) — 24) Manz, Anatomische Untersuchung eines mit Retinitis proliferans behafteten Auges. v. Graefe's Arch. f. Ophthalmologie. Bd. 26. Abth. 2. S. 55. — 25) Derselbe, Zwei Fälle von Microphthalmus congenitus nebst Bemerkungen über die cystoide Degeneration des fötalen Bulbus. Ebendas. Bd. 26. Abth. 1. S. 154. — 26) Mollière et Chandelux, Sur une variété d'epithélioma. Epithélioma colloïde intra-acineux de la glande lacrymale. Lyon médical No. 45 et 46. — 27) Purtscher, Ueber Kreuzung und Atrophie der Nervi und Tractus optici. v. Graefe's Arch. für Ophthalmologie. Bd. 26. Abth. 2. S. 187. — 28) Derselbe, Untersuchungen über Lidkrebs (aus Prof. Hirschberg's Augenclinik), angestellt unter Leitung von Dr. C. Friedländer. Archiv für Augenheilkunde. Bd. X. S. 92. — 29) Samelsohn, Zur Genese der angebornen Missbildungen, speciell des Microphthalmus congenitus. Centralbl. für die medic. Wissenschaften. No. 17 u. 18. — 30) Derselbe, Zur Topographie des Faserverlaufs im menschlichen Sehnerv. Ebendas. No. 23. — 31) Treitel, Beiträge zur pathologischen Anatomie des menschlichen Auges. v. Graefe's Archiv f. Ophthalmologie. Bd. 26. Abth. 3. S. 83. — 32) Uhthoff, Ueber die pathologisch-anatomischen Retinalveränderungen bei progressiver perniciöser Anämie. Clin. Monatsbl. f. Augenheilk. S. 513. — 33) Vanlair, Granulome télangiectasique du corps vitré avec persistance de l'artère hyaloïdienne. Arch. de physiol. norm. et pathol. No. 3. — 34) Wieherkiewicz, Ein weiterer Beitrag zur Casuistik des bilateralen Anophthalmus mit Cystenbildung in den untern Lidern. Clin. Monatsbl. f. Augenheilk. S. 399. (Ohne anatomische Untersuchung.)

Baumgarten (6) fand — im Gegensatz zu Stieda und Sattler — durch Benutzung von Flächenschnitten der normalen menschlichen Conjunctiva, dass sich darin ganze Systeme schlauchförmiger Drüsen constant vorfinden. Am zahlreichsten scheinen sie das innere Drittel der Tarsalconjunctiva, sowohl des oberen als des unteren Lides einzunehmen. Sie münden zum Theil direct an der ungefurchten Oberfläche, zum Theil öffnen sie sich mit feinen Oeffnungen oder auch unter allmäliger Erweiterung des Lumens in den Furchenhohlräumen. Die letzteren können als modificirte drüsige Bildungen angesehen werden. Verf. stiess dabei wiederholentlich in normalen Schleimhäuten auf Lymphfollikel, deren Beziehung zum granulären Process er betont.

Hocquard (16) untersuchte eine Reihe von Irido-Corneal-Staphylomen. Man kann an den totalen eine conische und sphärische Form unterscheiden. Die letzteren sind Beweis für eine vorangegangene sehr ausgebreitete Zerstörung des Hornhautgewebes. Alle Staphylome lassen histologisch einen Kern und eine peripherische Zone erkennen, letztere ist erheblich grösser bei den conischen und oft durch eine deutliche Rinne auf der inneren Wand von der Centralpartie getrennt. Das conische Staphylom entsteht in drei Zeiträumen, zuerst erweicht der Kern und wird nach vorn geschoben, dann verändert die periphere Partie entsprechend ihre Krümmung und schliesslich wird die Sclerotica im Sclerallimbus verdünnt und ausgedehnt. Beim sphärischen Staphylom nimmt mit der Verdünnung des Kernes gleichzeitig die periphere Zone stark zu und legt sich im Limbus fest auf die Sclerotica, so dass dort ein Winkel und eine Art Einschnürung des Staphyloms eintritt. Diese totalen Staphylome, seien es conische oder sphärische, zerfallen vom histologisch-microscopischen Gesichtspunkt aus ebenfalls in zwei Gruppen: in solche mit weichen, dünnen Centren, kenntlich durch die schwärzliche Färbung ihrer Spitze und die relativ normale Beschaffenheit der Peripherie — hierher gehört auch das Staphyloma racemosum und iridis — und in solche mit verdichteter Hornhaut: hypertrophische. Die ersteren sind bedeckt mit einem sehr dünnen Epithel, darunter liegt eine Exsudatlage und der Rest des Irisgewebes. Bei den andern ist die Epithellage so dick, dass sie an Epidermis erinnert, die in ihr enthaltenen Zellen zeigen hypertrophische oder degenerative Veränderungen, darunter findet sich an Stelle der Bowmann'schen Membran eine gefässhaltige Schicht; das Cornealgewebe, das folgt, ist in seiner Structur sowohl bezüglich der Form der Fibrillen als der jetzt mit Zellen reichlich gefüllten Zwischenräume, vollkommen verändert. Bei den conischen Staphylomen sind in der Peripherie die Cornealbündel gut erhalten und ebenso die Descemetische Membran, die hier und da Löcher zeigt, durch welche die Iris mit der Cornea in directe Verbindung tritt. Bei fast allen sphärischen Staphylomen finden sich ein oder mehrere Ciliarfortsätze, die stark verlängert, an der Rinne im Limbus angewachsen sind und den Ausgang für sympathische Entzündung bilden können. Die Iris ist im Kern des Staphyloms zu einem schwarzen Pigmentstreifen umgewandelt. Pigment findet sich überall in der Cornea.

Kules (21) sah bei microscopischer Untersuchung eines mit Argyris behafteten Auges in der Hornhaut eine diffuse braune Färbung, in der Conjunctiva und äusseren Scleralfläche eine in lauter einzelne Körnchen sich auflösende blauschwarze. Das Epithel war absolut silberfrei, ebenso das Endothel der M. Descemetii, während diese selbst eine intensive Carminfärbung zeigte. Verf. findet, dass seine Ansichten über die Abflusswege des Auges durch die Ergebnisse dieser Untersuchung bestätigt werden.

Vaulair (33) beschreibt sehr sorgfältig einen ganz ungewöhnlichen Fall von „Granuloma teleangiectoides" oder „Blutschwamm" im Glaskörper, der die persistirende Arteria hyaloidea einschloss und dem Sehnerv gestielt aufsass. Letzterer zeigte im Centrum volle Umwandlung in weisse Zellen mit einer weichen und hyalinen Intercellular-Substanz. Die Sehnervenscheiden waren verdickt. Die Netzhaut war in eine Eiterschicht umgewandelt. Die differentielle Diagnose (gegenüber dem häufigeren Gliom oder Sarcom) wird ausführlich besprochen. Zahlreiche Abbildungen sind beigegeben. — Das Auge war einem 4jährigen Knaben enucleirt; es folgte ein Recidiv, an dem das Kind zu Grunde ging.

Deutschmann (9) bespricht die Veränderungen der Linse resp. Linsenkapsel bei intrabulbären Eiterprocessen auf Grund von Thierexperimenten.

Er injicirte Eiter entweder in die vordere Kammer oder in den Glaskörper, oder er zog dicht vor dem Aequator durch den Bulbus einen Wollfaden. Characteristische Unterschiede traten hierbei nicht auf; es vollzog sich stets der gleiche Endeffect: Trübung, Erweichung und Eiteransammlung in der Linse. Als erste Veränderung wurde eine Mattigkeit der Linsenkapsel genau im Bereich der Pupille beobachtet, welche bei Betrachtung mit dem Microscop von oberflächlicher Arrosion der Kapsel herrührte; die übrigen Linsentheile waren vollständig intact. Im weiteren Stadium zeigte sich punktförmige Eiteransammlung in der Linse selbst, Zerstörung des Kapselepithels und der vorderen Linsenfasern, in der Linse selbst keine Proliferation, dagegen innerhalb der von feinsten Canälchen durchbohrten Kapsel Eiterkörperchen, welche die Einwanderung des Eiters in die Linse beweisen. Der von der Iris bedeckte Abschnitt der vorderen Kapsel hielt sich lange intact. Eiterzellen kommen innerhalb der unverletzten Kapsel nicht vor. Die Usurirung der sehr festgefügten Kapsel entsteht wahrscheinlich nach Leber's Ansicht auf chemischem Wege.

Zur Erregung chronischer Eiterprocesse wird die Einimpfung von tuberculösem Material unter antiseptischen Cautelen empfohlen. Der Process ist bei Einimpfung in die vordere Kammer der gleiche wie bei der acuten septischen Panophthalmie, nur langsamer vor sich gehend. Die Cataractbildung erfolgt mehr durch Eindringen des Kammerwassers, als durch Einwanderung der Eiterkörperchen. Bei Erzeugung einer chronischen Eiterung im Glaskörper dagegen tritt nur Veränderung der hinteren Kapsel und Proliferation des vorderen Kapselepithels ein, bei Intactheit der vorderen Kapsel selbst, da die eiterige Iritis mit Exsudatbildung im Pupillargebiet ausbleibt. Eiterzellenbildung aus den Kapselepithelien war nicht nachzuweisen. Die Wucherung derselben führte zur Bildung eines Kapselstaars. In ähnlicher Weise vollziehen sich wohl die bei chronischen Entzündungen der inneren Augenhäute zur Bildung der hinteren Polarcataract und Wucherung der vorderen Kapselepithelien führende Vorgänge.

Schliesslich wird des häufigen Zusammentreffens von Hypopyon-Keratitis und Cataractbildung, besonders nach Durchschneidung bei Ulcus serpens gedacht. Bei einem Menschenauge wurde zwei Monate nach der Durchschneidung die äussere Fläche der Linsenkapsel vollständig intact gefunden, während der inneren ein zierlicher Kapselstaar anhaftete, nach innen gedeckt von einer hyalinen Membran. Das Kapselepithel war an dieser Stelle geschwunden, in der nächsten Umgebung in Wucherung begriffen, die vordere Corticalis zum Theil cataractös getrübt. Diese Veränderungen entstehen infolge des operativen Eingriffs und erklären die Bildung des Centralkapselstaars bei spontaner Hornhautperforation.

Gayet (12) hat eine Reihe eben extrahirter Kapselstaare frisch untersucht. Er fand eine gefaltete Platte mit fest anhängender Masse. Sie bestand aus der durchsichtigen Kapsel und einer Kittsubstanz, in der Epithelien und veränderte Linsensubstanz lag: die Epithelien zeigen verschiedene Veränderung: der Kern ist von einem weissen Hof umgeben, die Zelle in ein Bläschen verwandelt; schliesslich findet sich fettige Degeneration. Andere Epithelien haben eckige, characteristische Formen und stark granulirten Inhalt.

Dor (10) fand unter der Kapsel zweier congenitaler Cataracte an Stelle des Epithels ein dichtes Netzwerk von straffem Bindegewebe mit einliegenden runden oder ovalen, fein granulirten Körperchen.

Falchi (11) injicirte unter die Chorioidea und Retina Eiter. Hierdurch wurde eine purulente Chorioiditis und Retinitis hervorgerufen, die mit Exsudation und Zelleninfiltration begann, dann zu einer Hypertrophie des Bindegewebes führte und mit Atrophie schloss. Auch die Pupille betheiligte sich an dem Process.

Deutschmann (8) fand bei der Section eines Kaninchens, dem tuberculöser Eiter in den Glaskörper injicirt war, den Glaskörper von Membranen durchsetzt, in welche exquisite Tuberkel eingelagert waren; es handelte sich um reine Glaskörpertuberkel, wenigstens findet sich kein Anhaltspunkt, dass dieselben einer Wucherung der Netz- oder Aderhaut ihren Ursprung verdanken. Auch in diesen Häuten waren Tuberkel.

Kahler (17) beobachtete eine septische Netzhautaffection (Hämorrhagien und kleine weisse Flecke) am Lebenden und konnte post mortem die histologische Untersuchung machen. Das in den grössoren Hämorrhagien nachweisbare weisse Centrum bestand aus gehäuften Körnchenzellen und spindelförmig gequollenen Elementen. In den Gefässen fanden sich zum Theil granulirte Massen, die aber an dem Chromsäurepräparat nicht mit Sicherheit als pflanzlicher Natur erwiesen werden konnten. Dies gelang aber später an zwei Augen eines ebenfalls an Sepsis zu Grunde gegangenen Individuums. Hier fanden sich neben den Blutergüssen zahlreiche Pilzthromben mit bisweilen aneurysmatischer Erweiterung der Gefässe. In den Netzhäuten von 10 ebenfalls an Sepsis Verstorbenen, die aber keine macroscopischen Veränderungen zeigten, waren auch keine Pilzthromben vorhanden. Wohl aber in einem weiteren Fall von puerperaler Panophthalmitis, der mitgetheilt wird.

Herzog Carl in Baiern (7) sah in zwei, demselben Individuum entnommenen und in Müller'scher Flüssigkeit aufbewahrten Bulbi die gröbere Gefässschicht der Chorioidea sowie die Choriocapillaris dicht mit Bacterien gefüllt, die den bei septischen Processen vorkommenden Organismen glichen. Die gröberen Gefässe, sowohl kleine Arterien als Venen, zeigten nur vereinzelte Pilze.

Goldzieher (13) berichtet über Verknöcherungen im Auge. In dem einen Falle hatten sich, von der Chorioidea ausgehend, auch in der Retina Knocheninseln gebildet. Es fand sich ausgebildeter Knochen mit sternförmigen Knochenkörperchen und lamellärem Bau, osteoides d. h. dichtfibröses Gewebe ohne Lücken und Kalksalze und endlich Knochenbildungs- oder Markraumgewebe, bestehend aus zartnetzförmigem, succulentem Gewebe, in dessen Knotenpunkt sich Rundzellen fanden. G. fasst den Befund zusammen als Eindringen eines bestimmt characterisirten Gewebes aus einer hyperplastischen, auf dem Boden der Choriocapillaris erwachsenen Masse in Retinalgewebe, Verknöcherung dieses Bildungsstoffes in dem Territorium beider Membranen. In dem zweiten Falle bestand bei Iridocyclitis, totaler Ablösung der Netzhaut und des Corp. ciliare eine Ossification hinter und im Gebiet der Linse. Diese Knochenschale könnte bei weiterer Ausdehnung und dem Schwunde der Linsenfasern zu einer Verknöcherung der Linse Anlass geben.

Lundy (22) beobachtete in einem phthisischen Bulbus eine Ossification des ganzen Corpus ciliare, innerhalb deren die Linse lag. Abgetrennt von dieser Knochenplatte war eine zweite in der hinteren Hälfte des Auges.

Manz (24) hatte Gelegenheit, einen früher von ihm ophthalmoscopisch diagnosticirten Fall von Retinitis proliferans anatomisch zu untersuchen. Der Augapfel war inzwischen unter totaler Netzhautablösung und Cataractbildung phthisisch geworden. Es zeigten sich, von der Innenfläche ausgehend, starke und hauptsächlich im Bereich der Centralgefässe gelegene Wucherungen des interstitiellen Stützgewebes, die die ganze Retina durchsetzten, mit beträchtlicher Kernvermehrung, wahrscheinlich zuerst in der Nähe der Limitans interna beginnend; dazu traten dann später degenerative Processe. Die Netzhautgefässe waren etwas vermehrt, aber die Gefässwände zeigten keine Verdickung. Ecchymosen fehlten. Der Glaskörper war verflüssigt und hatte einen reichen Zelleninhalt; Glaskörpermembranen waren nicht nachweisbar. Aehnliche microscopische Befunde hat Iwanoff bei einer Form chronischer Retinitis beschrieben.

Uhthoff (32) untersuchte 6 Augen von 4 Patienten, die Retinalerkrankungen hatten und an perniciöser Anämie gestorben waren. Er fand 1) Hämorrhagien in den verschiedenen Schichten der Netzhaut, 2) varicöse Hypertrophie der marklosen Nervenfasern in der Nervenfaserschicht der Netzhaut, 3) Einlagerung von glänzenden, colloiden, zum Theil auch feinkörnigen Massen von sehr variabler Gestalt und Grösse in der Zwischenkörnerschicht. Anhäufungen von Rundzellen im Centrum der Hämorrhagien (Litten) oder die Anwesenheit von rundlichen Körpern von ca. 0,06 bis 0,08 Mm. Durchmesser mit deutlicher Hülle, deren Inhalt aus kleinen, rundlichen Zellen besteht (Manz) konnte Vrf. in den von ihm untersuchten Augen nicht nachweisen.

Brailey und Edmonds (3) fanden bei Glaucom auch im Sehnerven verschiedene Veränderungen. Besonders um die Gefässe herum zeigt sich hier das Bindegewebe hypertrophirt; dasselbe kann so zunehmen, dass bei gleichzeitiger Gefässsclerose, das Lumen sehr eng wird oder verschwindet. Der subvaginale Raum zeigt öfter entzündliche Veränderungen. Zuweilen besteht Neuritis mit Papillenschwellung. Sclerose findet sich vorzugsweise beim hämorrhagischen Glaucom. Nach Ansicht des Verf. geht beim primären Glaucom die Sehnervenveränderung der Affection voran. Das Corp. ciliare zeigt Atrophie und Gefässerweiterung, eventuell Sclerose. Dabei ist es nach hinten gerückt und spannt die Zonulafasern; eben dadurch wird auch der Winkel der vorderen Kammer spaltförmig. Tritt Glaucom kurz nach Hornhaut-Ulceration auf, so findet sich eine Entzündung des Corp. ciliare, die später zur Atrophie führt und der Hypertonie vorangeht. Bei Glaucomen, die einer serösen Choroiditis oder Iritis folgen, sind weder Corp. ciliare noch Iris atrophisch oder sclerosirt, sondern zeigen intensive Entzündungserscheinungen. Die Sclerose des Corp. ciliare ist Ursache der glaucomatösen Cataracten.

Knies (20) untersuchte zwei an Iritis serosa erkrankte Augen eines jungen Mädchens post mortem anatomisch. Der bekannte punktförmige Belag der Membr. Descemetii stammt aus der Iris, das Endothel der Membr. Descemetii verhält sich passiv. Iris, Corp. ciliare und Chorioidea zeigten starke zellige Infiltrationen. Ferner bestand eine nicht hochgradige, aber unzweifelhafte Neuritis optica mit starkzelliger Infiltration der Pialscheide vom Sehnerveneintritt bis zum Chiasma. K. betont, dass es zweifellos sei, dass die

Erkrankung in beiden Augen eine continuirlich zusammenhängende sei und verwerthet diesen Befund zur Erklärung der sympathischen Augen-Affectionen und anderer doppelseitiger Uvealerkrankungen.

Samelsohn (30) fand bei der Untersuchung zweier Optici eines Individuum, das an centralem Scotom gelitten, eine retrobulbäre Neuritis, die zu einer partiellen Atrophie der Nervenfasern geführt hatte. Am Foramen opticum sass die afficirte Stelle streng central, dem Bulbus näher hingegen mehr lateralwärts, an der Eintrittsstelle der Centralgefässe fast ganz peripher in Form eines Keiles, dessen Spitze dem Venen-Eintritt zugekehrt ist. Daraus dürfte hervorgehen, dass die Macula-Fasern am Foramen opticum wenigstens im Centrum des Sehnerven liegen.

Purtscher (27) konnte den Tractus in 6 Fällen einseitiger Opticus-Atrophie untersuchen. Immer traf die Atrophie die Nervenfasern beider Tractus, doch war der entgegengesetzte Tractus stets stärker verdünnt (was auch pathologisch-anatomischen Präparaten Ref. zuerst betont hat). Bei der Untersuchung zweier Fälle von doppelseitiger Atrophie infolge von Zerstörung beider Bulbi waren beide Tractus in vollständigster Weise grau degenerirt und atrophisch. Microscopisch wurde die Commissura inferior Gudden's erhalten gefunden und ebenso die Meynert'sche Commissur. Alle Atrophien zeigten sich als aufsteigende.

Mollière und Chandelux (26) beschreiben ein Colloid-Epitheliom der Thränendrüse, das einem 15jährigen Knaben enucleirt war. Bald folgte ein Recidiv und nach dessen Entfernung ein zweites. Inzwischen hatte die Geschwulst so zugenommen und sich in der Orbita so ausgebreitet, dass von weiteren chirurgischen Eingriffen abgesehen wurde. Die histologische Untersuchung zeigte eine intraacinöse Geschwulst-Entwickelung; bemerkenswerth ist, dass auch das Recidiv — trotz Entfernung der primär erkrankten Thränendrüse — eine acinöse Structur erkennen liess.

Purtscher (28) veröffentlicht 9 Fälle von Lidkrebs mit Krankengeschichte und microscopischer Untersuchung.

Hirschberg (15) bespricht in einem Vortrage ausführlicher drei Hauptformen ocularer Geschwulstbildung: Gliom retinae, Sarcoma uveae und Melano-Sarcoma praecorneale. Zu Grunde gelegt werden verschiedene Fälle, die einer genauen microscopischen Untersuchung unterworfen wurden. So zwei Fälle von Gliom. In dem ersten füllte die Geschwulst mit kleinlappigem Bau die Hälfte des Binnenraumes vom Augapfel aus, liess aber doch noch hinter ihrer ganzen Ausdehnung die normale Schichtung der Netzhaut deutlich erkennen; sie war aus den inneren Lagen der Netzhaut hervorgegangen. In dem anderen Falle war der Sehnerv bereits bis zum For. opticum erkrankt. Bei dem präcornealen Melanosarcom musste der Bulbus exstirpirt werden.

Treitel (31) giebt die pathologisch-anatomische Untersuchung von 5 Augen.

1) Adhärirende Cornealnarbe, Präcipitate in der Membrana Descemetii, flache Amotio retinae, trichterförmige Glaskörperablösung, Hämorrhagie im N. opticus. Verf. hält mit Iwanoff die Glaskörperablösung durch ein pathologisches Exsudat — nicht durch Retraction des Glaskörperstromas bewirkt. 2) Iridocyclitis plastica mit totaler hinterer Synechie, Ablösung der Uvea iridis und Präcipitate an der hinteren Hornhautfläche. Amotio retinae. Netzhautcyste. Grosse Chorioidealblutung. Die Netzhautcyste ist mit Wahrscheinlichkeit als hämorrhagische aufzufassen. 3) Amotio retinae totalis, cystoide Degeneration der Netzhaut, eigenthümlicher Körper zwischen Netzhautfalten. Letztere sind bräunlich-gelb, eiförmig, sehr resistent gegen Reagentien; möglicher Weise sind diese Körper durch eine Metamorphose der Stäbchen und Zapfen entstanden. 4) Neuroretinitis in Folge von Tumor cerebri ohne Hydrops der Sehnervenscheide. Entzündliche Veränderungen der Papille fehlten; es bestand Oedem. 5) Aniridia totalis et Aphakia traumatica.

Manz (23) beschreibt zwei Fälle von Microphthalmus congenitus. In dem einen lag der rudimentäre Bulbus in einer prall gefüllten Cyste, deren innere Wandfläche mit Epidermis und Haaren besetzt war. Er war in der Wand befestigt und ragte in ihr Lumen hinein: Cornea, Sclera und ein den Sehnerven vertretender Stiel waren vorhanden; Linse, Glaskörper, Retina fehlten. Bei dem zweiten Microphthalmus fand sich ebenfalls eine Cyste, die im Boden desselben sass und unmittelbar an den Sehnerven anstiess. Sie war sehr dickwandig und reichte bis etwa zum Aequator nach vorn. Durch diese Fälle wird das Zustandekommen der Orbitalcysten mit Bulbusrudimenten verständlich: dieselben entstehen ursprünglich zwischen den Lamellen der Sclera und führen weiter wachsend zur Degeneration des Auges.

Heisrath (14) hat durch zahlreiche Untersuchungen, bei denen er die Fehlerquellen, welche zu den bisher so verschiedenen Angaben der Autoren Veranlassung gaben, zu vermeiden suchte, durch Injectionen die Abflusswege des Humor aqueus von Neuem geprüft. Er fand einen constanten, lebhaften Uebertritt von Berliner Blau und Suspensionsflüssigkeiten aus der vorderen Augenkammer in die vorderen Ciliarvenen, und kommt zu dem End-Resultat, dass, abgesehen von der geringfügigen Resorption des Humor aqueus durch die Cornea, ein lebhafter Austausch von Kammerflüssigkeit durch den Maschenraum des Iriswinkels in das lockere Gewebe des Ciliarmuskels, der bindegewebigen Grundlage des Corp. ciliare und der innersten Lage der Sclera erfolgt, der Hauptabfluss hingegen auf offenen Communicationswegen von der vorderen Augenkammer durch den Zellgewebsraum des Iriswinkels, den Schlemm'schen Canal und zahlreiche, die Substanz der Sclera perforirende Gefässe zu den vorderen Ciliarvenen geschieht. Ein längerer Abschnitt wird der Klarstellung der Bezeichnung „Fontana'scher Raum" und „Schlemm'scher Canal" gewidmet; bezüglich des letzteren theilt der Verf. Leber's Anschauung, indem er ihn dem Venensystem zurechnet, nimmt jedoch eine offene Verbindung mit der vorderen Augenkammer an.

IV. Behandlung.

1) Abadie, Sclérotome Parenteau. Pince à double fixation. Gazette des hôpitaux. No. 72. — 2) Derselbe, De la ténotomie partielle des muscles de l'oeil. Annal. d'oculist. T. 83. p. 238 u. T. 84. p. 64. — 3) Derselbe, De la section extra-oculaire des nerfs optiques et ciliaires substituée à l'énucléation du globe oculaire. Gazette hebdomadaire de médecine et de chirurgie. No. 11. — 4) Adamück, Das Chininum bei Glaucoma. Centralbl. f. pract. Augenheilk. S. 241. Zusatz von H. Cohn. (A. erzählt einen Fall, wo Chinin im Prodromalstadium gute Dienste geleistet hat.) — 5) Alsberg, Ueber den Nachweis von Quecksilber im Harn nach Einstäuben von Calomel in den Bindehautsack. Arch. f. Augenheilk. S. 413. — 5a) Albini, Riconto per determinare il modo d'azione della Duboisina e dell' eserina. Il Morgagni. Octobr. — 6) Armaignac, Note sur la névrotomie optico-ciliaire et observation d'un cas dans lequel cette opération a été suivie de la fonte purulente du globe oculaire, d'un phlegmon rétro-bulbaire et d'un symblépharon complet de la paupière inférieur. Journal de médecine de Bordeaux. No. 38. (Operation verlief unter Spray glatt; Lister'scher Verband. Nach 24 Stunden Heilung der Conjunctivalfalte. Am 4. Tage Zeichen retrobulbärer Eiterung. Später Abscedirung; Panophthalmitis.) — 7) Boucheron, Thérapeutique du strabisme. Bullet. de l'Acad. de médec. No. 27. — 8) Brailey, Nitrous oxide as an anaesthetic in aquial operations. Lancet. p. 811. — 9) Burgl, Entfernung eines Stahlsplitters aus dem Glaskörper durch einen Electro-Magneten. Heilung ohne Reaction. Berl. klin. Wochenschr. S. 627. — 10) Burnett, M., On optico-ciliary neurotomy with a case. Philad. Med. Times. Aug. 14. (Es erfolgte eine heftige Nachblutung, wohl weil nur ein leichter Verband auf das Auge gelegt war.) — 11) Camuset, A propos de la Narcolepsie. Gazette des hôpitaux. No. 83. — 12) Carreras-Aragó, Vergiftungserscheinungen, verursacht durch eine hypodermatische Injection mit Strychninnitrat und augenblickliches Aufhören des musculären Brustkrampfes in Folge der Anwendung eines electro-magnetischen Stromes. Centralbl. f. pract. Augenheilk. S. 113. (5 Mgrm. subcutan injicirt oder wie Emmert, s. unten, berechnet 1 Cgrm.) — 12a) D. D. W., Die Dosirung der Arzneistoffe in der Augenheilkunde. Klinische Monatsbl. f. Augenheilk. S. 329. (Verf. glaubt auf eine genauere Bestimmung der Menge der eingeträufelten differenten Augenwässer, etwa durch graduirte Tropfgläser, dringen zu sollen.) — 12b) Emmert, Vergiftungserscheinungen nach Strychnininjection. Centralbl. f. pract. Augenheilk. S. 179. (Nach 1 Cgrm.) — 13) Chisolm, A piece of metal twenty-three years in the eye without causing sympathetic ophthalmia. Boston medical and surgical Journal. No. 11. (Das gute Auge hatte zur Zeit der Enucleation Symptome von Irritation.) — 13a) Fitz-Gerald, Recherches expérimentales sur le mode d'action physiologique des principales substances medicamenteuses qui agissent sur la pupille. Thèse. Paris. — 14) Fleischmann, Ueber oculare Gummibinden. Centralbl. f. pract. Augenheilk. S. 341. — 15) Fröhlich, Ueber Antisepsis bei Augenoperationen. Klinische Monatsbl. f. Augenheilk. S. 115. — 16) Fuchs, Homatropinum hydrobromatum. Centralbl. f. pract. Augenheilk. S. 182. — 16a) Völckers, Ebendas. S. 203. — 17) Fuchs, L'emploi du cautère actuel dans les ulcérations de la cornée. Association médic. Britannique. Annal. d'ocul. T. 84. p. 212. (Er wandte das Glüheisen an, wenn es begiunt schwarz zu werden.) — 18) Götz, Das Homatropin in der Augenheilkunde. Dissert. Kiel. — 19) Gruening, On the removal of particles of steel or iron from the vitreous chamber by means of magnets. The New-York medical Record. May 1. (Angabe eines Magneten zur Entfernung von Eisen aus dem Glaskörper.) — 20) Gunn, Marcus, Klinische Bemerkungen zur Therapie. Ophthalm. Hosp. Rep. Vol. X. p. 1 u. 30. (Keine besonderen Abweichungen von dem auch sonst Ueblichen.) — 21) Hotz, Eine neue Operation für Entropium und Trichiasis. Archiv f. Augenheilk. Bd. 10. Heft 1. S. 68. (Am oberen Lide wird nach einem dem oberen Tarsalrande parallel laufenden Hautschnitt und Muskelabtragung der untere Wundrand an den Tarsalrand genäht. Cfr. Abschnitt 9.) — 22) Haltenhoff, G., Présentation d'un cas opéré par neurotomie optico-ciliaire. Bulletin de la Société médicale de la Suisse. Nov. — 23) Jäger, E. v., Ein Fall von erfolgreicher Extraction eines Zündhütchenstückes aus der hinteren Augenkammer. Arch. f. Augenheilkunde. Bd. IX. Heft 1. S. 80. — 24) Keyser, Duboisia. Philad. med. and surg. Reporter. July 10. — 25) Klein, Ueber Atropin-Vaselinsalbe. Wiener medicin. Presse. S. 1595. — 26) Kipp, Ueber eine kleine Reihe von Staarextractionen und anderen Augenoperationen, die unter höchst ungünstigen äusseren Verhältnissen gemacht wurden. Arch. f. Augenheilk. Bd. X. S. 11. (Gute Erfolge in einem schlechten, mit Kranken und Verwundeten überfüllten Hospital — ohne Antisepsis.) — 26a) Knapp, H., Ueber optico-ciliare Neurotomie und Neurectomie. Ebendas. Bd. X. S. 14. — 27) Ladenburg, De l'homatropine et d'autres tropeïnes. Nederlandsch Tijdschrift voor Geneeskunde No. 22 u. Annal. d'ocul. T. 84. p. 89. — 28) Derselbe, Sur les alcaloïdes naturels et mydriatiques de la Belladonna, du Datura, de la Jusquiame et de la Duboisia. Gaz. hebdomadaire de médecine et de chirurgie. No. 17. — 29) Landesberg, Ueber die Anwendung des Eserins bei Glaucom. Arch. f. Augenheilk. Bd. IX. Heft 1. S. 65. (Cfr. Jahresbericht 1879.) — 30) Leber, Meningitis nach Enucleation eines nicht von eitriger Panophthalmitis befallenen Auges mit Ausgang in Genesung. v. Graefe's Arch. f. Ophthalmol. Bd. 26. Abth. 3. S. 207. — 31) Mecklenburg, Pilocarpinum hydrochloricum gegen acute Hemeralopie. Berl. klin. Wochenschrift No. 29. (Ein Fall mit Heilung, in der 6. Woche behandelt.) — 32) Meyer, Ed., La valeur thérapeutique de la neurotomie optico-ciliaire. Journ. de thérapeutique No. 20. — 33) Morano, Dell' uso della stricnina in talune malattie del fondo dell' occhio. Giornale internazionale delle scienze mediche. 1879. No. 5. — 34) Nettleship, Antiseptics in ophthalmic surgery. The Brit. med. Journ. Jan. 31. (Erst grössere Reihen von Beobachtungen an Cataractoperationen können Entscheidung geben.) — 35) Nieden, Ueber die Anwendung der Electrolyse in der augenärztlichen Therapie. Arch. f. Augenheilk. Bd. IX. S. 339. — 36) Noyes, Henry D., Formation of an eyelid by transfer of large piece of skin, without pedicle. The med. Rec. p. 344. — 37) Outin, Contribution à l'étude de la canthoplastie externe. Thèse. Paris. — 38) Pautynski, Pilocarpin und Homatropin. Klin. Monatsbl. f. Augenheilk. S. 343. — 39) Pomeroy, On some points in the management of asthenopic symptoms in emmetropic and ametropic eyes. The New-York med. Rec. Sept. 11 u. 18. — 40) Rapport présenté au nom de deux commissions composées de MM. Panas, Terrier, Berger et Giraud-Teulon, rapporteur, sur deux mémoires (par Dianoux et par Abadie) ayant pour objet la substitution de la névrotomie optico-ciliaire à l'énucléation dans les affections comportant cette dernière operation. Bull. de la société de chir. 1879. No. 10. — 41) Rombold, Ein Fall von Chloroformintoxication per stomachum nebst Bemerkungen über das Verhalten der Pupillen in der Chloroformnarcose. Mittheilungen aus der ophthalmiatr. Klinik in Tübingen. S. 221. — 42) Risley, On the relative value of the sulphate of atropia and of duboisia in ophthalmic practice. Amer. Journ. of med. sc. April. — 43) Samelsohn, Entfernung eines Eisensplitters aus der Linse durch den Electro-Magneten. Berl. klin.

Wochenschr. S. 639. — 44) Schell, A new mydriatic. The Phil. med. Times. Oct. 9. — 45) Schirmer, Ein Mittel, die Chloroformnarcose abzukürzen. Centralbl. f. pract. Augenheilk. S. 36. (Reizung der Nasenschleimhaut.) — 46) Schlegel, Ueber das Eserin als Heilmittel gegen Glaucom. Mitth. aus der ophthalmiatr. Klinik zu Tübingen. S. 159. — 47) Schliephake, Ueber die Einwirkung des Muscarins auf das menschliche Auge. Nagel's Mitth. a. d. ophthalmiatr. Klinik zu Tübingen. S. 51. (Einige Tropfen in 2procentiger Lösung instillirt bewirken Contraction des Accommodationsmuskels mit Heranrücken des Fernpunktes, erst später Myosis. Beim Calabar-Extract ist die Pupillenverengerung das Hauptsymptom, der Accommodationskrampf das geringere.) — 48) Schmidt, Oscar, Beiträge zur Antisepsis in der operativen Augenheilkunde. Klin. Monatsbl. f. Augenheilk. S. 387. — 49) Schmidt-Rimpler, Zur Desinfection mittelst Borsäure. Ebendas. S. 249 u. Berl. klin. Wochenschr. No. 45. — 50) Derselbe, Die Behandlung der Dacryocysto-Blennorrhoe mit Scarificationen des ganzen Thränennasenschlauches. Berl. klin. W. No. 30. — 51) Schöler, Jahresber. etc. (Neurotomie; cfr. Abschnitt I.) — 52) Seely, Beiträge zur practischen Augenheilkunde. Klin. Monatsbl. für Augenheilk. S. 459. — 53) Sibley, Campbell, Ophthalmic Operations with remarks on after-treatment. The ophthalmic use of quinine and its therapeutic action. Trans. of the med. association of Georgia. April. (Eine Staar-, Schiel-, Pterygium-Operation. Empfehlung des Chinins innerlich nach Cataractextraction.) — 54) Schleich, Die Absorptionsspectren kobaltblauer Gläser. Mitth. a. d. ophthalmiatr. Klinik zu Tübingen. S. 204. — 55) Snell, Simeon, Case of ectropion treated by a naso-buccal flap; and other cases. The Lancet. p. 588. — 56) Theobald, A new eye bandage. Archives of ophthalm. Vol. IX. No. 2. — 57) Tscherbatscheff, Ueber die Wirkung des constanten Stromes auf das normale Auge. Dissertation. Bern. (Centrales Sehen wurde nicht verändert. Hingegen erfuhr das Gesichtsfeld sowie das excentrische Sehen eine Zunahme, auch für Farben. Central fand sich für blau und roth Zunahme der Sehschärfe.) — 58) Warlomont, Ciseaux-pinces à écrasement pour l'énervation du globe de l'oeil. Gaz. hebd. de méd. et de chir. No. 16 und La Presse médicale belge. No. 15. — 59) Derselbe, Matériaux pour servir à l'histoire de l'énervation. Annal. d'oculist. T. 83. p. 62 u. 169. — 60) Derselbe, Ciseaux hémostatiques. Ibid. T. 84. p. 69. (Die Scheere à écrasement kann auch in der allgemeinen Chirurgie Anwendung finden. Abbildung.) — 61) Wilson, Adstringents in chronic conjunctivitis. Buffalo med. and surg. Journ. XIX. p. 438. Ref. in klin. Monatsbl. f. Augenheilk. S. 230. — 62) Williams, Neurotomy of the optic and ciliary nerves as a substitute for enucleation of the eyeball. Boston med. and surg. Journ. p. 78. — 63) Wolfe, Ueber Lidbildung nach Wolfe's Methode. Centralbl. f. pract. Augenheilk. S. 11. (W. vertheidigt seine Methode besonders Aeusserungen Zehender's in Amsterdam gegenüber und meint, dass die Behandlung der transplantirten Lappen nicht zart gewesen.) — 64) Wolfring, Ueber die Wirkung des unmittelbar auf das Augengewebe angewandten fein zertheilten metallischen Quecksilbers. Ref. von Falko in Klin. Monatsbl. f. Augenheilk. S. 433. — 65) Zehender, Versuche über den Einfluss des von Merck in Darmstadt crystallinisch dargestellten Physostigmin auf Pupillenweite und Accommodation. Ebendas. S. 239. — 66) Pomme, De l'emploi du Benzoate de Soude dans le traitement des affections purulents de la conjonctive. Lyon.

Schleich (54) hat eine Serie von blauen planparallelen Gläsern bezüglich ihrer Absorption gegenüber dem Petroleumflammenspectrum unter v. Vierordt's Anleitung geprüft. Ein Vergleich zwischen ihnen und Rauchgläsern führt zu dem Resultat, dass die blaue Brille ein weit wirksamerer Schutz gegen helles Licht ist als die graue.

Schmidt-Rimpler (49) stellte an Kaninchen mittelst Hornhaut-Impfungen Versuche über die desinficirende Eigenschaft der Borsäure an. Es wurde hierzu Thränensacksecret benutzt, dessen Infectionskraft durch gleichlaufende Impfungen gesichert war. Die Desinfection wurde dadurch erstrebt, dass man das Secret in gesättigte (4 pCt.) Borsäurelösung legte und dort mehr weniger lange Zeit unter zeitweiligem Umrühren liess. Mit einer Punctionsnadel wurde es alsdann in eine zwischen den Hornhautlamellen gebildete Tasche geschoben. Hierbei ergab sich eine erhebliche Verringerung und bei längerer Einwirkung (15 Min.) sogar vollständige Aufhebung der Infection. Verf. empfiehlt daher die Anwendung dieses Mittels, zumal Bindehaut und Cornea dasselbe ohne jede unangenehme Empfindung gut vertragen. Er bemerkt indessen, dass die officielle Aqu. chlor. ein noch energischeres und schneller wirkendes Desinficiens sei. Aus einer Reihe von Impfungen werden drei Beispiele ausführlich mitgetheilt.

Oscar Schmidt (48) hat durch Experimente, die zuerst an Hunden und Kaninchen, dann am Menschen gemacht wurden, erwiesen, dass $^1/_2$procentige Carbolsäurelösung bei 15 Minuten langer Irrigation das Auge und besonders die Cornea nicht schädige; dasselbe gilt von $1^1/_2$procent. Dampfspray, der in 1 Mtr. Entfernung nur noch die Hälfte der ursprünglichen Concentration zeigt. Stärkere Lösungen machen Epitheltrübungen, selbst Ulcerationen. Weitere Versuche zeigten, dass Cornea-Impfungen mit infectiösen Substanzen gemacht nicht von septischen Entzündungen — abgesehen von ganz localen — gefolgt waren, wenn unter Spray antiseptisch operirt und ein modificirter Lister-Verband angelegt wurde. Verf. hält danach auch die Antisepsis in der Ophthalmologie für nothwendig.

Klein (25) empfiehlt die Atropin-Vaselinsalbe (0,05 ad 10,0), weil durch sie die Befeuchtung der öfter schon excoriirten Wangenhaut vermieden, die Conjunctiva weniger gereizt wird und gleichzeitig bei bestehender Blepharitis das Fett günstig wirkt. Auch die Gefahr der Intoxication werde fast ganz gehoben. Besonders bei phlyctänulären Ophthalmien der Kinder kommt dies zur Geltung. Bei entzündlichen Hornhautaffectionen — ohne Geschwürsbildung — scheint die Vaseline auch eine auffallende Wirkung zu haben.

Fleischmann (11) rühmt den Druckverband mittelst Anwendung von Gummibinden, deren Elasticität einen immer gleichen Druck ermöglicht.

Brailey (8) benutzte bei zwei Schiel-Operationen als Anästheticum Stickstoff-Oxyd. Er empfiehlt es wegen grösserer Sicherheit und Schnelligkeit in seiner Wirkung und wegen des Mangels an übler Nachwirkung. Da während der Operation noch eingeathmet wurde, hinderte Maske etwas. Die zweite Operation dauerte deshalb 10 Minuten, zumal auch die Sensibilität wieder zurückkehrte. (Wird die Inspiration des

Gases ausgesetzt, so kehrt die Sensibilität, wenigstens nach dem was Ref. gesehen, zu schnell zurück, um während dieser Zeit Schiel- oder Staar-Operationen ausführen zu können.)

Wilson (61) hat eine Zusammenstellung der bei den amerikanischen practischen Aerzten und Ophthalmologen bei Behandlung der Conjunctivis beliebtesten Adstringentien vorgenommen, woraus hervorgeht, dass dem Argent. nitric. von Specialisten und Nichtspecialisten der Vorzug gegeben wird. Bei den letzteren ist demnächst das Zinc. sulfuric. beliebt, während die ersteren im Allgemeinen Cupr. sulfur. und Alumen in zweiter Linie bevorzugen.

Seely (52) wendet bei Granulationen und eitrigen Conjunctivalprocessen gelbe Quecksilber-Vaselinsalbe an. Die sonst üblichen Adstringentien und Caustica verwirft er.

Wolfring (64) behandelte Hornhaut-Infiltrate, Iritis plastica und Chorioiditis acuta erfolgreich, indem er eine Erbse gross Ung. Hydrargyri vaselinatum in den Conjunctival-Sack that und darauf das Auge $1/2$—1 Stunde lang verband. Das geschah 1—2 mal täglich.

Alsberg (3) untersuchte bei 15 Kindern, denen Calomel-Einstreuungen in das Auge gemacht waren, den Harn nach Fürbringer's Methode auf Quecksilber. Zweimal war deutliche Quecksilberreaction vorhanden. Da aber nicht sicher auszuschliessen war, dass bei jenen Kindern Quecksilberoxydsalbe angewandt worden, liess Decker den Harn eines Erwachsenen, dem Calomel längere Zeit inspergirt war und wo jener Zweifel nicht bestand, untersuchen. Auch hier ergab sich die Reaction, als man den Harn von 10 Tagen in Untersuchung nahm und die Lamella je 24 Stunden bis zum Eintreffen eines neuen Tagesquantums damit in Berührung liess.

Ladenburg (28) hat aus der Duboisia myoporoides bisher nur ein Alcaloid herstellen können, dessen Identität mit Hyoscyamin er nachgewiesen hat. Ebenso ist das Daturin mit Hyoscyamin identisch.

Risley (42) kommt in seinen Versuchen mit Duboisin, das er bei 140 Personen anwandte, zu dem Resultate, dass eine Lösung bis 2 Gr. auf die Unze Wasser gefahrlos sei. Die 2gränige Duboisinlösung paralysirt den Ciliarmuskel schneller als eine 4gränige Atropinlösung; ihre Wirkung dauert nicht halb so lang. Hingegen reizt sie die Conjunctiva mehr als neutrale Atropin-Lösungen, denen sie im Uebrigen bei Behandlung von Entzündungen substituirt werden kann.

Keyser (24) fand, dass Duboisin etwas schneller und weniger langdauernd wirke als das Atropin. In etwa 10 pCt. der Versuche kam ein unregelmässiger Effect zu Stande. Nach Cataract-Operation bei beginnender Iritis zieht K. das Duboisin vor; ebenso bei Atropin-Irritation.

Zehender (65) hat in drei Versuchsreihen den Einfluss des salicylsauren Physostigmin auf Pupillenweite und Accommodation geprüft. Die Versuche führten seine beiden Assistenten unter seiner Leitung aus; dieselben hatten normale Sehschärfe und waren in der Ausführung exacter Beobachtungen geübt. Das Punctum proximum der Accommodation wurde mit Burchardschen Punktproben festgestellt, die Pupillenweite war vor einem vergrössernden Concavspiegel mit einem Cirkel von den Beobachtern selbst gemessen. Die pupillenverengende Wirkung war eine fast momentane, erreichte bei Anwendung eines Tropfens nach einer Stunde ihr Maximum und blieb noch nach dreimal 24 Stunden erkennbar. Bei Einträufelung zweier Tropfen stellte sich die Wirkung rascher und intensiver ein. Die dabei entstehende unangenehme Empfindung, als ob Seifenwasser in das Auge gerathen, ging schnell vorüber.

Dagegen machten sich während der Versuche die Erscheinungen der Makropsie sowie des Verschwommen- und Doppeltsehens in sehr lästiger Weise geltend. Die Einwirkung des Mittels auf die Accommodation wird zweifelhaft gelassen, da sich der genauen Bestimmung der Accommodationsgrenzen wegen der Pupillenverengerung Schwierigkeiten entgegenstellten. Letztere giebt auch bei ungenauer Accommodation relativ deutliche Bilder und erschwert daher sehr die scharfe accommodative Einstellung. Die erwähnten Erscheinungen der Macropsie und des Verschwommen- und Doppeltsehens lassen sich aber aus der Pupillenverengerung allein auch nicht erklären.

Pautynski (38) kann die von Götz (18) über Homatropin gemachten Mittheilungen bestätigen. Nach letzterem Autor entspricht das Homatropin bezüglich der Art seiner Wirkung durchaus dem Atropin, indem es wie dieses die Pupillen erweitert und die Accommodation lähmt. Es unterscheidet sich aber durch den Verlauf seiner Wirkung, indem bei fast völlig gleichem Maximum der Wirkung die Dauer beim Homatropin unverhältnissmässig kürzer ist als beim Atropin. Nach Götz eignet sich die einprocentige Lösung am besten zur practischen Anwendung. Pautynski hat in zwei Fällen beobachtet, dass durch Homatropin nicht, wie so oft durch Atropin, die Wirkung des Pilocarpin aufgehoben wurde.

Fuchs (16) hat ebenfalls mit 1 pCt. Homatropinlösung Versuche an gesunden Menschen angestellt und gefunden, dass im Vergleich mit schwachen Atropinlösungen (1 : 5000) bezüglich des Einflusses auf die Accommodation kaum ein Unterschied besteht, hingegen die Pupillenerweiterung rascher eintritt und schneller verschwindet.

Scholl (44) empfiehlt das Homatropinum hydrobromatum besonders zu temporärer Dilatation der Pupille und Paralyse der Accommodation.

Fitz-Gerald (13) hat die Wirkung der Myotica und Mydriatica in der Weise an Kaninchen festzustellen gesucht, dass ihnen zuvor der Oculomotorius oder der Ophthalmicus des Trigeminus oder der Sympathicus an einer Seite durchschnitten wurde. Die betreffenden Mittel wurden theils subcutan, theils durch den Bindehautsack eingeführt. Das Ergebniss von 30 mitgetheilten Experimenten ist folgendes. Der Effect der Substanzen ist verschieden, je nach der Einführungsweise. Unter den Myoticis wirkt Morphium und Eserin durch eine Reizung des Oculomotorius, sei es der Fasern oder der Ursprungsstelle. Andere, wie Pilocarpin, scheinen gleichzeitig auf den Sympathicus und Oculomotorius lähmend zu wirken, jedoch so, dass dem Sphincter ein Uebergewicht bleibt. Bei localer Anwendung sowohl der Mydriatica als der Myotica scheinen die Trigeminusfasern durch Reflex nach beiden Richtungen hin eine Rolle zu spielen. Atropin scheint durch functionelle Lähmung des Oculomotorius zu wirken. Die locale Anwendung der Mittel übt einen directen Einfluss auf die glatten Muskelfasern der Iris, vielleicht auch gleichzeitig auf die Iris-Ganglien.

Albini (59) beschreibt das Verhalten der Pupillen nach dem Tode und die Veränderung, welche durch Anwendung von Duboisin oder Eserin darin eintritt. In der Agonie und kurz nach dem Tode zeigt sich bei Thieren, speciell bei Kaninchen eine plötzliche Dilatation. Alsdann 2—3 Min. nach Aufhören des Athmens folgt eine starke Verengerung; dieselbe tritt schneller ein, wenn das Thier durch Verblutung getödtet ist. Einige Stunden später kann wieder eine gewisse Erweiterung sich einstellen. Wenn vor dem Tode Duboisin oder Eserin eingeträufelt wurde, so sieht man auch noch post mortem ihren Einfluss auf die Pupillenweite. Auch nach dem Tode eingeträufelt, üben sie eine gewisse mydriatische oder myotische Wirkung aus.

Schlegel (46) berichtet über die Anwendung von Eserin in 19 Glaucom-Fällen auf Nagel's Klinik. Eine öfter ansehnliche Besserung der centralen Sehschärfe, begleitet von Herabsetzung des intraocularen Druckes, wurde besonders bei Glauc. simplex beobachtet. Es folgen eine Auseinandersetzung darüber, wie die Wirkung des Eserin zu erklären sei, und einige Bemerkungen zur Glaucomtheorie, in denen Verf. das Glaucom als Folgezustand einer Reihe verschiedener Ursachen auffasst.

Boucheron (7) hat bei intermittirendem Strabismus convergens der Kinder in 9 Fällen durch Atropinisirung acht Mal Erfolg gesehen. Bezüglich des Operations-Modus betont er die Nothwendigkeit der Trennung der vorderen Verbindungen des Muskels mit der Tenon'schen Kapsel.

Abadie (2) empfiehlt zur Hebung der Asthenopie, welche auf Insufficienz der R. interni beruht, die partielle Lösung des Rectus externus.

Er lässt in der Mitte einzelne Fasern stehen und hat in einer Reihe von Fällen guten Erfolg gesehen. Die volle Durchschneidung, wie sie v. Graefe empfohlen, erscheint ihm, selbst bei Anwendung einer Conjunctival-Naht zu gefährlich, da leicht Strab. convergens danach entsteht. (v. Graefe hat bekanntlich früher auch die partielle Durchschneidung gemacht, sie aber als wirkungslos wieder aufgegeben. Ref.) Durch diese Schwächung des Externus wird auch der Zunahme der Myopie vorgebeugt; Abadie stützt sich dabei auf die Anschauungen Emmert's über die Entstehung der Kurzsichtigkeit. (Girard-Teulon erklärt — in einer Discussion in der chirurgischen Gesellschaft — die letztere Hypothese für durchaus unannehmbar und theilt die v. Graefe'schen Ansichten über die partielle Tenotomie.) In dem zweiten Artikel antwortet A. auf Girard-Teulon's Einwendungen.

Pomeroy (39) betont in seiner meist Bekanntes enthaltenden Vorlesung über die Behandlung der Asthenopie die besondere Berücksichtigung der individuellen Ursachen: Ueberanstrengung, allgemeine Körperschwäche u. s. f.

Morano (33) erklärt sich die Heilwirkung der Strychnin-Injectionen bei Amblyopien, abgesehen von einem directen chemischen Einfluss auf die Nervensubstanz, durch ihre Wirkung auf die Gefässe. In Folge einer Erregung des vasomotorischen Centrums verengern sich dieselben anfänglich und hindern hierbei die Diapedese. An der Papille hat M. dies auch beobachtet; die Gefässe werden zuerst enger und gradliniger, später tritt Hyperämie ein. Selbst bei deutlicher Sehnerven-Atrophie — es werden einige Fälle berichtet — wurde durch Strychnin Besserung erzielt. Strychnin wird ferner empfohlen bei reinen Amblyopien oder glaucomatösen Amblyopien nach vorausgeschickter Iridectomie, bei Torpor retinae, bei Asthenopia retinae nach Retinal- oder Chorioideal-Erkrankungen, bei Paralysen etc.

Noyes (36) hat in vier Fällen zum Ersatz von Hautdefecten Hautlappen ohne Stiel transplantirt. Zweimal blieb die Anheilung aus, einmal war eine partielle mit Abstossung der Epidermis erfolgt. In dem 4. Fall war sie vollkommen gelungen, wenngleich auch hier eine oberflächliche Epidermisschicht sich in grösserer Ausdehnung abstiess. N. betont, dass die transplantirte Haut frei von Fett und subcutanem Bindegewebe sein soll und dass ihre Schrumpfung nach der Loslösung bei der Grössen-Abmessung besonders zu berechnen sei. Die Befestigung soll nicht mit Nähten erfolgen, sondern so, dass ein Goldschläger-Häutchen über den transplantirten Lappen gelegt und dieses mit Collodium befestigt wurde. Darüber Watteverband. Das Goldschlägerhäutchen wurde erst 3 Wochen nach der Operation gelöst.

Oulin (37) empfiehlt lebhaft die Canthoplastik nach dem, was er bei Panas gesehen, der im Jahre 1879 die Operation circa 40 mal ausführte. Bei alten granulösen Conjunctiviten mit Narbenretraction und in acut- oder chronisch-entzündlichen Hornhaut-Affectionen ist sie vorzugsweise anzuwenden.

Camusot (11) berichtet, dass ein robuster 54jähr. Mann jedesmal, wenn er ihm die Bowman'sche Sonde einführte, in eine Art von Somnolenz fiel, die 10 Minuten bis eine halbe Stunde dauerte; beim Erwachen fühlte sich Pat. vollkommen wohl. Eine Frau klagte, dass eine unerträgliche Schwere der Lider sie bisweilen ganz plötzlich befiele; sie müsste dann die Augen schliessen und schliefe ein. Nach 10 Minuten erwache sie wieder. Das passire ihr beim Sprechen, beim Essen u. s. f., und mehrere Mal täglich.

Schmidt-Rimpler (50) empfiehlt bei Thränensack-Blennorrhoen von dem sonst trefflichen Sondiren abzustehen, in den Fällen, wo der Thränennasencanal ausgiebig weit ist, (was sich trotz Ectasie des Thränensackes bisweilen findet), und dort, wo sehr enge und undehnbare Stricturen neben stark eitriger Secretion sich finden. Hier wird durch Scarification des ganzen Thränenschlauches ev. des Thränensackes allein mehr geleistet. Bisweilen heilt eine einzige Scarification; andernfalls muss sie wiederholt und mit adstringirenden Injectionen in den Thränensack verknüpft werden. Auf diese Weise bilden sich auch Ectasien zurück. Zwei kleine Scarificationsmesser sind abgebildet.

Nieden (35) hat in einer Reihe von Fällen Angiome — eines hatte Taubeneigrösse — mittelst Electrolyse geheilt. Er beschreibt ausführlich das von ihm angewandte Verfahren.

Abadie (1) bedient sich zur Sclerotomie einer von Parenteau angegebenen breiten Lanze, die in der Mitte, von der Stelle der Spitze aus grade nach hinten gehend, einen 2 Mm. breiten Ausschnitt hat. Dadurch bleibt das diesem Ausschnitt entsprechende Scleralband undurchschnitten und hindert den Iris-Vorfall. — Zur besseren Fixation hat Abadie eine Pincette construirt, die aus zwei gewöhnlichen, an ihrem Ende durch Articulation zusammenhängenden Fixationspincetten besteht.

Burgl (9) extrahirte mittelst des Electromagneten aus dem Glaskörper einen Eisensplitter, der bereits drei Jahre darin gelegen hatte. Nach einer mehrwöchentlichen Entzündung war das Auge über ein Jahr ganz entzündungsfrei geblieben; man konnte im Glaskörper den Splitter von der oberen Wand herabhängen sehen. Dann sank er auf den Boden und Glaskörpertrübungen und Irritationen stellten sich ein. Die Entbindung geschah durch einen Scleralschnitt. Zuerst wurde von dem eingeführten Magneten der Eisensplitter nicht angezogen, als man aber die am dem anderen Pole befindliche Schlinge einführte, folgte er bis zur Wunde, an der er mittelst einer Pincette gefasst wurde. B. macht darauf aufmerksam, dass der Eisensplitter wohl selbst magnetisch war, da er von der Hammerfläche eines Gussstahlhammers stammte: man soll daher bei der Operation eventuell nacheinander beide Pole des Magneten einführen. Die Heilung erfolgte glatt, S. war wie früher (Fingerzählen).

Samelsohn (43) gelang es 40 Stunden nach der Verletzung einen 6 Mm. langen und 3 Mm. breiten Eisensplitter mittelst des Electromagneten aus der cataractösen Linse zu ziehen. Den Eingang schaffte er sich durch Wiederöffnen der verklebten Hornhautwunde. Da der Splitter nicht sichtbar war, wurde der Magnet gleichsam als Extractionssonde eingeführt (cf. auch Abschnitt XI.)

Die Neurotomia optico-ciliaris (40) war Gegenstand einer Berichterstattung in der Pariser chirurgischen Gesellschaft auf Grund zweier Mittheilungen von Dianoux und Abadie. Das Letzteren, 18 mal geübte Verfahren entspricht dem von Schöler angegebenen; Dianoux geht nach dem Conjunctivalschnitt — ohne Trennung eines Muskels — mit der Scheere in die Tiefe, führt dann den kleinen Finger bis zum Sehnerv und durchschneidet ihn und die Ciliarnerven. Schliesslich führte er noch einen Schielhaken ein, um sich zu überzeugen, dass nichts stehen geblieben ist. In vier Fällen, bei denen zum Theil von der äusseren Seite des Bulbus her, zum Theil von der inneren eingegangen war, entstand ein Strab. divergens. Die Berichterstatter heben der Neurotomia gegenüber hervor, dass die Enucleation leichter sei, keine operative Complicationen hervorrufe und grössere Sicherheit biete.

Warlomont (59) berichtet zur Geschichte der Neurotomia optico-ciliaris unter Anderem über einen Vortrag Williams in der Bostoner med. Gesellschaft. Dabei bemerkte Wadsworth, dass er ebenso wie Schmidt-Rimpler einen Bulbus nachträglich (2 Monate später) wegen von Neuem auftretender Schmerzen enucleiren musste. Da das Auge unempfindlich war, betrachtete W. die Schmerzen als hervorgegangen aus einer rheumatischen Affection des episcleralen Gewebes.

Derselbe (60) hat für die Neurotomia optico-ciliaris eine besondere Scheere construirt, um die der Options-Durchschneidung folgende Blutung zu hindern. Die Scheere hat an der unteren Seite ihrer stark gebogenen Blätter zwei Ansätze, die in einander greifend den Sehnerv hinter der Schnittfläche zusammenpressen. Die Scheere, welche durch eine an den Griffen befindliche Stellschraube geschlossen gehalten wird, bleibt in ihrer Lage, bis die Operation vollendet ist.

Abadie (3) erwähnt in seiner Mittheilung über Neurotomia optico-ciliaris, die er 18 mal gemacht hat, dass die erste Empfehlung dieser Operation von Rondeau (Thèse sur l'ophthalmie sympathique 1866) herrühre. Derselbe habe sie auch ausgeführt, indem er mittelst eines kleinen Tenotoms Sehnerv und Ciliarnerven durchschnitt.

Knapp (26a) berichtet über neun optico-ciliare Neurotomien resp. Neurectomien. In einem Falle trat nach der Neurectomie entschiedene Besserung der sympathischen Entzündung ein. Einmal folgte der Neurectomie unter starker Protrusion Gangrän der Hornhaut, der Binnentheile des Auges und der Sclera längs der Wunde.

Meyer (32) hat in 6 genauer mitgetheilten Fällen die Neurotomia optico-ciliaris ausgeführt. Es handelte sich immer um Irido-Choroiditen, die zu völliger Erblindung geführt hatten und durch neue Entzündungen den Kranken und das andere Auge genirten. Ausgeprägte sympathische Erkrankungen, gegen die M. die Neurotomie nicht empfehlen würde, haben nicht bestanden. Nach der Operation kehrten die Entzündungen und Schmerzen — abgesehen von einem Fall, wo nach 18 Monaten wieder Schmerzhaftigkeit sich zeigte — nicht mehr zurück. M. operirt so, dass er an der ganzen äussern Hälfte die Conjunctiva löst, den Muskel abtrennt und in üblicher Weise den Bulbus mit seinem hintern Theil nach vorn wendet. Um zwei oder drei Nervenfädchen, die bisweilen erst vorn in der Nähe der Ansätze der Rect. externi oder interni die Sclera durchbohren (Cruveilhier), nicht undurchschnitten zu lassen, löst M. auch noch den R. internus. Die Muskeln werden natürlich wieder angenäht.

[Wolfring, B. Warschau, Ueber die Wirkung von fein vertheiltem, metallischen, in den Bindehautsack eingeführten Quecksilber auf die Gewebe des Auges. Medycyna No. 32. — 2) Przybylski, Cysticercus subconjunctivalis. Gazeta lekarska No. 25.

Wolfring (1) hat die Erfahrung gemacht, dass metallisches Quecksilber mit Vaselin zu einer Salbe verarbeitet, und in den Bindehautsack gebracht, keine Reizung, wie die gewöhnliche officinelle Quecksilbersalbe hervorruft, und empfiehlt dieses Mittel: 1) gegen scharf begrenzte und zerstreute Infiltrate der Hornhaut; 2) gegen plastische Iritiden mit ausgebreiteten hintern Synechien, auch in denjenigen Fällen, wo trotz längeren Atropingebrauches die Pupille sich nicht erweitert hat; 3) endlich beobachtete Vf. auch eine gute Wirkung in Fällen von acuten Chorioidealleiden mit Glaskörpertrübungen. Die bezüglichen Beobachtungen und Krankengeschichten sollen erst später publicirt werden.

Die Art und Weise der Application des Mittels ist folgende: Die Salbe wird erbsengross in den Bindehautsack eingeführt und darauf ein gewöhnlicher Verband angelegt, welcher eine Stunde später entfernt wird. Das Verfahren kann ein- oder zweimal täglich wiederholt werden.

Przybylski (2) fand die Blase bei einem dreissigjährigen Mädchen im inneren Augenwinkel etwas oberhalb der Caruncel vor. Dieselbe wurde theils von der Semilunarfalte, theils von der Conjunctiva bulbi überdeckt. — Die Bindehaut wurde angeschnitten und die Blase entfernt. In einigen Tagen trat Heilung ein. Es ist der 7. Fall von Cysticercus cellulosae, welcher in Polen beobachtet und beschrieben worden ist, und der zweite subconjunctivale. Seidinger (Krakau).]

V. Bindehaut. Hornhaut. Sclerotica.

1) Abadie, De la kératite parenchymateuse maligne. L'Union médicale. No. 73. (Bei dieser Form der interstitiellen Keratitis erreicht die Krankheit in einigen Tagen ihre Höhe, weisslich sclerotische Stellen zeigen sich, starkes Thränen und Photophobie. Grosse Dosen Jodkali [2—4 Grm. pro Tag] und Extr. chinae werden empfohlen.) — 2) Alexander, Ueber die neuroparalytische Hornhautentzündung. Deutsche medicin. Wochenschrift S. 343. — 3) Barde, Une hémorrhagie conjonctivale. Rapport sur les travaux de la société médicale de Genève pendant l'année 1879, p. 23. (Bei einem 15 Tage alten hämophilen Kinde; in 36 Stunden erfolgte der Tod.) — 4) Bader, A new treatment of gonorrhoeal ophthalmia. The Lancet May 1. — 5) Berthelot, Le traitement du pannus par l'inoculation blennorrhagique, envisagé particulièrement en France. Thèse. Paris. — 6) Benda, Zur Statistik der Conjunctivitis blennorrhoica. Dissertation. Berlin. — 7) Blaches, Zona ophthalmique. Gaz. des hôpit. No. 23 u. 24. (Ein Fall.) — 8) Claeys, G., Tumeur lipomateuse de l'oeil. Annal. de la société de médecine de Gand. p. 130. (Lipom der Conj. palpebral.) — 9) Coppez, Maladies de la conjonctive. Suite. Journ. de méd. de Bruxelles. Janvier u. Février. (Conj. parul.) — 10) Critchett, The operation of peritomy in the treatment of pannus. The British med. Journ. 18. Dec. — 11) Derselbe, A case of gonorrhoeal ophthalmia with some novel suggestions as to treatment. The Lancet p. 594. (Cf. diesen Jahresber. 1879, S. 448.) — 12) Carassan, Du ptérygion. Thèse. Paris. — 13) Dabadie, De la kératite parenchymateuse et en particulier de la kératite parenchymateuse maligne. Thèse. Paris. — 14) Dehenne, A., Kératite des moissonneurs, influence du surmenage sur la marche des traumatismes de la cornée. Gaz. d'ophthalmol. 1. Nov. Annal. d'ocul. T. 84. p. 257. (Die Bösartigkeit der Hypopyon-Keratitis bei Landleuten schiebt D. auf die Ueberanstrengung in der Erntearbeit.) — 15) Deville. Clinique de M. le professeur Thiry: Ophthalmie purulente suraigue uréthro-vaginale, contagion directe par voie irritative. La presse médicale Belge. No. 27. — 16) De Vincentiis, Contribuzione allo studio della lepra oculare. Annali di Ottalmologia. IX. p. 51. (Fall von leprösem Tumor auf der Sclera.) — 17) Dor, Une nouvelle méthode de traitement de la conjonctivite blennorrhagique. Lyon médical No. 10. (Erfolgreiche Behandlung einer gonorrhoischen Conjunctivitis mit Eiscompressen und, worauf D. besonders Gewicht legt, Einträufelungen von Lösungen von Natron benzoicum [5 pCt.] und Tannin.) — 18) Van Duyse, Staphylôme irido-cornéen total. Opération. Prothèse. Annal. de la Société de médecine de Gand. Mars. — 19) Fuchs, Dermoid der Cornea. Clin. Monatsbl. f. Augenheilk. S. 131. — 20) Derselbe, Vollständige Sequestration der Cornea nach einfacher Linearextraction. Ebend. S. 134. — 21) Fugier, De la xérophthalmie. Thèse. Paris. — 22) Gosselin, Nouvelle variété de tumeur de la conjonctive; adénome folliculaire. Gaz. des hôpit. p. 394. (Es handelte sich um Entartung Meibom'scher Drüsen.) — 23) Guaita, Il collirio d'eserina nella choroiditi e nel glaucoma. Annali di Ottalmologia. IX. p. 1. (Physiologische und therapeutische Versuche mit Eserin.) — 24) Hampe, Ueber infectiöse Augenkrankheiten. Dissert. Berlin. (Besprechung der infectiösen Conjunctivitiden.) — 25) Higgens, Unusual case of „episcleritis". The British medic. Journal Oct. 23. (Eigenthümliche buckelförmige Geschwülste, die unter Quecksilberbehandlung schwanden; wohl syphilitischen Ursprungs.) — 26) Howe, Conjonctivite blennorrhagique. Emploi d'une plaque protectrice transparente. Annal. d'ocul. T. 83. p. 138. — 27) Hunter, Case of gonorrhoeal ophthalmia successfully treated by solution of boracic acid. Glasgow med. Journal p. 488. — 28) Kendall, Josephine, Ueber Herpes corneae. Dissertation. Zürich. (Giebt das Krankheitsbild auf Grund Horner'schen Materials. Genauere Mittheilung von 16 Fällen; 2 Fälle von Herpes zoster.) — 29) Keyser, A case of total symblepharon of the upper and lower lids of both eyes; operation on one with good recovery of vision. Philad. medic. Times April 10. (Es scheint eine Conj. membranacea die Ursache des Symblepharon gewesen zu sein. — 30) Königstein, Ueber den Canalis Schlemmii. v. Graefe's Arch. f. Ophthalmol. Bd. 26. Abthl. 2. S. 139. (K. rechnet ihn zum Venensystem.) — 31) Kretschmer, Keratitis neuroparalytica und Panophthalmitis nach einer Neurectomie des Nerv. infraorbital. Centralblatt für practische Augenheilkunde S. 65 und S. 236 u. S. 363. (Baer, ebendas., S. 163 u. S. 293 hält den Fall nicht für neuroparalytischer Natur.) — 32) Leber, Historische Notiz über den Circulus oder Plexus ciliaris venosus. v. Graefe's Archiv f. Ophthalmologie. Bd. 26. Abthl. 2. S. 169. — 33) Derselbe, Clinisch-ophthalmologische Mittheilungen. (4—6.) Ebendas. Bd. 26. Abthl. 3. S. 191 u. S. 263. — 34) Leclère, Des opacités congénitales de la cornée. Thèse. Paris. — 35) Molle, Staphylome opaque total de la cornée. Opération de staphylotomie. Arch. méd. belge Janvier. (Etwas modificirte Critchett'sche Operation.) — 36) Macfarlan, A new operation for symblepharon and permanent cure. New-York med. Record April 10. (Bei einem traumatischen Symblepharon Trennung des Lides vom Augapfel und künstliches Ectropium mittelst Nadeln durch die Haut bis zur Heilung.) — 37) Martin, Georges, Mode d'action des cautérisations ignées dans les ulcères de la cornée. Journal de médecine de Bordeaux. 28. Nov. u. 5. Decembr. — 38) Nettleship, Eine seltene Form von primärer Trübung der Cornea. (Querer Kalkband.) Arch. f. Augenheilkunde. Bd. IX. S. 154. — 39) Neelsen und Angelucci, Experimentelle und histologische Untersuchung über Keratoplastik. Clin. Monatsbl. f. Augenheilk. S. 286. — 39a)

Dieselben, Krankengeschichten zu den experimentellen und histologischen Untersuchungen über Keratoplastik. Ebend. S. 348. — 40) Noyes, Ein Fall von melanotischem Epithelial-Krebs auf der Oberfläche des Auges. Exstirpation der Geschwulst mit Erhaltung des Sehvermögens. Archiv f. Augenheilkunde Bd. IX. Heft 2. S. 127. — Oppenheimer, L'effet anesthésique du froid sur la cornée comme moyen thérapeutique. Gazette hebd. de médecine et de chirurgie. No. 41. — 42) Panas, Le ptérygion. Gaz. des hôpit. No. 35. — 43) Deracthe, Leçon sur l'anatomie pathologique et la pathologénie du staphylome cornéen. Ibid. No. 46. — 44) Pardo, Vasta ulcera scrofolosa della sclerotica. Rivista clin. di Bologna. Novembre. — 45) Paulsen, Zur Behandlung der Conj. gonorrhoica bei Erwachsenen. Clin. Monatsbl. f. Augenheilk. S. 519. (Ein Fall, der unter Eisleuten und stündlich angewandter Augendouche, deren Nutzen Verf. besonders betont, günstig verlief) — 46) Rosmini, Rendiconto clinico dell' Istituto Oftalmico di Milano per il quinquennio 1874—78. Gazetta medica Italiana-Lombardia p. 152, p. 229, p. 255, p. 260. (Trachomformen.) — 47) Schell, Phlyctenular ophthalmia. Philadelphia medical and surgical Reporter No. 3. — 48) Schenkl, Casuistischer Beitrag zu Atropin-Conjunctivitis. Prager medicin. Wochenschrift No. 19. — 49) Schneller, Heilung eines langjährigen chronischen Trachoms durch Gesichtserysipel. 52 Naturforscher-Versammlung. Clin. Monatsbl. f. Augenheilk. S. 492. — 50) Siebel, Un cas de syphilis conjonctivale. Gazette hebdomadaire de médecine et de chirurgie No. 17. — 51) Derselbe, Ein Fall von Conjunctivalsyphilid. Centralbl. f. pract. Augenheilkunde S. 145. — 52) Serelkow, Zur Frage über die Veränderung der Hornhautkrümmung mit zunehmendem Alter. Centralblatt für die medicin. Wissenschaften No. 44. — 53) Steinheim, Behandlung des Keratoconus mit Eserin. Archiv f. Augenheilkunde Bd. IX. S. 253. (Ein Fall erfolgreich mit Eserin behandelt.) — 54) Schmidt-Rimpler, Keratitis neuroparalytica. Berliner klin. Wochenschrift No. 13. — 55) Tweedy, John, On the treatment of diphtheritic ophthalmia by local application of solution of quinine. Lancet p. 125 u. p. 282. — 56) Verneuil, Cas rare de lymphadénome périoculaire et de la conjonctive; énucléation; guérison. Gazette des hôpit. No. 19. — 57) Wolfe, Transplantation de la cornée. Association médic. Britannique. Ann. d'oculist. T. 84. p. 214. (W. zeigte ein enucleirtes Auge eines Menschen, bei dem die Anheilung erfolgt war. Er hält die Transplantation nicht für aussichtslos.) — 58) Wicherkiewicz, Zur operativen Behandlung der Scleritis. Centralblatt f. practische Augenheilkunde S. 309. (Hat in einem Falle mit Erfolg die Auslöffelung des Herdes gemacht.) — 59) Saint-Ygest, Considérations sur l'étiologie et le traitement des ulcères à hypopyon consécutifs à certaines brulures de la cornée. Thèse. Paris. — 60) Zehender, Transplantationsversuch eines Stückchens Hundehornhaut auf eine menschliche Hornhaut. Enucleation. Pathologischer Befund. Clin. Monatsbl. für Augenheilkunde S. 183. (Bei der Enucleation platzte die Wunde, welche 4 Tage vorher zur Einsetzung der Hundehornhaut gemacht war, und Glaskörper floss aus. Während vor der Enucleation die transplantirte Hornhaut eingeheilt erschien, war bei der anatomischen Untersuchung von ihr nichts zu finden; in der Trepanationsöffnung lag der vordere Rand der Netzhaut in ein Fibringerinnsel eingebettet.)

Schenkl (48) theilt einen Fall mit, wo wiederholentlich nach Atropineinträufelung, die in früheren Jahren gut ertragen war, heftige Conjunctivitis mit über Wangen und Schläfe ausgedehntem Eczem sich einstellte. Auch nach Duboisin folgte eine ähnliche Conjunctivitis, jedoch ohne Eczem.

Tweedy (55) hat in längerer Praxis in London erst zwei Fälle von Diphtheritis conjunct. gesehen. Den dritten, bei einem 4 Monate alten Kinde beobachteten beschreibt er genauer. Unter Umschlägen von 1procent. Chinin-Lösung sah er guten Verlauf und empfiehlt dieses Mittel.

Benda (6) giebt eine Zusammenstellung der Blennorrhoen, welche während der Jahre 1874 bis 1878 in der Schweigger'schen Clinik zur Behandlung kamen. Unter ca. 15000 Augenkranken befanden sich 349 an Blennorrhoe leidende. 71 von diesen hatten bereits Cornealaffectionen; andere 5 ebenfalls, doch war hier die Cornea primär erkrankt. Von 273 uncomplicirt zur Behandlung gekommenen Fällen wurden 21 in die Charité geschickt, 252 poliklinisch behandelt. Von diesen letzteren complicirten sich noch 21 mit Hornhautprocessen, bei 2 blieben schwere Gesichtsstörungen zurück. Von insgesammt 310 poliklinisch Behandelten verschlimmerten sich 29 Fälle, davon wurden 6 von schweren Sehstörungen betroffen. — Unter den 349 an Blennorrhoe leidenden waren 204 noch nicht ein Halbjahr alt. Diese zeigten 47mal Complicationen.

Sichel (50) beobachtete bei einem Syphilitischen, der einen papulös-squamösen Ausschlag hatte, auf der Conjunctiva bulbi einen ovalen Tumor mit excoriirter Oberfläche (ulcerirte Papula). Derselbe hatte ursprünglich, als er noch kleiner war, das Aussehen einer injicirten Pinguecula geboten. Die Papel schwand unter Mercur.-Gebrauch vollständig.

Leber (33) theilt einige ungewöhnliche Fälle von Gefässerweiterungen des Auges mit. So eine hochgradige Ectasie der vorderen Ciliar- und Conjunctivalvenen ohne erhebliche sonstige Erkrankung des Auges. Die Venen waren so ausgedehnt, dass sie an das letzte Stadium des Glaucoms erinnerten. Ferner einen Varix subconjunctivalis von Haselnussgrösse, der exstirpirt wurde, und eine hämorrhagische Lymphlectasie der Conjunctiva.

Derselbe Autor berichtet über einen Fall von spontan entstandenem episcleralem Abscess bei normalem Verhalten des Bulbus mit Ausgang in Heilung.

Bader (4) empfiehlt folgende Behandlungsweise der gonorrhoischen Ophthalmie und hat in 5 Fällen, bei denen zum Theil bereits die Cornea afficirt war, guten Erfolg gesehen. Es wird (in der Regel) täglich einmal mit einem Pinsel etwas Quecksilbersalbe (Hydrargyr. nitric. 0,05, Daturin 0,01, Vaselin 30,0) unter das obere Lid gebracht und dann das Auge mit Leinewand, auf die ebenfalls obige Salbe gestrichen ist, bedeckt und angebunden. Alle drei Stunden wird der Verband abgenommen und das Auge mit lauem Wasser ausgewaschen.

Critchett (10) beginnt die Behandlung des trachomatösen Pannus mit der Peritomie. Dieselbe übt auch auf die Granulationen einen guten Einfluss. Allerdings tritt der Erfolg auf die Hornhaut meist erst nach 4—6 Monaten hervor, wenn die Narbe dick und weiss geworden ist.

Berthelot (5) giebt eine Geschichte der Behandlung des Pannus durch Inoculation der Blennorrhoe und stellt 17 hierher gehörige Beobachtungen, die in Frankreich veröffentlicht, zusammen.

Sokolkow (52) hat bei 3 Personen mittelst des Ophthalmometers den horizontalen Durchmesser der Hornhaut zu verschiedenen Zeiten gemessen; der Zwischenraum betrug 8 Jahre. Bei zweien war keine Differenz, bei dem Dritten zeigte sich eine Zunahme des Radius um 0,168 mm.

Leclère (34) behandelt in seiner Dissertation die angeborenen Opacitäten der Hornhaut und stellt 16 Fälle zusammen, von denen er drei selbst beobachtet hat. Er betrachtet diese Affectionen als Folge intrauteriner Erkrankung, von Leucomen unterscheidet sie sich durch die Doppelseitigkeit und durch ihre bläuliche opalescirende Farbe. Ausserdem pflegt die Hornhaut vergrössert, unregelmässig gekrümmt zu sein; daneben Volumszunahme des Auges. Die Trübung verringert sich meist spontan und nach einigen Jahren besteht nur ein leichter centraler Fleck, der das Sehen gestattet. Doch ist die Prognose immerhin wegen zu fürchtender innerer Entzündung und Tensionszunahme bedenklich, wenngleich Heilungen vorkommen. Operationen sind schädlich.

Schmidt-Rimpler (54) beschreibt einen Fall von Keratitis neuroparalytica bei einem 66jähr. Patienten, der vollkommene Anästhesie des 1. und 2. Trigeminusastes und Lagophthalmus hatte. Es wurde ein längst der Lidspalte verlaufender Epithelialverlust von eigenthümlich trockenem Aussehen beobachtet, an dessen Ende sich immer von neuem gelbe Fäden ansetzen, die ziemlich viel Micrococcen enthielten. Hypopyon-Iritis, Tension etwas verringert. Trotz Schlussverbandes, Zunähen der Lidspalte erfolgte Perforation und Irisprolaps; alsdann Heilung.

Alexander (2) berichtet über 2 Fälle von neuroparalytischer Hornhautentzündung, bei denen die Trigeminuslähmung Folge von Lues war. Im ersten Fall zeigten sich Facialis, Acusticus, Abducens und Trigeminus paralysirt. Die ganze Hornhaut unempfindlich, T — 1, kleines Hypopyon. Weiterer Verlauf unbekannt. Im zweiten Fall waren der 1. Ast vollkommen, die anderen beiden Aeste des Trigeminus unvollkommen gelähmt, die Hornhaut war bis zur Peripherie leicht getrübt, im Centrum ein Eiterherd, Tension herabgesetzt, Heilung unter Schutzverband und Mercurialisation; es schwand auch die Lähmung.

Oppenheimer (41) empfiehlt bei Keratitiden mit Schmerz und Blepharospasmus die Bespülung des Augapfels mit eiskaltem Wasser.

Fuchs (20) berichtet über eine vollständige Hornhautsequestration nach einfacher, glatt und ohne Zwischenfall verlaufener Linsenextraction bei einer dreissigjährigen an Diabetes mellitus leidenden Frau.

Von den Ergebnissen der anatomischen Untersuchung ist Folgendes zu erwähnen: Das verdichtete und fest zusammenhaftende Epithel war in seinen Conturen nicht mehr zu erkennen, die Bowman'sche Membran und das Endothel der intacten Descemet'schen überhaupt nicht nachzuweisen. Besonders vom centralen Theil der nahe am Rand liegenden, leicht klaffenden Schnittwunde sah man fein punctirte, mit Carmin wenig, mit Haematoxylin stark sich färbende Massen, Coccencolonien, in die Interlamellarlücken der Hornhaut eindringen und sich in der ganzen Ausdehnung der unteren Schichten ausbreiten. Die aneinander gedrängten Hornhautfasern zeigten ein starres, glasiges Aussehen, von den Hornhautkörperchen war kaum etwas zu sehen. In den oberen Schichten reichte die Coccenwanderung nur 1 Mm. von der Wunde und machte einer dichten, nach dem Rande hin immer zunehmenden zelligen Infiltration, dem Ausdruck einer demarkirenden Entzündung, Platz. Die mycotische Infection wird auf den hohen Marasmus der Gewebe zurückgeführt, da gesunde Gewebe, wenn nicht besondere Infectionsfähigkeit der Impfstoffe vorliegt, für die Einwanderung der Micrococcen ungünstige Bedingungen darbieten. — In einem anderen Falle trat bei einem gesunden glaucomatösen Patienten 12 Stunden nach einer ohne den geringsten Zwischenfall verlaufenen Iridectomie eine in wenigen Tagen zu eitriger Sequestration des Bulbus in der Tenon'schen Kapsel führende Panophthalmitis ein. Da Bindehaut und Thränensack gesund waren, musste die atmosphärische Luft oder die Instrumente als Träger der Infection angesehen werden.

Derselbe Autor (19) giebt die anatomische Beschreibung eines auf der Arlt'schen Clinik operirten angeborenen Hornhautdermoids, aus welcher Folgendes hervorzuheben ist. Der Epithelüberzug der sich auf die Hornhaut beschränkenden Geschwulst glich nicht dem der Cutis, sondern stimmte mit dem der Hornhaut überein. Haare und Talgdrüsen fehlten, dagegen fand sich in den tieferen Bindegewebslagen ein Convolut von Drüsenschläuchen, welche den Krause'schen Bindehautdrüsen sehr ähnelten. Ausserdem waren in dem Bindegewebe zahlreiche weite Lymphgefässe vorhanden.

Noyes (40) exstirpirte einen melanotischen Epithelialkrebs, der auf der Sclera zuerst als schwarzer Fleck aufgetreten, sich innerhalb 7 Jahre zu einer erheblichen Geschwulst entwickelt hatte, die die Cornea in ihrer unteren und äusseren Partie überragte. Ausserdem fanden sich zwei braune Flecke in der Conjunctiva unterhalb der Cornea, die unberührt gelassen wurden. In 8 Monaten kein Recidiv. Anschliessend hieran unterzieht Noyes 146 Fälle von Tumoren, die sich auf die Oberfläche beschränkten, einer critischen Untersuchung.

Martin (37) lobt nach seinen Erfahrungen die Anwendung des Glüheisens (er benutzt einen Galvanocauter von Platin) bei Hornhautgeschwüren. Abgesehen davon, dass die Cauterisationen zur Perforation mit Abfluss des eitrigen Kammerwassers benutzt werden können, bewirken sie in der Regel Hypotonie, der das Hauptgewicht für die Heilung zuzuschreiben ist. Die Schmerzen hören meist sofort auf. Bei Ulc. serpens wird mit einem kleinen Galvanocauter, der zur Vermeidung zu tiefen Eindringens eine Leiste hat, sofort die Punction gemacht; sie hat gegenüber dem Saemisch'schen Querschnitt den Vortheil, nur erkranktes Gewebe zu treffen. Bei kleinen Hornhautgeschwüren anderer Art genügt eine tägliche Cauterisation an einer Stelle, bei mittelgrossen wird sie an mehreren Stellen zu gleicher Zeit ausgeführt.

Neelsen und Angelucci (39) haben experimentelle und histologische Untersuchungen über Keratoplastik an Hunden angestellt. Wird ein rundes Stück Hornhaut heraustrepanirt, so legt sich meist die Iris an; die Lücke selbst heilt sehr schnell durch ein Gerinnsel, das nach einiger Zeit so fest ist, um einen Abfluss des Kammerwassers zu verhindern. Als Quelle dieses Fibringerinnsels müssen die Irisgefässe, das Kammerwasser und die aus der Cornea ausfliessende Lymphe betrachtet werden. Die anliegende Hornhaut zeigt im Anfang normales Verhalten, später tritt eine Wucherung ihres Epithels ein, welche das eben erwähnte Gerinnsel mit einer gleichmässigen Decke, wie bereits Classen gesehen, überzieht. In dieser Zeit kann die Wunde das Ansehen haben, als ob sie durch ein transplantirtes, etwas gequollenes CorneaIstück geschlossen sei. Allmälig wird die Stelle trüb; es ist dies das Anzeichen einer beginnenden Gefässwucherung, die bei anliegender Iris von dieser ausgeht; andernfalls von der Cornea. Schliesslich bleibt eine undurchsichtige weisse Narbe, die durch bindegewebsbildende Zellen, die der Cornea resp. Iris entstammen, zu Stande kommt. — Bei Transplantation eines Hornhautstückes in die Wunde gehen die Processe in analoger Weise vor sich. Wenn die Iris anliegt, empfängt es von dieser Gefässe. Bilden sich letztere später zurück, so kann die Structur des Cornealgewebes in dem Stück ziemlich vollständig wiederhergestellt werden; es wird nicht absolut undurchsichtig bleiben müssen, aber an seiner inneren Fläche bildet sich aus dem Granulationsgewebe der Iris, welches die Ernährung vermittelte, ein schwieliges, vollkommen undurchsichtiges Narbengewebe. Das Resultat der Transplantation ist deshalb trotz der erhaltenen Durchsichtigkeit ein negatives. In der Mehrzahl der Fälle aber tritt aus Mangel an Ernährung ein partieller Zerfall des transplantirten Stückes ein; der Rest wird in undurchsichtiges Narbengewebe eingeschlossen. Eine wirkliche „Heilung" kann demnach durch diese Operation nie erzielt werden; vielleicht eine relative Besserung, wenn etwa früher die Iris mit dem Leucom verwachsen war und ihr schwarzes Pigment dasselbe absolut undurchsichtig machte. Am ehesten empfiehlt sich noch, wie Dürr es ausführt, eine oberflächliche Abtragung der Leucome.

[Santos, Fernandez J., Accidente á que puede dar lugar el proceder de desviacion en la operacion del pterigion. Crón. oftalm. Cadiz. Juni. (Die Transplantationsmethode bei der Operation des Flügelfells [nach Desmarres] hat Symblepharon zur Folge.
Brunleder (Mexico).]

VI. Iris. Chorioidea. Corp. vitreum. Glaucom etc.

1) Albini, Le instillazioni di atropina nelle iriditi con sinechie posteriori. Il Morgagni. p. 649. — 2) Brailey, Ueber die Glaucom-Theorie. Ophthalm. Hosp. Rep. Vol. X. part. I p. 10. — 3) British medical Association. Cambridge. Ophthalmologische Section: Glaucom. Annal. d'oculist. T. 84. p. 235. — 4) Bröhner, Arthur, Doppelseitige disseminirte Tuberculose der Chorioidea mit gleichzeitiger Papillarretinitis. v. Graefe's Archiv für Ophthalmologie. Bd. 26. Abth. 3. S. 154. (Krankengeschichte und anatomische Befunde. Es bestand Ventrikelhydrops und Basilarmeningitis.) — 5) Brun, Michel, Étude sur l'irido-choroidite rhumatismale et son traitement par le salicylate de soude. Thèse. Paris. — 5a) Chambrelent, Colobome des membranes de l'oeil et du cristallin; cataracte noire. Gaz. des hôp. No. 58. — 6) Costa-Pruneda, Ueber primäre menschliche Iristuberculose mit erfolgreicher Ueberimpfung auf das Kaninchen. v. Graefe's Archiv f. Ophthalmologie. Bd. 26. Abth. 3. S. 174. — 7) Deutschmann, Ueber die Quellen des Humor aqueus im Auge. v. Graefe's Archiv f. Ophthalmologie. Bd. 26. Abth. 3. S. 117. — 8) Dron, De l'iritis. Thèse. Paris. — 9) Dubourg, Extirpation de l'oeil nécessitée par des troubles sympathiques sur l'oeil sain. Journ. de méd. de Bordeaux. No. 41. — 10) Duden, Ophthalmie sympathique de l'oeil gauche. Enucléation de l'oeil droit. Ibid. No. 25. (Das enucleirte Auge enthielt eine Kalkschale.) — 11) Frichhöffer, Ueber Corectopie. Wiesbaden. — 12) Gourlay, D'une forme non encore décrite de l'ophthalmie sympathique. Annal. d'oculist. T. 83. p. 166. (Glaskörperverflüssigung; ob aber in diesem Fall sympathisch?) — 13) Green, Glaucom nach Einträufelung von Atropin bei Retin. haemorrhagica. Ref. im Centralbl. f. pract. Augenheilk. S. 339. — 14) Greenway, On the treatment of glaucoma by the application of ice. Brit. med. Journ. Jan. 31. (Auf Grund einer Beobachtung bei Glauc. acutum empfiehlt G. weitere Versuche mit Eis-Umschlägen.) — 15) Grünhagen u. Jesner, Ueber Fibrinproduction nach Nervenreizung. Centralbl. für pract. Augenheilk. S. 181. (Humor aqueus, einem normalen Auge entnommen, gerinnt nicht; wohl aber, wenn Cornea oder Sclera vorher insultirt oder der Ram. ophthalmicus intracraniell gequetscht ist. Die Reizung des letzteren Nerven bewirkt Gefässdilatation und dadurch Transsudation fibrinerregender Elemente.) — 16) Heddaeus, Clinische Studien über die Beziehungen zwischen Pupillarreaction und Sehvermögen. Dissert. Halle. — 17) Hirschberg, Ein Fall von metastatischer Ophthalmie. Centralbl. für pract. Augenheilk. S. 188. (Bei Cystitis suppurativa. Ohne Section.) — 18) Hock, Ueber die Complication der Iritis specifica mit Erkrankungen der Hornhaut. Wien. med. Presse. No. 52. — 19) Hyvernat, Sur un cas de spinthéropie. Lyon médical. No. 6. (Cholestearincrystalle im Glaskörper.) — 20) Jacobson, Mittheilungen aus der Königsberger Universitäts-Augenklinik. (Glaucom. Conf. Abschnitt I.) — 21) Kipp, Charles J., On gonorrhoic irido-choroiditis. New-York med. Record. June 26. — 22) Knapp, Ein Fall von schwerer Iritis und Glaucom nach Iridenkleisis. Archiv für Augenheilk. Bd. IX. S. 232. — 23) Königstein, Die verschiedenen Operationsmethoden bei Glaucom. Wiener medic. Presse. No. 45 u. 46. (Zusammenstellung der Schnittlage bei den verschiedenen Methoden. Die Durchschneidung der Membr. Descemetii könnte auch Entspannung bringen und damit zur Heilung führen.) — 24) Kröckow, Zwei Fälle von sympathischen Augenleiden. Centralbl. f. pract. Augenheilk. S. 67. (Verf. beobachtete Kapsel-Staar des zweiten Auges bei Patienten, denen ein Auge durch Trauma phthisisch geworden war, und hält sie für sympathischer Natur.) — 25) Kubli, Ein Fall von absoluter Blindheit seit zwei Monaten infolge von Glaucoma simplex mit Wiederherstellung des Sehvermögens. Clin. Monatsbl. f. Augenheilk. S. 480. (Iridectomie. S = $^{5}/_{200}$.) — 26) Landesberg, Ueber die Anwendung der Sclerotomie beim Glaucom. v. Graefe's Arch. f. Ophthalmol. Bd. 26. Abth. 2. S. 77. — 27) Derselbe, On sclerotomy in glaucoma. Philadelphia med. Times. Oct. 9. — 28) Landsberg, Ueber metasta-

tische Panophthalmitis. Centralbl. f. pract. Augenheilk. S. 344. (Ein Fall, bei dem die Allgemeinerkrankung ziemlich leicht war.) — 29) Lange, Ein Fall von traumatischer Aniridie und Aphakie. St. Petersb. med. Wochenschr. No. 34. — 30) Laqueur, Das Prodromalstadium des Glaucoms. v. Graefe's Archiv f. Ophthalmol. Bd. 26. Abth. 2. S. 1. — 31) Lawson, Behandlung der sympathischen Ophthalmie. Ophthalm. Hosp. Rep. Vol. X. p. 1. — 32) Leber, Zwei Fälle von metastatischer Choroiditis, durch eine eitrige Entzündung am Finger hervorgerufen, mit Ausgang in Erhaltung des Lebens, aber Verlust des Auges, in einem Falle einseitig, im andern doppelseitig und zu vollständiger Erblindung führend. v. Graefe's Archiv für Ophthalmologie. Bd. 26. Abth. 3. S. 201. — 33) Manolescu, De la sclérotomie dans les affections glaucomateuses. Annal. d'oculist. T. 83. p. 143. (41 Fälle von Sclerotomie, Wecker's Indicationen.) — 34) Marty, Contribution à l'étude du coloboma de la choroide et de l'iris. Thèse. (4 Fälle von Iris-Choroideal-Colobom.) — 35) Mayerhausen, Staphyloma posticum mit ungewöhnlich starker Pigmentirung. Clin. Monatsbl. f. Augenheilk. S. 524. — 35a) v. Mittelstädt, Zur Morphologie und Genese des Pseudocoloboma iridis. Arch. f. Augenheilk. Bd. IX. S. 423. — 36) Nettleship, Sympathetic ophthalmitis setting-in three weeks after excision on the eyeball. Medical Times and Gazette. April 17. p. 437. — 37) Nitot, E., Des gommes syphilitiques de l'iris et du corps ciliaire. Avec 1 planche. gr. 8. Paris. — 38) Oliver, Iritis; Diagnosis and treatment. Philad. med. and surg. Reporter. September 4. — 39) Hoeder, Ueber die gemeinschaftlichen Ursachen von Glaucom etc. Arch. f. Augenheilk. Bd. IX. S. 164 u. 256. (Cf. Abschnitt I.) — 40) Rosemont-Malbot, Étude sur le tremblement de l'iris et particulièrement sur sa pathogénie. Thèse. Paris. — 41) Raehlmann, Ueber die neuropathologische Bedeutung der Pupillenweite. Volkmann's clin. Vorträge. No. 186. — 42) Rembold. Ueber Pupillarbewegung und deren Bedeutung bei den Krankheiten des Centralnervensystems. Mittheilungen aus der ophthalmiatrischen Clinik in Tübingen. — 43) Samelson, Die Ciliarfortsätze bei Irideremie (und Aphakie). Centralbl. f. pract. Augenheilk. S. 213. (Werden bisweilen nicht gesehen, könnten daher wohl abgerissen sein.) — 44) Derselbe, Ein ungewöhnlicher Fall persistirender Pupillarmembran. Ebend. S. 215. (Faden der Iris ging zur Cornea.) — 45) Schenkl, Zur Erblichkeit des Glaucoms. Prager medic. Wochenschrift. 20. Oct. — 46) Schiess-Gemuseus, Ueber Fremdkörper in der Iris und vorderen Kammer. Correspondenzblatt für Schweizer Aerzte. No. 21 u. 22. — 47) Schleich, Primäres partiell melanotisches endotheliales Sarkom des Ciliarkörpers. Mittheilungen aus der ophthalmiatr. Clinik in Tübingen. S. 143. — 48) Schnabel, Ueber artificielle und pathologische Hypotonie. Wiener medic. Blätter. No. 9 u. 12. (Atropin steigert den Druck, Eserin setzt ihn herab, ebenso der Druckverband.) — 49) Derselbe, Ueber Secundärglaucome. Ebendas. No. 6 und 7. — 50) Schöler, Ein Fall von massenhafter Ansammlung von Cholestearincrystallen in der vordern Kammer. Berl. clin. Wochenschr. No. 29. — 51) Seggel, Ueber Irido-Choroiditis gummosa und die Häufigkeit der Iritis syphilitica überhaupt. Archiv für Augenheilk. Bd. IX. S. 454. — 52) Priestley-Smith, Untersuchungen über die Pathologie des Glaucoms. Ophthalm. Hosp. Rep. X. p. 1, p. 25 u. Discussion über Glaucom in der Brit. med. Association. — 53) Watson, Spencer, Eyeball-Tension (Bilateral) in a child a year old, treated by paracentesis, Sclerotomie and Iridectomie with a good result. Brit. med. Journ. Oct. 23. (Beiderseitiger Hydrophthalmus mit Tensions-Zunahme; Sclerotomie beiderseits. Da rechts aber die Spannung wieder zunahm, wurde hier nachträglich mit Erfolg iridectomirt.) — 54) Derselbe, On sclerotomy. Lancet. Septbr. 4. — 55) Steinheim, Zur Casuistik der sympathischen Ophthalmie. Arch. f. Augenheilk. Bd. IX. Heft 1. S. 43. 1879. — 55a) Swan, M. Burnett, Iritis spongiosa. Americ. Journ. of med. science. Jan. — 56) Trompetter, Ueber Choroiditis nach Febris recurrens. Clin. Monatsbl. f. Augenheilk. S. 123. — 57) Ulrich, Ueber die Ernährung des Auges. v. Graefe's Archiv. f. Ophthalmol. Bd. 26. Abth. 3. S. 35. (Cf. den entsprechenden Abschnitt d. Jahresber. — Auch die Glaucomfrage wird erörtert.) — 58) Vogler, Ein Fall von Cysticercus intraocularis. Arch. f. Augenheilk. Bd. IX. Heft 1. S. 27. 1879. (Im Glaskörper eingebettet.) — 59) Wolfe, On a bleeding tumour of the iris. Med. Times and Gaz. May 8. p. 504. (Eine Granulationsgeschwulst der Iris blutete alle 4—6 Wochen und füllte dann die ganze vordere Kammer. Durch Paracenthese erhebliche Besserung, da die Blutung ausblieb und der Tumor sich verkleinerte.) — 60) Wieske, Ein Fall von Iritis crouposa. Dissertation. Greifswald.

v. Mittelstädt (35a) beschreibt zwei Fälle von rudimentären Colobomen der Iris, die er als letzten Rest der zur Verheilung neigenden fötalen Augenspalte auffasst.

Heddaeus (16) kommt in seinen clinischen Studien über die Beziehungen zwischen Pupillarreaction und Sehvermögen zu folgenden Sätzen: 1) Ein diffuser Process im Sehnervenstamm, peripher vom Chiasma, welcher das Sehvermögen auf Null herabsetzt, braucht nicht nothwendig auch die Pupillarreaction aufzuheben, weil zur Auslösung dieses Reflexes geringere Lichtreize genügen als zur Hervorrufung einer Lichtwahrnehmung. 2) Contraction der Pupille tritt nur nach Beleuchtung der Macula lutea und vielleicht einer Netzhautpartie im Umkreise derselben ein. 3) Durch Hemianopsie wird die centrale Sehschärfe nicht herabgesetzt und bleibt die Pupillarreaction bestehen, als Beweis, dass sowohl peripher vom Tract. opticus, im Chiasma, als auch central von ihm eine partielle Kreuzung der die Contraction vermittelnden Fasern stattfindet.

Schöler (50) berichtet über einen sehr seltenen Fall, wo eine massenhafte Ansammlung von Cholestearin-Crystallen in der vorderen Augenkammer sich fand. Es handelte sich um ein längst erblindetes Auge, die Linse war resorbirt und die Crystalle communicirten durch ein freies Stückchen Pupille mit dem Glaskörper.

Swan (55a) sucht ein Krankheitsbild der Iritis spongiosa zu geben, dem er einen selbst beobachteten und 13 in der Literatur gefundene zu Grunde legt. (Die Literatur-Angaben sind nicht vollständig. Im Uebrigen ist die sog. spongiöse Exsudation in der vorderen Kammer, wenn man genau die Iritis-Fälle darauf hin untersucht, nicht gerade allzu selten; allerdings nicht immer in ausgeprägtester linsenähnlicher Form. Ref.)

Seggel (51) beschreibt einen seltenen Fall von Choroiditis gummosa bei gleichzeitig bestehender plastischer Iritis. 4 Mm. vom lateralen Hornhautrande entfernt erscheint die Sclera nahezu halbkugelförmig, mit einer Basis von 3 und einer Erhebung von etwas über 2 Mm. vorgebaucht und schimmert bläulich durch. Unter antisyphilitischer Behandlung ging die Geschwulst zurück; Patient wurde mit $^{1}/_{3}$ S entlassen. Bei diesem gleichzeitigen Bestehen gummöser neben einfach plastischer Entzündung dürfte, wie Verf. mit Anführung weiterer Fälle aus der Literatur meint, die Ansicht hinfällig werden, dass die gummösen Iriten in einer späteren Periode der Syphilis auftreten. (Es ist nicht recht ersichtlich, weswegen Seggel hier den Ref. als Vertreter dieser Ansicht hinstellt. Ich schreibe [Berl. clin. Wochenschr. 1879, No. 23]: „Die Iritis condylomatosa, welche man gewöhnlich als einer späteren Periode der Syphilis angehörig betrachtet, wurde zweimal bei Individuen beobachtet, die nur noch geschwollene Lymphdrüsen oder Narben zeigten, vorangegangen waren Cond. lata und Exantheme; dreimal gleichzeitig mit Exanthem (macul. squam. papulos): einmal mit Ecthyma und einmal mit Rhypia." D. h. von 7 Fällen gehörten 5 der secundären Periode an. Schmidt-Rimpler.) Bei 382 mit constitutioneller Syphilis im Münchener Garnison-Lazareth zur Behandlung gekommenen Soldaten wurden nur 4 syphilitische Regenbogenhaut-Entzündungen beobachtet.

Nibot (37) kommt in seiner ziemlich umfangreichen Dissertation über Gummata der Iris und des Ciliarkörpers (von letzterem giebt er eine eigene Beobachtung) unter Anderem zu der Ansicht, dass kein characteristisches Moment besteht, um das Gumma von Tuberkel, Sarcom oder reinem Entzündungsproduct zu unterscheiden. Der clinische Verlauf, die Anamnese und Wirkung der Therapie müssen entscheiden.

Beck (18) fand unter 88 an Iritis syphilitica erkrankten Augen 36mal gleichzeitig Hornhaut-Affectionen (diffuse, strich- und punktförmige Trübungen, Auflagerungen auf der M. Descemetii).

Kipp (91) theilt zwei Fälle von Irido-Choroiditis mit, die nach Gonorrhoe und Tripper-Rheumatismus auftraten.

Costa-Pruneda (6) veröffentlicht einen Fall von Iristuberculose bei einem 38 Wochen alten Kinde aus der Göttinger Clinik. Durch anatomische Untersuchung des enucleirten Bulbus sowie durch das positive Resultat der Ueberimpfung der tuberculösen Massen in die vordere Augenkammer eines Kaninchens wurde die Diagnose gesichert. Ein weiterer Fall von Stoffan, der ein 4 Monat altes Kind betraf, wird angefügt.

Nettleship (36) berichtet über Fälle, wo die sympathische Ophthalmie noch nach der Enucleation des ersterkrankten Auges begann. In dem ersten Falle trat 22 Tage nach Enucleation eines an Cataract operirten Auges in dem (z. Z. der Enucleation gesunden) zweiten Auge Sehschwäche, Neuroretinitis und Irido-Cyclitis auf, die zur Erblindung führten. In dem anderen traten 23 Tage nach Enucleation eines verletzten Auges Schmerzen in dem bisher gesunden ein, sechs Tage später Iritis und weiter Netzhautablösung. Doch erfolgte wieder vollkommene Heilung. Im letzten entstand 25 Tage nach der Enucleation Iritis, die zu erheblicher Herabsetzung der Sehschärfe führte. Aus der Literatur führt N. noch 6 ähnliche Fälle an. Daraus, dass der Verlauf verhältnissmässig oft günstig war, ist anzunehmen, dass durch die Enucleation der bereits eingeleitete sympathische Process abgeschwächt wird. Wenn auch der letztere in nicht weniger, als vier von den neun Fällen zuerst unter der Form der Neuro-Retinitis auftrat, so ist damit nicht gesagt, dass eine Propagation durch den Opticus stattgefunden hat, die Entzündung der Ciliarnerven bei ihrem Eintritt in das Auge könnte zu einer Choroiditis in der Nähe der Papilla führen.

Steinheim (35) veröffentlicht fünf Fälle sympathischer Ophthalmie, die nach verschiedenen Richtungen hin Interesse bieten. Der pathologisch-anatomische Befund der enucleirten Bulbi ist überall mitgetheilt (Sattler). In mehreren Fällen wurde die Intactheit der isolirten Ciliarnerven besonders erwiesen. Zwei Mal sah St. unter seinen Augen die sympathische Affection auftreten, einmal davon bereits im Anfang der 4. Woche nach der Verletzung. Prodromalsymptome, die man oft hervorgehoben findet, fehlten.

Trompetter (56) theilt die in der Förster'schen Clinik während der letzten Recurrensepidemie gemachten Beobachtungen über Choroiditis mit. Dieselbe wurde in 6 pCt. sämmtlicher Recurrensfälle beobachtet und zeigte meist den acut entzündlichen Character. Bei der Aufnahme bestand in der Regel eine Choroiditis resp. Cyclitis. Ausser einer mässigen, die ganze freie Bulbusoberfläche überziehenden Injection der Sclera sowie einem häufigen Auftreten von Hypopyon ohne entzündliche Iriserscheinungen fanden sich stets zahlreiche feinzertheilte Glaskörpertrübungen, welche eine starke Herabsetzung der Sehschärfe und des Lichtsinns bedingten. Während ihrer Abnahme ergab sich häufig ein Missverhältniss in der Zunahme der Sehschärfe und des Lichtsinns derart, dass bei Wiederherstellung voller Sehschärfe öfter der Lichtsinn noch einige Zeit stark herabgesetzt blieb. Das Gesichtsfeld zeigte in allen Fällen, welche darauf untersucht werden konnten, eine allseitige Beschränkung der Peripherie, woraus Verf. auf eine hauptsächliche Erkrankung der vorderen Theile der Choroidea und des Corpus ciliare schliesst. Bei den stationär behandelten Kranken, welche bis auf einen mit voller Sehschärfe entlassen wurden, schwanden die entzündlichen Erscheinungen schneller als bei den ambulatorisch behandelten. Die Dauer der Erkrankung, welche keine Recidive machte, betrug durchschnittlich $1^{1}/_{2}$ bis 2 Monate. Verf. leitet die Krankheit im Anschluss an die Biesiadecki'sche Ansicht von einer Embolie oder Metastase ab, welche von partiellen Necrosen und Abscessen der Milz ausgeht. Die Behandlung bestand in Atropininstillationen (während der ersten Zeit) und Darreichung geringer Dosen Sublimat sowie gelinder Abführmittel.

Ulrich (57) bespricht in seiner Arbeit über die Ernährung des Auges auch das Glaucom und kommt zu folgenden Sätzen: Presbyopie disponirt besonders bei Hypermetropen und Emmetropen zu Glaucom, indem sie den abflussbefördernden Einfluss der Accommodation aufhebt; die Myopie ist nahezu immun durch die ihr zukommende Durchlässigkeit der Abflusswege.

Das Secundär-Glaucom kommt dadurch zu Stande, dass durch die iritischen Veränderungen des Gewebes die Secretion und Filtration der Iris beeinträchtigt wird. Von den primär-entzündlichen Glaucomen ist vielleicht eine Quote den Secundär-Glaucomen bezüglich Veränderung der Iriswurzel beizuzählen, bei den übrigen muss zur Zeit noch eine primäre Stauung in dem Chorioideal-Gefässsystem supponirt werden. Das Glaucoma simplex dürfte durch Verödung des Fontana'schen Raumes entstehen. Der Ausbruch des acuten Glaucomanfalles beruht meistens auf einer plötzlich eintretenden Filtrations-Insufficienz der Iris resp. einer plötzlichen Vermehrung derselben durch Pupillenerweiterung. Die günstige Wirkung des Eserins und der Iridectomie auf das Glaucom beruht darauf, dass das erstere die Filtrations- und Secretionsfähigkeit der Iris erhöht, die letztere einen Theil des Filtrums eliminirt.

Priestley Smith (52) erklärte in der ophthalmologischen Section der British. medical. Association die Entstehung des Glaucoms durch eine Verringerung des Raumes zwischen Linse und Ciliarfortsätzen, hierdurch werde der Lymphstrom vom Glaskörper in die vordere Kammer, der durch diesen Raum stattfindet, gehindert, es steige daher im Glaskörper der intraoculare Druck, die Ciliarfirsten werden nach vorn getrieben und der Filtrationswinkel der vorderen Kammer verschlossen. Die Untersuchung gesunder und glaucomatöser Augen hat ergeben, dass bei ersteren mit dem Alter der Linsendurchmesser zunehme, dass hierbei eine Verringerung des Zwischenraumes zwischen Linse und Ciliarfirsten eintrete und dass in gewissen Stadien des Glaucoms der perilenticuläre Raum deutlich verkleinert ist. In drei Fällen von Glaucom ausgeführte Linsenmessungen haben gezeigt, dass die Linse einen grösseren Durchmesser hatte als in einem gleichaltrigen gesunden Auge. Doch bleibt die Frage offen, ob der perilenticuläre Raum sich hierdurch oder durch die Lage der Ciliarfirsten beim Glaucom verkleinert. — Brailey dagegen hat weder im Alter noch bei Glaucomatösen eine Zunahme des Linsendurchmessers constatiren können. Die Ciliarfirsten hat er immer atrophisch gefunden. In seiner Arbeit über die Grösse der vorderen Kammer beim Glaucom hat er schon die Aufmerksamkeit auf diese Atrophie und die des Ligament. pectinat. gelenkt. Der Schluss des Filtrationswinkels sei durch Contraction dieses fibrösen Bandes bedingt, die Sclerotomie hebe sie. Aus der sich anschliessenden Debatte hebe ich die Bemerkung Vose Solomons hervor, dass er nach der Mydriasis intraocularis, die er im Scleralbord machte, acute Glaucome noch nie habe recidiviren sehen.

Brailey (2) legt beim Glaucom sowohl dem vermehrten Zufluss von Flüssigkeit als dem verminderten Abfluss die ihr zukommende Bedeutung für die Tensions-Zunahme bei. Sehr oft hat er eine Gefäss-Erweiterung gefunden, die wahrscheinlich vasomotorischen Ursprungs ist. Der Abfluss wird besonders in der Gegend des Lig. pectinatum behindert, indem die Iris sich klappenförmig anlegt.

Schnabel (49) berichtet über einen Fall, wo nach Cataract-Extraction Secundär-Glaucom mit Amaurose eingetreten war. Von der Schnittwunde aus gingen graue straffe Fasern in das Pupillargebiet und hinter die Linse, die für Zonulafasern angesprochen wurden. Nach ihrer Durchschneidung war Patient von seinen heftigen Schmerzen befreit. Bei der Gelegenheit betont Schnabel den Einfluss der Zonula-spannung auf die Steigerung des intraocularen Druckes und spricht sich dagegen aus, dass der Verschluss des Fontana'schen Raumes die von Knies hervorgehobene Bedeutung für das Glaucom habe.

Laqueur (30) giebt bezüglich des Prodromalstadiums des Glaucoms einige Beobachtungen. Dasselbe ist bei Individuen im jugendlichen Lebensalter meist lang hingezogen, während die entzündlichen Glaucome des spätern Lebens es in der Regel vermissen lassen. Im Uebrigen ist der Einfluss des höhern Alters in der Aetiologie bedeutend überschätzt. Von den Symptomen wird der Beschreibung des Farbenringes besondere Aufmerksamkeit gewidmet. Der Ring tritt immer gleichzeitig mit dem Nebelsehen auf. Zur künstlichen Coupirung der Anfälle empfehle sich das Eserin. Die Myosis hat in 20—25 Minuten ihr Maximum erreicht, doch ist zu dieser Zeit ein Einfluss auf die Tension noch nicht eingetreten; diese sinkt erst ca. $^1/_2$ Stunde nach der Einträufelung. Myopie durch Spasmus der Ciliarmuskeln tritt nicht auf. Bei häufigeren Prodromal-Anfällen kann — neben sonstiger hygienischer Ueberwachung — die Einträufelung von 0,5 pCt. Lösung alle zwei Tage ein Monate langes, erträgliches Dasein schaffen; sie heilt nicht das Glaucom, sondern drängt nur die Anfälle zurück. L. hält für die primäre Ursache des Glaucoms eine Behinderung der hinteren Lymph-Abflusswege; die Verlegung des Fontana'schen Raumes habe nur die Bedeutung einer gestörten Compensation.

Schenkl (45) theilt nach einer literarischen Zusammenstellung der bekannt gewordenen Fälle von Erblichkeit von Glaucom eine weitere Beobachtung mit, bei der in einer Familie bei mehreren Mitgliedern, einem Sohne und zwei Töchtern, die Affection ausbrach. Alle standen im 60. Lebensjahre. Die Mutter war ebenfalls an Glaucom erblindet.

Spencer Watson (54) spricht sich für die Sclerotomie bei Glaucom in all den Fällen aus, wo Eserin die Pupille verengt; in anderen ist die Iridectomie angezeigt. Er hat jetzt einen Fall vier Jahre in Beobachtung, bei dem die Sclerotomie mit Erfolg ausgeführt wurde.

Landesberg (26, 27) hat bei verschiedenen Glaucomformen in 35 Fällen die Sclerotomie gemacht und ist mit ihren Erfolgen zufrieden. Sie versagt zuweilen auch wie die Iridectomie, hat aber verschiedene Mängel der letzteren (directe Abnahme der Sehschärfe in Folge der Operation etc.) nicht. Doch wird erst nach längerer Erfahrung sich die Frage zwischen diesen beiden Methoden entscheiden lassen. Zur Zeit empfiehlt L. die Sclerotomie bei Glauc. absol., bei Secundär-Glaucom und bei glaucomähnlichen Zuständen, wie sie bei Iritis, Chorioiditis etc. vorkommen, und endlich, wenn bereits ohne Erfolg iridectomirt ist.

Brun (5) empfiehlt bei Irido-Choroiditen auf rheumatischer Basis die Anwendung des Natr. salicylicum (3—4 Grm. pro die), wie er sie bei Abadie gesehen. Eine Reihe von Krankheitsgeschichten wird mitgetheilt.

Albini (1) fürchtet, dass durch dauernde Atropinisirung bei Iritis eine Verwachsung der Iris an der Peripherie der Linse, eine Ancbylosis mydriatica eintreten könnte. Er wendet daher Mydriatica und Myotica (Atropin mit Eserin) abwechselnd an. (Abgesehen davon, dass Ref. die befürchteten Nachtheile nie beobachtet hat, dürfte Anwendung von Eserin wegen seiner entschieden schädlichen Wirkung bei Iritis zu vermeiden sein.)

In Lange's (39) Fall war in Folge eines Stosses gegen den Zahn einer Egge eine starke Entzündung des linken Auges eingetreten, die sich allmälig besserte. Fünf Monate später wird eine halbmondförmige Hornhautnarbe, Aniridie u. Aphakie constatirt. Mit + 10,0 und stenopäischer Spalte volles Sehvermögen. (cf. auch Samelsohn Abschn. XI.)

Schiess-Gemuseus (46) berichtet über 8 Fälle aus seiner Praxis, in denen Fremdkörper (2 mal Zündhütchenkapsel, 1 mal Steinfragment, 5 mal Eisensplitter) aus der vorderen Kammer, theils mit, theils ohne gleichzeitige Iridectomie, entfernt wurden. Längeres Zuwarten hält er nicht für angezeigt.

[Santos Fernandes, J., Del glaucoma provocado por las sinequias anteriores. Crónica oftalmológica. Cadiz. Marzo. (Glaucom als Folge von vordern Synechien.)

Santisteban (Mexico).]

VII. Netzhaut. Sehnerv. Amblyopie.

1) Almquist, Studien über den Farbensinn der Tschuktschen. Uebersetzt von Magnus. Breslauer ärztl. Zeitschr. No. 14 ff. — 2) Allen, G., Der Farbensinn. Deutsche Ausgabe mit einer Einleitung von E. Krause. g. 8. Leipzig. — 3) Angelucci, Zur Kenntniss der Thrombose der V. centr. retinae. Clin. Monatsbl. für Augenheilk. S. 21. — 4) Derselbe, La trombosi della vena centrale della retina. Annali di Ottalmologia. IX. p. 197. — 5) Anomalie congénitale de la rétine. Plaques fibreuses opaques. Arch. méd. belge. Sept. (Ein Fall doppelt contourirter Nervenfasern.) — 6) British medical Association. Cambridge. Ophthalmologische Section. (Farbenblindheit.) — 7) Barett, Contribution à l'étude du scotome scintillant ou amaurose partielle temporaire. Thèse. Paris. — 8) Becker, Der spontane Netzhautarterienpuls bei Morbus Basedowii. Clin. Monatsbl. für Augenheilk. S. 1. — 9) Bellouard, V., De l'hémianopsie; précédé d'une étude d'anatomie sur l'origine et l'entre-croisement des nerfs optiques. 8. Paris. — 10) Berry, George W., Ueber centrale Amblyopie. Ophthalm. Hosp. Rep. X. part. 1. p. 44. (Gewöhnlich bei Tabak-Amblyopien centrale Farbenscotome. Bei Complication mit Alcoholismus langsamere Heilung.) — 11) Baas, Ein Fall von hysterischer Erblindung mit spastischem Schielen. Berliner clin. Wochenschr. No. 2 u. 3. — 12) Cohn, H., Quantitative Farbensinnbestimmung. Arch. für Augenheilk. Bd. IX. Heft 1. S. 34. (Cf. vorigen Jahresbericht.) — 13) Derselbe, Die Arbeiten des Hrn. Prof. Holmgren über Farbenblindheit. Mit 1 Taf. gr. 8. Breslau. — 14) Derselbe, Ueber hypnotische Farbenblindheit mit Accommodationskrampf und über Methoden, nur das Auge zu hypnotisiren. Berliner ärztl. Zeitschr. No. 6 u. 7. — 15) Derselbe, Das Verschwinden der Farbenblindheit beim Erwärmen eines Auges. Deutsche med. Wochenschr. No. 16 u. Breslauer ärztl. Zeitschr. No. 8. — 16) Donders, Remarks on colours and colour-blindness. Brit. med. journ. Novb. 13. (Einleitender Vortrag in der ophthalmologischen Section in Cambridge, der die historische Entwickelung darlegt und sich gegen die Hering'sche Theorie wendet.) — 17) Derselbe, Remarques sur les couleurs et la cécité des couleurs. Annal. d'oculist. T. 84. p. 205. — 18) Dreschfeld, Pathologisch-anatomische Beiträge zur Lehre von der Semidecussation der Sehnervenfasern. Centralbl. für pract. Augenheilk. S. 33. — 19) Favre, H. (de Lyon), Recherches cliniques sur le Daltonisme; la dyschromatopsie dans ses rapports avec la médecine publique. Gaz. hebdom. de méd. et de chir. No. 34. — 20) Fuchs, Gleichseitige Hemiopie mit Ausgang in Heilung. Arch. für clin. Med. Bd. 26. S. 494. — 21) Galezowski, Des atrophies traumatiques des papilles. Gaz. hebdom. de méd. et de chir. No. 4. — 22) Derselbe, Hemiopie chromatique chez un aphasique. Gaz. des hôpit. No. 23. — 23) Gintl, Die Farbenblindheit bei Eisenbahnbediensteten. Sep.-Abdr. aus dem österr. Centralblatt für Eisenbahn- und Dampfschiffahrt No. 148. (Unter 1689 Individuen waren 13 vollständig und 8 unvollständig grün-roth blind. Holmgren'sche Methode.) — 24) Gowers, La névrite optique dans la chlorose. Associat. méd. Britannique. Annal. d'oculist. T. 84. p. 242. (Ueberall fand er Hyperopie.) — 25) Hensen, Eine Beobachtung über das Eigenlicht der Macula lutea. v. Graefe's Arch. für Ophthalmol. Bd. 26. Abth. 3. S. 147. — 26) Hering, Zur Erklärung der Farbenblindheit aus der Theorie der Gegenfarben. Sonderabdruck aus dem Jahrbuche für Naturwissenschaft. Lotos: Prag. Tempsky. — 27) Heyl, Remarks on lipaemia retinalis occurring in a case of diabetes mellitus. Philad. med. Times. March 27. (In einem Falle, bei bestehendem Kernstaar, sollen die Gefässe der Netzhaut heller gewesen sein etc.) — 28) Higgens, Atrophy of optic nerves occurring at puberty. Med. Times and Gaz. April 24. p. 450. (Bei zwei Brüdern trat in den Entwickelungsjahren Sehnerven-Atrophie ein; ein dritter Bruder war schwachsichtig, möglicherweise aus demselben Grunde. Zwei Kinder gesund.) — 29) v. Hippel, Ein Fall von einseitiger congenitaler Roth-Grünblindheit bei normalem Farbensinn des anderen Auges. v. Graefe's Arch. für Ophthalm. Bd. 26. Abth. 2 S. 176. (Das farbenblinde Auge war früher wegen Strabismus operirt; $S < \frac{2}{7}$.) — 30) Holmgren, F., Die Arbeiten des Hrn. Prof. Cohn über Farbenblindheit. gr. 8. (Upsala.) Breslau. — 31) Derselbe, Ueber die subjective Farbenempfindung der Farbenblinden. Centralblatt für die med. Wissensch. No. 49 u. 50. — 32) Horstmann, Ueber Neuritis optica. Deutsche med. Wochenschrift No. 31 u. 32. (Zusammenfassender Vortrag.) — 33) Derselbe, Ueber Farbenblindheit. Ebendas. No. 44. — 34) Joy-Jeffries, Bericht über Farbenblindheit. Ref. in Clin. Monatsbl. für Augenheilk. S. 189. (Unter den Schülern waren 4,2 pCt. farbenblind, unter den Schülerinnen 0,066 pCt.) — 35) Krause, Ueber die Fasern des Sehnerven. v. Graefe's Arch. für Ophthalm. Bd. 26. Abth. 2. S. 102. — 36) Kroneberg, Ueber die Hypothesen von Grundfarben. Ebendas. Bd. 26. Abth. 1. S. 91. — 37) Derselbe, Eigenthümlicher Fall von Amblyopie. Clin. Monatsbl. für Augenheilk. S. 41. — 38) Landolt, Troubles de la vision observés dans un cas d'hémiplégie saturnine. Annal. d'ocul. Tom 83. p. 165. — 39) Lang, Beobachtungen über Hemianopsie. Centralbl. für pract. Augenheilk. S. 217. — 40) Derselbe, Ueber Amblyopie beim weiblichen Geschlecht. Dissert. Berlin. — 41) Leber, Clinisch-ophthalmologische Miscellen. Reflexamblyopie (sogen. Anaesthesia retinae) traumatischen Ursprungs durch

Reizzustand des N. supraorbitalis, rasch geheilt durch subcutane Morphiuminjectionen. v. Graefe's Arch. für Ophthalm. Bd. 26. Abth. 2. S. 249. — 42) Derselbe, Clinisch-ophthalmologische Miscellen. 3. Vorübergehende Blindheit nach lange anhaltendem Lidkrampf bei phlyctänulärer Keratitis kleiner Kinder. Ebendas. Bd. 26. Abth. 2. S. 261. — 43) Little, The results of a test for colour-blindness at Girard College. Philad. med. Times. Oct. 9. — 44) MacHardy, Macdonald, De la valeur de l'exercice visuel gymnastique dans le traitement de l'amblyopie fonctionnelle. Association méd. Britannique. Annal. d'ocul. T. 84. p. 243. (Besonders bei Strabismus von Vortheil.) — 45) Magnus, Untersuchungen über den Farbensinn der Naturvölker. Jena. — 46) Mandelstamm, Ein Fall von monocularem Doppelt- und binocularem Vierfachsehen. Centralbl. für pract. Augenheilk. S 180. (Die Doppelbilder standen in einer horizontalen Linie.) — 47) Magnus, Ein Fall von angeborener totaler Farbenblindheit. Ebendas. S. 373. (Eine 33jähr. Lehrerin.) — 48) Mauthner, Ueber Seelenblindheit und Hemianopie. Anzeiger der Gesellsch. Wiener Aerzte No. 32 u. Wiener med. Wochenschr. No. 26—28. — 49) Moyer, Osservazioni sulla cecità pei colori in Italia. Annali di Ottalmol. IX. p. 190. — 50) Morano, Patogenesi e cura del distacco retinico. Giorn. internaz. delle scienze med. 1879. No. 9. (Würdigung der verschiedenen Theorien und Behandlungsmethoden der Netzhautablösung.) — 51) Derselbe, Osservazioni oftalmologiche. Giorn. delle Malattie degli occhi. Gennajo. — 52) Derselbe, Intorno ai lavori più recenti sul Daltonismo. Ibidem. April. — 53) Mauthner, Die Prüfung des Farbensinnes. Wiesbaden. — 54) Mendini, Ambliopia amaurotica, unilaterale probabilmente congenita senza segni ottalmoscopici. Annali di Ottalmologia. IX. p. 335. — 55) Nelson, Joseph, Amblyopie nicotinique. Associat. méd. Britannique. Annal. d'ocul. T. 84. p. 240. (Das Scotom beginnt neben dem blinden Fleck und erstreckt sich gegen den Fixationspunkt hin. Landolt bemerkt dabei, dass die sogen. Farbenscotome oft nur Stellen mit herabgesetzter Sehschärfe seien; nimmt man statt einer weissen Papierfläche zur Prüfung eine graue, so constatirt man ebenfalls das Scotom, das andererseits bei Benutzung sehr lebhafter Farben nicht hervorzutreten braucht.) — 56) Derselbe, On Tobacco amblyopia. Brit. med. journ. Nov. 13. p. 774. (26 Fälle aus Arlt's Clinik werden bezüglich Alter, Sehschärfe etc. verwerthet.) — 57) Nettleship, Cases of temporary affection of one optic nerve, comparable to Bell's paralysis of the facial. Lancet. May 15. — 58) Derselbe, Daltonismus dans les maladies du nerf optique. Brit. med associat. Cambridge. Ref. in Annal. d'ocul. T. 84. p. 239. — 59) Netolitzka, Untersuchungen über Farbenblindheit und Kurzsichtigkeit. 2. Theil. Graz. (Cf. Abschn. X.) — 60) Pflüger, Beobachtungen an Farbenblinden. Arch. für Augenheilk. Bd. IX. S. 381. — 61) Prompt, Note sur le défaut d'achromatisme de l'oeil. Arch. de physiol. normale et patholog. No. 1. — 62) Pürkhauer, Zur Behandlung der urämischen Amaurose mit Pilocarp. muriaticum. Aerztl. Intelligenzbl. No. 31. — 63) Reich, Die Neurose des nervösen Sehapparates, hervorgerufen durch anhaltende Wirkung grellen Lichtes. v. Graefe's Arch. für Ophthal. Bd. 26. Abth. 3. S. 117. — 64) v. Reuss, Ueber die Wichtigkeit der Erziehung des Farbensinnes. Wiener medic. Presse No. 26 u. 28. — 65) Rossi, Adalbert, Die Unterbindung des N. opticus und seine Folgen für das Auge. Dissertat. Bern. (Sie bewirkt kleinere intraoculäre Drucksteigerung.) — 66) Rarà, Intorno al distacco della retina. Annali di Ottalmol. IX. p 21. (Meist sind Exsudationen Ursache der Netzhautablösung, nicht Glaskörperveränderung. Dem entsprechende Therapie: Druckverband, Blutentziehungen etc.) — 67) Rampoldi, Cisticerco retroretinico, anatomicamente dimostrato alla sezione del bulbo, enucleato per fenomeni glaucomatosi secondari. Presenza della taenia solium nello stesso individuo. — 68) Babl-Rückhard, Zur historischen Entwickelung des Farbensinnes. Zeitschr. für Ethnol. S. 210. — 69) Schiess-Gemuseus, Neuroretinitis beiderseits mit ausgedehnten Netzhauthämorrhagien. Section. Clin. Monatsbl. für Augenheilk. S. 350. (Kein Tumor, sondern multiple, mehr weniger grosse apoplectische Herde; etwas freie Flüssigkeit im Subarachnoidealraum; kein Hirnödem; kein Hydrops vaginae n. optici.) — 70) Schleich, Ophthalmoscopische Beobachtung cilioretinaler Blutgefässe. Mittheilung aus der ophthalmol. Clinik in Tübingen. S. 130. (Gefässe, die neben der Papille entspringen.) — 71) Derselbe, Rasche Heilung einer Amaurose mit weisser Verfärbung der Sehnervenpapille. Mittheilungen aus der ophthalm. Clinik zu Tübingen. S. 216. (Schlechte quantitative Lichtempfindung. Es wurden Strychnin-Injectionen angewandt. Nach 14 Tagen S $\frac{5}{12}$.) — 72) Schneller, Ueber den Sitz der Farbenempfindung. 43. Naturforscher-Versamml. Clin. Monatsbl. für Augenheilk. S. 489. — 73) Derselbe, Zur Lehre von der Ernährung der Netzhaut. v. Graefe's Arch. für Ophthalm. Bd. 26. Abth. 1 S. 1. — 74) Schoenemann, Beitrag zur Casuistik des Glioma retinae. Dissert. Marburg. — 75) Schöler, Jahresbericht etc. (Netzhautablösung. Cf. Abschn. I.) — 76) Schmidt-Rimpler, Ueber Blindsein. Nord und Süd. Decemberheft. — 77) Schmitz, Statistische Mittheilungen über das Vorkommen von Farbenblindheit in Cleve und Umgegend. Centralbl. für pract. Augenheilk. S. 275. — 78) Schubert, P., Amaurose bei Bleivergiftung. Aerztl. Intellig.-Bl. No. 12 u. 13. — 79) Stanford-Morton, Pulsation bei Embol. der A. centr. retinae. Ophthalm. Hosp. Rep. X. part. 1. p. 76. (Sie kommt vor, wenn der Embolus nur partiell das Lumen verlegt.) — 80) Swan, M. Burnett, Resultat der Untersuchung des Farbensinnes von 3040 Kindern in den Schulen der Farbigen des Districts Columbia. Arch. für Augenheilk. Bd. IX. H. 2. S. 146. — 81) Stilling, J., Ueber das Sehen der Farbenblinden. Mit 2 Taf. in Farbendr. gr. 8. Cassel. (Darstellung des Farbensystems der Farbenblinden und ausführliche Darlegung der Theorie des Farbensehens.) — 82) Derselbe, Ueber einige neue Opticusverbindungen. Centralbl. für pract. Augenheilk. S. 377. — 83) Talko, Resultate der Bemessungen der Sehschärfe bei den Soldaten des Warschauer Militairbezirks. Ref. in Clin. Monatsbl. für Augenheilk. S. 130. — 84) Tyndall, John, Une théorie des couleurs de Goethe. Revue scientifique de la France et de l'étranger. 19 Juin 1880. Annal. d'oculist. T. 84. p. 192. — 85) Umé, Neuro-rétinite syphilitique. Arch. méd. belge. May. (1 Fall.) — 86) Uhthoff, Beitrag zur Sehnerven-Atrophie. v. Graefe's Arch. für Ophthalm. Bd. 26. Abth. 1. S. 244. — 87) Vossius, Casuistische Mittheilungen aus der academischen Augenclinik in Giessen. Clin. Monatsbl. für Augenheilk. S. 410. (Einseitige Retinitis in der Form der albuminurischen nach Erysipel. Weiter ein Fall doppelseitiger Augenmuskellähmung.) — 88) Wadsworth, Optic neuritis after measles. Boston med. and surg. journ. Febr. 30. — 89) Webster, On amblyopia from the abuse of tobacco and alcohol. New-York med. record. p. 619 u. 665.

Stilling (82) beschreibt einige neue Opticusverbindungen. So schlagen sich, direct vom Tractus abgehend, eine grosse Anzahl Faserzüge an die Innenfläche des Corp. geniculat. mediale, ohne jedoch in die graue Substanz dieses Ganglion einzutreten. In halb spiraliger Windung laufen sie unter das Brachium conjunctivum postic. und gehen direct in die sogen. Schleife über. Zwischen den Zügen der letzteren kann man sie bis zur unteren Olive verfolgen. Ausser diesen Bündeln gehen andere vom Tractus aus direct auf die Innenfläche des Corp. geniculatum mediale und ziehen von da weiter. Ein Theil dieser Fasern geht direct in den Oculomotoriuskern. Der andere Theil dagegen geht, an der äusseren Grenze desselben weiterziehend, in das Crus cerebelli oder Corp. quadrigeminum.

Prompt (61) giebt einige Methoden an, um zu beweisen, dass das Auge nicht achromatisch ist. Besonders berücksichtigt er dabei die von ihm gefundenen Irradiationslinien. Die Diffusionskreise weisser Puncte bei falscher optischer Einstellung zeigen grosse farbige Zonen: bei den Presbyopen und Emmetropen ist das Centrum blau, die Peripherie gelbroth. Daher müssen diese blaue Gläser vorrichten, um die periphere Zone verschwinden zu lassen. Bei den Myopen hingegen ist das Centrum gelbroth, diese müssten also rothe Brillen tragen. Verf. hat auch bemerkt, dass fast alle Myopen eine Vorliebe für roth und gelb haben! Der Widerwille der Stiere gegen roth dürfte auch darauf zurückzuführen sein, dass sie presbyopisch (resp. hyperopisch) sind.

Schneller (75) sucht aus clinischen und anatomisch-pathologischen Beobachtungen festzustellen, welche Gefässsysteme im Auge die Ernährung der einzelnen Schichten der Netzhaut besorgen.

Er kommt hierbei zu ähnlichen Resultaten, wie seine Vorgänger. Das Pigmentepithel wird ausreichend und normal nur von der Choriocapillaris ernährt; bei Embolie der A. central. retinae bleibt es meist erhalten. Wird es verändert, so ist dies auf Anomalien in der Blutbewegung der Chorioidea zurückzuführen; bei allen Krankheiten der Chorioidea, die die Choriocapillaris betheiligen, leidet es. Auf die Ernährung der Stäbchen- und Zapfenschicht hat das Pigmentepithel und ebenso die Blutbewegung der Chorioidea in gleicher Weise Einfluss. Der Netzhautablösung scheinen innere wesentliche Störungen in der Blutbewegung der Chorioidea, bei der grössere Mengen flüssigen Exsudates geliefert werden, vorauszugehen, darauf ist auch die Therapie zu richten: Blutentziehungen, Druckverbände, Abführen etc. Erst wenn etwaige Reizzustände der Chorioidea beseitigt sind, soll man durch Scleralpunction Anlegung versuchen. In sieben so operirten Fällen scheint einmal dauernde Heilung erreicht. Da die abgelöste Netzhaut ihre Function wieder aufnehmen kann, so folgt daraus, dass die Stäbchen und Zapfen bis zu einem gewissen Grade von den Netzhautgefässen ernährt und eben vor dem Untergange bewahrt werden können. Die Körnerschichten können von der Chorioidea aus bei Fehlen der Netzhautcirculation normal erhalten werden; das zeigte sich auch bei descendirender Sehnerven-Atrophie und meist in dem atrophischen Stadium der Papilloretinitis. Doch können Circulationsveränderungen in Retina und Opticus auch nachweisbare Veränderungen der Körnerschichten bewirken. Bei den noch mehr nach innen gelegenen Schichten der Netzhaut verringert sich der Einfluss der Chorioidea immer mehr, wenngleich sie bei krankhaften Verhältnissen doch noch mitspielt, so ernährt sie das Bindegewebsgerüst bis in die vordersten Schichten bei Embolie der A. centralis. Hingegen werden die nervösen Theile dieser inneren Netzhautanlagen ausreichend nur von den Netzhautgefässen ernährt. — Verfasser erwähnt hierauf das ophthalmoscopische Bild der Netzhautgefässe.

Die weisslichen Begleitstreifen der Gefässe, welche über einem dunklen Hintergrund sichtbar werden, z. B. wenn Arterien über Venen und umgekehrt hinwegziehen, sieht er als den optischen Ausdruck der durchscheinenden Gefässwände an, im Gegensatz zu Jäger, welcher diese Begleitstreifen als den optischen Ausdruck der Randschicht farbloser Blutkörperchen auffasst. Auch bleibt Verfasser bei seiner Ansicht, dass der helle Mittelstreifen der Gefässe hauptsächlich ein von der vorderen Gefässwand entworfenes Bild der Beleuchtungsflamme sei. Verf. bestimmte annähernd die Helligkeit dieses Streifens, verglichen mit derjenigen der Beleuchtungsflamme. Die Helligkeit des Arterienstreifens betrug $\frac{1}{6566}$, die des Venenstreifens $\frac{1}{8989}$ der Beleuchtungsflamme. Die nach derselben Methode festgestellte Helligkeit des Opticuseintritts war gleich $\frac{1}{7959}$ derselben.

Zum Schluss wird kurz der Verbindungszweige zwischen Netzhaut- und Chorioidalgefässen gedacht, welche nach Leber die Retina in der nächsten Umgebung des Sehnerven versorgen. Doch ist der Antheil der Ernährung nach den Erfahrungen bei Embolie der Centralarterie, wo alles Sehen verloren geht und bei hinterem Staphylom, wobei der blinde Fleck grösser ist, jedenfalls ein sehr geringer.

Talko (83) hat bei 14307 Soldaten im Militärlager bei Warschau und Konskie vermittelst der Optotypen des Prof. Junge (ganz entsprechend den Optotypen Snellen's) die Sehschärfe geprüft. Er fand, dass dieselbe im Durchschnitt bei den (jungen?) Soldaten schwankte zwischen $1\frac{1}{2}$ bis $1\frac{3}{4}$.

Becker (8) sah unter 21600 Patienten sieben reine Fälle von Morbus Basedowii; nur in einem dieser Fälle fehlte der spontane Arterienpuls auf Papille und Netzhaut. Uebrigens findet sich derselbe auch bisweilen bei chlorotischen Mädchen; B. hat ihn in etwa 10 Fällen beobachtet. Es scheint sich um locale und vorübergehende Gefässlähmungen zu handeln.

Angelucci (3) macht auf die häufige Verwechselung von Thrombose der Centralvene mit Embolie der Centralarterie oder einfacher Blutung des Sehnerven aufmerksam. Er führt einige differentiell-diagnostische Momente zwischen diesen verschiedenen Affectionen an und betont als characteristische Symptome der Thrombose: Venenpulsation, kirschrothe Färbung der Macula lutea und Trübung der Netzhaut in der Umgebung derselben. Ein auf der Zehender'schen Clinik beobachteter und früher veröffentlichter Fall wird jetzt als Thrombose der Centralvene gedeutet.

Cohn (14) bestätigt die Entdeckung Heidenhain's und Grützner's, dass man durch langsam hypnotisirendes Streichen der rechten Stirn- und Scheitelbeingegend ausser Catalepsie der linken Ober- und Unterextremität auch temporäre Farbenblindheit des linken Auges bei gewissen Personen (Medien) künstlich hervorrufen kann. Bei dem Stud. H. konnte er durch Anwendung der üblichen Methoden volle Farbenblindheit nachweisen und gleichzeitiges Auftreten eines Accommodationskrampfes; Licht und Raumsinn blieben in der Hypnose intact. Während nur in wenigen Fällen bei halbseitiger Hypnose, die bisweilen auch durch Anblasen der Schläfengegend mit warmem Athem oder mit kalter Luft erzielt wird, Farbenblindheit eintritt, bekommen alle Accommodationsspasmus. Um das Auge allein zu hypnotisiren, bedarf es nur der Erwärmung des andern mit der warmen Hand. Die allgemeine Hypnose kommt bisweilen zu stande, wenn einige Secunden lang stark nach oben geblickt wird.

Derselbe (15) stellte drei Farbenblinde (2 total, 1 rothgrünblind) vor, die durch Erwärmen eines Auges (mittelst der warmen Hand oder eines warmen Umschlages) mit dem andern hypnotisirten sofort Farben erkannten und Stilling'sche und Pflüger'sche Buchstaben richtig lasen. Bei zweien hielt dieses Erkennen allerdings nur 1—2 Minuten an. Leider gelingt der Versuch nicht bei allen Farbenblinden, wie nicht alle Medien in der Hypnose farbenblind werden.

Donders (17) bekämpft die Hering'sche Theorie der Farben-Empfindung. Wenn man zwischen Weiss und Schwarz noch den Gegensatz der Dissimilation und Assimilation gelten lassen kann, so liegt doch kein Grund vor, dies für Roth und Grün, Gelb und Blau zuzulassen. Die einfachen Farben sind nicht eigentliche Complementär-Farben: von Roth ist nicht Grün, sondern Blau-Grün; von Gelb nicht Blau, sondern Blau-Violet complementär. Die Complementär-Farben ebenso wie die Farbenpaare Hering's heben sich nicht in Weiss auf, sondern combiniren sich dazu und so giebt im Doppel-Spectrum Violet und intensives Gelb zur Deckung gebracht ein Weiss von grösserer Licht-Intensität als das benutzte Gelb sie hatte, — was nicht der Hering'schen Theorie entspricht. Auch die Untersuchungen von Farbenblinden benutzt Donders gegen diese Theorie; dadurch, dass Grün mit Roth verwechselt wird, ist nicht bewiesen, dass beide Empfindungen fehlen.

Holmgren (31) untersuchte zwei Personen, die mit je einem Auge farbenblind waren: — und zwar war bei dem einen das linke Auge violetblind, bei dem andern das rechte rothblind. Von diesen Patienten konnten richtige Angaben und Zusammenstellungen gemacht werden, wie die Farben mit dem farbenblinden Auge gesehen werden. Die zwei Hauptfarben des Violetblinden sind roth und grün: im Spectrum sieht er Roth unverkürzt, im Gelbgrün kommt eine farblose schmale Grenzzone und dann beginnt das Grün bis zum Anfang des Violets, wo das Spectrum absolut aufhört. Das gesehene Roth ist ein etwa dem Carmin entsprechendes; das Grün ist ein klares Grün, welches dem Normalsehenden einen leisen Anflug von Blaugrün hat. — Der Rothblinde sieht im Spectrum Gelb und Blau, ersteres fängt etwas später an als das Roth des Normalsehenden, im Blaugrün (zwischen b. und F.) kommt eine farblose Zone und dann beginnt Blau, das bis zum Ende des Violet sich erstreckt.

Pflüger (60) hat eine Reihe von Farbenblinden nach den verschiedensten Untersuchungsmethoden geprüft und die Ergebnisse zusammengestellt. Bezüglich der Farbentheorien kommt er zu der Ansicht, dass aus den bisherigen Beobachtungen an Farbenblinden die Berechtigung der einen oder anderen sich nicht erschliessen lasse. Man könne sich vielleicht dahin vereinigen, dass chemische Processe den Sehact auslösen; die weitere Discussion würde sich vorzüglich darauf concentriren, welche Eintheilung der Nervenfasern, ob die von Young, Helmholtz oder Hering die richtige sei. Die Namen „Rothgrünblindheit“ und „Gelbblaublindheit“ kann man füglich beibehalten, ohne eine bestimmte Theorie zu bevorzugen, lediglich mit Rücksicht auf die Farbenverwechselungen. Die Daltonisten mit verkürztem rothem Spectrumende könnten als Rothgrünblinde, die andern mit normallangem als Grünrothblinde bezeichnet werden.

Favre (19) giebt als Resultat seiner Untersuchungen auf Farbenblindheit an, dass circa 10 pCt. der männlichen Individuen farbenblind seien und zwar 2 pCt. in schwerer und beziehentlich gefahrbringender Form. An einzelnen Beispielen führt er aus, wie in den verschiedensten Lebenslagen dieser Mangel von Bedeutung werden kann. Seiner Ansicht nach ist die Mehrzahl der Farbenblinden heilbar; sie können die richtige Bezeichnung der Farben erlernen.

Schmitz (77) fand unter 2215 männlichen Individuen 203 (4⁸⁄₁₀ pCt.) Farbenblinde, unter 1485 weiblichen 5. In 95 Fällen wurden anamnestische Daten aufgenommen. Verwandtschaft der Eltern bestand nie. In 10 Fällen waren die Farbenblinden epileptisch; 17mal war Epilepsie bei den nächsten Verwandten nachweisbar.

Little (43) untersuchte 845 Schüler des Girard College, im 6.—18. Lebensjahr stehend, auf Farbenblindheit. Vollständig farbenblind waren 29 (davon rothblind 17, grünblind 12); unvollständig 9. Also im Ganzen 4,497 pCt. Farbenblinde.

Meyer (49) hat in Florenz 3740 Individuen, meist Elementarschüler und Schülerinnen, auf ihren Farbensinn nach Holmgren's Methode geprüft. Unter 1675 Mädchen war eins grünblind, unter 2065 Knaben waren 9 rothblind, 10 grünblind und 1 violettblind: mangelhaften Farbensinn hatten 29. Dies ist ein sehr geringer Procentsatz von Farbenblinden.

Swan M. Burnett (80) untersuchte den Farbensinn von 3040 Kindern in den Schulen der Farbigen im District Columbia. Von den Neger-Knaben (1349) waren 22 farbenblind oder 1,6 pCt. und zwar 17 rothblind, 3 grünblind und 2 violetblind. Ausserdem hatten 78 verminderten Farbensinn. Von den Mädchen (1691) waren 2 farbenblind (0,11 pCt.) und zwar eine roth- und eine violetblind. Es scheint demnach bei den Negerknaben die Farbenblindheit weniger häufig als bei den Weissen.

Unter 300 auf der Nordenskiöld'schen Expedition nach Holmgren's Methode untersuchten Tschuktschen fand Almquist (91) 9 vollständig farbenblind. Interessant ist weiter die Anführung der Ausdrücke für qualitative und quantitative Lichteindrücke: der Lichtstärke und anderen Umständen wird eine grössere Aufmerksamkeit zugewandt als dem Farbenton.

Magnus (45) hatte mit Dr. Pechuël-Loesche Fragebogen entworfen und versendet, um den Umfang und die Leistungsfähigkeit des Farbensinnes uncivilisirter Völker durch directe Prüfung feststellen zu lassen. Er giebt jetzt die Resultate aus 61 ihm ausgefüllt zurückgeschickten Fragebogen. Seine Haupt-Ergebnisse sind in Folgendem zusammengefasst

1) Alle untersuchten Naturvölker besitzen einen Far-

bensinn, der in seinen Grenzen mit dem der civilisirten Nationen im Allgemeinen übereinstimmt. Doch scheint innerhalb dieser allgemeinen Grenzen in sofern eine Verschiedenheit stattfinden zu können, als einige Naturvölker eine grössere Energie in der Empfindung der langwelligen Farben bethätigten und eine ausgesprochene Gleichgültigkeit gegen die Farben kurzer Wellenlänge an den Tag legten. 2) Die Farbenempfindung und die Farbenbezeichnung decken sich nicht, d. h. aus dem Mangel des letzteren darf man nicht auf das gleichzeitige Fehlen der Empfindung schliessen. 3) Sie stehen manchmal in einem eigenthümlichen Missverhältniss; gut entwickelter Farbensinn und mangelhafte Terminologie. 4) Stets sind die sprachlichen Ausdrücke für die langwelligen Farben viel schärfer ausgeprägt als wie für die kurzwelligen. 5) Eine Verwechselung der sprachlichen Ausdrücken unter und mit einander, erfolgt meist in der Weise, dass die im Spectrum benachbarten Farben sprachlich vereinigt werden. Die häufigste Verwechselung ist die von Grün mit Blau.

Galezowski (22) beobachtete einen Knaben, der 1878 eine rechtseitige Hemiplegie mit Aphasie erlitt, dann geheilt im August 1879 links unvollständig hemiplegisch wurde, mit Aphasie und Paralyse des linken Facialis. Seit einiger Zeit hatte er asthenopische Beschwerden, doch bestand volle Sehschärfe. Auf dem nasalen Gesichtsfelde beiderseits, jedoch rechts 3 Ctm. vom Fixirpunkte nach innen, links 5 Ctm., werden die Farben — mit Ausnahme von Blau — nicht empfunden. Der Kranke hat gekreuzte Farben-Hemiopie.

Lang (39) theilt aus Hirschberg's Clinik einen Fall von rechtseitiger Hemianopsie mit, der plötzlich mit Flimmern, rechtseitiger Hyperalgesie, aber ohne Lähmungen, entstanden war. Unter Jodkali-Gebrauch trat Heilung ein. — Angeschlossen ist ein Fall von gekreuzter temporaler Hemianopsie, bei dem die Diagnose einer Herderkrankung im Chiasmawinkel gestellt wurde.

Dreschfeld (18) beschreibt 2 Fälle von Hemianopsie mit Section. In dem ersten Falle war am rechten Auge Amaurose und links totale temporale Hemianopsie bei normaler centraler Sehschärfe. Die Section zeigte einen carcinomatösen Tumor an der Basis cranii, der über dem Foramen lacerum medium beginnend, neben dem Sinus cavernosus bis zum rechten For. opticum sich erstreckte. Der rechte Opticus war von der Geschwulst umstrickt. Das Chiasma war in seiner linken Hälfte sowie der vor ihm liegende N. opticus vollkommen intact. — In dem zweiten Fall bestand eine totale und absolute Hemianopsie linkerseits neben linkseitiger Hemiplegie. Bei der Section fand sich ein tuberculöser Tumor, der den rechten Thalamus opticus beinahe ganz verdrängte und sich nach hinten bis zum Nucl. lenticul. erstreckte. Derselbe reichte bis dicht an die Unterfläche der rechten Hirnhemisphäre, wo er den Tract. optic. dexter grade an der Stelle, wo derselbe dicht an den Thalamus herantritt, ganz glatt gedrückt hatte.

Mauthner (48) berichtet über die Munk'schen Versuche, durch Zerstörung bestimmter Partien der Grosshirnrinde des Hinterhauptlappens Seelenblindheit hervorzurufen. Die Thiere sollen die Gesichtsbilder, die Erinnerungsbilder der früheren Gesichtswahrnehmung verlieren. Zerstört man beim Hunde jene Partie A (eine Stelle, welche nahe der oberen Spitze des Hinterhauptlappens gelegen ist), so wird dadurch auch die Stelle des deutlichsten Sehens an der Retina des entgegengesetzten Auges functionsunfähig. Aber dies ist nach Munk nicht die Ursache der Erscheinungen, sondern die gleichzeitige Zerstörung der Erinnerungsbilder. Zerstört man die Rinde nur in der Umgebung von A, so entsteht Verlust des peripheren Sehens, aber nicht Seelenblindheit. Die Aufhebung der Netzhautfunction bezeichnet Munk im Gegensatz zur Seelenblindheit als Rindenblindheit, so dass die Exstirpation einer bestimmten Hirnrindenpartie A, für die Stelle des deutlichsten Sehens Rindenblindheit und gleichzeitig Seelenblindheit erzeugt, während, wenn man im Umkreise dieser Zone exstirpirt, nur Rindenblindheit, nur Lücken im peripheren Gesichtsfelde gesetzt werden, welche durch Erfahrung von den Thieren überwunden werden. Später zeigte Munk, dass beim Hunde durch Zerstörung der Hirnrinde doch nicht alles Sehen des entgegengesetzten Auges aufgehoben würde, ein kleiner Theil der Netzhautperipherie functionirte weiter: es besteht also auch beim Hunde eine partielle Durchkreuzung der Tractus opt. im Chiasma. Beim Affen entstand vollkommene Hemiopie bei einseitiger Zerstörung der Rinde. Wurde in beiden Hemisphären die Stelle A exstirpirt, so wurde Seelenblindheit beobachtet. Mauthner bestreitet die Existenz der Seelenblindheit gänzlich. Alle Phänomene der letzteren erklären sich vollständig aus der centralen Netzhautamaurose; da das Thier nur excentrisch sieht, so erkennt es anfänglich nur undeutlich, lernt aber später besser die undeutlichen Bilder verwerthen. Auf diese Weise erklärt sich auch, dass in manchen Munk'schen Versuchen gewisse Vorstellungsbilder (z. B. das der Mohrrübe beim Affen) erhalten blieben, da die Thiere sie auch durch excentrisches Sehen bereits kennen gelernt hatten.

Nettleship (58) zieht aus 79 Fällen von Farbenblindheit bei nicht complicirtem Sehnervenleiden seine Schlüsse. Immer wird hochgradige Farbenblindheit beobachtet, wenn die Sehschärfe gering und das Gesichtsfeld beträchtlich verengt ist. Sie fehlte nie bei den Sehnerven-Atrophien bei Ataxie. Ist das Gesichtsfeld nur einseitig und wenig erheblich eingeengt, so leidet, wenn auch die Sehschärfe schon gering ist ($^1/_{10}$), in der Regel der Farbensinn nur wenig. Bei centralen Scotomen, selbst mit grösserer Sehschärfe ($^1/_{20}$) besteht für grössere Objecte nur geringe oder keine Farbenblindheit; für kleinere hingegen nur partielle oder vollständige für roth und grün. Fast alle diese Fälle sind Folge von Tabak-Missbrauch. Wenn bei guter Sehschärfe das Gesichtsfeld hochgradig und mit scharfen Grenzen eingeengt ist, wird sowohl Farbenblindheit als auch vollkommen guter Farbensinn beobachtet.

Uhthoff (86) berichtet über 83 Fälle von Sehnervenatrophie aus der Schoeler'schen Klinik mit besonderer Berücksichtigung der Aetiologie des Patellarphänomens und des Verhaltens der Gesichtsfelder.

Elfmal war Neuritis vorhergegangen ohne nachweisbare Complicationen; Heredität war nicht zu eruiren. Meist fanden sich dabei grosse centrale, absolute Gesichtsfelddefecte und konnte bei zweien solcher Fälle ein atrophischer Sector der temporalen Papillenhälfte nachgewiesen werden. Das Leiden betraf vorwiegend Männer und war meist doppelseitig.

In den 15 Fällen von spinaler, beiderseitiger Atrophie handelte es sich nur um Männer von 34—63 Jahren, von denen nur vier das ausgesprochene Bild der Tabes dorsalis darboten. Bei dreien fanden sich Augenmuskellähmungen und in neun Fällen reflectorische Starre der Pupillen, welche gegen Lichteinfall gar nicht und auf Accommodationsanstrengung nur bei Einigen reagirten. Nur zweimal war das Kniephänomen erhalten. Bei drei Kranken konnte neben einer starken concentrischen Einengung des Gesichtsfeldes guter Farbensinn und ziemlich gute centrale Sehschärfe constatirt werden. Die Einschränkung des Gesichtsfeldes nahm in mehreren darauf untersuchbaren Fällen ihren Anfang von aussen. Der Verlauf des Leidens war stets ein sehr langsamer.

Genuine progressive Atrophie fand sich bei 24 Patienten, meist Männern im Alter von 20—63 Jahren. Sieben Mal fehlte das Kniephänomen. In acht Fällen konnte ein ziemlich gleichmässiges und einander correspondirendes Sinken des Raum- und Farbensinns constatirt werden. Ein leichtes Vorwiegen der anfänglichen Gesichtsfeldbeschränkung von aussen her wurde auch bei dieser Form, welche schneller als die spinale verläuft, festgestellt. Atrophie aus cerebraler Ursache betraf 16 Patienten, beide Geschlechter in gleicher Anzahl. Sieben Mal war Meningitis vorausgegangen.

In sechs Fällen wurde Atrophie infolge eines Orbitalprocesses beobachtet; nach Embolie und bei Dementia paralytica je zweimal, infolge von Tabak- und Alcoholmissbrauch je zweimal. — Bei zwei Frauen trat doppelseitige Atrophie nach starken Blutungen bei der Entbindung auf. — Angeboren war dieselbe auf dem rechten Auge eines zweimonatlichen Kindes, welches links an Hydrophthalmus litt. —

Eine Erhaltung des Farbensinns und einer relativ guten Sehschärfe bei hochgradig concentrischer Einschränkung des Gesichtsfeldes ist nicht so sehr selten, wie dies von manchen Autoren betont wird. — In zwei Fällen von Intoxicationsamblyopie wurde bei längerer Beobachtung, trotzdem Grün und Roth im ganzen Gesichtsfeld nicht mehr erkannt wurden, eine Erhaltung der Sehschärfe constatirt, so dass also der Ansicht Schön's und Treitel's nicht beizupflichten ist, welche stets eine ungünstige Prognose stellen, sobald bei Intoxicationsamblyopie Grün nicht mehr richtig erkannt wird.

Lang (40) hat aus Hirschberg's Krankenjournal eine Zusammenstellung der darin verzeichneten Amblyopien und Amaurosen beim weiblichen Geschlecht gemacht. 26 doppelseitige Sehnervenatrophien extraocularen Ursprungs, 7 einseitige, 39 neuritische resp. papillitische Atrophien, 19 Fälle von Amblyopie, davon 3 bei Diabetes, 4 hysterische, 5 centrale Scotome — jedoch kein einziger typischer Fall von centralem Scotom bei freiem Gesichtsfeld, wie sie bei Männern so häufig sind — schliesslich 2 Fälle von Amaurosis congenita.

Nettleship (57) beschreibt eine Gruppe von Sehnerven-Affectionen, die eine gewisse clinische Aehnlichkeit mit den rheumatischen Facialis-Paralysen haben. Die Sehschwäche tritt ziemlich schnell (doch nicht plötzlich) auf, es ist nur ein Auge befallen; an der Papilla zeigen sich leichte entzündliche Erscheinungen und gewöhnlich erfolgt Heilung. Sehr oft bestehen gleichzeitige Kopfschmerzen. Zwei Fälle werden mitgetheilt.

Galezowski (21) giebt Beobachtungen über traumatische Atrophien. Dieselben sind verhältnissmässig selten, bisweilen geht ihnen Neuritis voraus. Die ersten Erscheinungen pflegen sich bei den einfachen Atrophien nicht sofort zu zeigen, so dass der Kranke selbst das ätiologische Moment vergessen haben kann.

Webster (89) macht eine längere Mittheilung über Amblyopia alcoholica und nicotiana. Aus seinen statistischen Zusammenstellungen folgert er, dass Amblyopien durch Abusus des Alcohols oder des Alcohols und Tabaks nicht ungewöhnlich seien. Die reine Tabak-Amblyopie kommt vor, aber selten. Gewöhnlich heilten die Erkrankungen bei voller Vermeidung der Spirituosen und des Rauchens. Schneller aber wirkten gleichzeitige Strychnin-Injectionen. In der sich anschliessenden Discussion spricht John Roosa sich gegen das Vorkommen einer Amblyopie aus, die allein durch Tabak verursacht sei. Bei den Türken, die beständig rauchten, sei sie unbekannt. Meist dürften noch andere Momente mitwirken. Eine Verengerung der Netzhautgefässe sei sehr selten. Knapp tritt für die Häufigkeit der in Rede stehenden Aetiologie ein.

Schubert (78) sah eine Blei-Amaurose. Ein 49jähriger Lackirer arbeitet seit 35 Jahren mit Blei. Er hatte bereits öfter Colik-Anfälle, Obstipationen etc. Vor 4 Jahren erblindete er von einem Tage zum andern, in 2—3 Tagen aber sah er wieder wie zuvor. Ein ähnlicher Fall wurde von Sch. beobachtet. Nachdem einige Tage Magendrücken, Brechneigung und mässige Kopfschmerzen bestanden, begann das Sehen am Nachmittag sich zu umfloren; am nächsten Morgen bestand an beiden Augen nur noch quantitative Lichtempfindung. Pat. zeigte ein aufgeregtes Wesen. Harter Puls, über 100. Blaugrauer Saum am Zahnfleisch. Keine Lähmungen. Leichte Trübungen des Opticus und der Retina. Am nächsten Tage früh Sehvermögen wie vorher. Der Urin zeigt ziemlich viel Eiweiss, geformte Beimengungen fanden sich nicht. Abends zählt Pat. schon Finger. Am nächsten Abend S > 1/8. Spuren von Eiweiss, kein Blei im Urin, letzteres wurde aber später von einem Sachverständigen in Spuren nachgewiesen. Bei der weiteren Zunahme des Sehens wurde der Kranke dadurch gestört, dass alle Gegenstände ihm getüpfelt erschienen, mit kleinen Punkten bedeckt. Am 9. Tage ist S = 1/6; die Netzhauttrübung ist noch etwa 2 Papillen breit um den Opticus bemerkbar. (Der ganze Verlauf hat grosse Uebereinstimmung mit urämischer Amaurose. Es dürfte sich hier wie in einer Reihe ähnlicher sogen. Blei-Amaurose die Frage aufwerfen, ob wir es nicht vielmehr mit urämischer Intoxication zu thun haben. Ref.)

Leber (41) berichtet einen sehr interessanten Fall von Reflexamblyopie traumatischen Ursprungs durch Reizung des N. supraorbitalis. Ein 11jähriger Knabe war 4 Wochen zuvor von einem Kameraden mit dem Knöchel in die Gegend des linken Auges gestossen worden. Es folgten Lichtblitze und mehrstündige Schmerzen, doch war keine Verletzung zu sehen. Am folgenden Tage konnte das Auge nicht geöffnet werden; es gelang dies erst nach einer Einträufelung, worauf sich bedeutende Abnahme des Sehvermögens auf beiden Augen zeigte. Später kam noch Doppeltsehen, Druck in der Stirn und Schlaflosigkeit hinzu. Als L. den Kranken sah, fiel der krampfhafte Zustand der Gesichtsmusculatur auf. Bei Druck auf den äusseren Umfang des Bulbus, ganz besonders aber auf der Austrittsstelle des N. supraorbitalis zeigte sich grosse Empfindlichkeit, krampfhafter Lidschluss und Zucken des linken Mundwinkels. Unter dem Foram. supraorbitale ein gelbbrauner, linsengrosser Sugillationsfleck. Rechts $S\ \frac{15}{200}$; excentrisches Sehen nach unten beschränkt; links Finger in ca. 4 Fuss; exc. S allseitig beschränkt. Ophthalmoscopisch geringe Röthe der Papillen. Mit rothem Glase gekreuzte Doppelbilder, deren Abstand gleich bleibt. Injectionen von Morphium mit einem kleinen Zusatz von Atropin (1 : 30) wurde zur Herabsetzung des Reizzustandes des Supraorbitalis angewandt. Gleich nach der ersten Injection trat eine namhafte Besserung ein; nach dreien war das Sehvermögen fast normal. Accommodationsspasmus blieb noch länger bestehen. Früher hatte L. schon einen anderen Fall beobachtet, wo nach einer Verletzung des Supraorbitalis Blepharospasmus aufgetreten war und durch Morphium geheilt wurde; auch hier bestand leichter Accommodationsspasmus.

Derselbe Autor (42) theilt zwei Fälle mit, wo Kinder nach lange anhaltendem Lidkrampfe bei phlyctänulärer Keratitis erblindet waren. Die Heilung erfolgte in einigen Wochen spontan. Leber erklärt diese Erblindungen als Folge von Nichtgebrauch, aber in der Art, dass es sich nicht einfach um einen passiven Ausschluss der Augen durch den Lidverschluss handelt, sondern um eine willkürliche psychische Abwendung der Aufmerksamkeit und Entwöhnung, die Gesichtseindrücke zu verwerthen. Dadurch könne bei kleinen Kindern der schon erlernte Sehact wieder verloren gehen.

Manz (11) beobachtete bei einer jungen Dame neben vielen anderen nervösen Erscheinungen hysterische Erblindung. (Verlust der quantitativen Lichtempfindung, spastisches Schielen und Accommodationsstörungen. In all diesen Symptomen zeigten sich grosse Schwankungen.) Schliesslich hob sich die Sehschärfe auf $^{5}/_{6}$, das Schielen verschwand. Doch kam ein Recidiv, dem aber auch wiederum Besserung folgte.

Morano (51) berichtet über eine merkwürdige Heilung einer schweren Amblyopie durch Abtreiben eines Bandwurmes. Doch dürfte der Fall noch andere Deutungen zulassen. Ein an epileptischen Krämpfen leidendes, nie menstruirtes 18jähr. Mädchen wird so schwachsichtig, dass sie Finger nur noch in 10 Ctm. erkennen kann. Ophthalmoscopisch nichts besonderes. Pupille erweitert, aber reagirend. Photophobie und Thränen. Nach Kousso, wodurch die Taenia abgetrieben wird, fällt die Kranke in tiefen Schlaf. Beim Erwachen erkennt sie Finger in 2 Meter, Pupillen ziemlich eng. Nach 5 Tagen volle Sehschärfe.

Reich (63) hatte Gelegenheit, bei einer grossen Anzahl von Arbeitern, die mit Wegearbeit an einem vom Schnee verschütteten Kaukasuspass beschäftigt waren, eine Neurose der Augen zu beobachten, die sich durch stete Photophobie, Blepharospasmus, starke Schmerzen, Erscheinungen der Ciliarneurose, Ciliarinjection und Chemose der Augapfelbindehaut characterisirte. Es bestand weder Nyctalopie noch Hemeralopie.

Kroenchel (37) bespricht im Anschluss an die Erscheinung, dass manche Kranken trotz normaler Sehschärfe über Undeutlichsehen klagen, einen eigenthümlichen Fall von Amblyopie bei einem 30jährigen Schiffer, welcher während einer Erkrankung am gelben Fieber erblindet war.

Nach allmäliger Besserung und ein halbes Jahr später von Neuem aufgetretener starker Verschlechterung des Sehvermögens war eine langsame stetige Besserung eingetreten, so dass ein Jahr nach der Erkrankung bei einer Vorstellung in der Hansen'schen Klinik beiderseits fast volle Sehschärfe constatirt wurde. Als sich Patient nach einigen Wochen mit starken Klagen über Nebelsehen wieder einstellte, fand sich: $S = {}^{4}/_{6}$, Gesichtsfeld allseitig etwas eingeengt, Farbensinn fast normal. Mit Leichtigkeit wurde die feinste Schrift gelesen. Die Papillen waren etwas bleich, Netzhautarterien ziemlich klein. Auffällig waren die Klagen über Nebelsehen und das Benehmen auf der Strasse, wo Patient am hellen Tage nur langsam und suchend die Mauern entlang schlich. Bei Prüfung des Unterscheidungsvermögens für Beleuchtungsunterschiede mit der Masson'schen Scheibe konnte er die deutlichsten der grauen Ringe auf weissem Grunde, entsprechend einem Beleuchtungsunterschied von $^{1}/_{16}$ nicht erkennen. Der kleinste Beleuchtungsunterschied, welchen er bei guter Tagesbeleuchtung noch erkennen konnte, betrug $^{1}/_{16}$. — Die bei dem Patienten vorhandene Hemeralopie war nicht so gross als bei den meisten Hemeralopen, welche bei Tage gut sehen und die Ringe der Scheibe erkennen, jedenfalls nicht so gross, dass man durch diese quantitative Abschwächung des Lichtsinnes die bedeutende Vergrösserung des Weber'schen Bruchs bei Tagesbeleuchtung erklären konnte. Verf. bezeichnet diese eigenthümliche Anomalie des Lichtsinns nicht als einfache Herabsetzung desselben, sondern als eine Abschwächung des Unterscheidungsvermögens für mittlere Beleuchtungsintensitäten, eine Vergrösserung des Weber'schen Bruchs. Nach weiteren Untersuchungen in dieser Richtung bei Amblyopischen konnte er constatiren, dass die beschriebene Anomalie des Lichtsinns selten hochgradig ist.

Wadsworth (88) beobachtete in drei Fällen bei Kindern, die an Masern erkrankt waren, eine doppelseitige Neuritis optica. In dem ersten Falle traten schon unmittelbar vor dem Ausbruch des Ausschlages Cerebralsymptome auf, die später verschwanden, dann aber wieder deutlicher wurden; ein zweiter erst einige Zeit nach der Reconvalescenz, im dritten wurde während der Krankheit Strabismus infolge von Paralyse des Abducens beobachtet. W. glaubt bei allen eine Meningitis annehmen zu müssen.

Pürkhauer (62) injicirte einem 10jähr. Kinde, das unter urämischen Krämpfen — bei Anasarca und Ascites — amaurotisch geworden war, Pilocarpin. Die Krämpfe schwanden nach 2 Injectionen (0,01 + 0,005): auf den Verlauf der Amaurose, die im Uebrigen zurückging, zeigte sich kein Einfluss.

Schoenemann (74) veröffentlicht in seiner Dissertation Fälle von Glioma retinae aus Schmidt-

Rimpler's Clinik: 1) Gliosarcoma bei einem 3jährigen Knaben, seit zwei Jahren bestehend; kein Localrecidiv nach der Exstirpation. Metastase. Tod. 2) Glioma retinae bei dem 10 Monate alten Bruder des eben erwähnten Knaben. 1½ Jahr nach der Enucleation noch kein Recidiv. Tod durch Halsbräune. Die Geschwulstmasse war von einer hinten am Pole gelegenen Netzhautpartie aus in den Glaskörper gewachsen; die äquatoriale und vordere Netzhaut war ebenso wie die Chorioidea frei von Geschwulstbildung. 3) Gliom des linken Auges und der angrenzenden Gebilde mit etwa einem Jahre bei einem 8 Jahre alten Mädchen. Exstirpation. Recidiv nach 3 Wochen. Tod. 4) Gliom des linken Auges, das als wallnussgrosser Tumor aus der Lidspalte hervorragt, bei einem 3jährigen Kinde. Schon 6 Wochen nach der Geburt fiel den Eltern ein hellgelblicher Schimmer in der Pupille des Auges auf. Recidiv 4 Wochen nach der Exstirpation. Tod.

[Sandos Fernandes, Amaurosi congenita guarita spontaneamente al presentarsi della prima mestruazione. Gaz. med. Ital.-Lomb. No. 23.

Ein von einem Deutschen und einer Südamerikanerin gezeugtes blindgeborenes Mädchen blieb trotz aller von den reichen Eltern gesuchten Hülfe „blind" (?), bis sie das Alter von 14½ J. erreicht hatte. An dem Morgen, da ihr Hemde durch reichliche Menstruationsspuren sich befleckt zeigte, fing sie an zu sehen. Der Berichterstatter fand 8 Jahre nach diesem Ereigniss beide Augen von myopischem Bau und das linke etwas hervorstehend. Wernich (Berlin).

1) Löberg, A., Et Tilfälde af sympatisk Oftalmi med fuldständig Blindhed; Helbredelse. Norsk mag. f. Läger. R. 3. Bd. 10. p. 303. — 2) Krenchel, W., Om Grundfarver. Et kritisk Bidrag til Farvelondsens Theorie. Kjbn. 41 pp. — 3) Derselbe, Et ejendommeligt Tilfälde af Synsvaekkelse. Ugeskr. f. Läger. R. 3. Bd. 28. p. 414—423. (Die zwei letzten Abhandlungen finden sich in abgekürzter Form auch deutsch publicirt, resp. in Gräfe's Archiv und in Zehender's Monatsbl.) — 4) Laa, Undersögelse af Farveblinde. Norsk. Mag. f. Läger. R. 3. Bd. 9. Forb. p. 148. — 5) Fontenay, O. E. de, Oplysninger om den medfödte Farveblindheds Forekomst i Danmark, et Bidrag til Farveblindhedens Statistik. Nord. med. Arkiv. Bd. 12. No. 8 und 15. — 6) Mellberg, E., Tegttageler afrande färgblindhet. Ibid. Bd. 12. No. 24.

Löberg (1) beschreibt einen Fall von sympathischer Ophthalmie mit Erblindung und nachfolgender Genesung. Seit 7 Jahren Atrophie des linken Bulbus nach einem Messerstich. Sympathische Neurose des rechten Bulbus. Nach 14 Tagen acute sympathische Ophthalmie; nach 24 Std. fast V = 0. Enucleation des linken Auges. Nach 8 Tagen jede Reizung des rechten Auges verschwunden, Sehschärfe normal.

Fontenay (5) berichtet ausführlich über seine statistischen Untersuchungen über die Farbenblindheit in Dänemark. Unter 9659 Individuen wurden 217 Farbenblinde gefunden. Als Hauptresultate der Unternehmung werden vom Verf. angeführt: Die Procentzahl der Farbenblindheit in Dänemark ist 2,25 pCt.; unter den männlichen Individuen 3,41 pCt., unter den weiblichen Individuen 0,42 pCt.; unter den gebildeten Männern 3,09 pCt., den ungebildeten 3,87 pCt. Die Farbenblindheit ist im Reiche ziemlich gleichmässig vertheilt. Die Zahl der Rothblinden ist die doppelte von der Zahl der Grünblinden (in Schweden ist die Grünblindheit häufiger). Einseitige Farbenblindheit ist in keinem Falle gesehen. Die Farbenblindheit steht mit der Farbe des Auges in keinem Zusammenhange.

Mellberg (Oberlehrer der Physik in Helsingfors) (6) hat 227 Knaben und Jünglinge nach Holmgren's Methode auf Farbenblindheit untersucht und 10 Farbenblinde (4 Rothbl., 1 Grünbl., 2 Violetbl., 3 incompl. Farbenbl.) gefunden. Ausserdem hatte eine grössere Zahl (35) der jüngeren Knaben eine sehr geringe Störung des Farbensinnes, die am meisten der Violetblindheit ähnlich war. Seiner Mittheilung knüpft er einige hauptsächlich physicalische Einwendungen gegen die Grundfarbentheorien an. Er glaubt, dass getrennt percipirende Organe nicht allein für 3 oder 4, sondern für alle Farben nöthig sind, und dass die Farbenblindheit an gewisse Farben geknüpft ist, während die Perception der übrigen Farben im Spectrum dadurch gar nicht beeinflusst wird. Nur in dieser Weise lassen sich, wie er meint, seine Fälle erklären. V. Krenchel (Kopenhagen).

Arregni, P., Amaurosis atrófica. Crónica oftalm. Cadiz. Marzo. (46jähr. Frau. Amaurose in Folge von allgemeiner Atrophie, später Irrsinn.) Santarelli (Mexico).

Talko (Warschau). Statistik der Sehschärfe. Kronika lekarska. W. 2. 3.

Verf. hat im Lager bei Warschau und Konskie im Sommer v. J. 14507 Soldaten auf die Sehschärfe untersucht. Dabei wurden Junge's Sehproben gebraucht. — Im Warschauer Lager fand Verf. auf 8440 Soldaten, V > als normal bei 7845 (93 pCt.), V normal bei 371 (4,4 pCt.) und V < als normal bei 224 (2,6 pCt.). Darunter fand man V 1½ bei 1956 Personen. Im Lager bei Konskie fand Dr. Pacewicz unter 6067 Soldaten V > als normal bei 5277 (87 pCt.), V normal bei 245 (4 pCt.), V < als normal bei 545 (9 pCt.). Bei einem Soldaten, Alex. Slezarenko, betrug die Sehschärfe 3. Bettinger (Krakau).]

VIII. Crystalllinse.

1) Armaignac, Note sur la cataracte noire. Journ. de méd. de Bordeaux. No. 35. — 2) Agnew, Le traitement et la cure de la cataracte au moyen de l'électricité. Annal. d'oculist. S. 83. p. 187. (A. ist der Ansicht, dass sich das Fortschreiten der Cataract nicht durch Electricität hindern lasse. Wo es so schien, waren es stationäre Trübungen.) — 3) Bracchini, Lussazioni delle lenti cristalline nella camera anteriore. Opacamento delle medesime et midriasi permanente. Operazioni di cataratte e guarigione. Annali di Ottalmol. IX. p. 172. (Linsenluxation eines Auges durch Trauma, die des anderen später nach einem Husten-Anfall.) — 4) Badal, Deux cas d'ectopie du cristallin observés dans la même famille. Journ. de méd. de Bordeaux. No. 42 u. 43. — 5) Derselbe, Sur un point particulier de l'opération de la cataracte. Ibid. No. 24. — 6) Borysiekiewicz, Beiträge zur Extraction des grauen Staares der Erwachsenen. Clin. Monatsbl. f. Augenheilk. S. 199. — 7) Camuset, Cataract d'origine sympathique. Gaz. des hôp. No. 61. (Der sympathische Zusammenhang ist nicht wahrscheinlich; die Cataract, welche mit Glaskörperverflüssigung complicirt war, entstand etwa 17

Jahre nach der Verletzung des anderen Auges. Ref.) — 8) Colsman, Ueber die Entfernung eines zusammenhängenden möglichst grossen Stückes aus der vorderen Linsenkapsel bei den mit Iridectomie combinirten Staar-Operationen. Wiesbaden. — 9) D'Oench, Beiträge zur Kenntniss der Ectopia lentis congenita. Arch. f. Augenheilk. Bd. IX. Heft 1. S. 31. 1879. (Ein Fall mit Zusammenstellung der Literatur und den sich daraus ergebenden Folgerungen.) — 10) Jost, Zur Casuistik der Kernstaare im Kindesalter. Centralbl. f. practische Augenheilk. S. 8. — 11) The cure of cataract by electricity. New-York med. Record. May 22. — 12) Fano, de, Lussazione sotto-congiuntivale del cristallino. Annali di Ottalmologia IX. p. 364. — 13) Franke, E., Beiträge zur Staarextraction. Arch. f. Augenheilk. Bd. X. S. 71. — 14) Haltenhoff, Cataracte congénitale opérée. Rapport sur les travaux de la société méd. de Genève pendant l'année 1879. p. 24. (Operirt mit vollkommenem Erfolg an einem Auge. Die Patientin war 7½ Jahr alt. Allmälige Uebung und Erziehung des Sehorgans.) — 15) v. Hasner, Ueber die Staarextraction. Prager med. Wochenschr. No. 8 u. 9. (Ein grosser Theil der Operateure ist wieder zu dem von H. immer vertheidigten Lappenschnitt, der ihm nur ca. 3—5 pCt. Verlust giebt, zurückgekehrt.) — 16) Heuse, Zwei Fälle von einseitiger zonularer Cataract mit Knochendefecten an derselben Körperhälfte. Centralbl. für pract. Augenheilk. S. 177. — 17) Heubel, Bemerkungen zu Dr. R. Deutschmann's Aufsatz: Zur Wirkung wasserentziehender Stoffe auf die Crystalllinse. Pflüger's Arch. f. Physiologie. Bd. 21. S. 153. — 17a) Deutschmann, Entsteht die diabetische Cataract beim Menschen infolge von Wasserentziehung der Linse seitens zuckerhaltiger Flüssigkeiten? Ebendas. Bd. 22. S. 41. — 17b) Heubel, Antwort auf Dr. R. Deutschmann's Entgegnung. Ebendas. S. 580. (Polemisirende Artikel. Beide Autoren beharren auf ihrer Ansicht. Cf. diesen Jahresbericht pro 1879. S. 467.) — 18) Hirschberg, Ist Cataract ohne Operation heilbar? Virchow's Archiv. Bd. 80. S. 503. (Wendet sich gegen die Beweiskräftigkeit der Noftel'schen Beobachtungen.) — 19) Landesberg, M., On the occurrence of sympathetic ophthalmia, consequent upon linear extraction of cataract. Philadelphia med. and surg. Reporter. May 1. — 19a) Leber, Kernstaarartige Trübung der Linse nach Verletzung ihrer Kapsel, nebst Bemerkungen über die Entstehung der stationären Kern- und Schichtstaare überhaupt. v. Graefe's Arch. f. Ophthalmol. Bd. 26. Abth. 1. S. 283. — 20) Levis, The suction operation for cataract. The med. and surg. Reporter. Nov. 27. (Clin. Vorlesung.) — 21) Noftel, Ueber die galvanische Behandlung der Cataracta incipiens. Virchow's Archiv. Bd. 79. S. 465. — 21a) Derselbe, Ueber die electrische Behandlung der Cataracta. Ebendas. Bd. 81. S. 377. — 22) Pridgin, Teale, On extraction of cataract by suction. Lancet. Jan. 3. — 23) Rampoldi, Cataratta centrale stazionaria. Ampliamento semplice della pupilla. Annali di Ottalmologia IX. p. 157. — 24) Ravà, Estrazione doppia di cataratta felicemente eseguita in occhi affetti da gravissimo microftalmo ereditario. Annali di Ottalmologia. p. 284. — 25) Snell, Simeon, Antiseptics in cataract extraction. Brit. med. Journ. Febr. 14. — 26) Story, John B., Report upon a series of fortyseven Cataract-Operations. Dublin Journ. of medical science. August 2. — 27) Trompetter, Ueber die Bestimmung quantitativer Lichtempfindung cataractischer Augen. Clin. Monatsbl. für Augenheilk. S. 84. — 28) Ulrich, Zur Anatomie und Physiologie des Canalis Petitii und der angrenzenden Gewebe. v. Graefe's Archiv f. Ophthalm. Bd. 26. Abth. 2. S. 29. — 28a) Deutschmann, Zusatz zu dem Aufsatz von Dr. Ulrich. Ebendas. S. 51. (D. erklärt das subcapsuläre Liniennetz, was Ulrich bei der Versilberungs-Methode gesehen, aus dem Vorhandensein einer dünnen Eiweissschicht. Ref.) — 29) Wharton, Jones, Clinical lecture on operations for cataract by discission from behind. June 12. — 30) Wicherkiewicz, Ueber Eisenwendung nach Staar-Extractionen. Clin. Monatsbl. für Augenheilk. S. 4. — 31) Wolfe, Clinical lecture on traumatic cataract, and other injuries of the eye. Brit. med. Journ. Febr. 14.

Ulrich (28) giebt Untersuchungen über den Canalis Petitii. Er hält ihn für einen allseitig geschlossenen, spaltförmigen Canal, der die Ernährung der Linse vermittelt. Strömungsstörungen in ihm bewirken Alterationen der Linse. Die Entstehung der Netzhautablösung bei Myopen wird so erklärt, dass die durch die Ausdehnung des axenmyopischen Auges gespannten, dem Glaskörper inserirenden Zonulafasern bei einer Contraction des Accommodationsmuskels das Bestreben haben müssten, das Corp. vitreum resp. die Retina nach vorn abzulösen; thatsächlich erfolge dies, wenn sich der Glaskörperdruck plötzlich erniedrige.

Leber (19a) giebt der Erklärung des Schichtstaares, wonach zu einer bestimmten Wachsthumsperiode der Linse an der Oberfläche cataractöse Schichten abgelagert und später dann durch gesunde Linsensubstanz überdeckt werden, durch nachstehenden Befund eine Stütze. Es werde sich so auch die Entstehung des stationären Kernstaares erklären.

Bei einem jungen Kaninchen wurde mit einem Serre-fine ein c. 3 Mm. im Durchmesser haltendes Stück der normalen vorderen Linsenkapsel extrahirt. Bei dem 321 Tage nach der Operation eingetretenen Tode wurde eine 2 Mm. im Durchmesser betragende centrale dichte Kapselnarbe gefunden, mit welcher eine intensiv weisse, in die Tiefe hineinragende kegelförmige Linsentrübung zusammenhing. Die sonst normale Kapsel umgab eine im Ganzen etwas geschrumpfte Linse, welche eine vollkommen durchsichtige periphere Schicht von c. 1 Mm. Dicke zeigte. Letztere setzte sich von dem centralen intensiv cataractös getrübten Theil vollständig ab und umgab denselben allenthalben, ausgenommen das Gebiet der Kapselnarbe. Hier hing der Kern mit der Kapselnarbe durch die erwähnte kegelförmige Trübung zusammen. Nach Ablösung der Kapsel im Zusammenhang mit der Kapselnarbe entleerte sich keine Flüssigkeit. Die vollständig normale Rindenschicht liess sich von dem sehr compacten Kern ablösen und zeigte an der der Kapselnarbe entsprechenden Stelle ein kreisrundes Loch, in welches der kegelförmige Kernfortsatz hineinpasste.

Der getrübte Kern ist aus der ganzen, zur Zeit der Operation vorhandenen Linse hervorgegangen, während die durchsichtige Rindenschicht sich bei dem regen Wachsthum des jungen Thieres in der Zeit von nahezu einem Jahre angebildet hat. Ein ähnliches Verhalten zeigt sich bei dem zuweilen mit Schichtstaar combinirten sogen. Spindelstaar (axiale die Linse durchsetzende und in einem Centralkapselstaar endigende Trübung). Ein unabhängiges Entstehen des Schichtstaares im späteren Lebensalter, wenn die Thätigkeit der Bildungszellen der Linse eingestellt ist, wird geleugnet. Die in der Literatur vertretenen, sehr seltenen bezüglichen Fälle sind durch Zunahme eines von Kindheit her bestehenden zarten Schichtstaars zu erklären, welcher ein früheres gutes Sehvermögen nicht ausschliesst. Ein derartiges Verhältniss wird an der Hand mehrerer vom Verfasser selbst beobachteter Fälle nachgewiesen.

Trompetter (27) empfiehlt den Förster'schen Photometer zur einfachsten und genauesten, in Zahlen ausdrückbaren **Bestimmung der Lichtempfindung cataractöser Augen** sowie zur Feststellung der Complicationen.

Bei diesen Untersuchungen wird das untersuchte Auge an Stelle der Objecttafel gestellt, während die an der Vorderfläche angebrachten Oeffnungen zu schliessen sind. Das Untersuchungszimmer ist möglichst dunkel, die Lichtquelle abgeschlossen. Zur genauen Innehaltung einer bestimmten Entfernung von der Lichtquelle wird 16 Zoll von derselben ein dem Patienten als Stütze dienendes Stativ aufgestellt. Das nicht untersuchte Auge ist mit einer Binde zu schliessen und die Untersuchung etwa eine Viertelstunde nach dem Eintritt in das Dunkelzimmer vorzunehmen. — Die kleinste Oeffnung des Diaphragmas, deren der Untersuchte zur Unterscheidung von Hell und Dunkel bedarf, giebt das Maass der zur Erregung der Netzhaut genügenden Lichtintensität an. I (nach Förster) ist gleich $\frac{x^2}{2}$, wenn x gleich ist der Diagonale des beleuchteten quadratischen Diaphragmas. Bei einer grösseren Anzahl reifer weicher Cataracte, welche gleich nach dem Eintritte in das Dunkelzimmer untersucht wurden, schwankte I zwischen 12½ und 82 Mm. Bei einer zweiten Reihe cataractöser Augen, welche nach einem 15 Min. langen Aufenthalt im Dunkeln untersucht wurden, fand sich meist eine Lichtempfindung bei 8 Mm. Bei theilweise noch ungetrübter Corticalis wurde in mehreren Fällen $I = \frac{1^2}{2}$ bis $\frac{1\frac{1}{2}^2}{2}$ Mm. bestimmt. In drei mit Netzhautablösung complicirten Fällen ergab sich bei Prüfung mit der Kerzenflamme eine relativ gute Lichtempfindung (die Kerze wurde in 8—10 Fuss erkannt), während bei Prüfung mit dem Photometer eine starke Herabsetzung (I = 392 und 612 Mm.) bestand.

Borysiekiewicz (8) berichtet, nachdem er eine Uebersicht der Geschichte der Staarextraction gegeben, über die auf der **Stellwag'schen Clinik an 365 Fällen von reifen und überreifen Altersstaaren geübten Operationsmethoden.**

Bei den sämmtlich in liegender Stellung mit Benutzung des Sperrelevateurs ausgeführten Operationen wurde zur Bildung der Wunde, welche stets nach oben erfolgte, ein v. Gräfe'sches Messer von 3 Mm. Breite verwendet. An 181 Augen wurde ein als „modificirter Cornealappenschnitt", an den übrigen Augen ein als „Sclerocornealappenschnitt" bezeichnetes Verfahren angewandt. Bei der ersten Methode fiel Punction und Contrapunction 1 Mm. über dem horizontalen Hornhautdurchmesser in gleicher Entfernung von der Cornea in die Sclera, während die Mitte der Wunde schon nach innen vom Limbus in den durchsichtigen Theil der Cornea zu liegen kam. Bei der zweiten wurde 3 Mm. unter der horizontalen Hornhauttangente und 1 Mm. nach aussen von der Hornhaut punctirt und contrapunctirt, und das Messer nur wenig nach vorn geneigt, um mit der ganzen äusseren Wunde in der Sclera zu bleiben. Nach Beendigung des Bogenschnitts wurde ein Bindehautlappen von 3 Mm. Höhe gebildet. Provisorische Verklebung der Wunde erfolgte in den ersten 23 Stunden in einer doppelt so grossen Anzahl nach dem zweiten als nach dem ersten Verfahren. Wundsprengungen (Aufhebung oder Abflachung der einmal hergestellten Kammer), sowie dadurch bedingte eitrige Infiltration des Lappens waren nach dem zweiten Verfahren unverhältnissmässig seltener als nach dem ersten. Der Grund für die grössere Festigkeit der Wundverklebung bei der zweiten Methode wird in der Bildung des Bindehautlappens gesucht. Der Collapsus corneae soll bezüglich seiner Häufigkeit von der Operationsmethode nicht beeinflusst werden. Bei 15 Operationen wurde eine auffallende Härtezunahme des Bulbus gleich nach der Linsenentbindung wahrgenommen. In denjenigen dieser Fälle, bei welchen eine rasche Wiederherstellung der Kammer erfolgte, stellte sich meist eine intensive plastische Iritis und Iridocyclitis ein, während eine glatte Heilung bei den Fällen mit protrahirter Herstellung der Kammer stattfand. Bezüglich der Nachbehandlung solcher Fälle wird die Frage aufgeworfen, ob der Extraction eine Punction des Glaskörpers nachzuschicken oder wiederholte Hornhautpunctionen vorzunehmen seien. Der in 9 pCt. beobachtete Vorfall des nicht erkrankten Glaskörpers war fast stets durch das Verhalten der Kranken bedingt. In 60 Fällen vorgenommene Messungen des Cataractkerns ergaben durchschnittlich für den Aequatordurchmesser 8,5—9 Mm., für den Dickendurchmesser 4 Mm. Künstliche Mydriasis vor der Operation wird widerrathen, da durch dieselbe die Linse bei der Wundbildung weniger gestützt, Zerreissung der Zonula und Glaskörpervorfall begünstigt wird. Infolge der Ergebnisse obiger Beobachtungen wird Verlegung der äusseren Wunde in die Sclera und bogenförmige Gestaltung des Schnittes empfohlen. Die Lappenhöhe wird durch die Grösse des Cataractkerns und den Hornhautumfang bestimmt. Der Conjunctivallappen soll den Ausfall der Linearität der Wunde in befriedigender Weise ersetzen.

Auf Grund früherer Erfahrungen über Linsenluxation bei sonst tadellos ausgeführten Cataractoperationen kam Verf. zu der Ansicht, dass eine Zerreissung der Zonula Zinnii am ehesten bei überreifen Staaren mit grossem Kern und spärlicher alter Corticalis, sowie bei unreifen Staaren mit grossem Kerne und langsamer Reifung zu erwarten sei. Für diese Fälle empfehle sich auch eventuell die Extraction mit der Capsel. Er führte dieselbe an 19 Staaren der ersten und 9 der zweiten Art in folgender Weise aus. Nach Bildung der sclerocornealen Wunde sammt Bindehautlappen und nach Excision der Iris führte er ein scharfes, biegsames Irishäkchen mit 1½ Mm. langer Spitze flach zwischen Linsenkapsel und Membr. Descemetii bis in die Nähe des unteren Pupillarrandes, wo er dasselbe durch vorsichtige Drehung rasch und tief in die Linsensubstanz einsenkte. Die angespiesste Linse, welche eine Drehung des unteren Randes nach rückwärts erlitt, konnte direct mit der Capsel extrahirt werden. Die Extraction mit der Capsel gelang in sämmtlichen Fällen der ersten Art; nur musste die Linse siebenmal mittelst des Schlittenmanövers herausbefördert werden. Bei den 9 Staaren der zweiten Gattung gelang die Extraction mit dem Häkchen nur viermal, während bei den übrigen nur eine theilweise Zerreissung der Zonula erfolgte. Von den 23 Augen, bei welchen die Extraction sammt Capsel gelang, sind 20 vollkommen normal geheilt.

Franke (13) veröffentlicht aus **Schirmers** Clinik eine Statistik über **108 Staaroperationen nach Jacobsons Methode.** Im Gegensatz zu **Jacobson** chloroformirt **Schirmer** ausserordentlich selten; auch von der Iris schneidet er nur ein kleines Sphincterstück ab. Von obigen Extractionen betrafen 97 incomplicirte und 11 complicirte Staare. Unter den letzteren trat einmal Necrose der Cornea bei bestehender Dacryocystoblennorrhoe ein. Von den 97 Extractionen uncomplicirter Staare war der Operationsverlauf 73 mal normal, 14 mal abnorm, dabei 17 mal Glaskörperverlust. Eine primär eitrige Keratitis wurde hierbei nie beobachtet, einmal eitrige Hyalitis mit S = 0. Infolge von Iritis und Iridocyclitis wurde S in drei Fällen $= \frac{1}{\infty}$, das würde zusammen 4,01 pCt. Verluste geben. Mehrere Tabellen geben vergleichende

Uebersichten über die Erfolge anderer Operateure und Methoden.

Story (26) giebt eine **Statistik über 47 Staaroperationen**, die er nach verschiedenen Methoden ausgeführt hat. 7 Verluste waren darunter. Angefügt ist aus der Literatur eine Zusammenstellung von 11012 Cataractextractionen nach verschiedenen Methoden, bei complicirtem oder uncomplicirtem Staar. Voller Erfolg wurde erreicht in 84,44 pCt., partieller in 8,66 pCt.; verloren gingen 6,9 pCt.

Neftel (21) berichtet über verschiedene **Augenkrankheiten, speciell Cataracta incipiens**, die er mit Erfolg einer **galvanischen Behandlung** unterworfen hat. So wurde eine Ret. pigmentosa — wenn auch mit Unterbrechungen — 12 Jahre lang galvanisirt und das Sehvermögen war „entschieden gebessert, so dass Patient täglich Stunden lang lesen kann“; beim Beginn war das centrale Sehvermögen noch gut. Die Gesichtsfeldeinengung hat nicht zugenommen. Bei einer Sclerotico-choroid. posterior mit Netzhautablösung hatte sich die Netzhaut wieder angelegt, wie Prof. Knapp, der vor- und nachher den Kranken sah, constatirt hat. Von Cataractheilung werden zwei Fälle berichtet: Eine Frau konnte nicht mehr lesen, selbst grössere Gegenstände nicht deutlich wahrnehmen. Agnew und Webster diagnosticirten unreifen Cataract. Nach einer Woche galvanischer Behandlung — 5 Siemens'sche Elemente, Anode am Rücken stabil, Kathode auf die geschlossenen Augen stabil-labil in wechselnder Stromrichtung bis 15 Elementen steigend, jede Sitzung 15 Minuten — konnte sie grössere Schrift lesen, nach 2 Wochen ganz kleine. Pat. erklärte nach 25 Applicationen, dass sie ihr früheres Sehvermögen zurückerlangt habe und sogar schwächere Brillen brauche als vorher. Agnew fand von einer Linsen- oder Kapseltrübung keine Spur.

Eine 65 jähr. Dame litt ebenfalls an doppelseitiger Cataract (von Knapp constatirt). Schon nach 10 Tagen der Galvanisation „glaubte Pat. besser sehen zu können“, nach 30 „konnte sie kleine Schrift mit Leichtigkeit lesen und am Ende der Behandlung glaubte sie, ihr früheres Sehvermögen wieder völlig erreicht zu haben“. N. schiebt die Heilresultate auf einen schnellen Wechsel des intraocularen Druckes, (beim Aufsetzen der Kathode „fühlen die Versuchspersonen“ einen höheren, bei dem der Anode einen verminderten intraocularen Druck) wodurch die Circulations- und Resorptionsverhältnisse ausserordentlich modificirt werden. Die meisten der nach dieser Methode behandelten Kranken gebrauchen in der Folge entweder eine schwächere oder gar keine Brille mehr. (Es fehlt leider eine genaue Beschreibung der geheilten Cataractformen, ebenso genaue Angabe der Sehschärfe. Das Lesen ohne Brille kann durch eintretende Myopie, die ja in gewissen Stadien des Staares beobachtet wird, sich erklären. Ref.) In einem Nachtrage erklärt N., dass bei beiden Patienten von den angeführten Ophthalmologen später dennoch Cataractheilungen gefunden seien; er hätte sich durch falsche Mittheilungen täuschen lassen. Doch bleibt er in der Anschauung, dass die galvanische Behandlung die Cataract bessere, stehen. Er führt jetzt Fälle von reifen Cataracten an, wo die Patienten nach längerer Behandlung besser sahen. (Auch dies ist nicht ungewöhnlich, wenn die Staare schrumpfen! Ref.)

Knapp (11) untersuchte eine von **Neftel** angeblich erfolgreich **mittelst des galvanischen Stromes behandelte Cataractöse**, die er schon früher gesehen hatte. Die Cataract bestand noch, die Sehschärfe war nicht gebessert. Nur konnte sie — und das erklärt den Irrthum — ohne Glas lesen, weil sie, wie so oft bei beginnender Cataract, myopisch geworden.

Teale (22) hält gegenüber **Wolfe** in einem Schreiben den Werth und Nutzen der **Suctions-Methode bei weichen Cataracten** aufrecht. Unnöthig ist sie bei ganz flüssigen Cataracten, die durch eine gewöhnliche Curette ausfliessen, und nicht anzuwenden bei unreifen oder halbweichen Cataracten, wo ein zu grosser Zug erforderlich wäre. In den dazwischen liegenden Formen aber ist sie zu verwenden. Die Ansaugung soll in kurzen Zügen und mit dem Munde geschehen; jede Verletzung der hinteren Capsel ist zu vermeiden. T. hat von den 53 weichen Cataracten, die in seiner Privatpraxis vorkamen, 47 mit Suction entfernt und nur einen Verlust durch nachfolgende Entzündungen zu beklagen gehabt.

Badal (5) übt bei der **Cataract-Extraction ohne Iridectomie** folgendes Verfahren. Er geht mit einer Stop needle von aussen ein und incidirt die Capsel kreuzweis von innen nach aussen und von oben nach unten; in grösserer Ausdehnung als es nach dem Lappenschnitt möglich, da die Pupille noch durch Atropin erweitert ist. Bei diesem Manöver fliesst wenig Kammerwasser ab, nöthigenfalls wartet man einige Augenblicke, bis es sich wieder ergänzt hat. Alsdann folgt der Hornhautschnitt, vor dessen Vollendung die Fixirpincette entfernt wird. Auf letzteres legt B. Gewicht; macht man die Cystotomie nach dem Schnitt, so bedarf man länger der Fixation.

Wharton Jones (28) führt einige Fälle an, wo er **Cataracte**, sowohl harte als weiche, zur Resorption brachte durch **Discission vom Glaskörper aus**. Er geht zu dem Zweck $\frac{1}{6}$ Zoll vom Hornhautrande mit einer Staarnadel durch die Sclera und reisst die hintere Capsel an. Gewöhnlich muss die Operation mit Zerbröckelung der Linsensubstanz noch mehrmals in Zwischenräumen von 6 Wochen wiederholt werden. Die Resorption dauert im Durchschnitt 6 Monate.

Snell (25) hat nach **Gräfe's** Angabe die **Antisepsis bei Cataract-Extractionen** in 7 Fällen angewandt, speciell vorherige Auswaschungen der Augen mit 2proc. Carbolsäure. Die Kranken beklagten sich über Schmerzen nach der Waschung, und bei der Operation war die Conjunctiva geschwollen und geröthet. **Snell** hat daher zuletzt Thymolwaschungen angewandt. Ein Urtheil bezüglich der Vortheile dieser antiseptischen Methode lässt sich aus den wenigen Fällen nicht ziehen.

Wicherkiewicz (30) bespricht die **Eisanwendung nach Staaroperationen** zur Verhütung einer eitrigen Entzündung des Uvealtractus.

Er empfiehlt dieselbe: 1) nach nicht glatt verlaufener Operation (durch unrichtige Knebeirung oder unrichtiges Verhalten des Kranken); 2) bei complicirten den Augenerkrankungen (chronische, schwer zu beseitigende Conjunctivitis, abgelaufene und recidivirende Entzündungen des Uvealtractus, Thränensackleiden); 3) bei den für die Heilung eine schlechte Prognose liefernden Staarformen (Morgagni'sche oder stationäre unreife Cataracte). Alsbald nach der Operation wird das Auge mit einem grossen, ovalen, in 5 pCt. Carbolsäurelösung getränkten Leinwandläppchen bedeckt und darüber eine auf dem Eise stark abgekühlte Leinwandcompresse gelegt, welche alle paar Minuten zu wechseln ist. Dies Verfahren wird ein paar Stunden fortgesetzt und je nach Erforderniss an den folgenden Tagen wiederholt; in der Zwischenzeit wird ein antiseptischer Verband angelegt. Verf. theilt die Krankengeschichte mehrerer solcher prognostisch ungünstiger Fälle mit, in welchen er mit dem beschriebenen Verfahren und gleichzeitigen Atropininstillationen sehr günstige Resultate erzielte. Er bezeichnet die Wirkung der Eisumschläge als eine antiseptische und dadurch den eitrigen Process coupirende.

Landesberg (19) berichtet über drei Fälle, bei denen er nach **Cataractextraction sympathische Affection** des anderen Auges beobachtete. Er räth deshalb ab, wenn ein Auge noch gut sieht, das vom Cataract befallene andere zu operiren.

Just (10) hat bei vier Kindern einen **Kernstaar** beobachtet. Der Staar war nie angeboren, bisweilen soll er sich in wenigen Stunden entwickelt haben. Er wurde von J. mittelst Linearextraction erfolgreich operirt.

Armaignac (1) extrahirte einem 66jährigen Manne zwei **schwarze Cataracte**. Microscopisch fanden sich in ihnen grosse Mengen kleiner, runder, schwarzer Körnchen, die A. vor weiterer Untersuchung für Hämatosine halten möchte.

[**Santos Fernandes**, J., Examen de una catarata en el fondo del ojo, dos pues de dos anos de operada. Crónica méd. quir. de la Habana. No. 6.

Ein 56jähr. Mann, seit seiner Kindheit kurzsichtig, litt seit 15 Jahren an zunehmender Verdunklung des Sehfeldes und war seit 8 Jahren erblindet in Folge von **reifen Staaren**. Am 26. April 1878 schlug er mit der linken Kopfseite gegen eine Tischecke, luxirte sich die getrübte linke Linse und sah alsbald. Augenspiegeluntersuchung bei erweiterter Pupille: zerstreute Trübungen im Glaskörper schwimmend, Atrophie der Chorioidea, Staphyl. post., der Kranke sah auf grössere Entfernung ohne Convexbrillen. Am 30. September 1878, als sich der Kranke stark vorbeugte, fühlte er Schmerz im linken Auge und sah plötzlich nicht mehr. Der Staar war in die vordere Kammer gefallen und deckte die verengte Pupille, er wurde in der Narcose mit einer Discisionsnadel in den Glaskörper zurückgedrängt. Im Januar 1880 zeigte der Augenspiegel im linken Auge am Grunde einen grünlichen Körper, der sich von der Retina abhob und hinter welchem deren Gefässe verschwanden. **Semeleder** (Mexico).]

IX. Adnexa des Auges. Lider. Orbita. Muskeln. Thränenapparate.

1) **Badal**, De la diplopie paralytique. Annal. d'oculist. T. 84. p. 129. (Symptomatologie.) — 2) **Baleszewski**, Contribution à l'étude de la dacryocystite et de son traitement. Thèse. Paris. (Lobt Panas' Verfahren, die Strictur zu incidiren [öfter mehrmals], zu sondiren und Injectionen zu machen. Voran geht eine Darlegung der verschiedenen Methoden der Behandlung etc.) — 3) **van Bellingen** (Clinique de Thiry), Phlegmon de la région antérieur de l'orbite, dénudation de l'os, méningite consécutive, accidentes graves, mort, autopsie. La Presse méd. belge. No. 4. — 4) **Berger**, Kyste huileux de l'orbite. Bullet. de Société de Chirurgie. p. 549. (Nussgrosse Cyste am oberen Lide unter der Haut. Entleerung öliger Flüssigkeit. Durch Jodeinspritzung geheilt.) — 5) **Berlin**, R., Ueber den anatomischen Zusammenhang zwischen orbitalen und intracraniellen Entzündungen. Lex.-8. Leipzig. — 6) **Derselbe** u. **H. Sattler**, Die Krankheiten der Orbita. Mit 1 Holzschn. gr. 8. Leipzig. — 7) **Boyer**, De l'exophthalmie. Thèse. Paris. — 8) **Bresgen**, Fall von combinirter Lähmung sämmtlicher Augennerven. Deutsche medic. Wochenschrift. No. 39. (Allmälige Entwicklung der Lähmung an sämmtlichen Augenmuskeln mit Ausnahme des Iris- und Accommodationsmuskels. Keine Section.) — 9) **Bucklin**, Convergent squint. Cause, results and treatement. The New-York medic. Rec. p. 94. — 10) **Clément**, Contribution à l'étude du traitement de l'ectropion muqueux. Thèse. Paris. — 11) **Demons**, 1. Kyste dermoïde huileux congénital de la queue du sourcil. 2. Kyste dermoïde sébacé congénital de l'angle interne de l'orbite. Exstirpation. Pansement de Lister. Réunion immédiate et guérison rapide. Bullet. de la société de chirurgie. No. 1. — 12) **Fiore**, Dilatatore delle vie lagrimali. Il Morgagni. Febbrajo. (Für die Stricturen des Thränennasencanal ein Dilatator ähnlich dem Holt'schen für die Harnröhre.) — 13) **Fuchs**, Dacryocystitis mit Durchbruch in das orbitale Zellgewebe. Centralbl. f. pract. Augenheilk. S. 232. — 14) **Giraud-Teulon**, Dacryotôme à lame cachée dans une sonde de Weber No. 4 pour couper les brides cicatricielles du canal lacrymal et du canal nasal. Annal. d'ocul. T. 83. p. 189. — 15) **Derselbe**, Analyse critique de l'Essai d'une explication génétique des mouvements oculaires du professeur **Donders**. Lecture faite à l'académie de médecine de Paris. (G.-T. hebt die Schwächen der **Donders**'schen Beweisführung hervor.) — 16) **Gowers**, The movements of eyelids. London 1879. Cfr. Referat Ann. d'ocul. T. 83. p. 80. — 17) **Grandclément**, Strabisme intermittent convergent. Lyon médical No. 51. (Behandlung zweier Fälle mit Atropin.) — 18) **Haase**, C., Tenotomia musculi recti externi; phlegmonöse Entzündung des Orbitalzellgewebes mit Ausgang in Atrophia n. optici. Arch. f. Augenheilk. Bd. IV. S. 442. — 19) **Derselbe**, Vorlagerung des M. rectus internus mit Durchschneidung des Antagonisten; Verschwärung der Cornea mit nachfolgender Panophthalmitis und Atrophia bulbi. Ebendas. Bd. IX. S. 446. — 20) **Heyl**, Albert G., Metastic Tenonitis in diphtheria. Amer. Journ. of med. Scienc. p. 429. — 21) **Hirschberg**, Ein Fall von pulsirendem Exophthalmus. Centralblatt f. pract. Augenheilk. S. 221. — 22) **Hotz**, Die Ectropium-Operation am unteren Augenlide, besonders bei alten Leuten. Klin. Monatsbl. für Augenheilk. S. 149. — 23) **Derselbe**, Ueber das Wesen und die Operation der sogen. Ptosis atonica. Archiv f. Augenheilk. Bd. I. Heft 1. S. 95. (H. betrachtet sie als Hautvorfall und operirt sie wie ein Entropium.) — 24) **Keyser**, Ein Fall von totalem Symblepharon der oberen und unteren Augenlider beider Augen. Operation auf einem Auge mit Wiederherstellung der Sehkraft. Klin. Monatsbl. f. Augenheilk. S. 463. (Lösung der zur Cornea gehenden Membran; nach der Lidablösung Umschlagen und Annähen derselben an die innere Lidfläche.) — 25) **Keyser**, Leptothrix. Phil. med. and surg. Rep. July 10. (Drei Fälle von Leptothrix im Thränenröhrchen.) — 26) **Knapp**, Beitrag zur Pathologie der Stirnhöhlen. Arch. f. Augenheilk. Bd. IX. S. 448. (Zwei Fälle: 1) Ein von der linken Stirnhöhle ausgehender Orbital- und Cerebralabscess mit tödtlichem Ausgang. Autopsie. 2) Polypen und Eiteransammlung in der r. Stirnhöhle. Orbitalgeschwulst. Exophthalmus. Operation. Dauernde Heilung.) — 27) **Derselbe**, Ein Fall von

Parese der Augenmuskeln durch Kohlendunstvergiftung. Ebendas. Bd. IX. S. 229. — 28) Krause, Ein Fall von Abducenslähmung durch Vornähung beseitigt. Centralblatt f. pract. Augenheilk. S. 315. (Es bestand concomitirendes Schielen nach Lähmung.) — 29) Kubli, Beitrag zur Casuistik der Augenmuskellähmungen. Klin. Monatsbl. f. Augenheilk. S. 425. (Ein Fall mit multiplen doppelseitigen Lähmungen.) — 30) Landouzy, L., De la déviation conjuguée des yeux. 8. Paris. — 31) Leber, Beobachtungen über Empyem der Sinus frontalis und dadurch bedingte Störungen der Augen. v. Graefe's Arch. f. Ophthalm. Bd. 26. Abth. 3. S. 207. — 32) Derselbe, Beobachtungen und Studien über Orbitalabscess und dessen Zusammenhang mit Erysipel und Thrombophlebitis, sowie über die dabei vorkommenden Complicationen, insbesondere Sinusthrombose, Hirnabscess und Abscesse in der Temporalgegend. Ebendas. Bd. 26. Abth. 3. S. 212. — 33) Jacobson, Mittheilungen aus der Königsberger Universitäts-Augenklinik 1877—79. Cataract-Operationen (cfr. Abschnitt 1.) — 34) Isler, Studien über die Abhängigkeit des Strabismus von der Refraction. Diss. Zürich. — 35) Magnus, Mangel der unteren Thränenpunkte und Wärzchen auf beiden Augen. Centralbl. f. pract. Augenheilk. S. 119. — 36) Nieden, A., Ein Fall von bilateraler Associationsparese der Rect. super. et Obliqu. inferiores, mit Auftreten von clonischen Zuckungen in den übrigen Augen-Muskelgruppen. Ebendas. S. 209. (Die Erscheinungen waren bei dem Patienten, einem Bergmann, ohne besondere Veranlassung eines Morgens zuerst beobachtet worden. Heilung.) — 37) Parinaud, Des suppurations de la paupière inférieure et de la région du sac lacrymal d'origine dentaire. Arch. génér. de méd. Juin. — 38) Paul, De la dacryocystite et de son traitement. Thèse. Paris. — 39) Quaglino e Guaita, Contribuzione alla storia clinica ed anatomica dei tumori intra- et extraoculari. Annali di Ottalmologia. IX. p. 321. — 40) Ravà, Voluminoso aneurisma traumatico dell' arteria sopraorbitale guarito spontaneamente in seguito alla sua accidentale crepatura sottocutanea. Ibid. p. 288. (Hühnereigrosses Aneurysma der A. supraorbital. geheilt durch ein Trauma, das ein subcutanes Platzen desselben zur Folge hatte.) — 41) von Reuss, Einige interessante Fälle von Nystagmus. Centralbl. f. pract. Augenheilk. S. 337. — 42) Samelsohn, Ein neuer Fall von Strabismus convergens concomitans intermittens. Ebendas. S. 107. — 43) Derselbe, Zur Casuistik einer Anatomie der Lithiasis glandul. lacrymalis. Ebendas. S. 360. (Ein Concrement der Thränendrüse eines Kindes entnommen, das S. als Osteochondrom auffasst.) — 44) Schleich, Angeborenes Colobom der Augenlider. Mitth. a. d. ophthalmiat. Klinik in Tübingen. S. 114. — 45) Schmidt-Rimpler, Hochgradiger Exophthalmus in Folge einer nach Fractur der Orbitalränder entstandenen Exostose. Klin. Monatsbl. f. Augenheilk. S. 327. — 46) Derselbe, Pulsirender Exophthalmus. Ebendas. S. 322. — 47) Derselbe, Zeitbestimmungen bezüglich der Fusion künstlicher Doppelbilder. v. Graefe's Arch. f. Ophthalmologie. Bd. 26. Abth. 4. S. 115. — 48) Schneller, Ueber eine Veränderung in meiner Methode der Unterbeilung gegen narbigen Entropium der Augenlider. 52. Naturforscher-Versammlung. Klin. Monatsbl. f. Augenheilk. S. 495. — 49) Seggel, Statistischer und casuistischer Beitrag zur Aetiologie des Strabismus convergens. Ebendas. S. 439. — 50) Snell, Simeon, Note on the use of large probes in the treatment of lachrymal obstruction. The Lancet 31. July. (S. benutzt eine grosse Serie von Sonden und steigt bis zu einer Dicke von 8—8½ Mm.) — 51) Scimeni, Esciuzione del ganglio oftalmico nella esportazione di un sarcoma dell' orbita e dell' antro d'Igmoro. Ann. di Ottalmol. p. 178. — 52) Ulrich, Zur Aetiologie des Strabism. convergens. Klin. Monatsbl. f. Augenheilk. S. 156. — 53) Warlomont, Du nystagmus. Annal. d'oculist. T. 84. p. 5. (Artikel des Dictionnaire encyclopédique.) — 54) Wilhelmi, Ein Fall von Pseudo-Chromhidrosis. Klinische Monatsbl. f. Augenheilk. S. 252. — 55) Wolfe, Nouveau procédé d'opération plastique. Annal. d'oculist. T. 84. p. 232. (Ectropion durch Hauttransplantation vom Vorderarm geheilt.)

Schmidt-Rimpler (47) giebt Zeitbestimmungen bezüglich der Fusion künstlicher Doppelbilder (cf. diesen Jahresbericht 1879, S. 471). Bei diesen Versuchen stellte sich weiter heraus, dass der übermüdete Muskel erst nach längerer Zeit seine frühere Leistungsfähigkeit wieder erlangt. Es erklärt dies die bekannte Erscheinung bei der Asthenopia muscularis, dass die Patienten nicht — wie bei Asthen. accommodativa — durch kurze Ruhe in den Stand gesetzt werden ihre Arbeit wiederaufzunehmen, und dürfte auch bei therapeutischen Uebungsversuchen zu berücksichtigen sein. Von Bedeutung für die operative Behandlung der Insufficienz ist ferner die Beobachtung, dass sich die Stärke der Prismen, welche im Interesse des einfachen Sehens überwunden werden können, bei einzelnen Individuen verschieden herausstellte, je nachdem man das Prisma vor das eine oder das andere Auge legte.

Isler (34) untersuchte aus Horner's Material 369 Kranke mit Strabismus concomitans; davon hatten 236 Strab. convergens. Bei letzterer Form bestand 208 mal Hyperopie auf beiden Augen, 4 mal Emmetropie und 11 mal Myopie; in den übrigen 13 Fällen bestand Anisometropie. Der Strab. convergens bei Myopen zeigt sich nur 1 mal vor dem 10. Lebensjahr. Unter 133 Fällen von Strab. divergens war 62 mal beiderseits M, 38 mal H, 3 mal E und 30 mal beiderseits verschiedene Refraction. Bei den Myopen findet sich eine verhältnissmässig sehr grosse Anzahl mit starker und stärkster Kurzsichtigkeit. Bei den mit Strab. divergens behafteten Hyperopen liess sich in der Regel ein ausgesprochener Zustand von allgemeiner Schwäche nachweisen, oder auch das Schielen war nach schweren Krankheiten eingetreten. Es scheint sich demnach um eine erworbene Insufficienz der Interni zu handeln.

Ulrich (52) sucht seine früher ausgesprochenen Ansichten bezüglich des Nichtzustandekommens des Strab. convergens bei Hypermetropen durch weitere Beispiele zu stützen. Demnach bleibt Strab. convergens aus, wenn die Recti interni insufficient sind (was U. durch Vermehrung der Fern-Abduction nachweist) oder wenn bei gleicher S und H beider Augen der Wettstreit der Bilder ein Hinderniss — wenigstens für monocularen Strabismus — bildet. Bei beginnendem Schielen der Kinder hat Verf. einige Male mit Vortheil zeitweiliges Einträufeln von Eserin benutzt, um den Accommodationsmuskel zu stärken.

Seggel (49) findet in seinen Untersuchungen eine Stütze für die Ansicht Ulrichs, dass bei gleichen Graden der H und S beider Augen der Wettstreit der Sehfelder den Strab. converg. verhindern. So hatten 561 von 626 nicht schielenden Hypermetropen (Soldaten im Anfang der zwanziger Jahre) absolut gleiche Hypermetropiegrade und gleiche Sehschärfe beider Augen. 25 weitere zeigten nur eine geringe Differenz. — In 4 darauf genauer untersuchten Augen Hypermetropischer mit ungleicher Sehschärfe, von denen 3 nur in der Nähe periodisch schielten, war als Verhinderungsgrund des dauernden Strabismus Schwäche des Adductionsvermögens nachweisbar.

Samelsohn (42) beobachtete ein 6j. Kind längere Zeit, welches bei H 1,25 an typisch intermittirendem Strab. convergens concomitans litt. Einen Tag um den andern trat das Schielen auf. Drei Jahre später hatte das Schielen den Character des periodischen angenommen, ohne bestimmten Typus. Auch zeigte sich in der schielfreien Zeit unter deckender Hand constant ein Uebergewicht der Interni.

Knapp (27) beschreibt einen Fall von Parese der Augenmuskeln nach Kohlendunstvergiftung. Anfangs bestand Parese sämmtlicher Augenmuskeln, Auswärtsschielen und Protusion. Zwei Monate später bestand noch Insufficienz der R. interni und Accommodationsparese. S = 1; ophthalmoscopisch nichts Abnormes.

Warlomont (53) kommt in seinem encyclopädischen Artikel über Nystagmus zu dem Resultat, dass das Leiden bald als Symptom einer materiellen Erkrankung des Gehirns, bald infolge einer primären oder mit Refractions-Anomalien verknüpften Erkrankung der Augenmuskeln sich einstellt oder schliesslich das Resultat einer muscularen Ungeübtheit, ist entstanden durch erworbene oder angeborene Sehschwäche.

v. Reuss (41) beschreibt zwei ungewöhnliche Fälle von Nystagmus. In dem einen bestand am linken Auge horizontal oscillirender Nystagmus, während das rechte Auge feststand; in dem andern oscillirte ein Auge horizontal, während das andere rotatorische Bewegungen machte. Bei einem weiter angeführten Kranken mit Strab. convergens schwand durch die Tenotomie der gleichzeitig vorhandene Nystagmus vollständig.

Boyer (7) behandelt ausführlich den Exophthalmus, wie er bedingt ist durch Geschwülste („chirurgischen") und wie er bei Morbus Basedowii („medicinischen") und Augen-Muskelparalysen vorkommt. Krankengeschichten sind der Arbeit eingeflochten.

Quaglino und Guaita (39) beschreiben eine Exostose am äusseren-unteren Rande der Orbita, die bei einem 23j. Mädchen beobachtet wurde. Es bestand Exophthalmus. Bei der Exstirpation fand man, dass die Geschwulst sich bis tief in die Orbita erstreckte; dieselbe zeigte ungewöhnlich grosse Markräume. Angefügt ist eine Zusammenstellung der bisher veröffentlichten ähnlichen Fälle. — Weiter wird ein Myxo-Adenom der Thränendrüse, das ebenfalls exstirpirt wurde, genau beschrieben. Die betreffende Literatur ist angefügt.

Hirschberg (21) sah einen linksseitigen pulsirenden Exophthalmus, der plötzlich ohne deutliche Ursache eingetreten war. Linke Gesichtshälfte leicht gelähmt. Krönlein unterband die linke Carotis communis. Gleich nachher wurde an dem Auge fadenförmige Verdünnung der Netzhautarterien neben zahlreichen Netzhautapoplexien constatirt. Zwei Monate später war die Stellung des Bulbus normal, Beweglichkeit betrug nach allen Richtungen etwa 1 Mm. Atrophische Sehnerven-Excavation.

Schmidt-Rimpler (46) beschreibt einen pulsirenden Exophthalmus, der sich auf eine Fractur der Basis cranii mit Zerreissung der Carotis interna im Sin. cavernosus zurückführen lässt. Auch hier hatte am inneren oberen Orbitalwinkel und weiter bis unter die Augenbrauen hinziehend sich eine pulsirende und schwirrende Geschwulst entwickelt. Nn. oculomotorius, abducens, trochlearis, facialis und acusticus waren gelähmt. (Ein Jahr später war nur noch an einer kleinen Stelle am Orbitalwinkel die pulsirende aber nicht mehr schwirrende Geschwulst vorhanden. Das Pulsiren des Bulbus, wenn man einen Druck auf ihn übte, dauerte fort. Im Ganzen war der Zustand des Auges ein besserer, ohne dass eine weitere Therapie eingeschlagen worden wäre. Pat. hat seine gewohnlichen Arbeiten wieder aufgenommen. Ref.)

Heyl (20) sah einen 53jährigen Patienten, der $1\frac{1}{2}$ Wochen nach Beginn einer schweren Rachen-Diphtheritis von einer Tenonitis (Protrusion des Auges, Chemosis; ophthalmoscopisch nichts Abnormes) des linken Auges befallen wurde. Gleichzeitig waren unter dem linken Sternocleidomastoideus die Lymphdrüsen stark angeschwollen. H. führt die Entstehung der Tenonitis auf eine Affection der retrobulbären Lymphgefässe zurück.

Leber (32) legt seinen Studien über Orbitalabscesse und deren Zusammenhang mit Erysipel und Thrombophlebitis ausser den in der Literatur enthaltenen Mittheilungen fünf eigene Beobachtungen zu Grunde. Die letzteren betreffen: 1) Phlegmone der Orbita mit Phthisis bulbi bei einem 10jährigen Kinde, 2) Orbitalphlegmone, nach leichtem Erysipelas faciei im Verlaufe von zwei Tagen zu totaler Erblindung zuerst des linken, dann des rechten Auges führend, am dritten Tage tödtlicher Ausgang durch eitrige Meningitis und Sinusthrombose, 3) Rechtsseitige Orbitalabscedirung, Verlust des Auges durch Hornhautgeschwür und Phthisis bulbi; grosser Abscess in der Schläfengegend; Tod durch multiple Gehirnabscesse, 4) Orbital- und Lidabscess und tiefer Abscess in der Schläfengegend der linken Seite; Necrose der Schädelknochen in der Gegend des Orbitaldaches, Thrombosen mehrerer Hirnsinus, eitrige Meningitis, Gehirnabscesse, 5) Fibrosarcom im rechten oberen Nasengang. Eiterretention. Verdrängung und Periostitis der Orbitalwand. Exophthalmus, recidivirende Entzündung des Orbitalgewebes, Sehnervenatrophie. Phlegmone der linken Carotisgegend, Aphasie, rechtsseitige Hemiplegie. Tod. Thrombose beider Sin. cavern., eitrige Meningitis. — L. macht darauf aufmerksam, dass öfter Erysipel des Gesichts zur Orbitalphlegmone Veranlassung giebt und dass wohl in manchen Fällen die Erscheinungen des Hauterysipels nur sehr vorübergehend waren oder auch ganz fehlten, während das in eine kleine Vene dringende Krankheitsgift, d. h. die Mycose zur infectiösen Thrombose in der Orbita führte, aus der es sich dann durch die Venen selbst in die Schädelhöhle verbreiten kann. Die doppelseitige Orbitalphlegmone kann sowohl von aussen her gleichzeitig oder nur nach einander vom Schädel aus durch Ueberleitung durch die Sin. intercavernosi von einem Sin. cavernosus auf den der anderen Seite zu Stande kommen. Die Bildung tiefsitzender Abscesse in der Schläfengegend, wie sie beobachtet wurde, erklärt sich durch Fortpflanzung einer Phlebitis der V. ophth. infer., durch die Fissura orbitalis inferior zur V. tempor. profunda. Die rasche Erblindung dürfte auf eine Thrombophlebitis der V. central. retinae zurückzuführen sein.

Parinaud (37) macht darauf aufmerksam, dass manche Knocheneiterungen am unteren Lide durch Zahnleiden des Oberkiefers bedingt sind. Bisweilen tritt die Affection auch unter dem Bilde einer Thränensackfistel auf. Der Eiter, der einer Periostitis alveolaris entstammt, kriecht in dem Knochengewebe fort; ein eigentlicher Eitergang ist daher schwer zu finden. Es werden vier Fälle mitgetheilt.

Wilhelmi (54) berichtet über einen Fall von Pseudo-Chromhidrosis, welcher ein 14 j. Mädchen betraf. Dieselbe wurde poliklinisch an Conjunctivitis granulosa behandelt und stellte sich jeden Morgen mit einer intensiv rothen Färbung des rechten unteren Lids vor. Selbst nach der Aufnahme in die Klinik, wo ein fester Druckverband angelegt wurde, trat die Erscheinung noch einmal auf. Indessen gelang es hier bald, den Betrug aufzudecken. Pat. hatte nämlich die Köpfe von rothen Phosphorschwefelhölzchen zur Färbung benutzt.

Leber (31) theilt drei Fälle von Empyem der Sinus frontales mit. Zweimal bestand Exophthalmus, ebenso waren bei zwei Kranken Doppelbilder vorhanden. Die geschwulstartige Auftreibung zeigte sich immer am medialen oberen Orbitalrand. In dem letzten Fall erregte eine deutliche Pulsation der in dem eingeführten Drainröhrchen enthaltenen Flüssigkeit die Aufmerksamkeit. Dieselbe erklärt sich durch die Versuche von Boechel, wonach Pulsationen jedesmal auftreten, wenn eine enge Oeffnung in eine von starren Wänden umgebene Höhle führt, in welcher sich gefässhaltige Gewebe befinden.

Hotz (22) operirt am unteren Augenlide das Entropium besonders bei alten Fällen in der Weise, dass er etwa 4—6 Mm. unterhalb des Lidrandes einen horizontalen Hautschnitt machte, der der Lage des unteren Tarsalrandes entsprechen würde. Nach Entfernung eines Theiles des Orbicularis wird die Haut mit dem Tarsalrande in der Weise vereinigt, dass die Nadel, an der oberen Hautwunde eingestochen, durch den Tarsus durch- und wieder zurückgeführt und schliesslich an der unteren Hautwunde ausgeführt wird. In der Regel genügen vier Nähte. In dem mit der Fascia tarsoorbitalis in Verbindung stehenden Tarsusrande ist ein fester Punkt gegeben, zu dem der Lidrand herabgezogen wird.

Clément (10) beschreibt das Verfahren Panas' zur Heilung von Ectropium, die durch Leiden der Schleimhaut bedingt sind. Es besteht in der Combination der Szymanowski'schen Operation mit der Snellen'schen Fadendurchlegung.

[Ocana, L., La caries del unguis. Crón. oftalm. Cadiz. Mai. (Ueber Caries des Thränenbeins.)

Brunhuber (Mexico).]

X. Refraction. Accommodation.

1) Abadie, De la tenotomie partielle des muscles de l'oeil et de la myopie progressive. Gaz. hebdom. de médec. et de chir. 30. Juillet. — 1a) Giraud-Teulon, Bulletin de la Gaz. de chirurgie. p. 325. — 2) Angelucci, Sulla durata degli atti accommodativi della lente comparati coi tempi impiegati dall' accommodazione subiettiva e dai movimenti dell iride. Annal. di Ottalmologia IX. p. 306. — 3) Bisinger, Untersuchungen über die Beziehungen zwischen Accommodation und Convergenz der Blicklinien. Zusatz von Nagel. Mittheilung aus der ophthalm. Clinik zu Tübingen. S. 58. — 4) Carter, Brudenell, Thomson's Ametrometer. Lancet. July 17. — 5) Camuset, Sur une particularité que présente l'anisométropie. Gaz. hebdom. de méd. et de chir. No. 1. — 6) Cohn, H., Ueber Kurzsichtigkeit. Bericht über die 5. Versammlung der Naturforscher und Aerzte. (Vortrag in der allgemeinen Sitzung.) — 7) Derselbe, Ueber Schrift, Druck und überhandnehmende Kurzsichtigkeit. Vortrag vor der 53. Versammlung deutscher Naturforscher und Aerzte. Wiener med. Blätter. No. 39. — 8) Derselbe, Sehstörungen bei Vergiftungen durch Wildpastete und Hecht. Archiv für Augenheilk. Bd. IX. S. 148. — 9) Giraud-Teulon, Physiologie de la lecture. Réponse aux théories de M. Javal. Restitution du mécanisme de la myopie progressive. Ann. d'ocul. T. 83. p. 126. — 10) Ely, Ed. T., Beobachtungen mit dem Augenspiegel bezüglich der Refraction der Augen Neugeborener. Arch. f. Augenheilk. Bd. IX. S. 431. — 11) Emmert, Auge und Schädel. (Cf. Abschnitt 1) — 12) Horstmann, Ueber Refractionsbestimmung bei Neugeborenen unter 20 Tagen. 52. Naturforscher-Versammlung. Clin. Monatsbl. f. Augenheilk. S. 495. — 13) Hasket, Derby, On the prevention of near-sight in the young. Boston medic. and surg. Journ. June 3. — 14) Horstmann, Beiträge zur Myopiefrage. Charité-Annalen. V. Jahrg. S. 408. — 15) Derselbe, Ueber Myopie. Arch. f. Augenheilk. Bd. IX. S. 208. — 16) Javal, La myopie progressive dans ses rapports avec la longueur des lignes d'impression. Annal. d'oculist. T. 84. p. 60. — 17) Landolt, La myopie. Paris. Cf. Ref. in Annal. d'oculist. T. 83. p. 80. — 18) Derselbe, Relations qui existent entre les conformations du crâne et de l'oeil. Association méd. Britannique. Annal. d'ocul. T. 84. p. 241. — 19) Leber, Clinisch-ophthalmologische Miscellen. 1. Beobachtungen über Accommodationslähmung und sonstige Störungen der Augennerven bei Wurstvergiftung. v. Graefe's Arch. f. Ophthalm. Bd. 26. Abth. 2. S. 236. — 20) Ljubinsky, Ueber die Accommodationsthätigkeit des Auges bei electrischer Beleuchtung nach dem System Jablotschkow. St. Petersb. med. Wochenschrift. No. 36. — 21) Mauthner, Fernpunct, Brillenlehre, Nahepunct und Accommodationsbreite, Binocularsehen, optische Fehler (Astigmatismus). Wiesbaden. — 22) Nagel, Ueber den ophthalmologischen Befund in myopischen Augen. Mittheilung aus der ophthalmiatr. Clinik in Tübingen. S. 231. — 23) Netoliczka, Untersuchungen über Farbenblindheit und Kurzsichtigkeit. 2. Theil. Graz. — 24) Rählmann, Zur Frage der Correction des Keratoconus durch Gläser. Berl. clin. Wochenschr. No. 34. — 25) Risley, Contribution to the clinical history of myopia. Americ. Journ. of med. sciences. October. — 26) Schmidt-Rimpler, Ueber Chorioideal-Colobome mit Berücksichtigung ihrer Beziehungen zur Myopie. v. Graefe's Arch. f. Ophthalmologie. Bd. 26. Abth. 2. S. 221. — 27) Derselbe, Die Accommodationsgeschwindigkeit des menschlichen Auges. Ebendas. Bd. 26. Abth. 1. S. 91. — 28)

Schnoller, Ueber abnehmende Hyperopie bei Aphakie mit Insuff. der Mm. interni. 52. Naturforscher-Versammlung. Clin. Monatsbl. für Augenheilk. S. 492. (Es war in dem Fall als Ursache der zunehmenden Achsenverlängerung Insufficienz und Nachgiebigkeit der jugendlichen Sclera anzunehmen. Als Mittelglied dient die durch die Insufficienz bewirkte innere Congestion mit Reizzustand der Chorioidea in der Nähe der Papilla.) — 29) Schöler, Ueber hyperbolische Brillengläser zur Correctur des Keratoconus. Berl. clinische Wochenschr. No. 26. — 30) Stilling, Sphäroidische Gläser gegen Astigmatismus. Centralbl. für practische Augenheilk. S. 273. — 31) Webster, A case of mixed astigmatism. New-York med. Record. July 10. — 32) Weiss, Eugen, Ueber das Verhältniss des Grades der Hypermetropie zur Sehschärfe. Dissertation. Berlin. — 33) Zehender, Ueber den Einfluss des Schulunterrichts auf Entstehung von Kurzsichtigkeit. Stuttgart.

Bisinger (3) hat auf Nagel's Anregung bei mehreren Emmetropen die relativen Accommodationsbreiten nach Meterlinsen und Meterwinkel bestimmt; — letzterer ist nach Nagel der Winkel, um welchen die geradeaus nach vorn gerichtete Blicklinie nach einwärts gewendet werden muss, um die Durchschnittslinie der Medianebene des Körpers mit der horizontalen Visirebene in 1 Meter Abstand vom Auge aus gemessen zu schneiden. Es zeigt sich in den bezüglichen Curven eine grosse Aehnlichkeit mit den von Donders gegebenen. Weiter wurden Bestimmungen gemacht, welche die Grösse der Fusionsbreite — ähnlich der Accommodationsbreite — systematisch feststellen sollen. Bei gegebener Entfernung des beobachteten Gegenstandes können die Blicklinien entsprechend der Stärke des überwundenen Prismas auf einen näheren Punkt convergiren oder auf einen ferneren divergiren. Das stärkste überwundene Adductionsprisma giebt den Fusionsnahepunkt, das stärkste überwundene Abductionsprisma den Fusionsfernpunkt; die erforderlichen Drehungswinkel die Fusionsbreite. Nagel sagt von letzterer, dass sie gleich ist der Differenz der reciproken Werthe der vom Auge aus gemessenen Abstände des Fusionsnahepunktes und des Fusionsfernpunktes. Weiter wird absolute Fusionsbreite — entsprechend der maximalsten Winkeldrehung ohne Berücksichtigung der genauen Accommodation auf den Gegenstand — und relative unterschieden. Es ergiebt sich, dass die Grösse der durch Prismenversuche bestimmten relativen Fusionsbreiten individuelle Verschiedenheiten zeigt; dass dieselben ferner in den verschiedenen Objectdistanzen bis zum Maximum der Accommodationsanspannung in der Regel ziemlich gleich gross bleiben und dass endlich das Verhältniss zwischen positivem und negativem Theil annähernd das gleiche bleibt.

Schmidt-Rimpler (26) giebt die ausführlichere Mittheilung seiner Versuche über Accommodationsgeschwindigkeit des menschlichen Auges, die von denen früherer Autoren dahin abweichen, dass auf gleichbleibende Convergenz der Sehachsen Gewicht gelegt wurde. Die Resultate sind, einer vorläufigen Mittheilung entnommen, bereits in dem Jahresberichte 1879 S. 476 berichtet.

Brudenell Carter (4, lenkt die Aufmerksamkeit auf Thomson's Ametrometer. Dasselbe besteht aus einer graduirten Querstange, die zwei Lichtflammen trägt, von denen die eine verschiebbar ist, die andere feststeht. Der zu Untersuchende, mit atropinisirtem Auge, befindet sich 5 Meter davon entfernt. Ist er emmetrop oder hat er seine Ametropie corrigirt, so sieht er die getrennten Flammen mit scharfen Rändern. Ist er ametropisch, so zeigen sie einen Hof. Aus der Grösse desselben wird der Grad der Ametropie bestimmt; die Grösse wird gemessen, indem man die bewegliche Klemme der feststehenden so nähert, bis die Ränder des Hofes sich berühren. Die Eintheilung auf der Querstange giebt für die bezügliche Entfernung den Grad der Ametropie an. Zur Unterscheidung der H. und M., wird vor das untersuchte Auge von der Schläfenseite her ein farbiges Glas vorgeführt, dabei wird bei Hyperopie die nasale Seite des Hofes zuerst gefärbt, bei Myopie die temporale.

Ely (10) hat mit dem Augenspiegel die Refraction der Augen Neugeborener untersucht. Die erste Reihe trifft Kinder, die — mit Ausnahme von 6 — über 2 Monate alt waren. 100 Augen wurden vorher stark atropinisirt; von diesen zeigten 17 E., 11 M. und 72 H. Im Ganzen kamen 154 Augen zur Refractionsbestimmung; davon waren ca. 14 pCt. emmetropisch, 18 pCt. myopisch, 69 hypermetropisch. Die Iris aller Kinder, einschliesslich der Neger, war blau. — Von 64 Augen, die Kindern der ersten Lebenswoche angehörten, waren emmetropisch 11 (stark atropinisirt), myopisch 7 (davon 6 nach starker Atropinisirung), hyperopisch 46 (davon 36 stark, 10 schwach atropinisirt).

Horstmann (12) bestimmte ophthalmoscopisch die Refraction von 40 Neugeborenen, die weniger als 20 Tage alt waren. Es fanden sich 28 Hypermetropen, 8 E., 4 M. Der Widerspruch mit Jäger's Angaben, der unter 100 Neugeborenen 78 Myopen fand, erklärt sich wohl dadurch, dass J. nicht atropinisirt, im Liegen und zum Theil mit Zwang untersucht hat. Wo Myopie bestand, rührt sie wahrscheinlich von zu starker Linsenwölbung aus Dünnheit der Zonula Zinnii her.

Netoliczka (23) fand in Graz und Umgegend unter 278 Realschülern 38 pCt. Kurzsichtige, unter 2350 Schülern der Volks- und Bürgerschulen 9,9 pCt., unter 2238 Schülerinnen der Volks- und Bürgerschulen 13,5 pCt.; unter 361 Volksschülern auf dem Lande 3,8 und unter 299 Mädchen auf dem Lande 7,7 pCt. Kurzsichtige.

Horstmann (14) hat dankenswerthe Beiträge zur Myopiefrage geliefert, indem er das grosse Material der Schweigger'schen Poliklinik verwerthete. Die Zusammenstellung umfasst 1815 Myopen (1161 Männer und 654 Weiber), oder da 33 Personen nur auf einem Auge myopisch waren, 16 phthisische Bulbi hatten, 3581 kurzsichtige Augen. Seine Resultate sind folgende: Geringere Grade der Myopie kommen im Jugendalter häufiger vor als mit zunehmenden Jahren. — Bulbi ohne ophthalmoscopische Veränderungen finden sich meist nur bei Kurzsichtigen geringen Grades; die übrigen kurzsichtigen Augen zeigen fast sämmtlich Chorioidealatrophie (Conus, Sclerectasia posterior etc.). Ihre Ausdehnung steht in annähernden

Verhältniss zum Grade der Myopie und zum Lebensalter; der Sitz ist fast immer temporalwärts. Von den 3581 untersuchten Augen waren 1150 (32 pCt.) ohne Conus. — Ausgeprägte Chorioiditis hatten 411 (11.4 pCt.) Augen, Netzhautablösungen 125. — Der gewöhnliche Altersstaar kommt bei schwachen Myopiegraden fast ebenso häufig vor wie bei Emmetropen und Hypermetropen. Bei starker Kurzsichtigkeit entwickeln sich oft stationär bleibende Cataracte oder solche, die ausserordentlich langsam reifen. — Von Glaucom waren 10 Myopen ergriffen, davon hatten 7 nur eine geringe Kurzsichtigkeit. — Ungefähr zwei Drittel der Kurzsichtigen waren Isometropen. — Asthenopische Beschwerden, die auf musculärer Asthenopie beruhen, werden zuweilen und zwar besonders bei jüngeren Individuen mit schwachen und mittleren Myopiegraden beobachtet. Anisometropen leiden etwas mehr daran als Emmetropen. — 92 Myopen hatten Strabismus: 76 davon divergens, 16 convergens. Str. convergens wurde vorzugsweise bei mittleren Graden beobachtet. — Der typische Accommodationskrampf ist eine seltene Erkrankung. — Die Sehschärfe wird mit zunehmendem Myopiegrade und höher werdendem Alter eine stetig geringere. — In ca. 220 Fällen mittleren und höheren Grades der Myopie gelang es Verf. festzustellen, dass ein Theil der Eltern an dieser Refractionsanomalie gelitten habe. Was das Brillentragen betrifft, so wurden 311 Myopen aller auch der stärkeren Grade beobachtet, welche lange Zeit, einige über 20 Jahre, dasselbe Concavglas getragen haben, ohne Abnahme des Sehvermögens oder Zunahme der Kurzsichtigkeit zu bemerken.

Schmidt-Rimpler (26) bespricht die Chorioideal-Colobome und ihre Beziehungen zur Myopie. Eine grosse Zahl der Colobome hat mit dem Verschluss der primären Augenspalte, wie man meist annimmt, direct nichts zu thun; es handelt sich vielmehr nur um Entwicklungs-Hemmungen oder -Aenderungen, die mit Vorliebe die Gegend der Fötalspalte befallen, ohne aber auf diese beschränkt zu sein, und meist am schärfsten im Chorioideal-Gewebe, das von den Kopfplatten stammt, hervortreten. So dürfen auch die Colobome in der Gegend der Macula lutea, von denen Verf. einen neuen Fall (doppelseitig) mittheilt, nicht als Beweis dafür gelten, dass dort die Fötalspalte gesessen habe. Damit aber fällt die Auffassung Schnabel's bezüglich des Zustandekommens der Myopie, der die mangelhafte Ausbildung der den Fötalspalt verschliessenden Sclera am hinteren Pole als angeborene Disposition zum Staphyloma posticum betrachtet.

Javal (16) führt seine Grundsätze bezüglich der Entstehung und Behandlung der Myopie des Weiteren aus. Er corrigirt die Augen zum Arbeiten für eine Distance von 25—33 Ctm., durch Convexgläser, wenn die Myopie nicht 3,0 überschreitet, durch Concavgläser, wenn sie grösser als 4 oder 5 Dioptrien ist, hier wird sie immer auf 3,5 M reducirt. Von der vollständigen Correction ist er abgekommen; denn wenn auch hierdurch die Convergenz verringert wird, so kann er doch nicht deren Einfluss auf Hervorbringung eines Staphyl. posticum einsehen. Von der Beobachtung ausgehend, dass die Personen besonders, welche viel lesen — im Gegensatz etwa zu Näherinnen —, kurzsichtig werden, hält er für die hervorragendste Schädlichkeit den Wechsel der Accommodation, den die Länge der Druckzeilen erfordert. Wenn z. B. der Fernpunkt des Auges dem Ende der Linie einer Druckschrift entspricht, so wird für die Mitte accommodirt werden müssen.

Giraud-Teulon (9) wendet sich gegen die Auffassung Javal's bezüglich der Entstehung und des Fortschreitens der Myopie. Während letzterer durch die fortgesetzte Accommodations-Anstrengung ein Abreissen der Chorioidea von der Papille zu Stande kommen und selbst eine plötzliche Verlängerung des Augapfels, die die Kinder dann von der Accommodations-Anstrengung befreit, entstehen lässt, beharrt Giraud-Teulon bei der Betonung des schädlichen Einflusses der Convergenz, wobei die gedehnten R. externi auf den Bulbus drücken. Er empfiehlt daher auch zur Vermeidung der Convergenz die methodische Anwendung der Concav-Gläser; den Nutzen, den Javal von Convex-Gläsern gesehen, erkläre sich dadurch, dass es sich in den betreffenden Fällen um Accommodations-Spasmus gehandelt habe.

Nagel (22) theilt nach seinen ophthalmoscopischen Befunden die Ansicht Schnabel's, dass der Conus am temporalen Sehnervenende myopischer Augen der Regel nach durch Loslösung und Retraction des Pigmentepithels mit der Stäbchenschicht, sodann der Bestandtheile der Chorioidea bedingt sei. An der nasalen Seite konnten häufig, besonders in den frühesten Stadien der Myopie, leichtere Herüberziehung der Chorioidealgrenze auf die Papille constatirt werden.

Hasket (13) räth, um der zunehmenden Kurzsichtigkeit vorzubeugen, dass die Augen aller Kinder, sobald sie lesen können, untersucht werden, dass diese Untersuchung weiter zweimal im Jahre während der ganzen Schulzeit immer von neuem wieder vorgenommen und eine sich zeigende Myopie sofort behandelt werde.

Risley (25) theilt vier Fälle mit, in denen er im Laufe einiger Jahre die Umwandlung der Hypermetropie in Myopie constatiren konnte.

Weiss (32) hat aus Schweigger's Material 684 Fälle von Hypermetropie bezüglich ihrer Sehschärfe zusammengestellt, indem er den Grad der Hypermetropie und das Lebensalter in Betracht zog. Er kommt zu dem Resultat, dass die Abnahme der Sehschärfe gleichen Schritt hält mit dem vorrückenden Lebensalter und dem Grade der Hypermetropie. Personen mit H > 6.0 Dioptrien dürften als schwachsichtige für den Militärdienst unbrauchbar sein.

Camuset (5) macht auf die Störungen aufmerksam, die bei Anisometropen, die verschiedene Gläser tragen, dadurch entstehen können, dass sie schief durch ihre Brillen sehen. Die prismatische Wirkung der sphärischen Gläser wird alsdann zur Geltung kommen und die Gegenstände von den einzelnen Augen an verschiedenen Stellen projicirt werden.

Abadie (1) hält den Nutzen der von ihm vorgeschlagenen partiellen Tenotomie der Rect. externi — ehe es zu ausgesprochener Insufficienz der Interni gekommen — bei progressiver Myopie aufrecht.

Giraud-Teulon (1a) bezweifelt die Richtigkeit der auf Emmert's Untersuchungen gegründeten Anschauungen Abadie's über das Staphyloma posticum und betont, dass bereits v. Graefe die partielle Tenotomie früher geübt, sie aber verlassen habe, da der Effect gleich Null war. Zur Beschränkung der Zurückziehung des Muskels kann man subconjunctival operiren oder eine Conjunctival-Naht anlegen.

Rählmann (24) empfiehlt zur Correction von Keratoconus eine Scala hyperbolischer Gläser zu schleifen, von der mit — 1 das zu bezeichnen wäre, in welches das Hyperboloid eingeschliffen ist, welches — bei einem Abstande seines Scheitels von dem Durchschnitte der Asymptoten = $\frac{1}{4}$ Mm. — zu einem Asymptotenkegel gehört, der über der Grundfläche von 30 Mm. Durchmesser 1 Mm. Höhe hat; mit 2 das von 2 Mm. Höhe u. s. f.

Schöler (29) hat sich nach Rählmann's Vorgang zur Correction des Keratoconus hyperbolische Gläser in der optischen Fabrik zu Rathenow schleifen lassen. Bei einer Patientin stieg durch das Vorlegen des passenden die Sehschärfe von $\frac{14}{200}$ auf $\frac{1}{5}$; sie sieht alles vergrössert.

Stilling (30) schlägt vor, zur Correction des Astigmatismus sphäroidische Gläser zu verwenden. Da die Form der Cornea astigmatischer Augen einem dreiaxigen Ellipsoid entspricht, so würde die Correction durch entsprechende Gläser geschehen müssen. Diese lassen sich aber nicht schleifen; wohl aber kann man durch Abschnitte von Rotationsellipsoiden eine immerhin bessere Correction erzielen als durch cylindrische Gläser, die in dem einen Hauptmeridian die Refraction nicht ändern. Da aber auch in diesem nach St. immer eine geringe H oder M besteht, so würden wir nicht fehlgehen, wenn wir bei Herstellung ellipsoidischer Gläser den einen constant bleibenden Krümmungsradius = 50 Zoll setzen (? Ref.), einer M $\frac{1}{50}$ oder H $\frac{1}{50}$ entsprechend. Die Krümmung des senkrecht darauf stehenden Hauptmeridians ist veränderlich je nach den entsprechenden gebräuchlichen Cylinderwerthen. In einem Falle von Astigmatismus $\frac{1}{12}$, wo ein solches Glas angewandt wurde, hat Pat. „viel besser und behaglicher gesehen."

Cohn (8) beobachtete bei einer Vergiftung durch Wildpastete eine Accommodationslähmung, die am 9. Tage nach der Vergiftung etwa nur Accomodationsbreite von 1,0 D. bei der 34jährigen Patientin zuliess. Gleichzeitig bestanden noch Halsschmerzen mit Pharyngitis. Gleich nach der Vergiftung war Erbrechen und Durchfall eingetreten; am nächsten Tage hatte die Kranke bemerkt, dass sie keine Schrift in der Nähe lesen konnte. Nach 8tägigem Eserin-Gebrauch war A wieder normal. — Ferner theilt C. eine Beobachtung mit, wo nach dem Genuss von Hecht in einer Familie Vater, Sohn und die Köchin mit Uebelkeit, Erbrechen, Durchfall, Schlingbeschwerden, Accommodationsparalyse und Amblyopie erkrankten. 6 Wochen nach der ersten Vorstellung, die am 12. Tage nach der Erkrankung eintrat, war beim Vater noch vollkommene Accommodationsparalyse und Amblyopie, während beim Sohne die Accommodation frei war und S sich gehoben hatte. Es werden verwandte Fälle aus der Literatur angefügt.

Leber (19) theilt einige Fälle mit, bei denen er Accommodationslähmung und sonstige Störungen der Augennerven (Mydriasis, Ptosis, träge Beweglichkeit) bei Wurstvergiftung beobachten konnte. Die Pupille war bisweilen erweitert; doch bestand andererseits auch volle Reaction derselben, trotzdem die Accommodation ganz gelähmt war. Dies steht etwas im Gegensatz zur Wirkung des Atropins, mit dessen Vergiftungs-Erscheinungen (Lähmung der Pupille, Accommodation, der Speichel-, Schweiss- und Thränensecretion) öfter die in Rede stehende Affection verglichen wird.

Ljubinsky (20) sucht die Augenbeschwerden, welche vielseitig bei der electrischen Lampen-Beleuchtung eines Lesezimmers hervortraten, vorzugsweise auf Intensitäts-Schwankungen zurückzuführen. Er fand bei seinen Versuchen, die er aber mit Gaslicht anstellte, dass eine plötzliche Zunahme der Lichtintensität eine Accommodations-Anspannung bewirkte, durch die Nahe- und Fernpunkt momentan näher rückten.

XI. Verletzungen.

1) Bergmeister, Die Verletzungen des Auges und seiner Annexe mit besonderer Rücksicht auf die Bedürfnisse des Gerichtsarztes. Wiener Klinik. VI. Jahrg. 1. u. 2. Heft. — 2) Emrys-Jones, Notes on case of rupture of the eyeball in a patient suffering from haemorrhagic diathesis. The Lancet. p. 849. — 3) Fante-Favier, De la brûlure de yeux (conjonctive oculo-palpébrale et cornée transparente). Lyon médical No. 36. (Verbrennung mit glühendem Metall.) — 4) Fleury, Luxation sous-conjonctivale du cristallin survenue à la suite d'une traumatisme. Bull. de la société de chirurg. p. 135. — 4) Fränkel, Entfernung eines Eisensplitters aus dem Glaskörperraume mittelst Scleralschnittes und Anwendung des Magneten. Centralblatt für practische Augenheilkunde S. 37. (Prismatisches Eisenstück von 6 Mm. Länge. S = $^{6}/_{18}$.) — 6) v. Hasner, Ueber retrobulbäre Schussverletzung beider Augen. Prager medicin. Wochenschrift No. 36. — 7) Hirschberg und Vogler, Ueber Fremdkörper im Augeninnern, nebst gelegentlichen Bemerkungen über Neurot. opticociliaris. Arch. f. Augenhlk. Bd. IX. S. 309. — 8) Hoch, J., Contusion des Auges, noch nicht beschriebene Erkrankung der Macula lutea. Wiener medicinische Presse No. 1—4. (Schiefergraue Trübung und leichte Erhebung der Macula, Exsudatfleck zieht excentrisch unterhalb der Fovea, später aber, als S schon besser geworden, sich vergrössernd. Die häufigen traumatischen Verletzungen am hintern Pole erklärt Verf. durch Dehnung einerseits und Compression von hinten andererseits.) — 9) Lange, Durch die Con-

junctivalnaht geheilte Scleralverletzung mit Erhaltung des Sehvermögens. Petersburger medicin. Wochenschr. No. 34. — 10) Lawson, G., Diseases and Injuries of the Eye. 4th ed. With 96 Wood Engravings, and Coloured Plate on Colour Blindness. 12. London. — 11) Knapp, Zwei Fälle von Fremdkörper im Auge. Archiv für Augenheilkunde. Bd. IX. S. 226. — 12) Derselbe, Zwei Fälle von Extraction von Eisenstückchen aus dem Glaskörper, in dem einen Falle durch centralen Lappenschnitt, in dem anderen mit einem Magneten. Archiv f. Augenheilk. Bd. X. S. 1. — 13) Massmann, Ein Holzsplitterchen 47 Jahre lang im Auge ohne Beschwerden ertragen. Deutsche medicin. Wochenschrift S. 105. (Der Titel bezieht sich auf den von Sigismund, Berliner klin. Wochenschrift No. 5, veröffentlichten Fall. Die eigenen Fälle haben kein Interesse.) — 14) Murdock, Notes of three cases of severe injury of the eye treated almost exclusively by rest. Americ. Journ. of med. Science. April. (M. empfiehlt bei Verletzungen die einfache Ruhestellung des Auges durch Druckverband.) — 15) Nettleship, Clinical lecture on some effects of blows upon the eyeball. (Fälle von durch stumpfe Gewalt bewirkter Mydriasis und Commotio retinae.) — 16) Nicolini, Di un voluminoso corpo straniero nell' orbita. Annali di Ottalmologia p. 301. (Exophthalmus bedingt durch ein 7 Ctm. langen Rothstift, der bei einem Fall eingedrungen 14 Tage in der Orbita verblieb.) — 17) Oeller, Ein Fall von traumatischer Aniridie und Aphakie. Centralblatt für practische Augenheilk. S. 255. (Von einem Wahnsinnigen an sich selbst ausgeführte Verletzung.) — 18) Oglesby, Cases of injury of the eye. Lancet July 24. — 19) Oppenheimer, A case of extraction of a foreigne body from the vitreous chamber. The medical Record p. 540. — 20) Richet, Corps étrangers dans l'orbite. Gaz. des hôp. No. 101. (Eine Revolverkugel in der Orbita, Glaskörperblutung, Verletzung des Opticus. Extraction.) — 21) Samelsohn, Traumatische Aniridie und Aphakie mit Erhaltung des Sehvermögens, nebst Bemerkungen über die mediale Gesichtsfeldgrenze. Centralblatt f. practische Augenheilkunde S. 184 u. 254. (Es zeigte sich nach allen Richtungen eine Vergrösserung des Gesichtsfeldes, besonders der medialen Gesichtsfeldgrenze. Letztere befand sich für einfache Lichteindrücke fast ebensoweit nach vorn als die temporale. Die Ciliarfortsätze waren vorgerückt. Cf. Lange, Abschn. VI.) — 22) Schenkl, Beitrag zur Casuistik der Augenverletzungen. Prager medicin. Wochenschr. No. 36. (Lid- und Scleralverletzung durch Glassplitter.) — 23) Schiess-Gemuseus, Eisensplitter durch Cornea und Linse eingefahren, frei auf der Retina sitzend bei transparenten Medien und gut erhaltenem Sehvermögen. Clin. Monatsblatt f. Augenheilk. S. 385. — 24) Derselbe, Ueber Fremdkörper in der Iris etc. Correspondenzbl. f. Schweizer Aerzte No. 21 u. 22. (Cf. Abschnitt VI.) — 25) Sigismund, Ein Holzsplitterchen 47 Jahre lang im Auge ohne Beschwerden ertragen. Berl. klin. Wochenschrift No. 5. (Der 5 Mm. lange Splitter sass auf der cataractösen Linse. Da Entzündung kam, wurde er extrahirt.) — 26) Bull, Stedman, Certain traumatic lesions of the bones of the orbit, with caries and perforation. Americ. Journ. of medic. sc. July. — 27) Vogler, Ein Fall von einem Fremdkörper im Augeninnern. Centralblatt f. pract. Augenheilkunde S. 78. (Ein Eisenstück von 23 Mm. Länge, das mit 2 Zacken hinten aus dem Bulbus hervorragte, von denen einer genau zwischen Scheide und Sehnerv lag. Enucleatio.) — 28) Vossius, Casuistische Mittheilungen aus der academischen Augenklinik des Hrn. Professor v. Hippel in Giessen. Clin. Monatsbl. für Augenheilk. S. 261. — 29) Yvert, A., Traité pratique et clinique des blessures du globe de l'oeil. Paris.

Emrys-Jones (2) sah einen Bluter, dem durch eine Verletzung der Bulbus geplatzt war. Die Hämorrhagie war colossal; nach Enucleation des Bulbus und Entfernung eines grossen Theils des Orbitalinhaltes wurde die Höhlung mit in Liqu. ferr. sesquichlorati getauchter Watte tamponirt. Aber ohne Erfolg; auch die anderen üblichen Mittel — auch subcutane Ergotin-Injectionen — stillten die Blutung nicht. Sie dauerte noch einige Zeit fort, bis Patient schliesslich in Ohnmacht verfiel. Es erfolgte Heilung.

Hirschberg und Vogler (7) geben casuistische Mittheilungen über Fremdkörper im Augeninnern. So wurde ein Zündhutsplitter 9 Jahre nach dem Eindringen erfolgreich aus der Vorderkammer entfernt; ein anderes Auge wegen sympathischer Reizung enucleirt, in dem 13 Jahre ein Zündhutsplitter im Augengrunde festgesessen hatte. Ein Auge, das durch einen Fremdkörper phthisisch geworden, musste nach zwei Mal ausgeführter Neurotomie, da es auf Druck ausnehmend empfindlich war, enucleirt werden. H. warnt gegen die Ueberschätzung der Neurotomia opticociliaris.

Knapp (11) extrahirte einen 2 Mm. langen Metallsplitter aus der Kammerbucht, der über ein Jahr lang darin gelegen hatte. Er benutzte dabei sein gebogenes Hohlhäkchen. $S^{2}/_{3}$. — In einem anderen Falle war ein Metallsplitter 6 Jahre im Auge, ehe er eitrige Processe hervorrief. Nach der Section des Bulbus scheint er zuerst in der Netzhaut festgesessen und erst später auf dem Boden des Bulbus und des Corp. ciliare sich niedergesenkt zu haben.

Vossius (28) theilt fünf auf der Hippel'schen Clinik beobachtete Fälle von Verletzung des Auges durch Stahl- und Steinsplitter mit. Bei vier Patienten sass der Fremdkörper in der Linse und wurde 3 mal mit Erfolg extrahirt; bei dem vierten wurde keine Extraction versucht. Alle behielten ein leidliches Sehvermögen ohne innere Complicationen. Dagegen wurde bei der fünften ein erfolgloser Extractionsversuch gemacht, welcher auf einer irrigen Diagnose über den Sitz des Fremdkörpers beruhte. Letzterer befand sich in der Netzhaut.

Oglesby (18) gelang es in drei Fällen, Fremdkörper (2 Eisen, 1 Holzstück), die durch Cornea und Iris gedrungen waren, mittelst der Irispincette aus der Linse zu extrahiren. In zwei Fällen kam — unter Anwendung künstlicher Blutegel, die O. sehr lobt — Heilung zu Stande; das dritte Auge musste einige Tage nach der Operation enucleirt werden.

Oppenheimer (19) entfernte mittelst des Magneten nach mehrmaligem Einführen ein Eisenstück aus dem Glaskörper, das einige Tage vorher eingedrungen war. Man hatte es vorher nicht gesehen, nur Blutgerinnsel waren in der Nähe der Wunde erkennbar. Pat. behielt $^{1}/_{3}$ Sehschärfe.

Stedm. Bull (26) behandelt die Verletzungen der Orbitalknochen, welche zu langwieriger Caries, und selbst, wie ein Beispiel lehrt, wo ein Kind beim Fall sich die Zacke eines Kleiderhalters in die

Augenhöhle direct, durch Fractur des Orbitaldaches und folgende Meningitis zum Tode führen können.

v. Hasner (6) beobachtete einen Fall, bei dem eine Revolverkugel die rechte Orbita nahe dem Boden retrobulbär durchdrang und dann in dem retrobulbären Raume der linken Orbita stecken blieb. Im rechten Auge war infolge von Contusion eine Chorioidealblutung eingetreten, die das centrale Sehvermögen zerstörte und nur excentrisch eine Sehschärfe ($^1/_{60}$) bestehen liess. Links bestand Oculomotoriuslähmung, Opticus- und Chorioideal-Atrophie mit Amaurose.

[Krebs, E., Fremmede Legemer i Öiet. Dissert. Kjöbenhavn. 361 pp.

Krebs berichtet über die Fälle von Corpus alienum bulbi, die im Laufe von 12 Jahren (1868 bis 1879) auf Dr. Edm. Hansen's Klinik in Kopenhagen beobachtet sind. Von 50.000 Krankheitsfällen waren 181 oder 0.36 pCt. mit diesem Namen zu bezeichnen. Es fanden sich 186 Fremdkörper in 185 Augen, 42 im vorderen, 144 im hinteren Bulbusabschnitte. — Männliche Indiv. 171, weibliche nur 10, hauptsächlich kleine Mädchen, die beim Spielen mit Zündhütchen verwundet waren. — Die Fremdkörper waren: Zündhütchen 88, Eisensplitter 47, Steinstückchen 22, Pulverkörner 11 mal, Schrotkörner 7, Glassplitter 2, Holzsplitter 1, erdiges Theilchen 1; Natur des Fremdkörpers unbekannt oder unsicher 7 mal. — Extraction des Fremdkörpers 24 mal, Enucleation des Bulbus 72 mal. — Sympathische Ophthalmie 11 mal. Vom Glaskörper konnte das Corp. alien. nur 3 mal extrahirt werden; ein brauchbares Sehen wurde aber in keinem von diesen 3 Fällen erreicht. — In 7 Fällen ist der Fremdkörper durch Suppuration ausgestossen. — In 43 Fällen ist über die Lage des Fremdkörpers im enucleirten Auge berichtet; in 13 von diesen Fällen wurde es unmittelbar hinter der Wunde in der Bulbuscapsel gefunden. Nur in einem Falle war eine Ricochettirung des Fremdkörpers, wie sie Berlin beschreibt, als wahrscheinlich anzunehmen. — Die 144 Augen, die einen Fremdkörper im hintern Bulbusabschnitte verbargen, haben sämmtlich das Sehen verloren oder werden es später höchst wahrscheinlich verlieren. (Nach dem Abschluss der Arbeit ist es aber Edm. Hansen gelungen, einen Eisensplitter vom Glaskörperraum mit einem von Krebs construirten Electromagneten durch eine Incisionsöffnung in der Sclera zu extrahiren und das Sehen nahezu vollständig zu bewahren. Ref.) Krenchel (Kopenhagen).]

1) Santos Fernandez, J., Herida penetrante de la cornea; notable disminucion de la presion intraocular; Curacion por il decúbito sup.no. Crónica méd. quir. de la Habana. N. 8. (Penetrirende Wunde der Hornhaut; namhafte Abnahme des intraoculären Druckes. Heilung.) — 2) Derselbe, Osificacion intraocular al rededor de un cuerpo extrano metalico. Ibid. H. 8. — 3) Derselbe, Parálisis del 4° y 6° par, por traumatismo cerebral. Ibid. H. 9.

Santos Fernandez (2): Einem Manne war vor 9 Jahren beim Hämmern ein Eisensplitter ins r. Auge geflogen; Glasflüssigkeit floss aus, das Auge atrophirte, der Fremdkörper bildete in der Mitte des Augapfels einen Vorsprung. Enucleation; das scharfe Ende des Splitters sieht nach vorne, die Spitze nach hinten. Derselbe war in seinen beiden hinteren Dritteln von einem knöchernen Ring eingeschlossen, der sehr fest haftete, an einzelnen Stellen 4 Mm. dick und ½ Ctm. breit war. Splitter und Knochen zusammen hatten den Umfang einer starken Haselnuss, sie füllten die Höhle des Auges vollständig aus und wogen 0,95 Gramm.

Derselbe (3) berichtet: 1) Mann, Sturz von einer Höhe (5 Ellen); Bruch des l. Schlüsselbeins, Contusion am Kopfe an derselben Seite; Bewusstlosigkeit durch mehrere Stunden. Am folgenden Tage Sehstörung, Strabismus converg. d. l. Auges, Gedächtnissschwäche, das früher bestandene Stottern hat zugenommen. Lähmung des 6. Gehirnnerven; alte Atrophie beider Papillen.

2) 56jähr. Mann, Sturz vom Pferde nach rückwärts auf den Kopf hinter dem r. Ohr und auf die l. Schulter. Bewusstlos durch ½ Stunde. Nächsten Tag Doppelsehen, Bilder gleichnamig und übereinander gelagert. Lähmung des 4. Gehirnnerven.

3) 23jähr. Mann, befand sich in einem Eisenbahnwagen, der in einen Fluss stürzte, fühlte einen Schlag an der r. Kopfseite, kam dann durch die Kälte des Wassers sogleich zur Besinnung, schlüpfte durch ein Waggonfenster und rettete sich durch Schwimmen. Blutung aus der Nase und dem r. Ohre, nebst Gehörstörung, Doppelsehen. Strab. converg. des r. Auges. Lähmung des 6. Gehirnnerven.

[illegible] (Mexico).]

Ohrenkrankheiten

bearbeitet von

Prof. Dr. LUCAE in Berlin.

I. Allgemeines.

1) Urbantschitsch, Victor, Lehrbuch der Ohrenheilkunde. Mit 75 Holzschn. u. 8 Tafeln. gr. 8. Wien u. Leipzig. — 2) Paquet, A., Traitement chirurgical des maladies des oreilles. 8. Paris. — 3) Hartmann, Arthur, Taubstummheit und Taubstummenbildung. Nach den vorhandenen Quellen, sowie nach eigenen Beobachtungen und Erfahrungen bearbeitet. Mit 19 Tabellen. Stuttgart. — 4) Boucheron, Sur la surdi-mutité par compression du nerf acoustique ou par otopiésis. Bull. de l'acad. de méd. No. 43. (Angebliche Heilung zweier taubstummer Kinder durch Catheterismus in Chloroformnarcose bei Mittelohrcatarrh [?]. Genaue Angaben über die Hörprüfung fehlen. Ref.) — 5) Sexton, Samuel, Hearing by the aid of tissue conduction, the mouth-trumpet and the audiphone. Amer. journ. of otology. April. — 6) Bezold, Friedrich, Ueber Otomykosis. (Vortrag, gehalten im ärztlichen Verein, München am 7. März 1880.) Bayer. ärztl. Intelligenzbl. No. 15 u. 16. — 7) Loewenberg, Des champignons parasites de l'oreille humaine. Etiologie, prophylaxie, traitement, applications à la thérapeutique générale. Lu au congrès de Reims (association française, 1880). Gaz. hebdom. de méd. et de chir. No. 36. — 8) Kirchner, Wilh., Beiträge zur Verletzung des Gehörorganes. Bayr. ärztl. Intelligenzbl. No. 30. — 9) Gruber, Jos., Die Galvanocaustik in der Ohrenheilkunde. Allgem. Wiener med. Zeitg. No. 1 u. 2. — 10) Derselbe, Ueber einige neuere Behandlungsweisen des Ohrenflusses. Ebendas. No. 28—30. — 11) René, Albert, Application du téléphone à la mesure de l'acuité auditive. Gaz. des hôpit. No. 81. — 12) Thompson, Henry, Clinical lecture on a case of otitis with abscess of the cerebellum and pyaemia. Medic. Times and Gaz. May 8. — 13) Johnson, Case of septic infection of the lungs from necrosis of the petrous bone. Ibid. — 14) Sexton, Samuel, Note on tinnitus aurium. Brit. med. journ. June 26. Vergl. Americ. journ. of otology. July. — 15) Hemming, W. Douglas, The forms, causes and treatment of tinnitus aurium. Ibid. Septb. 25. — 16) Allen, James, Suppurative otitis; intracranial abscess; pyaemia; cerebrospinal meningitis; death. Lancet. May 15. — 17) Gardiner-Brown, A., A new standard of measurement for hearing-power by comparison with the sense of touch. Ibid. July 24. — 18) Baber, E. Cresswell, Report on one hundred cases of ear disease. Ibidem. August 7. — 19) Csarda, O., Zur Behandlung der chronischen Otorrhoe mit Jodoform. Nach Beobachtungen an der Clinik des Prof. Zaufal in Prag. Wiener med. Presse No. 5. — 20) Fritsch, J., Ein Fall von Worttaubheit. Aus der psychiatrischen Clinik des Reg.-R. Prof. Meynert in Wien. Ebendas. No. 15 bis 18. — 21) Csarda, O., Ueber das Audiphon und seine Verwendbarkeit bei Schwerhörigen. Ebendas. No. 30. — 22) Politzer, Adam, Zur Behandlung der Ohrpolypen. Wiener med. Wochenschr. No. 31. — 23) Hofmann, E., Blutung aus den Ohren bei einem Erhängten. Sep.-Abdr. aus der Wiener med. Presse. — 24) Luchau, Ueber Ohren- und Augenerkrankungen bei Febris recurrens. Virch. Archiv. 82. Bd. — 25) Müller, Johannes, Ueber Fremdkörper im Gehörorgan. Inaug.-Dissert. Berlin. — 26) Urbantschitsch, Ueber die Begutachtung des Hörorganes in forensischer Beziehung und mit Rücksicht auf das Versicherungswesen. Wiener Clinik. 1. u. 2. Heft. — 27) Custer, Gustav, Ueber den sogenannten otitischen Hirnabscess. Inaug.-Dissert. Bern. — 28) Paladino, Giovanni, Dell' arrivo della voce e della parola al laberinto a traverso le ossa del cranio etc. Giorn. internaz. delle scienze med. Nuova serie. Anno II. — 29) Burckhardt-Merian, Alb., Ueber den Scharlach in seinen Beziehungen zum Gehörorgan. Sammlung clinischer Vorträge von R. Volkmann. No. 182. — 30) Sexton, Samuel, Some new aural instruments. New-York med. record. July 24. — 31) Pollock, S. D., Jodoform in otorrhoea. Philad. med. and surg. rep. May 8. (Eine Mischung von 2 Theilen Jodoform und 1 Theil Tannin wird ins Ohr eingeblasen.) — 32) British med. Association, subsection of otology. Brit. med. journ. Septb. 4. — 33) Cassels, Patterson James, Report of the aural work done in the Glasgow royal infirmary, during a period of two years, (from November 1 1877 to November 7 1879. Glasgow med. journ. Jan., Febr., March, May. — 34) Turnbull, Laurence, A comparison between the audiphone, dentaphone etc. and the various forms of ear-trumpets for the deaf. Philad. med. Times. Aug. 28. (Die Hörröhre leisten mehr als das Audiphon etc.) — 35) Green, O., The importance of the early recognition of ear disease. Boston med. and surg. journ. July 1. — 36) Habermann, Casuistische Mittheilungen aus der Clinik für Ohrenkranke des Prof. Zaufal. Fall 2. Auftreten von Hysterie und hysterischer Schwerhörigkeit im Anschluss an eine Otit. med. catarrh. acuta. Prager med. Wochenschr. No. 24. — 37) Upson, C. B., A new aural douche. New-York med. record. June 19. — 38) Foulis, David, On the post mortem examination of the ear, and the frequency of disease in or near the tympanum. Brit. med. journ. Octb. 16. — 39) Dalby, W. B., Report of the aural department for 1879. St. George's hosp. report. — 40) Wharton, Jones, Clinical lecture on the elucidation of the nature and treatment of the diseases of the ear, by a reference to our better knowledge of the nature and treatment of the diseases of the eye. Lancet. Febr. 7. — 41) Roustan, Des corps étrangers de l'oreille. Montpellier médical. Octb. — 42) M'Bride, P. and A. James, Epilepsie, vertigo and ear disease. Edinb. med. journ. Febr. — 43) Kugentobler, L'audiphone. Lyon médic. No. 13. (Stimmt mit anderen, nüchternen Beobachtern darin überein, dass das Audi-

phon den wirklichen Taubstummen nichts nützt.) — 44) de Saint-Germain, Corps étrangers de l'oreille. Bull. de la soc. de chir. No. 10. — 45) Thomas, Charles Hermon, Researches on hearing through the medium of the teeth and cranial bones. Philad. med. Times. Febr. 28. — 46) Preuss, Ein in ätiologischer Hinsicht zweifelhafter Fall von einseitiger Taubheit. Militairärztl. Zeitschr. No. 1. — 47) Sexton, Samuel, On affections of the ear arising from diseases of the teeth. Amer. journ. of the med. scienc. Jan. — 48) Urisson, Albert, Quelques considérations sur l'otorrhée sans lésions osseuses et sur son traitement. Thèse. Paris. — 49) Dolbear, A. E., On the number of vibrations necessary for the recognition of pitch. Amer. journ. of otology. Jan. — 50) Blake, Clarence J., A resonant tuning fork (Edison). Ibid. — 51) Pritchard, Urban, A case of foreign body in the ear producing severe cerebral symptoms; removal and recovery. Ibid. — 52) Spear, Fr. E. D., Clinical observations. Ibid. April. — 53) Bell, Alexander Graham, Experiments relating to binaural audition. Ibid. July. — 54) North, Alfred, Two cases of poisoning by the Oil of chenopodium. Ibid. — 55) Sexton, Samuel, A note on the aural phenomena, produced by chenopodium poisoning. Ibid. Octb. — 56) Cross, Charles R. and Miller, William T., On the present condition of musical pitch in Boston and Vicinity. Ibid. — 57) Buck, H., Fractures of the temporal bone. Ibid. — 58) Sexton, Samuel, New aural instruments. Ibid. — 59) Derselbe, Three cases of sudden deafness from syphilis. Ibid. — 60) Thirteenth annual meeting of the American otological society. Ibid. — 61) Ladreit de Lacharrière, Surdité, ses degrés, ses causes, et les différents appareils préconisés récemment pour en diminuer les inconvénients. Annal. des malad. de l'oreille etc. No. 1. — 62) Baratoux, J., Nouveaux polypotomes. Ibid. — 63) Gottstein, J., Necrotische Ausstossung fast des ganzen Schläfenbeins mit günstigem Ausgange. Archiv für Ohrenheilkunde. Band. XVI. S. 51. — 64) Bürkner, K., Bericht über die im Jahre 1879 in meiner Poliklinik für Ohrenkranke beobachteten Fälle. Ebendas. S. 56. (Umfasst 328 Patienten.) — 65) Gottstein, J., Zur Pathogenese der subjectiven Gehörsempfindungen. Krampf des Musculus stapedius, combinirt mit Blepharospasmus. Ebendas. S. 61. — 66) Hessler, Hugo, Statistischer Bericht über die in der Poliklinik für Ohrenkranke zu Halle a. S. im Wintersemester 1871 bis Sommersemester 1879 incl. untersuchten und behandelten Fälle. Ebendas. S. 68. (Umfasst 2166 innerhalb der 8 Jahre aufgenommene Ohrenkranke.) — 67) Burckhardt-Merian, Alb., Statistische Zusammenstellung der in den Jahren 1874 bis 1879 in meiner Poliklinik und Privatpraxis behandelten Ohrenkranken. Ebendas. S. 84. (Umfasst 2350 Ohrenkranke.) — 68) Kiesselbach, W., Beitrag zur normalen und pathologischen Anatomie des Schläfenbeins mit besonderer Rücksicht auf das kindliche Schläfenbein. Ebendas. Bd. XV. S. 238. — Knapp, H., Ein Fall von bösartiger Parotis- und Trommelhöhlengeschwulst. Zeitschr. f. Ohrenheilk. Bd. IX. S. 17. — 70) Turnbull, C. S., Das Audiphon und Dentaphon. Ebendas. S. 58. — 71) Moos, S. und H. Steinbrügge, Ueber eine eigenthümliche Modification des Knochengewebes in der Pyramide des Schläfenbeins. Ebendas. S. 132. — 72) Steinbrügge, H., Mittheilungen aus der Clinik des Herrn Prof. Moos. Ebendas. S. 137. — 73) Treibel, Edmund, Ueber die Anwendung des Dentaphons bei Taubstummen. Ebendas. S. 151. (Bei keinem Taubstummen zeigte das Instrument irgend welchen Nutzen.) — 74) Knapp, H., Beobachtungen über den Werth des Audiphons. Ebendas. S. 158. — 75) Turnbull, C. S., Das neue „Dentaphon zum Zusammenfalten" (Folding dentaphone). Ebendas. S. 165. — 76) Burckhardt-Merian, Alb., Ein neuer Griff für Ohrinstrumente. Ebendas. S. 166. — 77) Wilhelmi, B. F., Taubstummenstatistik der Provinz Pommern und des Regierungsbezirks Erfurt (mitgetheilt durch Hartmann). Ebendas. S. 195. — 78) Roosa, D. B. St. John, Eine neue Ohrdouche. Ebendas. S. 322. — 79) Pooley, Thomas R., Ein Beitrag zur Pathologie des Gehörganges. Ebendas. S. 324. — 80) Roosa und Ely, Clinische Beiträge zur Ohrenheilk. Ebendas. S. 335. — 81) Knapp, H., Ueber vererbte syphilitische Ohrenleiden. Ebendas. S. 349. — 82) Hotz, F. C., Zur Casuistik der Malariakrankheiten. Ebendas. S. 356. (Empfiehlt Chinin gegen Neuralgie und Hyperästhesie bei acuter Mittelohrentzündung.) — 83) Derselbe, Ein Abscess der Postauricular-Gegend ohne Erkrankung des Mittelohrs. Ebendas. S. 364. — 84) Moos, S., Ueber die Ohrenkrankheiten der Locomotivführer und Heizer, welche (? Ref.) sociale Gefahren in sich bergen. Ebendas. S. 370. — 85) Knapp, H., Bericht über die am 21. Juli 1880 zu Newport abgehaltene Versammlung der americanischen otologischen Gesellschaft. Ebend. S. 382. — 86) Politzer, Bericht über den zweiten otologischen Congress in Mailand im Jahre 1880. Arch. f. Ohrenheilk. Bd. XVI. S. 301. — 87) Lange, Victor, Einige critische Bemerkungen über den Krankheitsbegriff: Die adenoiden Vegetationen im Nasenrachenraum, nebst einer neuen Operationsmethode. Monatsschr. f. Ohrenheilk. No. 2. — 88) Zuckerkandl, E., Ueber eine seltenere Ausbreitungsweise eines Osteophyten im Schläfenbein. Ebendas. No. 3. — 89) Hauerwaas, Beitrag zur Anatomie des Schläfenbeins. Ebendas. No. 5. — 90) Voltolini, Emphysem bei der Luftdouche in das Mittelohr. Ebendas. — 91) Weil, Die Resultate der Gehöruntersuchung an 267 Kindern einer Anstalt. Ebendas. No. 12.

Bezold (6) wiederholt die schon früher von ihm mitgetheilte Beobachtung, dass das Einträufeln von Oel ins Ohr der Entwickelung von Pilzen daselbst sehr günstig sei.

Als Beleg hierfür führt er den Fall eines Bauern an, bei welchem die Uebertragung von Aspergillus nigricans auf das Ohr darauf zurückzuführen war, dass Pat. den gleichen Schimmelpilz an seinem Hause abgekratzt hatte. Zu einer Entwickelung der Sporen war es nur in dem Ohr gekommen, in welches Pat. wegen eines chronischen Mittelohrcatarrhes Oel gegossen hatte.

Wie das Oel können bekanntlich Pflanzenbestandtheile, ferner auch vertrocknetes Secret aus der Paukenhöhle wirken.

Löwenberg (7) bestätigt die obigen Angaben Bezold's bezüglich des Oels und wendet mit Ausnahme des Carbolöls therapeutisch gar keine öligen Mittel an. Er macht ferner darauf aufmerksam, dass durch Einträufeln verdorbener, pilzhaltiger Arzneilösungen der Schimmelpilz direct auf das Ohr übertragen werden kann. Um dies zu vermeiden empfiehlt er, die betreffenden Mittel je nach deren chemischer Eigenschaft entweder in alcoholischer oder in gesättigter wässeriger Lösung aufzubewahren und vor dem Gebrauch durch vorher ausgekochtes Wasser zu verdünnen.

Gardiner-Brown (17) macht den Vorschlag, bei der Prüfung der Knochenleitung mittelst der Stimmgabel die Hörzeit derselben mit derjenigen Zeit zu vergleichen, während der die Vibrationen der Gabel am Griff zu fühlen sind. In der Norm soll die Hörzeit die letztgenannte Zeit um etwa 12 Secunden übertreffen. (Genauer dürfte die Methode des Ref. sein, die Hörzeit des kranken Ohres mit der des normalen Ohres des Untersuchers zu vergleichen. Ref.)

Nach Beobachtungen an 21 Kranken fand Czarda (19) das Jodoform bei chronischer Mittelohreiterung mit Trommelfelldefecten recht wirksam, auch bei kleinkörniger Wucherung der Schleimhaut, „während grössere Granulationen hierdurch höchstens palliativ behandelt werden mögen, falls wegen Renitenz der Patienten instrumentelle Entfernung oder Aetzung nicht durchführbar wäre (Spencer).“ Das Mittel wird nach gründlicher Reinigung des Ohres entweder eingeblasen oder mit einem Tampon eingebracht.

Der von Fritsch (20) mitgetheilte Fall von Worttaubheit bietet wegen der gleichzeitigen Sprach- und Sehstörungen, sowie wegen des Sectionsbefundes (Veränderungen im linken Scheitel- und Schläfenlappen des Gehirns etc.) mancherlei Interesse dar. Auf die beobachtete „Worttaubheit“ kann jedoch hier nicht weiter eingegangen werden, da eine Untersuchung des Gehörorgans weder bei Lebzeiten noch nach dem Tode stattfand.

Nach Politzer (22) eignet sich das öftere Eingiessen von Alcohol: 1) zur Beseitigung von Polypenresten im äusseren Gehörgang, am Trommelfelle, besonders aber in der Trommelhöhle, welche auf operativem Wege nicht entfernbar sind; 2) bei multiplen Granulationen im äusseren Gehörgang und am Trommelfell; 3) bei diffuser, excessiver Wucherung der Mittelohrschleimhaut; 4) in Fällen, wo wegen mechanischer Hindernisse im äusseren Gehörgange die Entfernung der Polypen mit dem Instrumente nicht bewerkstelligt werden kann; 5) versuchsweise zur Umgehung der Operation bei operationsscheuen Individuen und bei Kindern, bei welchen der operative Eingriff auf grosse Hindernisse stösst und oft nur in der Narcose gemacht werden kann.

In dem Falle von Hofmann (23) war die bei einem Erhängten beobachtete Ohrblutung nicht von Trommelfellruptur begleitet, wie solche früher von Ogston bei einem Erhängten beobachtet war, sondern es fand sich die Epidermis der äussern Gehörgänge an der oberen Wand durch flüssiges Blut stellenweise blasig abgehoben und nahe am Trommelfelle eingerissen. Die Blutung war hier in gleicher Weise wie die in demselben Falle vorgefundenen Ecchymosen in der Conjunctiva und in den weichen Schädeldecken zu Stande gekommen, d. h. als Folge und Theilerscheinung der hochgradigen durch die Strangulation bewirkten Blutstauung im Kopfe.

Luchau (24) beobachtete gelegentlich einer Recurrensepidemie in Königsberg bei 160 specieller in Betracht gezogenen Patienten 15 Erkrankungen des Ohres, die fast alle kurz nach überstandenem Anfall auftraten. In sämmtlichen Fällen handelte es sich um acute, meist eitrige Mittelohrentzündungen. Abgesehen vom ersten Falle, der zur Section kam und die gewöhnlichen Zeichen einer eitrigen Mittelohrentzündung bot, gelang es in allen durch rechtzeitiges operatives Eingreifen eine spontane Perforation und weitere Zerstörung des Trommelfells zu verhüten mit Ausnahme eines Falles, der schliesslich auch zur Heilung kam.

Verf. hat nur in einem einzigen dieser Fälle einen leichten Rachencatarrh constatiren können. Die Tuben zeigten sich schon bei geringem Luftdruck (Valsalva'scher Versuch) stets frei. Es handelte sich hier demnach nicht um fortgeleitete, sondern um im Mittelohr localisirte Entzündungen, welchen wahrscheinlich der specifische Krankheitserreger des Recurrens als Ursache zu Grunde lag.

Zur schnellen pathologisch-anatomischen Untersuchung der Paukenhöhle in situ empfiehlt Voltolini (33) dieselbe einfach durch Hammer und Meissel so zu öffnen, dass zunächst eine Incision parallel mit der Schuppe und ausserhalb des oberen Bogenganges gemacht und darauf der innere Theil des Felsenbeins mit der innern Wand der Paukenhöhle und dem Steigbügel entfernt wird, während das nun freiliegende Trommelfell sammt Hammer und Ambos im Schädel bleiben.

Aus dem von Pronss (46) mitgetheilten Falle von chronischem trockenen Catarrh beider Trommelhöhlen mit consecutiver Entartung des Hörnerven-Apparates ist hervorzuheben, dass dieser Fall einen Hornisten betraf, der sein Leiden auf dienstliche Anstrengungen beim Signalberufblasen zurückführte.

Die von Edison erfundene Resonanz-Stimmgabel besteht in einem gespaltenen, an einem Ende geschlossenen Cylinder aus Glockenmetall. Blake (50) empfiehlt diese Stimmgabel zur Hörprüfung mit der Abänderung, dass das geschlossene Ende des Cylinders durchbohrt und hier das eine Ende eines dreiarmigen Schlauches befestigt wird, während die beiden anderen mit den Ohren des Pat. verbunden werden.

Aus Bell's (53) Untersuchungen wird die Annahme widerlegt, dass man die Richtung des Schalls nicht mit einem Ohre auffassen könne; vollkommener geschieht dies aber mit beiden Ohren, und zwar um so genauer, als sich die Schallrichtung der „Achsenlinie der Ohren“ nähert. Liegt die Schallquelle am Fusspunkt des Beobachters, so ist die Auffassung der Schallrichtung absolut unzuverlässig, wahrscheinlich weil in diesem Falle der Schall vom Fussboden aus nach allen Seiten gleichmässig reflectirt wird.

North (54) und Sexton (55) theilen Fälle mit, in denen der innerliche Gebrauch des Ol. chenopodii als Anthelminticum ausser andern Vergiftungserscheinungen subjective Gehörsempfindungen und dauernde Schwerhörigkeit hervorbrachte.

Auf die verdienstvolle Arbeit Buck's (57) über die Schläfenbeinfracturen, welche sich auf die Beobachtung von 14 Fällen stützt, kann wegen des beschränkten Raumes hier nicht näher eingegangen werden. B. theilt die Schläfenbeinfracturen ein in Fracturen oder Diastasen der Pars tympanica oder squamosa in der Gegend des Mittelohres, ohne Betheiligung der Pars petrosa, und in Fracturen, bei denen ausserdem die Pars petrosa ergriffen ist. Die erstgenannte Classe umfasst: 1) Fälle, in denen keine sichtbare Ohrblutung oder sonstiger Ohrenfluss vorhanden ist, 2) Fälle, in denen eine Blutung oder blutiger Ausfluss der Verletzung folgt, 3) Fälle, in denen die Verletzung mit Blutspeien verbunden ist, infolge einer Blutung, welche aus der Paukenhöhle durch die Tuba in den Nasenrachenraum stattfindet. — Die 2. Classe betrifft bekanntlich die weit ernsteren Fälle, welche erst dann zur ohrenärztlichen Untersuchung kommen, wenn die characteristischen Verletzungen des Trommelfells verschwunden sind.

Obwohl Verf. zugiebt, dass Ohrblutungen auch ohne Schläfenbeinfractur vorkommen, so legt er denselben, seien sie auch noch so gering, eine grosse diagnostische Bedeutung bei. Aus den weiteren Deductionen des Verf. sei hervorgehoben, dass eine sichtbare Verletzung der die Shrapnell'sche Membran umgebenden Weichtheile mit Sicherheit auf eine Verletzung des Schläfenbeins schliessen lässt.

Der von Gottstein (65) beschriebene Fall betrifft ein 1½ Jahre altes Mädchen, bei welchem er ein necrotisches Knochenstück entfernte, welches nicht nur den ganzen Warzentheil, sondern auch den Paukentheil mit der knöchernen Tuba, ein Stück der Schuppe und von der Pars petrosa die vordere und hintere Wand mit dem Gehäuse der Schnecke und der halbzirkelförmigen Canäle umfasste. Die Pyramide war in ihrer ganzen Länge von der Prominentia pyramidalis bis zur inneren Spitze durch den Zerstörungsprocess in zwei Theile gespalten, und der äussere Theil im Zusammenhange mit der Pars mastoidea und dem Tegmen tympani exfoliirt, so dass die Labyrinthhöhlen frei gelegt waren. Ueberraschend war, dass das Tegmen tympani nicht nur vollständig erhalten, sondern dass seine Berührungsfläche mit der Dura mater von der Caries unberührt geblieben war.

Es ist in der That erstaunlich, dass das Kind dem Eiterungsprocesse, der so bedeutende Zerstörungen im Schläfenbein bewirkte, nicht erlag. Ebenso erstaunlich, dass der Sinus sigmoideus verschont blieb, obgleich ein Theil des Sulcus sigmoideus exfoliirt wurde, und endlich dass die Hirnhäute nicht ergriffen wurden, obgleich die Dura in grösserer Ausdehnung blossgelegt war.

Als bemerkenswerth bezeichnet Gottstein ferner, dass die Grenzen des Sequesters nicht mit den anatomischen Grenzen der einzelnen Theile des Schläfenbeins, wie sie in dem kindlichen Schädel durch die noch sichtbaren Nähte angedeutet sind, zusammenfallen, und endlich dass der Sequester nicht durch den äusseren Gehörgang, wie gewöhnlich bei necrotischer Ausstossung von Felsentheilen, sondern hinter dem Ohre entfernt worden ist.

In Uebereinstimmung mit der zuerst vom Ref. angestellten Beobachtung, dass durch kräftige Contraction irgend einer Gruppe der mimischen Gesichtsmuskeln, besonders des Musculus orbicularis palpebrarum auch der Stapedius zur Contraction angeregt werden kann, was sich subjectiv durch eine Gehörsempfindung, objectiv durch Bewegung des Trommelfells nach aussen zu erkennen giebt, hat Gottstein (65) gefunden, dass, wenn er mit gespannter Aufmerksamkeit aufhorcht, er damit beginnt, die rechte Lidspalte zu verengern und dass hierbei im rechten Ohre eine eigenthümlich spannende, nahezu schmerzhafte Empfindung eintritt, ähnlich der, die er auch beim Hören sehr hoher schriller Töne wahrnimmt. Er nimmt an, dass dieser ganze Vorgang auf einer Accommodation der Binnenmuskeln des Ohres beruht, wie sie Ref. zuerst angenommen hat, und schliesst aus der Mitbewegung einiger von dem Facialis versorgter Gesichtsmuskeln, dass speciell der Stapedius bei diesem scharfen Aufhorchen contrahirt wird.

Zum Beweise, dass der Steigbügelmuskel ebenso wie der Tensor tympani von spastischen Contractionen befallen werden kann und dadurch zu subjectiven Gehörsempfindungen Veranlassung giebt, theilt Gottstein einen von ihm beobachteten Krankheitsfall mit, in welchem seit 2 Jahren täglich 15—20 Anfälle von doppelseitigem Blepharospasmus bestanden, welchem ein Rauschen in beiden Ohren vorausging, das erst mit dem Aufhören des Lidkrampfes verschwindet.

Durch medicamentöse Behandlung verminderten sich die Anfälle von Blepharospasmus, das Ohrenrauschen dagegen wurde continuirlich; die Untersuchung des Ohres ergab normales Verhalten der Trommelfelle, normale Accomodationserscheinungen, normales Gehör. Im weiteren Verlauf fand Gottstein, dass das Ohrensausen beiderseits vollkommen sistirt wurde, so lange ein Fingerdruck auf einem bestimmten Punkte am vorderen unteren Winkel des Processus mastoideus ausgeübt wurde. Dasselbe geschah bei Anwendung des Inductionsstromes auf diesen Punkt. Das Sausen nahm auch nach Weglassung des Inductionsstromes an Intensität ab. Gottstein nimmt an, dass in seinem Falle die subjective Gehörsempfindung als bedingt durch einen Krampf des Musculus stapedius anzusehen sei, und dass der Orbicularis erst in Mitleidenschaft gezogen ist. Der Stapediuskrampf sistirte, als durch Reizung bestimmter sensibler Nervenfasern die erhöhte Erregbarkeit des den Stapedius versorgenden Facialisastes herabgesetzt wurde.

Kiesselbach (68) untersuchte zunächst an 174 Schädeln der Wiener anatomischen Sammlung die Verhältnisse der Fissura mastoideo-squamosa bei Heranwachsenden.

Er unterscheidet bei Neugeborenen an derselben 3 Theile, welche einzeln beschrieben werden: 1. den oberen, nach hinten convexen Theil, 2. den mittleren, nach hinten convexen Theil, 3. den unteren, nach hinten concaven Theil. Sodann giebt Verf. eine procentuarische Zusammenstellung der von ihm untersuchten Schädel, in welcher der Verschluss resp. das Offenbleiben der Fissura mastoideo-squamosa in den verschiedenen Lebensjahren vom 1. bis zum 13. erörtert wird. Beiderseits vollkommen offen fand er die Spalte unter 174 Schädeln nur 6 mal, darunter 5 mal in einem Alter unter 10 Jahren. Im Anschluss hieran bespricht Kiesselbach die sonstigen physiologischen Oeffnungen in der äusseren Wandung des Schläfebeins. Er fand solche Lücken meistens in der Lamina externa des hinteren Schuppentheils, welche die äussere Wand des Antrum mastoideum bildet. Sodann wird eine Darstellung der normalen anatomischen Verhältnisse dieser Platte gegeben und das Vorkommen der für Operationen so wichtigen Spina supra meatum an den Schädeln der verschiedenen Lebensalter tabellarisch zusammengestellt. Dabei ergiebt sich, dass die Spina supra meatum sich später nicht mehr entwickelt, wenn sie nicht schon in der ersten Zeit des Lebens in der Anlage vorhanden war. Verf. fand ferner häufig Lücken, welche zuweilen persistiren an der beim Neugeborenen das Antrum squamosum deckenden Platte und erwähnt das seltene Vorkommen eines Foramen jugulare spurium. Von den Lücken haben die grösste practische Wichtigkeit diejenigen, welche zu den pneumatischen Räumen des Mittelohres führen. Sie sind geeignet, uns sowohl das mitunter überraschende Uebergreifen von krankhaften Processen des Mittelohres auf die äussere Wand des Processus mastoideus, als auch die spontane Entstehung von Emphysem, sowie der sogenannten Pneumatocele capitis (supra-mastoidea Wernher) zu erklären.

Die Ueberleitungen von Entzündungen durch die Fissura mastoideo-squamosa wird am ersten im frühesten Kindesalter stattfinden, wo die Fissur noch regelmässig vollkommen vorhanden ist und direct in das Antrum mastoideum führt. Im späteren Alter werden die Fissura mastoideo-squamosa und die Lücken der Lamina externa sich wohl gleichmässig an solcher Ueberleitung betheiligen. Es kommt übrigens beim Erwachsenen Periostitis der Warzenfortsatzgegend überhaupt seltener vor, als bei Kindern, wohl auch schon wegen der grösseren Entfernung der äusseren Wand von dem ursprünglichen Erkrankungsherde. Die spontane Pneumatocele führt Verfasser auf angeborene Ossificationslücken der Lamina externa zurück.

In dem folgenden Abschnitt „zur Anatomie des Felsen-Warzentheils" bestätigt Verfasser die Annahme Vrolik's, dass die Pars mastoidea aus zwei selbständigen Knochenpunkten besteht.

Sodann giebt er eine Tabelle, in welcher die Entfernung der Apophyse von dem nach hinten verlängerten oberen Jochbogenrand, sowie die relative Lage zum Foramen stylo-mastoideum in den verschiedenen Lebensaltern angegeben wird. Der letzte Abschnitt der Arbeit handelt „über einige Veränderungen am Schläfenbein infolge von Rachitis". Verfasser hat Dehiscenzen der das Mittelohr umgebenden Knochenwände ausser den oben beschriebenen physiologischen Ossificationslücken an normalen Schläfenbeinen Heranwachsender niemals, häufig dagegen an denen rachitischer Kinder gesehen, und zwar überall mit Ausnahme der Labyrinthwände. Ausserdem fand Verf. bei Rachitischen eine Impression der Lamina externa des hinteren Schuppentheils, und zwar unter 20 rachitischen Schläfenbeinen 8 Mal.

Knapp (69) beschreibt einen Fall, in welchem ein extra- und ein **intraauriculärer Tumor** vorlag, zwischen welchen ein Zusammenhang mit Wahrscheinlichkeit angenommen, aber im Anfangsstadium wenigstens nicht direct nachgewiesen werden konnte.

Der auriculäre Abschnitt war, als er zur Untersuchung kam, gänzlich intratympanal, was durch die Anwesenheit des unverletzten Trommelfells und durch den in dasselbe gemachten Einschnitt bewiesen wurde. Die microscopische Untersuchung zeigte beide Tumoren wesentlich von derselben Beschaffenheit: ein (alveolares) Chondrosarcom oder ein Chondroadenom oder ein Chondrocarcinom. Der extraauriculäre Theil des Tumors lag in der Parotisgegend und bestand bereits 6 Jahre, ehe der andere sich bemerkbar machte. **Knapp** hält an der Annahme fest, dass die äussere Geschwulst die primäre war und sich auf das Mittelohr ausgedehnt hatte, obwohl bei der Operation eine solche Verbindung nicht nachgewiesen werden konnte. Der Kranke starb 15 Monate nach Entfernung der Parotisgeschwulst an Erschöpfung. Es hatte sich ein Recidiv gebildet, welches eine sehr grosse Ausdehnung einnahm. Keine Section.

Moos und **Steinbrügge** (71) beschreiben eine eigenthümlich harte, eng umschriebene **Knochenpartie**, welche sie bei Untersuchung dreier **Schläfenbeine** zufällig fanden.

Diese Stelle erschien zwischen der lateralen Wand des inneren Gehörganges und der medialen Vorhofswand eingelagert. Trotzdem die Schläfenbeine durch Chrom-Salpetersäuremischung decalcinirt waren, war diese Stelle nicht schnittfähig geworden und markirte sich ausser durch glasartige Härte gegen die übrige grün tingirte Knochensubstanz durch ihre gelbe Färbung.

In allen drei Fällen waren die von der veränderten Knochensubstanz begrenzten oder umschlossenen Canäle und Hohlräume in ihrem Caliber scheinbar nicht beeinträchtigt. Es hatte keine Auftreibung des Knochens nach aussen stattgefunden und das Periost überzog die Neubildung, da wo sie zu Tage trat, in gleicher Weise wie den normalen Knochen. Auf dem Durchschnitt fiel besonders die gradlinige Begrenzung der dreieckigen Hauptmasse auf.

Microscopisch zeigte die Substanz die gewöhnliche Structur des compacten Knochengewebes, nur erschienen die Knochenkörperchen dichter aneinander gerückt als am normalen Knochen; die Havers'schen Canäle erschienen enger, die lamellöse Structur war undeutlich geworden. An einzelnen Stellen des Schliffes staubartige Einlagerungen feinster Kalkmolecüle; die chemische Untersuchung ergab die normalen Bestandtheile der Knochenerde.

Die casuistischen Mittheilungen **Steinbrügge's** (72) betreffen 3 Fälle:

1) Ein **Cholesteatom des linken Schläfenbeines** mit Durchbruch nach Aussen. Nach Eröffnung und gründlicher Ausräumung der sehr grossen Höhle im Warzenfortsatz, welche sowohl mit dem Antrum mastoideum, als auch mit dem Gehörgang durch Communicationsöffnungen in Verbindung stand, wurde Borsäure-Behandlung eingeleitet und hierdurch günstiger Erfolg erzielt. Die Knochenhöhle indessen verkleinerte sich nicht und blieb auch nach Aussen geöffnet.

2) **Othaematom des linken Ohres** bei einem geistig und körperlich Gesunden. Verfasser führt dasselbe auf eine 15 Jahre vorher stattgehabte Verletzung der linken Ohrmuschel durch einen Stockschlag zurück, welche eine Narbe hinterlassen hatte. Er meint, dass hierdurch eine praedisponirende Degeneration des Knorpels entstanden sein könnte, die in diesem, wie in anderen Fällen späterer spontaner Othaematome als eigentliche Ursache angesprochen werden dürfte.

3) **Fibrom des linken Ohrläppchens** infolge 2jährigen Tragens unechter Ohrringe.

Nach **Knapp** (74) soll das **Audiphon** einigen Nutzen zeigen, 1) bei denjenigen Patienten, welche direct ins Ohr gesprochene Worte verstehen, während dieselben beim Gebrauche von jedem Hörrohre unverständlich bleiben. Verf. hat selbst solche Fälle noch nie beobachtet; 2) bei denjenigen, welchen die durch das Hörrohr vernommenen Töne unangenehm schwirrend erscheinen. Verf. theilt ferner die Geschichte von 14 Kranken mit, bei welchen er sowohl das Audiphon, als ein glockenförmiges Hörrohr zur Verbesserung des Gehörs benutzte. Ein Vergleich ergab, dass das Audiphon das Hörvermögen der meisten dieser Patienten in mässigem Grade besserte. Sein Nutzen wurde aber in jedem Falle, und zwar meist sehr bedeutend, vom Hörrohr übertroffen.

Die statistischen Aufnahmen **Wilhelmi's** (77) wurden mittelst Fragebogen im Anschluss an die allgemeine Volkszählung vom Jahre 1874 und 75 gemacht. Aus den dadurch gewonnenen Resultaten heben wir Folgendes hervor.

Das männliche Geschlecht wird von der **Taubstummheit** häufiger betroffen, als das weibliche; die Landbewohner häufiger als die Städter. In Pommern war die Zahl derer mit erworbener Taubstummheit fast doppelt so gross, als derer mit angeborener, während sich im Regierungsbezirk Erfurt das Umgekehrte fand. In Pommern wurde eine auffallend starke Betheiligung des 11. bis 15. Lebensjahres gefunden, was sich durch die Epidemie von Cerebrospinalmeningitis aus den Jahren 1864 und 1865 erklärt. In Bezug auf den Einfluss der Blutsverwandtschaft der Eltern auf die Entstehung von Taubstummheit ist nach Ansicht des Verfassers das vorliegende Material noch viel zu gering, um über diese Frage etwas Entscheidendes auszusagen. Aus der Statistik des Verfassers geht hervor, „1) dass Taubstumme ihr Gebrechen selten auf ihre Kinder vererben (mehr als diese ist erfahrungsgemäss die spätere

Descendenz gefährdet); 2) dass die Ehen Taubstummer im Allgemeinen nicht sehr fruchtbar sind."

Verf. erachtet die Trunksucht der Eltern für ein sehr wichtiges Moment für das Auftreten der Taubstummheit bei den Kindern, ebenso wie erstere als Ursache von Blödsinn bei den Kindern betrachtet wurde. Die erworbene Taubheit tritt nach Wilhelmi am häufigsten im 2. und 3. Lebensjahre auf. Als Ursachen werden angeführt: Gehirnleiden incl. Krämpfe, Genickstarre, Typhus, Scharlach, Masern und Rötheln, Pocken, Kopfverletzungen, Ohrenleiden und andere Erkrankungen. Was den Schulbesuch der Taubstummen anlangt, so fand sich, dass in Pommern von den in bildungsfähigem Alter stehenden Taubstummen wenig mehr als der dritte Theil unterrichtet wird. Im Regierungsbezirk Erfurt befand sich etwas mehr als die Hälfte der Kinder in Taubstummenschulen.

Roosa und **Ely** (80) machen folgende **casuistische Mittheilungen.**

1) „Verlust des Gehörs nach einem Kuss auf das Ohr." Es schien ein Fall von Taubheit durch Labyrinthaffection zu sein. 2) „Beunruhigende Ohnmacht nach Reinigung eines Ohres." Patient, der ein Herzleiden hatte, bekam nach ganz vorsichtigem Ausspritzen des Ohres eine so tiefe Ohnmacht, dass er den Eindruck eines Sterbenden machte. Es handelte sich um eine lange vernachlässigte chronische Mittelohreiterung. 3) „Tiefe Ohnmacht nach Lufteintreibung mittelst Politzer'scher Methode." Patientin, die allerdings nervös und anämisch, wie es schien, auch zu fest geschnürt war, bekam zweimal nach der Luftdouche eine tiefe Ohnmacht. 4) Eine Patientin bekam beim Singen eines hohen Tones Schwindel; zuweilen erschienen ihr diese Töne unrein. 5) „Abscess über dem Warzenfortsatz ohne Zeichen einer Erkrankung des äusseren oder mittleren Ohres." 6) „Geistige Depression durch Anhäufung von Ohrenschmalz bedingt."

Knapp (81) beschreibt 2 Fälle, in denen das **Ohrenleiden** die Folge ererbter **Lues** war.

1. Fall. „Keratitis parenchymatosa; Otitis media catarrhalis et Otitis interna hereditio-syphilitica. **Heilung.** — Das Ohrenleiden trat hier im 8. Lebensjahre auf. Das fast plötzliche Erscheinen hochgradiger Schwerhörigkeit (in 5 Tagen wurde nicht mehr die lauteste Sprache verstanden), wie es syphilitischen Ohrenleiden eigenthümlich ist, sowie die übrigen Symptome wiesen auf gleichzeitige Affection des mittleren und inneren Ohres hin. Die wichtigste Thatsache dieses Falles, welche ihn von den meisten anderen unterscheidet, ist die vollständige und anscheinend dauernde Heilung (nach dem innerlichen Gebrauch von Jodkalium und Calomel neben örtlicher Behandlung).

2. Fall. „Keratitis parenchymatosa. Otitis media catarrhalis et Otitis interna heredito-syphilitica. Heilung der Entzündung, mit Zurückbleiben hochgradiger Schwerhörigkeit." Die Taubheit entwickelte sich hier weniger rasch. Die Symptome zeigten leichten Mittelohrcatarrh neben ausgesprochener Labyrinthaffection. Der unglückliche Ausgang wird vom Verf. den ungünstigen äusseren Verhältnissen der Pat. zugeschrieben. In allen Fällen heredito-syphilitischer Ohrenaffection, die Verf. beobachtete, waren Mittelohr und Labyrinth gleichzeitig ergriffen, letzteres jedoch stärker.

Hotz (83) beschreibt einen Fall, in welchem ein ohne Mittelohrentzündung auftretender **Abscess der Postauriculargegend** sich einen Weg in den äusseren Gehörgang, an der Vereinigung des knorpligen und knöchernen Theils, gebahnt hatte. Der Abscess wurde ausgiebig incidirt, nachdem er 6 Monate bestanden, und es trat nach circa 6 Wochen Heilung ein.

Die von **Moos** (84) am Schlusse seiner Arbeit zusammengestellten Sätze lauten im Wesentlichen: 1. Bei den **Locomotivführern und Heizern** findet bald früher, bald später eine Erkrankung des **Gehörorgans** mit bedeutender Verminderung der Hörschärfe, in der Regel auf beiden Seiten, durch die Ausübung ihres Berufes statt; möglicherweise früher bei denjenigen, welche ihren Dienst in Gebirgsbahnen verrichten, als bei solchen, die vorzugsweise auf Bahnen in der Ebene fahren. 2. Diese erworbene Schwerhörigkeit erscheint mit Rücksicht auf die Signalordnung gefährlicher, als die Farbenblindheit. 3. In welchem Procentverhältniss diese Erkrankung des Gehörorgans stattfindet, kann erst durch vielfache statistische Erhebungen festgestellt werden. 4. Die Untersuchung des Gehörorgans muss vor der Indienststellung mit der grössten Sorgfalt und zwar nur von einem Arzt vorgenommen werden, der sich eingehend mit Ohrenheilkunde beschäftigt hat, oder mit der Untersuchung des Gehörorgans und mit der Hörprüfung vertraut ist. 5. Hat Jemand als Heizer längere Zeit fungirt, so erheischt seine definitive Anstellung als Locomotivführer ganz besondere Vorsicht. 6. Bei der definitiven Anstellung sollte man den Betreffenden darauf aufmerksam machen, dass eine Beeinträchtigung des Gehörvermögens durch den Beruf möglich sei und dass er, wenn er das Geringste in dieser Hinsicht bemerkt, sich melde. 7. Die Aerzte selbst sollten verpflichtet werden, in jedem Falle von Schwerhörigkeit eines Heizers oder Locomotivführers sobald wie möglich dem Vorstande der betr. Eisenbahnbehörde die Anzeige zu machen. 8. Eine mindestens immer innerhalb zwei Jahre wiederkehrende Untersuchung des Gehörorgans erscheint bei den Locomotivführern und Heizern zur Vermeidung von Gefahren angezeigt; bei solchen, die auf Gebirgsbahnen fahren, vielleicht noch öfter.

Lange (87) betrachtet als Hauptsitz der **adenoiden Vegetationen** den Boden des **Nasenrachenraumes** und den obersten Theil der hinteren **Pharynxwand.** In Bezug auf die vom Verf. geübte Operationsmethode vergl. den vorjähr. Bericht Bd. II, S. 484.

Zuckerkandl (88) beschreibt 1) ein rechtes **Schläfenbein**, bei welchem auf der äusseren Fläche des Warzenfortsatzes, in der Incisura mast., in der Fossa sigmoid., um die Austrittsöffnungen des Fallopischen Ganges herum und auf der Gehörgangswand weisse, reticulirte **Osteophytenlager** sich fanden. Ausserdem waren alle Hohlräume des Warzenfortsatzes mit Osteophyten bekleidet. Das 2. Präparat zeigt Osteophyten: auf der äusseren Fläche des Proc. mast., in der Incisura mastoid., auf der oberen Wand des äusseren Gehörganges, auf der oberen Felsenbeinfläche und im sehr breiten und tiefen Sulcus sigmoid.; ausserdem in sämmtlichen pneumatischen Räumen, ausgenommen die Paukenhöhle. Bei dem 3. Präparate fanden sich oberflächlich Osteophyten auf dem Warzenfortsatz, auf der oberen Gehörgangswand, in der Fossa sigmoid., auf der oberen Fläche des Felsenbeines und im Sulcus petros. superior; ausserdem Verdünnung der Wand der Pars mastoid., Dehiscenz der Sutura mastoid. und Lücken im Sulcus sigmoid. In allen 3 Fällen war die Paukenhöhle frei geblieben.

Hauerwaas (89) beschreibt ein **Schläfenbein**, bei welchem das **Foramen jugulare** durch einen

Knochenkamm scheinbar in 2 Abtheilungen getrennt war, welche beide an der äusseren Fläche mündeten, von denen aber nur die vordere als Foramen jugulare aufzufassen ist, während die hintere keinem Gefässe zum Durchgange dient, sondern einzig durch Usur infolge einer Ektasie des vordersten Endes des Sinus sigmoideus entstanden ist. Von 500 Schläfenbeinen, die Hauorwaas untersuchte, zeigten 14 die Entwicklungsstufen einer derartigen Usur.

Weil (91) untersuchte 267 Kinder einer Anstalt im Alter von 6—15 Jahren bezüglich ihres Gehörorgans, darunter 214 Knaben und 53 Mädchen. 144, also 54 pCt., hatten Kinderkrankheiten gehabt, von diesen waren 31,8 pCt., von den übrigen nur 27,5 pCt. schwerhörig. Die statistische Zusammenstellung ergab, dass die älteren Kinder einen grösseren Procentsatz an Schwerhörigen stellten, als die jüngeren, so zwar, dass (mit einer Ausnahme) Jahr für Jahr ein steigender Procentsatz gefunden wurde. Verf. stellt die Forderung, jedes unaufmerksame und stotterhafte Kind sollte auf sein Gehör untersucht werden.

II. Aeusseres Ohr.

1) Magnus, A., Die Zersprengung des Trommelfells infolge von Schlägen. Allg. Wien. med. Ztng. No. 3. — 2) Pierce, F. M., Removal of fibrous (cicatricial keloid) tumour of the lobule of the ear. Med. Times and Gaz. Sept. 18. — 3) Gardiner-Brown, Ivory exostosis deeply seated in the external auditory meatus; removal. Lancet, March 13. — 4) Reynolds, Lewis W., Case of perforation of membrana tympani from ascaris lumbricoides. Ibidem Oct. 23. — 5) Weber-Liel, Zur Abortivbehandlung der furunculösen Entzündungen im äusseren Gehörgang. Deutsch. med. Wochenschr. No. 15. (Subcutane Injection von 2—4 Tropfen einer 5—8 proc. Carbollösung in den sich entwickelnden Furunkel.) — 6) M'Keown, Treatment of relaxation of the membrana tympani. Dublin Journ. of med. science. June. — 7) Field, George P., An analysis of five hundred cases of perforation of the membrana tympani. Medical press and circul. Aug. 4, Sept. 1 und 8. — 8) Agnew, Cornelius R., A clinical lecture. Case I. Rupture of the membrana tympani. New-York med. record. Aug. 14. — 9) Bing, Albert, Zur Casuistik der Trommelfellentzündung. Wiener med. Blätter, No. 38 und 39. (Zwei Fälle von circumscripter granulirender Trommelfellentzündung.) — 10) Weil, Einige Fälle von Ruptur des Trommelfelles. Vortrag, gehalten im Stuttgarter ärztlichen Verein am 7. October 1880. Memorabilien, No. 11. — 11) Venezia, Giuseppe, Estrazione di un corallo metallico dalla membrana timpanica. (Clientela privata del Prof. Gestile.) Il Morgagni. Gennajo. — 12) Torrance, Robert, Rare case of Otitis externa parasitica. Brit. med. journal. Oct. 9. — 13) Richey, S. O., A case of reproduction of the membrana tympani. Amer. Journ. of med. science. Jan. — 14) Pollak, Joseph, Ueber den Werth von Operationen, die den Schnitt des Paukenfelles erheischen. Allgem. Wiener med. Zeitg. No. 46—48. — 15) Burnett, Charles Henry, Uninterrupted wearing of cotton pellets as artificial drumheads. Amer. Journ. of otology. Jan. (Das Wattekügelchen soll nach Ablauf der Eiterung vom Arzte ins Ohr eingeführt ruhig liegen bleiben und nicht, wie gewöhnlich, jeden Tag gewechselt werden.) — 16) Buck, Albert H., The comparative value of leeches, heat, and incisions, in the treatment of acute circumscribed inflammation of the external auditory canal. Ibidem. — 17) Blake, Clarence J., On the occurrence of exostoses within the external auditory canal in prehistoric man. Ibidem. April and October. — 18) Derselbe, The Membrana tympani telephone. Ibidem. July. — 19) Derselbe, Manometric cicatrix of the membrana tympani. Ibidem. — 20) Burnett, Charles Henry, Reflex ulceration in the external auditory canal, with perforation of the membrana tympani, produced by diseased teeth. Ibidem. October. — 21) Meyer, Wilhelm, Zur Behandlung der Ohrblutgeschwulst. Arch. f. Ohrenheilk. Bd. XVI. S. 161. — 22) Zaufal, E., Ueber den Werth des Nitze-Leiter'schen Endoscopes zur Untersuchung des Gehörorgans. Ebendas. S. 188. — 23) Küpper, Ueber Pulsationen am Trommelfell. Ebendas. Bd. XV. S. 271. — 24) Hackley, Charles E., Ueber die Anwendung des Toynbee'schen künstlichen Trommelfells. Zeitschr. f. Ohrenheilk. Bd. IX. S. 3. — 25) Dills, Thos. J., Ein Fall von Trommelfellruptur nach einer Ohrfeige. Schnelle und vollständige Genesung. Ebend. S. 367.

In dem von Gardiner-Brown (3) mitgetheilten Falle, wo eine von der hinteren Gehörgangswand ausgehende Exostose denselben fast völlig abschloss und Schwerhörigkeit höheren Grades bewirkte, durchbohrte G. die Basis der Geschwulst und versuchte dann, die letztere mit Hilfe eines eingeschraubten Hebels abzubrechen. Letzterer brach jedoch hierbei selbst und wurde der Tumor schliesslich mit einer Zange entfernt und das Gehör wieder hergestellt. (Bei Anwendung von Meissel und Hammer wäre Verf. schneller und ohne den unangenehmen Zwischenfall zum Ziele gelangt. Ref.)

Reynolds (4) erzählt den Fall einer Patientin, welche Ascariden ausbrach, die dabei zum Theil durch die Nasenlöcher, zum Theil aus beiden Ohren herausgekommen seien. Letztere hätten geblutet und seien beide Trommelfelle durch die Würmer perforirt worden. (Der Fall erinnert an den alten, vielgenannten von Andry. In dem vorliegenden Falle ist das Herauskommen der Würmer vom Verf. selbst nicht gesehen worden; auch schliesst die Beschreibung nicht aus, dass es sich um alte Trommelfelldefecte handelte. Die Ohrblutungen können auch durch den Brechact veranlasst sein. Ref.)

M'Keown (6) fügt seinen früheren Mittheilungen über die Behandlung der Spannungsanomalien des Trommelfells mittelst Collodiumaufpinselung endlich die etwas genauere Krankengeschichte des ersten Falles hinzu, wo diese Behandlung des erschlafften Trommelfelles nicht bloss das Gehör merklich verbessert, sondern auch die subjectiven Gehörsempfindungen beseitigt habe. (Leider sind seine Angaben über die Hörprüfung noch immer so vage, dass der Leser sich kein sicheres Urtheil über den wirklichen Werth seines Verfahrens bilden kann. Ref.)

Aus dem Aufsatze von Field (7) mag hervorgehoben werden, dass Verf. unter 500 Trommelfell-Perforationen 10 traumatische beobachtet hat. Er führt unter diesen auch Fälle an, die durch Ohrfeigen von Seiten der Schullehrer entstanden waren und beschreibt bei dieser Gelegenheit eine neue, in den englischen Schulen gehandhabte Strafmethode: Der Lehrer umgreift mit dem linken Arm den Kopf des Delinquenten und stösst demselben mit dem Knöchel des rechten Zeigefingers gewaltsam ins Ohr, so dass eine Ohrblutung erfolgt. (Wenn Verf. hinzufügt „Ich habe mir sagen lassen, dass dies eine ingeniöse deutsche, kürzlich in diesem Lande eingeführte

Strafmethode ist", so muss diese Behauptung als vollkommen unberechtigt zurückgewiesen werden. Ref.)

In dem Falle von Torrance (12) lag, wie so häufig, Aspergillus nigricans zu Grunde. Von allen angewendeten Mitteln verhinderte allein Calcaria hypochlorosa (0,12 ad 30,0) das Wiedererscheinen des Pilzes.

Auf Grund von allerdings nur 28 Fällen von furunculöser Entzündung des äussern Gehörgangs kommt Buck (16) zu folgenden therapeutischen Schlussfolgerungen: 1) Incisionen sollen stattfinden, wo bereits Eiterbildung eingetreten, oder wo die lokale Anwendung der Wärme oder der Blutentziehung im Stiche lässt; 2) die lokale Anwendung von Wärme ist der Blutentziehung vorzuziehen; 3) unter den verschiedenen Arten der Anwendung der Wärme ist die warme Douche am geeignetsten; manche Kranke ziehen trockne Wärme vor.

Meyer (21) beobachtete an 2 Kranken 3 Fälle von Ohrblutgeschwulst, in welchen er die Massage des Blutergusses mit sehr befriedigendem Erfolge anwandte.

Die Geschwulst wurde mehrmals täglich je eine Viertelstunde methodisch geknetet und gestrichen. In der Zwischenzeit trug Patient einen Druckverband. In allen Fällen gelangte der Erguss in kurzer Zeit zu vollkommener Resorption. Meyer hebt hervor, dass bei beiden Kranken der Bluterguss doppelseitig war, und dass bei keinem derselben andere aetiologische Momente nachweisbar waren, als dass die Eltern an unheilbarer Geistesstörung gelitten.

Zaufal (22) erklärt die Einführung des Nitze-Leiter'schen Otoskops zur Untersuchung des Gehörorgans für einen Fortschritt, da es unserem Ideale, dem Sonnenlichte, am nächsten kommt und es vor dem Sonnenlichte den Vorzug hat, dass wir es jederzeit zur Verfügung haben.

Die frühere Beleuchtung mittelst zerstreutem Tageslicht und dem v. Tröltsch'schen Reflector verhielte sich zu dieser electrischen Beleuchtung wie „das Zwielicht des Abends zu heller Tagesbeleuchtung". Das electrische Otoscop eigne sich besonders gut für Demonstrationszwecke, ferner zur Aufnahme photographischer Bilder, endlich zum Gebrauch für Presby- und Hyperopische.

III. Mittleres Ohr.

1) Miot, C., Otite moyenne aiguë droite chez un malade atteint de phthisie tuberculeuse des poumons; carie rapide du temporal; mort; nécropsie. Gaz. des hôpit. No. 67. — 2) Browne, Edgar A., A modified inflator for the middle ear. Lancet. August 14. — 3) Bing, Albert, Neuere Behandlungsweise der sclerosirenden Mittelohrentzündung. Wiener medic. Blätter. No. 15 u. 16. — 4) Gellé, Etude expérimentale sur les fonctions de la trompe d'Eustache. Bull. de l'Acad. de méd. No. 25. — 5) Dalby, W. B., Contributions to aural surgery. No. 5. The progress and termination of inflammation within the tympanum. Lancet. Feb. 21. — 6) Politzer, Adam, Behandlung der chronischen Mittelohreiterung. Correspondenzbl. f. Schweiz. Aerzte. No. 24. — 7) Rischawy, Wilh., Zwei Fälle chronischer Paukenhöhleneiterung mit letalem Ausgange. Wien. med. Blätter. No. 5. — 8) Boustan, Nouveau procédé pour les injections dans l'oreille moyenne à travers la trompe d'Eustache. Montpellier médical. Nov. — 9) Pomeroy, Oren D., On subacute and chronic non-suppurative inflammation of the tympanum and Eustachian tube. A lecture delivered at the Manhattan eye and ear hospital. New York med. record. Jan. 10. — 10) Onorato, Michele, Stenosi della tromba di Eustachio con ipertrofia della membrana del timpano e catarro cronico, curata coll'acqua fredda. Giorn. internazion. delle scienze med. 1879. No. 6. — 11) Roustan, De la salpingotomie. Montpellier médical. Août. — 12) Berthold, E., Ueber den Einfluss der Nerven der Paukenhöhle auf die Secretion ihrer Schleimhaut. Vortrag gehalten in der XXI. Section für Laryngologie der 53. Versammlung deutscher Naturforscher u. Aerzte in Danzig. Separatabdr. aus dem Tageblatt dieser Versammlung. — 13) Andrews, J. A., An instrument for making applications of medicated fluids and powders to the middle ear. Archives of medicine. April. — 14) Blake, Clarence J., A form of middle-ear syringe. Amer. journ. of otology. Jan. — 15) Woakes, Eduard, Further observations on „throat-deafness associated with paresis of the palato-tubal muscles". Ibidem. — 16) Orne, Green J., Phlebitis of the mastoid emissary vein, from phlebitis of the lateral sinus. Death from pyaemia. Autopsy. Ibidem. April. — 17) Mosher, Eliza M., A case of purulent inflammation of the middle ear. Ibidem. — 18) Spencer, H. N., The dry treatment in suppuration of the middle ear. Ibidem. July. — 19) Allport, Frank, A case of probable abscess of the brain, following after, and perhaps dependent upon, an acute inflammation of the middle ear. Ibid. — 20) Buck, H., Unnatural patency of the Eustachian tube. Ibid. — 21) Bezold, Friedrich, Experimentelle Untersuchungen über den Schallleitungsapparat des menschlichen Ohres. Arch. f. Ohrenheilk. Bd. XVI. S. 1. — 22) Bürkner, K., Zur Casuistik der traumatischen und entzündlichen Mittelohraffectionen. Ebendaselbst. Bd. XV. S. 219. — 23) Bockendahl, A., Ueber die Bewegungen des M. tensor tympani nach Beobachtungen am Hunde. Ebendas. Bd. XVI. S. 241. — 24) Schwartze, H., Casuistik zur chirurgischen Eröffnung des Warzenfortsatzes. 3. Serie zu 60 Fällen. Ebendas. S. 260. — 25) Jacoby, Zur Casuistik der primären und secundären Periostitis und Ostitis des Proc. mastoideus. (6 Fälle operativer Eröffnung desselben.) Ebendas. Bd. XV. S. 286. — 26) Burnett, Swan M., Objective Wahrnehmung an Tönen im Ohr in Folge von willkürlicher Contraction der Tubenmuskeln. Zeitschr. f. Ohrenheilk. Bd. IX. S. 1. — 27) Roosa, St. John, Ein Fall von acuter Entzündung des mittleren Ohres, combinirt mit Entzündung der Nackenmuskeln und Lähmung des Gesichtsnerven der leidenden Seite. Wiedergenesung. Mit einigen Bemerkungen über die Indicationen des Wilde'schen Schnittes und der Trepanation des Warzenfortsatzes. Ebendas. S. 5. — 28) Wolf, Oscar, Zur Function der Chorda tympani. Ebendas. S. 152. — 29) Hess, F. C., Die frühzeitige Perforation des Warzenfortsatzes bei Otitis media purulenta acuta, complicirt durch acute Entzündung der Warzenzellen. Ebendas. S. 340. — 30) Burnett, Swan M., Ein Fall von primärer äusserer Warzenfortsatz-Entzündung. Ebendas. S. 369. — 31) Gruber, Josef, Ueber den therapeutischen Werth von Einspritzungen medicamentöser Flüssigkeiten durch die Eustachische Ohrtrompete. Monatsschr. f. Ohrenheilk. No. 9.

Bing (3) lässt bei den gegen den sclerosirenden Mittelohrcatarrh zur Anwendung kommenden Einspritzungen per Catheter seinen Patienten den Kopf und Rumpf so weit zur Seite (des kranken Ohres) beugen, bis die entsprechende seitliche Pharynxwand aus der senkrechten in die horizontale Lage kommt. Ferner empfiehlt er zur Gymnastik des schallleitenden Apparates und des Trommelfells bei der Luftdouche den Ballon nach erfolgter Entleerung nicht jedesmal zu entfernen, sondern ihn an Ort und Stelle aufblähen zu lassen, wodurch nach seiner Meinung die saugende Bewegung das Trommelfell nach innen treiben soll (B. übersieht hierbei, dass grade bei Sclerose der Mittelohrschleimhaut die Tubamündung oft sehr weit ist, der Catheter daher fast nie luftdicht sitzt und somit ein nennenswerther negativer Luftdruck im Mittelohr nicht erzielt werden kann. Ref.)

Das von Roustan (8) bereits im Jahre 1876 angegebene Verfahren besteht in Einblasungen in die Nase während einer kräftigen Ausathmung durch den Mund. Die Einblasung kann nicht allein der Arzt machen mit Hülfe der Ballons etc., sondern auch der Kranke selbst vermittelst einer einfachen gekrümmten Röhre. Verf. findet, dass dieses Verfahren vor dem selten gelingenden Politzer'schen mannigfache Vorzüge hat.

In dem von Onorato (10) beschriebenen Falle (wo es sich wohl weniger um einen chronischen Mittelohrcatarrh als um ein congestives Labyrinth- resp. Hirnleiden handelte Ref.), wurden die äusserst quälenden subjectiven Gehörsempfindungen endlich dadurch beseitigt, dass Pat. nach Abrasiren der Kopfhaare den Kopf täglich mehrere Minuten lang in kaltes Wasser tauchte. Nach 15 Tagen trat völlige Heilung, auch der Schwerhörigkeit, ein.

Roustan (11) beschreibt eine neue Operation, die Salpingotomie, welche den Zweck hat, den Verschluss der knorplig-membranösen Tuba, wie derselbe durch Anschwellung der Schleimhaut oft vorkommt, durch Einschneiden der letzteren an der hinteren Lippe zu heben. Das hierzu construirte Instrument, dessen nähere Beschreibung im Text nachzusehen, ist in einem gewöhnlichen Catheter enthalten. Zwei mit Erfolg operirte Fälle dienen zur Illustration. Verf. hofft von dieser Operation so viel, dass er von derselben sagt: „avec elle, l'insufflation dans l'oreille moyenne deviendra inutile, puisque la cause matérielle de l'obstruction aura disparu, puisque la circulation de l'air redeviendra facile et normale à travers la Trompe d'Eustache agrandie.

Berthold (12) sah sich infolge der Controverse zwischen Hagen und Uellé über den Einfluss der Paukenhöhlennerven auf die Secretion ihrer Schleimhaut zu eigenen Versuchen über diesen Gegenstand veranlasst, die er in Gemeinschaft mit Grünhagen ausführte, und kommt hierbei zu dem Schlusse: „dass Verletzungen des N. sympathicus und glossopharyngeus keinen Einfluss auf die Schleimhaut der Paukenhöhle des Kaninchens ausüben, dass dagegen Verletzungen der N. trigeminus sowohl an seinen Wurzeln in der Medulla oblongata als auch in der Schädelhöhle vor dem Ganglion Gasseri entzündliche Veränderungen in der Schleimhaut der Paukenhöhle hervorrufen, welche alle Stadien der Entzündung von der einfachen Vascularisation bis zur eitrigen Exsudation darstellen können."

Orne Green (16) hatte bereits früher (vgl. den vorjährigen Jahresber. II. S. 487) drei letal verlaufende Fälle von eitriger Mittelohrentzündung resp. Caries des Felsenbeins beobachtet, in welchen er wegen der eigenthümlichen Induration der Weichtheile des Nackens eine Phlebitis der V. emissariae mast., ausgehend von einer Phlebitis des Sin. transversus, annahm. Neuerdings hat Verf. wieder einen Fall beobachtet, wo durch die Section diese Diagnose vollkommen bestätigt wurde. Die in diesem Falle vorgenommene Anbohrung des Warzenfortsatzes hatte dem Patienten die Kopfschmerzen wesentlich gemildert, jedoch den Eintritt der Pyämie nicht verhindern können.

Bezold (21) verfolgte in seiner Arbeit den Zweck, zunächst das Verhältniss zwischen Ein- und Auswärtsbewegungen des ganzen Leitungsapparates festzustellen und die Grenzen seiner maximalen Bewegungsfähigkeit zu bestimmen, sodann die einzelnen Glieder der Kette für sich, den Hammer, den Ambos, den Steigbügel mit dem Ligamentum annulare und die runde Fenstermembran in der gleichen Weise auf ihr Bewegungsmaximum zu prüfen und vergleichbare Werthe für dieselben aufzustellen, wobei ebenfalls die Incursion und Excursion gesondert notirt wurde, endlich über den Einfluss der Binnenmuskeln auf die Bewegungsfähigkeit des Mechanismus Anhaltspunkte zu gewinnen.

Zur Prüfung des Leitungsapparates auf seine Bewegungsfähigkeit im Ganzen wurde der Labyrinthdruck nach Politzer's Methode manometrisch bestimmt. „Eine ähnliche manometrische Messungsmethode kam zur Anwendung für die In- und Excursionsfähigkeit der Membrana tympani sec. und ebenso für die isolirte Steigbügelfussplatte mit dem Ligamentum annulare in ihren Fenstern".

„Was endlich die Bewegungen betrifft, welche jedes Gehörknöchelchen für sich bei der In- und Excursion des ganzen Apparates macht, so wurden dieselben mittelst der ebenfalls von Politzer in die Physiologie des Gehörorgans eingeführten Fühlhebelmethode gemessen."

Vergrösserung der Bewegungen nach längerer Fortsetzung der Versuche, wie sie Politzer anführt und von der allmäligen Dehnung der Membran ableitet, konnte Bezold nicht constatiren, vielmehr lehrten seine Versuche an den Membranen des isolirten ovalen und runden Fensters, dass dieselben selbst bei Einwirkung stärkerer Druckänderungen ihre Elasticität bewahrten, übereinstimmend mit der von Lucae bereits vor vielen Jahren gemachten Beobachtung bezüglich der bedeutenden Resistenzfähigkeit des Ligamentum annulare gegen Dehnung.

Bezold fasst die Hauptresultate seiner Untersuchungen in folgender Weise zusammen: „I. Luftverdichtung und Verdünnung im Gehörgang bei offener Paukenhöhle bewirken im Manometer eine Bewegung von 2,54 (halbe Mm.) in unserem Labyrinthmanometer mit einem Querschnitt von 0,09 Qu.-Mm., woraus sich eine mittlere Bewegung der Steigbügelfussplatte von 1/40 Mm. berechnen lässt.

Die Incursion der Fussplatte, welche durch Luftverdichtung im Gehörgang bewirkt wird, verhält sich zur Excursion bei Luftverdünnung wie 1 : 2,85. Bei geschlossener Paukenhöhle beträgt die vom Gehörgang aus zu Stande kommende Summe der Bewegungen im Labyrinthmanometer 3,64, wovon auf den positiven Theil 1,16, auf den negativen Theil 2,48 treffen, also im Verhältniss von 1 : 2,14.

II. Das Bewegungsmaximum an der Spitze des Hammergriffs bei Luftdruckschwankungen im Gehörgang lässt sich aus unseren Fühlhebelversuchen auf 0,76 Mm. berechnen.

Das Verhältniss zwischen In- und Excursion ergiebt sich an dieser Stelle wie 1 : 2,27.

In derselben Weise findet sich das Bewegungsmaximum am unteren Ende des langen Ambossschenkels, resp. seinem Gelenk zu 0,21 Mm.

Der positive Theil verhält sich hier zum negativen wie 1 : 2,18.

III. Durchschneidung der Sehne des Tensor tymp. bringt eine mässige Vergrösserung in der Bewegung des gesammten Apparates hervor, wie sich am Labyrinthmanometer ausspricht, und zwar findet sich hier fast ausschliesslich die Auswärtsbewegung vergrössert. Wie der auf den Hammerkopf aufgesetzte Fühlhebel zeigt, vergrössert die Durchschneidung dieser Sehne auch am Trommelfell hauptsächlich die Excursion. Wird hierauf noch das Ambosssteigbügelgelenk durchschnitten, so erfährt die Beweglichkeit des Trommelfells nach auswärts eine weitere beträchtliche Steigerung, welche zu dem Schluss berechtigt, dass der M. tensor einen wesentlichen Schutzapparat nicht nur für das Trommelfell, sondern auch für das Ambosssteigbügelgelenk und das Lig. annulare darstellt.

Auch die Durchschneidung des M. stapedius vergrössert etwas die Bewegung im Labyrinthmanometer und zwar sowohl die Aufwärts- als Abwärtsbewegung. Die Wirkung dieses Muskels auf den Steigbügel, welche hauptsächlich mittelst der Manometeruntersuchung am isolirten ovalen Fenster geprüft wurde, besteht darin, dass er die Bewegung der Fussplatte um nahezu die Hälfte ihrer Ex- und Incursionsfähigkeit beschränkt, indem er, wie bei Druck mit der Nadel sich zeigt, sowohl den hinteren als den unteren Theil der Fussplatte medialwärts fixirt erhält.

IV. Luftdruckschwankungen, welche in den Mittelohrräumen direct erzeugt werden, bringen im obigen Labyrinthmanometer eine maximale Bewegung von 15,23 (halbe Mm.) hervor, von welcher ungefähr ebenso viel auf den positiven als auf den negativen Theil trifft.

Nach Durchschneidung des Ambosssteigbügelgelenkes findet sich die Bewegung auf 20,20 vergrössert.

V. Die Prüfung auf die Beweglichkeit der Membrana tymp. sec. im isolirten runden Fenster mittelst des Manometers ergab 14,60 mit 8,00 Einwärts- und 6,60 Auswärtsbewegung; das ist nahezu dieselbe Bewegungsgrösse, als wir sub IV. unter der directen Einwirkung von Luftdruckschwankungen in den Mittelohrräumen bei intacter Leitungskette gefunden haben. Daraus ziehen wir den Schluss, dass die Bewegung im Labyrinthmanometer in letzterem Falle so ziemlich ausschliesslich durch die In- und Excursion der Membran im runden Fenster bedingt ist, während der auf Trommelfell und ovales Fenster stattfindende Luftdruck sich gegenseitig nahezu neutralisirt.

VI. Die gleiche Prüfung auf die Beweglichkeit der Steigbügelfussplatte im isolirten ovalen Fenster ergab im Labyrinthmanometer, wenn die Stapediussehne erhalten war, ein totales Bewegungsmaximum von 3,81 mit einem positiven Theil von 1,96 und einem negativen Theil von 1,85. Daraus berechnet sich eine mittlere Bewegungsfähigkeit von nahe $^1/_{10}$ Mm. für die Steigbügelfussplatte, wenn sie vom übrigen Leitungsapparat unabhängig gemacht ist.

Durchtrennung der Stapediussehne steigert schliesslich die Summe ihrer In- und Excursion bis auf nahe $^1/_5$". Bei der Betrachtung dieser am Präparate gewonnenen Ergebnisse gelangt Bezold zu dem Schluss, dass dieselben mit der Exactheit der Ueberleitung der Bewegungen von einem Gliede der Schallleitungskette auf das andere, welche am Lebenden nothwendig vorausgesetzt werden muss, in Widerspruch stehen. Am Lebenden müssen deshalb noch Kräfte wirksam sein, welche der Schlaffheit in den Gelenken der Gehörknöchelchen entgegenwirken und diese wären die Binnenmuskeln des Ohres. Aus der Betrachtung der Insertionsweise des M. tensor und stapedius schliesst Bezold, dass dieselben trotz ihrer verschiedenen Grösse sich gegenseitig aequilibriren.

Eine besondere Wichtigkeit misst Bezold seinen Versuchsresultaten am runden und ovalen Fenster bei für die Entscheidung über das Verhalten des intralabyrinthären Druckes bei Luftdruckschwankungen, welche direct in der Paukenhöhle erzeugt worden. Er hält hiernach die Annahme für unhaltbar, dass eine Verdünnung der Luft in der Paukenhöhle von einer Steigerung des intralabyrinthären Druckes und eine Luftverdichtung von einer Herabsetzung begleitet sei, und zieht aus seinen Versuchen die Schlussfolgerung, dass eine Luftdruckverminderung im Mittelohre auch von einer kurz dauernden Herabsetzung des intralabyrinthären Druckes und eine Luftdruckvermehrung von einer kurz dauernden Steigerung desselben begleitet sein wird.

Zum Schluss wirft Bezold einen kurzen Blick auf die Schutzapparate, welche dem runden und ovalen Fenster bei der directen Einwirkung von starken Luftdruckdifferenzen im Mittelohre zu Gebote stehen und bildet in zwei Abbildungen derbe Verbindungsstränge zwischen der Schleimhaut der Nische des runden Fensters und derjenigen der Fenstermembran ab, welche nach ihm als Stützapparat für die zarte, so grossen Dehnungen ausgesetzte Membran des runden Fensters dienen.

Von den beiden Fällen Bürkner's (22) betrifft der erste einen Kutscher, bei welchem infolge eines Faustschlages auf das linke Ohr zunächst 2 Stunden lang Bewusstlosigkeit, dann lautes Brausen, beträchtliche Schwerhörigkeit und lebhafter Schmerz im linken Ohr auftrat. Dabei bestand taumelnder Gang und Schwindel, der beim Zuhalten des rechten Ohres beträchtlich zunahm. Die Schallperception vom Knochen normal, die Stimmgabel wurde links bedeutend besser gehört. Das linke Trommelfell stark eingezogen ohne sonstige Abnormitäten. Beim Einführen des Trichters, noch mehr beim Einblasen der Luft durch den Catheter überaus heftige Schmerzen im Ohr. Beim Catheterismus sehr auffallendes, lautes, knackendes Geräusch, nach Bürkner zweifellos von einem reflectorischen Krampf des Tensor tympani herrührend. Durch Gebrauch von Kal. bromat., Kal. jodat. und Luftdouche wurde Pat. ziemlich vollständig hergestellt.

Bürkner leitet die schweren Symptome in diesem Fall von einer Eindrückung des Trommelfells und der Gehörknöchelchen nach innen her. Eine primäre Verletzung des Labyrinths glaubt er wegen der normalen Schallperception vom Knochen aus ausschliessen zu dürfen.

Der 2. Fall betrifft ein 25jähriges schwangeres Dienstmädchen, bei welchem Bürkner acute Mittelohr- und Trommelfellentzündung und Hämatom des Trommelfells constatirte. Bürkner hielt den Fall für mittheilenswerth wegen seines ätiologischen Moments, als welches er nach Ausschluss anderer möglicher Ursachen die Schwangerschaft glaubt ansprechen zu müssen.

Bockendahl (23) fand die Beobachtung Hensen's, dass der Musc. tensor tympani bei Beginn einer Tonerregung, eines Geräusches, einer Silbe mit einer Zuckung reagirt, in jedem seiner Versuche bestätigt. Seine Bemühungen, eine genaue Messung der Bewegungsgrösse des Muskels anzustellen, sowie eine Bestimmung der Grenzen zu erlangen, innerhalb deren die Thätigkeit des Muskels stattfindet, erwiesen sich nur in geringem Maasse erfolgreich.

Verf. suchte zunächst, nachdem er das Cavum tympani nach einer genauer von ihm beschriebenen Methode eröffnet hatte, Instrumente an der Sehne resp. an dem Muskelfortsatze des Hammers anzubringen, und die Bewegung der eingefügten Instruments auf verschiedene Weise dem Auge sichtbar zu machen. Indessen all diese Versuche missglückten, und so richtete Verf. sein Bestreben dahin, eine Nadel vom äusseren Gehörgang her durch das Trommelfell hindurch in den Körper des Hammers möglichst in die Abgangsstelle des Muskelfortsatzes einzubohren. Das Ablesen der Bewegungen dieser mit ihrem einen Ende frei heraushängenden Nadel geschah mittelst eines Hornhautmicroscops mit Ocularmicrometer. Zur Tonerregung wurden Orgelpfeifen und Klangstäbe benutzt, ausserdem zur Geräuscherregung, sowie besonders zur Bestimmung des Einflusses der Intensität, aufschlagende Zungenpfeifen und der Hipp'sche Fallapparat.

Die sicher constatirten Ergebnisse fasst Bockendahl folgendermassen zusammen: 1) Der Musc. tens. tympan. ist beim Hunde und bei der Katze ein sich am Höracte durch Spannung des Trommelfells activ betheiligender Factor. 2) Seine Wirkung besteht im Wesentlichen in einer Drehung des Hammers und dadurch bewirkten Spannung der beiden ungleichen Hälften des Trommelfells; die Drehungsaxe verläuft annähernd parallel dem Manubrium mallei. 3) Jede Tonerregung beantwortet der Muskel durch eine Zuckung, welche sowohl von ihm aus direct, als auch vom Angriffspunkte seiner Sehne aus sicher nachzuweisen ist. 4) Die Intensität der Tonerregung hat auf die Contractionen des Muskels einen steigernden Einfluss. 5) Auf höhere Töne antwortet der Muskel mit stärkeren Verkürzungen als auf niedere. 6) Bei anhaltenden Tönen kommt ein Tetanus des Musc. tensor tympani zu Stande.

Als Grenzen der Töne, welche noch mit Betheiligung des Musc. tensor tympani gehört werden, giebt Bockendahl solche von 144—6144 Schwingungen an. Die grössten Ausschläge der Nadel ergaben Töne der 7. Octave. B. ist in der Lage, die von Hensen ausgesprochene Muthmassung, dass die Antwort des Muskels auf lautes Geräusch im Allgemeinen energischer zu sein scheine, auf Grund von Erfahrungen in allen seinen Versuchen zu bestätigen, bemerkt aber abweichend von Hensen, dass in allen Versuchen, mit Ausnahme eines einzigen, Geräusche und Töne eine gewisse Intensität haben mussten, um überhaupt Zuckungen auszulösen. Ferner erwähnt Bockendahl als bemerkenswerth die von ihm gefundenen absoluten Werthe für die Verkürzungen des Muskels, die bei Betrachtung des anatomischen Baues als auffallend kleine erscheinen müssten. Zum Beweise, dass in der Thätigkeit des Musc. tensor tympani thatsächlich eine Art Accommodationsapparat des Ohres existire, dient B. seine im Gegensatze zu Hensen's Befund gemachte Beobachtung, dass die Nadel, durch einen Ton in Bewegung gesetzt, beim Anhalten desselben nicht wieder in die alte Lage zurückging, sondern jede Tonschwankung oder zwischendurch angegebene stossweise Töne mit kleinen präcisen Bewegungen anzeigend, erst beim Aufhören des Tones in die Ruhelage zurückkehrte.

Endlich fand B. die Ansicht, es handele sich hier um Reflexe nach Art der Sehnenreflexe, auch durch seine Untersuchungen widerlegt, da in mehrfachen Versuchen Zuckungen des Muskels erfolgten, selbst nach Absprengung des Muskelfortsatzes vom Körper des Hammers.

Schwartze (24) beschreibt weitere 50 Fälle, in denen er den Warzenfortsatz eröffnet hat. Unter denselben befinden sich wieder eine Anzahl letal verlaufener Fälle, jedoch kein einziger, wo der letale Ausgang als Folge des operativen Eingriffes betrachtet werden kann.

Der Beginn seiner neuen Casuistik betrifft folgende Fälle:

Fall 51. Otitis media purulenta chronica mit Abscess und Fistelbildung am Warzenfortsatz. Dilatation einer Knochenfistel mit dem Hohlmeissel und Hammer. Ausschabung des Antrum mastoideum. Heilung nach 10 Monaten.

Fall 52. Chronische Otitis media purulenta mit Abscessbildung am Proc. mastoideus. Eröffnung des Antrum mastoideum mit der Hohlsonde. Dauernde Heilung nach 9 Monaten.

Fall 53. Acute Otitis media purulenta mit Abscessbildung am Proc. mastoideus. Dilatation einer Knochenfistel mit der Hohlsonde. Tod nach 8 Tagen an Miliartuberculose. — Hierbei erklärt es Schwartze für rathsamer, wo schon sichere Zeichen allgemeiner Tuberculose beim Beginn der Ohraffection bestehen, sich jeder eingreifenden localen Behandlung, speciell jedes operativen Eingriffes zu enthalten.

Fall 54. Chronische Otitis media purulenta nach Scharlach. Sinusphlebitis. Metastatische Pyämie. Eröffnung des Antrum mastoideum mit Hohlmeissel. Tod. Die Operation kam zu spät. Auffällig war trotzdem die Erleichterung des Befindens nach derselben durch 14 Tage hindurch und der Nachlass des Fiebers, so dass eine Zeit lang die trügerische Hoffnung auf Genesung dadurch erweckt werden konnte.

Fall 55. Chronische Mittelohreiterung mit fistulösem Durchbruch der Gehörgangswand und Entzündung des Warzenfortsatzes. Eröffnung des Antrum mastoideum mit dem Meissel. Heilung nach 2 Monaten.

Fall 56. Chronische Mittelohreiterung. Fistelöffnung in der Corticalis des Warzenfortsatzes bei gesundem Hautüberzug. Dilatation mit dem Hohlmeissel. Drainage. Heilung nach 21 Monaten.

Fall 57. Acute Abscessbildung in den Warzenzellen ohne Perforation des Trommelfelles. Eröffnung des Warzenfortsatzes mit dem Meissel. Heilung nach 7 Wochen.

Jacoby (25) beschreibt 3 Fälle von primärer Periostitis des Warzenfortsatzes und betont die Nothwendigkeit der Discision des Periosts in denselben; sodann werden 6 Fälle mitgetheilt, in welchen die operative Eröffnung des Warzenfortsatzes vorgenommen wurde.

1. Fall. Entzündung des Warzenfortsatzes nach anscheinend geringfügiger acuter Mittelohrentzündung mit Perforation. Kopfschmerz, Schwindel, Benommenheit. Aufmeisselung der unversehrten Corticalis. Heilung trotz unvollkommener Herstellung der Communication mit dem Antrum mastoideum.

2. Fall. Abscessbildung auf dem Warzenfortsatz im Verlauf einer chronischen Otorrhoe mit heftigem Schmerz; häufige Incisionen, beim Sondiren findet sich ein Fistelcanal. Aufmeisselung unterbleibt. Exitus letalis durch Bildung eines Senkungsabscesses am Halse, der die Trachea comprimirt.

3. und 5. Fall. Eiteransammlung im Warzenfortsatz mit Abscessbildung auf der Oberfläche. Caries der Corticalis. Aufmeisselung. Heilung; im 5. Fall nach intercurrirendem Erysipel.

4. Fall. Fistelöffnung auf dem Warzenfortsatz. Erweiterung derselben mit Meissel und scharfem Löffel. Corticalis enorm verdickt. Heilung.

6. Fall. Necrose fast des ganzen Schläfenbeines, später von Gottstein operirt und beschrieben.

7. Fall. Eröffnung des Warzenfortsatzes bei bereits vorhandenen Hirnsymptomen. Exitus letalis 4 Tage nach der Operation.

Der Patient Burnett's (26) besass seit seiner Kindheit die Fähigkeit, einen bestimmten Ton in seinem Ohre zu erzeugen, welcher ein in der Entfernung von circa 50 Ctm. hörbares kleinblasiges Rasseln ist.

Stellt Patient das Valsalva'sche Experiment an, so gelingt es leichter, während er den Ton hervorbringt. Da während des Tons keine Lageveränderung des Hammers eintritt, so schliesst Verf., dass der Tensor tympani nichts damit zu thun habe, und dass der Ton erzeugt werde durch eine Contraction der Tubenmuskeln, welche er auch rhinoscopisch feststellen konnte. Er sah, dass die hintere Wand der Tuba sich schräg nach vorn und oben über die Mündung hinüberzieht, während die Uvula nach oben gezogen wird. Es stimmt dieses vollkommen mit den vom Ref. angestellten Beobachtungen bezüglich der Wirkung der Tubenmuskeln überein, insofern durch die Contraction des Levator auch in diesem Falle die Tubenöffnung mehr minder fest verschlossen wurde.

Roosa (27) beschreibt einen Fall, welcher ihm und einer grossen Zahl hinzugezogener Collegen sowohl in diagnostischer als auch in therapeutischer Beziehung beträchtliche Schwierigkeiten bereitet hatte, welcher aber trotzdem zur Heilung gelangte. Epikritisch bemerkt R., es wäre einfach ein Fall von subacuter, nicht eitriger Entzündung der Eustachischen Röhre und der Paukenhöhle bei einem anämischen und infolge hiervon neuralgischen und hysterischen Subject gewesen, welcher durch die vorgenommenen operativen Eingriffe — Incision des Gehörgangs und Wilde'schen Einschnitt — nutzlos verschlimmert worden sei. Im Gegensatz zu seinen früheren bezüglichen Aussprüchen stellt R., durch diesen Fall belehrt, die Indication für den Wilde'schen Schnitt folgendermaassen: I. „Die häutigen Bedeckungen und das Periost auf dem Warzenfortsatz müssen ergiebig gespalten werden, wo Schmerz, Empfindlichkeit und Schwellung bestehen, die hauptsächlich auf diese Region bezogen werden." II. „Ein solcher Einschnitt sollte gemacht werden, wenn ein heftiger, auf das mittlere Ohr bezogener Schmerz constant vorhanden ist und, der, auch nicht vorübergehend durch Blutegel, warmes Wasser, Morphium, Chinin etc. gebessert wird."

Wolf (28) beschreibt einen Fall, bei welchem er bei der Durchschneidung der hinteren Trommelfellfalte die Chorda durchschnitt. Es trat auf der betreffenden Zungenseite Geschmacks- und Sensibilitätslähmung ein, welche sämmtliche Theile eines rechtwinkligen Dreiecks betraf, dessen längste Kathete (die Mittellinie der Zunge) 3 Ctm. lang war und dessen Hypothenuse vom Seitenrand der Zunge gebildet wurde. Er hält es nach dieser und anderen Beobachtungen für sicher gestellt, dass, entgegengesetzt den Annahmen Blau's, die Zungenspitze durch die Chorda mit sensiblen und gustatorischen Fasern versorgt werde.

Hotz (29) formulirt die Indication für die operative Behandlung der acuten Erkrankung der Warzengegend folgendermaassen: Wenn im Verlaufe einer acuten Otitis media purulenta die Warzengegend roth, geschwollen und schmerzhaft wird, und diese Symptome durch Blutegel und warme Umschläge nicht rasch sich beseitigen lassen, so soll eine Incision bis auf den Knochen gemacht werden; findet man das Periost in einem entschieden entzündeten Zustand, so ist mit dem Einschnitt die Operation beendet. Fehlen aber die Zeichen einer acuten Periostitis, so soll unmittelbar nach der Incision die Trepanation des Warzenfortsatzes vorgenommen werden. Die Vortheile dieser frühzeitigen Operation illustrirt er durch die Mittheilung zweier Krankengeschichten, in welchen der Verlauf ein sehr günstiger war.

In dem von Burnett (30) mitgetheilten Falle perforirte ein primärer Abscess der Warzengegend die obere Wand des äusseren Gehörganges dicht hinter dem knorpeligen Theil desselben. 3 Tage nach dem Durchbruch des Eiters waren sämmtliche Krankheitserscheinungen verschwunden.

[1) Larsen, C. F., Otitis media, Pyämie. Norsk Magaz. f. Lägevid. R. 3. Bd. 9. Forh., p. 199. (L. erwähnt einen Fall von spontaner Pyämie, der als Typhus in seine Abtheilung aufgenommen wurde. Das Aussehen und die Ausbreitung des Exanthems machte die Diagnose zweifelhaft. Bei der Section wurde eine suppurative Otitis media und metastatische Abscesse in verschiedenen Organen gefunden.) — 2) Thaulow, Behandling af otorrhöen. Ibid. R. 3. Bd. 10. Forh. p. 73.

Bei Otorrhoe empfiehlt Thaulow (2) die sog. trockene Behandlungsweise. Er empfiehlt Watte, die, nachdem sie mit einer concentrirten Borsäurelösung durchtränkt ist, getrocknet wird. Der Gehörgang wird ausgetrocknet und ein aus der Watte bestehender Tampon eingelegt, so dass der Gehörgang davon ganz gefüllt ist. Der Tampon wird ein-, höchstens zweimal täglich erneuert. Secretion und Geruch nimmt schnell ab. Das Secret im Mittelohr wird durch Politzer's Apparat oder mit dem Catheter entleert. Die gewöhnlichen Ausspritzungen bei Otorrhoe sind, meint Verf., unnöthig und gar schädlich, theils weil die so gewöhnlichen eczematösen Affectionen des Gehörganges die Nässe nicht gut ertragen, theils weil die Cavitas tympani, wenn kleinere Perforationen der Membrana tympani da sind, durch die Ausspritzungen wohl kaum ausgespült wird. P. Buck Poson (Kopenhagen).]

IV. Inneres Ohr.

1) Bing, Albert, Acute einseitige Taubheit. Heilung. Wiener med. Wochenschr. No. 11. — 2) Hiomandre, J., Contribution à l'étude des surdités d'origine nerveuse. Thèse. Paris. — 3) Ladreit de Lacharrière, De l'action des courants électriques continus sur certaines affections de l'oreille interne. Annal. des malad. de l'oreille etc. No. 4. — 4) Urbantschitsch, Victor, Beobachtungen über centrale Acusticus-Affectionen. Arch. f. Ohrenheilk. Bd. XVI. S. 171. — 5) Blau, Louis, Beobachtungen von Erkrankung des Labyrinthes. Ebendas. Bd. XV. S. 225. 6) Lucae, August, Die bei Schwerhörigen zu beobachtende gute Perception der tieferen musikalischen Töne und die physiologische und diagnostische Bedeutung dieser Erscheinung, nebst Section zweier bei Lebzeiten beobachteter Fälle. Ebendas. S. 273. — 7) Gaye, A., Ueber die Menière'sche Krankheit. Zeitschrift f. Ohrenheilk. Bd. IX. S. 25. — 8) Gottstein, J., Ueber den Menière'schen Symptomencomplex. Ebendas. S. 37. — 9) Moos, S., Ueber die histologischen Veränderungen des Labyrinths bei der hämorrhagischen Pachymeningitis (Haematoma durae matris). Ebendas. S. 97. (Vergl. den vorjähr. Jahresber. Bd. II. S. 451.) 10) Brunner, Gustav, Ein interessanter Fall von länger anhaltender Taubheit, verursacht durch einen Flintenknall. Mit epicritischen Bemerkungen. Ebendas.

S. 142. — 11) Roosa. D. B. St. John, Syphilitische Erkrankung des inneren Ohres. Eine Besprechung einiger neuen, diese Affection betreffenden Mittheilungen. Ebendas. S. 303. — 12) Voltolini, Ueber pathologisch-anatomische Untersuchungen des Gehörorgans, insbesondere Labyrinths, mit Demonstrationen. Monatsschrift f. Ohrenheilk. No. 11.

Der von Bing (1) mitgetheilte Fall betraf eine 47jähr. Patientin, welche nach Arbeiten in Zugluft plötzlich von Ohrensausen, darauf von stechenden Schmerzen, namentlich im rechten Ohre neben allgemeinem Kopfschmerz, von Schwerhörigkeit auf dem linken und vollständiger Taubheit auf dem rechten Ohre befallen wurde. Objectiv liess sich nur in dem tauben Ohre eine Injection der Hammergriffgefässe nachweisen. Von allen Punkten des Schädels wurde die Stimmgabel nur im linken Ohre gehört. Nach Application eines Empl. vesicator. unterhalb des rechten Warzenfortsatzes und dem innerlichen Gebrauch von Jodkalium trat völlige Heilung unter Verschwinden der rechtsseitigen Hammergriffinjection ein. Da sich keine Spur von Menière'schen Symptomen zeigte, glaubt B. eine acute rheumatische Erkrankung der Hörnerven annehmen zu müssen, infolge deren es rechts zur Lähmung des Hörnerven, ähnlich der rheumatischen Lähmung des Facialis, links nur zu einem paretischen Zustande gekommen war.

Die Mittheilungen von Urbantschitsch (4) betreffen zunächst eine Patientin, bei welcher vermittelst eines Magneten oder durch irgend ein stärker erregend einwirkendes Mittel (wie Amylnitrit, einmal der Anblick eines Todtenkopfes) ein Ueberwandern der linksseitig vorhandenen Taubheit, Blindheit etc. auf die andere rechte Seite herbeigeführt werden konnte. Die mannigfachen sehr interessanten Beobachtungen, welche in diesem Falle angestellt wurden, bezüglich deren das Genauere im Original eingesehen werden muss, dürften an Werth doch wohl durch den Umstand verlieren, dass es sich um eine ausgesprochen Hysterische handelte, wenn Urbantschitsch auch der Ansicht ist, dass Simulation hier ausgeschlossen werden könne.

Sodann giebt Urbantschitsch die Krankengeschichte eines Syphilitischen, bei welchem in Folge einer Erkältung plötzlich fast totale Sprachtaubheit aufgetreten war, während die Uhr wenigstens rechts noch auffallend gut gehört wurde. Da Gleichgewichtsstörungen, Uebelkeiten und Erbrechen fehlten, glaubt Urbantschitsch eine ausgebreitete Labyrinthaffection ausschliessen zu können, und nimmt vielmehr mit Rücksicht auf die nebenbei bestehende Vergesslichkeit, Schlafsucht, Cephalalgie, Abnahme der Sehkraft und Scotome eine centrale Ursache für die Schwerhörigkeit an. Heilung durch antisyphilitische Behandlung.

Der 3. Fall betrifft einen 9jährigen Knaben, bei welchem sich in Folge eines ganz schwachen Schlages mit einem Löffel auf das rechte Stirnbein eine heftige Blutung aus der Nase und gleichzeitig Gleichgewichtsstörungen einstellten. Letztere verschwanden allmälig innerhalb 8 Tagen. Am 9. Tage trat plötzlich vollkommene Taubheit für die Sprache ein, welche während 1½ Jahren unverändert blieb. Verf. hält das Leiden für ein centrales und glaubt, dass die Centren beider Hörnerven ergriffen sein.

Der 4. Fall betrifft eine 67jährige Frau, welche nach profuser Nasenblutung plötzlich gänzlich taub wurde. Bei der Section war weder im Gehörorgan noch im Centralnervensystem eine Erkrankung nachweisbar.

Unter den von Blau (5) mitgetheilten 7 Fällen von Erkrankung des Labyrinths betreffen die beiden ersten eine Erschütterung des Labyrinths in Folge eines in nächster Nähe abgefeuerten Schusses, der dritte eine Blutung in das innere Ohr, verursacht durch einen starken Stoss gegen die Scheitelregion des Kopfes.

Der vierte ist ein Fall von Diplacusis binauricularis bei Otitis media purulenta acuta.

Die drei letzten Fälle, welche Blau mittheilt, bieten nichts Bemerkenswerthes. Eingeflochten ist die Beschreibung eines Falles, in welchem der constante Strom eine geringe Besserung der subjectiven Geräusche herbeiführte, die indessen nur eine ganz vorübergehende war. Sonst hat Verf. bei der Behandlung der Ohrgeräusche mittelst des constanten Stromes nur Misserfolge beobachtet.

Lucae (6) betont wiederum die grosse Bedeutung, welche die systematische Untersuchung des Gehörorgans mit verschieden hohen Tönen für die so zahlreichen diagnostisch zweifelhaften Fälle besitzt. Er benutzt zu dieser Untersuchung theils die Physharmonica, theils Stimmgabeln. Mit letzteren und mit einem Chronoscop misst er die Differenz zwischen der Hörzeit seines normalen und des jedesmaligen kranken Ohres. Vorzugsweise werden Stimmgabeltöne der 4. gestrichenen Octave, namentlich fis⁴ und andererseits c und c' geprüft. Bei der Ventilation der für die Therapie ausserordentlich wichtigen Frage, inwiefern wir berechtigt sind, in denjenigen Fällen, in welchen eine auffallend gute Perception der tieferen Töne bei sehr erheblicher Herabsetzung des Gehörs für höhere Töne sowie für die Sprache constatirt wird, eine Erkrankung des Labyrinthes zu diagnosticiren, und ein gleichzeitiges Leiden des schallleitenden Apparates auszuschliessen, gelangt Verf. zu folgenden Schlüssen: 1) der vollkommene Verlust der höheren musikalischen Töne zeigt mit Sicherheit ein Leiden des inneren Ohres an. 2) stark herabgesetzte Perception der höheren musikalischen Töne sowie die taubstummenartige Sprache Schwerhöriger berechtigt zur Annahme einer schweren Labyrintherkrankung, während andererseits die noch relativ gute Perception tieferer Töne eine Störung im schallleitenden Apparate nicht ausschliesst. Als Beleg hierfür wird der Sectionsbefund eines Tabetikers mitgetheilt, welcher beiderseits nur laute Sprache am Ohr und die tiefen Töne viel besser als die hohen hörte; dabei taubstummenartige Sprache und doppelseitiger chronischer Mittelohrcatarrh. Bei der 18 Tage nach der Untersuchung vorgenommenen Section des Gehörorgans fanden sich neben den Zeichen des chronischen Mittelohrcatarrhs die Hörnerven normal, dagegen schwere Labyrinthveränderungen, namentlich massenhafte, in den Vorhofssäckchen befindliche Kalkklumpen, welche Verf. als Residuen einer früheren Entzündung auffasst. 3) Wo bei gleichzeitiger Herabsetzung der hohen Töne und der Flüstersprache die tiefen Töne bis zum Abklingen der Gabel gehört werden, erscheint eine wesentliche Störung im schallleitenden Apparate ausgeschlossen und die Diagnose einer reinen Labyrintherkrankung gesichert. Auch hierfür wird der pathologisch-anatomische Beweis geliefert durch Mittheilung des Sectionsbefundes einer 89jähr. Frau, welche bei enormer

Schwerhörigkeit für die Flüstersprache die c' Gabel bis zum vollständigen Ausklingen hörte. Die Section ergab völlige Intactheit des schallleitenden Apparates, dagegen Atrophie der Acusticusfasern und zwar namentlich des Schneckenastes.

Verf. zieht aus seinen Mittheilungen die practisch wichtige Folgerung, dass zur Feststellung des Grades von Schwerhörigkeit der natürliche in der Sprache selbst gegebene Hörmesser durch einzelne Töne nicht zu ersetzen ist, also auch nicht durch den „einheitlichen" Hörmesser Politzers.

Die Bemerkungen Gottsteins (8) beziehen sich auf die „neuropathische" Form der Menière'schen Krankheit, bei der eine Affection des schallleitenden Apparats ausgeschlossen werden kann. Er unterscheidet unter den mit Taubheit und Gleichgewichtsstörungen verbundenen Krankheitsbildern 2 gesonderte Gruppen: 1) solche, bei denen die Betroffenen — meist Kinder — unter Erscheinungen, die wir als meningeale Reizung bezeichnen können, für kürzere oder längere Zeit erkranken, und nach voller Genesung Taubheit und taumelnden Gang zurückbehalten, und 2) solche, bei denen plötzlich ohne Aenderung des Allgemeinbefindens Taubheit und Schwindel sich einfinden.

Die 1. Gruppe fasst er abweichend von Voltolini nicht als eine genuine Erkrankung des Labyrinths, sondern als ein secundäres Leiden nach Meningitis auf. Zum Beweise hierfür benutzte er 25 Fälle, von denen er 19 in der kurzen Zeit von etwa 7 Monaten beobachtet hatte. Von diesen 19 hält er bei 6 eine ausgesprochene Meningitis theils mit Bestimmtheit, theils mit mehr minder grosser Wahrscheinlichkeit für erwiesen. Bei den übrigen glaubt er eine Abortivform der Meningitis annehmen zu dürfen. Die 2. Form der „neuropathischen" Menière'schen Erkrankung, also die „apoplectische" hat Gottstein nur in 3 Fällen gesehen. Den ersten derselben bringt er mit Tabes, die beiden anderen mit Leukämie in Verbindung. Er wünscht durch seine Mittheilungen nur zur Entscheidung der Frage anzuregen, ob die genuine Erkrankung des Acusticus in seinem Verlauf und in seiner Endausbreitung wirklich so häufig vorkommt, wie es bis jetzt angenommen wird.

Brunner (10) theilt einen Fall mit, in welchem infolge eines in nächster Nähe abgefeuerten Büchsenschusses eine Labyrintherschütterung mit eigenthümlichen Erscheinungen eintrat.

Unter den letzteren heben wir hervor einen gellenden Beiklang, welcher im Anfange alle Töne und Geräusche begleitete und von fast unerträglicher Intensität war, ferner die Erscheinung, dass die C'-Gabel vor dem linken Ohr etwa ½ Ton höher gehört wurde, als vor dem rechten. Die erste Erscheinung führt Brunner im vorliegenden Falle auf hochgradige Hyperaesthesie des acustischen Centralorgans zurück.

Voltolini (11) weist auf die Nothwendigkeit hin, ganz frische Präparate zur Untersuchung zu erhalten, und beschreibt eine Methode der Zerlegung des Labyrinths, welche einfach sei und gestatte, sowohl die Schnecke wie den Vorhof mit der Lupe in ihrer Totalität zu übersehen, und welche endlich den Vortheil habe, dass das Präparat, wenn man es in eine verhärtende Flüssigkeit legen will, sofort überall und vollkommen von der Flüssigkeit umspült wird. Er vertheidigt diese Methode, welche er auf dem Congresse in Mailand vorgetragen, gegen die Einwände von Politzer und Moos.

Zahnkrankheiten

bearbeitet von

Prof. Dr. ALBRECHT in Berlin.

---

1) Schmidt, Die rachitische Kieferdeformation und ihr Einfluss auf das Gebiss. Prager Vierteljahrsschrift. Heft 2. — 2) Weyl, Die Pilze der Zahnkrankheiten. Aerztl. Intelligenzbl. No. 32. — 3) David, De la greffe dentaire. Journ. de thérap. No. 9, 10. — 4) Angelini, Contributo alla trapiantazione dei denti. Rivista clin. di Bologna. Aprile. — 5) Aguilhon de Sarran, Pathogénie et traitement de la gingivite expulsive. Bull. de la soc. de chir. No. 6. — 6) Magitot, Rapport sur la pathogénie et traitement de la gingivite expulsive. Ibid. No. 6. — 7) Gueboy, Étude sur l'ostéo-periostite alvéolaire. Thèse. Paris. — 8) Magitot, Études de statistique thérapeutique sur la curabilité de la carie dentaire. Bull. gén. de thérap. 30 Mai. — 9) Denis, Iets over tandpijn. Weekbl. van het Nederl. Tijdschr. voor Geneesk. No. 6. — 10) Combe, De l'acide arsénieux dans ses applications à la thérapeutique de la carie dentaire. Bull. gén. de thérap. 15. 30 Déc. — 11) Underwood, A., Antiseptic treatment of alveolar abscess. Brit. med. journ. 16. Oct. — 12) Gonury, A., Contribution à l'étude des tumeurs solides du bord alvéolaire. Thèse. Paris. — 13) Winterbottom, XI. Report of the dental department for 1879. St. George's Hosp. rep. X. — 14) Wilmart, Occlusion d'une caverne dentaire. Phlegmon consécutif. Presse méd. belge. No. 49. — 15) Schaffer, Zur localen Anwendung des Chloroform in der zahnärztlichen Praxis. Wiener med. Wochenschr

No. 4. — 16) v. Mosetig, Tod in Folge einer unglücklichen Zahnextraction. Ebendas. No. 41. — 17) Scheff jr., J., Lehrbuch der Zahnarzneikunde. Wien. — 18) Parreidt, J., Handbuch der Zahnersatzkunde. Leipzig.

Die Symptome der Kieferrachitis beruhen nach Schmidt (1) auf der Feststellung von Abweichungen in den Achsen der Kiefer. Die normalen Zahlen sind folgende:

Die Querachse zwischen den hinteren äusseren Hügeln der unteren Weisheitszähne ist fast eben so gross als im Oberkiefer, nämlich 5,6 bis 6 Ctm. Am vorderen Theil verringert sich die Entfernung der Zähne im Vergleich zum Oberkiefer, sie beträgt zwischen den ersten Mahlzähnen 4,5 bis 4,7 Ctm. Die Längsachse von den Schneidezähnen bis zum Querdurchmesser zwischen den Weisheitszähnen ist im Unterkiefer kürzer als im Oberkiefer, sie beträgt 4,8 bis 5,2 Ctm.

Bei der Rachitis geht die normale parabolische Gestalt verloren und der Unterkiefer gleicht ungefähr der Hälfte eines nicht ganz regelmässigen Sechsecks. Diese Bildung kommt zu Stande dadurch, dass das Mittelstück des Unterkiefers sich abflacht, damit verkleinern sich die mittlere Achse und alle transversalen Entfernungen; diese betrugen in einem Falle zwischen den ersten Mahlzähnen 3,6 anstatt 4,5 Ctm. Die Flächen und Ränder des Kieferastes sind umfangreicher, die Rauhigkeiten der Muskelansätze stärker entwickelt, ebenso die Linea obliqua interna und die Spina mentalis interna. Die Verdickung des Knochens erstreckt sich auch auf den unteren Rand des Kiefers, der Gelenkfortsatz ist kurz und plump. Infolge dieser Beschaffenheit tritt Raumbeschränkung im Alveolarfortsatz ein und die Zähne werden dislocirt, sowohl die Schneidezähne als die Eckzähne, namentlich werden die Eckzähne zu einer Achsendrehung veranlasst. Schon unter normalen Verhältnissen sind die Backen- und Mahlzähne des Unterkiefers gegen die Mundfläche geneigt, dies tritt bei rachitischen Kiefern viel deutlicher hervor.

Im Oberkiefer ist der vordere Theil des Zahnbogens grösser als unter normalen Verhältnissen, weil eine Knochenwucherung zwischen den Gaumentheilen und dem Zwischenkieferbeine stattgefunden hat, wogegen die Querachse zwischen dem 1. Mahlzahn und dem 2. Backenzahn verringert ist. Die Neigung der Mahlzähne im Oberkiefer nach Aussen zu treten, ist viel mehr ausgesprochen, so dass die Zahnreihen nicht mehr in richtige Berührung kommen, die Vorderzähne sich gar nicht mehr berühren, vielmehr zwischen der lingualen Fläche der oberen Schneidezähne und der labialen der unteren ein Zwischenraum von mehreren Millimetern bleibt.

Die Formveränderungen an den Kiefern rachitischer Kinder sind die Folgen einer abnormen Periostwucherung; das Periost erscheint sehr roth und blutreich, ist weich und schwammig, die Gelenkfortsätze sind bedeutend verkürzt. Einzelne Zähne kommen gar nicht zur Entwicklung, die Backenzähne wie die Eckzähne haben an der labialen Fläche einen stumpfen Winkel zwischen Krone und Hals, eine solche Deformation kommt nach des Verf. Meinung durch den Druck der Lippen, der Wangen u. s. w. und den frühzeitigen Gebrauch des Gebisses zur Zerkleinerung fester Nahrung, die alle auf die noch weichen Zähne einwirken, zu Stande.

Die Ursache der Oberkieferdeformation auf rachitischer Basis liegt in einer bindegewebigen Wucherung an den Zwischenkieferbeinen und ihrer Verbindung mit dem Gaumenfortsatz. Im Unterkiefer dagegen allein in der Zunahme des sich vom Periost entwickelnden Bindegewebes, wodurch die Massenzunahme des Unterkiefers bedingt wird. Die Formveränderung wird bewirkt durch die Unterkiefermuskeln, der M. geniohyoideus ruft Abflachungen, selbst Einziehungen des Mittelstücks hervor, in 3 Fällen mit bedeutender Zunahme der Spina mentalis interna. Der Masseter bewirkt bei frühzeitigem Gebrauche der Kauwerkzeuge, dass der weiche Knochen lingual umgestülpt und der Kieferwinkel abgestumpft wird. Der Mylohyoideus zieht den weichen Knochen gegen die Zunge hin. Auch die Gesichtsmuskeln tragen durch Druck zur Missbildung des Knochens bei.

Mit dem 3. bis 4. Lebensjahre ist der rachitische Process abgelaufen, dann ist es nicht mehr möglich, durch eine örtliche Behandlung die abweichende Form der Alveolarfortsätze zu ändern, sie kann aber verhütet werden, wenn man in frühester Zeit die Nahrung in solcher Form bietet, dass ein gegenseitiger Kieferdruck und eine starke Muskelbewegung nicht stattfinden kann. Die Verbildung der Kiefer wird Veranlassung zu abnormer Zahnstellung; finden sich überzählige Zähne oder ist für einen normalen Zahn der Platz nicht vorhanden, so wird ein solcher Zahn entfernt, wenn nicht ein cariöser vorhanden ist, dessen Stelle ein gesunder dislocirter einnehmen kann, dann wird der cariöse entfernt und die Behandlung dahin gerichtet, dass der abnorm gestellte dessen Platz einnimmt. Bei den Abweichungen in der Stellung sind vor allen Dingen die Vorderzähne zu erhalten, um Raum zu schaffen wird am zweckmässigsten der 1. Mahlzahn entfernt. Zähne, die um ihre Achse gedreht sind, werden gewaltsam in ihre normale Stellung gebracht; bei Fernhaltung eines jeden mechanischen Insultes erfolgt ihre Einheilung in 10—20 Tagen. In der Orthopädie der Zähne handelt es sich um die zweckmässige Anwendung von Zug- und Druckkräften, diese Verfahrungsweisen können erst stattfinden, wenn der Wurzeltheil vollständig entwickelt ist, d. h. 2—3 Jahre nach dem Durchbruch des Zahns. Da so behandelte Zähne die Neigung haben, in ihre ursprüngliche Stellung zurück zu kehren, so müssen Richtmaschinen noch ein Jahr hindurch ab und zu getragen werden. Auf die antagonistischen Zähne ist ausserdem Rücksicht zu nehmen, um ihre Berührung durch Ueberkappung der Mahlzähne zu verhüten.

Weyl (2) handelt von der Leptothrix buccalis, die theils den Algen, theils den Spaltpilzen zugezählt wird, während Hallier diesen Pilz aus Penicillium glaucum gezogen haben will. Das Secret des Zahnfleisches, das aus Schleim, Speichel und organischen Wesen besteht, ist von unschädlicher Beschaffenheit. Stellt es sich aber als schmieriger, grauer Beschlag dar, so ist es aus abgestossenen Epithelzellen zusammengesetzt und einer körnigen Masse, der Matrix der Leptothrix, an welcher Bündel von gleichmässig verschlungenen Fäden haften (Schwärmsporen). Der schwer zu entfernende grüne Beschlag bei jungen Personen besteht ebenfalls aus der Matrix von der Leptothrix. Der Zahnstein enthält Epithelreste, Speichelkörperchen und Theile von Leptothrix, den Antheil von Kalk liefert der Parotisspeichel (von Berzelius ist im Zahnstein Ptyalin nachgewiesen). In Hinsicht auf die Einwirkung der Pilze zur Erzeugung von Caries erklärt der Verf., dass das Schmelzoberhäutchen von der Leptothrixmasse durchbohrt wird, unterhalb desselben findet man darauf in den Spalten und Löchern des Schmelzes dieselben Massen, welche die Schmelzprismen auseinander drängen und zerklüften, infolge davon zerbröckeln sie. Gelangt die Pilzmasse in die Zahnbeincanälchen, so erweitert sie diese und zieht die Kalksalze aus, ein Vorgang, der durch Säure nicht hervorgerufen, wohl aber begünstigt wird. Mittelst einer Lösung von Jod und Kalijod in Essigsäure und Glycerin wird die Pilzmasse dunkelbläulich und violett gefärbt und dadurch sichtbar. Die Pilzmasse kann vom Munde aus in die Lunge gerathen und zu Fäulnissprocessen Veranlassung geben; die Pilze finden sich im Darmcanal, wo sie ebenfalls als Krankheitserreger wirken können, sie sind endlich in Abscessen nachweisbar, die von cariösen Zähnen ihren Ausgang nehmen.

David (3) giebt physiologische Bemerkungen zu dem Vorgange bei Implantationen der Zähne. Die Anheilung erfolgt allein durch das alveolardentale Periost, ausnahmsweise bei jungen Zähnen durch Pulpa und Periost zugleich. Ein unverletztes Periost ist nicht absolut nöthig, die Anheilung erfolgt auch wenn ein unvollkommener Ring dieser Membran den Zahn umgiebt, geschieht aber um so schneller und vollkommener, je umfangreicher die Periostdecke ist.

Zunächst tritt eine Gefässverbindung des Dentalperiostes mit dem Zahnfleisch ein, später mit dem Alveolarperioste, wodurch dann der Zahn in die allgemeine Körperernährung wieder eingefügt ist. Eine Verbindung durch die Nerven ist nicht auszuschliessen. Es ist dem Verf. eine wiederholte Einheilung desselben Zahnes gelungen in dem Zeitraum von 2 Monaten. Das erste Mal wurde der Zahn entfernt wegen seiner abweichenden Richtung, das zweite Mal wegen Verlängerung zum Zwecke einer Resection der Wurzel. Wurden Zähne mit gesunden Wurzeln entfernt, so erfolgte die Anheilung in 2—3 Tagen ohne Entzündung und Schmerzen. Bei Periostitis jedoch waren 10—12 Tage dazu erforderlich, es traten ziemlich heftige entzündliche Zufälle ein, die aber localisirt blieben; secundäre Erkrankungen heilten bei entsprechender Behandlung schneller, als sonst. Gelang die Absicht nicht, so wurde der Zahn nach 2—3 Tagen durch Eiterung ausgestossen; dieser Vorgang kann sich aber auch später ereignen, wenn sich bereits einige organische Verbindungen zwischen Alveole und Periost gebildet haben. Verf. theilt schliesslich 5 gelungene Fälle von Einheilung der Zähne mit Transposition von einem Individuum auf das andere mit.

Aguillon de Sarran (5) beschreibt zunächst die Alveolardental-Membran und geht dabei von der Anatomie der Fischzähne aus.

Bei diesen ist der Kiefer von einer fibrösen Membran bedeckt, dasselbe findet beim Menschen in alten Kiefern statt, deren Alveolen geschwunden sind; es ist dann ein knöcherner Bogen vorhanden, von einer Lage fibröser Masse und der Schleimhaut bedeckt, die zusammen das Zahnfleisch bilden. Das Wurzelperiost besteht aus Bindegewebe, fibrösem Gewebe und fibroplastischen Elementen. Das lamellöse Gewebe von der Submucosa des Zahnfleisches dringt zwischen die fibrösen Bündel der Alveolarmembran und mit diesen gelangen die Capillargefässe zur Wurzelhaut des Zahnes. Bei der Knochenbildung betheiligt sich die Wurzelhaut nicht, sie war ursprünglich Zahnfollikel und wird solche erst dann, wenn die Wurzeln sich bilden, d. h. lange Zeit nach der Formation der knöchernen Alveole. Die Cementschicht ist eine Ossification dieser Membran, wie die Sehnen bei Hühnern, Puten u. s. w. Diese fibröse Scheide, die die Zahnwurzel umgiebt, wird am Zahnhalse noch durch fibröse Bänder verstärkt, deren Zahl der den Zahn zusammensetzenden Kegeln gleich ist. Es stimmt die Structur und das Verhalten der Wurzelhaut mit dem der Sehnen überein. Treten nun krankhafte Zustände ein, die mit Congestion verbunden sind, so findet ein Austritt von Serum statt, das sich zunächst in das submucöse Bindegewebe ergiesst und später in das fibröse. Die fibrösen Gewebe werden dadurch von einander gedrängt, die Anheftung des Zahnes durch einen Maceraticnsvorgang wird gestört, die abgestorbenen Gewebe werden durch Eiter vernichtet, die Schwellung pflanzt sich auf die Wurzelhaut fort und die Zähne werden herausgedrängt; es bilden sich zwei kleine eiterhaltige Höhlen, deren eine zwischen Zahnfleisch und Knochen, die andere zwischen Knochen und Zahn sich befindet. Die Eiterabsonderung ereignet sich an der vorderen Fläche des Zahnes, wo die fibrösen Adhärenzen zwischen Zahnfleisch und Periost vernichtet sind, während solche am hinteren Theil noch bestehen. Um die Flüssigkeit, welche die fibrösen Bündel auseinander drängt, zu entfernen, um die Bildung neuer Gefässe und neuen fibrösen Gewebes zu bewirken, empfiehlt der Verf., durch den Grund der Eitertasche eine Wicke von Flockseide zu ziehen. Entzündung folgt darnach nicht, der Kranke fühlt sich sofort besser, die gelockerten Zähne, die nach vorn dislocirt sind, nehmen sehr bald ihre normale Stellung wieder ein und befestigen sich. Die Eiterung zu beseitigen, gelang nur bei 2 Kranken von 11, die Verf. behandelt hatte. Die Wicke quer durch die Wand der Alveole zu führen, ist schwierig, und Verf. konnte bis jetzt keine entsprechende Form für eine Nadel zu solchem Zwecke erfinden, ausserdem gelingt es nicht, die Wicken, wie es wünschenswerth ist, mehrere Wochen an ihrer Stelle zu erhalten.

Magitot (6) erklärt sich gegen die vorstehende Darstellung einer expulsiven Gingivitis.

Der Verlauf des Leidens lässt ihn eine Osteoperiostitis annehmen, da die Zahnfleischentzündung nur erst am Ende des Processes eintritt. Anfangs zeigt sich eine mehr oder weniger ausgebildete Abweichung eines oder mehrerer Zähne von ihrer Achse, worauf dann aus dem Innern der Alveole eine eitrige Absonderung zu Stande kommt und das Zahnfleisch vom Knochen gelöst wird, ohne sein normales Aussehen zu verlieren. Unter vermehrter Absonderung lockert sich der Zahn und dann erst erscheint eine Gingivitis, die an der kranken Alveole localisirt ist. Diese Osteoperiostitis ist in der grössten Zahl von Fällen von allgemeinen Krankheiten bedingt, sie entsteht auf dem Boden des Diabetes, der Gicht, des Rheumatismus, der Albuminurie u. s. w., sie kommt niemals vor bei der Jugend, sondern erst im Alter von 40—50 Jahren. Dr. A. behauptet, dass Compression der Zähne bei engem Stande eine Hauptveranlassung für die Entstehung des Leidens wäre, welches namentlich dann hervorgebracht wird, wenn die Weisheitszähne durchbrechen, wogegen M. einwendet, dass, wenn auch eine Compression nicht stattfinden kann, da vorher Zähne entfernt sind, dieses Leiden dennoch eintritt, auch müsste dann die Entfernung eines Zahnes die Krankheit beseitigen. Einen Vergleich der menschlichen Zähne mit den Zähnen der Fische kann M. nicht gut heissen. Die Follikelwand besitzt zu einer bestimmten Zeit ihrer Entwicklung die Eigenschaft, Knochen zu bilden, sie ernährt das Cement und ist deshalb als ein Periost aufzufassen. Die Entzündungsvorgänge, die Abscesse, die Geschwulstbildungen, die Cysten: dies Alles kann die Idee einer ligamentösen Masse nicht aufkommen lassen. Die Drainage der Alveole ist sicherlich nicht zu verwerfen, aber sie widerspricht der Annahme einer Gingivitis.

Guobey theilt in seiner Dissertation über die Osteoperiostitis der Alveolen (7) bereits Bekanntes mit. In Bezug auf die ursächlichen Momente erwähnt er bei einem Fall von Diabetes das Resultat der Untersuchung des Alveolarperiostes, das an einem oberen Eckzahn, der schon sehr abgenutzt war, vorgenommen wurde.

Ein Querdurchschnitt am Gipfel der Wurzel ergab eine Dicke des Periostes von [illegible]/1000 bis [illegible]/1000 Mm., die Dicke der Cementschicht schwankt zwischen [illegible]/1000 und [illegible]/1000 Mm.; die Knochenkörperchen sind unverändert. In der Mitte der Wurzel findet sich das Periost nur an einzelnen Stellen und hat die Dicke von [illegible]/1000 Mm. Die Cementschicht ist [illegible]/1000 Mm. dick und ist an einzelnen Stellen unterhalb des Periostes leicht granulirt. Von Dr. David hat der Verf. die Mittheilung über die Ursache der Erkrankung von 20 Fällen erhalten: 3mal war die Erkrankung durch die Menopause bedingt bei Frauen von 42—50 Jahren; 2mal schien eine schwere Anämie bei Frauen von 36—38 Jahren die Ursache zu sein; 2mal waren Uterinerkrankungen vorhanden (Frau von 33 Jahren Anteflexion und chronische Metritis, Frau von 46 Jahren Fibrom), 2mal konnte Rheumatismus angenommen werden; 3mal der Aufenthalt in heissen Climaten; 1mal Hämorrhoiden; 3mal Diabetes; in 5 Fällen konnte keine Ursache nachgewiesen werden.

Bei der Behandlung empfiehlt der Verf. die Chromsäure und räth, bei oberen Zähnen um den Zahnhals einen Ring von Watte zu legen, in der Absicht das Mittel zu fixiren und die Nachbarschaft zu schützen. Die örtliche Anwendung des Mittels soll in Zwischenräumen von 10—14 Tagen geschehen. Sobald Schmerzen eintreten, die durch die Berührung von kalten oder warmen Substanzen hervorgerufen werden, ist es ebenfalls zu empfehlen, die betreffenden Zähne mit einem Wattenring am Zahnhalse zu umgeben. Gelockerte Zähne können durch Befestigung mittelst des Darmes vom Seidenwurm, der in warmem Wasser erweicht ist, an feststehende gebunden werden.

Magitot theilt statistische Nachrichten mit über die Heilung der Zahncaries (8).

Von 2000 Fällen wurden 1850 durch entsprechende Behandlung geheilt, bei 20 musste die Extraction ausgeführt werden. Es waren 1138 Weiber und 862 Männer, daraus ist aber nicht zu schliessen, dass die Caries bei den ersteren häufiger sei, vielmehr ist die Sorge für Erhaltung der Zähne bei diesen grösser. Die meisten Kranken standen im Alter von 20—30 Jahren, darauf folgt das Alter von 30—50, dann von 12—20. Im Alter bis zu 6 Jahren wurde in 12 Fällen Caries der Milchzähne behandelt und geheilt. Der Oberkiefer war 1213mal erkrankt, 767mal fand sich die Caries im Unterkiefer; sie fand sich in 992 Fällen auf der linken Seite und in 1008 auf der rechten. Was die einzelnen Zähne betrifft, so ergaben sich folgende Zahlen: 1. Mol. U. 317, 1. Mol. O. 251, 2. Mol. U. 236, 1. Bic. O. 160, 2. Bic. O. 139, kl. Schndz. O. 134, 2. Mol. O. 139, mittl. Schndz. O. 168, 2 Bic. U. 40, Eckz. O. 112, 1. Bic. U. 55, 3 Mol. O. 63, 3 Mol. U. 67, Eckz. O. 25, mittl. Schndz. U. 9, mittl. Schndz. U. 3.

Die Heilung erfolgte in der ersten Periode der Caries (oberflächliche) in 92 Fällen, bei mittlerer in 1360, bei penetrirender in 398. 18mal konnte der Verschluss der cariösen Höhle sofort vorgenommen werden, einfache Beruhigungsmittel, um einen leichten Schmerz zu beseitigen, waren 412mal erforderlich. In 1147 Fällen wurden Adstringentien, Tannin, Carbolsäure oder andere Reizmittel angewendet; der Gebrauch von Aetzmitteln (Arsenik, Chlorzink, Glüheisen) fand 370mal statt. 25mal konnte die Caries auf mechanischem Wege entfernt werden. In 8 Fällen wurde die Zahnkrone abgeschnitten, in 20 war die Extraction nothwendig. Durchschnittlich waren zur Heilung 14 Tage erforderlich. M. füllte 1,059 Zähne mit Amalgam, 420 mit Gold, Zinkcement wandte er 450mal an, 18 Zähne verstopfte er mit Guttapercha. Bei 32 Zähnen musste die Drainage wegen chronischer eitriger Periostitis stattfinden.

Combe empfiehlt den Gebrauch der arsenigen Säure (10) bei der Caries der Zähne, wenn diese im zweiten Stadium sich befindet und der Zahn empfindlich ist, zur Beseitigung des Schmerzes und zur Begünstigung der Bildung von Ersatzdentin. Ist die Pulpahöhle eröffnet, so kann dies einmal mechanisch geschehen sein, die Pulpa ist dann nicht entzündet und ihre Zerstörung durch den Arsenik erfolgt ohne Schmerzen. Ist aber längere Zeit vergangen und die Pulpa entzündet, so entspricht dem Grade der Entzündung der durch die Säure erzeugte Schmerz. Ferner, je länger bei penetrirender Caries die Pulpa äusseren Einflüssen ausgesetzt war, um so mehr ist sie entzündet und um so grösser ist der Schmerz, so dass man berechtigt ist, dem Kranken vorher ein Narcoticum zu verabreichen. Auch örtliche Verbände mit narcotischen Mitteln wiederholt in Gebrauch zu ziehen, ist empfehlenswerth, um die locale Entzündung zu vermindern oder zu tilgen und darnach erst das Aetzmittel anzuwenden, dem man noch in gleicher Absicht Carbolsäure hinzufügen kann. Zeigt sich die Pulpa als durch eine enge Oeffnung hindurchgetreten, so wird sie cauterisirt, darnach wird die enge Oeffnung ohne erheblichen Schmerz erweitert, worauf die vollständige Zerstörung der Pulpa vorgenommen wird. Die Wiederholung der Aetzung ist von der Grösse dieses Organes abhängig. C. empfiehlt die Anwendung der arsenigen Säure in Pulverform mittelst eines Baumwollenkügelchens, das mit einer alcoholischen Flüssigkeit befeuchtet ist. Ist die Communicationsöffnung der Pulpahöhle mit der cariösen Höhle sehr fein, so wirkt der Arsenik nur als Reizmittel, die Pulpa schwillt an, tritt durch die enge Oeffnung und es entstehen heftige Schmerzen. Ist die Communicationsöffnung ziemlich weit, so führt man durch diese einen Faden, der mit arseniger Säure versehen ist. Die Wirkung des Arseniks tritt eine halbe Stunde nach der Anwendung ein und man lässt den Verband mit diesem Mittel 24 Stunden liegen; zeigt sich dann die Pulpa bei der Untersuchung mit einem Stilet noch empfindlich, so wird der Aetzschorf entfernt und das Mittel wiederum angewendet; es kann dies bis 4mal erforderlich werden, namentlich, wenn die Zahnpulpa durch Ersatzdentin abgesperrt ist. Ist die Pulpa zerstört, so ist auch der Gefäss- und Nervenstrang der Atrophie verfallen. Was die Aetzung der Milchzähne betrifft, so ist diese nicht rathsam, wenn die Absorption der Wurzel schon weit vorgeschritten ist, weil dann das Aetzmittel leicht in Contact mit dem Zahnfleisch, dem Periost und dem Follikel des Ersatzzahnes kommen kann. Auch bei jungen permanenten Zähnen kann der Arsenik eine Entzündung der umfangreichen Pulpa hervorrufen, die sich auf die umgebenden Gewebe verbreitet.

Underwood hat eine grosse Zahl von Alveolarabscessen (11) von theilweise oder ganz abgestorbenen Wurzeln mit grossem Erfolge antiseptisch behandelt; sein Mittel war Eucalyptusöl und Jodoform; er heilte damit alle Alveolarabscesse mit überraschender Schnelligkeit und erhielt Wurzeln, deren Bestand hoffnungslos war. Er ist überzeugt, dass eine entzündete Partie heilt, wenn sie frei von septischen Keimen gehalten wird. Ein solches Verfahren ist anwendbar, sobald die Pulpa abgestorbene Massen enthält, ferner bei eiternder Pulpa; findet hier kein antiseptisches Verfahren statt, so gelangen die in der Pulpa befindlichen Bacterien in die Nachbarschaft und rufen entzündliche Processe hervor. Das vom Verf. angegebene Mittel wirkt nachhaltiger und sicherer als Carbolsäure. In Fällen von Alveolarabscessen wird das Oel täglich mit einer Pravaz'schen Spritze injicirt; will man Zahnwurzeln behandeln, so wird Baumwolle zuerst in das Oel und dann in das Jodoform getaucht, angewendet, dieses haftet an der Baumwolle und löst sich im Oel auf. Damit werden auch theilweis abgestorbene Zahnpulpen behandelt und es ist nicht nöthig, die abgestorbenen Reste derselben zu entfernen. U. hat ferner eine Mischung von Cacaobutter, Jodoform und Eucalyptusöl, die bei der Körpertemperatur schmilzt, in die Pulpahöhle eingebracht und darüber sofort eine Guttaperchafüllung gemacht.

Als Ursache der festen Geschwülste des Alveolarfortsatzes (12) giebt Goeury an: 1) Verletzungen, Zahnextractionen mit Fractur des Alveolarfortsatzes, zurückgebliebene Zahnwurzeln, die als fremde Körper wirken, die Congestionen, die beim Durchbruch der letzten Mahlzähne entstehen. Die festen Tumoren finden sich namentlich im jugendlichen Alter und die Einflüsse der Erblichkeit sind nicht ausgeschlossen. Ihrer anatomischen Beschaffenheit nach zerfallen die Geschwulstbildungen in:

1) Fibrome; sie entwickeln sich im Knochen selbst, treten am Alveolarfortsatz hervor, dass sie verdünnen, und erscheinen oft zwischen zwei von ihnen dislocirten Zähnen und nehmen eine grosse Ausdehnung an.

Seltener sind die subperiostalen Fibrome. Entwickeln sie sich aus dem Alveolarperiost, so stellen sie sich entweder eine Höhlung in der Wurzel her oder wuchern um diese herum, sie haften fest am Zahne und werden mit ihm entfernt. Diese Tumoren bestehen aus Bündeln von fibrösem Gewebe, sind wenig gefässreich, bisweilen von Kalksalzen durchsetzt oder enthalten wirkliche knöcherne Nadeln. Bisweilen befinden sich Cysten in ihnen. Diese Tumoren können sich zu bedeutender Grösse entwickeln.

2) Chondrome: finden sich selten und entstehen entweder im Kieferbogen oder zwischen Periost und Knochen. Das Perichondrom hat eine ungleiche warzenförmige Oberfläche, verbreitet sich in den Knochen hinein und in die Nachbargewebe. Es besteht aus Knorpelgewebe, das meist mit fibrösem gemischt ist. Bisweilen findet sich darin matriculares Gewebe in verschiedener Reichlichkeit, weshalb man diese Geschwülste auch Chondrosarcome nennt. Cysten, sowie kalkige und knöcherne Bildungen finden sich in ihnen.

3) Osteome. Es sind dies im Allgemeinen subperiostale Hyperostosen, die in Folge von Congestionen in der Nähe der Zähne entstehen. Sie finden sich auch an den Zahnwurzeln als Cementanlagerungen oder kommen zu Stande nach Zahnextractionen, wenn eine übermässliche Knochenbildung die Alveole ausfüllt. Diese Osteome enthalten Knochenkörperchen und Havers'sche Canälchen.

4) Myeloide Geschwülste (Riesenzellensarcome) sind die häufigsten, die am Kiefer vorkommen. Bald sind sie elastisch und fest, bald weich und häufig von Knochenkörperchen durchsetzt. Sie entstehen entweder in der spongiösen Knochenmasse der Alveolen oder im Centrum des Knochens oder zwischen Knochen und Periost. Die Oberfläche ist glatt, sie haften mit breiter Basis, haben den Umfang einer Linse bis zu dem eines Taubeneies. Die subperiostalen Tumoren sind von verschiedener Dicke, haften am Knochen und sind von einer zellig fibrösen Membran bedeckt. Die Oberfläche des Knochens ist rauh und eingedrückt oder die Rindenschicht ist resorbirt, so dass die Neubildung mit der spongiösen Substanz des Knochens verbunden ist. Entwickelt sich die Neubildung innerhalb des Knochens, so kann sie eine einzige Masse darstellen oder sie ist durch Knochenwände, die erweiterten Alveolen, in verschiedene Theile zerfällt. So lange der Tumor klein ist, ist er vom Knochen vollständig umschlossen, mit seiner Umfangszunahme schwindet dieser und die Geschwulst liegt zu Tage, von verdichtetem Perioste bedeckt. Infiltrirt sich das krankhafte Product in den spongiösen Knochen, so werden dessen Areolen resorbirt und schliesslich erfüllt die Neubildung die spongiöse Substanz. In einem Falle hatte sich das Riesenzellensarcom aus dem Alveolarperioste entwickelt und wurde mit dem Zahne gleichzeitig entfernt. Das Wachsthum dieser Bildungen ist ein unbeschränktes, der Knochen schwindet bald und nur das Periost deckt die Neubildung. An einzelnen Stellen kann das krankhafte Gewebe schwinden und dafür können sich Cysten bilden, die flüssiges oder geronnenes Blut oder Serum enthalten. Zu ⅓ bis ¼ besteht die Masse aus Riesenzellen, ausserdem aber aus fibrösen Massen, matriculärem Gewebe, Knorpelgewebe und Fett. Blutgefässe sind reichlich vorhanden, woraus sich die heftigen Blutungen bei der Entfernung erklären.

5) Fibroplastische Geschwülste sind nicht häufig, sie wachsen auf Kosten des Periostes, sind fest, elastisch und meist rund, ihr Sitz ist bald auf der labialen, bald auf der lingualen Seite des Knochens, sie nehmen zu auf Kosten der Nachbargewebe. Entwickeln sie sich aus dem Alveolarperioste, so haften sie sehr fest an den Zähnen, sind von der Grösse einer Bohne oder einer kleinen Nuss, absorbiren den Knochen, um sich in eine entsprechende Höhle zu lagern. Entwickeln sie sich im Centrum des Knochens, so gehen sie aus den normalen Bindegewebselementen des Knochenmarks oder aus dem Bindegewebe, das die Gefässe umgiebt, hervor. Je geringer die Organisation ist, um so schneller nehmen sie an Grösse zu. Sie bestehen aus matriculärem Gewebe allein oder es haben sich bereits spindel- oder sternförmige Zellen gebildet, auch fibröses Gewebe und Knochengewebe sind in ihnen vorhanden; bisweilen finden sich Cysten; die zahlreichen Gefässe können den Tumor zu einem pulsirenden machen.

6) Epitheliale Tumoren bilden sich in der deckenden Schleimhaut des Alveolarfortsatzes, im Alveolarperioste und im Knochengewebe. Die erste Form erscheint als begrenzte Geschwulst am freien Rande des Zahnfleisches, geht auf das Periost und den Knochen über, dieser ist mit grauer oder gelber Substanz erfüllt, die aus Epidermismassen besteht. Die Epitheliome des Alveolarperiostes, die beobachtet sind, waren sehr klein, hafteten fest am Zahne, hatten diesen luxirt und fanden sich in den Zwischenräumen der Wurzeln. Diese Tumoren ulceriren sehr bald, wie auch die Lymphdrüsen bald anschwellen.

7) Cytoblastengeschwülste. Es liegt nur eine Beobachtung vor, dass eine solche vom Alveolarperioste sich entwickelt hatte; in einem fibrösen Lager fanden sich freie rundliche Kerne von dunkler Farbe und fein

granulirt; die Neubildung wurde mit der Zahnextraction entfernt.

Bei einem 40j. Arbeiter stellten sich, wie Wilmart (14) mittheilt, heftige Schmerzen im linken Unterkiefer ein; sie begannen mit starkem Schüttelfrost. Der Unterkiefer war in der Gegend des Kieferwinkels geschwollen, die Haut stark geröthet und bei der Berührung äusserst empfindlich, Fluctuation nicht wahrzunehmen, der Mund konnte nicht geöffnet werden, an Zahnschmerz hatte Pat. niemals gelitten. Es wurden Blutegel an den Kieferwinkeln gesetzt, Einreibungen von grauer Salbe mit Belladonna und warme Cataplasmen gemacht, Pat. erhielt ein Abführmittel. Am folgenden Tage waren Fieber und Schmerz etwas verringert, aber der Mundverschluss hatte zugenommen. In der folgenden Nacht spie der Kranke blutigen Eiter aus, worauf er den Mund ziemlich leicht öffnen konnte. Die Untersuchung des Mundes ergab vollständig gesunde Mahlzähne mit Ausnahme des letzten, auf dessen Kaufläche eine schwarze Stelle sichtbar war, an diesem Zahn kam der Eiter zum Vorschein. Der Zahn wurde extrahirt und sofort ergoss sich ein Strom stinkenden Eiters in den Mund. In dem Zahne fand sich ein Schrotkorn, das beim Essen hineingerathen war und die Ursache der Osteoperiostitis geworden war.

Bei Blutungen aus der Alveole nach Zahnextractionen empfiehlt Schaffer (15) das Auswaschen derselben mit in Chloroform getauchten Baumwollenbäuschchen, mit denen gleichzeitig ein leichter Druck ausgeübt wird. Der Wundschmerz schwindet dabei, die Lücke schliesst sich schnell und die Wunde wird aseptisch gemacht. Nachblutungen kommen dann nicht zu Stande. Bei Gingivitis, Zahn- und Wurzelnecrose, bei blossliegenden und empfindlichen Zahnhälsen ist Chloroform als desinficirendes, roborirendes und schmerzstillendes Mittel empfehlenswerth.

Bei einer 44jähr. Dienstmagd war nach v. Mosetig (16) durch Entfernung eines Backenzahns eine Fractur des Unterkiefers verursacht.

Es trat entzündliche Schwellung der linken Gesichtshälfte ein, deren Haut gespannt und geröthet war. Die Krone des Zahnes war abgebrochen und das Zahnfleisch geschwollen, Jauche floss aus dem Munde. Seit 24 Stunden bestand heftiges Fieber, das mit Schüttelfrost begonnen hatte: die Extraction hatte 8 Tage zuvor stattgefunden. Nach einer Incision des Zahnfleisches entleerte sich reichlich Jauche, die Morgentemperatur war 38, Abends 39—40. Am 3. Tag erfolgte der Tod durch Lungenödem. Die Obduction ergab eine Vförmige Fractur; die winkelförmigen Schenkel schlossen die Alveole ein, die grade Linie erstreckt sich durch den Unterkiefer. Das Periost war abgelöst, der Knochen zeigte jauchige Myelitis und Phlebitis, in dem sublingualen Bindegewebe ist eine mit Jauche gefüllte Abscesshöhle vorhanden, ausserdem besteht Lungenödem und Pyelitis.

M. hat 3 Fälle derselben Art beobachtet und erklärt die septische Infection durch die faulige Beschaffenheit einer nicht rein gehaltenen Mundhöhle, in der eine frische Verletzung hervorgebracht wird. Eine zurückbleibende Wurzel wirkt als Entzündungsmoment und begünstigt die Fortschritte des septischen Processes.

[Ulmgren, O., Om tändens retention i käkarna. Hygiea 1879. p. 601.

Verf. hält die Ansicht, dass die Ursache der Retention von Zähnen in den Kiefern die ist, dass der gegenübersitzende Milchzahn nicht frühzeitig resorbirt werde und dadurch den Durchbruch mechanisch hindert, für irrig. Es ist umgekehrt: der Milchzahn bleibt da, weil der neue Zahn nicht frühzeitig durchbricht. Dieses kann darauf beruhen: 1) dass dieser, obwohl er gut entwickelt ist und eine normale Richtung hat, zu tief im Kiefer gelagert ist, 2) die Richtung ist verkehrt, 3) die Entwickelung unvollkommen. Solche zurückgebliebenen Zähne können Cysten, Abscesse, Periostiten, Neuralgien etc. hervorrufen.

F. Hauch Fausan (Kopenhagen).]

Hautkrankheiten

bearbeitet von

Prof. Dr. G. LEWIN in Berlin.

Allgemeines.

1) Bulkley, L. D., On the nomenclature and classification of diseases of the skin. Arch. of Dermatol. April 1879. Sep.-Abdr. — 2) Auspitz, System der Hautkrankheiten. Vierteljahrsschrift f. Dermatol. u. Syphil. XII. Jahrg. — 3) Jarisch, Ueber die Coincidenz von Erkrankungen der Haut und der grauen Achse des Rückenmarkes. Wiener medicin. Bl. No. 36. Archiv f. Dermat. u. Syphil. — 4) Derselbe, Beiträge zur Pathologie der Hautkrankheiten. Wien. medic. Bl. No. 47, 48, 49. — 5) Pick, Ueber die therapeutische Verwendung des Pilocarpins bei Hautkrankheiten. Vierteljahrsschrift f. Dermatol. u. Syphil. — 6) Frilet, Contribution à l'étude des manifestations herpétiques dans leurs rapports avec le traumatisme. Thèse. Paris. — 7) Bulkley, L. D., On the use of water in the treatment of diseases of the skin. Chicago medic. Journ. and Examin. Jan. Sep.-Abdr. (Enthält nichts Neues.) — 8) Bollet, J., Des éruptions et des lésions arsenicales

professionelles de la peau et des muqueuses nasale et oculaire. Annal. de Dermatol. et de Syphiligr. T. I. (Enthält Bekanntes.) — 9) Guibout, De l'importance séméiologique des maladies de la peau. L'Union méd. No. 60. (Clinische Vorlesung, enthält nur Bekanntes.) — 10) Wertheim, Therapeutische Erfahrungen, grösstentheils gewonnen auf der Abtheilung für Hautkrankheiten und Syphilis in der Krankenanstalt „Rudolf-Stiftung". Wien. medic. Wochenschr. No. 23, 24, 25.

Die von Bulkley (1) veröffentlichte Nomenclatur und Classification der Hautkrankheiten entspricht im Wesentlichen dem, was Verf. bereits vor zwei Jahren darüber veröffentlicht hat und worüber wir im Jahresbericht über das Jahr 1877 S. 494 Mittheilung gemacht haben. Das von der früheren Arbeit Abweichende ist im Original nachzusehen. Die von Bulkley aufgestellten 9 Classen (gegenüber den Hebra'schen 12) sind unverändert geblieben.

Das von Auspitz (2) aufgestellte System der Hautkrankheiten in einem kurzen Referate wiederzugeben, ist leider nicht möglich. Wir müssen uns darauf beschränken, die Hauptabtheilungen zu registriren:

I. Classe. Einfache Entzündungsprocesse der Haut (Dermatitides simplic.). A. Oberflächliche Hautentzündungen (Dermatit. catarrhal.). 1. Familie: Flächencatarrhe der Haut; dazu gehören Erythema, Eczem. 2. Familie: Erosive Hautcatarrhe (Stigmatosen: parasitäre, traumatische). 3. Familie: Folliculäre Hautcatarrhe (Malaria, Acne, Sycosis). 4. Familie: Stauungscatarrhe der Haut (Ecthyma, Ulcera). B. Tiefergreifende Hautentzündungen (Dermatitid. phlegmonosae). 1. Familie: Schichtenphlegmonen (Combustio, Congelatio, Pseudoerysipel). 2. Familie: Herdphlegmonen (Furunkel, Anthrax, Aleppobeule). 3. Familie: Stauungsphlegmonen (Phlebitis, Lymphangitis, Erysipel).

II. Classe. Angioneurotische Dermatosen. 1. Familie: Infectiöse Angioneurosen der Haut (acute Exantheme). 2. Familie: Toxische Angioneurosen (Arzneiexantheme). 3. Familie: Essentielle (idiopathische, diabetische) Angioneurosen (Erythema multiforme, papulat. etc., Herpes circinat., Urticaria, Acne rosacea).

III. Classe. Neuritische Dermatosen. 1. Familie: Neuritische Dermatosen mit cyklischem Verlauf (Zoster, Hydroa febrile). 2. Familie: Neuritische Dermatosen mit acyklischem Verlauf (Erythema neuriticum, Herpes, Pemphigus etc.).

IV. Classe. Stauungsdermatosen. 1. Familie: Stauungshyperämien und -Anämien. 2. Familie: Stauungs-Transsudationen (Oedema cutis, Elephantiasis, Sclerema). 3. Familie: Stauungsnecrosen (Decubitus, Gangrän etc.).

V. Classe. Hämorrhagische Dermatosen. 1. Familie: Traumatische Hämorrhagien. 2. Familie: Essentielle Hämorrhagien (Purpura, Morbus maculosus, Scorbut).

VI. Classe. Idioneurosen der Haut. A. Sensibilitätsneurosen. B. Motilitätsneurosen.

VII. Classe. Epidermidosen. A. Anomalien der Horn- und Secretbildung (Keratonosen: Ichthyosis, Lichen, Pityriasis). (Die einzelnen sehr zahlreichen Unterabtheilungen s. i. Orig.) B. Anomalien der Pigmentbildung (Chromatosen: Naevus, Albinismus etc.). C. Anomalien der Stachelschicht der Epidermis (Akanthosen: Verruca, Condylom. acuminat., Epithelioma etc.).

VIII. Classe. Chorioblastosen. A. Uebermässige Entwickelung des Bindegewebslagers. B. Paratypisches Wachsthum des Bindegewebslagers: Lupus, Scrophulodermen, Tuberculosis, Lepra, Fibroma, Osteoma, Lipom etc. C. Schwund des Bindegewebes oder angeborene mangelhafte Entwicklung desselben: Liodermia essentialis, Striae atrophicae.

IX. Classe. Dermatomycosen. 1. Familie: Mycosis scutulata (Favus, Trichomycosis, Onichomycosis). 2. Familie: Mycosis circinata. 3. Familie: Mycosis pustulosa (Impetigo contagiosa [?], Sycosis parasitaria, Kerion Celsi). 3. Familie: Mycosis furfuracea (Pityriasis versicolor).

Von der Vermuthung ausgehend, dass viele Erkrankungen der Haut vielleicht nur Symptome innerer Processe oder Projectionen krankhafter Vorgänge im Centralnervensystem darstellen, nahm Jarisch (3) die microscopische Untersuchung des Rückenmarkes einer Kranken vor, welche unter der Diagnose Herpes iris auf der Klinik behandelt wurde, und nach dem Auftreten von Decubitus über dem Kreuzbeine und von Lungenentzündung gestorben war.

Bei der 61j. Patientin trat unter Kopfschmerzen, Appetitlosigkeit etc. ein juckender Ausschlag an beiden Handrücken und den Ellenbogen auf, der sich von hier aus über die Haut der ganzen oberen Körperhälfte verbreitete. Die Haut des Gesichtes und besonders des Kopfes erscheint geröthet, stark geschwellt, mit Krusten und mit in Gruppen oder isolirt stehenden blasigen Eruptionen, auf dunkel blaurother Basis, besetzt. An den übrigen afficirten Stellen: Ober- und Vorderarme, Thorax, Bauch besteht der Ausschlag theils aus dunkelblaurothen, hanfkorngrossen Knötchen- oder Bläschengruppen, theils aus grösseren, bis haselnussgrossen Blasen. Die Epidermis beider Fusssohlen ist in ihrem ganzen Umfange in Form einer Blase durch ein haemorrhagisches Exsudat abgehoben. An der im Ganzen trockenen Mundschleimhaut einzelne excoriirte gelbrothe Flecke. Temperatur 40° C. Urin enthält Eiweiss, die Milz ist geschwellt. Motilität und Sensibilität zeigten keine Veränderung. Der Exitus letalis in Folge einer Pneumonie trat nach 5 Wochen ein, nachdem die Hautaffection schon seit 14 Tagen fast ganz verschwunden war. Die Untersuchung des gehärteten Rückenmarks ergab macroscopisch: Die centralen und hinteren Partien der Vorderhörner erscheinen theils gelockert, theils ausgefallen, und dem entsprechend zeigen sich an dünnen Scheiben symmetrische Lücken oder Herde von lockerem Gefüge. Die Veränderungen im Rückenmark erstrecken sich vom 3. Hals- bis 8. Brustwirbel. Microscopisch zeigen die Ganglienzellen theils grobkörnige Beschaffenheit des Zellenleibes, theils daneben stark verdickte und ebenfalls grobkörnig gewordene, oft wie abgebrochene Ausläufer; in Körnchenhaufen liess sich die Abkunft aus Ganglienzellen öfter noch erkennen. Die graue Substanz selbst ist in ein dichtes Netzwerk feinerer und dickerer Fasern umgewandelt, zwischen denen einzelne mit mauschelförmigen Ausläufern versehene Zellen liegen (Sclerosirung); ferner finden sich Plaques, die mit myelintropfenähnlichen Körnchen gefüllt sind (Fettkörnchenzellen), an einzelnen Stellen ein feines Faserwerk, ähnlich gewissen Pilzbildungen; endlich finden sich schon in macroscopisch sichtbaren Herden zahlreiche runde, stark gefärbte Körperchen von der Grösse weisser Blutkörperchen. Es handelt sich also um eine Entzündung der grauen Substanz in einem Theile des Rückenmarks, in dem nach Charcot die trophischen Centren der Haut liegen.

Ausser in dem bereits oben mitgetheilten Falle von Herpes iris hatte Jarisch (4) noch in 2 andern Fällen von Hautkrankheiten: Lupus erythematosus und Pemphigus serpiginosus, von denen der erstere an einer Pneumonie, der andere unter den Erscheinungen des Collapsus zu Grunde ging, Gelegenheit das Rückenmark zu untersuchen und es ergaben sich im Wesentlichen wieder dieselben Veränderungen der grauen Substanz, wie sie in dem ersten Fall sich fanden (s. diesen und das Nähere über die beiden letzten Fälle im Orig.) Die Constanz des Befundes in drei beliebig gewählten Fällen und die Constanz der Localisation des pathologischen Processes in den centralen und lateralen Partien weist nach J. mit Bestimmtheit darauf hin, dass eine Beziehung zwischen der Erkrankung der Haut und der Affection in den Vorderhörnern bestehen müsse, sie weist darauf hin, dass die centralen und lateralen Partien der Vorderhörner zur Haut in functioneller Beziehung stehen.

Pick (5) berichtet über die Wirkung des Pilocarpin (0,01 Grm. ca. 1—2mal täglich, meist in Tropfenform, zuweilen subcutan) bei Prurigo, Psoriasis, Eczema, Pruritus cutaneus, Urticaria chronica, Alopecia areata, Trichoptilosis, Alopecia pityrodes. Von entschiedenem Erfolge war der Gebrauch dieses Mittels bei Prurigo, indem es zwar keine vollständige Heilung brachte, doch wesentlich günstigere Effecte herbeiführt, als dies bei der rein örtlichen Behandlung geschieht; ferner bei Pruritus cutaneus, Urticaria chronica, Alopecia pityrodes. Die Wirkung des Pilocarpin bei Eczem gestaltete sich so, dass das Mittel in acuten Fällen sogar Verschlimmerung herbeiführte, während in chronischen Fällen bei seinem Gebrauch das Jucken sich wesentlich milderte und die Infiltration der Haut sich rascher zurückbildete. Ganz ohne Wirkung war das Pilocarpin bei Psoriasis, Trichoptilosis, von zweifelhaftem Erfolge bei Alopecia areata.

Nach Prilet (6) bestehen zwischen Traumen und der herpetischen Diathese gewisse Beziehungen, letztere tritt zuweilen bald nach einer traumatischen Läsion ein, zuweilen liegt zwischen beiden ein mehr weniger grosses Intervall und der Zusammenhang beider documentirt sich dann durch die Art, wie die constitutionellen Affectionen sich entwickeln. Wenn die Diathese schon hervorgetreten, aber wieder latent geworden war, kann ein Trauma sie wieder hervorrufen oder vielmehr ein Recidiv der Symptome veranlassen. Die Erklärung dieser Facta durch intercurrente Neuritis oder Reflexaction gilt nur für eine kleine Anzahl von Fällen. Am häufigsten sind sie Manifestation einer generellen Ursache, die ihre Einwirkung auf den ganzen Organismus ausübt und welche die traumatische Läsion in Action setzt. Bei dem augenblicklichen Stand der Wissenschaft sei ein Urtheil über den Einfluss der dartrösen Diathese auf den Verlauf der traumatischen Läsion zwar noch nicht gestattet, doch sei es wichtig, vom chirurgischen Standpunkte aus den herpetischen Manifestationen Rechnung zu tragen und eine passende Behandlung gegen sie einzuleiten.

(1) Engelsted, S., Kommunehospitalets fjerde Afdel. in 1879. Beretn. om Kommunehosp. etc. for 1879. p. 119—127. — 2) Bergh, R., Ber. fra Alm. Hosp. 2. Afdel. for 1879. Hosp. Tid. 2 R. VII. No. 29, 30. (Sortryk p. 1—12.)

Von den 496 in der Abtheilung von Bergh (2) behandelten Krätzigen waren 314 Männer, 106 Frauenzimmer und 76 (44 + 32) Kinder (unter 15 Jahren), wie aus den näher detaillirten Uebersichtstabellen hervorgeht. Am häufigsten ist die Krätze, wie gewöhnlich, in der ersten Jugend vorgekommen; mehr als 44 pCt. (219) der ganzen Patientenanzahl hat der Altersclasse von 20—30 Jahren angehört. Die Krätze ist, wie fast gewöhnlich, bei Frauenzimmern weniger häufig als bei Männern vorgekommen; die Verhältnisszahl ist in diesem Jahre in Kopenhagen im Ganzen wie 480 : 153, im allgemeinen Spital allein wie 314 : 106 gewesen. In diesem wie im vorigen Jahre ist die Krätze hier häufiger bei Knaben als bei Mädchen gesehen worden, während dieses Leiden sonst etwa in gleicher Häufigkeit bei beiden Geschlechtern vorkommt. — Im Detail wird nachgewiesen, wie die jährliche Totalanzahl der Krätzigen, die in Kopenhagen in mehr als ein Jahrzehntel in stetigem Abnehmen (bis zu 160) gewesen war, sich seit 1877 wieder gehoben hatte; sie war im vorigen Jahre 455 und im letzten Jahre 808 (auf eine Bevölkerung von etwa 235,000 Einwohnern). In Uebereinstimmung hiermit ist auch die Anzahl der krätzigen öffentlichen Frauenzimmer (39) gestiegen und ist seit 1866 überhaupt nicht so hoch gewesen. — Das Leiden war in einem Falle durch Geschwulst der Leistendrüsen complicirt, in einem anderen durch Mastitis, in einem dritten durch Urticaria. — Die Behandlung betrug durchschnittlich für jedes Individuum etwa 4,1 Tag. Auch Vergiftungsfälle von der Behandlung kamen 4mal vor. Recidive wurden bei 9 Individuen oder in etwa 1,8 pCt. der Fälle gesehen.

In der Abtheilung von Bergh kamen ferner 97 Individuen mit Läusen und Ausschlägen nach denselben vor, von welchen fast die Hälfte (45) Kinder waren; von den Erwachsenen waren die meisten (34) Frauenzimmer. Den detaillirten Angaben zufolge kommt die Kleiderlaus, wie gewöhnlich, viel weniger häufig bei Kindern als bei Erwachsenen vor. — Unter den im Laufe des Jahres vorgekommenen 1523 Aufnahmen von (426) öffentlichen Dirnen zeigten nur 83, zum grossen Theile Novizen oder junge Individuen, Morpionen.

Von Mycosis favosa kamen 20 Fälle vor, von denen 14 bei Kindern; 10 Individuen waren von männlichem, 10 von weiblichem Geschlecht. Von den kurz detaillirten Fällen waren 4 recidive. Von der wenigstens in Dänemark in den Städten seltener vorkommenden Mycosis tonsurans wurden 3 Fälle gesehen, von denen 2 bei Kindern. — Bei einem 21jährigen Jünglinge, der seinen favösen Grind seit der ersten Kindheit fast unbehandelt trug, fand sich auch eine Onychomycose an 4 Fingern; ein 30jähr. Mädchen mit Mycosis tonsurans, das auch das Leiden seit der Kindheit hatte, zeigte auch eine Onychomycose der zwei Finger. Der Verf. hebt hervor, dass die Onychomycosen im Ganzen nicht so besonders selten, besonders bei Favus, vorkommen. In der Abtheilung von B. sind solche in den letzten 14 Jahren unter 285 Fällen von Favus 16mal gesehen oder fast 6 pCt. der Fälle; dagegen ist Nagelleiden nur 1mal unter 39 in denselben Jahren gesehenen Fällen von Myc. tonsurans vorgekommen. — Durchschnittlich erforderte die Behandlung des Favus 83, die der Myc. tonsurans etwa 56 Tage. — Es wird hervorgehoben, dass in Kopenhagen (mit etwa 235.000 Einw.) im Allem kaum mehr als 40 Fälle dieser Mycosen vorgekommen sind; auch in den Landdistricten kommt das Leiden nur ziemlich selten vor. R. Bergh (Kopenhagen).]

Specieller Theil.

Erythema.

1) Charlouis, Einige Beobachtungen über das Erythema exsudativum oder multiforme. Vierteljahrschr. f. Derm. u. Syph. 1879. S. 531. — 2) Kühn, A., Zur Lehre vom Erythema exsudativum. Berl. klin. Wochenschrift No. 4, 5. — 3) Gougenheim, Erythème papuleux généralisé, érythème noueux des jambes, papules des conjonctives, rhumatisme articulaire subaigu des articulations métacarpo-phalangiennes, tibio-fémorales et tibio-tarsiennes. L'Union médic. No. 31.

Charlouis (1) berichtet über 10 Fälle von Erythema exsudativum, welche, nach seiner Meinung, auf das deutlichste zeigen, dass, wenn auch die rheumatische Grundlage nicht immer die Ursache des Erythems sei, man sie doch in den meisten Fällen nicht läugnen dürfe, da sie auf das deutlichste mit den Gelenkaffectionen, mit denen das Erythem gepaart auftritt und aus dem ätiologischen Moment „viel Regen während der Monate Mai und Juni“ und in zwei Fällen „das anhaltende Arbeiten in den überschwemmten Sawahs“ (Sumatra) zu erkennen ist.

Ch. glaubt, dass das Erythema multiforme als Urticaria beginnt und dass es auf einem Dermatospasmus beruht, wie diese, und nicht auf einer krankhaften Reizung der Gefässnerven allein.

Nach Kühn (2) erscheint es nothwendig, die symptomatologische Krankheitsgruppe „Erythema exsudativum“ in vier ätiologische Gruppen zu spalten: in die erythemähnlichen Hautveränderungen nach Traumen (peripherisch einwirkende Reize), nach Intoxicationen, in die angioneurotischen Erytheme und die idiopathischen Formen. Es empfiehlt sich, nach K., nur für letztere die Bezeichnung Erythema exsudativum beizubehalten. Diese Erkrankung gehört mit den analogen Formen der Urticaria und des Herpes einer ätiologischen Gruppe an, der Purpura und besonders Scorbutformen, acuter Gelenkrheumatismus, croupöse Pneumonien und gewisse Anginen sehr nahe stehen. Diese grosse Krankheitsgruppe gehört zu den Infectionskrankheiten. — Zu der idiopathischen Form gehören die vier vom Verf. mitgetheilten Fälle. In dem ersten handelt es sich um ein in regelmässigen Intervallen recidivirendes Erythema exsudativum bei einem 45jährigen Gefangenen. Von besonderem Interesse ist die den letzten Anfall begleitende herpetische Angina. Auch in dem zweiten Falle, eine 30jährige Frau betreffend, war das recidivirende Erythema nodosum mit herpetischen Geschwüren und zwar an der Innenfläche der Labia minora (Herpes progenitalis) verbunden. Diese beiden Fälle haben also das eigenthümliche, dass sie die herpetische Erkrankung, welche man sonst nur neben dem Erythem auf der äusseren Haut beobachtet zu haben scheint, als begleitende Schleimhautaffection zeigen. Der dritte Fall betrifft einen 12jährigen Knaben mit Erythema papulosum des Gesichts mit leichten Fieberbewegungen und nachfolgender Abschilferung. Im vierten Falle endlich handelte es sich um ein Erythema nodosum mit Ecchymosen und baumförmigen Gefässinjectionen am Gaumen nebst Conjunctivalcatarrh bei einem 23jährigen Gefangenen.

Bei einer 38jährigen Person beobachtete Gougenheim (3) zugleich mit subacutem Gelenkrheumatismus an verschiedenen Gelenken nicht nur ein allgemeines Erythema papulatum, sondern auch ein Erythema nodosum an beiden Beinen.

Das letztere zeigte sich, nachdem das erstere bereits im Verschwinden begriffen war. Es trat auf in Form von röthlichen Knötchen, die auf rothem Grunde sassen und zuletzt ecchymosirten. Die subjectiven Beschwerden bestanden in einem Gefühl von Jucken und intensiver Hitze. Nach einigen Tagen zeigten sich auf der gerötheten geschwollenen Conjunctiva beider Augen veritable, intensiv rothe Papeln, die confluirten und erythematöse Plaques bildeten, die nach 8 Tagen wieder verschwunden waren. Cornea und Iris waren frei geblieben.

Nach G. unterliegt es keinem Zweifel, dass in diesem Falle die erythematöse Eruption mit dem Gelenkrheumatismus im causalen Connex stand.

[Tanturri, Vinc., Un caso di dermostasi venosa. G. Morgagni. 1879. Agosto. (Ein am grössten Theile des Gesichtes und an den verschiedensten Stellen der Ober- und Unterextremitäten mit rothblauen, rothweinfarbigen, rothvioletten etc. Flecken bedecktes, noch nicht menstruirtes 14j. Mädchen wurde einer Behandlung mit circulär um die Extremitäten gelegten Bindentouren unterworfen, welche den Erfolg hatte, unter den Erscheinungen der Verfärbung und Epidermisabschoppung die dermostatischen Flecke an den Extremitäten fast verschwinden zu machen. Auch am Rumpf und am Gesicht war gleichzeitig eine Verbleicherung derselben bemerkbar.) Wernich (Berlin).]

Urticaria.

1) Vidal, De l'urticaire. Ann. de Dermatol. et de Syphiligr. T. I. p. 408. — 2) Cavafy, J., Urticaria pigmentosa. Lancet. Mai 8. p. 739.

Cavafy's (2) Fall von Urticaria chronica, ein 15 Monate altes Kind betreffend, zeichnet sich dadurch aus, dass die einzelnen Quaddeln eine deutliche Pigmentirung zeigten, die vom glänzend rothen mit einem Stich ins gelbliche bis zur Orangefärbung variirte. Auf Druck schwindet die Röthung (Hyperämie), während die gelbe Färbung unverändert bleibt.

Eczem.

1) Sanglé, Etude sur l'eczéma scrofuleux. Thèse. Paris. — 2) Maak, Contribution à l'étude de l'anatomie pathologique et du traitement de l'eczéma. Thèse. Paris. — 3) Bethune, G. A., Eczema and its relations a rambling sketch. Boston med. and surg. Journal. August 5. — 4) Vidal, De l'eczéma. Gaz. des hôp. No. 8. 9. 14. 15. (Clinische Vorlesung, in der V. in sehr eingehender und klarer Weise die Pathologie und Therapie des Eczems bespricht, die jedoch Neues nicht

enthält.) — 5) Finny, J. Magee, Practical notes on some local forms of Eczema. Dublin Journ. of med. science. Oct. 1. — 6) Matthès, Ein Fall von Eczema universale. Memorabilien. No. 2. S. 61. — 7) Vidal, De l'eczéma marginé. Pityriasis marginata parasitaire. Gaz. des hôp. No. 50. — 8) De Rautere, Eczéma diabétique. Ann. de la soc. de méd. d'Anvers. p. 301. — 9) Pasquet, Eugène, Affection eczémateuse symétrique des deux mains avec déformation et attitude vicieuse des doigts. Gaz. des hôp. Oct. 23. — 10) Unna, Der Salbenmullverband. Ein Beitrag zur Behandlung des Eczems. Berl. klin. Woch. No. 35.

Matthès (6) heilte ein universelles Eczem bei einem 17jährigen jungen Manne, das seit dem ersten Lebensjahre bestand, allen ordentlichen Curversuchen widerstanden und den Pat. sehr heruntergebracht hatte, durch Einwickelung in Flanellbinden, die dick mit Ungt. diachyl. Hebr. bestrichen waren.

Die Einwicklungen geschahen so, dass kein Theil der Haut, mit Ausnahme der Kopfhaut, der Einwirkung der Salbe entzogen blieb und Pat. „wie in einem Panzer stack". Morgens und Abends wurde der Verband gewechselt und frische Salbe aufgestrichen. Alle 8 Tage frischer Flanell. Waschungen wurden während der ganzen Behandlungsdauer, die 7 Wochen betrug, nicht vorgenommen. Nach dieser Zeit wurde die Salbe von der Haut entfernt und an sämmtlichen nicht mehr nässenden, aber noch rothen, schuppenden und juckenden Hautstellen gutes Ol. rusci mit einem steifen Borstenpinsel in möglichst dünner Schicht aufgetragen und gut verrieben. Im Laufe von 4 Monaten war nach und nach die ganze Hautdecke zum Normalen zurückgekehrt und Pat. geheilt entlassen. Auch das Allgemeinbefinden hatte sich wesentlich gebessert. Das Eczem der behaarten Kopfhaut wurde durch Erweichen der Borken mit Olivenöl und Abseifen mit Spirit. sapones. kal. in wenigen Wochen geheilt.

Nach Vidal (7) ist das Eczema marginatum eine parasitäre Affection, die durch dreierlei Pilze hervorgerufen werden kann: durch Trichophyton, Microsporon furf. und den von ihm als Pilz der Pityriasis marginata bezeichneten Parasiten. Derselbe besteht aus runden, zuweilen auch ein wenig ovalen, isolirten, kleine Ketten bildenden Zellen, die durch Agglomeration eine Art Nest bilden, sich aber kreisförmig anordnen.

Von der Ansicht ausgehend, dass die Ursache des bei Diabetes besonders bei Frauen vorkommenden Eczems in der Genitalgegend in dem Gehalte des Urins an Glycose und in der durch diese veranlassten Fermentation beruhe, empfiehlt de Rautere (8) ausser Waschungen nach dem Uriniren, Einreibungen mit folgender, vermöge ihres Gehaltes an Borax antifermentativ wirkenden Salbe: Axung. porc. recent., Ol. amygdal. aa 15 Grm., Boratis sodae 3 Grm., Picis liquid. 2 Grm. M. f. ungt.

Bei einem 40jährigen Manne, der schon vor 20 Jahren an einem Eczem, das sich schliesslich auf beiden Händen localisirte, gelitten hatte, trat ein Recidiv dieser Affection mit eigenthümlicher Deformation der Finger auf.

Pasquet (9) constatirte auf der Dorsalseite aller Finger beider Hände, von der Articulation der 1. mit der 2. Phalanx an, Röthung und mehr weniger dicke Schuppen- resp. Krustenbildung. An Stelle des Nagels bedeckten gelbliche Krusten das verdickte Nagelbett. Die Volarseite der Hand und der Finger zeigt ebenfalls lebhafte Röthung an einzelnen Stellen, hier und da unregelmässige Erhebungen der Epidermis durch seropurulente Flüssigkeit; ausserdem feine Schuppenbildung. Dasselbe Aussehen zeigen die Seitenflächen des Mittel-, Ring- und kleinen Fingers. Die Finger enden in eine Art Knospenansatz mit multiplen, mamelonirten, röthlichen Vorsprüngen, die aus kleinen, unregelmässigen Körnern, ähnlich einer Himbeere, bestehen. Sehr entwickelte Vegetationen finden sich am Mittel-, am Ringfinger und am Daumen, weniger am Zeige- und kleinen Finger; sie sind nässend an ihrer Oberfläche, auf der sich kleine, bei Berührung sehr schmerzhafte Krusten bilden. Die Flexion in den Phalangealgelenken ist sehr beeinträchtigt. Am Daumen findet sich an der ersten Phalanx eine Incurvation nach der dorsalen Seite. Am Mittel-, Ring- und kleinen Finger ist die erste Phalanx ein wenig über den Metacarpus flectirt, der zweite übersteigt die gewöhnliche Extension etwas. Später verschwanden die Vegetationen vollständig. Die sehr verdünnten Fingerspitzen hatten ein fast kegelförmiges Aussehen. Die letzte Phalanx des Daumens befindet sich in dauernder Flexion, die Bewegungen sind sehr beschränkt. Auch die 3. Phalanx des Zeigefingers ist flectirt. Bei den 3 übrigen Fingern zeigt sich die erste Phalanx über den Metacarpus flectirt; die zweite, über die erste extendirt, bildet einen offenen Winkel nach der Dorsalseite; die dritte Phalanx ist stark gegen die zweite flectirt. Die Bewegungen der Finger: Oeffnen und Schliessen der Hand, sind sehr erschwert, verursachen jedoch keine Schmerzen. Was die Natur dieser eigenthümlichen Affection anlangt, so glaubt P., dass es sich um ein auf arthritischer Basis beruhendes Eczem handle. Die Deformation der Finger ist nach P. auf trophische Störungen zurückzuführen, analog denen, die unter dem Einfluss von Affectionen des centralen und peripheren Nervensystems zu Stande kommen. Dafür spreche besonders das symmetrische Auftreten der Krankheit. Die Behandlung bestand in continuirlichem Gebrauch von Arsenik, unter welchem eine wesentliche Besserung eingetreten sein soll.

Unna (10) hält es für die Aufgabe der Dermatotherapie, die Technik der Medication so zu verbessern, dass alle äusseren Schädlichkeiten durch die Vollkommenheit der Mittel in ähnlicher Weise paralysirt werden, wie durch die antiseptischen Methoden die früheren Gefahren des Wundverlaufes heutzutage grösstentheils zu vermeiden sind. Absolute Ruhe der Haut, Fernhalten der Kleiderreibung, vollkommener Abschluss der äusseren Luft und ihrer secretzersetzenden Wirkung sind die hier zu erstrebenden Ziele, und sie führten Verf. dazu, entgegengesetzt den gangbaren Anschauungen, selbst bei nässenden Eczemen Occlusivverbände anzuwenden. Eine Frucht dieser Ueberlegungen ist der Salbenmullverband, über dessen Verwendung zunächst beim Eczem Verf. berichtet. Er wendet denselben bei allen Eczemen des behaarten Kopfes, der Ohren, des Gesichts und Halses, der männlichen und weiblichen Genitalien, der Unterschenkel und Hände an. Als Grundlage der Zeuge, die nach ihrer Grösse in Binden von 2, 3, 4 Ctm. Breite und 1 Mtr. Länge und ganze Stücke von 10—20 Ctm. Breite und $^1/_2$—$1^1/_2$ Mtr. Länge zerfallen, dient einfacher, ungestärkter Mull. Diese Mullstücke werden durch geschmolzene Salbenmasse gezogen, welche in ihrer Zusammensetzung die bewährtesten Salben nachahmen, welche beim Eczem in Frage kommen, nur dass die Massen sämmtlich einen weit höheren Schmelzpunkt besitzen. Dies wird dadurch erreicht, dass statt des gebräuchlichen Schweineschmalzes und Olivenöles schwer schmelzende Fette, besonders der Hammeltalg den different wirkenden Stoffen zugesetzt werden. Das Nähere über die Zubereitung s. i. Orig. Unter diesen Salbengemischen ist vertreten: die Hebra'sche Salbe, die Wilson'sche Zinkbenzoesalbe, Salben mit Theer, Perubalsam, rothem Präcipitat, graue Salbe etc. Die Vortheile dieses Verbandes bestehen, abgesehen von den oben schon erwähnten, darin, dass er leicht an allen Körpertheilen sich anlegen lässt, nur alle 24 Stunden gewechselt zu werden braucht, den Patienten nicht in der Ausübung seines Berufes hindert. Die Kosten sind geringer als die der gewöhnlichen Verbände besonders wegen des selteneren Verbandwechsels.

[Casati, L., Il petrolio nella cura dell' eczema. Il Raccogl. med. 1879. Febr. (Günstig unter Petroleumbehandlung verlaufenes Gesichts- und Ohrenecsem eines 1½jähr. Kindes.) Wernich (Berlin).

Engdahl, E., Till behandlingen af eksem. Eira. 1879. No. 13. (Gegen vesiculär-pustulöses Eczem empfiehlt Verf. ein Pflaster von gleichen Theilen Harz, Wachs und Fett.) C. C. Bags (Kopenhagen).]

Herpes.

Camus, F. A., Contribution à l'étude du Zona de la face. Thèse. Paris.

Camus beobachtete einen Fall von Herpes zoster faciei bei einem 28jährigen Manne, der schon vor 4 Jahren an doppelseitiger Zona ophthalmica gelitten hatte.

Diesmal trat die Affection unter fieberhaften Erscheinungen nur auf der linken Seite des Gesichtes auf, blieb aber nicht auf die Gegend des Auges beschränkt, sondern erstreckte sich auch auf die linke Seite der Nase und der Unterlippe. Die Localisation an der zuletzt genannten Stelle ist nach C. eine für Herp. zost. facial. bisher nur selten beobachtete. Die Affection war nach 11 Tagen geheilt. C. knüpft an seine Beobachtung eine ausführliche Besprechung der Pathologie des Herpes zost. facial., die nichts Neues bietet.

Pemphigus.

1) Palmer, Pemphigus. Württemb. med. Corresp.-Bl. No. 40. — 2) Brückner, Ein Fall von acutem Pemphigus. Memorab. No. 5. S. 206. — 3) Senftleben, Ein Fall von Pemphigus acutus. Berliner clin. Wochenschr. No. 32, 33. — 4) Jarisch, Chemische Studien über Pemphigus. Wiener Sitzungsber. 1879. Abth. III. S. 139. — 5) Guibout, Herpéride maligne exfoliatrice. L'union méd. No. 28.

Palmer (1) beobachtete eine kleine Epidemie von Pemphigus (5 Fälle) bei Neugeborenen, in welcher das Contagium höchst wahrscheinlich durch die Hebeamme verbreitet worden war. Auf Grund seiner Beobachtungen kommt er zu folgendem Resumé: Pemphigus tritt zu Zeiten epidemisch auf; durch richtiges prophylactisches Eingreifen kann die Epidemie im Keime erstickt werden. In ein und derselben Epidemie kommen die verschiedenen Unterarten des Pemphigus vor. Die Verbreitung geschieht entschieden durch Contagium, das entweder von Person zu Person ansteckt oder aber von einer dritten Person, die gesund ist und es auch bleibt, zu anderen verschleppt wird und diese krank macht. Das Contagium ist unabhängig von jeder anderweitigen epidemischen Krankheitsform. Es hat besondere Vorliebe für die jüngsten Säuglinge. Aeltere Kinder und Erwachsene widerstehen dem Gifte in hohem Grade und nur die tägliche innige Berührung mit dem Gifte scheint die Disponirten zu inficiren. Steht das Kind, vom Tage der Geburt an gerechnet, unter der Einwirkung des Giftes, so tritt der Ausschlag zwischen dem dritten und vierten Tage am häufigsten auf. Entgegen dem syphilitischen Ausschlag beginnen die Blasen fast durchweg am Rumpf und ziehen erst im Verlauf nach den Extremitäten. Zu der Pemphigus-Erkrankung der Neugeborenen gesellt sich meist noch ein cachectischer Zustand, hervorgerufen durch Störungen in der Assimilation der Nahrungsstoffe. Dies führt in den meisten Fällen den Tod herbei.

Bei einem 57 Jahre alten Potator, der schon mehrere Wochen an Beklemmungen, Appetitlosigkeit, Unruhe, Schlaflosigkeit gelitten und abgemagert war, fand Brückner (2) mehrere Tage nach Application des Empl. oxycroc. und Einreibungen mit Franzbranntwein und Salz folgendes Exanthem:

An der Innenseite beider Arme haselnussgrosse, hohe Blasen in grosser Zahl, auf rothen Flecken stehend, deren sich noch auf Rücken, Bauch und Oberschenkel fanden. Mit dem Ausbruch des Exanthems wurde das Allgemeinbefinden besser. Temp. 37,8. Die runden, bräunlichen Flecken, etwas erhaben, waren von der Grösse einer Mark, flossen vielfach ineinander und bedeckten Unterleib und Rücken fast vollständig, weniger zahlreich waren sie an Oberarmen und Oberschenkeln, noch weniger an Vorderarmen und Unterschenkeln und fehlen an Hand- und Fussgelenken abwärts ganz. Genitalien frei. Später wurden auch Nacken, Augenlider, Wangen und Nase befallen. Die Blasen folgten den Flecken in etwa 24 Stunden. Gleich nach den Oberarmen wurden die Oberschenkel, dann die Vorderarme und Unterschenkel befallen, dann die Hände, Fussgelenke und Füsse. Brust und Unterleib blieben von Blasen frei, ebenso der Rücken. Im Gesicht zeigten sich nur 2 kleine Bläschen an Stirn und Wangen. Alle dicht behaarten Körpertheile blieben frei von Blasen, ebenso die über Knochen stärker gespannten Hautstellen und die einem gleichmässigen Druck ausgesetzten (Rücken, Steiss), endlich die mit harter, dicker Oberhaut bedeckten (Planta ped., Palma manus). Die Grösse der Blasen war sehr verschieden, von Linsen- bis Wallnussgrösse. Der Inhalt derselben hellgelb klar, reagirte bei frischen Blasen deutlich, bei älteren schwach alkalisch. In einigen Blasen fand sich Eiter, an Vorderarmen und Unterschenkeln war dem Inhalte Blut beigemischt. Besonders bemerkenswerth war das Aufschiessen von bohnengrossen Blasen innerhalb wallnussgrosser Blasen auf derselben Grundfläche, was mehrmals beobachtet wurde. Nach einigen Tagen wurden die Blasen flacher und welker und vertrockneten dann bald, und die Reihenfolge der Abtrocknung war dieselbe wie beim Auftauchen. Röthliche glatte Flecken mit dünner Haut bezeichneten sodann den früheren Standpunkt der Blasen. Das Allgemeinbefinden blieb während des Bestehens des Exanthems sehr gut, die Temperatur stieg nur einmal auf 38,5° C.

Senftleben (3) veröffentlicht einen Krankheitsfall, der seiner Ansicht nach durchaus dazu geeignet ist, die Controverse, ob es überhaupt einen Pemphigus acutus als eine wohl characterisirte Krankheit sui generis giebt, in bejahendem Sinne zu entscheiden.

Der Fall betrifft einen vorher kräftigen und gesunden Mann von 23 Jahren, der ohne nachweisbare Ursache plötzlich mit Frost und Hitze erkrankt. Während eines 4tägigen, von Fiebererscheinungen und erheblicher Beeinträchtigung des Allgemeinbefindens begleiteten Prodromalstadiums kommt es zur Entwickelung eines überaus intensiven Conjunctival- und Bronchialcatarrhs. Am fünften Krankheitstage zeigen sich unter hohen Fiebererscheinungen die ersten Spuren eines Exanthems auf der Schleimhaut der Mund-, Rachen- und Nasenhöhle in Form von hanfkorn- bis erbsengrossen, mit klarem Serum gefüllten Bläschen, sowie auf der Haut des Gesichts und des Halses in Form von hirsekorn- bis hanfkorngrossen, nirgends in Gruppen bei einander stehenden, rothen Knötchen, von denen einzelne der grösseren in ihrem Centrum die beginnende Abhebung der Epidermis zu einem Bläschen ahnen erkennen lassen. Von Gesicht und Hals aus verbreitet sich das Exanthem während der beiden nächstfolgenden Tage unter continuirlichem Fieber (Temp. bis zu 40,5° C.) über den Rumpf und die ganzen Extremitäten. Am achten Krankheitstage tritt nach reichlicher Transpiration eine allmälige Abnahme der allgemeinen Krankheitserscheinungen und des Fiebers ein, während das Exanthem, ohne dass sich Nachschübe zeigen, in den darauf folgenden 2 Tagen sich zur höchsten Blüthe entwickelt: es finden sich überall am Rumpf, Extremitäten erbsen- bis haselnussgrosse, an einzelnen Stellen sogar bis wallnussgrosse, mit klarem Serum gefüllte, ganz isolirt stehende, nicht confluirende Blasen, die ihrer Grösse entsprechend von einem mehr oder weniger breiten entzündlichen Hof umgeben sind. Während das Exanthem der äusseren Haut den Pat. weder durch Jucken noch durch Schmerzen incommodirt, leidet er sehr durch die überaus reichliche Eruption desselben auf der Schleimhaut der Mund- und Rachenhöhle. Vom 10. Tage an tritt Rückbildung des Exanthems ein und vom 14. Tage an ist Pat. fieberfrei. Nach 4wöchentlicher Krankheitsdauer sind alle Krankheitssymptome beseitigt, wiewohl es während des Stad. eruptionis zur Entwickelung einer Nephritis und am 10. Krankheitstage zur Bildung eines nicht unbeträchtlichen pneumonischen Infiltrates gekommen war. Das vom Verf. geschilderte Krankheitsbild lässt, seiner Meinung nach, keinen Zweifel darüber, dass es sich um eine schwere, durchaus acute Infectionskrankheit nach Art der acuten Exantheme gehandelt habe. Zur Vermeidung irrthümlicher Vorstellungen schlägt Verf. vor, den Namen „Pemphigus acutus" für die in Rede stehende Krankheit fallen zu lassen und dafür den schon von früheren Autoren gewählten Krankheitsnamen „Blasenfieber, Febris bullosa" wieder aufzunehmen.

Jarisch's (4) Untersuchungen erstrecken sich auf den Harn- und den Blaseninhalt von zwei Kranken. Der untersuchte Blaseninhalt war stets frischen, über Nacht entstandenen Blasen entnommen, und sofort der Analyse unterzogen. Der Harn wurde, wenigstens in dem einen Falle, unter genauer Beaufsichtigung des Patienten gesammelt und die je 24 stündige Menge desselben gelangte während einer längeren Zeit zur chemischen Untersuchung. Diese hat nun keine so auffälligen Abweichungen von der Norm ergeben, dass daraus ein Schluss auf wesentlich veränderte chemische Vorgänge im Organismus gezogen werden könnte; die Menge des Ammoniaks war nicht grösser als im normalen Harn.

Der Inhalt der Pemphigusblasen unterschied sich qualitativ nicht vom Blutserum und den häufig vorkommenden Transsudaten. In quantitativer Hinsicht wurde nur ein Unterschied im Eiweissgehalte beobachtet; der Gehalt an Salzen (Aschenbestandtheilen) ist in beiden Fällen gleich. Die Untersuchung der Flüssigkeit aus Brandblasen ergab, dass dieselbe mit dem Inhalte der Pemphigusblasen grosse Aehnlichkeit hat und ein erheblicher Unterschied nur im Eiweissgehalt besteht. Das Nähere s. i. Original. Das Vorkommen des Harnstoffs in der Pemphigusblasenflüssigkeit ist in den zwei von J. beobachteten Fällen nachgewiesen, während Ammoniak nicht gefunden wurde. Das Vorhandensein von Harnstoff in der Pemphigusblasenflüssigkeit erklärt sich nach J. einfach daraus, dass dieselbe die Natur der Transsudate besitzt, in denen, wie im Blutplasma, der Harnstoff als ein normaler Bestandtheil nachgewiesen ist.

Als „Herpet. maligne exfoliatrice" bezeichnet Guibout (5) nach dem Vorgange von Bazin die von Hardy, Cazenave u. A., Pemphigus foliaceus genannte Affection. Er berichtet über 2 Fälle, von denen der eine gutartig verlief und fast geheilt ist, während der Andere den dieser Affection gewöhnlichen Verlauf nimmt und voraussichtlich zum Tode führen wird. Die Affection breitet sich über den ganzen Körper aus. Die Epidermis stösst sich in ihrer ganzen Dicke in grossen Fetzen ab und zwar in ganz ausserordentlicher Masse, so dass oft das Bett davon erfüllt ist. An den Stellen, wo die Epidermis sich erst von der Cutis abgehoben hat, findet sich unter ihr oft eine muco-purulentes Secret, das bei der Entleerung einen intensiv üblen Geruch verbreitet. In den meisten Fällen jedoch ist unter den Epidermisfetzen die Cutis trocken, dunkelroth; die betreffenden Stellen sind sehr empfindlich und Decubitus tritt sehr leicht ein. Die Hautsecretion wird in den meisten Fällen bald unterdrückt und es kommt infolge dessen auch zu Störungen in den inneren Organen: Digestionsstörungen, colliquativen Diarrhoen, Oedemen, Albuminurie. Was die Aetiologie dieser Krankheit anlangt, so beobachtet man nur in seltenen Fällen ein idiopathisches Auftreten, während sie meist sich an vorausgegangene andere Hautaffectionen und zwar gewöhnlich Pemphigus und Psoriasis anschliesst. Der Ausgang in Heilung ist seltener, meist erfolgt unter den oben angegebenen Erscheinungen, Diarrhoen, Oedemen etc. der Tod. Die Behandlung muss in Schutz der Haut durch ausgedehnte Salbeneinreibungen oder Einpuderungen bestehen, wobei durch Tonica etc. der Kräftezustand zu heben ist. Ausserdem empfiehlt G. den Gebrauch von Arsenik.

[Tortora, Ign., Storia clinica di un caso di pemfigo acuto. Il Morgagni 1879. Giugno.

Unter fieberhaften Erscheinungen war der Kranke Tortora's, ein 15j. Junge, ohne nachweisbare Ursache erkrankt und bemerkte bald darauf eine unter erheblichen Schmerzen sich ausbreitende Schwellung der Hohlhände und Fusssohlen. Als dieselbe auch die Unterarme und Beine betheiligte, fanden sich hier bald grosse, mit rothem Hof umgebene Blasen ein, während sich die Epidermis der Planta manus et pedis beidermitte wie eine grosse Blase abhob. Am Munde, am Gaumen, im Pharynx fanden sich bald darauf zahlreiche kleine Bläschen; dann verbreitete sich ein allgemeiner Pemphigusausschlag über Brust, Bauch, Oberarme und Schenkel. Die Behandlung bestand in Chinin, kalten Bädern und Schlucken von Eispillen. Am 7. Tage der Behandlung erst liess das Fieber nach, am 13. begann die Epidermis der inzwischen zusammengetrockneten Blasen sich zu regeneriren, am 22. waren nur noch die Spuren in Form rother Flecke sichtbar. Wersich (Berlin).]

Furunkel.

Trastour, Sur la contagion du furoncle. Compt. rend. Tom. 91. No. 20.

Trastour berichtet über eine Beobachtung, die geeignet sein dürfte, die Contagiosität des Furunkels zu beweisen. Von 5 barmherzigen Schwestern, welche eine an Anthrax leidende Schwester pflegten, besonders sich in der Application der Cataplasmen abwechselten, bekamen 4 einen oder mehrere Furunkel, zumeist an den Händen. Die 5. will während des Krieges bei der Pflege eines an Anthrax erkrankten Soldaten ebenfalls Furunkel an allen Fingern acquirirt haben. Sie hat deshalb bei der Pflege der Schwester besondere Vorsicht bei Application der Cataplasmen gebraucht und blieb von Furunkeln verschont.

Ecthyma.

1) Leloir, Altérations des nerfs cutanés dans l'ecthyma. Gaz. méd. de Paris. No. 12. — 2) Jarry, De l'ecthyma et en particulier de l'ecthyma ulcereux du nouveau-né. Thèse. Paris.

Nach Jarry (2) ist Ecthyma eine Hautkrankheit sui generis, characterisirt durch grosse, runde Pusteln mit entzündlicher Basis, aus denen sich bräunliche Krusten entwickeln, nach deren Abfall eine mehr oder weniger deutliche Narbe zurückbleibt. Als besonders wichtige Eigenschaft des Ecthyma hebt J. hervor, dass dasselbe inoculabel und auto-inoculabel ist und er berichtet über 3 Fälle, bei denen ihm selbst die Ueberimpfung der Ecthymapusteln gelang. Die Ursachen dieser Affection sind besonders allgemeine Schwächezustände: schlechte Ernährung, ungünstige hygienische Verhältnisse. Auch in der Reconvalescenz nach schweren Krankheiten: Variola, Typhus kann sie auftreten. Gelegenheitsursachen sind Unreinlichkeit, schon bestehende parasitäre Hautaffectionen. Eine Varietät dieser Krankheit ist das Ecthyma ulcerosum der Neugeborenen, das nicht zu verwechseln ist mit den durch Syphilis hereditaria bedingten Hautaffectionen. Bezüglich der Aetiologie hebt J. auch hier allgemeine Schwächezustände etc. hervor. Die Localisation der Ecthymapusteln bei Kindern ist nach J. characteristisch gegenüber den syphilitischen Affectionen: Erstere treten besonders an den durch den Urin und die Dejectionen verunreinigten Stellen; hintere und innere Theile der Oberschenkel, Anus, ferner auch in der Kreuzbeingegend, am Abdomen und Rücken auf, während die syphilitischen Ulcerationen besonders das Gesicht und die Extremitäten, namentlich Vola manus und Planta pedis occupiren. Die Prognose ist stets sehr ernst infolge der bestehenden Schwäche und der nicht seltenen Complicationen mit Krankheiten innerer Organe; doch sah Verf. auch sehr schwere Fälle heilen. Haupterfordernisse der Behandlung sind Reinlichkeit und gute Ernährung. Application von Jodoform in Pulver auf die ulcerirten Stellen erwies sich in einigen Fällen von Nutzen.

Leloir (1) untersuchte bei einem an allgemeiner Paralyse Gestorbenen, bei dem 8 Tage vor dem Tode Ecthyma aufgetreten war, die Hautnerven im Bereiche dieser Affection.

Dieselbe zeigten eine auffallende Alteration insofern, als das Myelin sich in Form von runden Haufen und kleinen Tropfen präsentirte. Der Achsencylinder ist ganz verschwunden. An einzelnen Stellen auffallende Vermehrung der Kerne. Diese atrophischen Veränderungen der Nerven sind analog denen von Déjérine in einem Falle von Pemphigus beschriebenen.

Ulcus rodens.

Fairfax, Irwin, Case of rodent ulcer. Ligature of carotid artery. Recovery. Boston medic. and surg. Journ. No. 28.

Fairfax berichtet über einen Fall von Ulcus rodens von sehr grosser Ausdehnung bei einem 43-jährigen Seemanne.

Das Ulcus reichte vom oberen Rande des Schläfenbeines herab bis zum Kinn und dem oberen Theil des Halses; rückwärts bis zum Rande des M. trapez. und nach vorn bis zum äusseren Winkel der Augenlider. Die Ohrmuschel war vollständig zerstört. Necrotische Knochenstücke wurden mit dem Proc. mast. und dem Ramus sup. des Unterkiefers entfernt. Wegen Blutung aus dem Ulcus wurde die Carot. ext. dicht oberhalb der Bifurcation unterbunden. Die Heilung erfolgte unter dem Gebrauch grosser Dosen von Jodkalium.

Prurigo.

Babinsky, Observation d'un cas de prurigo guéri par l'emploi des douches froides. L'Union médic. No. 167.

B. berichtet über einen Fall von Prurigo bei einem 19jähr. jungen Manne, der seit seinem 5. Lebensjahre mit dieser Affection behaftet war, in welchem nach 4wöchentlichem Gebrauche von kalten Douchen das Jucken vollständig beseitigt und die Haut vollkommen glatt geworden war. Innerlich wurde Arsenik gebraucht.

Lichen.

Hégny, Etude sur le lichen planus. Thèse. Paris.

Hégny fasst das Resultat seiner Studien über Lichen planus in folgenden Sätzen zusammen: 1) Hebra hat diese Affection zuerst unter dem Namen „Lichen ruber" beschrieben (1860), und Wilson (1873) setzte dafür die Bezeichnung „Lichen planus". 2) Die elementare Läsion ist eine durch ihre Form, ihre Farbe etc. characteristische Papel; sie wächst an ihrer Peripherie und Plaques bilden sich nur durch eine Vereinigung mehr oder weniger zahlreicher Papeln. 3) Es giebt Affectionen, die mit Lichen planus verwechselt werden können, besonders das papulöse Syphilid. (Von letzterem unterscheiden sich die Papeln des L. pl. durch ihren wachsartigen Glanz, die Pigmentation der Plaques, die abgeplattete Form der Papeln mit den kleinen Grübchen im Centrum gegenüber der gelblichen, kupferartigen Färbung der syphilitischen Papel, die vollkommen abgerundet erscheint, sich bald mit wenig adhärenten Schuppen bedeckt.) 4) Da bestimmte Zeichen, welche auf eine Diathese hinweisen, in den meisten Fällen nicht vorhanden sind, so muss man eine besondere Disposition einzelner Individuen für diese Krankheit annehmen; Kratzen mit den Nägeln kann neue Nachschübe veranlassen. 5) Die Läsionen des Haarfollikels und des perifolliculären Gewebes, obgleich constant nachweisbar, sind nicht die für die Affection wichtigsten anatomischen Veränderungen, da man sie auch bei anderen Hautaffectionen findet (Kaposi); ein grösseres Gewicht muss man auf die Veränderungen legen, welche sich an anderen Stellen der Haut, besonders an den Schweissdrüsen entwickeln. 6) Die Behandlung erfordert stets den innerlichen Gebrauch des Arseniks, wenn auch in einzelnen Fällen die Eruption bei nur äusserlicher Behandlung schwindet.

Psoriasis.

1) Vidal, Diagnostic différential du psoriasis. Gaz. des hôp. No. 116. (Clin. Vorlesung.) — 2) Cottle, Wyndham, Chrysophanic acid. St. George's Hosp. Rep. IX. p. 745. (Verf. rühmt die günstigen Erfolge, die er durch den Gebrauch der Chrysophansäure bei Psoriasis erzielt hat.) — 3) Guiboul, Traitement du psoriasis. Gaz. des hôp. No. 98. (G.'s Behandlungsmethode der Psoriasis besteht in Einreibung von Ol. cadin., dem er vor der Pyrogallussäure den Vorzug giebt. Innerlich Arsenik.) — 4) Charasse, Traitement topique du psoriasis par l'acide pyrogallique. Montpellier médical. Mai. p. 416. (Ch. giebt der Pyrogallussäure in Salbenform vor allen anderen localen Mitteln gegen Psoriasis den Vorzug. Vor Recidiven schützt auch sie nicht.) — 5) Lang, E., Ueber Behandlung der Psoriasis. Vierteljahrsschr. für Dermat. u. Syph. S. 473.

Auf Grund seiner Anschauung über Psoriasis hat Lang (5) bei dieser Krankheit seit Jahren eine antiparasitäre Behandlung Platz greifen lassen. Dieselbe wird vom Verf. in folgender Weise angewandt: „Bei ausgebreiteten Krankheitsformen werden die aufgelagerten Schuppenmassen durch längeres Verweilen in einfachen oder mit Schwefelleber versetzten Bädern und durch Abreiben mit Schmierseife entfernt; nachträgliche Einsalbung der Haut mit 2procentigem Carbolöl und Einhüllung des Kranken in Kotzen (oder Bekleidung mit Flanellhanbe und Flanellkleidern) sollen in den meisten Fällen schon nach einigen Tagen zu einer bedeutenden Rückbildung sämmtlicher Excrescenzen führen. ‚Ist Schuppenauflagerung nicht mehr vorhanden oder in bedeutender Abnahme begriffen, so wird der weitere Process durch Einpinselungen einer Chrysophansäure haltigen Salbe (1 : 10—15) bedeutend abgekürzt; während des Gebrauchs der Chrysophansäure werden Bäder seltener genommen." Im Gesicht kommt statt der Chrysophan- eine Pyrogallussäure-Salbe zur Anwendung. Diese Behandlung muss wochenlang fortgesetzt werden, bis keine Spur einer Psoriasis-Erkrankung mehr wahrzunehmen ist. Bei neu auftretenden Efflorescenzen muss sofort mit der Behandlung wieder begonnen werden. Verf. erwähnt noch, dass er statt der Chrysophansäure die Rufigallussäure in Salbenform (1 : 10) angewandt und in ihr ein sehr wirksames Mittel gegen Psoriasis gefunden, das überdies im Gesicht und am Kopf applicirt, die Conjunctiva in gar keine Mitleidenschaft zieht. Die Resultate, die L. mit seiner Behandlungsmethode erzielt hat, stellen sich folgendermassen dar: Von im Ganzen 9 behandelten Fällen war bisher nur in zweien ein Erfolg nicht zu verzeichnen. Einmal dürfte die Heilung drittehalb Jahre gedauert haben, die Psoriasis erst nach dieser Zeit aufgetreten sein, doch ist es möglich, dass die Wiederkehr der Psoriasis, bei mangelnder genauer Untersuchung, schon auf ein früheres Datum zu setzen ist. In einem Falle ist die Schuppenflechte erst nach einem Jahre und einmal erst nach mehr als drei Jahren wiedergekehrt. Noch nicht recidivirt zeigte sich die Psoriasis in 4 Fällen und zwar wurde die Haut noch frei von Psoriasis angetroffen: einmal nach $1^1/_2$, einmal nach $2^1/_2$, einmal nach $2^3/_4$ und einmal nach 5 Jahren.

[Anders, T., Ueber die Wirkung der Chrysophansäure bei Schuppenflechte (Psoriasis vulgaris). Pamietnik towarzystwa lekarskiego. Warsz. Heft I.

In 7 beobachteten Fällen folgte nach Anwendung dieses Mittels in Salbenform (25 pCt. mit Ung. cereum) vollständige Heilung. Die Application erfolgte 2 mal täglich stellenweise nach Entfernung der Schuppen mittelst harter Pinsel, wobei gesunde Hautpartien wo möglich geschont wurden. Nach jeder Einreibung bedeckte man die eingeriebenen Stellen mit Leinwand oder Flanell. In manchen Fällen beobachtete man nach Gebrauch des Mittels das Auftreten einer erythematösen Hautentzündung. Wenn die ganze erkrankte Haut eingerieben wurde, so badete man nach einigen Tagen die Kranken. Hie und da reichte man nebenbei innerlich Arsenpräparate. Nach Heilung der psoriatischen Efflorescenzen blieb gewöhnlich an den entsprechenden Stellen ein weisser Fleck zurück. Ueber die physiologische Wirkung des Mittels weiss auch Verf. nichts zu sagen. Oettinger (Krakau).]

Pityriasis.

1) Duhring, Louis A., On Pityriasis rubra. Philad. med. Times. January 17. (Clinische Vorlesung.) — 2) Derselbe, Pityriasis maculata et circinata. Americ. Journ. of med. sc. Octbr. p. 359. — 3) Nicolas, Du pityriasis rosé ou de la roséole squameuse. Thèse. Paris.

Duhring (2) berichtet über 6 Fälle einer bisher noch wenig beobachteten Hautaffection, welche er nach dem Vorgange von Bazin als Pityriasis maculata resp. circinata bezeichnet. Die Eruption zeigt sich in Form von kleinen rothen, disseminirten, mehr oder weniger runden, nicht erhabenen Flecken, welche in einzelnen Fällen confluiren und mehr oder weniger vollständige Kreisfiguren (P. circinata) bilden. Anfangs findet sich auf den Flecken leicht lamelläre Exfoliation, die später kleienartig wird. Pilzbildungen liessen sich niemals nachweisen. Die anfangs vorhandenen allgemeinen Erscheinungen: Anorexie, Fieber verschwinden mit dem Auftreten der Eruption, während ein mehr oder weniger heftiges Jucken persistirt. Die Affection tritt meist im Gesicht, am Kopf und am Stamme auf; zuweilen werden auch die Extremitäten, besonders die Unterarme befallen. Die Dauer der Krankheit ist verschieden: zuweilen verläuft sie innerhalb 10—15 Tagen, in anderen Fällen zieht sie sich infolge wiederholter Nachschübe auf 4—5 Wochen hin. Sie endet stets in Genesung, ohne in ein chronisches Stadium überzugehen; sie kommt meist im jugendlichen Alter vor. Gelegenheitsursachen sind: Kälte, Diätfehler, Unterdrückung der Perspiration.

Nicolas (3) beschreibt unter Mittheilung einschlägiger Fälle eigener und fremder Beobachtung die zuerst von Gibert als „Pityriasis rosea" bezeichneten Haut-Affectionen. Eine mit den Beobachtungen N.'s ziemlich übereinstimmende Schilderung der in Rede stehenden Krankheit hat Melton in seiner Dissertation (Paris 1877) gegeben und haben wir in dem Bericht über das Jahr 1878. S. 508 darüber referirt. Die durchaus gutartige Affection documentirt sich durch das Auftreten kleiner rother Flecke, die anfangs die Regio sternalis einnehmen, sich von hier aus seitwärts auf die Brust, ferner auf Rücken und obere Extremitäten verbreiten. Die Flecke sind von einem rothen Hof umgeben, der sich allmälig vergrössert, unter dem Fingerdrucke verschwindet. Die Flecke erreichen durchschnittlich eine Grösse von 2 Ctm. Die Form ist unregelmässig, die Kreisform vorherrschend. Die Flecke bedecken sich bald mit sehr feinen weissen Schüppchen, die sich leicht abstossen. Die Desquamation nimmt bald wieder ab und unter zunehmender Erblassung der Haut nimmt dieselbe im Verlaufe von fast 14 Tagen ihr normales Aussehen an. Ueber die Ursachen dieser Hautaffection kann N. nichts bestimmtes angeben; Pilzbildungen finden sich nicht. Frauen werden häufiger befallen als Männer und Personen im mittleren Lebensjahre häufiger als Kinder und Greise. Die Prognose ist durchaus günstig; die Affection schwindet, auch ohne jede Behandlung, in der oben angegebenen Zeit von selbst.

Dermatitis exfoliativa.

Jamieson, W. Allan, General exfoliative Dermatitis. Edinb. med. Journ. April. p. 879.

Jamieson's Beobachtungen über die bereits von Hutchinson (s. d. Bericht vom Jahre 1879) und Baxter genauer beschriebene, als Dermatitis exfoliativa bezeichnete Krankheitsform führen ihn zu folgenden Schlüssen: 1) Es giebt eine besondere Form superficieller Entzündung der Haut, als deren Hauptmerkmal persistente Hyperämie und cuticulare Exfoliation anzusehen ist; trotz langer Dauer stört sie das Allgemeinbefinden wenig; sie ist verschieden vom Eczem und hat mehr Aehnlichkeit mit Erysipelas migrans besonders in Rücksicht auf die Ausbreitung vom Rande her; sie leistet den verschiedensten Mitteln hartnäckigen Widerstand, neigt sehr zu Recidiven und führt in einzelnen Fällen zu letalem Ausgang; 2) eine ähnliche, wenn nicht identische Affection kommt in acuter Form vor und kann mit Pemphigus foliaceus in Beziehung gebracht werden; 3) die Exfoliation beruht auf einer Exsudation in den oberen Schichten der Cutis; 4) ätiologisch ist die Affection in Zusammenhang zu bringen mit Störungen des spinalen und sympathischen Nervensystems; 5) Arsenik ist ohne Einwirkung auf diese Krankheit; 6) die beste Behandlungsweise ist, die Haut durch Einölung besonders mit den Petroleumderivaten zu schützen, durch Diuretica, besonders Digitalis, ableitend zu wirken und endlich durch Tinct. ferr. sesquichl. oder kleine Dosen Carbolsäure die Hyperämie der Cutis zu vermindern.

Ichthyosis. Keratosis.

1) Guibout, De l'ichthyose. Leçon recueill. par Gaillard. Gaz. des hôpit. No. 38. — 2) Lewin. Berlin. clin. Wochenschr. S. 350. — 3) Beegehold, Ein Fall von Ichthyosis cornea. Virch. Arch. Bd. 79. S. 545. — 4) Fourga, Contribution à l'étude de l'ichthyose. Thèse. Paris. — 5) Gaskoin, George, An Epitome of fifty cases of Ichthyosis. St. Georg's Hosp. rep. X. p. 689. — 6) Kyber, Eine Untersuchung über das universelle diffuse congenitale Keratom der menschlichen Haut. Oestr. med. Jahrb. Heft 4. S. 397.

Die Resultate von Fourga' (4) Studien über Ichthyosis sind folgende: 1) Die verschiedenen Formen der Ichthyosis von der einfachen Xerodermie bis zur Ichthyosis cornea sind nur Varietäten derselben Affection, die zahlreiche gemeinsame Eigenschaften besitzen und nur dem Grade nach differiren. 2) Die Behandlung dieser Affection nach Lailler: Einreibungen mit Unguent. glycerini (Ph. gall. Glycérolé d'amidon) und Seifenbäder ist bei grosser Leichtigkeit der Ausführung von unleugbarem Vortheil.

Lewin (2) stellt 2 Kranke vor. Der erste von ihnen leidet an einem Epithelialkrebs der Unterlippe, dessen Entstehung aus Epithelialverdickungen, der sog. Psoriasis s. Ichthyosis membranae mucosae (Leucoplakia, Schwimmer) man in selten klarer und sicherer Weise verfolgen kann. Der Kranke zeigt nämlich an verschiedenen Stellen der Schleimhaut der Mundhöhle diese sogenannten idiopathischen Plaques in verschiedener sich steigernder Entwickelung, von leichter weisser Trübung an der Wangenschleimhaut bis zu hornartigen Verdickungen an der Zunge und an der Oberlippe. — Das Cancroid ist oberflächlich ulcerirt und mit einer eitrigen, fetten braunrothen Kruste bedeckt. Für den krebsigen Character spricht, abgesehen von der Härte des Tumors und anderen Criterien, die sehr harte Anschwellung namentlich der Submaxillardrüsen. — Der Kranke war ausserdem vor 4 Jahren inficirt und hat eine Schmierkur in der Privatpraxis durchgemacht. Dennoch ist es höchst unwahrscheinlich, dass ein inficirender Schanker dagewesen ist. Ein Exanthem oder ein anderes die Syphilis bestätigendes Symptom war nicht vorhanden gewesen. Wegen dieser vorangegangenen Schmierkur war die Schleimhautaffection von mehreren Aerzten irrthümlich als syphilitisch angesehen und demgemäss auch mit verschiedenen Quecksilberpräparaten, natürlich ohne Erfolg behandelt worden. Der Vortragende geht näher auf die Natur der Krankheit, namentlich auf ihre Aetiologie, ihre vermeintliche Relation zum Tabaksrauchen etc. ein. Er verweist auf eine Statistik von 40 Fällen von Ichthyosis, bei denen 2mal Krebs sich entwickelt hatte. — Zur Constatirung der differentiellen Diagnose stellte er den zweiten Kranken vor, welcher an einer syphilitischen, der idiopathischen Ichthyosis der Schleimhaut ähnlichen Affection leidet.

Herr v. Langenbeck bestätigt die Diagnose des Lippenkrebses des ersten Kranken und hält eine Operation noch für indicirt.

Bögehold's (3) Fall von Ichthyosis cornea betrifft einen $9^3/_4$ Jahre alten kräftigen Knaben, dessen Allgemeinbefinden durchaus gut ist.

Die Handflächen und Fusssohlen sind mit stachelförmigen Hervorragungen, die sich 1—1½ Ctm. hoch über das Hautniveau erheben, besetzt. Die Vegetationen erstrecken sich auch auf die Volarseite der Finger und die Plantarseite der Zehen, doch sind sie hier niedriger. Die Wucherung ist bis ins Nagelbett gedrungen; die meisten Nägel sind an demselben abgehoben, verkümmert und rissig. Die Haut des übrigen Körpers ist gesund, nur auf der Haut beider Kniegelenke findet sich je eine etwa 1½ Ctm. lange und 1 Ctm. breite Partie, die Stacheln von etwa ½ Ctm. Länge trägt. Die Stacheln, an den Handflächen und Fusssohlen durch Pilzbildung grün gefärbt, bestehen durchweg aus Epidermis. Die microscopische Untersuchung von abgeschabten Massen und ausgeschnittenen Hautstückchen ergab: Papillen stark hypertrophisch, die Schichtung der Oberhaut im Rete Malp. und Epiderm. fast vollständig verschwunden. Fast die ganze Oberhaut besteht aus abgeplatteten, polygonalen, kernlosen Zellen. Nur eine einzige Schicht von Rundzellen mit Kernen, aus zwei übereinander liegenden Reihen von Zellen bestehend, war zu constatiren, nämlich die, welche den Papillen unmittelbar anliegt. Bei Zusatz von Kalilauge war auch leicht zu erkennen, dass die Zapfen bis in ihre Spitze hinauf aus polygonalen, kernlosen Zellen bestanden. Das Wesen der Ichthyosis besteht nach B. wahrscheinlich darin, dass die neugebildeten Epidermiszellen abnorm schnell dem Process der Verhornung anheimfallen, die verhornte Zelle verliert die Elasticität und plattet sich ab durch gegenseitigen Druck. Die excessive Wucherung der Epidermiszellen erklärt sich B. aus der Fähigkeit der zweireihigen Schicht von Rundzellen, die als alleinige Matrix aller neugebildeten Zellen anzusehen ist, die grossen Massen neuer Zellen hervorzubringen.

Den bereits früher (s. d. Bericht vom Jahre 1878) mitgetheilten 50 Fällen fügt Gaskoin (5) eine gleiche Anzahl hinzu und schliesst seinen Bericht mit einigen Bemerkungen über die Aetiologie und Therapie dieser Krankheit. Dass dieselbe beim männlichen Geschlecht häufiger vorkomme, als beim weiblichen, wie Biett und Rayer dies behaupten, konnte G. nicht bestätigen. In der Hälfte aller Fälle war Heredität nachweisbar. Nicht selten kamen Fälle von Ichthyosis in Familien vor, in denen Eczeme, ferner in solchen, in denen Asthma, Phthisis, Gicht heimisch waren, und Verf. glaubt, dass ein gewisser ätiologischer Zusammenhang hier nicht unmöglich wäre. Dass in den meisten Fällen die Ichthyosis als congenitale Krankheit auftritt, bestätigt G. zwar, doch führt er Beispiele an, in denen die Affection erst im 3., 4., selbst im 10. Lebensjahre zum Vorschein kam. Bezüglich der Behandlung empfiehlt G. am meisten Application von Carbol-Glycerin. Waschungen und Bäder hält er nicht für nützlich.

Kyber (6) hatte Gelegenheit, einen frischen Fall jener seltenen angeborenen Veränderungen der menschlichen Haut zu untersuchen, welche am meisten als „Ichthyosis" bekannt sein dürfte, jedoch nach Verf. richtiger universelles diffuses Keratom genannt werden kann, da es sich um eine enorme Neubildung von Hornhaut handelt.

In K.'s Fall handelte es sich um ein ca. 6 Wochen vor der normalen Zeit geborenes Kind, welches statt der normalen Haut einen weisslichen, hornartigen Panzer darbot, der an verschiedenen Stellen theils röthliche, weichere Streifen, theils Risse zeigte, die durch Bewegungen der Extremitäten und des Rumpfes sich noch vermehrten; auch begannen die Ränder der starren Hautdecke an den Rissstellen sich theilweise von der Unterlage abzuheben. 36 Stunden nach der Geburt erfolgte der Tod. Verf. giebt eine sehr ausführliche und anschauliche Beschreibung der an den verschiedenen Stellen des Körpers gefundenen Veränderungen und berichtet eingehend über den anatomischen Befund. Da es nicht möglich ist, die Details in einem kurzen Referate wiederzugeben, so müssen wir bezüglich derselben auf das Original verweisen, dem auch anschauliche Abbildungen beigegeben sind.

Sclerodermia.

1) Besnier, Observations pour servir à l'histoire des Dermatoscléroses. Annal. de Dermatol. et de Syphil. Tome I. p. 83. — 2) Legroux, Asphyxie locale et sclerodermie. Gaz. des hôp. No. 100.

Legroux' (2) Fall von Sclerodermie zeichnet sich durch verschiedene Umstände aus, welche der Entwickelung der Affection vorangingen.

Zunächst hebt L. hervor, dass der betreffende Patient, ein Kutscher, schon in seiner Jugend nervöse, hysterische Erscheinungen: Zittern, Angstzustände, die sich später bis zu vorübergehenden geistigen Störungen mit Hallucinationen gesteigert hatten (erbliche Belastung war nachzuweisen), zeigte. Kurz vor dem Auftreten der Sclerodermie erkrankte Patient infolge intensiver Durchnässung an schmerzhaften Anschwellungen mit Röthung der unteren Extremitäten, wozu sich vorübergehende Muskelcontracturen gesellten, wie sie bei Hysterischen nicht selten beobachtet werden. Schwellung und Röthung trat später auch in den oberen Extremitäten ein. Die Röthung ging allmälig in eine livide und später fast schwarze Verfärbung über und es kam zur oberflächlichen Gangrän dreier Finger, während die kleine Zehe des rechten Fusses vollständig gangränescirte und sich loslöste. Erst jetzt begann die eigentliche Sclerodermie an den oberen und unteren Extremitäten sich herauszubilden, ohne dass sich weitere Abweichungen von den bekannten Erscheinungen derselben zeigten.

[Tanturri, V., Due casi di sclerema degli adulti. Giorn. internaz. delle sc. med. 1879, No. 2.

Der erste, 25jährige Kranke hatte seit seinem 8.

Jahre eine gewisse Steifigkeit und Ungelenkigkeit gespürt, oft Gelenkschmerzen gehabt, 3 Jahre an Malaria gelitten und kam mit vollkommen steifen Unterarmen und Händen zur Behandlung. Auch die Haut des Thorax und des Bauches war hart und kaum dehnbar. Eine Bäderbehandlung war nutzlos. Ausgang unbekannt. — Der zweite Fall betraf ein 12j. Mädchen. Hier trat das Sclerem mehr acut auf und verbreitete sich schnell von den Hüften über die Beine, dann über die Arme, die Brust- und Bauchhaut. Tod nach circa 15 Wochen. Die Section ergab pleuritische Ergüsse, Lungenhypostase und Oedem, excentrische Hypertrophie des linken Ventrikels, Darmcatarrh.

Wernich (Berlin).]

Vitiligo.

Chabrier, Jean, Etude sur le vitiligo. Thèse. Paris. (Zusammenstellung des über Vitiligo bekannten, und zahlreicher [43] meist schon früher veröffentlichter Fälle.)

Pigmentanomalien.

Duguet, Les taches bleues, leur production artificielle. Gaz. des hôp. No. 46.

Duguet schliesst sich bezüglich der Aetiologie der sog. „Taches ombrées" oder „Taches bleues" vollständig der Ansicht Mourson's (s. d. Bericht über das Jahr 1878, S. 519) an, dass dieselben bei einer grossen Anzahl ihrer Natur nach ganz verschiedener Krankheiten und auch bei ganz gesunden Menschen vorkommen können und ihre Entstehung lediglich auf die Einwirkung von Pedicul. pubis zurückzuführen ist. Als schlagenden Beweis für diese Ansicht führt er den Umstand an, dass es ihm wiederholt gelungen ist, derartige „Taches bleues" durch Inoculation einer aus gestossenen und fein verriebenen Pediculi hergestellten und mit Wasser angefeuchteten Masse zu erzeugen.

[Cappi, Erc., Caso di melanodermia. Annali univ. di med. 1879. Marzo.

Es handelte sich in dem Falle von Cappi um einen 52j., halb blödsinnigen Schuhmacher, der unter den Erscheinungen eines „continuirlichen Fiebers" im Hospital zu Cremona zur Aufnahme kam. Bei allgemein schlechter Ernährung und anämischem Aussehen zeigten sich auf der durchweg trocknen Haut Flecke und flächenhafte Ansammlungen von Pigment ganz besonders am Halse und Nacken, am Thorax und Abdomen. Rücken und Oberarme zeigten fast ununterbrochen ein nahezu schwarzes Colorit. Ueber den Glutaeen war die Verfärbung mehr eine hellbraune, dunkler wieder an den Ober- und Unterschenkeln. Durch die microscopische Untersuchung eines Hautstückchens wurde die Anhäufung des Pigments innerhalb des Rete Malpighi sicher gestellt. Eine Blutuntersuchung wies eine Zunahme der weissen Blutkörperchen, die Urinproben eine Abnahme der Pigmente und des spec. Gewichts (1007) nach.

Wernich (Berlin).]

Krankheiten der Talgdrüsen.

1) Guibout, De l'acné. L'Union médic. No. 10. — 2) Uffoltz, De l'Acné varioliforme. Thèse. Paris. — 3) Bigoon, De l'Acné varioliforme. Gaz. des hôp. No. 127. Thèse. Paris. (Die beste Behandlungsmethode der Acne varioliformis [Molluscum contagiosum] besteht nach Bigoon im Auskratzen mit dem scharfen Löffel.) — 4) Renaut, J., Anatomie pathologique de l'acné varioliforme (Molluscum contagiosum de Bateman). Lyon méd. No. 30. — 5) Sangster, A., Contribution to the non-glandular theory of molluscum contagiosum. Brit. med. Journ. Feb. 28. p. 327. (Med. chir. Transactions. Vol. 36. p. 149.) — 6) Unna, Woraus besteht der schwarze Punkt der Comedonen. Virch. Arch. Bd. 82. S. 175.

Renaut's (4) Untersuchungen über die pathologische Anatomie des Mollusc. contagiosum ergaben, dass in jedem der kleinen Geschwülste die Malpighischen Zellen eine Neigung haben, sich kugelförmig zu gestalten; das Protoplasma ihrer centralen perinucleären Zone ist der Sitz der Modification. Diese Modification besteht in der Production einer eigenthümlichen hyalinen Substanz, die sich unter der Einwirkung von Ammonium-picro-carminat gelblich-braun färbt. Die so modificirten Zellen zeigen dann dieselbe reguläre Verhornung wie sie bei der Umwandlung der normalen Zellen der Malpighischen Schicht stattfindet. So wandelt sich das Protoplasma, welches den centralen Kern bildet, in eine verhornte Kugel um, so verhornen auch die corticalen Zonen und verlöthen sich untereinander. Die globulöse Transformation ist kein degenerativer Vorgang, da die Zelle fortexistirt und schliesslich verhornt. — Nach der Art seiner Entwicklung und Ausdehnung nähert sich übrigens, nach R., das Molluscum Bateman's mehr den eigentlichen Geschwülsten und speciell den Epitheliomen, als den Acnebildungen.

Sangster (5) bestätigt die Ansicht Virchow's, dass die als Mollusc. contagios. bezeichnete Affection in keinem Zusammenhang mit den Talgdrüsen steht. Nach S.' Beobachtungen handelt es sich um eine Krankheit der Epidermis. Die Retezellen bilden den peripheren Theil der Geschwulst und zwar sind die Veränderungen, die sie erleiden, wahrscheinlich einfach hyperplastischer Natur. Die Zellen der Granular-Schicht sind degenerirt und bilden die tieferliegenden Molluscum-Körper.

Die bisherigen Behauptungen über die Herkunft des Comedonenpigments von aussen, sollen nach Unna (6) falsch sein, vielmehr sind alle hier in Betracht kommenden Pigmente als im Comedo entstanden anzusehen. Diese Pigmente finden sich diffus in den Hornzellen und als freie Pigmentkörner. Die diffuse Pigmentirung nimmt regelmässig die obersten Hornlagen, den sogenannten Kopf des Comedos ein und setzt sich mit abnehmender Intensität am äusseren Mantel desselben fort, um meist schon dicht unter dem Kopf zu enden. Unter der Einwirkung starker Mineralsäuren: concentrirter Salz- und Salpetersäure blasst die diffuse Färbung (eines zerquetschten Comedo unter dem Deckglase) rasch ab und erhitzt man zum Kochen, so lösen sich alle oder nahezu alle Pigmentkörner auf. Dieses Verhalten des Pigmentes gegen Säuren veranlasste Verf., die Comedonen durch Säuren zu beseitigen.

Krankheiten der Schweissdrüsen.

1) Thin, G., On the cause of the bad odour sometimes associated with excessive sweating of the feet, with directions for treatment. Brit. med. Journ. 10. Sept. p. 463. — 2) Ainsworth, F. C., Treatment of fetid perspiration of the feet. New York medic. Record. Oct. 2. p. 375. — 3) Smith, W. G., On recurrent vesicular disease of the hands, i. e. on the skin affection described as Cheiro-pompholix, Dysidrosis, Pompholix. Dublin Journ. of med. Sc. Nov. p. 390. — 4) Domel, D., Contribution à l'étude clinique des Polyadénomes sudoripares à forme maligne. Observations recueillies à Quito (Equateur). Gaz. hebd. de med. et de chir. No. 37. — 5) Günts, Miliaria-Ausschlag in Folge von Berührung mit rohem Spargel (Asparagus offic.). Vierteljahrschr. f. Dermat. u. Syphil. XII. Jahrgang. S. 64.

Bei einer 40jähr. Dame beobachtete Günts (5) eine ausgebreitete Miliaria in Folge von andauerndem Putzen von Spargel. Die Atmosphäre in dem Raume, in dem sich Pat. befand, war durchdringend intensiv aromatisch. Das Exanthem zeigte sich an den Händen bis hinauf an die bei der Beschäftigung entblösst getragenen Oberarme in Form von unzähligen Miliariabläschen auf der diffus gerötheten und geschwellten Haut. Auch die Haut des Gesichts und des Halses war leicht geröthet und geschwellt und mit einzelnen Bläschen besetzt. Starke Conjunctivitis. Nach dem Aussetzen der Beschäftigung verschwand der Ausschlag. Bei Wiederaufnahme derselben stellte sich wieder Röthung, aber keine Bläschenbildung ein.

Thin (1) empfiehlt zur Beseitigung des üblen Geruches bei Fussschweiss die Desinficirung der Strümpfe mit einer gesättigten Borsäurelösung. In die Stiefel sollen, ebenfalls mit Borsäure behandelte Korksohlen gelegt und täglich gewechselt werden.

Ainsworth (2) constatirt dauernde Beseitigung übelriechender Fussschweisse in vielen Fällen nach Anwendung eines Pulvers aus Alumin. exsiccat. 90.0 Grm. und Acid salicylic. 3,0—6.0 Grm., dasselbe wird sowohl auf die Füsse, nach gehöriger Reinigung derselben, als auch in Strümpfe und Schuhe eingestreut, anfangs täglich mehrmals, später einmal.

Von den 3 Fällen von Cheiropompholix, die Smith (3) mittheilt, betrifft der erste den Verf. selbst, der seit 10 Jahren an wiederholten Anfällen dieser Affection litt. Dieselben traten in der Weise auf, dass Pat. Jucken zwischen den Fingern bekam, das durch Kratzen sich steigerte und zu dem sich bald das Gefühl von Hitze und Kriebeln gesellte. Bald darauf zeigten sich zwischen und auf den Fingern kleine Blasen, die allmälig an Grösse zunahmen, ihrem Aussehen nach den Sagokörnern gleichend. Sie sind prall, bersten niemals spontan. Sie sitzen tief und überragen die Haut nur wenig. Brennen und Jucken wird bald fast unerträglich, nur Eintauchen der Hände in kaltes Wasser schafft Erleichterung. Durch Confluiren mehrerer Vesikeln bilden sich unregelmässig gestaltete Blasen (Bullae). Der Inhalt derselben trocknet ein und es kommt bald zur Desquamation. Als besonders bemerkenswerth in diesem Fall ist hervorzuheben: 1) Die recurrirende Natur der Affection. 2) Die ausserordentlich quälenden subjectiven Symptome. 3) Der eigenartige sagokornartige Character der Eruption. 4) Die alkalische Reaction des Inhalts der Blasen. 5) Das Beschränktbleiben der Affection auf die Hände. 6) Das Auftreten derselben lediglich im Sommer und bei heissem Wetter. 7) Die günstige Einwirkung des Arseniks. Während derselbe gebraucht wurde, wurden nämlich die einzelnen Anfälle abgekürzt; ein vollständiges Verschwinden derselben vermochte er nicht herbeizuführen. — Die beiden anderen vom Verf. mitgetheilten Fälle betreffen 2 Damen von 30 resp. 18 Jahren und zeichnen sich dadurch aus, dass die Eruption jedesmal mit den Katamenien zusammentraf. — Verf. kann sich nicht davon überzeugen, dass die Krankheit von den Schweissdrüsen ausgeht.

Domel's (4) Fall von malignem Polyadenom der Schweissdrüsen betrifft ein 16jähr. Mädchen. Die Geschwulst entwickelte sich nach einem Stosse mit einem Schlüssel in der Gegend des rechten Schulterblattes an eben dieser Stelle und wuchs bald bis zu Faustgrösse. Es wurde nun die Exstirpation vorgenommen, allein noch vor vollendeter Vernarbung entwickelte sich aus einem schwarzen Punkte am Rande der Narbe ein neuer Tumor, der schon nach wenigen Monaten bis zur Grösse eines Kopfes wuchs. Während der ganzen Zeit bestanden dauernde, jedoch nicht intensive Schmerzen und erst in den letzten 14 Tagen, nachdem der Tumor an seiner Oberfläche ulcerirte, sind dieselben heftiger geworden. Der Umfang des Tumors beträgt 55 Ctm., der der kreisrunden, ulcerirten Partie 17 Ctm. Letztere ist von einer schwärzlichen, breiartigen Masse bedeckt. Die Oberfläche des Tumors hat an einzelnen Stellen ein dunkelbläuliches Aussehen, die Haut ist durchsetzt von verschiedenartig sich kreuzenden, ausgedehnten Venen. Die Consistenz ist theils weich und fluctuirend, theils fest, fleischig. Die Haut ist über der Geschwulst verschiebbar, ausser in der Umgebung der ulcerirten Stelle. Die Achseldrüsen zeigen keine Veränderung. An der rechten Mamma findet sich eine nussgrosse Induration, die sich als Adenom documentirt. — Es wurde nun abermals die Exstirpation der Geschwulst vorgenommen und zwar so, dass alle verdächtigen Stellen mit entfernt und schliesslich die ganze Wundfläche noch mit dem Glüheisen cauterisirt wurde. — Beim Durchschneiden des Tumors sieht man, dass derselbe vollständig durchzogen ist von mehr oder weniger resistenten und eine Reihe von Abtheilungen bildenden Zellentractus. Die Substanz des Tumors zeigt ein gelblich-weisses Aussehen; an einzelnen Stellen finden sich Ecchymosen und sogar einige hämorrhagische Herde; ausserdem finden sich 2 mandelgrosse Blutcysten. Die Consistenz ist theils speckartig, theils sehr weich. Beim Ausdrücken entleert sich eine seröse, mehr weniger blutige Flüssigkeit. Die microscopische Untersuchung der mittelst des Scalpells um die Schnittfläche abgekratzten Masse zeigte ausschliesslich kleine Rundzellen, von der Grösse der Blutkörperchen, die mehr weniger zahlreich vorhanden sind. Jede Zelle enthält einen runden Kern mit Kernkörperchen, dieselben Zellen finden sich an erhärteten Schnitten. Ausserdem finden sich an diesen reichliche Fett- und Pigmentkörnchen. An anderen Schnitten sah man auch einige Bindegewebs- und elastische Fasern. Nach 2 Monaten war die Operationswunde vernarbt, allein es trat wiederum Recidiv ein und Patientin ging schliesslich zu Grunde.

[Tommasi, S., Nota sul sudori profusi. Il Morgagni. Agosto.

Drei Männer und zwei Frauen behandelte Tommasi an profusen Schweissen und constatirte bei allen einen „nervösen Erethismus" und Circulationsstörungen, besonders Palpitationen. Bei den Frauen fehlten auch nervöse Symptome nicht. Er kann sich die beobachteten Erscheinungen nur durch eine centrale vasomotorische Paralyse erklären und hatte Ursache, sie bei den beiden Frauen mit Morbus Basedowii in Beziehung zu bringen. — Digitalis hatte in einem Falle, Ergotin in zwei anderen einen evidenten Erfolg. Hydrotherapie in Form von Douchen schlug dagegen fehl.

Wrzaisk (Berlin).]

Naevus. Papillom.

1) Samler, Des verrues, leur traitement. Thèse. Paris. — 2) Cottle, Wyndham, Warty Growths. St. George's Hosp. Rep. IX. p. 753. (Nach C. kommen Warzenbildungen besonders bei schlecht genährten und anämischen Personen vor. Unter gewissen Bedingungen sind sie contagiös. Wenn sie auf vasculärer Basis entstehen, zeigen sie Tendenz zu rapidem Wachsthum. In solchen Fällen ist ihre vollständige Entfernung, resp. Zerstörung rathsam. Zuweilen erfolgen beträchtliche Blutungen nach Excision solcher Warzenbildungen.) — 3) Galliard, Observation pour servir à l'histoire des lésions congenitales de la peau. Annal. de Dermatol. et de Syphil. Tome I. p. 428.

Galliard (3) beschreibt einen Fall von Naevus pigmentosus lichenoides universalis (Dermatoma hypertrophicum congenitale pigmentosum universale) bei einem 14jähr. Mädchen. Die Naevi, bereits bei der Geburt bemerkt, finden sich an der behaarten Kopfhaut, im Gesicht, am Hals, an den Extremitäten und am Rumpf. An einigen Stellen entsprechen die erdfarbigen Flecke den Nervenausbreitungen, z. B. am rechten Arm der Ausbreitung des N. medianus, am linken Bein dem vordern Ast des N. saphenus intern. etc. Die microscopische Untersuchung excidirter Stücke ergab: Hypertrophie der stark vascularisirten Papillarkörper, Volumvergrösserung der Bindegewebszellen des Coriums, Infiltration der tiefer gelegenen Epidermiszellen mit Pigmentgranulationen.

Elephantiasis.

1) Pfeiffer, R., Ueber die anatomischen Grundlagen der Elephantiasis Arabum. Inaug.-Dissert. Berlin. — 2) Plaifair, D. T., Notes on case of a rare form of Elephantiasis. Edinb. med. Journ. July. p. 18.

Pfeiffer (1) hatte Gelegenheit, auf der Clinik des Hel. einen Fall von Elephantiasis vulvae bei einem 26jährigen Mädchen zu beobachten und an dem durch Excision entfernten Tumor, der die grossen und kleinen Schamlippen einnahm, die histologische Untersuchung vorzunehmen.

Die Präparate wurden in Alcohol erhärtet und mit Picrocarmin oder Hämatoxylin tingirt. Die Ergebnisse dieser Untersuchung entsprachen im Wesentlichen dem von H. Weltz Gefundenen: Keine besondere Abnormität des Epithels. Auch die Papillen des Cutis zeigen wenig Veränderung. Das Bindegewebe des Papillarkörpers ist enorm reich an zelligen Elementen, die völlig lymphoiden Habitus tragen. Besonders stark ist die Zellinfiltration direct unter dem Epithelialstratum, während sie nach dem Subcutangewebe zu allmälig spärlicher wird. In regelmässigen Zwischenräumen durchsetzen diese oberflächlichen Cutisschichten ganze Bündel senkrecht emporsteigender Gefässe. Letztere, als Venen erkenntlich, sind stark elastisch. Man sieht einzelne der Gefässe mit beinahe unveränderter Weite des Lumens sich in die Papillen einsenken, man trifft sie sogar noch so dicht unter dem Epithel, dass dieses ihre einzige Decke zu bilden scheint. Ihre Adventitia ist sehr stark, doch in ungleichmässiger Weise mit Rundzellen infiltrirt, so dass bedeutende Anhäufungen lymphoider Zellen mit Stellen abwechseln, wo sie fast ganz fehlen. Das Lumen dieser kleinen Gefässe ist prall mit rothen Blutkörperchen erfüllt. Veränderungen des Endothels fehlen. Neben den Blutgefässen finden sich auf dem Querschnitt grosse rundliche Lumina, oft dicht an einander gedrängt, hin und wieder netzförmige Anastomosen bildend, mit einer gleichmässig feinkörnigen, den Farbstoff schlecht annehmenden Masse erfüllt, mit zarten Endothelhäutchen ausgekleidet, aber ohne eigentliche, von dem übrigen Gewebe sich scharf abhebende Veränderung. Es handelt sich hier jedenfalls um ectatische Lymphräume; die feinkörnige Masse ist das durch Alcohol präcipitirte Albumen. Einzelne dieser Lymphgefässe lassen sich bis in die Papillen hinein verfolgen. Das Subcutangewebe besteht im Wesentlichen aus starken, unregelmässig sich verflechtenden Bindegewebsbündeln mit zahlreichen elastischen Elementen. Dazwischen liegen grosse Zellenhaufen von unregelmässiger Form, die vielfach mit einander communicirend ein Netz mit groben Maschen bilden. Im Centrum eines jeden dieser aus Rundzellen zusammengesetzten Haufens sieht man das Lumen eines grösseren venösen Gefässes, dessen enorm verbreiterte, mit ausgewanderten weissen Blutkörperchen durchsetzte Adventitia eben den ganzen Zellenhaufen repräsentirt. Die grösseren Arterien zeigen keine Veränderung. Auch im subcutanen Gewebe fehlen die ectatischen Lymphräume nicht ganz. Die übrigen normalen Bestandtheile der Haut: Haare, Talg- und Schweissdrüsen, glatte Muskelfasern fehlen vollständig.

In dem von Plaifair (2) mitgetheilten Fall von Elephantiasis, einen 48jähr. Kutscher betreffend, erstreckte sich die Affection über die ganze Oberfläche des Abdomen, den oberen Theil des Scrotum, des Perineum und die inneren Seiten der Oberschenkel zur Seite des Scrotums. Die Haut stellte sich an den afficirten Stellen dar in Form von grossen, breiten, transversalen Falten, die durch mehr weniger tiefe Furchen von einander getrennt sind. Die Falten selbst bestehen aus flachen, knotenförmigen Erhabenheiten, die an einzelnen Stellen confluiren, hart und hie und da fast knorpelig anzufühlen sind. Die Farbe ist etwas dunkler als die der normalen Haut; die Haare fehlen vollständig. Eine Anzahl Knoten ist um den Nabel herum zerstreut. Die Raphe des Perineums ist vollständig verstrichen. Die Schleimhaut des Rectums ist nicht afficirt. Dicht am Anus, rechterseits, findet sich eine grosse, knotige Masse, von der Grösse einer Faust, gestielt; eine ähnliche, orangegrosse linkerseits. Die erstere ist an ihrer Oberfläche ulcerirt und sondert eine übelriechende, eitrige Flüssigkeit ab. Die Haut des Penis und der untere Theil des Scrotums ist frei. Das Allgemeinbefinden des Pat. ist insofern gestört, als er an Jahre lang bestehender Dyspepsie und Diarrhöe leidet. Die am Anus sitzenden Tumoren wurden, da sie den Pat. im Gehen störten, exstirpirt. Die Wunde heilte bis zu dem an Erschöpfung erfolgenden Tode des Pat. nicht vollständig. Bemerkenswerth ist, nach Verf., in diesem Falle noch, dass während des ganzen Verlaufs der Krankheit weder Erythem noch sonstige Entzündungserscheinungen oder Fieber vorhanden war und auch Lymphdrüsenschwellung fehlte. Die Ursache der langdauernden Diarrhöe liegt, nach Verf., wahrscheinlich darin, dass zugleich mit dem ersten Auftreten der Affection am Abdomen auch die Schleimhaut des Darmcanals befallen wurde.

[Araujo, S., Tratamiento de la Elefantiasis por la Electricidad. El siglo médic. p 386. (Behandlung der Elephant. arabum mit Electricität. 3 Fälle.)

Bruchleder (Mexico).]

Fibrom. Myom. Lipom.

1) Arnozan et Vaillard, Myomes à fibres lisses, multiples, confluents et isolés de la peau. Journ. de méd. de Bordeaux. No. 22. — 2) Besnier, Études nouvelles de Dermatologie. Les tumeurs de la peau. 1) Les Dermatomyomes (Fibromyomes, Liomyomes ou Myomes cutanés). 2) Les Dermatofibromes (Fibromes ou Inomes cutanés). Annal. de Dermatol. et de Syphil. Tome I. p. 25. — 3) Boegehold, Ein Fall von Lipoma sarcomatosum. Virch's. Arch. 79. Bd. S. 561.

Arnozan und Vaillard (1) hatten Gelegenheit, folgenden interessanten Fall von Myombildung zu beobachten:

Eine 52j. kräftige Frau will zuerst vor 15 Jahren ein kleines rothes Knötchen an der Radialseite des rechten Vorderarms bemerkt haben; seit der Zeit sind in verschiedenen Intervallen ähnliche kleine Tumoren, besonders am rechten Arm, dann auch am linken, ferner am Thorax und am Halse aufgetreten. Anfangs verursachten sie der Patientin nicht die geringsten Beschwerden und erst nach einigen Jahren stellten sich intensive Schmerzen ein, die sowohl spontan, als auch, und zwar dann besonders heftig, bei Kälteeinwirkung auftraten. Eine weitere Ausdehnung als die bereits erwähnte hat bisher nicht stattgefunden. Das Allgemeinbefinden der Pat. hat nicht gelitten. Was die Form dieser kleinen Geschwülste anlangt, so zeigen sich diejenigen, welche zuletzt entstanden sind, als kleine papulöse Erhabenheiten von der Grösse einer Linse; ihre Farbe ist röthlich und verschwindet auf Druck. Die Epidermis ist normal, auch die Haarbildung nicht beeinträchtigt. Die älteren Tumoren treten mehr über die Haut hervor, sind grösser, ihre Basis weniger circumscript, ihre Farbe dunkelroth. Sie stehen theils isolirt, theils confluiren sie. Von Abschuppung ist nirgends etwas zu finden. Die Haut ist an den afficirten Stellen verdickt, an der rechten Hand ist sie zart, glatt, stets feucht und kalt. Die microscopische Untersuchung dieser kleinen Geschwülste ergab, dass dieselben im Wesentlichen aus glatten Muskelfasern bestanden. (Die nähere Beschreibung s. im Orig.) Die Behandlung mit den verschiedensten Narcoticis, innerlich und äusserlich, blieb ohne Erfolg und Pat. verliess das Hospital deshalb nach wenigen Wochen.

Besnier (2) knüpft seine Betrachtungen über das Dermatomyom an einen von ihm beobachteten Fall an, der eine 60jährige Frau betrifft. Bei derselben fanden sich, ausser linsengrossen, rothen Flecken, zahlreiche linsen- bis erbsengrosse, rothe, glatte, mit normaler Epidermis bedeckte Geschwülste. Dieselben sind zum grossen Theil ganz schmerzlos, nur bei den grösseren verursacht ein etwas stärkerer Druck Schmerz. Sie finden sich zerstreut am Stamm, den oberen und unteren Extremitäten. Das Gesicht ist frei. Die microscopische Untersuchung eines excidirten Tumors zeigt denselben als hauptsächlich aus glatten Muskelfasern bestehend. Diese Beobachtung B.'s zeigt also, dass Myome an allen Stellen der äusseren Haut vorkommen können. Ihre Entwickelung ist, nach B., eine sehr langsame, ihre Grösse nicht sehr beträchtlich; sie treten stets multipel auf. In der Mehrzahl schmerzlos, können sie doch im weiteren Verlauf, besonders bei stärkerem Druck, empfindlich werden. Sie gehören zu den gutartigen Geschwülsten und scheinen nur bei Erwachsenen vorzukommen.

Der Fall von Dermatofibrom betrifft einen 10j. Knaben, der bereits mit zahlreichen Geschwülsten auf der Haut, die sich später bedeutend vermehrten, geboren wurde. Dieselben finden sich jetzt auf dem ganzen Körper zerstreut, und zwar entweder einzelnstehend von Hirsekorn- bis Mandelgrösse und darüber oder in Form von zum Theil sehr grossen Conglomeraten. Die Consistenz der Tumoren ist fest, ihre Oberfläche glatt, etwas glänzend; die Farbe entspricht zum Theil der der normalen Haut, während die meisten ein mehr bräunliches Aussehen haben; einige sind röthlich gefärbt. Einige zeigen Pigmentflecke an der Peripherie oder auch im Centrum. Ausser diesen Geschwülsten finden sich noch an verschiedenen Stellen linsengrosse, bräunliche Pigmentflecke. Alle diese Neubildungen sind spontan nicht, wohl aber auf Druck empfindlich. Das Allgemeinbefinden des Knaben ist durchaus gut. Bei der microscopischen Untersuchung erweisen sich die Geschwülste als der Hauptsache nach aus Bindegewebe bestehend.

Boegehold (3) berichtet über einen Fall von Lipoma sarcomatosum bei einer Frau von 72 Jahren.

Die an der Aussenseite des linken Oberarms etwa in der Höhe des Ansatzes des Deltoideus sitzende Geschwulst besteht seit 16 Jahren. Seit 6 Monaten ohne nachweisbare Ursache Schmerzen, Zunahme des Wachsthums. Exstirpation der Geschwulst durch Wilms. Dieselbe ergiebt sich als aus 2 Geschwulstmassen bestehend; ihr grösster Theil ist ein Lipom von der gewöhnlichen lappigen Beschaffenheit, auf demselben sass an der Seite, die an die Haut gegrenzt hatte, eine zweite Geschwulst von Wallnussgrösse. Der überwiegende Theil der grösseren Geschwulst bestand aus reinem Lipomgewebe und die Bindegewebsfaserzüge zwischen den Fettläppchen waren in der Hälfte der Geschwulst, die an die Fascie grenzte, von derselben Beschaffenheit, wie bei gewöhnlichen Lipomen. Je mehr man sich der kleineren Geschwulst näherte, um so grösser und zahlreicher wurden die Spindelzellen in dem Bindegewebe zwischen den Fettläppchen, und um so häufiger zeigten sich Rundzellen theils zwischen den Spindelzellen, theils am Rande der Bindegewebsstränge, bis schliesslich die Spindelzellen zu deutlichen Zügen zusammentraten und eine erhebliche Grösse erreichten. Der Befund ist nach B. so zu deuten, dass es sich um eine Neubildung von Spindelzellensarcom aus Lipom hervorgehend handelt. Als Matrix für die Entstehung der Sarcomzellen ist das zwischen den Fettläppchen gelegene Bindegewebe anzusehen. Die Rundzellen sind nach B. ebenfalls als Abkömmlinge der Bindegewebszellen, durch Theilung derselben entstanden, anzusehen.

Molluscum.

Hyde, James Nevins, On a case of Molluscum verrucosum, presenting certain unusual features. Edinb. med. Journ. Febr. p. 687—702.

Ein 35jähriger, kräftiger Mann kam in Hyde's Behandlung wegen eines eigenthümlichen, seit 3 Jahren bestehenden Ausschlages, der übrigens durchaus keine subjectiven Beschwerden verursachte.

H. fand an der Haut des Stammes, der Arme, der Ober- und Unterschenkel eine papulöse Eruption; einzelne Papeln auch am Halse. Kopf und Gesicht, ebenso Handteller und Fusssohle, sowie die Genitalien sind frei. Die Papeln sind symmetrisch auf beiden Körperhälften vertheilt: am zahlreichsten sind sie in der Glutaealgegend und an der oberen seitlichen und hinteren Partie beider Oberschenkel. 12 bis 14 finden sich hier zusammengedrängt auf einem Raum von 1 Qu.-Ctm. Auch sind sie hier am dunkelsten gefärbt und grösser als an allen übrigen Stellen. Ihre Grösse variirt von der eines Stecknadelkopfes bis zu der einer halben Erbse; sie sind rund, glatt und von keinerlei pathologischen Producten: Schuppen oder Krusten bedeckt. Weder die Haar- noch die Talgfollikel sind primär afficirt, nur hie und da sind sie in die Läsion einbegriffen. Die Perspiration ist normal. Die die Papeln umgebende Haut zeigt keinerlei Abnormität. Diejenigen Eruptionen, welche neueren Datums sind, zeigen eine mattweissliche Farbe, ähnlich der bei Milium; bei fernerem Wachsthum sind die Basis und die Seiten der Papeln röthlich, während die Spitze mehr wachsfarben ist. Die grössten sind dunkelroth, doch auch sie zeigen die weissliche Spitze wie die übrigen. Beim Einstechen mit einer Nadel entleert sich niemals Eiter oder Schaum, sondern stets reines Blut. Die microscopische Untersuchung einer excidirten Papel wurde durch äussere Umstände verhindert. Eine Behandlung des Patienten hat seitens H.'s nicht stattgefunden, die Affection verschwand nach mehreren Monaten von selbst. Was die Natur derselben anlangt, so ist Verf. geneigt, sich der Meinung Kaposi's, dem er den Fall brieflich mitgetheilt, anzuschliessen und die Diagnose auf Molluscum verrucosum zu stellen. (Abbildung s. im Orig.)

[San Martin, J., Fibroma molluscum generalizado. Crónica medico-quirurgica de la Habana, No. 6.

Ein 50j. lediges Frauenzimmer hatte den ganzen Leib bedeckt mit unzähligen Geschwülsten (Mollusc. simpl.) verschiedenster Grösse. Die grösste sass gestielt nach innen und oben von der linken Brust, mass 22—26" im Umfang, war höckerig, die Haut darüber unempfindlich. Diese Geschwulst war angeboren, hatte bis zur Mannbarkeit nur Eigrösse erreicht und war später langsam fortgewachsen. Entfernung mit der Quetschkette; es mussten mehrere Gefässe unterbunden werden. Sennrieder (Mexico).]

Lupus.

1) Stowers, H., Lupus: its Nature and Pathology. Brit. med. Journ. May 1. — 2) Hutchinson, Jonathan, On Lupus and its treatment. Ibid. May 1. (Für das wirksamste Mittel gegen Lupus erklärt H. das Fernement nach Volkmann.) — 3) Hall, Two cases of Lupus treated successfully by the external application of carbolic acid. Med. press and circ. Aug. 23. p. 155. (Hall berichtet über 2 Fälle von Lupus, bei denen er sehr günstige Resultate durch die äusserliche Application reiner Carbolsäure [nach Neumann] erzielte) — 4) Schiff, Zur Behandlung des Lupus. Vierteljahrsschr. für Dermatol. u. Syphil. XII. Jahrg. S. 247. (Die von Auspitz empfohlene Methode der Aetzung der Lupusknoten mit Jodglycerin [1:2] hat auch Schiff bewährt gefunden. Statt des in die Lösung getauchten Metallstachels bedient sich S. einer Injectionsnadel mit Gummipipette, so dass in dem Momente des Einstechens auch die Injection gemacht werden kann.) — 5) Hardy, Lupus de la face. Gaz. des hôpit. No. 109. (Aus Hardy's Mittheilungen über Lupus [clinische Vorlesung] ist nur hervorzuheben, dass er mit Auskratzen der kranken Stellen keine guten Resultate erzielt hat. Die Operation sei sehr schmerzhaft und Recidive treten sehr schnell ein.) — 6) Anderson, Mc Call, On the use of iodide of starch in the treatment of Lupus erythematodes. Brit. med. Journ. May 1. p. 653. (Anderson hat in einer Reihe von Fällen von Lupus erythematosus mit sehr günstigem Erfolg die zuerst von Buchanan empfohlene Jodstärke innerlich gebrauchen lassen. Er giebt 1—4 Theelöffel voll in Wasser 3mal täglich) — 7) Squire, Balmanno, On the treatment of Lupus by linear scarification. Ibid. May 1. p. 654 (Squire zieht die lineare Scarification allen anderen Behandlungsmethoden vor. Sie ist am wenigsten schmerzhaft, hilft am schnellsten und hinterlässt nur unbedeutende Narben.) — 8) Zeissl, Maximilian, Ein Fall von papillärer Wucherung auf lupösem Boden. Vierteljahrsschr. für Dermatol. u. Syph. XII. Jahrg. S. 251. — 9) Jarisch, Ueber die Structur des lupösen Gewebes. Ebend. S. 3.

Zeissl (8) beobachtete bei einem 17jährigen schwächlichen Menschen an der rechten Hinterbacke eine die Haut durchsetzende $1^1/_2$ Ctm. dicke, leicht verschiebbare Geschwulst.

Der grösste, 15 Ctm. haltende Durchmesser reicht von der Spina post. sup. bis zum Tuber isch. Die Oberfläche der Geschwulst ist unregelmässig, höckerig, drüsig, mit zahlreichen, bräunlich weissen Borken bedeckt, an einzelnen Stellen nässende, leicht blutende Granulationen, an anderen Orten den Papillae vallatae der Zunge ähnlich sehende Knoten tragend, welche mit Epidermis und deren Schüppchen bedeckt, eine röthlich violette Farbe zeigen. Einige dieser papillären Excrescenzen entleeren aus ihrem Centrum übelriechenden Eiter. Das Centrum der Geschwulst ist glatt, anscheinend narbig und röthlich violett gefärbt. Eine ebensolche, kleine, von einer kreisförmigen Contour umgebene Geschwulst findet sich an der Innenseite des Oberschenkels, dicht am Hodensack. Der ganze Process macht den Eindruck, als ob er im Centrum heilen und an der Peripherie weiterschreiten würde. Leistendrüsen rechts etwas geschwollen. Syphilis war nicht nachzuweisen. Zur Stellung der Diagnose wurde ein keilförmiges Stück aus der Mitte der Geschwulst behufs microscopischer Untersuchung excidirt, in kleine Partikelchen zertheilt und zum Theil in Müller'scher Flüssigkeit, zum Theil in Alcohol erhärtet. Die Wunde heilte in wenig Tagen per primam, so dass also eine bösartige Geschwulst: Carcinom oder Sarcom, ausgeschlossen werden musste. Die Diagnose wurde klar, als sich in der Peripherie der papillären Wucherung characteristische Lupusknoten entwickelten, so dass es sich also nur um eine papilläre Wucherung auf lupösem Boden handeln konnte. Die microscopische Untersuchung der Präparate aus dem excidirten Stücke ergab denn auch den für Lupus characteristischen Befund. Ausser diesem aber fand Z. noch einzelne Stellen, die sich mit Hämatoxylin oder Methylviolet intensiver blau färbten als das umgebende Gewebe und die den Eindruck machten, wie wenn ein stark gefärbter, scheibenförmiger, elliptischer Körper in dem Gewebe eingebettet läge. In diesem Körper zeigten sich bald nur sehr wenige zellige Elemente, wie sie sich in dem erkrankten Nachbargewebe fanden, bald waren sie vollständig mit Zellen erfüllt, die theils rund, theils stäbchenförmig waren. Näheres hierüber siehe im Original. Eine genaue Deutung dieser microscopischen Befunde vermag Verf. nicht zu geben, vielleicht handle es sich um colloide Degeneration.

Jarisch's (9) Untersuchungen über die Structur des lupösen Gewebes, an solchen Formen des Lupus vorgenommen, die als L. maculosus, tuberosus, tumidus bezeichnet werden, führten zu dem Ergebniss, dass die Bindegewebszellen der Cutis sich sehr wesentlich an dem lupösen Processe betheiligen. Betreffs der Einzelheiten und der der Arbeit beigegebenen Abbildungen muss auf das Orig. verwiesen werden. J. resumirt sich am Schluss seiner Arbeit dahin, dass bei Lupus eine beträchtliche Neubildung von Blutgefässen stattfindet und dass von diesen neugebildeten Gefässen, wie sicherlich auch von den praeformirten, ein Impuls auszugehen scheint, dem zufolge die Anschwellung des Bindegewebszellnetzes mit nachträglicher Zelltheilung eintritt. Die Anschwellung des Zellnetzes erfolgt innerhalb ziemlich scharfer Begrenzung um ein Gefäss, so dass, wenn der Process seinen Höhepunkt erreicht hat, mehr oder weniger scharf begrenzte Knoten resultiren, in denen eine bestimmte Anordnung der Elemente nicht mehr kenntlich ist. Durch Aneinanderlagerung mehrerer solcher Knoten entstehen dann die characteristischen macroscopischen Lupusknötchen. Dass die Anschwellung des Zellennetzes dem Vorhandensein des Granulationsgewebes vorangeht, glaubt Verf. aus seinen Präparaten beweisen zu können; ob alle bei Lupus angetroffenen zelligen Gebilde Abkömmlinge von den fixen Gewebszellen sind, will er nicht entscheiden. Immerhin könnten sich Auswanderer aus den Blutgefässen den Theilproducten des Zellnetzes beigemischt haben.

[Mecla, Fel., Un caso di lupus della faccia. Il Morgagni, Gennajo. (Der Fall entwickelte sich bei einem 39 j. Posthalter unter den Erscheinungen eines Erysipels, um bald am rechten Nasenflügel und dessen Umgebung ausgedehnte Verwüstungen hervorzubringen. Auch bei weiterem Umsichgreifen schienen die benachbarten Lymphdrüsen und das Allgemeinbefinden gänzlich unalterirt. Unter alternirender „Cauterisationspunction" und Einreibungen von belladonnisirter Mercurialsalbe erfolgte Vernarbung in 95 Tagen.) Wernich (Berlin).

Boeck, Caesar, Tvende eiendommelige Tilfälde af Lupus erythematodes disseminatus. Norsk. Magaz. f. Laegevid. 3. R. X. p. 1.

Caesar Boeck leitet sein Referat über zwei eigenthümliche Fälle von Lupus erythematodes disseminatus mit einer allgemeinen Darstellung dieses Leidens ein, in der er hauptsächlich Kaposi folgt. Er meint, dass die vasomotorischen Centra in dem hier bezüglichen pathogenetischen Processe eine Hauptrolle spielen, und dass die begleitenden Drüsengeschwülste auch in dieser Weise erklärt werden müssen. — Was vorzüglich in den besprochenen Fällen auffällt, ist, dass sich in den disseminirten meistens hanfkorngrossen Efflorescenzen, sehr allgemein Eiterherde bildeten, in der Art, dass die Efflorescenz eine disseminirte Acne simulirt. Die Individuen waren noch dazu Männer in einem Alter von 20—30 Jahren. In beiden Fällen fanden sich bedeutende Drüsengeschwülste und in dem einen noch ein Erysipelas perstans (Kaposi) des oberen Gesichts; beide Individuen hatten während des Leidens eine bedeutende „Erysipelas faciei" durchgemacht. In dem einen Falle wurde die Entwickelung der Primärefflorescenz genau beobachtet und dieselbe stimmte nicht mit der von Kaposi angegebenen überein, dessen Angaben überhaupt nur den mehr chronischen Fällen entsprechen sollen. Die Verbreitung der Eruption war symmetrisch an beiden Körperhälften; sie fand sich am Gesicht und den Ohren, besonders stark aber an den Vorderarmen, an den Handgelenken, am Handrücken, sowie an den Waden und am Fussrücken; sie war meistens zerstreut, an einzelnen Stellen gruppirt. Es folgt eine microscopische Untersuchung ausgeschnittener Hautstückchen. Die Vesikel und Pusteln zeigten sich als Epidermishöhlen, die mit verhornten Epidermiszellen, sowie mit Rundzellen und Fettkörnern gefüllt waren (Fettdrüse oder Hyperplasie im Rete?); im Corium Infiltration längs der Gefässe. Die Efflorescenz hinterlässt Narben mit eigenthümlichem punkt- und streifenartigem Aussehen. Als Prodrome der Eruptionen zeigte sich eine gewisse Steifheit der Glieder, sowie vage rheumatoide Schmerzen. In dem einen Falle fand sich noch Geschwulst des einen Hodens (mit Funikel). Bei dem jüngeren Individuum hatte das Leiden 3, bei dem älteren 10 Jahre gedauert, mit wiederholten acuten Ausbrüchen, besonders im Herbste und im Frühling. Beide waren in der Kindheit scrophulös gewesen. Der Zustand der Patienten besserte sich etwas während der kurzen, genauer besprochenen Behandlung.

R. Bergh (Kopenhagen).]

Sarcom.

Bulkley, L. Duncan, Case of multiple Melano-Sarcoma of the skin. Boston medic. and surg. Journ. March 4.

Bulkley's Fall von multiplem Melano-Sarcom der Haut betrifft einen 22jährigen Mann, bei dem die zahlreichen Geschwülste die ganze Haut vom Kopf bis zu den Füssen einnahmen.

Ihre Grösse variirte von der einer Erbse bis zu der eines Hühnereies; sie zeigen theils eine runde, theils eine mehr abgeflachte Oberfläche und sind hart anzufühlen. Ihre Farbe ist verschiedenartig. Während die meisten mit der leicht bläulich gefärbten Haut (im Gesicht ist dieselbe mehr bräunlich, ähnlich wie bei Addison'scher Krankheit) übereinstimmen, haben andre ein mehr dunkel-bläuliches Aussehen. Ueber diesen letzteren ist die Haut dick, hart und mit den Tumoren verwachsen, während sie über den ersteren frei beweglich ist. Die Zahl der Geschwülste beträgt p. p. 150. Einige derselben zeigen Spuren von recenter Hämorrhagie, Pat. giebt noch an, dass zuweilen, besonders Nachts, Blutung aus einzelnen Geschwülsten stattfindet. Die microscopische Untersuchung eines excidirten Tumors zeigte denselben als aus grossen zwei- und mehrkernigen Zellen bestehend. Die Kerne wurden bei Zusatz von Essigsäure noch deutlicher. Ausserdem fand sich reichliches Pigment.

Das anfangs gute Allgemeinbefinden des Pat. wurde allmälig schlechter, und unter zunehmendem Marasmus erfolgte der Tod. Die Obduction ergab: leicht grauliche Verfärbung der Dura mater und spärliche Fibrinablagerung auf ihrer inneren Seite. Pia mater und Gehirnsubstanz normal. Lungen nicht pigmentirt; der linke untere Lappen ödematös, theilweise hepatisirt. Pericardialraum enthält klares Serum; Herz normal. In der Bauchhöhle purulente Flüssigkeit. Leber, Milz pigmentirt; schwärzliche Knötchen in der Leber. Cervical-, Bronchial- und Mesenterialdrüsen geschwollen, schwärzlich verfärbt.

Carcinom.

1) Morris, H., On a case of Epithelioma of the neck following a patch of chronic skin disease, in which the Cancer was twice excised and the external and internal jugulars were ligatured. Med. chir. Transact. Vol. 56. p. 223. — 2) Huedor, W., Ueber Epithelialcarcinom der Haut bei mehreren Kindern einer Familie. Inaug. Dissert. Berlin. — 3) Forrest, R. W., Case of Cancer of the Mamma in the Male, preceded by so-called eczema of the mammary areola „Paget's disease of the nipple".

Morris (1) berichtet über einen Fall von **Epithelialcarcinom der Haut** bei einer 60jährigen Frau, der sich aus einem circumscripten chronischen Eczem am Halse entwickelt hatte.

Veranlassung dazu haben, nach Verf., wahrscheinlich ein Stoss gegen die afficirte Hautstelle und später vorgenommene Aetzungen derselben gegeben. Ungefähr 2 Jahre nach der ersten Operation trat ein Recidiv auf. Nach wiederholter Exstirpation der erkrankten Partien ist die Pat. bisher (2 Jahre) gesund geblieben. Bemerkenswerth ist der Umstand, dass trotz der durch die Ausbreitung der Affection benöthigten Ligatur der V. jugularis externa und interna keinerlei hierdurch bedingte Störungen eintraten.

Rüder's (2) Beobachtung bezieht sich auf die Kinder eines zu Eutin im östlichen Holstein wohnenden gesunden Ehepaares. Von den 13 Kindern erkrankten 7 Knaben etwa mit dem Beginn ihres zweiten Lebensjahres an einer **Hautkrankheit**, deren Natur lange zweifelhaft war, die sich aber nach microscopischer Untersuchung mit voller Sicherheit als **Epithelialcarcinom der Haut** erwies. 6 von den 13 Kindern, und zwar 1 Knabe und 5 Mädchen blieben gesund. Von den 7 Knaben erlag einer dem Leiden im 10. Lebensjahre, die übrigen befinden sich im Alter von ¹/₂ bis 10 Jahren. Das Bild des Krankheitsverlaufes ist folgendes:

Schon nach den ersten Lebensmonaten unterscheidet sich die Haut der Knaben von der anderer gesunder Kinder sehr wesentlich dadurch, dass sie, soweit sie mit Licht und Luft in Berührung kommt, viel rauher und matter als in normalen Verhältnissen ist. Später, gegen das Ende des ersten Lebensjahres, zeigen sich dann in der Haut theils kleinere, theils grössere scharf umschriebene weisse Flecken, die an Albinismus erinnern. Die Epidermis auf diesen weissen Stellen ist theilweise rauh wie an den übrigen unbedeckten Hauttheilen, theilweise aber von einem eigenthümlichen an Perlmutter erinnernden Glanze. Letztere Stellen der Haut, welche meistentheils dem Umfange nach die grösseren sind, bleiben in der Regel unverändert, erstere dagegen, meistens linsen- bis bohnengross, welche disseminirt über die ganze unbedeckte Haut liegen, aber auch theilweise in die glänzende Fläche eingesprengt sind, beginnen allmälig sich zu röthen. Diese Röthung wird immer intensiver, später braunroth und geht schliesslich in ein dunkles Braun über. Alsbald beginnt auch die Epidermis sich an diesen Stellen in Schüppchen loszulösen und abzustossen. Dieser Process wiederholt sich wieder und wieder. Immer neue Flecken treten an den bis dahin unbetheiligten Stellen der Haut auf und confluiren zum Theil mit den alten, so dass die Knaben je älter desto brauner werden. Ferner treten in der Haut zahlreiche Knötchen auf und es beginnt alsbald eine üppige Wucherung von Wärzchen und Warzen. Dieselben sind meist von Hirsekorn- bis Linsengrösse, wachsen aber auch hier und da bis zu Bohnen- und Haselnussgrösse. Ihre Lieblingsstandorte sind: Handrücken, Lippensaum, Rückante der Ohrmuschel und Proc. mastoid., doch finden sie sich auch an allen übrigen unbedeckten, d. h. erkrankten Hautstellen. Diese Warzen zerfallen zum Theil schon frühzeitig und geben unter Verschorfung und mit Hinterlassung strahliger Narben zu Grunde. Die grösseren Tumoren zeigen in ihrer Umgebung eine Infiltration der Cutis. Während die Aussenseite tief zu zerklüften beginnt, vertieft sich die Mitte dellenförmig, es tritt Ulceration ein und der ganze Tumor wird ausgestossen. Zuweilen greift die Ulceration weiter um sich und es treten, auch nach Excision oder Auslöffeln, an diesen Stellen häufig Recidive auf. Sehr lästig ist eine sehr frühzeitig auftretende Affection der Conjunctiva, die in papillärer Hypertrophie und Conjunctivitis besteht und grosse Lichtscheu verursacht. Lymphdrüsentumoren wurden nur bei einem Knaben und zwar in sehr mässigem Grade gefunden.

Zur anatomisch-histologischen Untersuchung stand nur ein Stück eines Tumors aus der Unterlippe von einem Knaben zur Verfügung. Es konnte nach dieser Untersuchung kein Zweifel obwalten, dass es sich in dem vorliegenden Falle um ein flaches Epithelialcarcinom handelte. Das Nähere siehe im Original. Als besonders bemerkenswerthe Punkte in diesem Krankheitsfalle hebt Verf. zunächst den protrahirten Verlauf hervor; der einzige letale Ausgang trat erst nach 8jähr. Bestehen auf, während der älteste Knabe bereits seit 9 Jahren mit dem Leiden behaftet ist. Ferner bemerkenswerth ist der Umstand, dass die Krankheit in derselben Familie bei allen Kindern männlichen Geschlechts, mit einer einzigen Ausnahme auftrat, während alle weiblichen verschont blieben. Als aetiologisch wichtig erscheint es Verf., dass der Grossvater väterlicherseits, der 70 Jahre alt wurde, dieselben weissen Flecke im Gesicht gehabt habe, wie die erkrankten Knaben. Aus dieser ererbten Prädisposition habe sich die Krankheit dann auf dem Wege einer chronischen Dermatitis entwickelt. Die Prognose stellt Verf. mit Rücksicht auf den bisherigen protrahirten Verlauf zweifelhaft.

Bei einem 73jähr. Manne sah **Forrest** (3) die Entwicklung eines **Carcinoma mammae** aus einer dem Eczem ähnlichen Affection der Brustwarze: Schuppen- resp. Krustenbildung, Secretion milchähnlicher Flüssigkeit. Sechs Monate nach Beginn der Affection kam es zur Retraction der Brustwarze und gleichzeitig wurde Anschwellung der Drüsen am Rande des M. pectoral. und in der Axilla constatirt.

Xanthom.

1) **Gendre**, De Xanthelasma. Thèse. Paris. (Ausführliche Reproduction des über Xanthelasma bekannten mit Bericht über einige selbst beobachteten Fälle) — 2) **Carry**, Contribution à l'étude du Xanthoma. Ann. de Dermatol et de Syphiligr. Tome 1. p. 61. (C. berichtet zunächst über einen typischen Fall von Xanthoma universal. mit Icterus etc., alsdann über einen anderen Fall derselben Krankheit, der unabhängig von jeder Leberaffection auch nicht mit Icterus complicirt war. Ueber die Details dieser beiden sehr interessanten Fälle s. d. Orig.)

Keloid.

1) **Schwimmer**, Ueber das multiple Keloid. Vierteljahrsschr. f. Dermat. u. Syph. S. 232. — 2) **Babesiu**, Ein Beitrag zur Histologie des Keloids. Ebendas. S. 237.

Schwimmer's (1) Beobachtungen über das **Keloid** sind wegen der Multiplicität der Gebilde besonders beachtenswerth.

Der erste Fall betrifft eine 35jährige Frau, bei welcher sowohl die rechtsseitige Brusthälfte von der Claviculargegend an bis über die Brustdrüse hinaus, als auch der rückwärtige Theil des Stammes derselben Körperhälfte von der oberen Scapulargrenze an bis zur Wirbelsäule hin eine grosse Reihe von Knotenbildungen zeigte, die von Erbsen- bis zu Daumengrösse anscheinend in unregelmässiger Anordnung der Haut aufsassen. Die Tumoren waren von fester Structur, wenig verschiebbar und meist von normaler Haut bedeckt. Stellenweise nur erschien die Oberfläche derselben röthlich glänzend, von feinen Gefässzweigen durchzogen.

Ein grosser Theil der Tumoren zeigte gefiederte Ausläufer in das umliegende Gewebe, so dass das Gebilde an ihren Grenzpartien in der normalen Haut eingelagert erschienen. Mehrfache Ausläufer bildeten, ineinandergreifend, längliche, mässig ovale Wulstgruppen, zwischen denen vielfach normale Hautstellen inselförmig eingelagert erschienen. Die grosse Masse der Geschwulstformen stellte sich als isolirte Tumoren dar. Im Ganzen wurden 105 einzelne Tumoren gezählt. Das Leiden war innerhalb 6 Jahren in langsamer Entwickelung entstanden und hatte sich ohne auffallende subjective Erscheinungen ausgebildet. Die von Tumoren nicht bedeckte Haut war vollkommen rein und gesund. Der 2. Fall hat noch ein besonderes Interesse wegen der glücklich durchgeführten Therapie. Es betrifft ein 17jähr. Mädchen, bei welcher die Affection erst vor ½ Jahre im Anschluss an Masern aufgetreten sein soll. An der rechten Thoraxhälfte finden sich von der Sternalpartie ausgehend bis zur Grenze der Wirbelsäule in grosser Anzahl theils einzelstehende, theils ineinanderfliessende, bohnen- bis haselnussgrosse, im Unterhautgewebe festsitzende, wenig verschiebbare, auf Druck mässig schmerzhafte Knoten, von theils normaler Hautfarbe, theils von röthlich schimmerndem Aussehen, von feinen Gefässen durchzogen. An der Sternal- und unteren Partie der Brustdrüse den Character derber Knoten beibehaltend, werden sie in der Brustdrüse selbst flacher und zeigen nur einige Ausläufer. Auf dem Rücken zeigten sich isolirte und confluirende Tumoren, welche die Configuration von halbmondförmiger und mehrfach gelappter Wulstbildung darstellten. Die Hauptmasse der Rückengeschwulst sammt den an deren Grenzlinien vorhandenen Tumoren hatte eine Ausdehnung von 10 Ctm. Länge und 8 Ctm. Breite. Auf der Haut des Nackens, des Bauches und den von Keloid freien Stellen des Stammes fanden sich zahlreiche, weisse, zerstreute, flache, einer Narbenbildung ähnliche glänzende Flecke. — Auf Verf.'s Veranlassung wurde von Dr. Janig die oben erwähnte Geschwulstmasse am Rücken in ihrer ganzen Ausdehnung incl. eines 1 Ctm. breiten gesunden Hautrandes bis auf die Fascien der frei zu Tage liegenden Muskelpartien exstirpirt, die Wunde wurde mit dem Thermokauter geätzt und die Wundfläche mit Lister'schem Verbande bedeckt. Die Heilung erfolgte im Verlaufe von 5 Monaten. Am Rande der frisch gebildeten Hautfläche zeigten sich später einige verdächtige Anschwellungen, die zur Befürchtung Veranlassung gaben, dass sich neue Herde bilden könnten.

Im Anschluss an die Arbeit **Schwimmer's** giebt **Babesin** (2) die Resultate der **pathologisch-anatomischen Untersuchung der in dem 2. Fall Schwimmer's exstirpirten Geschwulstgruppe.** Dieselben lassen sich in Folgendem zusammenfassen:

„Schon macroscopisch erkennt man unmittelbar unter der verdünnten Epidermis eine weisse, fast homogene, glatte, derb-elastische Geschwulstmasse, welche seitlich und nach unten durch ein grobes Netzwerk mit einem graulichen, wieder vielfach verfilzten, weniger derben Gewebe innig verbunden ist, das allmälig in normales Gewebe übergeht. Das Microscop erweist exquisite Atrophie der Epidermis unter Bildung eigenthümlicher Bläschen und Kerne, namentlich an der unteren Epithelgrenze, mit gänzlichem Schwund der Papillen, aber mit erhaltenen atrophischen Haarwurzeln und Talgdrüsen. Die Geschwulst beginnt unmittelbar unter der Epidermis, wird überall an der Grenze unregelmässig gefasert und mit wuchernden Gefässen versehen. Sie besteht aus dichten dünnen Fasern, die wesentlich parallel zur Oberfläche stehen. Ihre Structur ähnelt jener der Sehnen, doch ist das Gewebe zellreicher; die Fasern von beschränkter Länge sind oft zu Spindelzellen individualisirt, die Kerne sind grösser und ausser den Spindelzellen finden sich noch Endothelien, welche grösstentheils obliterirten Gefässen angehören. Die spärlichen Gefässe der Geschwulst, namentlich die Lymphgefässe, sind spaltförmig, von wucherndem Endothel ausgekleidet; von ihnen gehen die Geschwulst quer durchsetzende sclerotische Bindegewebszüge aus. In ihrer Umgebung sind endotheliale Zellen, dann runde junge Bindegewebselemente, welche keine Uebergänge in die Zellen der Geschwulst zeigen, in grosser Anzahl vorhanden, und auch die Geschwulstzellen, welche hier oft schichtenweise angeordnet sind, erscheinen hier, sowie an der Peripherie der Geschwulst voluminöser, zahlreicher, oft mit mehreren Kernen versehen."

Nach diesem histologischen Befunde erscheint, nach Verf., die Ansicht gerechtfertigt, dass histologische Uebergänge zwischen dem Idiopathischen und dem Narbenkeloid angenommen werden müssen und **dass sich aus dem histologischen Befunde nicht immer erkennen lässt, ob ein Keloid ein idiopathisches oder ein Narbenkeloid sei.** Man hat, nach Verf. immer das Recht, von einem Keloid zu sprechen, **wenn mehr oder minder gleichmässige Neubildung von narbenähnlichem Gewebe, welches in irgend einem Stadium auf ein und derselbe Höhe histologischer Entwickelung bleibt, am umgehenden Gewebe mehr oder minder abgegrenzt zu Stande kommt.**

Santesson, C. och **Axel Key**, Keloid (dermoidfibrom) fran öronsnibberna. Hygiea 1879. Svenska läkaresällsk. förhandl. p. 163.

Die **Neubildungen** waren ursprünglich in den Narben **nach Stichöffnungen der Lobuli auriculae** (um Ohrringe tragen zu können, gemacht) **entstanden.** Im Laufe von 20 Jahren waren sie 8 mal exstirpirt, aber immer recidivirt. Der Mann war jetzt 40 Jahre alt. Die Geschwulst (vom rechten Ohre) war rund, oval, 3,6 Ctm. breit, 4 Ctm. lang, c. 1 Ctm. dick, scharf von der umgebenden Haut abgetrennt, hart, fest, elastisch, beim Durchschnitt wie festes Bindegewebe aussehend, mit grauweisser, von weissen zusammengeflochtenen Strängen durchgezogener Schnittfläche. Die Geschwulst betraf nur die Cutis. Microscopisch: sehr dickes Epithel, dann Bindegewebe, nach dem Typus des Bindegewebes der normalen Cutis; nirgends fand sich embryonales Bindegewebe oder Sarcom.

K. nennt die Geschwulst **Fibroma cutis dermoides**; er glaubt sie durch Hypertrophie oder Hyperplasie der normalen Haut entstanden. — Dass die Geschwulst, trotzdem sie so oft recidivirte, immer die reine Cutisstructur ohne Degeneration zeigt, bringt R. auf dem Gedanken, dass die Recidivirung einer anderen Ursache als sonst bei Geschwülsten unterliegt; nur ganz kleine Traumata (wie z. B. eine Exstirpation) sind vielleicht bei einzelnen Personen die reizende Ursache, welche die Geschwulstbildung der Cutis veranlasst.

Oscar Bloch (Kopenhagen).]

Lymphangiom.

Pospelow, Ein Fall von Lymphangioma tuberosum cutis multiplex. Vierteljahrsschrift f. Dermat. u. Syphil. 1879. S. 521.

Pospelow beschreibt einen sehr interessanten **Fall von Lymphangioma tuberos. cutis multi-**

plex bei einem 22jährigen Mädchen, das sich wegen Papillomen der äusseren Genitalien in das Krankenhaus hatte aufnehmen lassen.

Die Haut der Kranken auf Gesicht, Extremitäten und Stamm war von einer blassgelblichen Farbe mit durchscheinenden Venen von unbedeutendem Kaliber; stellenweise war sie pigmentirt, hauptsächlich unterhalb der linken Brustdrüse, wo der Pigmentfleck landkartenartig erschien, seiner Farbe nach einem Chloasma uterinum ähnlich. Auf der Uebergangsstelle der Haut der linken Brustdrüse zu der des Stammes eine ovale, taubeneigrosse Geschwulst, von leicht violetrosiger Haut bedeckt. Bei näherer Besichtigung erwies sich die Geschwulst als aus vielen kleinen Geschwülstchen bestehend, von ungefähr Hirsekorngrösse. Die Form der kleinen Geschwülste war eine ovale; wenn man mit der Fingerspitze von oben auf die Geschwulst drückte, in der Richtung von aussen nach innen, erinnerte eine jede der einzelnen Geschwülste an ein mit Luft gefülltes Guttaperchakügelchen, welches bei weiterem Drücken in das Unterhautzellgewebe versank, so dass der untersuchende Finger das Gefühl einer runden oder ovalen Oeffnung erhielt, mit nicht scharfen Grenzrändern, in welche die Geschwulst versunken war. Nach Entfernung des Fingers erschien die Geschwulst wieder über dem Niveau. Gleichartige Geschwülste fanden sich auf dem Gesichte, dem Halse, den oberen und unteren Extremitäten, dem Bauche und besonders auf dem Rücken und der Brust. Ihre Grösse variirte zwischen der eines Hirsekornes und einer Haselnuss, ihre Form meist rund oder oval; die Farbe der sie bedeckenden Haut entweder rosig oder leicht violet, was von venösen Blutstockungen in der Haut abhing. Bei seitlicher Beleuchtung schienen die Geschwülste, besonders die grösseren, wirklich durchsichtig und wie mit irgend einer Flüssigkeit gefüllt. Bei Incision einer Geschwulst findet man als Inhalt eine gallertartige, perlmutterfarbige Masse von der Consistenz frischer Gelatine, die nicht ausfloss. — Das Allgemeinbefinden der Pat. durchaus gut. Alle übrigen Organe gesund. Aus der Anamnese ergiebt sich, dass das Geschwulstconglomerat auf der linken Brustdrüse von Kindheit an existirt, während über das erste Auftreten der übrigen Geschwülste nichts bestimmtes zu eruiren ist. Die microscopische Untersuchung der vom Verf. exstirpirten Geschwulst bestätigte die auf Lymphangioma multipl. cutis gestellte Diagnose. Bei schwacher Vergrösserung zeigt sich auf dem Durchschnitt ein löcheriges Gewebe, dessen Oeffnungen theils Durchschnitte von röhrenförmigen, in verschiedenen Richtungen gehenden und in einander verschlungenen Canälchen, theils Durchschnitte durch Räume erweiterter Hautlymphcapillaren von unregelmässiger Contour darstellen; die Wandung dieser Räume erschien entweder verdickt oder wie usurirt, aus Verbindung einiger spaltförmiger Räume entstanden. Bei starker Vergrösserung war leicht zu unterscheiden, dass die Gefässe und spaltförmigen Räume eine Masse von Lymphkörperchen und eine äusserst unbedeutende Quantität, wahrscheinlich beim Durchschnitt hineingekommener Blutkörperchen enthielt. Um die erweiterten Lymphgefässe und spaltförmigen Räume war eine verstärkte Entwicklung von Bindegewebe zu bemerken. Die erweiterten Lymphgefässe und spaltförmigen Räume in der Papillenschicht der Haut verschoben augenscheinlich die Papillen und brachten ihre Atrophie hervor, so dass die Papillen entweder auseinander geschoben oder verkürzt und atrophirt erschienen. Blutgefässe wenig zahlreich, normal aussehend. In den runden Durchschnitten der Canälchen und in den spaltförmigen Räumen ein kernhaltiges Endothelium an den inneren Wandoberflächen. (Abbildung s. i. Orig.)

Rhinosclerom.

1) Schmiedicke, O., Ueber das Rhinosclerom. Inaug.-Dissert. Berlin. — 2) Zeisel, Maximilian, Ein Fall von vereiterndem Rhinosclerom. Wiener medic. Wochenschr. No. 22.

Schmiedicke's (1) Fall von Rhinosclerom aus der Clinik von Simon in Breslau betrifft eine 28jährigen Bäckerstochter, bei der schon mehrmals „polypöse Geschwülste" der Nase exstirpirt worden waren. Bei der Aufnahme in die Clinik wurde Folgendes constatirt:

Die Nase ist in ihrer unteren Partie auffällig verbreitert, die Haut an ihrer Oberfläche unverändert, nur die untere Hälfte des rechten Nasenflügels livid gefärbt. Nasenscheidewand breit und abgeplattet. Nasenlöcher mit dünnen gelblichen Schorfen bedeckt, den Eingang verstopfend. Die Geschwulst fühlt sich elfenbeinhart an, verursacht das Gefühl der Spannung und ist spontan schmerzlos. Der weiche Gaumen starr, unbeweglich, ebenso fest wie die Geschwulst der Nase. Uvula und beide Arcus palatoglossi und palatopharyngei zu einer gleichmässig etwas hervorgewölbten Masse vereinigt, auf ihrer Oberfläche weisslich belegt. Die Geschwulstmasse wucherte später unterhalb des Sept. narium, zwischen diesem und Oberlippe durch und hob Septum und ganze Nase nach oben. Exstirpation eines keilförmigen Stückes aus dem linken Nasenloch zur histologischen Untersuchung (s. unten). Nach mehrmonatlichem Aufenthalt in der Klinik bei innerlichem Gebrauch von Sol. arsen. Fowler. wird Pat. auf ihren Wunsch mit folgendem Status entlassen: Normale Haut an der Aussenfläche der Nase, die Innenfläche von der Neubildung eingenommen, die auch die Hälfte des Sept. nar. cutaneum occupirt. Alae nasi auseinandergeworfen. Nasenhöhle rechts von der wuchernden Masse ganz ausgefüllt, links fehlt das keilförmige excidirte Stück. Oberfläche des Tumors braunröthlich glänzend, von einer dünnen gelblichen Flüssigkeit bedeckt. Die Ränder des Tumors scharf abgegrenzt, an der äusseren Grenze eine ausgebildete hellrosafarbene Ueberhäutung. Alae nasi und Nasenrücken fühlen sich elfenbeinhart an, die nässenden Stellen weicher. Auf der Oberlippe nimmt der Tumor das obere Drittheil ein und endet hier mit einer wallartigen Prominenz. Uvula fehlt ganz. Beiderseits neben ihr fühlt man zwei feste elfenbeinharte, säulenartige Bildungen nach dem Pharynx hinziehend, mit glatter Oberfläche. Unter localer Application von Acid. pyrogallic. 5,0, Vaselin. 45,0, bei innerlichem Gebrauch von Sol. ars. Fowl. ergab die nach 3 Monaten wieder vorgenommene Inspection eine bedeutende Verkleinerung der Nase nach allen Dimensionen. Am auffallendsten ist das Herabsinken der Nasenspitze und Oberlippe. Die rechte Nasenhälfte auffallend flach. Septum noch stark verbreitert, geht ohne Trennung in die normale Oberlippe über. Elfenbeinhärte unverändert, ebenso der Zustand im Hals. Nach erneuter Aufnahme in die Klinik trat bei täglichen Aetzungen mit Unguent. pyrogallic. nach Excision eines kegelförmigen Stückes aus den Nasenhöhlen im Verlauf von 10 Wochen bedeutende Besserung ein, indem die Wucherungen in der Nasenhöhle schwanden, ebenso die „Elfenbeinhärte" der Nasenflügel. Die microscopische Untersuchung ergab: Leichte Hyperplasie der Retezellen, dichte Zelleninfiltration der eigentlichen Cutis, die in den tieferen Schichten des Coriums durch starke Bindegewebszüge unterbrochen wird, besonders in den älteren Partien. Verf. sieht in dieser Infiltration den Grund der Elfenbeinhärte. Zahlreiche Gefässlumina in den tieferen Schichten, von dichtgedrängten Zellen umgeben, von der Grösse der rothen Blutkörperchen mit 1 bis

2 Kernen. Die Gestalt derselben variirt von der runden zur ovalen und Spindelform, theilweise mit Fortsätzen versehen. Verf. glaubt, dass die Pyrogallussäure die beste Waffe gegen das Ueberhandnehmen des Rhinoscleroms sei.

Zeissl (2) giebt die ausführliche Krankengeschichte eines Falles von Rhinoscleroma, bei welchem ein ausgedehnter und tiefgreifender Zerfall der Neubildung constatirt werden konnte.

Der Pat. ist ein 35jähr. Mann, der nie an Syphilis gelitten hat und dessen jetziges Leiden mit Abnahme des Geruchssinnes und erschwerter Respiration durch die Nase begann. Bei der Aufnahme in das Krankenhaus fand sich folgender Status: In der Haut neben den beiden inneren Augenwinkeln über den beiden Thränensäcken waren von Krusten bedeckte Rhagaden zu finden, welche sich in elfenbeinharten daselbst situirten Knoten gebildet hatten. Der Knoten der linken Seite hatte die Thränenleitung durch Compression vollständig aufgehoben. Der linke Nasenflügel war durch zwei harte aneinander stossende Knoten in eine elfenbeinharte, starre Masse umgewandelt. Ein gleicher Knoten fand sich am rechten Nasenflügel, welcher von rauher haar- und follikelloser Haut bedeckt wurde. Beide Nasenöffnungen waren durch derbe Infiltrate der gewulsteten Nasenschleimhaut verengt. Die unteren Nasengänge beiderseits selbst für eine mässig dicke Sonde schwer durchgängig. Die ganze Nase etwas ödematös geschwollen. Bei Inspection des Pharynx zeigt sich an Stelle der fehlenden Uvula ein oberflächliches Geschwürchen, welches auf die benachbarte Schleimhaut überzugreifen scheint. Ein zweites Geschwür in der Schleimhaut des harten Gaumens mit der Basis gegen die Schneidezähne gerichtet. Die Diagnose musste unter Ausschluss von Syphilis und Lupus auf Rhinoscleroma gestellt werden, aber nichtsdestoweniger wurden, um auch die Diagnose e juvantibus sicher zu stellen und zu erweisen, dass das Rhinosclerom keine Syphilisform sei, wiederholt antisyphilitische Curen: Einreibungen grauer Salbe, Jodkali innerlich etc., eingeleitet und 9 Monate fortgesetzt. Einen Erfolg hatten dieselben nicht. In dem Knoten des linken Nasenflügels bildete sich Eiter, der endlich durchbrach, wodurch der ganze linke Nasenflügel in ein von der Nasenspitze bis zur Nasolabialfalte reichendes Geschwür umgewandelt wurde. Später zerfiel auch der Knoten über dem linken Thränensacke, während das an dem linken Nasenflügel aufgetretene Geschwür sich zu reinigen begann und nicht weiter um sich griff. Ferner zerfiel die wulstförmig hervorgetriebene Schleimhaut der linken Nasenhälfte und es bildete sich ein kraterförmiges Geschwür. Gleichzeitig traten mehrere Geschwürchen von Linsen- bis Bohnengrösse in der Schleimhaut des harten Gaumens auf. Durch den ziemlich ausgedehnten Zerfall hatte sich der Dickendurchmesser der Knoten im linken Nasenflügel um die Hälfte verkleinert und war auch der linke untere Nasengang wegsamer geworden. Die locale Behandlung bestand in Reinigung mit 2proc. Carbolwasser und Touchiren mit Nitr. arg. in Substanz. Spätere Untersuchungen (Dr. H. Heymann in Berlin und Dr. Brand in Radzichow) constatirten den weiter fortschreitenden Zerfall bis zu dem durch Pyämie erfolgenden Tode. Zuletzt fehlte der ganze linke Nasenflügel bis nahe an den knöchernen Theil; der zurückgebliebene Hautrand war verdickt, hart anzufühlen und mit Knoten von verschiedener Grösse besetzt. Die Nasenspitze und der ganze Rand des rechten Nasenflügels waren im Zerfall begriffen, das Sept. nar. kolbig verdickt, hart. Oberlippe mit Rhinosclerornknoten infiltrirt. An der Schleimhaut der Oberlippe, der Mund- und Nasenhöhle nur Narben von früheren Ulcerationen. An den Rhinosclerornknoten über den Thränensäcken ein mässig tiefgreifendes Geschwür.

Lepra.

Breuer, M., Ein Fall von Lepra. Vierteljahrsschr. f. Dermat. u. Syph. S. 589.

Breuer's Fall von Lepra betrifft einen 24jährigen Mann aus Jerusalem, bei welchem die Affection vor 10 Jahren mit Blasen an Fingern und Zehen (Pemphigus leprosus) begonnen haben soll.

Pat. sieht bei der Aufnahme blass, cachectisch aus, zeigt leichte Parese beider N. faciales. Nase am Rücken eingedrückt infolge Schwundes des Septums; an der Schleimhaut der Nase sowohl von vorn als auch von den Choanen aus kleine Knoten zu sehen. Auf dem linken Bulbus ein haselnussgrosser Knoten mit schwammiger von Gefässen durchzogener exulcerirter Oberfläche. Von Cornea und Sclera nur der obere innere Theil zu sehen, das übrige von Knoten eingenommen. Der freie Theil der Cornea ist getrübt, von kleinen Gefässen durchzogen, die direct vom Knoten dahin zu verfolgen sind (Pannus leprosus). Am rechten Auge Herpes conjunctivae. An der Wange und an der Stirn haselnussgrosse Knoten von elastischer Consistenz. Augenbrauen und Cilien, besonders links gegen die Nasenseite hin, fehlen. Am Stamme keine Spur von Knoten, nur einzelne kleine weissliche Hautstellen. An oberen und unteren Extremitäten kleine, erbsengrosse, harte Knoten im Unterhautzellgewebe. In der Nähe des Hand- und Fussgelenkes beider Extremitäten derbe, an der Oberfläche genabelte, wie mit Lack überstrichene, glänzende Knoten von Wallnussgrösse, von graurröthlicher Farbe, gruppenweise geordnet. Am rechten Ellenbogengelenk eine rundliche, kraterförmige, an den Rändern harte Ulceration mit weisslich glänzendem Grunde, durch welchen man die Endstücke der Knochen bei Bewegungen des Gelenkes sieht. Nach aussen, vor dem Geschwüre, ist der Ulnaris als ein derber, harter, stellenweise verdickter Strang durchzufühlen. Mehr oberflächliche Ulcerationen finden sich an den Sitzknorren und den Trochanteren symmetrisch. Dünne, weissliche Hautstellen an den unteren Extremitäten, von besonderer Grösse an den Kniegelenken. Haarwuchs an beiden unteren Extremitäten total verloren, die Epidermis kleienförmig abschilfernd. Finger und Zehen verkrüppelt, von einander abstehend. An allen fehlt die 2. Phalanx; die 3. ist durch Retraction bei der Heilung an die 1. festgeheftet. Die letzten Phalangen kolbenartig aufgetrieben. Hände und Füsse plump, missgestaltet, ödematös. — Am harten Gaumen eine Gruppe von derben Knoten, ein tropfsteinartiges Gebilde darstellend. Uvula, Gaumenbogen und hintere Rachenwand durch narbige Einziehungen total verunstaltet und verwüstet. Exulcerirte Knoten auf der Epiglottis, knotige Verdickung des rechten Stimmbandes, Stimme sehr hoch und heiser. Lungen, Herz und Nieren gesund. Lymphdrüsen, besonders in der Leistengegend, geschwellt. Die Untersuchung mit dem constanten und Inductionsstrome ergiebt Folgendes: Das Gebiet des Oculomotorius reagirt gar nicht auf beide Arten von Strömen. Prompte Zuckungen an den oberen, weniger an den unteren Extremitäten. Besonders Tibialis anticus und Peroneus reagiren nicht so stark wie normal. Die Wadenmusculatur, besonders rechts, reagirt gar nicht. Sehnenreflexe sehr ausgeprägt. Sensibilität der Haut herabgesetzt, besonders in der Nähe der weisslichen Stellen der Haut. Die Behandlung bestand in Application von Empl. hydr. auf die exulcerirten Stellen, innerlichem Gebrauch von Dec. Zittmanni, später Syrup. jodat. Pat. wurde gebessert entlassen: mehrere Knoten sind ganz geschwunden, ebenso verschiedene Geschwüre, z. B. an Sitzknorren, Trochanteren. Die Form der Lepra anlangend, so handelt es sich hier um eine Mischform der Lepra tuberosa und anaesthetica. Aetiologisch kann von einer

Vererbung in diesem Falle keine Rede sein: Eltern und Grosseltern waren ganz gesund. Auch die Kinder des Patienten sind vollkommen gesund.

Myxoderma.

Inglis, T., Two cases of Myxoderma. Lancet. Sept. 25.

Der erste der von Inglis mitgetheilten Fälle von Myxoderm betrifft einen Bleiarbeiter, bei dem die Anschwellungen zuerst an den Augenlidern und den Händen auftraten, um sich später über den ganzen Körper auszudehnen.

Die Haut wurde dabei fettig, wachsartig, der normale Gesichtsausdruck verlor sich und Pat. zeigte ein fast cretinartiges Aussehen. Die Lippen waren dick, die untere besonders aufgeworfen. Die Zunge schien zu gross für den Mund, war aber nicht ödematös. Die Hände hatten sehr an Volumen zugenommen, waren steif und kalt. Herzaction schwach, doch die Töne rein. Die Haut des Körpers fühlte sich überall kalt an, und Pat. konnte selbst bei der grössten Hitze nicht warm werden. Die Sensibilität ist wenig herabgesetzt. Atrophie der Muskeln nirgends zu constatiren, die Erregbarkeit derselben an Händen und Füssen ist herabgesetzt. Die geistigen Functionen des Pat. sind gestört; er leidet an Melancholie und hat bereits einmal einen Selbstmordversuch gemacht. Hereditäre Belastung ist nicht vorhanden. Auch in dem 2. Falle von Myxoderm zeigen sich Geistesstörungen: Melancholie, Manie, doch sind hier hereditäre Momente vorhanden. Die Erscheinungen an der Haut sind ähnlich denen im ersten Falle, nur weniger ausgeprägt.

Nach den Untersuchungen von Ord beruht die Affection auf einem Oedem des subcutanen Zellgewebes, jedoch handelt es sich nicht um einen serösen Erguss, sondern um eine Ansammlung von Mucin. Dasselbe findet sich auch in den inneren Organen. Die Arterien des Gehirns sind degenerirt, atheromatös. Die Endigungen der Hautnerven zeigen sich in eine zarte, transparente Substanz eingehüllt. — Inglis betrachtet das Myxoderm als eine primäre Nervenkrankheit; die Veränderungen der Haut und der inneren Organe werden durch die mangelhafte Absorptionsfähigkeit der Lymphgefässe veranlasst, die ihrerseits bedingt ist durch trophische Störungen in den Ganglienzellen.

Bouton de Biskra.

Laveran, Contribution à l'étude du Bouton de Biskra. Annal. de Dermatol. et de Syphil. Tome 1. p. 173.

Während eines mehrmonatlichen Aufenthaltes in Biskra (Oase in der Sahara) hatte Laveran Gelegenheit, die daselbst herrschende, als „Biskra-Beule" bezeichnete Affection zu studiren, und er ist dadurch in den Stand gesetzt, eine ausführliche Beschreibung dieser Krankheit zu geben. Dieselbe kommt nicht nur in Biskra, sondern auch in den benachbarten Oasen vor; wahrscheinlich ist die Aleppo-Beule identisch mit der Biskra-Beule. Die Krankheit tritt als Endemie stets nur im Monat September und October auf und herrscht dann bis zum December; im Januar und Februar kommen neue Fälle nicht mehr vor. Alle Lebensalter vom Kinde bis zum Greise sind dieser Affection ausgesetzt, das weibliche Geschlecht nicht weniger als das männliche, kräftige Personen ebenso wie schwächliche, herabgekommene. Die Beulen entwickeln sich mit Vorliebe im Gesicht und an den Extremitäten, zuweilen auch am Stamm. Gewöhnlich befällt die Krankheit ein Individuum nur einmal, doch kommen auch Recidive vor. So lange die Endemie herrscht, haben selbst die unbedeutendsten Verletzungen die Neigung, sich zu Biskra-Beulen auszubilden. Anfangs findet sich eine kleine Erhebung auf der Haut, von röthlicher Farbe, stecknadelkopfgross, schmerzlos, die centrale Partie trocknet bald ein, es bildet sich eine bräunliche Kruste, die sich leicht entfernen lässt; unter derselben zeigt sich dann eine kleine runde Ulceration. Sehr häufig bilden mehrere solche Knötchen zusammen grössere Plaques, die ein ganz characteristisches Aussehen haben. Inmitten einer solchen Plaque findet sich nicht selten eine vor den in der Peripherie stehenden, durch ihre Grösse sich auszeichnende Krustenbildung. Diese Krusten können bis zu einem Centimeter dick werden. Sie sind sehr resistent und können mehrere Monate bestehen bleiben. Wenn sie abfallen oder entfernt werden, zeigt sich unter ihnen eine Ulceration, deren Grund mit etwas eingedicktem Eiter bedeckt ist. Die abgehobene Kruste zeichnet sich durch ihre Trockenheit aus. Ueberlässt man die Ulceration sich selbst, dann bildet sich bald eine neue, weniger feste Kruste, bei Application von Verbänden wird die Krustenbildung verhindert und es bleibt ein ziemlich hartnäckiges, besonders an den unteren Extremitäten dem Ulcer. varicos. nicht unähnliches Ulcus zurück, das bis zu 8 und 10 Ctm. im Durchmesser wachsen kann. Bis zum Beginn der Vernarbung können 4 bis 5 Monate vergehen. Hat man die Krusten sich selbst überlassen, so fallen sie spontan ab und hinterlassen eine röthliche Narbe, die allmälig blasser wird und bald vollständig verschwindet. In den Fällen dagegen, wo die Kruste am Beginn der Narbenbildung entfernt worden ist, geht diese schwieriger vor sich und es bleiben unvertilgbare Spuren derselben zurück. — Als Complicationen kommen hauptsächlich vor: Lymphangitis, Erysipel und Phlebitis. Die histologische Untersuchung der Krusten zeigt keine dieser Affection speciell zukommenden Eigenschaften. Man findet in allen Fällen: Epidermiszellen, Eiterkörperchen und Bacterien. Letztere gehören den bekannten Species: Bact. punctum, Bacillus, Catenula an. Nur vereinzelt fanden sich Sporen, die nichts characteristisches zeigten; ein Mycelium wurde nicht gefunden. Die Veränderungen, die an Hautschnitten im Bereiche der Beulen nachweisbar waren, entsprechen den bei Variolapusteln vorkommenden. Die Behandlung ist am besten eine exspectative. Wenn die Krusten abfallen oder abgestossen werden empfiehlt es sich, wie die Einwohner dies thun, das Ulcus einfach mit Lausonienpulver (poudre de henné) zu bedecken, wodurch die Bildung einer neuen Kruste befördert und die Narbenbildung begünstigt wird. Ueber die Pathogenese der Biskra-Beule kann Verf. sich nur der Ansicht Weber's anschliessen, dass die Affection contagiös und inoculabel und vielleicht noch autoinoculabel ist. Das active Princip finde sich in der Kruste. Welcher Natur dasselbe sei, lässt sich bis jetzt nicht feststellen. Die Ansicht Carter's von der parasitären Natur der Affection ist nicht haltbar.

Laudon, Eine eigenthümliche Hautkrankheit. Berl. klin. Wochenschr. No. 8.

Laudon berichtet über 2 Fälle (wovon der eine ihn selbst betraf) einer „eigenthümlichen Hautkrankheit", die er den vasomotorischen Neurosen zuzählt.

In dem 1. Falle, eine 28jährige Frau betreffend, trat nach einer Erkältung eine erysipelatöse Anschwellung der Haut der linken Hand, und zwar besonders des Handrückens ein; dabei leichtes Jucken. Die Finger blieben frei. Am Abend war die Anschwellung verschwunden. Am nächsten Morgen zeigte sich eine solche an der rechten Hand und blieb bis zum Abend bestehen. Nach einer Pause von 8 Tagen zeigte sich der linke Fuss und die Haut an der inneren Seite des linken Unterschenkels bis nahe an das Kniegelenk geschwollen. Neben Jucken schmerzhaftes Gefühl. Ferner Anschwellung an der Haut des rechten Unterschenkels, die nach 2tägigem Bestehen wieder verschwand. Nach einer Pause von 4 Wochen trat ohne nachweisbare Ursache eine Anschwellung des Mundes auf, die am linken Mundwinkel beginnend, sich allmälig um den Mund bis zum Ausgangspunkte hinzog, und zwar in der Weise, dass, wenn das 3. Drittel der Oberlippe sich afficirt zeigte, das erste wieder seine normale Gestalt annahm. Weitere Anschwellungen, die immer bald wieder schwanden, traten auf an der rechten Wange und den Augenlidern, am linken Fuss, der linken Schulter, rechten Fuss, rechten Gesäss. Die Affection dauerte im Ganzen 10 Wochen; das Allgemeinbefinden blieb ungestört, Fieber war nicht vorhanden, Nachts ziemlich reichliche Schweisse. Urin normal. Gelenke blieben frei. Verf.'s eigene Affection trat ebenfalls nach einer Erkältung auf und begann mit heftiger Pharyngitis, auf welche eine erysipelatöse Anschwellung der Haut des Penis und der linken Hälfte des Scrotums folgte. Dabei leichtes Jucken. Später folgten Anschwellungen des Daumenballens links und rechts, der Ballen des Fusses und der Haut der Fusssohlen, des Mundes (genau so wie im 1. Falle) und der linken Supraorbitalgegend. Die Affectionen traten, ausgenommen die des Pharynx und des Scrotums, die sich nur einmal zeigten, vorzugsweise linkerseits in einem Turnus von 6 bis 14 Tagen mit kurzen Intervallen auf. Auch hier dauerte die Affection im Ganzen 10 Wochen, ohne dass das Allgemeinbefinden gelitten hätte. Chinin, Faradisation und kalte Douchen wurden ohne Erfolg gebraucht. Verf. glaubt, dass die beiden hier mitgetheilten Krankheitsfälle identisch sind und sucht das Wesen derselben in einer in Folge von Erkältung und Ueberanstrengung entstandenen spinalen Irritation, die in diesen Fällen zu einer Paralyse des Sympathicus, und zwar vorzugsweise derjenigen Aeste, die die kleinen Gefässe (Arterien) versehen und wodurch der Tonus derselben aufgehoben wird, geführt habe. Daher die erysipelatösen Anschwellungen (vermehrte Röthung, erhöhte Temperatur). Wie das typische Auftreten der Lähmungen zu erklären sei, vermag Verf. nicht anzugeben.

Haarkrankheiten.

1) Michelson, Zur Discussion über die Aetiologie der Area Celsi. Virch. Arch. Bd. 80. S. 296. — 2) Schultze, B., Die Theorien über die Area Celsi. Ebendas. Bd. 80. S. 193. — 3) Bulkley, L. D., New method of permanently removing superfluous hairs. Arch. of Dermatol. Oct. 1878. Sep. Abdr. — 4) Arnozan, De l'état des poils dans la trichoptilose. Journ. de méd. de Bordeaux No. 22. — 5) Smith, Walter G., On a rare nodose condition of the hair. The Brit. med. Journ. May 1. — 6) Gerlier, Une épidémie trichophytique à Ferney-Voltaire (Ain.). Lyon médic. No. 27, 28. p. 353. 376. — 7) Gigard, G., Sur une épidémie de teigne faveuse sévissant à Nantua chez les bêtes à cornes et chez les enfants. Ibid. No. 33.

Michelson (1) kommt bei seinen Studien über die Aetiologie der Area Celsi zu dem Schlusse, dass „wir ausser Stande sind, über die Pathogenese dieser Krankheit auch nur eine genügend fundirte, hypothetische Erklärung aufzustellen". Durch die neuen, ebensowenig wie durch die einschlägigen älteren Beobachtungen wird nach M. eine ätiologische Beziehung pflanzlicher Parasiten zur Area Celsi erwiesen. Auch der längere Zeit fast allseitig acceptirten trophoneurotischen Theorie fehle vorläufig eine sichere Basis noch vollkommen.

Schultze (2) berichtet sehr ausführlich über die verschiedenen bisher aufgestellten Theorien über die Area Celsi. Er selbst versucht eine mechanische Deutung der Wachsthumsstörung bei dieser Affection, die in vielen Punkten mit der von Rindfleisch gegebenen übereinstimmt. Sch. nimmt zunächst mit Ebner an, dass zur Bildung eines normalen Haarschaftes mit seinen Hüllen ein gewisser Gleichgewichtszustand zweier Druckkräfte erforderlich sei, von denen die eine am Grunde der vegetirenden Papille darin sich äussert, dass das Haar mit allen seinen Theilen nach oben geschoben wird und andrerseits allseitig wirkend mit den Druckkräften der Umgebung sich ins Gleichgewicht setzt. Es ist dies der radiär nach aussen wirkende Haarwachsthumsdruck, welchem ein concentrisch radiär ins Innere des Haarbalges wirkender Druck des umliegenden Gewebes das Gleichgewicht hält. Durch eine Störung des gegenseitigen Verhältnisses dieser beiden Kräfte zu einander lassen sich nach Verf. auch beim pathologischen Haarschwund der Area Celsi manche Erscheinungen erklären. Eine glasige Aufquellung der Cutisfasern der Balgscheiden und ihrer Umgebung wird den Haarwachsthumsdruck auf ein Minimum reduciren; so lange noch eine Apposition von Zellen von Seiten der Matrix aus erfolgt, werden sich diese oberhalb der Papille anstauen und die kolbige Anschwellung des unteren Haarschaftendes bewirken. Dass trotz des gesteigerten Druckes der umgebenden Gewebsspannung hier am unteren Drittel des Haarwurzelstückes Raum zu einer Anschoppung von Zellen gegeben, erklärt sich aus dem hier mangelnden Widerstande einer verhornten inneren Wurzelscheide. Bei zunehmender Degeneration der Cutisfasern hört in Folge der dann auch nothwendig eintretenden Verödung des in den Balgscheiden und um dieselben sich verbreitenden Gefäss- und Nerven-Apparates eine weitere Anbildung von Zellen auf; die Haarmatrix verödet.

Zur Entfernung überflüssiger Haare, namentlich bei Damen an Oberlippe und Kinn, empfiehlt Bulkley (3) folgendes Verfahren:

Während man mit einer Epilationspincette mit der linken Hand das Haar fasst, stösst man mit der rechten eine scharfe, dreischneidige, an einem Nadelhalter befestigte Nadel in die Oeffnung des Follikels, extrahirt dann das Haar und schiebt die Nadel noch etwas weiter vor, so dass sie bis auf den Grund des Follikels kommt. Alsdann macht man einige Drehungen mit der Nadel, an der beim Herausziehen Epithelreste haften. Ein Tropfen Blut entleert sich bald nach dem Ausziehen der Nadel. Verf. hat in mehreren Fällen auf diese Weise überflüssige Haare definitiv beseitigt.

In einem Fall von Trichoptilosis fand Aronsan (4) in den Interstitien der Fibrillen, in welche das kranke Haar sich spaltet, zahlreiche runde, lichtbrechende Körperchen, die sehr an die Sporen von Trichophyton erinnerten. Eine bestimmte Anordnung derselben war nicht zu constatiren, auch war nichts einem Mycelium ähnliches zu finden. Verf. will zwar nicht behaupten, dass dieser Befund genüge, um die parasitäre Natur der Trichoptilosis zu constatiren, doch glaubt er, dass derselbe zu weiteren Untersuchungen über das Wesen dieser Affection anregen müsse.

Smith (5) berichtet über mehrere Fälle von Knotenbildung am Haar, die bisher nur selten beobachtet worden ist. Die Fälle sind nicht identisch mit den bisher als Tinea nodosa und Trichorrhexis nodosa beschriebenen Affectionen und giebt S. genauer diejenigen Merkmale an, welche die von ihm beschriebene Krankheit der Haare von der Trichorrhexis nodosa unterscheiden (die Einzelheiten s. im Orig.). Die Affection befällt hauptsächlich das Kopfhaar, das im Ganzen spärlicher wird, ungefähr in der Weise, wie bei Syphilis, die Kopfhaut ist empfindlich beim Bürsten. Die Haare sind leicht zu extrahiren, kurz (in dem einen Fall mass das längste 5 Zoll), am freien Ende scheinen sie scharf abgebrochen. Zahlreiche Follikeln treten als blasse oder röthliche Erhabenheiten besonders zahlreich an der Grenze des Nackens hervor, im Uebrigen zeigt sich die Haut normal. Das Haar ist trocken und kraus anzufühlen; besonders die kürzeren zeigen im Verlaufe des Schaftes mehrere Anschwellungen von spindelförmiger Gestalt. Im Durchschnitt kommt auf jeden Millimeter der Länge des Schaftes ein Knoten. Wo das Haar abgebrochen ist, da ist dies immer in den Internodien der Fall. (Die Abbildungen s. im Orig.) Die microscopische Untersuchung ergiebt, dass an den Knoten selbst kaum eine Spur der normalen Imbrication zu erkennen, während dieselbe in den Internodien deutlich ausgeprägt ist. Ablagerung von braunem Pigment besonders in den Knotenbildungen giebt dem Haar ein gleichsam scheckiges Aussehen (braun und weiss). Der durchschnittliche Durchmesser der Knoten beträgt $^1/_{300}$ Zoll, der der Internodien $^1/_{500}$ Zoll. Einige von den Haaren, die bei der macroscopischen Besichtigung keine Veränderung zeigten, liessen unter dem Microscop deutliche, wenn auch geringe spindelförmige Anschwellungen erkennen. Die grosse Mehrzahl der Haare zeigte eine undurchbrochene Contour, nur an einzelnen findet man longitudinale Spaltungen oder transversale Trennungen. Pilzbildungen fanden sich in keinem Falle.

Gerlier (6) beobachtete zu Ferney eine „Trichophytonepidemie“, die ihren Ausgangspunkt in dem Barbierladen dieses Ortes hatte. Von den 17 Fällen, welche G. zur Behandlung bekam, waren 11 in diesem Laden direct inficirt worden und zwar acquirirten 7 davon Herpes circinatus, 4 Sycosis parasitaria. Der eine von diesen 11 Inficirten übertrug die Affection (Herpes circ.) auf sein Kind, ein andrer inficirte theils direct, theils indirect 5 andre Personen (seine Kinder, deren Gespielen und die Bonne), von denen 4 Herpes und 1 Tinea tonsurans acquirirten. In den Barbierladen war die Affection jedenfalls durch die Kinder des Barbiers gebracht worden, welche die Schule eines benachbarten Dorfes besuchten, in dem schon längere Zeit Tinea tonsurans herrscht.

Gigard (7) berichtet über eine Favusepidemie, welche in dem Dorfe Nantoin unter dem Rindvieh aufgetreten war, schliesslich auch auf die Menschen überging und 4 Kinder befiel.

Nagelkrankheiten.

1) Vidal, Onychomycose trichophytique ou trichophytie unguéale. Gaz. des hôp. No. 29. — 2) Monod, G., Sur le traitement de l'ongle incarné par le nitrate d'argent. L'Union médic. No. 147. p. 763.

Vidal (1) berichtet über einen Fall von „Onychomycosis trichophytica“ bei einem 67jährigen Manne, der vorher an allgemeiner „Pityriasis trichophytica“ 3 Jahre lang gelitten hatte.

Bei seiner erneuten Aufnahme in das Hospital zeigten sich die Nägel aller 10 Finger krankhaft verändert, und man darf wohl annehmen, dass diese Affection der Nägel in Folge des Kratzens und dadurch bedingter Infection während der früheren Hautkrankheit entstanden ist. Die Affection documentirt sich dadurch, dass der Nagel sich verdickt, sich etwas erhebt und unterhalb der Hornplatte kleine gelbliche, aus Sporenanhäufungen bestehende Punkte zeigt. Später dringen die Sporen in die Hornplatte ein und bilden longitudinale Streifen. Dadurch blättert sich der Nagel auf, die einzelnen Lamellen spalten sich und fallen schliesslich ab. Die der Wurzel zunächst gelegene Partie des Nagels ist verschont geblieben. Die microscopische Untersuchung zeigte das Vorhandensein von zahlreichen, 2—3 Micromillimeter grossen, runden, stark lichtbrechenden, glänzenden Sporen, die sich deutlich von den viel grösseren Sporen, wie sie bei Favus vorkommen, unterscheiden. Auch Mycelfäden, vielfach gegliedert, fanden sich, wenn auch in spärlicher Zahl. Die Behandlung bestand in Application einer 1 proc. Sublimatlösung, wodurch bald Heilung erzielt wurde.

Nach Monod (2) ist es in der grossen Mehrzahl der Fälle von eingewachsenem Nagel, wenn dieser selbst und seine Matrix gesund sind und die Affection ihren Sitz in den lateralen Furchen hat, möglich allein durch ausgiebige Aetzungen mit Argentum nitr. in Substanz das Uebel zu beseitigen. Nach der Aetzung wird die Zehe, soweit der Nagel reicht, mit Heftpflaster verbunden und empfiehlt es sich auch nach erfolgter Heilung, diesen Verband noch eine Zeit lang liegen zu lassen.

Diverse parasitäre Krankheiten.

1) Baillet, De la teigne tonsurante chez les animaux. Annal. de Dermat. et de Syphil. Tome 1. p. 232. — 2) Cottle, W., On the treatment of Ringworm. Brit. med. Journ. Nov. 29. p. 807. (Auch Cottle empfiehlt, wie Smith, gegen hartnäckige Fälle von „Ringworm" die Application des Crotonöls in Form eines Liniments. Den Schluss der Behandlung bilden Einreibungen mit einer Salbe aus Salicylsäure.) — 3) Unna, Ueber die Impetigo contagiosa (Fox) nebst Bemerkungen über pustulöse und bullöse Hautaffectionen. Vierteljschr. f. Derm. u. Syphil. S. 13. — 4) Derselbe, Mycologische Beiträge. Ebendas. S. 165. — 5) Smith, Alder, Notes on the Croton-oil treatment of Ringworm. Brit. med. Journ. p. 885.

Folgende Fragen sind es, nach Unna (3), die bei der Impetigo contagiosa sowohl noch einer Einigung unter den Autoren als einer Anerkennung aller Fachgenossen harren. 1) Ist die Impetigo contag. eine Krankheit sui generis, insbesondere ist sie von den ihr ähnlichen Krankheiten: Eczema impetiginos., Herpes tonsurans, Pemphigus vulgar. in sicherer und ausreichender Weise zu unterscheiden? 2) Ist die Impetig. contag. wirklich contagiös? 3) Ist sie durch Pilze verursacht? 4) Ist die Impetigo contagiosa wirklich eine Impetigo? oder eingehender ausgedrückt: sind wir mit dem Wunsche einer möglichst unzweideutigen und bei neuen Krankheiten den nackten Thatbestand nach Kräften ausdrückenden Namengebung überhaupt berechtigt, den Namen Impetigo einer besonderen Krankheit zu verleihen, selbst wenn diese sich durch eitrige Bläschen und Blasen characterisirt? Von diesen Fragen beantwortet Verf. die beiden ersten mit Ja, in Bezug auf die dritte hat er nichts Neues vorzubringen, während er die vierte einer eingehenden Erörterung unterzieht. Die Gelegenheit hierzu bot ihm eine kleine Epidemie von Impetigo contagiosa, die er in Hamburg beobachtete. Die Contagiosität war zweifellos sicher gestellt (s. d. Orig.).

Was den Ausschlag selbst anlangt, so fiel zunächst seine bestimmte Localisation auf, die sich besonders auf Gesicht und Rücken der Hände, dann auf den behaarten Kopf und die nächste Umgebung des Fuss-, Hand- und Kniegelenkes erstreckte, also auf Gegenden mit zarter Oberhaut und dünner Hornschicht, zugleich solche, welche wenigstens zeitweise offen getragen werden. Die Efflorescenzen erschienen meist einzeln und in grösseren Abständen, aber durch häufige Nachschübe entstanden Gruppen, besonders characteristisch am Handrücken ausgeprägt. Der ganze Raum zwischen den Knöcheln der ersten Phalangen und dem Handgelenk wurde in ziemlich gleichen Abständen von 6—8—12 circa bohnengrossen, längsovalen, mit dem langen Durchmesser meist quer zur Längsrichtung des Armes gestellten Blasen eingenommen, die in sehr verschiedenen Stadien der Entwicklung sich befanden. Der Handrücken sah aus, wie wenn er mit grossen animalen Lymphpusteln absichtlich bedeckt wäre. Im Gesicht waren die Blasen meist rund, von 20—25 Pfennigstückgrösse, öfter confluirend. Die Bläschen auf der Mundschleimhaut waren kleiner als die auf der äusseren Haut. Das erste Stadium bestand in einem grauröthlichen, leicht abschilfernden, nicht erhabenen Flecke, der mässig juckte. Im Verlaufe einiger Stunden entstand eine sehr zarte, flache Blase von Kirschkern- bis Bohnengrösse, die nach kurzem Bestande gewöhnlich platzte oder zerstört wurde und sich andernfalls mit sehr wenig Serum erfüllt erwies. Der von abschilfernder Hornschicht gefranzt umrahmte Boden derselben war nur selten noch mit einem schmierigen, weisslichen Belage bedeckt, meist rein und bläulich roth glänzend, demnach nicht nur noch mit der unversehrten Stachelschicht, sondern noch mit den untersten verhornten Epithellagen bekleidet. Das noch stets eine Zeit lang nachsickernde Serum trocknete zu bräunlichgelben, dicken Borken ein und die so entstandenen Stellen glichen sehr geplatzten Pemphigusblasen. An Pemphigus erinnerte auch das schubweise Aufschiessen neuer Blasen zwischen den alten. Dem gegenüber war freilich die Localisation nicht entsprechend der bei Pemphigus, sondern eine ganz eigenthümliche. Characteristische Pilzformen hat Verf. nicht gefunden.

Das die hier beschriebene Krankheit als Impetigo contagiosa aufgefasst werden musste, ergab sich aus dem Vorhandensein aller für diese Affection characteristischen Eigenthümlichkeiten: das Hervorgehen aus zerstreuten, sich hin und wieder durch Unterwühlen der Hornschicht vergrössernden Blasen, die besondere Dünnheit und Hinfälligkeit der Blasendecke, die rasche Borkenbildung, der Mangel an Infiltration der Cutis etc. Trotzdem glaubt Verf., dass diese Krankheit nur recht uneigentlich den Namen „Impetigo" verdiene. Denn die gewöhnlich als Impetigines bezeichneten Efflorescenzen sind sämmtlich tiefer gelegene, die Stachelschicht blosslegende Processe, während die bei der Impetigo contagiosa ebenso wie bei den Pemphigusblasen, überhaupt bei den bullösen Eruptionen in Betracht kommenden Processe sich innerhalb der Hornschicht bewegen. Bloss des eitrigen Inhaltes wegen die Eruptionen bei Impetigo contagiosa zu den pustulösen zu rechnen, hält Unna nicht für gerechtfertigt, denn selbst nach Hebra's Definition der Bulla kann neben serösem auch eitriger Inhalt in den Blasen vorkommen. Der Umstand, dass in manchen Fällen von Impetigo contagiosa eine rasche Eiterumwandlung des Blaseninhaltes vorkommt, bedingt, nach Verf., noch nicht eine irgend ad hoc zu schaffende Sonderstellung, die Schöpfung einer neuen Classe von Eruptionen, wie sie mit dem Begriffe Impetigo als einer idiopathischen Pustelerkrankung gegeben ist. Deshalb wäre der Name Impetigo für die in Rede stehende Krankheit, die dem Pemphigus anatomisch näher steht, am besten zu streichen.

Unna's (4) mycologische Beiträge beziehen sich auf einen Fall von Herpes tonsurans vesiculosus in drei concentrischen Ringen auftretend, auf eine ringförmige Varietät von Pityriasis versicolor, von der er mehrere Fälle beobachtete, auf Pityriasis versicolor im Gesicht und endlich auf anatomische Untersuchungen an einem Stückchen Kopfhaut, welches mit der Diagnose Favus bezeichnet, bereits Jahre lang in Spiritus aufgehoben worden war. Betreffs der Einzelheiten dieser Mittheilungen muss auf das Original verwiesen werden. Hervorheben wollen wir nur, dass Verf. sich bezüglich seiner anatomischen Untersuchungen über Favus dahin resumirt, dass es sich handelt um „chronische, entzündliche Zelleninfiltration im oberen Gefässgebiet der Cutis und Retentionserscheinungen an den Haarbälgen und Ausführungsgängen der

Schweissdrüsen, welche in mannigfaltiger Cystenbildung gipfeln". Ueber die Frage: Welche Erscheinungen in erster Linie auftreten und daher als bedingende anzusehen sind, bietet Verf.'s Material keine Anhaltspunkte. Essigsäure mit ihren Blei- und Thonerdesalzen wird zur Behandlung parasitärer Affectionen empfohlen.

Die Anwendung des Crotonöls zur Heilung von Trichophyton (Ringworm) ist nach Smith (5) nur indicirt: 1) bei inveterirten Fällen, die Monate oder Jahre lang allen anderen Mitteln widerstanden haben und nicht sehr ausgebreitet sind; 2) bei Fällen, wo nur kleine Stellen ungefähr von der Grösse eines halben Kronstückes afficirt sind und schleunigste Heilung erwünscht ist; 3) wenn nach vorausgegangener Behandlung mit anderen Mitteln und nach später vorgenommener Untersuchung noch vereinzelte kranke Stellen zurückgeblieben sind. Wiederholte sorgfältigste Untersuchung mittelst der Lupe ist in diesen letzteren Fällen nöthig, um jeden noch mit Pilzen behafteten Haarstumpf oder die als schwarze Punkte sich documentirenden Oeffnungen der Follikel, an denen die Haarstümpfe abgebrochen sind, zu entdecken.

Scabies.

1) Hardy, De la gale. Gaz. des hôp. No. 17. — 2) Sang, William, Remarks on the diagnosis and treatment of Scabies. Edinb. med. Journal. June. p. 1083. — 3) Hillairet, Des complications de la gale. (Leçon recueillie par M. Gilles de la Tourette.) L'Union médic. No. 64.

Nachdem Hillairet (3) zunächst kurze Mittheilungen über einen Fall von Scabies gemacht hat, in dem als Complication Ecthyma und Lymphangitis des rechten Armes aufgetreten war, berichtet er sehr ausführlich über einen Fall von acutem, allgemeinem Eczem, welches im Anschluss an eine überstandene Scabies und nach Verf.'s Ansicht, durch dieselbe verursacht, sich entwickelte.

Es traten zunächst kleine Bläschen an den Dorsalflächen und den Interstitien der Finger auf, dann ebensolche an der Innenseite beider Unterarme. Gleichzeitig Anschwellung und Schmerzhaftigkeit ohne Jucken. Das Allgemeinbefinden dabei gut. Ferner zeigten sich Bläschen- und Blasenbildungen an den Volarflächen der Hände, später Krusten am Tragus und Antitragus und beiden Gehörgängen. Unter zunehmender Röthe und Schwellung dehnte sich die Affection schliesslich über die ganzen oberen Extremitäten, ferner auf die Brust und Achselhöhlen, oberen Theil der unteren Extremitäten aus und zugleich wurde das Allgemeinbefinden schlechter, der Puls frequent (100), Appetit schlecht, Schlaf unruhig. Dazu gesellten sich endlich noch rheumatische Schmerzen in Knie- und Fussgelenken mit Röthung und Schwellung in deren Umgebung. Am Herzen systolisches Geräusch an der Spitze. Wiederholte Epistaxis. Unter der Anwendung von Cataplasmen und Einpuderungen heilte im Verlaufe von 6 Wochen das Eczem und ebenso besserte sich das Allgemeinbefinden unter dem Gebrauche von Chinin und tonisirenden Medicamenten, so dass Pat. vollständig geheilt das Hospital verlassen konnte.

In seinen Schlussfolgerungen zu diesem Falle hebt Verf. noch hervor, dass das Eczem, wahrscheinlich als Folge der überstandenen Scabies, zugleich aber auch als eine Manifestation der arthritischen Diathese bei einem Individuum, das schon früher Anfälle von Rheumatismus gehabt hatte, aufzufassen sei. Diese Diathese documentirte sich durch die rheumatischen Schmerzen und Endocarditis.

[Profeta, G., La rogna umana. Giornale internazionale delle scienze mediche. 1879. No. 7.

Nach einer Besprechung der Aetiologie und der Erscheinungsformen der Krätze stellt Profeta für die practisch-therapeutischen Gesichtspunkte folgende drei Categorien von Krätzkranken auf. 1) Bei gesunder und widerstandsfähiger Haut zeigt sich eine spärliche Eruption mit geringfügiger Entzündung und nicht sehr gefüllten Bläschen; hier empfehle es sich, die Haut durch ein warmes Bad zu erweichen und dann ein Krätzmittel (Verf. legt auf die aus Schwefelpräparaten hergestellten den grössten Werth) stark in die Haut einzureiben. 2) Bei zarthäutigen (blonden) Menschen besonders auch Frauen und Kindern, die von vornherein stark gefüllte Krätzbläschen, Pusteln und Excoriationen zeigen, ist eine nicht reizende Behandlung, ebenfalls mit einem Bade beginnend, und dann durch Styraxeinreibungen oder durch das Hebra'sche Perubalsam-Petroleum-Liniment fortansetzend, indicirt. 3) Wo es sich um feinhäutige Personen mit nicht sehr starken Eruptionen und Reactionserscheinungen handle, sei stets zu versuchen, ob man nicht durch einmaliges Einreiben der Helmerich'schen (Kali-Schwefel-) Salbe und durch Desinficiren der Kleider zum Ziele gelange.

Wernich (Berlin).]

Arzneiexantheme.

Zeisel, Maximilian, Ueber Arzneiexanthem. Wien. med. Wochenschr. No. 27.

Zeisel sah bei einem 53 Jahre alten Manne, der sich eine complicirte Fractur des Unterschenkels zugezogen hatte und bei dem unter Lister'schen Cautelen die Knochennaht der Tibia angelegt und alsdann nach Anlegung eines Lister'schen Verbandes eine Resectionsschiene zur Fixirung des Gliedes applicirt worden war, nach mehrmaligem Verbandwechsel ein Exanthem entstehen, das sich auf der Haut des Rückens, der Flanken der Brust, der Oberarme und der unteren Extremitäten localisirte.

Am Rücken war eine intensive, gleichmässige, auf Fingerdruck nicht vollständig schwindende Röthe, welche namentlich die Haut zwischen beiden Schulterblättern betraf, zu bemerken. Die Haut beider Flanken und der Beugeseiten beider Arme war mit zahlreichen linsen- bis halbkreuzergrossen verschwommenen, in die normale Haut übergehenden, dicht gedrängten rothen Flecken besetzt, welche bei Fingerdruck einer gelblichen Färbung der Haut Platz machten. Zwischen diesen rothen Flecken fanden sich einzelne deutliche Urticaria-Quaddeln. Auf der Streckseite fand sich nur eine kleine Anzahl von gleichen Efflorescenzen. An den unteren Extremitäten waren dieselben auf die Innenfläche der Oberschenkel und auf die Gegend der Waden beschränkt. Der Ausschlag verursachte, wie die Kratzeffecte documentirten, beträchtliches Jucken. Die Diagnose wurde auf ein, durch äusserlichen Gebrauch der Carbolsäure bedingtes Erythema urticatum gestellt. Das Exanthem verblasste und verschwand, nachdem die Wunde nur mit Salicylsäurelösung abgespült wurde. Verf. berichtet zum Schluss noch kurz über eine Urticaria, die bei einem Collegen aufgetreten war, der die zur Verwendung bei einer Operation bestimmten Badeschwämme in heisser 5pCtiger Carbolsäurelösung gewaschen hatte. Das Exanthem, das sich über den ganzen Körper verbreitet hatte, bestand acht Tage lang.

Syphilis

bearbeitet von

Prof. Dr. ZEISSL in Wien.

I. Schanker und Bubonen.

1) Campana, Roberto, Ulcero fagedeno-gangrenoso. Giorn. ital. delle malattie veneree. p. 91. — 2) Gouguenheim et Bruneau, De la folliculite chancreuse de la vulve ou du chancre non folliculaire. Gaz. des hôpit. No. 43. L'union méd. No. 89. Gaz. hebdom. de méd. et de chir. No. 16. — 3) Greenough, F. B., Ueber Cancroid. Bost. med. and surg. journ. CII. 7. p. 163. Febr. — 4) Horteloup, Note sur le chancre simple et sur l'adénite chancreuse. Annal. de derm. et de syph. II. Série. T. I. No. 1. p. 54. (Schliesst mit folgenden 2 Sätzen: 1. Eine durch die Wanderung von Schankereiter entstandene Adenitis kann alle Charactere einer einfachen entzündlichen Adenitis darbieten. 2. Der in Lymphdrüsen gelangte Schankereiter kann daselbst mehrere Monate liegen bleiben, ohne seine Gegenwart zu verrathen.) — 5) Maurine, Traitement de l'adénopathie virulente ou chancrelleuse au moment de son apparition. Journ. de méd. et chir. pratique. Févr. (Ist eine abortive und besteht in Punction der Drüse mit einem sehr schmalen Bistouri, Entleerung des bereits gebildeten Eiters und täglicher Einspritzung einer den virul. Eiter neutralisirenden Flüssigkeit: 1proc. Lapis- oder gesättigte Zinkchlorürlösung. In der Zwischenzeit wird mit einer Chloralösung verbunden und werden jeden 2. Tag lang andauernde Bäder genommen.) — 6) Otis, Fessenden N., Schwefelcalcium (Calciumsulfid) gegen virulente Bubonen. New-York med. journ. No. 5. Mai. (Innerlich in Dosen von 0,015 alle 2 Stunden oder 0,003 alle Stunden bewirkte in 18 Fällen von Schankerbubonen, welche zu eitern drohten, 15mal Aufsaugung und nur in 3 Fällen musste schliesslich die Incision gemacht werden.) — 7) Le Pileur, L., Nouveaux faits en faveur de l'aspiration dans le traitement des boubons suppurés. Annal. de derm. et de syph. II. Série. T. I. No. 2. p. 226. (Schluss folgt.) — 8) Rasumow, W. J., Zur Statistik der Schanker der Vaginalportion. Vierteljahrsschr. für Derm. u. Syph. VII. (XII.) Jahrg. S. 517. Wien. — 9) Vidal, Du traitement des chancres simples par l'acide pyrogallique. Soc. de thérap. Janv. France méd. 31. März. (1 Theil auf 5 Theile Fett.)

Gouguenheim (2) hielt in der Sitzung der Société méd. des hôp. vom 9. April einen Vortrag über den „Follikelschanker der Vulva oder weicher Follikelschanker", welches Thema er auf Grund von 5 eigenen und 5 von Fournier mitgetheilten Beobachtungen im Vereine mit seinem Internisten Bruneau bearbeitet hatte. Aus dieser Arbeit zieht G. folgende Schlüsse: 1) Der weiche Follikelschanker sitzt meistentheils an der Aussenfläche der grossen Schamlippen. 2) Er hat ein ganz eigenthümliches, knötchenförmiges Aussehen (boutonneux), so dass er sehr oft mit der einfachen acuten Folliculitis der Vulva verwechselt wurde. 3) Der folliculäre Zustand kann während der ganzen Dauer der Krankheit bestehen bleiben. 4) Der folliculäre Zustand kann nach wenigen Tagen verschwinden und kann die Läsion das Aussehen eines gewöhnlichen einfachen Schankers annehmen. 5) Das gleichzeitige Vorkommen des gewöhnlichen einfachen und des folliculären Schankers ist häufig. 6) Der Follikelschanker folgt häufig dem gewöhnlichen einfachen Schanker, aber die umgekehrte Reihenfolge kommt ebenfalls vor. 7) Der Follikelschanker kann für sich allein unabhängig von jedem anderen Verschwärungsprocesse vorkommen. 8) Die Complicationen von Seiten der Leistendrüsen sind selten. 9) Der Follikelschanker verläuft innerhalb 3—4 Wochen. 10) Probeimpfungen zeigten ihre Erfolge, im Gegensatze zum einfachen weichen Schanker, erst nach einer ziemlich langen, 6—20 Tage dauernden Incubationsperiode. 11) Die Diagnose ist, wenn nicht gleichzeitig ein gewöhnlicher weicher Schanker vorhanden ist, ohne Probeimpfung unmöglich. 12) Die meisten Beobachtungen von eitriger, einfacher, acuter Folliculitis der Vulva, welche von den Autoren ohne das Criterium der Probeimpfung veröffentlicht wurden, dürften als Fälle von Follikelschanker anzusehen sein. 13) Das Vorkommen der eitrigen, einfachen, acuten Folliculitis der Vulva ist somit sehr fraglich. 14) Die syphilitische, ulceröse Folliculitis könnte wohl nichts anderes als ein weicher

Follikelschanker sein, der auf einem syphilitischen Boden zur Entwickelung gelangt ist.

Rasumow (8) hatte in der Prostituirten-Abtheilung des Mjasnitzki'schen Hospitals zu Moskau im Verlaufe von mehr als 4 Jahren Gelegenheit, unter 1374 Fällen von Schankern an verschiedenen Theilen der Geschlechtsorgane und der ihnen anliegenden Localitäten 117 Fälle = 8,5 pCt. von Schankern auf der Vaginalportion der Gebärmutter zu beobachten, wobei 13 Fälle = 0,94 pCt. auf harte Geschwüre mit nachfolgender allgemeiner Infection fallen. In 644 Fällen befanden sich die Schanker auf den grossen und kleinen Schamlippen, in 272 Fällen am Scheideneingange und zwischen den Carunculae myrtiformes, in 176 Fällen in Commissura posteriore, in 60 Fällen in Regione perinaei, in 55 Fällen in Regione anali, in 26 Fällen in Commissura anteriore und in Vestibulo vaginae, in nur 3 Fällen mehr oder weniger hoch in der Scheide selbst und endlich 3 reine Fälle in Orificio urethrae, so dass den Geschwüren der Portio vag. der 4. Platz in dieser Reihe gebührt. Die Schanker fanden sich gleicherweise sowohl auf der vorderen als hinteren Lippe der Gebärmutter, etwas häufiger indess umgaben sie das Orif. ext. uteri. In Form und Grösse zeichneten sie sich durch grosse Unbeständigkeit aus. Bezüglich der Tiefe der Geschwüre wurde die Eigenthümlichkeit beobachtet, dass die Schanker der Portio vaginalis sich immer weniger vertieft erwiesen als die Schanker der Haut. Der Verlauf der Schankergeschwüre war in der Mehrzahl der Fälle protrahirter als der Verlauf derselben an anderen Orten, was übrigens hauptsächlich von Complicationen abhing, z. B. eitrigem Catarrh des Cervicalcanales etc. Was insbesondere die primären syphilit. Ulcera des Scheidentheils anbelangt, so war es R. gegenüber den Behauptungen der Mehrzahl der Autoren in einer Reihe von Fällen möglich, an ihnen jene characteristische, wenn auch weniger deutlich als bei den Schankern der Haut ausgesprochene, knorpelartige Härte zu constatiren, die dem sclerosirten Ulcus eigenthümlich ist, wie denn überhaupt die Differentialdiagnose der Portioschanker nach R. bei weitem nicht die Schwierigkeit darbietet, die ihr von Syphilidologen und besonders Gynaecologen in der Regel beigelegt wird.

II. Syphilis.

1) Bermann, J., The fungus of syphilis. New-York. — 2) Besnier, E., Multiplicité du chancre infectant. Journ. de méd. et de chir. prat. (An der Zunge und der Unterlippe.) — 3) Blondeau, Léon, Observation de syphilis larvée. L'union méd. No. 102. — 4) Bouveau, Influence de la syphilis sur la grossesse. Paris méd. No. 34. — 5) De Broen, Simulation des chancres de la verge. Gaz. des hôpit. 14. Aug. — 6) Bulkley, L. Duncan, Serpiginösen, tuberculösen Syphilid in der Scapulargegend ohne vorhergehende Syphilissymptome. New-York med. rec. XVII. 16. April. p. 425. — 7) Freeman, J. Bumstead and Robert W. Taylor, The pathology and treatment of venereal diseases. 4. Aufl. 8. 835 pp. Mit 138 Holzschn. Philad. 1879. — 8) Caillet, A., Observations de syphilis grave de la peau, précoce ou tardive. L'union méd. No. 66. (3 Krankengeschichten.) — 9) Denis-Dumont, De la syphilis: unité d'origine; incurabilité; traitement. Leçons recueillies par Lesigne. 8. 197 pp. Paris. — 10) Després, Die Inoculation der Syphilis durch das Rasirmesser. Paris méd. 26 Novb. (2 Fälle.) — 11) Diday, P., La syphilis automnale de 1879. Annal. de derm. et de syph. II. Série. T. I. No. 1. p. 44. (Siehe Jahresber. 1879. S. 528. No. 15) — 12) Discussion sur la syphilis dentaire. Congrès scientifique de l'association française pour l'avancement des sciences. Session de Reims. Août. Gaz. hebdom. — 13) Drysdale, C., R., The nature and treatment of syphilis and the other so-called „contagious diseases". 4. ed. 8. Paris. — 14) Derselbe, On syphilitic urethritis and other points relating to diagnosis. Med. press and circ. Jan. 14. — 15) Duplay, Adéno-phlegmon syph. du cou. Gaz. des hôpit. No. 73. — 16) Derselbe, Deux observations de myosite syph. Recueillies par Netter. Arch. gén. de méd. Août. — 17) Duvenil, Alfred, Contribution à l'étude des pseudotumeurs blanches syph. Thèse. Paris. — 18) Ferrari, Primo, Sopra una nuova forma di metro-vaginite sifilitica. Giorn. internaz. delle scienze med. 1879. No. 5. (Bei einem 18jähr. Mädchen mit Roseola syph. und hypertroph. Papeln ad vulvam et anum. Die Scheidenschleimhaut war kupferroth, trocken, empfindlich, in ihrer Temperatur erhöht, die Cervicalschleimhaut des Uterus blassrosenroth. In der oberen Hälfte der Scheide fanden sich schrotkorngrosse Knötchen, deren Kuppe von einem bei der leisesten Berührung platzenden Bläschen gekrönt war. Am Cervix uteri fand man nur Bläschen in geringer Anzahl um das Orificium gruppirt.) — 19) Folinea, Francesco, Le lesione traumatiche nei sifilitici. Giorn. internaz. delle scienze med. 1879. No. 10 e 11, 12. — 20) Fournier, Variétés du chancre syph. Traitement des plaques muqueuses. Journ. de méd. et de chir. prat. — 21) Derselbe, Syphilides des muqueuses. Gaz. des hôpit. No. 73, 78, 83. — 22) Fox, G. H., Ueber Mundschanker. New-York med. journ. XXXI. 2. p. 145. Febr. — 23) Gáĵásy, B., Ein Fall von Pemphigus syph. Berliner clin. Wochenschrift. XVII. No. 21. (Bei einem 19 Jahre alten Freudenmädchen, 5 Monate nach dem Auftreten des indurirten Schankers, die nur KJ genommen hatte. Die Bullen sassen an der Stirn, an der rechten oberen Palpebra, an der Nase beiderseits, an den Wangen, an den Mammis und sonst am Körper vielfach zerstreut. Sie waren undurchsichtig mit einem trüben Inhalte gefüllt und gespannt, entleerten sich nach einigen Tagen, worauf unregelmässig gestaltete Geschwüre zu Tage traten, die bald von dicken Borken bedeckt waren.) — 24) Galvani, Jules, Syphilis conjonctivale. Gaz. hebd. de méd. et de chir. No. 21. — 25) Gamberini, P., Clinica sifilo-dermopatica di Bologna. Rendiconto dell' anno 1878. Giorn. internaz. delle scienze med. 1879. No. 6. — 26) Gee, Ist eine Uebertragung der Syphilis durch das Secret des weichen Schankers eines Syphilitikers möglich? Berichte des ärztlichen Vereins in Kasan No. 1. Centralbl. für Chir. No. 28. Vierteljahrschr. f. Derm. u. Syph. Wien. VII. (XII.) Jahrg. S. 405. No. 23. (Ein diesbezüglicher Impfversuch fiel negativ aus; es wurde nur der weiche Schanker übertragen.) — 27) Gibier, Observation de chancre syph. à siège insolite. L'union méd. No. 127. (In der rechten Leistengegend.) — 28) Grandmougin, Exposé des doctrines du prof. Kuss de Strasbourg sur la syphilis et son traitement. Moniteur thérap. No. 5. — 29) Gross, Une amputation chez une syphilitique. Revue méd. de l'Est et Paris méd. No. 34. (3 Tage nach der Amputation wegen Pes varus et equinus stellte sich bei einem an latenter Syphilis leidenden Mädchen ein papulöses Syphilid ein. 20 Tage nach derselben verwandelte sich die Operationswunde in ein Geschwür, das 6 Monate zur Vernarbung brauchte. Rp: subcutane Injectionen von Sublimatalbuminat, Einreibungen von Quecksilbersalbe, KJ u. Deutojod. hydrarg.) — 30) Harlingen,

Arthur van, Three cases of syph. muscular contraction. American journ. of med sciences CLVIII. p. 401. April. (3 Fälle syphil. Bicepscontractur, sämmtlich bei Frauen, im 7., 12. und 14. Monate der Erkrankung. In 2 Fällen war der linke, in 1 der rechte Biceps erkrankt; in 1 Falle war auch der Triceps mitergriffen. Gleichzeitig waren vorhanden allgemeine Muskelschmerzen, Steifigkeit und Krämpfe in gewissen Muskeln. In allen 3 Fällen stellte sich gegen Nacht Nackensteifigkeit ein. In 1 Falle überwogen nervöse Erscheinungen. Eine gemischte Behandlung dürfte am vortheilhaftesten sein.) — 31) Hock, J., Ueber die Complication der Iritis specifica mit Erkrankungen der Hornhaut. Wien. med. Presse No. 52. — 32) Johnson, Walter B., Gummata am Penis, phagedän. Schankern gleichend. New-York med. record XVII. 9. Febr. — 33) Krowczynski, J., Syphilis maligna. Vierteljahresschrift f. Derm. u. Syphil. Wien. VII. (XII.) Jahrg. S. 50. — 34) Landowski, Paul, Du chancre infectant. Journ. de thér. VII. 12. p. 461. Juin. — 35) Derselbe, De la syphilis vaccinale. Ibid. VII. 16. — 36) Lang, Ed., Ueber Mastitis und Parotitis syph. Wiener medicin. Wochenschrift XXX. No. 9. — 37) Langreuter, G., Ueber syphil. Pharynxstricturen. Deutsches Archiv f. klin. Medic. Bd. 27. S. 329. (Eine Krankengeschichte mit epicritischen Bemerkungen.) — 38) Leroux, Un cas de syphilis bucco-pharyngée avec adhérence du voile du palais au pharynx. Journ. des connaissances méd. — 39) Lesser, E., Einige Fälle von erworbener Syphilis bei Kindern. Breslauer ärztl. Zeitschr. II. No. 24. — 40) Lowndes, Fred. W., Ueber das Lock-Hospital zu Liverpool und die Häufigkeit und Heftigkeit der constitutionellen Syphilis in Liverpool. Brit. med. journ. May 15. — 41) Luca, B. de, Sul lichen sifilitico. Lo Sperimentale XLV. Febbrajo — 42) Martineau, Syphilides muqueuses. Ulcérations syph. de la gorge. Leur diagnostic. Leur traitement. Leçon recueillie par Coudray. Tribune méd. — 43) Derselbe, Des syphilides vulvaires. Leçon recueillie par Coudray. L'Union méd. No. 51. — 44) Derselbe, De la syphilis secondaire vaginale et utérine. Leçon recueillie par P. Binet. Ibid. No. 51, 61. — 45) Mauriac, Ch., Diagnostic, pronostic et traitement du chancre syph. 8. Paris. — 46) Derselbe, Coïncidences pathologiques du chancre infectant. Gaz. des hôp. No. 57, 61, 64, 77, 78. Leçon recueillie par de Gastel. — 47) Derselbe, Complications du chancre syphilitique. Leçon recueillie par de Gastel. L'Union méd. No. 77. 78. — 48) Derselbe, Leçon sur les lympho-adénopathies symptomatiques de la syphilis primitive. Journ. de méd. de Bordeaux No. 7, 8, 9, 10. — 49) Derselbe, Étude clinique et critique sur quelques ulcérations spécifiques de l'aine. 8. Paris. — 50) Derselbe, Leçon sur les troubles constitutionnels, qui se manifestent pendant la période prodromique de la syphilis. Lyon méd. No. 31, 32, 33, 34. — 51) Derselbe, Mémoire sur les affections syphilitiques précoces du tissu cellulaire sous-cutané. Annales de derm. et de syph. II. Série. T. I. No. 3. p. 419. No. 4. p. 645. (Fortsetzung folgt.) — 52) Milton, J. L., A history of syphilis reprinted and enlarged from the original paper in the Edinburgh med. journ. London. 2. Aufl. 8. 84 pp. — 53) Molinari, G. H., Bericht über die im Dispensarium in Brescia behandelten vener. und Hautkrankheiten. Gaz. lomb. 8. S. II. 3. — 54) Montar, L., Recherches sur la trace indélébile du chancre syph., ses caractères. 8. Paris. (Siehe Jahresbericht 1879. S. 529. No. 51.) — 55) Mracek, Franz, Die syphilitische Primäraffection ausserhalb der Genitalsphäre. Wiener medicin. Presse. No. 1, 2, 3, 4, 5. — 56) Derselbe, Zur Kenntniss der Dactylitis syph. Ebendas. No. 37. (Ein Fall von Periostitis gummosa phalangum subsequente caries phalangis tertiae digiti indicis sinistri bei einem 33 Jahre alten Manne, entstanden 2 Jahre nach der Infection und geheilt nach 1jährigem Bestande durch Jodoformpillen, eine Einreibungscur sowie durch locale Handbäder mit Zusatz von Darkauer Jod-Bromsalz und einem Jodoformverband.) — 57) Nitot, E., Contribution à l'histoire de la syphilis et de la tuberculose oculaires. Des gommes syph. de l'iris et du Corps ciliaire. Paris. 8. 144 pp. — 58) Otis, Fessenden N., Clinical lectures on the physiological pathology of syphilis. Boston med. and surg. journ. Vol. CII. No. 6. CIII. No. 9, 10, 13. (Fortsetzung siehe Jahresber. 1879. S. 529. No. 58.) — 59) Ott, K., Syphilis galopante. L'Union méd. No. 136. (Eine Krankengeschichte) — 60) Petersen, O., Partieller Radiusmangel bei einem syphilitischen Manne. St. Petersburger medic. Wochenschr. No. 47. — 61) Pissarewski, Die niederen Organismen des harten Schankers. Aus dem pathologisch-anatomischen Institute des Prof. Krylow in Charkow. Wratsch No. 18 u. 19. Centralbl. f. Chirurg. No. 32. Vierteljahresschrift f. Dermat. u. Syphil. Wien. VII. (XII.) Jahrg. S. 390. No. 14. Journ. de méd. de Bordeaux. 3. Octobre. — 62) Proksch, J. K., Das „Regiment wider die Franzosen“ von Magnus Hundt. II. Ein Beitrag zu den Sammelwerken der ältesten Schriften über Syphilis. Med.-chirurg. Centralblatt No. 4. — 63) Protopopow, Ein Fall eines harten Schankers an der Oberlippe. Wratsch No. 6. Petersburger medicin. Wochenschr. V. 11. S. 89. Centralbl. f. Chir. No. 30. Vierteljahresschr. f. Derm. u. Syph. Wien. VII. (XII.) Jahrg. S. 389. No 13. — 64) Remage, Léon, Contribution à l'étude des gommes ganglionnaires. Thèse. Paris. — 65) Revillet, Contribution à l'étude de la syphilis chez les dartreux. 8. Paris. — 66) Rey, H., De la syphilis suivant les races et les climats. Annal. de derm. et de syph. II. Série. T. I. No. 4. p. 662. (Eine hochinteressante Zusammenstellung, die im Originale gelesen werden muss.) — 67) v. Rinecker, Reizung und Syphilis. Verhandl. der physical.-medic. Gesellschaft in Würzburg vom 15. Novbr. 1879. Neue Folge. Bd. XIV. 3. und 4. S. XXXIV. — 68) Roustan, Lésions périarticulaires de nature syphil. Montpellier méd. Avril. p. 321. — 69) Schwimmer, Ernst, Ueber Pigmentsyphilis. Wien. medic. Bl. III. No. 17, 18, 20. — 70) Sichel fils, Syphilide papulo-ulcéreuse de la conjonctive bulbaire de l'oeil droit. Gaz. hebd. de méd. et de chir. No. 17. — 71) Smith, J. Gilbart and W. G. Walsham, A case of extreme pharyngeal stenosis the results of syphilis with remarks. Med.-chir. transact. Vol. LXIII. p. 229. Lancet. 17. April. (Bei einer 47 Jahre alten Frau, die vor 26 Jahren von Syphilis befallen worden war und vor 10 Jahren bereits an Rachengeschwüren gelitten hatte. Die Uvula und ein beträchtlicher Theil des Gaumensegels fehlten. Die Zunge konnte über die Zahnreihe nicht hervorgestreckt werden. Die hinteren Gaumenbögen waren mit der Rachenwand verwachsen. In der Höhe der Epiglottis eine kleine nach links gelegene Oeffnung, durch welche allein Respirations- und Verdauungstract mit der Aussenwelt communicirten. Rechts ein mit Eiter gefüllter Blindsack. Die Behandlung war eine vorzugsweise chirurgische. Nach vorausgeschickter Tracheotomie wurde die Oeffnung zuerst auf blutigem, dann unblutigem Wege erweitert.) — 72) Squire, Balmanno, Cas de rupia syph. avec involution pendant le traitement durant un espace de quatre jours. Giorn. it. delle malattie ven. et della pelle. December. 1879. Le mouvement méd. No. 6. — 73) Sturge, Allen, Fälle von secundärer Syphilis. Brit. med. journ. March 13. p. 400. — 74) Sturgis, F. R., On the affections of the middle ear during the early stages of syphilis. Boston med. and surg. journ. Vol. CII. No. 23. p. 531. — 75) Tartenson, J., La syphilis, son histoire et son traitement (méthode anglaise). 12. Paris. — 76) Thiry, Chancres multiples; induration spécifique des uns, cicatrisation nette des autres; bubon chancreux; tubercules muqueux; syphilis constitutionelle; accouchement à terme; enfant sain. Observation et leçon clinique recueillies par Doubleau. La presse méd. belge. XXXII. No. 13. — 17) Verneuil, Epithelioma de la langue chez un syphilitique. Hybridité morbide. Le Praticien No. 10.

Bermann (1) begegnete bei der microscopischen Durchsuchung von Initialscierosen ähnlichen Pilzbildungen, wie sie seiner Zeit Klebs beschrieben hat (siehe Jahresber. 1878, S. 530 No. 19).

Er sah die Micrococcen vorzugsweise in den Lymphgefässen und zwar hauptsächlich in jenen, welche in einiger Entfernung von der Sclerose lagen. Die Gefässwände waren von dicken Micrococcenlagern bedeckt und waren es besonders die Klappen, welche von denselben dicht besetzt waren. Je näher dem Sitze der Sclerose, desto mehr überwogen die Micrococcen oder Sporangien, während in einiger Entfernung von der Induration die höher entwickelten Formen zu finden waren. Sie bestanden aus einem Netzwerke feiner Fäden, von denen die meisten grösser waren, als die von Klebs gezüchtete Bacterie. Viele von ihnen zeigten knotenähnliche Fortsetzungen, welche unter fast rechtem Winkel vom Hauptstamme abgingen. In manchen Gefässen waren diese verzweigten Filamente so dicht in einander verwoben, dass sie die Circulation mehr oder weniger vollkommen hemmten oder gleich einem Filter wirkten, welcher die festeren Partikelchen der circulirenden Flüssigkeit zurückhält. Die Fäden durchbrechen hier und da die Gefässwände und bilden in ihnen ein feines Netzwerk. Die Folge davon war eine amyloide Degeneration der Gefässwände. Die von Klebs beschriebene Bacterie fand B. nur in wenigen Fällen und zwar nur in Arterien.

Gleich Klebs reiht B. diese Pilzbildungen in die Familie der Myxomyceten.

B.'s Theorie der Syphilis ist nun folgende: Die Ansteckung entsteht dadurch, dass einige Micrococcen in einer verletzten Hautzelle zurückgehalten werden. Von dort gelangen sie in die Lymphgefässe, wachsen und vermehren sich daselbst, breiten sich vorzugsweise in denselben aus und fangen bald an, die Circulation in denselben zu hemmen. Die Folge davon ist eine Infiltration der Nachbargewebe. Auf diese Weise entsteht die Induration. Im Laufe der Zeit entwickeln sich die Micrococcen immer mehr und mehr; kleine Partikeln derselben gelangen in die Blutcirculation und werden in verschiedene Körpertheile gebracht. Sie nehmen ihren Weg zu jenen Punkten, wo die Bedingungen für ihr Wachsthum am günstigsten sind und rufen an diesen Stellen die bereits beschriebenen Veränderungen hervor. So entstehen Metastasen in den verschiedensten Organen, im Beginne der Krankheit jedoch vorzugsweise in den Hautcapillaren, woselbst sie durch Unterbrechung der Circulation Blutaustretungen erzeugen, daher die braunen Flecke nach dem Verschwinden des Exanthems. Ist bereits eine grosse Anzahl von Gefässen von diesen Microorganismen überfluthet, so müssen nothwendigerweise Ernährungsstörungen in den Nachbargeweben entstehen und damit sind wieder die Bedingungen zur Weiterverbreitung derselben und zur Entstehung neuer Metastasen gegeben.

Um nun die Weiterverbreitung des Syphilispilzes von der Eintrittsstelle aus in den Organismus zu verhindern, empfiehlt B. die Cauterisation, Excision und Circumcision des Primäraffectes, sowie die sofortige Anwendung des Mercurs in Form hypodermatischer Injectionen, weil durch die letztere Anwendungsweise des Mercurs die Lymphgefässe am leichtesten von dem Heilmittel erreicht werden können.

Blondeau (3) behandelte einen jungen Mann, der von seinem Aufenthalte in Egypten Fieberanfälle mitgebracht hatte. Die Anfälle zeigten keinen regelmässigen Typus; sie folgten einander bald in kurzen, bald in langen Intervallen, kamen das eine Mal des Morgens, das andere Mal des Nachmittags, des Abends oder des Nachts, dauerten mehr oder weniger lange Zeit und kündigten sich weniger durch Schauer als durch ein allgemeines Missbehagen an, welches von einer sehr unleidlichen Hitze begleitet war. China, Arsenik, die Hydrotherapie, Curen von Vichy und Bourboule hatten nicht den geringsten Erfolg. Trotzdem das Fieber mehr als 2 Jahre gedauert hatte, war keine Spur von Malariasiechthum vorhanden und was noch merkwürdiger war, die Milz, die Leber, das Herz waren vollkommen gesund geblieben. Da bekam der Kranke am Vorderkopfe in Folge eines Stosses an die Marmorplatte seines Toilettetisches einen Abscess, der geöffnet wurde und regelrecht schmolz. Nach einigen Wochen jedoch bildete sich an derselben Stelle wieder eine schmerzhafte Geschwulst, deren Umgebung dieses Mal in weitem Umfang ödematös anschwoll. Schon bei dem 1. Abscesse hatte Prof. Guyon, der die Incision gemacht hatte, an eine Osteoperiostitis syph. gedacht. Diese Recidive bekehrten B. zu einer gleichen Meinung und er leitete eine gemischte Behandlung ein, trotzdem der Kranke auf Syphilis hinweisende Antecedentien ablängnete und nur zugab, zuweilen an Praeputialherpes gelitten zu haben. Unter der gemischten Behandlung heilte nicht nur die Kopfgeschwulst, sondern schwanden auch die Fieberanfälle, um nicht mehr wiederzukehren.

De Broen (5), Stabsarzt der belgischen Armee, macht darauf aufmerksam, dass Militärsträflinge, um sich ins Spital transferiren lassen zu können, sich mittelst der Asche von Cigarren, Cigaretten und Pfeifen Brandwunden am Gliede beibringen, welche einen inficirten Schanker vortäuschen können. Die Verbrennung führt immer die Bildung eines massigen, plastischen Exsudates herbei, welches eine dem syph. Schanker analoge Induration der betreffenden Stelle erzeugt, mit dem Unterschiede jedoch, dass die Induration weniger scharf umgränzt und schmerzhaft ist. Die Drüsenschwellung tritt hier ebenfalls, aber schon 2—3 Tage nach der Verbrennung, auf und ist nicht multipel und nicht indolent.

Unter Pseudo-tumor albus syph. versteht Duvenil (17) eine Auftreibung der das erkrankte Gelenk zusammensetzenden Knochenenden (Hyperostose), wobei das Gelenk selbst vollkommen intact bleibt, so dass, wenigstens in der ersten Zeit der Erkrankung, die Bewegungen in dem betreffenden Gelenke nicht im Geringsten alterirt werden. Erst bei langem Bestande der Erkrankung, wenn dieselbe nicht richtig gedeutet und behandelt wird, entstehen secundäre Veränderungen in der Synovialis, in den Gelenkknorpeln und den periarticulären Gebilden, welche zur chron. Hydrarthrose, ja selbst, wenn auch sehr selten, zur Ankylose führen können. Zur Eiterbildung und zu Wucherungen, wie sie den Gliedschwamm characterisiren, kommt es niemals. Mit der localen Knochenhypertrophie contrastirt nicht selten eine gleichzeitig vorhandene Atrophie des gesammten Skelettes, wie denn das Aussehen der von diesem Leiden heimgesuchten Kranken das Bild der syph. Cachexie darbietet. Der Pseudo-tumor albus syph. gehört auch den vorgerückteren Stadien der Syphilis, dem sogenannten tertiären Stadium an und befällt vorzugsweise solche mit Lues behaftete Individuen, welche aus irgend einem Grunde (Armuth, Indolenz etc.) nicht methodisch behandelt worden sind. Einen wichtigen Platz in der Aetiologie nimmt die Heredität ein. Mit Vorliebe erkranken an diesem Zustande die grossen Gelenke, und unter diesen am häufigsten das Knie- und Ellbogengelenk. Gewöhnlich ist nur ein Gelenk des Skelettes ergriffen. Die Gelenksaffection an und für sich ist schmerzlos. Eingeleitet wird sie oft durch heftige, in der Nacht sich steigernde Knochenschmerzen, welche der KJ-Behandlung sehr rasch weichen. Weder allgemeine noch locale Temperatursteigerungen begleiten dieselbe; der Kranke hat im Gegentheil ein Gefühl der Kälte in dem erkrankten Gelenke. Die periarticuläre Hautbedeckung bleibt intact und zeigt höchstens ein entwickelteres Venennetz. Die Geschwulst ist knochenhart, glatt und eben. Solange keine secundären Veränderungen im Gelenke eingetreten sind, nimmt auch die betreffende Extremität keine abnormen Stellungen und Lagerungen ein; die Knochenauftreibung erstreckt sich nur auf 8—10 Ctm. Entfernung vom Gelenke, um daselbst nahezu plötzlich aufzuhören. Bei zweckmässiger Behandlung ist der Verlauf ein verhältnissmässig kurzer und die Prognose günstig. Am besten bewähren sich die Jodpräparate in grossen Dosen. (5 Krankengeschichten und 1 Photographie.)

Die über das gegenseitige Verhalten von Syphilis und Traumen gewonnenen Erfahrungen fasst Folinea (19) in folgende Sätze zusammen: 1) Die Initialsclerose bedingt eine syphilitische Induration jeder Wunde, welche mit ihr in Verbindung steht, sei diese nun zufällig oder durch die Absicht des Chirurgen entstanden. 2) Die von dem Sitze des Traumas entfernte Initialsclerose hat gar keinen Einfluss auf die verletzte Stelle. 3) Die zwischen der Initialsclerose und den ersten Allgemeinerscheinungen liegende Zwischenzeit übt gar keinen Einfluss auf traumatische Verletzungen. 4) Die active secundäre Syphilis verwandelt traumatische Läsionen in specifische. 5) Diese Umwandlung findet statt, mag das Trauma nahe oder entfernt von der gerade gegenwärtigen Syphilisform sitzen. 6) Wird die traumatische Läsion durch die secundäre Syphilis nicht in ein specifisches Geschwür verwandelt, so tritt in ihrem Heilungsprocesse ein Stillstand ein, der nur durch eine specifische Cur beseitigt werden kann. 7) Die tertiäre Syphilis hat auf das Trauma oft gar keinen Einfluss, mag dieses nun nahe oder entfernt von der syphilitischen Erscheinung sitzen; unter gewissen Umständen jedoch kann sie eine traumatische Verletzung in eine specifische Geschwürsform verwandeln oder einen Stillstand in ihrem Heilungsprocesse hervorrufen. 8) Die latente Syphilis des secundären Stadiums wirkt so wie die active Syphilis, indem die Wunde entweder specifische Charactere annimmt oder nicht vernarbt, wenn man keine Quecksilbercur einleitet. 9) Die latente Syphilis des tertiären Stadiums übt selten einen specifischen Einfluss auf den Verlauf eines Traumas. 10) Die traumatischen Verletzungen Syphilitischer können Centren neuer syph. Erscheinungen werden. 11) Die traumatischen Verletzungen während des activen oder latenten Stadiums einer frischen Lues können Ausgangspunkte für neue syphilitische Formen abgeben, welche sich am Sitze des Traumas selbst localisiren. 12) Die traumatischen Läsionen bei Syphilitischen können Veränderungen in grösserer oder geringerer Entfernung von ihrem Sitze hervorrufen und zwar im secundären Stadium häufig, im tertiären selten. 13) Bei Syphilitischen kann ein Trauma zu wiederholten Malen der Ausgangspunkt für eine syphilitische Läsion sein und zwar ebenso oft im secundären, als tertiären Stadium. 14) Eine traumatische Verletzung bei einem nicht syphilitischen Individuum kann, wenn dieses nachher inficirt wird, das Centrum allgemeiner Erscheinungen der Lues werden.

Galvani aus Alben (24) schreibt: Ende September stellte sich ihm ein 40 Jahre alter, cachectisch aussehender Gendarmeriebrigadier vor, der sich über sein linkes Auge beklagte und mit Ausnahme von Wechselfieber niemals krank gewesen sein wollte. Das linke Auge war halb geschlossen, die Lieder mässig, die Conjunctiva bulbi aber so stark ödematös, dass sie einen dicken chemotischen, den Cornearand verdeckenden Wulst bildete. Pupille rund, normal reagirend. Die freigebliebene Partie der Cornea durchsichtig, ihre Oberfläche glatt. Der Rest der Conjunctiva bulbi, der Uebergangstheil, sowie die Conjunctiva palpebrarum normal. Die Bewegungen des Bulbus, sowie das Sehen ebenfalls normal. Migraineartiger Kopfschmerz, der sich des Abends steigerte. Therapie: China, Scarificationen der Conjunctiva und eine theilweise Excision des chemotischen Abschnittes. Keine Besserung, die Migraine nahm die Form einer Gesichtsneuralgie (Ramus supra- et infraorbitalis) an. G. untersuchte den Kranken genauer und fand ein papulöses Syphilid am Stamme, sowie eine Kette geschwellter Lymphdrüsen, welche sich vom linken Augenbrauenbogen zum Tragus des linken Ohres hinzog. Der Kranke gestand nun, vor 5 bis 6 Jahren einige Primärerscheinungen gehabt zu haben, denen er keine Aufmerksamkeit geschenkt hatte, weil sie auf wenige locale Mittel gewichen waren. Eine gemischte antisyphilitische Behandlung beseitigte sowohl das locale als auch das allgemeine Leiden.

Grandmongin (28) veröffentlicht ein Resumé der Lehren des Professors Kuss. Kuss verwarf die Eintheilung Ricord's und richtete seine Behandlungsweise nach der histologischen Beschaffenheit der syph. Läsionen. Nach seiner Theorie kann die Lues, je nachdem sie das Bindegewebe oder die Epithelien allein oder beide Gewebsformen zu gleicher Zeit befällt, in eine bindegewebige, epitheliale und gemischte Lues getheilt werden. Zu der ersten rechnete er das pustulose und tuberculose Syphilid, die bindegewebige Iritis, die Exostosen und die Erkrankungen der Eingeweide. Die epitheliale Lues umfasst die Roseola, das maculose, vesiculose und bullöse Syphilid, die Plaques muqueuses, die epitheliale Iritis etc. Die Lues war eine gemischte, wenn sowohl bindegewebige als auch epitheliale Läsionen neben einander vorkamen. Der Mercur, behauptet Kuss, ist der Regulator der Epithelien, während die Jodpräparate mehr auf das Bindegewebe wirken und von diesem Grundsatze ausgehend wendete er das eine oder das andere Medicament allein oder beide hintereinander an, je nach der Art der Syphilis, welche er zu bekämpfen hatte. Den Mercur gab er bis zur Salivation, indem er sich vorzugsweise des Calomels in Dosi refracta (0,01 oder 0,02 pro die) bediente. Die Stomatitis behandelte er mit Chlorkali-Gurgelwässern. Das KJ reichte er zu 0,50—1,0 pro die in wässriger Lösung und steigerte die Dosis täglich oder jeden 2. Tag um 1 Grm., so lange bis Acneknoten zum Vorschein kamen. Traten sie bei Dosen von 10—15 Grm. noch immer nicht auf, so fügte er ein Infusum von 0,50 Digitalis hinzu. Nach G. soll diese Behandlungsmethode vorzügliche Resultate ergeben haben.

In fast 47 pCt. der acuten Fälle von Iritis specif. nach erworbener Syphilis, welche Hock (31) seit 1870 zu beobachten Gelegenheit hatte, waren atypische, parenchymatöse Hornhautaffectionen als selbständige Begleiterscheinungen vorhanden, und zwar beobachtete er folgende Formen: 1) Diffuse Trübungen. 2) Strich- und streifenförmige, in verschiedenen Tiefen der Hornhautsubstanz eingelagerte Trübungen. 3) Punktförmige Trübungen. 4) Die Keratitis punctiformis (Mauthner's Keratitis punctata). 5) Auflagerungen auf der Descemet'schen Membran. Der Verlauf ist bei einer zweckmässigen Behandlung ein mehr oder minder rascher. Niemals gehen diese Trübungen in Eiter über, niemals ulceriren sie.

Krowczynski (33) neigt sich der Ansicht Ory's, dass die bösartige Syphilis nur bei solchen Menschen sichtbar ist, deren Organismus aus irgend einem Grunde untergraben ist und an Widerstandsfähigkeit einbüsste — sogenannter „attaquirter Organismus" — zu (Recherches cliniques sur l'étiologie des syphilides malignes précoces Paris 1875) und kann aus seiner eigenen Erfahrung 2 Fälle anführen, in welchen Blutdyscrasien (in dem einen Falle eine chron. Alcoholvergiftung, in dem anderen Falle eine erblich belastende Tuberculose) ihrer deletären Einflüsse geltend zu machen schienen. In einem 3. Falle jedoch, den er detaillirt mittheilt, war weder eine Blutdyscrasie, noch ein „attaquirter Organismus" im Sinne Ory's vorhanden.

R. S., eine 30 Jahr alte, unverheirathete, erblich nicht belastete Dienstmagd, soll in ihrem 14. Lebensjahre an Wechselfieber gelitten haben, im 16. Lebensjahre zum ersten Male menstruirt worden sein, im 18. Lebensjahre einen Typhus überstanden haben und im 22. Lebensjahre an einem nicht näher bezeichneten Hautausschlage behandelt worden sein. Von da ab sei Patientin nie krank, weder spirituösen noch geschlechtlichen Excessen ergeben gewesen sein und auch von Elend und Heimsuchungen verschont geblieben sein. Die gegenwärtige Erkrankung begann in den ersten Tagen des Monates October 1875 nach stattgefundenem geschlechtlichem Verkehre mit ihrem Bräutigam, der, früher auf der Station für syph. kranke Männer des Prim. Dr. Rosnuski gelegen und nur an breiten Condylomen an den Geschlechtstheilen und den Gaumenbögen, kurzum leicht syphilitisch erkrankt gewesen war. K. fand bei der gut gebauten, mit einem mässig starken Fettpolster und kräftigen Muskeln versehenen Patientin die Drüsen in beiden Leisten vergrössert, hart, schmerzfrei und verschiebbar. An der Stelle der Vereinigung beider grossen Schamlippen fanden sich 2 durch eine kreuzergrosse, normale Hautpartie von einander geschiedene Geschwüre vor, deren Basis härtlich sich anfühlte und spärlich mit eiterigem Exsudate bedeckt war. Beide Schamlippen waren ödematös geschwellt, in ihren unteren Theilen von härtlicher Consistenz. Die Gebärmutter war vergrössert und sonderte einen milchweissen, zähen Schleim ab. Die sorgfältigste ärztliche Behandlung konnte die Tendenz der Ausbreitung der Geschwüre nicht eindämmen, so dass sie am 8. November in einander flossen und gangränös wurden. Die Grösse des Geschwüres nahm allmälig, insbesondere in der Richtung nach oben, der Art zu, dass dessen Form einem Hufeisen ähnlich wurde, dessen Concavität nach der Symphyse hin gerichtet war, dessen Schenkel bis zur Mitte beider grossen Nymphen hinanfragten und dessen grösste Ausbuchtung hinter der Vereinigungsfalte beider grossen Schamlippen gelegen war. Nach weiteren drei Tagen wurde der Kräfteverfall sichtbarer und am 20. November begann Patientin über „fliegendes Frösteln" Klage zu führen. Es stellten sich nun Temperatursteigerungen bis 38,9° und Pulsbeschleunigungen bis 114 ein. Am 9. December ein 1½ Stunden lang anhaltender Schüttelfrost, Kopf- und Gelenksschmerzen, Gliederziehen und allgemeines Schwächegefühl, Milztumor. Am 10. December kleinfleckige, maserähnliche Efflorescenzen auf der ganzen Körperoberfläche, zumeist jedoch an der Haut der Ober- und Unterschenkel; Geschwür unverändert. In den folgenden 6 Tagen Temp. immer unter 38,3°, Puls unter 100. Am 15. December Abends neuerdings ein Frostanfall; Temp. 39,7°, Puls 120. 16. December Morgens Temp. 38,8°, Puls 100. Ueberall an der Haut, wo Maculae sich vorfanden, traten linsengrosse, lebhaft roth gefärbte Knötchen auf. Wieder fiel die Temp. und schwankte 10 Tage lang zwischen 38° und 38,5°. Am 25. December Abends ein 3. Frostanfall; Temp. 39,7°, Puls 104; den 26. Morgens 38,7°, Puls 92; ein rother Hof umgiebt eine jede der serös durchtränkt erscheinenden Papeln. Am 27. war die Formveränderung zu Bläschen und Pusteln evident, Temp. 38,2°, Puls 92. Im weiteren Verlaufe wurde der Inhalt einiger Bläschen, besonders in der inneren und vorderen Seite der unteren Extremitäten blau verfärbt, während die umgebende Röthung immer gesättigter wurde. Durch Verminderung des flüssigen Inhaltes wurden die Bläschen napfförmig und schwanden endlich, um Geschwürchen Platz zu machen, deren Grösse den ursprünglichen Knötchen gleich kam. Die Geschwürchen gewannen mit jedem Tage an Dimension, bis deren rother Hof mit vom Geschwüre occupirt war. Am 15. Januar 1876 waren die Geschwüre von Thalergrösse; das Allgemeinbefinden jedoch hatte sich gebessert und erschien das Geschwür an den Genitalien reiner, indem seine Ränder lebhaft zu granuliren begannen. Von nun an besserte sich der Zustand täglich; die Temp. sank bis auf 37,8° und begannen sämmtliche Geschwüre von ihren Rändern aus zu vernarben. Am 27. März war das Geschwür an den Nymphen geheilt. Am 3. April die 1. Schleimhautaffection: Plaques an den vorderen Gaumenbögen. Am 9. April Schmerzen in der Gegend des Kreuzbeins, besonders des Nachts, die längs des ischiadischen Nerven sich fortpflanzten und täglich an Heftigkeit gewannen. Temp. 38°—39,7°, Puls 100 bis 120; Hyperästhesie der Haut der Oberschenkel, besonders an deren äusserer Fläche. Am 9. Mai hörten die Schmerzen auf. An Stelle der Geschwüre entstanden durchweg hypertrophische, dem Keloiden ähn-

rinen nicht unähnliche Narben. Kaum war die Vernarbung beendet, als auch schon einzelne Narben zu zerfallen begannen. Die Heilung dieser neuen Geschwüre dauerte nicht unbeträchtliche Zeit und schliesslich entstanden noch ausgeprägtere hypertrophische Narben. Weitere syphilitische Erscheinungen traten von da ab weder auf den Schleimhäuten noch auf der Haut auf. Trotzdem hielt sich die Kranke bis zum 4. Januar 1877 im Spitale auf.

Was die Therapie betrifft, so hält H. für das vernünftigste, zuerst die Ursache der bösartigen Syphilis i. e. die Erschöpfung des Organismus nach den allgemeinen hygienischen Grundsätzen zu bekämpfen und dann erst das Quecksilber oder Jod oder beide zu gleicher Zeit zu Hilfe zu ziehen.

Den 14. Jänner 1879 liess sich auf Prof. Lang's Klinik in Innsbruck (38) eine 39 Jahre alte Frau aufnehmen, welche erzählte, bis vor 4 Jahren nichts Auffälliges an sich beobachtet zu haben. Seit jener Zeit hat sie zu kränkeln begonnen. Zuerst stellten sich Kopfschmerzen ein, die einen ganzen Winter hindurch anhielten. Bald darauf bildeten sich am Nacken eiternde und borkige Stellen. Während eine ähnliche Verschwärung an der Oberlippe nach 2 Monaten auf Touchirungen mit Lapis abheilte, währte der verheimlichte Ausschlag am Nacken ein volles Jahr. Vor 2 Jahren erkrankte die linke Nasenhälfte, wo sich grössere und tiefere Geschwüre ausbildeten; Heilung ohne Therapie im Sommer 1878. Anfangs November 1878 Halsschmerzen, die sich auf Leberthran besserten. Vor 8 Tagen Magenschmerzen, die bald nachliessen. Einige Tage darauf wurde die rechte Brustdrüse schmerzhaft.

Bei der Untersuchung der schlecht genährten und verwahrlosten Patientin fand man die linke Brustdrüse schlaff und welk, die rechte prall gespannt, vergrössert und von einer mässig gerötheten Haut bedeckt. Durch Befühlen, das bedeutende Schmerzen verursachte, gewahrte man in der Drüsensubstanz der kranken Seite eine eigrosse Schwellung, die bis gegen die Peripherie hin mit den zu Erbsengrösse und darüber verdickten Acinis zusammenhing. Die linke Parotisgegend unbedeutend geschwellt. Am weichen Gaumen und an der hinteren Rachenwand Narben. Der linke Arcus palatoglossus von einem frischen Infiltrate geröthet und gewulstet; links von der Uvula ein Geschwürchen. Am Kehldeckel links ein übernarbter Defect. In der Nackengegend theils pigmentlose, theils noch pigmentirte Narben. Während die Schmerzen in der Brustdrüse auf Einreibungen mit Ungt. cin., dem Extr. belad. zugesetzt war, nachliessen, schwoll die linke Parotis schmerzhaft an, unter einem mässigen bis 38,6° C. hinanreichenden Fieber, das 3 Tage anhielt. Inunctionen von 2 Grm. Ungt. cin. jeden 2. Tag; Einreibungen derselben Salbe in die Parotisgeschwulst. Am 20. Jänner erweichte eine Stelle der Parotisgeschwulst. 21. Jänner. Auf eine Incision kam Eiter zum Vorschein; feuchtwarme Ueberschläge. 27. Jänner. Es floss nur noch klebriges Serum aus; die nunmehr (bis zum Schlusse der Behandlung) mit Jodtinctur bepinselte Parotisgeschwulst war noch so bedeutend, dass der Mund nur sehr wenig geöffnet und der weiche Gaumen local nicht behandelt werden konnte. Erst in der dritten Krankheitswoche trat merkliche Verkleinerung der Parotisgeschwulst ein und ermöglichte die Anwendung der Nasen-Rachendouche. Am 26. Februar, bis zu welchem Tage die locale Anwendung der grauen Salbe unausgesetzt beibehalten wurde, war in der Brustdrüse gar kein Infiltrat mehr nachweisbar, und auch die Geschwulst der Parotis schien nahezu ganz geschwunden. Bis zum 21. Februar hatte die Pat., die ein blühendes Aussehen gewonnen hatte, 18 Einreibungen zu 2 Grm. bekommen und erhielt von nun an 1 Grm. KJ pro die. Am 27. Februar waren alle Krankheitssymptome geschwunden, nur das Infiltrat des linken Gaumenbogens hatte sich nur wenig verändert. 5. März. Das letztgenannte Infiltrat unverändert; Inunctionen wieder aufgenommen. Den 10. März 1879 wird die Kranke auf ihr Verlangen, von der Mastitis, Parotitis und dem Geschwürchen neben der Uvula geheilt, aber noch mit einem Infiltrate am linken Gaumenbogen, entlassen, nachdem sie 48 Grm. Ungt. cin. eingerieben und innerlich 7 Grm. KJ genommen hatte.

Nach den pathologisch-anatomischen Untersuchungen de Luca's (41) besitzen die durch die syphilitische Papel bedingten Veränderungen der Haut keine specifische Eigenthümlichkeit, so dass man sagen kann, dass die syphilitische Papel nichts weiter als eine gewöhnliche, entzündliche Neubildung ist, welche in Bezug auf Sitz und Entwickelung an den Verlauf und die krankhaften Veränderungen der Gefässe der Haut gebunden ist. Die von ihm beobachteten anatomischen Veränderungen lassen sich nicht mit den Vorgängen, wie sie bei der Tuberculose stattfinden, identificiren. Dass Tuberkel in manchem Falle von Lichen syphiliticus sich vorfinden können, sei wohl möglich; er hat sie in den 10 von ihm untersuchten Fällen niemals gefunden. Dieses Vorkommniss wäre jedoch nicht als eine der syphilitischen Papel wesentlich zukommende Veränderung der Haut, sondern nur als ein zufälliges Ereigniss und als eine Folgeerscheinung des Krankheitsprocesses aufzufassen. Infolge der durch die Arteriitis obliterans bedingten Verengerung des Lumens der Gefässe werden nämlich die Ernährungsverhältnisse der syphilitischen Neubildung ungünstig beeinflusst und geht letztere eine fettig-körnige Metamorphose ein, welche Zerfallsproducte liefert, die den beim käsigen Zerfall entstehenden sehr ähnlich sind. Durch eine Art Alveolenbildung und Resorption in der Neubildung entstehen dann Lücken in den käsigen Massen, welche Lücken im Zerfalle begriffene Kerne enthalten und so das Vorhandensein von Riesenzellen vortäuschen. Die Riesenzellen andererseits, die man in mancher syphilitischen Papel findet, unterscheiden sich von den Riesenzellen des Tuberkels dadurch, dass ihre Kerne unregelmässig vertheilt sind und dass sie sich vorzugsweise in der Peripherie der die Papel constituirenden Knoten vorfinden, wo die jüngsten Partien des neugebildeten Gewebes vorhanden sind oder oft in der Nähe der Gefässe, welche constant das Centrum der Neubildung darstellen, gesehen werden. Diese Riesenzellen sind somit eigentlich nichts anderes als hypertrophisch vergrösserte Rund- oder Sternzellen des Bindegewebes.

Nach Martineau (43) tritt das Syphilid der Vulva frühzeitig, 4—6 Wochen nach dem Erscheinen des Schankers auf; jedoch kann zuweilen die Zwischenzeit 2, 3, ja selbst 4 Monate betragen. Es ist bei den Frauen die am häufigsten vorkommende Erscheinungsform der secundären Syphilis. Sein Lieblingssitz sind die grossen und kleinen Schamlippen. Das Syphilid der Vulva kann viererlei Formen annehmen: 1) die erosive, 2) die papulo-erosive, 3) die papulo-hypertrophische und 4) die ulceröse Form. Letztere ist eine Spätform der secundären Syphilis. Diese 4 Formen, sowie die mannigfaltigsten Uebergangsformen, können zu gleicher Zeit bei einem und demselben Individuum vorkommen, wie denn der Polymorphismus der Krankheitsproducte eine Charactereigenthümlichkeit der Syphilis ist. Zu diesen syphilitischen Plaques gesellen sich nicht selten mehr oder weniger umfangreiche, isolirte oder blumenkohlartige Wucherungen, sowie Verschwärungen der Talgfollikel.

Diese verschiedenen syphilitischen Läsionen verändern das Aussehen und die Structur des Bodens, auf dem sie sich entwickelt haben; die grossen Lippen schwellen an und erhalten eine scleromartige, oft schwer zu beseitigende Derbheit oder sie werden der Sitz erysipelatöser und phlegmonöser Entzündungen; die kleinen Lippen laufen ödematös an und werden schmerzhaft; die Bartholini'schen Drüsen vereitern; die Lymphstränge, die Leistendrüsen nehmen an Volumen zu, werden schmerzhaft, vereitern aber fast niemals. Eine fernere Eigenthümlichkeit des Syphilides der Vulva ist seine symmetrische Anordnung, welche durchaus nicht auf Auto-Inoculation zurückzuführen ist. Das Syphilid der Vulva endlich ist indolent und juckt nicht.

Vom Herpes, vom Eczema ist es in den meisten Fällen leicht zu unterscheiden, ebenso vom einfachen Schanker; in zweifelhaften Fällen versuche man die Auto-Inoculation. Die Prognose dieses Syphilides ist meistentheils eine günstige; nur die ulceröse Form leistet zuweilen der Therapie einen hartnäckigen Widerstand und bedingt die Sclerose der Lippen manches Mal dauernde Verunstaltungen der Vulva. Die antisyphilitische Allgemeinbehandlung und locale Reinlichkeit (Waschungen mit dem Labarraque'schen Wasser) genügen, um das Syphilid der Vulva zum Schwinden zu bringen. Die ulcerösen Formen ätzt M. leicht mit dem Lapisstifte, und wenn sie zahlreich sind, wendet er Verbände mit 5proc. Chlorallösung an. Diphtheritische, saniöse Plaques behandelt er mit antiseptischem Spray (éthérolé antiseptique de Pennès) und ebensolchen Verbänden. Energische Aetzmittel, wie Sublimat und Essigsäure wendet M. in dergleichen Fällen niemals an.

Nach Martineau (44) werden die Vagina sowie das Collum uteri verhältnissmässig selten von secundären Erscheinungen der Syphilis befallen. Während Fournier unter 522 Fällen von Syphilis der Vulva, 25 Fällen von Syphilis des Gebärmutterhalses und nur 5 Fällen von Syphilis der Vagina begegnete, glaubt M. vermöge seiner 3jährigen Erfahrungen behaupten zu können, dass die Syphilis der Vagina nicht seltener vorkomme, als die des Gebärmutterhalses.

Der Sitz dieser Syphilide ist ein verschiedener. In der Vagina kommen sie am häufigsten am Eingange sowie in dem hinteren Abschnitte des Gewölbes, viel seltener in dessen vorderem Abschnitte vor.

Der Typus derselben ist am Scheideneingange meistens der erosive und ulceröse. Der papulöse Typus kommt daselbst selten, häufig hingegen im hinteren Scheidengewölbe vor. Die Zahl der Papeln schwankt zwischen 3—6 und darüber; sie kommen entweder allein oder in Gesellschaft von Papeln am Uterus vor. Sie treten gewöhnlich in der 8. Woche der Syphilis auf, häufig jedoch viel später nach 8 Monaten und selbst nach 1 Jahr. Sie verursachen den Kranken gar keine Beschwerden. Die Vagina selbst bleibt gesund, vorausgesetzt, dass eine Blennorrhoe oder Vaginitis nicht zu gleicher Zeit vorhanden ist.

Am Uterus kommen fast alle Typen vor, nur eine Roseola hat M. niemals beobachtet. Die Syphilide des Gebärmutterhalses sind indolent und geben für gewöhnlich keine Veranlassung zur Entstehung einer Metritis. Die meisten syphilitischen Frauen leiden zwar an einer Metritis, die jedoch nicht auf das Kerbholz der Syphilis zu setzen ist. Niemals ebenfalls hat M. jene ulcerative Hypertrophie des Collum uteri gesehen, wie sie von Martin und de Fourcault beschrieben und schon von Witehead beobachtet wurde.

Diagnostische Schwierigkeiten bietet die Unterscheidung der durch Syphilis bedingten Erosionen oder Ulcerationen von den durch Vaginitis und Metritis bedingten, des Gebärmuttersyphilides vom diphtheritischen Schanker (wie ihn Bernutz beschrieben hat), vom Herpes und Eczema des Gebärmutterhalses.

Die Prognose dieser Syphilide ist eine sehr günstige; sie heilen leicht mit und ohne locale Behandlung; sie sind aber eine häufige, meistens übersehene Ursache der Ansteckung.

M. verordnet Sublimatbäder mit Badespeculis und Einspritzungen.

Mauriac (50) schliesst seinen Vortrag über die während des Prodromalstadiums der Syphilis auftretenden constitutionellen Störungen mit folgendem Résumé: 1) Entgegen den Behauptungen einiger Autoren entwickeln sich die allgemeinen Störungen nicht während der activen Periode des inficirenden Schankers. Demgemäss sind sie auch nicht dessen directe Folgeerscheinungen. Der Primäraffect hat gewöhnlich seine Rolle ausgespielt und seine Entwickelung beendet, wenn die allgemeinen oder constitutionellen Störungen auf die Bühne treten. 2) Sie sind die ersten Folgen des krankhaften Zustandes, der im Organismus durch die Einführung und Vermehrung des giftigen Principes entstanden ist. 3) Dieser krankhafte Zustand befällt vorzugsweise die Nervencentren und die Nerven, seltener den Sympathicus. 4) Das toxische Princip wirkt bald direct, bald indirect auf das Nervensystem. Es erweckt die krankhafte Thätigkeit direct, wenn man zwischen dem Schanker und dem prodromalen Nervenleiden kein pathologisches Bindeglied constatiren kann. Es erweckt diese Thätigkeit auf indirectem Wege, wenn gegen die Mitte oder das Ende des chancrösen Processes ein progressiver chloro-anämischer Zustand sichtbar wird. Während des grössten Theiles der Zeit combiniren sich die beiden pathogenetischen Vorgänge. Daraus folgt, dass die neuropathischen Störungen im Allgemeinen in einem geraden Verhältnisse zur Veränderung des Blutes stehen. 5) Die Verminderung der rothen, die Vermehrung der weissen Blutkörperchen und des Albumine sind bis heute zu Tage die einzigen Veränderungen des Blutes, welche bei der durch die syph. Intoxication nothwendiger Weise erzeugten Dyskrasie sicher gestellt worden sind. Es ist jedoch wahrscheinlich, dass es deren noch andere giebt und sind über diesen wichtigen Gegenstand neue Untersuchungen anzustellen. 6) Das giftige Princip, von dem wir nur die Wirkungen kennen, muss den Organismus durch mehrere pathogenetische Vorgänge, deren Mechanismus uns entgeht, angreifen. Der einzige Vorgang, über den wir uns Rechenschaft geben könnten, ist derjenige, welcher die Veränderung des Blutes erzeugt. Und in der That entstehen während des schancrösen Stadiums Veränderungen in den Lymphdrüsen, welche, anfangs local, allmälig sich verallgemeinern und sogar die anderen, der Blutbereitung vorstehenden Organe wie die Milz, die Mandeln, die Schleimhautdrüsen, die Schilddrüse etc. in Mitleidenschaft ziehen. 7) Die constitutionellen Erscheinungen des Prodromalstadiums der secundären Syphilis sind: a) das syph. Fieber mit allen seinen Varietäten in Bezug auf Typus, Dauer und Intensität; b) die Algien, wie der nächtliche Kopfschmerz, die verschiedenen Neuralgien, die Muskel-, Gelenks- und Rheumatismus ähnlichen Schmerzen, die Dolores osteocopi, die Pleurodynien, die Sternalgien, Lumbagines etc.; c) die encephalischen Störungen; d) die Störungen in der Herz- und Lungenthätigkeit; e) die Ernährungsstörungen mit und ohne Entkräftung der Functionen des Sympathicus. 8) Diese Erscheinungen kommen viel häufiger beim weiblichen als männlichen Geschlechte vor. Beim Manne ruft die Syphilis meistentheils ihre ersten Wirkungen auf der Haut, den Schleimhäuten etc. hervor, ohne die grossen Functionen nur im Geringsten zu stören und das Allgemeinbefinden zu trüben. Dasselbe geschieht bei gewissen privilegirten Frauen. Leichte Anfälle nächtlichen Kopfschmerzes, Abgeschlagenheit, rheumatoide Schmerzen, nächtliche Schweisse, das sind die gewöhnlichen Vorläufer der materiellen Aeusserungen der Syphilis. 9) Die constitutionellen Störungen hören gewöhnlich mit dem Auftreten der Ausschläge auf; zuweilen dauern sie an und werden während des secundären Stadiums so hervorstechend, dass sie eine Art cachectischen Zustandes schaffen, welcher durchaus nicht immer im Verhältnisse steht zur Schwere der syphilitischen Krankheitsproducte. 10) Die constitutionellen Störungen an und für sich sind meistentheils nicht schwer und heilen spontan oder mit Hilfe einer specifischen und kräftigenden Medication. Ausserdem kann man sich aus ihrer Schwere durchaus keinen Schluss auf der Beschaffenheit der später folgenden Erscheinungen erlauben, denn man sieht äusserste allgemeine Störungen zuweilen eine sehr leichte Syphilis folgen, während andererseits schwere, ja selbst bösartige Syphilisfälle in ihrem Anfange weder eine plastische, noch eine functionelle Störung aufzuweisen haben.

Da nach Otis (58) das syph. Contagium nur den weissen Blutkörperchen oder Gewebsbildungszellen anhaftet, so findet er es selbstverständlich, dass die physiologischen Secrete Syphilitischer, wie Milch, Speichel, Harn, Schweiss, Thränen und Samen keine contagiöse Eigenschaft besitzen. Die contagiöse Eigenschaft i. e. das Vermögen, in anderen Zellen durch den einfachen Contact dieselbe Disposition zur rapiden Wucherung anzuregen, welche die sogenannten Syphiliszellen besitzen, sei auch das einzige Criterium, welches die normale Embryonalzelle von der Zelle des activen Stadiums der Syphilis unterscheide. Die directe Folge dieser schnellen Zellenwucherung ist auch keine zerstörende Thätigkeit, wie man diese auch von einer rapiden Anhäufung normaler Zellen nicht erwarte. Die Zellen verfallen der fettigen Degeneration und werden eliminirt. Mit dem Aufhören der activen Periode der Krankheit höre auch die Contagiosität auf. Die sogenannte tertiäre Syphilis sei ebensowenig ein Stadium der Lues, wie die Wassersucht ein Stadium des Scharlachs oder die Strictur ein Stadium des Trippers sei; die tertiären Erscheinungen (Gummata) seien nichts als Folgekrankheiten (sequela). Sie besitzen auch keine specifischen Eigenschaften. Ihre Zellen und Kerne unterscheiden sich in nichts von den weissen Blutkörperchen und Kernen gesunder Individuen. Sie sind keine Träger des syph. Contagiums und die Folgezustände, welche sie hervorrufen, lassen sich auf rein mechanische Weise erklären, indem sie durch Compression und secundäre Atrophie der Drüsenzellen, der Nervenfasern, der Ganglienzellen etc., sowie durch Verengerung und Verschluss der Blutgefässe, besonders wenn sie in in deren Adventitia sitzen, Ernährungs- und Functionsstörungen der von ihnen heimgesuchten Organe erzeugen. Die Ursache für die Anhäufung von normalem Keimungsmaterial, wie es die Gummata enthalten, in verschiedenen Punkten des Organismus, könne man nur in den Lymphgefässen suchen und zwar konnen es nur Hindernisse in der Fortbewegung der Lymphe sein, welche dergleichen Exsudationen erzeugen. Otis möchte daher die gummöse Periode oder das tertiäre Stadium, das Stadium der Lymphgefässverstopfung genannt wissen wollen. Da die Lymphräume und Lymphgefässe während des activen Stadiums der Lues zuerst und vorzugsweise erkranken, so sei es nicht grundlos, zu folgern, dass sie während des activen Stadiums der Krankheit irgend einen Schaden genommen haben, welcher bei geeigneter Untersuchung zu der wahren Erklärung führen dürfte, warum das Lymphsystem nicht mehr im Stande sei, das in die Gewebe in Excess abgesetzte Keimungsmaterial wieder in den allgemeinen Kreislauf zurückzuführen oder nach der Entfernung der Materia peccans Wiederanhäufungen derselben zu verhindern. Es sei bekannt, dass Entzündungsvorgänge während des activen Stadiums im Lymphsysteme stattfinden. Die Tendenz derartiger Vorgänge sei die Ablagerung fibrösen Materials, welches erwiesenermaassen eine häufige Ursache narbiger Zusammenziehungen abgebe. Solche Zusammenziehungen können das *Lumen* der Lymphgefässe aufheben. Man könne somit behaupten, dass die verschiedenen Grade und Formen der sogenannten tertiären Syphilis unabhängig seien von irgend einem specifischen Virus und in erster Reihe von dem während des activen Stadiums in den Bahnen der Circulation angerichteten Schaden und in zweiter Reihe von individuellen Verhältnissen abhängen.

Was die Therapie betrifft, so kann Otis dem Quecksilber den Ruf als einziges „Antidot des syph. Virus" nicht belassen. Seine heilsame Wirkung beruhe einzig und allein darauf, dass es im Stande sei, lebendes Gewebe, sei es normales oder abnormales, zu eliminiren. Der Mercur greife nicht das Virus selbst, sondern nur dessen Producte an. Otis' Ansichten entspricht es auch, die Initialsclerose als den Ausgangspunkt der Gesammtinfection und nicht als den ersten Ausdruck der letzteren zu betrachten, und hält er die Excision derselben theoretisch für gerechtfertigt; nur sei unglücklicherweise das gesammte bereits entstandene degenerative Zellenmaterial dem Messer des Chirurgen nur selten zugänglich; es habe in den meisten Fällen über die Initialsclerose hinaus seinen Weg in die benachbarten Lymphgefässe und Lymphdrüsen bereits genommen.

Aehnlich wie das Quecksilber wirken auch alle anderen Medicamente und Heilmethoden, welche im Rufe standen und stehen, die Syphilis zu heilen. Sie beschleunigen den Stoffwechsel und bewirken auf diesem Wege die Elimination der Krankheitsproducte, welche an und für sich weniger Lebens- und Widerstandsfähigkeit besitzen als gesundes Gewebe.

Petersen (60) veröffentlicht die Krankengeschichte eines 31 Jahre alten Mannes, der im Alter von 2½ Jahren durch seine Wärterin gleichzeitig mit seinen Eltern mit Syphilis inficirt worden sein soll.

Die Radialseite des linken Vorderarms zeigte eine gewisse Concavität und im Vergleiche zum rechten einen geringeren Umfang. Es fehlte die ganze Diaphyse des Radiusknochens und liess sich nur das Capitulum und der Proc. styloideus durchfühlen, welche durch einen gänsefederdicken, fibrösen Strang mit einander verbunden waren. Die A. radial. konnte leicht aufgefunden werden. Die Hand, mit 5 Fingern, war wohlgebildet. Innere Organe normal. Ozaena syph. Der Kranke erinnerte sich nur dunkel, Schmerzen in dem linken Arme gehabt zu haben, doch hat er denselben immer gut benutzen und selbst schwere Lasten heben können. Die Frage, ob congenitaler oder acquirirter Defect, liess sich bei der sehr unvollkommenen Anamnese nicht entscheiden. Eigenthümlich ist es jedenfalls, dass dieser Fall und noch ein anderer in der Literatur verzeichneter (von Gruber), wo Syphilis nachgewiesen wurde, die Einzigen sind, wo alle Finger ausgebildet gefunden worden sind, und dieser Umstand würde vielleicht darauf hinweisen, dass man es in solchen Fällen nicht mit congenitalem, sondern acquirirtem Defecte (Ostitis deformans?) zu thun habe.

Pisarewski (61) gelang es, in der Substanz harter Schanker Microorganismen nachzuweisen. Als Untersuchungsmateriale dienten zwei 3—6 Tage und zwei bereits mehrere Wochen alte Schankerknoten.

In Müller'scher Flüssigkeit und Alcohol gehärtet, zeigten sie zunächst die für die Syphilis characteristische Infiltration des Bindegewebes mit Granulationszellen. In den älteren Schankern war diese Infiltration so bedeutend, dass die normale Structur der Haut und Schleimhaut gänzlich verdeckt wurde. Besonders dicht angehäuft waren die Granulationszellen in der Umgebung der Gefässe. Die neugebildeten Capillaren zeichneten sich durch ihre sehr dicken Wandungen aus. Ferner fand P. die ganze Induration von Höhlen und Canälen durchsetzt, deren Richtung gewöhnlich derjenigen der Blutgefässe folgte, deren Breite jedoch das Volumen der letzteren bedeutend übertraf. Diese Räume, welche keine epitheliale Auskleidung besitzen und Lymphwegen gleichen, waren theils leer, theils mit Lymphkügelchen, theils mit einer feinkörnigen Masse ausgefüllt. Diese Masse bestand aus runden, gleich grossen Körnchen, welche in eine homogene, glänzende Bindesubstanz in Form von Nestern oder Gruppen eingelagert waren. Diese Nester und Gruppen nun sieht P. als niedere Organismen in der Form von Zoogloea an und glaubt diese seine Anschauung durch das Verhalten derselben gegen Reagentien und Färbemittel bestätigt zu sehen. So bringt Kochen in Alcohol und Aether (ana partes aequal.) keine Veränderung hervor. Concentrirte Essigsäure, Aetzkalilauge machten die feinkörnigen Massen deutlicher hervortreten, indem die Bindesubstanz aufgehellt wird. Färbemittel werden von ihnen nicht aufgenommen, wohl aber nach Behandlung der Präparate mit Essigsäure oder Aetzkalilösung. Als beste Färbemittel erwiesen sich Methylanilin, Hämatoxylin und Methylgrün. Auf Zusatz von concentrirter Schwefelsäure oder ammoniakalischem Kupfervitriol blähten sich die Körnchen und lösten sich auf, was ebenfalls eine Eigenthümlichkeit der Pflanzenzellen sei. Klebs' Stäbchen und Helicomonaden hat P. nicht gefunden, doch sind sie vielleicht Entwicklungsstufen der die Syphilis bedingenden Micro-Organismen.

Ramage (64) schliesst seine Studie über Gummata der Lymphdrüsen mit folgenden allgemeinen Bemerkungen: 1) die gummöse Entartung der Lymphdrüsen ist eine im Allgemeinen seltene, dem tertiären Stadium der Syphilis angehörige Erscheinung. 2) Sie tritt gewöhnlich mehrere Jahre nach dem Primäraffecte auf. 3) Sie kommt entweder in Begleitung andrer tertiärer Erscheinungen oder auch als alleiniges Symptom der syph. Diathese vor. 4) Die Zahl der erkrankten Drüsen ist im Allgemeinen eine geringe: 1 oder 2, höchstens 3. 5) Am häufigsten erkranken die Leisten-, Unterkiefer- und Halsdrüsen. 6) Die Diagnose ist oft nicht leicht. Man muss diese Läsionen vom Haut- und Muskelgumma, von der Adenitis, vom Schankerbubo, endlich von der Scrofulose, Tuberculose und krebsiger Entartung der Drüsen unterscheiden. 7) Die Prognose ist, so lange die Läsion eine isolirte ist und so lange der Ulcerationsprocess keine wichtigen Gebilde bedroht, keine ungünstige. 8) Die Behandlung ist eine allgemeine und locale. Erstere besteht in der Anwendung von Jod- und Quecksilberpräparaten, in einem roborirenden Regimen, Verabreichung von Leberthran, Eisen und China. Die locale Behandlung vor dem Aufbruche besteht in der Anwendung fliegender Vesicatore, Einpinselungen von Jodtinctur und Einreibungen von Quecksilbersalben, nach dem Aufbruche in Verbänden mit Jodoform und Quecksilberpflaster.

Rinecker (67) muss nach den seinen eigenen Versuchen entnommenen Erfahrungen das von Tarnowsky gegebene clinische Bild von der Entwicklung und dem Verlaufe seines sogenannten „pseudoindurirten Schankers" (s. Jahresbericht 1877 S. 525 No. 35) als vollkommen richtig erklären. Die von T. so sehr betonte Ablagerung eines syph. Infiltrates, welches ringförmig das an der Reizungsstelle sich bildende Geschwür umsäumt, ist, soviel R. bekannt ist, in dieser Weise noch nirgends geschildert worden, was einfach darin liegen mag, dass frühere Forscher den Ablauf dieser Affection nicht so lange (20—60 Tage) verfolgt haben. Statt des nicht geeigneten Namens „pseudo-indurirter Schanker", der schon anderweitig engagirt ist (Aurias-Turenne, Fournier), schlägt R. jenen des „Chancroid" vor, der um so passender erscheint, als dieses T.'sche Geschwür den „2. Theil des Clerc'schen Chancroid darstellt und diesem auch in virtueller Beziehung gleichsteht; denn bei seiner Uebertragung auf Gesunde hatte dasselbe in Würzburg stets nur weichen Schanker, nie aber den Primäraffect der Syphilis oder diese selbst zur Folge, wie von T. behauptet wird. Dieses Chancroid kann daher auch nicht als Zeuge für das Dogma der Dualität des syph. Virus angerufen werden, sondern dient vielmehr als glänzendes Beweismittel für die Zusammengehörigkeit der verschiedenen Schankerformen.

Um seine Anschauungsweise dieser Verhältnisse möglichst klarzulegen, benützt R. einen Terminus aus der Zoologie, nämlich den der Heterogenesis, womit einige Zoologen das Vorkommen eines Thieres unter zweierlei Formen bezeichnen, deren jede selbständig als solche sich fortpflanzen, aber auch wieder in die andere Form zurückkehren kann. Die Syphilis würde dieser Ansicht zufolge unter zweierlei Formen existiren, dem weichen und dem harten Schanker. Der wilde, zerstörende, weiche Schanker kann neben einem ungehemmten Fortbestande in seiner ihm eigenen Form in gewissen Fällen in den harten Schanker übergehen. Dieser selbst kann ja als solcher gleichfalls ins Unendliche sich fortpflanzen, doch stets auch unter Vermittelung des Chancroids wieder in den weichen Schanker sich umwandeln. Dieses, das Chancroid, wird nur eine relative Selbständigkeit beanspruchen können als eine Art Zwischenform, die aber unter Umständen durch Reinoculation des weichen, wie des harten Schankers auf einen syph. Boden sich stets wieder neu erzeugt.

Alle diese Verhältnisse drängen immer und immer wieder zu der Hypothese hin, dass es belebte, organisirte Wesen, d. h. kleinste, niedere Organismen sind, die, indem sie, bei fortwährend wechselnden Lebensbedingungen mit anderen Entwicklungsphasen auch andere Eigenschaften annehmen — wie bei den übrigen Infectionskrankheiten — so auch in der Syphilis die Ursache jener häufig so eigenthümlichen Krankheitssymptome bilden und wohl auch als die gestaltenden Potenzen der verschiedenen Schankerformen zu betrachten sind, mit welchen die Syphilis in die Erscheinung tritt.

Die Periarthritis der secundären Syphilis hat nach Rosstan (68) einen chronischen Character und geht mit Ergüssen von Flüssigkeit einher. Ist auch das betreffende Gelenk erkrankt, so kann sie einen subacuten Character annehmen. Ihr Sitz sind die serösen Säcke und die Schleimbeutel. Localisationen in den Gelenken kommen beim syph. Rheumatismus viel seltener als beim gewöhnlichen und Tripperrheumatismus vor. Schweisse sind sehr selten und nicht reichlich. Die Aufsaugung der Ergüsse erfolgt ohne specifische Behandlung sehr langsam. Complicationen von Seiten des Herzens oder anderer Eingeweide hat man niemals beobachtet. Die von dieser Periarthritis heimgesuchten Kranken können lange Zeit gehen, ohne zu ermüden; aber sie können weder laufen noch springen. Die erkrankten Stellen zeigen keine Röthung. Die Schmerzen steigern sich in der Bettwärme und vermindern sich durch Bewegung. Gewöhnlich ist die Umgebung mehrerer Gelenke gleichzeitig erkrankt. Die syph. Periarthritis kommt im Gegensatze zur blenorrhagischen häufiger beim Weibe als beim Manne vor. Sämmtliche Schleimbeutel können der Sitz dieser Erkrankung sein. Lieblingssitze jedoch sind die Schleimbeutel der Extensores digitorum, des Gänsefusses, des Biceps brachialis, des Acromion, des Olecranon, der Ferse, der Kniescheibe, des Kniescheibenbandes etc. Häufige Folgezustände sind Muskelcontracturen.

Die Periarthritis des tertiären Stadiums besteht in Bindegewebsneubildung oder zuweilen in Bildung eines echten Gummas. Sie localisirt sich gern im Bein.

Schwimmer (69) veröffentlicht die folgenden 2 Fälle von Pigmentsyphilis:

1) Ein 35 Jahre alter, schlecht genährter und leidend aussehender Mann kam im August 1878 wegen eines ulcerösen Syphilides an den unteren Extremitäten auf Sch.'s Abtheilung. Derselbe war vor etwa 5 Jahren an einem harten Geschwüre erkrankt, welche Affection er ebenso wie die nachträglich aufgetretenen Exantheme sich selbst überlassen hatte. Erst eine hartnäckige Affection der Mund- und Rachenschleimhaut veranlasste ihn, ärztliche Hilfe zu suchen, die aus einer längere Zeit gebrauchten KJ.-Behandlung bestand. Ein halbes Jahr später zeigten sich an den unteren Extremitäten Knotenbildungen, die schliesslich zu Geschwüren sich umwandelten. Sch. liess mit Erfolg den Patienten durch 30 Tage eine aus Sublimatinjectionen und Application eines Quecksilberpflasters an den ulcerösen Partien bestehende Behandlung durchmachen. Mit Suspension der Quecksilber- und darauffolgender KJ.-Behandlung traten am Stamme und im Gesichte zahlreiche linsen- bis daumnagelgrosse, dunkel geröthete Flecke auf, die innerhalb weniger Wochen ein immer tieferes Colorit erlangten. Ausserdem zeigten sich aber auch einzelne schmutzigbraune, unregelmässige Flecke an der rechten Thoraxhälfte, die keine vorangegangenen erythematösen Veränderungen an denselben Stellen erkennen liessen. Die Flecke hatten allmälig allenthalben ein gleichmässiges Aussehen erlangt und nach kurzem Verlaufe war kein Unterschied zwischen den aus Hyperämie und den spontan entstandenen schmutzigbraunen wahrnehmbar. Pat. hatte unterdessen das KJ anhaltend fortgebraucht; die Oberfläche der braunen Flecke war vollkommen glatt, zeigte weder Jucken noch Abschuppung und die Haut des Fleckens war von gleichmässig schmutziger Färbung. Nach einer 4 wöchentlichen Inunctionscur trat eine sichtbare Entfärbung an den meisten Stellen auf.

2) Eine 25 Jahre alte Frauensperson, die 3mal geboren hatte, trat im Januar 1879 wegen Syphilis

papulo-maculosa des Gesichts, der Brust und des Rückens in Behandlung. Das Exanthem hatte nicht das bekannte Gepräge und die characteristische Färbung des gewöhnlichen maculösen Syphilides, was wohl durch den Umstand erklärt werden konnte, dass Pat. im Ganzen ein dunkleres Colorit besass. Die beiderseitigen Gaumenbögen stark injicirt, die Tonsillen graulich-weiss belegt und zum Theil geschwürig. Nacken und Inguinaldrüsen mässig geschwellt. Nach 40 Einreibungen mit 4,0 Ungt. cin. p. dosi geheilt entlassen. Recidive im Monat Mai; doch bot das jetzt sichtbare Hautleiden ein wesentlich verändertes Bild dar. Neben kleineren und grösseren Flecken an der Stirnhaut, von denen die ersteren schmutzig-roth, die letzteren im Centrum dunkler, in der Peripherie lichter gefärbt von röthlichem Teint, doch durchwegs bräunlichen Colorits erschienen, war die Wangen- und Lippengegend ganz dunkel, die Kinngegend gleichfalls ungleichfarbig. Am Stamme kein Exanthem. Zwischenliche Jodkalicur. Während derselben wurde die Haut der Brust und des Rückens fast gleichmässig schmutzig-braun und die normale Hautfarbe, die von der beiderseitigen Schultergegend an deutlich in Erscheinung trat, war innerhalb des schmutzig-braunen Exanthems gleich netz- oder inselförmigen Streifen besonders gekennzeichnet. Nirgends fand sich eine Spur eines Exanthems oder einer Hyperämie an den ziemlich rasch braun gewordenen Stellen. Die Haut zeigte an den verfärbten Partien absolut keine Desquamation, war trocken und glatt. Subjective Empfindungen fehlten gänzlich. Zu gleicher Zeit neuerdings specifische Geschwüre im Rachen und Drüsenschwellungen. Nach einer längeren Inunctionscur schwand die Pigmentation gänzlich.

Sichel fils (70) veröffentlicht folgenden Fall von **Syphilis der Conjunctiva**:

Ein 28 Jahre alter Mann zeigte am 1. October 1878 eine leichte Injection der Conjunctiva des inneren Augenwinkels und klagte dementsprechend über Jucken und über ein Gefühl, als ob er einen fremden Körper im Auge hätte. Keine Photophobie, keine periorbitären Schmerzen. Im Centrum der hyperämischen Stelle bemerkte man einen getreidekorngrossen, eiförmigen, röthlich gelblichen, ziemlich derben, aber wenig über die Nachbarschaft erhabenen Tumor; Secretion nicht vermehrt. Einstäubungen von Calomel. Am 10. October war der Tumor doppelt so gross geworden, so dass er den Rand der Cornea berührte und dieselbe hufeisenförmig umfasste. Er mass im Längsdurchmesser 13, im Querdurchmesser $6\frac{1}{2}$ Mm. Seine Oberfläche war excoriirt und zeigte eine kleine Vertiefung, welche breiartigen Schleimeiter enthielt. Unter dem Fingerdrucke verschwand er theilweise. Unter der Loupe stellt sich die Oberfläche gewölbt und wie die Umgebung des Tumors vascularisirt dar. Am Körper des Kranken ein papulöses Syphilid; in der Eichelfurche eine Narbe auf hartem Grunde. Am 22. November war in Folge einer antisyph. Behandlung (Pilules Ricord und Zinnoberräucherung) die specifische Affection der Conjunctiva gänzlich geschwunden.

[1) **Engelsted, S.**, Kommunalhospitalets fjerde Afdel. i 1879. Beretn om Kommunalhosp. etc. for 1879. p. 119—127. — 2) **Bergh, R.**, Ber. fra Alm. Hosp. 2. Afdel. for 1879. Hosp. Tid. 2 R. VII. No. 31, 32, 33. (Vortryk p. 12—36.) — 3) **Derselbe**, Tilfaelde af syphilitisk Negleindelie. Ibid. R. VII. No. 46, 47. (Separat p. 1—17.) — 4) **Sydow**, Om Syfilis, meddelad pas det sätt, at en mand blifvit anstad att uppsuga bröste pas kont tid först förlösta kvinnor. Gefleborgs-läns Läkareförening. Förhandl. 1879. 6. Häftet.

In gewöhnlicher Uebereinstimmung mit dem eigenthümlichen Character einer **Abtheilung für öffentliche Dirnen** sah **Bergh** (2) in seiner Service ein **starkes Hervortreten der pseudo-venerischen Affectionen**. Wie gewöhnlich hat sich eine verhältnissmässig grosse Procentzahl der Totalsumme der Scorta, diesmal etwa 14 pCt., immer im Spitale befunden. Die Zahl dieser Frauenzimmer betrug Ende 1879 in Kopenhagen (mit seinen 235,000 Einw.) nur 471, von den 235 privat wohnend, 177 in 43 Bordellen casernirt (während sich noch 52 in den Spitälern und 4 im Gefängnisse befanden). Diese geringe Anzahl hat dennoch 1523 Aufnahmen ins Spital (von im Ganzen 426 verschiedenen Frauenzimmern) abgegeben. Durchschnittlich hat **jede Dirne etwa 43 Stunden im Spitale verbracht**. Der Verf. hebt wieder hervor, dass die Dirnen durchschnittlich nicht recht viele Jahre ihre Profession treiben und dann allmälig in die allgemeine Bevölkerung übergehen. In Uebereinstimmung mit seinen früheren Erfahrungen und seinen detaillirten Angaben zufolge **liefern die privatwohnenden Dirnen eine relativ geringere Anzahl (716) von Aufnahmen, als die in Bordellen casernirten (807)**. Die Zahl der Behandlungstage ist ferner bei jenen durchschnittlich geringer (c. 11 T.) als bei diesen (c. 13 T.). Die von Mangel an Reinlichkeit (Vulviten, Condylome u. dgl.) zum grossen Theile abhängenden Leiden kommen bei den privatwohnenden Dirnen seltener vor, deshalb auch seltener Pediculosis und Scabies. Seltener finden sich bei jenen ferner auch die zum grossen Theil von ganz rücksichtslosen Connubien und von Uebermaass von solchen herrührenden Affectionen (Rupturen, Cervicalcatarrhe) vor. Venerische Geschwüre und Bubonen kamen nur bei je einem dieser Individuen vor; relativ viel seltener zeigte sich auch (20) frische Syphilis, sowie Recidive von solcher (17) auch weniger häufig. Es liegt somit im Ganzen Grund genug vor, die von den Dirnen meistens so gefürchtete **Bordellirung nicht mehr als nöthig zu benutzen**. — Die verschiedenen **pseudovenerischen Affectionen** werden genauer besprochen, somit die Erytheme der Genitalien, die Excoriationen, die Rupturen und die Fissuren, besonders die toleranten (Péan) Analfissuren, hierbei wird die häufige Paedication der Dirnen erwähnt (sowie einige Bemerkungen über die Urningsliebe gelegentlich angefügt). **Herpes genitalis** stand sehr oft (in 34 von 41 Fällen) mit dem Eintreten der Menstruation in Verbindung; in einem Falle fand sich die Eruption am Collum uteri, in einem anderen zeigte sich dieselbe als eine Herpes iris. Es werden ferner Acne varioliformis, die genitalen Folliculiten und Furunkel abgehandelt; dann die bei den Dirnen so häufigen **Papelbildungen** in den Anogenitalregionen, die genauer besprochen werden und die in 29 von 37 Fällen bei früher syphilitischen Individuen auftraten; öfter schien ihr Auftreten mit dem der Menstruation in Verbindung zu stehen. Mit **Epithellasis** der Mundschleimhaut kamen 36 Individuen vor, von denen 31 früher Syphilis gehabt hatten und mercurial behandelt waren. Es werden schliesslich andere Fälle von nicht professioneller Natur erwähnt, womit Dirnen ins Spital eingelegt worden sind. — Von den **catarrhalischen Affectionen der Genitalschleimhaut** waren, wie gewöhnlich bei den Dirnen, die Vaginiten (4) und die Vulviten (9) die seltensten (im Gegensatz dazu kamen auf dem Communehospitale 154 Fälle von Vaginitis vor). Dann folgen die verschiedenen Leiden der **vulvo-vaginalen Gänge**, die bei den Dirnen immer viel häufiger als bei anderen Frauenzimmern vorkommen; im vorigen Jahre wurden hier 38 Fälle dieser Art unter 1610 Aufnahmen von im Ganzen 418 verschiedenen Frauenzimmern gesehen; ferner kamen deren 63 unter 1523 Aufnahmen von 426 Personen vor; während im Communehospitale in denselben Jahren nur 23 und 20 Fälle von solchen Leiden unter 536 und 546 Aufnahmen von hauptsächlich verschiedenen Frauenzimmern gesehen wurden. In einem Falle war auch die Drüse selbst geschwollen. Die Leistenlymphdrüsen waren nie mitleidend. — Von Urethriten kamen 416 Fälle vor, von denen 114 purulent. Strangurie wurde nur von 36 zugestanden, die fast alle (34) purulenten Ausfluss zeigten; nur bei 8 fand sich starker Tenesmus. Eine Paraurethritis (reichliche Absonderung von den Crypten neben dem Orificium urethrae) kam in 58 Fällen vor, von denen 32 mit Urethritis combinirt waren. Bei einem Individuum kam eine (angeborene?) taschenförmige Erweiterung an der Mitte der oberen Urethralwand vor. — Ein äusserer Cervicalcatarrh fand sich bei 98 Individuen vor, theils als einfacher Catarrh, theils mit Excoriationen, Ulcerationen und Granulationen; dann wird der innere Cervicalcatarrh besprochen, so wie die eigenthümliche leichte chronische Endometritis mit reichlichem, zähen Secret (Grünewaldt). — Condylome zeigten sich bei 85 Individuen, 8 Fälle waren recidive, etwa 6,4 pCt. der ganzen Anzahl der im Spital behandelten Dirnen gehörten dieser Categorie an; in der bezüglichen Service des Communehospitals zeigten in diesem Jahre nur etwa 2,8 pCt. der behandelten Männer Condylome, während dagegen 15 pCt. der behandelten Frauenzimmer mit solchen behaftet waren. Der Sitz der Condylome und ihre Art wird genauer erörtert (beständig wird die Seltenheit der Condylome an der Mundschleimhaut berührt, wobei der Verf. die Beobachtung von mehreren bis 6 Mm. hohen Condylomen innerhalb des Prolabiums der Oberlippe bei einem Knaben erwähnt). — Venerische Geschwüre (weiche Schanker) wurden mit gewöhnlicher Seltenheit, nur bei 5 Individuen, gesehen, in dem einen am Collum uteri. In dem einen Falle fand sich eins von den verzweifelten „chronischen venerischen Geschwüren" (das nach 543 Tagen noch nicht vollständig geheilt war); 7 ähnliche Fälle sind in den vergangenen 14 Jahren im Spitale vorgekommen. Die relative Benignität der durch Auto-Inoculation entstandenen successiven Geschwüre wird wieder betont. Von Bubonen kam diesmal nur ein Fall (mit Abscessbildung), bei einer purulenten Urethritis, vor.

Wegen Syphilis wurden in der Abtheilung von Bergh 65 Individuen behandelt, von denen 32 den ersten Ausbruch, die übrigen 33 Recidive hatten. Wie gewöhnlich hatte sich die Mehrzahl (19) jener ihre Krankheit im ersten Jahre ihrer Function zugezogen; acht Individuen jedoch erst nach 2—5 Jahren. Das bei den Männern gewöhnliche Initialsymptom, die Induration, ist, wie hier im Spitale gewöhnlich, häufig, in 14 der 32 Fälle nachgewiesen; detaillirte Angaben des Sitzes, der Dauer etc. der Induration folgen; in einem Falle fand sich ein indurirender menstrueller Herpes. Geschwollene Lymphgefässstränge der grossen Lippen kamen bei einem Individuum vor. Geschwulst der Lymphdrüsen fehlte nur bei 3 Individuen, bei 26 waren die Leistendrüsen geschwollen. Die gewöhnlichen Prodrome fehlten in 11 Fällen, nur in einem derselben fand sich Induration; Cardialgie kam in 3 und Anaphrodisie in 3 anderen Fällen vor, Sternalgie in einem und Schmerz bei Druck an den Proc. mastoidei in einem anderen Falle. In 5 Fällen kam eine Temperaturerhöhung bis 38,6° C., bei 10 anderen bis 37,9° vor. Cutane Syphiliden fehlten in keinem Falle. Bei 16 Individuen kam Roseola vor, bei 17 papulöse, bei 4 papulate Syphiliden; öfter traten diese Formen, wie genauer erwähnt, vermischt auf; nur bei einem Individuum kamen Schleimpapeln vor, bei zwei Seborrhoe, bei 11 Crusten an der Kopfschwarte, bei 5 starke Verdünnung des Kopfhaares. Mucöse Syphiliden kamen, als Röthe und Epithelinsin der Mund- und Schlundschleimhaut, bei 18 Individuen vor, bei zwei auch am Kehlkopfeingange; bei 12 Individuen war die Genitalschleimhaut erythematös afficirt. Die Durchschnittsdauer der Behandlung war etwa 56 (35—180 Tage); dieselbe war immer mercurial, mit Inunctionen (4) oder (23) Sublimat-Injectionen. — Von den 33 recidiven Fällen zeigten 19 ersten Recidiv. Der Zeitabstand vom ersten Ausbruche wird specificirt; von den 8 früher im Spitale behandelten Fällen zeigte der eine leichtere, 4 schwerere und drei den vorigen fast ganz ähnliche Symptome. Prodrome kamen bei 3, Hautausbruch bei 11 Individuen vor, wie genauer specificirt wird. Bei einem 19jähr. Individuum war das ganze (frühe) Recidiv von einer doppelten Neuro-Retinitis gebildet, die schnell complete und definitive Blindheit entwickelte. Mit einem zweiten Recidive wurden 7 Individuen aufgenommen; das Intervall vom letzten Ausbruche wird specificirt; Hautausbruch kam bei allen Individuen vor. Ein drittes Recidiv wurde bei 6 Individuen gesehen, ein viertes bei 4, ein sechstes und siebentes bei je einem; bei einem Individuum endlich erlaubte die Anamnese keine Bestimmung des Platzes in der Ausbruchsreihe.

Von den obengenannten 65 Fällen von Syphilis haben 24 oder fast 37 pCt. im Prodromalstadium und in die Ausbruchsperiode hinein eine deutliche Temperaturerhöhung gezeigt, die aber nur bei 5 Individuen über 38° C. gestiegen ist; 16 Fälle kamen mit dem ersten Ausbruche vor. Nur bei 4 Individuen wurde ein (oberflächliches) Leiden des Kehlkopfeinganges gesehen, bei zweien mit dem ersten Ausbruche. — Die Milz wurde nie vergrössert gesehen. — Von den 65 Fällen sind 50 mercurial behandelt, 30 mit Sublimat-Injectionen, 12 mit Inunctionen. Mundirritation kam bei 19 Individuen vor, bei 16 während der Injectionsbehandlung; bei 3 Individuen trat Diarrhoe auf. Eine Abnahme im Gewichte nach der Behandlung wurde bei 30 Individuen nachgewiesen, eine Zunahme bei 29, bei 5 hielt sich das Gewicht; von den (50) mercurial Behandelten zeigten 22 eine Abnahme, 24 eine Zunahme im Gewichte und 4 unverändertes Gewicht. — Sowie die Berichte des Spitals sich früher gegen die Angaben von Aimé-Martin in Beziehung auf ein von Syphilis abhängendes Leiden des Gebärmutterhalses, erst als Hypertrophie, dann als Ulceration ausgesprochen haben, so bestreitet der jetzige die von Cornil behauptete Vaginitis und Hypertrophie des Collum uteri mit Epithelialveränderungen. Von den 65 diesmal gesehenen Fällen von Syphilis zeigten nur 19 Leiden der inneren Genitalschleimhaut, und von jenen gehörten 11 dem ersten Ausbruche an.

Von den erwähnten 426 verschiedenen Dirnen, die dies Jahr aufgenommen worden sind, zeigten 89 Unregelmässigkeiten der Menstruation, welche genauer specificirt werden.

Die Zahl der Geburten unter den Dirnen hat in den früheren Jahren zwischen 3,5 und 5 pCt. varirt; ist nur in zwei Jahren bis zu 9 (1876) und 10 (1878) pCt. gestiegen. Unter den durchschnittlich erwähnten 426 Individuen ist es bekannt, dass 21 oder über 4,9 pCt. der Dirnen geboren haben. 10 dieser Individuen waren syphilitisch gewesen, 11 nicht. Von den (10) früher syphilitischen Individuen, deren Anamnese genauer erörtert wird, gebaren 3, deren Ansteckung weiter zurück lag, wirklich gesunde Kinder, während das Kind eines vierten, dessen Lues aus jüngerer Zeit datirte, schnell syphilitisch wurde; die übrigen Individuen gebaren zu früh oder abortirten. Von den früher nicht syphilitischen Individuen gebaren 8 ausgetragene und gesunde Kinder; die übrigen gebaren zu früh oder abortirten.

Von allen anderen Spitalservicen Kopenhagens sind Mittheilungen über die Dirnen, welche in diese aufgenommen worden sind, gesammelt. Die Anzahl derselben ist im Ganzen 67 gewesen. Von denselben haben 23 an Affectionen des Uterus oder seiner Annexe gelitten; catarrhalische Leiden und Pneumonien kamen dagegen nur ganz selten vor.

Bergh versucht (3) historisch und literarisch nachzuweisen, dass das syphilitische Nagelleiden, wenigstens in Frankreich, früher häufiger vorgekommen sei, und dass es im Augenblick zu den weniger gewöhnlichen Erscheinungen der Syphilis gehöre. Im Communehospital von Kopenhagen sind in den 11 Jahren von 1864—1874 unter 6047 syphilitischen Individuen nur 6 Fälle von solchem Nagelleiden vorgekommen, von denen nur ein Fall bei einem Frauenzimmer. In dem Biennium 1858—1859 sah der Verf. im Allg. Spitale unter 369 syphilitischen Männern keinen solchen Fall. In den letzten 14 Jahren sind in der Abtheilung für Dirnen im Allg. Hospitale 745 Fälle von Syphilis vorgekommen, unter denen 281 Fälle von erstem Ausbruche; unter denselben aber nur folgender einzige Fall von ausgeprägtem syphilitischen Nagelleiden. Die Patientin war ein 21 jähriges kräftiges Individuum mit erstem Ausbruch von Syphilis (resp. Hydrosadeniten, papulöse Syphiliden und Syphilides cornees der Handflächen): alle Nägel, sowohl die der Hände wie die der Füsse, wurden hier nach und nach angegriffen. In der Epicrise der Krankengeschichte hebt der Verf. hervor, dass das Nagelleiden zu den frühen Formen der Syphiliden gehört, und weist literarisch nach, mit welchen anderen Formen von Syphiliden das Nagelleiden associirt gesehen ist. Das syphilitische Nagelleiden ist ein cutanes Panaritium und zwar die unguale Form desselben, immer aber durch einen besonders langsamen Verlauf ausgezeichnet. Es folgt eine kurze Critik der von E. Cohn und von Fournier beschriebenen Formen von syphilitischen Nagelleiden. Der Verf. weist dann nach, wie alle diese verschiedenen Formen dieses Leidens an den einzelnen Fingern des erwähnten Individuums aufgetreten sind. Das Leiden ist theilweise nur von congestiver subinflammatorischer Natur gewesen und hat nur Ernährungsstörungen und daraus hervorgehende Aenderungen des Aussehens der Nägel bedingt; dann ist es als Onychoptose (Rayer), als ein ganz oder fast ohne Entzündungsphänomen entwickeltes Abfallen der Nägel aufgetreten; endlich als suppurative Entzündungen in der Pulpa oder der Anheftungsfläche des Nagels. Die Controverse über die Bildungsstelle des Nagels und seine Bildungsart werden kurz erwähnt; schliesslich werden Verlauf und Behandlung des syphilitischen Nagelleidens besprochen.

Sydow (4) referirt einen Fall, in dem Syphilis auf zwei junge Frauen dadurch übertragen worden ist, dass sie in den ersten Tagen nach der Geburt sich ihre Brüste durch einen Mann, der sich als syphilitisch (auch mit Mundleiden behaftet) erwies, hatten aussaugen lassen.

R. Bergh (Kopenhagen).]

III. Visceral- und Nervensyphilis.

1) Althaus, J., Syph. Thrombose der Basilararterie; Erweichung des Pons Varoli; doppelte Hemiplegie und Anarthrie. Brit. medic. Journ. June 12. p. 886. — 2) Asch, Morris J., Syph. Larynxstenose; Tracheotomie; Katheterisation; Heilung. Archiv of Laryngol. I. 1. p. 62. March. — 3) Bechterew, W., Ueber die Structur der gummösen Neubildungen im Gewebe des Gehirns. Petersb. med. Wochenschr. V. 28. — 4) Bernheim, Fälle von Hirnsyphilis. Revue méd. de l'Est. XII. 1. 2. p. 3. 51. Janv. — 5) Bouchereau, Aug., Étude sur la laryngite syph. second. Thèse. Paris. — 6) Burkmann, Syphilis seit ungefähr 6 Mon.; acute Nephritis; Urämie; Lungenödem; Genesung. Deutsche med. Wochenschr. VI. 4. — 7) Caradec fils, Ph., Névromes multiples avec troubles trophiques dans le cours de la syphilis secondaire. Gaz. des hôpit. No. 13. — 8) Du Casal, Syphilis cérébro-spinale, paralysies multiples, guérison. L'Union méd. No. 75. France méd. du 17. mars. Communications de la soc. méd. des hôp. 12. mars. (Bei einem 58 Jahre alten Manne, der 14 Jahre nach der Infection an einer Paralyse des 3. und 7. Gehirnnerven, des Gaumensegels, aller linkerseits, sowie an linksseitiger Paraplegie erkrankte und vollkommen geheilt wurde, nachdem er 420 Gramm Quecksilbersalbe verrieben, 340 Gramm KJ genommen und jeden Tag ein Douchebad gebraucht hatte.) — 9) Cerasi, Filippo, L'Afasia per Sifilide. Osservazioni e studii. Roma. — 10) Charcot, J., Forme singulière d'épilepsie syph. Gaz. des hôp. (Die Aura ging vom Dickdarm aus. Der Anfall kam, wenn der Kranke willkürlich oder unwillkürlich Stuhl absetzte. Kurz vor dem Auftreten der ersten Anfälle waren Verlust des Geruchsinnes, des Geschlechtstriebes und Anästhesie des linken Beines vorhanden) — 11) Chauvet, Ch., Influence d. l. syphilis sur les maladies du système nerveux central. 8. Paris. (S. Jahresber. 1879. S. 538. No. 9.) — 12) Christian, J. (Médecin de la maison nationale de Charenton). Des rapports entre la syphilis et la paralysie générale des aliénés. Note lue à la soc. de méd. de Paris dans la séance du 14. Février. L'Union méd. (Läugnet jeden Zusammenhang. Er räumt ihr kaum eine Nebenrolle in dem Sinne ein, dass sie als eine den Gesammtorganismus schwächende Krankheit, als eine Quelle von Kummer und Schwermuth den Ausbruch der allgemeinen Paralyse bedingen kann. Er gesteht nur zu, dass die in ihren Aeusserungen so variable Hirnsyphilis auch die Symptome einer allgemeinen Paralyse mehr oder weniger vortäuschen kann. Dieses sei so wahr, dass beide Krankheiten bei einem und demselben Kranken neben einander einhergehen können, ohne sich zu vermischen und dass man bei der Obduction neben der Meningitis der Paralytiker Gummata des Gehirns und der Meningen finden könne) — 13) Cube, Ein Beitrag zur Lungensyphilis. Virch. Arch. Bd. 82. S. 516. — 14) Dowse, J. S., Syphilis of the brain and spinal cord. New-York. — 15) Drysdale, C. R., Cerebro-spinal Syphilis. The med. press and circul. April 28. p. 341 u. May 5. p. 364. — 16) Derselbe, Syphilitic insanity. Ibid. Sept. 15. p. 215. (Sie existirt als Manie, Melancholie und Demenz, aber nicht unter der Form der allgemeinen Paralyse.) — 17) Dupret, Henri, Contribution à l'étude des lésions artérielles dans la syphilis et des anévrysmes en particulier. Thèse. Paris. — 18) Echeverria, M. G., Ueber syph. Epilepsie. Journ. of mental sc. XXVI. p. 165. July. — 19) Elsberg u. Rice, C. C., Kehlkopfsyphilis; Narbenmembran. Arch. of Laryngol. I. 1. p. 70. March. — 20) Erb, W., Zur Pathologie der Tabes dorsalis. Deutsches Arch. f. clin. Med. Bd. 24 u. 1. Juli 1879. — 21) Fabre, A., Un nouveau cas d'ataxie locomotrice d'origine syph. Montpellier méd. Septbre. — 22) Fournier, Hirnsyphilis. Gaz. des hôp. No. 85. — 23) Derselbe, Un cas de Syphilis cérébrale. Détails anatomo-pathologiques. Communication faite à la soc. méd. des hôp. 12 mars. L'Union méd. No. 85 u. 86. France méd. du 17. mars. — 24) Derselbe, Ueber secundäre syph. Epilepsie. Annales de derm. et de syph. 2. Série. T. 1. No. 1.

p. 16. No. 2. p. 198. (Hat deren 12 Fälle beobachtet, wovon 3 ausführlich beschrieben werden. Es waren dies in der secundären Periode auftretende Krampfanfälle, die ganz unter dem Bilde eines gewöhnlichen epileptischen Anfalles verliefen. Sie traten stets gleichzeitig mit einer frischen Eruption auf der Haut oder Schleimhaut auf und verschwanden wieder unter entsprechender Behandlung gleichzeitig mit dieser Eruption. Diese Form der syph. Epilepsie ist wohl zu trennen von der tertiären syph. Epilepsie, welche in einer viel späteren Periode der Syphilis und stets gleichzeitig mit anderweitigen schweren Hirnläsionen auftritt.) — 25) Frank, J., Ueber einen Fall von Lungensyphilis nebst einigen Bemerkungen über hereditäre Syphilis. Wiener medic. Presse. No. 38. (Bei einer 30 Jahre alten, im 7. Schwangerschaftsmonate befindlichen und ebenso lange mit einem syphiliskranken Manne verheiratheten und bis dahin stets gesund gewesenen Frau, in deren Familie keine Schwindsucht. Dämpfung an beiden Lungenspitzen, rechts stärker; Athmungsgeräusche theils schwach bronchial, theils unbestimmte Rasselgeräusche, vorwiegend rechts. Temp. erhöht; Puls beschleunigt; Sputa blutig eitrig; grosse Athemnoth; Aphonie; grosse Abmagerung; exulcerirende Papeln an den Mundwinkeln, der Mundschleimhaut und den Tonsillen; Schwellung der Halsdrüsen. Heilung durch eine Inunctionscur. Rechtzeitige Geburt eines anscheinend gesunden Kindes, welches aber von der 6. Lebenswoche an Erscheinungen der hereditären Lues darbot. Ausserdem 1 Fall, wo ein gesundes Mädchen im 6. Schwangerschaftsmonate inficirt wurde und ein Kind gebar, das 6 Wochen alt, ganz erblindet, unter ausgeprägten Anzeichen hereditärer Lues starb. In 2 anderen Fällen waren beide Väter syph., die Frauen gebaren hereditär syph. Kinder und blieben die eine durch 3, die andere durch 4 Jahre, so lange nämlich wurden sie beobachtet, gesund.) — 26) Gailhard, Gaston, Etude clinique sur la glossite tertiaire. Thèse. Paris. — 27) Gold, L., Zur Kenntniss der Milzsyphilis. Vierteljahresschr. f. Derm. u. Syph. Wien. VII. (XII.) Jahrg. S. 463. — 28) Gosselin, Hémiplégie d'origine syphilitique. Observation communiquée p. Brochin. Gaz. des hôp. No. 16. — 29) Derselbe, Fistule anale syph. Observation communiquée p. Brochin. Ibid. — 30) Hall de Havilland, Syph. Erkrankung des Larynx. Lancet I. 24. June. p. 914. — 31) Hardy, Tumeur syph. du cerveau. Gaz. des hôp. No. 128. (Rechtsseitige Paralyse des N. oculomot. und linkss. Hemiplegie, 20 Jahre nach der Infection.) — 32) Hérand, Adrien, Etude diagnostique sur deux cas de syphilome bucco-lingual. Thèse. Paris u. 8. Paris. (2 Krankengeschichten, die zweite eine hybride Form von Zungensyphilis und Zungenkrebs.) — 33) Huber, Karl, Ueber syphil. Gefässerkrankung. Virch. Arch. Bd. 79. S. 537. — 34) Jackson, J. Hughlings, Lecture on a case of intracranial syphilis. Lancet. Febr. 21. March 6. — 35) Lane, Ernest, Case of syph. laryngitis. Necrosis of cricoid cartilage. Tracheotomy. Tracheitis. Bronchitis. Pneumonia and death. Med. press and circ. April 28. — 36) Lang, Ed., Ueber die Häufigkeit und Frühzeitigkeit der syph. Erkrankungen des centralen Nervensystems und über Meningealirritation bei beginnender Syphilis. Wiener med. Wochenschrift No. 48, 49, 50, 51. — 37) Massei, Ferd., Sifilide gommosa delle corde vocali. Giorn. internaz. delle scienze med. 1879. No. 8. (Behandelt jene umschriebene Form der gummösen Infiltration, die von der unteren Fläche der wahren Stimmbänder ausgeht.) — 38) Mauriac, K., Contribution à l'étude de la syphilis cérébrale. Travail communiqué à la soc. de méd. et de chirurg. de Bordeaux dans la séance du 6 Févr. Journ. de méd. de Bordeaux No. 30, 31. — 39) Moure, E. J., Contribution à l'étude de la laryngite syphil. Journ. de méd. de Bordeaux No. 47. (2 Krankengeschichten: 1. Syphil. Verschwärung der rechten Plica thyreo-arytaenoid. und Parese des linken unteren Stimmbandes. 2. Erythem der unteren Stimmbänder, Plaques muqueuses am Lig. glosso-epiglotticum und am linken unteren Stimmbande.) — 40) Murri, Aug., Diagnostic des lésions syph. du cerveau; traduit par A. Remlot. Journ. de méd. de Bruxelle. LXX. Janv. Févr. Mars. Avril. Mai. p. 42, 123, 256, 361, 462. — 41) Parinaud, Dissociirte Paralyse des 3. Nervenpaares bei Hirnsyphilis. Gaz. de Paris. 12. p. 151. — 42) Pellizzari, Epileptiforme Anfälle bei Syphilis. Giorn. ital. delle malattie ven. No. 5. (Siehe Jahresbericht 1879. S. 532. No. 44.) — 43) Perthon de Lamallérée, L. C. M. G., Etude sur la laryngite syph. Thèse. Paris. (Eine lesenswerthe Zusammenstellung der auf dem Gebiete der Kehlkopfsyphilis gesammelten Erfahrungen mit 11 Krankengeschichten.) — 44) Poore, Syphilitic disease of the larynx and lungs of long standing; great emaciation; rapid improvement under iodide of potassium. Remarks. Lancet. Jan. 10. p. 55. — 45) Derselbe, Syphilitic disease of tongue and larynx; partial improvement under iodide of potassium; marked improvement under mercury. Ibid. Jan. 24. p. 129. — 46) Rivand, Léon, Contribution à l'étude de la pseudo-paralysie générale syph. Thèse. Paris. — 47) Rona, Antoine Albert, Etude sur la syphilis secondaire du larynx. Thèse. Paris. — 48) Russell, Syphilis; epileptic fits and left hemiplegia; double optic neuritis; recovery under iodide of potassium. Brit. med. Journ. Febr. 28. p. 326. — 49) Schwarz, Ad., De l'hémiplégie syph. précoce. Thèse. Paris. (Zusammenstellung von 16 theils eigenen, theils fremden Beobachtungen.) — 50) Sée, Germain, Paralysie générale chez un syphilitique. Le Praticien. Juillet. (Hält beide Krankheiten von einander unabhängig.) — 51) Snow, Norman L., Syphilitic degeneration of arteries as a cause of aneurysm with a report of two cases. New-York med. record. Aug. 28. p. 229. (In dem einen Falle, bei einer 22jähr. Frau, war der ganze Aortenbogen aneurysmatisch erweitert. In dem zweiten Falle, bei einem 39 Jahre alten Manne, sass das Aneurysma an der rechten A. iliac. int. und bildete einen Tumor, der vom oberen Rande des letzten Brustwirbels bis 4 Zoll unter dem Poupart'schen Bande reichte, oberhalb dieses Bandes 7, unter demselben 3½ und unterhalb desselben 4½ Zoll im Durchmesser hatte. In beiden Fällen war der Tod die Folge des Einflusses der Arterienerkrankung auf den Gesammtorganismus. Die Frau starb 3, der Mann 16 Jahre nach der Infection.) — 52) Taylor, R. W., Fünf Beobachtungen von durch Syphilis hervorgerufener Ischias. New-York med. Journ. March. — 53) Viard, J. S., De l'épilepsie d'origine syphil. 8. Paris. — 54) Vinache, Alex., Contribution à l'étude des paraplégies syph. Thèse. Paris. — 55) Walker, Edwin, Neuralgie des Trigeminus, durch Syphilis bedingt. Arch. of med. III. 1. p. 110. Febr. — 56) Westphal, Lues und Degeneration der Hinterstränge des Rückenmarks. Berl. klin. Wochenschr. XVII. 10. 11. S. 141, 155. — 57) Wood, H. C., Contribution to our knowledge of nervous syphilis. Amer. Journ. of med. science. Octb. (7 Krankengeschichten.)

Interessant ist folgender, von Caradec (7) veröffentlichter Krankheitsfall:

In das Spital von Brest war ein Kranker aufgenommen worden, durch dessen phimotisches Praeputium man zwei an der Corona glandis sitzende harte Schanker durchfühlen konnte. Nacken- und Leistendrüsen geschwellt, Lymphangioitis dors. penis, Kopfschmerzen, welche des Nachts exacerbirten. Einige Tage nach dem Eintritte Ausbruch eines papulösen Syphilides in Begleitung einer spec. Angina. Der Kranke hatte bereits 2 Wochen den Liquor van Swieten genommen, als er an der Innenfläche des rechten Oberschenkels längs des Verlaufes des N. saphenus major Schmerzen zu fühlen begann. Man fand den Nerven verdickt, wie eine Violinseite gespannt und mit einer Kette hirsekorngrosser, eirunder Anschwellungen (25 bis 30 am Oberschenkel, 10 bis 20 am Unterschenkel) versehen, welche wohl in transversaler, aber nicht in longitudinaler Richtung beweglich und mit Ausnahme der im unteren Drittheil des Oberschenkels sitzenden und auch etwas grösseren Knoten nicht schmerzhaft waren. Ebenso war der N. tibialis sinister in der Kniekehle rosenkranzförmig angeschwollen. Die Sensibilität war nach jeder Richtung hin normal. Am nächstfolgenden Tage bemerkte man, dem Verlaufe des Saphenanerven entsprechend, eine braune, pigmentirte Linie, die reichlicher mit Haaren besetzt war, welche, mit der Loupe betrachtet, kürzer, lichter und brüchiger waren als die Nachbarhaare. Auch war die Temperatur auf der rechten Seite in dem Sitze der Neurome um 1,2° höher als linkerseits. Nach Verlauf eines Monats waren die Neurome unter dem Einflusse der Behandlung mit dem Sirop de Gibert geschwunden.

In einem anderen Falle, bei einem lymphatischen Schweden, der an einer Angina mit Geschwüren an den Mandeln litt, bei dem die Nacken- und Leistendrüsen zwar geschwellt waren, keine Spur eines Schankers jedoch aufgefunden werden konnte, stellte C. die Diagnose „Syphilis", weil er in dem Dreiecke oberhalb des Schlüsselbeins zwei harte, rosenkranzförmig geschwellte Stränge constatiren konnte, welche dem Verlaufe der ersten Zweige des Plexus brachialis entsprachen. Der einige Tage später erfolgte Ausbruch eines papulösen Syphilides bestätigte die gemachte Diagnose.

Duprel's (17) Studien über die Arteriensyphilis lassen ihn zu folgenden Schlüssen gelangen: 1) Die auf einen syphilitischen Ursprung hinweisenden Veränderungen in den arteriellen Gefässen bieten keine characteristischen Merkmale oder wenn deren existiren, so kennen wir sie noch nicht. Die Syphilis ist übrigens nicht die einzige constitutionelle Krankheit, welche zu Läsionen, die weder bei der macroscopischen noch bei der microscopischen Untersuchung etwas Eigenthümliches darbieten, Veranlassung giebt. 2) D. glaubt, dass in der Aetiologie des Aneurysma's der Syphilis jedenfalls ein Platz anzuerkennen ist, jedoch wissen wir noch nicht, welchen Platz in der Aetiologie sie mit Rücksicht auf das numerische Verhältniss einnimmt.

Die zur Aneurysmenbildung führende Arteriensyphilis manifestirt sich unter mehreren Formen, deren vorzüglichste wären: 1) Die localisirte Sclerose, welche zunächst das Arterienrohr verengert und dann oberhalb der verengten Stelle eine aneurysmatische Erweiterung erzeugt. 2) Die Arteriitis en plaques, welche auf Kosten des erkrankten Arterienabschnittes selbst das Aneurysma hervorruft.

Als Schlussergebniss seiner Beobachtungen und Betrachtungen spricht Erb (20) den Satz aus, dass die Tabes in der übergrossen Mehrzahl der Fälle durch die vorausgegangene Syphilis bedingt und dass es in hohem Grade wahrscheinlich ist, dass es sich in eben diesen Fällen um eine specifisch luetische Erkrankung des Rückenmarks handelt, dass aber neben dieser syphilitischen Tabes noch eine einfache, nicht specifische Tabes zuzulassen ist. Er empfiehlt daher auch überall da, wo sich in der Vorgeschichte der Tabes Syphilis nicht nachweisen lässt, eine möglichst frühzeitige, energische und hinreichend lange fortgesetzte specifische Behandlung.

In dem Falle von Estroo (21) handelt es sich um einen Mann von 39 Jahren, der hereditär nicht belastet war, niemals an Scrophulose, Rheumatismus oder an acuten Krankheiten gelitten hatte.

1867 acquirirte er die *Syphilis*, welche mit einem einzigen harten Schanker begann, dem bald eine Roseola und Plaques muqueuses im Rachen folgten. Eine Protojoduretbehandlung beseitigte diese Erscheinungen. Er hielt sich für geheilt und vermied sorgfältig alle Excesse in baccho et venere, als 1876 auf der linken Wange ein Abscess entstand, der erst nach 6 Monaten und nach Anwendung von Quecksilber vernarbte. Im Jänner 1877 begann er eine grosse Schwäche in den unteren Extremitäten zu fühlen und bemerkte er, dass das rechte Bein beim Gehen einknickte. Im April desselben Jahres blitzähnliche Schmerzen in den Beinen. Gefühl von Kälte, zunehmende Schwäche beim Gehen, Harnincontinenz und Spermatorrhoe. Alle diese Zustände schwanden unter der Wirkung von KJ und des Liquor van Swieten. Dann aber kamen wieder Abscesse, der eine auf der rechten Wange und der andere in der Lendengegend. 5 Monate später musste der Kranke wegen Verfolgungswahn in ein Irrenhaus geschickt werden. Die wieder aufgenommene specifische Behandlung beseitigte die Geistesstörung. Am 20. Mai 1880 konnte er nicht aufrechtstehen, ohne das Gleichgewicht zu verlieren, und musste beim Gehen gestützt werden. Dabei schleuderte er die Beine nach rechts und links, welche beim Zurückfallen den Boden mit den Fersen schlugen. Bei geschlossenen Augen war das Gehen ganz unmöglich. In den oberen Extremitäten nichts Abnormes. Die Sensibilität war in der unteren Körperhälfte getrübt. Vollkommene Anästhesie der Fusssohlen. Am Ober- und Unterschenkel wurden Berührung und Druck ungenau empfunden. Für die Schmerzempfindung war die Verzögerung am Fusse 5, am Unterschenkel 4 und am Oberschenkel 3 Secunden. Thränenträufeln, Amblyopie und Diplopie. Verfolgungs- und Grössenwahn mit vollständigem Mangel an Zusammenhang in den Gedanken. Endlich waren auch Erscheinungen von Seiten der Medulla oblongata (bulbäre Krisen) vorhanden: Der Kranke verlor plötzlich das Bewusstsein, das Gesicht wurde cyanotisch, Circulation und Respiration wurden langsamer. Zuweilen kam es selbst bis zur Syncope. Am 12. Juni sank er im Bette zurück, blieb 48 Stunden bewusstlos und starb am 14., ohne dass Convulsionen und Lähmungserscheinungen vorausgegangen waren.

Bei der Autopsie fand man sehr starke venöse Ueberfüllung der Rückenmarkshäute vom Brusttheile des Markes angefangen. Die Pia mater war verdickt, mit der Nervensubstanz verwachsen und füllte den Sulcus longitudinalis post. vollständig aus. Die hinteren Stränge waren grau gefärbt, eigenthümlich durchscheinend, in dem Brust-Lendenabschnitte sclerosirt. Am Hals- und oberen Brustsegmente waren nur die Goll'schen Stränge erkrankt und erstreckte sich jederseits zwischen der kranken grauen Partie und den hinteren Wurzeln eine weisse Zone. An der Medulla oblongata zeigte die hintere Fläche eine graue Verfärbung, welche von dem Marke ausging und sich bis zur Ausweitung des Bodens der 4. Hirnkammer erstreckte. An jeder Hemisphäre des Gehirns war die Rindensubstanz an der Convexität und Innenfläche der Stirnlappen erweicht und mit den Meningen verwachsen. Kein microscopischer Befund.

Sehr belehrend ist folgender von Fournier (23) veröffentlichter Krankheitsfall:

Am 21. Februar 1880 kam eine 39 Jahre alte Näherin in das Spital St. Louis. Sie hatte vor ungefähr führ 10 Jahren die Syphilis erworben und verschiedene mehr oder weniger schwere Anfälle dieser Krankheit durchgemacht, besonders im Jahre 1876, in welchem ihr Gesicht durch ausgebreitete Geschwüre verunstaltet worden war. In sehr misslichen Verhältnissen lebend, hatte sie weder die Mittel noch die Zeit, sich ordentlich behandeln zu lassen. Bevor sie von der Syphilis heimgesucht worden war, hatte sie 6 Kinder geboren, die alle sich wohl befinden. Bei der Aufnahme zeigte die sehr herabgekommene, anämische Kranke folgende der tertiären Syphilis angehörende Zustände: 1) Ein ausgebreitetes, in serpiginöser Verschwärung begriffenes und mit dicken Krusten bedecktes Knotensyphilid an der rechten Schulter, das bereits vor 7 Monaten begonnen hatte. 2) Eine 3 Monate alte Exostose am linken Schlüsselbein. 3) Eine gummöse Periostitis in der linken Stirnbeinhälfte jüngeren Datums. Die subjectiven Symptome waren: Kopfschmerzen seit Octbr. 1879, welche sich erst seit 1 Monate in der linken Stirnbeinhälfte localisirt hatten; ferner seit etwa 10 Tagen Anfälle von Unwohlsein und Schwindel. Endlich schien sie geistig niedergedrückt, schlaff, träge, ohne dass man jedoch behaupten konnte, dass ihre Intelligenz, ihr Gedächtniss gelitten hätte. Weder die Sinnesorgane, noch die Sprache, weder die Sensibilität, noch die Motilität zeigten etwas Abnormes. Eine gemischte Behandlung (täglich Einreibung von 5 Grm. Ungt. cinér. und 3 Grm. KJ innerlich) erzielte binnen kurzer Zeit eine wesentliche Besserung sämmtlicher Syphiliserscheinungen, als die Kranke Anfangs März von Variola befallen wurde, welche einen hämorrhagischen Character annahm und den letalen Ausgang herbeiführte. Die Necroscopie ergab: Hyperostosis eburnea der linken Stirnbeinhälfte; Caries sicca des horizontalen Abschnittes desselben Knochens in der ganzen Ausdehnung der linken vorderen Seitengrube der Schädelbasis; Verdickungen und Verwachsungen der Meningen untereinander und mit der Gehirnrinde besonders am rechten Stirnlappen; gummöse Infiltration der Dura mater in der Gegend der linken vorderen Seitengrube der Schädelbasis; encephalitische Herde überall, wo der Knochen und die Hirnhäute erkrankt sind; endlich Periarteriitis und Endarteriitis obliterans an mehreren Stellen der Hirnrinde, besonders aber in der Gegend der linken vorderen Seitengrube der Schädelbasis.

An diese Krankengeschichte knüpft F. folgende Bemerkungen: 1) Betont er das Missverhältniss zwischen dem clinischen und anatomischen Bilde. 2) Bespricht er die infolge der Hirnlues sich ergebenden secundären Veränderungen in der Hirnrinde, welche sowohl wegen ihres Sitzes als auch wegen ihrer Unzugänglichkeit für die specifische Behandlung, die eigentliche Gefahr bei der Hirnlues bilden. Nicht die syphilitischen Ablagerungen im eigentlichen Sinne, sondern die Folgezustände dieser Ablagerungen gewöhnlicher, nicht specifischer Natur führen zum Tode.

Gold (27) hat in den Sectionsprotocollen des Wiener Rudolfhospitales einen Fall von gummöser Milzsyphilis gefunden.

Derselbe bezieht sich auf eine 45jähr. Frau, welche unter der Diagnose „Tubercul. pulmon., Strictura recti" zur Obduction gekommen war. Seit 17 Jahren hatte dieselbe an Syphilis gelitten, welche sich theils in Form von Hautsyphiliden, und zwar auch ulceröser Natur, theils in Form einer zur Strictur führenden Verschwärung im Rectum manifestirt hatte. Die Autopsie ergab folgenden Befund: Strictura recti (syph.) subsequente periproctitide et peritonitide purulenta diffusa. Tuberculosis obsol. apic. pulmon. Die Milz nicht vergrössert. Ihre Kapsel glatt und nur unbedeutend verdickt. An der convexen Fläche des unteren Poles eine 4 Qctm. grosse und bis 2 Ctm. dicke fibröse Platte. Im oberen Ende eine in das Parenchym eingebettete, bis an die Kapsel des Hilus und des oberen Milzpoles heranreichende ovoide Geschwulst, welche ca. 5 Ctm. lang und 2,5 Ctm. breit war und sich gegen das übrige Milzgewebe in ihrer unteren Hälfte ziemlich scharf abgrenzte, nach oben hin aber in letzteres allmälig überging. Die Geschwulst selbst bestand aus mehreren mit einander verschmolzenen Knoten, welche der Hauptsache nach aus Narbengewebe zusammengesetzt waren, jedoch allenthalben in das Narbengewebe eingestreut, theils scharf, theils undeutlich abgegrenzte käsige Herde enthielten. An einzelnen Stellen fand sich im Narbengewebe auch gelbbraunes Pigment eingelagert, ferner zeigten sich in dem Durchschnitte durch die Geschwulst etliche grössere, nicht thrombosirte, sondern noch sondirbare Blutgefässe. Das übrige Milzparenchym war etwas derber als normal, dabei blass.

Histologischer Befund: Das Narbengewebe zeigte verschiedene Beschaffenheit, je nach seiner Distanz von den käsigen Herden, indem es in der unmittelbaren Nachbarschaft derselben sehr dicht und zellenarm, in weiterer Entfernung von den käsigen Herden, in der Nähe des Milzparenchyms hingegen als sehr zellenreich sich darstellte. Die Arterien und Venen im Bereiche der Geschwulst hatten fast durchweg eine auffallend starke Intima mit stellenweiser Wucherung des Endothels. An den Capillaren jedoch war nur zum geringsten Theile Endothelwucherung zu sehen. Das Narbengewebe erschien hervorgegangen aus den sogenannten Zellenbalken der Milz, indem sich dieselben durch Vermehrung der in ihnen enthaltenen Zellen in die peripheren Antheile des Gummas umwandelten. Die Venensinus verödeten dabei vollständig. Die Trabekel in den Knoten waren sehr wenig verdickt.

Huber (33) fand bei einer 37jährigen mit Lues behafteten Frau, welche an einer allgemeinen Amyloiddegeneration der Unterleibsdrüsen gestorben war, die Intima des unteren Theiles der Aorta sowie der Art. cruralis mit zahlreichen, theilweise verkalkten Verdickungen besetzt, welche nach unten allmälig zunahmen, so dass fast sämmtliche Arterien der Unterschenkel und der Füsse in starre Röhren verwandelt waren, die stellenweise ectatisch, stellenweise durch Verdickung der Wand und Thrombusbildung verschlossen waren. Auch die macroscopisch sichtbaren Arterien der rechten Niere waren verkalkt, die Gehirn- und Herzarterien dagegen frei. H. nimmt bei der Abwesenheit anderer Ursachen als prädisponirendes Moment dieser nicht specifischen Arterienerkrankung die Lues an und führt als ein ferneres Beispiel eine hochgradige Verkalkung der Gehirnarterien eines syphilitischen Mannes in der Mitte der dreissiger Jahre, bei Ausschluss von chronischem Alcoholismus an.

Bei Gelegenheit der Demonstration eines Syphiliskranken, der an linksseitiger Hemiplegie sowie an Paralyse des 3., 5. und 6. Hirnnerven rechterseits litt, hielt Jackson (34) einen lesenswerthen Vortrag über die Diagnose und Therapie der Hirnlues überhaupt. Er zeigt, dass man in manchen Fällen von Nervenleiden, wo der Nachweis der Syphilis als solcher sehr schwierig oder unmöglich ist, aus dem Character der nervösen Erscheinungen allein erkennen könne, ob man als die Ursache des Leidens die Syphilis ansprechen müsse oder nicht. 3 Sentenzen müssen bei Beurtheilung solcher Fälle festgehalten werden: 1) Es giebt kein einziges Nervensymptom, welches an und für sich beurtheilt, in einem gegebenen Falle gestatten würde, Syphilis zu diagnosticiren. 2) Am meisten characteristisch für

Syphilis sind eine unregelmässige Gruppirung und Aufeinanderfolge gewisser Nervensymptome. 3) Die meisten „durch Syphilis verursachten" Nervensymptome sind sehr indirecte Folgeerscheinungen derselben.

Die Symptome besprechend, welche an dem eben genannten Kranken beobachtet wurden, beweist der Vortragende die Richtigkeit dieser 3 Sentenzen.

Nach Lang's (36) Erfahrungen erfährt die Miterkrankung der Nervencentren in Fällen früher syphilitischer Erkrankung eine ganz thatsächliche Zunahme dadurch, dass bisher gewisse, wenn auch kurz andauernde Reizungszustände des Nervensystems bei Syphilitikern nicht genügend gewürdigt worden oder ganz ausser Acht geblieben sind. L. hat nämlich zu wiederholten Malen wahrgenommen, dass Kranke mit beginnender Syphilis ab und zu auch von Kopfschmerzen, Schwindel und einer Art Verstimmung befallen wurden, von denen manche auch noch ein auffällig schlechtes Aussehen darboten und Brechreiz empfanden; nur selten war hierbei die Temperatur um einige Zehntel erhöht oder der Puls vermehrt. Diese Zustände währten zwar nur wenige Tage, sie traten jedoch in einer so markanten Weise auf, dass es vollkommen gerechtfertigt erschien, dieselben als durch hyperämische oder vielleicht gar geringe Infiltrationsvorgänge in den Meningen veranlasst anzusehen. Bis zur vollständigen Klärung dieser Erscheinungen will L. sie auch unter Bezeichnung Meningealirritation zusammenfassen. L. hebt ausdrücklich hervor, dass von einer Verwechselung der syphilitischen Meningealirritation mit dem Kopfschmerz und Unbehagen, die manches Mal das syphilitische Eruptionsfieber begleiten, nicht die Rede sein kann, indem — von manchem anderen abgesehen — die meningealen Reizungszustände entweder die Hauteruption überdauerten, oder sie manifestirten sich einige Tage nach erfolgtem Ausbruche des Syphilides oder zu einer Zeit, wo das Syphilid bereits im Erlöschen begriffen war. Die Meningealirritation weist, nach L.'s bisherigen Erfahrungen, mit den syphilitischen Irritationszuständen der Haut insofern einige Analogien auf, als auch bei ihr die Restitutio ad integrum Regel ist. L. hat auch die Augenspiegeluntersuchung zur Deutung der im Schädelraume vorkommenden pathologischen Veränderungen verwerthet, und wenn auch die bisherigen Beobachtungen zur Fällung eines endgiltigen Urtheiles nicht hinreichen, so haben einzelne Fälle doch unzweifelhaft dargethan, dass Netzhautreizungen mit der bei früher Syphilis beobachteten Meningealirritation zusammenhängen. Eine Reihe von Krankengeschichten sucht das Vorhandensein einer Meningealirritation bei beginnender Syphilis darzuthun, unter welchen sich auch eine befindet (sie betrifft eine Frau), in welcher ausser von einer cerebralen, auch von einer spinalen Meningealirritation (Schmerzen in der Lendenwirbelgegend, Schwäche und Mattigkeit in den Beinen) die Rede ist.

Die bemerkenswerthe Studie L. Rivaud's (46) schliesst mit folgenden Sätzen: „Die allgemeine Pseudo-Paralyse", ein erst in jüngster Zeit beachtetes Leiden, ist eine besondere Krankheitsform, welche mit der allgemeinen Paralyse der Geisteskranken eine grosse Aehnlichkeit hat, sich aber von dieser durch gewisse, freilich oft schwer festzustellende Züge unterscheidet. Nicht nur der Verlauf und die Symptomatologie bieten Verschiedenheiten dar, sondern es liegen ihr auch nach Fournier eigenthümliche anatomische Processe zu Grunde, indem sie sich mehr in den Meningen als in der grauen Hirnrinde localisire, welche letztere jedoch auch gewisse Veränderungen zeige, die sich besonders durch Verwachsungen zwischen Meningen und Hirnrinde characterisiren. Die Diagnose sei das schwierigste Capitel in der Nosologie dieser Krankheit und herrsche in derselben die grösste Verwirrung. Man stellt die Diagnose oft nur a posteriori, nach dem Grundsatze: naturam morborum curationes ostendunt. Im Allgemeinen ist das in Rede stehende Leiden ein weniger ernstes als die allgemeine progressive Paralyse, weil unter dem Einflusse einer specifischen Behandlung eine sehr bemerkenswerthe Besserung rasch einzutreten pflegt. In einer vorgerückteren Periode der Krankheit jedoch, wenn die normalen Gewebe in den Meningen und der grauen Substanz bereits zerstört sind, darf man selbst bei der energischsten Behandlung ein Zurücktreten der Krankheit nicht erhoffen. Künftige Arbeiten und Beobachtungen müssen die vielen noch vorhandenen Lücken in der Geschichte dieser Krankheit ausfüllen.

Die Schlüsse, welche A. Vinache (54) aus seinen Studien und den denselben zu Grunde liegenden (5) Beobachtungen zieht, sind folgende: 1) Die Syphilis kann an und für sich Paraplegien hervorrufen, besonders aber, wenn sie eine recente ist. Später findet sie zum grossen Theile in dem Individuum die Ursachen für die Localisirung im Rückenmarke. 2) Die frühzeitigen Paraplegien zeichnen sich durch unvollständige, ungleiche Symptome aus mit fast ausschliesslichem Vorwalten von Lähmungserscheinungen in der Motilitätssphäre.

Die tardiven Paraplegien sind regelmässiger und zeigen eine grössere Tendenz, sich festzusetzen und zu systematisiren. Sie bieten die Erscheinungen der Myelitis antero-lateralis oder der locomotorischen Ataxie. 3) Die frühzeitigen Paraplegien haben einen eigenthümlichen Entwickelungsgang; sie weichen gern der Behandlung. 4) Die tardiven Paraplegien haben keinen eigenthümlichen Entwickelungsgang; sie leisten der Thätigkeit der Medicamente einen grösseren Widerstand.

[Runeberg, J. W., Syfilitisk Affection af Hjärnans Kärl. Finsk. Läkaresällsk. handl. XXI. p. 294.

Runeberg referirt einen Fall von Gehirnsyphilis mit (syphilitischer) Affection der Gehirngefässe.

Die Patientin, eine verheirathete Frau, war von ihrem Manne angesteckt worden und hatte einen oberflächlichen Ausbruch von Syphilis gehabt, der mercuriell behandelt wurde. Einen Monat später begann sie an Kopfschmerzen zu leiden, die sich im Laufe von 3 Monaten allmälig verschlimmerten und sie schliesslich auf das Krankenbett und in das Spital führten. Nach 4

Tagen starb sie hier unter cerebralen Compressionsphänomenen (mit Aphasie). Die Section zeigte die Arterien an der Grundfläche des Gehirns, sowie hier und da die Arterienverzweigungen an den Hemisphären stellenweise weisslich verdickt; in der linken A. fossae Sylvii einen an der verdickten Wand festsitzenden Thrombus; hier und da in den feineren Gefässverzweigungen ähnliche Thromben. Im linken Corpus striatum ein grösserer Emollitionsherd und kleinere ähnliche in jeder Hemisphäre. Die microscopische Untersuchung der Verdickungen der Gehirngefässe wies Neubildung von Bindesubstanz und Zelleninfiltration in der Adventitia nach.
R. Bergh (Kopenhagen).]

IV. Therapie der Syphilis.

1) Amsler, Schwefelwasser und Syphilis. Deutsche med. Wochenschr. VI. 1. — 2) Auspitz, H., Zur Frage der Excision der syphil. Initialsclerose. Vierteljahrsschr. für Derm. u. Syph. Wien. VII. (XII.) Jahrgang. S. 281. (Polemische Bemerkungen über die Publicationen von Chadzynski [siehe No. 4] und H. Zeissl [siehe No. 26], welche das im Titel genannte Thema behandeln.) — 3) Bourdeaux, Emploi des composés iodés à la suite d'applications mercurielles. Arch. méd. belges. Juin. (Warnt vor der localen Anwendung von Jodpräparaten unmittelbar nach dem Gebrauche von Quecksilbersalben, weil caustisch wirkende Jodquecksilberverbindungen zu entstehen pflegen.) 4) Chadzynski, J., Sur la valeur prophylactique de l'excision de la sclérose syph. initiale. Annal. de derm. et de syph. II. Sér. T. 1. No. 3. p. 461. — 5) Ferrari, Primo, Contribuzione alla patologia e alla clinica della lesione iniziale della sifilide. Giorn. internaz. delle scienze med. 1879. No. 8. p. 846. — 6) Güntz, J. Edmund, Ueber subcutane Injectionen mit Bicyanatum hydrarg. bei syph. Erkrankungen. Wiener med. Presse No. 12, 13, 14, 15, 18, 19. — 7) Derselbe, Ueber den Einfluss der russischen Dampfbäder auf die Ausscheidung des Quecksilbers bei Quecksilberkranken. Dresden. — 8) Krówczynski, J., Ueber die exspectative Heilmethode der Syphilis. Vierteljahrsschr. für Derm. u. Syph. Wien. VII. (XII.) Jahrg. S. 210. — 9) Kurz, Edgar, Heilung der Syphilis ohne Quecksilber. Memorabilien XXV. No. 2. S. 55. — 10) Lewin, Ueber die Wirkung des Pilocarpins im Allgemeinen und auf die syphilitischen Processe im Besonderen. Charité-Annal. V. Jahrg. S. 489. — 11) Martin u. Oberlin, Versuche mit Sulfas cupri gegen Syphilis. Gaz. médic. 10 Avril. — 12) Martineau, Leçons sur la thérapeutique de la syphilis. Recueillies et redigées par Binet. L'union méd. No. 121, 122, 126, 129, 133. (Die Therapie besteht in dem durch 3 bis 4 Jahre fortgesetzten, zweckmässig alternirenden Gebrauche von Quecksilber- und Jodpräparaten, sowie von Schwefelwässern mit eingeschobenen Ruhepausen.) — 13) Kesterton, C. B., Ueber Behandlung der Syphilis mit subcutaner Injection von Quecksilberpräparaten. Upsala läkaref. förhandl. XV. 3. p. 191. — 14) Oberländer, Versuche über die Quecksilberausscheidung durch den Harn nach Quecksilbercuren. Vierteljahrsschr. für Derm. u. Syph. Wien. VII. (XII.) Jahrg. S. 487. — 15) Patamia, C., Sulla profilassi delle malattie veneree. Giorn. internaz. delle scienze med. 1879. No. 9. p. 976. — 16) Pick, Ueber einige Gesichtspuncte bei der Behandlung der Syphilis. Sitzung d. Vereines deutscher Aerzte in Prag vom 29. October. Allgem. Wiener med. Ztg. No. 45. (Da die Initialsclerose ein rein locales Symptom sei, so ist sie, wo es möglich ist, zu zerstören resp. zu beseitigen und soll eine Allgemeinbehandlung erst dann vorgenommen werden, wenn sichere Zeichen der Allgemein-Infection vorhanden sind.) — 17) Plumert, A., Ueber subcutane Injectionen von Bicyanuretum hydrarg. Prager med. Wochenschr. No. 26. — 18) Renmont, Chrysophansäure (Chrysarobin) bei der Behandlung von Syphiliden. Chirurg. Centralbl. No. 3. (Hat Chrysarobin bei der oft gegen jede specifische Cur resistenten Psoriasis palm. und plant. in 12 Fällen mit gutem Erfolge angewendet. Er benutzte eine Vaselinsalbe [1 Theil auf 10 oder 5 Theile Vaseline] während der Inunctionscur.) — 19) Schloss, M., Zur antisyph. Wirkung d. Schwitzcur ohne primär gesteigerte Flüssigkeitszufuhr. Inaug.-Diss. Jena. 21 Ss. — 20) Sigmund, Carl v., Ueber den prophylactischen Werth operativer Behandlung der Vorhautverengerung mit besonderer Beziehung auf vener. Erkrankungen. Wiener med. Presse. No. 25 u. 26. — 21) Derselbe, Ueber die Behandlung d. ersten der Syphilis verdächtigen Erscheinungen. 8. 16 S. Sep.-Abdr. a. d. Pester med.-chir. Presse. — 22) Derselbe, Ueber die allgemeine Behandlung Syphilitischer während der ersten Periode der Erkrankung. Wiener medic. Wochenschr. No. 16, 17 u. 18. — 23) Derselbe, Die Fahrten Syphilitischer nach südlichen climatischen Curorten. Ebendas. No. 42. (Ein lesenswerthes Feuilleton geschrieben auf Grund reicher Erfahrung.) — 24) Terrillon, Traitement de la syphilis par les injections sous-cutanées de solutions mercurielles. Bull. gén. de thérap. 30. Août, 15. Septbr., 30. Septbr. Bullet. de la soc. de chir. science du 11. Août. p. 534. (Das Peptonquecksilber wurde von seinen Kranken am besten vertragen und hatte die geringsten localen Unannehmlichkeiten im Gefolge. Den therapeutischen Effect zu beschreiben, behält Verf. einer späteren Zeit nach genügend langer Beobachtungsdauer vor.) — 25) Timbal-Lagrave, A., De la recherche du mercure dans les urines. Gaz. méd. chir. de Toulouse. No. 19. — 26) Zeissl, H., Ueber die Excision der syph. Initialsclerose und die Behandlung der Syphilis. Wiener med. Presse. No. 27, 28 u. 29. Jahresbericht des Wiener k. k. allgem. Krankenhauses.

Chadzynski (4) hat im Spitale zu Lemberg vom October 1877 bis Januar 1880 30 Excisionen vorgenommen. Von diesen Fällen wurden 6 per primam intent. geheilt; bei 5 trat neuerliche Induration ein; in 7 Fällen blieb der Erfolg zweifelhaft; 6 stellten sich nicht mehr vor; 1 blieb in Beobachtung; in 16 Fällen traten allgemeine Erscheinungen auf; 7 günstige Erfolge, wovon zwei 6, drei 7, einer 13 und einer mehr als 24 Monate beobachtet worden waren. Ch. fasst seine Erfahrungen in folgenden Sätzen zusammen: Die Excision kann in recenten Fällen (2 bis 5 Tage und selbst ältere Sclerosen) als prophylactisches Mittel angesehen werden. Wenn die Drüsen nach der Excision anschwellen oder vereitern, so deutet dieses darauf hin, dass dieselben nur sympathische Adenitiden gewesen seien. Die beste Zeit für die Excision ist jene, wo die Drüsen noch nicht angeschwollen sind, selbst auf die Gefahr hin, einen weichen Schanker auszuschneiden. Auch ein Misserfolg zieht wenigstens Aufschub und Milderung der allgemeinen Symptome nach sich. Bei recidivirender Induration soll die Operation ein- selbst zweimal wiederholt werden, um die Evolution des Giftes oder wenigstens dessen Quantum zu vermindern. Wo die Excision nicht möglich ist, soll die Exstirpation mit dem Thermocauter von Paquelin gemacht werden, wie schon früher Rydygier (Gazeta lekarska No. 45, 1879) vorgeschlagen hat.

Ferrari (5) hält das Syphilom für den ersten Ausdruck der localen und nicht der allgemeinen Syphilis und empfiehlt demgemäss die Beseitigung desselben durch Aetzung oder Ausschneidung, wenn es 1) am Präputium war, der Haut des Penis, an den grossen oder kleinen Labien sitzt; 2) wenn seine Anwesenheit nicht länger als 3 Tage datirt; 3) wenn die benachbarten Lymphgefässe und Lymphdrüsen noch intact sind.

Güntz (6) veröffentlicht die Casuistik von 30 Fällen von Syphilis, welche er mit subcutanen Injectionen von Bicyanetum hydrargyri behandelt hatte. Das letztere ist ein hygroscopisches, an der Luft leicht zersetzbares Präparat, welches Blausäure entwickelt und dabei Quecksilber niederschlägt. Die Lösung des Präparates muss daher stets frisch bereitet gebraucht und in vielen kleinen Fläschchen aufbewahrt werden. Aus einem Fläschchen darf man höchstens nur 2- bis 3mal injiciren, weil nach dem Oeffnen der Flasche schon nach 1- bis 2mal 24 Stunden die Flüssigkeit sich zersetzt. Eine frische Lösung riecht nicht nach Blausäure und bleibt so lange brauchbar, als sie noch nicht nach Blausäure riecht. Man verschreibe extra bereitetes und vorräthig gehaltenes Bicyanetum hydr. 1,0, Aq. dest. 100,0; divide in partes aeq. No. 4. Det. in vitr. bene claus. Eine Injectionsspritze von 1 Grm. Lösung enthält demnach 0,01 Bicyanet. hydr. Die Einspritzungen wurden stets am Rücken gemacht; die Zahl derselben bei den einzelnen Personen schwankte zwischen 20 und 30 und betrug in 1 Falle, wo sie gut vertragen wurden, 90. Die subjectiven Erscheinungen während und nach der Einspritzung waren sehr verschieden; jedoch traten die Schmerzen, wenn sie auch im Ganzen viel geringer waren als nach Sublimat, sehr in den Vordergrund. Ausserdem wurden mehrmals Schwindel, Ohrensausen, Flimmern vor den Augen, einmal Brechneigung und als objective Allgemeinerscheinung 4mal tiefe Ohnmacht bei je 2 Männern und Frauen (wie G. meint, infolge der bei der Zersetzung des Präparates freiwerdenden Blausäure) beobachtet. Die objectiven örtlichen Erscheinungen waren bei den meisten Fällen dieselben wie nach jeder Injection mit anderen Präparaten. Nach längerer Fortsetzung der Einspritzungen wurden bei den meisten Personen Infiltrationen, aber nie von der Intensität und Hartnäckigkeit wie nach Sublimat beobachtet. Nicht selten kam es zur Bildung von Blasen. Zur Abscessbildung kam es nur 1mal. Gewöhnlich trat Mumification der Haut ohne Schmerzen ein. Der lederartige, feste, trockene, schwarze, fünfpfennig- bis zweimarkstückgrosse Schorf fiel erst in 3—6 Wochen ab. Störungen des Berufes oder der Nachtruhe traten nicht ein. Mercurialismus stellte sich nur in 3 Fällen ein. Der Einfluss auf die verschiedenen Symptome der Krankheit war bei allen Kranken schon nach wenigen, 3—5 Einspritzungen ein auffällig rascher und deutlicher. Die Besserung der Symptome liess eine eigenthümlich veränderte Physiognomie der Krankheitserscheinungen erkennen. Die Art des Rückbildungsprocesses bot aber ein anderes Aussehen dar, wie nach anderen Behandlungsmethoden; zuweilen machte er einen Stillstand, genau wie bei anderen Präparaten. G. empfiehlt diese Behandlungsmethode, besonders bei hartnäckigen Geschwürs- und Krustenbildungen, bei Knochenschmerzen, sowie überhaupt in jenen Fällen von Syphilis, wo alle übrigen bekannten Methoden sich vollkommen fruchtlos erwiesen haben.

Die Wirkung der Dampfbäder auf die Ausscheidung des Quecksilbers durch den Harn beginnt nach Güntz (7) erst am 15.—20. Tage. Zuerst müsse gewissermaassen vorbereitender Zerfall der Eiweisskörper erfolgen, dann sei erst die Möglichkeit gegeben, dass sich das Quecksilber in den darauf folgenden Tagen ausscheide. Bei 3 Kranken, bei denen das Quecksilber schon längst nicht mehr im Harn nachzuweisen war, fand sich nach Gebrauch der Dampfbäder Quecksilber erst am 15.—20. Tage deutlich aber in geringer Menge vor, während die Untersuchungen desselben Autors über die Ausscheidungen des Quecksilbers nach Schwefelwässern und Salzbädern bedeutend günstiger ausfielen, indem er bei denselben nur ganz ausnahmsweise kein Quecksilber nachweisen konnte. Die nach der Ludwig'schen Methode angestellten Untersuchungen des Schweisses auf Gehalt an Hg nach Gebrauch der Dampfbäder fielen negativ aus.

Nach Krowczynski (8) wird die exspectative Heilmethode bei jenen Kranken mit Vortheil angewendet, bei welchen der Stoffwechsel normal ist und kann vortheilhaft bei jenen Kranken sein, bei denen der Stoffwechsel beschleunigt ist, muss aber bei verspätetem Stoffwechsel ungünstig wirken. Die Schattenseite dieser Behandlung ist, dass die Krankheit länger dauert als die Anwendung antisyphilitischer Mittel, die den Stoffwechsel des Organismus beschleunigen. Eine ansteckende Krankheit verlängern heisst so viel, wie die Krankheitsquellen vergrössern und vermehren. Weit schöner noch und erhabener als das Heilen, ist für den Arzt das Verhüten der Erkrankungen und dieser Aufgabe kann die Exspectationsmethode unmöglich Genüge thun.

Wiewohl die Methode, wie die Resultate es beweisen, gar nicht gering zu schätzen ist, so ist doch eine andere, die bei Beschleunigung des Stoffwechsels das Gleichgewicht im Haushalte des Organismus erhalten könnte, weit höher zu stellen. Diesen Forderungen entsprechen verschiedene Mittel, wenn sie passend angewendet werden, wie: diuretische, purgirende, schweisstreibende Mittel und vorzüglich die sogenannten specifischen antisyphilitischen Mittel, wie Quecksilber- und Jodpräparate. Die Anwendung der Quecksilberpräparate ist ebensowenig absolut schädlich, wie die Exspectatio absolut günstig. Ohne Rücksicht vortheilhaft ist jene Heilmethode, welche, den Stoffwechsel der Syphilitischen beschleunigend, vorzüglich berücksichtigt, dass der sich fortwährend erneuernde Organismus in möglichst besten zum Aufbau nothwendigen Verhältnissen sich befinde. Dieser Methode leisten verschiedene Mittel Vorschub, bald die hygienisch-diätetischen der exspectativen Behandlung, bald diejenigen, welche die antisyphilitische Methode repräsentiren. Wenn wir immer den Grundsatz der Behandlung der chronischen Krankheiten berücksichtigen, werden wir niemals fehlen und ebensowenig die Anhänger der exspeculativen Behandlung als die Mercurialisten verdammen. Vor allem aber ist jener Behandlungsmethode der Vorzug einzuräumen, die das Infectionsstadium wesentlich abkürzt. So handelnd genügen wir zwei erhabenen Aufgaben: Wir heilen die Kranken und treten der Verbreitung der Krankheit entgegen.

Lewin (10) berichtet über die Erfolge der Pilocarpin-Anwendung bei 32 syph. Weibern im Alter von 17—30 Jahren. Von diesen 32 Kranken sind 25, also 78 pCt. geheilt worden. Diese Thatsache sei um so mehr zu accentuiren, als die betreffenden Kranken nicht etwa bloss an leichten syph. Affectionen litten, sondern selbst von schweren Formen ergriffen waren. Von den 7 nicht geheilten Kranken wurden 3 während der Behandlung von Collaps befallen, welcher so bedenklich war, dass eine Unterbrechung der Cur nothwendig erschien. Eine Kranke bekam Blutspeien, eine andere Endocarditis, welche Krankheiten ebenfalls eine Unterbrechung der Cur erheischten. Bei 2 anderen Kranken konnten selbst grosse Dosen die syph. Affectionen nicht zum Schwinden bringen und ging L. deshalb zur subcutanen Sublimat-Injectionscur über, welche sich auch erfolgreich zeigte.

Die Zeitdauer der Cur betrug durchschnittlich 34 Tage. Die längste dauerte 43, die kürzeste 14 Tage. Es würde die Behandlung noch kürzere Zeit in Anspruch nehmen, wenn jeden Tag eine Injection vorgenommen werden könnte. Dies ist aber deshalb nicht gut durchzuführen, weil selbst bei Ausbleiben von bedeutenderen intercurrenten Zufällen vor Allem die Patienten sich öfter so angegriffen fühlen, dass man zeitweise einen Ruhetag eintreten lassen muss.

Die Quantität des zur Heilung nothwendigen Pilocarpins betrug im Durchschnitte 0,572 Grm. Es verhielt sich das Pilocarpin zu den verschieden intensiven Syphilisformen ganz so wie das Quecksilber. Wenn auch im Allgemeinen die leichteren Affectionen eine geringere Quantität des betreffenden Medicamentes erfordern, so kommen doch nicht ganz selten Ausnahmen vor, wo grössere Dosen nöthig sind.

Was die Recidivität betrifft, konnte L. nur die der sittenpolizeilichen Controle unterliegenden Frauen in Berücksichtigung ziehen. Von diesen 27 Kranken wurden nur 6 pCt. von Recidiven befallen (gegen 80 pCt. nach vegetabilischen oder nach den früheren mercuriellen Curen). Die Qualität der Recidive war eine milde. Das Zeitintervall, innerhalb welches die Recidive eintraten, betrug 3—12 Monate, ein Verhältniss, wie L. es auch bei anderen Curen eintreten sah.

Wenn L. einen Vergleich anstellt zwischen der Wirksamkeit der Pilocarpincur und der subcutanen Sublimat-Injectionscur, so muss er der letzteren vor der ersteren einen Vorrang einräumen und zwar wegen folgender Momente:

Während durch die Sublimat-Injectionscur innerhalb 14 Jahr auf L.'s Abtheilung circa 20,000 Kranke bis auf sehr vereinzelte Ausnahmen, die einen kaum nennenswerthen Bruchtheil bilden, geheilt wurden, konnte bei zwei Kranken unter 32 Fällen durch das Pilocarpin kein hinreichender Erfolg bewirkt werden und musste deshalb die Cur abgebrochen und zu einer subcutanen Sublimat-Injectionscur übergegangen werden, welche sich auch rasch als wirksam bezeugte. Während die durchschnittliche Dauer der Pilocarpincur 34 Tage beträgt, erfordert die subcutane Sublimatcur nur ca. 3 Wochen. Das Pilocarpin erzeugt in Folge seiner stark diaphoretischen Wirkung eine lange zurückbleibende Empfindlichkeit gegen Temperatureinflüsse und erfordert deshalb während einer Cur-Durchführung, namentlich in der kälteren Jahreszeit, eine ziemlich strenge Zimmerclausur. Dies ist bei der subcutanen Sublimat-Injectionscur keineswegs der Fall. Während bei der Sublimat-Injectionscur kaum Zwischenfälle eintraten, welche eine Unterbrechung der Cur, oder gar eine gänzliche Aussetzung derselben erforderten, traten nach dem Pilocarpin gefährliche Complicationen wie Collaps, Hämoptoë und Endocarditis, ausserdem noch andere unangenehme Erscheinungen, insbesondere ziemlich häufig Singultus und Erbrechen ein.

Martin und Oberlin (11) haben gegen Syphilis statt des Quecksilbers schwefelsaures Kupferoxyd innerlich angewendet und wollen es wirksamer als das Quecksilber gefunden haben. In einem Falle von Ecthyma, Rupia und Gummata wurde ein Erfolg erzielt, nachdem Quecksilber und Jod erfolglos geblieben waren. Bei 2 oder 3 Kranken zeigte sich eine Gingivitis, welche durch einen grünen Saum am freien Rande des Zahnfleisches gekennzeichnet war, jedoch schwand die Affection ziemlich schnell. Die Gaben betrugen 4,8 oder höchstens 12 Milligramm pro die, welche in Lösung verabreicht wurden. Aeusserlich wurden Vollbäder mit 20 Grm. des Salzes als Zusatz angewendet. Nur in 1 Falle stellte sich vorübergehend Erbrechen ein.

Oberländer (14) fasst das Gesammtresultat seiner Untersuchungen über die Quecksilberausscheidungen durch den Harn nach Quecksilbercuren in folgende Sätze zusammen: 1) Die durch keine Curmittel bewirkte, natürliche und freiwillige Ausscheidung von Quecksilber durch den Harn nach Quecksilbercuren lässt sich bis zum 190. Tage nach dem Aufhören der Incorporation nachweisen. Es finden dabei Exacerbationen und Remissionen, auch vollständig ausscheidungsfreie Pausen statt. Erstere können sich bis auf 8, letztere bis auf 10 Tage erstrecken und sind dieselben nicht an frühere oder spätere Perioden in der angegebenen Zeit gebunden; auch sind Schwankungen und freie Pausen in kleinen Zeiträumen von 12—24 Stunden und noch darunter vorhanden. 2) Die auf irgend welche Weise bewirkte künstliche Erhöhung des Stoffwechsels bietet nach den Untersuchungsresultaten eine Möglichkeit, nicht aber eine Wahrscheinlichkeit und am allerwenigsten eine zwingende Nothwendigkeit zur Ausscheidung des Quecksilbers im Harn. 3) Es ist ebensowenig mit Sicherheit erwiesen, dass das Wiedererscheinen des Mercurs im Harn in der gedachten Zeit mit einer Erhöhung des

Stoffwechsels, in specie einem vermehrten Eiweisszerfall im Organismus ursächlich zusammenhängt.

Die von Patamia (15) zur Verhütung der vener. Krankheiten vorgeschlagenen Maassregeln sind: 1) populäre Belehrungen über die Natur der venerischen Krankheiten; Errichtung von Arbeitshäusern für subsistenzlose weibliche Individuen; Verhängung von Geld- und Freiheitsstrafen über alle jene, welche der Prostitution Vorschub leisten; 2) Vermehrung der Controlvisiten bei den Freudenmädchen; sofortige Isolirung derselben im Falle der Erkrankung; 3) Anstellung einer genügenden Anzahl fachkundiger öffentlicher Aerzte; 4) Errichtung von Dispensatorien in allen Gemeinden, von Syphilisspitälern (Asylen) in den Provinzen; 5) Verpflichtung der angestellten Aerzte und womöglich auch der Pfarrer, die Bevölkerung über die Natur und die bösen Folgen der venerischen Krankheiten, sowie über die Nothwendigkeit rasch ärztliche Hilfe zu suchen zu belehren; 6) sehr strenge Bestrafung der Verbreiter und Verkäufer von Geheimmitteln. Begünstigung der Errichtung unentgeltlicher Ordinationsstuben.

Plumert (17) bereitete sich seine Injectionsflüssigkeit von Bicyanuretum hydrargyri, indem er das Salz im Wasser im Verhältniss von 1 : 100 löste und nach der Lösung filtrirte. Die Flüssigkeit muss gut verschlossen aufbewahrt und sobald eine Trübung oder Flockenbildung eintritt, durch eine neue Lösung ersetzt werden. Das zu einer Injection gewöhnlich verwendete Flüssigkeitsquantum betrug 1 Grm. = 0.01 Bicyanuret. Nur in wenigen Fällen, wo es sich um Circuminjectionen bedeutender Drüsenpackete oder ausgebreiteter Sclerosen handelte, wurden 2—3 Grm. injicirt. Als Injectionsstelle wurde zumeist der Oberarm gewählt. Die cutanen Venen sind möglichst zu vermeiden, da dabei recht unangenehme Reactionen beobachtet wurden. Jeden zweiten Tag wurde eine Injection applicirt. Nach der Injection empfindet der Kranke einen brennenden Schmerz an der Injectionsstelle, der meist 1—2 Stunden und darüber anhält. Entstanden hier und da schmerzhafte Infiltrate, so wurden sie mit Jodoformcollodium 1 : 15 bepinselt, die sie bald zum Schmelzen brachten. Die Versuchsreihe bezog sich auf 35 Kranke mit 400—500 Injectionen. Abscesse wurden nur in 2 Fällen beobachtet. Trotz strenger Handhabung der Toilette der Mundhöhle traten öfters recht intensive Stomatitiden schon nach einer einmaligen Application auf. Eine weitere unangenehme Beobachtung waren ungewöhnliche Erkrankungen des Darmkanals, profuse, meist blutige Diarrhoen, die nur 1 Tag dauerten, worauf dann die folgenden Injectionen merkwürdiger Weise ohne jede weitere Beschwerde ertragen wurden. Nützlich erwiesen sie sich, wie die Injectionsmethode überhaupt, nur bei leichteren Formen, z. B. Erythema, Roseola. In allen Fällen aber, wo es sich um stärkere Infiltration des Papillarkörpers und der Follikel handelt, wird man mit einer Inunctionscur viel weiter als mit Injectionen gelangen. Die Heilerfolge gehen nicht über die Resultate der Injectionen mit anderen Quecksilber-Präparaten hinaus.

Nach v. Sigmund (23) ist in der ersten Periode der Syphilis (den ersten 6—8 Wochen) jede allgemeine sogenannte „antisyphilitische" Behandlung unzweckmässig und selbst nachtheilig, womit er aber durchaus nicht einer einseitig bloss auf die örtlichen Verletzungen allein beschränkten örtlichen Behandlung das Wort geredet haben will. Er fordert schon zu jener Zeit eine sorgsame Regelung aller hygienischen und diätetischen Einflüsse auf den Kranken überhaupt, um ihn schon damit von vorneherein in die günstigste Lage zur Bekämpfung der Krankheit zu versetzen, insbesondere aber sollen jene Organe gepflegt werden, welche bei der weiteren Entwickelung der Syphilis am häufigsten auffallender und schwerer erkranken, sowie die bei der voraussichtlichen Behandlung am meisten betheiligten Körperpartien. Es müssen ferner schon bestehende constitutionelle Erkrankungen oder deutliche Anlagen dazu, endlich die ersten Erscheinungen der weiteren Verbreitung der Syphilis, sowie die gleichzeitigen Complicationen mit venerischen Erkrankungen ganz besonders in Betracht gezogen werden. Unter den besonders zu beachtenden Vorschriften steht obenan die der Hautpflege, besonders jener Körperpartien, welche zwar nur selten im 1., desto häufiger jedoch im 2. Stadium von Syphilisformen befallen werden. Solche Partien sind jene rings um die Genitalien, am After (bei Weibern Scheide und Scheidentheil), behaarte Kopfhaut, Mund-, Nasen- und Rachenschleimhaut, allenfalls Nabel, Brustwarzen, Achselhöhlen, Armbeuge und Kniekehlen, endlich Bauch-, Brust- und Rückenhaut. An dem Scheidentheil zumal finden sich weit häufiger als selbst die heutige übliche Diagnostik annimmt, Initialerscheinungen der Syphilis, ganz isolirt oder gemeinsam mit solchen an den äusseren Genitalpartien. Kennt man diese Thatsache und dann auch die statistisch nachgewiesene, weit einfachere und mildere Verlaufsweise der Syphilis bei dem weiblichen Geschlechte überhaupt, so wird man unter andern auch über die congenitale (hereditäre) Syphilis zu richtigeren Anschauungen gelangen.

Bezüglich der Pflege der Geschlechtstheile der Schwangeren wäre die frühzeitige Bekämpfung von Erosionen, Haut- und Zellgewebs-Infiltration an dem Scheidentheile, vornehmlich aber an dem Scheideneingange und dem Mittelfleische, sowie dem After hervorzuheben. Sorgfältige Handhabung der grösstmöglichen Reinigung, event. Jodoformanwendung (Spray, Bestreuung, Salben u. dgl. m.) und zarte Verbandweise, daneben die Einreibung der grauen Salbe in die Ober- und Unterschenkel bilden jene Mittel, durch welche Ueberhäutung der wunden Stellen, Entlastung der Gewebe von Infiltration, Herstellung der Elasticität derselben oft so namhaft erzielt wird, dass der Entbindungsact keine abnorme Trennung an ihnen erzeugt.

Der Arzt begnüge sich nicht mit der blossen Verordnung der Bäder und Waschungen, der Mund-, Nasen- und Rachenpflege, sondern überwache deren ganz zweckmässige Ausführung persönlich. In der neuesten Zeit giebt S. den Carbol-, Salicyl-, Thymol- und borsauren Verbindungen, als den einschlägigen Mitteln, den Vorzug. Künstliche, einseitige Steigerung der physiologischen Functionen hält S. für nutzlos, ja bei schwächeren Organismen geradezu für nachtheilig. Die Reinlichkeitspflege der äusseren Haut richte sich nach individuellen Anzeigen. Auch jede übertriebene Einschränkung und Entziehung angewöhnter Nahrungs- und Genussmittel sei verwerflich. Selbst der mässige Genuss des Rauchtabaks könne gestattet werden, nur müsse dabei auf die strictesten Reinlichkeitspflege des Mundes und auf die Reinheit der Athmosphäre ganz besonders Bedacht genommen werden. Eine reine Athmosphäre von 16—17° C. entspreche Syphilitischen am besten. Mässige Bewegung in nicht zu kühler, ruhiger, freier Luft könne man Syphilitischen nur empfehlen. Beschäftigungen, Zerstreuungen und Unterhaltungen, bei denen keine nachtheiligen hygienisch-diätetischen Einflüsse mitwirken, seien nicht absolut zu verbieten. Scrophulose, Tuberculose, anämische Zustände, organische Herzleiden, Leber- und Milzerkrankungen, ebenso häufige als bedenkliche Complicationen der Syphilis, erfordern eine ganz besondere Berücksichtigung der hygienisch-diätetischen Einflüsse. Bei geistig viel beschäftigten, sowie leicht erregbaren Individualitäten sind auch die psychischen Einwirkungen zu berücksichtigen. Kenntniss der Familieneigenthümlichkeiten gewährt der Prognose und Therapie eine nicht hoch genug anzuschlagende Belehrung und Stütze.

Treten die ersten über den Kreis der Infectionsstelle hinausgreifenden Störungen auf, so sind bei stärkerer Entwickelung der Lymphdrüsen, bei Muskel- und Gelenkaffectionen, die Jodpräparate am Platze, während bei Kopfweh, Schlaflosigkeit und Störungen des Gemeingefühles Brommittel den Vorzug verdienen. Jodoform zu ½—1—1½—2 Grm. in 24 Stunden (Pillenform) gereicht, sei ein wahres Anodynum und Hypnoticum Syphilitischer. Auf besonders empfindliche Drüsen pinsele man Jodgalläpfeltinctur oder Jodoform-Collodium (Vormittags in 1 Stunde 6 Mal) bis zur compacten Schorfbildung. Hypertrophische Mandeln und Zäpfchen trage man lieber schon im 1. Stadium ab, da sie zu mannigfachen und oft sehr schweren Uebelständen Veranlassung geben können. Bei Affectionen der Mund-, Nasen- und Rachenschleimhaut wende man Mund- und Gurgelwässer mit K Br (1 : 50), K Cl (2 : 50), mit Carbol- oder Salicylsäure (1 : 100) an. Störungen der Verdauung ergeben sich aus Anlass der Syphilisentwickelung als solcher allein wohl selten, aber desto häufiger zufolge der plötzlichen Veränderung der Diät und Hygiene, die in der Alltagspraxis noch häufig genug üblich ist, zumeist auf Entziehungen ausgeht und dann ebenso oft Abführmittel hinzufügt. Affectionen des Nervensystems erfordern den innerlichen und äusserlichen Gebrauch von Jod- und Brompräparaten, und wo sie in 24—48 Stunden die gewünschten Dienste nicht leisten, Einreibungen der grauen Salbe. Der Menstruation muss eine ganz besondere Aufmerksamkeit zugewendet werden; denn bei Weibern mit regelmässiger, voller Menstruation verlaufe die Syphilis milder. Bei Erectionen, Pollutionen (mit Inbegriff der bei Syphilitischen nicht gerade seltenen Onanie): Mässige, einfache Kost, sparsam insbesondere Abends, geregelte tägliche Stuhlentleerung (insbesondere Abends), Entleerungen des Urins vor dem Schlafengehen und jedesmal sofort beim Erwachen in der Nacht und Beseitigung aller geschlechtlichen Reizungen; ausserdem Abends directe Antiaphrodisiaca wie K Br allein oder mit Digitalis, Chloralhydrat, Lupulin, Campher, Veratrin und besonders Atropin sulf. (0.03 Butyr. Cacao 50.0 M. f. m. s. supp. quindecim). Bei Complicationen mit abscedirenden Drüsenentzündungen eine die Entleerung des Eiters und den Abschluss der Luft bezweckende Behandlung (Lister's Verband, vorzugsweise unter Anwendung von Jodoform als Streupulver und Sprühregen) und ein tonisches Regimen. Der Tripper, vornehmlich bei Weibern (am ärgsten bei Schwangeren) kann von vornherein nicht ernst genug behandelt werden; die Schleimeiterabsonderung, ja schon der Schweiss und Hautschmer erzeugen Abschürfungen des Epithels und papulöse Wucherungen an den Schamlippen, am Mittelfleisch und um den After herum, ja sogar an den Schenkeln. Bei Männern aber nimmt der Tripper oft einen sehr langwierigen Verlauf. Mischlingsformen von Tripperwarzen mit Papeln finden sich an den Schamlippen, am Mittelfleische, selbst am After, hier bei beiden Geschlechtern nicht gerade ausserordentlich selten, und während die Papeln schrumpfen, wuchern die Tripperwarzen fort, wenn man gegen diese und gegen den Tripper nicht nachdrücklich eingreift.

Nach H. Zeissl's (26) Erfahrungen hat die Excision der syph. Initialsclerose gar keinen günstigen oder ungünstigen Einfluss auf den weiteren Verlauf der Syphilis und treten die Folgeerscheinungen nach der Excision gerade so auf, als ob dieselbe nie vorgenommen worden wäre. Die negativen Resultate von 5 neuen Versuchen, welche ausführlich geschildert werden, bestärkten ihn nur noch mehr in seiner Ansicht, dass die syph. Initialsclerose der Ausdruck der syph. Allgemeinerkrankung sei. Seine Ansicht über das Wesen und das Eindringen des syph. Giftes in den Organismus möchte Z. in folgende Hypothese kleiden: Die Aufschlüsse, welche man in den letzten Jahren über einzelne Erkrankungen, wie Milzbrand, Recurrensfieber, die Hadernkrankheit etc. erhalten hat, die Versuche von Klebs, der ja einen Syphilispilz gezüchtet haben will (s. Jahresber. 1878 S. 530 No. 19), machen es wahrscheinlicher, dass auch die Syphilis durch Microorganismen bedingt werde. Von der Stelle nun, wo das Syphilisvirus eingeimpft wird, wird nur der kleinere Theil der krankmachenden Microorganismen resorbirt werden und in den Kreislauf gelangen, der grössere Theil derselben aber wird an der Impfstelle liegen bleiben. Selbstverständlich werden die meisten Microorganismen sich dort entwickeln, wo von Anfang an die meisten gewesen sind, das ist an der Impfstelle, und werden an dieser auch zuerst ihr Krankheitsproduct, das Zeichen ihrer Anwesenheit, zeitigen. Es ist dies die syphilitische Initialsclerose oder die initiale Papel. Die in den Blutkreislauf hinein gelangten Microorganismen werden sich unter den gleichen günstigen Bedingungen ebenfalls vermehren. Um unseren Augen wahrnehmbare Erscheinungen hervorzurufen, braucht es aber wahrscheinlich einer bestimmten Quantität solcher Microorganismen, und bis diese Menge durch Vermehrung der infolge der Einimpfung in den Kreislauf der Organismen sich entwickelt hat, verstreicht ein längerer Zeitraum (2. Incubationsstadium), als wie die Microorganismen brauchten, um die initiale Geschwulst an der Impfstelle zu erzeugen (1. Incubationsstadium).

Die im Jahresberichte pro 1879, S. 551 No. 38 skizzirte Behandlungsmethode der Syphilis bei hat sich auch in diesem Jahre bewährt. Mit besonderem Vortheile wendete Z. das Dct. Zittmanni bei schwächlichen, anämischen Kranken sowohl in der gummatösen als auch in der condylomatösen Periode an. Das Pilocarpin hat er bei 2 Kranken versucht, in dem einen Falle 19, in dem anderen 10 Injectionen (0.02 pro dosi) gemacht, musste aber von der Fortsetzung dieser Drogue abstehen, weil sie einerseits Intoxicationserscheinungen erzeugte, andererseits die Involvirung der Syphilissymptome nicht beschleunigte. Ueber den Werth des von Martin und Oberlin (s. No. 11) als Antisyphiliticum empfohlenen Sulf. cupri will Z. noch kein endgiltiges Urtheil abgeben, da es unter 7 Versuchsfällen nur 2mal (papulose Syphilide) einen allerdings sehr rapiden Erfolg gezeigt hatte. (Nach weiteren Versuchen kann ich heute das Cuprum sulfuricum als wirkungslos gegen Syphilis bezeichnen. Ref.)

(1) Klink bespricht auf Grund eigener Erfahrungen, Medycyna 43, die Cauterisation nach Chéron, dann diejenige mit Argentum nitric. und nachherigem Bepinseln mit Jodtinctur (weniger empfehlenswerth), dann das Auslöffeln (Volkmann) und Paquelin's Cauterisator. Hauptsächlich werden Condylomata lata und acuminata in Betracht gezogen. Die Resultate sind befriedigend.) — 2) Krówczynski, Ueber die Excision der Initialsclerosen. Kronika lekarska. No. 7 u. 8.

Alle Fälle, welche Krówczynski (2) zu beobachten Gelegenheit hatte und wo die Excision vorgenommen wurde, gaben ein negatives Resultat. Daher schliesst sich auch Verf. der Ansicht derjenigen an, welche in der Initialsclerose nur ein Symptom der allgemeinen Infection sehen wollen. Trotzdem ist Verf. kein absoluter Gegner der Excision und glaubt, dass, selbe zur rechten Zeit vorgenommen, insofern Vortheile bieten könnte, als dadurch die Menge des Infectionsstoffes, von welchem in weiterer Folge der Grad der allgemeinen Erkrankung abhängt, geringer würde.

Oettinger (Krakau).]

V. Hereditäre Syphilis.

1) Cheadle, 3 Fälle von Syphilis hered. tarda. Brit. med. Journ. Febr. 7. p. 205. — 2) Coupland, 9 Fälle von Syph. hered. tarda. Ibid. Jan. 31. — 3) Demme, R., Ein Fall von Diabetes insipidus auf dem Boden von Lues heredit. 16. Jahresbericht des Jenner'schen Kinderspitals in Bern. S. 51. — 4) Kröss, J., Beitrag zu den syph. Erkrankungen des Larynx bei Kindern. Jahrb. f. Kinderheilk. XV. Bd. 1. Hft. (Bei einem 3½ Jahre alten Mädchen, das im Mai 1879 an Pertussis mit Heiserkeit erkrankte, entwickelten sich im August am ganzen Körper zerstreut eiternde Geschwüre, welche mit Hinterlassung braungelber Flecke heilten. Später kam ein psorial. Ausschlag. Im November Condylomata ad anum, Coryza, Plaques muqueuses an den Mundwinkeln, an der Innenfläche der Lippen und an den Mandeln zum Vorschein. Submaxillar-, Nacken- und Lendendrüsen schwollen an. Die Heiserkeit hatte sich seit September zur Aphonie gesteigert; ausserdem Suffocationsanfälle; das Inspirationsgeräusch glich einem Sägegeräusche. Kehldeckel stark gesenkt, um das 3—4fache verdickt und hufeisenförmig nach abwärts eingerollt. Die aryepiglottischen Falten verdickt, blassroth; das linke Taschenband mehr als 2mal so dick wie das rechte, in seiner Mitte gegen den freien Rand ausgebaucht; beide Stimmbänder gelbröthlich, missfarbig. Eine Inunctionscur brachte nach 2½ Monaten nahezu vollständige Heilung. Die Eltern läugneten, je syph. erkrankt gewesen zu sein. Trotzdem zeigten noch 2 andere Kinder ausgesprochene Symptome heredit. Lues.) — 5) Grossmann, Ein Fall von Syphilis hered. tarda. Pester med.-chir. Presse. No. 13 u. 16. Wiener med. Presse. No. 14. — 6) Holm, N., Ueber die Temperatur bei syph. kleinen Kindern. Hosp. Tid. 2. R. VII. 2. 3. — 7) Jürgens, Ueber Darmsyphilis bei Kindern. Aus den Sitzungsberichten der Gesellschaft f. Geburtshülfe und Gynäkol. in Berlin. Wiener med. Presse. No. 51. — 8) Kassowitz, M., Ueber den gegenwärtigen Stand der Lehre von der Vererbung der Syphilis. Vortrag, gehalten in der Sitzung der k. k. Gesellsch. der Aerzte in Wien am 9. Februar. Wiener med. Blätter No. 2, 3 und 4. Wiener med. Presse No. 2. Allg. Wiener med. Zeitg. No. 1. (Eine Replik auf den Vortrag Vajda's siehe No. 18.) — 9) Lewin, W. (Friedrichsberg), Beitrag zur Casuistik der Syphilis heredit. Berliner klin. Wochenschrift. No. 48. — 10) Mackenzie, John N., Congenital syphilis of the throat; cased upon the study of one hundred and fifty cases. The american journ. of the med. sciences. Oct. p. 321. — 11) Neumann, J., Ueber die Vererbung der Syphilis. Discussion in der Sitzung der k. k. Gesellschaft der Aerzte in Wien am 9. Januar. Wiener med. Presse. No. 3. Allgem. Wiener med. Zeitg. No. 2. — 12) Orth, W., Ueber die Immunität der Mutter bei Syphilis des Vaters und angeborener Syphilis der Kinder. Inaug.-Dissert. gr. 8. Heidelberg. — 13) Prickett, M., An unusual case of congenital syphilis. The Lancet. Dec. 18. (Vielleicht ein Fall von hämorrhagischer Syphilis. Kein Sectionsbefund.) — 14) Szerenaio, Sifilide congenita per diretta influenza paterna immunità della gestante, contagio infettante nella puerpera per opera del neonato. Giorn. ital. di Scienze. p. 15. — 15) Sturge, Kehlkopfleiden in Folge von congenitaler Syphilis. Brit. med. Journ. 1007. (Bei einem Kinde, das 30 Monate alt war, als es in Folge eines Glottiskrampfes starb. Bei der Section fand man Schwellung der linken Aryepiglottis-Falte und theilweise Zerstörung, theilweise strahlige Narbenbildung an der Chord. voc., die Morgagni'schen Sinus beiderseits von Granulationen ausgefüllt; den oberen Theil des Larynx stricturirt.) — 16) Semon, Felix, Zwei Fälle von congenitaler Syphilis des Larynx. Brit. med. Journ.

14. Febr. 398. (Beide Kinder waren Geschwister und starben an Glottisödem, das ältere mit 5 Jahren und 9 Monaten, das jüngere nach erfolgloser Tracheotomie nach 3½ Jahren. Bei dem ersten verlegte die hypertrophirte, verbildete und exulcerirte Epiglottis fast ganz den Larynxeingang; bei dem zweiten sass die Verengerung in dem mittleren Abschnitte des Larynx. In beiden Fällen war der Kehlkopf nicht nur exulcerirt, sondern auch, besonders bei dem älteren Kinde, sklerosirt.) — 17) Tyson, W. J., A case of syph. enlarged spleen in a child. The Lancet. Oct. 23. 653. (Bei einem 3j. Kinde, das von einer syph. Mutter geboren wurde, mit heredit. Syphilis behaftete Geschwister hatte und dessen Milztumor das Allgemeinbefinden nicht beeinträchtigte und durch Quecksilber und Jodpräparate beseitigt wurde.) — 18) Vajda, Kann die während der Schwangerschaft acquirirte Syphilis der Mutter auf das Kind (in utero) übertragen werden? Vortrag gehalten in der k. k. Gesellschaft der Aerzte in Wien am 19. Dec. 1879. Wien. med. Wochenschr. No. 30, 31, 32. Wien. med. Presse. No. 9. Allgem. Wiener med. Zeitg. No. 3. — 19) Wolff, A., Zur Frage der paternen Infection bei heredit. Syphilis. Centralblatt f. Chir. No. 32. gr. 6. Strassburg. — 20) Zeissl, H., Zur Lehre über die Vererbung der Syphilis. Wiener med. Wochenschr. No. 4 u. 5.

Coupland's (2) zwei Fälle von Syphilis hered. tarda sind in Kürze folgende:

1. Fall. Ein 18jähr. Mädchen mit missbildeten Schneidezähnen und Trübungen der Cornea, wie sie nach Hutchinson der hered. S. eigenthümlich sind, starb an Morb. Brightii. Obductionsbefund: Nephrit. parenchym., 2 Gummata in der missbildeten Leber, Hypertrophie und Induration der Milz. 8 Geschwister waren todt geboren, 4 mit congenit. S. starben in der Kindheit und 4 sind gesund geblieben.

2. Fall. Ein 18½ Jahre altes Mädchen, ebenfalls mit den characteristischen Veränderungen an den Schneidezähnen und der Cornea, starb an Nephritis und einem Abscesse in Folge Necrose der rechten Tibia. Befund: Knochen- und Beinhautgummata des Cranium und der Tibia. Hepatitis gummosa und Perihepatitis. Hypertrophie der Milz, Nephrit. parenchym. Die Mutter abortirte 2mal und hatte 15 Kinder, von denen 7 in der Kindheit gestorben sind.

Demme's Fall (3) betraf einen 6 Jahre alten Knaben, welcher Anfangs 1877 unter fieberhaften Erscheinungen an heftigem Hinterhauptschmerz erkrankte. Dieser hielt trotz aller Mittel durch 3—4 Wochen an, hörte sodann spontan auf, doch stellte sich eine ganz ungewöhnlich reichliche Harnabsonderung mit quälendem Durstgefühle ein. Gleichzeitig wurde das Kind auffallend trübsinnig und reizbar. Im Sommer 1877 trat ein Nachlass dieser Erscheinungen und ein Rückgang der Harnabsonderung auf die normalen Verhältnisse auf. Gegen Neujahr 1878 recidivirte das Leiden. Die Anamnese ergab keine Anhaltspunkte für somatische oder psychische hereditäre Disposition. Die Untersuchung des kleinen, sonst aber kräftig gebauten und musculösen Knaben ergab an der Kante der rechten Tibia eine leichte, beim Drucke empfindliche Anschwellung, die Lymphdrüsen der Leiste, der Achselhöhlen, der Unterkiefer- und Nackengegend geschwellt und härtlich. Quälender Durst. Der kaum gelblich durchscheinende, leicht opalisirende Harn ergab ein spec. Gewicht von 1006. Phosphate auffallend vermehrt, Chloride vermindert, keine deutliche Zuckerreaction; 24stündige Harnmenge zwischen 8—15 Liter. Körpertemperatur 36,2—36,9. Stuhlgang nur alle 2 bis 3 Tage, trocken und sehr arm an Gallenpigmenten; geringes Essbedürfniss. K J unter Beigabe von 0,005 bis 0,01 Codeïn pro die brachte zwar die Knochenanschwellung zum Schwinden und erzielte im Verlaufe von 4 Wochen eine Verminderung des Harnquantums auf 6 Liter per Tag, jedoch keine radicale Heilung. Extr. secal. corn., Plumb. acet., K Br, Extr. nuc. vom., Eisen und China hatten keinen Erfolg, weshalb D. eine regelmässige Inunctionscur mit Ungt. neap. 0,15 bis 0,25 vornahm und nach 27 Einreibungen einen vollständigen Erfolg erzielte: das Durstgefühl schwand, die Urinmenge reducirte sich auf 2 Liter per Tag und das Körpergewicht nahm unter Vermehrung des Appetites rasch zu. D. ist der Ansicht, dass in diesem Falle vielleicht gummöse Neubildungen auf dem Boden der Rautengrube (nach Analogie der Bernard'schen Experimente) die causale Veranlassung für das Auftreten der Polyurie gebildet haben dürften.

Grossmann's (5) Fall von Syphilis hered. tarda ist folgender:

Ein 7jähr. anämisches Mädchen erkrankte im Febr. 1878 an einem Mastdarmknoten. Er wurde mit der Scheere entfernt. Da sowohl diese als auch eine zweite Operation erfolglos blieben, wurde die Kranke am 12. December 1878 in das Kinderspital gebracht. Daselbst fand man bei ihr neben der Mastdarmaffection an der Innenfläche des rechten Unterschenkels ein serpiginöses Geschwür, das bereits seit 7 Monaten bestanden und jeder Behandlung getrotzt hatte. Die Mastdarmgeschwüre wurden mit dem Paquelin'schen Thermokauter behandelt, das Unterschenkelgeschwür wurde ausgeschabt und antiseptisch verbunden. Im Verlaufe der Behandlung wurde ein noch grösserer periproctaler Abscess geöffnet und eine hieraus entstandene Mastdarmfistel gespalten. Nach 1½ Monaten wurde Pat. gebessert entlassen. Zu Hause brachen sämmtliche, hie und da vernarbte Geschwüre auf, und war die Kranke schon nahe der Erschöpfung, als G. Inunctionen mit rothem Quecksilberoxyd (0,50 : 10,0) machen liess. Nach Verbrauch von 6 Grm. waren sämmtliche Geschwüre vernarbt, die Narben weich. (Hat man es hier in der That mit ererbter Syphilis zu thun? Ref.)

Jürgens (7) theilt die syphilitischen Darmaffectionen bei Kindern in 3 Categorien: 1) Oberflächliche, nicht über bohnengrosse Affectionen der Schleimhaut, wie man sie gewöhnlich als Condylomata lata bezeichnet, mit grosser Neigung zur Verfettung, zum necrotischen Zerfall. Sie präsentiren sich etwa in der Nähe der Valvula Bauhini, einzeln oder zahlreich mit hyperämischer Umgebung. Sie können das Bild der Enteritis follicul. ulcer. darbieten, unterscheiden sich aber durch ihren steil abfallenden Rand und speckigen Grund. Der Process geht nicht von der Oberfläche aus, sondern setzt ein als zellige Proliferation. 2) Gummöse Affectionen. Diese liegen in der Musculatur und zwar zwischen der Längs- und Ringfaserschicht. Breiten sie sich an der Stelle aus, wo ein Peyer'scher Haufen liegt, so kann die Affection der des „Bubo der solitären Follikel an den Tonsillen" (Virchow) sehr ähnlich sein, dabei kann die Serosa der betroffenen Stelle eine stark villöse Beschaffenheit annehmen. Solcher Fälle sind bis jetzt 12—15 beschrieben. 3) Eruption sehr zahlreicher miliarer Knötchen in der Mucosa, Serosa und Muscularis. Diese Form ist macro- und microscopisch beinahe völlig gleich der wahren Tuberculose und doch unterscheidet das geübte Auge leicht die gelblich-trüben Knötchen von den grau-weiss durchscheinenden Tuberkeln. Sie geht einher mit allgemeiner Leucocythose und Milzschwellung, ferner beobachtet man gerade bei dieser Periphlebitis portalis syph. Diese Knötchen nun haben eine grosse Wichtigkeit für die Beurtheilung der visceralen Syphilis Erwachsener, so dass man Darmgeschwüre bei diesen nur dann als syphilitisch ansprechen darf, wenn man neben ihnen diese Knötchen findet.

Bei der Darlegung des jetzigen Standes aller jener Fragen, welche sich an die Vererbung der Syphilis knüpfen, kann sich Kassowitz (8) unmöglich auf jenen speciellen Fragepunkt beschränken, den Vajda behandelt hat, weil diese Frage, ausser Zusammenhang mit allen übrigen, gar nicht zu beantworten sei. Es handle sich nämlich darum, ob die Syphilis zu jenen Infectionskrankheiten gehöre, welche, wie z. B. die Variola, ausschliesslich durch den placentaren Saftstrom auf den Fötus übertragen werde, oder ob sie zu jenen vererbungsfähigen Krankheiten gehöre, welche wie die Geisteskrankheiten, die Epilepsie, nur durch das Ei oder die Saamenzelle vererbt werden. So lange das Experiment nahezu gänzlich ausgeschlossen sei, falle die Beantwortung dieser Frage noch vollkommen mit der Beantwortung folgender zwei concreter Fragen zusammen: 1) Kann eine nicht syphilitische Mutter ein syphilitisches Kind gebären. 2) Wird die während der Schwangerschaft acquirirte Syphilis auf den Fötus übertragen. Die erste dieser Fragen, deren Beantwortung zugleich darüber entscheidet, ob eine Uebertragung der Syphilis auf die Frucht auf dem Wege der Fortpflanzungszellen, unabhängig von der placentaren Saftströmung, überhaupt möglich sei, könne nun auf Grund eigener Beobachtungen und in Uebereinstimmung mit der erdrückenden Majorität sämmtlicher Autoren mit grosser Bestimmtheit bejaht werden. Damit sei jeder Zweifel an der Möglichkeit der Uebertragung der Syphilis vom Vater auf die Frucht beseitigt und da fernerhin absolut kein Grund vorhanden sei, warum eine Krankheit, die auf dem Wege der Saamenzelle auf die Frucht übergehen könne, nicht auch in einem anderen Falle mit dem Eichen von Seite der kranken Mutter her übertragen werden soll, so sei damit die Möglichkeit der Vererbung der Syphilis durch die Zeugung selbst, unabhängig von der placentaren Infection, sicher gestellt.

Es frage sich nun aber weiter, ob eine Frau, welche selbst gesund, ein syphilitisches Kind zur Welt bringt, auch weiterhin frei von Syphilis bleiben kann, oder ob sich das syphilitische Gift von dem kranken Fötus der Säftemasse der Mutter mittheilt und diese daher nachträglich syphilitisch wird. K. muss sich sowohl auf Grund seiner zahlreichen bis auf den heutigen Tag fortgesetzten Beobachtungen, als auch auf Grund einer indirecten Beweisführung jenen Autoren anschliessen, welche behaupten, dass die Mütter nicht nur unmittelbar nach der Geburt eines syphilitischen Kindes, sondern auch viele Jahre nachher und nach wiederholten Geburten nicht die geringsten Zeichen einer syphilitischen Erkrankung darbieten. Seine indirecte Beweisführung beruht auf der Erfahrungs-Thatsache, dass eine solche Frau, wenn die Vererbung der Syphilis von Seiten des Gatten wegfällt (sei es, dass die Vererbungsfähigkeit des Gatten durch die lange Dauer der Krankheit aufgehört hat oder durch eine energische Quecksilbercur unterdrückt wurde, sei es, dass die Frau eine zweite Ehe mit einem gesunden Manne eingegangen ist), sich in Rücksicht auf die eigene Vererbung gerade so verhält, wie ein gesundes Individuum. Berücksichtige man ferner zwei andere Erfahrungs-Thatsachen, nämlich 1) dass die Syphilis der Zeugenden, wenn sie nicht durch mercurielle Curen energisch bekämpft werde, viele Jahre hindurch, mit ganz ausserordentlich seltenen Ausnahmen, auf sämmtliche Kinder übertragen wird, und 2) dass eine frische (2—3 Jahre alte) Syphilis der Eltern eine sehr hochgradige und frühzeitig ausbrechende syphilitische Erkrankung der Frucht zur Folge hat, so müsste, wenn es wahr wäre, dass eine Frau, welche, ohne selbst von aussen her inficirt worden zu sein, eine syphilitische Frucht getragen hat, schon ipso facto syphilitisch ist, eine solche Frau sich doch wohl in den nächsten Jahren nach der Geburt des ersten syphilitischen Kindes wenigstens in dieser einen Beziehung gewiss so verhalten, wie ein Individuum, das vor wenigen Jahren syphilitisch geworden ist, d. h. sie müsste, wenn sie wieder concipirt, da sie ja niemals einer anti-syphilitischen Cur unterzogen worden ist, unbedingt eine frühzeitige und schwer syphilitisch afficirte Frucht zur Welt bringen. Dies sei aber keineswegs der Fall. Auf Grundlage aller dieser angeführten Umstände glaubte sich K. zu dem Schlusse berechtigt, dass das syph. Gift die Scheidewände des fötalen und mütterlichen Kreislaufes in der Richtung vom Fötus zur Mutter überhaupt gar nicht überschreite. Die mit dieser Annahme scheinbar im Widerspruch stehende Immunität der Mutter gegen eine syph. Infection von aussen her, beweise durchaus noch nicht, dass solche Mütter selbst syphilitisch seien. Es kann ja jemand gegen eine Infectionskrankheit immun sein, ohne jemals von ihr afficirt gewesen zu sein. In einem erfolgreich Vaccinirten z. B. haben wir ein Individuum vor uns, welches gegen das Variolagift immun ist, ohne jemals blatterkrank gewesen zu sein. Die erfolgreiche Vaccination schwangerer Frauen habe die Immunität der Kinder gegen Vaccine zur Folge gehabt (Underhill 1874 und Riebert). Bollinger (in Volkmann's Vorträgen No. 116) habe 1873 sogar sämmtliche Lämmer von 700 Mutterschafen, welche er mit Ovine während der Trächtigkeit geimpft habe, immun gegen die Ovine gefunden. Wir müssen daher annehmen, dass infolge der Durchseuchung mit einem Infectionsstoffe ein gewisser

Agens im Organismus geschaffen und demselben einverleibt wird, welches durch längere Zeit einer neuerlichen Entwickelung derselben Krankheit ein thatsächliches Hinderniss entgegensetzt und wir müssen ferner annehmen, dass bei der Vaccination von Schwangeren und trächtigen Thieren jenes immun machende Agens aus dem mütterlichen Organismus auf den Fötus übergegangen ist und diesem die Immunität verschafft hat, ohne dass er selbst die Vaccine überstanden hat. Es sei also immerhin denkbar, dass das immunmachende Agens diesmal in umgekehrter Richtung von dem kranken Fötus zur gesunden Mutter hin die Scheidewände der beiden Gefässsysteme überschreitet und die Mutter immun macht, ohne dass das Gift selber in den mütterlichen Organismus eingedrungen sei und daselbst seine unheilvolle Thätigkeit entfaltet habe. Was nun die 2. Frage betrifft, ob die während der Schwangerschaft von der Mutter acquirirte Syphilis auf den Fötus übertragen werden könne, so sei das Beobachtungsmaterial, welches zu deren Beantwortung dienen kann, ein viel spärlicheres. Die wenigen eigenen Erfahrungen, sowie ein objectives Studium der Literatur lehren wenigstens das Eine mit voller Sicherheit, dass in zahlreichen, wohl constatirten Fällen Frauen, welche im Verlaufe der Schwangerschaft inficirt worden waren, gesunde und gesund bleibende Kinder geboren haben. Da K. aber zu jener Zeit, als er seine Arbeit herausgab (siehe Jahresber. 1875, S. 553, No. 5) in der ganzen Literatur keinen einzigen Fall auffinden konnte, in welchem die Gesundheit beider Eltern bei der Zeugung und die syphilitische Affection der aus einer solchen Zeugung hervorgegangenen Frucht nur halbwegs sichergestellt war, so glaubte er sich zu dem Ausspruche berechtigt, dass die Syphilis von den Eltern auf die Kinder ausschliesslich auf dem Wege der Sperma- oder der Eizelle übertragen werden und dass das syph. Contagium die Scheidewände des mütterlichen und fötalen Gefässsystemes weder in der einen noch in der anderen Richtung überschreite. Weil in Heidelberg, ein Anhänger der intrauterinen Infection, gebe ausdrücklich zu, „dass es eine unläugbare, häufig und leicht zu constatirende Thatsache sei, dass Frauen, die an frischen Formen constitutioneller Syphilis leiden", gesunde und gesund bleibende Kinder gebären (Volkmann's Vorträge No. 116). Aus Bollinger's Impfversuchen von Milzbrand auf trächtige Thiere gehe ebenfalls hervor, dass die Milzbrandbacillen in der placentären Scheidewand ein undurchdringliches Hinderniss für ihren Uebergang zum Fötus finden, da nach der Entwickelung der Krankheit am Mutterthiere das fötale Blut weder die Bacillen enthalten, noch auch bei der Impfung sich als virulent erwiesen habe. Vajda's Beobachtung (siehe unten) sei für diese Frage kaum verwerthbar, weil die allgemeinen Erscheinungen der Syphilis bei der Mutter erst nach der Entbindung zum Vorschein kamen. Der von Zeissl junior (siehe Jahresber. 1879, S. 555, No. 25) mitgetheilte Fall stehe ganz vereinzelt da und fordere nur zu erneuten, genaueren Forschungen auf, welche nach einem systematischen Plane und in grossem Style in den Gebärhäusern, syph. Abtheilungen und Findelhäusern gleichzeitig angestellt werden müssen.

Lewin (9) berichtet über 2 Fälle von Ablösung der Epiphysen von den Diaphysen bei 4 Monate alten Kindern, in dem 1 Falle an den beiden Oberarmen, in dem anderen Falle am l. Oberarm und r. Oberschenkelknochen. Beide Kinder starben kurze Zeit nach der Untersuchung. Die Anamnese eines dieser Fälle, sowie ein anderer von L. citirter Fall, würden ferner die Ansicht bestätigen, dass Frauen, welche mit syph. Männern syph. Kinder erzeugen, auch selbst inficirt seien, wenn sie gleich kein sichtbares Zeichen von Lues darbieten, da in beiden Fällen die Frauen, welche mit syph. Männern syph. Früchte gezeugt hatten, von gesunden Männern ebenfalls syph. Kinder gebaren, ohne selbst Symptome von überstandener Lues aufzuweisen.

Mackenzie (10) macht aufmerksam, dass der Hals sehr häufig der Sitz von Erscheinungen der congenitalen Syphilis sei, dass Kehlkopferkrankungen eine der beständigsten und characteristischen Vorkommnisse derselben seien und dass man mit derselben Zuversicht wie bei der erworbenen Lues auch bei der congenitalen nach Kehlkopfaffectionen suchen müsse.

Pharynx. Die Fauces, das Velum und die hintere Pharynxwand sind entweder der Sitz eines einfachen Erythems oder einer speckigen Infiltration. Schwellung der Follikel kommen zuweilen, Plaques muqueuses nur ausnahmsweise vor. Die Plaques der Fauces gleichen denen der Erwachsenen, nur sind sie selten symmetrisch und haben eine grosse Neigung zur Verschwärung. Die Tonsillen sind sehr häufig hypertrophisch entweder in der einfachen Form oder in der Form speckiger Infiltration. Bei der Pharyngitis folliculosa pflegen ihre Follikel in gleicher Weise erkrankt zu sein. Condylome kommen im Pharynx ebenfalls vor. Sie sind die Folge chron. Vascularisation oder der Narbenbildung nach Geschwüren. Sie sitzen am harten Gaumen oder an der Zungenwurzel. Sie sind gewöhnlich stiellos, breit und zu mehreren vorhanden. Mit tiefen Verschwärungen des Pharynx ist gemeiniglich eine Stomatitis vergesellschaftet. Rachengeschwüre sind fast durchwegs die Folgen congenitaler Syphilis, selten von Scrophulose, Tuberculose, Lupus. Von der 1. Lebenswoche bis zum Pubertätsalter können sie vorkommen. Im vorgerückten Alter sind es besonders die Nase, das Palatum und der Pharynx, welche von dem Zerstörungsprocesse ergriffen werden. Das weibliche Geschlecht unterliegt diesen Verschwärungen viel häufiger als das männliche. Gleichzeitige oder aufeinander folgende Zerstörung des Palatum, des Pharynx und der Nase scheinen für Syphilis characteristisch zu sein. Die nächst gewöhnlichen Lieblingssitze der Verschwärung nach dem Grade der Häufigkeit sind: die Fauces, der Nasenrachenraum, die hintere Pharynxwand, die Fossae nasales und das Septum nasi, die Zunge und das Zahnfleisch. Eine Eigenthümlichkeit dieser Ulcerationen, speciell derer am Gaumen, ist ihre centrale Lage. Sie besitzen ferner eine grössere Tendenz, die Knochen in den Zerstörungsprocess mit einzubeziehen, als die Tertiärproducte der Syphilis Erwachsener. Diese Tendenz zu Caries und Necrosis besteht besonders in der frühen Jugend. In der Regel nehmen die Geschwüre vom Gaumen und dem Pharynx ihren Ausgang und nur gelegenheitlich beginnen sie in der Nase und im Gesicht. Von wo immer aber sie ausgehen, so ist der Gaumen gewöhnlich das letzte Gebilde, welches zerstört wird. Der Oesophagus erkrankt sehr selten. Auffallende Blässe mit kleinen Ecchymosen wurden zuweilen beobachtet. Köbner fand einmal das untere Drittel dieses Organs erweicht und cadaverös verfärbt. Fälle von Verschwärung und Perforation wurden von Billard und Holmes beschrieben. Larynx. Monti will Larynxsyphilis schon während des intrauterinen Lebens entstehen gesehen haben. Meistens beginnt sie in den ersten 6 Lebensmonaten. Das weibliche Geschlecht ist zu Erkrankungen des Larynx mehr disponirt als das männliche. Man kann 2 Arten von congenitaler Larynxsyphilis unterscheiden, die oberflächliche, tiefe und interstitielle. Die chron. oberflächliche Laryngitis ist die häufigste Form der Erkrankung. Sie befällt die Schleimhaut und das submucöse Gewebe und zeigt 3 Stadien: 1) das Stadium der Hyperämie, 2) das der Infiltration und Hypertrophie und 3) das der Ulceration. Die tiefe, destructive, ulcerative Laryngitis ist entweder eine Folgeerscheinung der oberflächlichen oder was häufiger vorkommt, sie entsteht selbständig. Obwohl tiefe Rachengeschwüre in der Regel mit Larynxaffectionen combinirt vorzukommen pflegen, so muss dieses bei tiefen Verschwärungen des Kehlkopfes nicht der Fall sein. Ulcerationen des Larynx folgen gemeiniglich nicht den Rachenaffectionen der latenten Syphilis. Dergleichen Verschwärungen des Rachens und Gaumens, wie man sie bei der Syphilis hered. tarda findet, haben geringe Tendenz, auf den Kehlkopf überzugreifen; sie setzen sich auf den Nasenrachenraum und die Nase fort. Der häufigste Sitz der Larynxgeschwüre ist die Epiglottis; oft findet man sie in den Ventrikeln, weniger häufig an der oberen und unteren Fläche der Stimmbänder, an den ary-epiglottischen Falten, an den falschen Stimmbändern und der Plica interarytenoidea: man hat sie aber auch unterhalb der wahren Stimmbänder beobachtet. Bei der durch congenitale Lues bedingten Larynxverschwärung ist eine bemerkenswerthe Tendenz zur Zerstörung der tiefer gelegenen Gewebe, der Knorpel und ihrer Hüllen vorhanden und ist diese Prädisposition bei jenen eine ausgesprochenere, bei denen der Hals in einem frühen Stadium der Krankheit erkrankte. Die chron. interstitielle Laryngitis steht zwischen den beiden bereits erwähnten Formen in der Mitte und kommt seltener als diese vor, besitzt aber wegen ihrer heimtückischen Tendenz zur Stenose ein bedeutendes, practisches Interesse. Sie besteht in einer allmäligen Ablagerung fibröser Massen in die Gewebe des Larynx, welche unvermeidlich zur Verengerung seines Lumens führt. Secundäre Geschwürsbildungen steigern entsprechend die Schwere des Falles. Trachea und Bronchien. Die Trachea erkrankt minder häufig. Eine ausgesprochene Tracheitis und tiefe Geschwüre kommen daselbst wahrscheinlich selten vor. Meistens ist nur ein Congestionszustand vorhanden. In den Bronchien wurden dieselben pathologischen Veränderungen wie in dem Larynx und der Trachea gefunden. Sie bestehen in Hyperämie, Verdickung, oberflächlichen Erosionen, Granulationen, und in tiefen, destructiven Geschwüren und Stenosen. Die benachbarten Bronchialdrüsen pflegen geschwellt, infiltrirt und pigmentirt zu sein.

Die oberflächliche Laryngitis begleitet gewöhnlich, wenn auch nicht in der Regel das secundäre, die tiefe, destructive das tertiäre Stadium der Krankheit. Während die äusseren Erscheinungen der congenitalen Syphilis der Medication leicht weichen, leistet die Larynxaffection hartnäckigen Widerstand. Die secundären Complicationen in den Lungen sind Congestion, Atelectase, Emphysem, Pleuresis und Pneumonie. Letztere ist oft die unmittelbare Todesursache. Die ernsteste Aufmerksamkeit erheischt das plötzlich auftretende Larynxoedem.

M. bespricht nun die Symptomatologie, die Diagnose, Prognose und Therapie und illustrirt alle seine Bemerkungen durch zahlreiche, der Literatur und der eigenen Erfahrung entnommene Beispiele.

Neumann (11) formulirt seine Ansicht über die Vererbung der Syphilis in folgenden Sätzen: 1) Die Syphilis des Kindes erfolgt gewöhnlich als Erbtheil von Seite des syph. Vaters und zwar um so eher, je recenter die Erkrankung des Vaters ist; aber auch Väter mit latenter Syphilis erzeugen syphil. Kinder. 2) Eine antisyph. Behandlung, namentlich die Inunctionscur, wird, wenn sie an dem Vater oder nach der Conception an der Mutter vorgenommen war, gegen die Infection des Fötus günstig wirken. 3) Eine Uebertragung der Syphilis auf den Fötus von Seiten der vor der Conception an Syphilis erkrankten Mutter findet vorwiegend bei recenten Formen der Erkrankung statt. Mütter mit tertiären Formen bringen ganz gesunde Kinder zur Welt; Uebertragung der Syphilis nach der Conception der Mutter kann nur selten nachgewiesen werden, doch liegen wohl constatirte positive Beobachtungen vor. 4) Sind zur Zeit der Zeugung beide Eltern krank, dann treten bei dem Kinde intensive Formen auf. 5) Die Uebertragung der Syphilis von Seite beider Eltern gehört zur Regel, doch bleiben auch ausnahmsweise die Nachkommen trotz der Syphilis der Eltern gesund. 6) Mütter, welche syph. Kinder geboren haben, werden, wenn die Erkrankung vom syph. Vater herrührt, anscheinend gesund bleiben. Da sie jedoch durch das Säugen ihres syph. Kindes nicht inficirt werden und an ihnen auch die Impfung mit syph. Exsudate nicht haftet, da ferner Spätformen der Syphilis an denselben häufig auftreten, so muss die Existenz einer latenten Syphilis auch dann angenommen werden, wenn zur Zeit der Untersuchung keine palpablen Symptome an der Haut, Schleimhaut und den Knochen wahrzunehmen sind.

Die Schlüsse, welche Orth (12) aus den einschlägigen, selbst beobachteten und in der Literatur verzeichneten Fällen zieht, lauten: 1) Die Möglichkeit der Immunität der Mutter bei bestehender oder latenter Lues des Vaters und hereditärer Lues der Kinder. 2) Die Abschwächung der Intensität der Infection mit den Jahren, so dass gewöhnlich (aber auch nicht immer) die Frauen zuerst abortiren, dann mit Frühgeburten niederkommen, sodann ausgetragene Kinder mit syphilitischen Symptomen zur Welt bringen, weiter ausgetragene Kinder gesund gebären, die dann gleich nach der Geburt, einige Tage, eine oder mehrere Wochen und die folgenden dann immer später syphilitisch erkranken, bis schliesslich die Infection ganz erlischt. 3) Die Möglichkeit des Gedeihens der Kinder auch über das erste Jahr hinaus, nachdem schon in den ersten Wochen oder Monaten Symptome der Krankheit aufgetreten sind.

Scarenzio (14) berichtet:

Ein 19jähriges Mädchen von tadellosen Sitten und einer stets vortrefflichen Gesundheit, heirathete im December 1874 einen kräftigen, jungen Mann, der vor kurzer Zeit den Militärdienst verlassen hatte. Während seiner Dienstzeit soll der junge Mann an Krankheitserscheinungen gelitten haben, die wahrscheinlich (! Ref.) syphilitischer Natur waren, aber schon lange vor Eingehung der Ehe geschwunden waren. Im September 1875, nach einer unangenehmen (? Ref.) Schwangerschaft genas die junge Frau eines sehr schwachen Kindes. Seine Haut war mit rothen Flecken bedeckt. (? Ref.) Es wollte die Brust der Mutter anfangs nicht nehmen. 1½ Monat alt wurde es icterisch und verlor das Augenlicht durch eine Conjunctivitis blennorrhagica. Später entstanden Pusteln am Bauche und den Oberschenkeln. Im 7. Lebensmonat wurden die Lippen erodirt und bildeten sich Geschwüre an den Lippencommissuren. Zu derselben Zeit entstand an der rechten Brustwarze der Mutter ein Chanker, der von Drüsenanschwellungen und bald darauf von einem lichenartigen Syphilide gefolgt war. Am 13. Mai 1876 wurden Mutter und Kind auf die Mailänder Clinik aufgenommen. Daselbst starb das Kind nach 14 Tagen an Cachexie. Die Mutter blieb daselbst 88 Tage und verliess das Spital geheilt nach 9 subcutanen Injectionen von je 0,10 Calomel. Im Juli 1877 gebar sie ein 2. Kind, welches man mit der zu gleicher Zeit an einer Recidive erkrankten Mutter wegen eines Pustelausschlages behandeln musste. (Dieser Bericht kann wegen seiner Lückenhaftigkeit das Gesetz von Colles nicht erschüttern. Ref.)

Bei dem innigen Zusammenhange, welcher zwischen Mutter und Kind während des Fötallebens besteht und bei der eminenten Contagiosität der Lues erscheint es Vajda (16) natürlich, dass die meisten Autoren seit jeher der Ansicht huldigten, dass eine Uebertragung des syph. Giftes (von der Mutter auf das Kind) auch nach der Conception wohl möglich sei. Die Behauptung, dass eine solche Ansteckungsart gänzlich unmöglich sei i. e. die Annahme der Immunität der Frucht involvire einen Widerspruch, weil sie der Anschauung gleich käme, dass die grosse resorbirende Fläche der Placenta zur Uebertragung des syph. Giftes von der Mutter auf den Fötus nicht genüge, während eine immens kleine Stelle der Haut dem syph. Contagium durch einen unvergleichlich kleineren Zeitraum als die Schwangerschaftsdauer ausgesetzt, zur Aufnahme des Contagiums ausreiche. Als passendste Bezeichnung für die in Rede stehende Infectionsweise schlägt er, mit Rücksicht von Angerius Ferrerius' Priorität in Bezug auf diesen Gegenstand den Namen „postconceptionell-humorale Infection“ vor.

V. bespricht nun die Gründe, welche einige Autoren veranlasst haben dürften, diese postconceptionell-humorale Infection des Fötus in Zweifel zu ziehen oder gänzlich zu leugnen. In früherer Zeit (J. Hunter, Girtanner, Wendt, Jörg, Meissner u. A.) leugnete man sie, weil man über die Art und Weise der syph. Infection überhaupt theils sehr mangelhafte, theils unrichtige Kenntnisse besass und an die Möglichkeit einer humoralen Infection gar nicht dachte. Nachdem jedoch Waller 1852 nachgewiesen hatte, dass auch das Blut Vermittler der syph. Infection werden könne, begegne man nur solchen Autoren, welche die Möglichkeit der in Rede stehenden Infection lediglich aus dem Grunde leugnen, weil sie nicht in der Lage waren, einschlägige positive Fälle zu beobachten, wohl aber solche, wo das syphil. Gift von der Mutter auf den Fötus angeblich nicht überging. In den 4 Fällen von Mandron (1856) erfolgte die Infection der Mutter schon vor der Conception. In dem Falle von H. C. Hennig ist die luetische Infection der Mutter nicht einmal im Allgemeinen, noch weniger betreffs der Graviditätsperiode festgestellt. Auch lehrt die von H. gegebene Definition der Syphilis, dass nicht Alles Lues ist, was er dafür ausgab. Den 14 Fällen Bärensprungs, des wichtigsten Vertreters der negirenden Partei, haften diverse Mängel an: die Kinder wurden nicht genügend lange Zeit beobachtet, ihr syphilisfreier Zustand nicht immer mit der wünschenswerthen Sorgfalt constatirt u. dgl. m. Kassowitz's Beobachtungen reichen, abgesehen von den Fehlern, die ihnen anhaften, schon quantitativ (6) nicht aus, um den von ihm aufgestellten Satz, „dass das syph. Gift die Scheidewände des fötalen und mütterlichen Gefässsystems auch nicht in der Richtung von der Mutter zum Fötus überschreite“, zu begründen. Die Ergebnisse seines critischen Studiums, auf welche er ein besonderes Gewicht legt, sind fehlerhaft (siehe Hennig und Bärensprung und was Pick's Arbeit betrifft, so führt dieser ja selbst unter seinen 61 Beobachtungen mehrere Fälle an, wo während der Schwangerschaft inficirte Mütter luetische Kinder zur Welt brachten). Ferner genüge die von K. eingehaltene Methode einer auf Kopf, Hals, Arme und Schienbeine beschränkten, die Genitalien nur ausnahmsweise umfassenden Untersuchung nicht zur Constatirung des syphilisfreien Zustandes der Eltern. Ueberhaupt sei ein absolut sicherer Nachweis des syphilisfreien Zustandes eines Individuums auf directem Wege nicht zu erlangen. Mehr Chancen biete noch der indirecte Weg i. e. die Empfänglichkeit des betreffenden Individuums gegen das syphil. Gift zu eruiren. Solche Fälle sind in der Literatur bereits verzeichnet: Doepp 1839,

Chabalier 1864, de Meric 1874. Einen analogen Fall hat V. selbst beobachtet. Der Ehemann hatte die Lues, als die Frau schon im 4., 5. Monate schwanger war, acquirirt und ihr dieselbe im 7. Graviditätsmonate, $2\frac{1}{2}$ Monate nach seiner Infection, mitgetheilt. Einen Monat früher hatte V. die Frau untersucht und syphilisfrei gefunden. Beim Manne traten die allgemeinen Erscheinungen 7—8 Wochen post coitum infectiosum auf. Die Frau bekam noch während der Dauer der Schwangerschaft einen harten Schanker und indolente Bubonen in inguine, die allgemeinen Symptome erst nach Ablauf derselben. Bei dem zur rechten Zeit geborenen Kinde traten Papeln 7 Wochen post partum auf, zu welchen sich später nebst Ozäna, Psoriasis und Pustulae gesellten. Die Möglichkeit einer Extrauterin-Infection des Kindes konnte ausgeschlossen werden, ebenso die Möglichkeit einer Reinfection beider Eltern. Schon nach diesem einzigen Falle könne man die Möglichkeit einer postconceptionell-humoralen Infection nicht zurückweisen. Die Erfahrung und ein Experiment von Caspary lehre andererseits, dass sämmtliche, syph. Kinder gebärende und scheinbar gesund gebliebene Mütter gegen das syph. Contagium ihrer eigenen Kinder oder eines fremden Individuums unempfänglich sind, ein Beweis dafür, dass solche Mütter nicht als gesund, sondern als latent syphilitisch zu betrachten sind, womit die Möglichkeit einer postconceptionell-humoralen Infection der Kinder von diesen Müttern nicht ausgeschlossen werden kann. Der überwiegende Einfluss der Mutter auf die Vererbung der Syphilis sei nur so zu erklären, dass sie das Kind nicht nur durch die Ovulumbildung, sondern auch durch die Säfte während der Schwangerschaft inficire. Warum soll denn das Ovulum häufiger als das Spermatozoid die Lues vermitteln. Endlich, selbst wenn es völlig sicher wäre, dass eine gesunde Mutter ein syphil. Kind gebären könne i. e. dass das syph. Contagium von dem Kinde auf die Mutter nicht übergehen könne, selbst dann wäre noch der Gang in umgekehrter Richtung nicht undenkbar, weil die Verhältnisse bei diesen beiden Arten der Transmission nicht durchaus identisch sind, weder in Bezug auf lösliche Körper, noch auf Formelemente. Offenbar z. B. liegt der Grund, dass die phosphorsauren Salze während der Gravidität trotz unveränderter Ernährung der Mutter aus dem Urin nahezu vollständig verschwinden, darin, dass sie in den Fötus übergehen und nicht zurückkehren. Nach Caspary's Versuchen können sogar Zinnoberkörnchen aus dem mütterlichen Organismus in die Placentargefässe gelangen. Um so weniger wird man es daher betreffs der organisirten Formelemente und noch weniger betreffs löslicher Stoffe in Zweifel ziehen können. So gut das syphil. Gift in das Ovulum oder in die Spermazelle gelange, ebenso gut könne es aus den mütterlichen Placentargefässen in die damit in innigem Contacte stehenden Zellen und Zellenräume des Fötus gelangen. Endlich sei es eine bekannte Thatsache, dass Variola und Pest auf das Kind in utero übergehen können.

Wolff's (19) Ansichten in Bezug auf die paterne Infection sind folgende: In jedem Falle, in welchem die Mutter syphilitisch ist, wird das Kind ebenfalls syphilitisch geboren oder es folgt ein Abortus. Ist der Vater syphilitisch und die Mutter bleibt gesund, so werden die Kinder gesund geboren und bleiben gesund. W. leugnet die paterne Infection vollständig; er will niemals ein hereditär syph. Kind gesehen haben, an dessen Mutter er nicht mehr oder minder ausgeprägte Zeichen von Lues fand und welche nicht zugeb. syphilitisch gewesen zu sein. Ricord's Choc en retour und v. Bärensprung's Infection durch Zeugung entbehren nach W. der thatsächlichen Begründung; ebenso sei die infolge paterner Erkrankung erst nach Jahren auftretende „tardive hereditäre Syphilis" noch vollständig unbewiesen.

H. Zeissl (20) fasst seine Ansicht über die Vererbung der Syphilis in folgende Sätze zusammen: 1) Ist eines der beiden Eltern oder Vater und Mutter zur Zeit der Zeugung ihres Kindes mit recenter oder latenter Lues behaftet, so kann das Kind syphilitisch werden. In seltenen Fällen zeugen luetische Eltern, namentlich wenn nur mehr Gummata an denselben nachzuweisen sind, gesunde Kinder. 2) Wird ein Kind von gesunden Eltern gezeugt und die Mutter, während sie schwanger ist, mit Syphilis inficirt, so kann das von ihr getragene, von der Zeugung her gesunde Kind auf dem Wege des Placentarkreislaufes luetisch inficirt werden. 3) Wird eine luetische Frau von einem luetischen Manne geschwängert und trägt eine vom Vater her syphilitische Frucht in utero, so wird die Mutter fast ausnahmslos luetisch, und zwar machen sich an derselben am häufigsten Spätformen der Syphilis bemerkbar. Ob die Infection durch das Sperma des luetischen Mannes oder durch die Placentarcirculation erfolgt, ist nicht mit Sicherheit zu entscheiden. Da aber gesunde Frauen durch das Sperma ihrer syph. Männer verhältnissmässig selten mit Lues inficirt werden, Z. aber noch nie eine Frau sah, die nicht wenigstens latent syphilitisch war, wenn sie ein vom Vater her syphilitisches Kind gebar, so glaubt er, dass die Mutter wohl meist auf dem Wege des Placentarkreislaufes vom syph. Fötus inficirt wird.

Dass Abweichungen von den angeführten Infectionsweisen bei der Vererbung der Syphilis vorkommen, namentlich, dass von luetischen Eltern zuweilen gesunde Kinder gezeugt werden, dürfe uns nicht wundern, da es ja bekannt sei, dass die Vererbung überhaupt nicht constant erfolge (siehe Darwin „das Variiren der Thiere und Pflanzen im Zustande der Domestication, übersetzt von Victor Carus, S. 469, 463, 454—457), dass der Beischlaf mit Syphilitischen ausgeführt werde, ohne eine Infection hervorzurufen, dass Syphilidologen und Geburtshelfer, die doch constant der Infection ausgesetzt sind, selten syphilitisch erkranken, dass Impfungen mit dem Blute Luetischer selten positive Resultate ergaben.

(1) Grefberg, Fall af hereditär Syphilis. Finsk. läkaresällsk. Handl. XXI. p. 146. (G. erwähnt einen Fall von hereditärer Syphilis. Die Mutter war vor 14 Jahren syphilitisch gewesen und 8 Jahre nach-

her verheirathet worden. Sie hatte 11 Mal abortirt, gebar endlich ein lebendes Kind mit allen Zeichen von hereditärer Syphilis. Der Ehemann war während des 11jährigen Ehestandes nie von der Frau angesteckt worden.) — 2) Holm, N., Nogle Undersøg. ang. Temperaturen for Smaabörn med Syphilis. Hosp. Tid. 2 R. VII. No. 2. p. 21—27. 3. p. 41—49.

Holm (2) hebt bei seinen Untersuchungen über die Temperaturverhältnisse bei jungen syphilitischen Kindern erst den fast in Vergessenheit gerathenen Satz Wunderlich's hervor, vom bedeutenden Sinken der Temperatur unmittelbar vor dem Tode von marastischen Kindern und besonders von syphilitischen Säuglingen. Der Verf. hat die Temperatur von 23 solchen Kindern gemessen, von denen 17 congenitale und 6 acquirirte Syphilis hatten, wie näher detaillirt wird. Erst werden die (17) congenitalen Fälle referirt, von denen drei eine deutliche subnormale Temperatur zeigten, während bei noch 6 anderen auch eine subnormale Körperwärme (mit Sinken bis zu 34.5° C.) beobachtet wurde, welche sich aber nach und nach erhob, als die syphilitischen Efflorescenzen schwanden oder die Ernährung sich besserte, aber auch mit dem Auftreten von neuen Affectionen zurückkehrte. Von den (18) Kindern mit erworbener Syphilis zeigte nur das eine eine deutliche Erhöhung der Temperatur. Ueber die Temperaturverhältnisse während des Prodromstadiums hat der Verf. keine Erfahrungen. Der Verf. nimmt an, dass die congenitale Syphilis in den allermeisten Fällen ohne Fieber verlaufe; er hebt den mitunter sehr bedeutenden (bis zu 3,2° steigenden) Unterschied zwischen Morgen- und Abendtemperatur hervor, wobei die letztere meistens niedriger ist. Schliesslich bemerkt der Verf., dass er eine ähnliche subnormale Körperwärme auch bei Fällen von infantiler Atrophie, von Furunculose und von Pemphigus oder im Ganzen in ähnlichen marastischen Zuständen von Kindern gesehen hat. R. Bergh (Kopenhagen).]

IV. Tripper.

1) Bourgeois, De l'emploi du Permanganate de potasse en thérapeutique, en particulier dans le traitement de la blennorrhagie. Bull. gén. de thérap. 15. Janv., 30. Janv., 15. Févr., 15. Mars. (Empfiehlt Injectionen von übermangansaurem Kali 0,05 auf 150,0 Wasser bei der acuten, 0,05 auf 150,0—100,0 bis 0,10 auf 150,0 bei der chronischen Form sowohl des männlichen Harnröhrentrippers, als auch der weiblichen Tripperrerkrankungen. Behandlungsdauer 3—4 Wochen. Dieses Mittel wird schon seit 30 Jahren mit bestem Erfolge vom Ref. angewendet.) — 2) Cheyne, W. W., On a new method of arresting gonorrhoea. The brit. med. journ. July 21. p. 194. — 3) Decourtieux, E., De l'uréthrite blennorrhagique chez la femme. Thèse. Paris. — 4) Diday, Lecture sur les blennorrhagies à métastases faite dans la séance du 2. Févr. de la soc. nat. de méd. de Lyon. Lyon méd. No. 2. (Leitet die Neigung gewisser Harnröhrentripper zu Complicationen nicht von einer eigenthümlichen Beschaffenheit des Tripperprocesses, sondern von der Prädisposition des vom Tripper befallenen Individuums zur Metastasenbildung her.) — 5) Ducos, Jules, Étude sur la métrite et les accidents péritonéaux d'origine blennorrhagique. Thèse. Paris. — 6) Dupuy, Kava-Kava. La Tribune. N. 1879. (Die wirksamen Bestandtheile der Kava-Kava sind ein Harz, welches die Diurese erregt, und ein neutraler crystallisirter Körper, das Kavain, dem die blennostatischen Eigenschaften der Drogue zuzuschreiben sind. Ausserdem soll noch ein Alkaloid in ihm enthalten sein, das seinen Einfluss auf das Centralnervensystem ausübt, welches aber bis jetzt noch nicht dargestellt worden ist. Ref. sah von der Kava-Kava keine nennenswerthen Erfolge.) — 7) Finger, E., Ueber Cystitis und Pyelitis blennorrhag. Wiener medicin. Presse No. 30, 31, 32, 33. — 8) Grünfeld, J., Weitere Beiträge zur endoscopischen Untersuchung des Samenhügels. Wiener medicin. Blätter No. 10, 11, 12 und 13. Wiener medicin. Presse No. 6 und Allg. Wiener med. Zeitung No. 5. Sitzungsbericht der k. k. Gesellschaft der Aerzte in Wien vom 30. Jan. Wiener med. Presse No. 48: aus den Sectionssitzungen der 53. Versammlung deutscher Naturforscher und Aerzte in Danzig. — 9) Derselbe, Das Trachom der Harnröhrenschleimhaut. Vortrag, gehalten in der k. k. Gesellschaft der Aerzte zu Wien am 26. Novbr. Wiener med. Wochenschr. No. 49. Wiener med. Presse No. 50. Allgem. Wiener med. Zeitung No. 48. — 10) Derselbe, Demonstration von Urethralpolypen (der 17. Fall in einer Tiefe von 9—10 Ctm. vom Orificium entfernt, im Ganzen deren 6 in ungleicher Distanz hintereinanderliegend auf einer Fläche von etwa 1½—2 Qctm.) in der wissenschaftlichen Versammlung des Wiener med. Doctoren-Colleg. vom 15. März. Mittheilungen des Wiener med. Doctoren-Colleg. No. 8. — 11) Gschirrhakl, Endoscopie der Harnröhre. Allgem. Wiener med. Zeitung, der Feldarzt No. 3. S. 9. — 12) Haslund, Gonorrhoischer Rheumatismus und Pyarthros gonorrhoicum. Ugeskr. f. Läger 4. R. I. 1. 2. (4 Fälle.) — 13) Harrison, Reginald, On the treatment of gleet and the prevention of stricture by irrigation of the urethra. The lancet. May 15. (Mit schwachen, adstringirenden Lösungen von Sulfocarbolat des Zinkes, schwefelsaurem Zink, Borax, Bleiessig, Chinin, Carbolsäure mittelst eines 6 Zoll langen vulcanisirten India-rubber-Catheters vom Kaliber No. 6 der englischen Scala, dessen Auge nicht zu nahe am Vesicalende sein darf und in welchen die irrigirende Flüssigkeit durch eine Higginson'sche Spritze [Druckballonsystem] getrieben wird, worauf sie dann zwischen Catheter und Urethralwand wieder abfliesst) — 14) Kersch, Zur Pathologie und Therapie der Urethritis beim Manne. Memorabilien XXV. No. 6. S. 241. — 15) Mijanisyn, J., Das Bromkalium als örtliches Anästheticum des Urogenitalapparates (in der Form von Einspritzungen wässeriger Lösungen 8,0 auf 180,0 in die Harnröhre 2 bis 3 Mal täglich). Allgem. med. Central-Zeitung. — 16) Küchenmeister, Friedrich, Ueber die Abortivbehandlung des entzündlichen Stadiums des Trippers. Deut. med. Wochenschr. VI. No. 23. (Empfiehlt 1½stündige Einspritzungen von Aqua calcis 1 : 4, weil dadurch das entzündliche Stadium abgekürzt wird und man früher zur Anwendung von Adstringentien schreiten kann.) — 17) De Luca, Ueber den venerischen Catarrh bei Frauen. Giorn. internaz. delle scienze med. II. 2. p. 151. — 18) Martineau, De la vulvite. Leçon recueillie p. Binet. France méd. No. 37, 38, 40. — 19) Derselbe, Inflammations de la glande vulvo-vaginale. Ibid. No. 58. — 20) Mauriac, Ch., Phlegmons et abcès uréthro-périnéaux symptomatiques de la blennorrhagie. Leçons recueillies p. Gulard. Gaz. des hôp. No. 20, 21. (Behandelt die Cowperitis und insbesondere den Prostataabscess.) — 21) Derselbe, Formes cliniques, pathogénie et traitement de la rétention d'urine dans le cours de la blennorrhagie. Leçon recueillie p. Gulard. Progrès méd. (Behandelt die im Verlaufe der Blennorrhoe zuweilen eintretenden spasmodischen Stricturen der Urethra.) — 22) Pasqua, Du traitement de la blennorrhagie par l'hydrate de chloral en injections uréthrales. Bull. gén. de thé-

rap. XCVIII. 15. Mars. p. 224. (In der Concentration von 1,50 auf 120 Rosenwasser 2 mal des Tages. Dieses Medicament beseitigt 1) rasch den Harndrang und die Erectionen, verkürzt 2) enorm die Dauer des Ausflusses und verhütet 3) alle Complicationen.) — 23) Reuss, Gangrène du scrotum à la suite d'orchite blennorrhagique. Guérison. Journ. de thérap. Mars No. 6. p. 211. — 24) Roustan, Lésions périarticulaires de nature blennorrhagique. Montpellier méd. Mars. — 25) Schadler, Paul, Zur Casuistik der Herzaffectionen nach Tripper. Inaug.-Diss. Berlin. — 26) Terrillon, Prostatite chronique, abcès chroniques; traitement de la goutte militaire. Leçon récueillie p. Ch. Leroux. Journ. des connaissances méd. (Hängt die „goutte militaire" von einer chronischen Prostatitis ab, so empfiehlt P., Instillationen einer Lapislösung aa oder 1 : 2 nach der Methode von Guyon mittelst einer auf eine hohle geknöpfte Bougie aufgesetzten Pravaz'schen Spritze. Die chronischen Abscesse der Prostata sind meistens Theilerscheinungen der Tuberculose der Geschlechtstheile) — 27) Derselbe, Des altérations du sperme dans l'épididymite blennorrhagique. Annales de derm. et de syph. II. Série. T. I. No. 8. p. 439. — 28) Trélat, Des abcès de la glande vulvo-vaginale. Journ. des connaissances méd. No. 12. — 29) Vajda, Ueber eine neuere Behandlungsweise der Urethral-Blennorrhoe beim Manne. Wiener medic. Presse No. 39, 41, 42. — 30) Weinberg, J., Beitrag zur endoscopischen Untersuchung der Harnröhre. Wiener medic. Blätter No. 5. — 31) Derselbe, Zur Technik der Endoscopie. Vortrag, gehalten am 6. December im Wiener med. Doctorencolleg., Mittheilungen desselben No. 27 u. 28. Wiener med. Blätter No. 50, 51, 52, 53. (Bespricht 1) die Lagerung des zu Untersuchenden, 2) die Vervollkommnung der endoscopischen Tuben, 3) die leichteste Art, das Schild im Endoscope zu reinigen, resp. Medicamente zu appliciren.) — 32) Weir, Treatment of gonorrhoea. The Philadelph. med. and surg. reporter. Vol. XLII. No. 17. April 24. p. 353. — 33) Zeissl, M., Ueber den Harnröhrenkrampf und dessen Behandlung. Allgem. Wiener medicin. Zeitung. No. 23 u. 24. Jahresber. der 2. Klinik und Abtheilung f. Syph. d. k. k. allgem. Krankenhauses in Wien. — 34) Zeitlin, Ueber erfolgreiche Behandlung der Urethritis durch inneren Gebrauch von Kali chloricum (3,0 pro die). Wratsch No. 14.

Cheyne (2) hat in dem Trippersecrete Micrococcen gefunden, hält diese für die Ursache der entzündlichen Erscheinungen der Harnröhre und hat dieser Anschauung gemäss eine antiseptische Behandlungsmethode ersonnen, welche ihm in 40 Fällen sehr befriedigende Resultate gegeben hatte. Seine Behandlungsweise ist folgende:

Der Patient entleert die Blase, worauf in die Harnröhre eine 4—6 Zoll lange, aus Cacaobutter bereitete Bougie vom Caliber 9 oder 10 eingeführt wird, welche 5—10 Grm. Jodoform und 10 Tropfen Oleum eucalypti glob. enthält. Vor der Einführung wird die Bougie in Ol. eucalypti oder Carbolöl (1:20) getaucht, nach der Einführung mittelst eines entsprechenden Verbandes in der Harnröhre festgehalten. Der Patient soll nun 4—5 Stunden keinen Harn lassen. In schwereren Fällen wird die Einführung der Bougie am Abend wiederholt. Am Abend und in den schwereren Fällen am folgenden Tage beginnt der Patient Einspritzungen mit einer aus Ol. eucalypti, Gummi arab. (aa Unc. 1) und Wasser (40—20 Unc.) bereiteten Emulsion zu machen, und zwar 4—5 mal täglich. Nach 3 oder 4 Tagen wird diese Injectionsflüssigkeit mit einer aus Zinksulfat (2 Gran auf die Unce) bestehenden vertauscht. Nach 1—2 Tagen nimmt der eitrige Ausfluss ab, wird nach 4 oder 5 Tagen schleimig und hört nach 7—10 Tagen auf.

Decourtieux (3) gelangt infolge seiner über den Harnröhrentripper des Weibes angestellten Studien zu folgenden Schlüssen: 1) Der Harnröhrentripper kommt beim Weibe, verglichen mit dem Scheidentripper, sehr häufig vor. Man kann fast sagen, es gebe keinen Scheidentripper ohne Urethritis. 2) Diese Urethritis ist fast immer an die Vaginitis gebunden und entwickelt sich zu gleicher Zeit mit dieser. 3) Der Harnröhrentripper kann beim Weibe in einer grossen Zahl von Fällen gleichsam als letztes Glied der Tripper-erkrankung, selbst wenn die Vaginitis vollkommen geheilt scheint, fortbestehen. 4) Die bisher angewendeten Untersuchungsmethoden, i. e. mit Finger und unbewaffnetem Auge, sind unzuverlässig; man muss die Burette (ein von Terrillon zum Hervorholen des Eiters aus der weiblichen Harnröhre erfundenes Instrument) und das Microscop zu Hilfe nehmen. 5) Die Anwesenheit von Eiter ist das Hauptsymptom der Urethritis, daher auf die Constatirung desselben fast ausschliesslich die Untersuchung zu richten ist. 6) Ist das Secret purulent, so kann man behaupten, ist es purulent und epithelial, so kann man vermuthen, dass es virulent und contagiös sei. 7) Ist es mucös und epithelial, so ist es nicht contagiös, aber kann es infolge irgend welcher Reizung werden. 8) Man weiss nicht, bei welchem Grade von Purulenz das Harnröhrensecret contagiös wird.

Ducos' These (5) schliesst mit folgenden Sätzen: 1) Die blenorrhagische Metritis kann spontan (d'emblée) infolge directer Ansteckung entstehen; meistentheils jedoch ist sie die Folge eines von der Vagina auf den Uterus sich fortsetzenden Entzündungsprocesses. Infolge dieser Metritis können die Muttertrompeten, die Eierstöcke und der Bauchfellüberzug des Beckens erkranken; jedoch geschieht dieses nicht so häufig, wie es einzelne Autoren behauptet haben. 2) Geht aus unbestreitbaren Beobachtungen hervor, dass die blenorrhagische Peritonitis auch beim Manne vorkommen kann. 3) Zwei Theorien stehen sich gegenüber, um diese Thatsachen bei beiden Geschlechtern zu erklären. Nach der einen Theorie pflanzt sich die Entzündung in der Contiguität der Gewebe fort; nach der anderen benützt die Entzündung den Lymphstrang und sind die genannten Krankheiten echte Erkrankungen der Lymphwege.

Die Trippererkrankung, welche so unangenehme, ja zuweilen tödtliche Zufälle im Gefolge haben kann, darf weder von dem Kranken noch von dem Arzte leicht genommen werden. Die erste zu erfüllende Anzeige ist Ruhe des Kranken und des erkrankten Organes. Bei einem tripperkranken Weibe, das an einer von Fieberbewegungen, Schauer etc. begleiteten Metritis leidet, dessen Gebärmutterhals und Scheidengewölbe bei der Digitaluntersuchung schmerzhaft sich erweisen, hat der Arzt sich jeder Aetzung, Sonden-, ja selbst Spiegeluntersuchung zu enthalten und sofort eine antiphlogistische Behandlung einzuleiten.

An frühere Mittheilungen anknüpfend (s. Jahresbericht 1879, S. 554 No. 1, sowie No. 3 und 4 der Wiener med. Blätter vom Jahre 1879) zeigt Grünfeld (8), dass er nun nicht nur im Stande ist, jeden einzelnen Abschnitt des Samenhügels ganz präcis zu identificiren, sondern auch die Mündungen der Ductus ejaculatorii und prostatici zu sehen, ja selbst zu sondiren. Die Auffindung des Samenhügels wird nämlich wesentlich erleichtert, wenn man die endoscopische Untersuchung von vorn nach rückwärts, d. i. während der Introduction des endoscopischen Instrumentes vornimmt, und ermöglicht wurde diese Untersuchungsweise durch Anwendung der Dr. Weinberg'schen Tuben aus Hartkautschuck (s. No. 81), welche die Verschiebung des Instrumentes auch ohne Conductor gestatten.

Was nun das endoscopische Bild betrifft, so gelangt die obere Harnröhrenwand im prostatischen Theile der Harnröhre speciell der dem Colliculus sem. gegenüber stehende Abschnitt derselben im Sehfelde in Form einer Sichel, eines Halbmondes oder eines Hufeisens zur Einstellung. Diese Verschiedenheit hängt von dem Kaliber des Tubus, von der Dimension des Colliculus im Allgemeinen und der eventuell eingestellten Partie desselben im Besonderen ab. Diese Verhältnisse dienen auch zur Orientirung über die Frage, welcher Theil des Samenhügels im gegebenen Falle eingestellt ist. Ebenso hängt die Form der Centralfigur von der Configuration des Samenhügels im Allgemeinen und von dem Durchmesser desselben insbesondere ab. Sie muss daher ausnahmslos eine mit der Convexität nach oben hin gelegene, stark gekrümmte Linie (Bogen, Halbkreis oder Hufeisen) bilden. Den unteren Theil des Sehfeldes nimmt der Samenhügel in Form eines hellrothen Wulstes ein, dessen Oberfläche durchaus nicht glatt, sondern uneben, leicht körnig, etwa mit unendlich kleinen Vertiefungen versehen erscheint. Dieser Wulst ist selbstverständlich in der Gegend des Utriculus am breitesten und verjüngt sich allmälig nach vorn zu. Die Gegend des Utriculus zeigt eine ganz glatte, glänzende Oberfläche mit regelmässigen, der Convexität entsprechenden Reflexen. Die nach hinten gelegene Kuppe des Organs jedoch, woselbst die Mündungen der Ductus ejaculatorii sitzen, zeigt die obenerwähnte unregelmässig höckerige Oberfläche, die sich durch das Auftreten einer grossen Anzahl regellos angeordneter, nicht in einem Niveau gelegener Reflexfiguren (Pünktchen, Ringe, Flächen etc.) bemerkbar macht. Bei einem mit dem unteren Tubusrande ausgeübten entsprechenden Drucke können die Mündungen auch klaffend gemacht werden, was aber nicht immer gelingt. Dass G. bei einem so beschaffenen endoscopischen Bilde es thatsächlich mit einem Sinus oder der Mündung eines Canales zu thun hatte, erwies die versuchsweise ausgeführte Einführung einer Sonde, die auf etwa 3 Mm. sich vorschieben liess.

Viel schwieriger ist die Wahrnehmung der Mündungen der Ductus prostatici. Auch hier finden die Reflexe ihre Verwerthung. Bald erscheint nämlich ein runder oder ovaler Reflexring am Rande jener Vertiefungen, welche den Mündungen der Ductus prostatici entsprechen, bald aber beobachtet man eine grössere Reflexfläche, jedoch mit einem centralen Defecte. Immerhin gelangen derlei Reflexformen bei öfter wiederholten Verschiebungen des Tubus ziemlich leicht zur Wahrnehmung, während ihre Demonstration bei ruhiger Stellung des Instrumentes wohl gelingt, aber kaum zur Orientirung ausreicht. Im Allgemeinen sind die Mündungen der Ductus prost. ausserordentlich klein, so dass nur einige derselben dem Gesichtssinne zugänglich sind. Der Versuch, eine feine Sonde zu extriren, misslang, wiewohl Alles dafür sprach, dass dieselbe in das betreffende Grübchen eingesenkt wurde. Bei hinreichend abgetrocknetem Sehfelde geschah es einige Male, dass während der Inspection des endoscopischen Sehfeldes aus einer derartigen Mündung in Folge eines vermehrten Druckes mit dem Instrumente ein reichliches Quantum Secretes zum Vorschein kam. Wiederholt beobachtete G. eine förmliche Ueberschwemmung des Sehfeldes mit reichlichem Secrete, welches Spermatozoen in grosser Anzahl enthielt.

Abweichungen in der geschilderten Beschaffenheit der Oberfläche des Colliculus seminalis bilden den Ausdruck einer Erkrankung im Samenapparate. So findet man in einzelnen Fällen den Colliculus in seiner ganzen Ausdehnung dunkel-, sogar blauroth, also von derart saturirter Farbe, dass die sonst dunklere Schleimhaut der oberen Harnröhrenwand im Vergleiche zum Colliculus lichter gefärbt erscheint. Dass unter solchen Umständen die Oberfläche prall gespannt wird, ist leicht begreiflich. Ein solches Krankheitsbild fand G. wiederholt bei profuser Spermatorrhoea, bei Pollutionen oder Abgang von Samen bei Defäcation etc. Ob diese Veränderung von der Urethra selbst ihren Ausgangspunkt nahm oder ob selbe secundär nach einer Erkrankung der Samenbläschen auftrat, lässt sich vorläufig nicht entscheiden. Immerhin mag der mit dem Endoscop constatirte hyperämische oder catarrhalisch entzündliche Zustand auf die subjectiven Erscheinungen nicht ohne Einfluss sein. So lieferten in derartigen Fällen ausgeführte Scarificationen kein ungünstiges Resultat.

Die Urethritis granulosa characterisirt sich nach Grünfeld (9) durch das Vorhandensein punktform- bis hirsekorngrosser Elevationen, welche der Schleimhaut ein sammtartiges Aussehen verleihen. Diese Erscheinung im Vereine mit einer Rigidität der Urethalwandung bedingt eine eigenthümliche Beschaffenheit des endoscopischen Sehfeldes. In einer relativ geringeren Anzahl von Fällen beobachtete G. endoscopische Bilder, die von der angeführten Form sich wesentlich unterscheiden. Im Sehfelde fallen einzelne gelblich-weisse oder gelblich-rothe radial verlaufende, ovale Wülste auf, welche sich von dem sonst gerötheten Gewebe abheben. Diese 1—1½ Mm. breiten, etwa ½—¾ Mm. das Schleimhautniveau überragenden Wülste sind durch eingelagerte, sulzige, froschlaichähnliche Körner veranlasst, welche durch die zarte, zuweilen mit feinen Gefässchen versehene Schleimhaut durchscheinen. Bei Locomotionen mit dem Endoscope überzeugt man sich, dass je ein solches Gebilde 3—4 Mm. lang ist und stumpf endigt, dass derlei Wülste an der Schleimhaut parallel neben und hinter einander verlaufen und bald in geringer, öfter aber auch in grösserer Anzahl auftreten. Diese in der Pars pendula bis über den Bulbus hinaus vorkommenden Körner bedingen die Erscheinungen eines hartnäckigen und langwierigen Trippers und persistiren in unveränderter Form oft Jahre lang. Bloss bei energischer Touchirung mit dem Kupferstäbchen findet Resorption derselben statt und etablirt sich eine characteristische Narbenbildung, nämlich zarte, bläuliche, schiefergraue Narben neben dickeren Narbenflächen, durchzogen von fadendicken, gabelförmig sich theilenden Narbenstreifen; diese Narben verschwinden erst nach geraumer Zeit. Will man die früher angeführte Form der Urethritis granulosa als papilläre bezeichnen, so müsste man diese als rein körnige, folliculäre, trachomatöse auffassen. Durch die Auffindung von lymphatischem Gewebe in der Schleimhaut der Harnröhre durch Chiari gewinnt die Auffassung der geschilderten Gebilde als erkrankte Lymphfollikel, Trachomkörner, an Wahrscheinlichkeit, wiewohl die histologische Untersuchung derselben bisher noch nicht ermöglicht war.

Rousiau (24) glaubt, sämmtliche Facta von Periarthritis blenorrhagica in 3 Kategorien theilen zu sollen. In die erste Kategorie reiht er jene Fälle, wo das Leiden keine dauernde Localisation zeigt. Gegen die 3. Woche des Bestandes des Trippers entstehen unter leichten Fieberbewegungen ohne besondere Schwellung und Röthung Schmerzen in der Umgebung irgend eines Gelenkes (Sehne, Schleimbeutel etc.), welche wenige Stunden oder Tage andauern. Diese Schmerzanfälle wiederholen sich dann in der Umgebung anderer Gelenke. Endlich fixiren sie sich in einem bestimmten Gelenke. In diese Kategorie gehören Quinquaud's Tenalgien (siehe Jahresbericht 1875 S. 558 No. 3). Die Fälle der 2. Kategorie sind entweder Folgezustände der Fälle 1. Kategorie oder sie treten von Anfang an als solche selbständig auf. Sie haben einen chron. Verlauf, ohne Fieber, ohne Schweissbildung, ohne Speckhaut im Aderlassblute. Nichts destoweniger tritt die Erkrankung plötzlich auf, ist der Schmerz sehr heftig und die Anschwellung sehr bedeutend. Meistens ist nur eine einzige Stelle erkrankt, aber selbst in jenen Fällen, wo ausnahmsweise mehrere Stellen erkrankt sind, kann man bemerken, dass eine unter ihnen am meisten ergriffen ist. Die Beantwortung der Frage nach dem Lieblingssitze dieser Affection bedarf noch weiterer Beobachtungen. Der häufigste Ausgang dieser Form ist der in vollständige Resolution. Häufiger als beim Rheumatismus bleiben Muskelcontracturen (falsche Ankylosen) zurück. Selten ist der Ausgang in Vereiterung (eines Schleimbeutels).

In die 3. Kategorie reiht er jene Fälle, welche Begleiterscheinungen der blenorrhagischen Arthritis bilden und sich durch Schwellung, pastöse Beschaffenheit, Oedem und Röthung sämmtlicher das erkrankte Gelenk umgebenden Gewebe charakterisiren. Complicationen von Seiten des Herzens kommen bei allen diesen 3 Kategorien niemals vor.

Schedler (25) veröffentlicht einen Fall von Endocarditis ulcerosa mit Obductionsbefund bei einem 22jährigen Kürschnergesellen, bei dem 3 Wochen nach Acquisition des Trippers Gelenksaffectionen, 7—8 Monate später die Erscheinungen von Seiten des Herzens und 1 Monat später der letale Ausgang eingetreten war. Zur Erklärung des Zusammenhanges der Endocarditis mit dem Tripperprocesse stellt S. 2 Theorien auf. Nach der einen dürften Microorganismen die Vermittler der beiden Krankheitsprocesse sein, da man sowohl im Trippersecrete, als auch in den ulcerösen Belegen des Endocards, sowie in den embolischen Herden Pilzbildungen nachgewiesen habe. Nach der 2. Theorie wären die Entzündungen der Synovial- und serösen Häute Angioneurosen (Lewin) oder die Resultate vasomotorischer Störungen, welche durch den auf die Schleimhaut der Urethra ausgeübten Reiz des gonorrhoischen Secretes auf reflectorischem Wege in ähnlicher Weise hervorgerufen werden, wie die plötzlichen Kniegelenksergüsse nach Catheterismus.

Die infolge einer beiderseitigen Trippernebenhodenentzündung entstehenden Veränderungen des Samens sind nach Terrillon (27) folgende:

Während des acuten Stadiums nimmt der Samen eine mehr oder weniger ausgesprochene gelbgrünliche Farbe an, welche sein Aussehen dem des Eiters ähnlich macht. Diese Farbe rührt von der Beimengung verschiedener Quantitäten Eiterkörperchen her. Gleichzeitig findet man eine gewisse Anzahl grosser granulirter Kugeln. Die Spermatozoën können von den ersten Tagen des Bestehens der Nebenhodenentzündung an fehlen, aber in gewissen Fällen begegnet man einzelnen wohlausgebildeten und lebenden Exemplaren, welche in der purulenten Flüssigkeit herumschwimmen. Man kann deren während einer verschieden langen Zeit finden und vielleicht verschwinden sie niemals vollständig bis zur völligen Genesung. Die Mischung von Eiterkörperchen und granulirten Kugeln, in welcher man Spermatozoën oft begegnet, kann nur von der Schleimhaut der entzündeten samenabführenden Wege herstammen, wie dieses die gleiche Beschaffenheit der Flüssigkeit, welche man bei Autopsien im Vas deferens gefunden hat, beweist. Damit ist auch bewiesen, dass in den Samenwegen ein eitriger Catarrh vorhanden ist.

Ist das acute Stadium der Epididymitis vorüber, so bleiben dieselben Veränderungen des Samens bestehen. Die Färbung wird nur eine weniger eiterähnliche, da die Eiterelemente weniger zahlreich werden. Die Spermatozoën verschwinden in den meisten Fällen; der flüssige Antheil wird vorherrschend. Diese Veränderungen können während einer sehr langen, vielleicht selbst unbestimmten Zeit, besonders in jenen Fällen fortbestehen, wo die Spermatozoën nicht wieder erscheinen.

Bei den einseitigen Nebenhodenentzündungen kommen die gleichen Veränderungen des Samens vor, nur sind sie in dem Maasse abgeschwächt, als sich gesunder Samen dem kranken beimengt.

Vajda's (29) neuere Behandlungsweise der Urethral-Blennorrhoe beim Mann besteht in Anwendung von Irrigationen mittelst eines eigens zu diesem Zwecke construirten Apparates.

Dieser ist aus folgenden Stücken zusammengesetzt: 1) aus einem spiegelglatten Jaques-Patent-Weichkautschukrohr, welches nahe seinem geschlossenen Ende auf einer circa 3 Ctm. langen Strecke an 6 Stellen perforirt ist und nie ^{1}, der jeweiligen Weite der Harnröhre überschreiten soll. 2) Aus einer birnförmigen, weichen Kautschukblase, welche circa doppelt so gross, als die Glans penis ist. Das hintere breitere, saumig verdickte Ende der Blase soll so weit offen sein, dass die Eichel in dieselbe gesteckt werden kann, wobei der Rand in die Eichelkronenfurche zu liegen kommt. Das vordere, spitz zulaufende Ende der Blase ist ebenfalls offen, wird aber beim Gebrauche von dem von rückwärts nach vorn durchtretenden Catheter ausgefüllt. An der Seite der Kautschukblase ist ein 6 Mm. weites, luftdicht befestigtes Ansatzstück angebracht, in welches ein 1 Meter langes Abflussrohr zum Ablassen der in der Blase befindlichen Flüssigkeit gesteckt wird. 3) Das Zuflussrohr ist 2—3 Meter lang und steht einerseits mit 4) einem Reservoir in Verbindung, andererseits trägt dasselbe 5) ein mit einem Hahne versehenes Hartkautschukrohr, dessen spitzes Ende in das offene Ende des Catheters gesteckt wird. Die Qualität der Irrigationsflüssigkeit richtet sich nach der zu erzielenden Wirkung. Der Concentrationsgrad kommt jenem der Injectionsfluiden gleich oder er ist etwas geringer (durchschnittlich 2 per mille); die Temperatur der Flüssigkeit ist bei hochgradig entzündlichen Affectionen geringer (18—20° C.) als bei chronischen Processen (20—30° C.). Die Anwendung des Apparates geschieht auf folgende Weise: Zu allererst wird das Reservoir mit der betreffenden medicamentösen Flüssigkeit gefüllt, dann die Cautschuckblase mit einem entsprechend dünnen Catheter armirt und letzterer nachher mit Vaseline wohlbestrichen, womöglich nach vorherigem Uriniren in die Urethra geschoben, so zwar, dass sein geschlossenes Ende mindestens den Krankheitsherd erreicht. Nach Einführung des Catheters wird die Irrigationsblase über die Eichel gezogen, dann das Abflussrohr und endlich das Zuflussrohr angesteckt, letzteres aber erst nach Füllung mit der betreffenden Flüssigkeit. Vor dem Eröffnen des Hahnes wird noch die in der Cautschuckblase befindliche Luft durch Zusammendrücken der Blase verdünnt und einer hinterherigen Wiederfüllung derselben dadurch vorgebeugt, dass man das untere Ende des Abflussrohres in Wasser taucht. Vermöge der Elasticität des Cautschucks dehnt sich nun die Blase wieder aus und es müsste in der Höhle der Blase und den damit zusammenhängenden Hohlräumen ein negativer Druck entstehen, wenn nicht das Steigen des Wassers im Abflussrohr das Gleichgewicht hinsichtlich des Druckes herstellen würde. Letzteres hält aber nur kurze Zeit an, weil die abfliessende Flüssigkeit stets von Neuem negativen Druck erzeugt. Durch den periodisch wiederkehrenden negativen Druck wird nun auf den flüssigen Inhalt der Urethra und der damit zusammenhängenden Drüsen etc. eine Saugkraft ausgeübt. Wird durch das Nachströmen der Flüssigkeit aus dem Reservoir der negative Druck in einen positiven umgewandelt, so wird hierdurch das Eindringen der nachströmenden medicamentösen Flüssigkeit in alle jene Räume, wo früher der negative Druck herrschte, erleichtert. Durch Vergrösserung des Höhenunterschiedes zwischen den 2 Enden des Zu- und Abflussrohres kann im ersteren der positive Druck, im letzteren die Saugkraft nach Belieben gesteigert werden. (Ref. sah sich noch niemals zur Anwendung so complicirter Apparate zur Heilung eines Trippers genöthigt.)

Um gewissen Schwierigkeiten bei der endoscopischen Untersuchung der Harnröhre zu begegnen, hat Weinberg (30) einige Veränderungen im Instrumentarium vorgenommen.

Statt des einfachen geraden, aus Metall gearbeiteten Endoscopes mit Conductor, verwendet er mit dem besten Erfolge aus Hartcautschuk gefertigte Tuben verschiedenen Calibers (Charrière No. 18, 20, 22 und 24, oder 19, 21, 23) ohne Conductor und mit gerade abgeschnittenem Visceralende. Das Ocularende bildet einen Trichter von $3\frac{1}{2}$ Ctm. im Durchmesser, der einen stark verdickten gekerbten Rand besitzt und mit dem cylindrischen Theile unter einem 130° betragenden Winkel in Verbindung steht. Die Innenwand des Tubus ist matt geschliffen und beträgt seine Länge für die Pars pendula 6—10, für die Pars membranacea und prostatica 12 Ctm. Die Hartcautschuk-Endoscope bieten nun, abgesehen davon, dass sie beim Einführen das unangenehme Gefühl des Metalls nicht erzeugen, die Vortheile, dass die Harnröhre schon beim Einführen des Instrumentes schrittweise und zwar von vorn nach hinten untersucht werden kann, und dass Verletzungen der Schleimhaut durch das — bei den Metall-Endoscopen scharfe — Visceralende vermieden werden. Das Fehlen des Conductors vereinfacht den Untersuchungsact, der bei 3 Mm. dicke und stark gekerbte Rand des Trichters gewährt dem Daumen und Zeigefinger einen festen Halt, und schliesslich gestattet der massive Trichter, die Pars pendula nach Belieben durch Druck zu verkleinern, daher die Anbringung der Steurer'schen Scheibe zu diesem Zwecke ganz überflüssig wird. Um verengte Orificien zur Einführung der Tuben von oben genanntem Caliber geeignet zu machen, benutzt W. ebenfalls aus Hartcautschuk gefertigte Dilatatorien. Es sind dies 4 Ctm. lange, sich nach unten verjüngende und am freien Ende abgerundete Stifte, welche an ihrem Ende eine $2\frac{1}{2}$ Ctm. im Durchmesser haltende, an ihrem Rande stark gekerbte Scheibe tragen. Jeder der 4 Ctm. entspricht 4 aufeinanderfolgenden Nummern der Charrière'schen Filière. Drei solche Dilatatorien, welche den Nummern 12—16, 16—20 und 20—24 entsprechen, genügen für alle Fälle.

Zum Reinigen des endoscopischen Sehfeldes endlich benutzt W. 20—25 Ctm. lange, dünne, abgerundete Holzstäbchen, deren Enden mit Bruns'scher Watte umwickelt werden.

Durch eine Reihe von Thatsachen ist es Zeissl (33) zur Gewissheit geworden, dass die Musculatur der Harnröhre krampfhaft erkranken kann. Die Folge dieser krankhaften Contracturen kann in seltenen Fällen 1) die Harnverhaltung sein. Der Krampf betrifft dann meistens die die Pars membranacea umgebende Musculatur, den Musculus transversus perinei profundus. 2) Sehr häufig behindert sie die Einführung eines Instrumentes für wenige Minuten, schwindet aber sofort, wenn man den Kranken narcotisirt oder das Instrument einige Minuten an der es zurückhaltenden Harnröhrenstelle liegen lässt. 3) Kann der Harnröhrenkrampf an irgend einer Stelle der Harnröhre so heftig werden, dass es für einige Zeit unmöglich ist, ein in derselben befindliches Instrument zu entfernen. 4) Kann der Harnröhrenkrampf Prostatorrhoe und häufige Pollutionen bedingen. Diese Form des Harnröhrenkrampfes tritt namentlich als Begleiterscheinung oder als Vorläufer spinaler Erkrankungen auf, kann aber auch bei Individuen vorkommen, welche ein vollständig gesundes Centralnervensystem besitzen. Die Behandlung besteht in der, wenn möglich, täglichen Einführung mässig dicker Instrumente in die Harnröhre, welche nur wenige Minuten in dieser liegen bleiben. Ausserdem ist es sehr zweckmässig, wenn der Harnröhrenkrampf eine mit einer organischen Strictur behaftete Person betrifft, eine Stunde vor dem Einführen des Instrumentes dem Patienten entweder ein Morphium- oder besser ein Belladonna-Suppositorium in den Mastdarm einlegen oder 0,01 Morphium einnehmen zu lassen. Gleichzeitig muss der Kranke alle die Blase reizenden Getränke, besonders Champagner, Most, jungen Wein und Bier vermeiden, möglichst wenig oder am besten gar keine Bewegung machen, sich im gleichmässig temperirten Zimmer aufhalten, warme Umschläge auf das Mittelfleisch appliciren und 2 mal des Tages warme Sitzbäder gebrauchen.

[Haslund, A., Gonorrhoisk Rheumatisme og Pyarthros gonorrhoicus. Ugeskr. f. Läger. 4 R. 1. No. 1. p. 1—10; 2. p. 17—26.

Haslund behauptet die absolute Verschiedenheit des rheumatischen Fiebers vom gonorrhoischen Rheumatismus, der gar kein Rheumatismus sein soll. Er liefert eine historische Uebersicht der Entwickelung unserer Kenntnisse dieses Leidens und schliesst sich vollständig der Anschauung Lasègue's an, welcher den gonorrhoischen Rheumatismus als nur eine purulente Infection chronischer Natur auffasst; während er indess zugiebt, dass entwickelte Pyarthrien gonorrhoischer Abstammung im Ganzen nur selten vorkommen. Der Verf. bereichert die in den Archiven der Wissenschaft vorliegende kurze Liste solcher Fälle mit 4 von ihm im Kopenhagener Communalspital beobachteten, welche genauer referirt werden. Im ersten derselben war ein Pyarthros des Kniegelenks durch eine Phlebitis der Vena poplitaea complicirt, welche Schenkelamputation nöthig machte. Der andere (etwas zweifelhafte, Ref.) Fall betraf ein Dienstmädchen. Der dritte veranlasste eine uncomplete Ankylose des Handgelenks. Im vierten Falle wurde ein Pyarthros des Kniegelenkes vollständig geheilt.

R. Bergh (Kopenhagen).]

DRITTE ABTHEILUNG.

Gynäcologie und Pädiatrik.

Gynäcologie

bearbeitet von

Prof. Dr. GUSSEROW in Berlin.*)

I. Allgemeines.

1) Braun v. Fernwald, Carl, Lehrbuch der gesammten Gynäcologie. 2. Aufl. Wien. — 2) Winckel, F., Die Pathologie der weiblichen Sexualorgane in Lichtdruckabbildungen nach der Natur in Originalgrösse. 7.—12. Lief. Leipzig. — 3) Brandt, Th., Die Bewegungscur als Heilmittel gegen weibliche sogen. Unterleibsleiden und Prolapsen (?). 2. Aufl. Uebersetzung. Stockholm. — 4) Martin, A., Ueber die Verwendung des Jodoform bei gynäcologischen Leiden. Centralbl. für Gynäcologie. S. 315. — 5) Valenta, Ueber den sogen. Coitus reservatus als eine Hauptursache der chron. Metritis und der weiblichen Nervosität. Memorabilien No. 11. — 6) Holzer, Instrument zur continuirlichen Irrigation der Vagina und des Uterus. Anzeiger der k. k. Gesellsch. der Aerzte von Wien No. 18. (Gefenstertes Speculum mit Zu- und Abflussrohr. Warme Empfehlung der continuirl. Irrigation.) — 7) Fritsch, Demonstration neuer Präparate und Instrumente auf der gynäcologischen Section der Naturforscherversammlung in Danzig. Arch. für Gynäcol. XVI. S. 481. — 8) Abegg, Ueber die Anwendung der Carbolsäure in der Gynäcologie. Ebendas. S. 486. — 9) Schücking, Adrian, Ein Urtheil Lister's über die permanente Irrigation als eine strenge aseptische Wundbehandlung der Gynäcologen. Berliner klin. Wochenschr. No. 11. — 10) Löwy, Jodoform in der gynäcologischen Praxis. Wiener med. Presse 48. — 11) v. Rokitansky, Zur Anwendung der Salpetersäure bei Uterinalleiden. Ebendas. 26. (Beschreibt eine von ihm construirte Spritze behufs intrauteriner Application der Salpetersäure.) — 12) Frank, Weitere Mittheilungen zur intrauterinen Behandlung. Ebendas. 33. — 13) Kaspzik, Ueber Dilatation des Cervix. Allgem. Wiener med. Zeitg. 12. — 14) Frank, Ein Beitrag zur Dilatation des Uterus. Centralbl. für Gynäcol. S. 193. (Beschreibt des Weiteren die Technik und Indicationen der Dilatation nach Schultze, besonders mit dem Dilatator; s. Jahresber. 1877.) — 15) Playfair, Ueber intrauterine Behandlung. Wiener med. Blätter. 20. — 16) Küstner, Die permanente Scheidenirrigation als eine Methode streng antiseptischer Behandlung der Genitalwunden der Frau. Centralbl. für Gynäcol. S. 16. — 17) Schwarz, Zur intrauterinen Therapie. Principien bei intrauterinen Injectionen und Erfahrungen über diese Behandlungsweise. Arch. für Gynäcol. Bd. XVI. S. 245. — 18) Martin, A., Ueber intrauterine Therapie. Verhandlungen der gynäcol. Section der 53. Naturforscherversammlung zu Danzig. Ebendas. S. 477. — 19) Schultze, Zur Kenntniss von den Methoden der Dilatation des Uterus. Centralbl. für Gynäcol. S. 350. (S. betont noch einmal die Wichtigkeit der Dilatation der Uteruswände mittelst seines Instrumentes nach vorausgegangener Erweiterung des Cervicalcanals mittelst Laminaria. S. Jahresber. 1877.) — 20) Leopold, Beitrag zur operativen Gynäcologie. Deutsche med. Wochenschr. 46, 47. — 21) Winckel, Berichte und Studien aus dem königl. sächsischen Entbindungsinstitute in Dresden über die Jahre 1876—78. Leipzig. — 22) Brügelmann, Ein transportabler Operationsstuhl für gynäcologische Operationen. Deutsche med. Wochenschr. 18. — 23) Trélat, Maladies chirurgicales de la femme. Leçon recueillie par M. Coudray. Annal. de gynaecol. 13. — 24) Courty, Nouveau moyen d'hémostasie préventive pour les opérations pratiquées sur l'appareil génital de la femme. Ibid. 13. — 25) Gehrung, Contribution à la mécanique gynécologique. Ibid. 14. — 26) Tarnier, Nouvel hystéromètre portecaustique. Ibid. 14. — 27) Wintrebert, Contribution à l'étude de la stérilité. Arch. de Tocol. — 28) Rosetti, A., Hygiène de la femme. Physiologie,

---

*) Bei der Abfassung dieses Berichtes wurde ich von Herrn Dr. Runge in ausgedehnter Weise unterstützt, wofür ich demselben hier meinen Dank abstatte. G.

pathologie et morale. 2. édit. Paris. — 29) Josan, E., Traité pratique compl. des maladies de femmes. 6. édit. Av. fig. Paris. — 30) Ménière, Nouveau spéculum. Gaz. hebdom. de méd. et de chir. No. 21 und Gaz. des hôp. No. 60. (Soll besonders bei Flexionen des Uterus die Portio gut sichtbar machen.) — 31) Churchill, F. et H. le Blond, Traité pratique des maladies des femmes. 3. édit. 1 part. Paris. Première partie. — 32) Bonsal, Raoul, Étude sur les troubles nerveux réflexes observés dans les maladies utérines. Paris. — 33) Walton, Des injections d'eau chaude en thérapeutique utérine. Annal. de la soc. de méd. de Gand. Nov. — 34) Percher, Essai sur le goître dans les relations avec les fonctions utérines. Thèse de Paris. — 35) Fourcauld, Étude sur les troubles du système nerveux central consécutifs aux affections diverses de l'appareil utéro-ovarien. Annal. de gyn. No. 13. — 36) Atthill, L., Clinical Lectures on Diseases peculiar to Women. 6. ed. revised and enlarged. Fannin (Dublin). — 37) Atkinson, W. B., Therapeutics of Gynecology and Obstetrics. Philadelphia. — 38) Goodell, W., Lessons in Gynecology. Ill. London. — 39) Atkinson, W. B., The Therapeutics of Gynecology. Ill. London. — 40) Clifton, E. Wing, The proper use of the hot vaginal douche. Boston med. and surg. Journ. Juni 17. (Bekanntes über die Wirkung der heissen Douche.) — 41) Reeves, Jackson, Uterine massage as a means of treating certain forms of enlargement of the womb. Ibid. Sept. 23. — 42) Thomas, Gaillard, A clinical lecture on the treatement of leucorrhoea. The New-York medic. record. Jan. 24. (Enthält nichts Neues, wenn man davon absieht, dass die Vorlesung „phonographically reported" ist.) — 43) Charrier, Du traitement par les alcalins d'une cause peu connue de stérilité (acidité du mucus utéro-vaginal). Bull. gén. de thérap. 15. Juli. (Empfehlung alkalischer Wässer bei saurem Uterovaginalsecret.) — 44) Kidd, Erythema uterinum, or roseola uterina. Proceedings of the Dublin obst. society. April. — 45) Barnes, Robert, On the genital mucous tract; some general properties of mucous membranes, many diseases begin in them; it is an absorbing medium a „toxicode" or poison-route; effect of closure of mucous canal, dysmenorrhoea by retention. The Lancet. July 24. (Weitläufige theoretische Betrachtungen ohne Neues zu enthalten, das irgend welche practische oder anderweitige Bedeutung hätte.) — 46) Hart, D. B., On the position and distention of the female bladder. Edinb. med. Journ. April. p. 893. — 47) Hart, Merriam, The hot water vaginal douche a simple apparatus for its administration. Med. record. New-York. 26. Juny. (Nichts Neues.) — 48) Küstner, Bericht über die Thätigkeit in der gynäkologischen Clinik des Herrn Geh. Hofrath Prof. Dr. Schultze zu Jena. 1877—1879. Wiener med. Blätter 51, 52. — 49) Playfair, On intra-uterine medication. Brit. med. Journ. 27. March. (Pl. empfiehlt Application von Tinct. Jodi oder eine Lösung von Carbolsäure in Glycerin [zu gleichen Theilen] auf die Innenfläche des Uterus mit Hilfe seiner Sonde.) — 50) Battey, Intrauterine medication by iodised Phenol. Ibid. 27. March. (B. empfiehlt zu gleichen Zwecken Aetzungen mit einer Mischung von Jodtinctur und Carbolsäure.) — 51) Morisani, Sulla medicazione endo-uterina. G. internazionale delle sc. med. 1879. No. 1. (Nichts Neues.)

Martin (4) sah vom Jodoform im Allgemeinen nicht die gehegten Erwartungen bestätigt, meist mussten, um dauernde Besserung zu erzielen, andere Mittel mit herangezogen werden. Die besten Resultate sah er bei Neuralgien im Climacterium, auch bei Carcinom liess sich eine Umstimmung der Secretion erzielen. Bei Endometritis chronica führte es nie zur Heilung, bei Beckenexsudaten mit oder ohne Metritis chronica liessen sich in einzelnen Fällen Besserungen constatiren. Eine Mischung von Jodoform mit Tannin au mildert den unangenehmen Geruch, hebt ihn aber nicht auf. Sehr angenehm ist die Applicationsweise von 0,2 Jodoform in Suppositorien per anum.

Löwy (10) will von Jodoform Erfolge als resorptionsbefördernden Mittel gesehen haben, berichtet aber nur über einige wenige Fälle.

Abegg (8) warnt vor zu starken Carbolsäurelösungen in der Privatpraxis und hat nach übertriebener Anwendung von 5 pCt. Lösung Parametritis auftreten sehen.

Schüking (9) glaubt mit seiner permanenten Irrigation nicht die verdiente Anerkennung bei den Fachgenossen gefunden zu haben. Er hat deshalb Lister interpellirt und dieser hat die Methode für durchführbar erklärt.

Im Gegensatz zu Schüking empfiehlt Küstner (16) die permanente Scheidenirrigation zur antiseptischen Behandlung der Genitalwunden. Er sieht den Hauptvortheil darin, dass der Uterus durch den in der Vagina liegenden Drainageschlauch nicht wie durch den Schüking'schen Catheter in seinen normalen Bewegungen beeinträchtigt wird, und in der leichteren Ausführbarkeit der Methode. Hängt der Irrigator höher, als der höchste Punct des Cavum uteri sich befindet, so dringt die Flüssigkeit auch in die Uterushöhle hinein.

Fritsch (7) empfiehlt seine verbesserten Beinhalter, die an jeden Tisch zu schrauben sind und die Patienten in Rücken- oder Steissrückenlage fixiren. Ferner ein Speculum, dessen untere Lamelle an den Operationstisch geschraubt wird, während die obere eine Vorrichtung zur dauernden Berieselung des Operationsfeldes trägt, eine Zange zur schmerzlosen Einführung der Mayer'schen Ringe und andere bekannte und von ihm verbesserte Instrumente.

Kidd (44) sah in etwa 3 pCt. aller seiner Entbindungsfälle am 3., 4. oder 5. Tag nach der Entbindung einen Hautausschlag auftreten, der wesentlich als Erythem zu bezeichnen ist. Derselbe begann immer am Abdomen (unter dem „Binder", der Bandage zur Fixation der Bauchdecken!) und trat gewöhnlich am folgenden Tage auch am übrigen Körper auf, um am 3. bis 5. Tage seines Bestehens allmälig wieder zu verschwinden. Fieber besteht nie dabei. Hier und da sah Kidd diesen Ausschlag auch bei Uteruskrankheiten auftreten.

Hart (46) kommt durch clinische und anatomische Untersuchungen zu folgenden Schlüssen: die anatomischen Verbindungen der Blase mit der der Symphyse sind sehr locker und bestehen aus schlaffem Zellgewebe und Fett und erlauben so der Blase eine Ausdehnung nach oben. Die Palpation oberhalb der Symphyse giebt keinen sichern Aufschluss über den Füllungszustand der Blase. Wenn der Scheitel der Blase oberhalb der Symphyse zu fühlen ist, so kann dies durch Füllung der Blase allein bedingt sein, oder durch Füllung und Emporzerrung und endlich durch Emporzerrung der leeren Blase.

Reeves (41) macht mit Recht auf die Häufigkeit der Vergrösserung des Uterus aus den verschiedensten Ursachen aufmerksam (64,7 pCt. aller seiner Fälle). Nach ihm hat den günstigsten Einfluss auf diesen Zustand die Massage des Uterus, die entweder von den Bauchdecken allein ausgeübt wird, oder von den Bauchdecken und der Vagina, oder von den Bauchdecken und dem Rectum aus. Bei der zweiten Methode sollen 10—30 Minuten lang zwei Finger in der Vagina, bald im hinteren, bald im vorderen Scheidengewölbe „gently" (!) vorwärts bewegt werden etc.

Courty (24) empfiehlt als prophylactisches Blutstillungsmittel bei Operationen an den Genitalien Injectionen von heissem Wasser tage- oder stundenlang vor der Operation. Dieselben sollen den Blutverlust bedeutend herabsetzen und die sichtbare Congestion und Hyperämie besonders der Portio beträchtlich vermindern.

Kasprzik (13) beschreibt Dilatorien des Cervix, wie sie in der Hegar'schen Klinik gebraucht werden.

Sie bestehen aus 10 Ctm. langen, conisch zulaufenden, leicht gekrümmten Hartgummizapfen, die mit einer kleinen Handhabe versehen sind und in verschiedenen Nummern von 2—26 Mm. im Dickendurchmesser ansteigen. No. 8 hat den Durchmesser einer gewöhnlichen Uterussonde. Die Anwendung geschieht in Seitenlage nach Abziehung der hinteren Vaginalwand und Fixation der Portio mittelst Kugelzangen. Bei Nulliparen beginnt man mit No. 3 und 4.

Als Indicationen gelten 1) Vorbereitung zur intrauterinen Injection; 2) Stenosen des Cervix am innern Muttermund; 3) wenn sich eine Austastung des Uteruscavum mittelst des Zeigefingers nothwendig erweist; 4) Vorbereitung zur Exstirpation intrauteriner fibröser Tumoren. Als Contra-Indicationen gelten bestehende oder kürzlich abgelaufene Entzündungsprocesse. Unangenehme Zufälle sind bisher nicht beobachtet.

Martin (18) verwirft jede vorbereitende Dilatation des Cervix bei intrauterinen Eingriffen. Er gebraucht zur Entfernung kranker Schleimhauttheile eine nicht zu dicke Curette, spült den Uterus aus und injicirt in malignen Fällen ca. 1 Grm. Eisenchlorid. Die Curette muss möglichst tief wirken, dies schützt am besten vor Recidiven.

Schwarz (17) resumirt über das in der Olshausen'schen Klinik übliche Verfahren der intrauterinen Therapie, welche ohne vorangehende Erweiterung des Cervicalcanales auch ambulatorisch eingeleitet wird.

Mittelst des Bozeman'schen, von Fritsch verbesserten Uteruscatheters wird das Uteruscavum mit einer 2procentigen Carbollösung irrigirt, dann mit einer Sims'schen Curette Fungositäten oder Eireste entfernt, wieder irrigirt und dann mittelst der Braun'schen Spritze Liq. ferri sesquichlorati oder Jodtinctur eingespritzt. Die Einführung des Catheters gelingt auch bei Nulliparen fast stets, wenn nicht, so wird eine dicke Sonde vor der Injection in den Cervix einige Minuten gelegt. Das Verfahren ist gefahrlos, indessen wurden Uebelkeit, Erbrechen, Uteruscoliken öfter beobachtet. Indicirt ist dasselbe bei allen Blutungen und wirkt besonders günstig auf die Involution des hyperplastischen Uterus.

Leopold (20) berichtet über 2 Fälle von Verletzungen ausserhalb des Puerperium in der Gegend der Clitoris durch Fall.

Die Wunde verlief beidemale fast genau parallel dem absteigenden Schambeinast, blutete trotz ihrer geringen Ausdehnung stark nach aussen und ins Gewebe. Zur Stillung der Blutung war in dem einen Fall tiefer Nahtverschluss erforderlich. Hinweis auf die Analogie mit dem Fall Kaltenbach (1879). — 2) Ueber eine sehr schwere Exstirpation eines fibrösen Polypen bei einer Virgo mit glücklichem Ausgang. Dilatation des Cervix, stückweise Entfernung unter strengster Antisepsis. — 3) Ueber die Entfernung eines Blasensteines durch die Urethra. — 4) Ueber eine wegen fester Verlöthung nicht zu vollendende Castration bei Fibroma uteri retrovaginale, nach welchem Eingriff trotzdem Rückbildung der Geschwulst eintrat, ebenso Aufhören der Blutung. Hinweis auf einen ähnlichen Fall Bruntzel.

(1) Pippingsköld, J., Berättelse i sammandrag öfver gynekologiska kliniken i Helsingfors för 1879. Finska läkaresällsk. handl. Bd. 22. p. 216. — 2) Svensson, J., Från Kirurgiska afdelingen å Sabbatsberg Sjukhus. Hygiea. p. 168. — 3) Meyer, Leopold, Uterinsygdommene som Sterilitets Aarsag. Afhandling for Doctorgraden i Medicin. Kjöbenhavn. 263 pp.

Zwei Fälle von Ovariotomie und ein Fall von Laparo-hysterotomie werden von Svensson (2) mitgetheilt. In dem ersten Fall von Ovariotomie hatte die Cyste keinen Stiel, und konnte nicht vollständig von dem kleinen Becken getrennt werden. Ein faustgrosser Theil der Geschwulst musste zurückbleiben. Die Frau genas. In dem zweiten Fall wurde nebst der Ovariencyste ein Myofibroma uteri exstirpirt; die Frau starb Tags darauf. — In dem dritten Fall wurde ein Uterus, der mit 6 wallnuss- bis gänseeigrossen subperitonealen und interstitiellen Myofibromen besetzt war, exstirpirt. Die Frau starb 2½ Stunden nach der Operation. Bei der Narcose, die 2 Stunden 5 Minuten gedauert hatte, war Aether benutzt worden, und bei der Section zeigte sich das Blut dunkel und dünnflüssig und roch stark nach Aether; sonst wurde Nichts gefunden. Wegen seiner Untersuchungen an Kaninchen ist Verf. davon überzeugt, dass der Geruch des Blutes in diesem Falle nicht beweist, dass eine Aethervergiftung als Todesursache beschuldigt werden kann.

Aus der Arbeit Meyer's über Uteruskrankheiten als Ursache von Sterilität (3) interessiren vorzugsweise die Untersuchungen über das Verhalten des Uterus bei Mädchen unter einem Jahre alt. Ganz wie Hoch es an gefrorenen Leichnamen fand, hat auch Verf. gefunden, dass der Uterus des jungen Kindes fast nie anteflectirt ist, dass aber fast immer die Achse des ganzen Uterus einen Bogen mit der Concavität nach vorn, aber ohne Knickung bildet. 9 mal fand er den Uterus völlig gestreckt, nur 3 mal anteflectirt, 50 mal antecurvirt. 5 mal hat er wahre Retroflexionen gefunden, darunter 3 spitzwinklige. 9 Retroversionen, wo sich 4 mal Antecurvatur fand, rühren vielleicht davon her, dass die Leichname auf dem Rücken gelegen hatten; dasselbe glaubt er aber hinsichtlich der Retroflexionen nicht. Der wechselnde Füllungsgrad der Blase und der Gedärme schien keinen wesentlichen Einfluss auf die Gestalt und Lagerung des Uterus des jungen Kindes auszuüben. Auch von den sehr häufigen Lateroversionen und von der verschiedenen Länge der Ligg. ovarica bei diesen finden sich Mittheilungen; sehr oft war das Ligament der Seite, wohin der Uterus sich zeigte, verkürzt, das entgegengesetzte fand sich aber auch. Auch die Weite des Orif. ext. und die Form der Portio vaginalis bieten interessante Eigenthümlichkeiten dar. Orif. ext. war fast nie verengt, weshalb Verf. annimmt, dass die Stenosis orif. ext. fast immer während der weiteren Entwickelung des Organs erworben sei. Dagegen zeigte sich die Portio vaginalis sehr häufig deform; die verlängerte, conische Portio aber, die gewöhnlich für angeboren angesehen wird, fand er niemals (nur 1 mal fand er eine conische, aber kleine Portio), weshalb Verf. auch glaubt, dieses Leiden sei gewöhnlich nicht angeboren. Verlängerung des Lab. ant., besonders als „schürzenförmige“ Verlängerung, fand sich dagegen häufig, dermassen häufig, dass man annehmen muss, sie verliere sich oft während der weiteren Entwickelung des Organs. Auch andere Deformitäten, von denen ebenfalls angenommen werden musste, dass sie sich später verlieren, wurden gefunden. Von Interesse sind auch die Verschiedenheiten, die die Plicae palmatae, besonders die Columnae darbieten. Sie fangen in wechselnder Höhe über dem Orif. ext. an, ihre Grösse und Breite variirte sehr, und sie boten mehrere Abnormitäten dar, von denen hier nur erwähnt sein soll, dass ihr Verlauf 1 mal spiralig gewunden war, in der Art, dass Columna ant. an der hinteren Wand endigte, Columna post. an der vorderen.

F. Nyrop (Kopenhagen).

[Martinez del Rio, Informe relativo al Servicio del hosp. Gonzalez-Echeverria. Gac. med. de Mexico. No. 16.

Verf. machte 40 Mal in 2 Jahren, mit 2 Todesfällen, die Ausschabung der Gebärmutterhöhle mit dem scharfen Löffel; meistens wegen fungöser Metritis mit Blutungen; 11 Mal, mit 9 Erfolgen, bei Gebärmutterfibromen, wegen Blutungen; in drei weiteren Fällen mit gutem Erfolg nach Fehlgeburten, wenn Theile des Eies zurückgeblieben waren.

Semeleder (Mexico).]

B. Menstruation.

1) Haffner, Molimina menstrualia bei Bildungsfehlern der Geschlechtstheile. Berl. clin. Wochenschr. No. 24. — 2) Moericke, Verhalten der Uterusschleimhaut während der Menstruation. Centralbl. f. Gyn. No. 13. — 3) Pauli, Amenorrhoe. Menstrualerythem und Menstrualerysipel. Berl. clin. Wochenschrift. No. 45. — 4) Ormières, Sur la menstruation après l'ovariotomie et l'hystérectomie. Thèse de Paris. — 5) Clay, John, Absence of the uterus and vagina, vicarious menstruation. Hospit. medic. and surgery. Jan. 3. — 6) Bennett, Acute menstrual goitre. The med. Press and circular. Febr. 11. — 7) Schlichting, Statistisches über den Eintritt der ersten Menstruation. Arch. f. Gyn. XVI. S. 203. — 8) Chéron, Désordres graves dans les fonctions biliaires causés par la suppression brusque des règles. Gazette des hôp. No. 142. — 9) Péan, De l'ablation des tumeurs du ventre, considérée dans ses rapports avec la menstruation, les appétits vénériens, la fécondation, l'état de grossesse et l'accouchement. Gazette méd. de Paris. No. 14, 15, 18, 21, 24. — 10) Bouvier, Jules, Quelques phénomènes supplémentaires des règles. Annal. de Gyn. No. 13. (Beobachtungen von supplementären Hautaffectionen und von solchen, die als vicariirende Menstruation zu deuten sind.)

Moericke (2) untersuchte Uterusschleimhaut in den verschiedensten Menstruationslagen, vor und nach der Regel, die er direct mittelst des scharfen Löffels aus dem Uteruscavum gewonnen hatte. Er fand die Epitheldecke stets erhalten, zuweilen durch ein Blutextravasat abgehoben, aber niemals zu Grunde gegangen.

Haffner (1) fand bei einem 21 jähr. Mädchen, das nie menstruirt hatte, eigrosse empfindliche Geschwülste in den Schenkelbeugen. Dieselben sollen sich fast alle 4 Wochen wiederholen und nach einigen Tagen zertheilen. Fehlen des Introitus vaginae. Vagina und Uterus nicht nachweisbar, weiblicher Habitus. Kein Geschlechtstrieb.

Schlichting (7) berechnete im Anschluss an die Arbeiten von Hecker aus dem Material der Münchener Clinik, dass der grösste Procentsatz für den Eintritt der ersten Menstruation auf das 16. Lebensjahr fällt. — Er fand für die Landbevölkerung 18,534 pCt., für die Städterinnen 19,013 pCt. und im Verein mit den Angaben von Hecker 17,727 pCt. für Stadt, 19,301 pCt. für Land. Krieger fand für Berlin einen durchschnittlich früheren Eintritt der ersten Menstruation, bei ihm fallen 19 pCt. auf das 15. Jahr. S. sucht dies aus der ca. 500 Meter niedrigeren Lage Berlins gegenüber München zu erklären.

Péan (9) legt seine Erfahrungen rücksichtlich der Menstruation, Geschlechtslust und Befruchtung nach Abtragung von Abdominaltumoren nieder. Ist ein Ovarium entfernt, so bleibt die Menstruation, auch nach der Excision beider cessirt dieselbe meist nicht sofort, sondern erst nach einiger Zeit, selten bleibt sie dauernd bestehen. Nicht selten sah er Blutungen aus der Stielnarbe zur Zeit der Menses. Er will deshalb den Stiel nie versenken. Congestionen, Ohnmachten treten nach doppelseitiger Ovariotomie und Aufhören der Menses zuweilen in bestimmten Perioden ein. Ueber Abnahme der Geschlechtslust lässt sich nichts Bestimmtes eruiren. Entfernung beider Ovarien machte sicher Befruchtung unmöglich, die Excision nur eines scheint sie indessen eher zu begünstigen, möglicherweise hinderte dann das erkrankte Ovarium die Conception.

Clay (5) berichtet von einem 21 jährigen Individuum, das alle äussere Merkmale des weiblichen Geschlechts darbot und bei dem niemals die Regel eingetreten, dagegen seit dem 17. Jahr regelmässig in 4 wöchentlichen Intervallen heftige Kopfschmerzen und Epistaxis bestanden. Uterus und Vagina fehlten. Es schien, als wenn links ein Ovarium zu fühlen war.

Bennett (6) sah bei einer grossen Struma geringes Abschwellen der Geschwulst zur Zeit der Menstruation, giebt aber nicht einmal an, ob das regelmässig geschah.

C. Ovarien.

1) Patenko, Ueber Entwickelung der Corpora fibrosa in den Eierstöcken. Centralbl. für Gynäcol. 19. — 2) Schultze, Zur Diagnose grosser Ovarialtumoren. Ebendas. 1. — 3) Byford (de Chicago). Des tumeurs dermoïdes de l'ovaire. Gaz. hebdom. de méd. et de chir. 5. — 4) Derselbe, Displacements of the ovaries. Bost. med. and surg. Journ. Mai 6. — 5) Noeggerath, E., The diseases of blood-vessels of the ovary in relation to the genesis of ovarian cysts. Reprinted from the amer. Journ. of obst. and diseases of Wom. XIII.

No. 1. — 6) Boerner, Castration wegen Retroflexio uteri. Wiener med. Wochenschr. 19. S. 529. — 7) Richter, Ubbo, Castration einer Frau. Berliner clin. Wochenschr. 7. S. 85. (Castration wegen heftiger Blutungen und Schmerzen, Fibrom und Oophoritis, Heilung.) — 8) Derselbe, Nachtrag zur Castration einer Frau. Ebendas. 52. S. 741. (Derselbe Fall. Nach noch zweimaligem Auftreten sistirt die Blutung gänzlich. Verkleinerung des Fibroms und Involution des Uterus.) — 9) Israel, James, Ein Beitrag zur Würdigung des Werthes der Castration bei hysterischen Frauen. Ebendas. 17. — 10) Hegar, Zur Castration bei Hysterie. Ebendas. 26. — 11) Derselbe Zur Israelschen Scheincastration. Ebendas. 43. —, 12) Israel, J., Zur Abwehr der Angriffe gegen die Scheincastration. Ebendas. 51. — 13) Moericke, Entzündung der Ohrspeicheldrüse als Complication bei Ovariotomien. Zeitschr. für Geb. u. Gynäcol. V. S. 348. — 14) Werth, Zur Anatomie des Stieles ovarieller Geschwülste. Arch. für Gynäcol. XV. S. 412. (Werthvolle anatomische Untersuchung der Stiele von Ovarialgeschwülsten aus der Kieler pathologisch-anatomischen Sammlung und Zurückführung derselben auf bestimmte Grundformen. Völlig verständlich nur unter Zuhülfenahme der beigefügten Abbildungen.) — 15) Brunisel, Vier Castrationen. Ebendas. XVI. S. 107. — 16) Kleinwaechter, Ein Beitrag zur Battey-Hegar'schen Operation. Exstirpation beider Ovarien mit gleichzeitiger Myomotomie. Ebendas. XVI. S. 145. — 17) Orlon, Manuel opératoire de l'ovariotomie. Thèse de Paris. — 18) Levrat, Contribution à l'étude de la septicémie péritonéale après l'ovariotomie. Thèse de Paris. — 19) Johannovsky, Erste und erfolgreiche Ovariotomie in Reichenberg. Deutsche med. Wochenschr. 26. — 20) Brugisser, Fall von Ovariotomia duplex. Corresp.-Bl. für Schweizer Aerzte. 8. — 21) Kaltenbach, Ueber Exstirpation maligner Ovarialtumoren. Wiener med. Blätter 29. — 22) Casin, Contribution à l'étude des ovariotomies incomplètes. Bull. de l'acad. de méd. 24. — 23) Pouchon, Trois ovariotomies pratiquées avec succès. Journ. de méd. de Bruxelle. Août. Septb. (Anwendung von Violoncellsaiten zur Unterbindung des Stieles.) — 24) Boeckel, J., De l'ovariotomie antiseptique. Bullet. de la soc. de chir. 10. 1879. — 25) Dezanneau, Contribution à l'étude de l'ovariotomie. Ibid. 10. 1879. (Empfiehlt Eingehen mit der Hand in die Cyste, Zerreissung der kleinen Cysten, um durch eine möglichst kleine Bauchwunde den Tumor zu entfernen und bei Punctionen des Magens und Darmes bei hochgradiger Tympanie mit Erfolg ausgeführt. 15 Operationen, 4 Todesfälle.) — 26) Chipault, Kyste de l'ovaire, ovariotomie. Ibid. 10. 1879. (Tod an Peritonitis durch Zurücklassen des Stieles.) — 27) Kocher, Bericht über 35 „antiseptische" Ovariotomien. Die Indicationen zur Ovariotomie. Die subperitoneale Enucleation. Corresp.-Bl. für Schweizer Aerzte. 3. 4. — 28) Larrivé, Kyste de l'ovaire et ovariotomie. Lyon méd. 20. 21. 23. — 29) Labbé, Léon, De la valeur du drainage péritonéo-abdominal dans ovariotomie. Gaz. hebdom. de méd. et de chir. 43 und Bull. de l'acad. de méd. 48 und L'union méd. 159 ff. — 31) Vandenbosch, Kyste multiloculaire de l'ovaire droit. Bull. de l'acad. méd. Belgique. 10. — 32) Pouchon et Kufferath, Kyste multiloculaire de l'ovaire gauche, ovariotomie, phlegmon sternoral consécutif. Fistule intestinal. Mort. Presse médic. Belge 23—33. — 33) Rochelt, Ovariencyste. Ovariotomie, Heilung. Wiener med. Presse 36. — 34) v. Rokitansky, 37 Laparotomien. Wiener med. Zeitg. 46 bis 49, 51—52. (Der Bericht enthält die Beschreibung von 37 vom Mai 1875 bis August 1880 im Maria-Theresia-Frauenhospital in Wien ausgeführten Laparotomien [darunter 3 Laparohysterotomien, 1 Myomotomie], es starben 16 = 43,2 pCt.) — 35) Bonnes, Ovariotomie pour une kyste uniloculaire. Bull. de l'acad. de méd. 10. — 36) Thiriar, Trois ovariotomies pratiquées avec succès. Suture séparée du péritoine. Presse méd. Belge 52. — 37) Mundé, Du prolapsus des ovaires. Gaz. hebdom. de méd. et de chir. 5. — 38) Rosenberger, A., Beiträge zur Diagnose und Operation der Unterleibsgeschwülste. Berliner clin. Wochenschrift 20. — 39) Uhde, Laparotomien behufs Ausrottung von Ovarialgeschwülsten. Deutsche med. Wochenschrift 5. (21 Ovariotomien, 15 vollendet, 6 unvollendet, 13 starben, 2 mal Tetanus bei Klammerbehandlung.) — 40) Hildebrandt, Zur Castration der Frauen. Ebendas. 9. (Castration wegen multipler Fibrome, ohne dass eine zwingende Indication angegeben ist. Pat. bleibt am Leben. Die Menses cessiren.) — 41) Robins, A case of ovarian tumor malignant, double ovariotomie, death after fourteen weeks. Med. and surgic. report. Octob. — 42) Tillaux, Considérations à propos de l'ovariotomie. Annal. de gyn. p. 234. — 43) Tait, Lawson, The antiseptic theory tested by the statistics of one hundred cases of successful ovariotomy. Med. chir. transact. 36. Brit. med. journ. Febr. 14. Med. Times 28. Febr. — 44) Ruggi, Dell ago di De-Roubais modificato. Suo uso nelle legature del peduncolo ovarico. Raccogl. med. 30 April. — 45) Derselbe, Dell' uso di uno speculum addominale dopo eseguita l'ovariotomia. Ibid. 30 Juni. — 46) Neville, Ovarian tumor. Dublin journ. of med. science. Febr. — 47) Galabin, Alfred, A case of ovariotomy performed during the sixth month of pregnancy without interruption to gestation. Brit. med. journ. March 13. (Der Titel enthält alles Wissenswerthe des Falles.) — 48) Byford, On the diagnosis of ovarian tumor. Boston med. and surg. journ. Mai 13. — 50) Stokes, William, Ovariotomy and antiseptics. Med. press and circul. March 17. (9 günstig verlaufene Ovariotomien unter antiseptischen Cautelen ausgeführt.) — 51) Atthill, Cases seven of ovariotomy. Ibid. Mai 13. (7 Ovariotomien mit verschiedenen Complicationen, 2 Todesfälle.) — 52) Ruggi, Se i tumori ovariei possono guadagnare di spostabilità dietro speciali manovre eseguite dal chirurgo. Il Raccogl. med. Mai 30. — 53) Moore, Milner, Ovariotomy, abscess opening into intestine. Lancet. Febr. 28. (Glücklicher Ausgang einer Ovariotomie, nachdem sich ein Beckenabscess gebildet und per rectum entleert hatte.) — 54) Benson, Multilocular ovarian cystes; semi-solid contents, ovariotomy, recovery. New-York med. record. January 17. (Der Stiel wurde extraperitoneal behandelt und Drainage der Bauchhöhle angewandt.) — 55) Bozeman, The preparatory treatment for ovariotomy. Ibid. Jan. 17. (Ein von Williamson mit Glück operirtes Ovarialkystom, in welchem Bozeman's „vorbereitende Cur" [?] gebraucht war.) — 56) Vincenzo, Setticaemia per suppurazione di cistovario uniloculare guarita coll' ovariotomia. Ann. univers. di med. Febr. (Nach Punction einer Ovarialcyste waren die Erscheinungen der Septicämie aufgetreten; durch die Ovariotomie wurde die Kranke gerettet.) — 57) Peruzzi, Storia di due ovariotomia, colla guarigione la prima, colla morte la seconda. Raccogl. med. 10 Januar. — 58) Catiani, Tumori dell' ovajo. Ovariotomie eseguite dal professore Porro. Estratto dalla Gazetta deglio ospitali. Anno I. 15—16. — 59) Meredith, W. A., Extra-Peritoneal ovariotomy. Lancet. August 21. (Heilung.) — 60) Archer, First case of ovariotomy in Barbadoes. Ibid. August 23. (Heilung.) — 61) Consalvi, Cisti dell' ovario. Giorn. internaz. delle scienze med. 8, 10—11. (Nichts Neues.) — 62) Peruzzi, Domenico, La seconda Centuria d'ovariotomie in Italia. Il Raccogl. med. 10.—30. Septb. — 63) Malins, Edward, Two cases of oöphorectomy. Brit. med. journ. May 29. — 64) Stamer, O'Grady, Ovariotomy. Med. press and circ. Juni 2. (2 Ovariotomien, eine mit glücklichem, die andere mit unglücklichem Ausgang.) — 65) Cura radicale dell' ovariocisti senza ovariotomia. La salute Italia medica. 6 Mai. (Punction und Injection in die Cyste. Heilung! d. h. 6 Monate nach der Operation noch keine Zunahme der verkleinerten Geschwulst.) — 66) Pinkerton, Ovariotomy, recovery. Hosp. med. and surg. May 8. (Glücklicher Fall bei einer Europäerin in Bombay.) — 67) Chambers, Thomas, A case of congenital inguino-ovarian hernia (double), operation, recovery. Obstetr. transact. XXI. p. 256. — 68) Cullingworth, Fibroma of both ovaries. Ibid. p. 276. — 69) Galabin, Origin of ovarian cystoma from Graafian follicles, and presence of limpid fluid in true ovarian cysts. Ibid. p. 288. — 70) Cleland, Tight lacing, venous congestions, and atrophy of the ovaries. Glasg. med. journ. Febr. II. — 71) Eustach, De la lésion des organes urinaires pendant l'opération de l'ovariotomie. Arch. de tocolog. p. 193. (Literarische Zusammenstellung: 8 mal Verletzungen der Ureteren, Naht, günstiger Verlauf, 10 mal Blasenverletzungen, 4 mit ungünstigem Ausgang.) — 72) Bassini, Contribuzioni alla ginecologia operativa. Annali universali di med. e chirurg. Ottobre. (3 Ovariotomien, 2 mit glücklichem Ausgang, eine mit Tod an septischer Peritonitis endend. Bei der Section fand sich ein Schwamm in der Bauchhöhle, der bei der Operation vergessen war.) — 73) Allee, A case of Ovariotomy in which Phlegmasia dolens followed the operation. Amer. journ. of med. scienc. July. — 74) Ahlfeld, Bericht über 10 Laparotomien. Deutsche med. Wochenschr. I. — 75) Battey, Summary of the results of fifteen cases of Battey operation. Brit. med. journ. April 8. — 76) Bruntzel, Ueber die Erfolge der Antisepsis auf dem Gebiete der Laparotomien. Bresl. ärztl. Zeitschr. 8. 9. — 77) Derselbe, Ueber secundäre Dehiscenz der Wunde nach Ovariotomie. Centralbl. f. Chir. 25. (Catgut als Ursache beschuldigt.) — 78) Tait, Lawson, The listerian method in ovariotomy. Med. Tim. Juni 26. — 79) Thorton, Knowsley, The listerian method in ovariotomy. Ibid. Juli 10. — 80) Tait, Lawson, The listerian method in ovariotomy. Ibid. Juli 24. — 81) Thorton, Knowsley, The various method of dealing with the pedicle in ovariotomy. Ibid. May 27. Juni 5. — 82) Bantock, Second et third series of twenty-five cases of completed ovariotomy. Brit. med. journ. Juni 12. — 83) Whyte, Cases of ovariotomy. Med. Times. April 17. (5 ziemlich einfache Ovariotomien, die alle günstig verliefen. Strenge Antisepsis, ohne Spray. Meist Klammerbehandlung.) — 84) Tait, Lawson, The diagnosis of ovarian tumour; the character of the fluids contained in them. Lancet. Febr. 7. — 85) Allehin, Abscess of the left ovary, opening into the rectum. Med. Times. Octob. 30. (Patientin starb unter septischen Erscheinungen. Bei der Section fand sich allgemeine Peritonitis, bedingt (?) durch einen Abscess des linken Ovariums, der in das Rectum perforirt war.) — 86) Krieb, A. F., Case of encysted ascites simulating ovarian dropsy; operation. Death. Host. med. and surg. Journ. Sept. 30. (Der Inhalt ist im Titel voll gegeben.) — 87) Consalvi, Cisti dell' ovario. Giornale internazionale delle scienze mediche. 1879. No. 6. (2 Fälle von Punction von Ovarialtumoren einmal mit tödtlichem Ausgange. 1 Ovariotomie mit Tod der Operirten.) — 88) Thorton, Unilocular Cyst involving both ovaries and with both fallopian tubes attached. Obst. Transact. XXI. p. 119. — 89) Schroeder, Die Laparotomie in der Schwangerschaft. Zeitschr. f. Geb. u. Gyn. V. S. 383.

Nach Patenko (1) entwickeln sich die Corpora fibrosa der Ovarien sowohl aus den Corpora lutea als auch „aus Follikeln mittlerer Entwicklungsstufen", sie sind hohl oder solide. Fibröse Tumoren aus dem Ovarium erreichen höchstens die Grösse des Eierstocks, der Ursprung sehr grosser fibröser Tumoren aus dem Ovarium ist zweifelhaft.

Schultze (2) beweist durch 2 Fälle, dass seine früher beschriebene Methode (siehe d. Jahresber. 1879) zur Erkenntniss einer Verbindung von Ovarialtumoren mit dem Uterus auch bei ausgedehnten flächenhaften Peritonealadhäsionen des Tumor nicht im Stich lässt.

Mundé (36) misst dem Prolaps der Ovarien grössere Wichtigkeit bei, sie sind alsdann im Douglas'schen Raum meist palpabel mit und ohne gleichzeitige Lageveränderung des Uterus. Bleibt der Prolaps längere Zeit bestehen, so resultirt Hyperästhesie und Entzündung daraus. Die manuelle Reposition muss ausgeführt werden, eventuell auch der Uterus in normaler Lage fixirt werden. Sind die prolabirten Ovarien adhärent, so ist die Therapie eine palliative, bestehen indessen starke allgemeine Störungen, so ist ihre Entfernung angezeigt.

Noeggerath (5) untersuchte eine grosse Reihe verhältnissmässig normaler durch Battey's Operation entfernter Ovarien und fand dieselben zunächst reich an glatten Muskelfasern, die nach ihm aber alle mit den Gefässen direct und indirect in Zusammenhang stehen, d. h. von der Gefässwand herrühren. Ausserdem schildert er Veränderungen nebeneinanderliegender Gefässe, die in einer hyalinen Degeneration des Bindegewebes der Intima und der Media bestehen. Es entstehen dadurch geradezu kleine kystische Hohlräume. So ist N. geneigt, wie es scheint, einen Theil der Cysten des Ovariums auf diese Gefässveränderungen zurückzuführen. Dann fand N. noch Aneurysmen kleiner Arterien als Ausgangspunkte von Cystenbildung.

Boerner (6) entfernte die Ovarien bei Retroflexio uteri, nachdem andere Eingriff (Discision, Intrauterinpessarien) sich als unwirksam erwiesen hatten.

Es bestanden heftige Kreuzschmerzen mit hyst. Convulsionen zur Zeit der Menstruation, bei Abwesenheit aller entzündlichen Erscheinungen. Einen Tag nach der Operation zeigte sich menstruelle Blutung. Die nächsten 3 Termine verliefen ohne eine Spur von Blut, bei zwei weiteren zeigte sich leichter Blutabgang. Die Krankheitserscheinungen verschwanden fast vollständig, der Uterus verkleinerte sich.

Israël (9) führte bei einer Patientin mit „schwerer Hysterie", die an hartnäckigem Erbrechen, Schmerz in der linken Ovarialgegend litt, dabei ein rechtes vergrössertes, ein linkes sehr empfindliches Ovarium hot und castrirt zu werden verlangte, eine Scheincastration aus. Narcose, Hautschnitt, Sutur, auf welchen Eingriff das Erbrechen nach Angabe Israël's aufhörte, welches Resultat er gegen die von Hegar aufgestellten Indicationen zur Castration verwendet. Dieselbe Patientin kam später in die Hegar'sche Clinik mit denselben Beschwerden wie vor der Scheinoperation. Hegar constatirte ausser vergrösserten Ovarien allgemeine Beckenperitonitis als Ursache der Beschwerden. In der sich anschliessenden Discussion zwischen Hegar (10, 11) und Israël (12) stellt der erstere Hysterie in Abrede und erklärt wegen der anatomischen Veränderungen grade diesen Fall für die Castration geeignet, während Israël an der Diagnose Hysterie festhält.

Bruntzel (15) will auf Grund von 4 in der Spiegelberg'schen Clinik ausgeführten Castrationen, bei denen ein absoluter Misserfolg zu verzeichnen war (1 Todesfall, 3 mal kehrten die Beschwerden wieder), die Indication wesentlich eingeschränkt wissen. Als solche verwirft er atypische Blutungen bei Fibromen, ferner die Indication durch Castration eine rasche Involution eines Infarctes oder Myomes herbeizuführen, auch die unter die Bezeichnung Oophoritis und Perioophoritis gehörenden Zustände dürften wenig Aussicht auf Erfolg durch die Castration gewähren. Indicirt ist dieselbe dagegen bei Entartung der Ovarien zu grösseren oder kleineren Tumoren oder Einklemmung derselben, bei Anomalien und Defecten des Uterus oder der Scheide, sobald dieselben bei normal functionirenden Eierstöcken lebensgefährliche Erscheinungen bedingen, bei Hysterien rein ovarieller Natur und vielleicht auch bei Fibromen mit typisch menstruellen Blutungen. Die Bedingung, dass die Ovarien vor der Operation gefühlt werden müssen, hat Geltung, wenn man den Schnitt nur für 2—3 Finger gross anlegen will. Bei grösserem Schnitt fällt diese Forderung fort.

Kleinwaechter (16) castrirte eine Frau wegen Perioophoritis, die mannigfache Beschwerden erzeugte, mit günstigem Erfolg. Gleichzeitig wurde dabei ein kirschkerngrosses, gestieltes Fibrom exstirpirt. Das linke Ovarium war cystös, das rechte vielfach durch Adhäsionen fixirt. Den Hegar'schen Anzeigen zur Castration will K. noch die Dysmenorrhoea membranacea bei älteren Frauen zugezählt wissen.

Bruglaser (20) entfernte beide Ovarien bei einer 21 jährigen Person mit ovarieller Dysmenorrhoe, die niemals wirklich menstruirt hatte. Schnitt in der Linea alba, beide Ovarien cystös entartet, Uterus mangelhaft entwickelt. Heilung.

Malins (63) entfernte in zwei Fällen mit Erfolg beide gesunde Ovarien.

In beiden Fällen bestand die Indication in unerträglichen Bauch- und Unterleibsschmerzen, die, wie es scheint, jedesmal durch ein im Douglas'schen Raum verlagertes Ovarium hervorgerufen worden und wogegen alle Therapie machtlos gewesen war. Die Kranken waren von ihren Beschwerden vollständig befreit. Bei der ersten Kranken blieb die Menstruation vollkommen aus, bei der zweiten bestand sie regelmässig weiter.

Bei einem 19jähr. Individuum mit ausgesprochenem weiblichen Habitus fand Chambers (67) in jeder Inguinalwand ein dislocirtes Ovarium. Pat. hatte nie menstruirt, aber lebhafte Schmerzen in den Hernien. Die Vagina endete blind, vom Uterus war nichts aufzufinden. Die Brüste waren gut entwickelt, ohne Warzen. Die äusseren Geschlechtstheile zeigten kindlichen Habitus. Entfernung der Ovarien, Heilung. Während der Heilung trat deutliche Atrophie der linken Brust ein. Die microscopische Untersuchung ergab, dass die vermeintlichen Ovarien Testikel waren.

Battey (75) berichtet über 15 Fälle von „Battey's Operation". Es starben 2 (13¹/₃ pCt.) und 13 überlebten die Operation. Bei 3 von diesen 13 wurde nur 1 Ovarium entfernt (!) davon genas eine von ihren Beschwerden, eine theilweise, eine blieb ungeheilt. In 3 Fällen wurden beide Ovarien „unvollkommen" entfernt, eine davon genas theilweise von ihren Beschwerden, zwei hatten keinen Nutzen.

Endlich wurden 7 mal beide Ovarien entfernt, davon genasen 6 zugleich von ihren Krankheitszuständen, bei einer ist die Zeit noch zu kurz, um den Erfolg zu beurtheilen. Die Indicationen waren: Hystero-Epilepsy: 4, Ovaralgie: 6, Wahnsinn („threatened insanity"): 1, „violent mentro-mania": 1, Verschluss der Scheide und des Uterus: 1. 12 mal wurde vom hinteren Scheidengewölbe aus operirt, nach Battey das einfachere Verfahren, 3 mal vom Abdomen aus. Die Mortalität der ersten Methode ist nach B. 15 pCt., die der zweiten 33¹/₃ pCt., den Stiel trennt B. meistens mit dem Ecraseur.

Ueberall da wo ein Ovarium oder beide Ovarien theilweise entfernt wurden, blieb die Menstruation bestehen, überall wo beide Ovarien vollständig weggenommen wurden, hörte jede Menstruation auf.

Kocher (27) spricht sich für sofortige Operation jedes Kystoma ovarii aus, wenn keine positiven Contraindicationen bestehen, eine Ausnahme ist nur bei parovariellen Cysten zu machen. Auszuschliessen sind ferner solche malignen Tumoren, bei welchen man nicht sicher ist, alles entfernen zu können. Bei allen anderen Tumoren besteht die einzige Contraindication in einer binnen Kurzem zu Tode führenden anderweitigen Krankheit. Grosse Ausdehnung der Adhäsionen giebt keine Gegenanzeige ab. Der Stiel wird meist versenkt, die Schnittfläche mit concentrirter Carbolsäure geätzt, die Ligaturen mit gekochter, carbolisirter Seide ausgeführt. Catgut ist wegen Gefahr der Infection verlassen. Zur Diagnose der Parovarialcysten wird, wenn die Palpation im Stich lässt, die Punction empfohlen. Ist die Cyste intraligamentär entwickelt, so ist die Punction das Normalverfahren. Tritt wieder Füllung ein, so empfiehlt K. die subperitoneale Enucleation, Spaltung des Peritoneum viscerale über dem Tumor und Ablösung desselben mit sorgfältiger Unterbindung aller Gefässe. Hierbei ist Drainage erforderlich. — Gesammtzahl der operirten Fälle 25, 2 Todesfälle.

Kaltenbach (21) entfernte bei einem 14jährigen Mädchen ein vom rechten Ovarium ausgehendes Medullarcarcinom, welches im Verein mit bedeutendem Ascites lebensgefährliche Athemnoth bedingte. Anfangs günstiger Verlauf, dann intraperitonealer Abscess, in der 5. Woche Tod unter den Erscheinungen der Darmstenose.

Rosenberger (38) fand nach einer unglücklich verlaufenen Ovariotomie einen Abscess im rechten Ovarium mit Entzündung und Verlöthung der Gedärme und glaubt annehmen zu müssen, dass das Ovarium schon vor der Operation krank war. Er knüpft daran die Mahnung, in jedem Fall von Ovariotomie das andere Ovarium genau zu besichtigen und sich nicht damit zu begnügen, dass es nicht cystisch degenerirt ist.

Moericke (13) theilt 5 Fälle von meist abscedirender Parotitis nach Ovariotomien mit. Ein epidemischer Einfluss ist ausgeschlossen, ebenso der Gedanke an metastatische Pyämie. Die Erkrankung trat meist am 6.—7. Tage auf, 1 Person starb am Tage der Incision, dabei war die Bauchwunde linear geheilt. Die Complication ist demnach eine ernste. Eigenthümlich ist, dass unter den vielen Operirten ausschliesslich Ovariotomirte von der Parotitis befallen wurden.

Ahlfeld (74) empfiehlt breitbasige Cysten der Ligament. lata möglichst vollständig auszuschälen. Gelingt dies nicht, so müssen von der Cyste und ihrer Peritonealhülle so viele Theile weggeschnitten werden, dass der Rest ohne grosse Zerrung mit der Bauchwunde verbunden werden kann. In Hinblick auf einen Fall von eingekeilter Dermoidcyste, welche beim Herausheben platzte und deren Inhalt durch Ausfliessen in die Bauchhöhle tödtliche Peritonitis veranlasste, räth er, derartig eingekeilte Geschwülste mit grosser Vorsicht, vielleicht durch langsame Füllung eines Colpeurynters aus dem Becken emporzuheben.

Bei einer 36jährigen Person, die an Ascites und Pleuritis gestorben war, fand Collingworth (68) 2 Tumoren (die schon an der Lebenden gefühlt waren), der eine 255 Grm. schwere gehörte dem rechten Ovarium an und lag beweglich vor dem Uterus, der andere vom linken Ovarium ausgehend, war 634 Grm. schwer, lag fest eingekeilt, aber nicht verwachsen, hinter dem Uterus im Douglas'schen Raum. Beide Geschwülste waren Fibrome.

Galabin (69) sucht an einem Ovarientumor und seiner Umgebung nachzuweisen, dass diese Geschwülste aus Graaf'schen Follikeln hervorgehen, ohne etwas Neues zur Stütze dieser Ansicht beizubringen.

Bei der Leiche eines 40—50jährigen weiblichen Individuums fand Cleland (70) bedeutende varikõse Venen der breiten Mutterbänder, besonders in der Nähe der Ovarien. Letztere waren atrophisch. Der Uterus war congestionirt. Cleland hebt hervor, dass eine ausgesprochene Schnürfurche der Leber existirte.

Labbé (39) hält die Drainage nach der Ovariotomie für nothwendig bei Ascites, wenn man seine Wiederkehr zu befürchten hat und bei ausgedehnten Adhäsionen, nach deren Zerreissung eine blutig seröse Ausschwitzung stattfindet.

Tillaux (42) referirt über einen Ovarialtumor mit Durchbruch in die Blase. Nach erneuter Füllung Ovariotomie, feste Verwachsung des Tumors mit der Blase. Zurücklassung eines Stückes der Cystenwand. Heilung.

Larrivé (38) berichtet über 4 Ovariotomien, darunter über eine in der Schwangerschaft mit glücklichem Ausgang und Fortbestand der letzteren und knüpft hieran Betrachtungen über den Einfluss von Trauma auf Abort. Tritt letzterer einige Zeit nach der Operation ein, so ist der Grund stets in der gesteigerten Temperatur der Mutter zu suchen. In seinem Fall überschritt die Eigenwärme nicht 38,2, in drei anderen Fällen, die zu Abort führten, überschritt das Fieber jedesmal 40°. Dies findet nach L. seine Erklärung in den Beobachtungen von Kaminski und den Experimenten von Runge, nach welchen eine extrem hohe Temperatur der Mutter sich als tödtlicher Factor für die Frucht erweist. — Interesse bietet fernereine Ovariotomie bei einer Dermoidcyste, durch welche der Uterus irreponibel retrovertirt lag. Die Diagnose wurde aus der mittelst der Punction erhaltenen Flüssigkeit gestellt. Dieselbe bot das Aussehen d'un pus légèrement granuleuse, wurde an der Luft fest wie Butter und durch Erwärmung mit warmem Wasser wieder flüssig. Dieselbe Beschaffenheit der Flüssigkeit hat Dr. Laroyenne in zwei anderen Fällen bei Dermoidcysten gesehen. Operation und Heilung ohne Zwischenfall.

Tait (43) handelt in einem Aufsatze über die Schwächen der Lister'schen Theorie der Wunderkrankung und sucht an der Hand seiner Operationsstatistik nachzuweisen, dass die Besserung in den Resultaten der Ovariotomie mehr von der intraperitonealen Stielbehandlung als von der Antisepsis bei der Operation herrühre. Er hatte unter 17 nicht antiseptisch ausgeführten Ovariotomien mit Stielversenkung eine Mortalität von 5.9 pCt., unter 29 antiseptisch ebenso ausgeführten Operationen eine Mortalität von 3,45pCt. dagegen bei Klammerbehandlung des Stieles hatte er unter 36 nicht antiseptischen Ovariotomien 25 pCt., unter 26 antiseptischen Ovariotomien mit Klammerbehandlung 27 pCt. Todesfälle.

Zu Gunsten der Methode, den Stiel bei Ovariengeschwülsten zu versenken, macht L. Tait (78) folgende statistische Zusammenstellung:

Klammerbehandlung ohne Antisepsis.

Keith:	47	Fälle mit	19,3	pCt.	Mortalität
Spencer Wells:	637	„ „	20.7	„	„
Thornton:	6	„ „	50	„	„
Lawson Tait:	37	„ „	25	„	„

Klammerbehandlung mit Antisepsis.

Lawson Tait:	26	Fälle mit	26,92	pCt.	Mortal.

Intraperitonealbehandlung ohne Antisepsis.

Keith:	50	Fälle mit	8.0	pCt.	Mortalität
Thornton:	30	„ „	16.6	„	„
Lawson Tait:	17	„ „	6,6	„	„

Intraperitonealbehandlung mit Antisepsis.

Keith:	50	Fälle mit	6,0	pCt.	Mortalität
Thornton:	130	„ „	10.7	„	„
Lawson Tait:	56	„ „	4,35	„	„

Danach ist die Mortalität bei Klammerbehandlung des Stiels 20 pCt., ganz unabhängig von Antisepsis. Bei Versenken des Stiels fällt die Mortalität sofort auf 10 pCt., nach Lawson Tait ebenfalls unabhängig von Antisepsis, da nach ihm die günstigen Ziffern der letzten Tabelle sich aus der wachsenden Uebung und Erfahrung der Operateure erklären.

Gegen die statistischen Angaben L. Tait's zu Ungunsten der Lister'schen Methode führt Thornton (79) zunächst an, dass L. Tait selbst in seinen ersten 50 nicht antiseptisch ausgeführten Ovariotomien eine Mortalität von 38 pCt. gehabt, in seinen zweiten 50 antiseptisch behandelten aber nur 6 pCt.! Tait führt allerdings die merkliche Besserung auf die intraperitoneale Stielbehandlung und seine grössere Erfahrung zurück, allein Thornton sucht dies an der Hand von Tait's eigener Statistik zurückzuweisen.

Tait (80) bringt eine Erwiderung auf den obigen Aufsatz, die nichts Neues bringt.

Nach einer Critik der verschiedenen Methoden zur Unterbindung des Stieles bei Ovariengeschwulst empfiehlt Thornton (81) die Unterbindung desselben mit ineinandergreifenden Suturen von chinesischer Seide und Versenkung des Stieles in die Bauchhöhle. Thornton hat auf diese Weise 130 mal operirt, gleichzeitig mit antiseptischen Cautelen, 14 starben davon, also eine Mortalität von 10,76 pCt. Da 7 von diesen Fällen schon septisch erkrankt waren (nach Punction) bei Beginn der Operation und von diesen 5 starben, so handelte es sich eigentlich nur um 123 streng antiseptisch behandelte Fälle, von denen 9 starben, also eine Mortalität von 7,3 pCt.

Bantock (83) hatte 10 Todesfälle unter 50 Ovariotomien. Er wendet ausschliesslich die Unterbindung des Stieles an und empfiehlt zu den Unterbindungen überhaupt Silkworm.

Neville (46) entfernte einen Ovarientumor bei einem 2 Jahr 11 Monat alten Mädchen.

Schon vom 2. Monat nach der Geburt war die Geschwulst als harter Knoten in der linken Seite gefühlt worden. Nach etwa 2 Jahren war die Geschwulst so rapid gewachsen, dass sie starke Dyspnoë und Schmerzen verursachte. Bei der Operation zeigte sich die Geschwulst allseitig verwachsen ohne eigentliche Stielbildung. Das Kind starb 9 Stunden nach der Operation. Es handelte sich um eine Dermoidcyste.

Ruggi (53) empfiehlt bei adhärenten Ovarialgeschwülsten die Adhäsionen zu lockern resp. zu lösen durch anhaltende warme Bäder, constante Application von Cataplasmen über das ganze Abdomen, erhöhte Lagerung des Beckens, elastische Bandage und directe Bewegungen am Tumor selbst (Massage).

Cattani (56) schildert sehr ausführlich 5 von Porro ausgeführte Ovariotomien, drei führten zur Genesung, zwei zum Tode (bei einer von diesen war die Blase verletzt worden, der Tod trat aber 34 Tage nach der Operation an Ileus ein).

Ruggi (44) hat eine besondere, durch eine Canüle gedeckte Nadel construirt (nach Art der de Roubaix'schen Nadel), um die Unterbindung des Stieles der Ovarialtumoren zu erleichtern.

Derselbe (45) hat auch ein Speculum von vier Blättern erfunden, um bei der Ovariotomie die Bauchhöhle, besonders den Douglas'schen Raum, besser untersuchen zu können.

In dem zweiten Hundert in Italien (62) ausgeführten Ovariotomien sank die Mortalität auf 36 pCt. (während sie im ersten Hundert 63 pCt. betragen hatte), was um so interessanter ist, als sich diese Zahl von Operationen auf 40 Operateure vertheilt.

Tait (84) hat Flüssigkeit aus Parovarialcysten untersucht, die keineswegs so klar und wasserhell war, wie dies gewöhnlich der Fall ist, sondern dick, dunkel, fast schwarz erschien. Das specifische Gewicht war einmal 1024,6, und die Analyse ergab 90,84 Wasser, 8,78 feste organische Bestandtheile, 0,9 unorganische.

Schroeder (89) erklärt auf Grund von 7 eigenen mit Glück ausgeführten Ovariotomien in der Schwangerschaft und 14 von Olshausen zusammengestellten, von denen nur 2 starben, die Ovariotomie in der Schwangerschaft für eine berechtigte Operation, von der man nur absehen wird, wenn besondere Eventualitäten da sind. Sie bessert die Prognose für die Mutter und verschlechtert sie für das Kind wahrscheinlich nicht. Die ersten Monate der Schwangerschaft ist die beste Operationszeit, da später die ectatischen Venen der Lig. lata die Stielversorgung erschweren.

(Concato, Luigi, Di un caso di neoplasma peritoneale diffuso. Diss. ten. la sera del 23. marzo nell' Academia.

In dem Falle Concato's handelte es sich um eine 33jährige Person, welche bald nach ihrer Verheirathung einen langsam wachsenden Tumor in der Reg. hypoch. dextra entdeckte, zu welchem sich nach Monaten ähnliche in der entsprechenden Gegend links, dicht über dem Poupart'schen Bande hinzufanden. In weiteren 40 Monaten wuchs der Tumor, der nun als ein zusammenhängender erschien, zu einer enormen Grösse heran. Als Maasse sind angegeben: Oberer Umfang 139, grösster 143. Umfang des Bauches zwischen Brustbein und Nabel 122 Ctm. Da die Kranke noch lebt, konnte man nur als Vermuthung hinstellen, dass es sich um eine „fibröse" — C. geht auf den ovariellen Ursprung nur sehr kurz ein — Neubildung handle.

Wernich (Berlin).

1) Maar, L., De forskjellige Faser af Ovarie-Kystornes Behandling. Hospitals Tidende. 2. Bd. 6. p. 869. 909. — 2) Blomberg, A. G., Ett Fall af ovariotomi. Finska läkaresällsk. handl. Bd. 22. p. 203. (Referirt einen Fall von Ovariotomie mit glücklichem Ausgang. Er hebt die Wichtigkeit einer starken Desinfection, der Anwendung von Catgutligaturen und des Applicirens eines vollständigen Lister'schen Verbandes hervor.) — 3) Vedeler, Ovarit. Norsk Magaz. f. Lägevid. R. 3. Forhandl. p. 255. — 4) Salin, M., Obductionsfenomen, 2 år efter en ovariotomi. Hygiea 1879. Svenska läkaresällsk. förhandl. p. 228. — 5) Pippingsköld, J., Förlossning och hafvandeskap kort efter ovariotomier, vid en del af hvilka åfven det andra ovariets hydropiska folliklar blifvit kauteriserade. Finsk. läkaresällsk. handl. Bd. 22. p. 99. — 6) Höegh, S., Ovariotomi. Norsk Magaz. f. Lägevid. R. 3. Bd. 9. p. 791.

Vedeler (3) bespricht die Entzündung der Ovarien. Da das entzündliche Ovarium empfindlich und grösser als ein normales, sowie auch in der Regel dislocirt und fixirt ist, ist es leichter zu fühlen als ein normales. Die Grösse des entzündeten Ovariums ist in den acuten Formen ungefähr wie ein gewöhnlicher Apfel; in den chronischen wie eine Wallnuss oder am häufigsten wie eine Knackmandel. Die Oberfläche ist gewöhnlich glatt, die Consistenz elastisch. An apfelgrossen Ovarien hat Verf. kleine Unebenheiten, wahrscheinlich die entzündeten und hypertrophischen Follikel fühlen können. Die Ursache der Dislocation ist das vergrösserte Gewicht des Organs; der Grad der Dislocation hängt von zufälligen anatomischen Verhältnissen ab. Da das innere Ende des Ovariums durch Lig. ovarii an den Uterus befestigt ist, während es übrigens ziemlich leicht beweglich ist, muss das entzündete Ovarium abwärts und einwärts fallen, besonders weil sich das Lig. ovarii wegen der anwesenden Entzündung contrahirt, und deshalb findet man das Ovarium näher am Uterus als gewöhnlich. Die Ursache der grösseren oder geringeren Unbeweglichkeit findet sich wahrscheinlich in neugebildeten perimetritischen Adhärenzen. Die Empfindlichkeit ist immer ziemlich gross. — Verf. meint, dass eine Ovaritis oft wegen einer anwesenden complicirenden Uterinkrankheit, die weit leichter in die Augen fällt, übersehen wird. Dass das schwere und entzündete Ovarium Retroversio hervorrufen sollte, kann Verf. nicht annehmen, denn unter 50 Fällen von Ovaritis fand er nur 15mal Retroversio-flexio. — Ovaritis hat kein subjectives Symptom, das pathognomonisch ist; manuelle Untersuchung ist deshalb absolut nothwendig. Am häufigsten findet man Schmerzen in der Regio iliaca, die in die Schenkel ausstrahlen. Vielleicht disponirt Ovaritis zu Dysmenorrhoe, doch nicht in hohem Grade. Meno- und Metrorrhagie ist nicht selten. Amenorrhoe hat Verf. nicht bei Ovaritis gefunden. Uebelkeit und Erbrechen sind nur zufällige Symptome. Nur 3mal unter 50 Fällen hat er Hysterie gefunden, in keinem von diesen Fällen konnten hysterische Anfälle durch Manipulation des kranken Organs hervorgerufen werden. Intercostalneuralgie ist nicht selten. In sämmtlichen Fällen ausser einem war das Allgemeinbefinden sehr befriedigend. Sterilität in 30 pCt. der Fälle. Aetiologie. Ueberanstrengung kann nur als Gelegenheitsursache angesehen werden. Gonorrhoe ist Verf.'s Meinung nach unzweifelhaft die allerhäufigste Ursache: eine directe Fortpflanzung von der Vagina aus durch den Uterus und die Tuben zu den Ovarien. In 38 pCt. der Fälle hat er Gonorrhoe als Ursache notirt. Diese Ursache zu erkennen ist oft sehr schwierig, indem die Symptome der Gonorrhoe von den äusseren Geschlechtstheilen verschwinden, wenn Ovaritis entsteht — ganz wie bei Epididymitis; auch hat man nicht immer Gelegenheit, den Mann zu examiniren. Suppressio mensium, Excessus coitus, rheumatische und exanthematische Fieber hat Verf. nicht als Ursache angetroffen, doch zweifelt er nicht daran, dass die exanthematischen und septischen Fieber eine Endometritis mit weiterer Fortpflanzung hervorrufen können. In 18 Fällen unter 50 konnte er keine Ursache finden. Ausgang. Verf. meint, dass Cirrhose unzweifelhaft bei der Obduction nachgewiesen werden kann; bei dem lebenden Individuum hat er sie nicht nachweisen können. Einmal hat er Ausgang in Ovarialabscess gesehen; es entstand eine acute Peritonitis, und bei der Section fand er, dass das apfelgrosse Ovarium viele mit Eiter gefüllte, communicirende Hohlräume, von welchen einer sich in das Peritoneum eröffnet hatte, enthielt. Restitutio ad integrum ist nicht häufig, gewöhnlich ist der Verlauf chronisch mit Exacerbationen und Remissionen. Da die Schmerzen selten gross sind, und der Einfluss auf das Allgemeinbefinden nur gering ist, verliert man nach und nach die Kranke aus dem Gesichte. Behandlung. Acute Ovaritis: Neptunsgürtel, Blutegel an der Vaginalportion, salinische abführende Mittel, Chinin, Opium, bis jede Spur von Empfindlichkeit verschwunden und das Ovarium nicht mehr zu fühlen ist. Ueber Goldpräparate, die Noeggerath als Specificum rühmt, kann Verf. noch kein Urtheil aussprechen. — Die chronische Ovaritis ist schwer zu heilen und sie recidivirt leicht. Verf. hat mit gutem Nutzen Bromkalium und Ergotin gebraucht (aa 5,00 zu 50 Pillen). Auf dem Unterleibe wendet er Terpentinumschläge an, und wenn dies Mittel gewirkt hat, applicirt er des Nachts einen Wasserumschlag und des Tages eine wollene Magenbinde. Wenn grosse Empfindlichkeit zugegen ist, applicirt er Blutegel, gewöhnlich 2, an die kranke Seite des Laquear vaginae. Alle zwei Tage bepinselt er das Laquear mit Sol. superjodati kalini. Jeden Abend wird ein Bolus aus Opium und Extr. belladonnae (aa 0,10) in die Vagina gegen die Vaginalportion hineingeführt.

Die Ovariotomie, von der Salin (4) berichtet, war mit glücklichem Ausgange vollzogen worden. Der lange und schmale Stiel wurde in zwei Theilen mit Seidenfaden unterbunden und in die Bauchhöhle versenkt. Das rechte eigrosse, cystendegenerirte Ovarium blieb unberührt. Nach der Operation entstand ein Beckenexsudat, das erst nach 5 Monaten vollständig resorbirt war. Nach 2 Jahren starb die Frau an Mammakrebs. Zahlreiche Adhärenzen wurden in Fossa Dougl. um das völlig geschrumpfte rechte Ovarium und zwischen Uterus, Rectum und Flexura sigm. gefunden. Das linke Lig. latum hatte sein gewöhnliches Aussehen; sein oberer Rand war dünn und eben, dicht am Uterus etwas dicker wegen der da zurückgebliebenen Tuba. In diesem oberen Rand waren zwei kleine hanfkorngrosse Knoten zu sehen; ein jeder von diesen enthielt eine Seidenligatur, in eine dünne Schicht von Bindegewebe eingelagert.

Pippingsköld (6) berichtet: 1) Die 41jährige Frau hatte 10mal geboren, letzten Mal vor 2½ Jahren. März 1877 wurde eine Geschwulst im Unterleibe beobachtet; Menstruation unregelmässig, stellte sich zum letzten Male Juli 1878 ein. 29. Jan. 1879 diagnosticirte man eine fluctuirende Ovariencyste; Schwangerschaft unsicher. 11. Februar Punctur der Cyste mit Entleerung von 12½ Liter colloider Flüssigkeit. Wegen Dyspnoe und wehenähnlicher Schmerzen Wiederholung der Punctur 28. Febr.; 2½ Liter Flüssigkeit wurden entleert. Als Orthopnoe entstand, wurde 8. März radicale Operation gemacht. Die Möglichkeit einer Schwangerschaft hatte man sich stets vorgestellt, und diese wurde auch bei der Operation constatirt. Gleich nach der Operation wurden die Wehen, die wahrscheinlich schon den vorhergehenden Tag angefangen hatten, deutlicher; 7 Stunden später platzten die Häute und 17 Minuten darauf war die Geburt überstanden. Das Kind todt, ungefähr 8½ Monat, 2,44 Kgr. schwer. Der Meinung des Verf.'s nach sollte die Operation weit früher gemacht gewesen sein, besonders weil Schwangerschaft vermuthet war; zufällige Umstände traten aber hindernd in den Weg.

2) Die 34jähr. Frau hatte zweimal geboren und vor 2 Jahren im 6. Monat abortirt. Nach dem Abort fing der Unterleib sich zu vergrössern an. Letzte Menstruation vor 3 Monaten. Diagnose: linkseitige Ovariencyste. 27. Juli Ovariotomie. Nach einigen Wochen reiste sie nach Hause und 3. November gebar sie ein ausgetragenes Mädchen.

3) Die 24jähr. Frau hatte zweimal geboren; letzte Geburt vor 1½ Jahren. Es entwickelte sich eine Ovariencyste und 23. Juni 1878 wurde Ovariotomie gemacht. Die Cyste entsprang von dem rechten Ovarium. 3 Cysten in dem linken Ovarium mit klarem, serösem Inhalt wurden mittelst Causteriums geöffnet und zerstört. Nächsten Jahr 26. October gebar sie ein lebendes, 4,5 Kgr. schweres Kind.

Høegh (6) referirt einen Fall von Ovariotomie, wo der etwas breite Stiel in zwei Portionen mit carbolisirter Seide unterbunden wurde. 3 Tage darauf starb die Kranke. Bei der Obduction wurden 300 Grm. Blutserum in der Bauchhöhle und Blutcoagula an dem unterbundenen Stiel gefunden; die eine Ligatur hatte den Stiel partiell durchschnitten, und dies war die Ursache der Blutung. F. Levy (Kopenhagen).

1) Kahn, Ovarialkystoid. Ovariotomie. Heilung. Przegl. lekarski. No. 45. — 2) Kosinski, J., Zwei weitere Ovariotomien und einige Bemerkungen über diese Operation. Medycyna. No. 45. — 3) Rydygier,

Zwei Ovariotomien. Heilung. Przegl. lekarski No. 13 u. 14.

Kosinski (2) berichtet über zwei weitere mit günstigem Erfolge ausgeführte Ovariotomien. Im ersteren Falle waren es Cysten bilaterales, colloideae, multiloculares, wo trotz der Degeneration beider Ovarien die Menstruation nicht ausblieb. Viele starke Adhaesionen mit dem Uterus und Beckenperitoneum. Ueber 50 Ligaturen, meist im Becken. Versenkung der Stiele, die mit Drahtligaturen versehen waren, deren Enden aus der Bauchwunde hervorragten. — Lange dauernde Eiterung, schliesslich Genesung.

Im zweiten Falle war es Peritonitis chronica et Ascites, welche eine Cystis ovarii s. multilocularis combinirend die Prognose zweifelhaft machten.

Rydygier (3) verwirft den Spray während der Operation, ist aber der Meinung, man soll vor der Operation den Spray wirken lassen, um die Luft mit desinficirenden Dämpfen zu sättigen.

Oettinger (Krakau).]

D. Uterus.

1. Allgemeines. Entzündungen. Missbildungen.

1) Ahlfeld, Ueber die Behandlung des Uteruscatarrhs und der Cervicalstenose nach Schultze'scher Methode. Deutsch. med. Wochenschr. 14, 15. — 2) Kurz, Edgar, Die acute Metritis. Memorabilien 6. — 3) Patenko, Ueber die Nervenendigungen in der Uterusschleimhaut des Menschen. Centralbl. f. Gyn. 19. — 4) Terillon et Auvard, Traitement de la métrite parenchymateuse par les scarifications du col de l'utérus. Bull. général de thérap. Juli 15. (Warme Empfehlung der Scarificationen, contraindicirt sind dieselben bei Sclerose.) — 5) Schultze, Der Probetampon ein Mittel zur Erkennung der chronischen Endometritis. Centralbl. f. Gyn. 17. — 6) Sinéty, Des ulcérations du col de l'utérus dans la métrite chronique. Gazette méd. de Paris. 28. (Discutirt an der Hand deutscher Arbeiten die Bedeutung der Erosionen und bezeichnet dieselben als Pseudoulcerationen.) — 7) Gordon, Morrill, A case of Malignant disease of the uterus. Bost. med. and surg. journal 16. (Ein schlecht beobachteter und unvollkommen beschriebener Fall von maligner [?] Uteruskrankheit.) — 8) Fourgnette, Stanislaus, Contribution à l'étude de l'adénolymphite de la métrite non puerpérale, son rôle dans la pathogénie des phlegmasies circumutérines. Thèse de Paris. — 9) Dubois, Du traitement de la métrite parenchymateuse par les scarifications du col de l'utérus. Thèse de Paris. — 10) Kocks, J., Die normale und pathologische Lage und Gestalt des Uterus sowie deren Mechanik. Bonn. — 11) Elischer, Ein Fall von seltener Formation der Vaginalportion. Centralbl. f. Gyn. 4. — 12) Farner, C., Beitrag zur Lehre von der Cervixhypertrophie. Ebendas. 24. — 13) Faucon, Note sur l'amputation du col de l'utérus par le thermocautère. Bull. de la soc. de chir. 5. (Empfehlung des Instruments.) — 14) Mayrhofer, C., Ueber die gynäkologische Wichtigkeit der Contractionsfähigkeit der Gebärmutter. Wiener medicin. Blätt. 8. 11. (Empfehlung wiederholt auszuführender Cauterisation des Uterus bei wegen Atonie des Uterus bestehenden profusen Menses.) — 15) Eustache, Amputation du col de l'utérus par le thermocautère. Bull. de la soc. de chirurg. Sitzung v. 24. März. (Schilderung der Nachtheile des Instruments in einem Fall von Amputation im Speculum ohne Narcose.) — 16) Landowski, Paul, De quelques anomalies dans la forme des orifices utérins et de leur influence sur les maladies de l'utérus. Journ. de thérapeut. 19. — 17) Lawson, Hypertrophy of the cervix uteri. The Lancet. Feb. 28. — 18) Curvale, Auré, Etude sur l'allongement hypertrophique de la portion sous-vaginale du cole de l'utérus. Thèse de Paris. — 19) Fischel, Beiträge zur Morphologie der Portio vaginalis uteri. Zeitschr. f. Gyn. B XVI. — 20) Veit, Zur normalen Anatomie der Portio vaginalis uteri. Zeitschrift f. Geb. und Gyn. B. V. — 21) Ruge, C., Die Erosion und das Ectropium, sowie über die Herkunft des Cylinderepithels an der Vaginalportion bei Erosionen. Zeitschr. f. Geb. u. Gyn. Bd. V. — 22) Fischel, Die Erosion und das Ectropium. Centralbl. f. Gyn. 18. — 23) Ruge, C., Die Erosion und das Ectropium. Entgegnung auf Fischels Bemerkungen. Ebendas. 21. — 24) Fischel, Die Erosion und das Ectropium. Entgegnung auf Ruge's Bemerkungen. Ebendas. 25. — 25) Joseph, L., Zur Rehabilitirung des Uterus. Eine anatomisch gynäc. Studie. Zeitschr. f. Geb. u. Gyn. V. — 26) Ruge, C., Zur Anatomie und Aetiologie der Endometritis. Ebendas. — 27) Freudenberg, Franz, Ein Fall von Uterus didelphys mit rechtsseitiger Hämatometra. Ebendas. — 28) Herrgott, Alphonse, Note sur un cas de vagin et d'utérus doubles. Revue méd. de l'est. (Anatomisches Präparat.) — 29) Bastien, Concrétions calcaires de la cavité utérine. Annal. de Gyn. p. 100 B. 14. — 30) Bar, Paul, Déchirure du col de l'utérus pendant l'accouchement. Métrite consécutive durant depuis deux ans. Opération d'Emmet. Ibid. B. 14. p. 207. — 31) Pajot, De l'étroitesse des orifices utérins dans ses rapports avec la dysménorrhée et la stérilité. Ibid. B. 14 p. 401. — 32) Herrick, A modification of Dr. Emmet's Operation for laceration of the cervix. Philad. med. and surg. Reporter. Jan. 17. — 33) Ernest, Herman, A case of chronic hyperplastic endometritis (Endometritis fungosa) with remarks on the treatment of Metrorrhagia. Brit. med. journ. May 15. (Nichts Neues.) — 34) Thomas, Gaillard, Clinical lecture on some on the results of extensive laceration of the cervix uteri. Brit. med. journ. 7. Oct. — 35) Buckler, On strangulated veins of the uterus and the importance of restoring their circulation and function of drainage, there by preventing engorgement and morbid nutrition. Ibid. No. 3. (Eine breite Auseinandersetzung über die Erkrankung der Musculatur am innern Muttermund, durch deren Contraction venöse Stase im Uterus und die meisten Erkrankungen dieses Organs bedingt sein sollen. Als Heilmittel gegen diese supponirte Strictur empfiehlt Verf. den Gebrauch von Bougies.) — 36) Schröder, Zur Technik der plastischen Operationen am Cervix uteri. Charité-Annalen. V. Jahrg. — 37) Lattey, J., Case of Dysmenorrhoea, accompanied by fits of a tetanic nature. Lancet 17. Jan. (Ein Fall von sehr schwerer Dysmenorrhoe mit Krämpfen verbunden, der durch Spaltung des Cervix geheilt wurde.) — 38) Duncan, Matthews, Clinical Lecture on Menorrhagia. Med. Times. August 7. — 39) Blackwood, The treatment of dysmenorrhoea by electricity. Philadelph. med. Times. Oct. 9. — 40) Duncan, Matthews, On retention of blood. Med. Times 3. u. 24. Jan. — 41) Barnes, R., On the genital mucous tract. Lecture. The Lancet. Dec. 11. (Dysmenorrhoe.) — 42) Doran, A., Deficient Development of the uterus; Atresia of the os externum; atrophy of the ovaries; insanity. Obst. Transact. XX. p. 213. (Ein Fall von Uterus foetalis ohne Besonderheiten.) — 43) Mason, Uterine Polypus Dubl. Obst. Soc. Dubl. J. of med. science. Febr. 18.

Patenko (3) untersuchte in der Schröder'schen Clinik die Nervenendigungen an frischen, soeben exstirpirten Uteris und fand, dass die Nervennetze in der Muscularis uteri nicht die letzte Endigung der Nerven sind, sondern dass dieselben bis in die Schleimhaut gehen und in den Drüsen endigen.

Elischer (11) excidirte Stücke aus einer sehr

difformen Vaginalportion wegen Sterilität und erhielt microscopisch Bilder, welche dem Anfangsstadium der sogenannten Elephantiasis cervicalis Klebs' ähnelten.

Fischel (19) fand unter 28 untersuchten Vaginalportionen von Neugeborenen 10mal Erosionen von wechselnder Form und Ausdehnung von zum Theil sammtartig glänzender oder rauherer, feinkörniger Beschaffenheit, die bedeckt sind mit Cylinderepithel, Crypten und Drüsen enthalten, daher als directe Fortsetzung der Cervicalschleimhaut angesehen werden müssen. (Angeborenes histologisches Ectropium.) Demnach liegt die Epithel- resp. Schleimhautgrenze zwischen Scheide und Uterus nicht, wie bisher angenommen, constant am äusseren Muttermunde, sondern sie kann mehr oder weniger hoch gegen das Scheidengewölbe hinaufrücken. Fischel knüpft hieran folgende Hypothese. Die Müller'schen Gänge enthalten ursprünglich Cylinderepithel. Eine allmälige Umwandlung desselben in Pflasterepithel findet in der Richtung von unten nach oben fortschreitend bereits im frühen Fötalleben statt. Die Schnelligkeit der Umwandlung ist individuell verschieden, daher die Epithelgrenze bei Neugeborenen variabel ist. Hat diese Umwandlung des Oberflächenepithels zu einer Zeit stattgefunden, wo dasselbe noch keine Drüsen gebildet hat, so finden sich auch später unter dem umgewandelten Pflasterepithel keine Drüsen vor. Waren indessen schon Drüsenanlagen vorhanden, so bilden sich diese auch unter dem späteren Pflasterepithel weiter aus. Hiermit ist ein einheitlicher Gesichtspunkt für die Deutung der variablen Befunde an der Vaginalportion und Vagina gewonnen und eine Erklärung für die Entstehung vieler Erosionen der Erwachsenen „aus congenitaler Prädisposition" gegeben. Als „angebornes anatomisches Ectropium" beschreibt Fischel eine Spaltung der Vaginalportion in eine vordere und hintere Lippe in ihrem unteren Theil. Diese Beobachtung hat diagnostischen und forensischen Werth: seitliche Einkerbungen am Muttermund sind kein absolut sicheres Zeichen für vorausgegangene Entbindung, sondern können auf congenitaler Bildung beruhen.

Gegen diese und eine frühere Arbeit (1879) Fischel's treten Ruge und Veit (20, 21, 23) polemisch auf und halten an ihrer Deutung der Erosionen (siehe frühere Jahresberichte) fest, während Fischel (22, 24) seine Anschauung weiter vertheidigt. Neue Gesichtspunkte werden durch die Polemik nicht gewonnen.

Freudenberg (27) referirt über einen Fall von doppeltem Uterus mit rechtseitiger Haematometra, die von Schwalbe zweimal operirt wurde. Tod an geplatzter Pyosalpinx und Peritonitis. Die Uteri sind vollständig getrennt, nur mit den Cervices verwachsen. Die Scheide ist einfach. In der rechten Tube Pyosalpinx, Ovarien, Ligamente vorhanden. Der rechte Uterus ist ausgedehnter wie der linke, am unteren Ende des Cervicalcanals ist er atresirt. Zahlreiche peritonitische Adhäsionen.

Schultze (5) empfiehlt zur Erkenntniss der chronischen Endometritis die Einlegung eines mit Tanninglycerin getränkten Tampons vor den Muttermund. Dieser Probetampon wird nach 24 Stunden entfernt. Eine mehr oder minder grössere Eiteransammlung auf ihm sichert die Diagnose Endometritis.

Ruge (26) richtet die Aufmerksamkeit auf die Disposition des höheren Alters zur Endometritis. (Endometritis vetularum.) Ein wichtiges ätiologisches Moment scheinen zahlreiche Geburten zu sein. Oft complicirt dieselbe Myome und erzeugt bei diesen die Blutungen. Anatomisch unterscheidet er eine glanduläre, eine interstitielle und eine Mischform. Bildet sich die Endometritis im höheren Alter zurück, so tritt Atrophie, nicht Restitutio ad integrum ein. Die glanduläre Form ist besonders dem höheren Alter eigenthümlich und als die suspectere Form anzusehen.

Kurz (2) hält die acute Metritis für häufiger als meist angenommen wird. Diagnostisch werthvoll ist für ihn besonders die teigige Consistenz des acut entzündeten Uterus neben den sehr lebhaft einsetzenden Fieber- und Schmerzsymptomen. Therapeutisch werden besonders Blutentziehungen und als Nachcur warme Irrigationen (30° R.) der Scheide empfohlen. Diese sollen das entzündete Organ blass und blutleer machen, was nach K. in Uebereinstimmung stehen soll mit der styptischen Wirkung des warmen Wassers „bei Metrorrhagien aller Art, besonders Abortus," wobei K. in den modernen Fehler, warme mit heissen Irrigationen (40° R.) zu verwechseln, fällt.

Blackwood (39) sah sehr gute Resultate von Faradisation des Uterus bei Dysmenorrhoe. Er lässt von dem einen Pol zwei Ströme ausgehen, von denen der eine auf das Os sacrum, der andere auf den M. veneris angesetzt wird, der andere Pol geht durch ein Rheophor direct an die Portio vaginalis oder in den Uterus hinein.

Ahlfeld (1) betont die Vortheile der Schultze'schen Methode der Behandlung des Uteruscatarrhs und der Cervixstenose. Abweichend von Schultze zieht Ahlfeld die Seitenlage vor und lässt den Laminariastift höchstens 8—9 Stunden liegen, auch wendet er zum Fassen des Uterus eine einhakige Zange an. Sind die Muttermundslippen stark nach auswärts gerollt, so schickt er die Emmet'sche Operation voraus. Auch zur Behandlung der Cervicalstenosen befürwortet er die methodische Erweiterung mit Laminaria, die erfolgreich und gefahrlos, besonders im Gegensatz zur blutigen Discision ist.

Pajot (31) erklärt die Enge des Muttermundes als eine mögliche, aber nicht nothwendige Ursache der Dysmenorrhoe. Hat der Arzt Grund an diese Ursache zu glauben, so müssen die Orificien erweitert werden. Gefährlich ist dies mit schneidenden Instrumenten, die selbst tödtlich wirken können, indessen haben auch Quellmittel ernste Ereignisse im Gefolge. Absolut ungefährlich sind dagegen graduirte Dilatatoren, die nur während einiger Minuten in jeder Sitzung angewandt werden. Um Sterilität zu heilen, ist die Spaltung nur des äusseren Muttermundes nothwendig, empfehlenswerther ist dieselbe in transversaler als circulärer Richtung.

Schroeder (36) führt die plastischen Opetationen am Cervix in den Grundzügen nach der Simon'schen (Markwald'schen) Methode aus: keilförmige Excision, tiefe Nähte. Dabei Herabziehen des Uterus und permanente Irrigation. Der Cervix wird nach rechts und links gespalten, die Muttermundslippen nach vorn und hinten eingerollt und so der Cervix von innen und aussen zugänglich gemacht, dann keilförmige Excision der Lippen und Aneinandernähung der Lappen; endlich Vereinigung der Seitenschnitte durch Suturen. Bei Nulliparen mit Stenosen wird nach Ausschneidung der Keile der Muttermund dadurch erweitert, dass er den Cervicallappen etwas nach aussen herumnäht. Bei alten Cervicalcatarrhen excidirt er die Cervicalschleimhaut und füttert die Innenfläche des Cervix mit der umgeklappten Vaginalschleimhaut aus. Mit der Excision lässt sich die Emmet'sche Operation vereinigen, indem man nach blutiger Erweiterung der Cervixrisse jeden Lappen so amputirt, dass die Amputationsschnitte an beiden Seiten in die Seitenschnitte auslaufen. Der Vortheil besteht in der Excision der kranken Schleimhaut, welche bei Emmet nur verdeckt wird.

Herrick (32) hat in zwei Fällen von Emmet's Operation des zerrissenen Cervix die Vereinigung der angefrischten Wundränder durch Anlegen eines elastischen Ringes erzielt. Er empfiehlt dies Verfahren für die Fälle, wo man wegen mangelnder Assistenz nicht exact nähen kann.

[Unger Vetlesen, Endometritis ulcerosa. Norsk Magaz. f. Lägevid. R. 3. Bd. 9. p. 235.

Ein 31jähr. Mädchen wurde gleichzeitig mit dem Eintreten der Menstruation krank; sie hatte kurz vorher eine sehr schwere Last getragen. Nach 3½ Tagen starb sie unter Phänomenen von Peritonitis, nebst Erbrechen und Diarrhoe. Bei der Section wurde gefunden: Endometritis ulcerosa, Metritis et Parametritis acuta, Peritonitis, Pleuritis purulenta sinistra, Fibrome im Uterus und sanduhrförmige Uterushöhle. Der Fund stimmte genau mit dem, was bei infectiösen, puerperalen Processen gefunden wird. In der Uterinschleimhaut wurde ein Defect gefunden, und Verf. meint, dass hier ein Fibroid gesessen hat; dieses hat sich während der erwähnten Anstrengung gelöst und ist in den Cervicalcanal hinuntergetreten, wo es dann den ulcerativen, endometritischen Process hervorgerufen haben kann; selbst ist es weggeschmolzen und in kleinen Theilen abgegangen. F. Nyrop (Kopenhagen).

Kohn, Ueber neue Methoden der stumpfen Cervixdilatation. Przeglad lekarski. 49.

Mit Bezugnahme auf eine vom Verf. operirte Kranke berichtet derselbe über die Anwendung der von Peaslee resp. von Fritsch angegebenen Methode der Cervixdilatation, wobei er sich der an der Wiener Schule gebräuchlichen stumpfen Sonden aus Hartkautschuk bediente. Die Dilatation fand wegen Endometritis granulosa zum Zwecke der sicheren Diagnose sowohl, wie auch der nachfolgenden Ecochleation statt. Patientin liess sich nicht chloroformiren. — Verf. lobt die Methode, kommt zu denselben Endschlüssen, die Fritsch darüber Ende 1879 berichtete und hebt folgende 5 Punkte hervor: 1) man solle narcotisiren; 2) der Schmerz für die Kranke sei unbedeutend und nur auf den Augenblick beschränkt, wo mit der Sonde der Widerstand bewältigt wird, den der innere Muttermund leistet; 3) man dürfe einzelne Nummern der Sonden nicht überspringen; 4) glatte, nirgends gesprungene und nicht maltraitirte oder geritzte Schleimhaut nach erfolgter Dilatation geben dem Verf. ein deutliches, vortheilhaftes Bild des Unterschiedes zwischen dieser Methode und der Anwendung des Pressschwammes; 5) Verf. notirt die kurze, zur Dilatation erforderliche Zeit (in seinem Falle 35 Minuten), die Billigkeit im Gegensatz zum Pressschwamme und empfiehlt die Anwendung der Methode auf's Wärmste. Oettinger (Krakau).]

2. Lageveränderungen.

1) Martin, A., Ueber Scheiden- und Gebärmuttervorfall. Leipzig. — 2) Schultze, B. S., Zur Klarstellung der Indicationen für Behandlung der Ante- und Retroversionen und Flexionen der Gebärmutter. Leipzig. — 3) Börner, E., Ueber die orthopädische Behandlung der Flexionen und Versionen des Uterus. Stuttgart. — 4) Botelho, Contribution à l'étude de l'inversion utérine ancienne et de son traitement. Thèse de Paris. — 5) Weissgerber, Zur Behandlung der irreponiblen Uterusinversionen. Berl. klin. Wochenschrift. No. 37. (Empfehlung der Reposition mittelst einem besonderen Instrumentes, Reversor, ohne dass es practisch geprüft ist.) — 6) Leopold, Ueber den Prolapsus uteri et vaginae und dessen radicale Behandlung nebst Bericht über neue Colporraphien. Ebendas. No. 47. (9 Fälle p. p. geheilt.) — 7) Poinsot, Inversion utérine totale. Amputation de l'organe au moyen de la ligature élastique. Bull. de la soc. de Chir. p. 423. (Heilung.) — 8) Périer, Sur deux observations d'inversion utérine traitée par la ligature avec tractions élastiques. Ibid. p. 379. (Heilung.) — 9) Le Fort, Sur trois observations de M. Hicquet (de Liège) de malades atteints de prolapsus utérin traités par le procédé du professeur Le Fort. Ibid. p. 977. — 10) Bozeman et Emmet (de New-York), De la rétroversion et du prolapsus de l'utérus considérés dans leurs rapports avec la lacération du col. Gaz. hebd. No. 10. (Cervixrisse als Ursache mangelhafter Rückbildung und Retroversion und, bei gleichzeitig bestehendem Dammriss als Ursache des Prolaps.) — 11) Pajot, De la guérison des déviations utérines par la grossesse. Bull. gén. de chirurg. p. 481. (1 Fall von Prolaps: Besserung, 1 Fall von Lateroversion: Heilung, 1 Fall von Retroflexion: vorübergehende Heilung nach Schwangerschaft.) — 12) Hart, D. B., On suprapubic hernia otherwise known as prolapsus uteri. Edinb. med journ. August. — 13) Matzinger, W., Zur Colpoperineoplastik nach Bischoff. Wien. med. Blätter. No. 37, 35, 38. — 14) Dorff, W., Bericht über sämmtliche seit dem Jahre 1868 in der Hegar'schen Clinik ausgeführten Prolapsoperationen nebst Bemerkungen über die Methoden derselben. Ebendas. 1879. No. 47—52. 1880. No. 1—5. — 15) Morisani, Un caso d'inversione cronica dell'utero operato. Giornale internazionale delle scienze med. 1879. No. 7. (Nichts Neues.) — 16) Panas, Prolapsus complet de l'utérus. Opéré par le procédé du professeur Le Fort. Guérison. Bull. de la soc. de chir. 1879. No. 10. — 17) Limberman, Mechanical treatement of uterine displacements. Philad. med. and surg. Rep. March 8. — 18) Clifton, On certain uterine displacements. Bost. med. and surg. journ. March 25. (Senkung des Uterus ohne Prolapsus.) — 19) Montrose, A., Pallen, Etiology and treatement of uterine displacements. The New York med. rec. 12., 13. June. — 20) Bathedat, Inversion utérine

réduction après vingt et un jours de compression par le pessaire à air sphérique en caoutchouc. Ann. de Gyn. B. 14. p. 49. (Reposition durch ein Luftpessar nach Courty.) — 21) Villiers, Réduction des déviations utérines. Ibid. B. 14. p. 125. — 22) Courty, Anneau-Levier à arc cervical et redressement de l'utérus par l'introduction de l'air dans le vagin appliqués au traitement de la rétroflexion. Ibid. B. 14. p. 321. — 23) Kaltenbach, Totale Exstirpation des Uterus von der Scheide aus. Centralbl. f Gyn. No. 11. — 24) Hermann, Alphonse, Indicationen und Technik der gegen den Prolaps gerichteten Operationen. Deutsche med. Wochenschr. No. 30, 31. — 25) Smith, Albert H., On the use of intra-uterine stem-pessaries. Philad. med. Tim. May 8. — 26) Kroner, Weitere Fälle puerperaler Inversionen des Uterus. Die elastische Ligatur. Arch. für Gyn. XVI. S. 233. (Abtragung des Uterus mittelst elastischer Ligatur in zwei Fällen von alten Inversionen. Heilung.)

Matzinger (13) schildert auf Grund einer grossen Erfahrung in der Bischoff'schen Klinik die Vortheile der Colpoperineoplastik nach Bischoff. Sie findet auch bei allen denkbaren Complicationen die günstigsten Chancen für die Heilung, ist nicht schwieriger, wie andere Operationen auszuführen, ihr Resultat beeinträchtigt nicht die physiologische Function der Genitalien und bietet kein Geburtshinderniss dar. Werthvolle, durch Jahre verfolgte Casuistik.

Martin (1) frischt bei der Colporrhaphia post. seitlich von der hinteren Columna rugarum an oder vereinigt die correspondirenden Stellen, worauf die Dammbildung folgt.

Dorff (14) glaubt, dass die Hegar'sche Methode bei Prolapsoperationen besser die natürlichen Verhältnisse herstellt, als die Bischoff'sche. Er berichtet über 136 Operationen. 63 konnten auf Beseitigung des Vorfalls später untersucht werden, von diesen war bei 53 der Vorfall geheilt = 84 pCt. 2 starben an Septicämie.

Kaltenbach (23) gerieth bei einer wegen Prolaps vorgenommenen Excision der Cervix in die Bauchhöhle und exstirpirte nun den ganzen Uterus per vaginam. Heilung. Wegen weiter bestehenden Scheidenvorfalles wurde dann später noch die Colporrhaphia ant. und Colpoperineorrhaphie ausgeführt. Technisch ist der Fall insofern beachtenswerth, als der Nahtverschluss der Peritonealhöhle und Nachaussenlagerung der unterbundenen Ligamentstümpfe ausgeführt wurde, für welche Modificationen Verf. lebhaft plädirt.

Schultze (2) legt seine Ansichten über die Behandlung der Lageveränderung nach vorn und nach hinten nieder. Da die Beschwerden bei Anteflexion und Anteversion nicht von der Lageveränderung, sondern von der Complication (Parametritis, Endometritis) herrühren, ist eine mechanische Behandlung. Spaltung des Muttermundes im Allgemeinen contraindicirt, sondern die Complication therapeutisch in Angriff zu nehmen. Allein die Rückwärtslagerungen indiciren mechanische Behandlung. Die Reposition erfolgt manuell, das Pessar fixirt die normale Lage.

Courty (22) wendet ein Pessar, ähnlich dem Hodge'schen aus Aluminium bei Retroflexion an, das an seiner hintern Seite einen Bogen, der die Portio aufnehmen soll, besitzt. Als sehr wirksam empfiehlt sich ausserdem die Bauchlage besonders, wenn das Pessar entfernt werden muss, mit zeitweiser Einführung von Luft in die Vagina. Letzteres geschieht durch Aufheben der hintern Scheidewand durch ein Sims'sches Speculum.

Hart (12) sucht darzuthun, dass der Prolapsus uteri wesentlich als Hernie der Intestina des kleinen Beckens zu betrachten ist, die zustandekommt durch mangelhafte Befestigung am Sacrum, mangelhaften „Tonus“ des Beckenbodens und durch intraabdominellen Druck. Im Ganzen enthält die Abhandlung nichts Neues.

Limbermann (17) empfiehlt zur Behandlung sämmtlicher Deviationen des Uterus Stauder's „uterine supporter“ eine Bandage, die am Abdomen äusserlich durch einen Gurt befestigt ist und einen Becher trägt, der in der Scheide liegt, in welchem die Portio vaginalis fixirt ist.

[1) Södermark, Fall af inversio uteri. Hygiea 1879. p. 751. (Als heftige Blutung sich während der Geburt einstellte, suchte die Hebamme den Abgang der Placenta zu beschleunigen; hierdurch entstand aber eine Inversion. Die Frau litt während der folgenden 2 Monate an häufigen, aber nicht starken Blutungen. Leichte Reposition in Chloroformnarcose.) — 2) Backer, Andr., Retroflexio uteri, opstaaet ved Hälbeagning. Norsk Magaz. for Lägevid. R. 3, Bd. 9. p. 789. — 3) Vedeler, Retroflexio uteri hos nullipara. Ibid. R. 3. Bd. 9. Forhandl. p. 989. — 4) Pippingsköld, J., Tvänne fall af inversio uteri completa. Finska läkaresällsk. handl. Bd. 21. p. 93.

Backer (2) referirt einen Fall, wo bei einer 19j. unverheiratheten Dame, die eben ihre Menstruation hatte, während einer Spazierfahrt Symptome entstanden, die auf eine Retroflexio uteri deuteten. Bei der Untersuchung wurde auch eine Retroflexio gefunden; diese wurde, mit einem Zwischenraum von einer Woche, zweimal manuell reponirt, wonach alle Beschwerden verschwanden, und später wurde Uterus in normaler Stellung gefunden.

Vedeler (3) behandelt die Ursache der Sterilität und den Einfluss der Retroflexio auf dieselbe. Er kommt zu dem Resultat, dass die Retroflexion an und für sich nicht als Ursache betrachtet werden kann. Im Ganzen ist die Bedeutung der mechanischen Hindernisse überschätzt worden.

Pippingsköld (4) theilt 2 Fälle von Inversio uteri completa mit. Der 1. Fall war vor 6 Jahren entstanden; eine heftige Anstrengung 3 Tage nach der Geburt ist wahrscheinlich die Ursache der Inversio gewesen. Trotz anhaltender Repositionsversuche gelang es Verf. nicht, die Inversion zu reponiren. Da der Zustand der Frau ziemlich erträglich war, wurde Amputation nicht gemacht. — In dem zweiten Fall, der vor 16 Monaten während der Geburt entstanden war, gelang die Reposition leicht.

F. Nyrop (Kopenhagen).]

3. Neubildungen.

1) Roehrig, Erfahrungen über Verlauf und Prognose der Uterusfibromyome. Zeitschr. f. Geb. u. Gyn. V. — 2) Spiegelberg, Ein weiterer Fall von papillärem hydropischem Cervixsarcom und von Exstirpation nach Freund. Mit Bemerkungen zur Operation. Arch. f. Gyn. B. 15. — 3) Lebec, Etude sur les tumeurs fibro-kystiques et les kystes de l'utérus. Paris. — 4) Picqué, De l'intervention chirurgicale dans le cancer de l'utérus. Paris. — 5) Dulpiay, Polypes fibreux

de l'utérus. Gaz. des hôp. 109. — 6) Labbé, Note relative à une modification apportée dans le manuel opératoire de l'hystérectomie appliquée aux tumeurs fibreuses. (Exsanguification de la tumeur.) Bull. de l'acad. de méd. No. 31. — 7) Tripier, De traitement des tumeurs fibreuses de l'utérus par une nouvelle classe de topiques. Bull. génér. de thérap. 15. Oct. Arch. de Tocol. 7. (Intrauterine Behandlung bei Fibromen mittelst Einführung von Jodkaliummentenstäben.) — 8) Trélat, Myomes utérins. Gaz. des hôp. 76. — 9) Kuhn, Zur Totalexstirpation des Uterus nach Freund. Centralbl. f. Gyn. 10. (1. Carcinom des Cervix im Corpus. Totalexstirpation. Heilung. Recidiv nach 3 Monaten. Exitus. 2. Aehnlicher Fall. Tod 15 Stunden nach der Operation.) — 10) Ahlfeld, Bericht über 10 Laparatomien. Deutsch. med. Wochenschrift. 2—3. — 11) Gusserow, Ueber die Behandlung der Blutungen bei Uterusmyomen. Ebendas. 22. — 12) Burckhardt, Beitrag zur Therapie der Uterusfibromyome. Neue Operationsmethode bei subserösen Tumoren. Ebendas. 27. — 13) Dorff, Beitrag zur Technik und Nachbehandlung der Amputatio uteri supravaginalis bei Fibromen. Centralbl. f. Gyn. 12. — 14) Liebrecht, Paul, Quatre observations de fibroides de l'utérus traités par ergotine. Journ. de méd. de Bruxelle. April. — 15) Wacebter, Entfernung eines breitaufsitzenden submucösen Uterusfibroids. Württ. med. Correspondenzbl. 32. — 16) Lossen u. Fürstner, Eine Péan'sche Hysterotomie mit nachfolgender Manie. Berl. klin. Wochenschr. 34. — 17) Péan, Des grandes tumeurs cystiques et fibro-cystiques non cancéreuses de l'utérus. Bull. de l'acad. 8. — 18) Queird, Sur l'hystérotomie. Ibid. 14. — 19) Wasseige, Fibromyome cystique volumineux de l'utérus. Grossesse de cinq mois. Hystérotomie. Traitement intrapéritonéal du pédicule, après avoir fait l'hémostase au moyen de ligatures perdues. Mort de la femme au commencement du sixième jour. Bull. de l'acad. de méd. de Belgique. 4. — 20) Mucci, Domenico, Polipo fibroso endo-uterino a compresa intermittente asportato felicemente col laccio galvano-termico. Lo Sperimentale. Marzo. — 21) Williams, John, On some periodical changes which occur in fibroid tumours of the uterus and their significance. The lancet. Mai 15. — 22) Barbour, A. H., Cases of carcinoma of the female pelvic organs in Prof. Simpson's wards during the current session. Edinb. med. Journ. July. p. 37. — 23) Wathen, On malignant diseases of the uterus. Philad. med. Times. Sept. 25. Oct. 9. — 24) Sydney-Turner, Removal of an uterine tumour during labour. Brit. med. Journ. July 31. — 25) Atlee, Walther, A case of inverted womb, with supposed malignant disease of its fundus; its easy reposition and removal of old placental (?) tissue; perfect recovery of the patient. Amer. Journal of scienc. January. — 26) Stoker, William Thornley, Successful removal of the uterus and one ovary for the relief of a subperitoneal uterine tumour. Dublin. Journ. of med. scienc. Febr. — 27) Albert, N. Blodgett and Clifton, E. Wing, Malignant degeneration of a fibroid tumor of the uterus. The New-York med. record. Jan 3. (Grosses Fibrom des Uterus, das microscopisch an einzelnen Stellen sarcomatösen Character zeigt.) — 28) Cordes, Ignaz, Ueber den Bau des Uterusmyomes, das Verhalten des Mutterbodens und die Entstehung und Entwicklung des Neoplasma. Dissertation. Berlin. — 29) Michels, Contribution à l'étude des corps fibreux de la matrice. Kreuznach. Paris. — 30) Schauta, Carcinoma uteri im 17. Lebensjahr. Wien. medicin. Wochenschrift. 37, 38. — 31) Clay, On the traitement of cancer. Lancet, März 27. (Empfehlung des Terpenthin innerlich.) — 32) Baum, Ueber Radicalheilung des Gebärmutterkrebses durch Totalexstirpation des Uterus von der Scheide aus. Berl. klin. Wochenschr. 46. — 33) Dybowski, Joseph, Zur Statistik des Gebärmutterkrebses und seiner Metastasen. Dissertation. Berlin. (Statistische Zusammenstellung von 202 Carcinomasectionen in dem path. Institut der Charité.) — 34) Rydygier, Ein Fall von Exstirpation des ganzen Uterus und beider Ovarien nach Freund, nebst einigen Bemerkungen zur Operationsmethode. Berl. clin. Wochenschr. 45. — 35) Krabbel, Uterusexstirpation mit tödtlichem Ausgange. Centralbl. f. f. Gyn. 18. (Nach Freund, mit Drainage.) — 36) Schröder, Ueber totale Exstirpation des Uterus von der Scheide aus. Allg. Wien. med. Zeitung 40 und Archiv. f. Gyn. 16. (Naturforscherversamml. zu Danzig.) — 37) Mikulicz, Ueber Totalexstirpation des Uterus. Wien. med. Wochenschr. 47, 48, 52. — 38) Frühwald, Zwölf Laparotomien. Wien. med. Blätter 2, 3. — 40) Greene, Uterine fibroid cured by ergot. Philad. med. and surg. rep. Februar 14. — 41) Jacobi, Case of uterine fibroid treated by ergotin injections and finally removed. Amer. J. of med. Sc. April. — 42) Thomas, Gaillard, Removal of a large, interstitial uterine fibroid. Ibid. April. — 43) Goodell, A case of uterine cancer, with remarks upon treatment. Bost. med. and surg. Journ. Sept. 9. — 44) Wells, Spencer, On the removal of uterine tumours by abdominal section. The Brit. med. journ. Sept. 4. — 45) Goodell, Carcinoma of the cervix uteri. Philad. med. and surg. rep. Sept 4. — 46) Stroinski, Oswald, A small lipoma on the anterior labium uteri as the cause of sterility. Bost. med. Journ. Nov. 18. — 47) Soloviaff, Exstirpation complète de l'utérus atteint de dégénérescence cancéreuse par la méthode de Freund. Arch. de Tocol. VII. 7. — 48) Verneuil, De l'hystérectomie appliquée au traitement des tumeurs fibreuses. Annal. de Gyn. B. 13. p. 73. — 49) Simes, Marion, De l'épithéliome du col utérin et de son traitement. Traduit par le Dr. A. Lutaud. Annal. de Gyn. B. XIII. p. 401. — 50) Huc, Joseph, Complication dans le cancer du col de l'utérus. Thèse de Paris. — 51) Marquez, Rafaël, De la sciatique dans le cancer de l'utérus. Thèse de Paris. — 52) Muttray, Totalexstirpation des Uterus. Dissertation. Berlin. — 53) Brault, Marc, Difficulté du diagnostic et dangers de l'intervention chirurgicale dans les cas de polypes latents de l'utérus. Thèse de Paris. — 54) Chérière, De quelques fibro-myomes interstitiels du col de l'utérus. Leur traitement. Thèse de Paris. — 55) Spiegelberg, Nachtrag zu dem im XV. Bande mitgetheilten Fall von Uterusexstirpation. Arch. f. Gyn. Bd. XVI. — 56) Veit, Ueber Carcinom des Uteruskörpers. Arch. f. Gyn. 16. (Naturforscherversam. zu Danzig) und Centralbl. f. Gyn. No. 21. — 57) Ruge, C., Ueber die verschiedenen Formen des Uteruscarcinoms. Arch. f. Gyn. 16 (Naturforscherversam. zu Danzig) u. Centralbl. f. Gyn. N. 21. — 58) Hofmeier, Ernährungs- und Rückbildungsvorgänge bei Abdominaltumoren. Zeitschr. f. Geb. u. Gyn. B. V. S. 96. — 59) Marsh, Fibroid tumor of the womb. Radical cure by the use of ergot. Philad. med. Rep. Dec. 11. (Theils innerlicher Gebrauch von „Ergotin", theils subcutane Injectionen führten in drei Monaten zu vollständigem Verschwinden eines grossen interstitiellen Fibroids.) — 60) Sutton, On fibroid uterine tumor. Ibid. Nov. 20. — 61) Stoker, Successfull removal of the uterus and one ovary for the relief of subperitoneal uterine tumour. Med. press and circul. — 62) Schroeder, Die Laparatomie in der Schwangerschaft. Zeitschr. f. Geb. u. Gyn. B. V. S. 394.

Ruge (57) demonstrirt 3 Formen des Uteruskrebses:

1) Carcinom der Portio vaginalis, greift auf die Scheide über, aber befällt nicht den Cervix weiter hinauf. 2) Carcinom des Cervix geht bis zum mittleren Muttermund und zerstört die Portio. 3) Carcinom des

Uteruskörpers, das nicht den inneren Muttermund überschreitet.

Veit (56) sammelte 43 Fälle von Carcinoma corporis uteri aus der Literatur und eigener Erfahrung. Dasselbe geht stets von den Drüsen aus, immer ist die Schleimhaut miterkrankt. Die Musculatur ist zunächst wenig geneigt, carcinomatös zu degeneriren, selten ist das Peritoneum betheiligt. Für die Diagnose ist die microscopische Untersuchung werthvoll. Für die Entstehung durch Druck, fehlerhafte Lagerung etc. liessen sich keine Beweise beibringen. Characteristisch ist der typische, periodisch wiederkehrende wehenartige Schmerz.

Schauta (30) beschreibt ein Unicum, Fall von primärem Uteruscarcinom vor dem 20. Jahre.

Ein 17jährig. Mädchen leidet an Blutungen und Fleischwasserausfluss. Mit Fibrinschollen bedeckter Tumor an der Vaginalportion, dessen microscopische Untersuchung Carcinoma medullare ergiebt. Excision, Recidive. Blutharnen, Entleerung von Carcinommassen durch die Blase. Tod nach 7 Monaten. Section: Grosser carcinomatöser Tumor, in dem Uterus und Adnexa fast aufgehen, hintere Blasenwand zerstört, Rectum und Ureteren comprimirt. Metastasen in den Lungen.

Williams (21) beschreibt eine Reihe von Fällen, wo uterine Fibrome vor der Menstruation deutlich an Grösse zunehmend, zum Theil vermehrte Beschwerden verursachten und dann mit und nach der Menstruation wieder kleiner wurden.

Greene (40) sah bei einem Fibroid des Uterus nach längerem inneren Gebrauch von Ergotin Uteruscontractionen eintreten, die die gangränescirten Geschwülste ausstiessen. Es erfolgte Heilung.

Bei einer 29jähr. Frau fand Walter Allee (25) 3 Jahre nach einer Frühgeburt eine Inversio uteri und an dem invertirten Fundus eine schwammige, blutende, bröcklige, in Zersetzung begriffene Masse, die er für cancroide Wucherungen hielt. Bei dem Versuch der Amputation erschien die Gebärmutter plötzlich in normaler Lage(?) und die Massen, die leicht zu entfernen waren, „schienen" altes Placentargewebe zu sein. Microscopisch fand sich darin nicht malignes, sondern normales Bindegewebe(?). (Das Ganze dürfte wohl ein gangränescirendes Myom gewesen sein. Ref.)

Nach Entfernung eines kleinen beweglichen Tumors an der vorderen Muttermundslippe, der ein Lipom (?) gewesen sein soll, sah Stroinski (46) Conception eintreten.

Thomas (42) enucleirte ein grosses, 2 Pfd. schweres interstitielles Myom der hinteren Wand, indem er die Capsel spaltete und den Tumor in einer Sitzung stückweise entfernte. Die Kranke genas.

Röhrig (1) legt seine Erfahrungen über Verlauf und Prognose der Uterusfibromyome nieder. Bemerkenswerth ist, dass er unter 570 Fällen 48 mal Herzfehler fand. Unter 10 Fällen trat 7 mal totaler Schwund der Geschwulst im Wochenbett ein. Krebsige Entartung fand er in 24 Fällen besonders bei fibrösen Tumoren. 147 mal sah er Conception eintreten, davon abortirten 129. Bei 12 rechtzeitigen Entbindungen trat 2 mal tödtlicher Ausgang ein, infolge starker Quetschung. 5 mal folgten starke Blutungen in der Nachgeburtsperiode.

Gusserow (11) erklärt, dass bei Uterusmyomen nur zwei Methoden im Stande seien, die Blutung auf einige Zeit mit Sicherheit in Schranken zu halten: die Spaltung des Cervix, die indessen nur bei tiefsitzenden Myomen von Erfolg begleitet ist, und die intrauterine Injection von Eisenchlorid oder Jodtinctur nach vorausgegangener Dilatation des Cervix. Letztere ist höchstens zweimal die Woche auszuführen und einzustellen, sobald Empfindlichkeit des Uterus und blutig-seröser Ausfluss eintritt, da dann Gangrän des Tumors bei weiterer Fortsetzung der Injectionen zu befürchten ist.

A. Martin (Burkhardt 12) constringirte mit einem Gummischlauch nach ausgeführter Laparotomie den Cervix, spaltete den Uterus, enucleirte ein submucöses Fibrom und schloss die Wunde mittelst Suturen. Auch die Ovarien wurden entfernt. Heilung.

Stoker (36) entfernte durch Laparotomie und Amputation am innern Muttermund den Uterus wegen eines grossen Myoms. Die Kranke genas.

Labbé (6) schlägt vor, bei Exstirpation grosser Uterusfibrome den Tumor mittelst elastischer Einwickelungen nach Esmarch möglichst blutleer zu machen, um auf diese Weise den meistens sehr anämischen Patientinnen Blut zu ersparen. Bietet die Einwickelung Schwierigkeiten, so werden Nadeln in den Tumor gestochen, um die Binden zu fixiren. Ein nach dieser Methode exstirpirtes Fibrom erwies sich vollständig blutleer, die Patientin starb indessen.

Dorff (13) berichtet über die von Hegar geübte extraperitoneale Behandlung des Stieles nach Amputatio supravaginalis bei Fibromen. Mittelst eigenthümlicher Nahtanordnung wird der Stumpf unterhalb der Ligaturen mit Bauchfell umhüllt. Es entsteht so ein trichterförmiger Raum, dessen Boden durch Bauchfell, dessen Seitenwände durch die Ränder der Bauchdeckenincision gebildet werden. Da der Stumpf nur durch absolute Trockenheit aseptisch gehalten werden kann, wird derselbe durch den Paquelin verkohlt und die Seitenwandungen des Trichters mit 10 pCt. Chlorzinklösung bestrichen. Nach diesem Verfahren wurden in der Hegar'schen Clinik 8 Fälle von theilweise sehr complicirter Natur mit glücklichem Ausgang operirt.

Lossen (16) führte eine Hysterotomie nach Péan mit Glück aus. Während der Nachbehandlung trat Manie, ohne dass hereditäre Belastung bestand, auf, welche gleichfalls heilte. Die Operation wurde kurz vor dem Eintritt der Menses ausgeführt. Dieselben blieben nach ihr aus und zur Zeit des sonstigen Eintrittes zeigten sich die ersten psychischen Symptome. Hierauf fussend vermuthet Fürstner (16) einen Causalnexus und fordert die Operateure auf zu entscheiden, ob öfters psychische Abnormitäten nach Ovariotomien oder Uterusexstirpationen bei Patientinnen, bei denen die Operation kurze Zeit vor der zu erwartenden Menstruation erfolgte, beobachtet wurden.

Péan (17) hat 46 Hysterotomien ausgeführt, darunter 13 bei cystischen Tumoren des Uterus, von diesen letzteren verliefen 10 günstig, während von 32 wegen fester Fibrome ausgeführten Operationen 12 starben. Demnach vindicirt er den cystischen Tumoren des Uterus eine bessere Prognose für die Operation.

Hofmeier (58) bespricht in einem bemerkenswerthen Aufsatz die Ernährungs- und Rückbildungsvorgänge bei Abdominaltumoren. Es sind Fälle bekannt, in denen die zuführenden Gefässe völlig verödeten und der Tumor nur durch die Adhäsionen ernährt wurde, die dann meist vom Netz ausgehen. Die Verödung geschieht fast stets durch Stieltorsion. Eine Reihe von Fällen aus der Schröder'schen Clinik illustriren diese Verhältnisse. Besonders interessant ist ein Fall von Fibromyom, welches wegen inniger Verwachsung mit den Bauchdecken nicht exstirpirt werden konnte und colossale Gefässe durch das adhärente Netz empfing. Letzteres wird abgebunden und durchschnitten, worauf nach etlichen Monaten der Tumor verschwindet. In einem anderen Fall wurden beide Ovarien abgebunden, der Tumor verkleinerte sich anfangs, wuchs aber später wieder und die Blutungen kehrten wieder, ein Resultat, welches nicht zur Empfehlung der Castration dienen kann.

Schroeder (62) hat die Myomotomie am schwangeren Uterus einmal ausgeführt bei gestielten Myomen und eclatantem Raummangel. Die Person trug ihr Kind aus. Solche operablen Fälle sind selten. Die Diagnose ist oft schwierig, zumal das Ausbleiben der Blutungen fehlt. Das Auftreten von weichen Stellen an einem mit Myomen durchsetzten Uterus, das Wachsen dieser Stellen und das Fehlen typischer Blutungen macht die Gravidität wahrscheinlich.

Wells (44) hat 24 mal Uterusmyome von der Bauchhöhle aus entfernt, nur 9 Patienten genasen, 15 starben. 23 mal hat er in solchen Fällen sich mit Incision der Bauchdecken, Punction des Tumor, oder theilweisen Entfernung desselben begnügen müssen — nur einmal trat danach der Tod ein. Diese Resultate wurden vor der antiseptischen Methode erreicht. Nachdem er die Lister'sche Methode angewandt, hat Wells 10 mal den Tumor entfernt mit 7 Genesungen und 3 Todesfällen und 5 mal nur incidirt resp. punctirt ohne Todesfall. Er legt den Hauptwerth bei der Operation darauf, dass die Uteruswunde durch Nähte geschlossen wird, ebenso wie bei der Bauchwunde das Peritoneum mitgenäht werden soll. Wells ist seit Anwendung der antiseptischen Methode für intraperitoneale Behandlung des Stumpfes oder der Uteruswunde.

Totale Uterusexstirpation.

Spiegelberg (2) machte eine Uterusexstirpation nach Freund wegen Cervixsarcom mit zunächst günstigem Erfolge. Um den Uterus für die Operation leichter zugänglich zu machen, wurde vier Tage lang vorher die Colpeuryse der Vagina ausgeführt. Der Colpeurynter blieb bis zur Abtrennung des Uterus in der Scheide liegen. Ferner wurde die Unterbindung des Scheidengewölbes und das Abpräpariren der hinteren Peritonealbekleidung des Uterus unterlassen. Der gute Erfolg wird hauptsächlich auf die Schnelligkeit, mit welcher die Operation beendigt wurde, gesetzt. In einem Nachtrag berichtet Spiegelberg (55) indessen von einem Recidiv, dem die Pat. zum Opfer fiel. Verf. fügt hinzu, dass er bei Carcinom des Uterus die Operation wohl kaum wieder ausführen würde, da sie bei ihrer eminenten Lebensgefährlichkeit zu geringe Sicherheit gegen Recidive gewährt und bei beschränkter Ausdehnung der Erkrankung die hohe Halsexcision grössere Empfehlung verdient. Dass bei Sarcom der Cervix die Chancen nicht wesentlich anders stehen, lehrt der geschilderte Fall. Bei alleiniger Erkrankung des Corpus uteri ist die supravaginale Exstirpation allein indicirt.

Die Uterusexstirpation nach Freund hat Ahlfeld (10) zweimal ausgeführt, einmal blieb dieselbe unvollendbar, das zweite Mal starb die Frau. Eine Zusammenstellung ergiebt, dass von 68 dem Verf. bekannt gewordenen Freund'schen Operationen 49 Todesfälle zu verzeichnen sind. In 2 Fällen ist das Resultat unbekannt, bei 4 Kranken blieb die Operation unvollendet, 6 mal traten Recidive auf, als gelungen kann demnach die Operation nur bei 7 Kranken bezeichnet werden = 10 pCt. Aber auch diese sind von Recidiven nicht ausgeschlossen. Diese Resultate sind geeignet, den in der ersten Zeit herrschenden Enthusiasmus über die neue Operation wesentlich herabzustimmen und die Indicationen zu derselben mindestens sehr einzuschränken. Da die Operation eminent lebensgefährlich ist und Recidive nicht ausgeschlossen sind, solche endlich nach der Entfernung des Uterus sich kaum beseitigen lassen werden, so darf der Arzt nur dann eine Frau zu der Operation überreden, wenn er die feste Hoffnung hat im Falle des Gelingens die Frau radical zu heilen. Der Grund der schlechten Resultate liegt in der Schwierigkeit der Ausführung, der Blutstillung, der langen Dauer der Operation und der leichten Verletzung der Nachbarorgane. Die Menge der Verbesserungsvorschläge bestätigt dies. Für die unterste Schlinge würde Ahlfeld jetzt gut ausgeglühten Draht nehmen und mittelst eines Schlingenschnürers die Compression besorgen. Bei Sarcomen und Carcinomen des Uteruskörpers ist die Péan'sche Methode vorzuziehen. Absolut zu verwerfen ist der Credé'sche Vorschlag der Resection der vorderen Beckenwand.

Rydygier (34), anknüpfend an einen ungünstig verlaufenen Fall von Uterusexstirpation nach Freund empfiehlt als Modification vorhergehende Umschneidung der Portio vaginalis von der Scheide aus und isolirte Unterbindung der Arteria uterina.

Solovieff (47) hat einmal nach Freund den Uterus mit ungünstigem Ausgang exstirpirt. Auch er hebt die besonders gefährlichen Momente der Operation hervor: lange Dauer der Operation, lange Entblössung der Gedärme, doppelte Eröffnung der Bauchhöhle, und empfiehlt etliche Modificationen: 2 Ligaturen der Lig. lata, Zustopfung des Cervix mit Watte, damit nichts herausfliessen kann, Bestreichen der Lig. lata mit Eisenchlorid, um die Wunden trocken zu halten. Seine Statistik ist nicht vollständig, auch fehlt eine Berücksichtigung der Recidive. Hieraus erklärt es sich wohl, dass S. der Freund'schen Operation noch einen der ersten Plätze in der Chirurgie verspricht.

Mikulicz (37) liefert einen Beitrag zur Technik und Nachbehandlung der Uterusexstirpationen aus der Billroth'schen Clinik.

1) 33jährige Frau, Carcinom der Vaginalportion, Scheidengewölbe bis auf die nächste Umgebung der Vaginalportion frei. Uterus beweglich. — Exstirpation des Uterus durch Laparotomie. Unterbindung beider Lig. lata in je 3 Portionen, isolirte Unterbindung beider Arteriae uterinae. Ausschneidung des Uterushalses aus dem Scheidengewölbe. Sutur der Bauchfellwunde. Nichtvereinigung der Wundränder des Vaginalgewölbes. Tod nach 28 Stunden an septischer Peritonitis. Section zeigt Verletzung des rechten Ureters und carcinomatös infiltrirte Beckendrüsen.

2) 38j. Frau, Cervixcarcinom aufs Scheidengewölbe übergreifend, Uterus beweglich. Exstirpation nach Freund. Bei Ausschneidung des Uterus starke Blutung aus der linken Art. uterina. 3. Tag Exitus. Sect.: Septische Peritonitis. Infiltration einzelner Beckendrüsen, Carcinomreste am Schnittrande der Vagina.

3) 55j. Frau, Cervixcarcinom, Uterus beweglich. Sehr anämisch. — Totalexstirpation per vaginam. Herabziehen des Uterus, Umschneidung. Eröffnung des Douglas, Umstülpung des Uteruskörpers. Massenligatur der Lig. lata. Entfernung des rechten Ovarium. Geringe Blutung. Drainage der Beckenhöhle. 7. Tag Exitus an Peritonitis. Section zeigt eine Verlegung der inneren Oeffnungen der Drains durch Gedärme und Exsudatmassen, so dass dieselben ihren Dienst versagen mussten.

4) 29j. Frau. Am 22. Nov. 1879 Ovariotomie, am 10. Dec. supravaginale Amputation des carcinomatösen Cervix. Im März 1880 Recidiv in der Wunde, Uterus leicht fixirt. — Totalexstirpation per vaginam. Drainage der Peritonealhöhle und Scheide., Heilung. Recidiv in der Narbe nach 3 Monaten.

5) 36j. Person. Jan. 1880 Amputation der carcinomatösen Vaginalportion. Recidiv. März 1880 Totalexstirpation per vaginam. Drainage. Heilung. Recidiv nach 3 Monaten.

6) 45j. Frau. Exulcer. Cervixcarcinom, Vagina frei. — Totalexstirpation per vaginam, wie oben Eröffnung der Blase, Sutur. Exitus nach 30 Stunden an septischer Peritonitis und jauchiger Infiltration des Beckenzellgewebes.

7) 37j. Person. Exulcerirtes Cervixcarcinom, Totalexstirpation per vaginam. Uebergreifen des Carcinoms auf Peritoneum und Beckenbindegewebe. Permanente Irrigation der Scheide mittelst besonderer Doppelröhren (Abbildung). Drainage der Bauchhöhle. Heilung. Recidiv nach 4 Wochen.

8) 42j. Frau. Carcinom der vorderen Lippe, das hoch hinauf reicht, Vagina frei. — Totalexstirpation, Entfernung des linken Ovarium. Drainage. Permanente Irrigation der Scheide mittelst obiger Doppelröhren. Exitus nach 34 Stunden an septischer Peritonitis und Beckenphlegmone. Section: Der Douglas mit Eiter gefüllt, Blase in den Grund des kleinen Beckens gesunken, wodurch Operationswunde, als auch Drainrohr verschlossen ist. — Sämmtliche Operationen wurden unter antiseptischen Cautelen vollführt. — Der Schluss der Arbeit folgt 1881.

Schroeder (36) und Baum (32) legen ihre Erfahrungen in Betreff der Uterusexstirpation per vaginam wegen Carcinom dar. Schroeder hat 7mal (1mal durch seinen Assistenten) operirt, nur eine Person starb und zwar an innerer Verblutung. Nach Herabziehung des Uterus durchschneidet er das Scheidengewölbe, dann löst er mit dem Finger die Verbindung des Uterus mit der Harnblase. Nach Eröffnung des Douglas wird der Uterus herausgestülpt und nach Unterbindung der Lig. lata abgeschnitten. Tuben und Ovarien werden nicht entfernt. Die Stümpfe werden in die Scheide eingenäht, in die mittlere Oeffnung wird ein Drain gelegt. Die Prognose ist gut, contraindicirt ist das Verfahren bei Betheiligung der Parametrien. Ist der Uterus sehr gross, so ist seine Entfernung schwierig und dann mehr die Freund'sche Methode angezeigt.

Baum hat 4mal operirt, darunter 2mal mit tödtlichem Ausgange. Er näht gar nicht, sondern legt dicke Drainröhren in die Bauchhöhle, durch die bei Steigerung der Temperatur Einspritzungen gemacht werden.

(1) Saltzmann, F., Livmoderpolyp. Finska läkaresällsk. handl. Bd. 21. p. 292. (Verf. referirt einen Fall von Exstirpation eines 7 Ctm. langen Uteruspolyps.) — 2) Bäckvall, P. A., Fibromyoma uteri. Ibid. Bd. 21. p. 301. — 3) Andersson, A., Fibromyoma uteri polyposum. Hygiea. Svenska läkaresällsk. forhandl. p. 24. — 4) Wettergren, Carl, Fibroma polyposum cysticum uteri hos en 79årig Fru. Ibid. p. 43.

Bäckvall (2) berichtet über einen Fall von Fibromyoma von der linken Seite des Uterus ausgehend, wo Pippingsköld die Operation machte. Da eine Drahtschlinge nicht angelegt werden konnte, wurde die Kapsel gespalten und die Geschwulst enucleirt. Die 60jährige Frau genas.

Andersson (3) hat mit glücklichem Ausgange ein kindskopfgrosses Fibromyom exstirpirt. Wegen der Grösse der Geschwulst, die die Vagina ausspannte, und wegen einer 3 Ctm. langen und 9 Ctm. tiefen Oeffnung an der Geschwulst wurde die Diagnose etwas unsicher, indem es schwer zu entscheiden war, ob es sich um ein intraparietales Myom in der hinteren Cervicalwand oder um ein gestieltes Fibromyom, das in die Vagina eingedrungen war, handelte. Das letzte war die richtige Diagnose.

Schon im Jahre 1844 litt die Pat. von Wettergren (4) an starken und anhaltenden Blutungen. 1877 wiederholten sich die Blutungen und wurden das folgende Jahr äusserst reichlich. Bei der Untersuchung wurde eine ungefähr eigrosse, ovale gestielte Geschwulst gefunden; sie entsprang von der hinteren Lippe der Vaginalportion und hatte deutlich einen flüssigen Inhalt. Eine etwas kleinere Geschwulst entsprang von der vorderen Lippe. Sie wurden mittelst Ecraseur entfernt. — Die Geschwülste bestanden fast ausschliesslich aus unregelmässigen Hohlräumen mit dünnen Wänden. Die Kapsel der Geschwülste war einige Millimeter dick. Die Hohlräume waren mit einfachem Cylinderepithel bekleidet. Das Gewebe der Wände war ein mehr oder weniger zellenreiches Bindegewebe. Verf. meint, dass die Geschwülste 35 Jahre bei der Frau bestanden haben. F. Nyrop (Kopenhagen).

Hjelt, O., Myofibroma uteri. Finska läkaresällsk. handl. Bd. 21. p. 304. (Geschwulst von 100 Ctm. Umfang, 52 Ctm. Höhe; im Abdomen 26 Liter Flüssigkeit. Es war ein vom Fundus uteri entspringendes Myofibrom, adhärent an der vorderen Bauchwand, der Leber, den Gedärmen und dem Omentum. Uterus bildete einen 14 Ctm. langen, 2 Ctm. breiten Strang. Gewicht der Geschwulst 17 Kilo.)

Oscar Bloch (Kopenhagen).]

8. Tuben und Mutterbänder.

1) Bernutz, De l'hématocèle utérine symptomatique de pachy-pelvi-péritonite hémorrhagique. Paris. Arch. de Tocol. Bd. 7. p. 129. — 2) Burnier, Ueber Tuboovarialcysten. Zeitschr. für Geb. u. Gyn. Bd. V. S. 357. — 3) Sänger, Ueber primäre dermoide Geschwülste der Lig. lata. Arch. für Gynäc. Bd. XVI. S. 258. — 4) Leopold, Beitrag zur Lehre von den cystischen Unterleibsgeschwülsten (Myoma lymphangiectodes lig. uteri rotundi). Ebendas. Bd. XVI. S. 402. — 5) Gosselin, Hématocèle rétroutérine. Gaz. des hôpit. 142. — 6) Rodet, Paul, De l'hématocèle utérine. Thèse de Paris. — 7) Duplay, Sarcome kystique du ligament large. Gaz. des hôpit. 79. — 8) Martineau, Adéno-lymphite-péri-utérine. Ibid. 34. (Mit diesem Ausdruck wird der Zustand bezeichnet, den wir Parametritis zu nennen pflegen. M. weist auch an der Lebenden Schwellung der Lymphdrüsen des Beckens nach.) — 9) Troquart, Hématocèle périutérine. Transformation purulente des caillots. Evacuation dans le péritoine. Journ. de méd. de Bordeaux 49. — 10) Feldmann, Ueber die operative Entfernung eines doppelseitigen Pyosalpinx. Dissert. Göttingen. 1879. — 11) Macdonald, Three cases of parametritis. Edinb. med. Journ. June. — 12) Hun, Cases of pelvic inflammation. Bost. med. and surg. Journ. 4. — 13) Owen, Kayley, Rupture of Fallopian tube. Lancet. 3. April. — 14) Kroner, Hematocele retrouterina nach Exstirpation eines extraligamentösen Ovarialcystoms. Punction per Rectum. Verjauchung und schliessliche Genesung. Breslauer ärztl. Zeitschr. No. 1. — 15) Bleynée, Un cas d'hématocèle sous-péritonéo-pelvienne chez une jeune fille de 17 ans. Arch. de Tocol. Bd. 7. p. 171. — 16) Esenbeck, Hämatocele oder halbseitige Hämatometra. Memorabilien. S. 349.

Burnier (2) berichtet über einen Fall von Tuboovarialcyste aus der Schroeder'schen Clinik und stellt folgende Theorie für die Entstehung solcher Cysten auf: Durch perimetritische Processe entsteht Verschluss der Tube und Hydrosalpinx, wobei die Fimbrien sich nach innen schlagen. Die Hydrosalpinx wächst und wird mit einem Ovarium verlöthet. Nimmt man nun an, dass an der Berührungsstelle sich ein reifer Follikel befindet, so wird sein Platzen durch die aufliegende Tube erschwert und es entsteht Hydrops folliculi. In beiden nebeneinander liegenden Höhlen geht die Secretion weiter, wodurch die aneinandergelötheten Fimbrien getrennt werden. Endlich wird die trennende Membran resorbirt, die Fimbrien werden nach aussen gestülpt und schwimmen in der Flüssigkeit des hydropischen Follikels oder verwachsen später mit der Innenfläche des Follikels. Durch 11 weitere Fälle aus der Literatur sucht B. seine Theorie zu stützen.

Feldmann (10) referirt über eine operative Entfernung eines doppelseitigen Pyosalpinx in der Schwartz'schen Clinik.

Beide Tumoren wurden abgebunden, rechts das mit Cysten durchsetzte Ovarium mitgenommen. Bei der Entfernung des linken Tumors fliesst etwas Eiter in die Bauchhöhle. Durch Eiterung in die Länge gezogene Heilung. Aus der anatomischen Untersuchung schliesst Verf., dass es sich um einen angeborenen Verschluss der abdominalen Tubenenden handelt. Hierfür spricht der Mangel jeder Adhäsionen, die nach aussen gekehrte Lage der Fimbrien und die Hypertrophie der Wandungen.

Aus dem Credé'schen Clinik berichtet Sänger (3) über die Exstirpation eines Fibromyoms des linken breiten Mutterbandes mit Ausgang in Heilung.

Die Untersuchung des Tumors bestätigte seine primäre Entwickelung im Lig. latum. 5 ähnliche Fälle sind in der Literatur zu finden. Ihre Entstehung hat nichts Wunderbares, da glatte Muskelfasern sich normaliter in den beiden Mutterbändern finden. Verf. glaubt, dass ein Theil der dem Ovarium und Uterus zugeschriebenen Geschwülste überhaupt ihre Entstehung dem breiten Mutterbande verdankt.

Leopold (4) machte die Probeincision wegen eines fraglichen Ovarialtumors. Ausgedehnte Verwachsungen machten die Exstirpation unmöglich. Die Section ergab als Ausgangspunkt der 21 Pfund schweren Geschwulst das rechte Lig. uteri rotundum ohne Zusammenhang mit Uterus und Ovarien, mit fester Verwachsung des Rectus und Transversus abdominis. Der Tumor besteht aus glatten Muskelfasern und ist durchsetzt von mit Endothel ausgekleideten Cysten (Myoma lymphangiectodes lig. uteri rotundi).

Bernutz (1) betont vorzüglich die Entstehung einer Hämatocele aus acuter und chronischer Pelviperitonitis. Entzündliche Neubildungen verursachen die Blutung. Diese verlaufen bei der chronischen Form (Pachypelviperitonitis) oft ohne characteristische Symptome, es erfolgen kleinere, aber oft recidivirende Blutungen, oder es bilden sich Blutcysten, die den ganzen Beckenraum erfüllen können.

Owen (13) sah bei einer 39j. Frau, die 4mal geboren hatte und bei der einmal die Regel ausgeblieben war, plötzlichen Tod unter den Erscheinungen der inneren Verblutung eintreten. Bei der Section fand sich das Abdomen mit Blut gefüllt, in der linken dilatirten Tube ein kleiner Riss. Da sich kein Embryo fand, so meinte O., dass hier infolge einer „Erkältung" (?) ein Tubenabscess sich gebildet, der geplatzt sei und wundert sich nur über das Fehlen der Peritonitis!

(1) Netzel och P. Wising, Fall af laparotomi. Hygiea 1879. Svenska läkaresällsk. förhandl. p. 172. — 2) Anderson, A., Fall af haematocele retro-uterina. Ulbmmmans med ärrstenos i vagina. Hygiea. Svenska läkaresällsk. förhandl. p. 113.

In dem Falle von Netzel und Wising (1) wurde die Laparotomie in einem Falle gemacht, wo die Frau an Symptomen litt, die die Diagnose: Volvulus wahrscheinlich machten. Bei der vaginalen und rectalen Exploration wurde zwar eine Resistenz hinter dem Cervix uteri gefunden, sie war aber schmerzlos und konnte die Symptome nicht erklären. Die Operation und die am folgenden Tage gemachte Obduction zeigte, dass die Frau eine Beckenperitonitis hatte, die von einer Salpingo-oophoritis herrührte. Kein bedeutenderes Exsudat war entstanden; die Peritonitis hatte aber Adhäsion zwischen den in dem kleinen Becken liegenden Organen, unter welchen mehrere Dünndarmschlingen waren, hervorgerufen. Das grösste Hinderniss für die Passage durch den Darm war in dem unteren Theil des Ileum entstanden; der Darm war hier in einer Strecke von 5 Ctm. zusammengedrückt, schmal und bleich, und durch eine scharfe Grenze von dem obenliegenden, stark injicirten und ausgedehnten Darmtheil getrennt.

Anderson (2) referirt einen Fall von Haematocele retrouterina, wo zugleich eine Narbenstenose in der Vagina zugegen war. Die Geschwulst ragte bis zum Nabel empor, war aber nach einigen Monaten vollständig resorbirt. Die Stenose wurde mit Ellinger's Dilatator und später mit den Fingern dilatirt. Nach dieser Operation wurde die Menstruation weniger schmerzhaft als zuvor. Die Kranke war Waschfrau, und Verf. meint, dass ihre Beschäftigung nicht ohne Bedeutung für das Entstehen der Krankheit ist.

F. Nyrop (Kopenhagen).]

F. Vagina, Vulva und Harnorgane.

1) Goy, Emile, De l'absence congénitale du vagin. Thèse de Paris. — 2) Mettenheimer, Ueber Mycosis vaginae. Memorabilien. 1. — 3) Semo, Vittorio de, Ueber Vaginismus. Allg. Wien. med. Zeitschr. No. 23, 24, 26. — 4) Depres, Fistule vésicovaginale, rétrécissement du vagin; opération, guérison sans opération complémentaire. Gaz. des hôpit. p. 108. — 5) Lossen, Zur Casuistik der Blasenscheidenfisteln. Deutsche Zeitschrift für Chir. XIII. S. 165. — 6) Denis, Cyste du vagin. Gaz. des hôpit. 102. — 7) Larrivé, Occlusion vaginale consécutive à une parturition. Rétention du flux menstruel, sans dilatation de cavité utérine. Opération. Lyon méd. No. 34. — 8) Sänger, Sarcom der Scheide (der Blase, der Lig. lata, der Beckenlymphdrüsen) bei einem dreijährigen Kinde. Arch. für Gyn. Bd. XVI. S. 58. — 9) Antal, Blasenscheidenfistel, Bildung einer Recto-vaginal-Fistel. Verschluss der Scheide. Ebend. Bd. XVI. S. 314. — 10) Duplay, Fistule uretéro-vaginale. Difficultés du diagnostic. Opération. Mort. Bull. de la soc. de chirurg. séance du 4 fév. — 11) Consalvi, Le fistole vesico-vaginali. Giorn. internazionale delle scienze med. 1879. No. 3 e 4. — 12) Caporali, Caso di vagina doppio con uterus septus. Ann. univ. de med. April. — 13) Parona, Annotazioni intorno alla cura chirurgica delle fistole vesicovaginali. Gaz. med. Ital. Lomb. No. 6, 7, 8. — 14) Snyder, Osseous occlusion of the vagina. Philadelph. med. and surgic. Report. 10. April. (Ein Geburtsfall bei narbiger Stenose der Scheide.) — 15) Gerassimides, Fistule vésico-vaginale traitée par la méthode simplifiée. (Vereinigung der angefrischten Ränder durch ein neues Instrument ohne Naht. Prima intentio.) — 16) Lebedeff, Ueber Hypospadie beim Weibe. Arch. für Gyn. Bd. XVI. S. 290. — 17) Staude, Zur Operation des veralteten completen Dammrisses. Zeitschr. für Geb. u. Hyg. Bd. V. S. 71. — 18) Löhlein, Hermann, Ueber die sogenannte Garrulitas vulvae. Ebendas. S. 141. — 19) Meericke, Ein Fall von weiblicher Epispadie. Ebendas. S. 321. — 20) Chevalerias, Eugene Felix, Fistule vulvo-rectale consécutive à la suppuration de la glande vulvo-vaginale. Thèse de Paris. — 21) Daude, Louis, De la contracture spasmodique du constricteur vulvaire, ses rapports de causalité avec une irritation spinale localisée. Thèse de Paris. — 22) Boulanmié: Polypes et excroissances de l'urèthre chez la femme. L'union méd. 10, 11, 17. Juli. — 23) Frommüller, Elephantiasis der weiblichen Genitalien. Memorabilien. 8. — 24) Duplay, Contribution à l'étude des maladies de l'urèthre chez la femme. Arch. gén. de méd. Juli. — 25) Walther, De l'oblitération congénitale de l'orifice vulvaire. Gaz. des hôpit. p. 126. — 26) Fritsch, Elephantiasis clitoridis et labiorum. Centralbl. f. Gyn. No. 9. (Abtragung. Hinweis auf die Möglichkeit des Zusammenhanges von Elephantiasis mit vorausgegangenem Zugrundegehen der Leistendrüsen.) — 27) D'Ambrosio, Fibroma polipose molle et multiplo delle parti genitali esterne di una donna. Giorn. internaz. delle scienze med. 10. Nov. — 28) Reimann, Ein Fall von Atresia hymenalis. Centralbl. für Gyn. No. 6. (Operation, Heilung.) — 29) Martineau, Esthiomène ano-vulvaire. Gaz. des hôp. 58 ff. (Eigenthümliche Ulcerationen um die Vulva.) — 30) Glaister, A case of imperforate Hymen. Glasg. med. journ. Nov. — 31) Custer-Schirmer, Zur Casuistik der Atresia hymenalis congenita mit mehrmonatlichem Haematocolpos. Correspondenzbl. für Schweiz. Aerzte. No. 15. (Operation. Heilung.) — 32) Martineau, Des déformations de la vulve produites par la défloration. L'union méd. Januar. — 33) Derselbe, Des déformations vulvaires produites par la masturbation, le saphisme et la prostitution. Ibidem. — 34) Cavagnis, Vittorio, Idrocele muliebre. Gaz. med. Ital.-Lomb. No. 3. — 35) Lehlond, Sur un nouveau procédé de suture dans la périnéorrhaphie. Annal. des Gyn. XIV. p. 179. (Halbmondförmige Anfrischung, tiefe Durchführung der ersten Nadel.) — 36) Labbé, Léon, Note sur l'hypertrophie ou éléphantiasis des grandes lèvres. Ibid. XIV. p. 241. (Abtragung mittelst des Paquelin.) — 37) Budin, Recherches sur l'hymen et l'orifice vaginal. Ibid. XIII. p. 43. (Siehe Jahresbericht 1879. S. 581.) — 38) Duvernoy, Edouard, Traitement des Cystes des glandes vulvo-vaginales par les injections de chlorure de Zinc. Ibid. XIII. p. 251. (Cyste der Barthol. Drüse. Injection. Heilung.) — 39) Giannini, J., Papillomi telangettasici dolorosi nelle sbocco dell' uretra muliebri. (Schmerzhafte Caruntkeln an der Harnröhrenmündung.) — 40) Braun, Verletzungen der weiblichen Genitalien ausserhalb des Puerperiums. Deutsche med. Wochenschr. No. 51. — 41) Saint-Cyr, Robert, Cystite aigue; vaginisme. Ann. de Gyn. XIV. — 42) Di Semo (di Corfu), Sul. Vaginismo. Lo Sperimentale. April. (Nichts Neues. Carlsbad als Exerquelle.) — 43) Duncan, M., Clinical Lecture on vaginitis. Med. Times. 26. June. — 44) Smith, W. U., Two cases of warty growths on the vulva. Dubl. obst. Society. p. 151. (Bei zwei Schwestern fanden sich eigenthümliche Warzen an den äusseren Geschlechtstheilen, die durch ein altes Weib vertrieben wurden!!) — 45) Stamer, O'Grady, Enormous thrombus of vulva. Med. Press and circul. June 2. — 46) Ahlfeld, Zur Casuistik der congenitalen Neoplasmen. Arch. für Gyn. XVI. S. 135. (Fibrosarcom der Scheide bei einem 3½-jähr. Mädchen, das auf Uterus und Adnexa übergriff.)

Mettenheimer (2) referirt über zwei Fälle von Mycosis vaginae ausserhalb der Schwangerschaft.

In dem ersten soll die Ansteckung erfolgt sein durch ein an Soor leidendes Kind, indem die zum Reinigen der Wunde gebrauchten Läppchen in den Nachttopf geworfen wurden. Auch in dem zweiten Fall wird dasselbe Geschirr als Vermittler angesprochen, indem Schwammstückchen, die zur Aetzung bei einer bei derselben Frau bestehenden Rachendiphtheritis gebraucht waren, in dasselbe wanderten. In beiden Fällen Heilung durch adstringirende Localbehandlung.

Sänger (8) berichtet über ein Sarcom der Scheide bei einem zweijährigen Kinde, das auf Blase, Ligamenta lata und Becken-Lymphdrüsen übergriff. Zweimalige Auslöffelung von sarcomatösen Massen. Tod an Perforationsperitonitis in Folge Durchbruchs eines Sarcomknotens in dem Lig. lata. Microscopische Diagnose: Rundzelligem Medullarsarcom.

D'Ambrosio (27) sah bei einer 30jährigen Frau 6 gestielte polypöse „weiche Fibrome" (Molluscum) von der rechten grossen Schamlippe ausgehen. Dieselbe wurden mit dem Ecraseur entfernt.

Lebedeff (16) beschreibt eine Spaltung der hinteren Harnröhrenwand bei einer 23j. steril verheiratheten Person mit allmälig sich ausbildender Incontinentia urinae. Letztere ist zurückzuführen durch Einführung des Penis beim Coitus in die Harnröhrenrinne bis zur Blase. Uebrige Genitalien normal. Anfrischung und Vervollständigung der Harnröhre in mehreren Sitzungen. Heilung. Schwinden der Incontinenz.

Möricke (19) referirt über einen Fall von Epispadie bei einem 22jähr. Mädchen, die Schroeder mit Erfolg operirte.

Clitoris gespalten, Fehlen der Harnröhre. Hinter dem Introitus an der vorderen Scheidenwand klaffende Oeffnung, durch die man in die Blase gelangt und aus der Urin träufelt. Innere Genitalien normal. Plastische Bildung einer Harnröhre. Nach mehrfachen Sitzungen Heilung. Schroeder führt diese Missbildung darauf zurück, dass der untere Theil der Allantois verschlossen bleibt und durch Ansammlung von Flüssigkeit dieser Theil weit vorgebuchtet wird und so die Vereinigung der Schwellkörper hindert, endlich durch gesteigerten Secretionsdruck platzt, wodurch der Defect zu Stande kommt.

Löhlein (18) constatirte in 1 pCt. der ihm zur Beobachtung stehenden gyn. Fälle Garrulitas vulvae. Sie wird begünstigt durch seitliche Risse in der hinteren Scheidenwand, wodurch die Querspannung der Scheidenwand vergrössert wird, Schlaffheit der Scheidenwandungen mit Dammriss. Sorgfältige Vereinigung aller durch Geburten entstandener Risse verhütet sie am besten.

Braun (40) referirt einen ähnlichen Fall wie Leopold (Allgem. N. 20), Durchtrennung des rechten Corpus cavernosum clitoridis durch Fall auf einen Zaun. Stillung der starken Blutung durch Suturen. In einem anderen Fall entstand bei einem achtjährigen Kinde durch Fall auf eine spitze Latte ein completer Dammriss und eine Mastdarmscheidenfistel. Prima intentio nicht erzielt. Später Operation. Heilung.

Staude (17) tritt für die Dammoperation nach Freund im Princip ein. Die starke Nahtspannung bei der Simon'schen Methode führt oft zu Rectovaginalfisteln. Die Columna rugarum darf bei der Anfrischung nicht geopfert werden. Staude benutzt den abgerissenen Vaginallappen, nachdem er ihn lospräparirt hat, zur Bildung der hinteren Scheidenwand, so dass er mit seiner Spitze bis an den neuen Damm heranreicht. Derselbe heilt gut an und verhindert die Fistelbildung. 3 Fälle sind nach dieser Methode mit glücklichem Resultat operirt.

Antal (9) berichtet über eine grosse Blasenscheidenfistel mit Verlust der unteren Wand der Harnröhre bis auf den äusseren 1½ Ctm. langen Theil. Fixation der Fistelränder an die Beckenwand. Dreimaliger, vergeblicher Versuch einer queren Obliteration endigt mit Verlust des Restes der Urethra. Dann Anlegung einer Rectovaginalfistel. Verschluss des Scheideneinganges unterhalb der Urethralöffnung. Die Fistel wurde da angeführt, wo der Rest der vorderen Vaginalwand durch Narben nach rückwärts gezogen, sich auf die hintere Vaginalwand auflegte, wodurch die vordere Vaginalwand ein Ventil bildet, welches das continuirliche Hinunterträufeln des Harns in das Rectum und Uebertreten des Darminhaltes in die Blase verhindert. Pat. entleert seitdem den Urin in Zwischenräumen von 3 bis 7½ Stunden durch das Rectum.

Duplay (10) schildert Schwierigkeiten bei der Diagnose einer Ureterenscheidenfistel. Die in die Fistel eingeführte Sonde bewegte sich wie in einem grösseren Hohlraum, injicirte Milch floss bis auf einen gewissen Rest durch die Fistel ab. Cauterisation, dann Naht. Tod an Peritonitis. Die Section zeigte eine bedeutende Erweiterung der Einmündungsstelle des Ureters in die Blase, wodurch die Erscheinungen erklärt waren.

Lossen (5) theilt 7 Fälle von Blasenscheidenfisteln mit, von denen einige besonderes Interesse bieten.

Einmal handelte es sich um eine hohe Blasenscheidenfistel, complicirt mit einer Cervixscheidenfistel, welche sich beide in ihrer Lage theilweise deckten, so dass der durch die Blasenfistel abfliessende Urin sich zum Theil in den retroflectirten Uterus ergoss, aus dem er sich dann unter wehenartigen Schmerzen in die Scheide entleerte. Getrennte Operation der beiden Fisteln, Heilung. In einem anderen Falle fehlte die vordere Muttermundslippe vollständig, an Stelle des vorderen Scheidengewölbes fand sich eine strahlige Narbenmasse, in deren Mitte eine erbsengrosse Fistel lag. Da so genügende Wundränder nicht zu gewinnen waren, auch die Fistel sich nicht dislociren liess, so machte Lossen die Hysterocleisis, d. h. nähte die hintere Muttermundslippe an den vorderen Fistelrand. 3 Operationen, endlich Spontanheilung einer kleinen zurückgebliebenen Fistel.

Bei einer anderen Frau hatte Simon im Jahre 1871 die Colpocleisis gemacht, bei der eine kleine Fistel zurückblieb. Später bildet sich ein Blasenstein von circa Wallnussgrösse. Zertrümmerung und stückweise Entfernung des Steines durch die dilatirte Harnröhre. Nahtverschluss der kleinen Fistel. Heilung.

Parona (13) berichtet über 11 Fälle von Blasenscheidenfisteln, von denen 9 durch Operation geheilt wurden.

[Wettergren, C., Epithelioma polyposum vulvae. Hygiea. Svenska läkaresällsk. forhandl. p. 42.

9½ Woche vor der Operation, 3 Wochen vor dem Partus hatte die 39j. Frau die Geschwulst bemerkt. Post partum war diese rasch entwickelt, hühnereigross, von dreiseitiger Gestalt (lag zwischen Lab. maj. d. und Femur), blauroth, hart und spröde, Oberfläche feucht. Petiolat. Microscop. Epitheliom.

Der Fall ist als Beispiel einer nicht gewöhnlichen Form des Epithelium referirt.

Oscar Bloch (Kopenhagen).

Estrada Rodriguez, M., Incontinencia e Orino, Fusion e los labios menores y fibras musculares en el himen. El medico y cirujano centro-americano, Guatemala. H. 2.

Ein 3jähr. Mädchen litt an jener Form von Harnträufeln, wobei der Harn unfreiwillig, aber im Strahle und nur nach längeren Pausen abging. Die kleinen Schamlippen verwachsen; das Hymen nicht durchbohrt, bildete eine Muskelhaut, deren Fasern von hinten und von den Seiten gegen die Harnröhre verliefen und nach Ansicht des Verf.'s durch Zug das Harnträufeln veranlassten. Spaltung in der Quere, Heilung.

[illegible] (Mexico).]

E. Mamma.

1) Handbuch der Frauenkrankheiten. Redigirt von Billroth. 10. Abschnitt. Stuttgart. (Krankheiten der Brustdrüse von Billroth.) — 2) Richet, Tumeurs tuberculeuses de la glande mammaire. Gaz. des hôp. 55. — 3) Kozel, Mastitis ausserhalb der Lactationszeit in Folge von Scabies. Berl. klin. Wochenschr. 32. (2 Fälle von Mastitis, entstanden durch Kratzen bei Scabies.) — 4) Cattani, Guseppe, Contributo allo studio del galactocele. Milano.

Cattani (4) sah bei einem Kinde von 14 Monaten eine Galactocele sich entwickeln, die bei Incision etwa 30 Grm. Milch entleerte. Nach einigen Monaten hatte sich die Geschwulst wieder mit Milch gefüllt.

Geburtshilfe

bearbeitet von

Prof. Dr. R. DOHRN in Marburg.

A. Allgemeines und Statistisches.

1) Hecker, C. v., Beobachtungen und Untersuchungen aus der Gebäranstalt zu München, umfassend den Zeitraum 1859—1879. München. 175 ss. — 2) Simpson, A. R., Report of the Edinburgh royal maternity and Simpson memorial hospital for the quarter ending 31 January 1880. Edinb. med. journ. May. (156 Fälle, kein Todesfall) — 3) Croom, J. H., Quarterly report of royal maternity and Simpson memorial hospital. Edinb. med. journ. March. (47 interne, 114 externe Fälle, unter jenen 12 Erkrankungen mit 3 Todesfällen, unter den letzteren 2 Todesfälle.) — 4) Herdegen, R., Jahresbericht über die Ereignisse in der Kgl. Landeshebammenschule und Entbindungsanstalt zu Stuttgart pro 1879. Med. Corresp. des Würtemb. ärztl. Vereins No. 26 ff. (415 Geburten. Morbidität 30,8 pCt. Mortalität 0 pCt.) — 5) Macdonald, A., Report of the royal maternity and Simpson memorial hospital for the quarter 1. Febr. to 30. April 1880. Edinb. med. journ. Aug. (159 Geburten, 2 Todesfälle.) — 6) Lange, W., Lehrbuch der Geburtshülfe für Hebammen. 5. Aufl. — 7) Walker, G., St. George's hospital report for 1879. — 8) Hamilton, G., Remarks on obstetrics. Edinb. med. journ. Octbr. ff. (Bemerkungen über geburtshülfliche Statistik, die Behandlungsweisen früher und jetzt und über den Gebrauch der Zange.) — 9) Dumas, L., Compte rendu de la clinique obstétr. de Montpellier. Août 1878 bis 1879. Montpellier médical. Janv. — 10) Hartmann, Jahresbericht der Entbindungsanstalt der Charité zu Berlin pro 1878. Charité-Annalen. Jahrg. V. (872 Geburten. Puerperale Mortalität 2,6 pCt., Morbidität 56,6 pCt.) — 11) Theopold, Ueber Verlauf und Behandlung von 11468 Geburten. Nach Berichten der Hebammen. Deutsche medicin. Wochenschr. No. 50. (Nach der Zusammenstellung des Verf. kamen im Fürstenthum Lippe im Zeitraum 1790—1876 im Ganzen 286596 Geburten vor. Von den Entbundenen starben bis 6 Wochen pp. 2133 = 0,74 pCt.) — 12) Spiegelberg, O., Lehrbuch der Geburtshülfe. 2. vermehrte Aufl. Bogen 1—30. Lahr. — 13) Hanke, J. U., Compendium der Geburtshülfe. 2. verb. Aufl. Leipzig. — 14) Fritsch, H., Clinik der geburtsh. Operationen. 3. umgearb. Aufl. Halle. — 15) Conrad u. Rapin, Skizzen zum Einzeichnen geburtshülflicher und gynäcologischer Befunde. Bern. — 16) Simpson, A. R., Contributions to obstetrics and gynecology. Edinburgh. (Sammlung der früher von dem Autor publicirten Abhandlungen.)

Von v. Hecker (1) liegen Beobachtungen und Untersuchungen aus der Münchener Gebäranstalt vor, welche den Zeitraum 1859—1879 umfassen. In der Form schliesst sich diese neue Veröffentlichung an die im Jahr 1861 erschienene bekannte „Clinik der Geburtskunde" des Verf. an, es sind auch hier die wissenschaftlichen Erörterungen an eine statistische Zusammenstellung der in München beobachteten Vorkommnisse angeknüpft. Die zu Grunde liegende Ziffer von Geburtsfällen beläuft sich auf 17220, von denen ungefähr die Hälfte auf die clinische Abtheilung entfiel. Die Mortalität der Wöchnerinnen betrug 1.6 pCt., die Morbidität 4.3 pCt. Die Geringfügigkeit dieser letzteren Ziffer und das auffallende Missverhältniss, in welchem dieselbe zu der Mortalitätszahl steht, findet ihre Erklärung in der Art der vom Verf. geübten Buchführung. (Vergl. hierüb. den Jahresbericht pro 1877.) Ueber die Originalaufsätze, welche die Schrift enthält, wird unten berichtet werden.

[1) Cederschjöld, F. A., Om asylsystemet för fattiga barnaföderskor. Hygien. Svenska läkaresällsk. forhandl. p. 56. (Hat locales Interesse.) — 2) Stadfeldt, A., Lærebog for Jordemødre efter Professor C. E. Levys „Udtog af Fødselsvidenskaben". 2den Udgave. Kjöbenhavn. — 3) Beretning om den Kgl. Fødsels- og Plejestiftelse i Kjöbenhavn for Aaret fra 1ste April 1879 til 31te Marts 1880. Kjöbenhavn.

F. Nyrop (Kopenhagen).]

B. Schwangerschaft.

I. Anatomie, Physiologie und Diagnostik.

1) Schlichting, F. X., Statistisches über den Eintritt der ersten Menstruation und über Schwangerschaftsdauer. Arch. f. Gynäcol. Bd. XVI. S. 2. — 2) Keiller, A., Ueber das Verhalten der Uterusmusculatur gegen Ende der Schwangerschaft. Diss. inaug. Berlin. (Verf. berichtet die Untersuchungsergebnisse an 2 Uteris von Personen, welche kurz nach der Entbindung gestorben waren. Das grössere Werk von Hélie scheint ihm nicht bekannt gewesen zu sein.) — 3) Leishman, W., The cavity of the cervix uteri in the last months of pregnancy. Glasgow med. journ. No. III. March. — 4) May, A. M., A case of early pregnancy. Lancet April 10. (Schwangerschaft bei einem 13jährigen Mädchen. Leichte Geburt.) — 5) Marchand, F., Ueber das Verhalten des unteren Abschnittes des Uterus am Ende der Gravidität. Bresl. ärztl. Zeitschr. No. 22. (Verf. beschreibt den Uterus einer Erstgeschwängerten, welche am Ende der Gravidität sich aus einem Varix des Ileums verblutet hatte. Der Cervicalcanal zeigte sich in seinem oberen Abschnitt durch die hinabragende Eispitze entfaltet.) — 6) Engelmann, G. J., Time of conception and dura-

tion of pregnancy. Transact. of the south Illinois med. assoc. Jan. 82 u. St. Louis Courier of medic. May. — 7) Mayrhofer, C., Einige Bemerkungen zu Leopold's Schrift: „Die Ueberwanderung der Eier." Wien. medic. Bl. No. 35—37. — 8) Fitzpatrick, Gravid uterus at full term. Obstetr. transact. XXI. (Verf. demonstrirte das Präparat in der geburtsh. Gesellschaft.) — 9) Bizzoli, F., Della sede del soffio proprio della gestazione udito anche in una gravidanza extra-uterina peritoneale. Bologna. (Verf. verlegt das Uteringeräusch in die Placenta materna.) — 10) Rein, G., Beitrag zur Lehre von der Innervation des Uterus. Archiv f. Physiol. Bd. 23. — 11) Theopold, Geburtshülfliche Miscellen. Deutsche med. Wochenschr. No. 7. (Verf. beschreibt den Befund am Uterus einer im 9. Schwangerschaftsmonat erwürgten Zweitgebärenden. Der innere Muttermund war geschlossen. Der Cervicalcanal 4 Ctm. lang.) — 12) Fehling, H., Zum Verhalten des chlorsauren Kali bei seinem Durchtritte durch die Placenta. Archiv f. Gynäkol. Bd. XVI. S. 2. — 13) Runge, M., Ueber den Einfluss des schwefelsauren Chinins auf den fötalen Organismus. Centralbl. f. Gynäkol. No. 3.

Schlichting (1) stellt aus der v. Hecker'schen Clinik Beobachtungen zusammen, welche sich auf den Eintritt der ersten Menstruation und auf die Schwangerschaftsdauer beziehen. Ueber den Eintritt der ersten Menstruation hatte er Angaben in 8881 Fällen, unter welchen 1641 Münchenerinnen, 7240 auswärtige waren. Bei den ersteren erschien die Periode durchschnittlich im 16. Jahre, bei letzteren etwas später. Der früheste Menstruationseintritt fiel in das 9. Lebensjahr.

Sehr werthvoll sind die Angaben des Verf. über die Schwangerschaftsdauer. Er fand in den Journalen 456 brauchbare Fälle, in denen eine bestimmte Angabe über den Tag der Conception vorlag. Von diesem Tage an gerechnet kam die überwiegende Mehrzahl in der 39. bis 40. Woche nieder und zwar ergab sich als Mittelwerth der 269.8te Tag. Das Minimum stellte sich auf 230, das Maximum auf 334 Tage und Verf. meint, dass diese Schwankungsweite dem Spielraum entspreche, wie solcher bei Thieren vorkomme, doch mögen bei diesen Extremen wohl auch ungenaue Angaben mitwirken. Mit der Länge der Schwangerschaftsdauer erwies sich das Gewicht und die Länge der Kinder in sichtlichem Zusammenhang.

Engelmann (6) berichtet uns 6 Fälle, in denen er den Conceptionstermin genau angeben zu können glaubt. Die Schwangerschaftsdauer betrug zwischen 249—280 Tage.

Mayrhofer (7) sucht seine Anschauung über Fortdauer der Ovulation während der Schwangerschaft und über Ueberwanderung der Eier gegen Leopold zu vertheidigen. Neue Gesichtspunkte oder Thatsachen bringt er dabei nicht.

Rein (10) untersuchte über die Innervation des Uterus. Er fand bei Kaninchen und Hunden, dass wenn er den Uterus von allen seinen Verbindungen mit cerebrospinalen Centren losgelöst hatte, dennoch alle hauptsächlichen Vorgänge möglich blieben, welche mit Empfängniss, Schwangerschaft und Geburt verknüpft sind. Er nimmt daher gangliöse, innerhalb des Uterus selbst belegene, automatische Nervenapparate an.

Fehling (12) weist darauf hin, dass nach den Angaben von Porak das chlorsaure Kali bei seinem Durchtritte durch die Placenta andere Gesetze verfolge als sämmtliche übrige Stoffe, indem dasselbe — entgegengesetzt den anderen Stoffen — in dem ersten Urin des Neugeborenen reichlicher vorhanden sein solle als in dem später gelassenen.

Er unterwarf daher die Sache einer erneuten Prüfung, indem er Schwangere täglich 15—30 Grm. einer 5proc. Lösung von Kali chloricum nehmen liess und dann den Urin der Neugeborenen auf chlorsaures Kali untersuchte. Diese Untersuchung machte er der Art, dass er nach Ansäuerung des Urins mit einigen Tropfen Schwefelsäure schwefelsauren Indigo zumischte. War dann Kali chloricum im Urin, so liess sich durch ein paar Tropfen schwefeliger Säure die blaue Farbe sofort zum Verschwinden bringen. Hierbei zeigte sich nun in der That, dass in dem ersten Urin des Neugeborenen die Entfärbung rascher vor sich ging als in dem später gelassenen, aber Fehling glaubt, es rühre dies nur daher, dass der erste Urin des Neugeborenen fast rein wässerig sei, denn in stark wässerigen Lösungen gelinge die Reaction besser als in concentrirterem Urin; man dürfe daher trotz der Richtigkeit der Porak'schen Angaben an der Annahme festhalten, dass die Nierenthätigkeit beim Neugeborenen erst allmälig nach der Geburt zunehme.

Eine weitere, von Porak gemachte Angabe über das schwefelsaure Chinin hat eine erneute Prüfung durch Runge (13) erfahren. Porak hatte gefunden, dass Kinder, deren Mütter unter der Geburt Chinin bekommen hatten, sehr oft von Meconiumabgang und später von starkem Icterus betroffen wurden, auch litt ihre Ernährung in den ersten Lebenswochen. Runge untersuchte diese Angaben nach an 36 Kindern von Müttern, denen er zu Beginn der Geburt 1.5 Grm. schwefelsaures Chinin gegeben hatte. Hier zeigte sich nun in der That bei 16 Kindern Abgang von Meconium unter der Geburt und wurde weiter constatirt, dass die Kinder in den ersten Lebenswochen in ihrer Ernährung hinter anderen zurückblieben, dagegen liess sich eine grössere Häufigkeit des Icterus nicht erweisen. Wie diese Chininwirkung zu erklären sei, steht noch dahin. Ein Grund gegen die Anwendung des Mittels braucht aus diesen Erscheinungen bei ihrer Geringfügigkeit nicht entnommen zu werden.

II. Pathologie.

a. Complicationen.

1) Hecker, C. v., 3 Fälle von Retroflexio uteri gravidi. Beobacht. u. Unters. S. 160. — 2) Schwarz, E., Retroversio uteri gravidi mit Ruptur der Harnblase und Exitus letalis. Centralbl. für Gynäk. No. 6. — 3) Ahlfeld, F., Ueber den Einfluss der Retroversio auf die Schwangerschaft. Berliner clin. Wochenschr. No. 36. — 4) Kleim, C., Ein Fall von Dissection der Harnblase. Dissert. inaug. Berlin. — 5) Lester, F. W., The treatment of vomiting of pregnancy by etherspray. New-York med. rec. Octb. 73. (Verf. will das Erbrechen bei einer Schwangeren durch Aetherspray gegen die Halsgegend, in welcher der Vagus verläuft, beseitigt haben.) — 6) Baumel, L., Troubles gravido-cardiaques. Montpell. méd. Juni. (Verf. erblickt in der Complication von Herzfehlern mit Schwangerschaft keine grosse Gefahr und meint, dass auch eine Insufficienz der Mitralis keinen durchschlagenden Grund

gegen Verheimlichung abgebe.) — 7) Terrillon, Cystite survenant au début de la grossesse et paraissant liée à cet état. Bull. de la soc. de chir. 10 Mars. (3 Beobachtungen mit anschliessender Discussion über den Zusammenhang zwischen Schwangerschaft und Cystitis.) — 8) Caury, Observation de cystite survenue au début de la grossesse. Ibid. No. 5. — 9) Hardon, V. O., A case of typhoid fever during pregnancy. Boston med. Journ. CII. No. 11. (Frühgeburt, Kind todt, Mutter genas.) — 10) Kaltenbach, R., Amputatio uteri supravaginalis wegen Fibrom bei complicirender Schwangerschaft. Centralbl. für Gynäcolog. No. 15. — 11) Sebwing, C., Ruptur der Milz während der Schwangerschaft. Ein Beitrag zur Aetiologie des plötzlichen Todes während der Schwangerschaft und Geburt. Ebendaselbst. No. 13. — 12) Budin, P., Des varices chez la femme enceinte. Thèse. Paris. (Umfassende Arbeit über Entstehung, Symptome und Behandlung der Varicen der Beine und Genitalien.) — 13) Hecker, C. v., Ueber Syphilis während der Schwangerschaft und ihre Beziehung zur Frucht. Beobacht. u. Untersuch. S. 79. — 14) Richter, M., Ueber die Nierenentzündung in der Schwangerschaft. Dissert. inaug. Berlin. (Recht fleissige Zusammenstellung der über diesen Gegenstand vorliegenden neueren Literatur.) — 15) Underhill, Ch. E., Case of diphtheria complicating pregnancy. Edinb. med. Journ. Febr. (Tracheotomie wegen Suffocationsgefahr. Frühgeburt eines lebenden Kindes. Tödtlicher Ausgang.) — 16) Bocas, H., Les vomissements incoercibles de la grossesse. Le reveil médical. No. 4. (Nichts Neues.) — 17) Stump, Forwood W., Remarks upon the treatment of sick stomach of pregnancy. Philad. med. report. No. 12, 19. (Verf. empfiehlt vor jeder Mahlzeit ein Infus. columbo und zingib. zu nehmen.) — 18) Cottle, Wyndham, Herpes gestationis. St. George's Hosp. rep. X. — 19) Gusserow, Ueber Typhus bei Schwangeren, Gebärenden und Wöchnerinnen. Berliner klin. Wochenschr. No 17. — 20) Turnbull, J., Case of cancer of the uterus during pregnancy. Lancet. Decb. 4. (Blumenkohlgewächs. Blutungen bei der Geburt. Tod 6 Monate nachher.) — 21) Wiener, M., Ueber Carcinoma uteri als Schwangerschafts- und Geburtscomplication. Breslauer ärztliche Zeitschr. No. 4 u. 5. (Verf. erzählt einen dem vorstehenden ähnlichen Fall und knüpft daran eine Uebersicht der jetzt über diese Complication herrschenden Ansichten. Er empfiehlt die operative Entfernung der Schwangerschaftscarcinome, sobald dieselben zur Behandlung kommen.) — 22) Colombot, J., Paraplégies gravides. Thèse. Paris. — 23) Paolis, L. de, Sull' ascesso ovarico complicato a peritonite parziale e gravidanza. Il Raccogl. med. 30 Agosto. — 24) Mayor, A., Contributions à l'étude des lésions du sein chez les femmes en couches. Thèse. Paris. (Eine sehr fleissige Zusammenstellung des über diesen Gegenstand vorliegenden literarischen Materials nebst eingefügten Fällen.) — 25) Hecker, C. v., Ueber einen Fall zweifelhaften Geisteszustandes während der Geburt. Beobacht. u. Unters. S. 173. — 26) Lindner, Zur Behandlung der Odontalgien in der Schwangerschaft. Arch. für Gynäc. Bd. XVI. S. 2. (Verf. empfiehlt Crotonchloral. Er lässt davon 0,6 auf einmal nehmen.) — 27) Liégey, Observations relatives à l'influence que peuvent avoir sur les enfants les émotions et les préoccupations vives des femmes enceintes. Journ. de méd. de Bruxelles. Oct. (Einige erlustigende Geschichten zur Kenntniss des „Versehens". Verf. erzählt, dass eine Schwangere im 5. Monat von ihrem Schwager stürmisch geliebkost sei und dabei zu ihrem Schrecken gesehen habe, dass ihm das rechte Ohr fehle. Darauf habe die Schwangere gleich gesagt, jetzt werde sie auch ein Kind ohne rechtes Ohr gebären und richtig traf das zu. Im zweiten Falle erfuhr Verf. von einem alten Herrn, der mit dem Kopfe wackelte, dass er diesen Fehler mit auf die Welt gebracht hätte, und zwar wäre es dadurch gekommen, dass seine Mutter infolge Schrecks während der Schwangerschaft an Wackelkopf gelitten habe. Verf. glaubt auch diese Geschichte und räth zum Schluss, alle Geisteskranken sorgfältig einzusperren, damit sich keine Schwangere an denselben versieht. Ref.) — 28) Ricard, E., Etude sur certains abcès du sein pendant la grossesse. Thèse. Paris. (Verf. führt die Entstehung der Brustabscesse bei Schwangeren auf entsprechende Ursachen wie bei Wöchnerinnen zurück, insbesondere auf Excoriationen an der Warze oder Warzenhof.) — 29) Lefour, R., Des fibromes utérins au point de vue de la grossesse et de l'accouchement. Thèse. Paris. (Sehr fleissige Zusammenstellung der über diese Complication vorliegenden Literatur nebst tabellarischer Uebersicht von 307 einschlägigen Fällen.) — 30) Baratgin, M., Contribution à l'étude de la pleurésie pendant la grossesse. Thèse. Paris. (Verf. kommt zu dem Resultat, dass Schwangerschaft und Pleuritis sich in ihrem Verlauf gegenseitig wenig beeinflussen.) — 31) Knowsley, Thornton J., Uterine outgrowth removed during pregnancy, premature labour; death from obstruction of intestine. Obstetr. transact. Vol. XXI. — 32) Levy, Ueber Menstruation in der Schwangerschaft. Arch. für Gynäc. XV. H. 3. — 33) Lucas, J. C., Cholera in the newly born. Obstetr. transact. XXI. — 34) Möricke, R., Beitrag zur Nierenerkrankung der Schwangeren. Zeitschr. für Geb. u. Gynäc. Bd. V. S. 1. — 35) Frommel, R., Zur operativen Therapie des Cervixcarcinoms in der Complication mit Gravidität. Ebendas. Bd. V. S. 2. — 36) Schröder, C., Die Laparotomie in der Schwangerschaft. Ebendas. Bd. V. S. 2. — 37) Welponer, E., Zur Therapie bei unstillbarem Erbrechen der Schwangeren. Wiener med. Wochenschr. No. 21. — 38) Power, H., The diseases of the eye occurring in connexion with pregnancy. Lancet. May 8. ff.

Schwarz (9) erzählt einen tödtlich verlaufenden Fall von Retroversio uteri gravidi der Hallenser Klinik. Die Retroversion war nicht rechtzeitig erkannt und die Kranke moribund in die Klinik gebracht. Es fand sich eine grosse Perforationsöffnung in der hinteren Blasenwand. — Ebenso verlief auch der von Klein (4) erzählte Fall tödtlich. 14 Tage nach erfolgter Reposition stiess sich die ganze Schleimhaut und Muscularis der Harnblase ab. Man fand diese bei der Section innerhalb der Blase als stark mit Harnsalzen incrustirten Beutel.

Kaltenbach (10) machte bei einer 5monatlich Schwangeren, welche mehrere kleine und ein grösseres rasch gewuchertes Uterusfibrom besass, Laparatomie und Amputation des Uterus. Die Heilung erfolgte ohne Störung.

Sebwing (11) erlebte den seltenen Fall, dass eine 9monatlich Schwangere an Ruptur der Milz zu Grunde ging. Die Patientin stammte aus einer Gegend, in welcher Intermittens häufig ist und hatte während der Schwangerschaft viel an Krämpfen gelitten.

Knowsley Thornton (31) entfernte bei einer 8monatlich Schwangeren ein 8 Pfund schweres Uterusfibrom, welches fest im kleinen Becken lag, aber mit einem dünnen Stil ansass, durch Laparotomie. Am ersten Tage darauf wurde die Frucht todt ausgestossen, am fünften starb die Patientin, wie die Section ergab, an Verschluss des Darms durch gebildete Pseudomembranen.

Lucas (32) erzählt 2 Fälle von Cholera bei Schwangeren, die er in Indien beobachtete.

In dem ersten Fall erfolgte während der Krankheit im achten Monat die Geburt. Das Kind bekam gleich nach seiner Geburt Erbrechen und Durchfall in der bei Cholera charakteristischen Weise und starb nach $1\frac{1}{2}$ Stunden. Die Mutter genas. In dem zweiten Falle wurde die Schwangere zu Ende der Gravidität von der

Cholera befallen und gebar am dritten Krankheitstage. Das Kind kam anscheinend gesund zur Welt und wurde der kranken Mutter an die Brust gelegt. Nach 20 Stunden erkrankte es an der Cholera und starb 9 Stunden später. In einem dritten Falle wurde eine Wöchnerin, welche vor 5 Monaten geboren hatte, von Cholera befallen. Das Kind blieb gesund, obwohl es an der kranken Mutter trank.

Wyndham Cottle (18) beschreibt mehrere Fälle aus eigener und fremder Praxis, in denen Frauen bei wiederholten Schwangerschaften von **Herpes** befallen wurden. Die Eruption begann meistens in Form von Erythem, dann folgte die Entwicklung von Blasen. Die zunächst betroffenen Stellen waren in der Regel die Arme, später die Hände und Beine und folgte die Eruption nicht dem Verlauf von Nerven. 6 Wochen nach der Niederkunft war meistens das Exanthem verschwunden.

Von **Gusserow** (19) liegt ein Vortrag über **Typhus bei Schwangern** vor. G. weist darauf hin, dass wir über den Uebergang des Typhusgifts von der Mutter auf die Frucht nichts Sicheres wissen und dass das Absterben der Frucht durch die hohen Fiebertemperaturen erklärt werden kann. Je später in der Schwangerschaft die Erkrankung beginnt und je früher während der Erkrankung die Geburt eintritt, um so weniger wird der Verlauf des Typhus oder der Geburt durch die vorhandene Complication gestört. Für die Behandlung räth G. energische Anwendung der antifebrilen Mittel, insbesondere kalte Bäder; dagegen wäre künstliche Unterbrechung der Schwangerschaft als Kunstfehler zu bezeichnen.

Colombet (32) theilt 6 Beobachtungen von **Paraplegie bei Schwangern** mit und zieht folgende Schlüsse: 1) es giebt Paraplegien bei schwangern Frauen, deren Ursache die Schwangerschaft ist; 2) diese Paraplegien sind das Resultat a) einer Rückenmarksläsion, b) einer Reflexaction; 3) die Rückenmarkslähmungen zeigen je nach dem Sitz der Läsion verschiedene Schwere, je höher derselbe, um so gefährlicher sind sie; 4) die Rückenmarkslähmungen können die Geburt erschweren und das Eingreifen des Geburtshelfers nöthig machen, die Reflexlähmungen üben keinen bemerkbaren Einfluss auf die Entbindung aus. In beiden Fällen sind die Wehenschmerzen verringert, bisweilen fehlen sie ganz; 5) bei den Rückenmarkslähmungen ist wohl Besserung, aber selten volle Heilung möglich; 6) diese Lähmungen können, trotzdem sie erst durch die Schwangerschaft entstanden, einen chronischen Verlauf nehmen und stationär bleiben.

Levy (32) theilt mehrere Fälle von periodischem Blutabgang bei Schwangern mit und kommt nach Erörterung der über das Wesen der Menstruation bestehenden Anschauungen zu dem Resultat, dass diese Blutabgänge nicht als **Menstruation in der Schwangerschaft** sondern als pathologische Blutungen aufzufassen sind.

Möricke (34) untersuchte bei 100 Gebärenden den **Harn auf Gehalt von Eiweiss und Cylindern**. Er fand ersteres bei 37 und Cylinder bei 13. Die Entstehung dieser Beimengungen führt er auf Behinderung des venösen Rückflusses durch den während des Geburtsactes gesetzten Druck zurück. Auch wo bei Schwangern dieselben auftreten, findet Verf. dieselben durch die Stauung erklärt. Bei Erstgebärenden und nach lang dauernden Geburten ergab sich besonders häufig ein positiver Befund. Im Wochenbett schwanden Eiweiss und Cylinder bald.

Frommel (35) veröffentlicht aus der Berliner Klinik 2 Fälle von **Cervixcarcinom bei Schwangeren**.

In dem ersteren derselben fand sich das untere Uterinsegment so stark infiltrirt, dass nach Eintritt der Wehen Kaiserschnitt nöthig wurde. Das Kind wurde lebend extrahirt. In dem zweiten Falle handelte es sich um eine quer gelagerte abgestorbene Frucht und konnte durch den Muttermund die Extraction des Kindes bewirkt werden, nachdem mit den Fingern grosse Brocken der carcinomatösen Neubildung aus dem Uterus herausgeholt waren. Die erstere der Operirten starb nach zwei Tagen, die zweite wurde am zehnten Tage entlassen, ist aber ein paar Tage nachher unter raschem Collaps zu Grunde gegangen. Verf. knüpft an diese beiden Fälle einige praktische Bemerkungen über die bei solcher Complication erforderliche Behandlung an.

Schröder (36) veröffentlicht 7 Fälle von **Ovariotomie bei Schwangern**. In sämmtlichen Fällen erfolgte Genesung und in 4 dieser Fälle blieb der Verlauf der Schwangerschaft ungestört. S. ist dafür, dass man frühzeitig in der Schwangerschaft operirt. Ist man zur Operation nach überstandener Niederkunft genöthigt, so räth S., wenigstens 6 Wochen zu warten. Daneben theilt S. noch 4 Fälle mit, in denen Schwangerschaft mit **Uterusmyom** complicirt war. In 3 derselben erfolgte vorzeitiger Eintritt der Geburt, im 4. Falle wurde die Exstirpation des Myoms gemacht und erfolgte glatte Genesung. Das Kind wurde später lebend mit der Zange extrahirt.

Welponer (37) behandelte 3 Fälle von **unstillbarem Erbrechen bei Schwangern** auf **Braun's** Anrathen erfolgreich mit **Cauterisationen der Vaginalportion**.

Er bediente sich dazu einer 10 pCt. Lösung von Argentum nitricum, die er 5 Minuten lang innerhalb eines Röhrenspeculums auf den Scheidentheil einwirken liess. Die Cauterisation wurde in 2—3tägigen Intervallen mehrmals wiederholt. Ueble Nachwirkungen traten nach denselben nicht ein.

Tower (38) erzählt mehrere Fälle von **Erkrankung der Augen bei Schwangern**. Er führt dieselben auf 3 Ursachen zurück, allgemeine Anämie, besondere Läsion des Nervensystems und Albuminurie.

(**Jerzykowski**, Zur Complication der Schwangerschaft, der Geburt und des Wochenbettes mit Herzfehlern. Gazeta lekarska No. 1 u. 2.

Nachdem Verf. der betreffenden Literatur Erwähnung thut, erzählt er nachfolgende Fälle aus seiner Privatpraxis.

1) 24 J. alte, an eine nicht compensirte Insufficientia mitralis laborirende Frau gebar ein kleines schwächliches Kind. Am 4. Tage des Wochenbetts ist sie unter den Erscheinungen des Oedema pulmonum gestorben. 2) 28jährige mit Insufficientia mitralis behaftete 4gebärende. Frühgeburt im VII. M. der Schw. Metritis ac Endometritis im Wochenbette. —

Genesung. — 3) 20jährige Primipara abortirt im 4. M. der Schw. Verf. gerufen fand als Ursache des Abortus: Insufficientia valvularum aortae. 4) Bei einer 6 Monate schwangeren Frau, über die nähere Angaben fehlen, fand J. Insufficientia ac Stenosis mitralis; Vorschlag einer künstlichen Frühgeburt wegen drohender Erscheinungen verweigert und die Patientin ist am nachfolgenden Tage gestorben. 5) Bei einer Mutter von 6 Kindern, die vor einem Jahre im 4. M. der Schwangerschaft abortirte, fand Verf. Insufficientia ac Stenosis mitralis. Wegen drohender Erscheinungen künstliche Frühgeburt, wonach sich Patientin 2 Tage wohl befand. Am 3. Tage stellte sich heftiges Fieber ein und in 7 Tagen ist sie an Endocarditis septica gestorben. 6) 26 J. alte, an Stenosis cum insufficientia mitrali laborirende Frau, starb nach dem 6. Abortus an Endocarditis septica.

Verf. bestätigt die auch von Anderen vertretene Meinung, dass die Herzfehler zum Abortus disponiren, und dass, wenn eine mit einem Herzfehler behaftete Person an Puerperalfieber erkrankt, der puerperale Process sich sehr leicht auf das Endocardium überträgt. Weiter meint Verf., dass Prognose verhältnissmässig noch am besten bei den Fehlern der Aortenklappen ist, und ungünstiger bei Insufficientien und Stenosen der Mitralis. Hier ist aber die Prognose wieder bei den letzteren günstiger. — Die Ursache der schlechten Prognose sieht Verf. in veränderter Beschaffenheit des Blutes, den Complicationen mit Lungenkrankheiten und Endocarditis, und weist ferner darauf hin, dass Herzfehlerkranke nicht heirathen sollen. — Zuletzt citirt Verf. verschiedene Behandlungsmethoden. Bellinger (Krakau).]

b. Abortus. Erkrankungen der Eihäute.

1) Stumpf, Ein hartnäckiges Ei. Centralbl. f. Gynäc. No. 9. (Künstlicher Abortus im 4. Monat wegen Beckenenge und Narben nach einer Fisteloperation. Durch Laminaria und Sondirung wurde der Abortus nicht erreicht, es gelang derselbe erst nach längerem Liegen einer Bougie.) — 2) Ledetsch, N., Ein Fall von Molenschwangerschaft. Prager med. Wochenschr. No. 19. (Das Ei war im 4. Monat abgestorben und wurde erst 5 Monate später ausgestossen.) — 3) Macdonald, A., On the treatment of abortion. Edinb. med. journ. Febr. (Eine gut geschriebene Uebersicht der bei Behandlung des Abortus zu beobachtenden Regeln.) — 4) Matz, A., Zur Therapie des Abortus. Diss. inaug. Berlin. (Fleissige, unter Zugrundelegung von 80 Fällen der Berliner Poliklinik und sorgfältiger Benutzung der neueren Literatur geschriebene Arbeit.) — 5) Runge, M., Fall von ausgedehnter myxomatöser Entartung der Placenta. Centralbl. f. Gynäc. No. 14. — 6) Musgrave, J. T., Case of abortion, followed by septicaemia and fatal cardiac thrombosis. Obstetr. Transact. XXI. — 7) Belleli, V., Del valore delle azioni meccaniche nella etiologia del l'aborto. Gazz. med. italiana-lombard. No. 41. f. (Bekanntes.) — 8) Braun, C., Geburt einer Hydatidenmole mit lebendem Fötus. Wien. med. Wochenschr. No. 36. (Die Frucht war 5 monatlich, 440 Grm. schwer und lebte 3 Stunden, die Placenta war vollkommen hydatidös degenerirt.) — 9) Habit, Wassersucht eines achtmonatlichen Eies. Veranlassung von grosser Zerreisslichkeit des Fötus und der übrigen Eitheile. Allg. Wiener med. Zeitg. No. 5.

Runge (5) beobachtete bei einer im 4. Schwangerschaftsmonat befindlichen Mehrgebärenden, die an Nephritis und Hydrops litt, ausgedehnte Myxomentartung der Placenta. Es erfolgte Abortus und währenddem der Tod an Lungenödem.

Musgrave (6) erlebte bei einer Frau, welcher nach 3 monatlichem Abortus die Placenta instrumentell entfernt war, tödtliche Embolie des Herzens. Er bringt diese Embolie mit septischer Infection in Zusammenhang, und die gleiche Meinung äusserten auch andere Mitglieder der Obstetr. society, andererseits wurden aber auch Fälle von Embolie bei Wöchnerinnen mitgetheilt, in denen septische Infection nicht zu constatiren war und die Bildung von Thromben und ihre Fortschwemmung lediglich auf mechanische Ursachen zurückgeführt werden musste.

Habit (9) fand bei einer Gebärenden über dem Muttermund die hydropische Bauchfläche der Frucht vorliegend. Er musste erst die Bauchhöhle punctiren, bevor er zu den Füssen gelangen konnte. Bei der Extraction riss der Hals der Frucht und nachher beim Einhaken in den Mund der Unterkiefer ab. Die Placenta war ebenfalls ödematös. Die Wöchnerin genas.

c. Extrauterinschwangerschaft.

1) Leopold, G., Die Ueberwanderung der Eier. Arch. f. Gynäcol. Bd. XVI. S. 1. (Ausführlicherer Bericht des bereits in dem vorigen Jahresbericht erwähnten Nachweises der inneren Ueberwanderung der Eier.) — 2) Litzmann, Zur Feststellung der Indicationen für die Gastrotomie bei Schwangerschaft ausserhalb der Gebärmutter. Ebend. S. 3. — 3) Deschamps, B., Des divers modes de terminaison des grossesses extra-utérines et de leur traitement. Thèse. Paris. (Bekanntes.) — 4) Doran, A., Tubal gestation and the effects of chronic retro-uterine haemorrhage. Obstetr. Transact. XXI. (Verblutungstod. Der Embryo etwa 6 Wochen alt.) — 5) Küchenmeister, F., Ueber echte und fälschlich so genannte Lithopädien. Centralbl. f. Gynäcol. No. 22. — 6) Goodell, W., A case of extra-uterine foetation. New-York med. rec. Jan. 31. — 7) Yorong, G. P., Extra-uterin pregnancy, operation, recovery. Amer. journ. of med. sc. p. 443. — 8) Welponer, Extrauterinschwangerschaft. Aus der Ges. der Aerzte in Wien. No. 16. (Verf. demonstrirte der Ges. der Aerzte den von Prof. Billroth durch Laparotomie entfernten Fruchtsack.) — 9) Wilson, W., Case of extra-uterine pregnancy. Edinb. med. journ. Novbr. (Rechtsseitige Tubarschwangerschaft mit tödtlicher Ruptur im 3. Monat. Sectionsbericht.) — 10) Halsted Boyland, G., A remarkable case of gastrotomy. Boston med. journ. June 17. — 11) Routh, C. H. F., On a case of extra-uterine pregnancy. Obstetr. Transact. XXI. — 12) Percy Boulton, Extra-uterine foetation. Ibid. (Demonstration eines Präparates.) — 13) Hofmeier, M., Zur operativen Behandlung der Extrauterinschwangerschaft. Zeitschrift f. Geb. u. Gynäc. Bd. V. S. 1. — 14) Fränkel, E., Zur Lehre von der Extrauterinschwangerschaft. Arch. f. Gynäc. Bd. XVI. S. 2. — 15) Landau, L., Zur Lehre von der Eierstocksschwangerschaft. Ebendas. Bd. XVI. S. 3. — 16) Nonnig, P., Beitrag zur Casuistik der extrauterinen Gravidität und deren Ausgang in Lithopädienbildung. Diss. inaug. Berlin. — 17. Wilson, H. P. C., Twin pregnancy, intra-uterine and abdominal; the first twin born naturally, the second requires gastrotomy. Death. Post-mortem. Philad. med. rep. Novbr. 6. — 18) Wheeler, J., Case of extra-uterine foetation simulating obstruction of the bowels. The Lancet. July 31. (Tödtliche Ruptur. Sectionsbefund.)

Von Litzmann (2) liegt ein längerer lehrreicher Aufsatz vor über die Indicationen für die Gastrotomie bei Extrauterinschwangerschaft. L. erzählt zunächst 2 eigene Beobachtungen. Es handelte sich beide Male um Tubarschwangerschaft, in dem ersteren Falle wurde bei lebender Frucht operirt und die Placenta der drohenden Blutung wegen sitzen gelassen, die Operirte starb später unter Jauchung des Fruchtsacks, in dem 2. Fall war die Frucht seit mehreren Monaten abgestorben, wurde die Placenta ohne Blutung entfernt und erfolgte vollkommen aseptischer Verlauf. Aus der Literatur stellt L. 43 Fälle von Gastrotomie zusammen, worunter 10 bei noch lebender Frucht und giebt auf Grund der vorliegenden Erfahrungen folgende Regeln für die Entscheidung über die Gastrotomie. Bei lebender Frucht ist zwar im Allgemeinen auf einen guten Kräftezustand der Schwangeren zu rechnen, doch ist andererseits die Gefahr einer starken Blutung bei Verletzung der Placenta und, falls man dieselbe zurücklässt, der späteren Jauchung als eine sehr grosse anzuerkennen; auch sind von den Kindern unter 10 derartigen Operationen nur 4 gerettet. Nach abgestorbener Frucht ergiebt sich die Möglichkeit einer blutlosen Entfernung der Placenta, doch lässt sich nach den bisherigen Beobachtungen nicht mit Sicherheit der Termin angeben, bis wann die hierzu erforderliche Verödung der Placentargefässe vollendet sein wird. L. räth bei lebender Frucht nur dann zu operiren, wenn die Schwangerschaft bis in den 10. Monat vorgeschritten und nach dem Befund nicht zu erwarten ist, dass die Placenta in die Schnittlinie fallen wird. Sind diese Bedingungen nicht erfüllt, so möge man sich auf die Aufrechterhaltung der Kräfte und die Fernhaltung entzündlicher Erscheinungen beschränken. Letzteres namentlich dann, wenn vorzeitige Geburtswehen eintreten. Bei Zerreissung des Fruchtsackes, erwiesenem Tode des Kindes und drohenden Erscheinungen seitens der Mutter räth L. von der Operation als nutzlos ab. Ist seit dem Tode der Frucht einige Zeit verstrichen, so empfiehlt L., im Gegensatz zu Gusserow, die Operation, die faulige Zersetzung der Frucht ausgenommen, möglichst lange hinaus zu schieben, um mit einiger Sicherheit auf Verödung der Placentargefässe rechnen zu können.

Fränkel (14) erzählt einen Fall von Graviditas tubo-abdominalis, in welchem nach dem Absterben der Frucht wegen Verschlechterung des Allgemeinbefindens der Schwangeren Laparotomie gemacht wurde.

Die Kranke erlag 5 Tage nachher. In den angeknüpften Bemerkungen spricht sich F. für die frühzeitige Vornahme der Laparotomie in derartigen Fällen aus, das Abwarten bis zum Absterben der Frucht sei zu widerrathen und nach constatirtem Absterben möglichst bald zu operiren. Den Fruchtsack räth er vor der Eröffnung an die Bauchwandungen zu vernähen und die Placenta sitzen zu lassen.

Bei ähnlicher Sachlage operirte auch Landau (15). Die schon sehr heruntergekommene Patientin erholte sich zunächst etwas nach der Operation, starb indess 6 Wochen später. Bei der Section erwies sich der Fall, wie L. wohl mit Recht hervorhebt, als Ovarialschwangerschaft, denn es wurde das betreffende Ovarium der Innenwand des Fruchtsackes ansitzend gefunden.

Nonnig (16) beschreibt einen Fall aus der Löhlein'schen Praxis, in welchem es sich um ein Lithopaedion handelte. Die Frau trug dasselbe zur Zeit seiner Untersuchung seit 4 Jahren, und zwar ohne nennenswerthe Beschwerde. Die Geschwulst hatte in der letzten Zeit Abnahme erkennen lassen.

Halsted Boyland (10) entfernte durch Gastrotomie bei einer Frau ein lebendes Kind, welche drei Wochen vorher ein lebendes Kind auf natürlichem Wege geboren hatte. Es handelte sich also um Zwillingsschwangerschaft, zugleich in und ausser dem Uterus. Die Operirte starb nach 4 Tagen.

Hofmeier (13) veröffentlicht 3 auf der Berliner Clinik operirte Fälle von Laparotomie bei Extrauterinschwangerschaft.

In dem ersten Falle war eine spontane Perforation des Nabels erfolgt und wurde nach Dilatation der Perforationsöffnung eine kräftig entwickelte abgestorbene Frucht extrahirt. Die Frau genas. Im zweiten Fall erfolgte der Tod 12 Tage nach der Operation. Die Frau war durch Fieber und Schmerzen bereits sehr heruntergekommen, als zur Operation geschritten wurde. Im 3. Falle gelang die Erhaltung des Kindes, während dagegen die Operirte nach 36 Stdn. starb. In allen 3 Fällen wurde durchs Vaginalgewölbe drainirt.

Küchenmeister (5) unterscheidet unter den sogen. Lithopädien 4 Arten: 1) solche, die frei, von den Eihäuten gelöst, in die Bauchhöhle fallen, echte Lithopädien, 2) solche, die mit unverletzten Eihäuten in die Bauchhöhle fallen und später mumificirt in einer festen, irdenen Capsel gefunden werden; K. nennt diese Form Lithokelyphos, 3) solche, bei denen die Eihäute und die mit diesen verwachsenen Stellen des Fötus verkreiden, Lithokelyphopaedien, 4) solche, bei denen die zerrissenen Eihäute sich mantelartig um den Fötalkörper herumschlagen und letzterer nicht mumificirt, sondern verschiedene Zersetzungsprocesse eingeht.

Goodell (6) hatte in einem Falle, in welchem er Extrauterinschwangerschaft vor sich zu haben glaubte, Alles für die Laparotomie in Bereitschaft gesetzt. Da erfolgte die Geburt auf dem natürlichen Wege. Die weitere Untersuchung ergab, dass es sich um einen Uterus bicornus handelte, und dass die Sonde, mit welcher Verf. die Leerheit der Uterinhöhle constatirt hatte, in die leere Uterinhälfte gefahren war.

Routh (11) machte bei einer rechtsseitigen Tubarschwangerschaft Punction durch das Rectum, um die Ruptur zu verhüten. Nach einiger Zeit füllte sich wieder der Sack, und bevor man sich zu einer zweiten Punction entschloss, erfolgte Ruptur und tödtliche Blutung.

(1) Netzel, W., Fall af tubar-hafvandeskap. Hygiea 1879. Svenska läkaresällsk. förhandl. p. 58. — 2) Anderson, A., Normalt hafvandeskap jämte lithopedion. Svenska läkaresällsk. förhandl. p. 85. — 3) Vedeler og Normann, Fuldgået extrauterint Svangerskap. Laparotomi. Norsk Magaz. f. Lägevid. R. 3. Bd. 10. Förh. p. 86.

Netzel (1) theilt einen Fall mit, wo eine früher gesunde Frau, nachdem sie einen Tag streng gearbeitet hatte, plötzlich starke Schmerzen in dem Unterleibe bekam. Die Schmerzen wurden immer stärker, und unter Symptomen acuter Anämie starb sie nach zwölf Stunden. In den letzten Monaten hatte sich oft ein farbloser Fluss, aber keine Blutung vom Uterus aus eingestellt. — In der Bauchhöhle wurde eine bedeutende Menge coagulirten und flüssigen Blutes gefunden. In der äusseren Hälfte der linken Tuba fand sich eine pflaumengrosse Geschwulst, von einem blutinfiltrirten

Ei gebildet, das wahrscheinlich nicht älter als 4 bis 6 Wochen war. An der Aussenseite mehrere Berstungen. Placentargewebe und Eihäute konnten mit Sicherheit nachgewiesen werden; Fötus und Nabelstrang waren aber nicht zu finden. Sowohl ein kurzer Theil des fimbrialen Endes als auch die uterine Hälfte der Tube war von normaler Beschaffenheit.

Vor zwei Jahren hat Andersen (2) einen Fall mitgetheilt, wo eine Frau eine extrauterine Schwangerschaft mit Retention des ganzen Eies, das zu einer kindeskopfgrossen Geschwulst eingeschrumpft war, durchgemacht hatte. Bald darauf wurde sie schwanger und gebar zur rechten Zeit ein lebendes Kind. Jetzt hat sie wiederum ein Kind geboren. Während der Schwangerschaft war die Geschwulst mitunter schmerzend und empfindlich.

Vedeler und Normann (3) berichten folgenden Fall:

Die 40jährige Frau hatte 3 mal geboren, Jüngstes Kind 10 Jahre alt. Letzte Menstruation März 1879. Im April Schmerzen im Unterleibe, die aber bald aufhörten. Im Juni und Juli häufige Blutungen aus den Genitalien. Im December starke und anhaltende, 8 Tage dauernde Schmerzen im Unterleibe; häufiges Erbrechen. Es wurde eine extrauterine, abgelaufene Schwangerschaft mit lebendem Kinde diagnosticirt; Peritonitis, wahrscheinlich zufolge einer Berstung des Fruchtsackes. Laparotomie. Nach Oeffnung des Peritoneums präsentirte sich eine bläulichrothe Geschwulst, und die hineingeführte Hand fand rechts ein Bein aus einer Oeffnung an der Wand der Geschwulst hervorragend. Ein Finger wurde neben das ausgetretene Bein hineingebracht und die Geschwulst gespalten. Starke Blutung aus dem linken Theile der Wunde. Das Kind wurde schnell extrahirt; es athmete schwach, wurde aber bald zu kräftigem Schreien gebracht. Die Blutung stockte bald; als sich aber keine Neigung zur Contraction in dem Fruchtsack zeigte, blieb die Placenta unberührt; der Fruchtsack wurde mit der Bauchwunde vereinigt. Nach der Operation war die Mutter sehr müde und matt, sie hatte keine Schmerzen. Puls 120. Tags darauf starb sie ruhig. Das Kind saugte gut, starb aber den folgenden Abend.

Es liegt gewiss hier eine Tubarschwangerschaft vor; bekanntlich erreichen solche Schwangerschaften nur überaus selten ihr rechtzeitiges Ende, und in der Literatur findet man bisher nur 3 Fälle (Saxdorf, Spiegelberg und Fabbri) beschrieben.

F. Nyrop (Kopenhagen).]

C. Geburt.

I. Physiologie und Diätetik.

a. Einfache Geburten.

1) Polaillon, Recherches sur la physiologie de l'utérus gravide. Archives de physiologie No. 1 et Compt. rend. CX. No. 5. — 2) Corso, F., Studio critico-sperimentale intorno alle cause parto a proposito della memoria su tale argomento del dottor Maggia di l'adera. Annal. univ. Gennajo. (Critik der vorhandenen Theorien nebst eigenen Versuchen über den Einfluss von Temperaturen und Blutdruck auf die Uterinmusculatur.) — 3) Küstner, O., Die Lösung der Eihäute bei der normalen Ausscheidung der Nachgeburt. Berl. klin. Wochenschrift No. 2 u. 3. — 4) Riol, C., Étude critique et clinique de la délivrance par expression. Thèse. Paris. (Ausführliche Besprechung der Werthes der verschiedenen Methoden zur Herausförderung der Placenta.) — 5) Hage, C., Ueber die Contraction des Uterus in anatomischer und klinischer Beziehung. Zeitschrift f. Geburtshülfe und Gynäkol. Bd. 5. S. 9. — 6) Theopold, Geburtshülfliche Miscellen. Deutsche med. Wochenschrift No. 35. (Verf. secirte eine Frau, welche nach Geburt des Kindes vor Ausstossung der Placenta gestorben war. Er fand die Uterinhöhle vom Cervicalcanal scharf getrennt und verwerthet den Befund zu der Annahme, dass der Cervicalcanal während der Schwangerschaft in die Uterinhöhle aufgehe.) — 7) Ahlfeld, F., Zur Frage über die Entstehung der Gesichtslagenhaltung. Archiv f. Gynäkol. Bd. XVI. S. 1. — 8) Hecker, C. v., Ueber Gesichtslagen. Beob. und Unters. S. 18. — 9) Derselbe, Ueber Vorderscheitellagen. Ebend. S. 15. (Uebersicht über 257 Fälle, 1,5 pCt. der beobachteten Geburten.) — 10) Halliday, Croom J., The causation of some primitive face cases. Edinb. med. journ. Febr. — 11) Berry Hart, D., On the alleged synclitic movement of the foetal head. Ibid. July. (Erörterungen über die Mechanik der Schädelgeburten, namentlich in Anschluss an die darüber vorliegenden Arbeiten von Hodge.) — 12) Winslow, R., Ten consecutive breech presentations in the same woman. Amer. journ. of med. sc. p. 444. (Enges Becken, 9 Todtgeburten.) — 13) Góth, E., Ein durch Vorfall einer unteren Extremität complicirter Geburtsfall. Centralbl. f. Gynäkologie No. 11. — 14) Chassagny, Du synclitisme en théorie et des conséquences pratiques qui en découlent. Lyon médical No. 43 ff. — 15) Ganguillet, Untersuchungen über die Wirkung der Sclerotinsäure auf den puerperalen Uterus. Arch. f. Gynäkol. Bd. XVI. S. 2. — 16) Bennert, Zur Wirkung der Sclerotinsäure auf den Menschen. Centralbl. f. Gynäkologie No. 22. — 17) Glynn Whittle, The administration of ergot in labour. Dubl. Journ. of med. sc. Febr. (Delanglos.) — 18) Barr, D. M., Anaesthesia in labor. Philad. med. rep. No. 1202. (Verf. empfiehlt bei allen Gebärenden die Anästhesirung. Er verwendet eine Mischung von 3 Thl. Aether, 1 Chloroform und 2 Alcohol.) — 19) Rother, M., Secale cornutum in der Geburtshülfe. Diss. inaug. Berlin. (Verf. giebt eine Zusammenstellung der über diese Frage vorliegenden neueren Literatur und erzählt einen Fall der Berliner Poliklinik, in welchem bei bestehender Querlage von der Hebamme Secale gegeben war und nun infolge von Tetanus uteri die Wendung unmöglich wurde. Mutter und Kind gingen zu Grunde.) — 20) Orcutt, G. A., Absence of lochia. Boston med. journ. Nov. 4. (Verf. behauptet bei einer Frau, die ein lebendes Kind geboren, gänzlichen Mangel jeden Abganges von Blut oder Lochien beobachtet zu haben.) — 21) Dohrn, R., Zur Behandlung der Nachgeburtszeit. Deutsche med. Wochenschr. No. 41. — 22) Runge, M., Die Leitung der Nachgeburtsperiode. Berl. klin. Wochenschr. No. 44. — 23) Credé, Zur Behandlung der Nachgeburt. Deutsche medicin. Wochenschr. No. 45. — 24) Schultze, B., Ueber den Mechanismus der spontanen Ausscheidung der Nachgeburt und über den Credé'schen und den Dubliner Handgriff. Ebend. No. 51 u. 52. — 25) Fehling, Zur Frage der zweckmässigsten Behandlung der Nachgeburtsperiode. Centralbl. f. Gynäkol. No. 25. — 26) Runge, M., Bemerkung zu vorstehendem Aufsatz. Ebend. No. 26. — 27) d'Argent, E., Contribution à l'étude clinique de l'analgésie obstétricale. Thèse. Paris. (Bekannten.)

Von Polaillon (1) ist eine sehr interessante Untersuchung über den intrauterinen Druck geliefert worden. Er bediente sich bei seinen Experimenten eines kleinen Kautschukballons, der in der Eröffnungsperiode zwischen Eihäute und Uteruswand hinaufgeführt und mit Wasser gefüllt wurde. Der Ballon stand mittelst Schlauchs mit einem Quecksilbermanometer und durch eine andere Abzweigung mit einem luftgefüllten Kautschukballon in Verbindung, deren Volumschwankungen auf die Trommel eines Kymographions übertragen wurden. Der Apparat arbeitete sehr sicher und übertrug jede Veränderung des intrauterinen Drucks auf das Kymographionpapier; irgend welche Nachtheile hatten die Kreissenden von der Application des Apparates nicht.

Sogleich nach der Einführung des Ballons zeigte sich, unabhängig von Contractionen, ein Initialdruck. Derselbe war bedingt durch die Spannung der Kautschukwand, die Höhendifferenz der in dem zuführenden Schlauch befindlichen Wassersäule und durch das Gewicht des Fruchtwassers, welches sich in verticaler Richtung in der Uterinhöhle über dem Kautschukballon befand. Letzterer bewirkte bei Rückenlage der Kreissenden einen Druck von 1 Ctm. Quecksilber. Neben diesen Druckkräften musste nun noch weiter zum Ausdruck kommen der Druck der Bauchwände und der der Uteruswände. Der erstere ist bei Hochschwangeren der Beobachtung nur schwer zugänglich, nach P. aber in der Rückenlage nur gering, er schätzt ihn, unter Heranziehung von Beobachtungen bei Punction von Ascites, auf ungefähr 1 Ctm. Quecksilber, der letztere erwies sich als gegen 35 Mm. betragend. Der Einfluss der respiratorischen Bewegungen trat an den aufgezeichneten Curven deutlich zu Tage, am deutlichsten bei Beginn der Wehe infolge der dann stattfindenden Verstärkung der respiratorischen Bewegungen, am geringsten in der Wehenpause und flachen Rückenlage. Auf der grössten Höhe der Contraction zeigte sich der Einfluss der respiratorischen Schwankungen kaum bemerkbar, es wird dann durch die Starrheit der Uteruswände die Uebertragung des Abdominaldruckes abgeschwächt, eine Thatsache, die P. auch durch die Beobachtung unterstützen konnte, dass ein im Vaginalgewölbe liegender Kautschukballon Druckveränderungen des Intraabdominaldrucks viel genauer angab, als ein in der Uterinhöhle befindlicher. Sehr beträchtlich stieg der Druck an beim Husten, Niesen, bei Entleerung von Blase und Darm, sowie bei äusserlichem manuellem Druck auf den Uterus, in geringem Maasse auch bei Bewegungen des Fötus. Bei der Wehe stieg die Curve rasch an und fiel nach kurzer Acme ziemlich steil wieder ab. Die mittlere Dauer einer Contraction ergab sich zu 106 Secunden. Der Schmerz, welchen die Kreissende äusserte, begann erst, nachdem schon ein stärkeres Ansteigen des Druckes bemerkbar geworden und hörte vorher auf, bevor der Druck wieder zur Ruhelage zurückgekehrt war; die mittlere Druckhöhe einer Contraction belief sich auf 46 Mm. Quecksilber. Die mittlere Arbeitsleistung des Uterus berechnete Verf. auf 9 Kilogrammeter für je eine Contraction, einen im Vergleich zu anderen Muskeln nur geringen Werth. Nur ein Theil von dieser Arbeitsleistung kommt zur effectiven Geltung, ein anderer wird in Wärme umgesetzt.

Von Küstner (3) liegt ein lehrreicher Aufsatz vor über die Lösung der Eihäute bei der normalen Ausscheidung der Nachgeburt. Er geht davon aus, dass bei normalen Geburten sich die Decidua vera in der ampullären Schicht ablöst. Gelegentlich kommt es indess vor, dass die Ablösung weiter oberflächlich in der compacten Schicht geschieht, und wenn dies geschieht, so unterliegt das zurückbleibende Decidualgewebe dem Zerfall und kann davon septisches Fieber ausgehen. Dies ist besonders bei rascher Ausstossung der Fall, bei präcipitirten Geburten, bei brüsker Ausführung des Credé'schen Handgriffs und ferner, wie uns Kaltenbach gezeigt hat, bei Syphilitischen. K. fügt zum Beleg mehrere Geburtsgeschichten an. Sobald die zurückgebliebenen Decidualreste, sei es spontan oder künstlich, ausgestossen, fällt das Fieber.

Ruge (5) untersuchte an 3 paretischen Uteris die Lagerung der Muskelfaserzüge und fand diese dachziegelartig parallel neben einander gelagert. Durch vorhandene Verbindungsstränge entstehen bei der Contraction rhomboide Figuren. Die näheren Angaben des Verf. hierüber sowie über das Verhalten des Cervicaltheils müssen im Original eingesehen werden.

Ahlfeld (7) kommt auf die Erklärungen zurück, welche er früher über die Entstehung der Gesichtslagen gegeben hat. Er glaubt nach wie vor, dass die Hauptursachen in dem Verhalten des Kindes zu suchen seien und lässt insbesondere den Einfluss des engen Beckens nur als in zweiter Linie wirksam gelten.

Auch Hecker (8) ist der Meinung, dass für die Erklärung der Gesichtslagen das Hauptgewicht auf das Verhalten des Kindes zu legen. Er bestätigt ferner die Ahlfeld'sche Behauptung, dass bei in Gesichtslage eingestellten Früchten das Körpergewicht im Vergleich zur Länge sich höher stellte als normal. — Stirnlagen beobachtete von Hecker 18 unter 17220 Geburten. Er fand bei den Kindern wiederum, wie früher, niedriges Gewicht und kleine Kopfmaasse.

Einen für diese Anschauung zutreffenden Fall publicirt Halliday Croom (10).

Derselbe constatirte bei einer Multipara in der letzten Schwangerschaftszeit und im Beginne der Geburt das Bestehen von Gesichtslage. Im weiteren Verlaufe der Geburt ging dieselbe in die entsprechende Schädellage über und es erfolgte der Austritt des Kopfes mit dem Hinterhaupte nach vorn. Noch in der zweiten Lebenswoche aber zeigte das Kind die Neigung, den Kopf hinten überzustrecken, so dass Verf. in dieser Nackenstreckung die Ursache der früher bestandenen Gesichtslage erblicken zu müssen glaubt.

Gangoillet (15) untersuchte auf der Berner Clinik die Wirkung der Sclerotinsäure auf den puerperalen Uterus. Er gab das Mittel als sclerotinsaures Natron oder als Acidum scleroticum in Pulvern zu 0,1—0,3. Eine Wirkung zeigte sich nur, wenn mehr als 1,0 genommen war und zwar mehr in der Dauer als in der Häufigkeit der Contractionen, dieselbe begann $^1/_2$ Stunde nach Darreichung des Präparates und hörte nach 3—4 Stunden wieder auf, im Vergleich zum Ergotin und namentlich zum Secale cornutum wirkte die Sclerotinsäure nur sehr gering, so dass der Verf. derselben eine ausgedehntere Anwendung nicht prognosticirt.

Auch die Versuche, welche Rennert (16) mit diesem Mittel anstellte, ergaben negatives Resultat.

R. versuchte das Mittel bei 4 Gebärenden. Die subcutanen Injectionen des Mittels erwiesen sich als ausserordentlich schmerzhaft. Verf. wandte es daher in wässeriger Lösung innerlich an. Anfangs in Dosen von 0,5 Grm. später in grösseren Gaben.

Von Dohrn (21) ist die Frage nach der zweckmässigsten Behandlungsweise der Nachgeburtszeit wiederum zur Discussion gestellt worden. D. hält den Credé'schen Handgriff für die beste Methode, ist aber der Ansicht, dass derselbe zu früh ausgeführt wird, wenn er gleich nach der Ausstossung des Kindes gemacht wird. Die Ablösung der Placenta ist der Natur zu überlassen und mit der Expression so lange zu warten, bis die Placenta durch den Druck des oberhalb derselben gebildeten Coagulums bis in den Muttermund getrieben ist. Der Grund, bis so lange zu warten, liegt für D. darin, dass erst dann ein vollständiger Erfolg des Handgriffs erwartet werden kann, während bei früherer Ausführung leicht die Eihäute abreissen oder der Erfolg ganz ausbleibt und nun, wie leider die Praxis lehrt, oft zu folgeschweren intrauterinen Eingriffen geschritten wird. — Der gleichen Ansicht ist Runge (22). Derselbe hat auch in früherer Zeit den Credé'schen Handgriff so wie sein Autor vorschrieb, gleich nach der Ausstossung des Kindes ausgeführt, hat dann aber so häufig Abreissen der Eihäute beobachtet, dass er diese Praxis später aufgegeben hat und seit er mit der Expression der Nachgeburt länger wartet, sieht er viel bessere Resultate. — Dem gegenüber hält Credé (23) an seinen früheren Vorschriften fest. Er hat keine Nachtheile von seinem Verfahren gesehen und ist geneigt zu glauben, dass, wo solche entstanden, man nicht genau seine Vorschriften befolgt habe. Die Mitwirkung eines Blutcoagulums für die Ausstossung der Placenta vermag er als eine normale oder erwünschte nicht anzuerkennen. Nach ihm löst sich die Placenta durch Contraction und schiebt sich mit ihrem Rande in den Muttermund, wie solches früher Duncan gelehrt hat. — Schultze (24) betont dem entgegen dass die Placenta sich in der Regel mit der fötalen Fläche in den Muttermund schiebe und dass dabei das oberhalb derselben befindliche Coagulum, wie von ihm früher beschrieben, mitwirke. Die Unterstützung dieses Vorganges durch die äusserlich aufgelegte Hand ist nach ihm zweckmässig, dagegen billigt er nicht das weiter von den Meisten geübte Abwärtsdrücken des Uterus, weil dadurch die Anhänge des Uterus in nachtheiliger Weise gezerrt werden. — Fehling (25) tritt für den Credé'schen Handgriff sowie ihn dessen Autor lehrt, ein, giebt aber von sich selber an, dass er den Handgriff frühestens bei der 3. bis 4. Nachwehe ausführe und dass bei zu frühzeitigem Drücken leicht Eihautreste zurückbleiben.

h. Mehrfache Geburten.

1) Hecker, C. v., Ueber mehrfache Geburten. Beob. u. Unters. S. 41. — 2) Guéniot, Noeud complexe affectant deux cordons gemellaires; mort des deux foetus dans le huitième mois de la grossesse. Bull. de l'acad. de médec. No. 41. — 3) Lehmann, L., Eene drillingsgeboorte met hindernissen. Weekbl. v. h. nederl. tijdschr. v. geneeskunde No. 19. — 4) Tellarini-Bedeschi, A., Parto gemello, evoluzione podalica spontanea del primo feto in posizione cefalo-acromio. Raccoglitore medico, 30 Giugno. — 5) Freudenberg, F., Eine Drillingsgeburt, darunter ein amorphus. Deutsche med. Wochschr. No. 33.

v. Hecker (1) beobachtete in der Münchener Gebäranstalt 228 Zwillingsgeburten, 1 auf 75. Bezüglich der Behandlung tritt er Kleinwächter entgegen, welcher die sofortige operative Beendigung der Geburt des 2. Kindes anrieth. In einem der beobachteten Fälle handelte es sich um ein Doppelmonstrum (thoraco-gastropagi) und konnte die Geburt des zweiten Kindes erst nach Exenteration des ersten bewirkt werden.

Lehmann (3) beschreibt eine Drillingsgeburt, bei welcher die beiden ersten Kinder sich in Querlagen stellten.

Als das zweite gewendet werden sollte, wurde statt dessen der Fuss vom dritten Kinde ergriffen und zunächst dieses extrahirt. Die Kinder, zwei Mädchen und ein Knabe, hatten, wie Verf. angiebt, ein gemeinschaftliches Chorion aber drei getrennte Amnien. Zwei der Kinder blieben erhalten.

Freudenberg (5) beobachtete in der Kölner Entbindungsanstalt eine Drillingsgeburt.

Heftige Blutung machte die Extraction der Früchte nöthig. Die eine derselben, ein Acardiacus amorphus, lag so über dem Muttermund, dass die Extraction der andern beiden dadurch sehr erschwert wurde. Von den Früchten lebte nur die eine wenige Stunden. Diese hatte eine normale Placenta. Die Placenta der andern beiden war ödematös und ihr sass der amorphus unmittelbar auf.

(Berg, F. T., Om flerfostriga barnsbörder. Hygiea p. 331.

Auf dem internationalen demographischen Congress zu Paris 1878 lenkte Bertillon die Aufmerksamkeit auf mehrere constante, nationale Eigenthümlichkeiten mit Rücksicht auf die Anzahl etc. der Zwillingsgeburten und forderte Verf. auf, Auskunft über diese Verhältnisse, was Schweden betrifft, zu geben. In dieser kleinen Arbeit giebt Verf. die Antwort auf diese Aufforderung.

In der ersten Tabelle behandelt er die absolute und relative Häufigkeit der mehrfachen Geburten. In der hundertjährigen Periode 1776—1875 war die ganze Anzahl der Geburten in Schweden 9,539,053, unter diesen fanden 144,386 Zwillingsgeburten, 2168 Drillingsgeburten und 44 Vierlingsgeburten statt — durchschnittlich also 151 Zwillingsgeburten und 2 Drillingsgeburten auf je 10,000 Geburten. Diese Mittelproportion wird in den 9 ersten Quinquennien überschritten, in den folgenden 11 wird sie nur einmal, was Zwillingsgeburten betrifft, und zweimal, was Drillingsgeburten betrifft, erreicht (Tabelle B). In Tabelle C zeigt er, dass gleichzeitig mit der relativen Minderung der mehrfachen Geburten keine Minderung der Geburten im Allgemeinen stattfindet. — Aus einer vergleichenden Uebersicht von den statistischen Angaben verschiedener Länder ergiebt es sich, dass Schweden mit Rücksicht auf die Häufigkeit der mehrfachen Geburten einen hervorragenden Platz einnimmt. Das in andern Ländern beobachtete Verhältniss, dass die relative Häufigkeit der mehrfachen Geburten grösser auf dem Lande als in den Städten ist, ist nicht für Schweden stichhaltig. Verf. meint, dass man mit Wahrscheinlichkeit annehmen kann, dass ein Unterschied mit Rücksicht auf die Häufigkeit der mehrfachen Geburten zwischen den verschiedenen Provinzen Schwedens gefunden wird. — Was das Geschlecht der Kinder betrifft, geht es hervor, dass Zwillingsgeburten mit Kindern von ungleichem Geschlecht am zahlreichsten, und die mit zwei Kindern weiblichen Geschlechts am seltensten sind. — Untersuchungen für das Decennium 1869—1878 haben ergeben, dass Todtgeburten häufiger bei mehrfachen als bei einfachen Geburten sind, und dass in beiden Fällen das Verhältniss von Todtgeburten immer für die Knaben grösser als für die Mädchen ist. Die geringste Sterblichkeit ist jedoch nicht da, wo beide Kinder weiblichen Geschlechts sind; man findet sie, eigenthümlich genug, sowohl für die Knaben als für die Mädchen, da wo die Kinder von verschiedenem Geschlecht sind. In noch höherem Grade als bei Zwillingsgeburten kommen bei Drillingsgeburten Kinder von verschiedenem Geschlecht vor; am Häufigsten kommt das weibliche Geschlecht vor. F. Nyrop (Kopenhagen).]

II. Pathologie.

a. Becken.

1) Müller, P., Zur Frequenz und Aetiologie des allgemein verengten Beckens. Arch. f. Gynäc. Bd. XVI. S. 2. — 2) Hecker, C. v., Ueber Beckenverengerungen. Beob. u. Unters. S. 64 u. 119—193. — 3) Bergius, H., Ein Beitrag zur Kenntniss des ankylotisch schräg verengten Beckens. Diss. Berlin. (Beschreibung eines Geburtsfalls und des dazu gehörigen skeletirten Beckens.) — 4) Depaul, Bassin cyphotique, déchirure de toutes les symphyses du bassin à la suite d'application de forceps; mort trente-six heures après l'accouchement. Bull. de l'acad. de méd. No. 32. (Ausser den Zerreissungen der Beckensymphysen auch Zerreissung des Dammes, obwohl die Zangenextraction angeblich ohne Schwierigkeit war und nur im Beckenausgang mässige Verengerung bestand.) — 5) Tschernowa-Popowa, A., Eine Methode, den Winkel zu bestimmen, den Schamfuge und Conjugata vera bilden. Centralbl. f. Gynäc. No. 26. — 6) Fischel, W., Casuistische Mittheilungen über das Trichterbecken. Prager medic. Wochenschr. No. 34 f. — 7) Stone, E. T., Version in contracted conjugata. Philad. med. rep. No. 1197. (Vergleichende Abwägung der Vortheile von Wendung und Zange bei engem Becken.) — 8) Simpson, A. R., Dystocia from coccygeal ankylosis. Edinb. med. journ. Novbr. — 9) Hirigoyen, L., De l'influence des déviations de la colonne vertébrale sur la conformation du bassin. Thèse. Paris. (Fleissige Zusammenstellung des über diese Frage vorliegenden literarischen Materials nebst einigen Beobachtungen.) — 10) Champneys, F. H., Comparison between scoliotic and Naegele pelves. Edinb. med. journ. Sept. — 11) Hüter, K., Lumbosacralkyphotisches querverengtes Becken. Ztschr. f. Geb. u. Gynäc. Bd. V. H. 1. — 12) Duncan, J. M., Ueber enges Becken. Clin. Vortr. über Frauenkr. übers. von Engelmann, Berlin. S. 18. — 13) Leopold, G., Weitere Untersuchungen über das scoliotisch- und kyphoscoliotisch-rachitische Becken. Arch. f. Gynäcol. Bd. XVI. H. 1. — 14) Fischel, Ein Beitrag zur Genese und geburtshülflichen Würdigung des Exostosenbeckens. Prager med. Wochenschr. No. 8. — 15) Derselbe, Casuistische Mittheilungen über das Trichterbecken. Ebendas. No. 34 u. 35. (4 lehrreiche Fälle von Verengerungen des Beckenausganges.) — 16) Delore, Etude sur le bassin rachitique. Gaz. hebdom. No. 19. (Zusammenstellung der Befunde an 84 engen Becken vom Musée Dupuytren und der Lyoner Facultätssammlung.) — 17) Lusk, W. T., On version, forceps and the expectant plan in the treatment of contracted pelvis. The lancet May. 1. (Vergleichende Zusammenstellung der verschiedenen Behandlungsweisen bei engem Becken unter sorgfältiger Benutzung der fremden, insbesondere der deutschen Literatur.) — 18) Derselbe, The justo-minor pelvis with presentation of specimen. American journ. of obstetr. XIII. 1. (Perforation mit tödtlichem Ausgang.)

Müller (1) hat die dankenswerthe Arbeit unternommen, die Frequenz und Aetiologie des allgemein verengten Beckens zu untersuchen. Ihm lag dabei ein Material von 1177 Geburtsfällen zu Grunde, welche sich auf einen Zeitraum von 3½ Jahren vertheilten. Unter diesen bestand in 16 pCt. ausgesprochene Beckenenge und unter den engen Becken wiederum waren 40 pCt. allgemein verengte, 6 pCt. aller Geburten. Verf. schliesst hiernach, dass das allgemein verengte Becken häufiger vorkomme als man anzugeben pflege und gewiss werden ihm die Fachgenossen, welche exacte Beckenmessungen üben, hierin beistimmen, es wird eben diese Beckenform im Vergleich zu den andern Beckenfehlern gar leicht übersehen. Ausserdem fand aber Verf., dass für den Canton Bern noch besondere Umstände in Betracht kommen, welche die Frequenz des allgemein zu engen Beckens zu beeinflussen vermögen. Er gelangt zu dem Resultat, dass 1) in dem Canton Bern das allgemein gleichmässig verengte Becken, welches sonstwo als seltene Erscheinung gelte, in einer äusserst ungewöhnlichen Frequenz vorkomme; 2) dass zum Zustandekommen dieser Beckenform die Rachitis viel mehr beitrage, als man gewöhnlich annehme; 3) dass unter der viel grösseren Anzahl nicht rachitischer Becken dieser Kategorie bei nicht wenigen der Cretinismus als ursächliches Moment sicher zu ermitteln sei und dass derselbe überhaupt in der Aetiologie dieser Beckenanomalien höchst wahrscheinlich in der Berner Gegend eine Rolle spiele; 4) dass in der überwiegenden Mehrzahl dieser Fälle die Entwicklung der Frucht eine solche sei, dass die Kleinheit derselben die Gefahren der Geburt nicht unerheblich vermindere.

v. Hecker (2), welcher im Jahre 1877 nach den fortlaufenden Messungen seines Assistenten Gregory die Frequenz des engen Beckens in der Münchener Gebäranstalt zu 19,3 pCt. angegeben hatte, theilt jetzt wiederum mit, das dort das enge Becken nur in einer Frequenz von 1,5 pCt. vorkomme. Er fügt selbst hinzu, dass diese Angabe nicht Alle befriedigen werde und darin hat er gewiss Recht. Nach dem, was hier und an anderen Stellen über den Werth von seiner Beckenstatistik gesagt worden ist, ist es überflüssig, nochmals darauf zurückzukommen. Es fehlt eben der Hecker'schen Beckenstatistik an der Fundamentalbedingung für die Erreichung eines brauchbaren Resultats, an der Untersuchung jedes einzelnen zu dieser Statistik verwandten Falles durch Vornahme regelmässiger Messung. Für ihn bleibt, wie er sagt, die Hauptsache, ob eine Verengerung deutliche Symptome im Geburtsverlauf hervorruft. Das mag für die practische Behandlung richtig sein, für eine zuverlässige Statistik reicht eine solche Auffassung aber nicht hin.

Tschernowa-Popowa (5) giebt eine Methode

an, um den Winkel zu bestimmen, den die Conjugata vera mit der Schoossfuge bildet.

Er räth, vom Dornfortsatz des letzten Lendenwirbels die Entfernung nach dem oberen und dem unteren Rand der Schoossfuge und die Höhe der letzteren zu messen. Es lässt sich dann nach einer vom Verf. angegebenen Formel der Winkel zwischen Conjugata externa und Schoossfuge leicht berechnen. Dieser Winkel ist aber, wie die Erfahrung lehrt, ziemlich constant um 10—11° kleiner, als der Winkel der Conjug. vera mit der Schoossfuge, letzterer ist daher durch Addition dieses Werthes leicht zu finden. Hat man aber diesen letztern Winkel gefunden, so lässt sich nach Messung der Conj. diagonalis auch die Länge der Conjug. vera aus den bekannten Werthen berechnen.

Leopold (13) hat seine früher unternommenen Untersuchungen über scoliotische und kyphoscoliotische rachitische Becken auch in dem laufenden Jahre weitergeführt. Er durchforschte zu diesem Zwecke das Material der Museen zu Paris und Lyon und kam zu Ergebnissen, welche seine früheren Resultate in mehrfacher Rücksicht erweitern und vervollständigen. Zur Illustration seines neugewonnenen Materials sind kleine Zeichenskizzen beigegeben.

Fischel (14) beobachtete die Entbindung in einem Falle von Beckenenge, in welchem sich eine Exostose am Promontorium entwickelt hatte.

Diese Exostose war früher trotz genauer Beckenuntersuchung nicht bemerkt und war daher anzunehmen, dass dieselbe sich erst nach jener Entbindung, die durch Perforation hatte beendet werden müssen, entwickelt hatte. Es erfolgte eine Ruptur des Scheidengewölbes, die auch das Bauchfell durchsetzte. Nach angelegter Naht genas die Wöchnerin.

Simpson (8) beschreibt einen Geburtsfall, in welchem Ankylose des Steissbeins bei einer 35jähr. Erstgebärenden ein Geburtshinderniss abgab. Verf. legte die Zange an und constatirte nachher am Steissbein vermehrte Beweglichkeit. In einem anderen Falle zerbrach er das Steissbein, worauf dann die Geburt spontan erfolgte.

Hüter (11) beschreibt ein Becken, welches in Folge von Lumbosacralkyphose quer verengt war und an der vorderen Sacralfläche einen Tumor besass, welcher als die verlagerte Niere diagnosticirt wurde. Es wurde künstliche Frühgeburt eingeleitet mit gutem Erfolg für die Mutter.

[Anderson, A.: Förlossning vid bäckenförträngning etc. cervikovaginalstenos. Hygiea 1879. Svenska läkaresällsk. förhandl. p. 118.

Die Frau hatte ein plattes Becken; Conjugata 8½ Ctm. Vor 4 Jahren gebar sie zum ersten Male. Nachdem die Geburt 3 Tage gedauert hatte, wurde Perforation und Cephalotripsie gemacht. 12 Tage darauf entstand eine Fistula vesico-cervicalis, die nach Touchirung mit rauchender Salpetersäure und Lapis infernalis geheilt wurde. Die jetzige (zweite) Schwangerschaft verlief normal. Nachdem die Geburt 2 Tage gedauert hatte, fand der explorirende Finger am Boden der Vagina eine trichterähnliche Einziehung mit einer Oeffnung, die nur von einer Uterinsonde passirt werden konnte. Der Kopf lag vor; die Oeffnung erweiterte sich aber nicht. Nachdem Laminaria und Pressschwamm vergebens angewendet worden war, wurden einige Incisionen gemacht. Am 4. Tage nach Anfang der Geburt war Orificium für 3 Finger zugänglich, sein Rand wollte aber nicht nachgeben. Starkes Fieber. Neue Incisionen wurden gemacht: der Kopf des mittlerweile verstorbenen Kindes wurde perforirt und sehr leicht durch den Cranioclast extrahirt. Die 3 folgenden Tage verlief Alles gut; am 4. Tag fing der Urin an durch die Vagina abzufliessen; es stellte sich Fieber ein, und am 6. Tage starb sie. — Obduction: Diphtheritische Endometritis, Metritis, unreine Wunden in Cervix und eine kleinfingergrosse Fistula vesico-cervicalis; keine Peritonitis; acute parenchymatöse Nephritis.

F. Nyrop (Kopenhagen).]

b. Mütterliche Weichtheile.

1) Allee, W. F., Report of a case when mother and child died during labour from difficulties attributed to shortness of the pedicle secured by a clamp in ovariotomy. Amer. journ. of med. sc. April. — 2) Valenta, A., Conglutinatio orif. uteri bei einer Zwillingsfrühgeburt, ursprüngliche Wehenschwäche, Hysterostomatomie mit, Pilocarpin ohne Erfolg. Memorabilien No. 1. — 3) Mehns, Eine Missbildung der Genitalien (Uterus biforis) als Geburtshinderniss. Centralbl. für Gynäc. No. 13. — 4) Loewy, Pincus, Ueber die Gasansammlung in der Gebärmutter während der Geburt. Dissert. inaug. Berlin. — 5) Betz, F., Missbildung des Kindskopfes bei Conglutinatio uteri. Memorabilien No. 5. (Verf. denkt sich, dass in dem betreffenden Falle die vorhandene prämature Synostose der Pfeilnaht Adhäsion mit den Eihäuten und eine Verklebung des Muttermundes nach sich gezogen habe.) — 6) Schauta, F., Gravidität bei Hymen intactus bifenestratus. Wiener med. Bl. No. 34. (Die beiden Hymenalöffnungen liessen, eine jede, die Sonde durchgehen. Das zwischen denselben befindliche Band musste bei der Geburt durchschnitten werden.) — 7) Cassin, P., Note sur trois cas d'anomalies des organes génitaux dans leurs rapports avec l'accouchement. Lyon méd. No. 46. — 8) Wiechers, E., Ein Uterus bicornis septus cum vagina septa. Dissert. inaug. Göttingen. (Der vom Verf. beschriebene Fall endete nach langdauernder Puerperalerkrankung tödtlich und kam auf der Göttinger Clinik zur Section.) — 9) Dick, Geburtsstörung durch Cystocele vaginalis. Corresp.-Bl. für Schweiz. Aerzte. No. 15. — 10) Braithwaite, J., On digital dilatation of the os in labour. Obstetr. transact. XXI. — 11) Braun, C., Ueber Wehenschwäche und deren Behandlung. Wiener med. Presse No. 1 u. 2. (Bekanntes.) — 12) Welponer, E., Narbige Stenose des Cervicalcanals nach galvanocaustischer Amputation der carcinomatösen Vaginalportion. Ruptur des Cervix bei der darauf folgenden Entbindung. Tod. Ebendas. No. 22 ff. — 13) Werth, Fall von vollständiger Zerreissung der Harnröhre unter der Geburt. Arch. für Gynäc. Bd. XVI. H. 1. — 14) Stansbury, Sutton, Laceration of the cervix uteri. New-York med. rec. Aug. 7. (Bekanntes.) — 15) Ballerav, G. H., The treatment of recent lacerations of the cervix uteri. Ibid. Decb. 11. (Verf. räth, in den ersten 24 Stunden nichts zu thun, dann aber Carbolsäureeinspritzungen zu machen; bei 10tägiger Bettruhe heilten die Risse meist von selbst.) — 16) Leatham, W., Subcutaneous emphysema during parturition. Med. press. March 24. (Hautemphysem bei einer Primipara, welches am 10. Tage verschwand. Bei 2 folgenden Niederkünften wiederholte es sich nicht.) — 17) Montgomery, E. E., Case of vulvo-vaginal thrombus. Autopsy. Philad. med. rep. No. 1193. (Thrombus im Vaginalgewölbe und beiden breiten Mutterbändern mit Perforation in die Bauchhöhle. Tod am 5. Tage des Wochenbettes.) — 18) Stuart, A. B., Vaginal thrombus occurring during labour or shortly after. Recovery. Ibid. (Thrombus der rechten Schamlippe nach spontaner Geburt.) — 19) Gailey, W. W., Haematoma of the vulva. Ibidem March 20. (Thrombus vaginalis bei einer Erstgebärenden nach leichter Niederkunft. Punction mit nachfolgender Compression. Genesung.) — 20) Reid, W. L., On a labour obstructed from an unusual cause.

Edinb. med. journ. May. (Verf. fand die hintere Vaginalwand durch eine Geschwulst vorgedrängt, welche sich als zum Uterus gehörig erwies. Nach seiner Beschreibung muss man annehmen, dass eine Retroversio uteri bestanden hat, bei der sich im Verlaufe der Schwangerschaft nur die vordere Uterinwand gehoben.) — 21) Williams, J., Pregnancy complicated by ovarian tumour. Abortion at the fifth month, puerperal fever, ovariotomy, recovery. Brit. med. journ. Dec. 18. (In der Schwangerschaft Punction, Ovariotomie 5 Wochen nach dem Abortus.) — 22) Hecker, C. v., Fall von gänzlichem Verschluss des Muttermundes bei einer Viertgebärenden. Beobacht. u. Unters. S. 168. — 23) Bailly, Polype fibreux apparaissant à l'orifice utérine dix-huit jours après l'accouchement, hémorrhagies repetées, ablation du polype, mort. Gaz. des hôpit. No. 21. — 24) Haupt, L., Subcutaneous emphysema during labor. New-York med. rec. Dec. 18. (Verf. beobachtete bei einer früher gesunden Erstgebärenden starkes Hautemphysem an Brust, Nacken und Gesicht. Dasselbe war durch heftiges Pressen in der Austreibungszeit entstanden, schwand aber spontan und ohne Nachtheil in der ersten Woche des Puerperiums.) — 25) Roche, A. de la, De la rupture du col de l'utérus comme cause d'hémorrhagie après l'accouchement. Lyon méd. No. 11. (Casuistischer Beitrag.) — 26) Draper, Follicular vulvitis as a complication of pregnancy. Bost. med. journ. Octb. 28. — 27) Crawford, J. L., Ovarian tumor complicated with pregnancy. New-York med. rec. Octb. 23. (Wiederholte Punctionen während der Schwangerschaft. Abortus im 5. Monat. 7 Wochen später erfolgreiche Ovariotomie.) — 28) Taylor, J., De l'atrésie congénitale ou accidentelle du vagin et de ses consequences au point de vue de la grossesse. Gaz. hebdom. No. 7. — 29) Coriveaud, Observation d'un cas de dystocie par rigidité du col. Débridements multiples; application de forceps. Journ. de méd. de Bordeaux No. 44. — 30) Depaul, Rigidité anatomique du col; débridement. Gaz. des hôpit. No. 11. — 31) Cooley, J. L., Two cases of inertia uteri. New-York med. rec. March 13. — 32) Caesar, J., A rare complication in midwifery. Lancet. Jan. 3. (7monatlicher Abortus mit Strictur des Orificiums.)

Braithwaite (10) empfiehlt die Ausdehnung des Muttermundes mit den Fingern und führt mehrere Fälle an, in welchen er sich dieses Verfahrens zur Beschleunigung der Geburt bediente. Seine Empfehlung blieb in der geburtshilflichen Gesellschaft nicht ohne Widerspruch. Man wandte ihm ein, wenn man in den seltenen Fällen, in welchen eine Erweiterung nöthig sei, einen Finger einführen könne, so bringe man auch einen Barnes'schen Ballon hinein und damit dilatire man schonender.

Welponer (12) erzählt von einer Gebärenden der Braun'schen Clinik, welcher 2 Jahre früher die Vaginalportion wegen Carcinom galvanocaustisch amputirt war.

Man leitete die künstliche Frühgeburt ein, dilatirte und incidirte den Cervicalcanal und extrahirte das Kind mit der Zange. Die Operirte starb nach einigen Tagen in Folge Zerreissung der Cervix. Auch ein zweiter entsprechender Fall, in welchem in früherer Zeit der Schwangerschaft eingeschritten wurde, endete tödtlich. — Derselbe erzählt ferner einen Geburtsfall bei primärem Scheidencarcinom. Die etwas zu früh eingetretene Geburt wurde mit der Zange beendet. Die Operirte starb nach 12 Tagen an den Folgen ausgedehnter Läsionen und Verjauchung der carcinomatösen Vaginalwunde.

Werth (13) fand bei einer Wöchnerin, welche ein frühzeitiges Kind in Fusslage, bei welcher keine andere Manualhilfe als Erhebung der Füsse geleistet war, rasch geboren hatte, eine ausgedehnte Zerreissung der Harnröhre.

Es war dieselbe quer gespalten bis in die Blase hinein und Pat. suchte Hülfe wegen der bestehenden Incontinenz. Ein operativer Versuch, die Harnröhre wieder herzustellen, misslang und entschloss sich Verf. nach längerer Behandlung der Pat. zur Anlegung einer Blasen-Bauchwandfistel. Für eine kurze Zeit wurde hierdurch der Zustand gebessert, doch starb Patientin an den indirecten Folgen des Eingriffs.

Atlee (1) entband eine Frau, welche 5 Jahre vorher ovariotomirt war. Der Stiel war in die Klammer gelegt worden und bei der Geburt erfolgte durch die Zerrung seitens des kurzen Stiels eine tödtliche Blutung.

Mehns (3) beobachtete bei einer Schädelgeburt ein über den Muttermund von vorn nach hinten laufendes Band, welches das Hinabrücken des Kopfes hinderte, ein Ueberrest von der Mittelwand der Müller'schen Gänge. Verf. musste das Band durchschneiden, um die Geburt zu ermöglichen.

Leevy (4) stellt die Fälle zusammen, welche in der Literatur über Gasansammlung im Uterus während der Geburt beschrieben sind. Mit 35 eigenen Fällen kommt er auf eine Zahl von 93. 45 der betroffenen Frauen starben.

Cassin (7) fand bei einer Kreissenden die Vagina oberhalb des Hymens durch eine Membran verlegt, welche eine nur 2 Mm. weite Oeffnung besass. Ohne, dass instrumentell nachgeholfen zu werden brauchte, erfolgte die Geburt spontan unter leichtem Einriss der Membran. — In einem zweiten von ihm erzählten Fall bestand eine ähnliche Membran im Scheidengewölbe. Es blieb zweifelhaft, ob dieselbe congenital oder auf Vernarbung bei einer früheren Niederkunft zurückzuführen war.

[Nyström, N., Partiel induration of Cervix vid förlossning. Östergötlands och Södermanlands läkareförenings förhandl. år 1873—78. p. 86.

Bei einer Primipara wurde eine bedeutende Unausdehnbarkeit der Cervix beobachtet; nachdem die Geburt zwei Tage gedauert hatte, hatte das Orificium sich nur so viel geöffnet, dass zwei Finger hineingeführt werden konnten. Das Hinderniss bestand in einer harten, 1 Ctm. breiten, wallförmigen Induration um den Cervicalcanal, ½ Ctm. oberhalb des Orif. externum. Nach einigen Incisionen erweiterte sich die Induration schnell, und die Geburt endete spontan nach einigen Stunden. F. Nyrop (Kopenhagen).

Valcárcel, L., Desarrollo de gases en el útero. El genio Med.-quirúrgico, Madrid. (Ein Fall von Gasentwicklung in der Gebärmutter. Verfasser schliesst mit folgenden Sätzen: 1. die Frucht kann sich zersetzen bei unverletzten Eihäuten, 2. Gase, welche den Uterus ausdehnen, stammen wahrscheinlich von der Frucht, 3. solche Gase sind brennbar, 4. man darf also während der Geburt der Scheide nicht zu nahe kommen mit Licht.) Semeleder (Mexico).]

c. Rupturen und Inversionen.

1) Hoyt, W. D., Case of spontaneous rupture of the uterus with recovery. Philad. med. a. surg. rep. No. 1198. (Unvollkommene Ruptur des Uterus bei engem Becken.) — 2) Hancock, Gr., Cases of ruptured perinaeum. The Lancet. Septbr. 18. (7 Fälle tiefgehender Dammrisse. Operative Heilung, in 3 Fällen erst nach wiederholter Operation.) — 3) Thiriar, J., Rupture du vagin pendant l'accouchement. Mort. Autopsie. Presse médicale Belge. No. 47 et No. 21.

— 4) Hays, G., Plaie de l'utérus gravide par une balle; mort du foetus et guérison de la mère. Gaz. hebdom. No. 1. — 5) Alberts, O., Ruptura uteri incompleta interna spontanea. Heilung. Berl. klin. Wochenschr. No. 45. — 6) Niepraach, Eine Entbindung mit Verlust des Uterus. Berl. klin. Wochenschr. No. 27. — 7) Morsbach, E., Ein Fall von Uterusruptur mit Austritt des Kindes in die Bauchhöhle. Drainage und Genesung. Centralbl. f. Gynäc. No. 26. — 8) Graefe, M., Ein weiterer Fall von erfolgreich mit Drainage behandelter Uterusruptur. Ebendas. — 9) Tait, Lawson, On new method of operation for repair of the female perinaeum. Obstetr. transact. XXI. — 10) Frommel, R., Zur Aetiologie und Therapie der Uterusruptur. Ztschr. f. Geb. u. Gynäc. Bd. V. H. 2. — 11) Kleinwächter, Ruptur der Vagina. Wiener med. Presse. S. 208ff. (Es handelte sich um eine Zerreissung der hinteren Vaginalwand, die ein Betrunkener an der ebenfalls betrunkenen Puella publica durch rohes Einführen der Finger bewirkt hatte. Zugleich bestand gonorrhoische Infection.) — 12) Schauta, F., Seltene Art von Continuitätstrennung am Cervix uteri während der Geburt. Ebendas. No. 35. — 13) Hecker, C. v., 2 Fälle von Thrombus vaginae et labiorum. Beob. u. Unters. S. 165. — 14) Kroner, Tr., Weitere Fälle puerperaler Inversionen des Uterus. Die elastische Ligatur. Arch. f. Gynäc. Bd. XVI. H. 2.

Thiriar (3) erzählt einen Fall von Querlage, in welchem nach vergebens angestellten Wendungsversuchen die Embryotomie mittelst der Zangensäge von van Huevel ausgeführt wurde. Das Instrument wurde um den Truncus unterhalb der Schulterblätter angelegt und es gelang nach Durchtrennung der Wirbelsäule die Extraction. Die Wöchnerin starb 6 Tage darauf und man fand einen grossen, aber das Peritoneum nicht durchdringenden Riss rechts hinten im Vaginalgewölbe.

In einem von Hays (4) erzählten Fall wurde eine im 6. Monat schwangere Negerin von einer Kugel in den Leib getroffen. Die Kugel durchdrang den Foetus im Uterus und tödtete denselben; die Blutung war gering, die Geburt erfolgte am folgenden Tage unter Beihülfe von Ergotin. Man fand die Kugel nicht. Die Frau genas.

Alberts (5) erlebte bei einer 3gebärenden mit engem Becken eine unvollständige Ruptur des Uterus in seinem Cervicaltheil. Verf. machte Wendung und Extraction. Von der rupturirten Stelle ausgehend bildete sich ein grosses Hämatom, doch erfolgte Heilung. Der Pat. wurde für folgende Schwangerschaft künstliche Frühgeburt angerathen. Sie befolgte den Rath aber nicht und ging später an vollständiger Uterusruptur zu Grunde.

Einen seltsamen Fall berichtet uns Niepraach (8), es handelte sich nämlich um eine Geburt mit Verlust des Uterus. Es war eine Fussgeburt bei einer Mehrgebärenden und die Hebamme hatte die an den Kopf hinaufgeschlagenen Arme lösen wollen. Dabei war sie durch das Vaginalgewölbe gedrungen und hatte den Uterus von seinen Befestigungen so ausgedehnt abgeschält, dass derselbe nur noch am linken Lig. rotundum hing. Uterus mit darin steckendem Kindskopf und Placenta, sowie ein Packet Dünndärme lagen zwischen den Beinen der Frau als N. hinzukam. N. vollendete die Extraction des Kindes, schlug die vorgefallenen Theile in mit Oel getränkte Leinewand und machte anderen Tages unter Heranziehung eines zweiten Collegen die völlige Abtrennung des schon putrid riechenden Uterus. Die Därme wurden sodann reponirt und zwar über den Scheitel der angefüllten Harnblase hinauf. In die Scheide wurde ein Schwamm mit Carbolsäure gelegt. Trotz der bedeutenden Verletzung genas die Frau, nachdem nach längerer Jauchung das Vaginalgewölbe vernarbte. Sie verrichtete später wieder Feldarbeit mit grosser Rüstigkeit.

Morsbach (7) extrahirte in einem Falle von Uterusruptur, welche muthmasslich durch die Hebamme beim Versuch des Blasensprengens veranlasst war, die Frucht durch den Riss, und erzielte nach Einlegung von Drains in den Douglas'schen Raum Genesung der Verletzten. Auch von Graefe (8) wurde in einem Fall von ausgedehntem Querriss des Uterus nach Extraction des Kindes Heilung durch Drainage und Ausspülung der Bauchhöhle erzielt.

Frommel (10) theilt 7 Fälle der Schröder'schen Clinik mit, in welchen nach eingetretener Uterusruptur Laparotomie gemacht wurde.

In 3 dieser Fälle war die Operation dadurch begründet, dass das Kind in die Bauchhöhle ausgetreten war, in den anderen Fällen war das Kind schon extrahirt, als die Operation gemacht wurde. Alle 7 Frauen starben ziemlich bald nach der Operation. Ein 8. Fall dagegen wurde mit Drainage behandelt und verlief glücklich. F. räth daher die Laparotomie nur bei völlig ausgetretener Frucht, bei übelriechenden Secreten im Uterus oder bei profusen Blutungen an, in anderen Fällen empfiehlt er die Drainage der Bauchhöhle.

Schauta (12) fand bei einer Entbundenen, die spontan niedergekommen, einen Querriss in der vorderen Muttermundslippe von solcher Grösse, dass anzunehmen war, es sei der Kindskörper durch diese Oeffnung hindurch passirt. Am 13. Tage des Wochenbetts war das Loch nur mehr für eine Sonde passirbar.

Kroner (14) veröffentlicht 3 Fälle von Uterusinversion aus der Spiegelberg'schen Clinik.

In den beiden ersten Fällen wurde die seit 8/4, resp. 7 Jahren bestandene Inversion vergebens zu reponiren gesucht und schliesslich der Uterus mittelst elastischer Ligatur abgetragen, worauf Genesung erfolgte. In dem 3., nach übereilter Geburt spontan entstandenen Inversionsfall gelang die sogleich unternommene Reposition rasch.

[Ingerslew, E., Om Behandlingen af ruptura uteri. Hosp. Tid. R. 2. Bd. VII. p. 1021. (Lenkt die Aufmerksamkeit auf die seit Kurzem in Deutschland empfohlene Behandlung der Ruptura uteri mit Drainage.)

F. Lyrup (Kopenhagen).]

d. Blutungen.

1) Madden, Th. M., On the prevention and treatment of post-partum haemorrhage. (Zusammenstellung der verschiedenen Behandlungsmethoden. Verf. wandte in 16 Fällen die Injection von Eisenchlorid an, darunter 15 mal mit Erfolg. Eine der so Behandelten starb 3 Tage später an Embolie.) — 2) Walter, W., The treatment of post-partum haemorrhage by the intra-uterine injection of hot water. British medical journal. April 17. — 3) Walters, J., On the treatment of post-partum haemorrhage by injection of hot water. Ibid. April 17. — 4) Stedman, C. E., Hot-water injections in post-partum haemorrhage. Boston med. journ. Oct. 28. — 5) Radcliffe, S. J., Ergot-poisoning. New-York med. rec. Oct. 23. (Verf. berichtet, gegenüber dem unten von Keating mitgetheilten Fall, dass in 2 anderen Fällen 1½ Unzen Ergotinextract ohne Intoxicationserscheinungen gegeben seien.)

— 6) Tollard, F., On the alleged dangers of intrauterine injections of perchloride of iron in cases of post-partum haemorrhage. Brit. med. journ. April 24 und May 1. — 7) Keating, J. M., Ergot-poisoning. New-York med. rec. Sept. 18. (Infolge eines Missverständnisses war von einer blutenden Ergotinextract zu einer halben Unze, anstatt Drachme genommen. Schwere Intoxicationserscheinungen, die durch Branntwein bekämpft wurden.) — 8) Baelz, E., Zur Stillung der Blutung in der Nachgeburtsperiode. Centralblatt für Gynäcol. No. 20. (Verf. empfiehlt Tamponade der Vagina mit der Faust, während die andere Hand die Schamlippen um das Handgelenk zusammenhält und eine zweite Person äusserlich drückt.) — 9) Macan, A. V., Haemorrhage from the organs of generation during pregnancy and parturition. Brit. med. journ. April 17. (Kurze, von guter Literaturkenntniss zeugende Uebersicht über Ursachen und Behandlung puerperaler Blutungen.) — 10) Engelmann, G. J., The treatment of post-partum haemorrhage. Transact. of the south. Illinois med. assoc. Jan. 23. — 11) Delore, Sur le tamponnement intra-utérine. Lyon méd. No. 18. — 12) Chassagny, Du double ballon dans les hémorrhagies post-partum. Ibid. No. 19. — 13) Munthe, A., Prophylaxie et traitement des hémorrhagies post partum. Thèse. Paris. (Unbekannt.) — 14) Nègre, J., Contribution a l'étude de la rétention du placenta. Ibid. (Unbekannt.) — 15) Bordas, E., Contribution à l'étude diagnostique du siège des hémorrhagies du col, du vagin et de la vulve se produisant pendant l'accouchement. Ibid. — 16) Cameron, A. H. F., Haemorrhage with a contracted uterus. Medic. Times. Jan. 17. (Werthlose Mittheilung.) — 17) Siredey, Métrorrhagies après l'accouchement. Coagulations sanguines dans la veine fémorale droite et les veines du petit bassin. Embolie de l'artère pulmonaire. Mort subite. Arch gén. de méd. Oct. (Ungeschickte und unvollständige Fortnahme der Placenta. Tod nach 2 Wochen.) — 18) Forest, W. E., The treatment of post-partum hemorrhage. With cases. Medical record New-York. Sept. 4. (Verf. empfiehlt die intrauterine Injection von Jodtinctur.) — 19) Taylor, J. E., On flagellation or spanking of the childs back, previous to its entire delivery, as a means of preventing uterine hemorrhage and on flagellation of the abdomen of the woman after delivery of the placenta, as a substitute for the introduction of the hand into the cavity of the uterus. Ibid. Febr. 28. — 20) Franck, Drei lebensbedrohende, innerhalb 8 Tagen stattgefundene Blutungen nach vorangegangener Selbstentwickelung und normalem Puerperium. Centralbl. f. Gynäcol. No. 11.

Tollard (6) giebt eine Uebersicht über 35 Fälle, in welchen die Injection von Eisenchlorid in die Uterinhöhle von schweren Erscheinungen gefolgt war. Trotzdem ist er aber der Meinung, dass das Mittel bei bedrohlichen Uterinblutungen durch kein anderes ersetzt werden könne.

Walter (2) berichtet über 11 Fälle, in welchen er Heisswasserinjectionen bei Blutungen nach der Geburt machte. Die Wirkung war keine befriedigende. Es erfolgte entweder gar keine oder nur kurz vorübergehende Contraction mit bald nachfolgender bedeutender Erschlaffung. — Besser waren die Resultate von Walters (3), doch giebt auch dieser an, dass er mehrmals habe zwischen Kalt- und Heisswasser wechseln oder zum Eisenchlorid greifen müssen.

Einen erfolglosen Fall berichtet auch Stedman (4).

Taylor (19) schlug den Mitgliedern der medicinischen Academie von New-York zur Vermeidung von Blutungen vor, gleich nach Austritt des Kindskopfes den kindlichen Rücken mässig, rasch und wiederholt zu schlagen; es folge dann eine gute Contraction des Uterus, dagegen solle man nicht auf den Fundus drücken, damit nicht das Kind vor guter Contraction des Organs vollends geboren werde. Kommt eine Blutung nach Ausstossung der Placenta, so räth er ebenfalls, den Uterus zu schlagen und zwar mit einem in Kaltwasser oder Eiswasser getauchten Tuch. In der anschliessenden Discussion wurden unter Anerkennung der Originalität des Vorschlags zustimmende Aeusserungen laut.

Von Engelmann (10) liegt eine Schrift über Verhütung und Behandlung der Blutungen in der Nachgeburtszeit vor. In seiner Zusammenstellung der erforderlichen Behandlungsweisen schliesst er sich an die in Deutschland üblichen Regeln an. Zur Verhütung von Blutungen empfiehlt er den Credé'schen Handgriff, legt aber besonderen Werth darauf, dass man denselben nicht, wie Einige rathen, rasch nach der Ausstossung des Kindes mache, man vermeide vielmehr die Blutungen nur dann, wenn man dem Uterus Zeit lasse zu weiterer Verkleinerung.

Delore (11) wendet sich gegen ein von Chassagny vorgeschlagenes Tamponadeverfahren, welcher einen Ballon in die Uterinhöhle und einen zweiten damit verbundenen zur Stütze in das Vaginalgewölbe eingeführt haben will. Er versuchte das an der Leiche einer Verbluteten und erzielte mit dem obern Ballon nur eine gewaltige Ausdehnung der Cervix, ohne den Uterus bis oben hinauf zu tamponiren. Er räth, lieber 2 ganz getrennte Ballons zu nehmen. Chassagny (12) behauptet dagegen, dass ein Versuch an der Leiche über die Brauchbarkeit seines Instrumentes nicht entscheiden könne.

e. Placenta praevia.

1) Hecker, C. v., Ueber Placenta praevia. Beob. u. Unters. S. 75. — 2) Oliver, G. P., Placenta praevia. Philad. med. rep. No. 1232. (Mehrere gut beobachtete und behandelte Fälle.) — 3) Lucas, R., Case of placenta praevia terminating spontaneously. Edinb. med. journ. Novbr. — 4) Bilot, P., Contribution à l'étude du mécanisme et du traitement de l'hémorrhagie liée a l'insertion vicieuse du placenta. Thèse. Paris. (Fleissige Zusammenstellung mit sorgfältiger Benutzung der vorhandenen Literatur.) — 5) Knoher, Ueber den künstlichen Blasensprung bei Placenta praevia partialis. Wiener med. Presse. No. 19 ff. — 6) Silberstein, Ein complicirter Fall von Placenta praevia completa. Ebendas. S. 808. — 7) Reiner, M., Ueber den seltener vorkommenden Fall von Prolapsus placentae bei begleitender heftiger Metrorrhagie und über ein hierbei geübtes besonderes Entbindungsverfahren. Allg. Wiener med. Ztg. No. 13 ff. (Verf. entfernte die in den Muttermund hinabgetretene Placenta mit der Hand nach vorgängiger Unterbindung und Durchschneidung der Nabelschnur.)

v. Hecker (1) empfiehlt zur Tamponade bei Placenta praevia den Colpeurynter, dessen Einlegung und Herausnahme so sehr viel bequemer ist, als die der anderweit empfohlenen Wattekugeln. Dass mit dem Colpeurynter die Blutung nicht sicher zu stillen sei, fand Verf. nach seiner Erfahrung nicht begründet.

Lucas (3) erlebte in einem Falle von Placenta praevia, dass die Placenta spontan 2 Stunden vor dem Kinde ausgestossen wurde.

Knoher (5) wendet sich gegen die Sprengung der Blase bei Plac. praev. partialis in der von

Schröder empfohlenen Ausdehnung. Er ist nach seiner Erfahrung zu der Ueberzeugung gekommen, dass die weitere Lostrennung der Placenta dadurch nicht verhütet wird und dass nur dann dadurch günstiger Effect bewirkt werden kann, wenn durch den Blasensprung ein festeres Andrücken des vorliegenden Kindestheils erzielt wird. Er empfiehlt das Blasensprengen nur bei nahezu völlig eröffnetem Orificium und constatirter Längslage.

Silberstein (6) beschreibt einen tödtlich verlaufenen Fall von Plac. praevia centralis.

Kalte Injectionen blieben fruchtlos, der Braun'sche Colpeurynter stillte die Blutung vorübergehend, wurde aber mehrmals spontan ausgestossen. Die Frucht lag quer und wurde, nachdem die Braxton Hicks'sche Methode vergeblich versucht war, nach vollständiger Eröffnung des Muttermundes auf die Füsse gewendet und extrahirt. Gleich nachher unvollkommene Inversio uteri. Tod der durch die Blutung Erschöpften kurz nach Vollendung der Geburt.

f. Convulsionen.

1) Pasch, O., Beitrag zur Lehre von der Puerperaleclampsie. Diss. inaug. Berlin. (Besprechung der in der Literatur vorliegenden Arbeiten über die Ursachen der Eclampsie nebst Angaben über ein paar eigene Beobachtungen.) — 2) Hecker, C. v., Ueber Eclampsie. Beobacht. u. Unters. S. 66. (Uebersicht über 33 Fälle, von denen 9 genauer mitgetheilt werden.) — 3) Löhlein, Zur Prognose der puerperalen Eclampsie. Arch. für Gynäc. Bd. XVI. H. 3. Ber. über die Naturforscherversam. zu Danzig. — 4) Pope, Th. A., Puerperal convulsions. Philad. med. and surg. rep. No. 1198. (2 in Genesung endende Fälle. Verf. empfiehlt Bromkali und Chloral.) — 5) Murphy, J., Puerperal eclampsia. Lancet. June 19. (Nichts Neues.) — 6) Lehmann, L., Over de behandeling van hydrops gedurende de zwangerschap en eclampsia uraemica met subcutane injectien van murias pilocarpini. Weekbl. van het nederlandsch tijdschr. voor geneesk. No. 1. (Verf. erzählt 2 erfolgreich mit Pilocarpin behandelte Fälle.) — 7) Duncan, M., Renal epilepsy in parturient women. Glasgow med. journ. Sept. (Casuistische Mittheilung.) — 8) Galabin, A. L., On the albuminuria of pregnancy and its relation to puerperal eclampsia. Brit. med. journ. Octb. 30. (Verf. ist der Ansicht, dass die Eclampsie durch verschiedene Ursachen bedingt sein könne, erklärt sich aber als Gegner der Theorie von Traube und Rosenstein.) — 9) Missiaen, Observation d'eclampsie réflexe. Bullet. de la soc. de méd. de Gand. Septb. (Eclampsie am 6. Tage des Wochenbettes. Verf. leitet dieselbe von einem Dammriss ab.) — 10) Sinclair, A case of puerperal convulsions with albuminuria in a primipara at the seventh month of pregnancy; premature delivery by manual dilatation of the cervix; cystitis; death from uraemia on the sixteenth day. Boston med. journ. CII. No. 19. — 11) Nowitzky, W., Pilocarpin gegen Eclampsie. Petersb. med. Wochenschr. No. 25. (Verf. hält das Mittel nur zulässig für leichtere Fälle und im Beginne der Erkrankung.) — 12) Cabadé, E., Observations d'eclampsie puerpérale. Gaz. des hôpit. No. 101. (2 Fälle.) — 13) Masini, A., Osservazioni cliniche sopra quattro casi di eclampsia. Lo sperimont. Aprile.

Löhlein (3) bemerkt, dass die Prognose der Eclampsie auch nach den neuen Heilmethoden sich nicht gebessert habe, da noch 32 pCt. der Befallenen sturben. Die Intensität der Erkrankung hält nach ihm gleichen Schritt mit der Functionsstörung in den Nieren und je in späterer Geburtsperiode die Krankheit auftritt, um so besser ist die Prognose. L. empfiehlt die künstliche Frühgeburt, wenn prophylactische und medicamentöse Mittel nicht genügenden Erfolg haben.

[Netzel, W., Fall af plötslig död under förlossning. Hygiea. 1879. Svenska läkaresällsk. förhandl. p. 66.

Verf. referirt einen Fall, wo eine bisher vollständig gesunde Frau, die früher 3mal geboren hatte, plötzlich während der Geburt starb. Der Kopf stand in der Vagina, er wurde schnell extrahirt, das Kind war aber gestorben. Bei der Obduction wurde nichts gefunden, das den plötzlichen Todesfall erklären konnte. Das Gehirn und seine Häute waren relativ blutarm, die Viscera und Gefässe der Brust und des Unterleibes dagegen stark mit schwarzem, dünnflüssigem Blute gefüllt.

Sie bekam plötzlich Respirationsbeschwerde, blutigen Schaum im Munde und leichtes spasmodisches Rücken in den Händen. Die Kinnladen wurden stark zusammengepresst. F. Nyrop (Kopenhagen).

Talko-Hryncewicz, Zwei Fälle von Eclampsie. Gazeta lekarska No. 10.

22jähr., zum zweiten Male schwangere Frau. Mit den ersten Wehen sind die eclamptischen, während 12 Stunden wiederkehrenden Anfälle aufgetreten. Kind lebend, gesund. Verf. am 8. Tage gerufen, fand die Pat. in einem bewusstlosen, soporösen Zustande. Im Urin kein Eiweiss. 10 Blutegel hinter die Ohren. Collaps. Excitantia. Am folgenden Tage befindet sich Pat. besser und genas langsam. Diesen Fall führt Verf. aus seiner Privatpraxis an und stellt ihm einen zweiten, auf Depaul's Clinik beobachteten Fall an die Seite, wo die Anfälle durch einige Tage, etwa 30mal täglich, wiederkehrten. Das Bewusstsein verlor die Pat. immer für kurze Zeit. Sehr viel Eiweiss im Urin. Die Pat. wurde mit warmen Einspritzungen behandelt. Kind todt, Mutter genesen.

Zuletzt hebt Verf. den Unterschied im Verhalten des Eiweisses im Urin hervor. Oettinger (Krakau).]

g. Foetus.

1) Ahlfeld, F., Zur Casuistik der congenitalen Neoplasmen. Arch. für Gynäc. Bd. XVI. H. 1. — 2) Mandelstam, Ueber die Grösse des gegenseitigen Abstandes der grossen und kleinen Fontanelle bei neugeborenen Kindern. Ebendas. Bd. XVI. H. 2. — 3) Novi, R., Distocia per idramnio, resistenza dell' orifizio uterino, idrocefalia. Giorn. internaz. delle scienze med. 1879. No. 5. (3 Fälle von Hydrocephalus.) — 4) Olshausen, R., Asphyxia neonatorum und Hypnotismus. Centralbl. für Gynäc. No. 8. — 5) Strauch, H., Ueber fötalen Hydrops universalis. Dissert. inaug. Berlin. — 6) M'Dougall, J. N., Notes of a case of physometra. Edinb. med. journ. Nov. (Verf. erzählt von einem Schwangerschaftsfall, in welchem sich die 4monatliche Frucht unter bedeutender Gasentwickelung im Uterus putrid zersetzte. Nach manueller Extraction der Fruchttheile erfolgte Genesung.) — 7) Maréchal, J., Insufflateur direct pour ranimer les nouveau-nés. Bullet. génér. de thérap. 15 Septb. (Mundstück mit einem Cautschukstopfen, welcher dem Neugeborenen bis in den Schlund geschoben werden soll.) — 8) Depaul, Macération du foetus. Gaz. des hôpit. No. 11. — 9) Simpson, A. R., On distance in the bones of the lower extremities of the foetus, produced by the accoucheur. Edinb. med. journ. June. — 10) Schröder, A., Ueber 2 Fälle von vorzeitiger Synostosenbildung an Schädeln Neugeborener. Diss. inaug. Berlin. — 11) Hermann, A., Clonischer Zwerchfellskrampf

im Fötalleben. Centralbl. für Gynäc. No. 16. — 12) Mettenheimer, C., Die Möglichkeit der Selbstamputation bei Säuglingen. Memorabilien No. 3. — 13) Hourlier, O., De la mort du foetus dans les derniers mois de la grossesse avant le travail. Thèse. Paris. (Zusammenstellung der verschiedenen Ursachen des Absterbens der Frucht bei Schwangeren.) — 14) Dagincourt, E., De la rigidité cadavérique du foetus au moment de la naissance. Thèse. Paris. — 15) Harvey, B., Note on an acoustic sign heard after the death of the foetus. Obstetr. transact. XXI. — 16) Behm, C., Die verschiedenen Methoden der künstlichen Athmung bei asphyctischen Neugeborenen. Zeitschr. für Geb. u. Gynäk. Bd. V. H. 1. — 17) Schüller, M., Zur Berichtigung. Ebendas. Bd. V. H. 2. (Verf. macht gegen Behm geltend, dass er sein Verfahren nicht, wie dieser supponirt, zur Anwendung bei Neugeborenen empfohlen habe.) — 18) Müller, L. W., Ein Fall von Rigor mortis des reifen Fötus im Uterus. Diss. Marburg. — 19) Knoche, E., Ein Fall von Hydrocephalus congenitus mit Spina bifida. Diss. Marburg. — 20) Duncan, J. M., Ueber Retention des abgestorbenen Fötus. Clinische Vortr. über Frauenkr. übersetzt von Engelmann. Berl. S. 1. — 21) Mekerttschiantz, M., Ueber Combination einiger Methoden zur Wiederbelebung asphyctischer Neugeborener. St. Petersb. med. Wochenschr. No. 20 f.

Ahlfeld (1) beschreibt ein Sarkom der Scheide bei einem 3½ Jahr alten Kinde, welches congenital entstanden war. Er führt aus der Literatur sowie aus eigener Beobachtung noch eine Anzahl anderer hierhergehöriger Fälle an und hält sich überzeugt, dass, wo eine genauere Beobachtung lehren werde, zahlreiche Neoplasmen späterer Jahre in congenitalen Anfängen ihren Ausgangspunkt finden. Es handele sich in diesen Fällen um überschüssiges Bildungsmaterial, welches später in Folge von Reizung zu wuchern beginne.

Mandelstam (9) mass auf der Breisky'schen Klinik bei 93 Kindern den Abstand der grossen von der kleinen Fontanelle und fand, dass die Grösse dieses Abstandes mit der Länge und dem Gewicht der Kinder in Zusammenhang stand, so dass er glaubt, diese Messung zur Bestimmung der Reife eines Kindes mitbenutzen zu können.

Olshausen (4) beobachtete öfters bei tief asphyctischen Neugeborenen, dass energische Reizungen der Nackenhaut an den oberen Dorsal- und unteren Halswirbeln quiekende Töne hervorriefen und vergleicht diese Wahrnehmung mit den bei Hypnotischen beobachteten Erscheinungen.

Hermann (11) wurde von einer 7monatlich schwangeren Dame auf eine eigenthümliche rhythmische Bewegung in der linken Seite ihres Unterleibs aufmerksam gemacht. Es lag dort der Rücken der Frucht und hier fühlte H. einen stossenden, rhythmisch wiederkehrenden Anschlag, der weder als Kindsbewegung noch als auf mütterlichen oder fötalen Pulsschlag bezüglich gedeutet werden konnte. Die Erscheinung hielt manchmal bis eine Stunde lang an und konnte bis zum Ende der Schwangerschaft verfolgt werden. Verf. deutet sich dieselbe als Zwerchfellskrampf, als fötalen Singultus. In einem zweiten Falle, in dem er die gleiche Beobachtung machte, hielt die Erscheinung auch noch nach der Geburt an.

Mettenheimer (12) fand bei einem 8wöchentlichen Säugling, der sehr unruhig war, den vierten Finger der linken Hand von einem feinen mütterlichen Haar fest umschnürt. Er führt den Fall als Beleg an, dass auch post partum eine Selbstamputation beim Kinde möglich sei.

Dagincourt (14) stellt die Beobachtungen zusammen, welche über Leichenstarre des frisch geborenen Fötus vorliegen. Er findet, dass eine Erschwerung der Extraction nicht dadurch entstehen kann. Zur Entscheidung darüber, ob ein Kind geathmet habe oder nicht, lässt sich die Leichenstarre bei der Möglichkeit ihrer intrauterinen Entstehung nicht benutzen.

Harvey (15) glaubt bei der Geburt einer abgestorbenen Frucht 20 Stunden nach dem Blasensprung ein rasselndes Geräusch gehört zu haben, welches er auf Bewegung von Gasblasen im Fruchtwasser bezieht. Die Richtigkeit dieser Deutung blieb nicht ohne Widerspruch. Vielleicht waren es Gasblasen in den Därmen.

Von Behm (16) liegt eine vortreffliche Arbeit vor über den Werth der verschiedenen Methoden zur Belebung asphyktischer Neugeborener. Er fordert von einer Methode, die als empfehlenswerth gelten soll, folgende 3 Leistungen: 1) möglichst ausgiebige Ventilation der Lunge; 2) Hebung der sinkenden Circulation; 3) Entfernung der aspirirten Fremdkörper und untersucht nun an den einzelnen angegebenen Methoden, in wieweit sie diesen Anforderungen zu entsprechen vermögen. Von 7 Methoden prüfte er experimentell an Kindsleichen die Grösse der durch dieselben erzielten Druckschwankungen im Brustraum. Er hatte zu dem Behufe nach vorgängiger Tracheotomie der Kindsleiche eine Canüle in die Trachea eingesetzt, die mit einem Manometer verbunden wurde, an welchem man die erreichten Druckwirkungen ablas. Die Schlusssätze des Verf. lauten folgendermassen: 1) die Schüller'sche Methode kann bei Neugeborenen wegen ihrer schwachen Wirkung nicht empfohlen werden. Die Faradisation der Phrenici und die Woillez'sche Methode sind wegen der Anwendung schwer zu beschaffender und noch schwerer zu transportirender Apparate unpractisch; 2) die Marshall Hall'sche und Howard'sche Methode machen nur Exspirationen, sind darum besonders zur Entfernung der Fremdkörper aus den Luftwegen geeignet, namentlich die Marshall-Hall'sche Methode, welche noch durch die Lagerung des Kindes bei der Exspiration den Abfluss der Flüssigkeiten aus Mund und Nase begünstigt; 3) die Silvester'sche, Pacini'sche und Bain'sche Methode gaben die grössten Differenzen zwischen In- und Exspirationsdruck und setzen die bedeutendsten Druckschwankungen nach positiver und negativer Seite. Sie werden am besten a) die Lunge mit Luft versorgen, b) die Herzaction anregen; 4) die Schultze'sche Methode genügt allen 3 Indicationen der künstlichen Athmung gleichzeitig, aber in den einzelnen Punkten schwächer als die vorher genannten. Sie hat den grossen Nachtheil, dass die Kinder sehr stark abgekühlt werden und ist deshalb weniger geeignet, die sinkende Circulation zu heben; 5) die Catheterisation mit dem elastischen Catheter und der Doppelspritze genügt ebenfalls allen 3 Indicationen gleichzeitig und sicherer als alle andern Methoden, besonders was die Entfernung der Fremdkörper anbetrifft.

Gegenüber Behm berichtet Mekerttschiantz

(24) von mehreren erfolgreichen Anwendungen der Schüller'schen Methode.

[Ruptur des Mittelfleisches und des Hymens bei einem neugeborenen Kinde. Revista méd.-quir. Buenos Aires. Anno XVI. No. 9. (Steissgeburt. Die Hebamme hakte die Finger [Nägel] in die Leisten, zog und erzeugte die Verletzung.) Semeleder (Mexico).]

b. Beckenendelagen.

Hecker, C. v., Ueber Beckenendelagen. Beob. u. Unters. S. 79.

v. Hecker giebt eine Uebersicht über 617 Beckendlagen der Münchener Gebäranstalt. Er tritt wiederum lebhaft für die bereits früher von ihm empfohlene Verwendung der Schlinge ein und stützt sich auf 14 Fälle, in welchen nach Anlegung derselben um die vordere Hüfte die Extraction des Kindes ohne Nachtheil gelang.

i. Fruchtanhänge.

1) Hecker, C. v., Ueber Vorfall der Nabelschnur. Beobachtungen und Untersuchungen S. 61. (194 Fälle der Münchener Clinik. Der Vorfall kam überwiegend häufig bei Knaben vor und erwies sich für diese gefährlicher als bei Mädchen. Bei Erstgebärenden wurden 71 pCt., bei Mehrgebärenden 30 pCt. der Kinder todtgeboren.) — 2) Garnett, A. Y. P., Abnormal adhesion of funis to placenta with accidental hemorrhage and abortion. Amer. journ. of med. sc. January. — 3) Poullet, Implantation vélamenteuse du cordon considerée comme l'une des causes de la rupture prématurée des membranes. Gaz. hebdom. No. 4. (7 Beobachtungen. Verf. bringt frühzeitigen Blasensprung in Zusammenhang mit einer durch fötale Bewegungen an der velamentös inserirten Nabelschnur bewirkten Zerrung.) — 4) M'Clintock, A., Acute hydramnion. Dubl. journ. of med. sc. June. — 5) Maslovsky, W., Endometritis decidualis chronica mit Cystenbildung. Abortus habitualis. Centralbl. f. Gynäkol. No. 15. — 6) Tarnier, Noeuds du cordon ombilical. Bull. de l'acad. No. 52. — 7) Meyer, Ueber Placentarpolypen. Diss. inaug. Berlin. (Gutgeschriebene Abhandlung mit sorgfältiger Benutzung der vorhandenen Literatur.) — 8) Alles, P., De placenta et de ses anomalies. Thèse. Paris. (Eine gut geschriebene Abhandlung über normale und pathologische Anatomie der Placenta. Die fremde, insbesondere auch die deutsche Literatur, ist mit Sorgfalt benutzt.) — 9) Petitjean, J., Contribution a l'étude de l'hydramnion. Thèse. Paris. (Bekanntes.) — 10) Rolain, A. O., De la rupture prématurée et spontanée des membranes de l'oeuf considérée surtout sous le rapport de ses résultats. Thèse. Paris. (Bekanntes.) — 11) Salaso, L., De la rupture artificielle de la poche des eaux. Thèse. Paris. — 12) Fenomenow, Zur Pathologie der Placenta. Arch. f. Gynäcol. Bd. XV. H. 3. — 13) Breus, C., Ueber das Myxoma fibrosum der Placenta. Wiener medicin. Wochenschrift No. 40. — 14) Duncan, M., On expression of the cord. Obstetr. transact. XXI. (Verf. erörtert, wie die vorfallende Nabelschnur unter dem Einflusse des intrauterinen Drucks nach unten vorgeschoben wird.) — 15) Cuntz, F., Beiträge zur Aetiologie des Nabelschnurvorfalls. Deutsche medicinische Wochenschrift No. 17. (Zusammenstellung der Ergebnisse von 94 Nabelschnurvorfällen der Dresdener Clinik.)

M'Clintock (4) erzählt mehrere Fälle seiner Praxis, in denen rasch eine bedeutende Vermehrung des Fruchtwassers, Hydramnion, auftrat. Die Hälfte der Früchte wurde todtgeboren. Verf. nimmt an, dass der Ausgangspunkt in Erkrankung der Placenta gelegen habe, vermag aber bestimmten Anhalt dafür nicht zu geben. Syphilis glaubt er für seine Fälle ausschliessen zu können. Medicamentöse Behandlung erwies sich nutzlos.

Maslowsky (5) untersuchte die mit Cysten durchsetzten Deciduen einer Frau, welche wiederholt in den ersten Monaten abortirte. Er zieht aus seinen Untersuchungen folgende Schlüsse: 1) Die Cysten der Decidua vera entstehen auf Retentionswege aus Drüsenräumen. 2) Die Cysten entstehen auf dem Boden chronischer Entzündung des Decidualgewebes, wie die Cysten der Schleimhaut eines nicht schwangeren Uterus und anderer Organe. 3) Das Epithel der Cysten bedeckt stellenweise und nicht ununterbrochen die innere Fläche und erscheint stellenweise regressiv verändert in der Art der Schleimhautmetamorphose. 4) Die des Epithels beraubte innere Fläche der Cyste und die Mehrzahl der kein Epithel enthaltenden Cysten sind mit gequollenem subepithelialem Endothel bedeckt.

Tarnier (6) critisirt einen von Guéniot berichteten Fall, in welchem der Tod von Zwillingsfrüchten durch eine Verknotung der beiden Nabelschnüre entstanden sein sollte. T. bezweifelt, dass ein Fötus leicht an einem Nabelschnurknoten sterben könne und führt an, dass man durch einen künstlich geschlungenen, wenn auch sehr fest angezogenen Nabelschnurknoten immer noch Wasser hindurchtreiben könne. Mehrere andere seiner Collegen bestätigten die Angabe, dass man oft bei festen Nabelschnurknoten doch das Kind lebend finde.

Fenomenow (12) beschreibt 2 Fälle von Cysten auf der Fötalfläche der Placenta.

In dem ersteren derselben machte eine genaue Untersuchung wahrscheinlich, dass es sich um eine Hohlraumbildung zwischen Zotten und Grundmembran des Chorions handelte, und zwar nimmt Verf. an, dass die Zotten mit einander verwachsen seien, und das Chorion sich oberhalb dieser Stellen in die Höhe gehoben habe. In dem 2. Falle waren die Cysten myxomatöser Art.

Breus (13) beobachtete an einer Placenta ein Myxoma fibrosum und giebt eine genaue Beschreibung des seltenen Präparats sowie eine Uebersicht der anderweit publicirten derartigen Fälle.

[Anderson, A., Foetus compressus. Hygiea 1879. Svenska läkaresällsk. förhandl. p. 123.

Zwei Fälle werden referirt. Die beiden Fötus waren im 3. und 4. Monat gestorben und wurden gleichzeitig mit der Placenta des ausgetragenen Zwillings geboren. In dem ersten Falle hatte jedes Ei sein Chorion und Amnion, in dem zweiten war Chorion gemeinsam. In beiden Fällen wurden mehrmalige Circumvolutionen der Nabelschnur um das eingeschrumpfte Kind herum gefunden, und diese haben wahrscheinlich Anlass zu seinem Absterben gegeben. In dem ersten Fall war Placenta nur lose mit der des ausgetragenen Kindes vereinigt; sie war atrophisch und eingeschrumpft. In dem zweiten Falle war Placenta gemeinschaftlich, und der Theil, der dem eingeschrumpften Kinde gehörte, hatte ungefähr dasselbe Aussehen wie der übrige Theil der Placenta. F. Nyrop (Kopenhagen).]

D. Geburtshülfliche Operationen.

a. Künstliche Frühgeburt.

1) Hecker, C. v., Einleitung der künstlichen Frühgeburt. Beobachtungen und Untersuchungen S. 69.

(7 Fälle von Beckenenge, bei denen künstliche Frühgeburt eingeleitet wurde. Verf. empfiehlt die Krause'sche Methode.) — 2) Wilmart, L., Un cas d'accouchement prématuré artificiel au moyen du chlorhydrate de pilocarpine. Presse médicale Belge. No. 7. (Erfolgreiche Anwendung von Pilocarpin nach 3tägigen Injectionen.) — 3) Nowitzky, W., Pilocarpin zur künstlichen Einleitung der Frühgeburt. Petersburger med. Wochenschr. No. 24. — 4) Müller, P., Ueber die Wirkung des Pilocarpins auf den Uterus. Verhandl. der Würzburger Gesellschaft XIV. — 5) Hyernaux, La pilocarpine en obstétrique devant les faits. Bull. de l'acad. de méd. de Belgique No. 9. — 6) Weiss, B., Ueber heisse Douchen und Pilocarpinum muriaticum als Mittel zur Einleitung der künstlichen Frühgeburt. Diss. inaug. Berlin. — 7) Garrard, G. S., Induction of premature labour. The lancet. March 6. (Glücklicher Erfolg, nachdem 3 frühere rechtzeitige Geburten todte Kinder ergeben hatten.) — 8) Champneys, F. H., Scoliotic pelvis, induction of premature labour; result to mother and child favourable. Edinb. med. journ. Novbr. — 9) Johannovsky, V., Casuistischer Beitrag zur Indication des künstlichen Aborts bei fieberhaften Erkrankungsfällen während der Schwangerschaft. Prager med. Wochenschr. No. 4. (Betreffende Pat. hatte wiederholt Schüttelfröste, welche Verf. auf septische Infection seitens eines putriden Eies bezog. Künstlicher Abort, worauf Genesung.) — 10) Brennecke, Einiges über das Pilocarpin als Wehenmittel. Berliner klin. Wochenschr. No. 9. — 11) Chantreuil, De l'accouchement prématuré artificiel. Gaz. des hôp. No. 98. (Bekanntes.) — 12) Porro, E., Nuova indicazione di aborto e di parto prematuro artificiale. Gazzetta med. italiana No. 27 and 31. (Es handelt sich um frühzeitige Unterbrechung der Schwangerschaft zur Beseitigung von Hypertrophie der Mamma.) — 13) Budes, E., Considérations sur quelques procédés employés pour provoquer l'accouchement prématuré artificiel. Thèse. Paris. (Verf. zieht das Tarnier'sche Verfahren allen anderen vor und hebt der Krause'schen Methode gegenüber besonders seine Sicherheit hervor.) — 14) Landau, L., Ueber Erweiterungsmittel der Gebärmutter. Volkmann's Samml. klin. Vortr. No. 187. (Verf. empfiehlt besonders die Tupelostifte.)

Nowitzky (3) versuchte in 3 Fällen durch Injectionen von Pilocarpin künstliche Frühgeburt zu erwirken. Das Mittel hatte keinen Erfolg, es mussten andere Methoden angewandt werden.

Ebenso fand auch Müller (4) das Mittel für die künstliche Einleitung der Frühgeburt erfolglos. Auch am Uterus von Wöchnerinnen gelang es nur eine geringe Verstärkung schon vorhandener Contractionen damit zu erzielen. Die Dosis, welche M. subcutan injicirte, betrug 0,02 Grm.

Hyernaux (5) erklärt das Mittel nicht allein für erfolglos für Verstärkung der Wehen, sondern auch gefährlich in seiner Einwirkung auf Mutter und Kind.

Eine Zusammenstellung der darüber vorliegenden Fälle giebt die unter Runge's Leitung geschriebene Dissertation von Weiss (6). Es erweist sich danach das Pilocarpin als ein sehr unsicheres Mittel. Bessere Erfolge dagegen werden erzielt durch Anwendung heisser Douchen.

Aehnlich stellen sich die Resultate von Brennecke (10).

b. Forceps.

1) Hecker, C. v., Application der Zange bei engem Becken. Beob. u. Unters. S. 101. (Uebersicht über 59 hierher gehörige Fälle.) — 2) Derselbe, Ueber Zangenoperationen. Ebendas. S. 129. (Statistische Zusammenstellung von 446 Operationsfällen.) — 3) Hamilton, G., Conservative midwifery. Philad. med. a surg. rep. June 19. (Verf. spricht sich scharf aus gegen die überhäufige unnöthige Anwendung der Zange.) — 4) Lusk, W. P., The forceps, version and the expectant plan in contracted pelvis. New York med. rec. Jan. 17. (Verf. sah früher ungünstigere Resultate von der frühzeitigen Anwendung der Zange. Seit Anwendung der Tarnier'schen Zange waren die Erfolge besser. Ueber den Werth dieses Instruments zeigten sich indess bei der anschliessenden Discussion in der Academie zu New York die Meinungen getheilt.) — 5) Grassi, E., Il forcipe Guyon in un caso di stenosi pelvina. Lo sperimentale. Octbr. — 6) Verardini, F., Lettera in risposta alle osservazioni critiche del dott. R. Rossi intorno la sua leva ostetrica. Il raccogl. med. 10. Ottobre. — 7) Simpson, A. R., On axis-traction forceps. Edinb. med. journ. Septbr./Octbr. — 8) Barnes, R., On the use of forceps and its alternatives in lingering labour. Obstetr. transact. Vol. XXI. (Ausführliche Mittheilung des bereits im vorigen Jahresbericht referirten Vortrags nebst anschliessender Discussion.) — 9) Braun, G., Ueber Tarnier's Forceps. Wiener med. Wochenschr. No. 24 ff.

Simpson (7) giebt eine Zusammenstellung der für die Handhabung der Zange gültigen Regeln. Seine Grundsätze stimmen, abgesehen davon, dass er die Operation in der Seitenlage gemacht wissen will, mit den in Deutschland herrschenden Anschauungen überein.

Braun (9) versuchte in 12 Fällen die Tarnier'sche Zange. Er fand, dass die Anlegung schwierig sei und glaubt, dass man leicht dahin komme, zu viel Kraft mit derselben aufzuwenden, hält daher das Instrument für Anfänger gefährlich.

[Vedeler, Tarnier's Tang. Norsk Magaz. for Lägevid. R. 3. Bd. 9. p. 35.

Vedeler hat die Zange von Tarnier modificirt; die Perinealkrümmung hat er kleiner gemacht und die Manubria hinten übergebogen. Er hat sie zweimal gebraucht und empfiehlt sie sehr. Die Tractionslinie kann vollständig parallel mit der hinteren Wand der Symphyse gemacht werden. — Schönberg und L. Faye fanden diese Zange zweckmässig. Schönberg meint jedoch, dass das Princip der Tarnier'schen Zange keinen wesentlichen Vorzug vor anderen zweckmässigen Zangen habe; es kommt hauptsächlich darauf an, wer es ist, der die Zange gebraucht. Die bisher gebräuchliche Zange findet er zweckmässig; es ist wahrscheinlich, dass sie verbessert werden kann, doch schwerlich auf die von Tarnier angegebene Weise. L. Bjrup (Kopenhagen).]

c. Extraction am Rumpf.

Litzmann, Ein Beitrag zur Kenntniss der spinalen Lähmung bei Neugeborenen. Arch. f. Gynäcolog. Bd. XVI. H. 1.

Litzmann erlebte bei einer künstlichen Frühgeburt den Fall, dass das am Beckenende mit mässigem Kraftaufwand extrahirte Kind von einer Lähmung beider Beine betroffen wurde. Dieselbe besserte sich im Lauf der ersten Lebensmonate unter dem Einfluss electrischer Behandlung nur gering. L. leitet die Lähmung von einer Spinalblutung ab, welche bei der Geburt entstanden und in den ersten Lebenstagen weiter zugenommen haben musste. Er stellt daneben entsprechende Angaben aus der Literatur zusammen.

d. Wendung.

1) Hecker, C. v., Ueber Schieflagen. Beob. u. Unters. S. 55. (Zusammenstellung von 162 in der Münchener Klinik beobachteten Fällen.) — 2) Derselbe, Wendung auf einen Fuss und Extraction bei engem Becken und Kopflage. Ebendas. — 3) Hubert,

De la version par manoeuvres externes. Bull. de l'acad. de méd. de Belgique. No. 1. — 4) Grellety, De la version par manoeuvres externes. Gaz. des hôpit. No. 146 u. 151. — 5) Abbondanza, Un caso di versione cefalica artificiale. Raccogl. medico. 30 Genago.

e. Zerstückelungsoperationen.

1) Küstner, O., Die Behandlung vernachlässigter Querlagen und das Schultze'sche Sichelmesser. Centralbl. f. Gynäcol. No. 8. — 2) Wilhelms, P., Ein sichelförmiges Perforatorium. Ebendas. No. 23. (Verf. empfiehlt ein Sichelmesser, dessen Spitze und Schneide maskirt werden kann, zur Perforation.) — 3) Verardini, F., Il nuovo uncino ostetrico articolato e decollatore. Il Morgagni No. VI. u. VII. (Ein stumpfer Haken, dessen Spitze abgenommen werden kann, worauf eine feine Säge frei wird, zur Decapitation.) — 4) Schauta, F., Zur Lehre von der Decapitation. Wiener med. Wochenschr. No. 32. — 5) Pawlik, C., Die Decapitation mit dem Braun'schen Schlüsselhaken. Arch. f. Gynäk. Bd. XVI. H. 3. — 6) v. Weber, Anwendung des warmen Wasserbades nach der Perforation des Kindeskopfes. Prager med. Wochenschr. No. 44 und 45. (Verf. empfiehlt nach Vornahme der Perforation die längere Anwendung von Vollbädern, sowohl zur Verstärkung der Wehen, als zur Verhütung septischer Zersetzung.) — 7) Lehmann, L., Bijdrage tot de Kranioklasie. Weekbl. v. h. nederl. tijdschr. v. Geneesk. No. 31. (3 Fälle von Anwendung des Cranioklasten.) — 8) Simpson, A. R., Basilysis: a suggestion for comminuting the foetal head in cases of obstructed labour. Edinb. med. journ. April. — 9) Caury, De la brachiotomie. Montpellier médical. Mars. (Verf. ist der Ansicht, dass die Brachiotomie als vorbereitende Operation zur Wendung nicht immer zu umgehen sei und führt 2 einschlägige Fälle seiner Praxis an.) — 10) Kinkead, R. J., Craniotomy and its Alternatives, caesarean section, laparo-elytrotomy and Porro's operation. Dubl. journ. of med. sc. May. (Allgemeine Bemerkungen über die Prognose dieser Operationen.)

Küstner (1) empfiehlt zur Decapitation, sowie zur Durchtrennung der Brustwirbelsäule bei vernachlässigten Querlagen eine von Schultze'sche angegebene Modification des Sichelmessers. Gleich dem Ref. sind wohl auch manche Andere enttäuscht gewesen, als sie dieses Werkzeug, welches Küstner ein Universalinstrument für vernachlässigte Querlagen nennt, in die Hände bekommen haben. Es unterscheidet sich kaum von den entsprechenden Werkzeugen älterer Zeit und die Einwendungen, welche gegen diese früher erhoben worden sind, treffen auch das neue Instrument in nahezu gleicher Weise.

Schauta (4) weist auf die Gefährlichkeit dieses Sichelmessers für die Kreissende wie für den Operateur hin. Er empfiehlt statt dessen den Braun'schen Schlüsselhaken und bemerkt, dass man irrthümlich angegeben habe, es werde die Gesammtsumme der mit diesem Haken aufgewandten Kraft auf die Uteruswand übertragen; vielmehr solle die eingeführte Hand die Uteruswand davor schützen.

Pawlik (5) veröffentlicht 28 Fälle aus der Wiener Clinik, in welchen der Braun'sche Schlüsselhaken bei vernachlässigten Querlagen angewandt wurde. Seine Beobachtungen sind sehr instructiv und werden wohl Manchen veranlassen, dieses in der bisherigen Critik oft missfällig beurtheilte Instrument in vorkommenden Fällen in Anwendung zu ziehen. Von den operirten Frauen starben 9 und wurden bei 3 von diesen Cervicalrupturen vorgefunden, indess hatte bei 2 der letzteren die Ruptur schon vor der Anwendung des Schlüsselhakens constatirt werden können und waren bei der 3. rohe Wendungsversuche vorausgegangen. P. glaubt daher den Vorwurf, dass mit dem Braun'schen Schlüsselhaken Rupturen veranlasst würden, als nicht stichhaltig abweisen zu müssen. Bezüglich der Construction des Instrumentes räth P., an der von Braun angegebenen Form festzuhalten. Jede Vergrösserung des Krümmungswinkels beeinträchtigt den sicheren Halt des Instrumentes. In den Fällen, wo der Hals gegen den queren Schambeinast angedrängt ist, empfiehlt Verf., den Schlüsselhaken zunächst in die obere Achselhöhle einzusetzen und die obere Schulter vom Thorax abzutrennen, bevor man an die Durchtrennung der Halswirbelsäule geht. Das von Küstner empfohlene Sichelmesser bezeichnet P. als einen Rückschritt traurigster Art, da seine scharfe Klinge nicht allein für die Gebärenden, sondern insbesondere auch für den operirenden Arzt gefährlich sei.

Simpson (8) räth für Perforationsfälle ein Instrument an, welches er Basilyst nennt. Dasselbe besitzt an seiner Spitze eine Schraube, mit welcher es in die Schädelbasis eindringen soll. Innerhalb dieser kann es durch einen Druck auf den Griff gespreizt werden und dadurch eine Zertrennung der Knochen der Basis herbeiführen.

f. Kaiserschnitt.

1) Aly, P., Ein ungünstig verlaufener Fall von Kaiserschnitt nach Porro. Centralbl. f. Gynäcol. No. 7. — 2) Harris, R. P., The caesarean operation in the united Kingdom, with a continuation of the statistical record of Dr. Radford, from 1868 to 1879. British med. journ. April 3. — 3) Halbertsma, T., Bekkenvernauwing. Ruptura uteri zonder scheuring van het peritoneum. Sectio caesarea. Weekbl. v. h. nederl. tijdschr. v. Geneesk. No. 36. — 4) Missiaen, A., Opération césarienne. Ann. de la soc. de méd. de Gand Fevr. — 5) Lusk, W. T., The prognosis of caesarean operations. Amer. journ. of obstetr. XIII 1. (Kurze Besprechung der die Prognose bestimmenden Umstände.) — 6) Harris, R. P., The Porro modification of the caesarean operation in continental Europe. Ibid April. (Sehr fleissige Zusammenstellung der über diese Operation bisher vorliegenden continentalen Literatur.) — 7) Championnière, J. L., Opération de Porro. Bull. de l'acad. No. 10. (Verf. hat 4 Porro'sche Operationen gemacht, 2 davon mit Glück. Er stellte die 2 Operirten der Academie vor.) — 8) Demarison, V., Operation de Porro. Gaz. hebdom. No 33. (Glückliche Operation, in Turin ausgeführt, die 6. in dieser Stadt, die 2., welche Erfolg hatte.) — 9) Peruzzi, D., Taglio cesareo completato dall' amputazione utero-ovarica. Il raccoglit. med. 10. Ottobre (Heilung.) — 10) Borruti, G., Contributo allo studio della istero-ovariotomia cesarea. Giornale internaz. delle scienze med. Vol 2. No. 7 ff. (Vergleichende Zusammenstellung der Prognose bei Kaiserschnitt und Zerstückelungsoperationen, sowie ausführliche Mittheilung des Operationsverfahrens und der Nachbehandlung.) — 11) Veit, G., Kaiserschnitt mit Excision des Gebärmutterkörpers. Zeitschr. f. Geb. u. Gynäc. Bd. V. S. 2. — 12) Pawlik, K., Drei Fälle von Sectio caesarea mit Exstirpation des Uterus. Wiener med. Wochenschr. No. 10 ff. — 13) Taylor, J. R., Gastro-hysterectomy. Amer. journ. of med. sc. July. (Porro'sche Operation bei einer Frau mit kyphotischem Becken, bei der die erste Geburt durch Cephalotripsie beendet war. Die Operirte starb nach mehreren Wochen.) — 14) Harris, R. P., The results of the first fifty cases of caesarean ovaro-hysterectomy 1869–1880. Ibid. July. (Zusammenstellung

Porro'scher Operationen. Von 50 Operirten genasen 31.) — 15) Sommerbrodt, M., Fall von Kaiserschnitt in der Agone. Lebendes Kind. Berl. klin. Wochenschr. No. 6. — 16) Hecker, C. v., Kaiserschnitt. Beob. u. Unters. S. 109. (Mittheilung eines im Jahre 1866 ausgeführten Falls. Tödtlicher Ausgang.) — 17) Harris, Rob., Sulla modificazione fatta dal prof. Porro all' operazione cesarea, nell' Europa continentale; Esame cronologico ed analitico, dimostrante il successo del nuovo metodo; la sua diffusione dall' Italia adaltri paesi; e la diminuita mortalità per una miglior cognizione dei requisiti necessarii alla sicurezza dell' esito; relazione preparata coll' intento di render possibile agli ostetrici degli Stati Uniti di decidere se debba introdurvisi questo metodo. Annal. univ. di med. Aprile. — 18) Maygrier, Ch., Etude sur l'operation de Porro. Thèse. Paris. (Fleissige Arbeit mit übersichtlicher Zusammenstellung von 55 Porro'schen Operationen.) — 19) Felsenreich, T., Sectio caesarea nach Porro mit Erfolg für Mutter und Kind. Wiener med. Wochenschr. No. 26. (Fall auf der Klinik von G. Braun.)

Aly (1) machte Kaiserschnitt nach Porro-scher Methode bei einer Kreissenden mit putrid zersetzter Frucht. Es drang etwas von putrider Flüssigkeit in die Bauchhöhle und Pat. starb 3 Tage nach der Operation. Verf. warnt vor dem Gebrauch von Kupferdraht zur Umschnürung des Uterus. Ihm riss ein solcher von dickerer Sorte und Anderen ist das Gleiche passirt.

Harris (14) giebt eine Zusammenstellung von 20 Kaiserschnittfällen, welche 1868—1879 in England vorkamen. In 8 Fällen blieben die Mütter erhalten. Mit den früher von Radford zusammengestellten Fällen steigt die Zahl auf 118 Operationen mit 22 Genesungen. Verf. legt besonderes Gewicht auf frühzeitiges Operiren.

Halbertsma (3) operirte nach Porro bei einer Rhachitischen, welche eine unvollständige Ruptur des Uterus erlitten hatte. Für das Herausziehen des Uterus vor seiner Entleerung bot sich in den Bauchdecken kein Raum. Der Sitz der Placenta wurde vor der Incision durch Probepunction festgestellt und auch richtig vermieden. Mutter und Kind blieben erhalten.

Nach der alten Methode operirte Misslaen (4) mit Glück. Auch das Kind wurde erhalten.

Veit (11) veröffentlicht 2 Fälle von Kaiserschnitt bei Osteomalacischen.

Den 1. derselben machte er 1877 nach der alten Methode an einer Frau, die schon einmal vorher durch Kaiserschnitt entbunden war. Der Uterus wurde mit Catgutsuturen genäht, doch gelang die Vereinigung seiner Wundränder nicht. Am 8. Tage erfolgte der Tod. Die Section ergab Peritonitis. In dem 2. Fall operirte V. nach Porro und die ersten 4 Tage verliefen völlig gut. Da wurde die Kranke, wahrscheinlich durch Infection einer Wärterin, von einem Gesichtserysipel betroffen, nach dessen Auftreten rascher Tod erfolgte. Bezüglich des Zeitpunktes für die Porro'sche Operation räth V., nicht bis zu dem Auftreten von Wehen zu warten.

Pawlik (12) publicirt 3 Porro'sche Operationen der Braun'schen Clinik.

In 2 Fällen erfolgte Genesung. Man versuchte, in allen 3 Fällen dem Vorschlag von Müller gemäss den Uterus vor der Incision zu umschnüren, doch gelang es nicht, den Uterus so weit vor der Eröffnung herauszuheben, um mit Sicherheit die Schlinge umlegen zu können.

Sommerbrodt (15) machte bei einer hoch Schwangeren, die an Hirntumor litt, den Kaiserschnitt, während sie noch in der Agone lag und erzielte dadurch ein lebendes Kind. Die Operirte starb während der Anlegung der Naht.

[1) Warfvinge, F. och J. Svensson, Sectio caesarea post mortem. Hygiea 1879. Svenska läkaresällsk. förhandl. p. 258). — 2) Bruun, O., Et Tilfaelde af sectio caesarea. Hospitals-Tidende. R. 2, Bd. VII. p. 141. — 3) Levy, Fritz, Om Kejsersnit efter Porros Methode (Amputatio utero-ovarica). Kjöbenhavn. 103 pp.

Warfvinge and Svensson (1) berichten: Nachdem die Geburt 7 Stunden gedauert hatte, starb die Frau plötzlich wegen einer Herzkrankheit. Der Kopf war schon in Vulva sichtbar. Da keine Geburtszange mitgebracht war, wurde sofort Sectio caesarea gemacht. Das ausgetragene Kind zeigte keine Lebenszeichen; vollständige Respiration wurde aber nach, während einer halben Stunde, fortgesetzten Wiederbelebungsversuchen hervorgerufen, und das Kind kehrte in's Leben wieder zurück.

Der Fall von Bruun (2) betrifft eine 35jährige Primipara. Querlage. Diagonalconjugata wurde nach Messungen auf 3½" geschätzt; das ganze Becken schien etwas verengert zu sein; sehr starke Beckeninclination. Wendung wurde zu wiederholten Malen vergebens versucht, und Sectio caesarea wurde dann gemacht. Die Blutung war verhältnissmässig nicht bedeutend. Das Kind, 6 Pfund schwer und 17" lang, wurde leicht extrahirt. Uterus wurde mit Catgut suturirt; er contrahirte sich gut. Die Frau starb 30 Stunden nach der Operation. Section wurde nicht gemacht.

Levy (3) benutzt das von ihm gesammelte Material zu einer Critik der Porro'schen Methode des Kaiserschnitts. Unter den 51 Operirten genasen 23 Mütter, ca. 45,1 pCt.. 28 starben; 38 Kinder waren lebend geboren, 7 starben vor der Operation. 6 mit unbestimmtem Ausgange. Um den Werth der Operation besser zu beleuchten, wurden die einzelnen Fälle in verschiedenen Gruppen geordnet. In Bezug auf Operationszahl steht Italien in erster Reihe, 23 Operationsfälle — 8 Mütter genasen. Aus England liegen noch keine Mittheilungen vor. Die mit den Jahren steigende Zahl der Operationen zeigt das wachsende Vertrauen zu der neuen Methode: 1876 1 Fall, 1877 7 Fälle, 1878 15 Fälle, 1879 18 Fälle, in den ersten 5 Monaten 1880 10 Fälle. Die Indication war 40 mal Beckenenge. In 31 Fällen, wo die Operation im Beginn der Geburt bei gutem Befinden der Kreissenden gemacht wurde, genasen 21 Mütter, in 8 Fällen, wo die Geburt lange gedauert hatte, und die Kräfte erschöpft waren, wurden nur 2 Mütter geheilt. Die Todesursachen waren 13mal Peritonitis, Collaps, Hämorrhagie und Tetanus je 1 mal, 3mal war die Frau moribund, in 9 Fällen mangelhafte Angaben der Todesursache. Verf. beschreibt ausführlich die Operationstechnik; zur Constriction empfiehlt er die Péan-Billroth'sche Modification von Chassaignac's Ecraseur oder auch Cintrat's Serre-noeud. — Er ist ein warmer Anhänger der Operation und stellt recht weitgehende Indicationen auf.

F. Nyrop (Kopenhagen).

1) Fichi, Kaiserschnitt nach Porro. Gazeta lekarska No. 21. — 2) Glisczynski (Warschau) Kaiserschnitt. No. 22. — 3) Kondratowicz, Ueber Sectio caesarea nach Porro. Medycyna No. 17—18.

Der Fall von Fieki (1) betraf eine 27 Jahre alte, rachitische Primipara mit schiefverengtem Becken. Conj. vera 5 ctm. Muttermund für einen Finger durchgängig. — Vor der Operation wurde die Gebärmutter im Bauche so verschoben, dass die Gegend derselben, in welcher die kleinen Kindstheile gefühlt waren, getroffen wurden. Die Extraction des Fötus am rechten Fusse war ziemlich durch die Contractionen der Gebärmutter erschwert. Mässige Blutung. Gleich nach der Extraction des Fötus wurde die Gebärmutter herausbefördert. In der Höhe des Ostium internum hat Verf. den Gebärmutterhals durchgestochen und gleich zwei Eisendrahtschlingen angelegt, die auf beiden Seiten mit Cintrât zusammengezogen wurden. Nach Abtragung der Gebärmutter sammt Adnexen blutete links eine Stelle, weswegen alsogleich noch eine Schlinge angelegt wurde. Mit 4 tiefen und 5 oberflächlichen Carbolseidennähten wurden die Bauchdecken vereinigt. Peritoneum nicht mitgenommen. Stiel ist im unteren Winkel befestigt worden. Verband nach Lister. Kind leicht asphyctisch gleich belebt. Nach der Operation am zweiten Tage Schüttelfrost, Temperaturerhöhung. Am vierten und fünften Tage Patientin befindet sich wohl. Am siebenten Tage stellten sich im Verlaufe von 2 Stunden vier Mal Anfälle von Krämpfen ein. Trismus Opisthotonus, während des letzteren Tod. Bei der Section: Peritonitis circumscripta in der Nähe des unteren Wundwinkels. Conj. vera 5 Ctm. Der gerade Durchmesser des Beckenausganges und die queren von normaler Länge.

Weiter citirt Verf. aus der Literatur 4 Fälle auf 47 mit gleichem Ausgange und ist der Meinung, dass die Ursache des Tetanus nach dieser Operation im Zusammenschnüren des Gebärmutterhalses und der Adnexa liegt. Dann spricht sich Verf. gegen Müller aus und empfiehlt das Durchstechen des Gebärmutterhalses vor dem Einlegen der Schlinge nach Pean.

Zuletzt warnt er, dass man die Schlinge nicht zu tief anlegt um die Urinblase nicht zu verletzen.

Die Operation wurde von Gliszczynski (2) an einer 26jährigen, kleinen rachitischen, erstgebärenden Person, 36 Stunden nachdem sich Wehen eingestellt haben, und 10 Stunden nach Abfluss des Fruchtwassers, ausgeführt. Conj. vera nicht volle 2 Zoll. Operirt wurde nach der alten Methode. Aus der Gebärmutterwunde eine starke Blutung, welche allen Bemühungen trotzt, deswegen sah sich G. gezwungen, Catgutnähte an der Gebärmutter anzulegen. Im unteren Winkel der Bauchwunde wurde ein Drain gelegt, und die Bauchdecken mit Nähten vereinigt. Das Kind lebend, frisch, ausgetragen. Am dritten Tage des Wochenbettes stellte sich Fieber ein und am fünften Tage verschied die Patientin. Section wurde verweigert.

Nach kurzer Schilderung der Geschichte der Sectio caesarea im Allgemeinen erklärt sich Kondratowicz (3) als Anhänger der Methode von Porro aus den nachstehenden Gründen: 1) die Operation wird vereinfacht; 2) die Blutung ist viel kleiner, besonders wenn man dem Müller'schen Vorschlage folgt; 3) Sicherheit vor Nachblutung; 4) Sicherheit vor Verunreinigung des Peritoneum; 5) kleine Gebärmutterwunde und kleinere Gefahr einer Peritonitis; 6) durch Entfernung der Gebärmutter ist die Quelle der puerperalen Erkrankung entfernt; 7) man kann beliebige Zeit zur Operation wählen; 8) die Operation ist einzig rettend bei narbiger Atresie der Vagina; 9) nach der Operation bleibt die Frau steril. Weiter citirt Verf. 41 Fälle der Operation nach Porro, und berechnet die Sterblichkeit. Um einen richtigen Schluss zu bekommen, schliesst er 6 Fälle aus und weist mithin 51,5 pCt. Genesung und 48,5 pCt. Sterblichkeit. Zuletzt beschreibt er und empfiehlt den Müller'schen Vorschlag.

Oettinger (Krakau).]

B. Puerperium.

I. Physiologie, fieberlose Affectionen, Mastitis, Affectionen Neugeborener.

1) Schmidt, M., Beiträge zur Kenntniss der Puerperalpsychosen. Diss. inaug. Berlin. Arch. für Psychiatr. XI. 1. (Fleissige Zusammenstellung der Wahrnehmungen an 283 Fällen aus der Irrenanstalt zu Leubus.) — 2) Buckler, T. H., On the post-parturient pathology resulting from imperfect uterine contraction after childbirth. Boston medic. journ. Septbr. 16. (Verf. schlägt vor, bei schlechter Involution des Uterus den Bauchschnitt zu machen und die Uterinarterien zu unterbinden. Hernach solle man dann den Muttermund erweitern und Secale geben, dann ziehe sich der Uterus schon zusammen.) — 3) Beates, H., Insanity of lactation. Philad. med. rep. 15 May. (Fall von Manie bei starker Anfüllung der Brüste.) — 4) Larger, Sur un cas de paralysie du sphincter anal, suite de couche, traité avec succès par les injections interstitielles d'ergotine. Bull. gén. de thérap. 30 Octobre. (Zangenentbindung. Darauf Lähmung des Sphincter ani ohne vorhandene Zerreissung. Heilung durch subcutane Injectionen von Ergotin in den Sphincter und dessen Umgebung.) — 5) Duncan, M., On intrauterine puerperal coagula. Edinb. med. journ. March. — 6) Thiede, Ueber Atonie des Uterus im Wochenbett. Berl. clin. Wochschr. No. 39. — 7) Van den Bosch, Accouchement naturel, hémorrhagie, délire violent, guérison. Journ. de méd. de Bruxelles. Mai. (Die Ursache der plötzlich auftretenden Delirien blieb unaufgehellt.) — 8) Ranking, J. F., Upon the causes, prevention an treatment of after pains. Edinb. med. journ. July. K. (Eine sehr weit ausholende Arbeit über Nachwehen, die nichts Neues ergiebt und einige recht veraltete Anschauungen enthält.) — 9) Hecker, C. v., Ueber die Sterblichkeit der Kinder in der Gebäranstalt München. Beob. u. Untersuch. S. 143. (Erweiterung der im Jahresber. 1876 besprochenen Statistik des Verf.) — 10) Somma, L., Sulla itterizia dei neonati. Giorn. internaz. delle sc. med. 1879. No. 8. — 11) Hofmokl, Ueber das Cephalhämatom bei Neugeborenen und über 3 diesbezügliche Beobachtungen bei ein- und mehrjährigen Kindern. Arch. f. Kinderheilk. I. 9. — 12) Deneke, C., Ueber Ernährung des Säuglings während der ersten 9 Tage. Arch. f. Gynäc. Bd. XV. H. 3. — 13) Sinclair, W. J., Some effects of long-continued lactation upon the ovaries and uterus. Med. times. Septbr. 4. (Verf. erzählt mehrere von den Genitalien ausgehende Störungen, die er vom langen Stillen ableitet.) — 14) Violet, G., Ueber die Gelbsucht der Neugeborenen und die Zeit der Abnabelung. Virchow's Archiv, Bd. 80. H. 2 und Diss. inaug. Berlin. — 15) Keiller, A., Case of spontaneous umbilical haemorrhage. Edinb. med. journ. Novbr. — 16) Dohrn, R., Ein neuer Nabelverband. Centralbl. f. Gynäcol. No. 14. — 17) Sänger, M., Sind aseptische Nabelverbände bei Neugeborenen nothwendig und möglich? Ebendas. No. 19. — 18) Geyl, A., Die Aetiologie der sogenannten puerperalen Infection des Fötus und des Neugeborenen. Arch. f. Gynäc. XV. H. 3.

Deneke (12) stellte bei 10 Säuglingen der Jenenser Clinik fortlaufende Wägungen an, um die Menge der von ihnen aufgenommenen Milchnahrung festzustellen. Es ergab sich im Durchschnitt:

	Tag	Grm.
ein Kind trank am	1. Tage	44 Grm.
" " " "	2. "	135 "
" " " "	3. "	192 "
" " " "	4. "	268 "
" " " "	5. "	359 "
" " " "	6. "	365 "
" " " "	7. "	383 "
" " " "	8. "	411 "
" " " "	9. "	425 "

Auf das Körpergewicht des Kindes berechnet stellten sich die Werthe für

	Tag	pCt. des Körpergewichts
den	1. Tag auf	1,4 pCt. des Körpergewichts
"	2. " "	4,5 " " "
"	3. " "	6,4 " " "
"	4. " "	8,7 " " "
"	5. " "	11,3 " " "
"	6. " "	11,7 " " "
"	7. " "	12,3 " " "
"	8. " "	13,3 " " "
"	9. " "	13,9 " " "

Bei jeder einzelnen Mahlzeit trank ein Kind

	Tag	Grm.
am	1. Tage durchschnittlich	19 Grm.
"	2. " "	23 "
"	3. " "	31 "
"	4. " "	40 "
"	5. " "	51 "
"	6. " "	55 "
"	7. " "	60 "
"	8. " "	61 "
"	9. " "	65 "

Die Anzahl der täglichen Mahlzeiten betrug durchschnittlich

	Tag	
am	1. Tag	2,1
"	2. "	5,7
"	3. "	6,2
"	4. "	6,7
"	5. "	7,0
"	6. "	6,8
"	7. "	6,2
"	8. "	6,8
"	9. "	6,7

Von Geyl (18) liegt eine experimentelle Arbeit über die Entstehung der puerperalen Infection beim Fötus und Neugeborenen, insbesondere über die Entstehung von Pneumonien vor. Er kommt nach seinen Versuchen, bezüglich deren auf das Original verwiesen werden muss, zu dem Resultat, dass normales Fruchtwasser, wenn es in grösseren Mengen inhalirt wird, Pneumonie verursachen kann, dass von septischen Stoffen aber schon durch Inhalation geringer Mengen septische Pneumonien hervorgerufen werden.

Violet (14) vertritt den hämatogenen Ursprung des Icterus neonatorum und meint nach einer critischen Beleuchtung der von Anderen gegebenen Erläuterungsversuche, sowie auf Grund einiger eigenen Beobachtungen, dass der Icterus ausschliesslich aus dem Untergang rother Blutkörperchen entstehe, besonders dann, wenn dem Kinde vor der Abnabelung eine grössere Menge Placentarblutes zugeführt werde.

Keiller (15) erlebte bei einem frühgeborenen Kind eine tödtliche Nabelblutung, die, am 11. Lebenstage aufgetreten, allen Mitteln trotzte. Er ist geneigt, die Ursache in dem Ueberdringen von Gallenbestandtheilen in das Blut und dadurch gestörter Gerinnungsfähigkeit desselben zu suchen.

Dohrn (16) beschreibt einen Occlusivverband des Nabels. Von dem Gedanken ausgehend, dass durch abschliessende Bedeckung des Nabelschnurrestes und seiner Demarcationsstelle Infectionen der Nabelwunde verhütet werden würden, bedeckte er den Nabelschnurrest nach vorheriger Waschung mit Carbolsäure und Einschlagen in Carbolwatte mit fest anliegendem Heftpflasterverband, dessen Entfernung erst nach 7 Tagen zu geschehen hatte. Bis zu diesem Tage hin vollzieht sich unter dem Verband der Abstossungsprocess des Nabelschnurrestes, ohne putride Zersetzung aber nur dann, wenn der Verband fest anschliesst, was nur durch Uebung zu erreichen ist.

Sänger (17) ist dagegen der Meinung, dass die bisherige offene Behandlungsweise des Nabelschnurrestes beizubehalten sei. Der Occlusivverband sei den Hebammen nicht wohl zu überlassen, verhindere nicht die putride Zersetzung und könne im besten Falle nur bis zum Abfallen der Nabelschnur Infectionen verhüten, während er doch, um davor zu sichern, bis zur völligen Ueberhäutung des Nabels würde liegen bleiben müssen, auch sei der Verband nicht wasserdicht und störe daher beim Baden der Kinder. S. empfiehlt die in Leipzig übliche Verbandweise, Bestreuen mit Salicyl-Amylumpulver und Bedeckung mit einer Lage Salicylwatte, worüber dann die Binde gelegt wird. Der Verband wird einmal täglich erneuert.

[Dadaloni, Cura delle ragadi dell capezzolo. Il Raccogl. med. 1879. 20. Novbr. (In 31 Fällen von Rhagaden der Brustwarzen wandte D. mit sicherem Erfolge binnen 5—6 Tagen eine Salbe an: Gi. arab. 30,0, Aq. ros. 12,0, Ol. amygd. dulc. 25 und Bals. peruv. 1,5 an. Wernich (Berlin).]

II. Fieberhafte Puerperalprocesse.

1) Thiede, M., Ueber locale Antiphlogose im Wochenbett. Ztschr. f. Geb. u. Gynäk. Bd. V. H. 1. — 2) Runge, M., Bemerkungen über eine Puerperalfieberepidemie in der geburtshülflichen Klinik der Charité. Ebendas. H. 2. — 3) Frommel, R., Ueble Zufälle bei Scheidenirrigationen Kreissender. Ebendas. — 4) Duncan, J. M., Ueber Perimetritis und Parametritis. Klin. Vortr. über Frauenkrankheiten. Uebers. von Engelmann. Berlin. S. 50ff. — 5) Barker, F., Die Puerperalkrankheiten. Klin. Vortr. 4. Aufl. Uebers. von Rothe. Leipzig. — 6) Kleinwächter, Morbilli im Wochenbette. Wiener med. Presse. S. 206. — 7) Derselbe, Erysipelas faciei ante partum et post partum. Ebendas. S. 936. — 8) Massari, J. v., Die Verhütung der Infection. Ebendas. No. 39 u. 40. (Sehr verständige Rathschläge für Geburtshelfer und Hebammen zur Verhütung puerperaler Infection.) — 9) Palmer, Tetanus puerperalis. Wiener med. Wochenschr. No. 35. — 10) Weber, B. v., Der Erfolg der antiseptischen Behandlung in der Landesgebäranstalt in Prag im Jahre 1879. Allg. Wiener med. Ztg. No. 16ff. — 11) Upham, W. R., High temperature in puerperal fever. New York med. rec. p. 371. (2 Fälle von Puerperalfieber, bei denen die Temperatur auf 106^{4}/$_{5}$ bzw. 107^{3}/$_{5}$° F. stieg. Durch intrauterine Injection gelang die Herabsetzung des Fiebers und Genesung.) — 12) Chadwick, De la septicaemie idiopathique dans la pratique gynécologique. Gaz. hebdom. No. 7. — 13) Deroyer, Embolie

de la partie inférieure de l'aorte. Gaz. des hôp. No. 99. — 14) Bixby, Uterine and vaginal injections. Boston med. journ. CII. No. 19. (Discussion über den Werth dieser Injectionen in der Obstetrical society of Boston.) — 15) Haehnle, Ueber eine Puerperalfieberepidemie. Memorabil. No. 9. — 16) Franck, Die Erkrankung der Wöchnerin, die Vermeidung der Erkrankung und Behandlung derselben. Berl. klin. Wochenschr. No. 27. (Practische Rathschläge zur Verhütung von Infection.) — 17) Fehling, H., Ueber den practischen Werth und Modus des Desinfectionsverfahrens in der geburtshülflichen Praxis, speciell der Hebammen. Med. Correspondenzbl. des Württemb. ärztl. Ver. No. 29. — 18) Bell, Ch., Cases of puerperal fever treated by the muriated tincture of iron. Edinb. med. journ. July. (Verf. glaubt, durch innerliche Darreichung von Tr. ferri murial. Erkrankungen an Puerperalfieber gebessert zu haben.) — 19) Becker, C. v., Ueber den Gesundheitszustand der Wöchnerinnen in der Gebäranstalt München. Beob. u. Unters. 1859—1879. S. 140. — 20) Abegg, Ueber die Anwendung der Carbolsäure in der Gynäcologie. Arch. f. Gynäc. Bd. XVI. H. 3. Ber. ü. d. Naturforschervers. zu Danzig. — 21) Macdonald, A., Report of and observations upon two cases of puerperal septicaemia. Edinb. med. journ. Sept. u. Oct. — 22) Derselbe, Report of a case of metroperimetritis ending in abscess of the uterus. Ibid. April. (Die Erkrankung schloss sich an einen Abortus an.) — 23) Parish, W. H., Puerperal septicaemia chiefly as observed at the Philadelphia hospital. Philad. med. times. Febr. 14. (Bericht über 181 Erkrankungen an Puerperalfieber mit 61 Todesfällen während der Jahre 1870—1879.) — 24) Duncan, M., Treatment of puerperal fever. The Lancet. Octbr. 30. (Uebersicht der älteren und neueren Behandlungsweisen puerperaler Erkrankungen.) — 25) Grenser, P., Scarlatina in puerperio. Arch. f. Gynäc. Bd. XVI. H. 3. (An den bei der Wöchnerin ausgebrochenen Scharlach schloss sich acuter Gelenkrheumatismus an. Der Fall endete mit Genesung.) — 26) Hallopeau, Note sur les premiers cas d'infection puerpérale observés à la maternité de l'hôpital Tenon. L'union méd. No. 132. (Kleinere Epidemie, welche ihren Ausgangspunkt von einer Wöchnerin mit Placentarretention nahm.) — 27) Park, R., On the remedial treatment of the post-partum fevers or puerperal fever. Glasgow med. journ. (Nichts Neues.) — 28) Verdon, W., Antiseptic midwifery. Lancet. Septbr. 25. (Ein mit Carbolausspülungen behandelter Fall.) — 29) Adams, W., Cases of paralysis with contraction of one leg, following abscess in women; and of both legs following excessive loss of blood after miscarriage. Lancet. Octbr. 30. (Zugleich anschliessende Discussion der Medical society of London.) — 30) M'Raild, Scarlet fever in the puerperium. Edinb. med. journ. Septbr. — 31) Roper, G., Report of a case of total embolism of the right heart and pulmonary artery. Obst. transact. XXI. — 32) Grassi, E., Di una forma rara di puerperio infezioso curata felicemente colle injezioni intrauterine. Lo sperimentale. Luglio. — 33) Sallabene, C., Caso di metro-peritonite puerperale e suo trattamento curativo. Raccogl. medico. 20. Feb. — 34) Durousaie, G., Contribution a l'étude de la mortalité chez les femmes en couches. Thèse. Paris. (Verf. vergleicht die Mortalität der Pariser Entbindungsanstalten mit denen der Privatpraxis und hebt hervor, dass die weit ungünstigeren Zahlen der ersteren zum erheblichen Theil darauf beruhen, dass dort schwerere Fälle zusammenströmen.) — 35) Doléris, J. A., Essai sur la pathogénie et la thérapeutique des accidents infectieux des suites de couches. Thèse. Paris. (Sehr umfassende Abhandlung mit besonderer Erörterung über die Bedeutung der niederen Organismen für das Puerperalfieber.) — 36) Macdonald, A., The communicability of puerperal fever by the medical attendant. Britisch med. journ. Nov. 13. — 37) Hofmeier, M., Ueber den Werth der intrauterinen Uterusausspülungen post partum. Centralbl. f. Gynäc. No. 5. u. Ztschr. f. Geb. u. Gynäc. Bd. V. H. 2. — 38) Reimann, Ein neuer Fall gefährlicher Folgen von Carboleinspritzungen in den Uterus. Ebendas. — 39) Stadfeldt, Ueber prophylactische Uterusausspülung mit Carbolwasser post partum. Centralblatt für Gynäcologie. No. 7. — 40) Clark, F. R., Post partum intra-uterine injections. Philad. med. and surg. rep. Jan. 17. — 41) Coburn, G. H., Case of puerperal septicaemia causing symptoms of cerebrospinal meningitis. Philad. med. times. Jan. 31. — 42) Minot, F., Rapid pulse and high temperature as symptoms of puerperal inflammation. Boston med. and surg. journ. No. 8. (Mehrere Fälle von Puerperalerkrankung mit hohen Temperaturen und Pulsen ohne Localerscheinungen.) — 43) Barnes, F., A clinical note on phlegmasia dolens. Brit. med. journ. June 19. (Fall von Peritonitis mit ausgedehnter Thrombose und tödtlichem Ausgang.) — 44) Archer, R. S., A case of septic infection. Dubl. journ. of med. sc. Febr. (Langwierige Erkrankung infolge mangelhafter Lösung der Placenta, die nur stückweise gelang.) — 45) Spiegelberg, Die Entwickelung der puerperalen Infection. Berl. klin. Wochenschr. No. 22. — 46) Horner, F., Puerperal fever with peri-uterine cellulitis. Philad. med. rep. No. 1197. (Casuistische Mittheilung.) — 47) Barber, F., Malarial puerperal fever. Boston med. journ. March 11. (Verf. führt mehrere Fälle an, bei denen er septische Infection ausschliessen zu können und die Erscheinungen auf Malariainfection beziehen zu müssen glaubt.) — 48) Breisky, Ueber die intrauterine Localbehandlung des Puerperalfiebers. Prager Ztschr. f. Heilk. No. 3.

Haehnle (15) beschreibt eine Puerperalfieber-Epidemie in dem Städtchen Schwenningen. Die Erkrankungen, 14 auf 34 Geburten, kamen nur in der Praxis einer Hebamme vor, während eine zweite, ebenso beschäftigte keine Erkrankungen aufzuweisen hatte. Erst nachdem die betreffende Hebamme ihre Praxis aufgab, sich einen neuen Anzug anschaffte und gründlich desinficirte, erloschen die Erkrankungen.

Thiede (1) hat auf der Berliner Clinik permanente Irrigation der Uterushöhle zur Anwendung gebracht und davon gute Resultate gesehen. Er führte einen Zinncatheter von geeigneter Biegung in den Uterus und setzte diesen durch einen Schlauch mit einem Irrigator in Verbindung, aus dem ständig Carbolwasser herabfloss. Das zurückfliessende Spülwasser wurde in ein unter dem Bett stehendes Gefäss geleitet. Th. hält dies Verfahren für einfacher und besser in seinem Erfolg als die nur zeitweise Einführung eines Drains in die Uterinhöhle. In einigen Fällen, die von schwerem Fieber begleitet waren, ersetzte er die Carbollösung durch reines, eiskaltes Wasser und und beobachtete dessen günstigen Einfluss auf das Fieber.

Von anderen Autoren wird abweichend über den Nutzen der intrauterinen Ausspülungen geurtheilt. Bezüglich der prophylactischen Ausspülungen der Uterushöhle zeigt uns Hofmeier (37) in einem interessanten Aufsatz, dass dieselben keineswegs die erhofften Erfolge gehabt haben. Sowohl die von Münster als auch von Richter früher darüber berichteten Resultate erscheinen H. bei genauerer Prüfung keineswegs als günstig, und seine eigenen Erfahrungen (s. unten) sprechen entschieden zu Ungunten derselben. Der Grund liegt nach ihm wesentlich in der dabei unvermeidlichen weiteren Verschleppung von Infectionsstoffen; durchschlagend günstige Ergebnisse dagegen sah H. von solchen Ausspülungen in Fällen, wo putrider Inhalt im Uterus war. Er führt 30 derartige Fälle an, die mit solchen Ausspülungen behandelt wurden und erzielte viel mehr Heilungen, als sie nach Stande in solchen Fällen vorzukommen pflegen.

Auch Runge (2) sah von den prophylaktischen Uterusausspülungen keine guten Resultate. Als dieselben gemacht wurden, ergaben sich auf 420 Geb. 3,8 pCt. Todesfälle an Puerperalfieber, während vorher die Mortalität auf 406 Geburtsfälle 0,98 pCt. und nachher auf 366 Geburten 0 pCt. betrug. Runge beschreibt uns zugleich eine kleine Epidemie, von welcher im Jahre 1879 die Entbindungsanstalt der Charité heimgesucht wurde. Es handelte sich um 2 zeitlich getrennte Gruppen von Erkrankungsfällen und es starben im Ganzen 16 auf 420 Geburten. Als Ausgangspunkt war in dem einen Falle Infection durch den explorirenden Finger anzunehmen, in dem andern war die Uebertragung vielleicht von einer mit brandigem Decubitus behafteten Wöchnerin ausgegangen.

Frommel (3) erlebte bei einer Zweitgebärenden, welcher er im Beginne der Geburt nach geschehener Exploration eine Scheiden-Irrigation machte, schwere Collapserscheinungen. Die Irrigation geschah mit 2 proc. Carbollösung und unter einer Druckhöhe von ca. 1 M. Der Cervicalcanal war für 2 Finger passirbar, und F. hatte das Rohr wahrscheinlich in diesen, anstatt, wie beabsichtigt, in das hintere Vaginalgewölbe geführt. Beim Zurückziehen des Rohrs drang eine grosse Menge dunklen Blutes hervor. Die Collapserscheinungen bei der Pat. waren die bekannten, schon öfter beschriebenen. Das Sensorium wurde nach 2 Stunden wieder klar und in der folgenden Nacht erfolgte die Geburt. Der kindliche Herzpuls ging, während bei der Mutter über 150 kaum fühlbare Pulsschläge zu bemerken waren, in der kurzen Zeit von 5—7 Minuten von 140 auf 72 herunter und erlosch 40 Minuten nach dem Auftreten des Anfalls ganz. Die Section des Kindes ergab die gewöhnlichen Erscheinungen suffocatorischen Todes. Verf. führt die Collapserscheinungen bei der Gebärenden darauf zurück, dass die Injectionsflüssigkeit unter starkem Druck in den Raum zwischen Eiblase und Cervicalwand plötzlich eingedrungen war und nun infolge des dabei stattfindenden Nervenreizes auf reflectorischem Wege Hirnerscheinungen ausgelöst wurden. Eine Luftembolie nimmt Verf. deshalb nicht an, weil die ihm davon bekannten Fälle alle tödtlich verlaufen seien (Ref. hat in der Berliner klinischen Wochenschrift 1873, No. 23 Notizen über einen in Genesung übergegangenen Fall gegeben, in welchem es sich mit hoher Wahrscheinlichkeit um Luftembolie handelte). Den Tod des Kindes führt Verf. auf das Darniederliegen der mütterlichen Circulation zurück. Das sehr rasche Heruntergehen des Fötalpulses bleibt freilich dabei auffällig.

Deroyer (13) erlebte bei einer Wöchnerin den seltenen Fall einer Embolie der Aorta.

Es handelte sich um eine Erstwöchnerin, die leicht geboren hatte und am 7. Tage nach schwieriger Defäcation plötzlichen heftigen Schmerz im Unterleib empfand. Ein paar Tage darauf trat heftiger Schmerz und Lähmung in beiden Beinen auf, worauf Gangrän folgte. Der Aortenpuls war durch die Bauchdecken hindurch nur bis zur Nabelhöhle hinab deutlich zu fühlen, und in den Schenkelarterien fehlte der Puls gänzlich. Am Herzen und am Uterus konnte nichts Krankhaftes nachgewiesen werden. Die Kranke starb 6 Wochen nach der Entbindung unter vorgeschrittener Gangrän der Beine. Die Section wurde nicht gestattet.

Roper (31) beobachtete bei einer Fünftgebärenden, die sich am 19. Tage des Wochenbetts befand, Embolie des rechten Herzens und der Pulmonalis.

Der mehrtägige Todeskampf verlief unter der heftigsten Dyspnoë. Weder durch Auscultation, noch durch Percussion verrieth sich der Zustand der Circulationsorgane, erst die Section erwies die vorhandenen Thromben.

Kleinwächter (6) sah bei einer Wöchnerin, welche vor der Geburt eclamptische Anfälle gehabt hatte, am 14. Tage p. p. den Ausbruch von Masern. Ein während dieser Zeit bestehendes Peritoneal-Exsudat verschwand im Verlauf der Erkrankung. Das Kind, welches gleich nach der Geburt von der Mutter getrennt war, blieb von den Masern verschont.

Palmer (9) verlor eine Wöchnerin, die infolge von Tiefsitz der Placenta Blutungen gehabt hatte, an Tetanus. Derselbe trat am 6. Wochenbettstage auf und führte folgenden Tags zum Erstickungstode. Die Ursache des Tetanus blieb unaufgehellt.

Macdonald (36) ist der Meinung, dass ein Arzt, welcher in seiner Praxis einen Fall von Puerperalfieber habe, deshalb nicht die Uebernahme neuer, geburtshülflicher Fälle abzulehnen brauche. Es genüge, wenn derselbe sorgfältigste Reinlichkeit beobachte und sich gründlich desinficire. M. beruft sich auf seine eigene Erfahrung dafür, dass das ausreiche.

Hofmeier (37) verwirft die prophylaktische Carbolausspülungen des Genitalcanals nach normalen Geburten.

In 260 Fällen der Art, bei welchen er den Uterus ausspülte, folgten 16 pCt. Erkrankungen, bei 249 nicht ausgespülten nur 8 pCt. Von wesentlichem Nutzen dagegen fand H. die Ausspülungen in den Fällen, in welchen im Uterus sich putrider Inhalt gebildet hatte.

Belmann (38) erlebte bei einer Wöchnerin, der er am 5. Wochenbettstage den Uterus mit 2 proc. Carbolsäurelösung ausgespült hatte, schwere Collapserscheinungen, welche er auf Carbolsäureintoxication bezieht.

Stadfeld (39) hat in den letzten Jahren in der Kopenhagener Gebäranstalt gute Resultate dadurch erzielt, dass er vor der Geburt die Vagina und nach der Geburt die Uterinhöhle mit Carbolwasser ausspülte; während der Geburt wurde der Dampfspray in Thätigkeit gesetzt. Die Mortalität, welche früher zwischen 1 auf 14 und 1 auf 37 geschwankt hatte, ging auf 1 zu 87 herunter.

Spiegelberg (45) erblickt einen Hauptanlass der septischen Infection in dem Eindringen von Luft in den Geburtscanal, wie solches beim Einführen von Fingern oder Instrumenten stattfindet. Es wird nach ihm dadurch die putride Zersetzung der vorhandenen Secrete eingeleitet und nun, falls die Geburt nicht rasch erfolgt, Infection bewirkt. Er räth zu wiederholten Carbolausspülungen des Genitalschlauchs, insbesondere nach der Exploration.

Braisky (48) bespricht die bisherigen Vorschläge

zur intrauterinen Localbehandlung des Puerperalfiebers und kommt zu dem Resultat, dass, so richtig auch der denselben zu Grunde liegende Gedanke sei, doch bisher keiner derselben als practisch bewährt gelten dürfe. D. versuchte eine Zeit lang auf seiner Clinik die permanente Irrigation, wie solche von Thiede beschrieben ist, kam aber zu dem Ergebniss, dass nur der Verlauf der oberflächlichen Genitalwunden dadurch vortheilhaft beeinflusst wurde. Der allgemeinen Vornahme prophylactischer Uterusausspülungen vermag B. ebenso wenig wie Runge und Hofmeier das Wort zu reden.

Auch Fehling (17) ist der Meinung, dass in den Vorschriften über Prophylaxe des Puerperalfiebers von Manchen, so z. B. von Weber-Ebenhoff und von Frankenhäuser in ihren für die Hebammen bestimmten Vorschriften, zu weit gegangen sei. Es würden zum Theil unerfüllbare Dinge gefordert und dadurch das ganze Verfahren gefährdet. F. machte im Laufe eines ganzen Jahres keine einzige intrauterine Ausspülung und hatte auf 415 Entbindungen keinen Todesfall.

Weber von Ebenhoff (10) berichtet über die ausserordentlich günstigen Resultate, welche er durch die antiseptische Behandlung in der von ihm geleiteten Abtheilung der Prager Gebäranstalt erzielte. Im Jahre 1879, in welchem zuerst die von W. angeordneten Massregeln streng durchgeführt wurden, betrug die Mortalität an Puerperalfieber nur 0.36 pCt., eine Ziffer, die früher auch nicht annähernd erreicht wurde. W. beschreibt ausführlich die von ihm getroffenen Massnahmen und insbesondere auch die Anordnungen, durch welche er die Hebammenschülerinnen zur Reinlichkeit und Desinfection zwingt. Manches dieser Vorschriften würde sich mit grossem Erfolg auch für die Praxis ausserhalb der Anstalten durchführen lassen.

(1) Flöystrup, A., Den profylaktiske og Kurative Antiseptik under Födsel og Barselseng. Belönnet med Universitetets Guldmedaille. Kjöbenhavn. — 2) Ingerslev, E., Om Dödeligheden ved Barselfeber i Danmark og om Midler til dens Formindskelse. Kjöbenhavn. — 3) Stadfeldt, A., Nogle Bemärkninger om Profilaxis med Infection ved den almindelige Födselshjælp og hos den Nyfödte. Ugeskrift f. Läger. R. 4. Bd. 1. p. 369. — 4) Leverlin, J., och C. Blix, Fall af Tetanus under puerperium. Hygiea 1879. Svenska läkaresällsk. Förhandl. p. 74.

Ingerslev (2) hatte Anfangs nur die Absicht, eine Fortsetzung zu liefern von der Arbeit von Stage: „Undersögelser angaaende Barselfeberen i Danmark udenfor Kjöbenhavn. Kjöbenhavn 1868“, welche Arbeit das Jahrzehnt 1857—66 umfasst; die Untersuchungen haben aber weit die erstgedachten Grenzen überschritten.

Verf. giebt erst eine tabellarische Zusammenstellung über: Weiber gestorben an Puerperalfieber im Verhältniss zu Gebärenden in allen Provinzstädten Dänemarks 1867—1876. Das Material zu seiner Statistik hat Verf. aus den jährlichen Mortalitätstabellen der Provinzstädte und aus den Arbeiten des statistischen Bureaus geschöpft. Um der Vergleichung willen hat Verf. in seiner Tabelle das Resultat der Untersuchungen des vorhergehenden Decenniums beigefügt, und es zeigt sich nun, dass die Sterblichkeit weit grösser in dem zweiten als in dem ersten Decennium ist. In diesem war die Sterblichkeit 1 : 218, in dem zweiten Decennium dagegen 1 : 165; nur die Insel Bornholm macht eine Ausnahme, indem die Sterblichkeit in dem letzten Jahrzehnt 1 : 270, in dem ersten 1 : 231 war. Die Ursache des ungünstigen Resultats des letzten Jahrzehntes kann nicht in besonders unglücklichen Verhältnissen einzelner Jahre, sondern in einer für beinahe jedes Jahr gleichmässig hervortretenden grösseren Mortalität gesucht werden — es sind häufiger als in dem vorhergehenden Decennium locale Endemien gewesen. Da Verf. nur aus 2 Decennien Schlüsse ziehen kann, will er, um sich nicht etwa eine verfrühte Behauptung zu Schulden kommen zu lassen, das Schlussresultat dieser Untersuchungen folgendermassen formuliren: „die puerperale Mortalität der Provinzstädte hat sich in dem Decennium 1867—1876 entschieden nicht verbessert“ — ein Ausspruch, auf welchen er ein besonderes Gewicht legen will, wenn er hiermit später die Mortalität in Kopenhagen vergleichen will. Bei Untersuchung der puerperalen Mortalität in Kopenhagen zeigt sich ein bedeutender Unterschied zwischen den zwei Decennien; man findet eine auffällige Verbesserung, sowohl wenn Kopenhagen mit als auch ohne das Gebärhaus gerechnet wird. In dem ersten Decennium war die Sterblichkeit der ganzen Stadt 1,8 pCt., die der Stadt ohne das Gebärhaus 1,2 pCt. und die des Gebärhauses allein 4,8 pCt.; in dem zweiten dagegen resp. 0,8 pCt., 0,6 pCt. und 1, 7 pCt. Die Ursache findet sich gewiss in einer immer mehr sorgfältig durchgeführten antiseptischen Behandlung der Gebärenden. Was das Gebärhaus betrifft, ist die Antwort auf eine durchaus unzweifelhafte und genügeleistende Weise in der Arbeit Stadtfeldt's: „Les maternités, leur organisation et administration etc.“ gegeben; es ist die minutiöse antiseptische Behandlung von Geburt und Wochenbett, der das Gebärhaus seine günstigen und glücklichen Resultate zu verdanken hat. Wenn man die puerperale Sterblichkeit Kopenhagens mit der der Provinzstädte vergleicht, geht es hervor, dass, während das Verhältniss in 1857—1866 auffällig ungünstig für Kopenhagen war, ist es in 1867—1876 ungefähr dasselbe, welches nicht nur durch ein Steigen der puerperalen Mortalität für die Provinzstädte in dem letzten Decennium, sondern hauptsächlich durch eine auffällige Verbesserung für denselben Zeitraum, was die Mortalität Kopenhagens sowohl mit als ohne das Gebärhaus betrifft, bedingen wird.

Um zu erfahren, wie tödtlich das Puerperalfieber im Verhältniss zu andern Krankheiten ist, liefert Verf. eine Tabelle: „Todesursache für Weiber zwischen dem 15. und 45. Jahre, in den Provinzstädten in den Jahren 1857—68“.

Es ergiebt sich hieraus, dass das Puerperalfieber nächst Phthisis die Krankheit ist, die innerhalb der genannten Altersklasse die meisten Opfer fordert. Todesfälle nach Phthisis betragen 31,4 pCt. der ganzen Zahl, nach Puerperalfieber 12,6 pCt., nach Typhus 11,3 pCt. u. s. w. Für alle Provinzstädte zusammen beträgt die Mortalität nach Puerperalfieber 11,1 pCt. sämmtlicher Todesfälle unter Weibern zwischen dem 15. und 45. Jahre, nach Phthisis 35 pCt., mit anderen Worten, jeder 9. Todesfall innerhalb dieser Altersklassen rührt von Puerperalfieber, jeder 3. von Phthisis her. Was Kopenhagen betrifft, wird in dem Decennium 1857—1866 jeder 4. Todesfall ein puerperaler; in dem Decennium 1867—1876 ist das Verhältniss ungefähr wie für die Provinzstädte, und wenn das Gebärhaus nicht mitgerechnet wird, etwas günstiger. Demnächst sucht Verf. Klarheit in die Frage zu bringen, ob Puerperalfieber weniger Opfer in den Landdistricten als in den

Städten fordert. Durch verständige Benutzung der Hebammenprotocolle hat er berechnet, dass unter 34991 Gebärenden 238 an Puerperalfieber starben, = 0,7 pCt. oder 1 Todesfall auf 144 Gebärenden. Obschon die Zahlen gewiss zu niedrig sind, wird das Resultat doch schlechter als für die Städte. Im Ganzen genommen meint Verf., dass jährlich zwischen 3 und 400 Weibern in Dänemark an Puerperalfieber sterben, und dass diese Zahl entschieden nur als eine Minimalzahl zu bezeichnen ist.

Schliesslich sucht Verf. die Mittel hervorzuheben, die wir zu unserer Verfügung haben, um die Verbreitung des Puerperalfiebers zu vermindern, und das Hauptmittel wird dann: die Durchführung der persönlichen Desinfection mit unerbittlicher Strenge. Um dieses zu erreichen, sind zwei Bedingungen erforderlich, ohne welche von Seiten der Hebammen gar keine Rede von Antiseptik sein kann, nämlich dass der Gebrauch eines Desinfectionsmittels — also Carbols — gesetzlich befohlen ist, und dass solche bestimmten Regeln den Hebammen gegeben sind, dass ihr ganzes Betragen, was die persönliche Desinfection betrifft, nach einer Methode und nicht nach einem Gutdünken geordnet wird.

Stadfeldt (3) lenkt die Aufmerksamkeit auf die zwei Arbeiten von Ingerslev (Om Dödeligheden ved Barselfeber i Danmark) und von Flögstrup (Om den profylaktiske og kurative Antiseptik under Födsel og Barselseng) und erklärt sich in der Hauptsache vollständig mit den beiden Verfassern einig. Indessen glaubt er doch, dass Ingerslev zu weit geht, wenn er die Forderung aufstellt, dass die Hebamme, ehe sie zur Untersuchung der Gebärenden schreitet, sich in 4 procentigem Carbolwasser waschen soll. Eine solche Vorschrift wird illusorisch werden, denn auf die Dauer wird sie unerträglich. Die Haut würde verbrüht werden und bersten, und die Hebammen werden deswegen die Vorschriften umgehen. Er meint, dass der Gebrauch einer 2 procentigen Lösung, so wie es im Gebärhause die Sitte ist, genügend schützend ist, und dass die Hebammen gutwillig diesen Concentrationsgrad brauchen werden. Mit Rücksicht auf den Irrigateur meint er im Gegensatz zu der preussischen Instruction und zu Ingerslev, dass dieser nützliche Apparat als Regel nicht zu der von der Hebamme mitgebrachten Armatur gehören soll, weil es nicht leicht ist, das Instrument in völlig desinficirtem Zustande zu halten. Um Verbreitung der Infection durch diesen Apparat zu vermeiden, muss man dafür sorgen, dass die Familien selbst sich einen Irrigateur anschaffen. — Was die Abhandlung von Flögstrup betrifft, lenkt er die Aufmerksamkeit auf eine Frage, die F. nicht in seiner Abhandlung besprochen hat, weil sie strenge genommen ausserhalb der gesetzlichen Aufgabe liegt; es ist die Frage von der puerperalen Infection des Neugeborenen. Verf. giebt eine kurze Uebersicht von dieser Frage, und weil es ohne Zweifel am häufigsten die Hebamme ist, die dem Kinde die Infection bringt, empfiehlt er, die Hebammen zu ermahnen, dass sie immer zuerst das Kind besorgen sollen, dass sie sich nicht mit der Mutter beschäftigen, bevor sie das Kind gewickelt haben. Zur Verbindung des Nabelschnurstumpfes und der Nabelstelle empfiehlt er Thymolöl, 1 Theil Thymol auf 25 Theile Oel.

Levertin und Blix (4) berichten: Die 30jährige Frau hatte 4 mal geboren. Geburt und Wochenbett normal. Am 10. Tage war sie ausser dem Bette. 4 Tage darauf entstand Trismus. Leichtes Fieber und Albuminurie. Nach 3 Tagen Tetanus im Nacken. Das Fieber nahm an Stärke zu, ebenso wie die Albuminurie. Nach 2 Tagen schien aller Krampf aufgehört zu haben, das Fieber war aber hoch, und Symptome einer Hirninanition dauerten fort. An diesem Tage starb sie. Bei der Section fand sich Hyperämie des Gehirns und seiner Häute. Die Nieren blutreich und ihre Consistenz etwas locker. Uterus zeigte zahlreiche Ecchymosen unter der Serosa. F. Nyrop (Kopenhagen).

Arrep, M., Caso raro de fisómetra ó timpanitis uterina. Gaceta médica de Cataluna, No. 66. (An einer 32jährigen Mehrgebärenden 4 Tage nach der Niederkunft. Die Lochien hatten wenige Stunden nach der Austreibung des Kindes zu fliessen aufgehört. Untersuchung der Nachgeburt [einem örtl. Gebrauch zufolge aufbewahrt] ergab, dass ein Theil der Eihäute zurückgeblieben war, Muttermund ödematös, nicht durch ein bemerkliches Blutgerinnsel verlegt. Mutterkorn und kalte Umschläge auf den Leib. Nach einer halben Stunde entwich unter Zischen viel Luft und eine reichliche jauchige Flüssigkeit.) Brummer (Mexico).

1) Medicinischer Bericht aus der St. Petersburger Gebäranstalt für die Jahre 1873—1876 (russisch). — 2) Dasselbe. S. 155—158.

Nachdem in der St. Petersburger Gebäranstalt die Ueberzeugung sich Bahn gebrochen, dass in dem Gebärzimmer der Infectionsherd bei Ausbruch einer Hausepidemie und nicht in den Zimmern der Wöchnerinnen zu suchen sei, ist die Sterblichkeit in der Anstalt stark herabgegangen. Mit grösster Sorgfalt wurden die gesunden von den kranken Kreissenden isolirt. Jede neueintretende Gebärende erhält eine Schülerin, von welcher sie bis zum Verlassen der Anstalt gepflegt wurde. Die dujourirende Hebamme, ebenso der dujourirende Arzt hatten sich nach Exploration einer kranken Kreissenden von der gesunden fern zu halten. J. Tarnowsky (1) hält diese beiden Anordnungen für diejenigen, die einen Umschwung im Mortalitäts-Procent herbeigeführt haben. Denn während die Sterblichkeit 1873 noch 6,39 pCt. betrug, sank sie nach durchgeführter verschärfter Isolirung im Gebärzimmer 1874 auf 2,69 pCt., stieg 1875 auf 3,57 und ging 1876 auf 1,90 pCt. zurück. Einen gewissen Einfluss auf diese Zahlen hat sicherlich der kurze Aufenthalt der Wöchnerinnen in der Anstalt. Gesunde Wöchnerinnen verbleiben in derselben 6,1 bis 7,4, — kranke 14,2 bis 16,4 Tage. Das Beobachtungsmaterial ist ein grosses. Die Zahl der Geburten betrug in den 4 Jahren 8742, von denen 5651 normal, 3091 (35 pCt.) pathologisch verliefen. Von letzteren verlangten 1660 (49 pCt.) Kunsthülfe. Von den 298 Hausschwangern starben 18 (16 pCt.).

J. Tarnowsky (2) schreibt die merkliche Abnahme der mit Para- und Perimetritis complicirten Fälle von Endometritis in der St. Petersburger Gebäranstalt in den Jahren 1873—76 den Ausspülungen des Cavum uteri zu. Auf mehr als 800 Beobachtungen sich stützend, spricht er die Ueberzeugung aus, dass durch dieselben in leichten Fällen von Endometritis der Process coupirt, in schweren Complicationen vorgebeugt wird. Sie wurden ausgeführt mit dem Esmarch'schen Krug und schwachen Lösungen von Kali hypermang. oder Carbolsäure bei möglichst schwachem Druck. Zum Injectionsrohr diente ein weiches Kautschukrohr bis zum Fundus uteri hinaufgeführt. Um den gleichmässigen Abfluss des Wassers zu controliren, blieb der Zeigefinger im Cervix liegen. Die Ausspülungen wurden jedoch nicht vor dem 3. Tage post partum, ebensowenig bei Endometritis placentaris gemacht. In beiden Fällen sollen Blutungen und Schüttelfröste zu befürchten sein.

R. Anderki (St. Petersburg).

1) Kohn, M., Casuistischer Beitrag zur Drainage des puerperal erkrankten Uterus. Przegl. lekarski No. 20. — 2) Mars, Verlauf der Puerperalfieberendemie an der geburtshilflich-gynäkologischen Clinik zu Krakau im December 1879. Ibid. No. 22—26. (Die Epidemie entwickelte sich nachdem Ueberfüllung der Anstalt eingetreten war.)

Nach einer historischen Darstellung der entsprechenden Literatur berichtet Kohn (1) über einen im Gebärhause von ihm beobachteten Fall, wo er bei einer 30-jährigen Primipara mit Querlage nach erfolgter Wendung und Extraction eines 3500 Grm. wiegenden lebenden Kindes am 4. Tage des Wochenbettes wegen eingetretener Endometritis putrida bei einer Temperatur von 40,5 die Drainage des Uterus vornahm. Ein weiches Drainagerohr mit Querbalken nach Schede wurde jedoch mit zahlreichen Löchern in der Länge von 10 Zoll vom oberen Ende an versehen eingeführt.

Ausspülungen wurden 4—5 mal täglich mit 1 procentiger Carbollösung vorgenommen. — Rascher Temperatur-Abfall, Ausfluss constant reichlich. Nach 6 Tagen rapide Steigerung der Temperatur von 37,9 auf 40,0.

Verfasser fand die Ursache darin, dass bei fortschreitender Involution die unteren Löcher des Drainrohrs in die Vagina zu liegen kamen, wohin auch die eingespritzte Carbollösung kam. Ein neues Drainrohr mit Irrigationen half sofort; behielt jedoch den ursprünglichen Fehler, indem es noch 10 Ctm. von oben gelöchert war. Nach weiterer Involution derselbe Vorfall in einigen Tagen. Erst ein nur mit einem Fenster unter dem Querbalken versehenes Drainrohr half dauernd. Die Kranke genas.

Verf. findet darin den Beweis für den bedeutenden Werth der Methode, die ihm auch in anderen frischen Fällen gute Dienste leistete. Alte Fälle mit wirklich septischem Character endeten letal. Eine Temperaturcurve illustrirt deutlich die Krankengeschichte.

Oettinger (Krakau).]

Kinderkrankheiten

bearbeitet von

Prof. Dr. TH. v. DUSCH in Heidelberg.

I. Allgemeiner Theil.

1. Hand- und Lehrbücher, Spitalberichte.

1) Gerhardt, C., Handbuch der Kinderkrankheiten. Bd. IV u. V. 1. u. 2. Abth. Tübingen. — 2) Derselbe, Lehrbuch der Kinderkrankheiten. 4. Aufl. 1. Hälfte. Tübingen. — 3) Vogel, A., Lehrbuch der Kinderkrankheiten. 8. Aufl. Stuttgart. — 4) Demme, Rud., Sechszehnter medicinischer Bericht über die Thätigkeit des Jenner'schen Kinderspitals in Bern im Laufe des Jahres 1878. Bern, 1879. — 5) Kinderspital in Basel. Siebenzehnter Jahresbericht über 1879. Basel. — 6) Lo Cascio Gaudiano, Ferd., La tale dei bambini nell' ospedale di S. F. Saverio dal 1871 al 1874, note cliniche. Gazetta clinica di Palermo. Fasc. III. — 7) Achter Bericht über das Kinderspital (Eleonorenstiftung) in Hottingen bei Zürich. 1. Jan. bis 31. Dec. 1880. Zürich 1881.

Die Herausgabe von Gerhardt's (1) grossem Handbuch ist im verflossenen Jahre rüstig vorangeschritten.

Der IV. Band enthält die Krankheiten der Kreislauforgane (Rauchfuss, Die physicalische Untersuchung des Herzens, die angeborenen Entwickelungsfehler und die Fötalkrankheiten des Herzens und der grossen Gefässe; Fr. Riegel, Die Krankheiten des Herzbeutels; Th. v. Dusch, Die Krankheiten des Myocardium, des Endocardium und die Neurosen des Herzens); die Krankheiten des Verdauungsapparats (H. Bohn, Die Mundkrankheiten; O. Kohts, Die Krankheiten des Rachens; H. Emminghaus, Die Krankheiten des Oesophagus; J. H. Rehn, Die Erkrankungen des Bauchfells; H. Lebert, Die Entozoen; H. Widerhofer, Die Krankheiten des Magens und Darms; F. Birch-Hirschfeld, Die Krankheiten der Leber und der Milz; G. K. Mallerstoch, Perityphlitis) und die Krankheiten der Urogenitalorgane (C. Hennig, Die Krankheiten der weiblichen, Joh. Bókai, der männlichen Sexualorgane und der Harnblase; L. Thomas, Diffuse Nierenerkrankungen; A. Monti, Die übrigen Krankheiten der Nieren und diejenigen der Nebennieren). In dem bis dahin erschienenen Theile des V. Bandes finden sich die Krankheiten des Nervensystems (O. Soltmann, Die functionellen Nervenkrankheiten; L. Fürst, Die Missbildungen des Rückenmarks und seiner Häute; A. Monti, Hyperämie und Blutung des Rückenmarks und seiner Häute; O. Kohts, Meningitis und Myelitis und die Tumoren des Rückenmarks; A. Seeligmüller, Spinale Kinderlähmung, spastische Lähmungen und Sclerose der Hinterstränge: A. Steffen, Die Krankheiten des Gehirns).

Das Bedürfniss der Aerzte und Studirenden nach guten Lehrbüchern der Kinderkrankheiten documentirt das Erscheinen der 4. Auflage des Gerhardt'schen (2) und der 8. Auflage des Vogel'schen (3) Werkes.

Nach Demme's (4) Bericht wurden im Jahre 1878 in dem Berner Kinderhospitale 202 Kinder, 105 mit inneren, 97 mit äusseren Krankheiten behaftet verpflegt; hiervon starben 21; poliklinisch wurden 1930 Kinder (753 mit äusseren, 1177 mit inneren Erkrankungen) behandelt, wovon 83 gestorben sind. In Bezug auf einzelne Details des Berichtes wird auf den speciellen Theil verwiesen.

In dem Baseler Kinderhospital (5) (Hagenbach) wurden im Jahre 1879 321 Kinder verpflegt, davon wurden geheilt entlassen 187, gebessert 33, ungeheilt 15, gestorben sind 48 (14,9 pCt.); poliklinisch wurden behandelt 163 Kinder. Dieser Jahresbericht enthält wie die früheren die auszügliche Mittheilung zahlreicher Krankengeschichten und Sectionsbefunde und darin manches interessante Detail, so einen Fall von Leucaemia lienalis et lymphatica eines 1½jährigen Knaben, 2 Fälle von Empyem mit Durchbruch des Eiters in die Lunge, das einemal bei einem 5½jährigen Mädchen mit nachfolgender Heilung nach Thoracocentese, das anderemal bei einem 2¼jährigen Knaben nach Pertussis, ebenfalls mit gutem Ausgange, ohne Thoracocentese.

Nach dem Berichte von Gandiano (6) wurden in den 30 Betten des Hospitals Saverio vom Jahre 1871 bis 1874 incl. 250 kranke Kinder verpflegt. Die Mehrzahl derselben litt an chirurgischen Uebeln. Von 49 Operirten starben 17 (darunter 4 Tracheotomirte wegen Croup von 10). Auffallend ist die grosse Zahl von Kindern mit Blasensteinen, wovon 34 bei Knaben und 3 bei Mädchen vorkamen. Es wurden 22 Cystotomien vom Perineum aus gemacht, 5 mal mit tödtlichem Ausgange. Da die meisten Operirten noch 1 Jahr, ja selbst länger nach der Operation an Incontinentia urinae litten, wegen der forcirten Dilatation des Blasenhalses, so zieht Verf. in Zukunft die hypogastrische Operation bei Kindern vor.

In dem Kinderspitale zu Hottingen (Zürich) (7) wurden im Jahre 1880 213 Kinder verpflegt, davon sind 97 geheilt, 31 gebessert und 16 ungeheilt entlassen worden; 54 sind gestorben, darunter 27, d. h. die Hälfte an Diphtherie.

2. Anatomie. Physiologie. Allgemeine Pathologie. Therapie. Diätetik.

1) Bencke, Ueber die Länge des Darmcanals bei Kindern, sowie über die Capacität des Magens Neugeborener. (Vortrag, gehalten in der 5. Versamml. der Section f. Kinderheilkunde d. Gesellsch. f. Heilkunde zu Berlin.) Deutsche med. Wochenschr. No. 32 u. 33. — 2) Hachner, H., Ueber die Nahrungsaufnahme des Kindes an der Mutterbrust und das Wachsthum in dem ersten Lebensjahre. Jahrb. f. Kinderheilkunde. N. F. XV. S. 83. — 3) Conrad, F., Die Untersuchung der Frauenmilch für die Bedürfnisse der ärztlichen Praxis. Bern. — 4) Camerer (Riedlingen), Zur Bestimmung der 24stündigen Harnstoffmenge beim Säuglinge. Jahrb. f. Kinderheilk. N. F. XV. S. 171. — 5) Uffelmann, Jul., Ueber den Fettgehalt der Faeces gesunder Kinder des ersten Lebensjahres und über die Ausnützung des Fettes seitens derselben bei verschiedener Ernährung. Arch. f. Kinderheilk. II. S. 1. — 6) Sommer, Carl, Ueber die Körpertemperatur des Neugeborenen. Aus dem königl. Entbindungsinstitute zu Dresden. Deutsche med. Wochenschr. No. 43—46. — 7) Osler, William (Montreal), On the systolic Brain-Murmur of Children. Boston med. and surg. Journ. July 6. — 8) Winternitz, Wilh., Ein Beitrag zur Lehre des Cheyne-Stokes'schen Respirationsphänomens bei Kindern. Arch. für Kinderheilk. I. S. 143. — 9) Little, James L., Remarkable Case of Morphine Tolerance by an Infant. The American Journ. of Obstetrics and Diseases of Woman and Children. Vol. XI. No. II. April 1878. — 10) Kormann, Ernst, Pädiatrische Mittheilungen. (Auszugsweise vorgetr. in der 1. Sitzung des II. Congresses d. pädiatr. Section der Gesellsch. f. Heilkunde zu Berlin.) Ueber Apomorphinum hydrochloricum crystallisatum purissimum als Expectorans in der Kinderpraxis. Jahrb. f. Kinderheilk. N. F. XV. S. 180. — 11) Derselbe, Ueber Einreibungen von Sapo viridis gegen Scrophulose, besonders indurirte Lymphdrüsen scrophulöser Kinder. Ebendas. S. 186. — 12) Derselbe, Therapeutische Mittheilungen aus der Kinderpraxis. Deutsche med. Wochenschr. No. 35. — 13) Kaulich, J., Beitrag zur pneumatischen Therapie im Kindesalter. Prager med. Wochenschr. No. 2. — 14) Hagenbach, E., Therapeutisches aus der Kinderpraxis, in sp. über Anwendung von Chininum tannicum. Correspondenzbl. f. Schweizer Aerzte Jahrg. XI. 1881. — 15) Demme, R., Beobachtungen über die Einwirkung des Natron benzoicum bei Scharlach-Diphtheria und ächter Diphtheritis. A. a. O. S. 24. — 15a) Derselbe, Ueber die Anästhesirung mit Chloramyl. Ebendas. S. 55. — 16) Uffelmann, Jul., Ueber Maassnahmen und Einrichtungen zum Schutze der Gesundheit der Kinder. Preuss. Jahrb. XLVI. S. 351. — 17) Derselbe, Ueber Anstalten und Einrichtungen zur Pflege unbemittelter scrophulöser und schwächlicher Kinder, insbesondere über Seehospize, Soolbäderheilstätten, ländliche Sanatorien, Reconvalescenzhäuser und Feriencolonien. Vierteljahrsschr. f. Gesundheitspflege. S. 697. — 18) Biedert, Ph., Die Kinderernährung im Säuglingsalter. Stuttgart. — 19) Monti, A., Beiträge zur Lehre der künstlichen Ernährung der Säuglinge. Arch. f. Kinderheilk. II. S. 21. — 20) Uffelmann, J., Was ist im Laufe der letzten 2 bis 3 Jahre auf dem Gebiete der Kinderernährungsfrage geleistet worden? Ebendas. I. S. 414. — 21) Derselbe, Ueber Flaschenbouillon, ihren diätetischen Werth und ihre Verwendung in Krankheiten der Kinder. Ebendas. I. S. 93. — 22) Bollinger, O., Ueber Kindermilch und den Einfluss der Nahrung auf die Beschaffenheit der Kuhmilch. Deutsche Vierteljahrsschr. f. Thiermedicin und vergleichende Pathologie. VI. 270. — 23) Kormann, Beiträge zur künstlichen Ernährung des Säuglings in den ersten 10 Wochen seines Lebens und zum Ersatz der Frauenmilch durch Kuhmilch. Jahrb. f. Kinderheilk. N. F. XV. S. 300. — 24) Baranger, M., De l'alimentation des nourrices par les peptones. Gaz. des hôpit. No. 141. — 25) Derselbe, Quelques notes sur l'alimentation des nourrices par les peptones. L'Union médic. No. 163. — 26) Albrecht, Aphorismen zur Ernährung der Neugeborenen. (Nach einem Vortrage gehalten in der pädiatr. Section der Naturforscherversammlung zu Baden-Baden.) Jahrb. f. Kinderheilk. N. F. XV. S. 123. — 27) Peters, Edward, Faecal analyses. Boston med. and surg. Journ. Vol. VIII. No. 25. p. 583.

Jahresbericht der gesammten Medicin. 1882. Bd. II. 39

Beneke (1) hat die **Länge und die Capacität des Darmcanals** (Dünndarms) bei einer Anzahl Individuen von verschiedenem Lebensalter gemessen. Bei der Längenmessung wurde der Rigor mortis berücksichtigt; bei der Messung der Capacität wurde der Darm unter einem mässigen, constanten Druck mit Wasser gefüllt, und dann das Quantum des letzteren bestimmt. Als allgemeines Resultat ergab sich, dass **sowohl die Länge als auch die Capacität des Dünndarms bei Kindern**, entsprechend dem grösseren Nahrungsbedürfnisse, **grösser ist als bei Erwachsenen.** Dieses erhellt aus folgenden Zahlen:

Setzt man die Körperlänge = 100, so erhielt B. für die Länge des Dünndarms folgende Tabelle: bei Neugeborenen 570, im zweiten Jahre 660, im dritten Jahre 550—600, im siebenten Jahre 510, bei vollendetem Wachsthum 450 und im dreissigsten Jahre 470. Berechnete B. die **Capacität** des Dünndarms auf 100 Pfund Körpergewicht, so fand sich, dass dieselbe vom 3. bis zum 12. Lebensjahre 5000—8000 Ccm., beim Erwachsenen dagegen zwischen 3700—4000 Ccm. betrug. Die aus diesen Verhältnissen gezogenen Schlussfolgerungen in Bezug auf Ernährung und Wachsthum liegen auf der Hand. Die **Magencapacität** gesunder Neugeborener hat B. zu 35—43 Ccm. bestimmt; nach 14 Tagen betrug dieselbe schon 153 bis 160 und bei 2jährigen Kindern 740 Ccm. Auch Monstrositäten hat B. beobachtet, so fand er bei einem Kinde eine Länge des Darms von nur 181 Ctm. und eine Magencapacität von nur 7,5 Ccm. Das Kind, ein Zwilling, starb 36 Stunden p. p. und hatte absolut keine Nahrung aufgenommen.

Haebner (2) hat bei seinem eigenen Kinde, einem Mädchen, welches bei der Geburt 3100 Grm. wog und 50 Ctm. lang war, vom ersten Lebenstage an bis zur völligen Entwöhnung (26. Woche) die bei jeder Mahlzeit **der Brust entnommene Milchmenge** durch die Wange bestimmt; ja in den ersten 20 Wochen wurde diese Menge sogar für jede einzelne Brust besonders gewogen. Vom Beginn der 22. Woche an wurde ab und zu etwas Kuhmilch in steigender Menge neben der Brust gegeben, im Laufe der 28. Woche war die Nahrung durch die Brust vollständig durch Kuhmilch ersetzt. Wir geben aus den in tabellarischer Form mitgetheilten Einzelwägungen folgende Zahlen:

1. Woche.	Tägliche Milchmenge.	Woche.	Mittlere tägliche Milchmenge.
1. Tag.	20 Grm.	14.	850 Grm.
2. „	176 „	15.	835 „
3. „	265 „	16.	760 „
4. „	420 „	17.	795 „
5. „	360 „	18.	883 „
6. „	374 „	19.	888 „
7. „	428 „	20.	847 „
Woche.	**Mittlere tägliche Milchmenge.**	21.	870 „
		22.	870 „
2.	479 Grm.	23.	870 „
3.	550 „	24.	807 „
4.	594 „	25.	969 „
5.	663 „	26.	994 „
6.	740 „	27.	1081 „
7.	850 „	28.	1120 „
8.	835 „	29.	1123 „
9.	766 „	30.	1195 „
10.	818 „	31.	1097 „
11.	742 „	32.	1069 „
12.	808 „	33.	1104 „
13.	817 „	34.	1100 „

Die Abnahme des Milchquantums in der 16. Woche rührte von einem fieberhaften, Gastro-intestinalcatarrh der Mutter, bei völligem Wohlbefinden des Kindes, her.

Folgende Tabelle giebt einen Vergleich der täglich im Durchschnitt gemessenen Milchmengen nach Lebenswochen mit dem jedesmaligen Körpergewichte am Ende jeder Woche.

Lebenswoche.	Körpergewicht am Ende der Woche. Grm.	Tägliche Milchmenge in Proc. des Körpergewichts.	Lebenswoche.	Körpergewicht am Ende der Woche. Grm.	Tägliche Milchmenge in Proc. des Körpergewichts.
1.	3039	9,5	18.	6216	14,2
2.	3351	13,3	19.	6360	14,0
3.	3394	16,5	20.	6370	13,3
4.	3670	16,0	21.	6640	13,1
5.	3961	16,7	22.	6670	13,0
6.	4261	17,6	23.	6690	13,0
7.	4581	17,6	24.	6740	12,0
8.	4793	17,4	25.	6960	13,7
9.	4968	15,4	26.	6960	14,2
10.	5133	15,9	27.	7080	15,4
11.	5343	14,1	28.	7100	16,7
12.	5390	14,9	29.	7465	16,4
13.	5510	14,9	30.	7650	15,6
14.	5666	15,0	31.	7800	14,1
15.	5790	14,4	32.	7830	13,2
16.	5850	13,0	33.	7920	13,9
17.	6020	13,2	34.	8040	13,6

Bei normalen Verhältnissen der Brüste lieferte, mit wenigen Ausnahmen, die linke Brust ein etwas grösseres Milchquantum. Es erklärt sich dieses daraus, dass in der ersten Woche das Kind meist nur an diese Brust bei einer Mahlzeit angelegt wurde und mehr Mahlzeiten an dieser Brust als an der rechten bekam; als später der Versuch gemacht wurde die rechte Brust zuerst in Angriff zu nehmen, überwog das Milchquantum in dieser. In einer weiteren Tabelle findet man die **durchschnittliche Grösse** (Maximum und Minimum) **der einzelnen Mahlzeiten** und die **durchschnittliche Zahl** derselben in den verschiedenen Wochen. Die durchschnittliche Grösse der Mahlzeiten stieg von der ersten Lebenswoche an von 30 Grm., mit geringen Ausnahmen, stetig bis auf 220 Grm. in der 30. Woche; ihre durchschnittliche Zahl betrug in der ersten Woche 6,6, stieg in der 2. und 3. auf 7,1, von da ab schwankte dieselbe bis zur 30. Woche zwischen 6,3 und 4,3. Die **Dauer der einzelnen Mahlzeiten** war im Mittel 20 Minuten, Minimum 10, Maximum 35 Minuten. Der **Körpergewichtsverlust** in den ersten 30 Lebensstunden betrug 145 Grm., wovon der grössere Theil, mit 120 Grm., schon innerhalb der ersten 8 Stunden stattfand; die Gewichtszunahme erfolgte schon im Laufe des 2. Tages, schritt aber nur langsam voran; das Initialgewicht wurde erst am 8. Tage wieder erreicht. Der Abfall der Nabelschnur erfolgte am 4. Tage. Die Nabelschnur war erst nach Aufhören der Pulsation unterbunden worden, die Nahrung der Mutter während des Puerperiums war bland und reizlos, aber kräftigend. Das **Körperge-**

wicht, welches in der letzten Tabelle bis zur 34. Woche bereits mitgetheilt ist, stieg in der 35. auf 8100 Grm. und erreichte am Ende der 52. Woche 9470 Grm.; das Ansteigen desselben war ein stetiges, mit Ausnahme der 40.—42. Woche, wo ein Stillstand, resp. kleiner Rückgang stattfand während des Durchbruchs der ersten 4 Schneidezähne. Nach Monaten berechnet, ergeben sich für die Körpergewichtszunahme und die tägliche Durchschnittszunahme folgende Zahlen:

Monat	Absolute Gewichtszunahme.	Tägliche Durchschnitts-Zunahme	Monat	Absolute Gewichts-Zunahme	Tägliche Durchschnitts-Zunahme
	Gramm	Gramm		Gramm	Gramm
1.	735	24,5	7.	695	22,5
2.	1095	36,5	8.	420	14,0
3.	610	20,3	9.	270	9,0**
4.	470	15,6	10.	310	10,3
5.	580	19,3	11.	490	16,3
6.	325	10,8*	12.	300	10,0

* Entwöhnung. ** Ei, Fleischbrühe und Zwieback.

In einer weiteren Tabelle ist die wöchentliche Gewichtszunahme in Vergleich gebracht mit der während der Woche verbrauchten Milchmenge, und zwar ist die Zunahme auf je 1000 Grm. Milch berechnet. Nach dieser Berechnung war die Gewichtszunahme bei H.'s Kind stets grösser als bei demjenigen Ahlfeld's. Zum Schlusse bringt H. noch die Maasse des Längenwachsthums seines Kindes innerhalb des ersten Lebensjahres. Am Ende der 52. Woche betrug die Länge 72 Ctm., somit Zunahme im ersten Lebensjahr um 22 Ctm. Die grösste Zunahme des Längenwachsthums fällt, wie bei der Körpergewichtszunahme, in die früheren Lebensmonate. Im ersten Vierteljahr betrug dieselbe bereits 10 Ctm.; in den ersten 16 Wochen hatte das Kind bereits die Hälfte des Längenwachsthums der 52. Woche um ein Geringes überschritten.

Conrad (3) empfiehlt zur Bestimmung der Güte der Frauenmilch folgende mit einem wenig kostspieligen Apparate bei einiger Uebung in 10—15 Minuten ausführbare Methode als die beste:

Die Milch werde 2—3 Stunden nach dem letzten Stillen durch Druck mit Zeigefinger und Daumen aus der Brust in einer Menge von 10—200 Ccm. ausgepresst. Nachdem man die Reaction mit Lakmuspapier geprüft, die C. stets alkalisch fand (bei 150 Frauen; niemals war dieselbe amphoter), soll man das spec. Gewicht mit einem in kleinerem Maassstabe verfertigten Lactodensimeter nach Quevenne (nothwendige Milchmenge im Minimum 10 Ccm.) prüfen.

Bei 15° C. fand C. das spec. Gewicht in 150 normalen Fällen im Mittel zu 1031 (Minimum 1025, Maximum 1035), in 2 pathologischen Fällen zu 1020 und 1049. Bei der vorzunehmenden microscopischen Prüfung sollen die Milchkügelchen wohl geformt, von einander getrennt, von 0,0088—0,0195 Mm. gross sein und die mittelgrossen vorwiegen. Endlich soll man den Fettgehalt durch den Lactobutyrometer von Marchand bestimmen, wobei eine normale Milch 4—7 Grade, d. h. 3—4 pCt. Fett enthalten soll. In den Lactobutyrometer, eine unten verschlossene, graduirte Röhre, werden 5 Ccm. Frauenmilch gebracht, welcher ein Tropfen Natronlauge von 1,3 spec. Gewicht zur Neutralisirung etwa vorhandener Milchsäure zugesetzt wird. Die Glasröhre wird alsdann bis zu einer bestimmten Marke mit rectificirtem Aether gefüllt und gut durchgeschüttelt. Hierauf erfolgt abermals ein Zusatz von Alcohol von 90 pCt. bis zu einer gewissen Marke, und nach wiederholtem sorgfältigem Schütteln wird das kleine Instrument senkrecht in warmes Wasser von 35—40° C. gestellt (hierzu hat C. ein kleines Wasserbad mit Spirituslampe construirt) und die Höhe der Fettschichte, wenn dieselbe nicht mehr zunimmt (meist nach 15 Minuten, oft früher) durch Ablesung bestimmt.

Die Berechnung der Fettmenge erfolgt nach folgender Formel: 12,60 + n Theilstriche × 2,33 (? 8); 160 Proben Milch von 60 Frauen im Alter von 18 bis 36 Jahren, 4 Tage bis 10 Monate nach der Entbindung untersucht, ergaben einen mittleren Fettgehalt von 3,408 pCt., Minimum 2,891 pCt., Maximum 5,454 pCt. Ein Vergleich mit der chem. Analyse in 14 Fällen ergab, dass der Lactobutyrometer im Mittel 92,24 Procent (Minimum 88,59 pCt. — Maximum 98,86 pCt.) des in der Frauenmilch enthaltenen Fettes angiebt.

Nur durch die Combination dieser verschiedenen Untersuchungen verschaffe man sich eine für den beabsichtigten Zweck nothwendige Kenntniss der Beschaffenheit der Frauenmilch. Die Fettprobe bestimme nur den Fettgehalt, während das spec. Gewicht das Urtheil über den Gehalt an Eiweissstoffen und Milchzucker sichere. Das Verfahren sei auch bei der Kuhmilchprüfung anwendbar*).

Uffelmann (5) hat dadurch, dass er bei der Bestimmung des Fettgehaltes der Fäces gesunder Kinder neben dem Fett und den freien Fettsäuren auch die vorhandenen verseiften Fette durch nochmalige Extraction mit salzsäurehaltigem Alcohol berücksichtigte, höhere Ziffern erhalten, als andere Forscher. Auch legte U. ein besonderes Gewicht auf die möglichst feine Vertheilung der getrockneten Fäces (Verreiben derselben zu feinem Pulver, zuweilen unter Zusatz von feinem Sande) vor der Extraction mit Aether. In einzelnen Fällen wurde auch die Menge der an Kalk und Magnesia gebundenen Fette besonders bestimmt. Als Beobachtungsmaterial dienten 5 ausschliesslich an der Brust genährte, 2 mit verdünnter Kuhmilch und 1 mit Nestle-Mehl aufgefütterte, im ersten Lebensjahre stehende Kinder.

Der Fettgehalt der Fäces der 5 Brustkinder betrug bei I. (fortlaufende Untersuchung von der Geburt bis zur 26. Woche) im Durchschnitt aus 11 Bestimmungen 18,4 pCt der Trockensubstanz (Maximum 20,3 pCt., Minimum 16,5 pCt.), das Cholesterin (0,8 pCt. der Trockensubstanz) ist mit inbegriffen. Die absolute Menge des täglich ausgeschiedenen Fettes betrug zwischen der 10. und 15. Woche im Mittel 0,41 Grm., woraus hervorgeht, dass ungefähr 97,5 pCt. des in der Milch (täglich 800 Grm.) aufgenommenen Fettes verdaut wurde. Das Gesammtätherextract der Fäces des Brustkindes II. betrug in der 32.—39. Lebenswoche im Mittel 14,3 pCt. der Trockensubstanz der Fäces; bei dem Brustkinde III., welches an etwas Durchfall litt, betrug derselbe am 8. Lebenstage 37,0 pCt., nach erfolgter Herstellung am 23. Tage 16,5 pCt. Die Fäces des Brustkindes IV. enthielten zwischen dem 131.—150. Lebenstage im Mittel 14,8 pCt. Fett in der

*) 2 Lactobutyrometer mit Lactodensimeter in Holzetui liefert Mechanicus Desaga in Heidelberg zu 5 Mark.

Trockensubstanz (Minimum 12,9 pCt., Maximum 17,4 pCt.; bei V. (42 Tage alt) 10 pCt. Eine gesonderte Bestimmung der verseiften Fette bei dem Brustkinde IV. ergab für dieselben die Ziffer von 1,0—1,3 pCt. der Trockensubstanz. Demnach nimmt U. den Fettgehalt der Fäces gesunder Säuglinge zu 30 pCt. der Trockensubstanz in maximo an, das Minimum wagt er nicht anzugeben. Der Einfluss des Zustandes des Digestionsapparates auf den Fettgehalt der Fäces erhellt aus der Beobachtung, dass, als das Kind IV. im 8. Monate an febriler Bronchitis und Darmcatarrh erkrankte, der Fettgehalt am Tage der Erkrankung auf 40,7 pCt. stieg und 9 Tage nach der Wiederherstellung bis auf 15,2 pCt. wieder herabsank. Bei dem Brustkinde I. machte sich der Einfluss der Dentition (etwas Unruhe und dünnere flockige Stühle bei normalem Appetit) durch eine Vermehrung des Fettgehaltes auf 24,2 pCt. der Trockensubstanz bemerklich. Die Ergebnisse bei den künstlich ernährten Kindern waren folgende: Kind I. Ernährung vom 1. Tage an mit 1 Theil Kuhmilch und 3 Theilen Wasser; der Fettgehalt war höher als bei den Brustkindern, Maximum 35,8 pCt., Minimum 13,6 pCt. Bei Vermengung der Milch mit Griesschleim (6 Th. Milch, 2 Th. Schleim in der 18.—26. Woche) wurden die Fäces weniger fetthaltig, d. h. es wurde das Fett besser ausgenutzt; bei reinem Wasserzusatz verdaute das Kind 94,2 pCt. und bei Schleimzusatz 96,58 pCt. des in der Nahrung aufgenommenen Fettes. Der Gehalt an fettsauren Erden war grösser als bei den Brustkindern, 2,9 resp. 1,6 pCt. des Trockenrückstandes. — Kind II. 10 Monate alt, erhält Kuhmilch mit Wasser, später mit Griesschleim. Der mittlere Fettgehalt betrug nur 10,9 pCt., wohl weil die Kuhmilch nur wenig, nämlich 2,3 bis 2,8 pCt., Fett enthielt. Von dem genossenen Fett wurden 97,4 pCt. verdaut. Diese Fäces waren besonders reich an Seifenverbindungen, welche sogar reichlicher vorhanden waren als die Fette und freien Fettsäuren. — Kind III. 25 Wochen alt, wird ausschliesslich mit Nestle-Mehl ernährt (täglich 200 Grm.). Mittlerer Fettgehalt des Trockenrückstandes 4,9 pCt. Eine Rechnung ergab, dass der Fettgehalt aus Nestle's Mehl bis auf 92,9 pCt. ausgenutzt wurde. Die Analyse diarrhoischer Fäces eines mit Nestle-Mehl genährten Kindes ergab 13 pCt. Fett.

Aus diesen Untersuchungen geht hervor, dass der Fettgehalt der Fäces von Kindern im ersten Lebensjahre abhängig ist vom Fettgehalt der Nahrung, von der Verdaulichkeit derselben und dem individuellen Assimilationsvermögen des Kindes. Ein grösserer Fettgehalt der Fäces traf stets mit saurer Reaction derselben zusammen, und konnte ein abnormer Fettgehalt immer auf catarrhalische Störungen im Digestionsapparate zurückgeführt werden. Von grösster Wichtigkeit für Hygiene und Pathologie ist nach U.'s Meinung die Ausnutzung des mit der Nahrung eingenommenen Fettes. Dabei müsse man aber die normalen Mengen der Erdseifen in den Fäces berücksichtigen, die oft in relativ grosser Menge sich vorfinden und über welche die microscopische Untersuchung keinen Aufschluss bringen könne. Viele der sogen. Caseinklümpchen beständen zum grossen Theile aus solchen Verbindungen; die Wichtigkeit des Kalkes für den kindlichen Organismus sei aber anerkannt.

Sommer (6) hat zahlreiche Temperaturmessungen bei Neugeborenen (im Anus) vorgenommen und fand in 101 Fällen die Körperwärme unmittelbar nach der Geburt vor der Abnabelung im Mittel $=$ 37,72 ° C.; die Temperatur der Knaben war im Mittel $=$ 37,74 ° C., die der Mädchen war 37,69 ° C. Theilt man die Kinder in 3 Categorien, schwache, mittelstarke und kräftige, so ergiebt sich, dass die schwachen Kinder höhere Temperaturen hatten als die kräftigen, die mittelstarken aber die höchste Körperwärme zeigten. Vergleicht man jedoch die Temperatur der Kinder mit derjenigen der Mütter, so ergiebt sich, dass die Mütter der schwächer entwickelten Kinder eine höhere Temperatur hatten, als diejenigen der kräftigen Kinder; ein Vergleich der Temperaturdifferenz zwischen Müttern und Kindern führt aber zu dem Schluss, dass die kräftig entwickelten eine relativ höhere Temperatur hatten als die schwächlichen. Das Minimum der Körperwärme der Kinder war $=$ 37,0 ° C., das Maximum 38,5 ° C. Ein Vergleich zwischen der Temperatur im Rectum der Mütter und Kinder ergab, dass 80 mal das Kind wärmer war, 7 mal wurden beide gleich warm gefunden und 14 mal war die Mutter wärmer; im Mittel war die Temperatur der Mutter um 0,21 ° C. niederer. Bei Zwillingen fand S. den einen um 0,3 ° C. wärmer als den anderen, und in 9 Fällen von Steisslagen und möglichem directen Vergleich der Temperatur war diejenige der Kinder ebenfalls höher als die der Mutter. Hieraus schliesst Verf. mit Bärensprung auf eine eigene Wärmeproduction des Fötus im Mutterleibe. — Gleich nach der Geburt fängt die Temperatur an zu sinken, oft um mehrere Grade; unter 10 Fällen wurde das Minimum 4 mal in 2 Stunden, 2 mal in 4 Stunden und 4 mal nach dem ersten Bade erreicht. Der mittlere Temperaturabfall (101 Fälle) betrug 1,87 ° C. nach dem ersten Bade (bei Knaben 1,44 ° C., bei Mädchen 2,29 ° C.), Maximum 4,1 ° C. Bei einem asphyctisch geborenen aber bald belebten Kinde fand eine Erhöhung der Temperatur nach dem Bade um 0,4 ° C. statt. Der Abkühlung durch das erste Bad schreibt S. etwa 0,57 ° C. (Mittel aus 25 Beobachtungen) zu, der Rest von 1,3 ° C. sei der Abkühlung durch das umgebende Medium zuzuschreiben. Das stärkste Sinken der Temperatur zeigte sich bei asphyctischen Kindern.

Um die Temperaturverhältnisse in den ersten Lebenstagen zu bestimmen, wurden bei einer Anzahl von Kindern 3stündl. Messungen (resp. 21stündige) bis zur Entlassung gemacht. Von dem tiefsten Abfall an beginnt die Temp. wieder allmälig, manchmal auch in raschen Sprüngen, zu steigen, um am 2. Tage p. p. zur Norm zu gelangen, vom 3. bis 4. Tage an treten kleine Remissionen ein, allein immer weiter sich erhebend erreicht sie am 8. bis 9. Tage das Maximum. Schwächliche Kinder haben durchschnittlich etwas niedrigere Temperatur. Aus 26 Messungen vom 2. bis 5. Tage ergab sich in Bezug auf die Tagesschwankungen der Temp., dass dieselbe Abends im Durchschnitt etwas höher ist als am Morgen, wo sie 37,01 ° C. beträgt; die mittlere Mittagstemp. war 37,27 ° C., die Abendtemp. 37,24 ° C., die Nachttemp. wurde (in 10 Fällen) um 0,5—0,3 ° C. niedriger gefunden als die Mittagstemp. Als mittlere Temp. für den 2.—5. Tag fand S. 36,95 ° C. Nahrungsaufnahme erhöht die Temp., vor dem Trinken fand Verf. die Temp. 36,8 °, gleich nach demselben 36,92 °, eine halbe Stunde später 36,79 ° C. Der Unterschied zwischen natürlich und künstlich ernährten Kindern war unbedeutend. Zahlreiche Tabellen und Curven, sowie Vergleiche mit den Ergebnissen anderer Beobachter sind der Arbeit beigefügt.

Osler (7) beobachtete bei einem 3jähr. wohlgenährten Mädchen, welches keine Spur von Rachitis an sich trug, bei vollkommen geschlossener Fontanelle ein lautes, hohes, systolisches Geräusch überall am Kopfe, am stärksten in der Schläfengegend, auch in den Carotiden war es hörbar, bei deren Compression es verschwand. Kein Herzfehler. Die Mutter hatte das Geräusch schon bei dem Kinde bemerkt, als es 1 Jahr alt war, ja das Kind selbst schien es zeitweise zu hören. Auch als das sonst vollkommen gesunde Kind 7 Jahre alt war, wurde das Geräusch noch vernommen, doch verschwand es zuweilen auf Augenblicke. Im Gegensatze zu diesem Falle, in welchem das systolische Hirngeräusch so lange hörbar war, hat Verf. dasselbe auch bei einem starken, wohlentwickelten Kinde schon vom 4. Lebensmonate bis zum 22. ununterbrochen andauernd wahrgenommen. Der Verf. ist daher nicht geneigt, dem Geräusche eine pathologische Bedeutung zuzuschreiben, doch fand er dasselbe allerdings vorzugsweise bei schwachen und rachitischen Kindern; unter 60 untersuchten Kindern bis zum 3. Jahre traf er das Geräusch 8 mal, 1 mal bei chron. Hydrocephalus und 1 mal bei chron. Intestinalcatarrh mit Rachitis, die übrigen Kinder waren anscheinend gesund.

Winternitz (8) berichtet von einem zarten, nervösen Knaben, der grosse hypertrophische Tonsillen hatte, bei welchem das leichteste Trauma am Kopfe, Blässe des Gesichts, langsamen Puls, Erbrechen und nachfolgende Kopfschmerzen hervorbrachte. In solchem Zustande trat eine unbedeutende Angina, Schnupfen, verstopfte Nase, Erbrechen und Diarrhoe ein. Beim Einschlafen zeigte der Knabe das Cheyne-Stokes'sche Respirationsphänomen mit Intermissionen bis zu 12 Secunden. Die Pupillen waren dabei verengt. Bei völligem Erwachen verschwanden die Erscheinungen, um beim Einschlafen wieder aufzutreten. Dauer 12 Stunden. Verf., Anhänger der Traube'schen Theorie, glaubt, dass die Erkrankung der Unterleibsorgane und dadurch bedingte bedeutende Erweiterung der Unterleibsgefässe, die Ursache der Gehirnanämie gewesen sei, und schlägt deshalb zur Bekämpfung des Symptoms mechanische Compression des Unterleibs, um den gesammten Blutdruck zu erhöhen, vor.

Eine fast unglaubliche Toleranz gegen Morphium beobachtete Little (9) bei einem bald nach der Geburt an Kniegelenksentzündung erkrankten Knaben unter 1 Jahre.

Schon in den ersten Lebenswochen wurden der Schmerzen wegen kleine Dosen von Tinct. opii benzoica (Paregoric) gegeben, später gewöhnliche Opiumtinctur tropfenweise in steigender Dosis, dann wurde zu „Magendie's Solution of morphia" übergegangen, von welcher im Alter von 6 Monaten bis zu 3 Unzen, die 32 Gran Morph. sulpharic. enthielten, innerhalb 24 Stunden gegeben wurden. Allmälig wurden die Dosen verringert, nachdem der Kniegelenksabscess geheilt war. Die Ernährung war dabei eine gute geblieben, das Kind wog im Alter von 1 Jahre 18 Pfund, seine Intelligenz war normal.

Kormann (10, 11 u. 12) empfiehlt das Apomorphinum hydrochloricum auf Grund von 76 Fällen von Bronchialcatarrhen, Bronchiolitis, catarrh. Pneumonie, Pseudocroup und Diphtheritis faucium et laryngis, in welchen das Mittel angewandt wurde, wegen seiner die Verflüssigung des Schleims in den Bronchien bewirkenden Eigenschaft. Die Dosen, die er anwandte, waren folgende: bei Kindern unter 1 Jahr giebt K. 0,001 Grm. pro dosi, steigt mit jedem Lebensjahre um 0,0005 Grm., so dass die Einzeldosis im 11 Jahre 0,006 Grm. beträgt, von da an steigert er die Dosis mit jedem Jahre um 0,001 Grm., so dass mit dem 15. Lebensjahre 0,01 Grm. pro dosi erreicht wird. Die Dosis pro die beträgt das 10fache der Einzeldosis. Einigemale sah K. bei diesen Gaben Erbrechen, auch Collapsus und Pupillenerweiterung eintreten. Alsdann soll man die Einzeldosis verringern. Auch eine cumulative Wirkung des A. hydr. hat K. einzelne Male beobachtet. Einige Male trat bei fieberlosen Patienten, oder nach dem Abfall der Temperatur Pulsverlangsamung ein. Bei muskelschwachen Kindern setzt K. der Mixtur einige Tropfen Liq. ammon. anisat. zu.

Die von Kapesser und Klingelhöfer empfohlene Einreibungen von Schmierseife hat K. in 13 Fällen (6 Fälle von Eczem des Körpers, 1 Fall von Eczema capillitii, 3 Fälle von Drüseninfiltrationen, 2 Fälle von Mesenterialdrüsenleiden und 1 Fall von scrophul. Lungenspitzeninfiltration) angewendet; der Erfolg war bei Eczem- und Drüseninfiltration ein sehr guter, bis auf 1 Fall, in dem die Cur versagte. Auch schon erweichte Drüsenanschwellungen wurden zurückgebildet, und selbst in einem Falle von Mesenterialdrüsenerkrankung war eine Besserung eingetreten; bei einem 8jähr. Mädchen mit Coryza, Lymphdrüsenschwellung am Halse und Spitzeninfiltration der Lungen, war letztere nach 14tägiger Cur unter Zunahme der Körperfülle geschwunden. Die Anwendung bestand in 1maliger täglicher Einreibung von 1 Theelöffel Schmierseife vor dem Schlafengehen und Abwaschen derselben am Morgen, bis Röthung und Jucken der eingeriebenen Stelle eintrat, worauf eine andere Stelle in Angriff genommen wurde. Begonnen wurde an einer der Erkrankung zunächst liegenden Hautpartie.

Kaulich (13) bringt auf Grund einer eigenen Beobachtung die von Hauke (vergl. d. Jahresb. pro 1877, S. 611) vorgeschlagene pneumatische Therapie in empfehlende Erinnerung.

Ein 4jähr., mit hochgradiger rachitischer Verbildung des Brustkorbs behaftetes, an chron. catarrh. Pneumonie beider unteren Lungenlappen leidendes, sehr atrophisches Kind wurde täglich längere Zeit einer successiv von 8 bis auf 16 Mm. Quecksilber ansteigenden Luftverdünnung in der pneumat. Wanne unterworfen; nach 3monatlicher Behandlung war die Thoraxverkrümmung theilweise zur Ausgleichung gekommen (Nachweis durch eine stethograph. Curve der Athembewegungen am Sternum und den seitlich eingeknickten Partien des Brustkorbs), die Lungenaffection war verschwunden, das Körpergewicht hatte um 1000 Grm. zugenommen.

Hagenbach (14) empfiehlt das von Zimmer in Frankfurt a. M. bezogene Chininum amorphum tannicum, welches sehr wenig bitter schmeckt und billig ist (Preis 30 Fcs. für 500 Grm.) gegenüber den anderen Chininpräparaten, welche von den Kindern häufig wegen des Geschmacks ausgespien werden, in der Kinderpraxis.

Durch nachfolgenden Alcoholgenuss (Wein, Cognac) wird nach den Untersuchungen von Becker (Bonn 1879) dessen Resorption im Magen befördert. H., welcher im Chinin das beste Mittel gegen Keuchhusten erblickt, hat das Chin. tannic. mit Erfolg in dieser Krankheit, analog den Erfahrungen Becher's, angewendet. H. giebt das Mittel tägl. 2mal, und zwar in der Dosis von soviel Decigrammen, als das Kind Jahre zählt. Schon in wenigen Tagen erfolgt Abnahme der Häufigkeit und Zahl der Hustenanfälle und hört das Erbrechen auf. Bei Anwendung des Chin. tannic. im Stadium catarrhale konnte H. das Krampfstadium im Keime ersticken. Als Antipyreticum hat H. das Mittel in 15 Fällen von Abdominaltyphus und 10 Scharlachfällen angewendet, auch bei Phthisis und Erysipelas (ein paar Hundert Einzelbeobachtungen), und zwar in folgender Dosis; bis zu 1 Jahr 1,0 Grm., von 1—3 J. 1,5—2,0 Grm., 3—5 J. 2,0 Grm., 5—10 J. 3,0—4,0 Grm., 10—15 J. 4,0 Grm. auf einmal, oder höchstens auf zweimal mit halbstündiger Pause; H. glaubt, dass ohne Nachtheil die Dosis noch gesteigert werden könne. Die einzige Schwierigkeit bei der Verabreichung ist das grosse Volum des Mittels, bei grösseren Dosen muss man dieselben theilen. Nachher wird Eiergrog oder Malaga gegeben. Die antipyretische Wirkung ist zweifellos, sie tritt aber später ein, der Fieberabfall hält jedoch länger an als bei Chinin. sulfur. und namentlich Natr. salicyl. Das Ohrensausen ist viel geringer, Delirium, Aufregung kamen niemals vor. Bei Typhus bemerkte man Nachlass der Diarrhöen; der Appetit wird nicht alterirt. Bei schweren Fällen kommt man jedoch mit dem Mittel nicht immer zum Ziele. Alsdann empfiehlt H. eine Combination von Chin. tannic. mit Natr. salicylicum in der Weise, dass Vormittags die volle Dosis Chin. tann., Abends eine verhältnissmässig kleine Dosis Natr. salicyl. gegeben wird.

Demme (15) hat Natr. benzoic. bei Diphtheritis allein (12 Fälle) und bei Scharlachdiphtheritis (15 Fälle) theils innerlich (5—20 Grm. pro die), theils äusserlich, resp. local als Insufflation und bei hochgradiger Schwellung der Lymphdrüsen des Halses als subcutane Injection (5 Grm. auf 10 Aq.) in die Retro- und Submaxillargegend, ja sogar in die geschwellten Tonsillen selbst angewendet und fand, dass dieses Mittel ein wirksames Antimycoticum sei, welches bei seiner äusseren Anwendung alle bis jetzt gegen Pilzinfection angewendeten Arzneistoffe übertreffe, dagegen werde ein directer febriler Temperaturabfall, wie bei Chinin- und Salicylsäure durch dasselbe nicht erzielt, wohl aber eine successive Herabsetzung der Körpertemperatur und bei consequenter Verabreichung grösserer Gaben (2,5 Grm. pro die bei 3—6 monatlichen Kindern bis zu 12,5 und 15 Grm. pro die bei 8—15jährigen) eine Steigerung der Intensität der Herzcontractionen unter Abnahme der Pulsfrequenz und Vermehrung der Harnabsonderung.

Der Versuch der Anästhesirung der Kinder bei chirurg. Operationen in 23 Fällen durch Chloramyl (Sandford), d. h. durch eine Mischung von 100 Grm. Chloroform und 1 Grm. Amylnitrit, ergab, dass die Anästhesirung etwas später eintrat, als bei der Anwendung von Chloroform allein. Puls und Athmung blieben regelmässig, üble Zufälle traten nicht ein.

In 2 sehr lesenswerthen, zu auszüglichen Mittheilungen jedoch nicht geeigneten Aufsätzen schildert Uffelmann (16) zunächst dasjenige, was in verschiedenen Ländern für die Erhaltung der Gesundheit der Kinder durch öffentliche und private Belehrung geleistet wird und werden soll, was in Beziehung auf die Hygieine des Kindesalters für Anforderungen zu stellen und wie dieselben zu erfüllen sind.

In ausführlicher Weise beschreibt U. (17) ferner die Entstehung und die Einrichtung der zur Pflege unbemittelter scrophulöser und schwächlicher Kinder in verschiedenen Ländern bestehenden Anstalten, besonders werden die günstigen Resultate der Behandlung scrophulöser Kinder in den Seehospizen hervorgehoben, und betont Verf. mit Recht, dass die Heilung solcher Kinder eine Angelegenheit des öffentlichen Wohles sei.

Als eine der hervorragendsten Erscheinungen auf dem Gebiete der gegenwärtig so vielfach erörterten Frage der Ernährung der Säuglinge müssen wir die Schrift von Biedert (18) hervorheben, in welcher der auf diesem Felde rastlos thätige Verf. den Versuch macht, auf Grund eigener und fremder Forschungen das bis jetzt fast ganz empirische Gebiet der Kinderernährung auf wissenschaftlicher Grundlage aufzubauen. Die von dem Verf. festgehaltene Grundanschauung bei der künstlichen Ernährung der Säuglinge tritt in dem Satze hervor, dass jeder einzelne Bestandtheil der Muttermilch in seinem Verhalten im Allgemeinen und gegenüber den Verdauungsorganen kennen zu lernen sei und dass man danach bei jedem entsprechenden Bestandtheile eines anderen Nahrungsgemisches genau zu untersuchen habe, in wie weit er jenen qualitativ und dann erst in wie weit er ihn quantitativ zweckmässig zu ersetzen im Stande sei. Der reiche Inhalt der mit einem ausführlichen Literaturverzeichnisse versehenen Schrift gestattet eine auszugsweise Mittheilung an dieser Stelle nicht.

Monti (19) ist der Ueberzeugung, dass zur Verdauung des in der Kuhmilch enthaltenen Caseins eine bestimmte Menge von Fett nothwendig sei und erachtet es deshalb für eine unerlässliche Bedingung, dass bei der Verdünnung der Kuhmilch das Verhältniss zwischen Casein- und Fettmenge nicht gestört werde. M. hat das künstliche Rahmgemenge Biederts zunächst einer Prüfung unterworfen und namentlich das spec. Gewicht und den Buttergehalt der verschiedenen Verdünnungen desselben mit Wasser und allmäligem Zusatze von Kuhmilch untersucht. Ein Th. künstl. Rahms mit 16 Th. Wasser hatte ein spec. Gewicht von 1020—21 und einen Buttergehalt von 1,959 pCt. (Lactobutyrometer von Marchand); bei Zusatz von 15 Th. Kuhmilch stieg ersteres auf 1026, letzteres bei 16 Th. Milch auf 2,658 pCt. Die verwendete Milch hatte ein spec. Gew. von 1030—31 und einen Fettgehalt von 2,5—3,357 pCt. Die Reaction des Gemisches war alkalisch. M. hat das künstliche Rahmgemenge in 33 Fällen angewendet und dabei folgende Ergebnisse erzielt:

I. In 5 Fällen (Privatpraxis) als ausschliessliches Nahrungsmittel bei Neugeborenen. In 2 Fällen wurde das Rahmgemenge nicht ertragen, es erfolgte Dyspepsie und Darmcatarrh und musste eine Amme genommen werden. In den übrigen waren die Gewichtszunahmen etwas geringer als normal.

II. In 6 Fällen bei Säuglingen in den ersten 3 Lebenswochen (allgemeine Poliklinik) die vorher mit andern Nahrungsmitteln ernährt, an chron. Dyspepsie und Darmcatarrhen litten, und deren Körpergewicht bedeutend unter dem normalen war. Es trat in allen Fällen Heilung nach 6—17 Tagen ein, und wurde das Rahmgemenge nach der Heilung als Nahrungsmittel fortgereicht, und zwar in einem Falle bis zum Alter von 7 Monate und 20 Tagen. Leichte Recidive traten wohl ein, aber kein letaler Ausgang. Die Ernährung nahm nach der Heilung mehr oder weniger rasch zu und wurden z. Th. ganz erfreuliche Gewichtszunahmen constatirt.

III. In 15 Fällen als diätetisches Mittel, um vorhandene Erkrankungen des Darmcanals namentlich bei Säuglingen im Alter von 14 Tagen bis 4 Monaten zu beseitigen, bis zur erfolgten Heilung. Alle K. waren vorher auf fehlerhafte Weise künstlich ernährt worden. Alle hatten ein geringeres Körpergewicht als normal; in 13 Fällen trat Heilung ein, 2 sind gestorben, 1 an einem Recidiv des Darmcatarrhs, und 1 nach erfolgloser Behandlung des Darmcatarrhs am 28. Tage. Acht Fälle wurden in kurzer Zeit geheilt, in 3 Fällen schien das Rahmgemenge keinen erheblichen Einfluss auf die Behandlung auszuüben.

IV. In 2 Fällen (Privatpraxis) gleichzeitig mit Frauenmilch, weil letztere nicht ausreichte, bei Kindern im Alter von 3 und 4 Monaten mit entsprechendem Zusatze von Kuhmilch. Es erfolgte eine beträchtliche, die Norm überschreitende Gewichtszunahme der Kinder.

V. In 4 Fällen (Privatpraxis) zur Einleitung der Entwöhnung, bei 8—10 Monate alten Kindern mit entsprechendem und allmälig steigendem Zusatz von Kuhmilch. In 3 Fällen wurde sogleich das Rahmgemenge angewendet (2mal bei plötzlichem Abgewöhnen); in 1 war 8 Tage lang Kuhmilch gegeben worden, welche Kolik und Dyspepsie erzeugt hatte. In letzterem Falle trat Heilung nach 4 Tagen ein, in einem Falle erfolgte keine Gewichtsabnahme, in einem eine geringe, im dritten eine Gewichtszunahme. Der Verlauf der Entwöhnung war in diesen Fällen ein normaler. Obwohl M. geneigt ist, anzunehmen, dass die in dem Biedert'schen Rahmgemenge für Neugeborene enthaltene Caseinmenge von 1 pCt. für gesunde Säuglinge zu gering sei, so zieht er aus den obigen Beobachtungen dennoch den Schluss, dass das Rahmgemenge bei Neugeborenen mit weit besserem Erfolge als die andern Methoden der künstlichen Ernährung angewendet werde. Allerdings sei dasselbe kein absoluter Ersatz für die Frauenmilch. In vielen Fällen würden damit schwere Darmerkrankungen geheilt und sei die Mortalität bei dieser Ernährungsweise eine viel geringere als bei anderen Methoden der Ernährung und Behandlung. Dasselbe habe ferner einen beachtenswerthen Nährwerth, und auch bei der Entwöhnung, um die Kinder allmälig an die Kuhmilch zu gewöhnen, sei das Rahmgemenge zu empfehlen.

In dem der Natur der Sache nach vorzugsweise referirenden Aufsatze Uffelmann's (20) werden in klarer und übersichtlicher Weise diejenigen Arbeiten, welche speciell seit dem Erscheinen des I. Bandes des Gerhardt'schen Handbuchs auf dem Gebiete der Kinderernährung erschienen sind, resümirt. Bei dieser Gelegenheit bringt Verf. auch eine eigene Beobachtung, welche die Entstehung von Tuberculose bei einem Kinde durch lange fortgesetzten Genuss ungekochter Milch einer perlsüchtigen Kuh wahrscheinlich macht.

Derselbe Verf. (21) giebt folgende Vorschrift zur Bereitung von sogen. „Flaschenbouillon:"

250—500 Grm. möglichst entfettetes Rind- oder Kalbfleisch, in kleine, bohnengrosse Stücke zerschnitten, werden ohne jeglichen Zusatz in eine Flasche gebracht, welche verkorkt in warmes Wasser gestellt wird, welches langsam erhitzt und 35—45 Minuten lang nahe am Sieden erhalten wird. Es bildet sich in der Flasche eine gelbliche oder bräunliche trübe, schwach sauer reagirende Brühe, welche vom Fleische abgegossen und ausgeseiht verabreicht wird. Beim Stehen bilden sich 3 Schichten, eine flockige untere, darüber eine gelbliche Flüssigkeit, zu oberst eine Fettschicht (beim Kalbfleisch fehlt die flockige Schicht). Die Flocken bestehen aus Protein. Analyse der Rindfleischbrühe: 7,26 pCt. feste Bestandtheile, unter letzteren 5,53 pCt. organ. Substanz und zwar 3,69 pCt. Extractivstoffe, 0,37 pCt. Leim und 1,62 pCt. Protein, wovon ein Theil in Lösung sich befindet. Die Asche, 1,73 pCt. besteht vorzugsweise aus Kali mit PO_5 und Cl (0,71 pCt. Kali und 0,42 pCt. PO_5). Die „Kalbfleischbouillon" ist reicher an Leim und ärmer an Protein, enthält 7,85 pCt. feste Bestandtheile, darunter 5,77 pCt. organische Substanz, und zwar 2,95 pCt. Extractivstoffe, 1,95 pCt. Leim und 0,87 pCt. Protein; die Asche 1,58 pCt., enthält 0,51 pCt. Kali und 0,67 pCt. PO_5. Diese Flaschenbouillon empfiehlt U. bei Gastroenteritis im 1. und 2. Lebensjahr, neben einer Getreidemehlsuppe und Eiwasser unter Vermeidung von Milch. Die Rindfleischbouillon ist nach seiner Angabe ein unschätzbares Analepticum. Sie ist täglich frisch zu bereiten, und sollen Kinder von 5—6 Monaten davon alle 10—15 Minuten 1 grossen Theelöffel, ältere einen halben Esslöffel voll, 200—250 Grm. am Tage erhalten. Nach 2 Tagen wird die Bouillon in Griessuppe mit etwas Milch bis zum Uebergange zur reinen Milchkost gegeben. Diese Bouillon empfiehlt U. ferner bei intensiver Enteritis der kürzlich Entwöhnten, bei Dysenterie, Peritonitis und Typhlitis, überall wo man die Kräfte heben, aber consistente Nahrung vermeiden muss. Die Kalbfleischflaschenbouillon findet namentlich bei chronischen, mit allgemeiner Schwäche verbundenen Leiden, besonders bei Rachitis ihre Verwendung.

Nach Bollinger's Vortrage (22) ist zur Erzeugung einer gesunden, gleichmässig beschaffenen Kindermilch in erster Linie permanente Trockenfütterung der Milchkühe zu empfehlen. Als Trockenfutter ist zulässig leichtes Wiesen- und Kleeheu, Ohmet erster Qualität, daneben Getreideschrot oder Mehl u. Kleie,

Ausnahmsweise sind von andern Futtermitteln erlaubt Runkelrüben, frischer Oelkuchen und Palmkernkuchenmehl. B. giebt einer etwas fettärmeren Kuhmilch, deren Fettgehalt demjenigen der Frauenmilch näher steht, den Vorzug. Zur Erzeugung einer billigen Kindermilch könne jedoch auch Grünfütterung mit Weidebetrieb auf Weiden mit süssem Futter in Anwendung kommen. Grünfütterung im Stalle könne dann gestattet werden, wenn dieselbe eine gleichmässige Ernährung der Thiere ermöglicht. Der Uebergang von der Trockenfütterung zur Grünfütterung — resp. zum Weidegang soll allmälig erfolgen. Als nachtheilige Futtermittel zur Lieferung von Kindermilch seien im Allgemeinen solche zu verwerfen, welche erfahrungsgemäss Verdauungsstörungen der Kühe hervorbringen, ferner solche, welche der Milch eine wässerige oder zur Säuerung geneigte Beschaffenheit verleihen und endlich alle, welche der Milch einen abnormen Geschmack oder Geruch gäben. Hierher gehörten: saure, leicht gährende alcoholische Rückstände der technischen Gewerbe, wie Branntweinschlempe, Biertreber, Küchenabfälle u. dergl. Im Interesse der Kinderhygiene und der Landwirthschaft verlangt B. noch exacte Versuche in Bezug auf den Einfluss der letztgenannten Futtermittel auf die Qualität der Milch.

Haranger (24 und 25) empfiehlt auf Grund günstiger Erfahrungen den Gebrauch der Peptone („Conserve de peptone" und „Vin de peptone pepsique" von Chapoteaut) bei anämischen oder an Dyspepsie leidenden Ammen, deren Milch infolge dessen unzureichend ist. Bei 8 Säuglingen, deren Gewicht zuvor im Mittel kaum 25 Grm. im Tage zugenommen hatte, stieg, als die Amme dem Peptonregime unterworfen wurde, die tägliche, mittlere Gewichtszunahme bis über 40 Grm., während die Ammen ebenfalls dabei sichtlich gediehen.

Aus den in dem Aufsatze von Albrecht (26) enthaltenen Bemerkungen über die Ernährung der Neugeborenen, heben wir hervor, dass Verf. das Lactin (von Kunz in Wattwyl im Cant. St. Gallen) als Zusatz zur Kuhmilch bei der künstlichen Ernährung empfiehlt (1 Portion L. auf $^1/_4$ Liter Aq. als Zusatz zur Kuhmilch). Dasselbe enthält wesentlich Milchzucker, Bicarbonate und Chloride von Alkalien, vorzugsweise von Kali und wenig Phosphate, es erzeugt eine feinflockige Gerinnung des Kuhcaseins, obwohl A. nicht zu entscheiden wagt, ob dadurch auch die chemische Natur des letzteren verändert werde. Als Verdünnungsmittel der Kuhmilch verwirft A. den von Jacobi empfohlenen Gersteschleim als schwerverdaulich und stuhlhemmend, ebenso den Haferschleim als zu fett und Durchfall erregend.

Peters (27) hat die Faeces verschiedener Kinder chemisch und microscopisch untersucht und zwar 1) die Fäces von 6 gesunden, an der Brust genährten Kindern im Alter von 6—9 Wochen; 2) die Fäces von 4 dieser Kinder, welchen neben der Muttermilch etwa 40 Grm. eines Breies von „Cracker" (Zwieback) mit Wasser zubereitet gereicht wurde; 3) die Fäces von 2 gesunden, 6—8 Wochen alten, künstlich mit gleichen Theilen Kuhmilch, und Wasser nebst etwas Zucker genährten Kindern; 4) die Fäces derselben Kinder, welche zu der obigen Nahrung noch einen Zusatz von 15 Grm. Reismehl, mit Milch und Wasser zubereitet, erhielten; 5) die Fäces von 3 mit Milch und Wasser genährten Kindern, welchen noch ausserdem 20 Grm. von „Ridge's Food" als dünner Schleim mit Wasser bereitet, gereicht wurde (Ridge's Food besteht aus nicht gesiebtem Weizenmehl; dasselbe ist lange Zeit mit Wasser gekocht, wodurch eine nicht unerhebliche Menge von Stärke in Glycose übergeführt wird nebst einem kleinen Zusatze von Zucker und kohlensaurem Natron). Indem in Bezug auf das Detail auf das Original verwiesen werden muss, werden hier die Resultate summarisch mitgetheilt: 1) In den Fäces gesunder, an der Brust genährter Säuglinge kommt weder Albumin, noch Casein, Stärke oder Zucker in irgend erheblicher Menge vor, dagegen aber ist Fett, sowohl verseift als auch in Gestalt von Fettsäuren zweifellos in grosser Menge darin vorhanden; es muss dieses als normal angesehen werden. 2) Der Zusatz einer kleinen Menge von Stärkemehl zu der Nahrung solcher an der Brust genährter Kinder verursacht flüssige und übelriechende Ausleerungen und vermehrt die Absonderung von Schleim; es entgeht dabei entschieden ein Theil des Fettes der Verdauung (entgegengesetztes Resultat wie dasjenige Uffelmann's, s. o. Ref.). Ein grosser Theil der Stärke durchwandert unverändert den Darmcanal und findet sich in den Stühlen. 3) Die Fäces von Kindern, welche mit verdünnter Kuhmilch ernährt werden, enthalten mehr oder weniger Casein, jedoch niemals so viel als eine oberflächliche Betrachtung vermuthen lässt, dagegen verlieren solche Kinder mehr Fett durch die Stühle. 4) Der Zusatz von Stärkemehl zur Kuhmilch verhindert theilweise oder gänzlich den Verlust an Casein; allein es wirkt die unverdaute Stärke in anderer Weise ungünstig auf den Verdauungsprocess, besonders auf die Assimilation des Fetts. 5) Der Zusatz einer bei hoher Temperatur bereiteten alcalischen Mischung von Stärke und Glykose zur Kuhmilch verhütet den Verlust an Casein und scheint nicht den Abgang von Fett zu vermehren; das Nahrungsmittel selbst wird zum grössten Theile absorbirt.

II. Specieller Theil.

1. Allgemeinkrankheiten.

1) Archambault, De la fièvre typhoide chez les enfants; leçon recueillie par M. Chauffard. Gaz. méd. de Paris No. 4, 6 u. 8. — 2) Steffen, A., Zur Behandlung des Typhus im kindlichen Alter. Jahrb. f. Kinderheilk. N. F. XV. S. 335. — 3) Chanteteau, Charles, Contribution à l'étude de la fièvre intermittente chez l'enfant. Thèse de Paris. — 4) Heubner, Ein Fall von embolischer Pyämie bei einem 7wöchentlichen Kinde. Jahrb. für Kinderheilk. N. F. XV. S. 471. — 5. Smith, Mary, Ueber Rachitis fœtalis nach einer Beobachtung im Züricher Kinderspital. Ebendas. N. F. XV. S. 79. — 6) Vincent, Osman, Rachitic deformities. The med. Press and circ. Octob. 13. p. 303. (Enthält nur Bekanntes.) —

7) Lawrence, H. Cripps, On infantile Rickets. The Lancet. Oct. 2. p. 536. (Enthält nichts Neues.) — 8) Moncorvo, Du Rhumatisme chronique noueux des enfants et de son traitement. Traduit de Portugais et annoté par le Dr. E. Mauriac. Paris. — 9) Jacubasch, Tuberculose und hämorrhagische Diathese. Aus der Clinik des Prof. Henoch. Jahrb. f. Kinderheilk. N. F. XV. S. 167. — 10) Heubner, Otto, Casuistische Mittheilungen. Ein Fall von Diabetes mellitus im Kindesalter. Ebendas. N. F. XV. S. 158. — 11) Zit, Jos., Zur Casuistik der Carbolsäure-Intoxicationen bei Säuglingen. Arch. f. Kinderheilk. I. S. 445. — 12) Genser, Th. v., Vergiftung durch Carbolsäure nach äusserer Anwendung derselben bei einem 14 Tage alten Kinde. Ebendas. S. 459.

Archambault (1) hebt die grössere Häufigkeit des Abdominaltyphus bei Knaben hervor (unter 181 Fällen 112 Knaben und 69 Mädchen). Er ist ferner der Meinung, dass bei Kindern die Brustsymptome oft deutlicher hervortreten, so dass es bei denselben öfter zur Bronchopneumonie komme, eine Complication, die er am meisten fürchtet. In diagnostischer Beziehung betont A. den viel heftigeren Kopfschmerz bei Meningitis, worüber die Kinder, wenn sie alt genug sind, spontan klagen, während dieses bei Typhus nicht und nur auf Befragen geschehe. Bei der Behandlung verwirft er jedes schwächende Verfahren und befürwortet er Tonica. Kalte Bäder nach Brand fürchtet A. wegen der Neigung zur Bronchitis, er will dieselben nur ausnahmsweise bei andauernd hohen Temperaturen (von 41,0 ° C.) angewendet wissen, kühle Waschungen mit Wasser und Essig, kühle Einpackungen und laue Bäder hält er in der Regel für genügend.

Steffen (2) hat die Wirkungen von kalten Bädern, Natron salicyl. und Chinin in 148 Fällen von Abdominaltyphus und 30 Fällen von Typhus exanthematicus untersucht. I. Abdominaltyphus. Es wurden 48 Fälle mit kühlen Bädern und Chinin behandelt; meist wurde nicht von vornherein bei 15—20 ° R. gebadet, sondern in der Regel Bäder von 28 ° R. auf 22—20 ° abgekühlt, und von einer Dauer von 15—20 Minuten angewendet. Bei hohem abendlichem Fieber wurde 0,5 Grm. Chinin gegeben, oder eine subcutane Injection von Chinin gemacht. Die meisten Kranken waren im Alter von 6—12 Jahren. Die Entfieberung erfolgte in 30 Fällen 17 mal bis zum 7. Tage nach der Aufnahme in das Hospital. Gebadet wurde jedesmal, wenn die Temperatur wieder anstieg. Bei den abgekühlten Bädern betrug die Temperaturerniedrigung im Mittel 1,5—2.0 ° und war beträchtlicher als bei den ganz kalten Bädern; meistens war der Puls nach der Entfieberung verlangsamt. 1 mal bis auf 44 in der Minute, manchmal 1—2 Wochen lang, und zwar um so mehr, in je kürzeren Pausen gebadet worden war. Von den 48 Kranken starben 5, darunter 1 an Lungen-Tuberculose, demnach Mortalität nur 8 pCt. Die Exitus letalis war stets durch Complicationen bedingt. St. huldigt der Ansicht, dass kalte oder kühle Bäder die Entwickelung entzündlicher Processe in den Athmungsorganen befördern; als Contraindicationen gegen die Kaltwasserbehandlung nennt St. den unüberwindlichen Widerwillen gegen die kalten Bäder und einen plötzlich sich einstellenden Collaps mit einer Temperaturerniedrigung von 3—4 °, wenn die Bäder eine Zeit lang angewendet wurden. Mit Natron salicylicum wurden 100 Fälle von Abdominaltyphus behandelt. Die Kinder erhielten je nach dem Alter 0,5 Grm. bis 1.0 Grm. ja selbst 2,0 Grm. pro dosi, sobald die Temperatur 39,5 ° C. überschritt. Wenn das Mittel nicht ausreichend wirkte, wurde in einigen Fällen zwischendurch Chinin gereicht. Bei Sopordelirien laue Bäder mit kalten Begiessungen. Nur $^1/_4$ der Kranken gehörte den ersten 6 Lebensjahren an. Die Entfieberung erfolgte vom Tage der Aufnahme an in 88 Fällen 52 mal bis zum 7. Tage incl. Die Gesammtmenge des angewendeten Natr. salicyl. schwankte von 0.5—53,0 Grm., je nach der Dauer der Krankheit und dem Alter der Kranken. Die erzielte Temperaturherabsetzung betrug in der Regel 1—2 °, seltener 3,0 ° und mehr. Die Temperaturabnahme erfolgte langsamer und hielt länger an als bei der Anwendung kalter Bäder. Nur in seltenen Fällen musste das Mittel alle 3 Stunden gegeben werden. Die Entfieberung war meistens eine plötzliche. Pulsverlangsamung wurde auch hier beobachtet, aber nicht so häufig und nicht in so beträchtlichem Maasse, wie nach der Kaltwasserbehandlung. Fieberhöhe und und Zahl der Dosen des Mittels waren hierbei ohne Einfluss. Von den Kranken erlitt einer ein Recidiv, 6 derselben starben, hiervon müssen jedoch 3 ausgeschieden werden (moribund hereingebrachtes Kind, Darmperforation eines Dünndarmdivertikels und chronisches Lungenleiden); Mortalität etwas über 3 pCt. Von Nebenwirkungen des Mittels wurden ausser den bekannten auch Delirien beobachtet, welche selbst bei vorübergehender Entfieberung auftraten, aber ohne jegliche Bedeutung waren. In seltenen Fällen kam Erythem der Haut an symmetrischen Körperstellen, aber niemals im Gesicht vor. In etwa der Hälfte der Fälle wurden, wenn bereits mehrere Dosen gegeben waren, Transsudate in das Unterhautzellgewebe (Gesicht, Hände und Füsse) und in einem Falle sogar in serösen Säcken (Bauchhöhle und beiden Pleurahöhlen) mässige Ergüsse beobachtet; hier war das Mittel zu 2 Grm. pro dosi in Pausen von 1 Stunde Anfangs gegeben worden, nur 1 mal war Albumin vorübergehend im Harn. Heilung unter reichlicher Diurese. Häufiger Harndrang und vermehrte Harnabsonderung will St. ebenfalls öfter beobachtet haben. Auch plötzlicher Collaps kam vor. Im Ganzen spricht sich Verf. mehr für Anwendung des salicyls. Natrons als für die Kaltwasserbehandlung aus. II. Typhus exanthematicus. Hiervon wurden 24 Fälle meist von vornherein mit kühlen oder kalten Bädern von 12 °—24 ° R. behandelt. Bei sehr häufigen (stündl.) Bädern von sehr niedriger Temperatur wurde oft eine beträchtliche Hauthyperästhesie beobachtet. In 9 Fällen neben den Bädern Darreichung von 0,5 Grm. Chinin am Abend. Von den kranken Kindern war keine unter 3

Jahren. 2/3 derselben hatten das 9. Jahr überschritten. In 22 Fällen Entfieberung 16mal bis zum 7. Tage incl. nach dem Eintritt in das Spital. Die Zahl der Bäder war meist eine sehr beträchtliche. Im Anfange hatten die Bäder oft gar keinen Einfluss auf die Temperatur, einmal wurde sogar nach dem Baden eine Steigerung der Temperatur von 1.6° beobachtet. Sobald die Höhe der Krankheit überschritten war, wurde der Einfluss der Bäder auf die Temperatur deutlicher. Abfälle bis zu 3° mit bedeutender Veränderung der Pulsfrequenz wurden beobachtet. Entfieberung meist plötzlich, dabei häufig mehr oder minder beträchtliche Pulsverlangsamung. Das Körpergewicht nahm in den ersten Tagen um 1/2—1 1/2 Kilo ab, dann blieb es meist unter geringen Schwankungen stationär, erreichte aber in der Reconvalescenz noch nicht den Standpunkt, wie bei der Aufnahme in's Spital. Von den 24 Kindern wurden 22 geheilt (u. 9—25 Tagen), 1 ungeheilt entlassen und 1 Mädchen von 6 Jahren starb am 7. Tage (die Section erwies keine Complicationen). Mortalität = 4 pCt. Nur 6 Fälle von Typhus exanthematicus im Alter von 7—13 Jahren wurden mit Natr. salicyl. behandelt. Dosis 1 Grm., sobald die Temperatur 39° C. überschritten hatte; 3stündliche Messungen. Entfieberung meist am 5. Tage nach dem Eintritt. Das Sinken der Temperatur trat in der Regel erst nach einiger Zeit, schliesslich bis auf 2.6° ein. Je beträchtlicher der Nachlass des Fiebers war, um so länger dauerte er. Die Entfieberung trat 4mal plötzlich, 2mal nur allmälig, ein, meist mit auffallender Abnahme der Pulsfrequenz. Keine Complication und Nebenwirkungen, ausser Ohrensausen. Während bei den kalten Bädern anfangs die Temperatur gar nicht beeinflusst wurde, konnte man bei salic. N. fast immer schon einen Nachlass bemerken. Sobald aber die Bäder eine Wirkung zu äussern anfingen, war dieselbe derjenigen des Natron. salic. etwa gleich.

Chantelean (3) bringt 7 Beobachtungen von Febris intermittens und kommt zu folgenden Schlüssen: Das Wechselfieber ist im Kindesalter eine häufige Krankheit, häufiger als meistens angenommen wird. Die Symptome sind oft nicht sehr characteristisch, nur eines, der Milztumor, hat einen unbestreitbaren diagnostischen Werth. Affectionen der Respirationsorgane scheinen bei Kindern häufig vorzukommen, in welchen Fällen die Prognose bedenklicher wird; die Behandlung mit Arsenik ist derjenigen mit Chinin gleichzustellen, wo nicht vorzuziehen.

Einen Fall von foetaler Rachitis beschreibt Mary Smith (5); derselbe wurde von O. Wyss bereits auf der Naturforscherversammlung zu Baden-Baden 1879 demonstrirt. Die sehr detaillirte Beschreibung ist im Originale nachzulesen; wir entnehmen ihr nur Folgendes:

Die Geburt des Kindes erfolgte bereits im 7. Schwangerschaftsmonate und musste die Frucht nach Perforation des Schädels mit der Zange extrahirt werden. Viel Fruchtwasser. Die 33jähr. Mutter hatte vorher 4mal normal geboren. Der Kopf des Fötus war unförmlich lang und gross im Verhältnisse zum Rumpf und den Extremitäten. Das knöcherne Schädeldach mangelte völlig, das Stirnbein war nicht vorhanden, auch das Hinterhauptsbein und die Scheitelbeine zeigten eine eigenthümliche Bildung; die Schuppen der Felsenbeine waren nach unten gekehrt und nahmen Theil an der Bildung der Schädelbasis. Die Hinterhauptsschuppe und die Seitenwandbeine waren beide innig synostotisch mit einander verbunden, und wurde das Hinterhauptsloch nur durch die Seitentheile der Pp. condyloideae oss. occip. und nach vorn durch eine schmale Begrenzung des Körpers des Hinterhauptsbeins gebildet. Der Schädel hatte seine grösste Dimension in der Breite, die Länge von vorn nach hinten ergab geringere Maasse. Die Verkürzung des Längendurchmessers war die Folge der Verkümmerung der hinter dem Foramen magnum gelegenen Theile. Bei der Geburt war viel Flüssigkeit aus dem Schädel ausgeflossen und es bestand ein beträchtlicher Hydrocephalus. Das Längenwachsthum der Röhrenknochen war verkümmert, doch waren dieselben bedeutend dicker. Der microscopische Befund ergab als wesentliches Resultat eine sehr dichtgedrängte Wucherung der Knorpelzellen an den Epiphysenknorpeln; die mangelnde Imprägnation mit Kalksalzen fehlte jedoch.

Die Monographie Moncorvo's (6) über den chronischen Gelenkrheumatismus der Kinder (eine Trennung zwischen Arthritis nodosa und chronischem Gelenkrheumatismus statuirt M. nicht, sondern unterscheidet beide nur als zwei verschiedene Formen ein und derselben Krankheit) wurde durch folgende in Rio Janeiro von ihm bei einem 2jährigen Mädchen gemachte Beobachtung veranlasst:

Das Kind war von lymphatischer Constitution; von verschiedenen, schlecht constituirten und mit Diathesen behafteten Ammen gesäugt, erkrankte es zuerst an einem subacuten Gelenkrheumatismus beider Kniee. Nach dem Verschwinden der leichten fieberhaften Symptome wurden noch eine Anzahl anderer Gelenke, aber ohne allgemeine Reaction, ergriffen. Später wurde der nun stationäre Zustand abermals durch eine neue allgemeine Reaction mit Steigerung der Gelenkaffection unterbrochen, welche mit einem entzündlichen Oedem beider Unterschenkel verbunden war. Nach diesem 2. Anfalle wurde der Rheumatismus definitiv chronisch; es entwickelten sich nun knotige Anschwellungen (Nodosités) sowohl an den bereits ergriffenen Gelenken, als auch in einigen anderen kleineren, namentlich den Phalangen. Unveränderter Zustand während 8 Monaten unter Ausbildung fibröser und musculärer Contracturen mit Atrophie der Muskeln infolge der Inactivität. Kein Arzneimittel brachte Besserung, nur das Allgemeinbefinden hob sich unter dem Gebrauche von Arsen. Erst von dem Augenblicke an, als die Electrotherapie (const. Ströme durch die Gelenke, Inductionsströme für die Muskeln) in Anwendung gebracht wurde, trat Besserung und nach 8monatlicher consequenter Behandlung radicale Heilung ein. M. rechnet diesen Fall der von Charcot aufgestellten Form des „Rhumatisme articulaire chronique progressive", von Trousseau „Rhumatisme noueux" benannt, zu.

Die folgenden Capitel behandeln den acuten und chronischen Gelenkrheumatismus der Kinder, seine Aetiologie, geographische Verbreitung und Symptomatologie, ferner die visceralen Complicationen (Peri- und Endocarditis), die pathologische Anatomie, die Diagnose, Prognose und die Behandlung. Hervorzuheben ist die grosse Seltenheit der Krankheit im früheren und späteren Kindesalter; im ersteren kennt Verf. ausser den eigenen nur noch 3 andere Fälle, bei einem 3jährigen, 3 1/2jährigen und 8jährigen Kinde, in der späteren

Zeit wurden etwa 1 Dutzend Fälle bis jetzt beobachtet. Nur einmal wurde in allen diesen Fällen das Vorkommen einer Herzaffection (Pericarditis) während einer Exacerbation des Gelenkrheumatismus constatirt. Anhangsweise werden noch zwei weitere Fälle bei kleinen Kindern erwähnt, welche ebenfalls mit Electricität, Douchen und Massage erfolgreich behandelt wurden.

Der von Jacubasch (9) beobachtete Krankheitsfall betraf einen 4jährigen Knaben.

Längere Zeit vorher soll er an einem Hautausschlag (Scarlatina?) gelitten haben, später an einem gastrisch nervösen Fieber. Seit 8 Tagen Fieber mit Blutungen aus Mund und Nase. Bei der Aufnahme des schwächlichen und anämischen Kindes sickert das Blut unaufhaltsam aus Mund und Nase hervor. Temperatur 38,7° C. Kleienförmige Abschuppung der Haut, starke Füllung der Hautvenen. Nirgends Petechien oder Ecchymosen. Oedem des Scrotums. P. 156. Pulsatio epigastrica. Leichter Icterus. Grosse Leber, unwillkürl. Abgang von Stuhl und Urin; ersterer schwarz, letzterer sauer, braunroth, etwas albuminhaltig ohne hyaline Cylinder und rothe Blutkörperchen. Die Blutung steht nach einigen Stunden auf Eis und Ruhe. Unter wachsendem Collapse Exitus letalis am 3. Tage nach der Aufnahme.

Section. Allgemeiner Icterus der Haut und Conjunctiva. Im Netz einige Hämorrhagien; leichtes Fettherz; kleine Hämorrhagien in den Lungen; Verkäsung der Bronchialdrüsen; grosse Milz; parenchymatöse Nephritis; fettige Degeneration der grossen Leber, hämorrhagische Gastritis; allgemeine miliare Tuberculose.

Heubner (10) beobachtete einen Fall von Diabetes mellitus bei einem 8jährigen, dürftig genährten Knaben, der von einer 43jährigen Mutter geboren, früher an Masern und Halsdrüsenanschwellungen gelitten hatte.

Schmerz beim Uriniren, steife Flecke im Hemde wurden schon früher bemerkt, seit 2 Jahren häufiges nächtliches Uriniren, viel Durst und Hunger. Das Kind schwitzte zuweilen am Kopfe, hatte rechtseitige Myopie, aber keine Cataract. Meteorismus; starker Acetongeruch. Die Nahrung bestand fast nur aus Amylaceen, die Harnmenge betrug 3300—4700 Ccm. mit 8,2 pCt. Zucker. Bei 19tägiger Anwendung von Natr. salicyl. in steigender Dosis (2,0—6,0 Grm. täglich) war die Harnmenge 2600—5000 Ccm., Zuckergehalt 7,8 pCt. Es wurde später Solutio Fowleri bis zu 21 gtt. pro die und Natr. bicarbon. (6 Grm. pro die) ohne Erfolg angewendet. Im weiteren Verlaufe trat Verlust des Appetits, Sopor, Albumin im Harne, Schwerhörigkeit, Verminderung der Harnmenge bis auf 1400 Ccm. ein. Schliesslich erfolgte unter Coma, lautem Athmen ohne Pause zwischen In- und Exspiration, etwas Pupillenerweiterung, tonischen Contractionen der Muskeln und leichtem Erzittern der Exitus letalis. Bei der Section entwickelte die Leiche einen starken Acetongeruch; es fand sich eine verkäste Drüse in der Lingula der l. Lunge; keine Atrophie des Pancreas. Im Uebrigen keine nennenswerthen Befunde.

Zit und v. Genser (11 und 12) haben Carbolsäureintoxicationen bei kleinen Kindern infolge äusserer Anwendung beobachtet.

Z.'s Kind (Neugeborenes) litt an leichter Nabeleiterung und Pemphigus, Verband mit 2procent. Carbolöl, Dyspepsie, grosse Apathie, unruhiger Schlaf, Erbrechen, belegte Zunge, Blässe der Schleimhäute, Entleerung eines dunkeln Urins und temporäre Anurie waren die Symptome. Nachdem die Carbols. weggelassen, verschwanden nach 2 Tagen alle Symptome. Dieselben wiederholten sich, als etwas später die Mutter wegen Mastitis beim Kinde die Brust derselben mit Carbolwatte verband, erst 4 Tage nachdem die Watte weggelassen war, hörten die Vergiftungssymptome wieder auf. Z. meint, dass das beständige Hervorstrecken der Zunge, welches bei der 2. Intoxication bemerkt wurde, für die Folge des Gefühls grosser Trockenheit im Munde durch Inhalation von Carbolsäuredämpfen zu halten sei, auf welchem Wege die Intoxication im letzten Falle habe stattfinden müssen. Der kleine Patient v. G.'s, ein kräftiger Knabe, bei dem eine kleine, 10 Kreuzerstück-grosse, necrotische Hautstelle erst mit 2 pCt., später mit 4 und 5 pCt. wässriger Carbollösung verbunden worden war, erlag der Intoxication, nachdem plötzlicher Collaps, unaufhörliches Erbrechen, unregelmässiges Athmen, Entleerung eines sehr dunklen Urins, schliesslich Anurie, schmutzig bräunliche Hautfärbung, Pupillenverengerung, Herabsinken der Körpertemperatur bis auf 35,1° (Anus) vorangegangen war, am 2. Tage. Im Harn konnte ziemlich viel Carbolsäure nachgewiesen werden. Therapeutisch wurde das von Baumann und auch von Z. empfohlene Natr. sulfuricum angewendet. Die Section ergab Hyperämie des Gehirns und seiner Häute, Blutreichthum und etwas Oedem der Lungen. Starke Füllung der Kranzgefässe des Herzens, längs derselben Ecchymosen. Reichl. Cruor im r. Herzen und den grossen Venenstämmen. Leber derb, blassbraun, grobkörnig. Milz um das 3fache grösser, dunkelbraunroth. Schleimhaut des Magenfundus geröthet, im oberen Theile des Ileum kleinere und grössere Blutgerinnsel, Schleimhaut punctförmig ecchymosirt, desgl. das Peritoneum. Schwellung der Mesenterialdrüsen. Nieren blassbraun, mässig blutreich, Marksubstanz dunkel. Endstücke der Nabelarterien verdickt, in ihrem Canal eine gelblich eitrige Flüssigkeit. Eine pyämische Infection nimmt jedoch Vf. nicht an.

[Wulfsberg, Kulsyret Sovand. Norsk Magazin for Lägevid. R. 3. Bd. 9. Forh. p. 150. (W. empfiehlt Meerwasser [Salzgehalt 3.19 pCt.], welches mit Kohlensäure gesättigt ist, als Abführmittel bei scrophulösen Kindern. Die Kohlensäure verdeckt den unangenehmen Geschmack.) Bentzen (Kopenhagen).]

2. Krankheiten des Nervensystems.

1) Demme, R., Ein Fall von Encephalocele congenita (angeborenem Hirnbruch). A. a. O. S. 53. — 2) Derselbe, Ein Fall von Diabetes insipidus (Polyuria) auf dem Boden von Lues hereditaria. A. a. O. S. 51. — 3) Chiari, H., Aus der Prosectur des St. Annen-Kinderspitals in Wien. Jahrb. für Kinderheilk. N. F. XV. S. 319. (Ein Fall von Microcephalie und ein solcher von Porencephalie [Heschl]) — 4) Gee, Samuel, Clinical lecture on large heads in children. Lancet. Septb. 16. — 5) Henoch (aus der Kinderclinik), Neuropathologische Casuistik. Charité-Annal. V. Jahrg. 1878. Berlin. S. 450. — 6) Danguy, Louis Auguste, Etude de la méningite aiguë franche de l'enfance. Thèse de Paris. — 7) Charon, Méningite chronique chez un enfant de quatre ans. Pneumonie lobulaire. Cardification. Mort. Autopsie. Presse méd. Belge. 4 Avril. No. 14. — 8) Gnändinger, H., Drei Fälle von Meningitis tuberculosa mit abnorm niedrigen Körpertemperaturen. Jahrb. für Kinderheilk. N. F. XV. S. 459. — 9) Beesau-Sycen (de Loo), Des convulsions chez les enfants au point de vue du diagnostic et du traitement. Annal. de la société de méd. de Gand. 1879. Mai, Juin, Juillet et Sept. — 10) Doligay (de Toul), Les convulsions des enfants considérées au point de vue du diagnostic différentiel et du traitement. Ibid. Juillet, Sept. — 11) Dreizhe (de Huy), Les convulsions des enfants considérées au point de vue du diagnostic différentiel et du traitement. Ibid. Mai et Juin. (Fortsetzung, vergl. den Jahresber. pro 1879. II. S. 628.)

— 12) Erőss, Julius, Mittheilung aus dem Pester Armen-Kinderspitale. Ein seltener Choreafall. Jahrb. für Kinderheilk. N. F. XV. S. 164. — 13) Paris, H., De l'hystérie chez les petites filles considérée dans ses causes, ses caractères, son traitement. Thèse de Paris. — 14) Schmidt, Hermann (Bremen), Ueber das Vorkommen der Hysterie bei Kindern. Jahrb. für Kinderheilk. N. F. XV. S. 1. — 15) Guenot, E., Tétanos chez le nouveau-né consécutif à la chute du cordon ombilical. Bullet. génér. de thérap. 15 Mai. — 16) Brnorton, Will., Case of trismus infantum. St. George's Hosp. rep. X. p. 637. (Beginn der Erkrankung am 9. Tage p. p., trotz schwerer Symptome Heilung am 26. Tage der Krankheit unter Behandlung mit Chloralhydrat. Spätere Entwickelung einer Umbilical-inguinalhernie, vielleicht infolge der heft. Contractionen der Bauchmuskeln.) — 17) Cheadle, Cases of the chronic tetanoid convulsion of childhood, successful treatment by Calabarbean. Med. Times and Gaz. March 13 u. 20. — 18) Haddon, John, Laryngismus stridulus or Tetany? Edinb. med. journ. March. (Verf. ist der Ansicht, dass Laryngism. str. und Tetanie ein und derselben Krankheitsform angehören. Die von ihm mitgetheilten Fälle sind jedoch zweifellos nur Fälle von Spasm. glottid., bei welchen partielle Krämpfe der Extremitäten, Daumen und Finger, sowie der Rumpfmuskeln hinzugetreten waren. Ref.) — 19) Förster, R., Mittheilungen über die im Dresdener Kinderhospitale in den beiden ersten Jahren nach seiner Eröffnung zur Beobachtung gekommenen Lähmungen. Jahrb. für Kinderheilk. N. F. XV. S. 261. — 20) Fahmy, Selim, Considérations cliniques sur la paralysie infantile. Thèse de Paris. (Enthält ausser 4 Krankengeschichten nichts Neues.) — 21) Warner, Infantile paralysis. East London Hospital for children, out patient department. Brit. med. journ. Octb. 30. — 22) Lush, W. J. H., Case of infantile paralysis. Ibid. Novb. (Paraplegie und geringe Verminderung der Sensibilität, vermuthlich infolge eines heftigen Stosses beim Fahren im Kinderwagen bei einem 3jähr. Knaben.) — 23) Davis, Henry G., Hints upon the treatment of paralysis in early life. Boston med. and surg. journ. March 25. — 24) Dally, E., Traitement de la paralysie infantile (myelite aiguë des cornes antérieures de la moëlle) aux diverses phases. Journ. de thérap. 10 Mars. — 25) Seeligmüller, A., Lähmung nach Spinalmeningitis im Kindesalter. Arch. für Kinderheilk. I. S. 133. — 26) Henoch, Ataetische Symptome durch Genitalreizung. Rechtsseitige spinale Kinderlähmung, combinirt mit Paralyse des linken N. facialis. Doppelseitige Neuritis ischiadica ein Spinalleiden vortäuschend. A. a. O.

Der Fall Demme's (1) von angeborener Encephalocele betraf einen 6jährigen Knaben, mit symmetrischem, dolichocephalem Schädel.

Die scharfrandige Schädellücke, 8 Ctm. lang und 5 Ctm. breit, befand sich auf der Grenze zwischen Hinterhaupts- und linkem Schläfenbein, die hintere Seitenfontanelle in sich schliessend. Aus der Lücke ragt eine apfelgrosse, runde, teigig anzufühlende, mit behaarter Haut bedeckte, herzsystolisch pulsirende Geschwulst hervor. Systolisches Geräusch über derselben, welches bei Druck mit dem Stethoscope zunimmt. Durch gleichmässigen Druck lässt sich der Tumor bis auf das Niveau des Knochenrandes zurückbringen ohne Störung des Befindens; nur bei rascher Reposition treten Schüttelkrämpfe der Extremitäten, Anämie des Gesichts und der Schleimhäute mit vorübergehendem Verlust des Bewusstseins und der Sprache und 6—8stündige Harnverhaltung ein. Geistige Entwickelung normal.

Diabetes insipidus beobachtete derselbe Autor (2) bei einem 6jährigen Knaben.

Beginn des Leidens mit Hinterhauptschmerz und Schweiss; bei Nachlass des Schmerzes Eintritt der Polyurie. Stumpfsinn und Wuthausbrüche folgten nach. Vorübergehende Heilung. Nach 6 Monaten Recidiv. Es fanden sich schmerzhafte Verdickungen an der Kante der r. Tibia und härtliche Schwellungen der Lymphdrüsen vor: dabei gemüthliche Depression. Harn von 1003 spec. Gew. Vermehrung der Phosphate und Chloride. Menge 8—15 Liter in 24 Stunden. Körpertemp. 36,2°—36,9° C. Enormer Durst, wenig Appetit. Besserung auf Kalium jodat. und Codeïn. Schliessliche Heilung durch eine Inunctionscur. D. vermuthet eine gummöse Neubildung auf dem Boden des 4. Ventrikels.

Nach Gee (4) handelt es sich bei der Frage über einen grossen Kopf bei Kindern mehr um die Gestalt als um die Grösse desselben. Am nützlichsten erweist sich bei solchen Untersuchungen die Bestimmung des longitudinalen verticalen Durchschnitts vom Tuber occipitale längs der Pfeilnaht zur Glabella vermittelst des Cyrtometer. Die Gestalt eines solchen Durchschnitts bei normalen Schädeln ist diejenige eines unregelmässigen Pentagons mit gekrümmten Seiten; 4 dieser Seiten gehören dem Schädeldach an, die 5. theilweise dem Gesichte und diese bildet eine grade Linie; sie entspricht im Groben der Schädelbasis (Basislinie), sie ist etwas Constantes, und wächst nicht in demselben Verhältnisse wie die übrigen Seiten — oder wie das Schädeldach, und ist deshalb als Maassstab zum Vergleiche sehr dienlich. Die Mehrzahl der grossen Köpfe zeigt die pentagonale Form des Durchschnitts, einzelne allerdings nicht. G. nennt erstere abweichend von der gewöhnlichen Bezeichnungsweise „Langköpfe" Dolichocephalen, die letzteren Rundköpfe Cyclocephalen. Bei den Dolichocephalen wächst das Schädeldach, nicht aber in demselben Verhältniss die Basislinie. Bei gesunden Kindern unter 3 Jahren ist das Verhältniss zwischen dem Umfange des Schädeldachs zu der Basislinie wie 6 : 5, im Maximo niemals mehr als 5 : 4; überschreitet die Länge des Schädelumfangs diese Verhältnisszahl zur Basis, so ist der Schädel nach G. „dolichocephalisch". Diese vermehrte Länge des Schädelumfangs kann sich vorwiegend vorn („vorragende Stirne und überhängende Brauen"), oder am Occiput, oder vorn und hinten zugleich manifestiren. Ein solcher Dolichocephalus soll fast immer die Folge des Wachsthums des festen Theils des Schädelinhalts — d. h. eines grösseren Gehirns — nicht aber von Hydrocephalus internus sein. Ein grosses Gehirn sei aber meist nichts Pathologisches — nur ausnahmsweise bei sogen. Gehirnhypertrophie (wovon Verf. einen Fall referirt) seien die Functionen desselben gestört. In der Mehrzahl der Fälle von Dolichocephalie sei indessen das Gehirn selbst nicht grösser, es fülle alsdann den Schädelraum nicht ganz aus, es bilde sich aber ein Hydrocephalus ex vacuo, ohne Druck zu erzeugen. Diese Verbindung von Dolichocephalie mit Hydrocephalus sei der Rachitis eigenthümlich. Auch bei hereditärer Syphilis könne der Schädelumfang grösser sein infolge von Verdickung der Knochen, doch niemals sehr bedeutend. Bei den Rundköpfen, Cyclocephalen, wird die Gestalt des Schädeldurchschnitts fundamental geändert; sie hört auf ein Pentagon zu sein und wird zur Sequente eines Kreises; diese Form sei dem chronischen Ventrikelhydrops eigen, jedoch nur dann, wenn die Nähte und Fontanellen noch nicht geschlossen seien.

Hensch (5) beschreibt einen Fall von Atrophie der rechten oberen Frontalwindung, vermuthlich infolge eines Extravasats, welches Anfangs linksseitige Hemiparese, später aphasische Symptome hervorbrachte bei einem 5jährigen, an Diphtherie verstorbenen Mädchen; ferner einen Fall von enormem chronischem Hydrocephalus bei einem 9 Monate alten Mädchen, ohne Störung der Intelligenz, und einen analogen bei einem 2 Monate alten Kinde, ebenfalls ohne anscheinende Störung in den Functionen des Nervensystems. Ein Fall von Sarcom, dessen Hauptmasse in der Mitte des Pons Varolii lag, sich aber diffus in diesem Theile ausbreitete, veranlasste bei einem 11jährigen Mädchen Symptome, welche anfänglich eine diphtheritische Lähmung vortäuschten. Dieselben waren unsicherer Gang, Schwindel, Uebelkeit und Erbrechen, linksseitige Abducenslähmung, Parese des Velum, vorübergehende Retentio urinae, sehr träger Stuhlgang, erschwertes Schlucken, undeutliche scandirende Sprache, später aber wurde auch rechtsseitige Abducenslähmung, geistige Stumpfheit, Somnolenz, Schwankungen in der Frequenz und Regelmässigkeit des Pulses beobachtet. In einem anderen Falle fand H. ausser Tuberkeln in der rechten Kleinhirnhemisphäre auch noch einen Tuberkelknoten unmittelbar neben der linken Seite des Corpus quadrigeminum, welcher nach unten in die Substanz des Pons Varolii eingriff. Die Symptome intra vit. waren: Lähmung beider Oculomotorii (Ptosis und Strabismus paralyticus divergens duplex, Mydriasis mit mangelnder Reaction der Pupillen) und beider Optici (neuritische Atrophie) und des linken Facialis, Hemiparesis dextra, choreaartige Bewegungen in den rechten Extremitäten. H. macht darauf aufmerksam, dass unter 5 Fällen von Erkrankungen des Corpus quadrigeminum constant eine Lähmung im Bereiche der Oculomotorii, 3mal doppelseitig und 2mal einseitig bestand. H. beschreibt ferner den Fall eines 2jährigen, an Diphtherie verstorbenen Knaben mit multiplen gummösen Geschwülsten im Gehirn, solche fanden sich unter der Pia in der grauen Rindensubstanz, im linken Hinterhaupt- und rechten Frontallappen, in der weissen Substanz der rechten Hemisphäre zwischen Thalamus opt. und Linsenkern, im vorderen Theil des Corp. striat. und in der linken Kleinhirnhemisphäre am Unterwurm. Ausser einem eigenthümlichen altklugen Wesen neben geistigem Stumpfsinn bestanden keine Gehirnsymptome intra vit. Endlich enthält dieser Aufsatz noch die Beschreibung eines Falles von eitriger Meningitis infolge eines Schädelbruchs bei einem 5jährigen Knaben.

Die These von Dangey (6) enthält ausser einer eigenen Beobachtung von eitriger Meningitis, welcher dann noch 6 weitere, bereits publicirte beigefügt sind, nichts Neues.

D.'s Beobachtung betraf ein 14 Monate altes Mädchen, welches Zeichen von Lues an sich trug. Das Kind erkrankte plötzlich unter Convulsionen, Erbrechen mit Verlust des Bewusstseins, aufgehobener Sensibilität und reichlichem Schweiss. Pupillen etwas erweitert. Puls 160, Temp. 38,5° C. Die Convulsionen wiederholten sich, später wurde der Puls unregelmässig und ungleich; Cheyne-Stokes'sches Athmungsphänomen, Strabismus; die Temp. stieg auf 40,0° C., rechtsseitige Gesichtslähmung. Kein meningitischer Fleck. Tod am 4. Tage. Der ausführliche Sectionsbefund ergiebt eine über beide Grosshirnhemisphären verbreitete eitrige Meningitis. Kleinhirn und Ventrikel waren normal.

Abnorm niedrige Körpertemperaturen beobachtete Gnändinger (8) bei Meningitis tuberculosa in 3 Fällen. Die Temperatur sank einmal schon am dritten Tage vor dem Tode auf 32,0° C. (Rectum) und kurz ante mortem sogar auf 28,6° C.; in dem andern Falle am Tage ante m. auf 33,2° C. und am Todestage auf 31,9° C., in dem 3. Falle am Todestage von 37,0° C. bis auf 29,4° unmittelbar ante m. Eine postmortale Temperatursteigerung wurde nicht wahrgenommen, nur im ersten Falle erhob sich die Temperatur unmittelbar p. m. auf 28,9° C. Verf. glaubt, dass solche abnorm niedrigen Temperaturen auf einer Lähmung des excito-calorischen Centrums beruhen, wie andrerseits die bei Men. tub. beobachteten abnorm hohen Temperaturen auf eine Lähmung des moderirenden Wärmecentrums zu beziehen seien.

Bessau-Syoen (9) unterscheidet einfache Convulsionen und Eclampsie. Erstere haben, selbst in höherem Graden, wenig Einfluss auf die Circulation in den grossen Gefässen, sie vermehren nur unbedeutend die Pulsfrequenz und die Herzcontractionen — dagegen modificiren sie mehr den Kreislauf in den Capillaren; die Haut wird kalt, die Schleimhäute bläulich und nicht selten treten kleine Ecchymosen auf infolge von Ruptur kleiner Venen. Diese einfachen Convulsionen sind nicht immer allgemein, sondern können sich auf einzelne Muskeln beschränken oder in verschiedenen Muskeln alternirend auftreten. Sie sind entweder directe oder reflectirte; allgemeine Convulsionen gehen vom Gehirn aus, dabei ist das Sensorium verändert. Bei den spinalen Convulsionen bleiben Intelligenz und Sinnesorgane intact und sind meist bilateral (Intoxication durch Mutterkorn, Strychnin, Entzündungen der Medulla spin. und ihrer Häute), Neuritis eines einzelnen Nerven kann partielle Convulsionen erzeugen. Die reflectorischen Convulsionen entstehen durch Reizung sensibler Nerven. Bei der Eclampsie ist dagegen die Sensibilität und das Bewusstsein erloschen und kommt Albuminurie und Laryngismus vor. Ihre Ursachen sind: Indigestion, Nephritis, Anämie, Würmer, Zahnreiz, Entzündung des Darms, grosse Hitze, Schreck, Zorn, Febr. intermittens. Nur die cerebralen Convulsionen, welche mit Verlust des Bewusstseins verbunden sind, können mit der Eclampsie verwechselt werden. Bei letzterer gehen jedoch keine so langen Vorboten voraus, und wird sie ausser dem Verlust des Bewusstseins noch durch die heftigen Herzpalpitationen und die allgemeine Anästhesie characterisirt. (Von den Störungen der Respirationsbewegungen, welche doch wohl wesentlich auf die

Herzaction influiren, spricht Verf. Nichts. Ref.) Die Arbeit B.'s behandelt ferner noch die Epilepsie, die Tetanie und den Tetanus.

Der von Kröse (12) mitgetheilte Fall von Chorea betraf einen 7jährigen Knaben, der vorher Diphtherie überstanden hatte.

Die Erscheinungen waren ein Gemisch der Symptome von Chorea magna, Chorea electrica, Epilepsie und einigen Herdkrankheiten des Gehirns. Das Bewusstsein war bei den Anfällen niemals aufgehoben. Die letzteren bestanden anfangs in Beengung, Nickkrämpfen, clonischen Krämpfen der Extremitäten, schreckhaftem Zusammenzucken der Rumpfmusculatur, hebelförmigen Bewegungen der gestreckten Extremitäten, rotatorischen Bewegungen des Rumpfes um die Längsaxe, Stampfen mit den Beinen, blitzartigem Emporschnellen etc. Nächte und Schlaf ruhig. Heilung nach etwa 2 Monaten durch Solutio Fowleri, Zincum valerianicum und laue Bäder. (Das ganze scheint Simulation gewesen zu sein. Ref.)

Paris (13) und Schmidt (14) haben das Vorkommen der Hysterie im kindlichen Alter zum Gegenstand ihrer Untersuchungen gemacht und beide stimmen darin überein, dass zweifellos Hysterie bei Kindern beobachtet werde. P. spricht freilich von der Hysterie junger Mädchen, während S. ihr Vorkommen auch bei Knaben statuirt, obwohl die von ihm selbst gebrachten 4 Krankheitsgeschichten nur Mädchen betreffen. Als Grenze des Kindesalters nimmt S. das 13. Lebensjahr an bei Knaben und Mädchen, vorausgesetzt, dass noch keine Prodromi der Menstruation vorhanden seien. P. kommt zu dem Schlusse, dass bei kleinen Kindern Hysterie weit weniger selten sei, als allgemein angenommen werde. Sie werde bei Kindern nur deshalb oft verkannt, weil sie in ihrer einfachsten Form auf die psychischen und digestiven Störungen beschränkt bleibe. Ihr Gang sei chronisch; von allen Ursachen sei die Heredität und eine schlechte Behandlung am wichtigsten; die Basis der Behandlung müsse eine verständige Erziehung, die Hydrotherapie und der Landaufenthalt bilden. Der Abhandlung P.'s sind 8 Krankengeschichten beigefügt. S. hat in Monographien und Journalaufsätzen bis jetzt nur 6 Fälle von Hysterie auffinden können, welche summarisch mitgetheilt werden; die 4 eigenen Fälle wurden in der med. Poliklinik und Kinderklinik von Prof. Kohts beobachtet, nämlich 1 Fall von hyster. Stimmbandlähmung, 1 Fall von hyster. Dysphagie, 1 Fall von hyster. Digestionsstörung (unmotivirtes Erbrechen und Diarrhoe), Heiserkeit, Parese der unteren Extremitäten und Chorea, und 1 Fall von hyst. Contractur, erst der Flexoren, später der Strecker des Unterschenkels. Zu den prädisponirenden Ursachen rechnet S. ebenfalls vor allem die Heredität und eine geistige und leibliche Erziehung, welche zur Anämie und Chlorose führt, ferner auch Masturbation. Als determinirende Ursachen erwähnt S. Schmerzhaftigkeit der Ovarien, Oophoritis, psychische Erregungen, geistige Nebenanstrengungen und den Anblick hysterischer Anfälle Anderer.

Die Symptome der Hysterie bei Kindern sind nach S. denjenigen der Erwachsenen analog, doch sei die Krankheit bei ersteren meist nicht so proteusartig und beschränke sich mehr auf einzelne Symptomengruppen. In prognostischer Beziehung bemerkt S., dass bei eintretender Geschlechtsreife eine Exacerbation des Leidens zu erwarten steht, schwere Formen der Hysterie bei Erwachsenen stammten meist schon aus der Kindheit her. Erbliche Belastung verschlimmere die Vorhersage. Bei der Therapie dienen die psychische Einwirkung, die Diät, Roborantia, Aufenthalt in guter Luft und geistige Ruhe zur Erfüllung der Indicatio causalis.

Cheadle (17) ist der Ansicht, dass die bei Erwachsenen (namentlich stillenden Frauen) vorkommende Tetanie wesentlich verschieden sei von derjenigen der Kinder. Bei ersteren verschwinde der tonische Krampf nach einigen Minuten oder längstens einigen Stunden und kehre in unterschiedlichen Intervallen zurück — bei letzteren sei dagegen die Tetanie eine andauernde, die Carpopedal-Contraction wechsele nur an Intensität und es erfolgten von Zeit zu Zeit Convulsionen dabei. Verf. bringt die ausführliche Krankengeschichte eines an sehr ausgesprochener Tetanie leidenden Kindes (2jähr. Knabe), aus der wir Folgendes hervorheben:

Das gut genährte Kind war etwas rachitisch und zeigte bei der Aufnahme in das Hospital subnormale Temp. (36,6° C.), hatte ausgesprochene Tetanie an Händen und Füssen, Steifigkeit der Ober- und Unterschenkel und der Vorderarme. Bei Berührung wurden die Muskeln dieser Theile, auch diejenigen des Abdomens und des Halses sehr rigid. Kitzelreflexe von den Fusssohlen normal. Weder im Schlaf, noch in der Chloroformnarcose trat ein Nachlass der Contracturen an den Händen und Füssen ein. Die contrahirten Muskeln reagirten auf den constanten Strom. Die Muskeln des Gesichts waren abnorm erregbar (Facialis-Phänomen); strich man mit dem Finger etwas rauh über die Regio parotidea, so zuckte der Orbicularis palpebr., der Levator alae nasi und anguli oris, links war die Erscheinung etwas stärker ausgeprägt, als rechts. (Ich habe diese mechanische Erregbarkeit der Gesichtsmuskeln sowohl bei einem 1jähr. Kinde, als auch bei einer Erwachsenen, welche beide an ausgeprägter Tetanie litten, beobachtet. Ref.) Auch Anfälle von Laryngismus sowohl im Schlafe als beim Wachen kamen vor; Schlucken etwas erschwert; massiger Durchfall. Eintauchen der Hände in warmes Wasser, Anlegen einer Esmarch'schen Binde um die Arme, Compression des N. ulnaris brachten keine Veränderung im Krampfe hervor. Die Behandlung bestand anfangs in der Darreichung von Chloralhydrat und Bromkalium (bis zu 10 Gran 4stdl.), später von Wismuth und Chloroform, ohne Erfolg. Schliesslich wurde das Extract der Calabarbohne anfänglich $^1/_{20}$ Gran 3mal tägl., allmählig in steigender Dosis bis zu $^1/_4$ Gran angewendet; dabei Leberthran, Stahlwein und rohes Fleisch; unter dieser Behandlung trat Heilung ein nach 3 Monaten. Einige Wochen später ein Recidiv. Tod durch Morbillen. — Schon ein Jahr früher soll das Kind einen Anfall von Convulsionen mit nachfolgender Tetanie erlitten haben; auch kurz vor der Aufnahme hatte das Kind einen ähnlichen Anfall mit Verlust des Bewusstseins. Am nächstfolgenden Tage sei das Gesicht geschwollen und roth gewesen, habe das rechte Auge nicht geöffnet werden können, während das linke Auge schielte und Schwierigkeit Flüssigkeit zu schlucken bestanden habe. In einem 2. Falle (2jähr.

Knabe) waren sowohl früher, als auch kurz vorher convulsivische Anfälle vorhanden gewesen (1 mal angeblich mit 14tägigem Verlust des Bewusstseins). Es bestanden Durchfälle seit einer Woche. Das gut genährte Kind bot keine Zeichen von Rachitis. Die Symptome der Tetanie waren auf die Finger und Zehen beschränkt, das Facialisphänomen fehlte; keine Erhöhung der Reflexerregbarkeit. Der Zustand dauerte im Schlafe unverändert fort. War das Kind aufgeregt, so wurde die Inspiration deutlich krähend. Die Behandlung bestand Anfangs in der Darreichung von Bromkalium und Bismuthol, später von Adstringentien. Rasches Verschwinden der Diarrhoe und der Tetanie. Auch hier konnte weder durch Compression der Nervenstämme, noch derjenigen der Arterien und Venen eine Veränderung im Krampfe hervorgebracht werden; die Muskeln wurden durch Berührung nur etwas härter. Ch. hält die Tetanie in diesen Fällen für eine reflectorische Erscheinung, welche vom Intestinalcatarrh erregt wurde. Sie war verbunden mit Rachitismus, mit Neigung zu Laryngismus und allgemeinen Convulsionen, auch bestand in dem einen Falle eine neurotische Familienanlage.

Der Bericht von Förster (29) umfasst zunächst 6 Fälle von Hemiplegie aus cerebraler Ursache. Aus den epicrit. Bemerkungen F.'s geht hervor, dass mit Ausnahme zweier ziemlich frischer Fälle, bei den schon länger bestehenden Lähmungen stets eine Hemmung des Längenwachsthums der oberen und unteren Extremitäten zu bemerken war, welche indessen selbst bei längerer Dauer in der Regel keine hohen Grade erreicht, sondern stationär bleibt; auch haben die cerebralen Hemiplegien im Kindesalter eine Abmagerung mässigen Grades zur Folge, welche schon nach einigen Wochen eintritt, aber weiterhin nur geringe Zunahme zeigt. Wiederholt wurde die farad. Erregbarkeit auf der gelähmten Seite vermindert gefunden, auf den constanten Strom reagirten die beiderseitigen Muskeln in gleicher Weise, während vom Nerven aus auf der gelähmten Seite erst auf etwas stärkere Ströme KSZ ausgelöst wurde. Diesen Fällen erworbener cerebraler Parese fügt F. noch die Beschreibung zweier Fälle von congenitaler Parese aller 4 Extremitäten bei. Ferner bringt F. die Krankengeschichte eines Falles von multipler Herdsclerose, bei welchem die ersten Symptome sich im 6. Lebensjahre wahrnehmen liessen. Eine erbliche Belastung war vorhanden. Die constatirten Erscheinungen waren: Nystagmus, träge monotone, eigenthümlich absetzende und scandirende Sprache, zitternde Bewegungen des Kopfs bei Erheben desselben, und des Rumpfes beim Aufsitzen, Stehen und Gehen war unmöglich; Hinterhaupts-Schmerz, Schwindel, psychische Verstimmung, Erhöhung der Sehnenreflexe, weniger der Patellarsehnen, Dorsalclonus am r. Fuss. Section wurde nicht gemacht.

Es folgt alsdann die Mittheilung von 6 Fällen spastischer Paralysen.

In einem Falle (3jähr. Knabe) mit doppelseitiger Paralyse der unteren Extremitäten, stark getrübter Intelligenz und Unvermögen zu sprechen erfolgte der Tod durch Scharlach. Section (Birch-Hirschfeld). Es fand sich ein grösserer Widerstand beim Durchschneiden der Marksubstanz der Grosshirnhemisphären, die Marksubstanz zeigte einen Stich ins Graue. Mässige Blutpunkte. Pons und Medulla oblongata von etwas grösserer Consistenz, Kleinhirn auffallend weich. Der Halstheil des Rückenmarks dicker und fester als normal, graue Substanz blass; grauweisses, durchscheinendes Aussehen der Seitenstränge; die Hinterstränge haben besonders an den Seitentheilen einen Stich ins Graue; am linken Vorderhorn 3 zusammenhängende, stecknadelkopfgrosse Hämorrhagien. Im Brusttheil verminderte Consistenz und auffallende Dünnheit des Rückenmarks, Structurverhältnisse etwas verwischt; Lendenanschwellung fester, die blassgraurothe Marksubstanz sehr umfänglich. Im äussern Theile der grauen Substanz, wo das rechte Vorderhorn in das linke Hinterhorn übergeht, eine stecknadelkopfgrosse Höhle; die Schnittfläche daselbst eingesunken und gelbröthlich. (Keine microscopische Untersuchung.) Bei einem 2. Falle (vermuthlich congenital) mit doppelseitiger spastischer Paralyse der oberen und unteren Extremitäten ergab die Section geringen Microcephalus, halbseitigen Hirndefect mit Hirnsclerose, Spondylitis der Brustwirbel und Myelitis ascendens.

F. spricht sich über diese Fälle folgendermaassen aus: Die spastische Paralyse des Kindesalters ist meist mit Idiotismus gepaart oder doch mit geistiger Schwäche. Sie scheint meist von der Geburt an zu bestehen, tritt aber mitunter mit allen ihren Erscheinungen, einschliesslich des Idiotismus, erst im Verlaufe der Kindheit auf. (Mit Bezug auf Little's Anschauungen giebt F. an, dass unter 6 seiner Beobachtungen, in denen das Uebel angeboren schien, sich 3 befanden, bei welchen anomale Vorgänge bei der Geburt statthatten — 3 derselben hatten von der Geburt an eine kleine Schädelcompsel.) Die spastische Paralyse zeigt sich, wie es scheint, immer doppelseitig, doch häufig auf der einen Seite stärker. Meistens nehmen die oberen Extremitäten gar nicht, oder doch nur in weit geringerem Grade als die unteren, an der Paralyse Theil; doch giebt es eine Reihe von Fällen, in welchen die ersteren in ähnlicher, ja sogar in noch weit stärkerer Weise ergriffen sind; in allen solchen war das Leiden angeboren. Die Körpermusculatur ist oft nur schwach entwickelt, das Längenwachsthum ist in der Regel unbehindert, die Sensibilität bleibt meist erhalten, die Reflexerregbarkeit ist im Allgemeinen, doch nicht regelmässig gesteigert; von den Sehnenreflexen werden am gewöhnlichsten diejenigen der Patellarsehnen, doch nur mässig, erhöht gefunden. Die faradische Erregbarkeit der Muskeln bleibt meistens intact, in einzelnen Fällen sind vasomotorische Störungen mässigen Grades vorhanden. Der constante Strom vermag keine Heilung zu erzielen, höchstens das Leiden in seinem Fortschritte aufzuhalten. Von spinaler Kinderlähmung beobachtete F. nur 4 Fälle; in 2 derselben war trotz langer Dauer der Lähmung und erheblicher Muskelatrophie keine Verkürzung der gelähmten Extremität nachweisbar.

Aus den übrigen Fällen von Lähmung (1 Fall von Myelitis, 3 Fälle von Druckmyelitis und Brown-Sequardscher Lähmung, 1 Fall von Meningitis spin. traumatica, 1 Fall von hysterischer Lähmung und 3 Fälle von diphtheritischer Paralyse) will ich zunächst den Fall von hyst. Lähmung hervorheben, allerdings bei einem bereits 13½j. Mädchen. Die Symptome waren wiederholt eintretende Lähmung eines Arms mit verminderter farad. Erregbarkeit der Muskeln und rasch sich entwickelnder Contractur, Ptosis der Augenlider, vorübergehende Sehstörung, Klanglosigkeit der Stimme. Rasche Besserung auf Anwendung einer electr. Cur. Heilung nach baldigem Eintritt der Menses. Unter den diphtheritischen Paralysen findet sich auch eine nach Larynxdiphtherie und Tracheotomie aufgetretene Lähmung der Kehlkopfsmuskeln, besonders der Mm. crico-arytaenoidei postici, welche ein halbes Jahr nach der Entfernung der Canüle eintrat. Nachdem einige Male Blutauswurf vorgekommen war, traten Athembeschwerden, mühsame, verlängerte und geräuschvolle Inspiration mit Einziehung am unteren Theile des Thorax auf; die Form des Larynx war in der Art verändert, dass der vorspringende Winkel des Schildknorpels nicht fühlbar war; die Stimme war rauh aber nicht tonlos. Die laryngoscop. Untersuchung ergab verminderte Beweglichkeit der Stellknorpel und der wahren Stimmbänder; bei tiefer Inspiration betrug die Divergenz derselben nur wenig mehr als 1 Millimeter, bei Phonation war die Stimmritze normal. Heilung durch die percutane Anwendung des faradischen und galvanischen Stromes nach drei Monaten.

Warner (20) spricht in Bezug auf die spinale Kinderlähmung die Ansicht aus, dass, wenn die Lähmung nur die oberen Extremitäten betreffe, bessere Resultate zu erwarten seien, als beim Ergriffensein der unteren. Diese Ansicht sucht er durch die Mittheilung von 18 Fällen zu begründen; in 7 war nur ein Arm allein gelähmt, in 9 ein Bein und in 2 war die Lähmung in Form der Hemiplegie vorhanden. Von den 2 letzteren wurde ein Fall vollständig, d. h. Arm und Bein, wieder hergestellt, bei dem andern blieb das Bein etwas atrophisch, während der Arm vollständig geheilt wurde. Von den 7 Fällen mit Lähmung des Arms allein heilten 5, von den 9 Fällen mit Lähmung des Beins wurde nur einer wiederhergestellt.

In seinen Bemerkungen über die Behandlung der rein functionellen Lähmungen im frühen Lebensalter macht Davis (23) auf gewisse Verschiedenheiten in dem Verhalten Erwachsener und kleiner Kinder bei solchen Zuständen aufmerksam. Der Erwachsene beginne, wenn die Ursache beseitigt sei, seine Muskeln in Uebereinstimmung mit seinen früheren Gewohnheiten zu gebrauchen, und die Wiederherstellung könne rasch erfolgen. Kleine Kinder, in ähnlicher Weise gelähmt, erlangten dagegen selten den Gebrauch aller gelähmten Muskeln wieder, weil ihre Anstrengungen, die gelähmten Muskeln in systematischer Weise zu bewegen, weder durch den Verstand, noch durch die Gewohnheit geleitet würden. Kinder müssten deshalb systematisch durch Erziehung angeleitet werden, den Willenseinfluss auf gewisse Muskeln zu richten. Bei der Behandlung musse deshalb in erster Linie dahin gewirkt werden, den Verstand der Kinder mit irgend einer besonderen Thätigkeit der Muskeln des gelähmten Gliedes in Beziehung zu setzen. Dieses könne dadurch erreicht werden, dass die correspondirenden Bewegungen der gesunden Extremität zu gleicher Zeit ausgeführt würden. Diese durch den Willen erregten Bewegungen der gelähmten Muskeln beförderten deren Wachsthum und Zunahme viel rascher als irgend eine Art von passiver Bewegung. Daher sei es auch viel schwieriger, wenn beide gleichnamige Extremitäten gelähmt seien, eine rasche Heilung zu erzielen. Es sei aber nicht von Belang, bis zu welchem Grade die gelähmten Muskeln atrophirt seien, wenn dieselben nur überhaupt noch, wenn auch in sehr geringem Grade, von dem Willen influencirt würden, so sei die Wiederherstellung auch dann noch eine sichere. Wenn diese Art der Behandlung misslinge, so könne man zweifellos annehmen, dass entweder eine organische Läsion der die Muskeln versorgenden Nerven oder im Centralorgan vorhanden sei. Behandlung durch Electricität und passive Bewegungen seien von untergeordneter Bedeutung.

Dally (24) empfiehlt bei der Behandlung der spinalen Kinderlähmung in der ersten Periode die Bauchlage, Massage der Regio vertebralis, Revulsiva längs der Wirbelsäule, Derivation nach dem Darmcanal, Milchdiät und Anwendung eines absteigenden const. Stromes auf die gelähmten Glieder, sobald die febrilen Symptome verschwunden seien; in der zweiten Periode localisirte Faradisation nach Duchenne möglichst bald, zur Verhütung der Muskelatrophie und Verfettung; daneben Gymnastik, den constanten Strom, Douchen und Seebäder; in der dritten Periode, wenn einmal Atrophie eingetreten sei, hält Verf. die Gymnastik für schädlich, weil sie stets den gesunden Theilen zu Gute komme und dadurch die Difformität vermehrt werde. Die hauptsächlichste Regel sei, die mangelhaft functionirenden Theile durch mechanische Mittel zu ersetzen, ferner die Uebung und Galvanisation auf diejenigen Muskeln oder Muskelgruppen zu beschränken, welche von der Lähmung betroffen seien.

Seeligmüller (25) berichtet über folgenden Fall von Lähmung nach Spinalmeningitis bei einem 13jährigen Mädchen.

Nach einer angeblichen Erkältung waren Rückenschmerzen und langdauernde Hyperemesis eingetreten. Später zeigten sich Zuckungen erst der Muskeln der Arme, darauf auch der Beine, so dass das Bild einer Chorea vorhanden zu sein schien; schon einige Wochen früher war jedoch Parese der unteren Extremitäten und Steifigkeit derselben zu bemerken. Keine erhebliche Parese der oberen Extremitäten. Lähmung der Rücken- und Halsmuskulatur; Schmerzhaftigkeit der Halswirbel war schon nach 3 Wochen eingetreten; mässige Incontinentia urinae, träger Stuhl. Als 3. 4 Monate nach dem Beginn der Erkrankung die Behandlung übernahm, bestand vollkommene Lähmung der Hals-, Nacken- und Rückenmuskulatur und der unteren Extremitäten, mit relativer Abmagerung der letzteren; leichte Equinusstellung der Füsse; choreaartige Zuckungen im Gesichte und den Extremitäten noch immer vorhanden. Herabgesetzte Erregbarkeit für beide Ströme in den Muskeln der unteren Extremitäten; Sensibilität intact; Empfindlichkeit der ganzen Wirbelsäule auf Druck, besonders in der Mitte der Brustwirbelsäule. Aufhebung der Kitzel- und Patellarsehnen-Reflexe; Stichreflexe in den Fussmuskeln nur angedeutet. Blasenfunction normal, Stuhl angehalten. Die Behandlung bestand in der Anwendung stabiler, constanter Ströme mit der Anode auf der Wirbelsäule, Kathode im Epigastrium. Später labiles Bestreichen der Muskeln der unteren Extremitäten und der Lenden mit der Kathode und Faradisation; ferner kalte Abreibungen und Bäder von 27° R. und nachträglicher kalter Brause. Innerlich Eisensalmiak mit Extract. strychni spirit., pyrophosphorsaures Eisen- und Bitterwasser. Allmälig trat Besserung ein, eine Stützmaschine für die Beine ermöglichte das Gehen. Schliesslich vollkommene Heilung 10 Monate nach Beginn der Erkrankung.

3. Krankheiten der Circulationsorgane.

1) Day, W. H., Diseases of the heart in Children. The med. Press and Circul. Dec. 22. — 2) Lindemann, Emil, Ueber den Abfall der Nabelschnur mit besonderer Berücksichtigung der anatomischen Verhältnisse derselben. Inaug. Dissert. Berlin. — 3) Kraschutzki, Franz, Ueber die Entzündung der Nabelgefässe bei Neugeborenen. Inaug. Dissert. Berlin. — 4) Bichemont, Albon, Des hémorrhagies chez le nouveau-né. Paris.

Day (1) bespricht, nachdem allgemeine Bemerkungen über den Herztone, die Percussionsdämpfung und die Grösse des kindlichen Herzens vorausgeschickt werden, ausser den organischen Fehlern oder Structurveränderungen des Herzens und der Pericarditis auch die functionellen Störungen des Organs in der Kindheit. Unter diesen erwähnt D. einer Neurose der Herzganglien, welche bei zarten Kindern ziemlich häufig sei. Vorzeitig geborene, schlecht auferzogene, solche, die von nervösen Eltern stammen, oder die schon an Chorea gelitten haben, sollen besonders disponirt sein, wenn sie sich dem 7. bis 8. Lebensjahre nähern, namentlich, wenn sie durch zu frühen Schulbesuch aufgeregt werden. Schwächung aus irgend einer Ursache, Anämie und Blutverluste begünstigen den Ausbruch, auch Keuchhusten, chronische Vergrösserung der Tonsillen oder chronische Pneumonie wirken befördernd. Als Symptome bezeichnet D. Herzpalpitationen, auf welche Ohnmacht und Erschöpfung folgen. Der Puls ist unregelmässig und intermittirend, der Schlaf unerquicklich und unruhig, von Träumen gestört, der Harn enthält viele Phosphate. Zur Behandlung werden Tonica, Ruhe, gute Ernährung, Leberthran, warme Bekleidung, Eisenpräparate, Chinin und Arsenik empfohlen; am meisten lobt D. die Verbindung von Eisen, Digitalis und Strychnin, bei unruhigem Schlafe Bromkalium.

Nachdem Lindemann (2) den anatomischen Bau der Nabelschnur und ihrer Gefässe und die hierüber ausgesprochenen Ansichten der Autoren erörtert hat, beschreibt er in eingehender Weise den Vorgang des Abfalls des Nabelschnurrestes, welcher seiner Ernährung durch das die Nabelschnurgefässe durchströmende Blut und durch den Liquor amnios beraubt, eine Vertrocknung, eine Mumification, analog dem trocknen Brande erfahre. Es folgt nun eine ausführliche Darstellung der sich bildenden Demarcationslinie am Nabel und der auf dem Wege einer reactiven Entzündung mit nachfolgender Granulationsbildung und Eiterung, wodurch der Nabelschnurrest erweicht und zersetzt wird, und allmälig erfolgender Abstossung desselben. Verf. hat nun controlirende Untersuchungen über die Bedingungen angestellt, unter welchen die Mumification und damit der Abfall der Nabelschnur erfolge. Da alle Nabelschnurenden, welche in einer Länge von 6—7 Ctm. von der Nachgeburt abgelöst waren, genau denselben Absterbeprocess zeigten, wie der Rest am lebenden Kinde bei gleichen äusseren Verhältnissen, so folge daraus die Richtigkeit der Ansichten derjenigen, welche behaupten, dass die vorhandene Mumification nicht den geringsten Beweis für ein stattgefundenes Extrauterinleben liefere. Nach den Untersuchungen des Verf. ergab sich ferner, dass es ein wesentlicher Unterschied sei, ob die Nabelschnur sich in trockener oder feuchter Umgebung befinde. Im Wasserdampfe mumificire die Nabelschnur nicht, wohl aber colliquescire und faule sie. In feuchter Erde oder unter einer Bedeckung, welche die Verdunstung hindert, trete feuchter Brand anstatt des trocknen ein. Schon mumificirte Nabelschnüre quellen im warmen Wasser wieder auf und nehmen eine, wenn auch nicht gleiche, doch eine ähnliche Farbe an wie eine frische. Auch Wärme begünstige die Mumification; sei die Wharton'sche Sulze dagegen reichlich, so bedürfe sie zur Mumification längerer Zeit; endlich habe auch das Gesammtbefinden des Kindes auf dieselbe einen Einfluss; bei normaler Pflege und Gesundheit gehe der Absterbeprocess schneller von statten. Da Trockenheit und Wärme verbunden mit leichter Durchgängigkeit der bekleidenden Stoffe den Mumificationsprocess begünstigen, während Feuchtigkeit und Undurchdringlichkeit ihn aufhalten — resp. mehr oder minder in einen Fäulnissprocess umwandeln, so verwirft Verf. das vielfach empfohlene Verfahren, den Nabelschnurrest in ein mit Fett oder Oel bestrichenes Läppchen einzuschlagen.

Nach Kraschutzki (3) kann man 3 Arten des Entstehens der Arteriitis und Phlebitis umbilicalis annehmen, nämlich 1) das Kind wird bei noch unverletztem Nabel intrauterin von der kranken Mutter inficirt, die Entzündung der Nabelgefässe ist alsdann nur eine Theilerscheinung der Allgemeinkrankheit (Buhl), 2) das Kind wird gesund geboren, während oder nach der Lösung des Nabelschnurrestes erfolgt am Nabel die Infection, infolge deren entsteht Phlebitis oder Arteriitis umbilicalis und darauf die allgemeine Infection; 3) es erfolgt gar keine Infection, durch die Zerrung am Nabelschnurreste, schlechte Lagerung desselben etc. wird die Entzündung der Nabelwunde hervorgebracht, welche alsdann Arteriitis oder Phlebitis nach sich zieht. Verf. hält die unter 1) angegebene Entstehungsweise für fraglich: die 13 von ihm (auf der geburtshülfl. Klinik der Berliner Charité) beobachteten Fälle gehörten sämmtlich der 2. Categorie an. Alle Mütter wurden gesund entlassen; eine Reihe von Fällen blennorrhoischer Augenentzündung, welche gleichzeitig mit den Nabelerkrankungen vorkamen, boten den Stoff für die Infection; mit der Abnahme der Blennorrhoen nahmen auch die Nabelerkrankungen ab. In allen 13 Fällen betraf die Entzündung nur die Nabelarterien. Der Befund an denselben war vollkommen dem von Hennig angegebenen entsprechend; in Bezug auf denselben in anderen Organen ist zu bemerken, dass auffällige Atrophie nicht beobachtet wurde. Icterus war nicht constant und niemals in sehr ausgesprochenem Maasse vorhanden, Abscesse der Haut und Gangrän derselben, Sinusthrombosen und Entzündungen der serösen Hirnhäute kamen nicht vor; nur einmal bestand Hämorrhagie im Gehirn. Im weiteren Gegensatze zu den Befunden von Buhl, fand sich dagegen 5mal Pneumonie (1 mal mit fibrinös-seröser und 1 mal mit fibrinöser Pleuritis complicirt) und ferner einmal sowohl in der rechten als in der linken Lunge ein kirschkerngrosser Knoten (käsiger Zerfall r.) bei Lues, und einmal zum Theil vollständige Atelectase der Lungen. Leber und Herz boten keine Veränderungen; Milz 3mal vergrössert (1 mal bei Lues). Nur ein einziges Mal war ein ausgedehntes fibrinös-seröses Exsudat im Peritoneum, sonst niemals Peritonitis, ebensowenig wurde Perforation von den Arterien aus in die Bauchhöhle beobachtet; ebensowenig Parotitis und Muskelabscesse; einmal kam pyämischer Infarct der Nieren und einmal jauchige Coxitis vor. Die Diagnose der Art. umbilicalis hält Verf. namentlich im Anfange nicht für leicht; niemals gelang es durch Druck von unten her Eiter aus den Arterien auszupressen, mitunter konnte man jedoch die harten Stränge der entzündeten Arterien durchfühlen. Die von Hennig beschriebene Einziehung des vom Blasenscheitel und dem Verlaufe der Nabelarterien eingefassten dreieckigen Raumes hat K. nicht wahrgenommen. Die Prognose der Arteriitis umb. hält Verf. für schlecht, da alle Fälle tödtlich endeten, und ist er der Ansicht, dass dieselbe, was aus den Sectionsergebnissen hervorgehe, ebenso häufig zur Pyämie führe wie die Phlebitis umb. Bei der Therapie warnt Verf. vor dem von Bednar und Widerhofer empfohlenen Verfahren des Ausstreichens des Eiters durch Druck von unten her gegen den Nabel und weist darauf hin, dass in 2 Fällen Bednar's eine möglicherweise infolge dieser Manipulation entstandene Perforation aus der Arterie in die Bauchhöhle stattfand. K. empfiehlt eine symptomatische Behandlung, vor Allem sorgfältige Reinigung des Nabels, fleissiges Baden, die örtliche Application von Carbolsäure (nach Hennig 1 : 100) oder Höllenstein oder Kupferlösung (1 pCt.), verwirft aber die Cauterisation. Die Hauptaufgabe ist ihm jedoch die Prophylaxis, da er von der Ueberzeugung durchdrungen ist, dass alle Fälle von Nabelgefässentzündung auf Infection am Nabel beruhen. Die Infection könne sofort nach der Geburt bei der Abnabelung entstehen durch unreine Nabelbinden, Scheere und Hände, oder durch die Nabelwunde von Kind zu Kind, nämlich von Nabel zu Nabel beim Baden durch das Badwasser, die Finger der Wärterin und durch Schwämme, oder vom Auge zum Nabel bei Blennorrhoen, ferner von der Mutter auf das Kind, ohne dass erstere an Puerperalfieber erkrankt zu sein brauche; übelriechende Lochien genügten und die Uebertragung könne durch die Wärterin geschehen, endlich durch Selbstinfection durch den faulenden Nabelschnurrest. Zur Verhütung der Infection empfiehlt Verf. pedantische Reinlichkeit, die Verbannung aller Schwämme, Besorgen der Kinder durch die Wärterin vor der Mutter, und den Versuch mit streng antiseptischen Nabelverbänden, und zwar sofort nach der Abnabelung. Die Verbandstücke sollen mit Salicylsäure imprägnirt sein und soll der Verband bis zur völligen Heilung der Nabelwunde fortgesetzt werden.

Der Umfang der Arbeit Richemont's (4) über die Blutungen der Neugeborenen gestattet an dieser Stelle nur eine summarische Mittheilung des Inhalts derselben. Verf. theilt diese Blutungen in spontane und traumatische. Von den ersteren unterscheidet er als I. Classe diejenigen, welche unabhängig sind von schweren Allgemeinstörungen; hierher gehören: 1) Nabelblutungen, welche durch ungenügende oder unterlassene Ligatur der Nabelschnur und Abreissen derselben im Niveau des Nabels entstehen; ihre Ursache ist meistens in ungenügend zu Stande gekommener Athmung zu suchen; 2) Blutungen des Digestionstractus (Magen, Duodenum, Jejunum, Ileum und Colon); auch diese entstehen meistens infolge ungenügender Respiration auf dem Boden der durch die neuen Circulationsverhältnisse und die eingetretene Peristaltik bedingten, bis zu einem gewissen Grade physiologischen Congestion der Darmschleimhaut. Manche derselben beruhen auch auf Ulceration, über deren Zustandekommen der Verf. indessen keine bestimmte Ansicht ausspricht; 3) Blutungen aus den Geschlechtsorganen neugeborner Mädchen; sie entstehen, wie die vorigen, vorwiegend aus Circulationsstörungen infolge gehemmter Respiration, oder durch angeborene Herzfehler mit Cyanose. Der Sitz ist nicht die Vulva, in einzelnen Fällen zweifellos der Uterus. Die II. Classe der spontanen Blutungen umfasst diejenigen, welche infolge schwerer allgemeiner Störungen auftreten; sie sind charakterisirt entweder durch die grosse Zahl der Oertlichkeiten, an welchen Blutaustritte stattfinden, oder durch die Unmöglichkeit sie zu stillen, oder endlich durch ihre Neigung, meist nach kurzer Unterbrechung zu recidiviren. Hierher gehören: 1) Nabelblutungen, welche entweder auf einer congenitalen oder auf einer acquirirten Ursache beruhen. Es werden hier die Nabelblutungen infolge von Hämophilie, Syphilis, physiologischem Elend und Alcoholgenuss der Mütter während der Gravidität, von naher Verwandtschaft der beiden Eltern, acuter Fettdegeneration der Neugeborenen, von acuten Infectionskrankheiten, Krankheiten und Anomalien des Gallenapparates (Hyperämie, Cirrhose und Fettentartung der Leber) und von mangelhafter Beschaffenheit der Gallenwege (wobei der vorhandene Icterus eine Rolle spielt) entstehen, abgehandelt, sowie diejenigen, welche infolge von Entzündungen, welche die Obliteration der Nabelgefässe verhindern (Arteriitis und Phlebitis umbilicalis), zu Stande kommen. Es gehören in diese II. Classe: 2) Blutungen aus anderen Wegen als aus dem Nabel, d. h. aus dem Darmcanal, den Respirationsorganen, den Urogenitalorganen und unter die Haut, allerdinge häufig mit Nabelblutungen vergesellschaftet, und endlich 3) die Blutungen bei Athrepsie (Parrot) infolge von gestörter venöser Circulation; als solche sind beobachtet worden: Hämorrhagien im Gehirn (Meningen), den Nieren (Venenthrombose), den Nebennieren, der Lunge und der Haut. Den 2. Abschnitt bilden die traumatischen Blutungen. Als solche werden die Hämorrhagien infolge von Vaccination, Durchschneidung des Zungenbändchens, Circumcision und Extraction von Schneidezähnen aufgeführt. Als ursächliches prädisponirendes Moment liegt meist Hämophilie oder eine transitorische hämorrhagische Diathese vor. Die Pathologie, Symptomatologie, Prognose und Behandlung der verschiedenen Formen der Blutung sind ausführlich abgehandelt, die Arbeit ist mit einer reichen Casuistik ausgestattet und wurde die Literatur (auch die fremde) fleissig benutzt.

4. Krankheiten der Respirationsorgane.

1) Eröss, Julius, Mittheilungen aus dem Pester Kinderspitale aus der Abtheilung des Prof. Dókai. Beitrag zu den syphilitischen Erkrankungen des Larynx bei Kindern. Jahrb. f. Kinderheilk. N. F. XV. S. 164. — 2) Anders, Ein durch Complicationen bemerkenswerther Fall von Laryngospasmus. Ebendas. S. 176. — 3) Polk, W. M., Catheterisation of the Larynx. The New-York med. Rec. June 19. — 4) v. Holwede, und Münnich, Epidemisches Auftreten von croupöser Pneumonie. Arch. f. Kinderheilk. II. S. 13. — 5) Delaporte, Emile, Contribution à l'étude de la pneumonie lobaire, chez les enfants (Forme méningée de Bill. et Barthez). Thèse de Paris. (Enthält nichts Neues, nicht einmal eine eigene Beobachtung.) — 6) Unruh (Dresden), Ein Fall von Pneumonia migrans. — 7) Baginsky, A., Practische Beiträge zur Kinderheilkunde. I. Heft. Pneumonie und Pleuritis. Tübingen. — 8) Derselbe, Ueber Pneumonie im Kindesalter. Vortrag, gehalten in der öffentlichen Versammlung der Section für Kinderheilkunde der Gesellschaft für Heilkunde zu Berlin am 6. April 1880. Deutsche med. Wochenschr. No. 43. — 9) Husen, Friedrich van, Ueber Pleuritis bei Kindern. Inaug.-Dissert. Würzburg. — 10) Smith, Lewis, Pleurisy and Empyema in Children and its treatment. Lecture in the New-York Academy of Science. The New-York med. Rec. Febr. 7. — 11) Lentz, Malm., Ueber Pneumothorax bei Kindern. Würzburger Inaug.-Dissert.

Die Beobachtung von Eröss (1) betrifft ein $3^1/_2$-jähriges Mädchen mit vielfachen Zeichen von syphilitischer Erkrankung, bei welchem sich nach überstandenem Keuchhusten, Heiserkeit, Aphonie und Erscheinungen von Larynxstenose einstellten, die von Erstickungsanfällen begleitet waren.

Die laryngoscopische Untersuchung ergab Verdickung der nach abwärts gesenkten und eingerollten Epiglottis; die Larynxschleimhaut war blass, die aryepiglottischen Falten und das linke Taschenband sehr verdickt, letzteres in seiner Mitte ausgebaucht und dunkelroth; die wahren Stimmbänder gelbröthlich, missfarbig. Heilung durch Schmiercur.

Der Fall von Anders (2) betraf ein 2 J. 4 M. altes, gut genährtes Mädchen, welches wegen Larynxcroup tracheotomirt worden war.

Wiederholte Versuche, vom 12. Tage an die Canüle zu entfernen, misslangen, weil sich Hustenreiz, erschwerte Athmung und laute ziehende Inspiration einstellte. Am 23. Tage, nachdem das Kind die Herausnahme der Canüle während 6 Stunden gut ertragen hatte, warf dasselbe plötzlich den Kopf nach hinten, machte einige krähende Inspirationen, wurde cyanotisch — die Respiration hörte auf und trat der Tod ein. Section. Negativer Befund im Larynx, die Drüsen längs der grossen Gefässe, der Trachea und der grossen Bronchien geschwollen und theilweise verkäst. Verf. ist der Meinung, dass diese Drüsen durch Druck auf den Vagus den Krampf hervorgebracht hätten. (Sollte es sich hier nicht um eine diphtheritische Lähmung der Postici gehandelt haben? Verf. verwirft zwar die Annahme, dass hier Diphtherie vorhanden gewesen, obwohl ausdrücklich Belege auf Tonsillen und Uvula erwähnt werden. Ref.)

Polk (3) empfiehlt auf Grund einer günstigen Erfahrung, die er bei einem mit Glottiskrampf behafteten Kinde machte, welches in einem Anfalle zu athmen aufgehört hatte, dessen Herzthätigkeit jedoch noch nicht völlig erloschen war, die Einführung eines silbernen Catheters in den Larynx (Fixation der Kiefer durch Korke, Hervorziehen der Zunge durch eine Zange, Einführung des Catheters unter der Leitung des bis auf die Epiglottis eingesetzten Zeigefingers der linken Hand) zum Einblasen von Luft in regelmässigen Zwischenräumen mit nachfolgender Compression des Thorax unter gleichzeitigem Senken der vorher erhobenen Arme. Der Zustand von Bewusstlosigkeit sei vortheilhaft bei der Operation, welche, wie Versuche an der Leiche ergaben, bei Kindern, wegen der Kürze des Halses, leichter ausführbar ist als bei Erwachsenen.

Baginsky (7 u. 8) theilt die Erfahrungen und Anschauungen mit, welche er auf Grund von 255 selbstbeobachteten Fällen von Pneumonie bei Kindern (theils aus seinem Ambulatorium, theils aus seiner Privatpraxis) gewonnen hat. Er spricht sich zunächst dahin aus, dass es eine Reihe von Fällen gebe, in welchen die clinische Beobachtung gar keinen Zweifel darüber lasse, ob man es mit einer croupösen oder catarrhalischen Pneumonie zu thun habe, dass aber auf der andern Seite auch Fälle vorkämen, von welchen man absolut nicht sagen könne, zu welcher Gruppe dieselben zu stellen seien; weder der Sitz, noch die Ausbreitung, noch der Fieberverlauf gebe in solchen Fällen einen Anhaltspunkt, um eine Entscheidung zu treffen. Es gebe lobuläre Pneumonien mit dem Character der croupösen Pneumonie und umgekehrt lobäre Erkrankungen mit dem Typus der catarrhalischen (gemischte Pneumonien). Zuweilen finde geradezu eine Combination beider Formen statt, zu welcher sich käsige und tuberculöse Umwandlungen der Entzündungsproducte hinzugesellen könnten.

I. Croupöse Pneumonie. Unter den 255 Fällen kamen vor 60 Fälle von reiner croupöser Pneumonie, wovon je 14 auf das 1. und 2. Lebensjahr fielen, wohl deshalb, weil vorzugsweise kleine Kinder in das Ambulatorium verbracht werden. Aus demselben Grunde fiel wohl auch das Maximum der Erkrankungen auf die warmen Monate. Doch konnte B. Erkältung als Ursache niemals bei Kindern nachweisen. Die meisten waren kräftige Kinder. Sitz 56 Mal rechts, 34 Mal links (r. O. 36 Mal, l. O. 18 Mal, r. U. 19 Mal, l. U. 16 Mal). Als besondere Formen neben der normalen typischen unterscheidet B. abortive Pneumonie, Wanderpneumonie, gastrische Pneumonie und cerebrale Pneumonie. Von Gehirnpneumonie theilt B. einen sehr schweren Fall bei einem einmonatl. Kinde mit, bei welchem die Dauer 16 Tage betrug und die Pneumonie vom r. Oberlappen auf den mittleren und dann auf den l. Oberlappen übergriff; die Nervensymptome waren Strabismus, Somnolenz und Kaubewegungen. Einmal sah B. das von Rilliet und Barthez beschriebene Erythem, welches bei einem 10 monatlichen Kinde während 2 Tagen bestand und die grösste Aehnlichkeit mit Scarlatina hatte. Crisis am 12. Tage; 8 Tage später zeigte sich Urticaria. Eine Bevorzugung der ungeraden Tage bei der Crisis konnte B. nicht beobachten. Verf. spricht sich im Weiteren dahin aus, dass die Gefahr bei cr. Pn. für die Kinder mit der Athemfrequenz wachse, nicht aber mit der Pulsfrequenz; bei Kindern tödte die Pn. nicht wie bei Erwachsenen durch Insufficienz des Herzens (Jürgensen), sondern der Respiratoren. B. sucht dies auf die anatomischen Verschiedenheiten zurückzuführen (relativ kleines Herz, relativ weite Arterien, relativ weite A. pulmonalis, relativ enge Aorta ascendens und deshalb niedrigerer Blutdruck im grossen, höherer im kleinen Kreislauf bei Kindern [Beneke]), ferner auf die grössere Production von CO_2, das grössere Athembedürfniss und die schwächeren respiratorischen Muskeln der Kinder. Complicirenden Icterus hat B. nur einmal gesehen, Milztumor war er nicht im Stande nachzuweisen. Eine Abnahme der ausgeschiedenen Harnmenge während und nach der Crise glaubt Verf. beobachtet zu haben. In Bezug auf den Stoffwechsel während der Pn. ergaben B.'s Beobachtungen eine constante Abnahme des Körpergewichts während des Fiebers (mit Ausnahme eines Falles), nach dem Abfall des Fiebers steigt das Körpergewicht entweder sofort oder unter Schwankungen wieder an; doch erfolgt der Wiederersatz weit langsamer als der Verlust. In drei Fällen wurde die 24stündige Harnmenge und die darin enthaltenen Quantitäten von N, PO_5 und Cl bestimmt. Es ergab sich, dass zwischen den Ausscheidungsgrössen des N in der Fieberzeit und derjenigen nach der Entfieberung eine Differenz besteht, wonach der letzteren die grössere Zahl zufällt, der Unterschied betrug 0,071 Grm. pro 1 Kilo Körpergewicht; für PO_5 ergab sich zwischen der fieberfreien und fieberhaften Zeit kein wesentlicher Unterschied; Cl wurde in der fieberfreien Zeit in erheblich grösserer Menge ausgeschieden, die Hauptstärke der Cl-Ausscheidung fällt aber nicht auf die Zeit unmittelbar vor der Crise, sondern auf einige Tage später. Von den 80 Fällen croupöser Pneumonie endeten 4 letal, darunter 1 mit Morbillen complicirt. Nur eines der gestorbenen Kinder war von Hause aus gesund. In Bezug auf die Behandlung verwirft B. die kalten Bäder als Antipyretica bei Kindern, empfiehlt dagegen lauwarme (nicht unter 23° R.), Digitalis, Chinin und Natron salicyl. sind mit Vorsicht zu gebrauchen; den Tartarus stibiat. hält B. für schädlich. Hautreize (auch Vesicatore) sind bei schwerer Dyspnoë zu versuchen und wirken zuweilen vortrefflich. Alcoholica und Wein, Ammoniaksalze und Campher hält B. bei rasch verlaufenden Pneumonien für schädlich, nur bei länger dauerndem Verlaufe, bei Complicationen und dadurch bewirktem Consum der Kräfte sollen diese Mittel zur Anwendung kommen. Expectorantien sind nur bei vorhandenem Secrete zu verordnen. Blutentziehungen an deutlich hepatisirten Partien der Lunge sind entschieden zu verwerfen; bei nachweislicher Hyperämie in der Umgebung hepatisirter Stellen (charakterisirt durch unbestimmtes, in der Exspiration keuchendes Athmen, vereinzelte, nicht klingende Rasseln, kaum gedämpften, mehr tympanitischen Percussionsschall) sind jedoch bei sonst intactem Organismus blutige Schröpfköpfe durchaus indicirt (7 Bef.), im anderen Falle ist die locale Application von Eisblasen anzuwenden. II. Catarrhalische Pneumonie. Unter den 255 Fällen fanden sich 162, die B. als rein catarrhalische Pneumonien betrachtet, secundäre Formen sind nicht berücksichtigt, wohl aber solche nach Masern und Pertussis. Die grösste Zahl derselben wurde in den Winter- und Frühjahrsmonaten beobachtet. Das Alter der Kinder variirte zwischen 3 Monaten und 6 Jahren, 60 standen im 1. Lebensjahre, im 2. 46. Die Mädchen überwogen in der Zahl (51 Kn. — 74 M.). Meist waren es schlecht genährte, elende Kinder; 24 davon waren mit schweren Formen der Rachitis behaftet, die Mehrzahl wohnte in feuchten Kellerwohnungen. Auch bei der catarrh. Pneumonie, obwohl hier die Schwächung der Herzmusculatur in höherem Grade als bei der croup. Pn. hervortritt, wächst die Gefahr mit der gesteigerten Athembehinderung, weil dieselbe mehr als bei anderen Krankheiten zur Insufficienz des Herzens führt. Als ein beachtenswerthes auscultatorisches Phänomen bei catarrhalischer Pneumonie hebt B. das exspiratorische Rasseln, namentlich in den Lungenspitzen, hervor, vielleicht dadurch hervorgerufen, dass bei dem starken Exspirationsdruck Luft aus denjenigen Theilen der Lunge ausgepresst wird, deren zuführende Bronchien durch Schleim verschlossen sind, oder dadurch, dass die Luft durch die starke Exspiration in die Lungenspitzen getrieben wird und dort nachgiebige Alveolen aufbläst; hiermit stehe im Einklange das bei schweren Fällen vorkommende Emphysem der Lungenspitzen. In Bezug auf den Stoffwechsel bei cat. Pn. bemerkt B., dass in einigen leichten Fällen mit geringem Fieber eine mässige Körpergewichtszunahme — in der Regel aber eine Abnahme erfolgte. Die Untersuchung des Stickstoffgehalts des Harns (4 Fälle, aber ohne Bestimmung der 24stündigen Harnmenge) ergab, dass die Ausscheidung von N bei hohem Fieber beträchtlicher war als bei niederem; die PO_5 verhielt sich analog dem N, ebenso Cl. Eine Verminderung des Cl wie bei croup. Pn. war nicht vorhanden. Eine Bestimmung des Kalks zeigte, dass die höchste Menge desselben bei der niedersten Körpertemperatur ausgeschieden wurde, dagegen erfolgte die Ausscheidung der grössten Mengen von Magnesia bei den höchsten Temperaturen. Von den 162 Fällen starben 43, von 30 blieb der Ausgang unbekannt. Behandlung. Bei kräftigen Kindern und circumscripter Affection soll zur Beschränkung der Infiltration auf ein Minimum der Versuch mit einer localen Blutentziehung gemacht werden (7 Bef.). Zur Herabsetzung der fieberhaften Temperatur werden hydropathische Umschläge um den Thorax empfohlen, ferner Chinin und salicylsaures Natron. Zur Erhaltung der respiratorischen und circulatorischen Kräfte reiche man kräftige Brühen, Eier, Wein und reichlich Milch. Auf der Höhe der acuten Krankheit soll jedoch der Wein, wegen seiner narcotisirenden Eigenschaften vermieden werden. Auch Vesicantien wandte B. mit Vortheil an. III. Gemischte Pneumonien. Von solchen kamen 33 Fälle vor. Sectionen hat B. allerdings nicht gemacht, die Diagnose beruht sich auf das clinische Krankheitsbild. Diese Form entwickelt sich entweder aus lange bestehenden Bronchialcatarrhen zu lobären Infiltrationen, oder die ursprünglich acut als croupöse Pneumonie beginnende Affection combinirte sich später mit Herderkrankungen und Bronchitis mit protrahirtem Verlaufe. Die Mehrzahl dieser Fälle (21 Kn., 12 M.) fallen, wie bei der catarrhalischen Pneumonie, auf das 1. und 2. Lebensjahr (22); 6 mal erfolgte ein tödtlicher Ausgang, in 10 Fällen ist der Ausgang unbekannt geblieben.

Der 2. Abschnitt der Arbeit B.'s handelt von der Pleuritis, wovon 21 Fälle beobachtet wurden (8 Kn., 13 Mädchen); die spätere Kindheit fand sich zahlreicher vertreten als die erste Lebensperiode. Die Aetiologie war meist dunkel, nur einmal war ein Trauma die Veranlassung, und führte dieser Fall später zur Phthise.

Die Pleuraexsudate waren 12 mal linksseitig, 8 mal rechtsseitig und 1 mal doppelseitig. 4 mal war die Exsudation eitrig — diese Fälle wurden alle operativ behandelt und gelangten zur Heilung. Aus den mitgetheilten Krankengeschichten entnehmen wir folgende: I. Fall. 3½jähriges Mädchen. Exsudat rechts. Einmalige Punction mit dem Troicart. Entleerung von 1 Liter Eiter. Selbständige Heilung ohne Scoliose nach 3½ Monaten. Vermuthlich erfolgte einmal während dieser Zeit ein Durchbruch des Empyems durch die Lunge und die Bronchien. II. Fall. 1 Jahr und 6 Wochen alter Knabe. Exsudat links. Punction mit dem Troicart Billroth's. Entleerung von 80 Ccm. Eiter. Heilung nach 2 Monaten ohne Scoliose. III. Fall. 3jähriges Mädchen. Exsudat rechts. Empyema necessitatis, nachdem 3 Punctionen vorangegangen waren, mit Entleerung von 250, 100 und 800 Ccm. Eiter. Incision. Entleerung von 1000 Ccm. Eiter; tägliche Ausspülung mit 5 proc Lösung von Natron salicylicum. Offenhalten der Wunde durch ein weiches Drainrohr. Heilung nach 1 Jahr. Thoracostenose. IV. Fall. 7j. Knabe. Exsudat rechts. Incision unter Spray- und Listerverband. Entleerung von 1 Liter Eiter. Ausspülung mit 5 proc. Lösung von Natron salicylicum; Heilung mit mässiger Thoracostenose ohne Scoliose nach 5 Monaten. In Beziehung auf die auscultatorischen Erscheinungen bemerkt B., dass selbst bei grossen Exsudaten zuweilen lautes Bronchialathmen vernommen wurde, manchmal war nur abgeschwächtes und unbestimmtes Athmen mit schwachem bronchialen Exspirium hörbar. In einem Falle war überhaupt nur abgeschwächtes vesiculäres Athmen zu hören. Verf. hält bei Kindern die rechtsseitigen Exsudate für bedenklicher wegen der dabei stattfindenden Beeinträchtigung der Leistungsfähigkeit des rechten Herzens. In Bezug auf die Therapie bemerkt B., dass man in den früheren Perioden der Pleuritis nur selten durch die vorhandene Dyspnoë zu chirurgischen Eingriffen gedrängt werde. Die Punction hält B für indicirt, wenn das Exsudat den gebräuchlichen Mitteln (kleine Dosen Calomel, Bepinselung mit Tinct. jodi et gallarum) nicht weicht, mittlere und hohe Fiebertemperaturen lange fortdauern, Appetit und Ernährung darniederliegen, die Kinder liebleich werden und an Gewicht verlieren, auch selbst dann, wenn die Dyspnoë nicht beträchtlich ist. Er verwirft die aspiratische Punction bei Kindern, man solle die Punction mit einem einfachen, mit Condom versehenen Troicart vornehmen, auch solle man nur so lange ausfliessen lassen, bis die Spannung der Thoraxwand wesentlich nachgelassen habe. Die Reaction nach der Punction sei gleich Null. Da in dem einen Falle eine einmalige Punction genügte, so schliesst sich B. der Meinung Löb's an, nach welcher man bei Empyemen der Kinder die Schnittoperation umgehen könne, obwohl man nicht allemal mit der Punction auskomme. Nach vorgenommener Incision sei bei Kindern eine spontane Schliessung der Wunde und eine Retention der Exsudatmassen nicht zu befürchten, und bedürfe es auch keiner Rippenresection, um die Wunde offenzuhalten, die Einlegung eines einfachen Drainrohres genüge.

Van Hasen (9) veröffentlicht in seiner Dissertation 6 in der Gerhardt'schen Kinderklinik beobachtete Fälle von Pleuritis. Nach der Ansicht Gerhardts rührt der in manchen Fällen von Pleuritis exsudativa beobachtete plötzliche Tod entweder von Embolie der Lungenarterie, wobei der Embolus aus dem rechten Vorhofe stammt, oder von Embolie der Art. fossae Sylvii her, in welchem Falle der Embolus aus den Lungenvenen der comprimirten Lunge oder aus dem linken Vorhofe herrührt, woselbst sich vermuthlich durch den bei linksseitigen Ergüssen auf den linken Vorhof ausgeübten Druck Coagula bilden.

Die 6 Fälle vertheilen sich ziemlich gleichmässig auf das Alter von 0—15 Jahren (5 Kn., 1 M.). In allen war Pneumonie die Veranlassung; 3 mal war die rechte und ebenso oft die linke Seite betroffen; in 3 Fällen war die Verdrängung von Nachbarorganen durch das Exsudat (Leber nach abwärts, Herz nach rechts) zu constatiren. In beiden kam es durch Druck auf Herz und Lunge zu bedeutenden Störungen des Kreislaufs, in Folge dessen im einen Falle zahlreiche Ecchymosen der Haut auftraten. Ob die in diesem Falle wiederholt auftretenden Convulsionen mit der pleuritischen Erkrankung in Zusammenhang standen, liess sich nicht mit Bestimmtheit annehmen, doch nahmen sie mit jeder Steigerung der Pleuritis an Intensität zu. Ein Kind, welches im Alter von 4 Mon. an Pleuritis erkrankte, starb nach 5 Wochen, nachdem sich zuletzt Durchfälle und Decubitus eingestellt hatten. Das eitrige Exsudat füllte die ganze Pleurahöhle. Tuberkel waren nicht mit Sicherheit nachzuweisen. An der Stelle des Process. vocalis dext. befand sich ein Geschwür, die Spitze des Knorpels lag frei. Auch in den inneren Organen fanden sich theilweise punktförmige Ecchymosen. In einem Falle (5jähr. Knabe) wurde die Entfernung des Exsudats durch Pilocarpininjectionen versucht (0,008—0,009). Sie verursachten meist Erbrechen, aber auch Schweiss und Salivation, und führten zur Heilung. In einem anderen Falle (2jähr. Mädchen) wurde wegen eines leichten Exsudats die Punction und Entleerung mit dem Troicart von Dieulafoy vorgenommen, weil sich Zuckungen im rechten Arme, Rotationsbewegungen des Kopfes, später tonische Zwerchfellskrämpfe, Cyanose und Anurie eingestellt hatten. Nach Entfernung von 215 Ccm. Eiter dauerten jedoch die Anfälle und die Anurie fort und es erfolgte, nachdem noch Lähmung der rechten oberen Extremität eingetreten war, der Exitus letalis. Die Section ergab: Erweiterung der Hirnventrikel, Oedem des Gehirns; im Anfangstheile der Carotis extr. befand sich ein dunkel gefärbtes Blutgerinnsel, welches einen kleinen weissen Körper enthielt, der auf der Bifurcation der Art. fossae Sylvii und Art. corporis callosi ritt. Linksseitiges eitriges Pleuraexsudat mit Compression der Lunge. Hyperaemie der linken Niere.

Smith (10) erklärt auf Grund seiner Erfahrungen, dass die primäre Pleuritis, unabhängig von Erkrankungen der Lunge, bei Kindern gar nicht so selten sei, wie früher angenommen worden sei, da er innerhalb 7 Monate 11 solcher Fälle in dem „Foundling Asylum" beobachten konnte. Pleuritis komme häufiger in öffentlichen Krankenhäusern, als in der Privatpraxis vor und während des Herrschens von Scharlach beobachte man sie häufiger, als zu andern Zeiten. Als die gewöhnlichste Ursache derselben erklärt er die Erkältung, Cachexie mache die Kinder besonders empfänglich dafür. Auch bei Neugeborenen komme sie oft ohne nachweisbare Ursache vor. Pleuritis nach Scharlach sei fast immer eitriger Natur; auch erwähnt er eines Falles, in dem nach vorangegangener hypostatischer Pneumonie Zerfall des Lungengewebes und infolge dessen eitrige Pleuritis eintrat. Als einer weiteren Ursache erwähnt S. die „indolente Pneumonie", welche sich in den hinteren und unteren Lungenpartien in circumscripter Weise entwickele und zur Bildung von stecknadelkopfgrossen Abscessen führe, deren Entleerung in die Pleurahöhle eitrige Pleuritis veranlasse, ebenso erwähnt er der Abscesse der Brustwand als Ursache; traumatische Pleuritis sei selten bei Kindern. Nach Erörterung der anatomischen Veränderungen und der Symptome der Pleuritis sprach S. über die Behandlung derselben und äussert sich folgendermassen über die Thoracocentese: Als die geeignetste Stelle zur Vornahme derselben empfiehlt er den 7. oder 8. Intercostalraum etwas nach vorn vom Angulus scapulae; eitrige Ergüsse verlangten eine Beseitigung auf operativem Wege; bei serös-fibrinösen sei es vielleicht unnöthig zu operiren. Zur Thoracocentese solle man stets einen Troicart mit aspiratorischem Apparate verwenden. Bei serös-fibrinösen Exsudaten genüge meist eine Entleerung, bei Empyemen dagegen müsse man eine Fistel anlegen. Nach Entfernung des Eiters wäscht S. die Pleurahöhle mit 1 pCt. Carbolwasser von 100° F. aus und führt eine Mèche ein, welche durch eine besondere Vorrichtung in ihrer Lage erhalten wird. Das Auswaschen soll nur 1 mal geschehen, nur wenn der Eiter fötid werde, solle die Höhle alle 2 Tage ausgewaschen werden; durch zu häufiges Ausspülen werde der natürliche Heilungsprocess gestört. Bei der nachfolgenden Discussion stimmte Dr. Beverly Robinson S. in Bezug auf die Vermeidung häufiger Ausspülungen bei, da er dabei üble Ausgänge beobachtet habe.

Lentz (11) hat in seiner Arbeit die gesammte Pathologie des Pneumothorax bei Kindern abgehandelt; wir heben daraus Folgendes hervor: Unter 35 in der Literatur gesammelten, hierher gehörigen Fällen waren 14 durch Tuberculose der Lungen, 11 durch Lungengangrän, 3 durch Emphysem, 3 durch Lungenapoplexie, 1 durch Rippenfractur, 1 durch Empyem, 1 durch hämorrhag. Infarct (Embolie), 1 durch Bronchiectasie entstanden. Sämmtliche 14 durch Tuberculose entstandene Fälle stammen von Rilliet und Barthez; L. meint, dies auffallende Verhältniss rühre wohl daher, dass die genannten Forscher dem Kindesalter eine zu weite Grenze steckten, d. h. bis zu einem Lebensalter, in welchem die Lungenphthise bereits häufiger werde. Pneumothorax wird häufiger bei Knaben als bei Mädchen beobachtet; in 24 Fällen war der Sitz desselben 14 mal links, 10 mal rechts; bilateraler Pneumothorax kam nicht vor. Unter 35 Fällen fand sich 25 mal eine offene Lungenfistel, einigemale war dieselbe wieder verschlossen; von den anderen fehlt hierüber eine Angabe.

Die Körperlage bei Kindern bietet nichts Charakteristisches, wie bei Erwachsenen, die meist auf der kranken Seite liegen. Kinder nehmen jede beliebige Lage an, bald auf der kranken, bald auf der gesunden Seite. Den von Leichtenstern (vergl. Gerhardt's Handbuch) geschilderten auscultatorischen Phänomenen, ist nach des Verf.'s Ansicht noch amphorisches Athmen hinzuzufügen, welches vorkomme, wenn die Compression der Lunge und die Ausdehnung des Pleurasackes noch nicht ihr Maximum erreicht haben und die Perforationsstelle nicht zu klein ist. Das Succussionsphänomen ist bei Kindern selten, wegen des kleinen Thorax und der geringen Flüssigkeitsmenge. Verf. publicirt zum Schlusse 2 Krankengeschichten (die eine von Dr. Reuss, die andere aus dem Würzburger Juliusspitale).

1. Fall. 2 J. 9 M. altes Kind. Entstehung eines pleurit. Exsudates rechts im Verlaufe von Bronchitis; Eintritt von fötidem Auswurf zu wiederholten Malen und in grosser Menge (½ Liter). Hiernach Auftreten von tympanitischem P.-Schall r. h., der sich nach jedesmaliger reichlicher Expectoration von Neuem zeigt. Succussionsgeräusch und amphorisches Athmen. Operation des Empyems; Tod am nächstfolgenden Tage, dem 54. der Krankheit. Section (Dr. Schottelius). Pneumothorax rechts, Compression der r. Lunge, welche z. Th. durch strangförmige Adhäsionen an die Rippenwand geheftet ist. Sämmtliche Bronchien diffus erweitert, mit dickem Eiter gefüllt, beginnende Abscessbildung in der Lunge. Köpfchen der 8. und 9. Rippe cariös, an der 9. Knochengranulationen. (Das Kind war einige Zeit vorher auf den Rücken gefallen.) Als Ursache des Pn. betrachtet Verf. entweder die Ectasie der Bronchien in Verbindung mit secundärer Pleuritis, welche zum schliesslichen Durchbruch der Pleura pulm. führten oder die Caries der Rippen war zunächst die Ursache der Pleuritis und des späteren Durchbruchs. 2. Fall. 4jähr. Kind mit Tumor albus genu. Leidet schon einige Zeit an Husten. Später wird die Amputatio femoris nöthig. Während der langsam fortschreitenden Wundheilung vermehren sich die Symptome eines chron. Lungenleidens; Auftreten von Erscheinungen eines rechtss. Pneumothorax; vorn amphorisches Athmen und Metallklang, hinten unten lautes Bronchialathmen. Diagnose „abgesackter Pneumothorax", ohne nachweisbaren grösseren Erguss in die r. Pleurahöhle. Tod nach ausgebreiteten Oedemen im Collapse am 15. Tage nach dem Eintritt des Pn. Succussionsgeräusch war niemals vorhanden. Section. Erguss von Eiter in die r. Pleurahöhle; die r. Lunge gegen ihre Wurzel und das Herz hin retrahirt. Der Raum zwischen Lunge und Exsudat ist mit Blut (Luft? R.) gefüllt. Perforation einer kleinen Caverne am vorderen Rande der Lunge, welche keine käsigen Knoten enthält. Miliare Tuberculose der l. Lunge. Alter embolischer Infarct der l. Niere, vermuthlich auch der Milz. Endocardium normal; 9 käsige Knoten in der fettigen Leber. Nach des Verf.'s Meinung war der Pn. entstanden durch die Perforation der Caverne; letztere rührte aber nicht von einem phthisischen Processe her, sondern vermuthlich von einer auf Embolie beruhenden Infarcirung der betr. Lungenstelle; der infectiöse Embolus stammte wahrscheinlich von den necrotischen Knochenpartien des erkrankten Kniegelenks.

5. Krankheiten der Verdauungsorgane.

1) Hennig, Ueber Entzündung der Unterzungendrüse bei Neugeborenen. (Vortrag, gehalten in d. 3. Versamml. der Section für Kinderheilk. der Gesellsch. für Heilkunde zu Berlin.) Deutsche med. Wochenschr. No. 49. — 2) Epstein, Alois, Ueber Epithelperlen in der Mundhöhle neugeborener Kinder. Prager Ztschr. für Heilkunde. Heft 1. S. 59. — 3) Derselbe, Ueber Soor bei Kindern. Prager med. Wochenschr. No. 5 u. 9. — 4) Buckingham, Edward, Difficult dentition. Bost. med. journ. Jan. 1. — 5) Scheffer, Alfred, Ueber einen Fall von Milz- und Magenkrebs im Kindesalter (aus der Kinderklinik in Strassburg i. E.). Jahrb. für Kinderheilk. N. F. XV. S. 425. — 6) Croom, J. Halliday, Melaena neonatorum, four cases with remarks. Med. Times and Gaz. Octb. 23. — 7) Smith, Eustace, On catarrh of the stomach in children. Lancet. Novb. 20 u. 27. — 8) Starr, Louis, On wasting or simple atrophy as it occurs in young children from insufficient nourishment. Philadelph. med. Times. Novb. 6. — 9) Uffelmann, J., Zur Aetiologie der Cholera infantum.

mit besonderer Berücksichtigung der Ergebnisse der Johnston'schen Untersuchungen in der Stadt Leicester. Deutsche med. Wochenschr. No. 10, 11, 12 u. 13. — 10) Föhr (Marbach), Zur Aetiologie der Brechruhr und des Gastrointestinalcatarrhs der Kinder. Med. Corresp.-Bl. des Württemb. ärztl. Vereins No. 33. — 11) Demme, R., Beiträge zur Aetiologie des Darmcatarrhs der ersten Kindheit, mit besonderer Berücksichtigung der Enteromycosis. A. a. O. S. 6. — 12) Longstaff, G. B., Some facts bearing on the Etiology of Summer diarrhoea. Medic. Times and Gaz. March 20. — 13) Atkinson, William B., The Summer-diseases of children. Philad. med. and surg. rep. July 17. Aug. 7 u. 21. — 14) Lederer, Ignaz, Zur sogen. Cholera infantum. Allgem. Wiener med. Zeitg. No. 25 u. 26. — 15) Pribram, Mittheilungen aus dem poliklinischen Institute. Ueber Cotopräparate und deren Nutzen bei der Diarrhoe der Kinder. Prager med. Wochenschr. No. 31. — 16) Totenhöfer, Zur Behandlung der Cholera infantum mit Resorcin. Mittheilung aus dem Wilhelm-Augusta-Kinderhospitale. Breslauer ärztl. Zeitschr. No. 24. — 17) Dossau, Henry, The subcutaneous use of hydrobromide of Cinchonidia in the Summer-diarrhoea of children. New-York med. rec. July 3. — 18) Guérin, J., Note sur le traitement de la diarrhée infantile par le charbon en poudre mêlé au lait de biberon. Bullet de l'acad. de méd. No. 36. — 19) Kramer, Ein Fall von bedeutender Widerstandsfähigkeit des kindlichen Verdauungscanals gegen einen Fremdkörper. Deutsche med. Wochenschr. No. 32. (Verschlucken eines 3 Ctm. hohen Zinnsoldaten durch ein 10 monatl. Kind. Zuerst Erbrechen von Milch und Blut, später vollkommenes Wohlbefinden, Abgang des Soldaten per anum am 3. Tage.) — 20) Howen, O., Intussusception in an infant four month's old. Brit. med. journ. May 22. — 21) Henderson, E. F., An unusual case of intussusception. Med. rec. Decb. 12. — 22) Rabère (de Paulliac), Invagination intestinale. Enfant de vingt-sept mois. Opacés. Injections et insufflations rectales. Guérison. Journ. de méd. de Bordeaux No. 25. 17 Janv. — 23) Demme, R., Zwei Fälle von Operation eines eingeklemmten äusseren Leistenbruchs bei Kindern im Alter von wenigen Wochen. A. a. O. S. 56. — 24) Schultze, B. S. (Jena), Zur Kenntniss von den Ursachen des Icterus neonatorum. Virch. Arch. Bd. 81. S. 175. — 25) Cruse, P., Zur Kenntniss des Icterus neonatorum. Arch. für Kinderheilk. I. S. 353. — 26) D'Espine, A., Observation de cirrhose biliaire à forme rapide chez un nouveau-né. Gaz. méd. de Paris No. 43 u. 45. — 27) Oliver, Thomas, Cirrhosis of the liver in an infant three month's old. Brit. med. journ. June 5. — 28) Drummond, David, On splenic disease in infants. Med. Times and Gaz. Aug. 7. — 29) Heubner, Ein Fall von Mesenterialdrüsenverkäsung mit chronischer, adhäsiver, nicht tuberculöser Peritonitis vom Beginn an beobachtet, mit 2jähr. Verlauf. Jahrb. für Kinderheilk. N. F. XV. S. 465. — 30) Harlich, Georges, Remarks on the peritoneal tuberculosis of children. Lancet. Decb. 25. — 31) Jacubasch, Maligner Unterleibstumor. Charité-Annalen. V. Jahrgang. Berlin.

Hennig (1) glaubt, dass die Entzündung und Vereiterung der vorderen Speicheldrüsen bei Neugeborenen in Verbindung mit Puerperalerkrankungen der Mutter stehen; er theilt 3 Beobachtungen mit, wovon 2 die Gl. submaxillaris, 1 die Gl. sublingualis betreffen. Den Grund, weshalb diese Drüsen häufiger als die Parotis erkranken, sucht er darin, dass erstere früher in Thätigkeit kommen und auch früher pathologische Producte (Speichelsteine) liefern.

Der Gegenstand der Untersuchungen Epstein's (2) sind die an der Gaumenraphe der Neugeborenen vorkommenden kleinen Tumoren, welche unter dem Namen der Gaumenmilia bekannt sind, sowie die ähnlichen Knötchen, welche sich bei Neugeborenen an dem freien Rande der Alveolarfortsätze namentlich des Oberkiefers finden.

Die Masse derselben besteht aus concentrisch geschichteten Lagen von Plattenepithelien analog denjenigen der Mundhöhlen. Diese kugeligen Epithelmassen sind von einem Ringe von Bindegewebe umgeben. Man erkennt an ihnen verschiedene Entwickelungsstufen, manchmal befinden sie sich noch im Stadium des Wachsthums (bei vorzeitig Geborenen), während sie bei älteren Kindern lose in der sie umgebenden Substanz liegen. Da Verf. niemals einen Rest von Drüsensubstanz oder einen Ausführungsgang in denselben fand, die Gaumenraphe ausserdem keine Drüsen enthält und das Drüsenstratum erst in einiger Entfernung von derselben beginnt, so können dieselben nicht, wie von den Meisten angenommen wird, durch Retention des Secrets von Schleimdrüsen entstehen, sondern sie rühren von einem fötalen, bei der Geburt bereits abgeschlossenen Vorgange her, der, wie die Untersuchung frühgeborener Fötalbie erkennen liess, aus der Fortwucherung von Pflasterepithel in einer im Gewebe der Raphe verlaufenden, später sich schliessenden Spalte oder Canale herrühren und in ähnlicher Weise sich bilden, wie die Epithelperlen des Epithelioms. Darum müsse der Name Milium fallen gelassen werden. Die in ihrer Structur diesen durchaus analogen Knötchen an den Rändern des Zahnfleisches entstehen in ähnlicher Weise durch die über der Zahnfurche sich abschliessenden Zahnwälle, welche mit Mundhöhlenepithelien ausgekleidet ist. Das nähere Detail muss im Original nachgesehen werden.

Was nun die clinische Bedeutung dieser Knötchen betrifft, so tritt E. zunächst der von Bohn ausgesprochenen Meinung entgegen, wonach die sogenannten Bednar'schen Aphthen aus dem Zerfall und der Ulceration solcher Knötchen hervorgehen sollen. Jene kämen bekanntlich nicht in der Medianlinie des Gaumens, sondern an den lateralen Stellen (Gaumenecken) vor, wo solche Knötchen sich nicht vorfinden; er leitet die Entstehung der Bednar'schen A. wie Moldenhauer her von der Spannung der Gaumenschleimhaut über die Hamuli pterygoidei beim Oeffnen des Mundes und der an diesen Stellen besonders lebhaften Desquamation und Regeneration des Epithels nach der Geburt und des daselbst beim Saugen durch die Zunge ausgeübten Druckes, wodurch Ecchymosirung, Epithellockerung und oberflächliche Gewebsnecrose entstehen könne. Diese Stellen gäben dann auch Veranlassung zur Anhäufung von Pilzorganismen, es käme in Folge dessen accidentell daselbst zu einer infectiösen Erkrankung, welche ein weiteres Vordringen der Necrose und ein Bösartigwerden der Geschwüre veranlassen könne (croupös-diphtherit. Affection und allgemeine Sepsis), die bei septischer Hämophilie zu Blutungen führen konnten. Auf das Saugvermögen übten solche Geschwüre nur dann hindernd ein, wenn sie sich auch auf das Ligament. pterygo-mandibulare erstreckten. E. hat 400 Neugeborene (4—10 Tage alt) auf das Vorhandensein von Bednar'schen Aphten untersucht und unterscheidet von diesen 3 Gruppen: 1) Gewebsstörung der Schleimhaut durch Verfärbung (Anämie, Sugillirung) oder plaqueartige Verdickung. 2) Lockerung der Epithelschicht oder Excoriation. 3) Tiefere Substanzverluste der Schleimhäute. E. fand diese Veränderungen fast stets doppelseitig; wenn einseitig dann häufiger links; sie entstehen selten später als nach den 2 ersten Lebenswochen, nur bei schweren, erschöpfenden Krankheiten später. Die medianen Geschwüre an der Raphe findet man meist am hinteren Theile derselben (typischer Sitz der Knötchen). Sie entstehen nach E. so, dass die Umgebung der Knötchen erblasst, zuweilen von kleinen Ecchymosen durchsetzt wird und zu einem scharf gerandeten Geschwüre necrotisirt, in welchem die Epithelperlen mit untergehen oder ausfallen. An den Epithelperlen der Alveolarfortsätze kämen solche Ulcerationen nicht vor. Eine 2. Prädilectionsstelle für Ulcera finde man gleich hinter dem Zwischenkiefer an der Gaumenraphe (wo keine Knötchen vorkommen). Die Ursache der Prädilection für Ulcera aller Art (auch syphilit.) längs der Raphe sucht E. in der Blutarmuth und dem leistenartigen Vorspringen derselben; die Knötchen als prominirende Körper seien aber bei den mechanischen Verrichtungen der Mundgebilde am meisten einer passiven Reizung unterworfen. Unter obigen 400 Fällen fand E. 29mal mediane Geschwüre, während sie in den Gaumenecken 21mal vorkamen; nur 3mal fanden sich mediane Geschwüre ohne laterale.

E. hat ferner noch andere Körperstellen, wo sich epitheliale Flächen enge berühren, untersucht auf das Vorkommen von sogen. Epithelperlen und fand solche Gebilde am inneren Blatte der Vorhaut Neugeborener bei Verklebung des Präputium mit der Glans fast regelmässig beim Zurückschlagen der Vorhaut, ferner an der hinteren Fläche des Präputium in der Umgebung des Sulcus glandis; sie sind nach E. das Product von Einsenkungen der inneren Lamelle, während oder nach der Verklebung beider Flächen. Auch die zuweilen längs der Raphe des Penis und um die Wurzel desselben ringförmig angeordneten weissen Knötchen erwiesen sich als Epidermishaufen und in den an Nase und Kinn Neugeborener häufig vorkommenden weissen, hirsekorngrossen Knötchen vermuthet E. keine eigentlichen Milien, sondern ebenfalls Epidermisanhäufungen. Auch an der inneren Fläche der kleinen Labien, am hinteren Rande des freien Gaumenbogens (Umschlagstellen epithelialer Flächen), am Rande des Zungenbändchens und am unteren Ende des Cervix uteri hat E. in einzelnen Fällen solche Knötchen gesehen. Er ist der Ansicht, dass dieses aus der Fötalzeit stammende Zellenmaterial an gewissen Körperstellen zum Ausgangspunkte wachsender Tumoren (Atherome) werden könne.

Der Fall von Scheffer (5) betraf einen 14jähr. Knaben, der an einem primären Magenkrebse erkrankte und wobei eine secundäre Affection und Zerstörung der Milz stattfand.

Als Ursache wurde Erkältung angegeben. Man fühlte links im Abdomen einen glatten Tumor unter den Rippen, der etwa bis 1½ Ctm. von der Linea alba ragte und nach unten etwa eine Handbreit von der Spina anterior aufhörte (scheinbarer Milztumor); Schmerz, cachectisches Aussehen, später Erbrechen, Fieber, hochgradige Abmagerung bis zum Tode, der nach 14wöchentlicher Krankheit eintrat, nachdem kurz zuvor dunkelrothe, kaffeesatzartige Massen erbrochen worden waren. Die Section ergab ulcerirten Encephaloidkrebs des Magens am Fundus, Uebergreifen auf die Milz mit theilweiser Zerstörung der letzteren und Perforation, Uebergreifen auf die linke Niere und das Pancreas, secundären Krebs des Bauchfells, der retroperitonealen und mediastinalen Lymphdrüsen. Während des Lebens war die Diagnose auf primären Milzkrebs gestellt worden.

Von den 4 Fällen von Melaena vera, welche Croom (6) beobachtete, erkrankten die ersten, zwei gesunde Knaben, einige Stunden nach der Geburt an blutigen Entleerungen durch den Darm, die sich öfter in den nächsten Stunden wiederholten und starken Collapsus zur Folge hatten. In beiden Fällen trat Heilung ein und erfolgte der Abfall der Nabelschnurreste ohne Blutung. Der Vater des ersten Knaben scheint hämophil gewesen zu sein, die Eltern des 2. waren beide phthisischer Abkunft, auch zeigten sich bei diesem Kinde in Folge der angelegten Geburtszange an jeder Seite des Kopfes Ecchymosen, welche jedoch bald verschwanden. Der 3. Fall betraf einen kleinen, nach 17stündiger Geburt zur Welt gekommenen Knaben, der gleich nach der Geburt grosse Mengen von Blut per anum verloren hatte und bald darauf starb. Ausser Anämie aller Organe ergab die Section einen negativen Befund, nur im unteren Theile des Darms fand sich etwas Congestion und waren Blutgerinnsel vorhanden. Beim 4. Falle handelte es sich um ein 3wöchentl. Kind, welches an rein blutigen Durchfällen, wozu sich auch Bluterbrechen gesellte, erkrankte. Der Tod war erfolgt ehe Verf. das Kind sehen konnte. Die Section ergab, ausser postmortalen Gerinnungen in der Aorta, dem rechten und linken Vorhofe, eine capilläre Injection des Dünndarms, namentlich der oberen ⅔ Theile, aber nirgends ein Ulcus.

Uffelmann (9) gelangt an der Hand seiner Erfahrungen zu ganz andern Resultaten in Bezug auf die Aetiologie der Cholerainfection, wie Dr. Johnston, der die in Leicester auffallend häufige Erkrankung der Brustkinder, auf die sich in den Cloaken entwickelnden Bacterien, die er in den Fäces der Kinder wieder gefunden haben will, zurückführt. Ohne auf die näheren Deductionen des Verf.'s hier eingehen zu können, wollen wir nur hervorheben, dass er zu den ätiologischen Momenten der Chol. infant. neben der gesteigerten Temperatur eine nicht angemessene Ernährung und Verpflegung in erster Linie rechnet. Dass in Leicester so auffallend viele Brustkinder erkrankten, glaubt Verf. damit erklären zu dürfen, dass viele derselben neben der Muttermilch noch andere Nahrung bekommen hatten, was von Johnston noch nicht eruirt wurde. Ob die Hitze durch directe Einwirkung auf den kindlichen Organismus die betr. Krankheit hervorrufen könne, sei noch fraglich, da doch in den heissen Sommermonaten in Italien weniger Kinder als in den kühleren Jahreszeiten erkrankten. Indirect übe aber die Hitze eine krankmachende Wirkung aus durch Veränderung der Nahrung der Kinder, besonders der Milch, daher auch die grössere Zahl der Erkrankungen in den Dachwohnungen, wo die Milch rascher sauer werde. Dass Unreinlichkeit der Wohnungen, Verunreinigungen des Bodens unter besonderen Verhältnissen die Entstehung der Krankheit befördern, bezweifelt U. nicht, obwohl die Art und Weise noch nicht nachgewiesen sei, und fordert er am Schlusse zu weiteren genaueren Nachforschungen über die ätiologischen Momente der sommerlichen Magen- und Darmcatarrhe auf. Nach den Erfahrungen von Föhr (10) fiel von 106 Fällen von Diarrhoe und Gastrointestinalcatarrh bei Kindern das Maximum der Erkrankungen auf die Monate August und September. Unter denselben befanden sich nur 9 Brustkinder und 14, die daneben noch andere Kost erhielten; bei den 9 Brustkindern liessen sich 6 mal Diätfehler der Mütter nachweisen.

Demme (11) warnt auf Grund seiner Erfahrung vor dem Missbrauche in der Beigabe von amylonhaltiger Nahrung jeder Art jenseits des 2.—3. Monats. Die bei Breinahrung in den ersten Lebenswochen eintretende scheinbar normale Körpergewichtszunahme sinke von der 3.—5. Woche an allmälig wieder, reine Milchnahrung statt jener steigere die Gewichtszunahme von Neuem. Bei der Breinahrung sollen die Fäces eine auffallend saure Reaction annehmen, einen geringen Gallenfarbstoffgehalt haben und bei besonders schweren Fällen von Darmcatarrh eine grosse Menge Pilzformationen enthalten, wie es scheine aus der Leptothrixreihe; die Hauptmasse der Fäces bestehe aber aus unverdauten Amylonconglomeraten. Ob diese Pilzvegetationen einen causalen Einfluss auf das eintretende Darmleiden (acuten folliculären Catarrh — oder chronische Folliculärverschwärung) haben, oder ob dieselben in dem sauer gährenden Darminhalte einen besonders günstigen Boden für ihre Entwickelung finden, will D. nicht entscheiden. Bei der Behandlung dieser lienterischen und mycotischen Form des Darmcatarrhs rühmt D. neben der nothwendigen Regulirung der Diät, ganz besonders den Gebrauch der Alcoholica, namentlich des Cognac, in folgender Formel: Rp. Cognac (fine Champagne) Grm. 2,5—10, Creosoti Grm. 0.01—0,015, Pulv. gummosi Grm. 1.5, Aq. destill. Grm. 50. Auch das benzoësaure Natr. wurde neben Cognac mit gutem Erfolge angewendet in folgender Formel: Rp. Natr. benzoic. Grm. 2.5, Opii Grm. 0.001, Succ. liquirit. Grm. 0.25, Aq. destill. Grm. 50. Von 57 schweren Fällen folliculären Darmcatarrhs genasen unter reiner Alcoholbehandlung 23 — mit gleichzeitiger Darreichung von Creosot, Opium und Natr. benzoic. 26, in Summa 49 = 85,9 pCt. Den Cognac rühmt D. auch besonders wegen seiner analeptischen und antipyretischen Wirkung; der Wein sei wegen seines Säuregehalts dem ersteren nicht gleichzustellen.

Langstaff (12) kommt in seinem Berichte an die „Society of medical offices of health" über die Aetiologie der Sommerdiarrhoen zu folgenden Resultaten: Dieselben seien zwar vorzugsweise in den grossen Städten tödtlich, doch sei hieran weder die Dichtigkeit, noch die geologische Bodenbeschaffenheit Schuld, auch übe dabei die Höhenlage über dem Meere oder die Lage an letzterem auf die Mortalität keinen Einfluss aus. Wohl aber sei dieses in Bezug auf die Sommerhitze der Fall (die Temperaturcurve der Themse correspondire ziemlich genau mit der Curve der Todesfälle an Diarrhoe in London), doch werde die Sommerdiarrhoe nicht allein durch die Hitze hervorgerufen, sondern sie sei bis zu einem gewissen Grade eine zymotische Krankheit, welche am besten während der Hitze gedeihe. Sie tödte zwar in allen Lebensaltern, am häufigsten aber im ersten Lebensjahr (17 p. M.), da es aber durch gute Beobachter bestätigt werde, dass auch Brustkinder, die nur Muttermilch erhalten, an Diarrhoe erkranken, so bleibe als wesentliche Ursache der Diarrhoe nur die schlechte Luftbeschaffenheit übrig (locales Miasma, aus dem Boden stammend, oder Cloakenluft). Die erregende Ursache der Sommerdiarrhoen sei auf das engste mit dem Fäulnissprocesse verbunden, das inficirende Material stamme meistens aus den öffentlichen Canälen und werde durch die Lungen in den Körper eingeführt. Auch Atkinson (13) schliesst sich dieser Ansicht, wonach die Cholera inf. aus einem localen Miasma entstehen soll, an (obwohl er Hitze und künstliche Ernährung für Hauptmomente bei der Entstehung der Krankheit hält), weil eben auch Brustkinder von derselben befallen würden, während solche, die sich in schlechtesten hygienischen Verhältnissen befänden, ihr oft entgingen. Er empfiehlt daher als prophylactische Maassregel den Genuss frischer Luft womöglich den ganzen Tag über (Aufenthalt in Parks, auf Schiffen oder an der See).

Totenhöfer (16) berichtet über die Ergebnisse der Behandlung der Cholera infantum mit Resorcin (Metadihydroxylbenzol, $C_6H_4(OH)_2$), welches auf Anordnung Soltmann's bei 81 ambulatorisch behandelten Kindern im 1. und 2. Lebensjahre in der Dosis von 0,1—0,3 Grm. (bis 0.41) auf 60 Grm. Infus. chamomill. (ohne Corrective) angewendet wurde (das Präparat wurde von Trommsdorf bezogen). Wo ein excitirendes Verfahren nöthig war, wurde eine Aetherinjection vorausgeschickt, bei Peritonealreizung ohne Collapserscheinungen ward ein Zusatz von gtt. 1—3 Tinct. opii gemacht. Ausgeschlossen wurden diejenigen Krankheitsfälle, die mit nachweisbarer hyperacuter Entzündung der Magendarmschleimhaut verbunden waren. Die Ergebnisse waren 64 Heilungen und 17 Todesfälle, die Mortalität betrug nach Abzug dreier an Complicationen (croup. Pneumonie, Purpura haemorrhagica und Meningitis) gestorbenen Kindern 15,4 pCt., während sie in früheren Jahren mit anderen Mitteln der Behandlung sich auf 30,7 bis 34.4 pCt. belief. Die Wirkungen des Mittels sind: Stillung des Erbrechens und Verminderung der Stuhlausleerungen ohne Collapserscheinungen zu veranlassen; es wirkt ebenso antimycotisch wie Carbolsäure, ohne deren ätzende Eigenschaften zu besitzen und vermittelt eine schnelle Resorptionsfähigkeit des Magens und Darms für die dargereichte Nahrung (mit Schleim verdünnter Milch); auch wird es gerne genommen und gut ertragen.

Dessau (17) empfiehlt in schweren Fällen von Cholera infantum mit hohem Fieber subcutane Injectionen von bromwasserstoffsaurem Cinchonidin (Hydrobromide of Cinchonidia) in der Dosis von 3 Gran 2mal täglich (nach Gubler in der Wirhung gleich 15 bis 30 Gran Chinin per os gereicht). Wenn das Erbrechen vorüber sei, könne man das Mittel auch per os verabreichen. Verf. theilt 7 Krankengeschichten mit, daneben wurden allerdings noch Tinct. opii, Magister. bismuthi, Carbolsäure, Brandy und kalte Bäder angewendet. Zwei Fälle hatten einen tödtlichen Ausgang, doch war in diesen die Temperatur sehr hoch gewesen; auch bei den geheilten Kranken war sie nicht unter 39.4° C., in einem Falle sogar stieg sie auf 40,8° C. (im Rectum).

Guérin (18), der schon im Jahre 1832 die gepulverte Kohle bei der prämonitorischen Diarrhoe der Erwachsenen in Fällen von Cholera angewendet hat, empfiehlt dieses Mittel auch bei choleriformer Diarrhoe der Säuglinge. Bei Wohlhabenden lässt er die Milch der Saugflasche mit ½ Theelöffel Kohle von Belloc, bei ärmeren mit sehr fein gepulverter Holzkohle vermischt, verabreichen. Die Milch wird mit der Hälfte oder einem Drittel Zuckerwasser verdünnt.

Die von Bowen (20) und Henderson (21) beobachteten Fälle von Intussusception bei Kindern von 4, resp. 6 Monaten endeten tödtlich.

In beiden Fällen war eine Ursache nicht nachweisbar. B. behandelte das Kind, welches die üblichen Symptome darbot, mit Dower'schem Pulver, Injectionen von Schleim in der Chloroformnarcose bei emporgehobenen Hüften; Tod am 4. Tage. Die Section ergab eine Intussusception des Ileums in das Coecum und eitrige Peritonitis. Bei dem Falle H.'s, welcher am 5. Tage tödtlich endete, wurde nur ein einziger blutiger Stuhl beobachtet, das Erbrechen nach den ersten 8 Stunden war unterblieb, heftiger Schmerz fehlte, auch war kein deutlicher Tumor im Abdomen nachweisbar; dabei bestand erhebliche Temperatursteigerung bis zu 40.6° C. und Obstipation. Zur Behandlung Morphium und Lufteinblasungen ins Rectum angewendet. Die Section ergab eine Invagination des Ileum in das aufsteigende Colon; die dadurch gebildete Geschwulst lag in der Regio epigastrica, vom ausgedehnten Dünndarm völlig verdeckt. Keine Peritonitis, keine Adhäsionen.

Der von Rabère (22) mitgetheilte Fall von Intussusception bei einem 27 Mon. alten Mädchen endete dagegen günstig.

Ein wurstförmiger Tumor im Abdomen war nicht vorhanden, wohl aber war ein solcher im Rectum zu fühlen. Behandlung. Innerlich Tinct. opii, Injection von 1 Syphon Selterser Wasser in das Rectum. Als der verschwundene Tumor nach 3 Stunden wieder erschien abermalige Injection eines Syphons, später Lufteinblasungen mittelst eines Blasebalgs. Nach zweitägiger Anurie Besserung und Heilung am 4. Tage.

Demme (23) operirte mit gutem Erfolge bei zwei Kindern (11 u. 17 Wochen alt) eine eingeklemmte Hernia funicularis congenita. Unter 521 in dem Hospitale seit 1862 beobachteten Inguinal- und 11 Schenkelhernien hat D. 11 mal Einklemmungen beobachtet.

Schultze (24) verwahrt sich gegen die von Violet (Virch. Arch. Bd. 80, S. 353) ausgesprochene Behauptung, dass er (S.) in seinem in Gerhardt's Handbuch enthaltenen Artikel über den Icterus neonatorum eine vermehrte Gallenfarbstoffproduction in der Leber angenommen habe und nicht näher begründe — oder dass eine solche Annahme logisch erforderlich sei für die Geltung seiner Ansicht über die Entstehung des Icterus neonatorum, indem er seine an jener Stelle vorgetragenen Gründe zur Stütze seiner Meinung wiederholt. Dass aber wirklich Gallenfarbstoff im Blute neben den örtlichen Processen in der Haut (capillare Stase, Diffusion des aus den zerfallenden Blutkörperchen frei werdenden Blutfarbstoffs in die Gewebe) den Icterus neonatorum begründe, hält S. durch die Erscheinungen an der Conjunctiva der Neugeborenen für erwiesen; dagegen hält er den in den localen Geweben durch locale Processe producirten Farbstoff, wenn er nachträglich die Blutbahn passiren muss, nicht für genügend, um den Icterus des Bluts und der Conjunctiva zu erklären. Die Thatsache, dass mit Blut überfüllte Neugeborene (späte Abnabelung resp. Auspressung des Bluts aus der Placenta, langdauernde Austreibungsperiode, Credé'scher Handgriff [Schücking und Violet]) häufiger intensivere icterische Färbung der Haut bekämen als normal abgenabelte, erkläre sich natürlich aus dem grösseren Umfange jener örtlichen Processe, die zum Zerfall einer Anzahl von Blutkörperchen regelmässig führten. Die Frage aber, ob ein Icterus des Bluts bei normal icterischen Neugeborenen überhaupt bestehe, und, wenn dieses der Fall sei, ob der Icterus ein hämatogener oder hepatogener sei, diese Frage bleibe auch nach den Experimenten mit der Abnabelung gerade so offen, wie sie bis dahin gewesen sei. (Violet l. c. fasst den Icterus neonatorum als einen hämatogenen, hervorgegangen aus dem Untergange rother Blutkörperchen, auf.)

Cruse (26) hat zur Lösung der Frage über die Natur des Icterus neonatorum den Harn von 48 icterischen Neugeborenen in dem Petersburger Findelhause untersucht. Wir theilen nur die Ergebnisse dieser Untersuchungen mit, in Bezug auf das ausführliche Detail muss auf das Original verwiesen werden.

Die Menge des in 24 Stunden collectirten Harns icterischer Neugeborener entsprach den vom Verf. früher gefundenen Mittelwerthen. Die Farbe desselben war blassgelb, dunkelhellgelb bis gelb (Vogel'sche Farbenscala) und entsprach im Ganzen der Intensität des vorhandenen Icterus. In dem Sedimente fanden sich ausser dem gewöhnlichen Befunde im Harne Neugeborener constant grössere oder geringere Mengen von gefärbten oder mit körnigem Farbstoff imprägnirten Nierenepithelien und grössere oder kleinere unregelmässig sphärische oder cylindrische Klumpen („Masses jaunes" von Parrot und Robin). Concentrirte Salpetersäure mit Untersalpetersäure färbte diese Klumpen dunkelorange oder braun, dann grün, später hellblau mit schliesslichem Uebergang in Blassviolett oder Violettroth. (Nach Robin und Parrot werden die „Masses jaunes" durch NO_5 entfärbt, jene Forscher wandten jedoch nur verdünnte Säuren an.) Diese Massen fand Cr. in 4 Fällen von Icterus mit Gelbfärbung der Conjunctiva (späterer Termin ihres Auftretens am 2. Lebenstage) schon bevor die Conjunctiva gelb wurde; im grossen Ganzen entsprach ihre Menge der Intensität des Icterus. In den leichtesten Fällen des Icterus ohne Gelbfärbung der Conjunctiva wurden sie nur einzelne Male und sparsam gefunden. (Aehnliche Klumpen, dieselbe Reaction zeigend, fand Cr. auch im Harn icterischer Erwachsener.) Obwohl nun aus diesen und den weiteren Untersuchungen hervorgeht, dass alle bei Icterus neonatorum im Harn vorkommende Farbstoffmassen aus Gallenpigment bestehen (ein hämapheischer Icterus neonatorum im Sinne von Porak, Robin und Parrot, durch mangelnden Gallenfarbstoff im Harne characterisirt, besteht somit nicht), so gelang es doch nur einmal im Harn selbst deutliche Gmelin'sche Reaction hervorzubringen; dagegen war es stets möglich dem filtrirten Harn durch Schütteln mit Chloroform Gallenfarbstoff zu entziehen und diesen in dem Chloroformauszug durch NO_5 nachzuweisen. Auch die Darstellung von Bilirubinkrystallen aus dem Harne gelang einige Male. Weitere Untersuchungen ergaben dann, dass dieser gelöste Gallenfarbstoff nur um weniges später als der körnige im Harne auftritt, aber beträchtlich früher als dieser zu verschwinden pflegt. Unter den 8 Fällen von Icterus neonatorum ohne Gelbfärbung der Conjunctiva fand sich in der Hälfte entweder körniger oder gelöster Gallenfarbstoff im Harn.

Das Ergebniss dieser Forschungen lässt sich somit dahin zusammenfassen, dass in allen Fällen von Ict. neonat. mit Gelbfärbung der Conjunctiva sowohl körniger als gelöster Gallenfarbstoff durch den Harn ausgeschieden wird, bei Icterus ohne Gelbfärbung der Conjunctiven sich aber nur Spuren von Gallenfarbstoff, aber auch diese nicht immer, im Harne nachweisen lassen.

Einen 2. Theil der Arbeit bilden statistische Untersuchungen über das Vorkommen des Ict. neonat. im Petersburger Findelhause; letzterer Umstand war der Grund, weshalb die näheren Umstände bei der Geburt nicht berücksichtigt werden konnten. Der Beginn der Beobachtungen war niemals später als der Morgen des 3. Tages p.p.

Unter 309 Neugeborenen waren 48 (15,53 pCt.) ohne Icterus, 56 (18,12 pCt.) mit Icterus der Haut allein 205 oder 66,34 pCt (Kehrer 66,7 pCt.) mit Icterus der Haut und Conjunctiva; Gesammtzahl der icterischen 261 = 84,46 pCt. (Porak 79,90 pCt.). Aus der Uebereinstimmung der Zahlen in Bezug auf die Häufigkeit des Ict. n. an verschiedenen Orten und Anstalten schliesst Cr., dass die äusseren Verhältnisse keineswegs den Einfluss dabei haben können, welchen Manche ihnen zuschreiben. Der Icterus war seltener bei schwereren Kindern, auch waren die Kinder mit gleichzeitigem Icterus der Conjunctiva im Mittel etwas leichter als diejenigen mit Hauticterus allein; auch wurden mehr Knaben befallen (87,7 pCt. Knaben und 80,8 pCt. Mädchen.) In Bezug auf vorhandene Hautcongestion wurden 252 Kinder am 3. Lebenstage untersucht: Hautröthung fehlte nur ausnahmsweise, unter 47 Knaben mit geringer Hautröthe waren 25 pCt., unter 181 Knaben mit mittlerer Hautcongestion waren 21,71 pCt. und unter 20 mit intensiver Röthe nur 5 pCt. ohne Icterus. Der späteste Termin seines Eintritts war der 4. Tag. Die Stühle waren niemals entfärbt. Manche Kinder erfuhren während des Icterus eine kleine Gewichtszunahme, eine Anzahl nahm an Gewicht ab. Die Dauer des Icterus mit Gelbfärbung der Conjunctiva betrug im Mittel 7—8 Tage (Grenzen des Verschwindens 4—24 Tage), bei Hauticterus allein 3—4 Tage (Grenzen des Verschwindens 4. bis 10. Tag). Recidive kamen nicht vor. Von den 309 Knaben sind 27 gestorben (8,76 pCt.), von den 205 mit Icterus der Conjunctiva 14 (6,86 pCt.), von den 56 mit Hauticterus allein 7 (12,5 pCt.) und von den 48 ohne Icterus 6 (12,1 pCt.). Gesammtmortalität der icterischen gleich 8 pCt. Die Todesursachen bei den 21 verstorbenen icterischen Knaben waren nahezu dieselben wie bei denjenigen, welche ohne Icterus gestorben waren. Durch Ausschliessung anderer Möglichkeiten und nach Widerlegung der Ansicht von Porak über den Icterus neonat. kommt Cr. zu der Ueberzeugung, dass der Icterus neonat. ein Stauungsicterus sei. Das Hinderniss müsse, falls es im Choledochus sitze, ein unvollständiges und zeitweises sein (congenit. Enge des Coledochus [Kehrer] oder Catarrh desselben [Virchow]), liege aber das Hinderniss in den kleineren Gallengängen, so beruhe es auf Druck durch gestaute Venen oder in Verstopfung durch schleimig-epitheliale Producte und Catarrh. Letzterer Ansicht neigt sich Cr. zu, indem er sich darauf beruft, dass fast alle Organe Neugeborener, also wohl auch Darmcanal und Gallenwege, von parenchymatöser Degeneration oder hyperämisch-catarrhalischen Zuständen nach der Geburt befallen würden. Als Hülfsmomente erkennt Cr. an: 1) Compression der Gallenwege durch gestaute Venen (bei ausgedehnter Atelectasis pulmon.), 2) vermehrte Gallenproduction, entsprechend dem vermehrten Untergang rother Blutkörperchen (nur wenn der Icterus nach dem 4. Tage noch fortbesteht), 3) späte Ligatur der Nabelschnur. Die physiologischen Störungen der Circulation nach der Geburt betrachtet Cr. als die Ursache der parenchymatösen Degenerationen und der hyperämisch-catarrhalischen Processe; die Circulationsstörung werde aber um so hochgradiger ausfallen, je grösser die Blutmenge sei, daher der intensivere Icterus bei später Ligatur.

D'Espine (26) theilt folgende Beobachtung von Lebercirrhose mit:

Gesunder Knabe, normale, leichte Geburt, am ersten Tage leichte icterische Färbung, welche zunimmt und schliesslich einen hohen Grad erreicht (Conjunctiva, Mundschleimhaut). Dabei normale Stühle. Vom neunten Tage an Abmagerung, Oedem der Hände und Füsse. Gallenfarbstoff im Harn, später auch Gallensäuren, anfangs Spuren von Albumin, später auch epitheliale Cylinder in demselben. Nach Abfall der Nabelschnur Aussickern von Blut aus dem Nabel, Extravasate am Gaumen, später an den Schläfen und dem Kreuzbein, am Thorax, dem rechten Ohr und Fussrücken. Am dreizehnten Tage deutliche Vergrösserung der Leber. Temperatur im Anus 36,4° C. In dem am zwanzigsten Tage aus dem Nabel ausfliessenden, sehr flüssigen Blute, viele Leucocythen von variabler Grösse, und rothe Blutkörperchen mit Kernen, Tyrosinnadeln und im Serum lange, schmale Crystalle analog den von Neumann im Knochenmark Neugeborener gefundener; deutlicher, den Rippenbogen überschreitender Milztumor, der zunimmt, blutige Stühle, Convulsionen. Tod am dreiundzwanzigsten Tage unter Sinken der Temperatur ohne Convulsionen. Das Kind hatte während des ganzen Verlaufes die Brust genommen. Section. Allgemeiner Icterus; zahlreiche Ecchymosen. Leber glatt, olivenfarbig, von normaler Gestalt, vergrössert und von vermehrter Consistenz. Dunkelgrüne, trübe Galle in der Blase; kein Schleimpfropf im Choledochus. Vena umbilicalis normal, offen bis 1 Ctm. vom Nabel, wo sie von einem in Organisation begriffenen Thrombus verschlossen ist. Milz grösser, von vermehrter Consistenz. Zahlreiche Ecchymosen im Magen, ebenso in den Nieren und unter der Pleura. Herz blass, an der Spitze eine grosse Ecchymose, die in Gestalt eines Infarcts in die Ventrikelscheidewand eindringt; Foramen ovale offen, Ductus Botalli durchgängig. Das Blut gerinnt sich, in einer Glasröhre aufbewahrt, innerhalb einer Woche nicht, nimmt aber eine schöne violette Farbe an. Die microscopische Untersuchung der Leber ergab Vermehrung des interstitiellen Gewebes, Cirrhose mit Entzündung der kleinsten Gallengänge, Gallenretention in denselben und in den Leberzellen, von welchen einzelne anfangen zu atrophiren. Muskelfasern des Herzens normal, mit Ausnahme der hämorrhag. Stelle. Fibröse Verdickung der Wandungen der Lungenalveolen, der äusseren Gefässscheiden und der Bronchiolen; einzelne Alveolen mit Epithelien gefüllt. Milztrabekeln verdickt, Knochenmark normal, nirgends Bacterien. In Bezug auf die Anamnese ist zu bemerken, dass von vier vorhergeborenen Kindern zwei an Scorbut (Purpura eruptiona) litten und zwei Icterus nach der Geburt hatten, ein Kind war todtgeboren, vermuthlich in Folge von Erwürgung durch die Nabelschnur. Der Vater ist dem Alcoholgenuss sehr ergeben, die Mutter litt während der Gravidität an heftigen Gemüthsbewegungen, vielen materiellen Sorgen und hatte schlechte Nahrung. Syphilis ist auszuschliessen, ebenso Puerperalinfection. Obwohl das klinische Bild ziemlich mit demjenigen der acuten Fettmetamorphose übereinstimmte, so widersprach einer solchen der anatomische Befund, welcher einige Analogie mit der hypertrophischen Cirrhose der Erwachsenen bot, ausgehend von einer Entzündung der Wurzeln der Gallengänge. Die interstitielle Pneumonie musste ihren Anfang schon im Uterinleben genommen haben.

Der von Oliver (27) beobachtete Fall betraf ein 3 Monate altes Mädchen. Schmutzige, nicht icterische Hautfarbe. Empfindlichkeit des Abdomens, Ascites geringen Grades, Vergrösserung der Leber, cachectisches Aussehen, Nasenblutungen, Ödem des Gesichts und der Hände waren die Symptome während des Lebens. Tod unter Convulsionen nach 3wöchentlicher Beobachtung. Die Section ergab Congestion des rechten mittleren Lungenlappens, beträchtliche Vergrösserung der blassen Leber und der derben dunkel gefärbten Milz sowie sämmtlicher Mesenterialdrüsen; Hyperämie der Unterleibsvenen und Ascites; bei der microscopischen Untersuchung der Leber fand sich interstitielle Hepatitis, Verdickung der Lebergefässe und Ruptur von Capillaren. Alcoholmissbrauch der Eltern war nicht zu constatiren, ebensowenig Syphilis, doch ist trotzdem O. geneigt, letztere als Ursache der Krankheit anzunehmen.

Drummond (28) hat in kurzer Zeit 4 Fälle von (leukämischer) Milzerkrankung bei Kindern behandelt, in welchen die allgemeine Erkrankung von der Krankheit der Milz abhängig zu sein schien.

1. Fall: 14 Monate alter Knabe, stets blass, Zahnentwickelung retardirt, wird an der Brust genährt. Die Milz ragt bis zur Crista ilei und fast bis zur Mittellinie. Syphilis und Rachitis nicht nachweisbar; weisse und rothe Blutkörperchen normal gebildet, starke Vermehrung der weissen. Ordination: Abgewöhnen, Kuhmilchnahrung; innerlich Chlorcalcium mit Parrish's Syrup (? Ref.). Bedeutende Besserung und Milzverkleinerung nach 10monatlicher Behandlung. — 2. Fall: 17 Monate alter Knabe, seit 13 Monaten krank. Oefter galliges Erbrechen. Keine Rachitis und Syphilis nachweisbar. Enorme Milz. Weisse Blutkörperchen vermehrt, rothe und weisse von unregelmässiger Gestalt, namentlich die weissen, ähnlich wie sie von Mackern und Davy in einem Falle von acut-perniciöser Anämie beobachtet wurden. Leberthran, Eisen und Chlorcalcium brachten nur geringe Besserung. — 3. Fall: 11 Monate alter Knabe von bleicher, gelblicher Hautfarbe. Keine Rachitis und Syphilis nachweisbar. Sehr grosse und harte Milz, erfüllt die ganze linke Bauchhälfte. Bedeutende Vermehrung der weissen Blutkörperchen. Der Fall entging weiterer Beobachtung. — 4. Fall: 16 Monate alter Knabe. Sichtbarer Tumor in der linken Bauchhälfte. Tödtliche Blässe der Haut und Schleimhäute, welche seit 5 Monaten besteht. Als Ursache wird ein Fall angegeben. Blasses Blut, enorme Vermehrung der normal gestalteten und grossen weissen Blutkörperchen; rothe Blutkörperchen normal, bilden Geldrollen (nur 2,500,000 in 1 Cmm.). Keine Retinalblutungen; blasse Papillen. Nach 2 Monaten Zunahme der Hautblässe, Auftreten von Petechien, starke Abmagerung. Später bildeten die rothen Körperchen keine Geldrollen mehr und waren sehr verschieden in Gestalt und Grösse (oval, allmälig sich zuspitzend, siegelringförmig, nierenförmig, von der Gestalt von Federbällen), der Farbstoff in denselben gleichmässig vertheilt. Weisse Körperchen noch zahlreicher wie früher. Tod durch Intestinalblutung.

Die Section ergab ausser allgemeiner Anämie eine sehr grosse Milz von vermehrter Consistenz, allgemeine Hyperplasie der normalen Structur, die Maschen und Trabekeln ungewöhnlich eng; merkliche Vermehrung der lymphoiden und Bindegewebszellen, daneben grosse unregelmässig geformte Zellen mit mehreren Kernen. Leber blass und vergrössert. Lymphdrüsen nicht erkrankt, keine amyloide Reaction, Knochenmark nicht untersucht.

Dr. ist der Meinung, dass es sich in allen Fällen um Leucocythämie (Leukämie) handle; im 1. und 3. Fall um die rein lienale Form, im 2. und 4. wegen der Aehnlichkeit mit progressiver perniciöser Anämie um eine gemischte lienale und myelogene. Den Fall 1 hält er für geheilt. Nachträglich berichtet Dr. von einem 5. noch in Behandlung befindlichen Falle (4½jähr. Knabe), bei welchem seit 5 Monaten die Milzanschwellung bemerkt wurde. Die weissen Körperchen sind vermehrt, die rothen missgestaltet, federball- und siegelringförmig.

Harlick (30) theilt die Tuberculose des Bauchfells bei Kindern in folgende clinische Categorien: 1. Latente Fälle; a) als Theilerscheinung einer allgemeinen Tuberculose, b) als secundäre infolge von tuberculösen Geschwüren (nur local). 2. Fälle durch Ascites characterisirt, der alle anderen Umstände zu verbergen im Stande ist. 3. Fälle mit nachweisbaren, oft sehr grossen Tumoren und zwar in einem Bauche, der im übrigen keine besondere Resistenz zeigt. 4. Fälle, in welchen der Inhalt der Bauchhöhle und die Bauchwandungen gegenseitig unlösbar mit einander verwachsen sind, oft mit nachweisbarer Communication einzelner Abschnitte der Därme mit einander. 5. Gemischte Fälle mit diffusen Verwachsungen, wobei an verschiedenen Stellen vermehrter Widerstand vorhanden ist. Diese 5 Gruppen werden durch Krankengeschichten erläutert.

In dem von Jacubasch (31) mitgetheilten Falle von malignem Unterleibstumor, war bei einem 6jährigen Knaben infolge von Quetschung des Hodens eine stetig wachsende Anschwellung des letzteren entstanden, welche die Castration veranlasste.

Bald nach der Heilung der Wunde trat allmälige Anschwellung der linken Unterbauchgegend und heftiger, bis zur Ohnmacht führender Schmerz auf, der beim Gehen in das Scrotum ausstrahlte. Abmagerung; rasches Wachsthum des Tumors; die Probepunction ergab Blut, aber keinen Eiter. Das letale Ende erfolgte unter Fieber, zunehmender Abmagerung, wässerigen Diarrhöen, Dyspnoe, Herzpalpitation und Cyanose. Der bei der Section gefundene mannskopfgrosse Tumor lag unmittelbar auf der Vena cava und Aorta auf und wog 3600 Grm.; er war auf dem Durchschnitt von theils markiger, theils faseriger, theils gallertiger Beschaffenheit mit Cystenbildung im Innern und erwies sich als Sarcoma myxodes hämorrhagicum. Die retro-peritonealen Drüsen waren vergrössert. Die

Geschwulst im Hoden war ein Spindelzellensarcom gewesen.

1) Sydow, F. B. v., Tränne fall af Tarminvagination hos späda barn. Gefleborgs-Dala läkareförenings förhandl. 6. häftet. — 2) Stage, G. G., 2 Tilfälde af Tarminvagination. Hospitalstid. 2 R. VIII. p. 741. — 3) Wettergren, C., Hypertrofisk lefvercirros (Hepatitis interstitialis chron. glabra hyperplastica) hos ett 5 års barn. Hygiea. Sv. Läkaresällskapets förhandl. p. 32.

Sydow (1) berichtet 2 Fälle von Darminvagination bei Kindern von 4 und 6 Monaten; in keinem von beiden konnte eine Geschwulst entdeckt werden, weder auswendig, noch im Anus. Beide endeten tödtlich nach 8 und 6 Tagen, und scheinen nach dem Sectionsberichte beide ileocoecale Invaginationen gewesen zu sein. In einem Fall sah Verf. an einer kleinen Strecke von 3 Ctm. eine doppelte Invagination von Colon.

Stage (2) berichtet folgende Fälle: 1) Ileocolon-invagination. Enterotomie. Ein 6 Monate altes Mädchen, Zwilling, schlecht genährt, mit Craniotabes, wurde am 25. Jänner 1876 in der Poliklinik des hiesigen Kinderspitals vorgestellt, am vorhergehenden Nachmittag um 3 Uhr hatte sie einen reichlichen, aber dünnen Stuhl, danach heftiges Erbrechen, Tenesmus mit Abgang von blutigem Schleim. Die Untersuchung zeigte einen typischen Fall von Invagination, dessen Ende man im Anus sehen konnte. Bedeutender Collaps. Wiederholte Versuche, die Invagination mittelst Einspritzung grösserer Wassermengen unter Chloroformnarcose zu heben, gaben kein Resultat. 40 Stunden nach der letzten Entleerung von Faeces: Enterotomie in der rechten Fossa iliaca. Kind gestorben zwei Tage nach der Operation.

Section ergab, dass die Wunde gut agglutinirt war. Frische Peritonitis, von der invaginirten Partie ausgegangen. Der obere Theil der Scheide wurde vom Coecum gebildet, das bedeutend um seine Axe gedreht war, so dass der Processus vermiformis mit $^{2}/_{3}$ seiner Länge aus der Invagination heraustrat. Diese Partie des Darms hatte ausserdem ihre normale Lage geändert und lag mehr aufwärts, gegen die Mitte des Unterleibes an. Man fühlt Colon als eine feste Geschwulst, und nachdem die vordere Wand durchschnitten war, sah man eine Darmschlinge von 20 Ctm. Länge drinnen gelegen. Das invaginirte Stück war stark gangränescirt, besonders gegen die Spitze zu; die Klappe der Valvula Bauhini, durch welche die Invagination stattgefunden, konnte nur schwer erkannt werden. Diese Invagination gehört demnach zu den in diesem Alter seltensten Fällen, wo die Hauptmasse aus Ileum bestand, welche durch die Valv. B. eingedrungen war.

Die Wahl der Operation war an und für sich keine glückliche. Verf. fürchtete damals den bedeutenden Eingriff einer Laparotomie und hoffte auf die Möglichkeit einer Zusammenlöthung und späteren Abstossung der invaginirten Partie. Die Section musste aber eine solche Illusion vertreiben, dazu waren die anatomischen Veränderungen zu gross in diesem Falle. Auch sind die Chancen einer Enterotomie selbst im glücklichsten Falle sehr zweifelhaft, während die Laparotomie jetzt durch antiseptische Behandlung wenig gefahrdrohend ist.

2) Ileocoecal-Invagination. Laparatomie. 8monatlicher, schlecht genährter Knabe erkrankte am 26. Juli 1880. Am Tage vorher hatte er Mittags um 12 Uhr normalen Stuhl, um 4 Uhr heftiges Erbrechen und gleichzeitig Abgang von blutigem Schleim. Erst am 27. Vormittags sah Verf. das Kind, das sehr collabirt war, und die Untersuchung zeigt eine längliche Geschwulst in der linken Seite des Unterleibs und eine auffallende Leere in der rechten Seite. Im Anus konnte die Geschwulst mit dem Finger erreicht werden. Versuche, die Invagination unter Chloroform zu heben, blieben fruchtlos. 24 Stunden nach dem Beginn der Erkrankung Laparatomie in der Mittellinie durch einen Schnitt vom Nabel bis zur Symphyse. Die Verhältnisse waren so klein, dass Verf. nur den Zeigefinger hinein bringen konnte, und dann versuchte, nach Hutchinson's Rath, das äussere Darmstück hinunter zu streichen, aber gar keine Veränderung in der Geschwulst spürte. Verf. versuchte dann das invaginirte Darmstück hinauf zu drücken, was auch recht bald gelang; die Geschwulst bewegte sich aufwärts dann ganz hinüber gegen die rechte Seite des Unterleibes, wo sie verschwand. Die Operation wurde unter Carbolspray gemacht, und die Wunde antiseptisch verbunden. Kind überlebte die Operation $2\frac{1}{2}$ Tag.

Section zeigt eine frische Peritonitis, von der Gegend um Cöcum ausgegangen, während die Wunde gut agglutinirt war, ohne Reaction im Umfange. Die Invagination war vollständig gehoben, und die Gedärme lagen an ihrer normalen Stelle. Cöcum und Proc. vermif. waren sehr stark missfarbig, mit scharfer Abgrenzung gegen Ileum zu.

Diese Invagination war offenbar eine der in diesem Alter häufigsten gewesen, wo Colon mit Valvula Bauhini an der Spitze gehen, und sie war noch dazu — wie der zuerst mitgetheilte Fall — einer jener gewaltsam verlaufenden Fälle mit bedeutendem Collaps gleich von Anfang an. Obgleich der Fall also von Anfang an nicht sehr ermunternd war, überlebte das Kind doch die Operation $2^{1}/_{2}$ Tag. Es hat sich gezeigt, dass die Reposition selbst unter so kleinen Verhältnissen ziemlich leicht ausführbar ist, und es liegt daher ausserdem in diesem Fall eine kräftige Aufmunterung, in ähnlichen Fällen keine einzige Stunde mit der Operation zu warten, wenn der erste energische Repositionsversuch nicht gelingt.

Wettergren's (3) Fall betraf ein 5jähr. Kind, Sohn eines armen trunksüchtigen Arbeiters, bekam hauptsächlich die Mutterbrust, bis zum 4. Jahre, und nach der Zeit war Caffee sein Lieblingstrunk. Klein und schwach, wie er war, litt er seit Anfang des Jahres 1879 an Erbrechen, Schmerzen im Epigastrium und im rechten Hypochondrium mit Ausdehnung des Bauches. Im August 1879 war sein Aussehen im hohen Grade cachectisch, Hautfarbe graugelb, Abmagerung, schlaffe Musculatur. Bauch gespannt, mit erweiterten subcutanen Venen. Die Leberdämpfung reicht bis 3 Ctm. unter dem Rippenrande, links über das ganze Epigastrium und schmilzt mit der Herzdämpfung zusammen. Milz gross. Ascites, aber sonst kein Hydrops irgendwo. Lungen und Herz zeigten keine Abnormitäten. Urin gelb, ohne abnorme Bestandtheile. Syphilis konnte nicht entdeckt werden; an Wechselfieber hatte er nicht gelitten. Durch die Behandlung besserte sich der Zustand von Seiten des Magens, aber der allgemeine Zustand blieb unverändert. Am Ende des Jahres stellten sich Schmerzen im rechten Hypochondrium ein, geringer Icterus und Hydrops und zuletzt Bronchitis.

Section zeigte geringen Ascites. Leber zeigte Länge von 18 Ctm., Breite von 11 Ctm., Dicke von 11 Ctm.; äussere Fläche gelbgrau, hart, uneben. Schnittfläche glatt und eben, mit breiten, derben, graulichen Bindegewebsbalken, welche grössere Gruppen von Acini umgaben; zwischen den einzelnen Acini hinein sogen. feine Balken, Acini selbst theilweise ganz geschrumpft und verschwunden. Eine bedeutendere Retraction des Bindegewebes und daraus folgende Granulirung wurde nicht beobachtet. Milz bis zur dreifachen Grösse erweitert.

Verf. legt besonders Gewicht auf zwei Punkte, nämlich die Vergrösserung der Leber und das junge Alter der Patienten. Als mögliche Ursache nennt er den übertriebenen Genuss von Kaffe, indem er sich erinnert, dass die bedeutendste Cirrhose, die er jemals gesehen, bei einem alten Weibe war, das hauptsächlich von Kaffe lebte. G. G. Stage (Kopenhagen).]

6. Krankheiten der Harn- und Geschlechtsorgane.

1) Cheron, Néphrite albumineuse chez une enfant de sept. ans. Hypertrophie de coeur sans endocardite. La Presse méd. Belge. No. 48. — 2) Praetorius, A., Mittheilungen aus der Strassburger Kinderklinik. Ueber die Behandlung der Urämie im Kindesalter mit Pilocarpinum muriaticum. Jahrb. f. Kinderheilk. N. F. XV. S. 375. — 3) Stromsky, Adolf, Diphtheritische Balanoposthitis mit nachfolgender Gangrän der Vorhaut. Abscesse in den beiden Leistengegenden. Rechtsseitiger Psoasabscess. Lobuläre Pneumonie und metastatische Abscesse in beiden Lungen. Ebendas. S. 170. — 4) Faille, Charles Adonis, De la vulvo-vaginite des petites filles. Thèse de Paris.

Das an Nephritis leidende Mädchen Cheron's (1) erlag einem Anfalle von Lungenödem, obwohl das Albumin aus dem Harne beinahe gänzlich geschwunden war.

Bei der Section fand sich eine diffuse parenchymatöse Nephritis ohne Schrumpfung, das Herz war sehr hypertrophisch und wog 225 Grm. Der linke Ventrikel erweitert, seine Wandungen 13 Mm., diejenigen des rechten 8 Mm. dick. Nähere Angaben über Aetiologie und Dauer der Erkrankung, tägliche Harnmengen, spec. Gewicht etc. fehlen jedoch.

Praetorius (2) theilt, nachdem die betreffende Literatur in vollständiger Weise aufgeführt ist, 11 Krankengeschichten aus der Strassburger Kinderclinik mit, welche Kinder betreffen, bei denen wegen Urämie subcutane Injectionen von Pilocarpinum muriaticum angewendet wurden; 5 Kinder genasen, darunter war nur 1, welches an acuter Nephritis litt, bei den anderen handelte es sich um Scharlach-Nephritis. In einem 6. Falle trat ebenfalls Heilung der urämischen Zufälle ein, das Kind ging jedoch 3 Monate später an Diphtherie zu Grunde, wobei sich eine Vereiterung der einen Niere infolge von Scharlach fand. In den 5 letal endigenden Fällen bestanden gleichzeitige Complicationen, wie Pneumonie, Peritonitis oder sehr bedeutende hydrop. Ergüsse; bei allen aber ergab die Section eine sehr ausgebreitete Glomerulonephritis. In 2 Fällen versagte die schweisstreibende Wirkung des Mittels, darunter einmal auch die sialagoge. Bei kleinen Kindern scheint die letztgenannte Wirkung sicherer zu sein als die diaphoretische; auch scheint ein sehr starkes Hautödem wegen verminderter Resorption die Wirkung des Mittels zu beeinträchtigen. Eine vorübergehende Temperaturerhöhung bei beginnender Diaphorese wurde nicht beobachtet, wohl aber später infolge der Verdunstung eine geringe, vorübergehende Abnahme der Temperatur. Ausser der schweisstreibenden kommt aber dem Pil. mur., nach der Meinung des Verf.'s, auch zweifellos eine diuretische Wirkung zu, welche bei der Behandlung der Urämie ins Gewicht fällt. Häufig stellte sich bereits nach 15 Minuten Urindrang bei den Kindern ein; in einem Falle war die schweisstreibende Wirkung gering, dafür aber die diuretische um so grösser. Die angewandten Dosen des Mittels schwankten zwischen 2 Mgrm. und 2 Cgrm. pro dosi bei Kindern von 4—14 Jahren. Meist trat Nausea, Erbrechen, auch Pulsbeschleunigung und etwas Collaps nach der Anwendung ein, wogegen kleine Dosen von Cognac und Aetherinjectionen angewendet wurden. Verf. warnt, wegen des möglichen Collapses, vor zu grossen Dosen und zieht 2 kleine Dosen hintereinander, wenn die erste nicht wirkt, vor. Im Alter von 4 Jahren war die Maximaldosis bei der ersten Injection 5 Mgrm., bei älteren Kindern wurde gleich mit 1 Cgrm. begonnen. Als Contraindicationen betrachtet P. Complicationen der Urämie, abnorme Schwäche, schon vorhandenen Collaps und hochgradigen Hydrops der Hautdecken.

Nach Faille (4) ist die Vulvitis bei kleinen Mädchen stets mit Vaginitis verbunden; die Entzündung der Scheide beherrsche und unterhalte diejenige der Vulva; durch Druck auf das Perineum oder beim Drangen der Kranken soll man stets die gleichzeitige Vaginitis erkennen. Als Ursachen der Vulvovaginitis betrachtet F. einen allgemeinen, schlechten Gesundheitszustand infolge von schlechter Hygieine und Ernährung, vorzugsweise aber eine locale Reizung, hervorgerufen und unterhalten durch habituelle Unreinlichkeit. Der dicke, eitrige, grüngelbe Ausfluss sei von reizender Beschaffenheit und saurer Reaction; die Gewebe seien geröthet, geschwollen, ihre Temperatur erhöht; man finde dabei oft Excoriationen und Geschwüre, welche indessen wenig Bedeutung hätten, und mehr oder minder heftigen Juckreiz. Das Allgemeinbefinden werde kaum durch die Krankheit beeinflusst. Bei der Diagnose soll man namentlich neben dem Ausfluss aus der Vagina einen etwa gleichzeitig vorhandenen, aus der Urethra und traumatische Erscheinungen beachten. Im Ganzen sei die Vulvovagin. eine gutartige, aber meist langdauernde Krankheit. Die Behandlung müsse eine allgemeine und locale sein. Häufige Vaginaleinspritzungen mit erweichenden und adstringirenden Flüssigkeiten vermittelst einer kleinen Sonde à double courant werden empfohlen, da Waschungen der Vulva allein nicht ausreichen. Zwischen die Vulva soll zur Vermeidung des Contacts der Theile ein mit geeigneten Flüssigkeiten getränkter Verband eingelegt werden; auch soll man Sorge dafür tragen, dass die Kinder nach Berührung der kranken Theile ihre Finger nicht in die Augen bringen. Die eine gute Beschreibung des Uebels bringende Abhandlung enthält 7 Beobachtungen.

[Braun, Edv., Tidig Onani. Eira, 1879. (13 Monate alter Knabe, hatte schon vom 5. Monate onanirt, indem er das eine Bein über das andere warf, und dadurch Reibungen bewirkte. Bromkalium gab nach einigen Wochen gutes Resultat.) G. G. Stage (Kopenhagen).]

7. Krankheiten der Bewegungsorgane und Knochen.

1) Parrot, Des perforations crâniennes spontanées chez les enfants du premier âge. Gaz. hebdom. de méd. et de chir. No. 4. (Aus der Revue mensuelle de méd. et de chirurg. vom 10. Octb. 1879 entnommen.) — 2) Hagmann, Nicolaus, Selten vorkommende Abnormität des Brustkastens. Jahrb. für Kinderheilk. N. F. XV. S. 455. — 3) Simon, Jules, Sur la claudication. Gaz. méd. de Paris No. 19. (Enthält nur Bekanntes.) — 4) Parrot, Du Spina ventosa. Ibid. No. 50 u. 51. (Ist nicht beendet und enthält nichts Neues.)

Parrot (1) unterscheidet congenitale Perforationen der Schädelknochen und solche, die erst nach der Geburt entstehen. Erstere nennt er wegen ihres Sitzes „peribregmatiques" (symmetrisch am oberen und vorderen Theile des Schädels). Das Schädeldach bildet an diesen Stellen kleine Vorsprünge, gleichsam kleine Dome, die an der Stelle der höchsten Wölbung perforirt sind. Die nach der Geburt entstandenen Perforationen bezeichnet P. als „perilambdoidiennes"; sie nehmen den unteren und hinteren Theil des Schädeldachs ein und befinden sich symmetrisch angeordnet und oft in grosser Zahl bald in den Seitenwandbeinen, bald im Hinterhauptsbein. Wenn eine Seite vorwiegend betroffen ist, so ist es meist die linke. Besteht Plagiocephalie, so findet man sie ausschliesslich oder doch vorwiegend auf der betr. Seite. P. bemerkt, dass vom 7. Monate der Schwangerschaft an der Kopf nach hinten liege; alsdann seien die Seitenwandbeine und das Stirnbein am meisten dem Druck ausgesetzt; die nach der Geburt entstandenen Perforationen finde man am häufigsten bei Kindern armer Leute, welche lange Zeit in der Wiege liegen müssen. Das Gewicht resp. der Druck, habe demnach einen zweifellosen Einfluss auf die Entstehung der Perforation, doch bedürfe es dabei noch besonderer Bedingungen; man finde sie nur bei ausserordentlich leichten Schädeln — d. h. während der Zeit des Rachitismus. Es bestehe ein vollständiger Antagonismus zwischen den Perforationen und den Osteophytbildungen, welche der congenitalen Syphilis angehörten. Die Syphilis in ihrer rachitischen Periode bringe ebenfalls eine Rarefaction des Knochengewebes hervor und glaubt P., dass alsdann der Schädel durch die Blutwellen, welche mit jeder Herzsystole andringen, ähnlich, wie das Sternum bei Aneurysmen, usurirt werde.

Die von Hagmann (2) beschriebene Difformität des Thorax fand sich bei einem 9jähr. Knaben und bestand in einer bedeutenden Vertiefung an der vorderen Brustfläche von pyramidaler Form; ihre Spitze war der Wirbelsäule zugekehrt und ihre Basis lag in der Höhe des Schwertfortsatzes. Sie war so gross, dass darin ganz gut die Faust eines Erwachsenen Platz hatte; ihre Tiefe in senkrechter Richtung betrug 4,8 Ctm. und ihre Breite an der Basis 11,2 Ctm.; der sagittale Durchmesser vom Schwertfortsatze bis zur Wirbelsäule war 6,1 Ctm.; der rechte Thorax hatte einen solchen von 14,2, der linke von 14,1 Ctm. Die Vertiefung wurde schon gleich nach der Geburt bemerkt und nahm allmälig bis zu ihrem jetzigen Umfange zu. Von Rachitis waren keine Spuren vorhanden. Auffallend war die Kürze des Brustbeins; dasselbe war nur 7,4 Ctm. lang bei einer Körperlänge von 131 Ctm., d. h. nur halb so lang als dasjenige anderer Knaben von derselben Grösse und Entwickelung. Aehnliche Fälle wurden von Dr. Eggel (Virch. Arch. 49. S. 230) beschrieben, ein solcher findet sich ferner in der Gaz. des hôpit. No. 3. 1860 und bei Luschka (Anatomie der Brust, S. 23) beschrieben.

Verf. ist nicht der Ansicht Niemeyer's, der diese Difformität dem Drucke der atmosphärischen Luft zuschrieb, sondern hält dieselbe für die Folge der mangelhaften Entwickelung des Brustbeins.

8. Krankheiten der Haut, der allgemeinen Bedeckungen und der Drüsen.

1) Ritter von Rittershain, Gottfr., Die exfoliative Dermatitis jüngerer Säuglinge und Cazenave's Pemphigus foliaceus. Arch. für Kinderheilk. I. Heft. S. 53. — 2) Silbermann, O., Zur Kenntniss der Erytheme im Kindesalter. Ebendas. I. Heft, S. 7 u. 8. — 3) Derselbe, Ueber Sclerodermie im Kindesalter. Jahrb. für Kinderheilk. N. F. XV. S. 413 und Bresl. ärztl. Zeitschr. No. 3. — 4) Neumann, J., Ist die Prurigo des kindlichen Alters eine heilbare Krankheit? Wiener med. Blätter No. 51. — 5) Regron, Ferd., Des abcès du sein chez les enfants à la mamelle. Thèse de Paris. — 6) Demme, R., Zur Therapie der Lymphome (scrophulöse Adenitis). Beiträge zur Lehre der Strumose des Kindesalters. A. a. O. S. 59 u. 61.

Ritter v. Rittershain (1) verwahrt sich gegen Dr. Gustav Behrend, welcher die von R. beschriebene Dermatitis exfoliativa der Säuglinge (Centralzeitung f. Kinderheilk. 1878, No. 1) für identisch mit dem Pemphigus foliaceus (Cazenave) erklärt (Vierteljahrsschr. f. Dermatologie und Syphilis, 1879, S. 191). R. weist auf die Unterschiede beider Krankheiten hin. Während alle Autoren den letalen Ausgang bei Pemph. fol. für unausweichlich erklärten, seien von den an Derm. exf. Erkrankten die Hälfte genesen. Die Derm. exf. stelle ferner einen seinem Verlaufe nach zeitlich ziemlich genau auf eine Woche begrenzten Process dar, analog den acuten Exanthemen der späteren Kindheit, selbst die seltenen Recidive zeigten immer einen typischen, wenn auch abortiven Verlauf. Die erkrankte Haut stelle sich bei Derm. exfol. nach kleienförmiger Abschuppung völlig wieder her, ohne dass eine Spur der früheren Affection zurückbleibe. Die gewöhnlich nach der Krankheit auftretenden Furunkeln ständen in Beziehung zu dem pyämischen Charakter der Krankheit. Blasenbildung spiele bei Derm. exfol. gar keine Hauptrolle und fehle wohl auch nicht selten ganz. Indem R. darauf besteht, dass die von ihm „Dermatitis exfoliativa" benannte Krankheit ein Hautleiden sui generis sei, hebt er die zwar infectiöse (puerperale), aber nicht contagiöse Natur derselben hervor.

Silbermann (2) nennt folgende Ursachen des physiologischen Erythems der Neugeborenen: 1) Das Aufhören des Drucks des Uterus und dadurch mechanische Erweiterung der Hautgefässe; 2) die Berührung der Haut mit der bisher ungewohnten atmosphärischen Luft; 3) die Steigerung des Blutdrucks im Aortensystem nach der Geburt; 4) die ausserordentliche Zartheit und Dünnheit der Haut der Neugeborenen; 5) die relativ grossen Widerstände, welche da aus entfernten Theilen des Körpers zurückströmende Blut zu überwinden habe, wegen mangelnden Wechsels der Körperlage und fehlender Muskelaction. Hierzu komme noch die grosse Erregbarkeit der Vasomotoren im kindlichen Alter: Acute Erytheme hat S. bei catarrhalischer Pneumonie und Bronchitis beobachtet; dabei macht er auf die Schwierigkeit der differentiellen Diagnose von Morbillen und Scharlach aufmerksam, da Erytheme auch bei Tonsillitis und Pharyngitis vorkämen. Bei Peritonitis diffusa, Perityphlitis, Parotitis, Gastro-enteritis, Croup, Meningitis, acuter Lymphadenitis, Pertussis und Intermittens sah S. ebenfalls Erythem auftreten, welches er aus der activen Hyperämie und der febrilen Temperatur oder aus passiver Hyperämie (Stauungserythem) bei geschwächter Herzkraft erklärt. Für die Entstehung von Erythem bei chronischen Krankheiten (Phthisis, Scrophulose, Eiterungsprocessen, Darmcatarrh, selbst Syphilis) macht S. die Entspannung der Haut durch Schwund des Fettpolsters verantwortlich; der Druck der Epidermis auf die Hautgefässe falle weg und letztere erweiterten sich dann leichter auf etwa einwirkende Reize. Ueberhaupt legt S. ein grosses Gewicht bei der Aetiologie des Erythems darauf, dass der Spannungsgrad der Haut bei Neugeborenen und Kindern weit geringer sei als bei Erwachsenen, indem er sich auf die von O. Simon gegebene Darstellung des Hautskelets bezieht; auch komme ferner noch die geringe Dicke der Haut in Betracht. Besondere Aufmerksamkeit wendet S. den Arzneierythemen zu. Von Chloralerythem hat S. 2 Fälle beobachtet. In einem Falle bestanden Schlingbeschwerden, Trockenheit des Gaumens, Rachenschmerzen und eine Temperatur bis 39.3° fast 4 Tage lang, worauf lamellöse Abschuppung der Haut erfolgte; dieser Symptomencomplex wiederholte sich später in geringerem Maasse bei abermaliger Anwendung von Chloral. Bei Opiumintoxication eines 9monatlichen Mädchens sah S. eine krebsrothe Hautfärbung, welche 4 Tage dauerte und mit Abschuppung endigte; auch hier trat eine Wiederholung der Symptome ein, als dem Kinde abermals eine Abkochung von Mohnköpfen gegeben wurde. S. hat ferner Erytheme beobachtet bei dem Gebrauch von Kalkwasser, Calomel, Rheum, Ipecacuanha. Die Erytheme können nach S. bei Kindern Störungen, wie hohes Fieber, Pulsbeschleunigung ohne erhöhte Temperatur, Erbrechen, Arythmie des Pulses, Gelenkschmerz und Anschwellung, Sediment im Urin, Albuminurie, schwere Depressionserscheinungen, bedeutende Aufregung, Schlaflosigkeit, Zittern der Extremitäten, Schwellung und Röthung des Gaumens, der Tonsillen und des Pharynx, Conjunctivitis, Coryza etc. im Gefolge haben; oft fehlen solche jedoch. Die Prognose sei günstig, wenn das Erythem nicht Begleiterscheinung einer schweren Affection sei.

Derselbe Verf. bringt (3) die Beschreibung eines Falles von Sclerodermie bei einem bisher gesunden, nur zu chron. Tonsillitis und Pharyngitis geneigten 5jähr. Mädchen, welches sich unter eigenthümlichen Symptomen entwickelte.

Die Erkrankung begann mit Schlingbeschwerden, Gliederschmerzen und Röthung der hinteren Rachenwand, worauf ein scharlachähnliches Exanthem an Brust, Bauch und den oberen Extremitäten (nicht am Halse) erschien mit mässigem Fieber (38.5°) und geringer Albuminurie. Fieber, Exanthem und Albuminurie waren am nächsten Tage verschwunden, worauf sich hinter beiden Proc. mastoid. Lymphdrüsenanschwellungen entwickelten. Drei Tage später Schwellung der Augenlider und der Brustmuskeln, Klage über ziehende Schmerzen in Armen und Beinen, weshalb Verdacht auf Trichinose entstand. Erst mit der 2. Woche entwickelte sich Starre der Haut des Gesichts, des Halses, der Brust, der Arme und Beine, auch die Zunge fühlte sich härter an und wurde schwerer beweglich. An den unteren Extremitäten war die Affection am wenigsten ausgesprochen. Das Haar blieb voll und üppig; die Haut war nur an den Vorderarmen, Händen und Oberschenkeln stärker pigmentirt. Sonst normales Befinden: Schweisssecretion nicht vermindert, Temperatur während der ganzen Dauer subnormal (36,0°—36,3° C. in Axill.). Verminderung der Hautsensibilität (Temperatur- und Ortssinn) an den Vorderarmen, der Brust und den Oberschenkeln. Allmälige Besserung von der 5. Woche an; nach 6 Wochen völlige Herstellung unter dem Gebrauche von Schwitzbädern, Eisenpräparaten und Argent. nitric.

Aus der Literatur hat S. 37 Fälle von Sclerodermie zusammengestellt, wovon 6 auf das erste Lebensjahr fielen, 10 Kranke waren unter 10, 8 unter 16 Jahren, 3 standen im Alter von 16 und 17 Jahren. Die Prognose scheint bei Kindern günstiger (unter 24 dem eigentlichen Kindesalter angehörigen nur 3 Todesfälle, nicht infolge der Hautaffection, sondern durch Krämpfe, Herzaffection und eine Sacralgeschwulst), 14 wurden vollständig geheilt. Die günstigen Heilresultate im Kindesalter haben nach S. ihren Grund in dem physiologischen Verhalten der kindlichen Haut, d. h. deren vermindertem Spannungsgrad, und in der leichteren Resorption und Rückbildung des Oedems und der Entzündungsproducte infolge der grösseren Dehnbarkeit der Haut und des regeren Stoffwechsels bei Kindern.

Neumann (4) will die von Hebra ausgesprochene absolute Unheilbarkeit der Prurigo nur auf erwachsene Individuen beschränkt wissen. Ihre Heilbarkeit hänge von dem Alter der Individuen und der Dauer des Uebels ab. Prurigo komme häufig bei Kindern, seltener bei Erwachsenen vor und schon hieraus ergebe sich deren Heilbarkeit bei Kindern. Werde die Krankheit bei Zeiten erkannt und mit zweckmässigen Mitteln behandelt, so könne man die Prognose bei Kindern günstig stellen. Schon im ersten Lebensmonate hat N. Prurigo auftreten sehen. Anfangs glichen die Symptome denjenigen des Lichen urticatus, nur die Vertheilung der Knötchen bei Prurigo, deren Verlauf, die Infiltration der Umgebung, die Pigmentirung der Haut, die häufig vorkommenden Urticaria-Efflorescenzen, das intensive Jucken und die Schlaflosigkeit, und die Recidive lassen bald keinen Zweifel mehr über die Natur des Uebels. So lange die Prurigo nur in Knötchenform vorhanden sei, selbst bei wiederholten Recidiven, und wenn gegen dieselbe fortwährend therapeutisch angekämpft werde, so dass die Einwirkungen des kratzenden Nagels möglichst beschränkt werden, komme es nicht zu secundären Veränderungen, wie Infiltration, diffuse Pigmentirung und und Drüsenschwellung; wären aber letztgenannte Veränderungen einmal eingetreten, so sei auch im frühesten Alter eine Heilung nicht mehr zu erwarten.

In seiner „Thèse" über die Abscesse der Brustdrüse bei Säuglingen spricht sich Rogron (5) dahin aus, dass die Milchsecretion aus den Brustdrüsen bei kräftigen und gesunden Säuglingen eine constante Erscheinung sei. Die bei dieser Secretion eintretende Congestion spiele bei der Bildung von Abscessen in der Brustdrüse Neugeborener eine hervorragende Rolle. Die zurückgehaltene Milch und äusserer Druck seien nur als secundäre, als Gelegenheitsursachen zu betrachten; die Drüsenabscesse kämen bei beiden Geschlechtern ohne Unterschied vor. Die Schwere des Verlaufs solcher Abscesse hänge aber von der Constitution und von dem Geschlechte der kleinen Kranken ab. Die Bedeutung der Abscesse bei Mädchen sei insofern eine wichtigere, als die zurückbleibenden Veränderungen die Veranlassung zur Bildung von sog. Hohlwarzen gäben.

Zur Behandlung empfiehlt Verf. erweichende Umschläge und frühzeitige Incisionen, sobald ein Anfang von Eiterung bemerkt werde. Die Abhandlung enthält 8 Krankengeschichten, darunter 3 eigene, und ist eigentlich nur eine Recapitulation einer Vorlesung von Depaul. Das Erscheinen der Abscesse fiel auf die Zeit zwischen dem 8. und 30. Tag p. p., ihre Dauer schwankte zwischen 14 Tagen und 3 Wochen in schweren, von Heilung gefolgten Fällen. Bei tödtlichem Exitus scheint der Verlauf ein kürzerer zu sein, er trat in 2 Fällen am 2. resp. 11. Tage ein.

Demme (6) empfiehlt bei zugänglichen, stationär infiltrirten Lymphdrüsen das subcutane Einstechen einer geraden Staarnadel in das Innere der Drüse und die Durchschneidung derselben nach allen Richtungen, unbekümmert darum, ob dabei die derbe Drüsenkapsel durchschnitten werde oder nicht. Es gelinge alsdann manchmal durch einen Druckverband eine Resorption einzuleiten — oder es komme zur raschen Vereiterung und Abstossung des erkrankten Drüsengewebes. Derselbe Verf. beobachtete ferner bei einem neugeborenen Knaben eine Struma cystica accessoria, welche ihren Sitz in der rechten Regio submaxillaris hatte und von ihm für eine angeborene Halscyste gehalten wurde. Die Autopsie des an Pneumonie verstorbenen Kindes ergab die Natur der Geschwulst. Die eigentliche Thyreoidea war nicht erkrankt.

[Schepelern, Tilfälde af Fedsyge (Polysarcia) hos et Barn. Hospitals-Tid. 2 R. VII. 4.

Im Küstenspital auf Refsnäs auf Seeland hat Verf. einen 9jährigen Knaben behandelt, in dessen Familie keine erbliche Anlage war; 1½ Jahr alt, hat er an Scharlach gelitten, und danach hat sich eine Parese des linken Armes und Beines entwickelt. Vom vierten Jahre an wurde ein ausserordentlicher Fettreichthum des Zellgewebes beobachtet, am stärksten an den Wangen, an den Mammae und den Oberschenkeln. Die Haut war übrigens natürlich, keine Anämie. Muskelkraft schwach in den paretischen Gliedern. Er stottert bedeutend, ist zurück in geistiger Entwickelung. Er ist etwas kurzathmig, und schwitzt stark. Körperlänge 142 Ctm., Gewicht 61,500 Grm. Objective Untersuchung entdeckt sonst nichts Abnormes.

Verf. bespricht die Diät, welche verordnet wurde, um die Fettbildung zu verhindern, mit sparsamer Zufuhr von Fett und Kohlehydraten im Verhältnisse zu den Albuminaten; auch wurde passende Muskelbewegung und kalte Bäder in Anwendung gebracht, von Medicamenten Jodkalium. Im Verlaufe von einigen Monaten hat er bedeutend an Gewicht verloren und das Fettpolster war kaum grösser als normal, gleichzeitig mit Besserung des Allgemeinbefindens, welche sich auch erhielt, nachdem er durch einige Zeit die gewöhnliche Kost des Spitals bekommen hatte. Später, nachdem er das Spital verlassen, soll wieder ein Rückfall eingetreten sein. G. G. Stage (Kopenhagen).]

Namen-Register.

Die römischen Zahlen weisen den Band, die arabischen die Seite nach, die in Klammern gesetzten arabischen Zahlen, wie oft ein Autor auf derselben Seite vorkommt.

A.

B.

C.

D.

E.

F.

G.

H.

I. J.

K.

L.

M.

N.

O.

P.

R.

S.

T.

U.

V.

W.

Y.

Z.

Sach-Register.

Die römischen Zahlen weisen den Band, die arabischen die Seite nach.

A.

B.

C.

D.

E.

F.

G.

H.

I. J.

K.

L.

M.

N.

O.

P.

Q.

R.

S.

T.

U.

V.

W.

X.

Z.

www.ingramcontent.com/pod-product-compliance
Lightning Source LLC
Chambersburg PA
CBHW031931220326
41598CB00062BA/1619

9783741158636